国家卫生健康委员会"十三五"规划教材

专科医师核心能力提升导引丛书

供专业学位研究生及专科医师用

# 急诊医学

## Emergency Medicine

## 第 3 版

主　审　黄子通

主　编　于学忠　吕传柱

副主编　陈玉国　刘　志　曹　钰

人民卫生出版社

·北京·

**图书在版编目（CIP）数据**

急诊医学 / 于学忠，吕传柱主编. —3 版. —北京：
人民卫生出版社，2024.3
ISBN 978-7-117-34206-3

Ⅰ.①急…　Ⅱ.①于…②吕…　Ⅲ.①急诊—临床医
学—教材　Ⅳ.①R459.7

中国版本图书馆 CIP 数据核字（2022）第 241656 号

| 人卫智网 | www.ipmph.com | 医学教育、学术、考试、健康， |
| | | 购书智慧智能综合服务平台 |
| 人卫官网 | www.pmph.com | 人卫官方资讯发布平台 |

**急 诊 医 学**
Jizhen Yixue
第 3 版

主　　编：于学忠　吕传柱
出版发行：人民卫生出版社（中继线 010-59780011）
地　　址：北京市朝阳区潘家园南里 19 号
邮　　编：100021
E - mail：pmph @ pmph.com
购书热线：010-59787592　010-59787584　010-65264830
印　　刷：河北宝昌佳彩印刷有限公司
经　　销：新华书店
开　　本：850×1168　1/16　　印张：57　　插页：4
字　　数：1609 千字
版　　次：2008 年 9 月第 1 版　　2024 年 3 月第 3 版
印　　次：2024 年 4 月第 1 次印刷
标准书号：ISBN 978-7-117-34206-3
定　　价：228.00 元

# 编　者 (按姓氏笔画排序)

| | | | |
|---|---|---|---|
| 于学忠 | 中国医学科学院北京协和医院 | 张劲松 | 南京医科大学第一附属医院 |
| 马　渝 | 重庆大学附属中心医院 | 张新超 | 北京医院 |
| 王　仲 | 清华大学附属北京清华长庚医院 | 陈凤英 | 内蒙古医科大学附属医院 |
| 王　雪 | 四川大学华西医院 | 陈玉国 | 山东大学齐鲁医院 |
| 王振杰 | 蚌埠医学院第一附属医院 | 陈立波 | 华中科技大学同济医学院附属协和医院 |
| 毛恩强 | 上海交通大学医学院附属瑞金医院 | 陈晓辉 | 广州医科大学附属第二医院 |
| 方邦江 | 上海中医药大学附属龙华医院 | 欧阳军 | 石河子大学医学院第一附属医院 |
| 尹　文 | 空军军医大学西京医院 | 周荣斌 | 中国人民解放军总医院第七医学中心 |
| 邓　颖 | 哈尔滨医科大学附属第二医院 | 封启明 | 上海交通大学附属第六人民医院 |
| 卢中秋 | 温州医科大学附属第一医院 | 赵　敏 | 中国医科大学附属盛京医院 |
| 田英平 | 河北医科大学第二医院 | 赵晓东 | 中国人民解放军总医院第四医学中心 |
| 史继学 | 山东第一医科大学第二附属医院 | 施东伟 | 复旦大学附属中山医院 |
| 邢吉红 | 吉林大学第一医院 | 秦历杰 | 河南省人民医院 |
| 吕传柱 | 海南医学院 | 聂时南 | 中国人民解放军东部战区总医院 |
| 朱长举 | 郑州大学第一附属医院 | 柴艳芬 | 天津医科大学总医院 |
| 朱华栋 | 中国医学科学院北京协和医院 | 钱传云 | 昆明医科大学第一附属医院 |
| 朱继红 | 北京大学人民医院 | 郭树彬 | 首都医科大学附属北京朝阳医院 |
| 向旭东 | 中南大学湘雅二医院 | 黄　亮 | 南昌大学第一附属医院 |
| 刘　志 | 中国医科大学附属第一医院 | 黄子通 | 中山大学孙逸仙纪念医院 |
| 刘明华 | 陆军军医大学西南医院 | 菅向东 | 山东大学齐鲁医院 |
| 许硕贵 | 海军军医大学第一附属医院 | 曹　钰 | 四川大学华西医院 |
| 李　涛 | 浙江大学医院附属精神卫生中心 | 彭　鹏 | 新疆医科大学第一附属医院 |
| 李小刚 | 中南大学湘雅医院 | 蒋龙元 | 中山大学孙逸仙纪念医院 |
| 李培武 | 兰州大学第二医院 | 童朝阳 | 复旦大学附属中山医院 |
| 李熙鸿 | 四川大学华西第二医院 | 曾红科 | 广东省人民医院 |
| 杨立山 | 宁夏医科大学总院 | 詹　红 | 中山大学附属第一医院 |
| 余海放 | 四川大学华西医院 | 黎檀实 | 中国人民解放军总医院第一医学中心 |
| 张　茂 | 浙江大学医学院附属第二医院 | 潘曙明 | 上海交通大学医学院附属新华医院 |
| 张　泓 | 安徽医科大学第一附属医院 | 冀　兵 | 山西医科大学第一医院 |

# 主 编 简 介

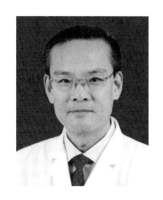

**于学忠**　主任医师,博士研究生导师,中国医学科学院北京协和医院急诊医学系主任,中国医师协会急诊医师分会会长,中华医学会急诊医学分会前任主任委员,国家急诊质量控制中心主任,国家卫生健康委能力建设和继续教育急诊医学专家委员会主任委员,国家卫生健康委员会应急办专家组成员。

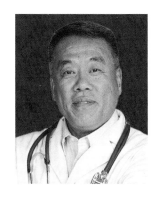

**吕传柱**　教授,二级主任医师,博士研究生导师,博士后合作导师,享受国务院政府特殊津贴专家,海南省 B 类高层次人才,现任四川省医学科学院·四川省人民医院(电子科技大学附属医院)急诊医学学科带头人、学术主任。急救与创伤研究教育部重点实验室、中国医学科学院海岛急救医学创新单元主任。中华医学会急诊医学分会第十届委员会主任委员,世界华人医师协会急诊医师协会副会长,中国医师协会急诊医师分会副会长,中国毒理学会中毒与救治专业委员会副主任委员。

# 副主编简介

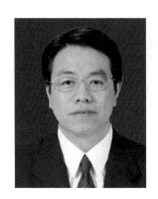

**陈玉国** 教授，主任医师，博士研究生导师，泰山学者攀登计划专家，享受国务院政府特殊津贴专家，国家卫生健康委员会和山东省突出贡献专家，山东省急危重症临床医学研究中心主任，山东省零磁医学重点实验室主任，国家药监局创新药物临床研究与评价重点实验室主任，国家医学攻关产教融合创新平台负责人，教育部急危重症医药基础研究创新中心主任，中华医学会急诊医学分会第九届主任委员，中国医师协会胸痛专业委员会主任委员，中国医疗保健国际交流促进会胸痛学分会主任委员。

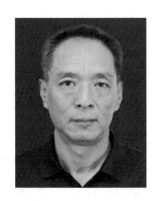

**刘 志** 教授，博士研究生导师，中国医科大学附属第一医院急诊科，中国医科大学急诊医学学科带头人，辽宁名医中华医学会急诊医学分会常务委员，中国毒理学会中毒与救治专业委员会副主任委员，辽宁省急诊医疗质量控制中心主任。

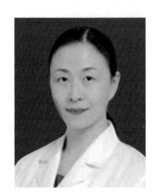

**曹 钰** 主任医师，博士研究生导师，四川大学华西临床医学院／华西医院急诊科主任、急诊医学研究室主任。中华医学会急诊医学分会副主任委员、人文学组组长，中国医师协会急诊医师分会副会长，天府名医，四川省学术和技术带头人，四川卫生计生领军人才，全国医德楷模，四川省首届"新时代健康卫士"。

# 全国高等学校医学研究生"国家级"规划教材
# 第三轮修订说明

进入新世纪,为了推动研究生教育的改革与发展,加强研究型创新人才培养,人民卫生出版社启动了医学研究生规划教材的组织编写工作,在多次大规模调研、论证的基础上,先后于2002年和2008年分两批完成了第一轮50余种医学研究生规划教材的编写与出版工作。

2014年,全国高等学校第二轮医学研究生规划教材评审委员会及编写委员会在全面、系统分析第一轮研究生教材的基础上,对这套教材进行了系统规划,进一步确立了以"解决研究生科研和临床中实际遇到的问题"为立足点,以"回顾、现状、展望"为线索,以"培养和启发读者创新思维"为中心的教材编写原则,并成功推出了第二轮(共70种)研究生规划教材。

本套教材第三轮修订是在党的十九大精神引领下,对《国家中长期教育改革和发展规划纲要(2010—2020年)》《国务院办公厅关于深化医教协同进一步推进医学教育改革与发展的意见》,以及《教育部办公厅关于进一步规范和加强研究生培养管理的通知》等文件精神的进一步贯彻与落实,也是在总结前两轮教材经验与教训的基础上,再次大规模调研、论证后的继承与发展。修订过程仍坚持以"培养和启发读者创新思维"为中心的编写原则,通过"整合"和"新增"对教材体系做了进一步完善,对编写思路的贯彻与落实采取了进一步的强化措施。

全国高等学校第三轮医学研究生"国家级"规划教材包括五个系列。①科研公共学科:主要围绕研究生科研中所需要的基本理论知识,以及从最初的科研设计到最终的论文发表的各个环节可能遇到的问题展开;②常用统计软件与技术:介绍了SAS统计软件、SPSS统计软件、分子生物学实验技术、免疫学实验技术等常用的统计软件以及实验技术;③基础前沿与进展:主要包括了基础学科中进展相对活跃的学科;④临床基础与辅助学科:包括了专业学位研究生所需要进一步加强的相关学科内容;⑤临床学科:通过对疾病诊疗历史变迁的点评、当前诊疗中困惑、局限与不足的剖析,以及研究热点与发展趋势探讨,启发和培养临床诊疗中的创新思维。

该套教材中的科研公共学科、常用统计软件与技术学科适用于医学院校各专业的研究生及相应的科研工作者;基础前沿与进展学科主要适用于基础医学和临床医学的研究生及相应的科研工作者;临床基础与辅助学科和临床学科主要适用于专业学位研究生及相应学科的专科医师。

# 全国高等学校第三轮医学研究生"国家级"规划教材目录

*11* SAS 统计软件应用（第 4 版）　　　　　主　编　贺　佳
　　　　　　　　　　　　　　　　　　　　副主编　尹　平　石武祥

*12* 医学分子生物学实验技术（第 4 版）　　主　审　药立波
　　　　　　　　　　　　　　　　　　　　主　编　韩　骅　高国全
　　　　　　　　　　　　　　　　　　　　副主编　李冬民　喻　红

*13* 医学免疫学实验技术（第 3 版）　　　　主　编　柳忠辉　吴雄文
　　　　　　　　　　　　　　　　　　　　副主编　王全兴　吴玉章　储以微　崔雪玲

*14* 组织病理技术（第 2 版）　　　　　　　主　编　步　宏
　　　　　　　　　　　　　　　　　　　　副主编　吴焕文

*15* 组织和细胞培养技术（第 4 版）　　　　主　审　章静波
　　　　　　　　　　　　　　　　　　　　主　编　刘玉琴

*16* 组织化学与细胞化学技术（第 3 版）　　主　编　李　和　周德山
　　　　　　　　　　　　　　　　　　　　副主编　周国民　肖　岚　刘佳梅　孔　力

*17* 医学分子生物学（第 3 版）　　　　　　主　审　周春燕　冯作化
　　　　　　　　　　　　　　　　　　　　主　编　张晓伟　史岸冰
　　　　　　　　　　　　　　　　　　　　副主编　何凤田　刘　戟

*18* 医学免疫学（第 2 版）　　　　　　　　主　编　曹雪涛
　　　　　　　　　　　　　　　　　　　　副主编　于益芝　熊思东

*19* 遗传和基因组医学　　　　　　　　　　主　编　张　学
　　　　　　　　　　　　　　　　　　　　副主编　管敏鑫

*20* 基础与临床药理学（第 3 版）　　　　　主　编　杨宝峰
　　　　　　　　　　　　　　　　　　　　副主编　李　俊　董　志　杨宝学　郭秀丽

*21* 医学微生物学（第 2 版）　　　　　　　主　编　徐志凯　郭晓奎
　　　　　　　　　　　　　　　　　　　　副主编　江丽芳　范雄林

*22* 病理学（第 2 版）　　　　　　　　　　主　编　来茂德　梁智勇
　　　　　　　　　　　　　　　　　　　　副主编　李一雷　田新霞　周　桥

*23* 医学细胞生物学（第 4 版）　　　　　　主　审　杨　恬
　　　　　　　　　　　　　　　　　　　　主　编　安　威　周天华
　　　　　　　　　　　　　　　　　　　　副主编　李　丰　杨　霞　王杨淦

*24* 分子毒理学（第 2 版）　　　　　　　　主　编　蒋义国　尹立红
　　　　　　　　　　　　　　　　　　　　副主编　骆文静　张正东　夏大静　姚　平

*25* 医学微生态学（第 2 版）　　　　　　　主　编　李兰娟

*26* 临床流行病学（第 5 版）　　　　　　　主　编　黄悦勤
　　　　　　　　　　　　　　　　　　　　副主编　刘爱忠　孙业桓

*27* 循证医学（第 2 版）　　　　　　　　　主　审　李幼平
　　　　　　　　　　　　　　　　　　　　主　编　孙　鑫　杨克虎

| 28 | 断层影像解剖学 | 主　编 | 刘树伟　张绍祥 |
| | | 副主编 | 赵　斌　徐　飞 |
| 29 | 临床应用解剖学（第2版） | 主　编 | 王海杰 |
| | | 副主编 | 臧卫东　陈　尧 |
| 30 | 临床心理学（第2版） | 主　审 | 张亚林 |
| | | 主　编 | 李占江 |
| | | 副主编 | 王建平　仇剑崟　王　伟　章军建 |
| 31 | 心身医学 | 主　审 | Kurt Fritzsche　吴文源 |
| | | 主　编 | 赵旭东 |
| | | 副主编 | 孙新宇　林贤浩　魏　镜 |
| 32 | 医患沟通（第2版） | 主　编 | 尹　梅　王锦帆 |
| 33 | 实验诊断学（第2版） | 主　审 | 王兰兰 |
| | | 主　编 | 尚　红 |
| | | 副主编 | 王传新　徐英春　王　琳　郭晓临 |
| 34 | 核医学（第3版） | 主　审 | 张永学 |
| | | 主　编 | 李　方　兰晓莉 |
| | | 副主编 | 李亚明　石洪成　张　宏 |
| 35 | 放射诊断学（第2版） | 主　审 | 郭启勇 |
| | | 主　编 | 金征宇　王振常 |
| | | 副主编 | 王晓明　刘士远　卢光明　宋　彬 |
| | | | 李宏军　梁长虹 |
| 36 | 疾病学基础 | 主　编 | 陈国强　宋尔卫 |
| | | 副主编 | 董　晨　王　韵　易　静　赵世民 |
| | | | 周天华 |
| 37 | 临床营养学 | 主　编 | 于健春 |
| | | 副主编 | 李增宁　吴国豪　王新颖　陈　伟 |
| 38 | 临床药物治疗学 | 主　编 | 孙国平 |
| | | 副主编 | 吴德沛　蔡广研　赵荣生　高　建 |
| | | | 孙秀兰 |
| 39 | 医学3D打印原理与技术 | 主　编 | 戴尅戎　卢秉恒 |
| | | 副主编 | 王成焘　徐　弢　郝永强　范先群 |
| | | | 沈国芳　王金武 |
| 40 | 互联网＋医疗健康 | 主　审 | 张来武 |
| | | 主　编 | 范先群 |
| | | 副主编 | 李校堃　郑加麟　胡建中　颜　华 |
| 41 | 呼吸病学（第3版） | 主　审 | 钟南山 |
| | | 主　编 | 王　辰　陈荣昌 |
| | | 副主编 | 代华平　陈宝元　宋元林 |

| 42 | 消化内科学（第3版） | 主　审 | 樊代明 | 李兆申 | | |
| | | 主　编 | 钱家鸣 | 张澍田 | | |
| | | 副主编 | 田德安 | 房静远 | 李延青 | 杨　丽 |

| 43 | 心血管内科学（第3版） | 主　审 | 胡大一 | | | |
| | | 主　编 | 韩雅玲 | 马长生 | | |
| | | 副主编 | 王建安 | 方　全 | 华　伟 | 张抒扬 |

| 44 | 血液内科学（第3版） | 主　编 | 黄晓军 | 黄　河 | 胡　豫 | |
| | | 副主编 | 邵宗鸿 | 吴德沛 | 周道斌 | |

| 45 | 肾内科学（第3版） | 主　审 | 谌贻璞 | | | |
| | | 主　编 | 余学清 | 赵明辉 | | |
| | | 副主编 | 陈江华 | 李雪梅 | 蔡广研 | 刘章锁 |

| 46 | 内分泌内科学（第3版） | 主　编 | 宁　光 | 邢小平 | | |
| | | 副主编 | 王卫庆 | 童南伟 | 陈　刚 | |

| 47 | 风湿免疫内科学（第3版） | 主　审 | 陈顺乐 | | | |
| | | 主　编 | 曾小峰 | 邹和建 | | |
| | | 副主编 | 古洁若 | 黄慈波 | | |

| 48 | 急诊医学（第3版） | 主　审 | 黄子通 | | | |
| | | 主　编 | 于学忠 | 吕传柱 | | |
| | | 副主编 | 陈玉国 | 刘　志 | 曹　钰 | |

| 49 | 神经内科学（第3版） | 主　编 | 刘　鸣 | 崔丽英 | 谢　鹏 | |
| | | 副主编 | 王拥军 | 张杰文 | 王玉平 | 陈晓春 |
| | | | 吴　波 | | | |

| 50 | 精神病学（第3版） | 主　编 | 陆　林 | 马　辛 | | |
| | | 副主编 | 施慎逊 | 许　毅 | 李　涛 | |

| 51 | 感染病学（第3版） | 主　编 | 李兰娟 | 李　刚 | | |
| | | 副主编 | 王贵强 | 宁　琴 | 李用国 | |

| 52 | 肿瘤学（第5版） | 主　编 | 徐瑞华 | 陈国强 | | |
| | | 副主编 | 林东昕 | 吕有勇 | 龚建平 | |

| 53 | 老年医学（第3版） | 主　审 | 张　建 | 范　利 | 华　琦 | |
| | | 主　编 | 刘晓红 | 陈　彪 | | |
| | | 副主编 | 齐海梅 | 胡亦新 | 岳冀蓉 | |

| 54 | 临床变态反应学 | 主　编 | 尹　佳 | | | |
| | | 副主编 | 洪建国 | 何韶衡 | 李　楠 | |

| 55 | 危重症医学（第3版） | 主　审 | 王　辰 | 席修明 | | |
| | | 主　编 | 杜　斌 | 隆　云 | | |
| | | 副主编 | 陈德昌 | 于凯江 | 詹庆元 | 许　媛 |

| 56 | 普通外科学（第 3 版） | 主　编 | 赵玉沛 |
|---|---|---|---|
| | | 副主编 | 吴文铭　陈规划　刘颖斌　胡三元 |
| 57 | 骨科学（第 2 版） | 主　编 | 陈安民 |
| | | 副主编 | 张英泽　郭　卫　高忠礼　贺西京 |
| 58 | 泌尿外科学（第 3 版） | 主　审 | 郭应禄 |
| | | 主　编 | 金　杰　魏　强 |
| | | 副主编 | 王行环　刘继红　王　忠 |
| 59 | 胸心外科学（第 2 版） | 主　编 | 胡盛寿 |
| | | 副主编 | 王　俊　庄　建　刘伦旭　董念国 |
| 60 | 神经外科学（第 4 版） | 主　编 | 赵继宗 |
| | | 副主编 | 王　硕　张建宁　毛　颖 |
| 61 | 血管淋巴管外科学（第 3 版） | 主　编 | 汪忠镐 |
| | | 副主编 | 王深明　陈　忠　谷涌泉　辛世杰 |
| 62 | 整形外科学 | 主　编 | 李青峰 |
| 63 | 小儿外科学（第 3 版） | 主　审 | 王　果 |
| | | 主　编 | 冯杰雄　郑　珊 |
| | | 副主编 | 张潍平　夏慧敏 |
| 64 | 器官移植学（第 2 版） | 主　审 | 陈　实 |
| | | 主　编 | 刘永锋　郑树森 |
| | | 副主编 | 陈忠华　朱继业　郭文治 |
| 65 | 临床肿瘤学（第 2 版） | 主　编 | 赫　捷 |
| | | 副主编 | 毛友生　于金明　吴一龙　沈　铿 |
| | | | 马　骏 |
| 66 | 麻醉学（第 2 版） | 主　编 | 刘　进　熊利泽 |
| | | 副主编 | 黄宇光　邓小明　李文志 |
| 67 | 妇产科学（第 3 版） | 主　审 | 曹泽毅 |
| | | 主　编 | 乔　杰　马　丁 |
| | | 副主编 | 朱　兰　王建六　杨慧霞　漆洪波 |
| | | | 曹云霞 |
| 68 | 生殖医学 | 主　编 | 黄荷凤　陈子江 |
| | | 副主编 | 刘嘉茵　王雁玲　孙　斐　李　蓉 |
| 69 | 儿科学（第 2 版） | 主　编 | 桂永浩　申昆玲 |
| | | 副主编 | 杜立中　罗小平 |
| 70 | 耳鼻咽喉头颈外科学（第 3 版） | 主　审 | 韩德民 |
| | | 主　编 | 孔维佳　吴　皓 |
| | | 副主编 | 韩东一　倪　鑫　龚树生　李华伟 |

| 71 | 眼科学（第 3 版） | 主　审 | 崔　浩 | 黎晓新 | | |
| | | 主　编 | 王宁利 | 杨培增 | | |
| | | 副主编 | 徐国兴 | 孙兴怀 | 王雨生 | 蒋　沁 |
| | | | 刘　平 | 马建民 | | |
| 72 | 灾难医学（第 2 版） | 主　审 | 王一镗 | | | |
| | | 主　编 | 刘中民 | | | |
| | | 副主编 | 田军章 | 周荣斌 | 王立祥 | |
| 73 | 康复医学（第 2 版） | 主　编 | 岳寿伟 | 黄晓琳 | | |
| | | 副主编 | 毕　胜 | 杜　青 | | |
| 74 | 皮肤性病学（第 2 版） | 主　编 | 张建中 | 晋红中 | | |
| | | 副主编 | 高兴华 | 陆前进 | 陶　娟 | |
| 75 | 创伤、烧伤与再生医学（第 2 版） | 主　审 | 王正国 | 盛志勇 | | |
| | | 主　编 | 付小兵 | | | |
| | | 副主编 | 黄跃生 | 蒋建新 | 程　飚 | 陈振兵 |
| 76 | 运动创伤学 | 主　编 | 敖英芳 | | | |
| | | 副主编 | 姜春岩 | 蒋　青 | 雷光华 | 唐康来 |
| 77 | 全科医学 | 主　审 | 祝墡珠 | | | |
| | | 主　编 | 王永晨 | 方力争 | | |
| | | 副主编 | 方宁远 | 王留义 | | |
| 78 | 罕见病学 | 主　编 | 张抒扬 | 赵玉沛 | | |
| | | 副主编 | 黄尚志 | 崔丽英 | 陈丽萌 | |
| 79 | 临床医学示范案例分析 | 主　编 | 胡翊群 | 李海潮 | | |
| | | 副主编 | 沈国芳 | 罗小平 | 余保平 | 吴国豪 |

# 全国高等学校第三轮医学研究生"国家级"规划教材评审委员会名单

**顾　问**

　　韩启德　桑国卫　陈　竺　曾益新　赵玉沛

**主任委员**（以姓氏笔画为序）

　　王　辰　刘德培　曹雪涛

**副主任委员**（以姓氏笔画为序）

　　于金明　马　丁　王正国　卢秉恒　付小兵　宁　光　乔　杰
　　李兰娟　李兆申　杨宝峰　汪忠镐　张　运　张伯礼　张英泽
　　陆　林　陈国强　郑树森　郎景和　赵继宗　胡盛寿　段树民
　　郭应禄　黄荷凤　盛志勇　韩雅玲　韩德民　赫　捷　樊代明
　　戴尅戎　魏于全

**常务委员**（以姓氏笔画为序）

　　文历阳　田勇泉　冯友梅　冯晓源　吕兆丰　闫剑群　李　和
　　李　虹　李玉林　李立明　来茂德　步　宏　余学清　汪建平
　　张　学　张学军　陈子江　陈安民　尚　红　周学东　赵　群
　　胡志斌　柯　杨　桂永浩　梁万年　瞿　佳

**委　员**（以姓氏笔画为序）

　　于学忠　于健春　马　辛　马长生　王　彤　王　果　王一镗
　　王兰兰　王宁利　王永晨　王振常　王海杰　王锦帆　方力争
　　尹　佳　尹　梅　尹立红　孔维佳　叶冬青　申昆玲　史岸冰
　　冯作化　冯杰雄　兰晓莉　邢小平　吕传柱　华　琦　向　荣
　　刘　民　刘　进　刘　鸣　刘中民　刘玉琴　刘永锋　刘树伟
　　刘晓红　安　威　安胜利　孙　鑫　孙国平　孙振球　杜　斌
　　李　方　李　刚　李占江　李幼平　李青峰　李卓娅　李宗芳
　　李晓松　李海潮　杨　恬　杨克虎　杨培增　吴　皓　吴文源

# 前　言

　　研究生教育是培养高层次专业人才及师资队伍的主要途径。第 1 版和第 2 版《急诊医学》研究生教材分别于 2008 年和 2014 年出版发行，在这期间得到各高校教师和学生的众多宝贵意见。近年来急诊医学取得长足进步，也有了更多的认识和进展。在该套教材评审委员会的指导和组织下，编委们在既往教材的基础上进行修订和调整，完成了第 3 版教材的编写工作。

　　本教材主要面向急诊临床型研究生及急诊专科医师。在前两版教材的基础上，结合急诊医学范畴内常见急危重症和研究热点对编写内容进行扩展，涵盖急诊学科发展、伦理和法律、急诊科研、症状学、各系统急症和急诊诊疗技术等方面内容。此外，还增加妇产、儿科急症内容，以满足教学和临床需求。在各章节内容方面继续按照前两版教材"回顾 - 现状 - 展望"这一主线进行编写，注重学生基于临床实践提出问题、分析问题、解决问题能力的培养。

　　本教材得到了国内各大院校、医疗单位急诊专家的大力支持，在此表示衷心的感谢。由于急诊医学飞速发展，每位作者在修订、编写过程中都不断地进行内容和结构上的调整和更新，但仍可能存在缺点和不足，敬请读者不吝赐教和指正。

于学忠

# 目　录

## 第六篇　呼吸系统急症

# 第十八篇　急性中毒

# 第十九篇 物理因素所致急症

# 第二十篇　急诊诊疗技术

# 第一篇 概 论

# 第一章　急诊医学的发展与展望

## 第一节　急诊医学的诞生

急诊医学（emergency medicine）作为医学领域中一门独立的学科，虽然只有 40 年的发展历史，但最早的文字记录却可以追溯到公元前 600 年的爱丽莎口对口术。

战争促使"急诊医疗"行为的发展。公元前 400 年，古希腊著名医生希波克拉底便记录了"渴望手术的人必须参战"。在战场上，希腊医生必须处理士兵们所有的健康问题，包括脱水、营养不良、传染病，以及各种各样的外伤。在这个过程中，医生们认识到除去枪尖和箭头之类的嵌入物并且保持伤口清洁是至关重要的，他们还知道防止过多失血的重要性。这种快速护理是斯巴达这样的军队取得成功的重要因素。而首次记录在案的护理人员雏形可能来自古罗马。当百夫长（军队百人左右队伍的军官）的年龄太大无法战斗时，他们被委以战场清理的任务。这些"退休"的军官接受缝合和截肢的培训，尽管这些治疗的过程令人害怕，但也挽救了许多生命。公元 200 年，在中国也记载了"急诊医疗"行为，华佗在抢救心跳呼吸停止的患者时应用胸外按压和人工呼吸。

现代急诊概念亦起源于战争。在 18 世纪，拿破仑战争使急诊医学开始变得系统化，这主要归功于战场医学和分诊的重要革新者——法国外科医生多米尼克·让·拉里（Dominique Jean Larrey）。拉里注意到，法国大炮在战场上的移动速度非常快，随后将该技术运用到所谓的"飞行救护车"中，这些运输工具可以使伤员更快地得到治疗。拉里还创建出一个分类系统，即根据伤情严重程度对伤员进行救治，无论其官阶或国籍。在美国南北内战期间，美国外科医生乔纳森·莱特曼（Jonathan Letterman）设计出类似的程序。随着工

业的发展，高速公路发展迅速，交通意外死亡变成青壮年死亡的首要因素。直到 1966 年，《意外死亡和残疾：现代社会被忽视的疾病》报告才提出事故是"人类青壮年时期的主要死因"。

20 世纪中期，现代急诊医学进入早期发展阶段。美国在实行急诊室医生、护士的轮转制度过程中，逐步意识到挽救更多急危重症患者的生命，必须要有一批急诊专业医师和护士。因此，在急诊室工作的医生便成为急诊专科医师，而美国急诊医师学会（American College for Physician，ACEP）在 1968 年也相继成立，5 年后，急诊医学杂志——《急诊医学年鉴》（*Annals of Emergency Medicine*）创刊。1979 年美国国会颁布《急救法》，将急诊医学确定为一门独立医学学科。自此，各医学院校将急诊医学定为医科学生的必修课程，并成立急诊医学进修学院，以促进急诊医学继续教育的发展；各州、市卫生当局下设急诊医疗服务办公室，负责对急危重病症、创伤、灾害急救实施专业救援，以及领导、培训和考核急救人员；建立完善的急诊医疗体系（emergency medical service system，EMSS），实行急诊专科医师制度，对急救医疗技师（emergency medical technician，EMT）进行国家登记和考试；同时，美国《急救法》规定，全国 18 岁以上的公民要接受现场心肺复苏术（cardiopulmonary resuscitation，CPR）的培训及考核。美国心脏学会与国际心肺复苏联合会从 2000 年起联合发布《心肺复苏和心血管急救国际指南》，每 5 年修订一次。

在我国，急诊医学的发展始于改革开放初期。"Emergency"作为一门独立学科正式进入中国，翻译为"急诊"还是"急救"需要严格谨慎、规范统一，二词含义相近却大不相同。最终中国第一位急诊科主任——北京协和医院邵孝鉷教授将"Emergency"翻译为"急诊"，急诊重在"诊"，取紧

急、诊断、治疗之意，相较于"救"范围更广，含义更深，至此，中国的急诊医学诞生。20 世纪 80 年代，卫生部相继出台（80）卫医字第 34 号文件《关于加强城市急救工作的意见》，（84）卫医司字第 36 号文件《关于发布医院急诊科（室）建设方案（试行）的通知》，统一全国急救电话号码为"120"等措施，大大推动了我国大中城市急诊医疗体系及综合医院急诊科（室）的建设与发展。2003 年的严重急性呼吸综合征（severe acute respiratory syndrome，SARS），2008 年的冰雪灾、汶川大地震，2019 年的新型冠状病毒感染疫情，使医学界，尤其是急诊医学界经受了一场前所未有的考验。为此，国务院先后颁布《突发公共卫生事件应急条例》《国家地震应急预案》等法规条例。十多年的实践证明，在突发公共卫生事件和灾难救援中，我国的急诊医疗体系发挥着重要作用。

中国急诊医学的诞生伴随学术交流的空前发展。1980 年 8 月，全国急诊医学界举行全国危重病急救医学学术会议；1981 年，《中国急救医学》杂志创刊；1986 年 10 月，在邵孝鉷教授的带领下，全国急诊医学学会筹备组召开第一次全国急诊医学学术会议，同年中华医学会常委会正式批准成立中华医学会急诊医学分会，基于急诊医疗体系中的"三环理论"（院前急救 - 院内急诊 - 危重症监护），中华医学会急诊医学分会共设立 8 个专业学组：复苏学、院前急救、危重症医学、创伤急救、急性中毒、儿科急诊、灾难医学、继续教育。至此，我国急诊医学正式成为医学领域的一门独立学科。

此后，我国急诊医学学术交流空前发展，1990 年创刊《急诊医学》，两年后更名为《中华急诊医学杂志》，各省市（区）相继成立急诊医学分会，全国性的急诊医学学术年会成为常规性的最高级别学术会议；随着急诊医学的融合交叉，全国危重病急救医学专业委员会、中国中西医结合学会急救医学专业委员会、院前急救专业委员会、中华医学会重症医学分会等先后成立，大大促进了急诊医学相关领域的学术交流。

学术的蓬勃发展与急诊医学的教学相长。在基础教学中，早在 1995 年，《急诊医学》已成为医学本科、大专、护理及口腔等专业本科生的教学内容，2004 年，南京医科大学建立国内第一个急诊医学系，王一镗教授任系主任，招收大学本科急诊医学专业。目前，国内部分高等医学院校建立急诊医学系。复旦大学、暨南大学开设灾难医学本科班。在高层次教学中，1985 年国务院学位评定委员会批准中国协和医科大学附属北京协和医院设立第一个急诊医学硕士研究生点。目前，大部分普通高等医学院校均设立急诊医学硕士学位授权点。2003 年 9 月，中山大学成为国内第一个急诊医学博士学位授权学科点，次年招收第一批急诊医学博士研究生，2007 年第一批急诊医学博士毕业。目前，全国重点大学中多数具备招收急诊医学博士研究生的资格。研究生教育已成为培养急诊医学高层次专业人才及师资队伍的主要途径。

回顾中外急诊医学的诞生，是美国国会颁布的《急救法》让急诊医学成为医学科学领域中第 23 门独立的学科从而发展壮大，是一批又一批中国急诊同仁的改革创新和不懈努力，让中国急诊医学的发展紧跟世界的脚步。目前急诊医疗体系已在全球建立，并得到不断完善。但近代灾难性事故、恐怖事件频繁发生，应急救援的全球性需求又对急诊医学提出更高的要求。

## 第二节 急诊医学发展——从 1.0 时代到 3.0 时代

1979—2009 年，我国急诊 1.0 时代完成院前急救、院内急危重症急救、灾害救援、创伤处理等应急医疗服务体系（emergency medical service system）的建设。建筑面积过万，从业人员过百，年急诊量超过 20 万人次的医院鳞次栉比，全国县级以上的医院均建立独立建制的急诊科；从中央到地方，各级急诊专业学术组织蓬勃发展，多个急诊学术杂志相继创刊；以急诊故事为题材的电视剧也深受大众的喜爱；与此同时，急诊队伍不断壮大，75% 以上的急诊从业人员为急诊专业出身，且进行过急诊专业培训。

2009 年，卫生部发布《急诊科建设与管理指南（试行）》，自此，我国急诊 2.0 时代方向确立，走上适合中国国情的规范化发展与内涵建设之路。十年间，我国开创有中国特色的急诊医学专业运行模式和急诊医疗服务体系，但未达到成熟急诊医疗体系的要求，且国内各地区发展并不均衡，亚专业建设处于萌芽期，住院医师规范化培训体系有待完善，人才队伍建设、多学科在急诊平台的协作模式及运行机制欠规范。

2017年10月，国家卫生和计划生育委员会要求全面推进急诊急救大平台的建设，这标志着急诊医学的发展已经进入一个全新3.0时代。基于开放融合的现代网络大数据平台，是急诊医学突破发展瓶颈，真正强起来、飞起来的时代。3.0时代的总体目标是真正做到以患者需求为导向，为患者提供最佳、最快、最安全的服务，提高救治成功率，降低致残率与病死率。

建成全天候的急救网络，即院前急救（含受过急救训练的非医务人员在事发现场的自救与互救）、院内急诊、转诊专科，将急诊急救医疗资源全面整合，将急诊科转变成一个真正的平台科室，是3.0时代的主要建设目标。在这个平台，各救援体系参与者相互配合，实现真正的零通道、短时效、高技术地服务急诊患者。

急诊大平台的建设，既要注重硬件建设，也不可忽略软件建设，急诊人才培养体系是软件建设中的重中之重。急诊从业者的自身专业素质及能力必须达标，对牵涉到救命、稳定生命体征等重要的诊疗技术，急诊人都要熟练、精通，最大限度地发挥急诊平台的价值。积极抢救生命，使救治关口前移，待病情稳定后再转诊专科。

在《"健康中国2030"规划纲要》的引领下，心肺复苏术已写进普通高中教科书，全民健康普及让每一个公民掌握急诊急救知识成为可能。院外心搏骤停发生时，第一目击者便可以立即提供急救服务。急诊治疗将不再局限于急诊科，急诊治疗将成为全国人民的任务，乃至全世界人民的任务。

## 第三节 急诊医学的展望——畅想4.0时代

急诊4.0时代是3.0时代的进一步延伸，通过与科技进步共发展来实现学科腾飞。急诊4.0时代的总体特征是基于现代科技的无缝隙急救网络形成，提供基于现代科技手段的快速诊断，以及基于大数据、个体化的最佳治疗手段，在此基础上以最快的速度发现问题，并让患者能够在最短的时间内得到诊治。其目标是使患者在任何时间、任何地点、任何情况下均能得到最佳的急救服务。实现这一目标后，急诊医学才能真正成为新兴的、负责任的、更强、更专业的大学科。同时，急诊医学还将面临新的机遇与挑战，必须主动预测及调整发展策略，与时俱进，分享科技进步带来的红利，使急诊医学发展趋势与社会发展同步。

社会的发展使医疗卫生面临更大挑战。随着我国改革开放不断深入，脱贫攻坚取得重大胜利，我国贫困人口已从1976年的90%下降到2021年的不足1%。随着人民的共同富裕，群众对生活质量的要求也不断提高，医疗需求不断扩大。同时，随着膳食结构的变化，疾病谱也在发生变化。经济的进步也伴随着自然和社会环境的变化，全球气候变化使自然灾害频发，环境破坏和污染导致相关疾病增加，食品卫生安全也不容忽视。生活水平的改善也使人权意识提高，人们更加尊重生命，患者的维权意识更强。交通便利性的提高导致交通事故增加、传染病传播速度增快，但同时患者就医也有更多选择。针对这些变化，国家提出"健康中国"的大策略，不断深化医疗改革，稳步推进分级诊疗，鼓励民营医院，发展移动医疗。2020年第七次人口普查显示，中国已进入老龄化社会，老年患者比例不断增加，疾病的复杂程度也在增加。对此，国家计划生育政策也出现巨大调整，部分地区已经放开三孩政策，妇产、儿科的需求也会相应增加。随着互联网的普及和群众文化水平的提高，患者有更多的途径获得医学信息，其更有可能对医生提出问题和质疑，加之患者数量和病情复杂程度的增加，需要医生具有更扎实的理论基础、更强的技术、更准的判断、更快的反应、更畅的沟通和更好的态度。不谋全局者，不足以谋一域，不谋万世者，不足以谋一时。为此，我们需要解放思想，充分预测社会和人口的发展趋势，提前做好应对准备，包括调整急诊科结构，一切以患者需求为导向；强化人才队伍建设，处理好团队与梯队的关系；根据未来社会与人口发展趋势，开展相应的基础与临床研究工作；制订学科中长期发展规划；加强国际交流，借鉴发达国家的经验与教训。

政治和经济发生的巨大变化为急诊带来挑战和机遇。从实体经济到虚拟经济、传统医疗到移动医疗、医生单位人到医生集团和自由职业、医院就诊到网上就诊、大型医院到中小型医院、公立医疗到私立医疗，这些变化也为急诊带来挑战和机遇。经济和商业模式的转变带动急诊的发展，急诊功能渐趋多样化，面临的压力也日趋增大。2008—2019 年，我国急诊就诊量平均每年增加 20%。在这种形势下，急诊质量不断改进、急诊形象不断提升，使急诊正在成为患者首选的主要医疗资源，并日益演化成为初级医疗提供者（本应由社区医疗承担）。但是，由于非急诊患者占用了大量的急诊资源，势必导致急诊急救质量降低。目前医院尚没有办法或资金来预防和解决急诊拥挤问题，国家层面的急救系统尚需要进一步完善。同时，急诊还要随时准备处理大量的突发事件。因此，急诊应当主动适应和与时俱进、调整政策和提高门槛、优化流程和分层服务、提高服务和确保质量。

科技的发展为急诊带来更多的红利。信息技术从当初的数据存储和收集转变为分析、计算。如大数据、区块链、云计算等新型信息处理技术的应用，遗传算法、纳米技术、人造生命、3D 打印人体器官等技术也在不断渗透入急诊。虽然有人担心信息过载、隐私问题和基础设施的脆弱性，但这些技术使信息处理的效率更高、更实用，并且也更为安全。因此，我们要充分利用信息技术发展带来的红利而不是惧怕信息技术。要开展大数据研究，积累急诊相关科研数据，让更多的人分享到更多的优质医疗资源。要建立虚拟急诊大联合体（急诊医联体），共同开发、分享、交流相关学术进展和科研成果。要开发更多的急诊急救产品，使急诊工作者和人民群众从科技的发展中获益。人工智能的到来也将为社会和医学产生更积极的影响。其通过与医学大数据结合，实现辅助诊疗、医患精准匹配等功能，为患者提供个体化、精准的医疗体验，从而进一步促进医学人工智能的发展。通过人工智能的学习和分析能力、神经网络和模式识别法及复杂数据处理能力，帮助医生提升工作效率，减少医疗风险。生物技术领域中的基因检测（病原学检测如核酸）、基因查体（人体）、基因补丁、基因编辑、基因重装等技术涉及蛋白质组学、分子基因学、分子免疫学等，与其他学科如肿瘤、血液、风湿相比，它对于急诊的短期效应有限，但长期效应至关重要，如复苏的分子助手、细胞死亡触发的早期预防。生物成像技术如超声、MRI、CT 持续发展；新技术如胶囊内镜、便携式数据记录仪也不断应用；新的材料技术如 3D 打印技术、人造器官、药物发展和给药系统等新兴技术，以及超导材料、复合材料、自组装层 / 气相沉积、纳米级光刻和纳米矩阵等也将为急诊带来更广阔的研究领域。

在急诊 4.0 时代，急诊医学将会从高速发展转变为高质量发展，急诊医疗体系将更完善，多学科合作平台更趋和谐。一方面，急诊医学将在 3.0 的学术轨迹上不断向前。复苏学、创伤、中毒、休克等急危重症进一步发展，系统分析及急诊大数据的建立与完善，新发传染病的预警机制和危机处理机制，新的紧急 / 急救医学国家机构将会出现，急诊的多学科协作将进一步完善。另一方面，技术创新仍会快速推进。信息技术、人工智能等领域将有更重大的发展，全球的生物技术交流更加深入，信息技术使工作流程更为简化，神经网络的持续发展和人工智能系统使诊断能力提高，减少错误发生。总之，对急诊来说，最大的挑战是我们是否能够正确地预测未来并采取相应措施，未雨绸缪，与时俱进，稳步发展！

（于学忠）

# 参 考 文 献

National Academy of Sciences（US）and National Research Council（US）Committee on Trauma；National Academy of Sciences（US）and National Research Council（US）Committee on Shock. Accidental Death and Disability：The Neglected Disease of Modern Society[M]. Washington（DC）：National Academies Press（US），1966.

# 第二章　急诊医学在医疗系统中的作用与角色

## 第一节　急诊医学——一门日益发展而又亟待完善的新兴学科

我国急诊医学的发展，可以说有悠久的历史。古代三国时期，华佗曾经用类似人工呼吸和心脏按压等方法抢救过心脏病患者。近代抗日战争时期，对伤员进行战地初级救护和快速转移，均是院前急救的雏形体现。然而，历史原因所致，我国现代急诊医学的重大发展是在20世纪80年代以后，1980年10月，卫生部颁发了（80）卫医字第34号文件《关于加强城市急救工作的意见》，1984年6月颁布了（84）卫医司字第36号文件《关于发布医院急诊科（室）建设方案（试行）的通知》，推动了我国大中城市急诊医疗体系、综合医院急诊科（室）的建立和发展。国内现代急诊医学发展近40年的历程中，从初创到拓展再到21世纪初以来的高速进展，该门学科取得了巨大的成就，在急诊医学管理制度和急诊医学服务体系建设等多方位不断发展完善，学科专业迅速获得了社会的认可，是社会进步和医疗专业发展的重要补充。

在服务体系建设方面，急诊医学模式经历了从"分诊通道"到"早期救治"，再到院前急救、院内急诊和重症监护三位一体、多学科协作的"一站式医学服务体系"的发展。科学、高效的急诊医学服务体系是以上三部分的有机衔接，同时也是急危重症患者救治的关键保证，充分发挥了急诊医学在整个医疗系统中的重要功能。同时，该体系建设的水平，很大程度上反映出一个国家、一个地区的综合医疗服务水平和管理水平。

但在体系建设的过程中，面临着诸多现实问题，亟待解决。如院前急救是急诊医学体系的主体结构之一，业务拓展空间涵盖地面、空中、海上等全方位区域，是社会公众急救开始的首要步骤，包括急诊通信、急诊转运、急救医疗三大主体，其作用是在现场及转运途中，尽早对患者进行紧急监护和医疗处理，同时做好与对接医院后续处理的衔接，及早进行有效治疗，最大限度地减少死亡率及伤残率。院前急救体系架构由市县级120急救中心、急救站、区域内各网络医院包括社区及乡镇卫生院等组成，注重同级别急救单位标准化同质化建设，避免差异性管理、配置造成的低效率医疗事件发生。但是，由于历史、国情、文化的原因，院前急救的主体是急救中心，而中国的城市急救中心的建设模式五花八门，样种繁多，占主流的有独立型、院前型、依托型、指挥型四种模式，近年来，又出现了三警统一型等非主流模式。即使在同一个主流模式内，由于地域的差异，以及政府重视程度、当地主管部门和急救中心领导认知程度的不同，运作方式也各司其道，莫衷一是。院前急救除了模式以外，非标准化建设还体现在管理制度、仪器设备配置、医疗行为等多方面，从中足以看到中国院前急救事业的发展局限，成为中国急救事业发展的一个重要制约因素。

而院内急诊同样有诸多问题。院内急诊是医院的首要急诊就诊通道，是医院的重要服务窗口，按卫生部2009年版《急诊科建设与管理指南（试行）》要求，我国的院内急诊还配置急诊监护室，同时需要完成涵盖急诊辅助检查、急诊分诊、急诊收费、急诊药房等服务于急诊的区域式基础建设（或邻近建设）；建立三区（红、黄、绿）四级管理体制；建立高效的院前-院内急诊衔接和院内急诊-院内各专科衔接等。辐射性小区式建设可以提高院内急诊的时间性效率，分级管理制度可以优化急危重症患者的处理流程，而院前-院内-院内各专科衔接则体现多学科协作功能，以上规范化管理从基础建设到制度完善再到监督落实，是目前国内各医院院内急诊的同质化要求，但部分医院由于院区老化、城市化发展限制、政府投入不足等原因，在基础建设方面仍远远无法满足以上要求；而院前-院内的信息共享不足、院内各专科与急诊的衔接不通畅、多学科协同效率不高是我国院内急诊的共性问题。

近年来，急性胸痛、急性卒中、多发创伤疾病呈逐渐增加趋势，胸痛中心、卒中中心和创伤中心等多中心在院内急诊区域建设方兴未艾，中心建设是目前已验证的有效治疗模式和管理体系，强调通过区域急救网络的建设，将先进救治理念、规范的救治流程延伸到院前和社区，改善急救流程衔接、病患转运和信息共享，全面提升区域救治水平。但中心建设发展遇到重大瓶颈，近期研究显示，2001—2011 年，中国急性心肌梗死患者数量翻了两番，但未接受再灌注治疗的患者比例无显著降低，院内治疗死亡率和并发症也没有明显改善；中国国家卒中登记研究报道，急性缺血性卒中患者中最终只有 2.4% 接受溶栓治疗，远远低于发达国家水平。实践证明，在急诊与院前急救体系的专业化、规范化、信息化和多学科协作效率等系统问题没有得到有效解决之前，胸痛中心、卒中中心和创伤中心建设往往会遇到现实瓶颈，难以获得学科协同效益，真正实现病死率的"拐点"。同时，"单打独斗"式中心建设模式已经成为卒中胸痛和创伤中心进一步发展的重要瓶颈之一。

如何进行急诊医学服务体系多方位的互融、互通、互惠，是全面发挥急诊急救功能的重要举措，同时也是未来急诊医学发展的方向之一，是未来医院建设的规划纲要。急诊是所有信息共享和院前-院内衔接的中心部位及平台，未来急诊是智能化、网络信息化的综合体现，需要建设急诊与院前急救大平台，在一个平台上实现多学科合作、协作、融合，实现战线前移，实现信息互联互通，构建科学、合理、高效的急诊急救体系，有效缩短从发病到确切治疗的时间，真正实现病死率"拐点"，充分发挥急诊急救功能，推动我国急诊医学向新的时代发展。

## 第二节　急诊大平台——急诊医学在医疗系统中的主要作用与角色

急诊医学致力于将院前急救、院内急诊和抢救监护室（EICU）整合为规范化、高效率的多学科一站式服务模式，整合专科力量，在急诊科的基础上搭建急危重疾病救治大平台，在看得见的空间和场所上，搭建一套看不见的多学科急救协作机制和流程，并通过信息化手段为这些机制和流程提供支持、监管和持续改进。按照专业化、规范化、信息化、现代化、国际化标准建立的急诊急救大平台，既是当今急诊急救医学模式发展的必然选择，也是卒中、胸痛、创伤等专病中心救治模式发展的重要基础。

基于此，急诊大平台建设以"急诊与院前急救"为大平台，建立"一横一纵"的救治模式，横向是院前急救体系的网络式拓展，而以纵向制定的急诊院内各种急危重症区域中心的标准化流程就是我们共同遵循的行为准则，横向与纵向相互叠加、各自纵深，以横向和纵向的模式进行急诊医疗资源整合，完成信息自动集成及智能分析共享，实现急救管理可视化、医疗信息数字化、医疗流程最简化，制定完善的急诊急救相关病种的抢救标准，实现快速诊断及科学救治。急诊与院前急救大平台建设是科学的"集成创新"。大平台的建设，具有典型的集成创新特点。大平台犹如一部现代智能手机，智能手机是集打电话、照相、录音、移动支付等多种功能于一体的集成者，这些功能本不是手机的原创功能，但是手机作为载体平台，将这些功能完美地融合在一起。而急诊与院前急救大平台就犹如现代的智能手机，将医疗的各个非原创功能融合到一起，打造智能的医疗融合模式，急诊医学就是"集成商"。以急诊科为平台主基，为院前急救、心血管内科、神经外科、创伤外科、神经内科等临床专科和医学影像科、超声医学科等辅助科室提供大平台，促进医疗技术充分融合在一起，更好地为急危重患者服务。急诊与院前急救大平台建设需要建立"台"字理念。我们所打造的大平台将充分为专科提供平台发挥所长，实现真正融合。我们要改变目前体制下的"九龙治水"会诊体制，改变各专科"独舞""独唱"局面，实现大平台上"集体舞""合唱"。急诊大平台就是"集体舞""合唱"的大平台，疾病救治的"时间轴"就是"合舞""合唱"的主旋律。急诊与院前急救大平台建设需要建立"围"字理念（图1-2-1）。

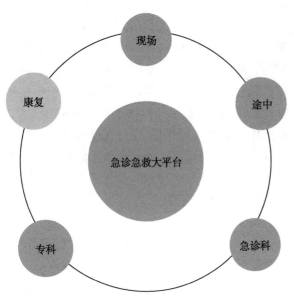

**图 1-2-1 急诊大平台建设需要建立"围"字理念**

"围"字为围生期理念在急诊的延伸和拓展。向前看，由专科走向急诊，由急诊走向院前，由院前走向现场。向后看，建立院内快速反应小组，使得急诊走向专科，并在早期救命治疗的同时，适时开展早期康复治疗。急诊与院前急救大平台建设建立基于围急危重症的急救理念，建立"围创伤期""围脑卒中期""围胸痛期"的救治模式，打造急危重症救治链，包括"创伤救治链""胸痛救治链"和"卒中救治链"，将急诊疾病最新指南与专家共识、信息技术、大数据、人工智能等整合并植入急危重症救治链，打造实现一体化科学诊治体系。

## 第三节 院前急救体系建设的新思路（"大平台"横向设计）

### 一、院前急救体系要求建立零通道

"零通道"（zero channel）是相对绿色通道建立起的新概念，主要包含"零"空间、"零"时间、"零"流程。"零通道"是衔接院前与院内的重要桥梁，是整个"围创伤期"（或"围胸痛期""围卒中期"）的重要组成部分，是整体救治时间轴能否真正缩短的关键，它主要体现在以下三个方面：

"零"空间：是"零通道"在空间维度上的体现，需要紧急手术的患者直达手术区，而需要紧急复苏的呼吸心搏骤停的患者直达复苏单元，随着对时间轴和时间窗的要求越来越严苛，"零通道"会直达更多的区域或单元，最大程度地缩短"患者"到"确切治疗"的空间距离，这是"零通道"物化的实物体现，即"救命手术，畅通无阻"。

"零"时间：是"零通道"在时间维度上的体现，为了最大限度地缩短各类危重患者的救治时间轴，我们将疾病的"诊断"与"治疗"提前，将院内步骤前移至院前，减少院内诊治时间，"零通道"的建立克服了院内延迟，即"无缝完成，分秒必争"。

"零"流程：由于患者直达手术区与复苏单元，加之患者信息已于院前各步骤录入完毕，传统的"接诊"流程便可以省去；患者检查、检验结果亦已共享至院内，完善了传统的"术前准备"流程；由于信息实时共享及远程可视系统的应用，患者在转运途中，院内相应团队已制定了完备的治疗方案并待命等待患者。患者抵院后，立即可以"零"流程接受抢救治疗。"零"流程不是没有流程，而是流程已前移、完善与简化。另外，患者可以"先诊疗后付费"，摒除以往先付费后治疗的流程，即"简化流程，化零为整"。

### 二、院前急救体系要求建立信息网络平台

院前急救体系建设要求建立"从呼叫第一时刻"开始的信息化网络平台（图1-2-2），以"时间轴"为把控要点，贯穿整个临床救治过程。

电话接线员通过手机、固定电话、可视视频设备或各类院前急救 APP 系统等来指导患者及家属进行自救或抢救，从而确保患者及家属能从呼叫第一时刻到首次医疗接诊这个时间盲区内获得抢救指导。院前急救人员是最先接触患者的，自响应开始，所有的过程都要记录在信息平台系统中，所有登记的信息都会在一个信息平台上共享。院内医疗人员在信息网络平台载体"急诊手机或平板"上可以看到院前的一切信息数据，并且能将这些信息数据导入到患者的院内电子病历中。患者入院后，自急诊接诊开始，整个诊治过

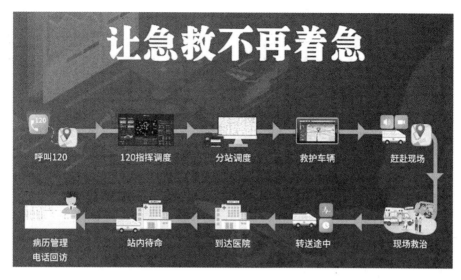

图 1-2-2　"从呼叫第一时刻"开始的信息化网络平台

程都会记录在信息平台系统中,所有记录采取勾填菜单式选项,方便医生快速记录。在院内救治过程中,针对不同病种,我们都会设置相应的救治标准,在电子信息系统治疗栏中有下拉菜单,可进入各种疾病的治疗套餐,有单纯病种治疗套餐,也有合并其他疾病的治疗套餐,并根据最新国内外指南制定、完善救治标准。信息管理平台客观、真实、准确、及时、完整、突出重点地记载了整个院前、院内急救过程,实现了记录功能、医疗资源信息共享功能、医学信息数据库功能、医疗质量警示功能、直报和医疗质量控制功能。

### 三、院前急救体系各通道路径

路径 1:呼吸心搏骤停患者由救护车或救援直升机经"零通道"首先直达复苏单元,完成复苏及生命支持,必要时行 ECMO + CPR(ECPR),而后直达手术区内介入导管室,即"零通道"→ECPR→PCI→EICU→专科病房 / 出院。

路径 2:需急诊手术的患者,特别是严重创伤的患者,由救护车或救援直升机经"零通道"直达手术区各手术室(救命手术室、杂交一体化手术室及介入导管室)门口,急诊手术后进入 EICU 各区进一步监护治疗,稳定后转入专科病房(或其监护室)或急诊观察病区;反之,急诊观察病区或EICU患者若需紧急手术,可进入相应急诊手术室进行手术。

路径 3:经普通救护车运达医院的危重患者,可经绿色通道抵达相应单元或红区(抢救间)进

行早期的监护与救治,完成相关检查后再进入"大红区"进行治疗。

路径 4:自行来院的普通患者,先经急诊分诊进入绿区(急诊门诊)或黄区(观察区)或红区,可移动的影像设施及可移动的共用设备(呼吸机、心电监护仪等)设立于三大区域之间,方便各类患者完成检查,若绿、黄两区内患者突发病情加重,则可直达"大红区"进行抢救、手术或重症监护,进入路径1或2。

## 第四节　院内急诊建设新思路（"大平台"纵向设计）

### 一、急诊区域建设

#### （一）建立"大红区"

不同于现有的急诊科红区,除满足现有急诊抢救需要外,"大红区"包含了复苏单元、急诊ICU、手术区及标准红区(抢救间)。"大红区"中的各区均"门对门"畅通。手术区内含一体化复合杂交手术室或介入导管室或普通手术室与清创室,复苏单元内拥有 ECMO 设备,可以完成ECMO + CPR(ECPR),结合大平台手术室,实现ECPR + PCI,"大红区"相对独立,但又与其他各区直接相通,更重要的是拥有直达的"零通道"。

#### （二）建立"大黄区"

除满足日常急诊黄区工作外,特设置胸痛单元、卒中单元和创伤单元等专科"单元区"。对于

病情特殊的患者，例如创伤、胸痛或卒中患者，经救护车直接达到相应各单元门口，由院内相应小组专门监护及救治，单元区直通"大红区"内各分区，病情加重或需要手术时，可直达各区。除创伤、胸痛及卒中外，还可设立中毒单元（含洗胃）等，满足各特殊疾病的专门救治要求，黄区或"单元区"的患者亦可在稳定后进入专科病房。

### （三）建立移动红区

就是建立可移动的救命单元。配备心电监护仪、除颤仪、抢救车、心肺复苏机、呼吸机等，在移动影像检验工作站配包含移动 CT、移动超声与 POCT 等设备，实现设备随患者走，随病情移动，急诊区域内设备资源共享。

## 二、院内急诊纵向胸痛中心区域建设

急诊纵向胸痛中心区域包括：

### （一）"零通道"

胸痛"零通道"同样包含"零"空间、"零"时间、"零"流程，指胸痛车、普通车或者专机转运来的患者，在转运途中完成相关术前基础问诊、基础检查、基础治疗及相关手续，直通杂交一体化手术室行急诊 PCI，直通复苏单元进行呼吸心搏骤停的紧急复苏。零通道缩短时间窗，缩短区域距离，缩短诊治时间，提高生存率，减少伤残率。

### （二）胸痛车

指具有诊断及救治一体化的移动运输工具，是配备了先进的医疗影像如移动彩超、移动心电图、床旁检验设备及医疗监护设备，并且配备了足够的治疗药物的洁净移动救治单元。这些移动救治单元使胸痛患者能在转运过程中接受溶栓治疗，为更多的患者提供"时间窗"内的高效救治，降低死亡率。

### （三）胸痛地图

胸痛地图具有指派和导航两大功能，地图中可清晰显示各级胸痛中心所在位置、收纳能力、可提供救治范围、是否可派车等信息，接警中心可一键联动最合适的胸痛中心，并同时预警邻近胸痛中心，做到"一键联动，多级预警，最优派车，合理选择"。此外，胸痛地图还能为用户提供最近且能绕过交通堵塞区域的最佳路线，避开交通拥堵，从而最大程度优化转运行程。

### （四）立体救援

在呼叫到救治的过程中已经全面实现了地面及空中救援一体化，能够快速根据患者的病情需求来判断转运途径，决定是否转运到 PCI 医院，同时为非 PCI 医院和 PCI 医院的双向转诊打下更加良好的基础，为降低患者的病死率和伤残率提供了更大的保证。

### （五）CPR-ECMO（ECPR）

在进行体外心肺复苏术的同时，实施 VA-ECMO，维持患者基本的呼吸循环功能，保护重要脏器，为寻找心跳呼吸骤停的原因及进一步治疗赢取宝贵时间。

### （六）ECMO 复苏 - 有效 PCI

针对急性心肌梗死导致心搏骤停者，经 ECPR 有效复苏后，可通过"零通道"绕行急诊门诊及监护室，直达导管室行 PCI。

### （七）呼 - 栓时间（call-to-needle，C2N）

本平台首次提出，指患者从呼叫 120 开始至应用溶栓药物的时间，包括从呼叫到现场的时间，转运过程中基本问诊、基本治疗、基本检查、签署知情同意书的时间，然后通过信息平台经院内胸痛小组诊断同意溶栓后到执行溶栓的时间。推荐时间 <90 分钟。

### （八）呼 - 球时间（call-to-baloon，C2B）

本平台首次提出，指患者从呼叫 120 开始至冠状动脉球囊扩张的时间。推荐时间 <120 分钟。

### （九）首 - 栓时间（FMC-to-needle，F2N）

指院外患者从首次医疗接触（FMC）至应用溶栓药物的时间，当胸痛车上可进行溶栓时，可以将院内的溶栓移至胸痛车上进行，可以将院内的门 - 栓时间减少到 0 分钟。推荐时间 <40 分钟。

### （十）首 - 球时间（FMC-to-baloon，F2B）

指院外患者，从首次医疗接触（FMC）至冠状动脉球囊扩张的时间。当判断 FMC 至 PCI 预计时间 <120 分钟时，可直接在胸痛车上完成 PCI、心电图、诊断 STEMI、基础检查、治疗、评估及知情同意书签署，节省院内时间，时间窗将大大缩短。推荐时间 <80 分钟。

### （十一）门 - 栓时间（door-to-needle，D2N）

大平台下的门 - 栓时间，在信息平台的建设下，可将院内的诊疗方案移到胸痛车上实施，将传统意义上的门 - 栓时间都在胸痛车上进行，这样可节省患者到达急诊门诊后至开始应用溶栓药物的时间，直通杂交一体化手术室。推荐时间＜40分钟。启动胸痛车时，该推荐时间0分钟。

**（十二）门 - 球时间（door-to-baloon，D2B）**

大平台下的门 - 球时间，在信息平台的建设下，可在车内进行基础问诊、检查、治疗及知情同意书签署等，到达医院后可节省院内流程，直接进入杂交一体化手术室进行冠状动脉球囊扩张，与传统意义上的门 - 球时间相比，大平台下的门 - 球时间可大大缩短，时间＜50分钟。

## 三、院内急诊纵向急性卒中中心区域建设

院内急诊纵向急性卒中中心区域包括：

**（一）移动 CT 脑卒中救护车**

亦可称为"卒中车"。整合远程可视通信系统、POCT 及移动 CT 等技术，使急性脑卒中救治战线前移至院前。

**（二）卒中地图**

卒中地图具有指派和导航两大功能，基于中国城市卒中救治体系，地图中可清晰显示附近各级具有急性缺血性脑卒中介入治疗资质的医疗机构，以及所在位置、距离、路线、是否可派卒中车等信息，接警中心可一键联动患者附近最合适的医院，做好抢救患者的准备。此外，卒中地图还能为患者提供最近且能绕过交通堵塞区域的最佳路线，避开交通拥堵，从而最大程度地优化转运行程。

**（三）卒中单元**

与传统神经内科卒中单元不同，本卒中单元设置于急诊科的黄区，以急诊医师、神经内科医师、神经外科医师、护士和卒中康复人员为主，进行多学科合作，为脑卒中患者提供系统、综合的规范化管理，是绿色通道的重要环节。

**（四）院内卒中小组**

由具备资质的急诊科、神经内科或神经外科医师负责（副主任医师及以上），小组成员由经过相关培训的急诊科、神经内科、神经外科、介入科、影像科、康复科医师，掌握颈动脉彩超、TCD、TCCD（TCCS）、经胸超声心动图、经食管超声心动图等检查的超声科医师，以及经过专业培训的护理团队等组成。卒中救治团队专业人员反应快速、业务熟练，能够完成诊断、评估、救治及转运上级卒中中心等过程，为争取急救时间窗提供规范、快速的诊疗服务。

**（五）呼 - 栓时间（call-to-needle，C2N）**

本平台首次提出，指患者从呼叫120开始至应用溶栓药物的时间，包括从呼叫到现场的时间，转运过程中基本问诊、基本治疗、基本检查、签署知情同意书的时间，然后通过信息平台经院内卒中小组诊断同意溶栓后到执行溶栓的时间。时间≤90分钟。

**（六）首 - 栓时间（FMC-to-needle，F2N）**

指院外患者从首次医疗接触（FMC）至应用溶栓药物的时间，当卒中车上可进行溶栓时，可将院内溶栓治疗移至卒中车上进行，这样可将院内的门 - 栓时间减少到0分钟。时间≤60分钟。

**（七）门 - 栓时间（door-to-needle，D2N）**

从患者到急诊门诊后到开始应用溶栓药物的时间。时间≤60分钟。

**（八）卒中"零通道"**

主要包含"零"空间、"零"时间、"零"流程。通过卒中车转运患者，可在转运途中完成病史采集、体格检查、头颅 CT 等辅助检查，并在院内卒中小组指导下实现快速诊断及车内溶栓，使得门 - 栓时间缩短至0分钟。

## 四、院内急诊纵向急性创伤中心区域建设

院内急诊纵向急性创伤中心区域包括：

**（一）移动创伤救治单元**

又称创伤车，是具有诊断功能的移动手术室，是配备了先进医疗影像、床旁检验设备及医疗监护设备的洁净移动救治单元；车载移动检查（如移动彩超、移动 X 线或移动 CT）、移动检验（POCT）技术及麻醉机等设施。这些移动救治单元使创伤后患者现场行损伤控制性手术成为可能。

**（二）创伤地图**

创伤地图具有指派和导航两大功能，基于中国城市创伤救治体系，地图中可清晰显示各级创伤中心所在位置、收纳能力、可提供救治范围、是否可派车等信息，接警中心可一键联动最合适的创伤中心，并同时预警邻近创伤中心，做到"一键联动，多级预警，最优派车，合理选择"。此外，创

伤地图还能为用户提供最近且能绕过交通堵塞区域的最佳路线，避开交通拥堵，从而最大程度优化转运行程。

**（三）创伤单元**

设立于急诊黄区和红区，配备创伤治疗团队，能对各种创伤患者进行从诊断到治疗的一体化救治的救治单元，对创伤患者，尤其是严重多发伤患者能进行专门的监护及救治。对于病情严重的创伤患者，经救护车直达创伤单元门口，由院内相应小组专门监护及救治，单元区直通“大红区”内各分区，病情加重或需要手术时，可直达各区。

**（四）杂交手术室**

即杂交一体化手术室（one stop hybrid operating room），是一个可以同时进行影像学检查和常规心脏外科手术、神经科手术、血管介植入手术的手术室，无须在介入治疗科室和手术室之间多次转移患者，对于多支病变的冠心病、复杂的先天性心脏病、开颅手术、复杂动脉瘤、多发血管病变等都是一个很好的治疗方式，可避免患者的多次麻醉和转运带来的风险，尤其为不能耐受传统手术的高危患者提供了新的治疗策略。

**（五）损伤控制性手术**

主要是救治严重创伤患者，改变了以往在早期进行复杂、完整手术的策略，采用快捷、简单的操作，但又能控制伤情的进一步恶化，保留进一步处理的条件，使患者获得复苏的时间，有机会再进行完整、合理的再次或分期手术。病理、生理基础在于患者出现低体温、酸中毒和凝血功能障碍，即所谓“致死三联征”，正确且熟练掌握损伤控制性手术适应证是成功应用这项技术的关键。损伤控制性手术的技术步骤包括：初步复苏的同时进行止血和污染控制手术、在 ICU 继续复苏、计划性再手术三个步骤。

**（六）创伤“零通道”**

创伤“零通道”针对严重创伤需紧急复苏或紧急手术治疗患者使用，旨在缩短创伤患者到接受手术治疗的“时间轴”，力争在“黄金 1 小时”内完成损伤控制复苏和/或损伤控制性手术。

**（七）呼叫至手术时间**

将整体的“时间轴”控制扩大至“患者呼救到接受手术”的时间，力争严重创伤患者的“C2O Time”（呼叫至手术的时间）控制在 30 分钟内，经创伤单元评估后的患者“C2O Time”控制在 60 分钟内，整体时间不超过“黄金 1 小时”。

急诊与院前急救大平台建设通过“围”“台”“集成创新”，实现了“物理的融合”，即空间和时间的融合，以及“化学的熔合”，即发生化学反应式的融合。大平台建设实现了区域急诊急救医疗资源的统一管理、院前急救战线前移与院内救治的无缝衔接、多学科高效协作与高效运行、围危重期患者的早期识别干预和超早期康复、重点急危症规范化救治路径和持续改进、急诊急救远程教育和公众急救知识普及，最终迎来急危重症救治病死率“拐点”的到来，最大程度降低发病率、病死率，改善患者预后。

未来已来，信息化高速发展时代，充分发挥急诊的基石功能，搭建服务大平台，全覆盖、全方位高效衔接院前 - 院内 - 院内各专科，是急诊医学的未来发展道路，是国家医疗系统发展的重要环节，是满足我国人民日益提升的生活质量的重要保障。

（吕传柱 林芳崇 王日兴）

## 参考文献


[1] 王一镗. 第十一次全国急诊医学学术会议暨中华医学会急诊医学分会成立二十周年庆典论文汇编 [C]. 杭州：中华急诊医学杂志社，2006.

[2] 李昌雨. 国内外急诊医学的对比与现状 [J]. 中国卫生产业，2012，9（1）：182.

[3] 周亚雄，潘成，曹钰. 甄急救危，精细管理——急诊医学未来的展望 [J]. 华西医学，2013，28（9）：1323-1324.

[4] 郭憬昱，张进军. 我国急救医疗体系院前与院内衔接 [J]. 中国医刊，2016，51（9）：10-13.

[5] Brokmann JC，Rossaint R，Bergrath S，et al. Potential and effectiveness of a telemedical rescue assistance system：prospective observational study on implementation in emergency medicine[J]. Anaesthesist，2015，64（6）：438-445.

[6] 李家琦,陈凤英. 我国院前急救现状及其发展前景 [J]. 世界最新医学信息文摘,2016,16(8):87-88.

[7] 吕传柱. 中国院前急救的标准化问题 [J]. 中华急诊医学杂志,2014,13(8):571-572.

[8] 张涛,王明晓,张斌. 中国急诊医学现状及发展趋势 [J]. 中国煤炭工业医学杂志,2009,12(2):295.

[9] 刘子贤. 深化医改过程中院前急救体系现状分析及对策研究 [J]. 实用临床护理学电子杂志,2018,3(18):185-195.

[10] 何新华,李春盛. 第十一次全国急诊医学学术会议暨中华医学会急诊医学分会成立二十周年庆典论文汇编 [C]. 杭州:中华急诊医学杂志社,2006.

[11] Garofalo D,Grey C,Lee M,et al. Pre-hospital delay in acute coronary syndromes:PREDICT CVD-18[J]. New Zealand Medical Journal,2012,125(1348):12-22.

[12] Bækgaard JS,Viereck S,Møller TP,et al. The Effects of Public Access Defibrillation on Survival After Out-of-Hospital Cardiac Arrest:A Systematic Review of Observational Studies[J]. Circulation,2017,136(10):954-965.

[13] Meng Q,Xu L,Zhang Y,et al. Trends in access to health services and financial protection in China between 2003 and 2011:a crosssectional study[J]. Lancet,2012,3(79):805-814.

[14] M Hilker,A Philip,M Arlt,et al. Pre-hospital cardiopulmonary resuscitation supported by ECMO -a case series of 6 patients[J]. Thoracic & Cardiovascular Surgeon,2013,31(4):255-261.

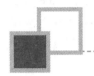

# 第三章　急诊医师专业能力培养

## 第一节　急诊医师专业能力要求

### 一、急诊医学的快速发展对急诊医师的专业能力提出更高要求

急诊医学的可持续发展很大程度上依赖于急诊人才培养。随着急诊医学的快速发展和公众对急诊医疗服务需求的日益增长，也对急诊医师的专业素质和专业能力提出更高要求。急诊医学作为一门特殊的"全科医学"，除了专业知识技能以外，还对医师的综合分析能力、应急应变能力、沟通协调能力、团队协作能力、管理领导能力等均有很高要求。

随着我国急诊医学专业的快速发展，急诊专科医师扮演着越来越重要的角色，亟须建立一个规范、持续、有效的急诊专科医师教育和培养体系，明确培训目标和评估标准，根据培训对象的具体情况提供多层次、多形式且内容规范的培训，最终培养出既具有急诊整体辩证思维，又掌握多元性临床技能的复合型高素质急诊专科医师。

### 二、急诊专业能力培训应符合急诊医学学科的特点

急诊医学专业涉及面广，包括临床所有专科急症及危重症的院前、院内急救，以及突发公共卫生事件、灾害事件救援等，并非其他学科的延伸和单纯组合，而是与其他各专科交错相关的一个独立学科；急诊医生不是普通全科医生，而应是急诊专科医生。因此，急诊专业能力的培训绝非只在完成临床各专业的轮转学习后即可自然组装完成，而是应该基于急诊医学学科专业本身的特点设定培训目标，整体布局规划，同时设定便于实施和考核的阶段性目标，以便确保培训后符合不同层次急诊专业能力的要求。

此外，急诊专业具有很多不同于其他专科的学科特点，如急诊医学是一门基于症状而非诊断，需要同时进行治疗性干预和诊断性干预的学科；急诊医师可能在医疗资源有限的情况下同时面对多名危重患者，需面对快速分拣和资源分配问题；急诊患者往往病情危急，需要在信息有限，甚至病因尚无法明确的情况下做出紧急判断和处置；急诊医师多实行倒班制，而患者流动性也很强，不便于动态观察和随访等。急诊还涉及很多其他专科较少面对的问题，包括急性中毒、创伤、休克、心搏骤停等危急重症的早期处置，以及有关患者的分诊（triage）、去向、转运时机等决策的制定。因此，急诊专业能力的培养无法照搬内外科等其他专科培养的模式，内容和形式上均需要符合急诊的特点。

### 三、建立以符合急诊专业需求岗位胜任力为导向的能力培训目标

医学教育的最终目标是为了不断提高医生的诊治能力，从而为患者提供更好的服务。在过去 30 年内，以胜任力为导向的医学教育（competency-based medical education，CBME）已逐渐成为医学教育的主流模式。CBME 是一种以临床实践能力为基础，注重人文精神与科学精神结合培养的医学教育方法，以培养能够独立承担临床工作的医师为最终目标，基于岗位胜任力进行培训项目的设计、实施、评估及评价。从健康系统和医疗机构的需求出发，设定不同学科医师的核心胜任力范畴，并以此制定相应的课程、教学方法和质量评估体系。

目前各国对急诊核心胜任力范畴有相似但不尽相同的定义。美国急诊医学专委会（American Board of Emergency Medicine，ABEM）、美国

急诊医师协会（American College of Emergency Physicians，ACEP）等 7 个机构联合将患者照顾、医学知识、基于实践的学习和提高、沟通能力、职业素养，以及基于系统的实践等 6 项指标融入急救医学，提出急诊医学实践模型（model of clinical practice of emergency medicine），内容包括患者病情评估；急诊医师应完成的任务；急诊医师应具备的医学知识、患者照顾和操作技能。3 方面内容相互关联，在诊治患者的过程中被同时应用，描述急诊医师临床医学实践应掌握的最基本的信息和技能。英国医学总会（General Medical Council，GMC）制定通用专业能力框架（generic professional capabilities framework），对医师胜任力提出 9 方面的要求，包括专业价值与行为、专业技能、专业知识、健康促进与疾病预防能力、领导和团队协作能力、患者安全与质量改进能力、保护弱势群体能力、教育和培训能力，以及研究和学术能力，并将良好的医疗实践（good medical practice，GMP）转换为医师评价框架（又称 GMC 框架），其中包含 4 个领域的内容（知识、技能和绩效，安全和质量，沟通、合作与团队精神，保持信任），对医师进行培训。

借鉴国外急诊专科医师岗位胜任力的评价体系，结合我国急诊专科医师培养经验和实际需求，提出了我国急诊专科医师岗位胜任力的 22 项评价指标：

1. 临床诊疗能力

（1）急诊病情评估和快速有效稳定病情的能力。

（2）对患有多种慢性疾病的患者，有针对性地完成病史采集和查体及病历书写的能力。

（3）合理开具实验室检查和结果判读的能力。

（4）临床思维诊断和鉴别诊断的能力。

（5）有效、合理和安全用药的能力。

（6）留观再评估能力，以及对于离院标准的把握能力。

（7）多任务能力：可以同时处理多个患者并有轻重缓急。

2. 临床操作技能

（1）四大穿刺技术（骨穿、胸穿、腹穿和腰穿）。

（2）气道管理能力。

（3）心肺复苏和电除颤。

（4）目标导向的超声诊断技术（诊断 / 操作）。

（5）呼吸机设定。

（6）血管通路建立。

（7）床旁血滤操作的能力。

（8）血流动力学监测操作和解读的能力。

3. 自我学习和信息技术能力

（1）信息技术能力：HIS 系统；电子病历系统运用等。

（2）基于临床实践的自我学习和提高的能力。

4. 医学人文素养

（1）劳动纪律（无迟到、早退、无故脱岗等）。

（2）职业素养：展示热情、正直、有责任心、尊重他人和符合医学伦理原则的医学实践。

（3）团队协作能力。

（4）以患者为中心的沟通能力。

（5）医护配合能力。

此指标体系包括 4 项一级指标，22 项次级指标。其中包括临床诊疗能力的 7 个次级指标和临床操作技能的 8 个次级指标，应作为所有急诊住院医师必备的能力。在急诊医生能力的培养过程中，除了不断自我学习，加强专业知识的储备，更重要的是人文素养的培养与建设。

## 四、符合我国国情的急诊专业人才培训目标和培训计划尚待进一步完善

虽然目前我国急诊专业人才培训目标和培训计划方面已进行了大量的探索，并取得初步成绩，但由于我国急诊医学发展尚存在较大的地区差异，短期内急诊多运行模式共存，针对国内不同地区、不同规模或级别、不同运行模式和不同师资力量医院急诊科，需要建立符合我国国情的急诊专业人才培训目标和培训计划，并不断优化和完善。

# 第二节　急诊医师能力培养方案

## 一、培训内容及课程设置

设置合理的急诊专科医师培训课程是急诊专科医师培训和急诊医疗质量的有力保证。欧美等发达国家已制定完整的培训计划和方案，以保证课程内容的丰富性和科学性。如美国急诊住院医

师培训核心课程包括：腹部和胃肠道环境，心血管疾病，皮肤疾病，急诊医学服务（院前）、内分泌系统、代谢和营养失调，内环境紊乱，头、眼、耳、鼻、咽喉疾病，血液疾病，免疫系统疾病，传染病，肌肉骨骼疾病，神经系统疾病，妇产科疾病，心理行为学疾病，肾和泌尿生殖系统疾病，呼吸系统疾病，毒理学，创伤等。进入急诊专科医师规范化培训的医师必须完成的操作技能包括：成人心肺复苏术、成人创伤复苏、急诊床旁超声、心脏起搏、中心静脉置管、胸腔导管置入、镇静与镇痛、环甲软骨切开、脱臼复位、气管插管、腰椎穿刺、儿科复苏术、儿科创伤复苏、心包穿刺、阴道分娩等。每一项操作都有数量规定，达到相应数量和考核方能合格。另外，为培养急诊专科医师院前急救水平，专门设立急诊医疗体系（EMS）课程为急诊专科医师提供教学、实践和临床相结合的紧急事件院前救治培训。

在借鉴欧美先进经验的基础上，我国的急诊住院医师规范化培训内容也日益注重对医师岗位胜任力的培养，即除临床诊疗工作本身所需能力以外，还涉及职业道德与规范、医疗相关法律法规、医疗核心制度、临床沟通能力、医疗安全保障及科研基本方法等方面的内容。急诊医师常面临患者病情危急而诊治困难，需要在紧急情况下进行医患、医护、医技和多学科医疗团队之间的沟通，同时急诊也常面对各种特殊患者、临终患者，成为医师需要面对的医疗决策以外的最大难题，所以培训过程中需要充分关注团队协作和沟通能力，同时注意纳入法律、医学伦理等相关领域的培训内容。

完成正式培训后，临床医生还需要终身进行继续医学教育，所在医疗机构也应提供多种继续教育平台，并采取措施进行定期考核，从而确保对所学知识和技能的反复强化与持续更新。

## 二、培训方式

传统医学教育以课程为中心，根据课程设立教学目标和教学方式，课程完成后进行最终效果评价，单一式的教学模式往往侧重理论知识的讲授，而忽略临床能力与人文素质的培养。为有效实施胜任力导向的医学教育，需要从教学理念和教学方式双方面进行改革，目前国内高等医学院校正不断尝试探索新的教学模式，开展以问题为导向的学习（problem-based learning，PBL）、以团队为导向的学习（team-based learning，TBL）及案例教学为导向的学习（case-based learning，CBL）等，通过思维层面、操作层面和情景综合等多种高级模拟训练，重点培养急诊医师的临床思维和综合判断能力，动手操作和临床实践能力，人文关怀和沟通合作能力，自主学习和创新能力，培养出符合岗位胜任力要求的急诊专科医师。

## 三、考核及评估体系

考核和评估制度不仅是对学员知识和技能掌握程度的检验，也是衡量学员能否成为一名合格的急诊专科医师的重要手段。传统的住院医师考核体系强调在临床轮转的时间长短，在结束轮转后给予以笔试、口试或客观结构临床测验（objective structured clinical exams，OSCEs）等形式为主的考试。近年来欧美许多国家不仅在培训内容，还在考核管理上引入了胜任力的概念，基于岗位胜任力制定总体和阶段考核标准，同时注意考核形式的多样化，以达到督促医师能力提升，最终满足岗位需求的目的。

如英国皇家急诊医学会（College of Emergency Medicine，CEM）对急诊专科医师实行阶段性考核，考核方式包括：日常监督、日常考核会议、职场评估（workplace-based assessment，WPBA）及考试等，并采用微型临床评价（mini clinical evaluation exercise，Mini-CEX）、技能直接观察评价（direct observation of procedural skills，DOPS）、病例个案讨论（case-based discussion，CbD）等多种方法对学员进行考核。此外，英国专科医师考试也是重要的考核方式，学员须完成专科医师培训才能参加资格认证考试（membership examination of the college of emergency medicine，MCEM）和亚专科考试（fellowship examination of the college of emergency medicine，FCEM），成为一名真正的急诊专科医师。美国 Milestones 系统为全国的住院医师培训项目提供医生胜任力发展框架和能力评估工具，从而保证培养质量的同质化。Milestones 系统以 ACGME 提出的六大核心能力为一级指标，每个一级指标下设 2～5 个二级指标，共 22 个指标，用于评估经 ACGME 认证的各专业住院医师能力的发展，其中包含急诊医学评估框架。所有急诊医师每完成一个专科的轮转后，必须接受一次正式评估，每半年，在知识、技巧和专业成长等方面进行评估并向 ACGME 报告，评估委员会则根据住院医师是否进步作为下一个评估周期的指标。完成医学院校学习并通过急诊住院医师培训的医师，可申请美国医学专业委员会（American Board of Medical Specialties，ABMS）认证，在通过资格考试和急诊医学知识运用的情景面试后，才能获得认证。Milestones 系统既可评估住院医师的水平，也可评估医院的培训质量。

我国急诊专科医师培训起步较晚，2013 年 12月 31 日，国家卫生和计划生育委员会同 6 部委印发《关于建立住院医师规范化培训制度的指导意见》。与国外考核系统相比，目前我国的培训考核范围相对集中于临床知识和技能领域，虽然针对职业素养和医患沟通已日趋重视，但对医疗体制、卫生经济意识、团队协助精神、自我学习和提高能力等方面的关注还有待进一步加强。考核形式方面也还需要进一步细化和丰富，既要关注过程考核，也要关注结果考核。在实践中总结完善，最终建立起符合我国国情的急诊医师培训及考核评估体系。

（于学忠）

# 参 考 文 献

[1] Counselman FL，Babu K，Edens MA，et al. The 2016 Model of the Clinical Practice of Emergency Medicine[J]. J Emerg Med，2017，52（6）：846-849.

[2] Colmers-Gray IN，Walsh K，Chan TM. Assessment of emergency medicine residents: a systematic review[J]. Can Med Educ J，2017，8（1）：e106-e122.

[3] Accreditation Council for Graduate Medical Education. Common Program Requirements. http://www.acgme.org/What-We-Do/Accreditation/Common-Program-Requirements.

[4] General Medical Council. Generic professional capabilities framework. https://www.gmc-uk.org/education/standards-guidance-and-curricula/standards-and-outcomes/generic-professional-capabilities-framework.

[5] Royal College of Physicians and Surgeons of Canada. CanMEDS: Better standards，better physicians，better care. http://www.royalcollege.ca/rcsite/canmeds/canmeds-framework-e.

[6] Natesan P，Batley NJ，Bakhti R，et al. Challenges in measuring ACGME competencies: considerations for milestones[J]. Int J Emerg Med，2018，11（1）：39.

[7] 王江山，刘继海，朱华栋，等. 基于岗位胜任力的急诊住院医师能力评价指标探讨 [J]. 基础医学与临床，2019，39（2）：298-302.

# 第四章　急诊临床思维

通常医生需要具备三个基本能力，即临床思维能力、临床操作能力和临床沟通能力。其中，临床思维能力是最核心的能力，决定着各种临床行为的确定和实施。"医学思维是指在医学实践、临床和研究中，在医护人员感性认识的基础上，经过思考、概括而反映的理性认识"。建立正确的思维，既是完成常规临床工作所必需的，也是科学研究所必需的。在医学工作中的思维能力可以分为临床实践思维能力和临床科研思维能力，急诊医学研究生不仅要学习临床实践的思维，也要学习临床科研的思维。

## 第一节　急诊临床实践思维

### 一、逻辑思维

在临床工作中，思维的逻辑性是提高工作效率和判断准确性的基础。尽管我们从事的工作内容各不相同，但对思维逻辑性的要求是一样的。也就是说，任何诊断、治疗都要"有据可依，由因及果"。和其他任何学科的诊疗工作一样，急诊临床实践也是由概念、判断、推理组成的知识体系。在患者病情的判断中，我们首先依赖患者的主诉、现病史等主观体验，然后结合物理查体和辅助检查。急诊医生需要在众多的信息中，快速捋出脉络，去粗取精，去伪存真，还原疾病的全过程，这是急诊科医生工作能力的体现。革命导师列宁曾指出："任何科学都是应用逻辑"。作为以人的生命和健康为工作对象的急诊医学，更需要运用逻辑思维来阐释、说明和决策。但与其他专业学科不同的是，急诊医疗有时限性，要求我们在短时间内做出"正确"的决策。我们的工作之所以被称为"急诊医学"，就是"急"字当先——时间就是生命。有逻辑的思维可以让我们避免在无

用的信息中徘徊，最快速地整理出病情脉络、现象联系，以及疾病的病理生理发展过程，甚至可以推断和预估疾病未来的走向。如一个腹部闭合性损伤的患者，来诊时"不愿意说话"，这是一个现象，我们可以有无数假设：患者内向，伤情不重，患者有抑郁情绪等。但结合患者腹部外伤的情况，我们首先要想到患者是否有内脏出血，有效血容量不足而导致休克，休克造成患者"表情淡漠"。进而，我们需要检查他是否存在胸腔、腹腔脏器破裂出血，是否有心脏压塞等引起的循环功能障碍。再深入思考，如果患者存在上述情况的可能性，从逻辑上患者可能还会存在（或发展为）尿量减少、四肢湿冷和脉搏细速等。如果不及时处理，患者将出现"血压下降和器官功能衰竭"。所有上述思路都沿着一条确定途径在思考，这个途径就是逻辑。

### 二、整体思维

"急诊医学科是在医院专科化的大背景下仅存的整体思维学科"，这是笔者的看法。急诊医学不同于其他专科医学的另外一个重点是整体性观念。急诊医学的整体思维依赖于病理生理学，是以疾病发展的总进程作为思维脉络。一个人可以被分割为不同的系统、器官、组织，但是"单独的系统、器官、组织无法存活"。不仅仅是相邻或相关器官（如心肺、心肾等），即使远隔器官或不相关系统，在疾病过程中也可能出现相互影响。北京协和医院急诊科就曾对诊断颅脑外伤的患者的胃肠屏障功能和胃肠运动功能开展过相关的研究。在临床工作中，我们可以看到心衰可能源自高血压或肾功能不全，而心衰势必发展为肺水肿和心源性休克；心源性休克将引起脑供血不足，而导致患者出现意识障碍。这样的串联过程，最终都体现在一个人的变化，一个生命的变化。中

医讲"上医治未病",这样的观念在急诊科也需要推崇,我们要有整体思维观念,运用整体思维方法,依据病理生理学提前判断疾病的发展方向,防患于未然。因此,在急诊临床工作中,急诊医学研究生需要有整体观,以全面的视角把握患者和疾病。从更广义而言,除了患者的疾病,还有心理因素、社会因素等对疾病的影响要素。因此,整体思维是临床思维中一个非常关键的思维方法。

### 三、降阶梯思维

降阶梯思维是急诊医学临床思维的核心,既体现在临床诊断过程中,也体现在临床治疗过程中。所谓降阶梯思维,是指"在急诊临床工作中,同一个现象要首先假设对患者生命健康威胁最大的疾病或损伤的存在。在明确排除上述可能性以后,才考虑其他因素的可能性"。从某种意义上说,急诊医学是"症状的医学和抢救的医学"。相对于急诊医学,其他医学专科是"疾病的医学"。如心内科的患者可以直接来看"冠心病""高血压"。而到急诊科来就诊的患者可能是"胸痛""血压高"。看起来只是文字描述的差别,但实质却明显不同:冠心病常常胸痛,胸痛可能是冠心病;高血压患者血压升高,血压高的患者可能是高血压病。但是,胸痛也可能是肋软骨炎、主动脉夹层动脉瘤、气胸、肋间神经痛;高血压可能合并脑血管意外、心功能不全。急诊科医生不会把每一个胸痛的患者都考虑为冠心病,也不会认为高血压都是安全的。我们需要首先考虑威胁患者生命的问题存在的可能性,如胸痛,我们需要首先排除是否存在急性心肌梗死、主动脉夹层动脉瘤、张力性气胸和肺栓塞的存在;而血压升高的患者,我们首先应当考虑的是目前的血压水平是否足以导致患者心衰、脑出血和主动脉夹层的破裂。做出上述排除性诊断既需要一定的客观数据(如心脏损伤标志物、胸部 CT 检查或凝血相关检查),也需要有随时对患者进行抢救的区域和设备,这就是我们抢救室存在的必要性。但是我们更需要医生具有降阶梯的思维,否则抢救室就无法发挥应有的作用。但是,在急诊临床依然经常出现患者的意外死亡,甚至造成医患矛盾和纠纷,很重要的原因之一就是医生缺乏降阶梯思维,而是采取

专科的"平行思维"或"升阶梯思维"模式。平行思维是把各种情况平行考虑,一并筛查;而升阶梯思维则是先假设是轻症疾病,如果出现病情变化再行处理。事实上,对于某一个个体,患轻症疾病的概率远远大于患危重病的概率,采用这样的思维可以减少患者的心理压力和费用水平。但是,对于急诊患者,这样的思维并不合适,因为患者常常是因为"不能再忍受病痛"才来急诊就诊,很可能在此之前已经进行过各种尝试,病情不见好转,甚至加重。例如,用硝酸甘油不再缓解的胸痛,用降压药物也不能下降的高血压。此时,患者很可能是急性心肌梗死或脑血管意外。可以说,降阶梯思维是急诊临床思维的重中之重,也是保证患者安全的重要思维方法。

### 四、哲学思维

虽然现代医学的科学性越来越强,但科学无法解释"生命"的全部,无法解释健康的全部,更无法解释生死。一个好的急诊医生一定要有宏观的哲学思维,只有这样才能理解人生,才能诠释痛苦,才能懂得患者。德鲁克医生最后在墓志铭上感慨,作为医生,其实"常常帮助,总是安慰,偶尔治愈"。我们把这个墓志铭作为医学人文的座右铭来传唱,似乎是在教导我们如何对待疾病,如何对待患者。但我们从中体会的更应该是逝者作为医生的内在感受——我们无法将所有患者治愈,甚至我自己也要进入坟墓之中。但是,死亡并不一定是生命的终点,也许只是此次肉体存活的结束。用这样的思维去理解世界,我们就可以让患者变得更加超脱,让家属接受现实。中国大部分患者是无宗教信仰的,或者是信仰"长命百岁"的道教文化。大家对生充满了期待,对死充满了恐惧。我们描述死亡的词句包括:"与世长辞""永别""永远离开了我们"。这些词句都充满了思念、不舍。但在宗教领域,各种教派都会把生命看成"轮回""转世""转移(上天堂)"。在这样的思维支配下,人们对死亡的恐惧就会大大降低。在医疗资源相对不足,人的预期寿命延长和人口老龄化的今天,如何让民众正视生命,正视人生,合理利用医疗资源,这是全球关注的一个话题。西方国家有 DNR,中国有"生前预嘱",但前提都是正确的生命观。急诊医疗是直面生死的

医疗，急诊医学的研究生不仅仅应该研究生与死的科学规律，也应该研究生与死的哲学，研究和推动正确的生命观。

## 第二节 急诊临床科学思维

### 一、创新思维

医学的发展在于传承，在于学习。急诊医学的研究生也应该在继承中发展，在学习中前进。急诊医学应社会的需求而产生，经过几十年的发展，成为一个独立的临床医学专科。急诊医学的理论基础、知识体系、诊疗范畴、临床技能，在世界各国急诊医学同道的研究、推动下得到了确定，并有了快速进展。中国的急诊医学比发达国家晚，最早出现在 1983 年。可以说，急诊医学是一个"新兴的学科"，有很多知识、技术是从其他专科学习得来的。作为西医体系之一的急诊医学更是从国外引进了大量的观念、理论和技术。"最好的创新就是模仿"，这是我们常常引用的一句话。但是，"模仿"并不代表"抄袭"，也不代表盲从。急诊医学的研究生（包括硕士研究生和博士研究生）需要有更多的创新性思维。所谓创新就是在继承和学习的前提下发展，提出对以往观念的补充，对以往理论的修正，对以往技术的革新。研究生与本科生不同：本科生的培养是储备适用性医学人才（医生）；而研究生的培养是为推动医学前进储备力量（医学科学家）。所以，所有研究生的文章、课题必须要有一定的创新点，有一定的前沿性。近年来，我国医学事业（包括急诊医学事业）发展迟缓的原因之一，就在于我们的创新人才极度缺乏，创新意识不够，创新能力不强。我们大量引用外国经验，购买外国设备，重复外国实验，其结果是我们甚至拿不出我们中国人的心脏按压标准和我们的猝死发生率。

创新并非一定要做惊天动地的大事业，也不一定都依赖于分子生物学。医学在每一个小的创新中成长，逐渐成为一个新的医学体系。从听诊器到超声心动图；从摸脉搏到心电图，再到心电监测，都是一步一步创新的成果体现。当然，在当今分子生物学发展突飞猛进的形势下，探索生命的本源，寻找诊疗的根本也是我们的重要任务之一。但是，急诊医学与其他医学领域的差别我们必须认识清晰。例如，在重症医学中提出来"拯救脓毒症"，这无可厚非，但在急诊医学也进行"拯救"似乎就存在偏颇，因为"感染的患者首先来到急诊"，"而脓毒症是感染引起来的器官功能损害"。急诊科医生的任务是"防止感染发展为脓毒症"。那么急诊医学研究生的研究方向，就应该在如何早期识别、如何预防、如何保护器官功能，而不是拯救。

### 二、批判思维

前面提到研究生与住院医师的区别在于需要进行创新性训练，但创新的前提是敢于对以往的存在提出挑战。医学生的成长之路是学习之路，这是事实也是真理，但医学的发展更依赖于对前人，对他人的"否定"，这就是批判性的思维。特别是临床科学研究过程中，批判性思维是创新的前提。改革开放，与国际接轨，学习外国先进经验，这些都非常重要，但是，立足本国客观现实，开拓自身优势，在思考和创造中前行更加重要。近些年来，国家进行了大量的科研投入，各研究机构也进行了众多的科学研究，然而，我们发现，除了大批文章，我们的可用产出甚少，转化问题成为大家关注的一个新热点。除了转化，中国的研究在国际上能够跻身前列的也是少之又少。究其所以，原因之一就是我们采取"拿来主义"。西方某一研究机构发了一个关于 A 受体的研究，我们就当成热点，一拥而上，甚至不去考虑人家的研究的出发点，依赖的基础和预期的目标。或者别人做 A，我们就模仿者做 B，做 C。大量的受体、蛋白、基因被我们研究，但真正能够为临床应用的却屈指可数，寥寥无几。

临床研究工作批判性的思维体现在对其他医生或研究人员提出来的观点的批判性接受。在急诊科倒班制的工作状态下，"接受性思维"非常容易让我们盲从。后一班的医生接续前一班的医生诊疗同一个患者，或上级医师给下级医生（包括研究生）下达指令后，我们常常全盘接受，然后再传递给下一班医生。这样的思维是"假设正确"思维，也就是说，我们假设前班医生或上级医生是正确的，但如果他们真的出现了错误，患者的诊疗就会一错到底。换而言之，这样的思维就是"首诊医生思维"。这样的思维不会让我们"尝试",阻止我们创新。在临床研究工作中是不适用的。在临床研究中,我们更推崇"批判思维",即无论你接谁的班,无论是哪个级别的医生查房,他们的意见你都应当假设"错误"。然后,去寻找正确的思路、诊断,如果我们无法找出来与他们不同的思路和诊断,我们才能回来认可他们的正确。尽管这样的行为方式并不改变临床诊疗过程,但对于年轻医生的思维培养却是完全不同的,也是至关重要的。

## 三、科学思维

作为研究生,工作的重点并不是完成临床任务,而是在临床工作中实现科学研究方法的学习和创新研究的实现。硕士研究生阶段是研究方法的学习阶段,而博士研究生阶段则是利用已经掌握的科学研究方法自主创新的阶段。因此,如何学会科学思维是学习的重点。

科研不是一个实验操作,我们不能把科研和实验操作混为一谈,不能把"医学科学家"与"临床技术员"混为一谈。科研是验证一个假设的过程。首先我们需要有一个"科研假设",这个假设需要有依据,但尚未被证明或者存在争议。然后我们去验证你的假设是否成立,最后才是采用科学的研究方法去实施。科学研究不都是"阳性"发现,可能更多的是"阴性"结果。证实你的假设和否定你的假设都是成功的科学研究,这就是产生真理和产生谬误的过程。例如,非典的病原体是什么?有些人的研究是在非典患者的呼吸道分泌物中发现了冠状病毒,另一些人的研究是在患者的呼吸道中发现了衣原体样颗粒(说明可能是衣原体感染)。这些都是科学研究,可能有一方是对的,也可能结果都是正确的或都是错误的。当然,更多的研究会真正解开自然的神秘面纱。随着研究不断深入,最终确定了非典是由SARS冠状病毒引起的。但随后的假设又来了,SARS冠状病毒是如何引起身体病变的?除了科研假设,在科研思维中还需要有合理的科研设计,包括研究的方法科学性、样本设计的科学性、对比方法的科学性、统计分析的科学性、论文撰写的科学性、结论得出的科学性等。

(王 仲 陈 锋)

# 参 考 文 献

[1] 蔡贞,熊石龙,包杰,等. 医学院校开设逻辑思维训练课程的必要性探讨 [J]. 检验医学与临床,2012,9(1):103-104.

[2] 张孟春,陈锴,纪涛. 关于医学生思维培养的思考 [J]. 解放军医院管理杂志,2017,24(10):986-988.

[3] 向琼,杨琼,邹飞燕,等. 如何在临床技能教学中培养医学生的临床思维能力 [J]. 西部素质教育,2018,4(16):53-54.

[4] 段玲玲,章殷捷,凌剑蓉,等. 提高医学生批判性思维能力的教学模式初探 [J]. 教育现代化,2016,21:80-81.

[5] 杨秋宁. 以创新创业思维能力为导向的高校医学人才培养策略 [J]. 中国继续医学教育,2019,10(31):40-42.

# 第五章　急诊中的伦理、人道主义精神与法学

## 第一节　急诊医学中的伦理与人道主义精神

急诊科是抢救急危重症的第一线，急诊科因其特殊性，会产生与其他科室所不同的伦理问题，危急重症患者的抢救不仅取决于医护人员的专业技术水平，还取决于他们的道德水准。面对急危重患者的救治，医护人员往往着重于疾病救治，而忽视了人文的关怀与沟通，由此更加容易产生伦理方面的问题。

### 一、急诊医学的特殊环境带来许多特殊的伦理问题

#### （一）急诊医师所面临的特殊道德挑战

第一，急诊患者在到达急诊科时通常患有急症或外伤，休克或心搏骤停。大多起病急、病情重、变化快。在紧急情况下，急诊医师来不及收集更多相关信息，即使病因未明，也必须迅速接诊、快速诊断、快速采取紧急抢救措施。因此，医患沟通时往往侧重于救治方面，常忽略了患者及家属心理方面的感受和变化。患者停留急诊的时间较短，病情稳定后的流向，由急诊医师建议后做出决定。因患者及家属多无医学知识，这种决定带有被动性，一旦下一步的诊治产生纠纷，患者或家属往往将纠纷源头归咎于急诊。

第二，急诊患者往往无法参与有关的医疗决策。当患者缺乏决策能力时，在治疗过程中，急诊医师不能保证他们的知情同意权。

第三，急诊医师通常与患者没有事先建立关系。患者抵达急诊科时往往没有预先的安排，在危急状况下，有时违背他们的自由意志。急诊医师不能够依赖已获得的信任或事先了解患者的病情、价值观。患者自愿寻求紧急救治并信任医

师，是基于医疗机构和专业的保证。

第四，急诊医师在制度规定的特殊环境工作，要与其他急诊医师、护士及其他专科的医护人员建立起密切的工作关系。因此，急诊医师必须了解和尊重体制法规和跨专业的行为规范。

第五，急诊医师被赋予独特的社会角色和责任。当紧急医疗干预可挽救生命或患者肢体时，急诊医师有责任实施医疗常规之外的紧急救助。因其丰富的专业知识和技能，社会公众期望急诊医师在院前急救、灾难、急性中毒、心肺复苏、创伤救治等急救中发挥作用。所有这些特殊情况塑造了紧急医疗中的道德实践。

#### （二）急诊医学的美德

可贵的道德态度、性格特征和性情对实践道德行为同样重要，在伦理上被视为美德。在当今的急诊医疗中，担当、正义、机警、公正、诚信和坚毅等急诊医学美德发挥着关键的作用。担当使人能够承担自己的责任，尽管个人可能承担风险或危险。当急诊医师冒着个人风险为暴力、心理激动或传染病患者提供紧急医疗护理时，表现出了极大的勇气。以公正无偏倚的方式救治患者，急诊医师必须包容拥有不同种族、信仰、风俗、习惯和生活偏好的人。急诊患者相信急诊医师将会通过自身的能力、知情同意、诚实和保守医密来保护他们的权益。急诊医师需要凭借坚毅这一美德在急诊临床工作中保持镇静、灵活并胜任工作。凭借坚毅的美德、适当的幽默感和永恒的乐观，甚至可以在最恶劣的急诊环境中保持团队合作精神。

#### （三）急诊医学的医患关系

医患关系是医学道德的核心，也是生命伦理学的决定性要素。急诊医疗实践的独特性质和急诊患者的多样性构成特殊的道德挑战。从生命伦理学理论的首要原则出发，确定急诊医师有利、

不伤害、尊重患者自主权和公正的伦理原则。

**1. 有利** 对于急性疾病和损伤，急诊医师应当迅速作出反应，以预防或尽量减少患者的痛苦、功能或生命的丧失。为实现这些目标，急诊医师应以患者的利益行事。

**2. 不伤害** 核心是保持急诊医师的诚信和患者的信任。急诊医师遵照不伤害原则，始终以治疗受益最大化、伤害风险最小化为己任。

**3. 尊重患者自主权** 以知情同意的条文表达出来，急诊医师必须首先告知有决策能力的患者关于他/她的身体状况、可供选择的治疗方法和预期结果的实情，再取得患者接受治疗的自愿同意。如果患者缺乏决策能力，也应尊重有效代理人的决定。

**4. 公正** 急诊医师有责任为患者提供公平的医疗救治，公正地分配急救医疗资源，尽量保证患者享有基本医疗和护理平等的权利。处理临终患者时可能出现重大的道德问题（如放弃治疗）。慢性病终末期和心搏骤停时间过长的患者是否继续抢救，由于对生命价值和道德原则上的认识差异，亦会产生医患矛盾。

## 二、人道主义与人道主义精神

人道主义泛指一切强调人的价值，维护人的尊严及权利的思潮和理论，是源于欧洲文艺复兴时期的一种思想。其提倡关怀人、尊重人、以人为中心的世界观，主张人格平等，互相尊重。法国大革命时期，把它具体化为"自由""平等""博爱"。

人道主义精神具有相对的崇高性，超现实性。中国当代思想家谢周勇 2001 年在《论新时代》中，首次在世界上提出社会人道概念，创立了社会人道主义学说。人道主义精神就是坚持个人人格的同时坚持人的社会性，即坚持一个时代或者一个民族、一定事物中的纯粹的公共意志。

毛泽东主席 1941 年题词"救死扶伤，实行革命的人道主义"，成为全国医务工作者的座右铭和指路明灯，也贯穿于中国急诊急救的全过程。

## 第二节 急诊医学中的法律问题

急诊科的特殊环境带来许多特殊的伦理和法律问题。由于各种急危重症的突发性、不可预测性，在急诊临床工作中稍有不慎，就可能引发医疗纠纷，甚至导致法律诉讼。这就要求急诊医护人员必须熟悉和遵守国家有关法律法规，在保障好患者合法权利的同时，也用法律保护好自己。

### 一、与急诊医学有关的国家法律法规

急诊医护人员应熟悉国家有关的法律法规，在工作中严格遵守：

1.《中华人民共和国执业医师法》

2.《中华人民共和国药品管理法》和《中华人民共和国药品管理法实施条例》

3.《中华人民共和国精神卫生法》

4.《中华人民共和国传染病防治法》

5.《中华人民共和国人口与计划生育法》

6.《医疗机构传染病预检分诊管理办法》

7.《突发公共卫生事件与传染病疫情监测信息报告管理办法》

8.《处方管理办法》

9.《麻醉药品和精神药品管理条例》

10.《灾害事故医疗救援工作管理办法》

11.《医疗事故处理条例》

12.《突发公共卫生事件应急条例》

13.《医疗机构管理条例》

14.《医疗器械监督管理条例》

15.《抗菌药物临床应用管理办法》

以上具体内容，请参见有关法律法规。

### 二、与医患纠纷处理有关的法律法规

急诊科是医院内纠纷多发的场所之一。由于急诊科医疗资源的有限性和医疗技术的局限性，必然引发医患关系的紧张，一定程度上导致医患纠纷数量增加。急诊医护人员应熟悉相关法律法规，以正确面对和解决医患纠纷，化解与病患及其家属之间的矛盾。相关法律法规包括：

1.《中华人民共和国民事诉讼法》

2.《最高人民法院关于民事诉讼证据的若干规定》

3.《中华人民共和国刑法》

4.《卫生行政处罚程序》

5.《中华人民共和国民法典》

6.《最高人民法院关于贯彻执行〈中华人民

共和国民法通则〉若干问题的意见(试行)》

7.《中华人民共和国侵权责任法》

8.《最高人民法院关于审理人身损害赔偿案件适用法律若干问题的解释》

9.《最高人民法院关于确定民事侵权精神损害赔偿责任若干问题的解释》

10.《医疗事故处理条例》

11.《医疗事故技术鉴定暂行办法》

12.《医疗事故分级标准(试行)》

13.《病历书写基本规范(试行)》

14.《处方管理办法》

15.《中华人民共和国合同法》

16.《中华人民共和国消费者权益保护法》

上述具体内容,请参见有关法律法规。

### 三、急诊临床工作中常涉及的法律问题及预防措施

#### (一)院前急救中潜在的法律问题

**1. 出诊前潜在的法律问题** 因出车地址等信息错误或病情告知错误或过于简单的缘故,导致延误病情。

**2. 急救现场潜在的法律问题** 现场急救过程中,因急救物品准备不足、操作不规范、急救技术操作不熟练或速度慢,如静脉输液通路的建立,气管插管多次失败,直接影响院前急救的医疗质量,导致纠纷的发生。

**3. 急救记录中潜在的法律问题** 常忙于抢救中的各项操作,忽视记录书写。导致病情记录时间与治疗时间不一致;对是否告知家属权利义务等重要内容遗漏或记录不全等。急救记录的书写应当秉持严谨、负责的态度,要求书写标准、完整、及时。

**4. 执行医嘱中潜在的法律问题** 在院前急救中,护士执行的通常是医师的口头医嘱,在执行的过程中,可能因为口误或护士误听而发生医嘱执行错误,从而导致医疗差错或纠纷。

#### (二)院内急诊潜在的法律问题及对策

**1. 依法执业问题** 从事急诊一线的医护人员必须具有合法的执业证书(持证上岗)。进修和实习医生如单独急诊一线上岗,属于无证上岗,一旦发生医疗事故,就是刑事责任。

**2. 岗位责任性问题** 急诊岗位特别强调岗位的责任性,急诊抢救是分秒必争的,一旦发生急诊值班医护人员脱岗造成后果,就是刑事责任。

**3. 诊疗程序问题** 急诊诊疗过程不按急诊诊疗常规与规范。此类违法行为常发生在医护人员的"熟人",一旦发生意外,对簿公堂而输掉官司的比比皆是。因此,急诊医护人员应按急诊诊疗常规和规范执行,不要为徇私情而给自己带来麻烦。

**4. 盲目自信,判断病情有误** 急症患者病情瞬间万变,急诊医生在诊治过程应留有余地,不能把话说死,切忌说"我说没问题就没问题""我是医生,听你的还是听我的"等此类大话。

**5. 急诊病历书写和医疗记录问题** 急诊抢救患者时往往先抢救后记录,实际上没有及时书写病历、记录抢救过程,常有发生。急诊医生应牢记"凡是病历上没有写的,就等于没有做过"的格言。还要防止医生和护士记录不一致,修改病历在错误处修改并签名和记录修改日期,并能看清错误修改的内容。

**6. 医患沟通问题** 大部分医疗纠纷的发生原因就是医患沟通不足,患者及家属不能理解病情变化和救治措施的合理性。因为沟通不足,医患冲突在所难免。

**7. 医疗资源不足引发的问题** 大型综合医院急诊科人满为患,急诊室拥挤现象已成为世界性难题。虽然急诊室都分为 A、B、C 三个区域分诊分治,但医疗急救资源不足不是急诊医护人员能解决的,由此带来的医患矛盾问题依然突出。

**8. 急救设备不足及故障引发的问题** 急诊室是摆满医疗急救设备的场所,在抢救过程中仪器设备发生故障也可引发医患矛盾,直接影响危重患者的救治。确保所有急救设备 100% 完好也是防范措施之一。

(黄子通)

# 参 考 文 献

[1] 黄子通,于学忠. 急诊医学 [M]. 2 版. 北京:人民卫生出版社,2014.

[2] 于学忠. 协和急诊医学 [M]. 北京:科学出版社,2011.

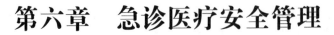

# 第六章　急诊医疗安全管理

## 第一节　急诊诊疗的质量管理

### 一、急诊诊疗质量管理的基本概念

自20世纪80年代，我国全国各地相继成立了急诊医学科，历经30余年的奋斗与努力，中国的急诊医学已进入了高速发展时期，形成了急诊相关亚专业，具有规范的住院医师培训体系，以及成熟专业所具有的相关学术组织。急诊在医院医疗服务中的作用日益重要，特别是在自然灾害、群体性医疗卫生事件发生时，更需要急诊科快速应急、有效地开展工作。急诊医学正从粗放式管理走向精细化管理，通过制定指南、规范和流程，让诊疗有律可循，有据可依，有助于防止医疗事故，使患者付出最少，收益最大。但快速发展的同时，我国的急诊管理也面临着一些问题。①急诊人满为患，长期工作量大，医护人员普遍编制不足，2015年国家急诊质控中心抽样调查结果显示：我国三级医院年均急诊人次逾6万人次，平均每万名患者医师数仅13人，但实际上53%的患者是Ⅳ级患者。②急诊诊疗"时间半径"过长，影像学检查、实验室检查时间长，危重患者检查检验无区分对待。③各级公立医院急诊科功能定位模糊，三级医院急诊疲于常见急诊、常见病等诊疗工作，区域急救龙头作用无凸显。④院外心搏骤停（out-of-hospital cardiac arrest，OHCA）救治成功率国内外差距巨大；急诊救治发展严重不平衡：急诊医学的进步已打开了ICPR（Ideal CPR）、ECPR（extracorporeal CPR）的大门，但传统CPR的普及仍然不足，尤其是急诊医疗质量在不同的地域及不同的医院之间存在明显的差距，是当前急诊医学急需解决的主要问题。为了提高急诊医疗质量，满足人民群众的要求，针对急诊科的管理、急诊专业的建设，建立一套完整详尽、分级量化的急诊诊疗质量管理体系成为必需。

急诊医疗质量的定义应包含"在现有条件下，以最快的速度，最大限度地满足急、危重患者的需要，为后续专科治疗赢得时间，使伤残率和死亡率降到最低水平，降低并发症的发生率"。急诊医疗质量贯穿于整个诊治过程中，不能单用抢救成功率的高低对其进行衡量，因为急诊医疗质量受到很多因素影响，如医务人员自身素质、急诊医疗设施配备情况、危重患者构成比例等均可影响急诊医疗质量。但其中的关键问题是提高急诊管理者及医务人员的整体素质，加强急诊医疗设施建设，这是保证高质量急诊医疗服务的基础。

### 二、急诊诊疗质量管理的历史回顾

1983年，卫生部颁布关于医院建立急诊科的重要文件，现代急诊科迄今已发展为集急诊、急救与重症监护三位一体的大型的急救医疗技术中心和急诊医学科学研究中心，可以对急、危、重患者实行一站式无中转急救医疗服务。急诊医学在我国受到了越来越多的重视，我国现在每个二级以上的医院均设有急诊科，地市级城市均有急救中心或急救站，许多医学院校还成立了急诊医学教研室或急诊医学系。经济发达地区如北京、上海等地的卫生行政管理部门率先认识到有效加强急诊科监管，提高工作质量及保障急诊医疗安全的重要性，着手建设区域急诊医疗质量控制管理中心。以上海为例，1999年上海市建立急诊、ICU质控中心，质控中心由急诊、ICU领域的专家组成，由市卫生行政部门医政医管处领导，是负责全市急诊科和ICU质量建设工作的急诊科和ICU专家机构。质控中心专家委员会下设质控网络片区，每个片区设组长和副组长，每个医院1~2名急诊科和/或ICU主任参加质控工作。

同时质控中心组织专家制定上海市医院急诊科质量建设标准，并于 2004 年在全市各医院全面实施，从而使急诊科和 ICU 的发展走上了规范化建设的轨道。后续其他省市医疗卫生行政部门对急诊医疗质量也非常重视，各级急诊医疗质量控制中心也相继成立。

随着急诊科的日益规范，卫生管理部门意识到医院急诊科的构建面积、模式、设施及管理与社会的需求、患者量的日益增加，与所承担的任务及服务范畴和功能远远不相适应，因此 2009 年 5 月，卫生部正式颁布《急诊科建设与管理指南（试行）》（以下简称指南），该指南强调了急诊科在医院中的重要地位；强调了卫生行政部门加强对急诊科的指导和监督；对急诊科的构建、设置、运行、人员配备、科室管理、检查评估作了详细规定。首次对急诊科人员的配备作出了明确规定：强调急诊医师、护士固定率均要在 75%，且急诊医师必须从事 3 年以上临床工作才能在急诊科工作。卫生行政部门加强对急诊医疗质量的监控、评估，以保证急诊医疗的安全，有利于急诊质量和水平的提高，促使急诊医学持续发展与社会经济、人民健康要求相适应。急诊医师应当经过规范化的培训并考核合格上岗。对急诊科仪器设备基本配置作了要求，除抢救仪器外，特别要求应配备便携式超声仪、血液净化和快速床旁检验设备等。

2011 年 10 月，卫生部急诊医学质控中心正式在北京协和医院成立，旨在确保医疗质量和医疗安全，规范急诊科流程标准化建设，标志着"急诊质量控制和改进"的航程正式起航。

2015 年 3 月，国家卫生和计划生育委员会发布了《急诊专业医疗质量控制指标》（2015 年版），对于急诊科医患比、急诊科护患比、抢救床位病患比、急诊Ⅰ、Ⅱ、Ⅲ、Ⅳ级患者比率、抢救室滞留时间中位数、非计划重返抢救室率等 12 个重要指标进行了梳理，明确了这些指标的定义、计算公式、意义。这为国家进一步加强急诊的质量管理与控制，保证医疗质量和医疗安全创造了很好的政策条件。为了进一步推进质控工具在医院急诊科的广泛科学应用，解决质控在实际运用中的难点与问题，实现全国医院急诊科质控水平的均衡发展，2017 年 3 月中国急诊质控联盟成立。该联盟是由各级各类医疗机构、企业机构等自愿组成的全国性、非营利的群众性专业学术组织。主要围绕急诊质控适宜技术应用、优化急诊流程等开展工作，同时为联盟成员提供培训和交流机会，提升中国的急诊治疗和质控水平。应该说中国急诊质控联盟的建立，将从各方面多维度提升急诊的医疗质量。

2018 年 2 月，上海市卫计委医政医管处联合上海急诊 ICU 质控中心颁布了《上海市医疗机构急诊科建设与管理指南（试行）》（以下简称指南），该指南规范了急诊科的服务平台和服务范围，明确了依据日均急诊量界定急诊科的医师与床位编制标准，以及对急诊抢救室、急诊监护室设备与技术的要求，结合国际分类标准和地区现状，根据对患者病情严重程度的评估及患者需要急诊资源的情况，将患者的病情分级处置，且从空间布局上将急诊诊治区域进行明确分区。该指南从基础建设、管理体制、病种、技术、制度等全面加强急诊科建设，对 2009 年《急诊科建设与管理指南》是一个有益补充。

## 三、急诊专业医疗质量控制指标

2015 年由国家卫生和计划生育委员会发布的《急诊专业医疗质量控制指标》（国卫办医函〔2015〕252 号）文件，对急诊专业质量控制指标进行了明确界定。具体如下：

### （一）急诊科医患比

**1. 定义** 急诊科固定在岗（本院）医师总数占同期急诊科接诊患者总数（万人次）的比例。

**2. 计算公式**

$$\frac{急诊科}{医患比}=\frac{急诊科固定在岗（本院）医师总数}{同期急诊科接诊患者总数（万人次）}\times100\%$$

**3. 意义** 是反映医疗机构急诊医疗质量的重要结构性指标之一。

### （二）急诊科护患比

**1. 定义** 急诊科固定在岗（本院）护士（师）总数占同期急诊科接诊患者总数（万人次）的比例。

**2. 计算公式**

$$\frac{急诊科}{护患比}=\frac{急诊科固定在岗（本院）护士（师）总数}{同期急诊科接诊患者总数（万人次）}\times100\%$$

**3. 意义** 是反映医疗机构急诊医疗质量的重要结构性指标之一。

### （三）急诊各级患者比例

1. **定义** 急诊患者病情分级：Ⅰ级是濒危患者，Ⅱ级是危重患者，Ⅲ级是急症患者，Ⅳ级是非急症患者。急诊各级患者比例，是指急诊科就诊的各级患者总数占同期急诊科就诊患者总数的比例。

2. **计算公式**

$$急诊科各级患者比例 = \frac{急诊科就诊的各级患者总数}{同期急诊科就诊患者总数} \times 100\%$$

3. **意义** 是反映医疗机构急诊医疗质量的重要结构性指标之一。

### （四）抢救室滞留时间中位数

1. **定义** 抢救室滞留时间是指急诊抢救室患者从进入抢救室到离开抢救室（不包括死亡患者）的时间（以小时为单位）。抢救室滞留时间中位数是指将急诊抢救室患者从进入抢救室到离开抢救室（不包括死亡患者）的时间由长到短排序后取其中位数。

2. **计算公式**

$$抢救室滞留时间中位数 = X(n+1)/2，n 为奇数$$
$$抢救室滞留时间中位数 = (Xn/2 + Xn/2+1)/2，$$
$$n 为偶数$$

注：$n$ 为急诊抢救室患者数，$X$ 为抢救室滞留时间。

3. **意义** 是反映急诊抢救室工作量、工作效率的重要指标。

### （五）急性心肌梗死患者平均门药时间及门药时间达标率

1. **定义** 急性心肌梗死（STEMI）患者平均门药时间是指行溶栓药物治疗的 STEMI 患者从进入急诊科到开始溶栓药物治疗的平均时间。STEMI 患者门药时间达标是指在溶栓药物时间窗（发病 12 小时）内，就诊的 STEMI 患者门药时间在 30 分钟内。STEMI 患者门药时间达标率是指 STEMI 患者门药时间达标的患者数占同期就诊时在溶栓药物时间窗内应行溶栓药物治疗的 STEMI 患者总数的比例。

2. **计算公式**

$$急性心肌梗死（STEMI）患者平均门药时间 = \frac{行溶栓药物治疗的 STEMI 患者的门药时间总和}{同期行溶栓药物治疗的 STEMI 患者总数} \times 100\%$$

$$STEMI 患者门药时间达标率 = \frac{STEMI 患者门药时间达标的患者数}{同期就诊时在溶栓药物时间窗内应行溶栓药物治疗的 STEMI 患者总数} \times 100\%$$

3. **意义** 反映急诊绿色通道的效率。

### （六）急性心肌梗死患者平均门球时间及门球时间达标率

1. **定义** 指行急诊 PCI 的 STEMI 患者，从进入急诊科到开始 PCI 的平均时间。STEMI 患者门球时间达标是指在 PCI 时间窗（发病 12 小时）内，就诊的 STEMI 患者门球时间在 90 分钟内。STEMI 患者门球时间达标率是指 STEMI 患者门球时间达标的患者数占同期就诊时在 PCI 时间窗内应行 PCI 的 STEMI 患者总数的比例。

2. **计算公式**

$$STEMI 患者平均门球时间 = \frac{行急诊 PCI 的 STEMI 患者的门球时间总和}{同期行 PCI 的 STEMI 患者总数} \times 100\%$$

$$STEMI 患者平均门球时间达标率 = \frac{患者门球时间达标的患者数}{同期就诊时在 PCI 时间窗内性 PCI 的 STEMI 患者总数} \times 100\%$$

3. **意义** 反映急诊绿色通道的效率。

### （七）急诊抢救室患者死亡率

1. **定义** 急诊抢救室患者死亡是指患者从进入急诊抢救室开始 72 小时内死亡（包括因不可逆疾病而自动出院的患者）。急诊抢救室患者死亡率是指急诊抢救室患者死亡总数占同期急诊抢救抢救患者总数的比例。

2. **计算公式**

$$\frac{急诊抢救室}{患者死亡率} = \frac{急诊抢救室患者死亡总数}{同期急诊抢救室抢救患者总数} \times 100\%$$

3. **意义** 反映急危重症患者救治的成功率。

**（八）急诊手术患者死亡率**

1. **定义** 急诊手术患者死亡是指急诊患者接受急诊手术，术后1周内死亡，除外与手术无关的原发疾病引起的死亡。急诊手术患者死亡率是指急诊手术患者死亡总数占同期急诊手术患者总数的比例。

2. **计算公式**

$$\frac{急诊手术}{患者死亡率} = \frac{急诊手术患者死亡总数}{同期急诊手术患者总数} \times 100\%$$

3. **意义** 反映急诊手术救治的成功率。

**（九）ROSC成功率**

1. **定义** 心肺复苏术后自主呼吸循环恢复（return of spontaneous circulation，ROSC）成功是指急诊呼吸心搏骤停患者，心肺复苏术（CPR）后自主呼吸循环恢复超过24小时。ROSC成功率是指ROSC成功总例次数占同期急诊呼吸心搏骤停患者行心肺复苏术总例次数的比例。同一患者24小时内行多次心肺复苏术，记为"一例次"。

2. **计算公式**

$$ROSC成功率 = \frac{POSC成功总例次数}{同期急诊呼吸心搏骤停患者行心肺复苏术总例次数} \times 100\%$$

3. **意义** 反映急诊心肺复苏成功率。

**（十）非计划重返抢救室率**

1. **定义** 因相同或相关疾病，72小时内非计划重返急诊抢救室患者总数占同期离开急诊抢救室（出院或转其他区域）患者总数的比例。

2. **计算公式**

$$\frac{非计划重返}{抢救室率} = \frac{72小时内非计划重返急诊抢救室患者总数}{同期离开急诊抢救室患者总数} \times 100\%$$

3. **意义** 反映急诊医师对患者病情评估的准确性。

## 四、急诊诊疗质量管理的难点及解决方案

**（一）急诊诊疗质量管理的难点**

1. 全国急诊发展水平参差不齐，受经济社会发展不平衡和地域特殊情况影响，医院之间因急诊构架不同，流程不同，在医院中所起到的功能不同，专科建设缺乏同质性，在全国未能形成统一的急诊发展模式。

2. 急诊诊疗质量管理信息化程度较低，部分地区和医院的急诊质控仍为手工记录和纸质化质控，目前全国急诊病历无统一格式和结构化病案，大部分医疗机构门诊病历未实现电子化，信息化水平偏低。

3. 随着社会的进步，急诊服务对象的需求不断变化，医疗技术革新及多种脏器支持设备的应用（如左心室辅助装置、呼吸机支持、血液净化设备）等需要急诊质量管理不断改革，并不断优化。

4. 大背景下的分级诊疗推进需要区域化、区别化、精细化的急诊医疗质量管理。三级医院急诊科以接收下级医院转诊、解决急危重症和疑难病症，突发公共事件医疗应急，在区域急诊医疗体系中发挥龙头作用为主。二级医院急诊科应以承担社区的急诊急救，上送疑难危重患者，下送稳定患者到社区和康复医院为主。基层医院急诊科则以应对普通急诊，对危重患者现场急救转运至上级医院为主要功能定位。

5. 创伤中心、卒中中心、胸痛中心绿色通道等急诊急救大平台建设已进入快车道，对急诊常见病种的规范化治疗管理需要与外科、骨科、神经内外科、心内胸外科等各专科质控进行沟通协作；院前急诊医疗、急诊室、手术室、普通病房和重症监护室构成急诊序贯式连续救治的纵向时间轴；介入、急诊创伤、麻醉、重症监护等构成急诊横向治疗轴；影像、检验等临床辅助专业形成第三维体系；而设备、后勤、信息、财务、安保等作为支撑系统构成第四维体系；急诊诊疗质量管理需考虑急诊四维体系中各部门的协作管理。

6. 中国人别于西方人的体质，如西方男性胸廓前后径21.6cm，东方男性胸廓前后径20.4cm，二者差异明显，胸外按压强度是否依据西方国家的数据？显然我们需要制订基于国内研究证据的急诊质量管理标准。

**（二）急诊诊疗质量管理问题解决方案**

1. 不断地学习、借鉴、运用新理念、新技术。急诊所有工作人员必须在工作中始终保持质量意识，不断发现急诊工作中各个环节影响急诊工作

质量的问题,不断提出问题、解决问题,最后达到改进急诊医疗质量的目的。

2. 以医联体为契机,促进区域急救医疗体系建设,建立区域内不同级别急诊医疗机构个性化质量管理指标。完善建立大急诊急救体系,突出急救战线前移,与多学科合作,打造完整的急诊急救体系,完成各种急危重症患者救治,各种突发公共卫生事件的应急处置,同时强力助推我国分级诊疗工作。在大数据时代,致力于促进全国同道团结协作,通过开展"双千工程"(一千家城市医院和一千家县级医院组成中国急诊急救大联盟),从而打造适合中国国情的大急诊急救体系。

3. 通过医院管理部门协助,建立多维、立体、全覆盖、无缝隙、跨专业的急诊医疗体系,与各交叉学科研讨,共同制订适应专科诊治要求的急诊质量管理指标。

4. 中国急诊医学界正致力于制订基于国内研究证据的中国急诊质量控制指标,切实解决临床问题。2010年以来,中华医学会急诊医学分会、中国医师协会急诊医师分会、中国医学救援学会等组织专家付出了艰辛的劳动,推出了许多标准与共识,极大地促进了学科的发展,为规范急诊的临床诊疗提供了巨大的支持与帮助。

5. 利用大数据平台,智能化抓取急诊质控所需数据,加强信息化建设。如通过数据共享,可自动提取患者120救护呼叫时间,到院时间,CT检查时间等数据,有助于疾病的质量监测,建立急诊标准化和格式化电子病历,推广表格病历的应用,提高急诊质控信息化程度,建立完善统一的数据平台,对急诊诊疗进行数据管理,提高质量管理的科学性和有效性。

总之,急诊医学已经从经验医学向循证医学、进而向精准医学递进,从"先开枪再瞄准"向"先瞄准再开枪"迈进,从传统CPR向ICPR、ECPR发展,从最初的留观室、抢救室、EICU,到创伤杂交手术室、复苏中心、中毒救治中心、卒中中心等,从最基本的清创止血、心脏按压,到急诊气管镜、高流量氧疗、主动脉球囊阻断(REBOA)、EPCR、ECMO,急诊诊疗质量管理工作需要更精准、更细致的工作,需要急诊人通力协作,不懈努力。

## 第二节 急诊职业防护

### 一、急诊职业防护的意义

《中华人民共和国职业病防治法》规定:职业病是指企业、事业单位和个体经济组织等用人单位的劳动者在职业活动中,因接触粉尘、放射性物质和其他有毒、有害因素而引起的疾病。作为临床工作的一线,急诊医务人员常接触到各种有害因素,正确地认识这些危害,加强自身防范,保护自己,才能保护患者,更好地进行诊疗工作。

### 二、急诊常见的职业危害因素及防护措施

#### (一)物理因素

主要包括锐器损伤、噪声污染、辐射暴露。

1. **锐器损伤(sharps injury)** 是急诊护理人员最常见的职业性危害,常见于对安瓿瓶、注射器针头、穿刺针、手术刀、备皮刀等尖锐物品不正确的处理或意外扎伤,可造成职业血源性传染病的发生。医务人员在诊治过程中需要提高对锐器损伤的警惕,处理时戴手套,避免多人同时操作产生意外,按规章制度正确处置各种锐器,用后及时废弃收集到专用的锐器盒中,预防被扎伤。一旦不慎出现锐器损伤,首先应上报医院管理部门,并按照职业暴露后处置流程进行处理并记录,若严重刺伤,应进一步外科缝合甚至手术。

2. **噪声污染(noise pollution)** 可来源于各种仪器报警、人员间沟通吵闹,急诊科噪声常达60~100DB,远大于国家环保局要求的医院噪声标准(日间≤50DB,夜间≤40DB),在噪声环境下工作可使人出现头晕、头痛、记忆力减退、易怒、注意力分散,对人的身体及心理健康均有不良影响。医务人员需要认识和识别噪声带来的不良影响,注意休息和放松。医院在设计规划时应考虑到减少噪声的需要,使用隔音材料。

3. **辐射暴露(radiation exposure)** 急诊科患者由于病情危重,往往需要在医生或护士陪护下接受X线、CT检查或介入治疗等。电离辐射可引发累积性的DNA损伤,长期、反复地受到辐射危害,会导致造血功能下降、胎儿畸变,甚

至诱发甲状腺癌、白血病等。国际辐射防护委员会（International Commission on Radiation Protection, ICRP）建议，5 年内受到的职业暴露辐射应低于 20mGy/a，单年总辐射不超过 50mGy，女性整个妊娠过程中受到的辐射剂量应小于 1mGy，鉴于每次 CT 检查的辐射量在 1～10mGy 之间，医务人员要提高对辐射暴露的警惕性，在陪同患者检查等易接触到辐射的情况下，注意正确穿戴铅衣、铅帽、手套等防护措施以保护自己。经常接触电离辐射的人员应佩戴个人辐射剂量仪；对于怀孕及哺乳期女性医务人员，应该完全避免其受到辐射暴露。

### （二）化学因素

急诊工作中会频繁接触各种消毒剂、清洁剂。化学消毒剂及其挥发成分会刺激皮肤黏膜及呼吸道、消化道，造成皮肤过敏、呼吸道刺激甚至皮肤灼伤症状。常用的如过氧乙酸、含氯消毒剂、84 消毒液等。接触此类消毒剂的时候应戴好口罩、手套，正确稀释，不与其他化学物质混合，使用时保持室内通风，严格遵守化学消毒剂使用流程。医院应专门培训化学消毒剂的使用及管理人员。

### （三）生物因素

急诊是一个开放的场所，人员流动性大，致病菌、衣原体、支原体、病毒等生物因素多样。生物因素通常经直接与间接两种方式产生危害。

1. **直接接触**　患者的体液，如锐器损伤或喷溅，导致医务人员直接暴露于患者的血液、分泌物、排泄物，造成感染乙型肝炎、丙型肝炎、艾滋病、梅毒等疾病。

2. **间接接触**　通过空气、物品等方式间接传播。典型的有呼吸道传播疾病如甲型流感、SARS、肺结核等。

对于生物因素暴露，预防是关键。对待患者，需做到"双向防护"：既要防止被传染疾病，也要防止自身去传播疾病。医务人员对患者的排泄物、血液、体液，无论污染与否，都应当作污染物予以防护，尤其是接触非完整皮肤或黏膜时，必须采取防护措施。养成良好习惯：日常穿戴帽子、口罩、手套，接触不同患者时要更换新手套，并经常洗手、消毒。如果发生暴露，首先不要惊慌，即使直接暴露于血源性传染病，其染病概率也是较低的：乙型肝炎（6%～30%）、丙型肝炎

（0～7%）、HIV（0.3%）。应立即予以除去污物、清洗伤口，上报医院管理部门，然后按医院相应的医务人员职业暴露处理流程进行处置（图 1-6-1）。

### （四）社会心理因素

急诊科医务人员最常见的职业危害已由过去的生物理化因素转变为社会心理因素（social-psychological factors）。主要包括高负荷工作量和工作场所暴力。

1. **高负荷工作量**　作为医院的重要组成部分，急诊科全年 365 天 24 小时无休地提供诊治服务，就诊人群范围广，疾病种类繁多，患者病情变化迅速，需要在短时间内做出正确反应并进行救治，对医务人员的专业水平要求极高。工作量大、工作环境紧张，同时夜班频繁，不少医务人员在巨大的工作压力下出现疲劳、神经衰弱、月经紊乱、焦虑甚至抑郁。

2. **工作场所暴力**　现已成为急诊医护人员首要的职业危害，形式不仅有口头辱骂与威胁，甚至有直接身体接触的暴力袭击。其中，排队就诊时间过长、患者酗酒或药物滥用、对医生治疗结果或工作态度不满是常见的导致暴力发生的原因。据调查，我国 80% 左右的急诊医务人员曾遭受工作场所暴力。遭受工作场所暴力后，医务人员常出现委屈、焦虑、愤怒、失眠、畏惧工作等心理障碍，直接导致工作热情下降，产生离职甚至自杀的想法。

针对以上问题，医务人员需要定期组织学习医学心理学，充分了解患者及家属的心理活动与常见诉求，加强沟通，避免因情绪原因导致的医患纠纷及工作场所暴力。医务人员自身应注意锻炼，提高身体素质，建立健全心理疏导机制，主动寻求专业的心理帮助。

医院在建设规划时应给急诊科留以充分的诊室与候诊空间，避免狭小造成过度拥挤的状态，合理布局各诊室与检查、检验科室，尽量减少患者及家属来回奔波。优化急诊就诊流程，正确导诊、分流；招募更多的急诊科工作人员，解决排队就诊时间过长等问题，减轻医务人员的工作压力。同时提供完善的保障措施，给予遭受职业危害的医务人员充分的治疗、专业的心理支持及相应的补偿，帮助其报警、拿起法律武器，捍卫自己的正当权益。另外，医院应重视公共宣传，在信

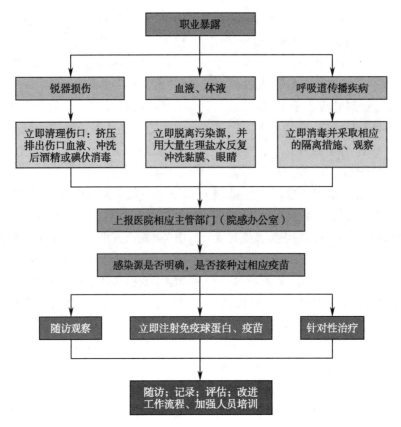

图 1-6-1 职业暴露后处置流程

息时代向公众普及急诊科的常见疾病与就诊范围很有必要，避免无端占用业已匮乏的急诊资源。完善医院的 APP 或者微信公众号，使患者提前完成挂号、查看医生等操作，节约时间。定期撰写相关文章进行发布，加强公众对医务人员的了解，从而减轻医患矛盾。

总之，在众多危害因素面前，急诊医务人员需要充分地接受职业防护相关的培训。首先要学会识别常见的职业危害，然后在此基础上学习相应的预防与应对措施。防患于未然，是一切防护最主要的目的。

（潘曙明 葛晓利）

# 参 考 文 献

[1] 于学忠, 郭树彬. 我国急诊医疗质量保证 [J]. 中华医院管理杂志, 2006, 22 (6): 380-381.

[2] 于学忠. 中国急诊医学三十年 [J]. 协和医学杂志, 2013, 4 (3): 221-223.

[3] 上海市卫计委医政医管处, 上海市急诊、ICU 质量控制中心. 上海市医疗机构急诊科建设与管理指南（试行）[J]. 中华急诊医学杂志, 2018, 27 (2): 133-136.

[4] 李春盛. 我国急诊医学的展望——对"急诊科建设与管理指南"的解读 [J]. 中华急诊医学杂志, 2010, 19 (1): 5.

[5] 席淑华. 急诊呼吸道病原体职业防护的管理与培训 [J]. 中华护理杂志, 2017, 52 (S1): 27-29.

[6] 金静芬, 封秀琴. 急诊机构应遵循的职业防护原则和职责 [J]. 中华护理杂志, 2017, 52 (S1): 7.

[7] 许丽丽. 急诊科常见的职业性危害因素及职业防护分析 [J]. 中国卫生标准管理, 2015, 6 (19): 10-11.

[8] 王利, 费杏珍. 急诊科医务人员自我防护现状分析与对策 [J]. 中医药管理杂志, 2015, 23 (4): 14-15.

[9] Vijendren A, Yung M, Sanchez J. Occupational health issues amongst UK doctors: A literature review[J]. Occup Med (Lond), 2015, 65 (7): 519-528.

[10] Vano E. Occupational radiation protection of health workers in imaging[J]. Radiat Prot Dosimetry, 2015, 164 (1-2): 126-129.

# 第七章 灾难医学

灾难（disaster）一直伴随着人类社会的发展，可以说人类文明的发展史就是一部与灾难的对抗斗争史。在灾难中通过医疗干预减少伤亡是灾难医学（disaster medicine）的本质。本章将从灾难的相关概念、灾难的分级分类、灾难医学概论、灾难的风险评估与医学管理、灾难医学救援参与人员与紧急医学救援队伍等方面介绍灾难医学的重点知识。

## 第一节 灾难的相关概念

在很多的文献资料中，"灾害""突发公共事件""灾难"常被相互代替使用，然而三者之间的内涵其实是存在差异的；"突发公共卫生事件"和"紧急医学救援"也是近年来灾难相关的热点词汇，为区别上述名词含义特解释如下：

1. **灾害** 是指由于自然变异、人为因素或两者结合的原因所引发的对人类生命、财产和人类生存发展环境造成破坏损失的现象和过程。描述灾害需要包含灾害源（致灾因子）和承载体（受灾体）两个要素。

2. **突发公共事件** 根据《中华人民共和国突发事件应对法》，突发公共事件是指突然发生，造成或者可能造成严重社会危害，需要采取应急处置措施予以应对的自然灾害、事故灾难、公共卫生事件和社会安全事件。因此，描述突发公共事件需要包括：突发性、事件类型、危害的严重程度三个要素。

3. **突发公共卫生事件** 指突然发生，可造成或可能造成社会公众健康严重损害的重大传染病疫情、群体性不明原因疾病、重大食物和职业中毒，以及其他严重影响公众健康的事件。突发公共卫生事件属于突发公共事件中的一个类型。

4. **灾难** 任何引起自然环境破坏、设施破坏、经济严重受损、人员伤亡、健康状况，以及卫生服务条件恶化中一种或多种后果的事件，且其规模超出事件发生区域的承受能力而不得不向外部寻求专门援助，就可称其为灾难。描述灾难需要包含的要素：发生灾害或突发公共事件（需求），对抗灾害或突发公共事件的能力（资源）不足。

5. **紧急医学救援** 是灾难医学中的一部分，狭义的紧急医学救援指在周围环境不稳定且不安全的情况下，用有限的人力和有限的医疗资源，在极短的时间内，对大量激增的伤员实施救治。广义的紧急医学救援包含为应对灾难的医学救治所做的全部工作，与灾难医学救援的含义相差无几。

灾害、突发公共事件、灾难三者的概念容易混淆，总体而言，灾害更关注致灾因素，突发公共事件更偏向于事件的紧急性，灾难则更关注产生的后果和救援。

例如：发生在无人区的地震，虽然会带来相应的自然环境破坏，但没有造成严重的社会危害，也无须应急处置，则其定义为灾害；反之，同样震级的地震如发生在人口稠密的地区，造成或可能造成人员伤亡和财产损失等严重社会危害，需要进行紧急医学救援，则可认为是突发公共事件；如果突发事件造成的后果，社区内的救援力量能自行解决，不需要外界支援，则尚未构成灾难，只有在破坏性突发事件造成的需求超出社区自身的承受能力，需要外部力量介入才能解决时，才称为灾难。

世界卫生组织将社区定义为一个国家法律框架内的自然行政单位，例如村庄、地区、城市等。社区通常是政府提供安全保护、教育和医疗等基本服务管理的最小单位。社区由人、社区财产（含公共及私人财产）、社区社会性服务（含政府及非政府服务）及社区环境（人造环境和自然环境）组成。

## 第二节 灾害的分类分级

了解灾害的分类分级对于分析灾难需求、合理安排医学救援行动非常重要,但是不同类型、不同级别的灾害带来的人员伤亡、财产损伤和环境破坏是不同的,因此不同的国家和地区采用不同的方案对灾害或突发公共事件进行分级,目的是落实应急管理的责任和提高应急处置的效能。

### 一、灾害的类型

根据国内专家共识,灾害的类型按照突发事件的起因可主要分为自然灾害、人为灾害、公共卫生事件、社会安全事件四大类。

1. **自然灾害** 人类的力量不能或难以操纵的各种自然物质和自然力量聚集、爆发所致的灾害事件,譬如:地震、洪灾、台风、泥石流、极端高温、沙尘暴、干旱、暴风雨、低温雨雪冰冻、雪崩等。

2. **人为灾害** 在人类的社会经济生产建设或生活活动中,因各种原因导致人员伤亡、财产损伤、环境破坏等后果的事件。譬如:交通事故、火灾、化学品爆炸、群体踩踏、煤气中毒、矿难等。

3. **公共卫生事件** 致病性生物因子造成的疾病大范围流行。譬如:SARS、禽流感、埃博拉出血热、登革热等。

4. **社会安全事件** 人为故意的破坏性行为所造成的灾害事件。譬如:纵火、劫持人质、自杀式爆炸、生化武器或毒气恐怖袭击等。

同时,学者们将人为因素和自然因素共同作用产生的灾害事件称为复合灾害。

### 二、突发公共事件的分级

我国按照突发公共事件的性质、严重程度、可控性和影响范围等因素,一般将其分为四级:Ⅰ级(特别重大)、Ⅱ级(重大)、Ⅲ级(较大)和Ⅳ级(一般),要求Ⅰ级或Ⅱ级的突发公共事件必须4小时内上报国务院。

**(一)特别重大事件(Ⅰ级)**

1. 一次事件出现特别重大人员伤亡,且危重人员多,或者核事故和突发放射事件、化学品泄漏事故导致大量人员伤亡,事件发生地省级人民政府或有关部门请求国家在医疗卫生救援工作上给予支持的突发公共事件。

2. 跨省(区、市)的、有特别严重人员伤亡的突发公共事件。

3. 国务院及其有关部门确定的其他需要开展医疗卫生救援工作的特别重大突发公共事件。

**(二)重大事件(Ⅱ级)**

1. 一次事件出现重大人员伤亡,其中,死亡和危重病例超过5例的突发公共事件。

2. 跨市(地)的、有严重人员伤亡的突发公共事件。

3. 省级人民政府及其有关部门确定的其他需要开展医疗卫生救援工作的重大突发公共事件。

**(三)较大事件(Ⅲ级)**

1. 一次事件出现较大人员伤亡,其中死亡和危重病例超过3例的突发公共事件。

2. 市(地)级人民政府及其有关部门确定的其他需要开展医疗卫生救援工作的较大突发公共事件。

**(四)一般事件(Ⅳ级)**

1. 一次事件出现一定数量的人员伤亡,其中,死亡和危重病例超过1例的突发公共事件。

2. 县级人民政府及其有关部门确定的其他需要开展医疗卫生救援工作的一般突发公共事件。

## 第三节 灾难医学概论

### 一、概论

灾难医学是研究在灾难条件下维护人民群众的身体健康和生命安全、伤病预防和救治的组织管理与技术措施的医学学科,是一门新兴交叉学科。它为灾难幸存者提供医疗保健服务,并在整个灾难周期内,向社区提供与医疗相关的灾前准备,灾难应对计划,灾难响应机制和灾后重建服务。同时,灾难医学也是一门应用科学,集合各学科的最新科研成果运用于灾难响应与灾前准备中是它的学科特色。因此,灾难医学的内容几乎涉及医学中的所有学科(内外妇儿、公共卫生、流行病学、创伤手术学、急危重症医学、军事医学、传染病学、社区医学、国际医学等),同时在非医学类专业中也大量涉及人类学、社会学、管理学、土木工程学、信息工程学、材料科学、法学、伦理学甚至传媒学等多门跨度极大的学科。灾难医学是需要多学科高度交叉融合才能支撑起来的研究科学的学科。

## 二、灾难医学的历史沿革

灾难医学专业的演化从 20 世纪 80 年代中期开始，它从工会的灾害管理（现称危机管理）和急救医学发展而来。虽然当时灾难医学尚未被认可为医学学科，但当今的全球灾难医学从业者已经在 1992 年飓风安德鲁、2001 年世界贸易中心袭击、2004 年马德里火车爆炸案和东南亚海啸、2008 年中国汶川特大地震、2011 年日本大地震等事件中开始了灾难医学的实践。从第一次标准化响应制度被应用于实时灾难事件中仅仅过去几十年，灾难医学无论是在应急管理还是救治技术上都有了长足的进步，而在未来，"标准化""制度化"和"科学化"的灾难响应程序更新发展肯定会持续下去。

将本章节放置在《急诊医学》中，是因为急诊医学的发展需求，急诊医师必须对灾难医学这个新领域时刻保持知识更新，并确保它的发展能满足灾难本质所带来的严苛需求。如果我们有一天临危受命去处理自己执业区域内的灾难性事件，我们就必须是一名灾难医学专家，我们的职业道德要求我们追求最高水平的学术知识，因为到那时我们将是受灾者的希望。

# 第四节 灾难的风险评估与医学管理

## 一、灾难风险评估

风险是指不利事件发生的概率及其效应的严重程度。脆弱性是指一个群体、个人或组织暴露于或遭受特定危险并出现不利影响的可能性、易损性，以及对灾难的可承受性、适应性和可恢复性，即风险承受能力和风险控制能力。

灾害为社区的风险来源，灾难通过暴露社区中已有的脆弱性造成风险，而社区面临的风险级别可以通过其对灾害的准备程度得到消减。每次灾害发生时，都会产生紧急情况，如果准备程度足以应对紧急情况的风险等级，则将消化紧急情况；如果准备不足，就会出现灾难，需要外源性帮助。因此风险与单一社区内可能出现的危害事件、社区的脆弱性呈正相关，而与社区的准备程度呈负相关。

风险评估是风险应对的第一环节，也是所有减灾备灾的第一环节。作为社区抗风险能力的核心单位，区域医疗单位的急诊科及急诊医生负有双重身份，既是重要的评估对象，也在某些情况下充当风险评估的执行者。每个社区或区域本身拥有自己的特征，不同的地域自然气候条件，不同的人口经济情况，都会造成其脆弱性的差异。社区风险评估通常会从四个方面进行分析，即"事件""可能性""风险"和"准备情况"。

在灾难医学中，区域医疗核心单位（如各地区三甲医院）的风险评估和薄弱环节建设是最能有效快速改善区域抗风险能力的方式之一。我们通常从四个方面评估区域核心医院的应急救援能力，既"系统（system）""人员（staff）""空间（space）"和"物资（supply）"，简称为"4S"。

随着灾难医学研究的发展，国内的一些研究已经为各级医院紧急医学救援能力制作评估模型，但无标准统一评价体系，亟待进一步研究。

## 二、分级整合医学救援体系建设

在灾难医学中，医学救援不仅意味着医疗技术与行为本身，还意味着使用医疗技术与行使医疗行为时处于极端状态和特殊医疗管理体系下。

快速有效地组织救治技术和资源，建立分级整合医学救援体系是灾难医学救援在现场的管理原则。在汶川特大地震发生之后，参与灾难医学救援的医学管理学团队系统地分析大规模医学救援行动中"灾情 - 伤情 - 救治资源"之间的关系，参考国内外已有的研究报道，提出"分级整合医学救援体系"的初步概念，即对有限资源进行细分与整合，能更好地适合灾难医学救治的"生产方式"。在后续的玉树地震、芦山地震、舟山泥石流等多次自然灾害中，扩大的数据量使进一步分析灾情评估、伤员救治，以及灾后心理和功能重建的相关性成为可能，最终提出"四集中救治"和康复早期介入的理念。这两个理念进一步完善了分级整合医学救援体系。

其中"四集中"救治具体为：集中患者，集中专家,集中资源,集中救治。具体措施包括确定定点医院,构建专家体系,筛查危重伤患,明确医疗措施和规范,调集专家支援,加大救治力度,开展专家巡诊或远程医疗会诊,建立上报制度和改善救治条件。"四集中"理念将参与灾难的医疗单位分为三级:

1. **第一级** 现场救援(现场医院):在现场搜救中由突击力量队伍将伤员集中,医疗力量进行评估、分拣、转运、现场急救处理。实施者主要由现场医务人员及现场救援队完成。

2. **第二级** 前方医院(二级医院):作为灾区最近的功能较完整的前线医疗单位,为自行前往就医或现场转运出的患者提供紧急损伤控制性手术,一般确定性治疗,一般重症监护及一般并发症处理的医疗服务,实施者主要由本院及外院专科医生完成。

3. **第三级** 后方医院(三甲医院):灾区或邻近区域完全未受损的医疗核心单位,为经检伤分类后进一步后送的严重伤患提供复杂损伤控制性手术,确定性治疗,危重症高级生命支持及严重并发症处理的医疗服务。实施者多为院内外专家团队及多学科小组。

"精细化管理"才能促进"精准化救援"。最终应实现以灾情需要为纲,及时实施精准调配、精准救治和精准转运。有效利用人力、财力、物力资源,最大程度地救治伤员。

### 三、紧急医学救援

灾难时的紧急医学救援与常态下的医疗救治工作,在医疗原则、技术等方面有相通之处,但发生灾难的区域对医疗需求的紧迫性与时效性远远大于医疗资源,此外,还有灾后易出现疫情等特殊性,有三个需要重点关注的要点。

#### (一)检伤分类

检伤分类(triage)一词源于法语的 trier,意思是进行挑选、分类,诞生于战争,隶属军事医学领域,是一个以救治需求与存活可能性为依据,对伤兵进行检伤和分类,决定实施救治次序的过程。后来为缓解灾难中需求大于资源的严苛情况,逐渐发展成为灾难医学救援中的必需步骤。

检伤分类是存在于从灾难现场至后方医院的连续行为,灾难现场医护人员数量有限,伤员众多、伤情复杂多变且可获取生理参数少,一次检伤漏诊误判的概率均较大,因此对滞留现场伤员、后送途中的伤员、抵达前线医院的伤员都应进行可延续的二次检伤甚至三次检伤,以确保有限的医疗资源与伤患的精确匹配,减少漏诊、误诊,避免错过处置时机。

初次检伤分类,即在灾难现场对搜救出的伤员进行的第一次检伤分类,常见的形式为患者身上标识的"绿""黄""红""黑"四色指示牌,其颜色组成及含义会根据具体使用的检伤分类法不同而有所区别。二次检伤分类,即在现场医院及转运途中进行的再次检伤分类。三次检伤分类,即在后方医院内进行的为决定使用手术室、ICU 等医疗资源的顺序而进行的检伤分类。

在较小灾难现场,伤员数量非常有限时,进行检伤分类的目的是尽最大努力为每一位伤员提供最恰当的医疗服务;在大型灾难现场,伤员数量多、伤情复杂,医疗需求与可利用的医疗资源之间存在巨大严重失衡时,伤员检伤分类的目的是尽最大可能抢救最多的伤员,对不能及时转运的危重伤员进行初步干预,为后续医疗措施的实施保存可操作干预窗。

灾难现场检伤分类的实施者通常由有经验的医生或护士担任,但紧急情况下会由第一批达到灾难现场的医护人员承担,大多数情况下此两类人群很有可能会是急诊医生及护士。

因此检伤分类者应具有以下基本素质:①扎实的临床医学知识和相关的急救管理知识;②受过训练,能够熟练掌握常用的伤情评估判断方法;③一定的组织能力和沟通协调能力;④具备相当的法律知识。

#### (二)后送转运

灾难医学救援后送转运是指在分级救治的指导原则下,向有能力和资源的救治地点或医疗机构运输伤患的过程和措施。后送转运正是基于检伤分类结果的后续行动,如果认为检伤分类可以使灾区及前线有限的医疗资源得到最大效率的利用,那么后送转运正是降低单一医疗点医疗需求,确保医疗资源最大效率利用的手段之一,它能客观且迅速地缓解灾害现场的资源短缺。

后送转运的方式依分类依据不同可分为不同后送转运方式。以转送的起终点为依据,可将后送转运分为三种方式：①现场救援到一线救援；②一线救援到前方医院；③前方医院到后方医院。现场救援到一线救援的转运量大，时效性要求高，其转运特色为早期快速；而前方医院是在做部分紧急处理甚至损伤控制性手术后转运，因此，前方医院到后方医院的转运更强调安全性与预见性。

另一种后送转运方式的分类是以不同的转运工具来分类，如空中、陆路（包括公路和铁路）、水上转运。使用每种转运工具转运时，都会因转运工具对病种、病情、转运设备的要求而有不同的应对措施。其中，空中转运能缩短伤患从负伤地点到达优良医疗机构之间的时间。空中转运提供了一种兼具灵活性和机动性的转运方式，但空中转运受气候地形和时间条件的影响非常大，固定翼飞机转运对机场的要求，直升机航程短等限制都使它无法完全替代陆路和水上转运。

### （三）灾后防疫

灾后疫情暴发风险取决于是否有安全水源、卫生设施、人群密度、人群自身健康情况、避难所生存条件和相应医疗处置是否得当等因素，此类风险与当地的疫病生态相互作用，并最终影响传播性疾病暴发风险的大小和感染人群的死亡率。

持续提供安全饮用水，是灾后最重要的一项防疫措施。可采用以氯化物为代表的易获得的廉价药品净化水源。若受灾人群生活在避难所中，人口密度高，除去充足的水源，还应保证避难所的卫生条件，严格教导灾民的生活卫生习惯，保证每人都拥有相对固定的个人空间，严格监控如幼儿老人等弱势人群的健康状况。

尽早发现有流行倾向的病例是保证疫情能迅速被控制的关键。监测和早期预警系统应该存在于灾难医学救援应急预案中，并保证灾时启动，以发现疾病的暴发风险并监控当地重要的流行病。监控系统内包含的病种应基于对该病种的危险性系统评估。

紧急医学救援队员及当地医疗工作者都应具备识别重点疾病的意识和基本知识，并形成迅速向上级卫生部门汇报的制度。为应对疾病暴发，在紧急医疗救援队伍的建设中应科学设置迅速化验采样、储存和运输样本的设备与方案。

## 第五节 灾难医学救援参与人员与紧急医学救援队伍

### 一、灾难医学救援参与人员

灾难医学专家是紧急医学救援计划的制定者，灾难管理专业人员、应急响应系统、政府和政策制定者之间的联络人及合作伙伴。灾难医学专家应在灾前帮助受灾地区在备灾阶段提升紧急医学救援的综合能力；在灾时施行科学的灾难管理和高效的救援活动，包括向受灾区域和疏散后送伤员区域的应急管理组织、医疗机构、社区和政府提供相关医学原理解释、医疗实践指导和紧急医学救援专业知识，在灾后重建中尽早实施必要的措施减少减轻"灾难后遗症"。

任何灾难发生后，第一时间响应并为受灾者提供医疗服务的永远是当地医疗从业者，也同样是此人群在该区域为人民群众提供日常的医疗服务，所以在灾难中救助伤员并不是灾难医学专家的专职，而是每一个医疗从业者都可能面对的责任。然而与其他医学领域不同，治疗灾难造成的伤亡与损失仅靠医务人员的医学知识是不够的，需要医务人员整合更多的非医学科知识才能处置。因此，无论是在灾难现场还是在后方医院，要正确有效地应对灾害，所有医护人员都要了解紧急医学救援和应急管理的基本原则。

灾难中的紧急医学救援力量往往是由灾难医学专家与医疗从业者共同组成的，灾难医学专家与医疗从业者也往往有所重叠。在灾难中，紧急医学救援力量由紧急医学救援队直接体现，灾难医学专家与医疗从业者两者皆在灾难医学救援行动中发挥不同且互相不可替代的作用。

### 二、紧急医学救援队伍

#### （一）紧急医学救援队伍的组成

紧急医学救援队伍是灾难医学救援体系的重要组成部分，是防范和应对突发公共事件的重要力量。

紧急医学救援队主要由临床经验丰富的急诊、内科、外科、麻醉科医师、心理科医师及护士、后勤人员等以医护后勤比 1 : 2（现行）或 1 : 4（世界卫生组织标准）的相对固定人员组成，并根据突发事件的性质灵活调整医疗队的人员结构。其职责主要负责各项突发公共卫生事件、突发性意外事故，以及区域内重大以上其他自然灾害和区域外重大、特大事故等突发公共事件应急现场的伤员急救与处置任务。队伍应坚持"平战结合，应急优先"的原则，实行双轨长效管理，灾时听从上级部门和医院领导指挥，确保应急救治工作能够及时、高效地响应；在平时加强灾难医学相关科研及成果应用，组织有关人员进行灾难应急救治知识和技能培训，根据实际情况开展各种应急模拟演练，不断提高紧急医学救援能力和医疗救治水平。

**（二）紧急救援队伍分类**

目前紧急医学救援队分类主要有三种形式：

1. 按照组建级别分类，分为国家级救援队、部门救援队、省市级救援队。国家级救援队及综合性救援队如中国国际救援队及中国国际应急医疗队；部门救援队如中国红十字会救援队、卫健委卫生救援队、安全生产总局的救援队；部分民间组织救援队如蓝天救援队等。

2. 按照救援装备分类，分为重型救援队和轻型救援队。如中国国际救援队具有八大类360多种23 400余件（套）装备、大型救援车辆，属于重型救援队。而大部分行业救援队以便携式装备为主，属于轻型救援队。

3. 按照救援任务特点分类，分为行业救援队和综合性救援队。行业救援队主要集中于消防、地震、矿山等行业，有的以搜索、营救为主，把后续医疗救治交给当地医疗部门；有的以医疗为主，不开展搜索、营救任务，无法完成自身保障任务。目前，行业救援队的规模与装备没有标准，专业性较强但自身保障能力相对较差，救援时需要多方面的配合和支持。而综合性救援队则能在世界各地、全天候、不需要外援补给地长时间开展多种类型灾害的救援任务。

**（三）紧急医学救援队伍配置标准**

同时不管是何种救援队，都有其队伍规模分级标准。以医学救援队为例：

1. **初级队伍** 由5名医生、5名护士及1名后勤人员组成，以创伤专业为主，主要接受县级区域任务。

2. **中级队伍** 由30名医护人员及后勤人员组成，队伍涵盖内、外、妇、儿、麻醉、感染、心理、护理、医技等专业人员，以及安保、驾驶、设备等后勤人员。中级队伍负责接受省级任务，如接收到任务，全队人员在24小时内集结出发。

3. **高级队伍** 由60名及以上医护人员及后勤人员组成，队伍涵盖内、外、妇、儿、麻醉、感染、心理、康复、护理、医技等专业人员及设备、消防、破拆、救援、安保、驾驶等专业人员。高级队伍负责接受国家重大任务，如接收到任务，全队人员在24小时内集结出发。

# 第六节 紧急医学救援队伍的能力建设

## 一、指挥调度能力建设

目前，我国灾难医学的救援指挥者主要由卫生行政部门、医疗机构的负责人组成。由于行政体系的存在先于灾难医学学科的建立，大多数指挥员都未经过公共危机管理及大规模伤亡事件处置管理的培训，进而由于体系的不成熟，在灾时往往出现各级指挥员职责不明确，权限不明确，突击力量救援系统（消防、公安、军队等）与医疗救援系统不协调。因此，提高指挥员的综合能力和专业水平，同质化指挥层的应急救援核心理念和框架流程是指挥调度能力建设的基本要素。

## 二、紧急医学救援队队员能力建设

### （一）紧急医学救援队伍人员能力分类

紧急医学救援队伍人员固定构成的人员类型广义上可分为三大类：①专业紧急医学救援人员，由决策型人才、执行型人才、操作型人才、监督型人才和信息型人才构成。②普通医务人员，主要由普通临床人员构成。③非医学专业人员，由其他救援人员、志愿者及公众构成。

狭义的紧急医学救援队伍只由专业紧急医学救援人员构成，决策型及执行型人才组成指挥层，操作型人才主要进行灾难现场救援操作，监督型人才及信息型人才构成紧急医学救援行动外围。

### （二）紧急医学救援队队员能力构成

一名优秀的救援队员应掌握医疗、救援及自

我保护三方面的能力。若遭遇特殊灾难或进入特殊救援队，甚至需要掌握"洗消""水中生存""高空速降"等特殊技能。我们将救援队员经常使用的技能分为三类：

1. **基础技能** 搜索与营救知识，通信设备的使用，野外生存知识，身体、心理素质良好。

2. **医疗技能** 掌握灾害现场创伤急救技术、灾害现场验伤分类技术、灾害现场急救的组织与指挥、心肺脑复苏、救援医疗设备的使用。还要掌握常见内科、外科和其他专科急症的处理，以及特殊灾难中的特殊伤害（如危化品事故中的爆震伤）。

3. **特殊技能** 懂当地语言、了解救援地人文常识及宗教禁忌，学习特殊的生存技能，如在水中、高原、极寒或高热。

## 第七节 紧急医学救援队伍后期保障能力建设

紧急医学救援队伍的后勤保障是应急救援行动顺利开展的重要保障之一，是应急救援体系的重要组成部分，在世界卫生组织对于国际救援队的考核中甚至占考核的主要部分，优先于医疗技术的考核。科学有效的后勤保障工作，事关整个紧急医学救援行动的全局，是一项重要涉及多学科的系统工程。

紧急医学后勤保障的原则是"平急结合、常备不懈"。后勤保障应该根据不同性质和级别的突发事件制定应对预案、计划和实施方法，详细制定药品、器材、装备、设施等储备计划，根据保障内容分门别类采取不同的保障制度和方法。

后勤保障体系同样需要一个科学设计的管理机构，后勤机构分为常态和紧急状态，前方保障队伍与后方保障机构。后勤机构一般从属于各级卫生行政部门原有的组织机构保持独立运转。常态下后方后勤保障的主要工作是资金和物资的调拨、储备；紧急状态下的后方后勤保障是保障应急资金、建立采购绿色通道，以及物资的供给、协调和组织。而前方后勤保障在常态下应参与紧急医学救援队的培训及训练，明确自己的职能和工作；紧急状态下应随队集结出发，在灾难现场做好：①物资保障，后勤装备，包括帐篷、服装、工具、办公设备、水电供应、交通工具等。②通信保障，作为最重要的环节之一，采用技术手段确保队内、对外的信息联络通畅，掌握救援队伍人员、救援物资储备等情况，以便预警和应急决策时随时调用。③生活保障，是指维持应急队员在执行任务时的生存和生活所需。主要分为安全保障和生活保障。④安全保障措施，包括在一些非常环境下的防核辐射、防疫情、防毒、防灾等保护措施，其中涉及住宿帐篷、隔离屏障、工作用品、个人着装等，还有一些后勤保障类的方法问题，比如工作地点和宿营地点的选择等。生活保障则首先要保障队员的生存需求，包括饮食、休息等。

## 第八节 紧急医学救援队伍的演习训练

紧急医学救援演练是对实际灾难医学救援过程的模拟，包括常规应急响应程序启动，应急处置流程和设定的关键事件等。目的是检验应急预案、救援装备、设备与设施、后勤保障系统等，可发现问题及薄弱环节，从而促进紧急医学救援系统能力的改进与提升。

### 一、演练分类

按演练规模划分，可分为局部性演练、区域性演练和全国性演练。

按演练形式划分，紧急医学救援演练可分为模拟场景演练、实战演练和模拟与实战相结合的演练。

紧急医学救援演练形式无固定规则，应根据需要选择，以要达成的目的、目标为指导，选择最恰当的演练方式，牢牢抓住演练的关键环节，达到演练效果。演习中民众反应是模拟的薄弱环节，如高层住宅来不及撤出的居民、危险区域内待疏散至安全区的居民、受污染人群进行消毒清洗处理等，应着重模拟与受灾群众的互动，以免演练流于形式。

### 二、演练形式

灾难医学救援演练类型有多种，不同类型的灾难医学救援演练虽有不同特点，其差别主要体现在受限于辖区应急管理的实际需要和资源条件,演练的复杂程度和规模上,但在策划演练内容、演练情景、演练频次、演练评价方法等方面有着相同或相似的要求。常见常用的灾难医学救援演练形式有以下几种:

**1. 模拟场景演练** 是指由应急指挥机构成员和各应急组织的负责人参加,按照应急预案及其标准运作程序,以桌面练习和讨论的形式对应急过程进行模拟的演练活动。因此也被称为桌面演练。

**2. 单项演练** 又称功能演练,是指针对某项应急响应功能或其中某些应急响应活动进行的演练活动。单项演练的特点是目的性强,演练活动主要围绕特定应急功能展开,无须启动整个应急救援系统,演练的规模得到控制,既降低了演练成本,又达到了"实战"锻炼的效果。

**3. 综合演练** 是指针对某一类型突发事件应急响应全过程或应急预案内规定的全部应急功能,检验、评价应急体系整体应急处置能力的演练活动,又称全面演练。综合演练一般采取交互式进行,演习过程要求尽量真实,调用更多的应急资源,开展人员、设备及其他资源的实战性演练,并要求所有应急响应部门(单位)都要参加,以检查各应急处置单元的任务执行能力和各单元之间的相互协调能力。

**4. 区域性灾难医学救援演练** 是在虚拟的事件条件下,区域应急救援系统中的各个机构、组织或群体人员,执行与真实事件发生时相一致的责任和任务的演练活动。这类事件往往影响范围广,参与应急行动的职能部门多,应急联合行动的指挥和调度是一项十分复杂的工作。因此,区域性灾难医学救援演练是检验、评价和保持区域应急能力的一个重要手段。

(曹　钰　王婉婷)

# 参 考 文 献

[1] 中华人民共和国中央人民政府. 国家突发公共卫生事件医疗卫生救援应急预案 [S]. 北京:中华人民共和国中央人民政府,2006.

[2] 中华医学会急诊医学分会灾难医学学组. 大规模伤害事件时二级以上医院伤患激增应对能力的专家共识 [J]. 中华急诊医学杂志,2016,25(10):1229-1236.

[3] 格雷戈里·赛奥顿. 灾害救援医学 [M]. 郑静晨,彭碧波,译. 北京:中国科学技术出版社,2014.

[4] 卫生部. 国家突发公共事件总体应急预案 [S]. 北京:卫生部,2006.

[5] 国务院. 突发公共卫生事件应急条例 [S]. 北京:国务院,2003.

[6] 国务院. 中华人民共和国突发事件应对法 [S]. 北京:国务院,2007.

# 第二篇　急诊医学的科研

# 第八章　急诊医学科学研究的现状与未来

## 第一节　急诊医学研究的历史及现状

急诊科在我国属于新兴医学学科，我国急诊科的建立始于20世纪80年代中叶。1984年6月11日，中华人民共和国卫生部颁发卫医司字第36号文件《关于发布医院急诊科（室）建设方案（试行）的通知》和《急诊科制度、常规》，要求床位数量大于500张的医院必须配备急诊科。自此，急诊科成为一个独立的学科逐渐发展壮大。之后，中华医学会急诊医学分会成立，《中华急诊医学杂志》（2001年之前名为《急诊医学》）创刊，标志着属于急诊医学工作者的科研舞台正式拉开帷幕。至今，已经有《中华急诊医学杂志》《中国急救医学》《中华危重病急救医学杂志》《临床急诊杂志》等急诊医学相关的中文期刊。2010年，我国急诊医学专业的第一本英文期刊 *World Journal of Emergency Medicine* 在杭州创刊，这是我国急诊医学科研工作者走向世界的一个里程碑。

30多年来，急诊医学相关论文的发表数量急剧上升。例如《中华急诊医学杂志》的刊文数量从2001年的260篇上升到2019年的400余篇，文章的篇幅也从平均1.66页上升至3页以上。而且从各级医院的投稿均可以看到，论文的作者不再局限于少数的几家大型医院。同样，以《中华急诊医学杂志》为例，2001年，受基金资助的文章数量分别为：国家重大科研基金项目6篇，国家自然科学基金项目4篇，省级自然科学基金项目2篇；2019年，上述各基金资助的文章都上升到数十篇。可以看出，急诊医学的科研工作取得较大的发展，并且得到更多国内其他领域专家的认可，赢得了更多国家投入。

急诊医学相关论文在国际舞台上也取得长足的发展，相关科研成果已经得到了国际同行的

认可。从过去发表的文章内容来看，急诊医学科研的主要方向为：心肺复苏、全身性感染、急性呼吸窘迫综合征（ARDS）、急性冠脉综合征、中毒、创伤、多器官功能障碍综合征（MODS）、多发伤、灾难医学、院前急救、重症胰腺炎、脑外伤等。其中，心肺复苏、全身性感染受关注度最高。

中毒研究集中于有机磷、百草枯、灭鼠剂等农药中毒方面，已进行大量的临床与基础研究。以百草枯中毒为例，临床研究集中于血液净化、免疫抑制剂及激素的使用；基础研究则在肺纤维化的损伤机制方面进行了深入的细胞分子研究。

全身性感染的研究同样也有广泛的临床与基础特点。在临床研究方面，对大量的中药制剂（如参附注射液）进行临床观察，为患者的救治提供了新的参考；基础研究方面则表现在基因、分子等层面的大量研究，对炎症反应失衡的调控等进行了探索。

灾难医学则在2005年之后科研成果产出增多，可能与这一期间我国的灾害发生增多有关，多以地震、矿难的救治为主。

在2006—2010年的5年间，我国急诊医学SCI论文所涉及的领域与中文期刊的类似。主要有：①基础研究，探讨机体在急重症状态的病理生理情况下，细胞凋亡及基因表达的变化及其机制；②优秀的荟萃分析研究（包括系统性综述）；③急重症患者救治的预后分析，敏感指标的预测价值分析等；④全身性感染、复苏、ARDS、心肌梗死、休克、氧化应激等方面的研究则受到国际同行的关注。

从中可以看到，我国急诊医学的科研成果已经被国际同行和国际期刊认可与接纳。但同时仍有一些方面需要改进。

第一，急诊医学的科研尚有待于突出自己鲜明的专业特点，尽量不要与别的专业交叉。应该进一步凸显诸如院前急救、分诊、复苏、中毒等专业特点的内容。

第二，我国急诊医学的科研方法尚不够先进。分析我国急诊医学科研论文，对照性研究论文少，其中满足临床试验报告统一标准（CONSORT）的更少。

例如，在国际临床中毒学核心期刊《临床毒理学》（*Clin Toxicol*）上发表对有机磷中毒洗胃的系统性分析文章。研究所纳入的文章绝大多数为中国大陆作者所发表，洗胃的方法集中于反复洗胃、延迟洗胃等在临床上已经证实有效并广泛应用的方法，也有少见的剖腹洗胃等。但部分文章中没有清楚叙述试验的具体分组、患者的基本信息及随访等，不能满足 CONSORT 原则，最终不能有效地被纳入分析。也就是说，我国广大医务工作者认可的洗胃方法并不能得到国际同行的认可。因此，如何使我国的科研成果得到国际同行的认可与接受是亟待解决的问题。

第三，我国急诊医学领域高质量的研究很少。由于急诊科的工作受到患者病程短、随访困难等制约，鲜有多中心临床随机对照研究（RCT）。但随着急诊科拥有越来越多的高配置抢救室及急诊科病房，RCT 将更容易在急诊科实现。

第四，与其他相近专业相比，我国急诊医学领域申请获批的科研项目仍有待增加，多项国家重大项目则更有待填补空白。

第五，我国急诊医学科研队伍中还存在大量以晋升、毕业为目的的人员。这种人员的科研是被动的、消极的，不易产生持久的、影响力大的、真实的科研成果。应该以培养、引导科研兴趣为出发点，真正产生一支有强大持久生命力的急诊医学科研队伍。

## 第二节　急诊医学科研的未来

在过去 30 年间，急诊医学科研工作取得长足的进步。但随着科研技术的发展，以及和其他学科的逐渐融合，急诊医学在急诊的特色领域将会取得更多的研究成果，促进急诊学科的发展，提升对急危重症的处置能力。

### 一、急诊医学科研的热点

#### （一）心肺复苏

心搏骤停（CA）已不断成为一种公共卫生负担，绝大多数患者的预后都很差。仅在美国，每年约有 29 万人在医院内发生心搏骤停（IHCA），35 万人在医院外发生心搏骤停（OHCA），存活率分别不到 25% 和 10%。在全球范围内，CA 的发病率和死亡率都在上升。现代心肺复苏（CPR）代表了早期 CPR 形式的发展和进步，为心搏骤停和呼吸骤停提供了快速急救和生命支持技术。它涉及紧急气道管理、人工辅助通气、胸外心脏按压、电除颤，以及其他基础或晚期心脏生命支持。现代 CPR 能够通过促进自发循环的恢复和降低 CA 患者相关死亡率来挽救患者。就医学和社会意义而言，其科学研究、临床实践、普及、应用价值是毋庸置疑的。随着 AHA 指南的不断更新，成千上万的学者和研究人员对心肺复苏相关疾病和并发症的流行病学、病理生理学、治疗和预后方面有了更深入的理解。通过查阅文献不难发现，在心肺复苏领域，治疗建议（如亚低温治疗、电除颤治疗时机等）、心肺复苏技术（如体外生命支持、胸外心脏按压等）和生存 / 预后预测仍是当今心肺复苏研究的热点问题。虽然医疗技术及指南在不断更新，但心搏骤停患者的出院存活率仍然较低，神经功能恢复依然较差。因此整个心肺复苏流程中存在亟须提高和改进的地方，包括如何提高心肺复苏质量控制，改善心肺复苏质量；如何实施最优心搏骤停后脑保护及防治 ROSC 后并发症；如何提高全民心肺复苏意识并进行系统培训；如何个体化进行心肺复苏等。

#### （二）急性胸痛

急性胸痛是包括急性冠脉综合征、主动脉夹层、肺动脉栓塞等以急性胸痛为主要临床表现的急危重症。为了准确、快速高效地识别高危胸痛患者，我国建立了继美国和德国之后的第三个认证的胸痛中心体系，为急性胸痛为主的急危重症患者提供了快速诊疗通道。依据其体系建设目的，目前大量研究主要集中在如何规范急性胸痛患者的就诊流程；如何实现对高危胸痛患者的早期快速准确诊断、危险分层，如何改善患者预后、提高生活质量；如何缩短高危胸痛患者的救治时间及减少救治费用等。

#### （三）急性中毒

急性中毒是危害公众健康和生命安全的重要医学及社会问题。急性中毒救治作为急诊医学的重要组成部分，也是急诊医师临床诊疗实践的重要内容，其在急诊医学特色建设及学科发展中具有不可替代的作用。全国急性中毒文献综合分析显示，农药、化工毒物（包括酒精、一氧化碳等）、药物、有毒动植物及食物中毒等为最常见的中毒类型。近年来，在国家及各级政府的高度重视下，我国在中毒救治、基地建设、毒物检测、科学研究及人才培养等方面迎来快速发展。急性中毒的相关研究也明显增多，集中于流行病学调查、有机磷、百草枯等农药中毒方面。我国急性中毒高发、毒物种类多元、重症中毒患者病死率高，并且面临救治不规范、临床科研不足、基层医疗薄弱等诸多挑战。因此，制定符合国情的诊治标准或共识，提高临床毒物检测能力和建设健全中毒救治网络等方面的研究均是目前亟须解决的问题。

### （四）灾难医学

自然灾害、生物恐怖主义、核泄漏、突发公共卫生事件、传染病等灾害直接威胁着人类的生存和发展。目前，大灾难几乎每天都在世界的某些地方发生。大多数人口集中在城市，这些地区的人与人接触非常频繁。高风险职业、国际贸易和住房建设都增加了人类接触灾害的可能性，导致每次灾害后伤亡人数增加。2008 年发生的汶川特大地震是近年来最严重的灾害之一，造成 37 万多人伤亡；死亡的主要原因是创伤和挤压综合征。此外，在地震后的 1 周内，呼吸道感染、肠炎和皮肤病的数量显著增加。灾难医学通过在灾害条件下实施紧急医疗、疾病预防和保健科学，逐渐引起了全球的重视。从目前灾难相关研究中发现，全球研究方向集中在以下几点：①灾难的实践。重点论述了灾害医学的实践要素，包括伤员救治、效果评价、急救和灾害医学教育。②灾难中医学。主要讨论灾害医学的实践要素，包括模块化管理、人道主义救援、急救管理流程和灾害应急部门。③灾难事件本身。主要研究灾害的伤亡人数及其对公众健康的影响。④灾难中医疗配置。集中在灾难的医疗需求，包括医疗人员、医疗设备和医疗技术。⑤地震灾害。主要研究在地震中的医疗救援，包括医疗决策、救援过程和特殊人群的治疗。

### （五）急危重症

急危重症是急诊医学主要解决的临床问题，随着我国的人口增加和老龄化，急危重症在急诊的疾病谱中所占比重越来越大。提高急危重症的救治效率已经成为急诊医学的主要任务。通过文献查阅，急危重症研究的热点集中在：①急危重症疾病严重程度的急诊精准评估；②以目标为导向的急危重症个体化救治；③急危重症的器械治疗及设备研发。

## 二、急诊医学科研创新发展趋势：多学科交叉与精准医学

### （一）物联网和急诊医学的学科交叉

物联网（internet of things，IOT）是在互联网概念的基础上，将其用户端延伸到物与物、物与人，进行信息交换和通信的一种网络概念。1999年，物联网概念由麻省理工学院提出，早期是指依托射频识别（radio frequency identification，RFID）技术和设备，按约定的通信协议与互联网的结合，使物品信息实现智能化管理。近年来，随着医学领域的拓宽、理念的更新及需求的改变，越来越多地将物联网技术应用于医学领域，发展出将物联网技术应用于健康辨识、诊断治疗、医院信息化和健康管理等人口与健康领域而形成的一个交叉学科——物联网医学。

物联网医学中的"物"，就是各种与医学服务活动相关的事物，如健康人、亚健康人、患者、医生、护士、医疗器械、检查设备、药品等。物联网医学中的"联"，即信息交互连接，把上述"事物"产生的相关信息交互、传输和共享。物联网医学中的"网"是通过把"物"有机地连成一张"网"，就可感知医学服务对象、各种数据的交换和无缝连接，达到对医疗卫生保健服务的实时动态监控、连续跟踪管理和精准的医疗健康决策。医院物联网基本建设方案是在互联网医疗的基础上，基于数据采集，同时追踪记录人的全程活动（7 天 × 24 小时），将物联网标签收集到的位置和数据类信息统一处理，然后提供相应的反馈和干预。构建体系涉及信息融合传感技术、网络技术、智能计算、自动控制等。

物联网医学是物联网理论在医学中的应用，为远程医学的高级阶段，含有感知、传输和智能处理三大基本流程和十大功能。物联网的十大基本功能均可用于医学。

1. **在线监测**　这是物联最基本的功能，可以集中监测为主、控制为辅，全时空监测患者。

2. **定位追溯**　一般基于传感器、移动终端、楼控系统、家庭智能设施、视频监控系统等 GPS 和无线通信技术，或只依赖于无线通信技术的定位，如基于移动基站的定位、实时定位系统等，可用于患者定位追踪协助诊疗和保健。

3. **报警联动**　主要提供事件报警和提示，有时还会提供基于工作流或规则引擎的联动功能，可用于多种医疗相关工作。

4. **指挥调度**　基于时间排程和事件响应规则的指挥、调度和派遣功能，特别适合卫生管理部门或院长工作。

5. **预案管理**　基于预先设定的规章或法规对可能发生的事件进行处置，适合卫生管理者或分级诊疗慢性疾病。

6. **安全隐患**　适用于医疗安全，由于物联网所有权属性和隐私保护性，物联网系统可提供相应的安全保障机制。

7. **远程维护**　这是物联网技术能够提供或提升的服务，主要适用于医疗产品售后联网服务。

8. **在线升级**　这是保证物联网系统本身能够正常运行的手段，也是医疗产品售后自动服务的手段之一。

9. **领导桌面**　主要仪器表盘或智能商务个性化门户，经过多层过滤提炼的实时资讯，可供院长或管理者把握全局，协助决策。

10. **统计决策**　指的是基于对联网信息的数据挖掘和统计分析，提供决策支持和统计报表功能，供院长或管理者决策参考。

物联网医学三大基本流程和十大功能可广泛应用于医疗教育、预防、保健、诊断、治疗、康复和养老，可实现医院、患者与医疗设备之间的整合和创立三级联动的物联网医学分级诊疗平台，可全时空管理和协调网内医生、患者和设备，大大提高医疗服务水平。

近年来，物联网也广泛应用到急诊医学领域，如院前急救、急诊专病绿色通道等。院前急救 120 借助物联网传感器，通过 4G 网络将患者的心电图、脉搏、体温等生命体征信息实时传回医院急救中心，实现转运途中专病会诊，入院后即可进入并联临床诊疗进程，缩短发病到入院规范化治疗时间。该运营模式在国内智慧医院建设中广为推进和成熟应用。

南京鼓楼医院将物联网应用于急诊脑卒中患者绿色通道运行模式的构建中，重点推进急诊区域一体化流程改造。在急性缺血性脑卒中绿色通道平台建设中，以急诊科、神经内科、神经外科、影像科、检验科、药学部和护理部整建卒中多学科诊疗（MDT）团队。在急诊脑卒中专病绿色通道数据与质量指标闭环管理建设中，通过物联网和移动医疗技术，对急诊专病绿色通道诊疗链业务流和时间流进行规划设置。基于急诊电子病历与住院电子病历，建立卒中临床路径健康档案，实现 LIS、PACS、HIS、EMR 等临床系统信息整合，可推进卒中绿色通道 MDT 团队同步协作，有效运行并联急救策略，实现精益医疗可视化管理、标准化操作理念，进行预防 - 院前急救 - 院内闭环全程线质量与效率管理。该院通过应用物联网与移动技术，优化绿色通道建设路线，强化急诊卒中绿色通道管理，整合优质医疗资源，改善卒中急救效率，逐步将患者到院至接受静脉溶栓时间缩短至 36.7 分钟，达到国内先进水平。

医疗信息化建设将是未来大健康产业的工作重心，可以实现服务资源的共享、整合、协调、优化，从而提高医疗质量和效率，促进医疗管理水平和科学决策，提升医院核心竞争力。物联网应用不仅为智能健康医疗服务带来了机会，也带来了服务模式创新上的挑战。基于物联网的智慧医疗服务，能够实现医疗数据资源的互联互通，改善医疗资源配置不均衡的现状，助力现代医疗服务质量提升。而基于物联网技术的急诊绿色通道建设有望在院前急救、院内多学科并联平台，以云平台"整合服务"和预防保健，串联信息流，提供移动健康管理，从而实现全病程管理闭环。

**（二）急诊医学 +**

随着社会经济的不断发展，学科间交叉和合作的必要性愈加凸显。各学科学术研究和问题的解决都越来越需要借助相邻甚至看似完全不相干的学科，在健康领域更是如此。科学研究的进步和技术创新极大地推动了现代医学的发展。在这样的大背景下，"医学 +"这一概念被提出，其理念是以临床医学需求为牵引，打破学科间壁垒，注重学科交叉融合、协同创新、优势互补，通过临床医学与基础医学、药学、生命科学、工学、理学、信息科学、材料科学等多学科交叉与联合创新研究，在创新药物、医学技术与生物医学工程、精准医疗多组学、健康医疗大数据、智能医疗等领域，解决临床医学重大热点难点问题，提高临床诊疗水平。"医学＋互联网""医学＋人工智能""医学＋大数据"均为当今发展的趋势及需求的热点。

以医学＋互联网为例，互联网使医学信息的传播成本降低，速度加快，传统的信息垄断消失；使医院科室间的信息实现互联互通，医院管理水平得到大幅提升；为医疗卫生行政部门提供各医院的大数据，包括疾控、药品、医疗质量评估等数据，为政府卫生、医疗保险等的科学决策提供支持。互联网方便了患者的就医流程，使其自主选择医院和医生的灵活性增加，加速了医学知识的大众化普及和推广，为早诊早治、预防疾病助力。互联网的优势在于不受时空限制，即时性强。互联网可以把需要医学必须面对面工作之外的事情，全部高效地加以完成。医学只需完成自己的"本职工作"，真正做到术业有专攻。

在医学＋时代，随着精准医疗（precision medicine）概念的提出，传统的"4P"医学模式，即 predictive（预测性）、preventive（预防性）、personalized（个性化）、participatory（参与性）已经被重新定义，医学模式正从"4P"向"5P"时代迈进。移动互联网已成为这个时代的主题，移动互联网与医疗健康的深度融合引发医学模式发生革命性的变化。基于医疗大数据平台的诊断与治疗技术，将把个性化医疗推向一个前所未有的空间，传统的诊疗模式将发生变化，全过程的健康管理替代传统的疾病诊疗模式，一个"以患者为中心"的新型医疗模式已经到来。医疗健康的各个细分领域，从健康管理、挂号、候诊、院内导航、缴费、取报告，到诊断、监护、治疗、给药和手术等，都将全面开启一个移动智能化时代。

经过 30 余年的发展，急诊医学已经步入新时代。如何顺应时代发展，建设满足社会发展需求、让人民群众满意的新型急危重症救治体系成为亟须解决的问题。急性心脑血管疾病、严重创伤、急性中毒等急危重症，具有起病急骤、病情变化快、早期致死致残率高和早期有效救治可以改善预后的特点。既往研究显示，各种因素导致的

救治"延迟"是造成预后不良的重要原因。不同地区的急诊急救体系及地理环境等存在差异，导致救治"延迟"的因素也各不相同，但总体可归纳为呼救"延迟"、院前"延迟"和急诊"延迟"。基于"医学＋"理念利用互联网、人工智能、大数据等制定区域性的标准化救治流程，优化临床路径，加强院前急救 - 院内急诊衔接，缩短救治"延迟"，以期改善急危重症患者的预后。加强信息化建设，借助现代通信技术构建急诊急救网络，消除区域内院前急救 - 院内急诊之间的壁垒，实现患者信息互通，从而提供"以患者为中心"的连续性医疗服务。借助智能化信息采集技术和结构化电子病历，充分利用数据的临床研究价值，让数据"活"起来，助力临床研究，从而发现临床工作中的不足和问题，找到解决问题的思路和方法，提升医疗服务质量。

**（三）多学科急救团队**

随着老龄化进程的加快，复杂急危重症患者将越来越多，对综合性救治服务的需求也将越来越大。急诊科是院前急救和院内专科之间的枢纽，是多学科高效协作提供综合性救治服务的最佳场所。

多学科诊疗（multiple disciplinary treatment, MDT）已成为国际医学领域的重要医学模式之一，其目的是使传统的个体式、经验式医疗模式转变为现代的小组协作、决策模式，以患者为中心，针对特定疾病，整合医疗资源，依托多学科团队，为患者确定最佳诊疗方案，不断提高医院的专业水平并进一步推动多学科交叉发展。

进入急诊科的急危重症患者对救治团队的综合救治能力要求极高，如果仅依靠单一专业科室进行救治，成功率较低，而多学科协作恰恰可以在急危重症患者的抢救、诊治方面发挥优势。随着救治人数的增加，越来越多的专业科室不满足于对患者的救治仅停留在常规的院内疑难病例讨论和会诊，而是希望多学科共同制定诊疗计划，实施诊疗方案，以保证抢救的顺利实施。在此情况下，组建以急诊科为核心的多学科急救团队，整合多方优势资源，提高协作效率，从而为患者提供最佳综合救治方案。

多学科急救团队可提高危急重症救治能力，提高抢救成功率，同时促进学科协同发展。管理

出效益，好的管理是倍增效益，不好的管理是衰减效益。急诊抢救最低要求就是安全，最高要求就是最大限度地满足患者需求。因此，抢救流程不应僵化、死板、千篇一律，而应根据疾病特点、专业特点、医院实际情况进行设计。多学科诊疗模式具有传统单学科以疾病为中心的诊疗模式无法比拟的优势，弥补了知识单一的局限性，同时高效整合了医疗资源，起到了优势互补、激发创新、促进多学科协同发展、提高医疗服务质量的作用，必将成为急诊救治的发展趋势，也是急诊医学科学研究的重点。急诊医学只有坚持以患者为中心，在科学研究方面不断地进行尝试和创新，寻找新的增长点，才能适应时代的发展和变革。

### （四）精准急诊医学

精准医学是充分考量患者在基因、环境及生活方式中存在的个体差异，以达成最有效的疾病治疗和预防的医学模式。精准医学的核心理念是将多个与人体健康及疾病预防相关的度量模块的结果进行统合，从而对人体的疾病状态和发展过程进行更相近的描绘和更为透彻的理解。在精准理解经过整合的、来自各个模块的数据的基础上，医生可以明确患者所在的疾病的特殊亚组，从而制定更好的个体化治疗方案。精准急诊医学（precision emergency medicine）正成为重要的实践领域。急诊科是众多危重疾病及感染性疾病临床诊疗流程的首个关键节点，对疾病易感性进行个体化精准评估并进行预防是精准急诊医学的重要研究方向。

急性感染性疾病是急诊最常见的病种之一，而病情本身的复杂性、检测技术发展滞后、多维度临床信息整合技术缺失等，使得社区获得性肺炎等常见疾病的诊疗水平停滞不前。而不断出现的耐药性致病菌、新发流行的微生物等又不断挑战经验性治疗方案的地位。快速准确鉴定致病微生物是启动个体化治疗方案的关键，是精准急诊医学体系的核心组成部分。急诊医学的重要任务之一是在可能的病因诊断未明确的前提下，利用尽可能多的临床信息为患者提供个体化的诊疗服务。但建立病因诊断是贯穿于整个急诊诊疗流程的核心任务之一。除了基于病原学标本（咽拭子、痰液、体液等）进行的分子病原学诊断外，基于组学信息的诊断技术也在快速发展，使得精准急诊诊疗服务成为现实。

精准医学作为目前研究和医学发展的热点，2016年3月，科技部发布了国家重点研发计划，"精准医学研究"被评为科技部2016年国家重点研发计划的优先启动的重点专项之一，并于3月正式进入实施阶段。国家卫计委和科技部先后召开精准医学战略专家会议，拟到2030年前，合计投入600亿元，开展"精准医疗"这种新的医学模式的研究。目前精准急诊医学在社区获得性肺炎、创伤、传染性疾病的监控等方面取得的进展已经展现出对患者个体及公共卫生方面的巨大获益，前景广阔。通过建立中国精准急诊医学体系，完善急诊的大数据建设，进一步在精准治疗所需的靶向药物研制上实现突破，完成精准急诊医学的闭环服务，建立起中国精准急诊医学的学科体系。

急诊科研是推动急诊医学学科发展的核心动力，应该密切结合未来急诊医学的科研发展，联动相关学科，促进急诊医学和其他学科交叉发展，急诊医学科研必将进入新纪元。

（于学忠）

## 参 考 文 献

[1] 黄子通，于学忠. 急诊医学 [M]. 2 版. 北京：人民卫生出版社，2014.

[2] 于学忠. 协和急诊医学 [M]. 北京：科学出版社，2011.

# 第九章　急诊医学的流行病学调查研究设计

流行病学是研究疾病（包括伤害）和健康状态在人群中的分布及其影响因素，借以制订和评价预防、控制和消灭疾病及促进健康策略与措施的科学。流行病学是人类在与多种疾病，特别是与传染病做斗争的实践中形成和发展起来的。最初的流行病学产生于19世纪中叶，此时是以研究传染病的人群现象为主；近半个多世纪以来，随着社会的发展，慢性非传染性疾病如高血压、冠心病、糖尿病对人类健康的威胁日益严重，流行病学的研究范围扩大到了慢性非传染性疾病；20世纪80年代以来，随着医学模式的转变，流行病学研究涉及更多的心理和社会因素，如环境污染、吸毒和心理卫生等，流行病学的方法学也随之不断发展，并逐渐形成体系；20世纪90年代，随着分子生物学的兴起，分子流行病学获得发展。

目前，流行病学已成为在人群中研究人体生物学现象和社会学现象的重要方法学，也是医学科学研究的重要方法和工具。流行病学的基本理念和方法同样是医学科研的基础和原则，掌握流行病学知识已成为开展医学科学研究的前提。根据是否施加干预，流行病学研究可划分为实验研究和观察性研究，后者包括横断面研究、病例对照研究和队列研究等。本节介绍的流行病学调查研究属于观察性研究范畴。

流行病学调查对急诊医学的学科发展和临床实践至关重要。通过流行病学调查可以了解急诊患者的疾病谱，如常见症状急性胸痛的病因构成；急诊疾病分布的区域差异，如药物中毒患者在农村和城市地区的分布情况；慢病急性发作如急性心肌梗死、脑卒中的发生率及对急诊医疗资源的占用等。这对提高急诊医疗水平，急诊从业人员的配备和培训，应对突发公共卫生事件和政府部门的急诊卫生决策起到重要作用。但目前国内有关急诊医学的流行病学调查研究仍然有待加强。

## 第一节　流行病学调查研究设计的要点

### （一）明确调查目的

主要包括：评估预防、治疗措施的效果，寻找临床实践中的不足，持续改进医疗质量；探索疾病病因、发病危险因素及预后影响因素，明确可干预的靶点和预后预测指标；描述疾病的时间、空间和人群分布，为急诊快速诊断和危险分层提供基线数据等。

### （二）掌握相关背景资料

只有充分地掌握背景资料，了解该问题现有的知识水平，国内、外进展情况，才能阐明该研究的科学性、创新性和可行性，评估其社会效益和经济效益。掌握背景资料的途径有：①自己经验的总结；②查阅文献资料。这项工作不仅是制订计划时的工作，而且应当贯穿于研究的全过程，是一个十分重要的环节。

### （三）确定研究人群

研究人群的选择与研究目的有关。例如，想了解中国不同地区心搏骤停发病率的差异，则可对中国不同地区心搏骤停的发病情况进行调查，计算发病率，绘制统计地图。如果对某职业暴露与某种疾病的相关性感兴趣，可选择有暴露工厂的工人与无暴露工厂的工人，比较两个工厂的工人中该疾病的患病率；或选择工厂中有暴露的部分工人与另一部分无暴露的工人进行比较。由于对目标人群的总体调查会消耗大量的人力、经费及时间，为了能在资源有限的条件下有效实现研究目的，可以使用抽样的方法对样本进行研究，并将结果推及到目标人群的总体。如想了解中国心搏骤停的发病率、死亡率，对全国人民进行普查是难以实现的工作，可通过抽取或选取几个具有代表性的地区样本的方式进行调查,然后通过调整权重推断全国心搏骤停的发病率和死亡率。

**（四）暴露的测量**

暴露即需要研究的因素,包括研究对象所具有的特征、处理因素,以及所发生的事件等。暴露并不仅限于与研究对象相关的外部因素,也包括机体内部的因素,如遗传因素、内分泌因素和精神因素等。暴露必须有明确的定义和测量尺度。应尽量采用定量或半定量尺度和客观的指标。常用调查表、测量记录、实验室检查和体检等手段来测量暴露。

**（五）疾病发生的测量**

在人群中进行现况调查时,应尽量采用简单、易行的技术和灵敏度高的方法。对疾病必须提前建立严格的诊断标准,标准要利于不同区域的同质化。调查表、体检或一些特殊检查常联合应用。如果可能,应测定疾病首次症状发作的时间。有时由于疾病系逐渐发生难以确定发作时间,或直到现况调查时才知道疾病存在,所有疾病发病的时间常难以测定。

**（六）拟定调查表**

调查表又称问卷（questionnaire）,是流行病学调查的主要工具。调查表设计的好坏,对调查结果有着举足轻重的影响。调查表没有固定的格式,内容的繁简、提问和回答的方式应服从于调查的目的,并兼顾清理和统计数据原则进行合理设置。

调查表的主要内容分为两类。一类是一般性项目或识别项目,包括姓名、性别、年龄、出生年月、出生地、文化程度、民族、职业、工作单位、现住址等。另一类即调查研究项目或研究变量。这是调查研究的实质部分。编写这部分内容时应注意以下几项原则:

1. 措辞要准确、简练、通俗易懂、易于回答,尽可能不用专业术语,避免引起被调查者的误解或不同理解。

2. 与本次调查目的相关的项目一项也不能缺,而与本次调查目的无关的项目一项也不应有。

3. 问题按逻辑顺序和心理反应排列,先易后难,先一般后隐私。

4. 尽量获取客观和定量的指标。调查表中提问的方式主要分"封闭式"和"开放式"两种。

"封闭式"即在问题后列出若干互斥的备选答案,供被调查者选定其中的一个或数个。答案的范围相当于测量的尺度。"开放式"指年龄、出生日期、吸烟支数等一些不能明确限定答案尺度的问题。有时也可将两种方式结合起来提问。

**（七）对调查员的要求**

对调查员的最基本要求是实事求是的科学工作态度和高度的责任心。调查员要有一定的文化水平,但是并非医学水平越高的人越适合于做调查工作。相反,有医学知识的人易于掺入自己的假设和看法,调查时易于诱导性地提问题而产生信息上的偏倚。从这个意义上讲,倒不如非医务人员调查更客观。调查员必须经过统一的严格培训和考核,这是保证调查质量的前提。

# 第二节　流行病学调查研究设计的原则

流行病学调查研究设计既需要从专业角度考虑选题、研究人群等,在保障研究对象的安全和权益,不违背相关伦理道德的基础上,以适宜的人力、物力和时间获得可靠的结果;同时,又需要遵从统计学原理,对资料的收集、整理和分析等进行科学设计,减少研究结果与真实情况偏差,即减少随机误差（random error）,提高研究的精确性（precision）,减少或控制偏倚（bias）（系统误差 systematic error）,提高研究的真实性（validity）。因此,流行病学调查研究设计应遵循以下三个原则:

**（一）精确性**

提高精确性的关键在于减少随机误差。随机误差由多种无法控制的因素引起,不可避免,但具有规律性。由于抽样的偶然性导致样本与总体之间总是存在差异即抽样误差,以及在实验过程中,在相同条件下对同一对象重复测量,结果总会有某些随机波动即随机测量误差（又称实验误差）。提高研究精确性主要有两条途径:一是增加样本含量,二是提高统计效率。

1. 增加样本量是提高研究精确性最基本的方法,但是增大样本量同时意味着人力、物力、时间和费用的增加。在实际研究工作中,一般通过统计学估计适宜的样本大小,然后进行合理抽样。

2. 在不增加样本量的情况下,提高统计效率要尽可能多地掌握研究对象的统计信息，如暴露者和非暴露者的比例，疾病的年龄性别分布等，确定合适的暴露者和非暴露者的比例及特定人口学特征的人群。

### （二）真实性

提高流行病学调查研究的真实性可以通过减少和控制各类偏倚来实现。偏倚是随机误差以外的、可导致研究结果与实际差异的系统误差，主要分为选择偏倚（selection bias）、信息偏倚（information bias）和混杂偏倚（confounding bias）。

1. **选择偏倚** 是由纳入研究的研究对象和未入组者特征上的差异所致。这种偏倚在确定样本，选择对照组时容易发生，另外，失访或者无应答也可产生这种偏倚，包括入院偏倚、现患病例-新发病例偏倚、检出症候偏倚、无应答偏倚和易感性偏倚等。选择偏倚难以在数据分析阶段通过统计方法进行矫正，因此，在研究设计和实施阶段，研究者应对研究过程可能产生选择偏倚的环节进行充分了解，制定严格的选择标准，尽量取得研究对象的信任和合作，以及设立多种对照等方法，尽量控制选择偏倚。

2. **信息偏倚** 亦称观察性偏倚，主要是指获取研究所需要的信息时产生的系统误差，表现为研究对象的某种或某些特征被错误分类，包括回忆偏倚、报告偏倚、暴露怀疑偏倚、诊断怀疑偏倚、测量偏倚等。这种偏倚可来自研究对象、调查者，也可来自研究设备和方法。控制选择偏倚主要通过制定严格的资料收集方法，采用盲法收集信息，采用客观指标，设计适当问卷，以及进行统计学矫正等方法进行控制。

3. **混杂偏倚** 主要是指研究因素和研究疾病的相关（关联）程度受到混杂因素的夸大或者掩盖，从而导致两者之间的真正关系被错误估计。在研究对象入组时，针对混杂因素进行严格控制、采用随机化方法、对照组与试验组进行匹配，以及进行统计学处理（如多因素 logistic 回归、多因素 Cox 回归等），可以控制这些混杂偏倚。

### （三）可行性

流行病学调查研究在设计阶段需要充分考虑其可行性，如是否符合伦理学要求，经费是否充足，预设研究周期是否合理，是否存在合适的、足够的研究对象，是否拥有需要的仪器设备，资料数据收集的难易程度，是否对研究过程中可能出现的问题有预案或解决方案等。流行病学调查研究应该在保证可行性的基础上，尽可能提高精确性与真实性。

## 第三节 急诊医学流行病学调查研究的重点任务

急诊医学在流行病学领域仍然有很多的空白亟待填补，国内大部分急危重症的流行病学资料来源于国外的研究报告。参考国际的标准和惯例，结合中国的社会、环境和人口的因素特点，首先建立一个单位或机构的流行病学调查研究的标准和方法，再联合其他单位和机构建立研究协作组，最后形成区域性或全国性流行病学调查研究结果，是实现全国性相关疾病流行病学调查的重要步骤。真实和精确的流行病学数据有助于急诊医学学科准确把握防控和治疗要点，提出科学、合理的干预和防治策略。

以心搏骤停为例，我国目前尚无全国性的院外、院内心搏骤停发病率、死亡率、心肺复苏率等基本流行病学调查资料。不清楚我国院外、院内心搏骤停患者的确切比例，城市和农村是否有差别；不了解此类患者的病因分布情况，不清楚心搏骤停发生时患者的心律如何；不清楚患者从发病到接受救治的平均时间，有旁观者施救的比例是多少，有无接受电除颤治疗；不清楚医护人员抢救时心肺复苏的质量如何；抢救流程是否合理、规范；患者复苏后有无接受保护性低温治疗；复苏后恢复自主循环的患者入院存活率、出院存活率、1 年存活率分别是多少；缺乏这些数据则无法准确了解我国院外、院内心搏骤停的发病、救治及结局，也无法制定有效的抢救和防治策略，以及心肺复苏的质控标准。因此，以 Utstein 模式为基础建立统一标准，形成全国性研究联盟，进行流行病学调查是我国急诊医学研究领域的重要课题之一。

再以急性胸痛为例，了解常见症状如急性胸痛的病因构成、分流路径、救治结局同样意义重大。急性胸痛的病因有 50 多种，有些疾病如急性心肌梗死、急性主动脉夹层、肺栓塞，发病急、预后差，需要尽快给予确定性治疗（急诊介入、外科手术、溶栓等），而有些疾病如反流性食管炎、肋间神经痛等，病情轻，不具有致命性。国内外数据显示，致命性胸痛（也称高危胸痛）所占比例低（8%～20%），非致命性胸痛（也称低危胸痛）比例高，因此如何快速识别出高危胸痛，给予快速合理的治疗，同时尽快识别出低危胸痛，使其安全离院，减少对急诊及医院资源的占用，是急诊医学研究领域的重要研究内容。2015年我国开始在该方向开展区域性流行病学调查研究，初步了解急性胸痛救治的现状，但仍缺乏全国系统性研究数据。所以，有必要开展全国范围的急性胸痛急诊救治现状流行病学调查，以便了解我国急性胸痛的急诊救治现状，为进一步优化急性胸痛的急诊治疗提供研究基础。

此外，急诊流行病学调查研究领域众多，除以上两个研究方向的案例以外，还有创伤、急性中毒、脓毒症、多器官功能障碍综合征、急性感染病原学等。获取准确的流行病学资料是今后急诊医学能够不断进步发展的重要基础，可以进一步优化医疗或卫生资源配置，提出科学、合理的干预和防治策略，以及进行急诊重大疾病的质量控制，另外，流行病研究结果有助于设计针对性的干预性试验，对某些干预手段的有效性和安全性进行评价。所以，急诊流行病学调查是促进急诊医学学科发展的重要手段。

（陈玉国）

# 参 考 文 献

[1] 黄子通，于学忠. 急诊医学 [M]. 2版. 北京：人民卫生出版社，2014.

[2] 于学忠. 协和急诊医学 [M]. 北京：科学出版社，2011.

# 第十章　急诊医学的基础医学研究设计

科学研究是在一般认识的指导下，对尚未研究或尚未深入研究过的事物进行研究。研究的目的在于揭示事物矛盾的内在联系，正确回答和解决所提出的科学问题。

基础研究是关于自然现象和物质运动基本规律的理论性研究。基础医学研究是指阐明人体内在运动的基本规律，以及健康与疾病相互转化的规律；医学中的基础研究大部分是应用研究，并侧重研究健康或疾病的基本性质和一般规律（共性）。基础研究的目的往往不是解决当前临床急需解决的具体问题，其研究成果往往需要长期研究才能获得，而其实际应用有时又不能完全预见，对科学技术的根本性进步和革新具有深远影响。

实验是为了在更有利的条件下对事物进行观察或主动复制或变革研究的一种操作或活动。其特点是人们预先计划、控制条件，使用工具主动引起、复制事物的过程，或变革事物本身的自然过程，并对其出现的现象、各种变量的变化进行观察和记录，然后进行科学抽象，最后得出结论。由于实验可以在受控制的条件下，经过周密设计，尽可能排除外界因素的影响，对所研究的现象（包括自然过程和生产过程中的各种影响因素）进行密切细致地观察、分析、比较和综合，从而有可能精确揭示现象间某些内在联系，认识自然规律，验证科学假设。因此，实验是现代科学研究最主要、最常用的方法，而且是理论形成的重要源泉。

科研设计是指在科学研究之前，由专业人员对科学研究工作进行全面计划，并设计和制订具体方案。目的是制订出一个通盘的、周密的、安排合理的科学性强而良好的设计方案，是科研开始前的准备工作，是科研进行过程中的依据，是实验数值统计处理的前提，是所得结果准确可靠的保证。为使科研结果具有实用性和创造性，科研人员需从专业理论知识和技术的角度进行设计。为保证研究结果的可重复性并符合经济原则，科研人员须学会利用统计学方法进行设计，以保证样本的代表性、可比性、实验观察的准确性和实验（分组）安排的高效性。因此，科研设计须保证科研实验结果符合一定的特性：实用性、可行性、先进性，以及在减少或排除系统误差前提下的可重复性和经济性。因此，科研设计须设计安排有关研究的流程、步骤和实验方案，使研究实验获取的数据资料能用于相应的统计学分析、专业理论分析和假设检验，从而达到该项研究的目的。

## 第一节　基础研究科学问题的凝练

研究立题就是确定所要研究的课题，也是研究设计的前提，决定科研方向和总体内容。立题的过程是创造性思维的过程，是发现、提出、分析问题并提出假说的过程。

立题的程序是：积累资料、选题意向、查新；确认选题方向、立题；严谨审查其重要性、科学性、创新性、实用性和可行性。因此，科研课题的选定，经历了提出问题→查阅文献→建立假说→确定题目的过程。

### 一、提出问题

科学问题是科学发展的逻辑起点，科学探索过程即问题提出和解决的过程，老问题的解决是提出新的、更深刻问题的开始。选题是科学研究的战略性步骤和重要环节，也是开展科学研究的第一步。科学问题的产生或者选题可以来源于临床工作中问题的发现和思考，特别是临床实践中未能发现或解决的问题，但作为研究生的起步阶段，建议从导师的研究范围内选择，便于获得导师及团队人员的指导和帮助。

## 二、选题的原则

### （一）重要性

符合国家紧急建设和社会发展的需要，尽量选择在医药卫生保健事业中有意义或迫切需要解决的关键问题，关注重要领域的重要问题。

### （二）创新性

选题应有创新性，或提出新规律、新见解、新技术、新方法，或是对原有的规律、技术或方法的修改、补充。创新性首先应表现在科学问题上，其次才是研究方法上。创新的基础是了解既往的理论和方法，掌握国内外发展最新动态，因此，系统复习相关文献是选题创新性的前提条件。

### （三）科学性

选题应有充分的科学依据，与已证实的科学理论、科学规律相符合，而非毫无根据地胡思乱想。

### （四）实用性

实用性原则是医学研究的"价值"体现。医学科研要有明确的目的：探索医学科学空白；理论研究向临床实践转化；把实践经验上升为科学理论；对科学假说的实践检验；解释传统理论与新发现事实之间的矛盾，探索新的适用范围。

### （五）可行性

具备完成和实施课题的条件。选题应切合实验者的主、客观条件，盲目地求大、求全、求新，最终只能纸上谈兵，无法实施。

## 三、查阅文献

研究者虽可提出科学问题，但并不代表该问题无答案或无人研究。因此，文献检索极为重要。查阅文献和信息搜集的数量和范围，是决定立项选题的科学性、创新性的重要因素，有助于了解相关的研究背景和现状，并深化研究者对质疑问题的认识，进而建立假说。

## 四、建立假说

假说是在查阅大量相关文献的基础上提出的解决某一科学问题的假定答案或解释，也是实验研究技术路线、实验方法及预期结果的基础。科学的假说是关于事物现象的原因、性质或规律的推测性说明。

## 五、确定题目

基于科学问题的科学假说一旦形成，应围绕该假说进行科学构思，确立研究命题。

# 第二节 基础研究的实验设计

制订实验研究的计划和方案，必须根据研究目的、结合专业和统计学要求，作出周密完整的具体内容、方法和计划安排，是实验研究过程的依据，数据处理的前提，是提高实验研究质量的保证。实验设计的任务：有效地控制干扰因素，保证实验数据的可靠性和精确性；节省人力、物力、财力和时间；尽量安排多因素、多剂量、多指标的实验，提高实验研究的效率。

## 一、实验设计的三大要素和基本原则

科研立题后，从题目通常可反映研究内容的三大要素，即处理因素、受试对象、检测指标。

### （一）处理因素

也称受试因素，是医学科学研究的基本要素之一。一般而言，处理因素是指外界施加于受试对象的因素。

1. **物理因素** 电刺激、射线、温度、外伤、手术等。

2. **化学因素** 药物、毒物、营养物、缺氧等。

3. **生物因素** 细菌、真菌、病毒、寄生虫等。

在处理受试因素时需要注意的事项：

（1）根据提出的目的，抓住实验的主要因素，确定单因素或多因素。一个实验的处理因素不宜过多，否则会使分组过多，方法繁杂，受试对象增多，实验时难以控制。而处理因素过少又难以提高实验的广度、深度及效率。必要时，可采用几个小实验构成系列实验。

（2）处理因素的强度是处理因素的量的大小，如电刺激的强度、药物的剂量等，强度应适当。同一因素有时可以设置几个不同的强度，例如某实验药设置几种剂量（高、中、低），但处理因素的水平也不要太多。

（3）处理因素的标准化。处理因素在整个实验过程中应保持不变，即标准化，否则会影响实验结果。例如电刺激的强度（电压、持续时间、频率等）、药物质量（来源、成分、纯度、生产厂、批号、配制方法等）应始终一样。

（4）重视非处理因素的控制。非处理因素（干扰因素）会影响实验结果，应加以控制，如离体实验时的恒温、恒压，患者的病种、病情（轻重）、病程（急慢）、年龄、性别等。

## （二）受试对象

处理因素施加的对象称为受试对象，也是实验对象或研究对象。选择受试对象十分重要，正确选择受试对象是实验成功的关键，对实验结果产生极为重大的影响。大多数医学研究的受试对象是人或动物，也可以是器官、细胞、分子或基因。基础研究通常选择除人体以外的研究对象。

医学研究中，以动物作为受试对象的实验为动物实验。动物实验是生命科学研究不可或缺的部分，已逐渐成为医学各学科发展的基础，推动了诸多领域的突破性进展。动物的种类很多，实验动物包括：正常动物、麻醉动物、病理模型动物等。动物选择原则：实验目的、动物特点、方法和指标的要求。在不同领域的研究中还应该根据研究的目的选择合适的疾病动物模型。

选择动物作为研究对象还必须注意符合动物实验伦理，并且遵守动物实验研究的 3R 原则：减少（reduce），减少每次实验中所需动物数量；善待（refine），善待动物，尽量减少动物所受的痛苦和伤害；替代（replace），即使用其他手段替代动物实验。

## （三）检验指标

处理因素作用于受试对象产生的实验效应，是医学研究的核心内容。合理的指标选择可体现实验设计的科学性和实验结果的准确性、特异性和客观性。检验指标选择的基本条件：

1. **特异性高** 特异反映某一特定现象。如研究抗高血压药物时，以动脉压，尤其是舒张压作指标。急性肾炎患者有 70%～80% 血压增加，但急性肾炎的尿常规和肾功能指标比血压作指标好。特异性低的指标容易造成假阴性。

2. **客观性强** 尽可能选用具体数字、图形、表格来表达，如血压、心电图、呼吸、化验检查酶的含量等。受主观影响较大的指标最好不用，如目测比色。主观症状难以定性者，更不易定量。

3. **精确性 / 精密度** 重复观察时，各观察值和其平均值的接近程度，其差值属于随机误差。

（1）准确度：指观察值与其真实值的接近程度，主要受仪器、测定方法等问题的影响。属于系统误差。

（2）灵敏度：灵敏度高能充分反映处理因素产生的效应。如药物不同剂量对血压的影响。

灵敏度低使本应出现的变化不易出现，产生假阴性。

（3）可行性：必须根据研究者的技术水平、实验室的设备情况来确定。

（4）认可性：依据文献上认可的指标测定法。创出的新指标必须经过专门的实验鉴定。

实验设计的基本原则：科学性、创新性和规范性。

# 二、科研设计的基本步骤

科学假说是通过科学实践，主要是实验和观察来验证。实验观察内容的安排、实验手段和方案的设计先要从专业理论和技术角度考虑（专业设计），然后才从数理统计角度考虑，二者互相配合，才能保证研究方案的科学性、可行性和有效性，并保证验证假说的结果和结论比较确实可靠。

## （一）明确研究目的

每个科研设计均须与实验目的和验证假说紧密相连，不可脱离全局，科研设计者及其合作者应该清楚地把握本研究拟达到的目的和拟解决的问题。

## （二）依据充分

依据充分指科研设计须从实际出发，从课题现状和前期科研进展出发，确定实验开展的必要性；从国内外研究进展出发，确定实验的意义；从当前人力、物力条件出发，确定项目的可行性。总之，科研设计必须立足于现实。

## （三）研究目标与研究内容

将课题分成若干个关键问题，针对每一关键问题设计实验方案，精心设计为这些问题提供答案的实验，以达到一个分目标或阶段性目标，进而通过实现所有的阶段性目标而达到最终目标。

## （四）研究方案

是科研设计中重要的核心部分，全部内容旨在说明"如何具体地进行研究"，故此部分实际上为实验设计。实验设计是指导整个实验过程的重要依据，是达到研究目的的重要保证。实验设计要为验证假说选择最佳的研究方案，即以较少的人力、物力和时间，获得最大的科学研究成果。在正确的实验设计指导下，可使实验误差降到最低限度，保证实验结果的可靠性。

研究方案应该依据实验研究的三大要素，重点说明如下内容：实验对象的种类、选用标准、抽样方法、样本量、对照分组；处理因素的性质、质量、强度、施加方法；检测指标的项目、检测方法、判断标准；数据收集方法和统计学方法。常规操作确定后，应及早确定有关数据的计算公式和实验表格，如实记录必要的实验条件和全部观察项目的原始数据。严谨地设计原始记录表格，可对科研起到有力的监督管理作用，给工作带来很大方便。

（五）计划进度

科研设计应有计划进度安排，并安排进度指标，涉及：完成全部课题所需的时间，主要工作的具体进度计划。

科研设计主要反映该研究具体的实施方案及该课题的科学性和可行性。科研设计的基本原则是：充分运用固定、排除、暴露、比较的方法，使科研观察的对象相对稳定；排除有关影响因素，最后探讨物质的本质。要注意将"对照、随机、重复"三大原则作为课题设计的基本要求。

## 第三节　基础医学研究设计的应用

本章介绍了急诊医学的基础医学研究设计的基本原则和方法。急诊医学是博士学位、硕士学位授权学科，尤其是科研型研究生，要求首先学会和掌握基础医学研究设计的基本原则和方法。在导师指导下，独立完成研究生学位论文的设计、动物实验及学位论文的书写。基础医学研究需要一定的实验室硬件设备配套，在高等医学院校，多数具备开展医学基础研究的条件，在医学院、研究型医院，通常建立了医学研究中心，即开放型医学基础研究平台。在急诊医学领域，部分医学院校成立了独立的科研机构，如中山大学心肺脑复苏研究所、山东大学急危重症医学研究所、浙江大学急救医学研究所、四川大学灾难医学中心、北京市心肺脑复苏重点实验室、福建省急诊医学研究所、湖南省急救医学研究所等，配备专职科研人员从事急诊和灾难医学的基础研究工作。

具体到某一基础医学研究课题的设计可参考研究生教材《医学科研方法学》。

（黄子通）

# 参 考 文 献

[1] 黄子通,于学忠. 急诊医学 [M]. 2 版. 北京：人民卫生出版社,2014.

[2] 于学忠. 协和急诊医学 [M]. 北京：科学出版社,2011.

# 第十一章　急诊医学的临床研究设计

临床研究设计（clinical trial design）或称临床研究方案，是临床研究实行、报告和评价的基础。一篇高水平的临床科研论文不仅要在理论上领先，而且要有完整、严谨的实验设计及科学的研究方法。急诊医学作为一门新兴的学科，与多个临床和基础学科相互交叉、融合，同时又具有自身的特色与优势。急诊医学的研究对象多是急危重症患者，病情变化快，难以有足够的时间确保患者和家属知情同意，很多患者在病情稳定后迅速转诊，难以随访患者，医师所能获得的数据有限。因此，急诊医学临床研究的实施难度更大，对课题的设计要求更高。在急诊医学临床研究的设计中，在充分借鉴各种规范严谨的方法和手段的同时，兼顾急诊学科的特色和理念。

## 第一节　临床研究设计的基本原则

医学临床研究设计的目的是更好地减少误差，提高研究结果的科学性、真实性和可重复性，避免产生错误的结论。故应遵循以下基本原则：

### 一、随机化原则

随机化原则是指被研究的样本是从所研究的总体中任意抽取的，也就是说从研究的总体中抽取样本时，要使每一个观察单位都有同等的机会被分配到观察组或对照组。随机化包括的内容：随机化抽样和随机化分组。随机化的核心是机会均等，随机的主要目的：①消除选择性偏倚；②增加观察组和对照组之间的可比性。当存在未知或不可控制的非处理因素时，随机化分组将研究对象随机分配到实验组和对照组，使这些非处理因素一致地分布在实验组和对照组。

### 二、对照原则

在医学研究中，除了有研究因素或接受处理因素的暴露组或实验组外，其他非处理因素具有可比性的一组或几组病例也应进行同步观察、对比参照，称为对照。对照组除了不接受实验组的干预措施外，其他非研究因素的分布与实验组完全一致。设立对照的主要目的：①控制非研究因素的影响和偏倚，以确定观察组和对照组的差异是否来自研究因素；②确定临床研究中副作用的发生率。

### 三、盲法原则

所谓盲法，是指参加实验的受试对象、实验执行者和设计者（监督者），他们当中的一个、二个或三个不知道研究对象接受的是何种干预措施（被分配在观察组还是对照组），称为盲法。盲法的主要目的是克服可能来自研究者或受试者的主观因素所导致的偏倚。根据设盲对象的不同，盲法通常可以分为：单盲、双盲和三盲。

### 四、重复原则

重复原则，即要求研究样本对于总体具有代表性，包括研究样本与总体具有同质性，以及具有足够的样本含量。这是为了保证从研究样本所获取的信息和得出的研究结论可以外推。狭义的重复即样本数量的重复，是对多个实验对象进行观察。广义的重复包括样本数量的重复、观察次数的重复及研究结果的重复。一般要求对某项指标至少观测三次。无法重现的研究是没有科学意义的。重复是为了稳定标准差，使均值接近真实水平。防止把偶然现象当成必然现象，把个别情况当成普遍情况，甚至错误地推广到总体。

## 第二节　常用的临床研究设计方案

### 一、随机对照试验

随机对照试验（randomized controlled trial, RCT）是将研究对象随机分组，对不同组实施不同的干预，以比较效果的不同。该类研究能够最大程度地避免临床试验设计及实施中可能出现的各种偏倚，平衡混杂因素，提高统计学检验的有效性等，已被国际上公认为临床防治性研究方法的"金标准"。

#### （一）随机对照试验的研究类型

随机对照试验主要有两种研究类型：解释性随机对照试验（explanatory randomized controlled trials）和实用性随机对照试验（pragmatic randomized controlled trials）。解释性试验的研究目的是探寻一项治疗效应是否存在，研究干预是如何起到治疗效果，该种试验对明确有效的机制具有较高的价值。实用性试验的研究目的是对临床实际中的不同治疗方案进行比较，选择最佳的治疗决策。

#### （二）随机对照试验的适用范围

随机对照试验主要适用于临床治疗性或预防性研究，探讨和比较某一新药或新的治疗措施对疾病的治疗和预防效果，为正确的决策提供科学的依据，还可用于疾病的预防和群体干预性研究。

#### （三）随机对照试验的设计方法

1. 根据试验目的和诊断标准确定研究对象的总体，并通过随机抽样的方式确定研究对象。

2. 根据纳入及排除标准筛选合格的研究对象，并获得知情同意。

3. 对研究对象进行随机分组，设立试验组和对照组。

4. 给予干预措施并确定结局指标，收集各试验组阳性和阴性结果数据。

5. 收集必要的与试验目的相关的数据，供数据分析。

#### （四）随机对照试验的优点

1. 可以较好地保证各组之间的均衡对比，有效避免了潜在未知因素对试验结果的影响，保证了研究结果的客观和真实。

2. 可以同时对各组进行观察，有效避免了因试验先后顺序对结果造成的影响，使研究结果更有说服力。

3. 有利于资料的统计分析，很多统计学检验假设是以随机抽样为基础的，在进行两组结果显著性检验时，RCT 分组更适用于卡方检验和 $t$ 检验，而不需要复杂的方法加以校正。

#### （五）随机对照试验的缺点

1. 存在干预性临床研究的伦理问题。因为从 RCT 设计方案来看，有一半的患者未能接受新的疗法。当安慰剂使用不当或所研究的某种有害致病危险因子暴露于人体时，则会违背医德的原则。

2. 研究方案所需样本量大，研究工作的周期、随访时间较长，研究对象容易流失，组织工作也较复杂，耗费人力、物力、经费较多。

### 二、队列研究

队列研究（cohort study）是将某一特定人群按是否暴露于某可疑因素或暴露程度分为不同的亚组，追踪观察两组或多组成员结局（如疾病）发生的情况，比较各组之间结局发生率的差异，从而判定这些因素与该结局之间有无因果关联及关联程度的一种观察性研究方法。

#### （一）队列研究的类型

根据研究对象进入队列的时间及终止观察的时间不同，可分为前瞻性队列研究、历史性队列研究和双向队列研究。

#### （二）队列研究的适用范围

队列研究能直接检验疾病与病因之间的因果关系，评价预防效果。或者在病例对照研究已初步验证病因假设的基础上，对某些疾病进行深入的病因探讨。同时，也可以用于新药上市后的监测，如药物近期副作用的观察研究等。

#### （三）队列研究的设计方法

1. 确定研究因素。

2. 确定研究结局。

3. 确定研究现场和研究人群。

（1）暴露人群：暴露于待研究因素的人群，有四种选择，包括职业人群、特殊暴露人群、一般人群、有组织的人群团体。

（2）对照人群：包括内对照、外对照、总人口对照、多重对照。

4. 确定样本量。

（四）队列研究的优点

1. 资料可靠，一般不存在回忆偏倚。

2. 可直接获得暴露组和对照组人群的发病率或死亡率。

3. 由于病因在前，疾病在后，因此检验假设的能力较强，一般可证实病因联系。

4. 有助于了解疾病的自然史，有时还可获得多种预期以外的疾病结局资料，可分析由单一病因导致的多种疾病状态。

（五）队列研究的缺点

1. 不适合发病率低的疾病的病因研究。

2. 容易产生失访偏倚。

3. 研究耗费人力、财力、物力和时间较多。

4. 在随访过程中，出现未知变量引入人群，或人群中已知变量发生变化等，都可使结局受到影响，使分析复杂化。

## 三、病例对照研究

病例对照研究（case control study）是选择一组患有所研究疾病的对象作为病例组，选择一组不患此病的对象作为对照组，调查这两组研究对象对某因素的既往暴露情况，比较组间暴露率或暴露水平的差异，判断该病与该因素的关系。因为该研究方法比较的是病例组和对照组既往的暴露史，在时间上，暴露发生于疾病之前，故病例对照研究都是"回顾性"研究，是在疾病发生之后去追溯假定的病因因素的方法。近年来，病例对照研究得到越来越广泛的应用，是流行病学研究，特别是病因学研究最基本、最重要的研究类型之一。

（一）病例对照研究的适用范围

1. **探索疾病的可疑危险因素** 在疾病病因未明时，可以广泛筛选机体内外环境中可疑的危险因素。

2. **验证病因假设** 通过描述性研究或探索性病例对照研究，初步产生病因假设后，可以通过病例对照研究来验证假说。

3. 提供进一步研究的线索。

（二）病例对照研究的设计方法

1. 提出病因假设。

2. 明确研究目的，选择适宜的对照形式，制定研究计划。

3. **收集资料** 病例与对照的来源与选择。

4. 对收集的资料进行整理分析。

5. 总结并提交研究报告。

（三）病例对照研究的优点

1. 特别适用于罕见疾病的研究。

2. 省力、省时、省钱，容易组织实施。

3. 不仅用于病因的探讨，而且可以广泛应用于许多方面。

4. 可同时研究多个因素与某种疾病的联系，特别适合于探索性病因研究。

5. 一般对研究对象不会造成伤害。

（四）病例对照研究的缺点

1. 仅适用于研究人群中暴露比例较低的因素。

2. 选择研究对象时，难以避免选择性偏倚。

3. 信息的真实性难以保证，暴露于疾病的先后常难以判断。

4. 获取既往信息时，难以避免回忆性偏倚。

5. 不能测定暴露组和非暴露组疾病的发病率。

## 四、横断面研究

横断面研究（cross-sectional study）是在特定的时间内研究特定范围人群的疾病或健康状况的分布，并描述有关因素与疾病或健康状况关系的一种研究方法，是描述流行病学中应用最广泛的方法。由于所收集的资料是调查当时所得到的现况资料，不是过去的暴露史，也不是随访所获得的将来发病的结果，故又称现况研究或现况调查（prevalence survey）。又因横断面研究所用的指标主要是患病率，又称患病率调查。由于是同时获得患病和有关因素的信息，故一般不进行因果联系的分析。横断面调查方法分为普查和抽样调查。

（一）横断面研究的适用范围

1. 描述疾病或健康状况的三间分布情况，通过对某一地区或人群的调查，获得某种疾病在人群中的分布，从而发现高危人群或发现有关的病因线索，为疾病的防治提供依据。通过描述疾病或健康状况的分布，评价一个国家或地方的健康水平。

2. 研究影响人群健康和与疾病有关的因素，描述某些因素或特征与疾病的关联，确定危险因素,如通过对冠心病及其危险因素的调查,发现高血压、高血脂、超重、吸烟及有关职业与冠心病的关系,从而为降低危险因素、减少冠心病发生提供依据。

3. 用于医疗或预防措施及其效果的评价。如在采取措施若干时期后,重复进行横断面研究,根据患病率差别的比较,可以考核前段时期施行措施的效果。

### (二)横断面研究的优点

1. 普查所获得的数据对疾病的流行因素能有一定的启示;设计和实施均比较简单;可同时调查数种疾病,普查一般适用于慢性病的调查。

2. 抽样调查可以节省人力、物力、时间。因其调查范围小,故调查工作易做得细致。

### (三)横断面研究的缺点

1. 普查不适用于病程短、患病率低或检查方法复杂的疾病调查。由于普查时调查对象数量大,时间短促,难免漏诊、误诊;普查要耗费大量的人力、物力和时间,调查质量不易控制,很难进行深入细致的调查。

2. 抽样调查的设计、实施与资料分析较复杂,不适于需要普查普治的工作。因抽样调查是从总体中随机抽取部分观察单位作为调查对象,所以抽样调查不可避免地会产生抽样误差,抽样误差的大小因抽样方法不同而异,一般情况下,抽样误差从小到大的顺序为分层抽样、系统抽样、单纯随机抽样、整群抽样。

## 第三节 临床研究设计实施注意事项

一个全面的、结构清晰的临床研究设计方案,包括研究目的、研究人群、结局指标、研究实施和数据分析等相关步骤。临床研究的设计既要符合伦理道德,也要科学合理,既要达到安全性评价的要求,也要满足有效性评价的需要。

### (一)确立研究目的是否合理

在临床工作中应善于发现临床问题,培养解决临床问题的兴趣,形成思维习惯,学习国内外文献,了解国内外研究动态和发展趋势,为立题提供科学依据,并提出假定性答案(亦称假设),建立科学假说。根据假说内容,进行科学构思,确立研究题目和研究目的。

### (二)选择适当的研究对象

临床研究选择适当的人群是研究成功的重要条件之一。患者的种族、年龄、性别、环境、饮食、基础疾病等差异都会影响研究结果。在病例对照研究中,研究对象的选择应遵循:代表性和可比性原则。

1. **代表性原则** 病例组应能够代表目标人群中患该病的总体,对照组应能够代表目标人群中未患该病的总体。

2. **可比性原则** 除了需要研究的因素外,在一定情况下,病例组和对照组在性别、年龄、社会经济文化等方面应均衡可比。

### (三)选择的结局指标是否合适

临床研究中选择指标数目视研究目的而定,一般应采用适量的、能反映效应本质的指标。如果指标数目过少,会降低研究工作的效益,指标过多又不易观察。

主要结局指标的选择至关重要,一般选择那些最具有临床意义且最能说明研究问题的指标,主要结局指标具有3大特点:①易测量;②客观性强,不易受主观影响;③在临床上已经过充分验证。这些特点都是为了保证主要结局能够真正地说明研究问题。需要强调的是,主要结局指标应当事先在研究方案中明确定义。次要结局指标与主要结局指标结果一致可增加研究结论的可信度,若两者不一致,则需要仔细解读。

### (四)研究实施和数据分析过程是否存在问题

作者应详细说明如何进行随机及编盲,同时详细描述干预措施,包括对照措施及安慰剂的特征等。试验的完整性和获得数据的质量也影响最终试验结论的真实性。不是所有的患者都能按照研究方案完成试验,有些患者也可能在随访过程中失访。研究中所有的数据均需要仔细深入解读,在数据分析整理过程中出现的问题也会极大地影响试验的可信度。计算和运用平均数时,要注意极端数值的影响。需要对所得的临床数据进行科学、系统的总结和分析,提取出对临床工作有价值、有意义的信息,最终完成临床研究成果的发表和展示。

提高急诊医学的临床研究质量,临床设计的质量控制是最为重要和根本的环节。临床研究方案应该在试验开始前对该试验的科学性、伦理要求及安全性等方面有充分的考虑；在试验进行中监督其与原方案的一致性及其严谨性；在试验结束后提供对试验实施和结果的全面评价。医学论文或研究方案常见的不足主要体现在随机化方法交代不清、样本量计算缺失、未定义和描述主要结局指标、不能提供足够的数据描述主要结局指标、治疗分配方法不当、盲法实施有缺陷及不良反应的报告等。

急诊医学作为实践性很强的一门年轻的临床学科，涉及各个传统学科的边缘性及综合性问题，仍有很多未知的领域和临床过程等待去探知。真正推动急诊医学不断发展的还是高质量的临床研究。急诊医学的临床设计面临的难度和挑战众多，广大急诊医务工作者应掌握必备的科研设计和论文撰写的基本知识，充分利用信息化发展背景下的"大数据"方法，积极推动急诊医学科研的发展。

（毛恩强　周伟君）

# 参 考 文 献

[1] An-Wen Chan, Jennifer M Tetzlaff, Peter C Gøtzsche, et al. SPIRIT 2013 explanation and elaboration: guidance for protocols of clinical trials[J]. BMJ, 2013, 346: e7586.

[2] Tian-Jiao Song, Hou-Fu Leng, Linda Ld Zhong, et al. CONSORT in China: past development and future direction[J]. Trials, 2015, 16: 243.

[3] Stuart J Pocock, John JV McMurray, Tim J Collier. Making Sense of Statistics in Clinical Trial Reports: Part 1 of a 4-Part Series on Statistics for Clinical Trials[J]. J Am Coll Cardiol, 2015, 66(22): 2536-2549.

# 第十二章 急诊循证医学

循证医学（evidence-based medicine，EBM）是现代临床医疗诊治决策的科学方法学，指临床医生面对着具体的患者，在收集病史、体检，以及必要的试验和有关检查资料的基础上，应用自己的理论知识与临床技能，分析和找出患者的主要临床问题（病因、诊断、治疗、预后和康复等），并进一步检索、评价当前最新的相关研究成果，取其最佳证据，结合患者的实际临床问题与临床医疗的具体环境做出科学、适用的诊治决策，在患者的配合下付诸实施，最后分析与评价效果。循证医学旨在针对患者具体的临床问题做出有关诊治措施，且这些措施要建立在最新、最佳的科学证据的基础之上。因此，这种医疗证据毫无疑问是超出了传统的临床医学证据，且与时俱进的。

急诊医学是一门新兴的学科，急诊的临床和基础研究还处于起步阶段，但有急诊、急救医疗活动的历史并不短暂。随着急诊学科的发展和建设，其跨多学科专业的特点，需要及时准确地做出决策及较强的综合处置能力。用更可信、确切的临床证据指导急诊救治应该作为发展急诊医学的指导思想，EBM 无疑是急诊医学十分重要的临床研究方法。以国际心肺复苏指南循证医学发展的实例为例，2000 年心肺复苏指南作为第一个国际 CPR 指南，其突出特征是遵循循证的准则。对所需更改的指南内容都认真确定、评估参考文献，这种循证不仅使指南更改内容和新疗法保证了科学准确性，也兼顾到对将来可能的影响，如安全性、价格、有效性和可教授性。该指南遵循以下循证原则：①以系列研究和发表结果为依据；②确定每篇研究报告的等级；③认真评价每篇文献的质量；④综合所有获得文献依据，确认最终指南建议的等级。自 2000 年开始，遵循循证原则，心肺复苏指南得到不断修订和完善。如基于临床研究显示，每延迟 1 分钟电除颤，复苏成功率下降 7%～10% 等证据，2000 年 CPR 指南提倡早期电除颤。2005 年指南推荐单人 CPR 时，通气 / 按压比由 2000 年的 15∶2 改为 30∶2，其主要目的是尽量减少按压中断（minimally interrupted cardiac resuscitation，MICR）。这是由于研究显示，经 MICR 培训者对 886 例心搏骤停患者施救，出院存活率由原 1.8% 增至 5.4%，其中 174 例被目击的心室颤动者，存活率由 4.7% 增至 17.6%。2 460 例心搏骤停病例经 MICR 结果分析显示，MICR 组比较非 MICR 组存活率明显升高，分别为 9.1% 和 3.8%。研究显示，心搏骤停患者高存活率的关键在于胸外按压和早期电除颤，因此，为了缩短从心搏骤停到开始胸外按压的时间，2010 年指南将心肺复苏顺序从 A（airway）—B（breath）—C（circulation）（气道、呼吸、胸外按压）顺序更改为 C—A—B（胸外按压、气道、呼吸）。2015 年的指南在高质量随机对照研究循证依据的指导下，推荐成功复苏后昏迷患者的目标温度为 32～36℃，且至少维持 24 小时，对复苏后目标温度管理进行了明确推荐。由此可见，循证医学影响着我们的急诊临床实践工作。

不单在指南制定的过程中需要循证医学，在急诊医生日常的临床实践过程中，循证医学也具有重要的指导和引领作用。例如，急诊医生遇到不明原因的腹痛患者，既有下腹部压痛、反跳痛，又有血淀粉酶升高，D-二聚体明显增高及盆腔积液。患者已验血，行 B 超、腹部 CT 及肠系膜血管增强 CT 等检查，但病因还是不明确。此时，急诊医生该如何判断那些症状和检查结果，诊断哪种疾病是可信的，哪些是证据不足的。借助循证医学，可以让医生了解阑尾炎诊断标准中哪种症状、检查手段的敏感性更高，特异性更高，了解胰腺炎诊断可以通过哪种诊疗检查确诊或排除，血管增强 CT 诊断腹腔血管栓塞敏感性如何，特异性如何等。再如,遇到急性脑梗死患者,什么治疗手段能使患者获益更多,是否选择静脉溶栓治疗或动脉取栓治疗,这些均需要急诊医师了解最前沿的循证依据,才能更好地应用于临床。因此,循证医学无疑是急诊医学十分重要的临床研究方法。

## 第一节 循证医学实践的方法

根据国外实践循证医学的教学培训与临床经验,循证医学实践方法可归纳为"五部曲"(图2-12-1),其中每个步骤都具有丰富的内涵和科学的方法,它们之间是互相联系的整体,任何方面存在缺陷或不足,都会影响循证医学实践的质量。

### 一、找准患者存在且应解决的临床重要问题

在循证医学的临床实践中,首先应该找准自己的患者究竟存在着什么重要的临床问题?用现有的理论知识和临床技能是否可以有效解决?如果

棘手,这就是循证医学应该回答与解决的问题了。

找准患者存在的需要回答和解决的临床问题,是实践循证医学的关键环节,如果找不准或者根本不是什么重要的问题,就会造成误导,或者本身就不是医疗常规不能解决的问题,这就像一个临床科研选题的误差,必然会造成研究结果毫无价值。

为了找准重要的临床问题,临床医生必须准确地采集病史、查体及收集有关试验结果,占有可靠的一手资料,充分应用自己的理论、临床技能和经验、思维性及判断力,经过仔细分析论证后,方可准确地找出临床存在、需解决且必须回答的疑难问题。

在构建一个具体的临床问题时,可采用国家常用的 PICO 格式。P 指特定的患病人群(population/participants),I 指干预(intervention/exposure),C 指对照组或另一种可用于比较的干预措施(comparator/control),O 为结局(outcome)。每个临床问题均应由 PICO 四部分组成。图 2-12-2 显示了 3 个临床问题的组成方式。对于慢性肾衰

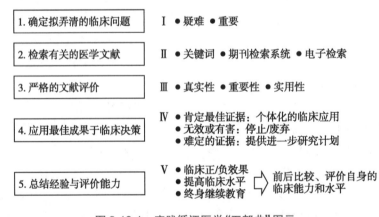

图 2-12-1 实践循证医学"五部曲"图示

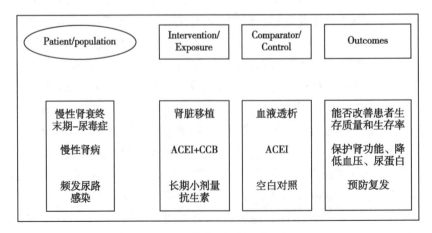

图 2-12-2 临床问题的组成 PICO

竭尿毒症患者，肾脏移植与血液透析相比，在生存率和生存质量上哪种方法好？ACEI 与 CCB 合用与单用 CCB 相比，在保护肾功能、降低血压和尿蛋白方面是否有更多的作用？对于频发的尿路感染，长期小剂量应用抗生素是否能预防复发？根据 PICO 中的关键词，便于进行检索。

## 二、检索有关医学文献

根据第一步提出的临床问题，确定有关的"关键词"，应用电子检索系统和期刊检索系统，检索相关文献，从这些文献中找出与拟弄清和回答的、与临床问题关系密切的资料，作为分析评价之用。

Haynes 等于 2001 年和 2006 年分别提出循证医学资源的"4S"和"5S"模型，但"5S"模型是比较理想化的模型，因此我们根据"4S"模型将信息资源分为 4 类，即证据系统（system）、证据摘要（synopses）、系统评价（syntheses）和原始研究（studies）。

### （一）证据系统

证据系统即计算机决策支持系统（computerized decision support system，CDSS），是指针对某个临床问题，概括总结所有相关和重要的研究证据，并通过电子病历系统与特定患者的情况自动联系起来，为医生提供决策信息。如 Clinical Evidence、由美国医师学院提供的 PIER、UpToDate 等。

### （二）证据摘要

证据摘要即循证杂志摘要。为了帮助繁忙的临床医师快速、有效地查询文献，方法学家和临床专家制订了严格的评价标准，对主要医学期刊上发表的原始研究和二次研究证据，从方法学和临床重要性两方面进行评价，筛选出高质量的论著，以结构式摘要的形式再次出版，并附有专家推荐意见。如美国内科医师学院杂志俱乐部（American College of Physician Journal Club，ACP Journal Club）和 InfoPOEMs。

### （三）系统评价

系统评价是针对某一具体的临床问题系统、全面收集全世界所有已发表或未发表的临床研究，严格评价纳入文章的偏倚风险，筛选出符合质量标准的文献，进行定性或定量合成，得出可靠的综合结论。相对于单个原始临床研究，系统评价对精力、时间有限的临床医生来说更实用。系统评价分为 Cochrane 系统评价和非 Cochrane 系统评价，前者由 Cochrane 协作网的作者制作并发表在 Cochrane 图书馆，后者发表在杂志上。

### （四）原始研究

原始研究是发表在杂志和综合文献数据库、未经专家评估的文献资料。原始研究非常多，通常只有在上述三种数据库中未能检索到需要的文献时才检索原始研究数据库，包括 Medline、PubMed Clinical Queries、EMBASE、Cochrane 临床对照试验中心注册库、中国生物医学文献数据库（CBM）、中国期刊全文数据库（CNKI）、中国生物医学期刊数据库（CMCC）。

检索和收集证据的基本步骤如图 2-12-3 所示。

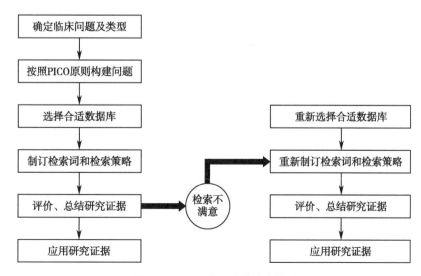

图 2-12-3　医学文献的检索策略

### 三、严格评价文献

将收集的有关文献，应用临床流行病学及EBM质量评价的标准，从证据的真实性、重要性和实用性做出具体的评价，并得出确切的结论。证据评价的基本要素为研究证据的内部真实性、临床重要性和适用性。评价研究证据时，应对研究证据的全过程进行全面的评价，包括研究目的、研究设计、研究对象、观察或测量、结果分析、质量控制、结果表达、卫生经济学、研究结论。最后，评价者应全面总结以上各方面的评价结果，提出改进研究或如何使用该证据的建设性意见。证据评价应先初筛临床研究证据的真实性和相关性，再确定研究证据的类型，最后根据研究证据类型按相关标准进行评价。

为了确保对证据作出客观、全面的科学评价，评价证据时还应注意：方法学评价是基础、证据的真实性是评价重点、选择恰当的评价指标、评价要力求全面系统、评价要实事求是、正确认识阴性结果。这里将有三种结果：①质量不高的文献或质量可靠但属无益或有害的干预证据者，当弃之不用；②研究的证据尚难定论，当作参考或进一步研究和探讨；③属最佳证据，则可根据临床的具体情况，解决患者的问题，用以指导临床决策。如果收集的合格文献有多篇，则可以作系统评价（systematic review，SR）和荟萃分析（meta-analysis），这样的评价结论则更为可靠。

### 四、应用最佳证据指导临床决策

经过严格系统评价的文献，可从中获得的真实可靠并有重要临床应用价值的最佳证据用于指导临床决策，服务临床。反之，对于经过严格评价认为无效甚至有害的治疗措施，则予以否定；对于尚难定论并有期望的治疗措施，则可为进一步的研究提供信息。

将最佳证据用于自己的患者决策时，务必遵循个体化原则，要根据具体的情况做具体分析，切忌生搬硬套。此外，还有患者接受相关诊治决策的价值取向和具体的医疗环境及条件，只有三者统一，才可能使最佳决策得以实施（图2-12-4）。

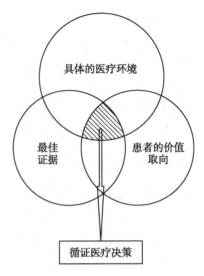

图2-12-4 循证医学决策

### 五、总结经验与评价能力

临床医生通过临床实践进行具体的分析和评价，认真总结经验和教训，达到提高认识、促进学术水平和提高医疗质量的目的；此为自身进行继续教育和提高自我临床水平的过程。而尚未或难以解决的问题，会为进一步研究提供方向。国外通过随机对照试验证明了EBM自我继续教育方式远优于传统的继续教育，进而成为培训临床专科医生的重要手段。

## 第二节 诊断性试验循证分析与评价

临床工作中，特别是急诊医学，对疾病正确诊断甚为重要，任何一位临床医师在分析病例时得出的结论都可能包括错误信息，为提高临床医师的诊断水平，不仅需要研究高水平的诊断方法，也需要对诊断性试验的临床价值进行科学的分析和评价。诊断性试验是对疾病进行诊断的试验方法，不仅包括实验室检查，还包括病理诊断和影像诊断，如X线、CT、MRI、超声波、放射性核素、纤维内镜、电镜等诊断方法。可以说，所有获取临床信息的方法都可被称为诊断性试验，临床医生应当正确认识诊断性试验的实用性和诊断价值，避免凭经验盲目选择或者过分片面地相信文献资料中作者推荐的检测仪器。

为了对诊断性试验作出正确评价，首先要了解诊断性试验研究的基本方法是否恰当，其内容至少应包括：有确定的"金标准"，有新的诊断性试验方法和正确选择的研究对象，并将试验结果与"金标准"进行同步比较。以下所述"有病"或"无病"的病例，都是针对所研究的目标疾病而言，所谓"无病"者，是指被"金标准"确诊的非目标疾病的患者，而不是没有病的健康人。

## 一、对诊断性试验研究评估的基本要求

### （一）确定"金标准"

诊断性试验的"金标准"（gold standard）是指当前临床医师公认的诊断疾病最可靠的方法，也称为诊断标准。应用"金标准"可以正确区分"有病"或"无病"，因此，在评价新的诊断性试验时，必须以"金标准"为依据。"金标准"可以包括病理活检、手术发现、微生物培养、尸检、特殊检查和影像诊断，以及长期随访的结果。

### （二）选择研究对象

诊断性试验的研究对象，应当包括两组：一组是用"金标准"确诊"有病"的病例组；另一组是用"金标准"证实为"无病"的病例组，为对照组。

病例组应包括各型病例：如典型和不典型病例；早、中与晚期病例；轻、中与重型病例；有和无并发症者等，以便诊断性试验的结果更具有临床实用价值。

对照组可选用"金标准"证实没有目标疾病的其他病例，特别是与该病容易混淆的病例，以期明确其鉴别诊断价值，正常人一般不宜纳入对照组，否则可造成人为地夸大特异性。

至于样本含量，在确定定量资料参考值范围的诊断性试验，对照组的样本应满足 100 例（正态分布）或 120 例（非正态分布）；在病例组也应有 100 例，特殊情况（少见病例）每组样本含量应在 30 例以上，尽可能地减少机遇因素的影响。此外，也可参考临床流行病学，采用样本含量的公式进行计算。

### （三）盲法对比试验结果

诊断性试验一定要有明确的试验方法、清晰的试验程序和正确的科学依据。诊断性试验的结果，最好采用盲法与"金标准"进行同期对比，即要求判断结果的人不能预先知道，受检病例用"金标准"判断为"有病"还是"无病"，以免发生疑诊偏倚，造成人为因素的影响。

判断新的诊断性试验的临床价值，应当将其结果与"金标准"判断的结果进行同步对比；评估时要求每个病例必须有两项（即"金标准"与新试验）检查结果，并按要求列出四格表以便对论著中诊断性试验的实用性和临床价值进行评估，其方法如下：

用"金标准"诊断为"有病"的病例总数为 $a+c$。

在"有病"的病例总数（$a+c$）中，用新的诊断性试验检测，结果阳性的病例数为 $a$（真阳性），结果阴性者为 $c$（假阴性）。

"金标准"诊断"无病"的总例数（$b+d$）中，用新的诊断性试验检测，结果阳性的病例数为 $b$（假阳性），结果阴性者为 $d$（真阴性）。

列出四格表（表 2-12-1），将 $a$、$b$、$c$、$d$ 的例数，准确地填入四格表中。如果从作者的论著资料中找不到列出四格表所需的数据，无法计算敏感性、特异性，则该试验就无法进行评估。因此，要做好诊断性试验的评估，应当满足上述各项基本条件，否则可认为该论著的设计不合格。

## 二、循证医学中诊断性试验常用的指标

对诊断性试验进行严格的科学评价时，通常应用的评价指标，在临床流行病学中已经详细介绍，以下将循证医学对诊断性试验评价时常用的指标进行简单回顾。

1. **敏感性**（sensitivity，SEN） 诊断性试验检测为阳性的病例，在用"金标准"确定为"有病"的病例中所占的比例。敏感性愈高，则假阴性

表 2-12-1　诊断试验四格表的排列

| | | 金标准（诊断标准） | | |
| --- | --- | --- | --- | --- |
| | | 有病 | 无病 | |
| 诊断性试验 | 阳性（+） | $a$（真阳性） | $b$（假阳性） | $a+b$ |
| | 阴性（−） | $c$（假阴性） | $d$（真阴性） | $c+d$ |
| 合计 | | $a+c$ | $b+d$ | $a+b+c+d$ |

的病例（漏诊率）愈少，有助于筛查相应的疾病。SEN=$a/(a+c)$。

**2. 特异性（specificity，SPE）** 特异性诊断性试验检测为阴性的病例，在用"金标准"确定为"无病"的病例中所占的比例。特异性愈高，则假阳性的病例（误诊率）愈低，有助于确定诊断。SPE=$d/(b+d)$。

**3. 准确度（accuracy，ACC）** 诊断性试验检测为真阳性和真阴性病例总数，在全部被检病例数中所占的比例。ACC=$(a+d)/(a+b+c+d)$。

**4. 阳性预测值（positive predictive value，PPV）** 诊断性试验检测为阳性的全部病例中，用"金标准"诊断为"有病"病例所占的比例。PPV=$a/(a+b)$。

以上四个指标是一般诊断性试验报道中常用的指标，敏感性和特异性是两个稳定且可靠的指标；但是，准确度和阳性预测值并不具备很高的可信性，因为这两个指标与该试验患病率的高低有着相应的改变。

**5. 诊断比值比（diagnostic odd ratio，DOR）** 因为诊断性试验的准确度很不稳定，所以对评价诊断性试验的价值不大，因此有作者提出诊断比值比的计算，该指标较准确度稳定。通过四格表中交叉乘积的比值可以计算诊断性试验的比值比。DOR=$ad/(bc)$。

**6. 阳性似然比（positive likelihood ratio，PLR）** 诊断性试验中，真阳性在"有病"患者中的比例与假阳性在"无病"例数中的比例的比值。表明诊断性试验阳性时的患病与不患病的机会的比值，比值愈大则患病的概率愈大。

## 三、诊断性试验在循证医学临床实践中的应用

在循证医学中应用诊断性试验的目的，是采用某个诊断性试验，有针对性地诊断某个目标疾病。由于使用的目的不同，因此对敏感性和特异性的要求也不同，临床上为了筛选病例，使漏诊率降到最低，经常使用敏感性最高的诊断性试验，但是为了确诊病例，使误诊率降到最低，却要选用特异性最高的诊断性试验。循证医学为寻求最佳的临床证据，在诊断性试验中最重要的部分就是ROC曲线。

ROC（receiver operator characteristic curve，ROC）曲线，又称受试者工作特征曲线，在诊断性试验中应用的目的有两个：其一用于正常值临界点的选择，其二用于优选性质类似的诊断性试验，因此，在临床实验室工作中甚为重要。

制图方法是以该试验的敏感性（真阳性率）为纵坐标（$y$轴），而以1-特异性（假阳性率）为横坐标（$x$轴），依照连续分组测定的数据，分别计算SEN及SPE，按照平面几何方法，将给出各点连成曲线，即为ROC曲线。在曲线的各点中，距$y$轴顶点直线距离最近的一点，即为正常值的最佳临界值。用该点数值区分正常与异常，其敏感性与特异性之和最大，而误诊及漏诊例数之和最小。

如果同一种疾病有两种或两种以上诊断性试验方法需要进行优选时，则可用ROC曲线进行比较。此时，如两种诊断性试验的ROC曲线制图（图2-12-5）所示，凡曲线顶点与纵坐标顶点最接近者，就是两者之间最好的诊断性试验。此外，还可以比较两条曲线下的面积（area under curve，AUC），其面积大者为佳。面积的计算和显著性检验，均可使用软件包（STATA）进行计算。

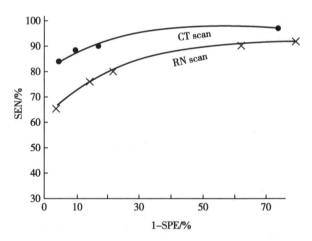

图2-12-5 放射性核素扫描（RN）与CT扫描诊断脑肿瘤的ROC曲线

临床检验用于确定诊断性试验正常值的方法较多，在连续计量资料中确定正常值的临界点，最好使用ROC曲线进行选择，这是国际通用的方法，其操作简述如下：

**例1** 某医院采用餐后两小时血糖测定，对诊断糖尿病患者及非糖尿病患者进行连续检查，结果如表2-12-2，试问诊断糖尿病的临界值，应确定在哪一个数值最正确？

表 2-12-2 餐后两小时血糖测定及 SEN 与 SPE

| 血糖/(mg/dL) | 血糖/(mmol/L) | SEN/% | SPE/% | 1-SPE |
|---|---|---|---|---|
| 70 | 3.89 | 98.6 | 8.8 | 91.2 |
| 80 | 4.44 | 97.1 | 25.5 | 74.5 |
| 90 | 5.00 | 94.3 | 47.6 | 52.4 |
| 100 | 5.55 | 88.6 | 69.8 | 30.2 |
| 110 | 6.11 | 85.7 | 84.1 | 15.9 |
| 120 | 6.66 | 71.4 | 92.5 | 7.5 |
| 130 | 7.22 | 64.3 | 96.9 | 3.1 |
| 140 | 7.77 | 57.1 | 99.4 | 0.6 |

表中列出血糖测定值共有 8 组,并计算了各组的 SEN、SPE 及 1-SPE,现将各组的数据,分别在纵坐标和横坐标上绘出并连成曲线,即为 ROC 曲线。如图 2-12-6 所示,在各点中距左上角直线距离最近的一点(曲线左起第 4 点),就是该试验的临界值。故诊断糖尿病餐后 2 小时血糖测定值,定为 110mg/dL(6.11mmol/L)最为恰当。

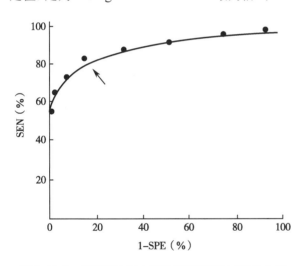

图 2-12-6 餐后两小时血糖诊断糖尿病的 ROC 曲线

在表 2-12-2 中,可以看到随着血糖浓度的升高,敏感性下降而特异性升高。因此,敏感性和特异性中任何一个数值的提高,必然导致另一数值的下降。如选择餐后血糖 100mg/dL(5.55mmol/L)为临界值,则糖尿病的漏诊率(1-SEN)为 11%,而有 30% 的非糖尿病患者受试者被误诊。如果将临界值定为 120mg/dL(9.66mmol/L),则可使漏诊率(1-SEN)上升到 29%,而误诊率(1-SPE)则为 7.5%。当餐后血糖界定值定为 110mg/dL(6.11mmol/L)时,该阈值的敏感性和特异性之和为最大,漏诊率和误诊率之和最小。因此,餐后血糖定为 110mg/dL 作为临界值最恰当,恰与 ROC 曲线确定的临界值相同。

总之,急诊科医生在掌握循证医学的基本方法后,在临床实践中应用循证医学证据,指导解决急诊工作中所遇到的临床问题,掌握疾病的发生发展规律,提高诊断的准确性和可靠性,应用最有效、安全的方法为急危重患者服务。当然,在急救医疗实践中急诊循证医学的应用还有待逐步完善,尤其是属于中国人群的急诊相关循证依据的补充,将使符合中国人群特点及国情的急诊循证实践更好地为急诊临床服务。

（潘曙明 葛晓利）

# 参 考 文 献

[1] 周荣斌. 急诊医学研究应遵循证医学原则 [J]. 世界急危重病医学杂志, 2004(3): 164-164.

[2] 王家良. 循证医学 [M]. 2 版. 北京: 人民卫生出版社, 2010.

[3] 李幼平. 实用循证医学 [M]. 北京: 人民卫生出版社, 2018.

[4] Perkins Gavin D, Jacobs Ian G, Nadkarni Vinay M, et al. Cardiac arrest and cardiopulmonary resuscita-

tion outcome reports: update of the Utstein Resuscitation Registry Templates for Out-of-Hospital Cardiac Arrest: a statement for healthcare professionals from a task force of the International Liaison Committee on Resuscitation(American Heart Association, European Resuscitation Council, Australian and New Zealand Council on Resuscitation, Heart and Stroke Foundation of Canada, InterAmerican Heart Foundation, Resuscitation Council of Southern Africa, Resuscitation Council of Asia); and the American Heart Association Emergency Cardiovascular Care Committee and the Council on Cardiopulmonary, Critical Care, Perioperative and Resuscitation[J]. Circulation, 2015, 132(13): 1286-1300.

[5] Hazinski Mary Fran, Nadkarni Vinay M, Hickey Robert W, et al. Major changes in the 2005 AHA Guidelines for CPR and ECC: reaching the tipping point for change[J]. Circulation, 2005, 112(24 Suppl): IV206-IV211.

[6] Merchant Raina M, Topjian Alexis A, Panchal Ashish R, et al. Part 1: Executive Summary: 2020 American Heart Association Guidelines for Cardiopulmonary Resuscitation and Emergency Cardiovascular Care[J]. Circulation, 2020, 142(16_suppl_2): S337-S357.

[7] 沈洪. 心血管急症救治(7)心肺复苏推荐标准的循证依据与更迭(续6)[J]. 中国循环杂志, 2014, 29(5): 324-326.

# 第十三章　中西医结合在急危重症研究中的现状与进展

## 第一节　中西医结合在急诊医学中应用的历史与现状

急诊医学作为临床医学的重要分支，是一门既古老、又年轻的学科，其实早在几千年前，人类就已经开始急危重症的救治，并形成了完整的救治体系，积累了丰富的临床经验。中、西医学具有很强的互补性，将二者有机融合，将提升我国急危重症的救治水平，促进世界急救医学的发展。

### 一、中西医结合急诊医学的萌芽阶段

在明清之际，随着西方传教士的到来，西方的医学技术也随之而来，其有别于传统的新鲜医学理论，对中医体系开始产生影响。一些有识之士，开始反思传统医学中的不足，代表医家如王清任，他不受传统道学所锢，亲自解剖尸体，根据观察所得，在所著《医林改错》中，改正了古人许多错误之处。其后的一些医家，已有意识地开始采用中西医会通的方式研究中医，对中西医结合急危重症都作出了一定的贡献，代表医家如张锡纯，撰写名著《医学衷中参西录》，书中所载白虎汤与阿司匹林相配，是治疗急性外感高热的有效疗法。这一时期，可认为是我国中西医结合急诊医学的萌芽阶段。

然而，鸦片战争以后，中国国力日渐衰落，随着"洋务运动"兴起，维新者认为应该全方位向西方学习。受此思潮影响，很多知识分子反对封建文化，力推西方科学思想，甚至提出"全盘西化"的主张，在这样的社会背景下，"中医兴废"的论争也逐渐掀起，以余云岫等为代表的医家甚至提出了"废除中医"提案，虽然后被推翻，但确已严重影响了中医的发展与中西医结合事业。

### 二、中西医结合急诊医学的发展现状

随着新中国的成立，中医、中西医结合发展迎来了新时期。原因是中医在急危重症治疗方面，确实获得了较好的成绩。如20世纪50年代，河北地区暴发流行型乙型脑炎，在周恩来总理的关怀下，以及著名中医学家蒲辅周教授的指导下，应用中药白虎汤治疗获得成功。

毛泽东主席在1954年指出"重视中医、学习中医，对中医加以研究整理，并发扬光大，这将是我们祖国对全人类贡献中的伟大事业之一"。随即又发出了"学了西医的人，其中一部分又要学中医，以便运用近代科学的知识和方法来整理和研究我国旧有的中医和中药，……"。周总理也说："把中医整理出来，和西医比较有科学性的那部分结合起来，形成一个中国的医学，这个中国医学，不仅要为中国人民服务，而且要为世界革命人民服务"。为此，中共中央还专门发了56号文件，强调"中医院要突出中医的特点，从门诊到病房要体现以中医药为主，但还必须配备现代化科学仪器设备，配备足够数量的中西医结合的高级医生，以便用现代科学的知识和方法，研究、总结和提高中医的疗效及其他理、法、方、药的辨证论治规律，使中医院真正成为发掘、提高祖国医药的宝库，培养提高中医中药人才和训练中西医骨干的基地"。习近平总书记非常关心中医药事业的发展，鼓励中西医融合，多个场合都对中医药给予了高度评价，并在国内外宣传、推广中医药。2015年12月22日，习近平致信祝贺中国中医科学院成立60周年时指出"中医药学是中国古代科学的瑰宝，也是打开中华文明宝库的钥匙。当前，中医药振兴发展迎来天时、地利、人和的大好时机，希望广大中医药工作者增强民族自信，勇攀医学高峰，深入发掘中医药宝库中的精华，

充分发挥中医药的独特优势，推进中医药现代化，推动中医药走向世界，切实把中医药这一祖先留给后人的宝贵财富继承好、发展好、利用好，在建设健康中国、实现中国梦的伟大征程中谱写新的篇章"。2016 年 8 月 19 日，习近平总书记出席全国卫生与健康大会时提出"要着力推动中医药振兴发展，坚持中西医并重，推动中医药和西医药相互补充、协调发展……"，明确指出了中西医结合工作的重要性与迫切性，指出了方向，既是鼓励，也是鞭策。

大量事实证明，只有通过中西医务工作者的共同努力，才有可能快速地创造我国统一的新医药学。1955 年，国医大师朱良春教授积极贯彻落实中医政策，对散落在民间的秘方、单方、验方进行了认真发掘，发现了季德胜治疗毒蛇咬伤的医技和蛇药秘方的神奇疗效。在党和政府的政策感召下，季德胜毅然将传世六代的蛇伤配方献给国家，通过和中国医学科学院合作研究，制成了疗效确切的"季德胜蛇药片"。作为中国中医药界的瑰宝，"季德胜蛇药片"列入了国家绝密配方，并进入了国家非物质文化遗产目录。

1958 年，北京医学院附属医院外科以中药治疗急性阑尾炎，2～3 天便可痊愈，治愈率 100%。60—70 年代，天津南开医院中国工程院院士、国医大师吴咸中教授对溃疡病穿孔、急性肠梗阻、急性胰腺炎等急腹症采取中西医结合救治，大大缩短了疗程，提高了疗效。中国科学院院士陈可冀教授中西医结合治疗心血管重症、国医大师沈宝藩教授中西医结合治疗急性脑血管病也取得显著成效。

上海中医药大学长期坚持中西医结合在急性胆源性感染、急性阑尾炎、急性胰腺炎等急腹症的研究，积累了丰富的经验。20 世纪 60 年代，在著名"海派中医"顾伯华教授、中西医结合专家徐长生教授的带领下，将 50 年代治疗急性阑尾炎的复方大黄牡丹汤进行了全国最早的中药剂型改革，研制出"锦红片"。在院内应用"锦红片"治疗急性阑尾炎 3 000 多例，取得了令人满意的疗效，又经复旦大学中山医院、上海交通大学附属仁济医院、瑞金医院等 9 家市级大医院应用，一共治疗了 1 213 例单纯性阑尾炎、早期化脓性阑尾炎病例和 243 例血吸虫病阑尾炎，总有效率在 90%

以上。1977 年获得了卫生部部级成果奖与上海科学大会重大科技成果奖。在锦红片治疗急性阑尾炎取得显著疗效的基础上，龙华医院外科研究团队根据中医同病异治、异病同治和辨证论治的理论，分析发现各类外科炎性急腹症在演变过程中具有相似的证型，即大多属于里实热证，而且都有邪从热化、热从燥化的特征，根据"六腑以通为用"的中医理论，在全国率先采用异病同治的方法，将具有清热解毒、通里攻下作用的锦红片的应用范围扩大，成功地应用于急性肠梗阻、消化性溃疡急性穿孔、胰腺炎和胆道感染等临床治疗中，尤其在急性胆源性感染的治疗中取得了满意的疗效，成果于 1977 年获得了首届上海市科学大会重大科技成果奖。近年来，方邦江教授在系统总结名老中医顾伯华、朱培庭教授治疗"胆石病"急腹症中医辨证分型规律研究和构建"病证结合"胆石病的临床诊疗体系的基础上，率先从代谢和胆道动力学途径揭示利胆中药治疗胆石病的作用靶点与机制，丰富了中西医结合治疗急腹症的理论体系，作为项目组主要成员研发出上海地区第一个国家中药新药"胆宁片"，以及"芍杞颗粒""升清胶囊"系列治疗胆石病的国家中药新药，获得新药证书及生产批文，成功实现成果转化。2016 年，"胆宁片"获得加拿大卫生部天然药品和非处方药局的上市许可证，成为第一个"功能主治"全部被欧美国家政府认可的复方中成药。有关诊疗技术纳入国家级指南和全国高等中医药规划教材，并作为国家食品药品监督管理总局、国家中医药管理局国家标准在全国推广应用，先后获得教育部科技进步奖二等奖、上海市科技进步奖一等奖等。

## 第二节 中西医结合急危重症医学的研究热点与优势

### 一、脓毒症

脓毒症是机体对感染反应失控而引起的致死性器官功能不全。脓毒症的高发病率、高病死率、高医疗支出和高医疗资源消耗，对人类健康形成巨大威胁，造成了严重的社会经济负担。因此，世界卫生组织宣布，预防、治疗和管理脓毒症是其成员国的首要任务。国内有关研究表明，中医药在脓毒症抑制耐药菌的产生、防治多重感染、应对炎症反应、调节免疫功能、改善凝血功能和阻断多脏器功能衰竭等方面具有显著的临床疗效，显示出巨大的潜在优势。

20 世纪 70 年代，著名的急危重症专家王今达教授长期致力于脓毒症和多脏器衰竭的研究，提出了"菌毒并治""三证三法"的新理论，成功研制了"神农 33 号"中药制剂（血必净注射液），从而使国际上公认的感染性多脏衰竭患者的病死率从 100% 下降到 50%。上海中医药大学认为该病属于中医"温热病"范畴，其基本病机为感受温热病邪，或外邪入里化热，"毒邪"内陷，瘀阻脉络，进而导致脏器衰竭，提出了"截断扭转"的防治策略，以及早期"从肠论治"以通利泄邪防治脓毒症的新方法。

## 二、心肺脑复苏

中医对心肺复苏术认识较早，在 1800 年前东汉末年著名中医"医圣"张仲景就对心肺复苏的部位、按压时间等进行了比较详细的记载，与现代心肺复苏术方法几乎同出一辙。时间虽经过近 2000 年，但心肺脑复苏仍然在很多技术层面存在巨大的挑战，尤其是心搏骤停后导致的全身严重缺氧、缺血性病变，虽然现代心肺复苏术可暂时挽救患者的生命，但随后的进一步复苏，特别是脑功能恢复正常的概率还是很低，人群的总体救治成功率仍然徘徊在个位数。如何大幅度提高心肺脑复苏成功的概率，是急诊医学研究的重要课题。近年的中西医结合临床实践已证实，中药具有多靶点作用，可降低心肺复苏后缺血再灌注损伤，提高脑复苏的成功率，这些结果足以让中西医结合急症工作者为之鼓舞。

参附注射液来源于《伤寒论》中的名方"四逆汤"，在心搏骤停后，联合应用参附注射液，对恢复并维持自主心律、维持血压回升优势明显。实验表明，参附注射液通过提高细胞能量代谢、调节心肌细胞转录因子表达失衡及抗氧化作用，减缓复苏后心肌细胞功能的衰竭，减轻肺损伤；同时参附注射液还通过调节脾脏 T 淋巴细胞的细胞凋亡，改善复苏后的免疫功能；通过提高大脑组织的葡萄糖摄入，改善线粒体功能而起到脑保护作用。

参附注射液在心肺脑复苏中确有一药多用之效。

安宫牛黄丸作为急救药来源于中医治疗传染病的名著《温病条辨》，原用于治疗高热。随着临床应用的深入，已发现其可治疗颅脑损伤、急性大面积脑卒中等重症。研究发现，安宫牛黄丸可拮抗脑缺血再灌注损伤时大量产生的氧自由基，可减轻脑水肿、降低脑内炎症反应等，具有明确的神经保护功能。

上海中医药大学基于"急性虚证"创新理论，组方"复元醒脑汤"，能够改善脑卒中、颅脑损伤、心肺复苏后患者的神经功能缺损情况，减轻炎症反应、保护血管内皮细胞、降低胰岛素抵抗、促进了局部神经与血管的再生和侧支循环的建立，彰显了中医药对"脑复苏"的独特优势。

体外血浆脂蛋白过滤（delipid extracorporeal lipoprotein filter from plasma，DELP）是由中国自主研发的，该系统用于缺血性脑卒中的治疗，可以通过降低血脂水平及血液黏稠度，实现缺血性梗死治疗中的抗凝、降纤及血液稀释等治疗。它能在 2 小时内迅速有效地降低总胆固醇、低密度脂蛋白、α 脂蛋白、甘油三酯等成分，从而降低血液黏稠度；在改善血液流变学方面，能全面降低高切、低切血液黏度和血浆黏度，改善微循环，提高红细胞携氧能力及脑组织供氧能力，降低红细胞的聚集指数，清除自由基和炎症介质等，为急性脑梗死患者尤其是脑梗死合并有高脂血症的患者的治疗提供了新途径，且不受时间窗的限制，临床多中心研究表明：该方法对中医各个证型的急性脑梗死均具有良好效果，尤其是对危重阶段的中脏腑的"闭证"具有显著疗效，并且现有循证研究还表明该方法在脑复苏中显示出独到效果。

## 三、新发、突发传染病和耐药菌感染

对于急性感染性疾病，包括新发、突发传染病，自古就是中医药干预的主要病种。随着疫苗接种的普及和 20 世纪抗生素问世后，感染性疾病的病死率呈断崖式下降，似乎中医药已无用武之地。但是随着时间的推移，抗生素的广泛使用导致很多致病微生物产生了耐药性，并形成了更多新型的变种。新发传染病的出现，以及原有已得到控制的传染病又卷土重来，给临床工作带来了新的难题。近年的研究表明，奥司他韦、麻杏石甘汤和银翘散加减方(传统中药方剂,以下简称"中药汤剂")单用或联合应用,治疗新型甲型$H_1N_1$流感(以下简称"甲流"),均可缩短患者的热退时间。此结果提示,麻杏石甘汤和银翘散加减方可作为甲流病毒感染的替代治疗方法。

20世纪六七十年代,由于耐药性,传统抗疟药如奎宁等已经失效,大批患者因此失去生命。屠呦呦团队编检中医历代医籍,总结出青蒿有显著的抗疟作用,并从《肘后备急方》记载治疗疟疾采用"青蒿一握,以水二升渍,绞取汁,尽服之"的特殊服法中,联想到应用低温萃取办法获得青蒿素,挽救了无数患者的生命。

新世纪以来,我国数度面对了SARS、高致病性禽流感、COVID-19暴发流行等重大公共卫生问题。大量祖国传统中医方法运用于该类疾病,取得了可观的临床疗效,目前已将中医治疗内容列入了治疗SARS、高致病性禽流感、COVID-19的规范性指南中,以发挥中医药更大的优势。

登革热是登革病毒经蚊媒传播引起的急性虫媒传染病,近些年在岭南地区又死灰复燃,以广东省中医院为代表的中医医院,采用中医药疗法,可显著缩短病程,降低并发症的发生率,中医药疗法也列入了最新登革热防治指南。

抗生素的广泛使用,确实治愈了很多感染性疾病,但随着时间的延长,临床上出现大量的耐药菌株,尤其是一些重症感染用抗生素治疗后出现的一些不良反应、二重感染、多重耐药菌感染等情况,现已广泛多见。上海中医药大学附属龙华医院的临床研究发现,在耐药菌感染中,抗生素联合"补中益气汤",可以改善肠道微生态,显著降低二重感染,对治疗耐药菌群也有较好的疗效。

## 第三节　中西医结合急诊医学的未来与展望

### 一、中西医结合急诊医学研究"优势互补",进一步加强融合

大量的临床实践已证实,中医、西医在急危重症的救治中各有优势,两者结合可显著提高抢救的针对性与成功率。要体现出"优势互补",无外乎治疗中或取中医之所长,或取西医之所长。

疾病的明确诊断,是抢救患者的先决条件,采用各种理化检测、明确诊断是西医所长。中医则擅长"整体观念",在治疗中根据不同患者的实际情况,灵活应用包括中药注射剂、中药汤剂在内的各种治疗手段,可显著降低急危重症的致残率和病死率。中西医结合急诊医学,目前已能做到发挥西医辨病定诊断、中医辨证定证型,使中西医取长补短,提高疗效。如上文提及的针对脓毒症的治疗,其发病机制除病原微生物产生毒素致病外,机体失控性炎症反应也是致病的重要因素,因此,针对脓毒症的治疗,除应用抗生素外,遵照"截断扭转"的防治策略,联合应用清热解毒类中药清除体内毒素,可显著提高临床救治的成功率。

中西医急诊医学在未来的融合,则是在临床"优势互补"的基础上,要从中医理论基础与西医理论基础层面上实现真正意义上的结合,将中医的医学模式与西医的医学模式进行统一,同化中医、西医理论基础,从而变成新的一门科学。

### 二、中西医结合急诊医学要加强对疑难危重病种的联合攻关

中西医结合急诊医学已有的优势病种有病毒性疾病、脓毒症、心肺脑复苏、心脑血管急重症、休克、多脏器衰竭、某些急腹症等。目前临床常见结合模式还是采用西医叠加中医治疗,已证实这种模式确实可以获得较单纯应用西医或中医更好的治疗效果。但是仅以此为目的,还不能说是中西医结合。中西医要形成联合攻关,必须做到:①建设重大疑难危重疾病中西医临床协作平台,从临床入手,形成独具特色的中西医结合诊疗方案;②创新重大疑难疾病的中西医临床协作机制,创建中医临床诊疗团队和西医临床诊疗团队的协作诊疗互动机制;③建立重大疑难疾病中西医临床协作疗效评价体系,探索中西医结合、病证结合治疗重大疑难疾病的临床疗效评价方法和评价标准;④对中西医理论融合进一步深挖,从基础理论这一根本出发,形成针对疾病机制的真正联合攻关。

### 三、中西医结合急诊医学的研究应充分发挥"病证结合"的临床思维模式

中医重视整体宏观辨证,西医局部微观辨病

理论深入，在急危重症的救治中，"病证结合"是一种较好的结合模式，也符合临床思维的实质。只有"病""证"两者有机结合才能准确地反映疾病及患者的状态，更有针对性地治疗病患，以达到最好的治疗目的。具体而言，"病证结合"就是运用中医理论知识结合现代医学获取的临床资料，分析疾病中的西医病理改变，然后根据患者的四诊资料进行辨病辨证相结合的临床治疗。

综上所述，中西医结合急诊医学应突破中、西医各自的藩篱，围绕重大疑难危重疾病联合攻关，优势互补，一定能建成中西医融合、具有中国特色的一门新医学，为世界急救医学的发展作出应有的贡献！

（方邦江）

# 参 考 文 献

[1] 方邦江，张晓云. 中西医结合急救医学临床研究 [M]. 北京：人民卫生出版社，2018.

[2] 方邦江. 中西医结合急救医学 [M]. 北京：中国中医出版社，2017.

[3] 葛世杰，卢娜娜，刘晓婷，等. 疏风宣肺方和解表清里方对流感病毒 $H_1N_1$ 感染人肺腺癌上皮细胞 A549 中 TLR3/7 信号通路作用的研究 [J]. 中医药学报，2015，43（2）：23-26.

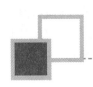

# 第十四章　5G移动通信技术及其在急诊医学应用的展望

随着近几年通信技术的飞速发展，2018年末，国内三大运营商获得全国范围5G试验使用许可，这也就意味着5G移动通信技术已经悄悄来到了我们的身边，2019年将成为"5G元年"，人类通信将步入5G时代。5G时代，人类社会呈现万物互联的"物联网"形式，人与人，人与物，物与物之间高速连接。

## 第一节　5G的概念及特点

5G是指第五代移动通信技术，5G网络已于2019年底投入商用，成为未来移动通信领域的发展方向。在5G网络的支持下，将实现人与万物之间的互联互通，信息将在万物互联的世界中高速传输，极大地改变人们的生活。

5G移动通信技术主要有以下几方面特征：第一，传输速度快。5G网络下的理论峰值传输速率达到数十兆每秒，是4G移动网络传输速率的10～100倍。第二，网络时延低。5G网络的传输时延降低至毫秒级别，接近即时传输，可以进行信息的远程同步传递，使远距离同步操作成为可能。第三，网络兼容性好。能够实现对2G、3G、4G的向下兼容，支持智能手机、智能运动手环、掌上电脑等多种智能终端设备及蓝牙、移动Wi-Fi等无线通信技术，万物互联，信息终端多，形成以超高清视频、虚拟现实技术为主的信息传播形态。第四，消耗低。5G网络以其极快的传输速度为人类生活中的信息传播节省了大量的时间，同时，传输稳定性高也使各类移动终端避免了反复搜索信号、断续连接的消耗，使信息得以流畅地飞速流通。总的来说，5G将为人类社会信息传播带来全新的模式，大数据、云平台、智慧城市、智慧医疗、工业互联等新概念层出不穷，充满了新的机遇与挑战。

## 第二节　急诊医学概况

急诊医学主要研究外伤和突发医学问题的发生发展规律，研究领域包括：院前、医院急诊科、危重症监护室患者处理及灾害医学应急预案、创伤和中毒救治和预防；研究内容包括：患者的转运、分诊、初始评估、诊断、治疗和预防决策，以及急诊医学教学和管理等方面。中华医学会急诊医学分会也提出了急诊的"三环理论"，认为急诊服务体系的三个基本环节是院前急救、院内急诊和重症监护治疗，三者构成了急诊医学的工作主体。

急诊科作为医院的门户科室，具有突发任务多、疾病种类复杂、初诊时间紧急、抢救任务重、医患纠纷易发等特点。目前我国急诊医学存在以下不足：

1. **院前急救体系存在多项不足**　我国院前急救主要依赖120救护车完成简单转运患者的任务，从患者发病初始到120到达，至入院前仅能完成最基本的现场急救生命支持。院前急救车上无远程诊疗设备，难以得到专家的支持。且救护车设备简陋，缺乏远程监护设备，医院接诊医师无法得到患者第一手的病情信息，只能根据120现场初诊医师的描述做出判断。另外，还有通信效果不佳、电话时断时续等情况出现，使高年资医师无力指导院前紧急救治，许多患者在转运途中因得不到应有的救治而病情加重，甚至危及生命。

2. **急诊院内救治不当**　首先120急救中心会将患者就近送到距离最近的医院，部分小型医院不具备相应的诊断手段及救治能力，待辗转送诊至上级医院时已错失了最佳救治时机。另外，当患者送至具备救治能力的医院时，接诊医院在患者到达急诊科前对患者的病情一无所知，入院后方才进行问诊、查体、检查、化验等一系列操作,不能在患者到达医院后第一时间实施有效抢救,这一过程耽误的时间很长,延误患者救治。

3. 后续监护不足　部分患者在紧急救治后即转至专科治疗,仍有相当部分患者在初诊或留观后即出院回家,因为急诊接诊患者集中,时间紧任务重,误诊率较高,导致部分症状潜伏的患者被错当成安全患者出院,回家后病情严重发作,不能根据患者生命体征变化及早判断病情进展,待再次入院时病情往往已经恶化。

随着5G技术的普及,许多新技术新思路可以被运用到急诊医疗工作当中,给急诊医学带来了翻天覆地的变化。

## 第三节　5G 技术支持下的急诊医学应用

### 一、实现患者的精准定位

5G技术能够实现复杂环境下患者的精准定位。近年来,我国大力发展海洋战略,海洋船运事业与海军发展蓬勃向上,出海船只明显增多,与此同时,海上遇险引发的海上救援任务也日趋增多,海上救援任务具有突发性、流动性等特点。海上船只流动性较大,发生险情的时间、地点、规律、伤情、灾害现场环境及气象条件等难以预计。救援队紧急受领任务时,准备时间少,对现场情况判断不足。海上烟波浩渺,人员定位也是海上救援的一大难题,尤其是遇到风暴等特殊气象条件,船舶信号传递不稳定,无法精准定位伤病员。类似的情况还有大型自然灾害,如地震、台风、洪水等,自然灾害将原有基础通信设施破坏,并造成建筑物垮塌、地形地貌改变等,导致人员掩埋、被困、迷路、失踪,此时往往需要精准定位伤病员,从而使救援人员得以精准投送救援力量,节省救援时间。5G网络的出现,使人员的精准定位成为可能,通过各种入网智能终端,如智能手机、掌上电脑等,伤病员及受困人员可以及时向救援人员发送求助信息,争取宝贵的获救机会。

### 二、医疗信息传递与资源优化

当患者身边的智能终端通过5G网络将患者的求救信息及位置坐标第一时间反映到网络中心

时,网络中心即同时通知120急救中心出诊及相应医院做好接诊准备,网络中心协调交通管理部门为120急救车辆策划最佳行车路线,规避交通拥堵路段。急救人员携带便携式远程监护设备出诊,在急救现场即可完成现场伤情判断、快速查体、患者生命体征监测,在5G移动网络环境下,患者的病情信息将以高清视频、全景VR的方式传送至网络中心,上级医院可即时接收患者现场状况及转运过程中的病情变化,专家远程指导救治,根据患者病情选择就近入院抢救或直接转送医疗条件更好的上级医院;与此同时,接诊医院急诊科及相关专科医护人员可以拿到第一手病情资料,完成患者个人基本信息登记并挂号、部署好入院抢救工作,及时开通绿色通道,安排辅助检查与手术准备,缩短不必要的治疗等候时间。5G移动网络还可以协助医院整合医疗信息,共享医疗数据,做到院内部门协调,在患者到达下一个环节之前将信息提前传输到相关科室。

### 三、远程医疗与监护

Information Telecom & Media 将全球市场上的移动医疗卫生应用分为信息/通信、监测、监控、诊断4类。世界卫生组织(WHO)认为远程医疗指使用信息和通信技术交换信息以实现远距离卫生保健服务。1988年中国人民解放军总医院通过卫星与德国一家医院进行了神经外科远程病例讨论,算是我国首次现代意义上的远程医疗活动。当前的远程医疗已经不满足于远程视频病例讨论等相关操作,现代远程医疗对精确度和时延提出了极高的要求。2019年3月,中国移动、华为、中国人民解放军总医院三方完成了全国首例基于5G的远程帕金森病"脑起搏器"植入手术,成为5G移动通信支持远程手术诊疗的范例。随着未来5G移动通信技术的持续发展,远程医疗尤其是远程VR疾病诊疗、远程手术等将迎来极大发展,先进的医疗服务将伴随着5G网络终端的延伸深入我国边远地区,为边远地区的医疗水平发展带来新的活力。

5G移动网络不止在远程医疗上具有无可比拟的优势,在患者远程监控上也有其独到之处。院内就诊的患者佩戴可穿戴式生物医疗仪器,该类仪器同时具备监测患者生命体征及精准定位功能,当患者在医院内行动时突发病情加重,导致生命体征变化，该仪器即可通过 5G 网络即时发送求助信号及患者坐标，引导医护人员以最快的速度到达患者身旁施救。患者离院后，5G 网络中心还会定期将有针对性的个体化健康宣教信息、复查、随访提醒信息等发送给患者；提示患者需要长期监控心率、血压、血糖、心电，做到预约、提醒，将疾病发病控制在最低范围内。

因此，5G 网络将协助医疗机构形成院前急救 - 急诊接诊 - 院内分诊 - 治疗出院 - 院后服务延伸的信息传递闭环。

### 四、运用新型设备配合施救

在 5G 移动网络支持下，最突出的新型设备非医用无人机莫属。5G 网络通过其高速、稳定的网络信号，使得联网无人机成为可能，具备远程控制、高清图传、精准定位、状态监控、安全网络等五大重要能力。第 27 届中国国际医用仪器设备展览会暨技术交流会上，参展商展示了无人机送药定制服务。中国电信在深圳完成 5G 无人机首飞试验及巡检业务演示，是国内第一个基于端到端的 5G 网络专业无人机测试飞行，成功实现了无人机 360° 全景 4K 高清视频的实时 5G 网络传播。中国联通在重庆发布了自主设计研发的、针对应急救援场景的辅助救援产品"5G 救沃"，实现大范围地毯式搜救和受灾人群的快速定位。

随着我国经济的发展，地面车辆数量不断增长，交通拥堵在我国多个城市普遍存在，与此同时，我国东西部经济发展不均，广大中西部地区除少数中心城市可以实现快速救治外，仍存在许多救援车辆难及的地区，当地居民的医疗条件亟

待改善。相对于急救车辆而言，无人机在城市区域内急救用品、器材、血液标本的集中配送、大型活动急救医疗保障及边远地区医疗力量投送中具有独特的优势，配备摄像头的无人机能先于地面救护车辆抵达医疗第一现场，帮助探明被救助者附近的交通情况，对患者或伤者进行初步的观察及评估，并通过语音通信功能指导伤病员与现场目击者，实现伤病员自救或目击者急救，或携带输送急救器材，例如 Flirte 公司提出将开展空投心脏除颤器的紧急救助服务，让目击者能对心脏病突发患者进行有效的急救，通过自救互救为专业医护人员开展救援赢得时间。

### 五、专业教育与人才培养

在医疗教学过程中，上级医院通过 5G 技术构建实时交互的模拟课堂开展教学，教学内容包括常规诊疗技术、疑难病例讨论、少见病种分享、临床药物使用、医学领域新进展、教学查房和手术演示等，各地医护人员和医学生均可通过网络平台获取自己需要的专业知识，培养了熟悉新型通信技术的新型临床人才，提高基层医院的医疗水平，让患者放心地到当地社区医院就诊，实现了分级诊疗，为大医院分流了就诊流量。群众也可以通过 5G 网络获取最新医疗知识，实时咨询自身病情，理性选择适合自身的医院和专科。

随着国家加大 5G 的研究投入，构建高速、安全的新一代信息网络体系，形成万物互联的网络空间，我国即将抢占信息通信领域的制高点，我国急诊医学也将迎来更辉煌的发展。

（许硕贵）

## 参 考 文 献

[1] 常秀颖，夏瑞雪. 5G 无线网络及其关键技术 [J]. 电子技术与软件工程，2018，35（10）：187-188.

[2] Mallory MS，Pringle RP. Current Emergency Diagnosis & Treatment[M]. 5th ed. New York：The McGraw-Hill Companies，2005.

[3] Rapp MT，Podgorny G. Reflections on becoming a specialty and its impact on global emergency medical care：our challenge for the future[J]. Emerg Med Clin North Am，2005，23（1）：259-269.

[4] 李淮涌，徐武夷，田丽丽，等. 海上应急医学救援能力建设的思考 [J]. 中国急救复苏与灾害医学杂志，2011，6（8）：690-691，697.

[5] 王海燕，郭珍军. 海外移动医疗信息化进展 [J]. 现代电信科技，2011，10（4）：10-14.

[6] 何建权. 面向个人的移动医疗信息服务通集成研究 [D]. 上海：复旦大学，2011.

# 第三篇　急诊症状学

# 第十五章  发  热

## 第一节  发热的定义

发热（fever）是疾病的临床表现之一，是机体在致热原（pyrogen）的作用下或各种病因导致体温调节中枢功能障碍，体温超出正常范围，是急诊中最常见的症状之一。

身体各部位体温并不完全一致，并且在不同时间段内会有一定波动，上午 6 时体温最低，下午 4～6 时体温最高，24 小时差异在 0.5℃ 左右。一般情况下，当腋下、口腔或直肠内温度分别超过 37℃、37.3℃ 和 37.6℃，并且 24 小时内温度差波动在 1℃ 以上时才认为发热。需要注意的是，精神紧张、剧烈运动、妇女月经前期、妊娠期，都可能会出现一些体温升高现象，但一般体温波动范围不超过 1℃，属于生理变化。发热是对疾病的一种病理反应而不是一种疾病。发热一般不会对机体造成损害，但在超高热或过高热时，若不及时处理，可能会导致脑、心、肾等重要脏器损伤，甚至危及生命。大多数发热性疾病预后良好，青壮年患者多为良性自限性疾病，但老年或伴有慢性基础疾病的发热患者为发生严重疾病的高危人群，病死率相对较高，在发热的诊疗过程中应引起足够的重视。

## 第二节  发热的病因

可引起发热的疾病种类繁多，病因复杂，大多数情况下，发热仅仅为疾病的伴随症状，但在少数情况下也可能是疾病的唯一症状。临床上根据发热的病因可分为感染性与非感染性两大类，前者多见。

### 一、感染性发热

为临床上引起发热的最主要病因，病原体包括各种病毒、细菌、真菌、非典型病原体及其他特殊病原体，以细菌感染占多数，病毒次之。不同病原体感染导致的疾病种类见表 3-15-1。

### 二、非感染性发热

相对于感染性发热，非感染性发热病因更多，发病机制更为复杂，病程也更长。这类疾病导致的发热由于临床表现多样，实验室检查多种多样，往往不易诊断，也容易漏诊误诊。非感染性发热的疾病种类表 3-15-2。

表 3-15-1  不同病原体感染导致的疾病

| 病原体 | 疾病 |
| --- | --- |
| 病毒性感染 | 流行性感冒、其他病毒性上呼吸道感染、急性病毒性肝炎、流行性乙型脑炎、脊髓灰质炎、传染性单核细胞增多症、流行性出血热、传染性淋巴细胞增多症、麻疹、风疹、流行性腮腺炎、淋巴细胞脉络丛脑膜炎、全身性巨细胞病毒感染、登革热、严重急性呼吸综合征（SARS）、人禽流感等 |
| 细菌性感染 | 局灶性感染（如蜂窝织炎、脓肿）、脓毒症、结核病、伤寒、副伤寒、细菌性心内膜炎、猩红热、白喉、大叶性肺炎、军团病、急性细菌性痢疾、细菌性脑膜炎、胸膜炎、心包炎、急性细菌性腹膜炎、丹毒、炭疽、人感染猪链球菌病等 |
| 真菌感染 | 隐球菌病、念珠菌病、曲菌病等 |
| 其他非典型病原体及特殊病原体感染 | 支原体及衣原体肺炎、斑疹伤寒、恙虫病、钩端螺旋体病、回归热、鼠咬热、莱姆病、疟疾、阿米巴肝脓肿、血吸虫病等 |

表 3-15-2 非感染性发热的疾病种类

| 类型 | 疾病 |
| --- | --- |
| 结缔组织病 | 风湿病、系统性红斑狼疮、类风湿关节炎等 |
| 恶性肿瘤 | 淋巴瘤、白血病、癌肿等 |
| 变态反应与过敏性疾病 | 药物热、输血输液反应、血清病、注射异种蛋白等，一般只引起短期发热 |
| 吸收热 | 如严重创伤、手术后组织损伤、出血、烧伤等无菌性坏死物质的吸收所致的无菌性炎症 |
| 中枢神经性发热 | 可致体温调节中枢直接受损的疾病，如中暑、重度催眠药中毒、脑出血等，高热而无汗是这类发热的特点 |
| 自主神经功能紊乱 | |
|   生理性低热 | 如精神紧张、剧烈运动后均可出现低热。月经前及妊娠初期也可有低热现象 |
|   原发性低热 | 由于自主神经功能紊乱所致的体温调节障碍或体质异常，低热可持续数月甚至数年之久，热型较规则，体温波动范围较小，多在 0.5℃ 以内 |
|   感染后低热 | 由于病毒、细菌、原虫等感染致发热后，低热不退，而原有感染已愈，此系体温调节功能尚未恢复正常所致 |
| 内分泌与代谢疾病 | 如甲状腺功能亢进、重度脱水等 |
| 产热过多 | 甲状腺功能亢进、癫痫持续状态等 |
| 散热障碍 | 广泛性皮炎、先天性汗腺缺乏症、严重银屑病等 |
| 其他原因不明的疾病 | 如结节病、坏死肉芽肿、脂膜炎等 |

# 第三节 发热的病理生理学过程

早期人们对发热的认识仅限于发热的症状本身，但对于发热的发病机制并不清楚。后续随着诸多医学家、生理学家、物理学家等对发热更为深入的研究，直到 1876 年，法国的生理学家 Claude Bernard 发现并认识到，动物热原来源于机体的新陈代谢过程，自主神经系统对血液流动的调节在发热中具有重要作用，自此打开了发热机制的现代理论。随着研究的深入，发热的机制也逐步清晰：正常人的体温受下丘脑体温调节中枢调控，在下丘脑前部，神经元直接感受血液温度，随后通过神经、体液因素使产热和散热过程呈动态平衡，保持体温在相对恒定的范围内，这中间的任何一个环节出现问题都可能会导致发热。当机体在致热原作用下或体温调节中枢功能障碍时，体温调定点（set point, SP）上移，机体产热过多或散热过少，继而出现发热。在发热的过程中，机体对氧耗、代谢、蛋白质分解等需求增加，尤其是老年患者，发热会对机体造成更多的负担。

致热原是一类能引起恒温动物体温异常升高的物质总称，在发热的整个病理生理学过程中，由致热原导致的发热更为常见。致热原根据来源的不同分为外源性致热原（exogenous pyrogen）和内源性致热原（endogenous pyrogen），外源性致热原种类甚多，包括各种微生物病原体的毒素及其代谢产物。外源性致热原多为大分子物质，不能通过血 - 脑屏障直接作用于体温调节中枢，而是通过激活宿主细胞（血液中的中性粒细胞、嗜酸性粒细胞和单核 - 吞噬细胞系统），使其产生并释放内源性致热原而引起发热。内源性致热原又称白细胞致热原（leukocytic pyrogen），如白细胞介素（IL-1、IL-2、IL-6 等）、肿瘤坏死因子（TNF）和干扰素等，可通过血 - 脑脊液屏障直接作用于体温调节中枢，诱发前列腺素 $E_2$（prostaglandin $E_2$, $PGE_2$）生成，$PGE_2$ 通过收缩外周血管、产热增加等共同作用使 SP 上移。发热持续的时间与内源性致热原和 $PGE_2$ 水平升高的时间成正比。而阿司匹林等环氧化酶抑制药则通过抑制 $PGE_2$ 的生成而退热。

除致热原导致的发热外，体温调节中枢功能障碍及产热、散热障碍也是导致发热的一个重要机制。此类疾病将影响正常的体温调节过程、直接损害体温调节中枢、产热过多、散热减少等途径导致发热。

## 第四节 发热的临床类型

### 一、发热的程度

不同的疾病发热程度往往不同,发热程度的高低对疾病也具有一定的提示作用。发热程度也是决定是否降温治疗的一个参考依据。通常发热的程度分为4级:低热、中度发热、高热和超高热。

1. **低热** 37.4~38℃。
2. **中度发热** 38.1~39℃。
3. **高热** 39.1~41℃。
4. **超高热或过高热** 41℃以上。

### 二、热程

指发热病程的时间,有急性发热和慢性发热之分,对于疾病的鉴别诊断有重要意义。其中急诊最常见的发热类型为急性发热。

1. **急性发热** 病程在2周以内,以感染性疾病最为常见。
2. **长期发热** 指体温升高持续2~3周,包括发热待查。

### 三、热型

热型是通过将不同时间测得的体温数值分别记录在体温单上,并将体温数值点连接成体温曲线。不同的热型对疾病的鉴别诊断有一定的提示意义,但由于抗生素的广泛应用(包括滥用)及早期应用解热药、肾上腺皮质激素等,典型热型已不常见。此外,热型也与机体反应性有关,年老体弱者由于反应性差,即使存在细菌感染,也常无寒战、高热,而表现为低热甚至不发热。经典的热型主要包括稽留热、弛张热、间歇热、波状热、回归热和不规则热。

1. **稽留热** 是指体温恒定地维持在39~40℃的高水平,达数天或数周,24小时内体温波动范围不超过1℃,常见于大叶性肺炎、斑疹伤寒及伤寒高热期。
2. **弛张热** 又称为脓毒症热型,体温在24小时内波动范围超过2℃,但都在正常水平以上。常见于脓毒症、风湿热、重症肺结核及化脓性炎症等。

3. **间歇热** 体温骤升达高峰后持续数小时,又迅速降至正常水平,无热期(间歇期)可持续1天至数天,如此高热期与无热期反复交替出现,常见于疟疾、急性肾盂肾炎等。

4. **波状热** 体温逐渐升高达39℃或以上,数天后又逐渐下降至正常水平,数天后又逐渐升高,如此反复多次,常见于布鲁氏菌病、恶性淋巴瘤等。

5. **回归热** 体温急剧上升至39℃或以上,持续数天后又骤然下降至正常水平。高热期与无热期各持续若干天后规律性交替1次。可见于回归热、霍奇金(Hodgkin)病等。

6. **不规则热** 发热的体温曲线无一定规律,见于结核病、风湿热、感染性心内膜炎等。

## 第五节 发热的诊断与发热待查

### 一、发热的诊断

发热的病因多种多样,通过仔细询问病史、查体及辅助检查多可明确病因。而在发热诊断的过程中,鉴别感染性或非感染性发热往往是最初始的步骤。除病史和体格检查外,白细胞(WBC)、降钙素原(PCT)等实验室检查可为诊断提供一定的依据。

1. **血常规** WBC和中性粒细胞为鉴别感染性和非感染性疾病最常用的检查,在绝大多数细菌感染性疾病患者中,外周血白细胞(WBC)及中性粒细胞升高,但在部分风湿免疫类疾病、肿瘤及真菌感染患者中,WBC也会增高。在病毒感染性疾病中,WBC正常或降低,淋巴细胞计数增多,但在血液系统疾病、严重感染等疾病中WBC也可正常或降低。因此,血常规检查在发热的鉴别诊断中并不具有特异性,结果需结合临床表现、体格检查及其他辅助检查综合分析。

2. **降钙素原(PCT)** PCT是鉴别感染性疾病和非感染性疾病特异性较高的辅助检查,其水平能反映感染性疾病的活动程度,并可用于感染性疾病的辅助诊断、指导抗生素的应用。一项纳入3 487例患者的荟萃分析显示,PCT在脓毒症诊断中的敏感性和特异性分别为0.77和0.79,特异性和敏感性曲线下面积为0.85。除细菌感染外,在严重创伤、烧伤、MODS、心肺复苏、肿瘤等疾病，PCT 也可能会出现不同程度增高，但相较于感染性疾病，增高程度有限。因此 PCT 水平必须结合临床进行判读，并考虑假阳性和假阴性的可能性。

3. **血沉及 C 反应蛋白** 升高的程度和感染的严重程度呈正相关，但由于其特异性不高，因此在鉴别发热感染性疾病和非感染性疾病中多作为炎症反应程度的判断治疗。

4. **炎症因子** 包括白细胞介素（IL）、肿瘤坏死因子（TNF）家族等，参与了许多疾病的病理生理过程，在感染及自身免疫性疾病时，TNF-$\alpha$、IL-1、IL-6、IL-8、IL-12 等会出现不同程度的增高。相关研究显示，IL-6 水平的高低与脓毒症患者感染严重程度及预后密切相关。

5. **G 试验和 GM 试验** 1, 3-$\beta$-D 葡聚糖试验（G 试验）和半乳甘露聚糖（GM 试验）是用于鉴别真菌感染的实验室指标，具有较高的敏感性和特异性，但由于引起 G 试验和 GM 试验假阳性的因素较多，最常见的因素为 $\beta$- 内酰胺类抗生素的应用，因此其在临床诊断真菌感染时需结合临床。

6. **T 细胞抗原刺激试验（T-SPOT）** 为鉴别分枝杆菌感染特异性相对较高的检查方法，文献报道其敏感性和特异性可达 90%～100%。在国内外与真菌感染相关的指南中也将其作为诊断真菌感染的实验室指标之一。

7. **病原学检查** 包括细菌培养、二代测序（next-generation sequencing，NGS）、病原血清学检查、末梢血涂片（疟原虫）等针对病原微生物的检查在疑似感染性疾病时可提供更多诊断依据。在高度疑似感染性疾病而其他病原微生物检查难以获得可靠结果时，NGS 可为病原学诊断提供更多帮助。

8. **其他检查** 尿常规、粪便常规、B 超、X 线片、CT、MRI 等检查可针对疑似病变部位提供更多信息，用于寻找发热病因。

## 二、发热待查

并非所有的发热都能明确病因，仍有小部分患者经过各种详尽的检查而无法明确发热的原因，在临床上此类患者通常被描述诊断为"不明原因发热""发热待查"。早在 1907 年，国际上就已经出现了与发热待查相关的概念，当时主要以"fever of unknown origin（FUO）""fever of undetermined origin""unexplained fever"等来表述不明原因的发热。1961 年，Petersdorf 和 Beeson 通过对一系列发热原因不明患者的观察，将发热待查定义为体温 38.3℃以上、持续 3 周以上、经检查或住院 1 周以上诊断仍不明确的患者。在国内能查阅到关于"发热待查"和"不明原因发热"的文献最早发表于 1962 年。此后，发热待查和不明原因发热的概念逐步在国内开始使用。直至 2016 年，《中华传染病杂志》编辑委员会组织国内有关专家对发热待查的诊治流程进行了讨论，形成《发热待查诊治专家共识》并于 2017 年发布。该共识建议统一采用"发热待查"来特指那些原因不明的发热，并将发热待查分为 4 类：经典型发热待查、特殊人群的发热待查、粒细胞缺乏患者的发热待查和 HIV 感染者的发热待查。

发热待查是临床常见的疑难病症，病因很多，仅引起经典型发热待查的病因就超过 200 种。不同疾病所占比例地域性差异很大，一项欧洲的回顾性研究报道显示，感染性疾病占 15%～30%，肿瘤占 10%～30%，结缔组织病占 33%～40%，其他疾病占 5%～14%。而国内相关研究显示，在发热待查的患者中，感染性疾病约占 53.5%，肿瘤约占 12%，风湿免疫疾病占 20.1%，其他疾病约占 6.4%。虽然随着科学技术的不断进步，各种检查手段的逐步提高，仍有许多发热待查患者最终在出院时不能明确病因，给临床医生带来了极大的挑战。有研究显示，成人发热待查占住院患者的 1.4%～2.9%，19% 的患者最终未能明确病因。国内有文献报道显示，国内各大医院发热待查的患者中有 7.2%～14.7% 出院时仍不能明确发热病因。

尽管发热待查患者普遍存在，但需要注意的是，发热待查不是一类疾病，而是未能明确发热原因的一类患者，发热待查的病因诊断往往依赖于临床医生的经验、能力和当地医疗资源的配置情况。在很多情况下，发热待查患者需要通过密切观察病情变化或按可能性较大的病因进行诊断性治疗。多学科诊疗（MDT）往往是明确发热待查患者病因的一种有效手段。发热的诊断流程见图 3-15-1。

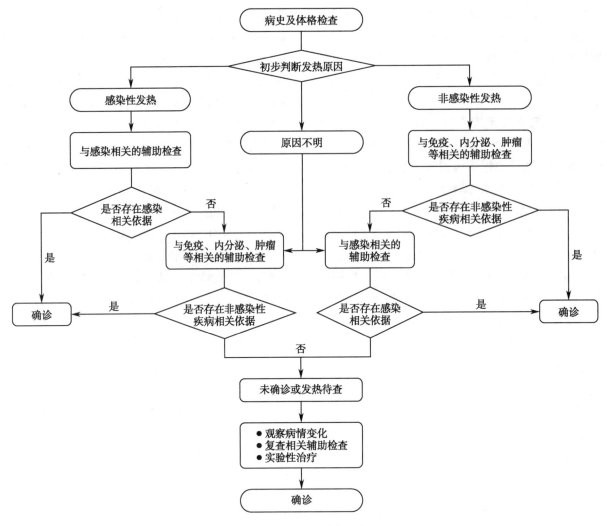

图 3-15-1 发热的诊断流程图

## 第六节 发热的急诊评估

快速准确地测量体温是评估发热患者病情的前提,对于重症患者,体表温度和核心温度往往存在分离现象,故而建议使用直肠温度来反映核心温度,避免由于温度测量的误差而低估患者的病情严重程度。

虽然大多数发热患者并不存在危及生命的情况,但少数情况下,发热可能为急危重症患者的临床表现之一,尤其是高热及超高热。因此,迅速排查并抢救导致发热的致命性疾病,控制可能会对机体造成损害的高热或超高热,是发热患者急诊诊疗的首要环节。在病情稳定的前提下尽快明确病因,病因治疗是发热的最终治疗目标。出现神志改变、呼吸窘迫、血流动力学不稳定等危及生命的症状与体征时,必须迅速、积极地进行处理,包括呼吸、循环、脏器功能支持等,有条件时应尽早收入监护病房。

## 第七节 发热的急诊处置

### 一、发热的处理

体温≤39℃时无须降温干预,过于积极降温会干扰热型,影响诊断及治疗效果的评估。体温大于39℃或高热持续时间过长可增加机体代谢率、引发过度免疫反应等多系统损害,此时应积极使用物理降温及药物降温的方法使核心体温降至39℃以下。对于体温大于41℃的超高热,会损害神经系统,此时应迅速给予有效的降温措施。热射病时,患者核心体温往往会超过40℃,其病死率与高体温持续时间密切相关,快速、有效、持续降温为此类患者的首要治疗措施。

## 二、降温措施

最为常用的降温措施包括物理降温和药物降温两种方式,前者通过冷毛巾湿敷、冰袋降温、乙醇擦浴、使用风扇增加水分蒸发、冰盐水灌肠、冰毯降温等方式使体温下降。不建议在体温调控机制正常时单独使用物理降温,而仅在退热药物下调体温调定点时联合使用。常用用于降温的药物有对乙酰氨基酚、布洛芬、赖氨匹林、吲哚美辛栓等。对于高热伴惊厥、谵妄者还可应用冬眠合剂。糖皮质激素对于感染性和非感染性炎症都具有抑制作用,但副作用多,不建议在病因未明的发热患者中应用,尤其不推荐为退热药物使用。

血管内热交换降温是针对需要实施目标温度管理(如心肺复苏术后的亚低温治疗)、其他降温方式无效或需要快速降温而其他降温方式达不到治疗效果的一种降温措施,包括血管内灌注降温和血管内热交换降温两种方式。前者是通过快速、大量输注冷却液(晶体液)或自身血液来达到降温的目的,其缺陷是温度调节及维持较为繁琐复杂,而且快速、大量输注液体,对患者心、肺和肾功能影响较大,临床应用限制较大。后者是通过具有降温冷却作用的机器,把冷却液循环灌注到插入患者下腔静脉具有热交换作用的导管来实现降温。其优点在于降温作用快、效果明确、温度可控,但缺点是有创,且存在一定风险,需要特定的仪器设备来实现。持续床旁血液滤过(CRRT)可通过外周管路以热辐射、热稀释等方法来实现降温的目的,仅适用于一般降温方法无效或效果不理想的过高热的降温,尤其适用于合并肾功能衰竭的患者。

## 三、诊断性治疗

当发热原因短时间难以明确,在不影响病情及后续治疗的情况下,可给予试验性治疗,若试验性治疗有效则提示可能为该疾病导致的发热,若试验性治疗无效则提示诊断错误,需停用试验性治疗药物,继续寻找发热原因。诊断性治疗宜选用特异性强、疗效确切且安全性大的治疗药物。

## 四、其他措施

包括卧床休息,补液,维持水、电解质及酸碱平衡等对症治疗。对高热患者应加强护理,给予充足的易消化的食物,包括维生素,必要时可给予营养支持治疗。此外,高热惊厥或谵妄者也可酌情应用镇静药如苯巴比妥。

(杨立山)

# 参 考 文 献

[1] Marx,Hockberger,Walls. 罗森急诊医学 [M]. 7 版. 李春盛,刘志,杨光田,等译. 北京:北京大学医学出版社,2013.

[2] 张文武. 急诊内科学 [M]. 4 版. 北京:人民卫生出版社,2017.

[3] 《中华传染病杂志》编辑委员会. 发热待查诊治专家共识 [J]. 中华传染病杂志,2017,35(11):641-655.

[4] Grady N P,Barie P S,Bartlett J G,et al. Guidelines for evaluation of new fever in critically ill adult patients:2008 update from the American College of Critical Care Medicine and the Infectious Diseases Society of America[J]. Critical Care Medicine,2008,36(4):1330-1349.

[5] 刘树元,宋景春,毛汉丁,等. 中国热射病诊断与治疗专家共识 [J]. 解放军医学杂志,2019,44(3):181-196.

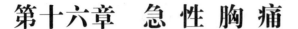

# 第十六章 急 性 胸 痛

## 第一节 胸痛概述

胸痛是患者到急诊就诊最常见的症状之一，约占全部急诊患者的5%。广义上，上至下颌、下到剑突，包括胸骨、两侧肋区甚至背部的疼痛或不适均可称为胸痛。急性胸痛是多种疾病的共同临床表现，部分疾病会危及患者的生命。急性胸痛的典型病因，如急性心肌梗死、急性主动脉夹层等危重症，也可表现为腹部症状或无症状，临床上需认真鉴别。因此，急性胸痛起病原因复杂，症状缺乏特异性，疾病涉及多个脏器，常常给临床诊治带来很大的困惑。

## 第二节 胸痛的救治现状——中外有别

### 一、国际急性胸痛救治进展

进入21世纪以来，心血管疾病已成为世界首位的疾病死因。目前，对于急性冠脉综合征（acute coronary syndrome，ACS）、主动脉夹层、肺栓塞等致命性胸痛，缩短有效救治的时间是改善预后的关键措施。以急性ST段抬高心肌梗死（STEMI）为例，欧美最新指南均强调，应将"进入医院大门到介入手术导丝通过（door-to-wire crossing）时间"控制在90分钟以内。近年来，国际最新指南更加强调"与患者首次医疗接触到球囊扩张（first medical contact-to-balloon，简称FMC-to-B，FMC2B）"的控制，建议患者在院外或非PCI医院诊断为STEMI后，应尽快转运并在120分钟内完成再灌注。国际上的研究显示，成立"胸痛中心（chest pain center，CPC）"显著缩短了ACS、主动脉夹层、肺栓塞患者从发病到获得专业性救治的时间，改善

了患者的预后，降低了死亡率，提高了患者的生活质量。并且这种新的诊疗方式能够更高效地筛查出中低危胸痛患者，避免过度检查和治疗。

### 二、中国急性胸痛救治现状

近年来，由国内多个注册研究可以看出，与其他国家类似，我国急性胸痛患者大多数是非心源性疾病所致，而心源性疾病在高危胸痛中比例最大，主动脉夹层、肺栓塞等疾病也较常见。随着胸痛中心建设的推广，我国急性非创伤性胸痛的院内急救流程、临床路径已逐渐完善，尤其是在大型区域性医疗中心。并且国内医疗机构已经意识到将急救服务从优化院内救治流程延伸到优化院前急救和转运的重要性，开始创建"移动胸痛单元""移动ICU""远程ICU"等新型急救医疗模式。

2017年，国家卫生主管部门印发了《胸痛中心建设与管理指导原则（试行）》（国卫办医函〔2017〕1026号），该文件由国内急诊医学、心血管病学为主的专家共同编撰，为我国急性胸痛救治提供了理论指导和建议。在多学科专家的努力下，我国急性胸痛救治正在形成体系化的救治网络。

但是，由于我国人口、地域等因素，民众对医疗常识仍不甚了解，治疗延误仍时有发生，而且我国急诊急救体系相对薄弱，未形成规范、高效的急性胸痛筛选、分层救治体系，部分地区急救医疗系统和医院多头管理、衔接模式不一、差别巨大，往往不能高效对接。同时，我国医疗资源分布严重不均衡，许多基层医疗机构缺乏对急性胸痛的筛选和救治能力，严重影响了危重胸痛患者的救治质量及预后，而大型医疗中心设备、床位、人手有限，面对庞大的不同危险程度的胸痛人群，往往心有余而力不足。因此，面对急性非创伤性胸痛患者，如何评估急性胸痛，优化从发

病到获得专业性救治的流程,建立高效筛选、分层救治体系,如何合理利用医疗资源、建立区域医疗中心与基层医疗机构双向转诊的机制及流程,从而降低致残和致死率,是我国医疗卫生行业面临的重要课题和严峻考验。

## 第三节　急性胸痛救治理念

### 一、急性胸痛"战线前移"

社区医疗和院前急救是生命抢救的起点,是胸痛诊疗"战线前移"的重要环节。急救药物、监测检验、信息技术的支撑、政策支持是提高社区和院前救治效率的关键。

### 二、急性胸痛急诊分诊策略

胸痛病因繁多,需立即对胸痛的危险程度作出评估。致命性胸痛需要立即进入抢救流程,中危胸痛需动态评估与监测,低危胸痛需合理分流。

1. 胸痛且伴有下列任一情况者,应当立即进入监护室或抢救室:①意识改变;②动脉血氧饱和度低(<90%),呼吸衰竭;③血压显著异常;④影响血流动力学的严重心律失常;⑤既往有冠心病史,此次发作使用药物不缓解;⑥既往有马方综合征,伴有严重高血压;⑦伴呼吸困难,患侧胸廓饱满。

2. 胸痛伴有下列情况时,应当尽快监护,并完善检查:①长期卧床、长途旅行者,突发胸痛且持续不缓解;②确诊肿瘤、下肢静脉血栓者突发胸痛且持续不缓解;③既往无冠心病史,突发胸痛伴有喘憋;④伴咯血;⑤近 4 周内有手术,并有制动史;⑥合并多种心血管病高危因素;⑦长期高血压控制不佳。

3. 下列患者可常规就诊:①不伴有上述情况的胸痛;②有胸壁压痛的胸痛;③与呼吸相关的胸痛;④超过 1 周的轻度胸痛。

### 三、致命性胸痛的判断

接诊胸痛患者后,除关注患者血流动力学、心脏电活动外,还应注意胸痛的持续时间,结合病史、症状、查体、辅助检查等快速识别高危ACS、主动脉夹层、急性肺栓塞、张力性气胸等致命性胸痛疾病。

1. 病史主要询问:①是否有高血压病、糖尿病、血脂异常、吸烟史、冠心病家族史等心血管危险因素;②是否有长途乘车和飞行史、下肢静脉炎、骨折、卧床等深静脉血栓形成的危险因素;③是否有肺大疱、肺结核等慢性肺病病史或剧烈咳嗽、体型瘦长等危险因素。

2. 需要关注的症状有:① ACS 症状主要包括发作性胸部闷痛、压迫感或憋闷感,甚或濒死感,部分患者可放射至上肢、后背部或颈部,劳累、情绪激动、气候骤变等均可诱发,持续数分钟至数十分钟,休息或硝酸甘油可缓解,持续时间超过 20 分钟未缓解,需考虑急性心肌梗死的可能性;② AD 及大血管疾病多表现为持续撕裂样胸、背痛,可伴血压明显升高、双侧肢体血压差别较大等;③ APE 常伴呼吸困难或咯血,常同时合并氧饱和度下降,甚或晕厥、猝死;④张力性气胸患者表现为极度呼吸困难,缺氧严重者出现发绀,甚至窒息。

3. 查体要注意血压数值及四肢血压是否对称、有无心脏和外周血管杂音、肺动脉第二心音是否亢进、双肺呼吸音是否对称、下肢周径是否存在不对称、有无静脉炎或水肿等情况。

### 四、中低危胸痛的鉴别诊断

1. 鉴别中低危胸痛,应综合考虑各种疾病可能,包括心源性和非心源性。对于所有患者,均应立即行心电图检查。对于诊断不明确的患者,应选择合适的 POCT 或影像学检查,并根据病情复查心电图等。综合评估后诊断为中低危的胸痛患者,应科学救治、及时分流,安排患者住院、离院或专科就诊。

2. 对于非心源性胸痛的患者,需要鉴别的疾病至少包括以下病种:①呼吸系统疾病。气胸、胸膜炎、胸膜肿瘤、肺部感染等。②消化系统疾病。反流性食管炎、自发性食管破裂、食管动力疾病、食管裂孔疝、食管癌等。③胸壁疾病。急性肋软骨炎、肋骨骨折、胸椎疾病、带状疱疹和肿瘤等。④神经精神疾病。颈椎/脑血管疾病、神经官能症等。⑤纵隔疾病。纵隔气肿、纵隔肿瘤、纵隔炎等。⑥其他疾病。强直性脊柱炎、急性白血病、多发性骨髓瘤等。

## 五、急性胸痛常用辅助检查

1. **心电图** 所有患者在首次医疗接触后应尽快完成常规十二导联心电图，必要时需加做后壁、右室导联，并根据病情及时复查。

2. **实验室检查** 对于急性胸痛患者，快速实验室检查有利于迅速明确诊断、完善评估、指导治疗。急性非创伤性胸痛急诊评估相关的生物标志物，如心肌损伤生物标志物、心脏功能生物标志物、出凝血指标、血气分析、血液生化等，传统的检测手段并不能完全满足急诊诊疗对胸痛患者快速实时诊断的强烈需求。因此，床旁检测技术（point of care testing, POCT）越来越显出它的价值所在。

3. **急诊床旁超声** 作为一种无创、快速的诊断方法，床旁超声已经被越来越多的急诊科医师熟悉和掌握，可为临床医师提供急需的诊断信息，用于病因诊断、治疗决策和危险评估，在急性胸痛快速评估中发挥了重要作用。急诊医生经过短期培训可以快速掌握该技术，在临床实践中实现随时随地用超声这个"可视化的听诊器"床旁快速检诊，启动紧急临床治疗与分流决策。超声结合临床表现及其他辅助检查，可帮助急诊医生更快速准确地诊断高危胸痛患者，增加了医疗的安全性，值得在医疗实践中推广使用。胸痛患者的心脏彩超检查内容与目标包括评估心包积液、评估心脏的整体收缩功能、检测左右心室的扩大、评估血管内容量状态等。急诊床旁超声在危及患者生命的胸痛症状中的作用在于对血流动力学不稳定的肺栓塞患者进行评估，或对筛查疑诊主动脉夹层的患者进行心包或者胸腔积液探查，测量主动脉根部内径，超过4cm提示A型主动脉夹层。

4. **放射影像检查** 包括X线检查、CT及强化CT等。X线检查是诊断气胸最常用的方法，可显示肺萎缩程度、胸膜粘连、纵隔移位及胸腔积液等。CT可明确诊断气胸，且胸腔内少量气体的诊断较为敏感。对反复发作的气胸、慢性气胸患者观察肺边缘是否有造成气胸的病变。CT血管造影（CTA）检查是诊断和鉴别主动脉夹层、肺栓塞的主要检查手段，是血管病变最常用的临床检查方法之一。

## 六、常见高危胸痛的救治策略

### （一）急性冠脉综合征

对任何有显著 ACS 风险的患者，在初始评估阶段都应完成以下步骤：①评估气道、呼吸和循环；②开展初步的病史采集和检查；③ 12 或 18 导联 ECG，当初始 ECG 不能明确诊断 ACS，但患者仍有症状且临床上仍高度怀疑 ACS 时，应复查；④建立静脉通道，抽取血液样本进行初步的实验室检查，包括心脏生物标志物、电解质、凝血和肾功能指标及血脂指标；⑤心电监护，并备有紧急复苏设备。除外禁忌证后，所有 ACS 患者应尽快服用负荷剂量的抗血小板药物。

1. **急性 ST 段抬高心肌梗死（STEMI）** 患者的救治要以缩短总的心肌缺血时间、恢复有效心肌再灌注为根本治疗理念。明确为 STEMI 的患者，可根据现实条件选择合适的再灌注策略，包括直接 PCI（PPCI）、转运 PCI 或静脉溶栓治疗、溶栓后转运 PCI 等。

2. **非 ST 段抬高的急性冠脉综合征（NSTE-ACS）** 由于 NSTE-ACS 患者的病情严重程度差异大，应建立基于危险分层的治疗策略，根据病情危险程度分层施治，常用的评分模型包括 GRACE 风险评分和 TIMI 风险评分。初步评估或再次评估明确为极高危的患者，应在 2 小时内实施紧急介入治疗，对高危患者，指南建议选择 24 小时内行早期介入治疗，对于症状或缺血反复发作的中危患者，可在 72 小时内选择介入治疗。

### （二）主动脉夹层

AD 最常见的临床表现是胸痛，还包括心血管系统症状（主动脉瓣关闭不全、急性心力衰竭、心肌缺血、心脏压塞等）、呼吸系统症状、神经系统症状（晕厥等）、胃肠道症状等。可根据表 3-16-1 中的症状评估 AD 的可能性，每组症状为 1 分，评分 0、1、2、3 分代表诊断的可能性逐渐增加。

D- 二聚体（D-dimer）对于急性主动脉夹层的筛查有十分重要的意义，患者发病 6 小时内，如 D-dimer 水平超过 1 600ng/mL，则提示存在主动脉夹层的可能性很大，在这一时间窗内，主动脉夹层患者的 D-dimer 水平甚至远超 ACS 及肺栓塞患者。主动脉 CTA 能明确显示增宽的主动脉

表 3-16-1　主动脉夹层可能性评估

| 高危情况（1分） | 高危特点的疼痛（1分） | 高危的体格检查情况（1分） |
|---|---|---|
| 马方综合征（或其他结缔组织疾病）<br>主动脉疾病家族史<br>已知的主动脉瓣膜疾病<br>已知的胸主动脉瘤<br>之前曾进行主动脉相关操作（包括心脏手术） | 有以下特点的胸痛、背痛或者腹痛：<br>　急剧出现<br>　程度严重<br>　撕裂样 | 低灌注的证据<br>脉搏短绌<br>双上肢收缩压不同<br>神经系统局灶性表现<br>主动脉舒张期杂音（与疼痛新出现）<br>低血压或者休克 |

内真腔和假腔的区别，是目前临床上用来诊断主动脉夹层的首选方法。

对于 AD 患者，一经诊断，不管是否进行介入治疗，都应立即进行监护治疗，并尽快进行控制疼痛和稳定血流动力学状态的治疗。严重血流动力学不稳定者应立刻行气管插管机械通气治疗，尽快寻找有无夹层破入心包的证据。

A 型主动脉夹层如果不进行手术，最初 48 小时的死亡率在 50% 左右。尽管目前外科手术和麻醉技术都有进步，但术前死亡率（25%）和神经系统并发症（18%）仍然比较高。手术治疗可将1 个月死亡率从 90% 降低至 30%，在长期的随访中，手术治疗相对于保守治疗还是明显获益的。B 型主动脉夹层患者通常病情相对稳定，仅仅依靠药物治疗控制疼痛和血压就有可能控制病情进展，这类患者需要进行血压监测，定期复查 CT 或者 MRI。此类患者也可进行胸主动脉腔内修复术，用于稳定夹层的主动脉。

### （三）肺栓塞

疑似肺栓塞患者，在首次医疗接触后尽快完成心电图检查，并行血气分析、D- 二聚体、BNP、cTn 等检测。有条件的医院应尽快完成肺动脉CTA，以准确进行肺栓塞危险分层的评估。

根据 Wells 评分或 PESI 分级等评估手段动态评估患者，对于高危肺栓塞患者，应尽快完成床旁超声检查，尽快进行抗凝治疗。对于排除溶栓禁忌证的患者，及时给予静脉溶栓治疗。有溶栓禁忌证者，应考虑导管碎栓、溶栓或手术取栓；连续动态监测血压，限制活动。非高危的肺栓塞患者，应住院或门诊抗凝治疗，并密切观察、动态评估病情，依据凝血指标调整抗凝药物的剂量，既保证抗凝药物的有效性，又尽量减少出血。

### （四）张力性气胸

张力性气胸发生时，胸膜腔内压力不断升高，压迫肺使之逐渐萎陷，并将纵隔推向健侧，挤压健侧肺，导致呼吸和循环功能的严重障碍。当胸膜腔内压力高于大气压时，又称高压性气胸。胸膜腔内的高压空气可被挤入纵隔，形成纵隔气肿。张力性气胸发病急，进展迅速，可在很短的时间内发生呼吸心跳停止。

张力性气胸的急救治疗原则为立即排气，降低胸膜腔内压力。在紧急状况下，可用粗针头在患侧第 2 肋间锁骨中线处刺入胸膜腔，有喷射状气体排出，可收到排气减压的效果。患者在转送过程中，可在插针的接头处缚扎一橡胶手指套，将指套硬端剪 1cm 口，起活瓣作用（图 3-16-1）。或用长橡胶管或塑料管一端连接插入的针接头，另一端放在无菌水封瓶水面下。

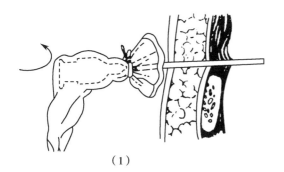

（1）

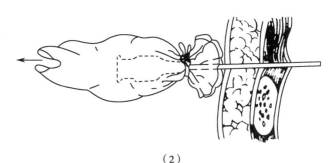

（2）

图 3-16-1　张力性气胸紧急穿刺排气

长时期漏气者应进行剖胸修补术。若胸膜腔插管后，漏气仍严重，患者呼吸困难未见好转，提示肺、支气管的裂伤较大或断裂，应及早剖胸探查，修补裂口，或作肺段、肺叶切除术、支气管封堵术。

## 第四节　胸痛中心建设

胸痛中心（CPC）是整合院内外多学科临床资源，采用标准化的诊治流程，强调以患者为中心的胸痛救治平台。通过信息共享、多学科诊疗（multiple disciplinary treatment，MDT）等多种模式，胸痛中心的建设将保障急性胸痛患者到达医院后得到早期评估、危险分层、正确分流与合理救治，避免高危患者的漏诊，使其得到及时诊断、及时治疗、改善预后，并尽可能减少低危患者住院检查和治疗的费用。

国际上，胸痛中心已发展 30 余年，我国的 CPC 建设起步较晚，但发展迅速。自 20 世纪末胡大一教授等呼吁国内建立 CPC，山东大学齐鲁医院（2002 年 10 月）建立我国第一家胸痛中心，随后北京大学人民医院（2010 年 6 月）、河南中医学院第一附属医院（2010 年 10 月）、广东省中医院（2010 年 12 月）先后成立胸痛中心。2011 年起至今，大量 CPC 如雨后春笋般成立。

MDT 是胸痛中心建设的基石。院前急救、急诊科和心内科是胸痛中心建设的主要参与者，MDT 是缩短救治时间、提高救治效率的关键。近年来，我国胸痛中心建设积累了大量经验并取得了长足进步，然而，院前急救和急诊科仍是大部分医疗机构胸痛中心建设的薄弱环节。如何更有效地利用现有资源、深化学科间的协作、推动急性胸痛诊疗"战线"继续前移，是胸痛中心建设持续面对的重要课题。

随着社会人口寿命不断延长和日益老龄化，心血管疾病患者的数量越来越庞大，这已成为我国乃至全世界 21 世纪面对的严峻公共卫生问题，急性胸痛救治体系和流程不断优化的意义尤为重大，需要各级医疗机构、医护人员和社会各界的共同关注、共同重视、共同努力。

（陈玉国）

## 参 考 文 献

[1] Bruno RR, Donnerbanzhoff N, Söllner W, et al. The Interdisciplinary Management of Acute Chest Pain.[J]. Deutsches Ärzteblatt International, 2015, 112(45): 768.

[2] 急性非创伤性胸痛生物标志物联合检测专家共识组. 急性非创伤性胸痛生物标志物联合检测专家共识 [J]. 中华急诊医学杂志, 2015, 24(9): 940-951.

[3] 胡大一. 快速识别致命性胸痛 [J]. 健康指南, 2015(1): 11-12.

[4] Ibánez B, James S, Agewall S, et al. 2017 ESC Guidelines for the management of acute myocardial infarction in patients presenting with ST-segment elevation[J]. Revista Española de Cardiología(English Edition), 2017, 70(12): 1082.

[5] 王雪, 张梅, 张运, 等. 实时三维超声对心肌梗死患者左心室局部心肌容量和收缩功能的分析 [J]. 中华超声影像学杂志, 2006(5): 325-328.

[6] 葛均波, 戴宇翔. 中国非 ST 段抬高型急性冠状动脉综合征诊断和治疗现状 [J]. 中华心血管病杂志, 2017, 45(5): 355-358.

[7] 韩雅玲. 2016 中国经皮冠状动脉介入治疗指南解读 [J]. 临床军医杂志, 2016, 44(5): 441-443.

[8] 中华医学会心血管病学分会肺血管病学组. 急性肺栓塞诊断与治疗中国专家共识(2015)[J]. 中华心血管病杂志, 2016, 44(3): 197-211.

[9] 陈玉国, 徐峰. 心肌保护 [M]. 北京: 人民卫生出版社, 2015.

# 第十七章 呼吸困难

## 第一节 呼吸困难的定义

不同教科书和专家共识对呼吸困难（dyspnea）的定义表述不甚一致。2012 美国胸科协会（ATS）呼吸困难专家共识的定义为："呼吸困难是一个用来描述由强度可变、性质不同的感觉组成的主观呼吸不适体验的术语；该体验来源于多种生理、心理、社会和环境因素的相互作用，并可能引起继发性生理和行为反应"。2014 年我国《呼吸困难诊断、评估与处理的专家共识》的定义为："呼吸困难指患者的某种不同强度、不同性质的空气不足、呼吸不畅、呼吸费力及窒息等呼吸不适感的主观体验，伴或不伴呼吸费力表现，如张口呼吸、鼻翼扇动、呼吸肌辅助参与呼吸运动等，也可伴有呼吸频率、深度与节律的改变，患者的精神状况、生活环境、文化水平、心理因素及疾病性质等对其呼吸困难的描述具有一定的影响"。

## 第二节 呼吸困难的病因和临床类型

### 一、呼吸困难的病因

引起呼吸困难的原因很多，包括良性、自限性疾病，也包含有致命危险的急危重症。

### 二、呼吸困难的临床分类（表 3-17-1）

#### （一）肺源性呼吸困难

由呼吸系统疾病引起的通气、换气功能障碍，严重者导致缺氧和/或二氧化碳潴留。根据呼吸困难出现的时期，临床上又分吸气性呼吸困难、呼气性呼吸困难和混合性呼吸困难三种类型。

#### （二）心源性呼吸困难

由左心和/或右心衰竭引起，尤其是左心衰竭时。

表 3-17-1 临床引起呼吸困难的常见分类和病因

| 疾病分类 | 常见病因 |
| --- | --- |
| 肺源性呼吸困难 | |
| 　上呼吸道疾病 | 咽后壁脓肿，喉及气管内异物，喉水肿或肿物 |
| 　支气管及肺部病 | |
| 　　感染性疾病 | 急性支气管炎、肺炎、ALI/ARDS、肺结核 |
| 　　过敏或变态反应性疾病 | 支气管哮喘、过敏性肺炎、热带嗜酸性粒细胞增多症 |
| 　阻塞性病变 | COPD、弥漫性间质性肺疾病 |
| 　肺血管性病变 | 急性肺水肿、肺栓塞 |
| 　胸膜疾病 | 自发性气胸、大量胸腔积液 |
| 　胸廓及纵隔疾病 | 呼吸肌及膈肌麻痹、急性纵隔炎、纵隔气肿、肿瘤 |
| 心源性呼吸困难 | 急性左心衰、心脏瓣膜病、缩窄性心包炎、急性冠脉综合征、心肌炎、心肌病、严重心律失常、先天性心脏病 |
| 中毒性呼吸困难 | 一氧化碳中毒、有机磷杀虫药中毒、药物中毒及毒蛇咬伤等 |
| 神经精神性呼吸困难 | 严重颅脑病变，如出血、肿瘤、外伤等，癔症 |
| 血源性呼吸困难 | 重度贫血、甲亢危象、糖尿病酮症酸中毒、尿毒症 |

**（三）中毒性呼吸困难**

各种中毒导致的呼吸困难，包括代谢性酸中毒、药物中毒和化学毒物中毒。

**（四）神经精神性呼吸困难**

包括神经性呼吸困难（多见于脑出血、脑炎、脑膜炎、脑脓肿、脑外伤及脑肿瘤等重症颅脑疾病）和精神性呼吸困难（癔症）。

**（五）血源性呼吸困难**

常见于重度贫血、高铁血红蛋白血症、硫化血红蛋白血症等导致的红细胞携氧量减少，血氧含量降低。

# 第三节　呼吸困难的急诊评估和严重程度分级

## 一、呼吸困难的急诊评估

呼吸困难作为急诊常见的就诊原因，其病因和诱因涉及多种疾病和多个系统；呼吸又是生命体征中唯一可以有限地人为控制的体征，故临床需要建立基于紧急评估的分层干预理念。

**（一）病史和体格检查**

询问呼吸困难发生急缓、既往有无类似发作、发作诱因和缓解因素，以及伴随症状，有助于判断呼吸困难的危险性。生命体征变化、发绀等临床特点对快速筛查致命性病症如气道梗阻、重症支气管哮喘、张力性气胸、急性呼吸窘迫综合征、肺动脉栓塞和急性心力衰竭等十分有益。长期卧床或有下肢深静脉血栓病史者突发呼吸困难，伴有胸痛、晕厥、发绀、右心功能不全和/或低血压，要考虑肺动脉栓塞；急性左心力衰竭以夜间阵发性呼吸困难、端坐呼吸为主要症状，结合既往基础心脏病史和/或充血性心力衰竭史有助于考虑心源性呼吸困难，若咯大量粉红色泡沫痰伴两肺湿啰音，要想到急性肺水肿。

**（二）动脉血气分析**

血气分析对于呼吸困难急诊评估有不可替代的价值，静息状态吸气时动脉血氧分压（$PaO_2$）< 60mmHg 和/或动脉血二氧化碳分压（$PaCO_2$）> 50mmHg 即为呼吸衰竭。临床监护脉搏血氧饱和度（$SpO_2$）虽能及时获得动脉氧供的资料，但在休克和/或循环不良的状况下不能真实反映动脉血氧饱和度（$SaO_2$）水平，应以直接测患者动脉血气为准。

## 二、呼吸困难的严重程度分级

**（一）危重急症级**

指病情可迅速恶化的各类疾病引起的呼吸困难。如非心源性肺水肿、气道梗阻、肺栓塞及过敏反应；心源性肺水肿、心肌梗死、心肌炎和心脏压塞等；糖尿病酮症酸中毒、糖尿病乳酸性酸中毒、严重低钾血症；急性会厌炎、咽喉部脓肿；创伤性张力性气胸、连枷胸；氰化物中毒、亚硝酸盐中毒、一氧化碳中毒、硫化氢中毒等；急性有机磷中毒、重症颅脑疾病引起的呼吸困难均为危重症。

**（二）一般急症级**

指短时间内无生命危险的疾病引起的呼吸困难。如自发性气胸（张力性气胸除外）、支气管哮喘、肺心病、肺炎；心包炎；原发性的伴有呼吸增强的疾病（低血压、脓毒症）；肾衰竭、电解质紊乱、代谢性酸中毒；创伤性单纯性气胸、血气胸、膈肌破裂穿孔；原发性的伴有呼吸减弱的疾病（多发性硬化、吉兰-巴雷综合征）等所引起的呼吸困难均可按一般急症处理。

**（三）非急症级**

指一般无生命危险的疾病引起的呼吸困难。如胸膜腔积液、一般肺炎、肺癌、肋骨骨折；先天性心脏病、瓣膜性心脏病或心肌病；某些原发的伴呼吸增强的状态如妊娠、腹水、肥胖、过度通气综合征、发热、甲状腺疾病及癔症发作；原发伴呼吸减弱的疾病如肌萎缩性侧索硬化及多发性肌炎、贫血等。

# 第四节　呼吸困难的诊断和鉴别诊断

## 一、呼吸困难的诊断

**（一）病史询问**

询问患者有无心脏、呼吸疾病病史，是否抽烟、酗酒，工作接触史等十分重要。

**（二）体格检查**

体格检查对于发现呼吸困难病因及需要立即处理的严重呼吸困难非常重要。

1. **生命体征** ①呼吸困难合并发热，多与感染有关。②呼吸困难常合并血压升高、心率增快，但如果呼吸困难和低血压同时出现，要警惕肺栓塞、心脏疾病、张力性气胸。③呼吸困难时，患者常通过增加呼吸频率改善通气和氧合，但呼吸频率正常并不意味着患者没有问题。当呼吸困难的患者其他体征没有改善，呼吸频率反而开始下降，往往提示病情加重，是呼吸即将停止的前兆，需要紧急处理。④对于呼吸困难的患者，$SpO_2$ 应当作为第 5 个生命体征加以监测。

2. **一般情况查体** 严重呼吸困难的患者常采取前倾坐位以保持呼吸道通畅；辅助呼吸肌参与呼吸运动；当患者说话不能成句时，说明呼吸困难严重；焦虑、烦躁提示低氧，而嗜睡则提示可能伴高碳酸血症。

3. **胸部查体** 视诊胸壁有无不对称、畸形及矛盾呼吸；触诊胸壁有无压痛、肿物、握雪感。如叩诊鼓音提示气胸，浊音提示胸腔积液、肺部实变；听诊需要关注干/湿啰音和支气管呼吸音，当患者出现单侧呼吸音减低时，提示气胸、肺不张、胸腔积液、肺炎；哮鸣音多继发于气道痉挛，如哮喘、COPD、细支气管炎、急性支气管炎等，有时也见于心力衰竭、异物、肺栓塞；湿啰音多提示心力衰竭、肺炎；支气管呼吸音则提示肺炎。

4. **心脏检查** 需要注意有无心前区隆起、心脏震颤、异常心音、附加音、摩擦音和杂音；$S_3$、$S_4$ 提示心功能不全；心包摩擦音提示心包积液，而附加音、杂音提示瓣膜病。

5. **其他器官系统检查** 关注皮肤颜色、温度、湿度、皮疹、瘀点；颈部是否对称，有无红肿、团块等造成气道梗阻，有无颈静脉怒张；腹部有无膨隆，有无矛盾呼吸，有无肝大和肝颈静脉回流征；四肢有无发绀、水肿、杵状指、静脉扩张和周围血管病改变，肌肉收缩是否有力等。

**（三）必要的辅助检查**

1. **胸片和心电图** 胸片正侧位发现肺部浸润阴影，可以鉴别充血性心力衰竭、COPD，除外气胸。当呼吸困难严重而胸片正常时，需要警惕肺栓塞。心电图虽不能对呼吸困难的心源性或肺源性等原因提供直接证据，但对于检出心肌缺血甚或心肌梗死、房颤等心律失常，以及心肌肥厚等有重要临床意义。老年、糖尿病患者的心绞痛可能仅表现为呼吸困难，心电图检查有助于发现病因；同样，患者呼吸困难合并胸痛时，更需要做心电图。

2. **血气分析** 当呼吸困难无法解释，患者出现神志改变、酸中毒和呼吸困难较严重时，需要进行血气分析检查，可及时发现低氧、高碳酸血症和酸碱失衡。

3. **其他需急诊进行的血液检查** 白细胞计数、血红蛋白、心肌酶、脑钠肽、D-二聚体、血糖和电解质等。

（1）B 型利钠肽（B-type natriuretic peptide，BNP）或 N 末端利钠肽前体（N-terminal pro-brain natriuretic peptide，NT-proBNP）：对伴有急性呼吸困难的急性心力衰竭综合征患者，常规检查结合测量 BNP 或 NT-proBNP，可以提高诊断的准确性。2007 年美国急诊医师学会（ACEP）"成年人急性心力衰竭综合征的急诊评估和治疗的临床策略"中建议，急性呼吸困难患者检测 BNP 或 NT-proBNP 增高，对于诊断急性心力衰竭虽有较高的临床价值，但其水平受到年龄、体质量指数、肾功能、严重脓毒症和肺血栓栓塞性疾病等影响。因此，BNP 或 NT-proBNP 增高不等于都是心力衰竭，而 BNP 或 NT-proBNP 不高则有助于除外左心收缩功能不全。应强调的是，BNP 或 NT-proBNP 的临床应用不能替代超声心动图及左心室射血分数（LVEF）等检查。

（2）D-二聚体是纤维蛋白单体经活化因子ⅩⅢ交联后，再经纤溶酶水解所产生的降解产物，是一个特异性的纤溶过程标记物。D-二聚体对急性肺动脉栓塞诊断的敏感性高达 90% 以上，而特异性仅为 40%。故临床应用过程中 D-二聚体对急性肺动脉栓塞有较大的排除诊断价值。

4. **进一步检查** 肺动脉 CT 造影检查对于急诊呼吸困难的病因尤其是肺源性因素，包括肺动脉栓塞的诊断，有较高的检出率。心脏多普勒超声心动图和经食管超声心动图可对心脏结构与功能进行全面评价，进而发现心源性呼吸困难。脑 CT 或 MRI 有助于检出或除外中枢神经系统血管或占位性病变。

不同病因引起呼吸困难的诊断要点见表 3-17-2。

表 3-17-2　不同病因引起呼吸困难的诊断要点

| 病因 | 诊断要点 |
| --- | --- |
| 气道阻塞，喉痉挛、异物吸入 | 有异物吸入或呛咳史，听诊可在喉部或大气道闻及吸气相哮鸣音 |
| 急性呼吸窘迫综合征 | 有肺部感染、误吸、脓毒症等高危因素；呼吸增快，窘迫；胸部 X 线：两肺浸润阴影；$PaO_2$/吸入氧浓度（$FiO_2$）<300mmHg；除外心源性肺水肿 |
| 肺栓塞 | 有制动、创伤、肿瘤及长期口服避孕药等诱发因素；合并深静脉血栓形成的症状和体征；血 D- 二聚体测定有排除意义 |
| 肺炎 | 伴有咳嗽、咳痰、发热、胸痛等；肺部听诊闻及湿啰音及哮鸣音 |
| 慢性阻塞性肺疾病及急性加重 | 有吸烟史、粉尘接触史；慢性咳嗽、咳痰及喘息病史；进行性呼吸困难；桶状胸；呼气相延长，肺气肿体征等 |
| 支气管哮喘及急性加重 | 过敏史，支气管哮喘病史，双肺呼气相哮鸣音 |
| 气胸 | 有抬举重物等用力动作或咳嗽、屏气等诱发因素；合并一侧胸痛；体检发现气管向健侧移位，患侧胸部膨隆，呼吸运动减弱，叩诊呈过清音或鼓音，听诊呼吸音减弱或消失 |
| 间质性肺疾病 | 有职业或环境暴露；进行性呼吸困难；干咳；肺部吸气相湿啰音；杵状指（趾） |
| 心功能不全 | 多有高血压、冠心病、糖尿病等基础疾病，感染、劳累、过量或过快输液等诱因；体检发现双肺湿啰音，左心扩大，可闻及奔马律或心脏杂音；胸部 X 线：肺淤血、心脏增大等征象 |
| 精神性 | 有情绪异常、神经质、焦虑或抑郁病态；伴有叹气 |

## 二、鉴别诊断

### （一）呼吸困难的起病是突然还是逐渐出现

突发呼吸困难常见于气胸、肺栓塞、急性冠状动脉综合征、急性肺水肿和过敏；而逐渐出现的呼吸困难可见于肺炎、充血性心力衰竭、气道疾病等。

### （二）既往有无类似发作

既往有类似发作常见于慢性心肺疾病，如哮喘、慢性阻塞性肺疾病、慢性心功能不全。慢性呼吸困难急性加重时，还需关注加重的诱因，如自行停药、感染、饮食改变（过敏、摄入盐增多）等。

### （三）诱因和缓解因素

典型的端坐呼吸最常见于心功能不全和膈肌麻痹；单侧卧位呼吸困难见于单侧肺疾病、可变的气道阻塞等。

### （四）伴随症状

胸痛、心悸、下肢水肿、晕厥、咯血、恶心呕吐等伴随症状也对鉴别诊断有帮助。

## 第五节　呼吸困难的治疗

### 一、呼吸困难的急诊抢救性处理

1. 保证呼吸道通畅，迅速解除存在的气道梗阻与痉挛；纠正低氧血症和 / 或高碳酸血症。给予多功能监护和氧疗。

2. 符合下述条件应实施机械通气：①经积极治疗后病情仍继续恶化。②意识障碍。③呼吸形式严重异常，如呼吸频率 >35～40 次 /min 或 <6～8 次 /min，或呼吸节律异常；自主呼吸微弱或消失。④严重通气和 / 或氧合障碍：$PaO_2$<50mmHg，尤其是充分氧疗后仍 <50mmHg；$PaCO_2$ 进行性升高，pH 值动态下降。值得注意的是，下述呼吸困难实施机械通气时可能加重，如：气胸及纵隔气肿未行引流、肺大疱和肺囊肿、低血容量性休克未补充血容量、严重肺出血、气管 - 食管瘘等。

## 二、病因治疗

引起呼吸困难的病因众多，在保障组织细胞充分氧合的基础上，针对不同病因采取相应的治疗措施是解除呼吸困难的根本方法。对急危重症呼吸困难，需立即就地或转 ICU（EICU）抢救。当病情稳定，生命体征、动脉血氧分压及二氧化碳分压均已正常时，为进行呼吸困难的病因探讨和相应治疗，可转入相关专科进一步治疗。

（张　泓　戴成才）

# 参 考 文 献

[1] 呼吸困难诊断、评估与处理的专家共识组. 呼吸困难诊断、评估与处理的专家共识 [J]. 中华内科杂志，2014，53（4）：337-342.

[2] Parshall M，Schwartzstein R，Adams L，et al. Update of an official ATS statement：mechanisms，assessment，and management of dyspnea[J]. Am J Respir Crit Care Med，2012，185（4）：435-452.

[3] Silvers SM，Howell JM，Kosowsky JM，et al. Clinical Policy：Critical Issues in the Evaluation and Management of Adult Patients Presenting to the Emergency Department with Acute Heart Failure Syndromes[J]. Ann Emerg Med，2007，49（5）：627-669.

# 第十八章 咯 血

## 第一节 咯血的定义和程度分级

### 一、咯血的定义

咯血（hemoptysis）是指喉及喉以下的呼吸道或肺组织的出血，经口腔咳出。少量咯血有时仅表现为痰中带血，大咯血时血液从口鼻涌出，常可阻塞呼吸道，造成窒息死亡。咯血尤其是大咯血可以导致多种并发症危及患者生命，是急诊内科常见急症之一。

### 二、咯血程度分级

咯血量大小的标准目前尚无明确的界定，临床上常根据患者咯血量的多少，将其分为：

1. 少量咯血 24 小时内咯血量在 100mL 以内，包括痰中带血丝。

2. 中量咯血 24 小时内咯血量在 100～500mL。

3. 大量咯血 24 小时咯血量 >500mL 或一次咯血量≥100mL。

## 第二节 咯血的急诊评估、病因和诊断

### 一、咯血的急诊评估

咯血的临床过程难以预料，有时开始仅少量痰中带血，却是大量的致命性咯血的先兆。咯血量有时也不足以反映实际病情，部分患者出血后将血吞咽入消化道或无力咯出而积存于气道，但患者出现面色苍白，出冷汗，血压下降等表现，仍应视为大咯血。窒息、顽固性低氧血症和失血性休克是大咯血的严重并发症，需积极处理。

咯血病情严重程度的判断，不能单凭咯血量的多少，而应结合患者的生命体征、基础疾病和营养状态等因素综合判断。咯血患者出现下列情况往往预示病情危重：咯血量大，一次超过200mL；反复发作，一般止血措施不能控制；精神高度紧张或恐惧；呼吸困难、胸闷，双手无目的地抓挠喉或胸部，表明出现窒息先兆；短期内出现失血性休克的表现；胸部影像学检查提示空洞或可疑病变侵及小动脉及假性动脉瘤破裂。

### 二、咯血的病因

引起咯血的原因很多，涉及呼吸系统疾病、循环系统疾病和其他系统疾病等。从发生频率高低来看，依次为肺结核、支气管扩张、肺癌、肺脓肿等。此外，即使经过详细检查，仍有大约20% 的咯血者病因始终难以明确。常见病因有：①气管、支气管疾病。支气管肺癌、支气管良性肿瘤、支气管炎（急性或慢性）、支气管扩张、支气管内膜结核、支气管结石、气道外伤、支气管异物等。②肺部疾病。肺炎、肺结核、肺脓肿、肺转移瘤、肺曲菌病、肺栓塞、肺寄生虫病、尘肺、肺隔离症、肺囊肿、特发性肺含铁血黄素沉着症、肺挫伤、经皮穿刺肺活检、经气管活检等。③循环系统疾病。肺动 - 静脉畸形、原发性肺动脉高压、急性左心衰、二尖瓣狭窄、高血压、主动脉夹层或主动脉瘤、动脉导管未闭等。④全身性疾病及其他原因。白血病、血小板减少、再生障碍性贫血、血友病、弥散性血管内凝血、肾综合征出血热、肺出血 - 肾炎综合征、支气管子宫内膜异位症、Wegener 肉芽肿、白塞病、尿毒症、抗凝剂使用过量等。

### 三、咯血的诊断和鉴别诊断

#### （一）咯血的诊断

1. 病史询问 应详细了解咯血发生的急缓、

咯血量、性状、发生和持续时间等。需询问咯血前有无诱因,出血为初次或多次,如为多次,与以往有无不同。了解咯血的伴随症状,如有无发热、胸痛、咳嗽、胸闷、出汗、恐惧、呼吸困难、心悸,以及黄疸、皮肤黏膜出血、与月经的关系等。

了解出血或血痰的颜色和性状,对咯血病因的诊断有提示意义。肺结核、支气管扩张、肺脓肿和出血性疾病所致出血,其颜色为鲜红色;肺炎球菌性肺炎、肺吸虫病和肺泡出血,可出现铁锈色痰;典型的肺炎克雷伯菌可出现砖红色胶冻样痰;二尖瓣狭窄所致咯血多为暗红色;左心衰竭所致咯血为浆液性粉红色泡沫痰;肺栓塞引起的咯血为黏稠暗红色血痰。

需详细系统回顾相关既往史,特别注意职业、旅游史、吸烟史;最近的胸外伤史、潜在心肺疾病、既往的上呼吸道、鼻窦或上消化道疾病史、最近的感染症状;以前的咯血史;家族咯血史;用药史;单侧或双侧下肢肿胀史等。

2. **体格检查** 观察咯血的量、性质和颜色;患者的一般状态,特别是血压、脉搏、呼吸、心率和神志。咯血通常不影响其血流动力学稳定,但因患者焦虑,可有心动过速,呼吸频率增快;皮肤颜色,有无贫血、皮肤黏膜出血、皮下结节和杵状指(趾),肝脾及浅表淋巴结大小;肺部查体应作为重点。咯血开始时,一侧肺部呼吸音减弱和/或出现啰音,对侧肺部呼吸音正常,常提示出血在该侧。在局限性肺及支气管部位出现喘鸣音,常提示支气管腔内病变,如肺癌或异物。肺叶内血管性杂音支持动静脉畸形。锁骨上及前斜角肌淋巴结肿大支持转移癌;心脏杂音有助于发现心脏瓣膜病、房室间隔缺损或左心衰竭。

3. **必要的辅助检查** 包括血常规及凝血功能检查、血气分析、胸部 X 线检查、CT/MRI、超声心动图、肺灌注通气扫描、纤维支气管镜检查、支气管动脉造影等,依病情需要选用。

(二)鉴别诊断

咯血主要与假性咯血(痰中有血但血液不来自肺脏或支气管)和呕血相鉴别。大多数鼻腔出血会从前鼻孔流出,但是鼻后部出血会沿后鼻孔流到咽部,引起患者咳嗽,将血液咳出而类似咯血。鼻咽镜检查可以明确诊断,或者仔细观察咽后壁可能会见到血液流下。口腔或咽部溃疡也可

以出血,出血部位有时较为隐匿,必要时请专科会诊。呕血为上消化道出血,出血来源于食管、胃和十二指肠。呕血的出血量常常较大。呕血与咯血的鉴别要点见表3-18-1。

表 3-18-1 咯血与上消化道出血的鉴别

| 鉴别点 | 咯血 | 上消化道出血 |
|---|---|---|
| 病史 | 肺结核、支气管扩张、肺炎、肺脓肿、肺癌、心脏病等 | 消化道溃疡、急性胃黏膜病变、肝硬化等 |
| 出血前症状 | 喉部痒感、胸闷、咳嗽 | 上腹部不适、恶心、呕吐等 |
| 出血方式 | 咯出 | 呕出,可为喷射状 |
| 血的颜色 | 鲜红 | 咖啡色、暗红色、偶有鲜红色 |
| 血内混有物 | 泡沫、痰 | 食物残渣等胃内容物 |
| 酸碱反应 | 碱性 | 酸性 |
| 黑便 | 无,咽下血液时可有 | 有,可持续数天 |
| 出血后痰的性状 | 痰中带血 | 无痰 |

## 第三节 咯血的治疗

咯血的治疗原则是确定出血部位;及时迅速止血;保持呼吸道通畅,防止气道阻塞;维持患者的生命体征;积极治疗原发病。急救的要点是保持呼吸道通畅和纠正缺氧。

### 一、大量咯血的救治

(一)一般性治疗

1. **观察病情** 应绝对卧床休息。使患侧卧位或头低脚高位;进食易消化食物,保持大便通畅,尽可能避免便秘的发生。病情不稳定时行心电、血压和经皮血氧饱和度监测。

2. **建立静脉通道** 低血容量者,给予快速补液或者输血,遵循早期、快速、足量补液三原则。根据出血的量和速度,可能需要紧急配血、备血和输血。有凝血障碍可以给予新鲜冰冻血浆、血小板、冷沉淀等进行纠正。

3. **保持呼吸道通畅** 吸氧,保持血氧饱和度在95%以上。

**4. 精神安慰**　解除恐惧和紧张心理，鼓励患者尽量将血咯出，避免气道阻塞；必要时可给予小剂量镇静剂，消除患者的精神紧张。一般不镇咳，咳嗽剧烈的患者可用祛痰药或缓止咳药，但禁用吗啡等强镇咳药，以免抑制咳嗽反射而引起窒息。

**（二）药物止血治疗**

**1. 血管活性药物**

（1）垂体后叶素：是大咯血时的首选用药。药物有强烈的血管收缩作用，从而使肺小动脉收缩，肺循环压力降低。用法：5～10U 加入到 25% 葡萄糖注射液 40mL 中 15～20 分钟缓慢静脉注射，或 10～20U 加入到 5% 葡萄糖盐水 250mL 中缓慢静脉滴注。该药在撤用时需要缓慢减量，不可骤然停用。不良反应包括头痛、面色苍白、心悸、恶心、出汗、胸闷、腹痛、便意和血压升高等，此时应减慢注射速度；可同时用硝酸甘油 20～25mg 加入到 5% 葡萄糖注射液 500mL 中持续静脉滴注，以对抗垂体后叶素升高血压、收缩冠状动脉的作用，同时降低肺动脉压以减少咯血。禁用于高血压、冠心病、肺源性心脏病、心力衰竭患者和孕妇。

（2）酚妥拉明：为 α 受体阻滞剂，有较强的血管扩张作用，使肺动脉、肺静脉压力同时减低而起到止血的作用。有垂体后叶素禁忌者可选用，尤其适用于有高血压者。用法：10～20mg 加入到 5% 葡萄糖液 250～500mL 中缓慢静脉滴注，可连续用 5～7 天。大咯血患者可先静脉注射 5～10mg。

（3）生长抑素：对于常规治疗无效或有明确常用止血药物禁忌时有良好的止血效果，且安全方便，不良反应小。机制可能是抑制舒血管肠肽及其他相关性活性肽，使血血管收缩，肺血流量减少，以及抑制支气管的炎症发挥作用。用法：14 肽生长抑素首剂 250μg 静脉注射后，250μg/h 静脉滴注；8 肽生长抑素 100μg 静脉注射后，以 25～50μg/h 静脉滴注。

**2. 一般止血药物**　通过改善出凝血机制、毛细血管功能及血小板功能而起作用。

（1）维生素 $K_1$：维生素 $K_1$ 10mg 肌内注射或缓慢静脉注射，1～2 次 /d。或维生素 $K_4$ 4～8mg 口服，2～3 次 /d。

（2）卡巴克络（安络血）：5～10mg 肌内注射，2～3 次 /d。

（3）血凝酶（立止血）：每次 1kU，皮下、肌内、静脉注射，每天不超过 8kU。

（4）氨甲苯酸：0.2g 加入 5% 葡萄糖液 250mL 静脉滴注，1～2 次 /d。

（5）其他药物：包括 6- 氨基己酸、云南白药和鱼精蛋白注射液等。此类药物可作为辅助止血药物，酌情选择 1～2 种应用。

**3. 其他止血药物**　对垂体后叶素有禁忌者可用普鲁卡因。普鲁卡因 150～300mg 加 5% 葡萄糖 500mL 缓慢静脉滴注，或普鲁卡因 50mg 加 25% 葡萄糖 40mL，缓慢静脉注射。本药可诱发过敏反应，用药前应做皮试。

**（三）纤维支气管镜止血**

经药物治疗无效者可通过气管镜清除积血并止血，可以考虑冷盐水灌洗、局部使用血管收缩剂或凝血药、激光或冷冻止血等方法。咯血期间进行气管镜检查有一定的危险性，检查前应做好抢救准备，检查过程中应密切监测血氧、心电图及血压。

在非双侧肺同时出血的情况下，尚可以利用纤维支气管镜隔离出血源，防止血液进入健侧肺叶：①可在支气管镜引导下进行选择性单侧气管内插管，将导管远端插入健侧肺的主支气管，并充好球囊以防止血液渗透，保证健侧肺通气的情况下再处理患侧肺。②气管插管后，在支气管镜下明确出血来源，将 Fogarty 球囊通过支气管镜置入出血气道，充气后填塞气道。目标是快速控制出血并保护健侧气道通畅。③双腔气管插管，通过双腔管可将肺通气和气道疏通分开操作，但精准的双腔气管插管、置管费时费力，且双腔管的独立管腔均过小妨碍操作，需要专用的吸引管和使用肌松剂等因素，导致临床应用受到一定限制。

**（四）支气管动脉栓塞术**

1974 年，法国学者 Reny 首次报道了支气管动脉栓塞治疗咯血的新技术并取得成功。20 世纪 80 年代以后，国内外学者大量报道了这方面的研究，均取得了良好效果。本方法适用于病变广泛或心肺功能不能耐受手术者、肺切除后又有大咯血者、诊断不明确需及时止血、无条件实施急症手术的大咯血者。成功的栓塞有赖于通过血管造影显示出血血管的解剖结构。它具有创伤小，止血快，效果显著等特点，是一个安全有效的方法。但如果术中血管造影不好，未发现交通支，误栓脊髓动脉，会出现支气管壁坏死及缺血性脊髓病变。

### （五）手术止血

对出血部位明确，大咯血经上述治疗无效，有发生窒息和休克的可能，可采用手术治疗。禁忌证为晚期肺癌大出血；继发二尖瓣狭窄的肺出血；有全身出血倾向者；全身情况差，肺功能代偿不全者；非局限性或术前不能确定出血部位者。手术原则以切除最小肺组织，达到根除最大出血病肺为目的。

### （六）并发症和病因治疗

咯血后，患者可出现低热，多是由于血液吸收热；但若体温持续不退或持续升高，伴有白细胞增高，胸片病变增多，提示肺炎可能，应予充分抗生素治疗。肺不张应采用体位引流（侧卧位，患侧在上），鼓励患者咳嗽，使用解痉药、化痰药，雾化吸入，应用抗生素预防和控制感染，必要时可以支气管镜清理气道内血凝块和分泌物。出现失血性休克时，应补充血容量，适当应用血管活性药物。

咯血的病因很多，应根据不同的病因，采取相应的治疗方法。病因治疗能明显缩短疗程，提高治愈率，防止复发。

### （七）窒息抢救

窒息是咯血患者迅速死亡的主要原因，应及早识别和抢救。患者出现烦躁不安，端坐呼吸，气促发绀，神情呆滞，咯血减少、停止或出现呼吸急促，吸气出现"三凹征"，张口瞪目，面色灰白，神志丧失，呼吸音减弱消失等临床表现，应立即按窒息进行抢救。

窒息抢救的要点如下：①保持呼吸通畅。立即清除气道内血凝块，用吸引器吸出血凝块，或在直接喉镜下做硬质支气管镜直接插管，隔离出血源并通过冲洗和吸引，迅速恢复呼吸道通畅。②使患者保持头低足高 45° 俯卧位，轻拍患者背部，促进血液流出。③高流量吸氧，对伴有呼吸功能衰竭者，在呼吸道通畅的情况下，应用呼吸兴奋剂；如自主呼吸微弱或消失，要立即进行气管插管，以保证气道的通畅。④呼吸心搏骤停者，应立即进行心肺复苏。

## 二、少、中量咯血的处理

少量咯血无须特殊处理，仅需休息和对症治疗。

中量咯血需要卧床休息，取卧位或平卧位。对精神紧张或恐惧不安者，应解除其顾虑，必要时可给予少量镇静药（如口服地西泮 5～10mg）。治疗措施还包括适当的药物止血治疗等。重要的是在止血的基础上，寻找病因并针对病因进行治疗。

## 第四节 治疗研究进展

光动力疗法是利用光敏物质血卟啉衍生物与肿瘤组织亲和性强，滞留时间长的特性，应用特定波长的光照射组织，继而通过一系列光化学反应杀灭肿瘤细胞的一种治疗方法。由于光动力疗法可引起小血管内血栓形成，因此对支气管内非恶性病变引起的出血也有良好的止血作用。有报道使用该方法治疗难以控制的支气管出血效果良好，且无复发，但是需要更多的临床试验来证实其疗效。

（刘 志 董雪松）

## 参 考 文 献

[1] 张文武. 急诊内科学 [M]. 4 版. 北京：人民卫生出版社，2017.

[2] 中国医师协会整合医学分会呼吸专业委员会. 大咯血诊疗规范 [J]. 中华肺部疾病杂志（电子版），2019，12（1）：1-6.

[3] Khalil A，Fedida B，Parrot A，et al. Severe hemoptysis: From diagnosis to embolization[J]. Diagn Interv Imaging，2015，96（7-8）：775-788.

[4] Parrot A，Tavolaro S，Voiriot G，et al. Management of severe hemoptysis[J]. Expert Rev Respir Med，2018，12（10）：817-829.

[5] Cordovilla R，Bollo de Miguel E，Nuñez Ares A，et al. Diagnosis and Treatment of Hemoptysis[J]. Arch Bronconeumol，2016，52（7）：368-377.

# 第十九章 急性腹痛

## 第一节 概 述

急性腹痛（acute abdominal pain）是指发生在腹部的突发性疼痛，性质多样，常由腹腔内或腹腔外疾病引起。急性腹痛是临床最常见的急症之一，病因复杂，涉及学科广泛，病情变化快，重者可危及生命，需尽快明确腹痛原因并及时治疗。急性腹痛占就诊原因的 5% 左右。

腹痛形成机制多样，可分为内脏性腹痛、躯体性腹痛、牵涉痛。内脏性腹痛主要为某一脏器的痛觉信号由交感神经传入脊髓引起，疼痛部位不确切，感觉模糊，如空腔脏器因梗阻扩张引起的疼痛不适，肠梗阻或实质脏器破裂出血包括被膜下引起疼痛如肝脾破裂等。躯体性腹痛是壁层腹膜及腹壁的痛觉信号，经体神经传至脊神经根引起所支配皮肤疼痛，疼痛定位准确，程度剧烈而持续，如血液或消化液刺激腹膜引起腹膜炎等。

牵涉痛是内脏性疼痛牵扯到身体体表位置，神经分支重叠支配离病变脏器远的器官感知疼痛，疼痛定位明确，疼痛剧烈。内脏痛和躯体痛均可表现为牵涉痛。

## 第二节 评估、诊断和鉴别诊断

### 一、急性腹痛分类

腹痛的原因多样，性质多样，临床表现多样，可根据疼痛性质、疾病原因、疼痛部位等分类。（表 3-19-1、表 3-19-2、图 3-19-1）

### 二、临床表现

#### （一）疼痛的常见诱因

消化道疾病的常见诱因有饱餐、进食油腻食物、饮酒、不洁食物摄入史等。肝脾破裂等通常有创伤病史，部分疾病可无明显诱因。

表 3-19-1 根据疼痛性质分类

| 疼痛分类 | 特点 | 疾病 |
| --- | --- | --- |
| 炎症性腹痛 | 腹痛、发热、腹部压痛或腹肌紧张 | 急性阑尾炎、急性盆腔炎、急性胆囊炎、急性胰腺炎等 |
| 脏器穿孔性腹痛 | 突发持续性腹痛、腹膜刺激征、气腹、有或无胃肠道溃疡病史 | 胃十二指肠溃疡穿孔、肠伤寒穿孔等 |
| 梗阻性腹痛 | 阵发性腹痛、呕吐、腹胀、排便排气障碍 | 肠梗阻、胆道梗阻、肾脏及输尿管结石等 |
| 出血性腹痛 | 腹痛、失血的典型表现或隐性表现、失血性休克体征、伴随相关疾病症状 | 异位妊娠破裂出血、胆道出血、肝癌破裂出血等 |
| 缺血性腹痛 | 持续性的腹痛、供血不足引起组织坏死的腹膜刺激症状 | 肠系膜血管栓塞、卵巢囊肿蒂扭转等 |
| 损伤性腹痛 | 外伤病史、腹痛、腹膜炎反应或出血脏器损伤表现 | 肝脾破裂等 |
| 功能紊乱性或其他疾病所致的腹痛 | 腹痛症状部位无法定位、腹痛性质多变、精神因素、其他疾病病史 | 肠易激综合征、结肠肝曲综合征、慢性铅中毒、糖尿病酮症酸中毒等 |

表 3-19-2 根据疾病原因分类

| 腹腔内疾病 | 腹腔外疾病 |
| --- | --- |
| 胃十二指肠穿孔 | 肺炎、胸膜炎 |
| 急性胆囊炎 | 急性心肌梗死 |
| 急性胆管炎 | 糖尿病酸中毒 |
| 急性胰腺炎 | 腹型过敏性紫癜 |
| 急性小肠梗阻 | 急性感染性胃肠炎 |
| 急性阑尾炎 | 急性肾上腺功能衰竭 |
| 腹外伤后急性腹痛 | 慢性铅、汞中毒 |
| 急性肠系膜缺血 | 急性血卟啉病 |
| 卵巢滤泡破裂或黄体破裂 | 带状疱疹 |
| 宫外孕输卵管破裂和盆腔炎 | 主动脉夹层 |
| 卵巢囊肿蒂扭转 | 全身性疾病 |

## （二）疼痛部位

一般疼痛部位有固定的位置，可根据对应解剖位置器官判断疾病，部分疼痛不固定，如阑尾炎可呈表现为转移性右下腹疼痛，部分疼痛表现为全腹部疼痛，此时应考虑腹膜炎可能。

## （三）疼痛性质

通常为隐痛、刀割样疼痛、烧灼样疼痛、绞痛、撕裂样疼痛、胀痛等性质。疼痛可呈阵发性、持续性、持续腹痛阵发加重等。

## （四）伴随症状

1. 伴有发热、黄疸、寒战等常提示肝、胆、胰腺等疾病，如急性胆道感染、胆囊炎、急性胰腺炎等。

2. 伴有休克常提示异位妊娠破裂、肝脾破裂、急性心肌梗死、胃十二指肠穿孔、肠缺血坏死等。

3. 伴有呕吐症状多考虑胃肠道疾病，同时出现腹胀、停止排气等症状常提示肠梗阻，有时可见于泌尿系结石患者。

4. 伴有排便异常，大便形状及性状改变，脓血便常提示细菌感染，大便带血常提示恶性肿瘤可能。

## 三、病史采集及查体

### （一）病史采集

SAMPLE 法则，S（signs and symptoms）体征与症状，A（allergies）过敏史，M（medications）用

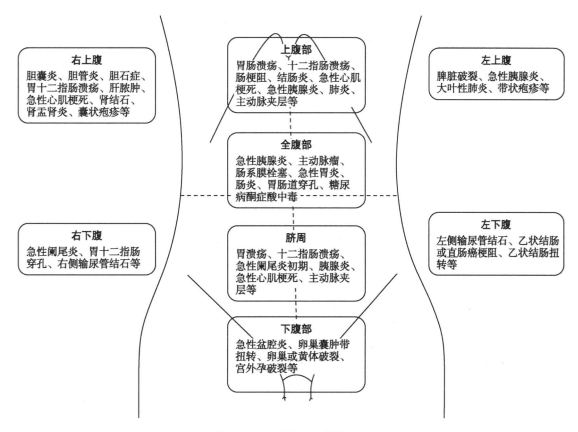

图 3-19-1 腹部疼痛常见疾病

药病史，P（pertinent past history）既往史，L（last oral intake）发病前的饮食，E（events leading to the injury or illness）导致疾病或外伤的时间或原因，此法则主要用于院前急救，不适用于急诊门诊、病房或重症监护室。

OPQRST 法则：O（onset）发病，P（palliative/provocative）缓解、诱因，Q（quality/quantity）性质、程度，R（region/radiation）部位、放射，S（associated symptom）伴随症状，T（time course）持续时间，用来快速有序地询问病史。

### （二）查体

观察腹部外形，有无胃肠型，有无外伤病史，有无肠蠕动波，有无腰部水肿及皮肤青紫（grey turner 征）、脐部青紫（cullen 征）。听诊肠鸣音有无消失、亢进等。消失常提示肠麻痹，亢进常提示肠梗阻。听诊有无异常血管杂音。触诊有无腹肌紧张，有无压痛、反跳痛。全腹压痛反跳痛明显常提示腹膜炎，局部压痛反跳痛常为对应解剖脏器病变，急性阑尾炎麦氏点压痛明显，急性胆囊炎墨菲征（Murphy sign）阳性。下腹部和盆腔疼痛需做直肠指诊，异位妊娠破裂可触及直肠子宫陷窝饱满，宫颈举痛。叩诊肝浊音界，胃十二指肠穿孔时可触及浊音界缩小或消失，全腹可叩及鼓音。移动性浊音及液波震颤常提示腹腔积液。

### 四、辅助检查及其应用价值

血常规中白细胞计数增高、C 反应蛋白（c-reactive protein，CRP）偏高，常提示感染性疾病，C 反应蛋白具有中等敏感性（79%）和低特异性（64%），有助于鉴别诊断同时指导抗生素的使用。

计算机断层扫描（computed tomography，CT）的敏感性和特异性最高，超声检查（ultrasonography，US）的阳性预测值与 CT 相同，可优先 US 检查，US 结果阴性或阳性结果需进一步检查评估则行 CT 检查。

X 射线计算机断层扫描（X-ray computed tomography）检查中的胸部平片和腹部平片的诊断准确度为 47%～56%。对于肠梗阻患者，虽然 X 线检查相比临床评估具有更高的敏感性，但不能仅依靠 X 线来诊断肠梗阻，需结合病史及查体。腹部 X 线检查作为急性腹痛的常规检查，仅有 10%～20.4% 的患者出现阳性结果，在一项比较腹部 X 线和 CT 诊断急腹症病因的研究中，普通 CT 诊断急腹症的敏感性、特异性和准确率（分别为 96.0%、95.1% 和 95.6%）明显优于普通 X 线（分别为 30.0%、87.8% 和 56.0%）。腹部平片可用于诊断肠梗阻、胃肠穿孔、尿结石和异物等疾病，X 线检查不能明确时需进一步完善超声及 CT 检查。

US 的诊断准确性基于临床评估和 US 检查，可为 53%～83% 的患者明确诊断。在 70% 的患者中，临床评估结合超声检查有助于我们快速正确识别紧急腹痛患者。与计算机断层扫描相比，超声的灵敏度和特异性较低，但 US 相比 CT 和 X 线具有一定的优势，简单易操作，快速便捷，床旁即可完成，无辐射，孕妇及儿童均可行，缺点为 US 结果的准确性易受操作者的主观影响。US 可用于诊断急性阑尾炎、主动脉瘤破裂、急性胆囊炎、急性胆管炎、急性胰腺炎、急性尿路结石、异位妊娠、卵巢囊肿蒂扭转、肝脾破裂等疾病，有无腹腔积液。US 在胆道疾病诊断中的敏感性、特异性较高，单独使用 US 的敏感性为 70%，而单独使用 CT 的敏感性为 89%，当 US 未见异常时，建议进一步完善 CT 检查。

CT 或增强 CT 的诊断准确性同样基于临床评估和 US 检查，有助于 61.6%～96% 的患者明确诊断。在 89% 的患者中，临床评估结合 CT 或增强 CT 有助于我们快速正确识别危重腹痛患者。在比较 US 和增强 CT 在诊断阑尾炎和憩室炎的敏感性时，增强 CT 分别为 94% 和 81%，US 分别为 76% 和 61%，前者明显高于后者。CT 或增强 CT 的检查在区分紧急腹痛和非紧急腹痛时敏感性为 89%，特异性为 77%，缺点为具有辐射性，孕期妇女、儿童不建议行此项检查，可能造成造影剂肾病，对于肾功能不全的患者危险性较大，部分患者对造影剂过敏不能完成此项检查。在临床中可先行 US，在检查结果阴性或不确定时再行 CT 检查，可提高诊断准确性。计算机断层扫描血管造影（computed tomography angiography，CTA）检查有助于主动脉夹层的诊断，腹部 CT 有助于提示腹腔内疾病改变。CT 对肠缺血、胃肠穿孔、急性阑尾炎、憩室炎、胆道结石和急性胰腺炎等具有高度的可诊断性。

在急性腹膜炎中，可以通过病史、查体和实

验室检查来判断，但更需要 US、CT 检查，因胆道及胃肠道疾病中 CT 的敏感性较高，当超声阴性时，应进行腹部增强 CT 检查。

磁共振成像（magnetic resonance imaging，MRI）的诊断准确性目前没有研究分析，考虑胆道疾病可行磁共振胰胆管造影（magnetic resonance cholangiopancreatography，MRCP）。MRI 相对于 CT 检查无辐射，但 MRI 应用不够广泛，造成了使用的局限性，MRI 检查在急性腹痛中的诊断价值有待进一步研究。

诊断性腹腔镜检查，具有较高风险和并发症，其诊断价值不明确，仅在怀疑紧急原因和辅助检查结果不明确的患者中，可以考虑诊断性腹腔镜检查，其应用价值有待进一步研究。

## 五、急性腹痛病情危重程度的评估及急诊处理原则

首先评估患者的基本生命体征：ABCD 原则，A（airway）气道，B（breathing）呼吸，C（circulation）循环，D（dysfunction of central nervous system）意识状态，评估患者的呼吸、血压、脉搏、血氧饱和度和意识状态，不稳定患者及时给予对症支持治疗。

危及生命的急性腹痛有：胃肠道穿孔、急性心肌梗死、主动脉夹层、主动脉瘤破裂、肝脾破裂、异位妊娠破裂出血、急性重症胰腺炎等疾病。

年龄较大者预后欠佳，病情较危重；血流动力学不稳定患者病情较危重。老年患者低血压应积极考虑腹主动脉瘤，在较年轻的患者中，血压低通常是由于异位妊娠，脾脏破裂或出血性卵巢囊肿。

处理原则：快速评估生命体征，及时有效地询问病史并查体，诊断上坚持从紧急腹痛到非紧急腹痛的降阶梯思维原则，治疗上坚持抢救生命第一的原则。对于休克、严重脓毒症等患者，立即给予监护、扩容、机械通气等治疗，对于病因明确的患者给予病因治疗（手术或介入手术治疗），病因不明确者严密观察，动态随访。

## 六、常见腹痛的鉴别诊断及急诊处理

腹痛的病因多种，处理原则略有不同，详见表 3-19-3。

表 3-19-3 腹痛的鉴别诊断及急诊处理

| 疾病 | 诱因、病史 | 临床特点 | 腹痛特点及部位 | 实验室及影像学 | 急诊处理 |
| --- | --- | --- | --- | --- | --- |
| 胃十二指肠穿孔 | 暴饮暴食、劳累可诱发，常有溃疡病史 | 恶心、呕吐 | 突发性持续性疼痛，肝浊音界缩小或消失，查体呈板状腹 | X 线提示膈下游离气体 | 症状和体征较轻者，可行保守治疗，保守治疗 6~8 小时症状无好转者应立即行手术治疗 |
| 急性胃肠炎 | 不洁饮食史 | 恶心、呕吐、腹泻、黄色水样便或脓血便等 | 腹绞痛，上腹部压痛 | 大便常规异常，培养出细菌等，血常规白细胞可增高或正常 | 给予抗生素抗感染治疗 |
| 急性胃炎 | 辛辣刺激食物 | 反酸、嗳气、恶心、呕血、黑便 | 发病急，上腹部疼痛不适为主，常表现为隐痛 | 常提示胃黏膜损害：胃部糜烂、出血病灶、浅表溃疡等 | 急诊胃镜常在出血发生后 24~48 小时内进行，抑酸治疗 |
| 急性胆囊炎 | 油腻食物摄入，结石为常见的原因 | 发热、恶心、呕吐，部分患者可出现黄疸 | 右上腹剧烈绞痛右肩背部及右侧腰部疼痛，墨菲征阳性 | 超声提示胆囊肿大、壁厚、结石影 | 保守治疗，禁食水、解痉止痛、抗生素治疗等，应早期手术治疗 |

续表

| 疾病 | 诱因、病史 | 临床特点 | 腹痛特点及部位 | 实验室及影像学 | 急诊处理 |
|---|---|---|---|---|---|
| 急性胆管炎 | 胆管结石与胆道感染为主要病因 | 高热、寒战、黄疸，可出现休克症状 | 右上腹剧烈绞痛，右侧腹膜刺激征明显，肝大并有触痛，胆囊亦可肿大 | 血常规白细胞增高，超声、CT、MRCP可提示肝内胆管及胆总管扩张，肝大，胆囊内结石、虫体及肿块等 | 输液、输血等补充血容量，纠正代谢性酸中毒，使用广谱抗生素，解痉止痛治疗，积极手术治疗，尽早解除梗阻、迅速减压、引流胆汁 |
| 急性胰腺炎 | 暴饮暴食，病因分为酒精性、胆源性、高脂血症性、损伤性、药物性及妊娠性等 | 突发剧烈的腹痛，伴腹胀、恶心、呕吐、发热、黄疸，可出现休克症状 | 腹正中部位或偏左疼痛，重者可腰部水肿并有皮肤青紫（Grey Turner）、脐部青紫（Cullen征） | 血、尿淀粉酶增高，B超、CT、MRI可提示胰腺肿大，密度不均 | 禁食水，解痉镇痛，抑制胰液分泌及抗胰酶药物，抗生素应用，保守治疗无效者立即行手术治疗，解除胆道梗阻，清除坏死胰腺组织，术区引流等治疗 |
| 急性阑尾炎 | 青壮年多见 | 恶心、呕吐、发热 | 转移性右下腹疼痛，麦氏点压痛，穿孔波及腹膜可有反跳痛 | 超声可见阑尾区炎症 | 一旦确诊应尽早行手术治疗，术前术后应用抗生素治疗 |
| 急性肠梗阻 | 老年人多见 | 恶心、呕吐、腹胀、停止排气，呕吐物可为胃内容物或粪便样物质或咖啡色物质 | 突发剧烈腹部绞痛，可见胃肠型，肠鸣音消失等 | 腹部X线可见气液平面 | 对症处理，解除梗阻，胃肠减压，纠正电解质紊乱等保守治疗，保守效果欠佳行手术治疗 |
| 急性心肌梗死 | 中老年人多见，多伴有高血压、高血脂等 | 伴恶心、呕吐，可伴有胸痛 | 类似腹中部剑突下剧烈疼痛，全身情况多与腹部体征不符 | 心肌酶阳性，心电图异常 | 立即行冠状动脉造影术 |
| 糖尿病酸中毒 | 糖尿病病史 | 伴恶心、呕吐症状 | 全腹痛，口中有烂苹果味道，有酮味 | 血糖高，尿糖、酮(+) | 给予补液、纠正酸中毒、降糖对症治疗 |
| 肺炎、胸膜炎 | 受凉病史 | 伴有咳嗽、咳痰症状 | 深呼吸时疼痛加重，位于同侧 | X线或CT可诊断 | 给予抗感染治疗、化痰 |
| 主动脉夹层 | 多有高血压病史 | 伴有胸闷不适 | 多呈隐痛或撕裂样疼痛 | 主动脉CTA有助于鉴别诊断 | 给予行手术治疗、降压稳定心率 |
| 宫外孕输卵管破裂 | 育龄期妇女多见，有停经史 | 恶心、呕吐、可伴有阴道流血，可有贫血貌，多伴有血压下降等休克表现 | 下腹部可有明显的压痛反跳痛，子宫颈常呈蓝色，子宫轻度增大，宫颈举痛或摇摆痛阳性 | 腹腔穿刺或后穹隆穿刺出不凝血，人绒毛膜促性腺素（human chorionic gonadotropin, HCG）阳性，B超可提示宫外妊娠 | 生命体征不稳定给予积极抗休克治疗，同时积极手术探查 |

# 第三节 治疗现状

## 一、疼痛评分及用药处理

疼痛的评分常用方法有视觉模拟评分法(visual analogue scales，VAS)、口述分级评分法(verbal rating scales，VRS)、数字评分法(numerical rating scale，NRS)等。

视觉模拟评分法采用 VAS 标尺，0 端为无痛，10 端为难以忍受的疼痛；分值越高，疼痛程度越重。

口述分级评分法是患者根据疼痛程度来描述自己的疼痛程度。0 级，无疼痛。1 级，轻微疼痛，指疼痛可忍受，能正常生活、睡眠。2 级，中度疼痛，指疼痛轻度干扰睡眠，需要用止痛药。3 级，重度疼痛，指疼痛干扰睡眠，需要用麻醉止痛剂。4 级，剧烈疼痛，指疼痛干扰睡眠较重，伴有其他症状。5 级，无法忍受的疼痛，指疼痛严重干扰睡眠，伴有其他症状或被迫采取被动体位。

数字评分法，包括 11 点数字评分法(以无痛的 0 依次增强到最剧烈疼痛的 10 的 11 个点来描述疼痛强度)，0 分表示无痛，1~3 分轻度疼痛(疼痛影响睡眠)，4~5 分中度疼痛，6~7 分重度疼痛(不能入睡或睡眠中痛醒)，8 分及 8 分以上为剧烈疼痛。

2015 年日本多个学会联合发布的急性腹痛指南中提出，对于急性腹痛患者，建议早期给予镇痛药物治疗，可提高诊断率及治疗效果，指南中建议，无论腹痛的原因是什么，都应在确定诊断之前使用镇痛药物，但欧美相关指南未提及。东莨菪碱可用于绞痛的辅助用药，非甾体类药物和阿片类药物可用于胆管绞痛治疗，可作为首选药物。

1~3 分的轻度疼痛可 1g 扑热息痛(paracetamol)(每天最大剂量不超过 4g)静脉注射时间超过 15 分钟，在绞痛中缓解疼痛最好。

4~5 分的中度疼痛，1g 扑热息痛静脉注射时间超过 15 分钟，考虑增加 3.75~7.5mg 呱腈米特(piritramide)静脉注射，时间超过 15 分钟。

6~7 分的重度疼痛(不能入睡或睡眠中痛醒)，1g 扑热息痛静脉注射时间超过 15 分钟同时给予 7.5mg 呱腈米特静脉注射时间超过 15 分钟，在绞痛中缓解疼痛最好。

8 分及 8 分以上的剧烈疼痛 1g 扑热息痛静脉注射时间超过 15 分钟同时给予 7.5~15mg 呱腈米特静脉注射时间超过 15 分钟，在绞痛中缓解疼痛最好，同时给予 7.5~15mg 呱腈米特静脉注射时间超过 15 分钟；或者重复给予 3.75mg 呱腈米特静脉注射，咨询麻醉师用药剂量。

## 二、历史回顾

急性腹痛是急诊科常见急性症状，疾病涉及多系统、多学科，病情变化快，不及时处理，重者可危及生命。以往医师对于急性腹痛的接诊和诊治多依赖临床经验，缺乏相关指南指导治疗。2015 年由荷兰外科医生协会与荷兰放射学、妇科和产科学会、急诊医师、内科学和荷兰全科医师学会联合发起，医学专家知识研究所提供了方法学支持，制定指南，是国际公认的评估指南质量的指南，指南中提出"急性腹痛"是"急腹症"的同义词，定义为非创伤性腹痛，最长持续时间为 5 天。2012 年日本腹部急救医学会联合日本放射学会、日本初级保健协会、日本妇产科协会、日本血管外科协会联合编写指南，并于 2015 年发表首个英文急性腹痛管理指南，为临床医师提供指导以提高医疗治疗和疗效，指南包括创伤性疾病引起的急性腹痛。随着科技的发展，有关腹痛的认识越来越多，对于急诊医师而言，腹痛尤其不容忽视。

作为急诊医师应尽早识别出危险的急性腹痛并快速处理，熟练掌握急性腹痛的鉴别诊断，尽快明确病因缓解患者疼痛。

## 三、急性腹痛的处理流程

急性腹痛的处理流程见图 3-19-2。

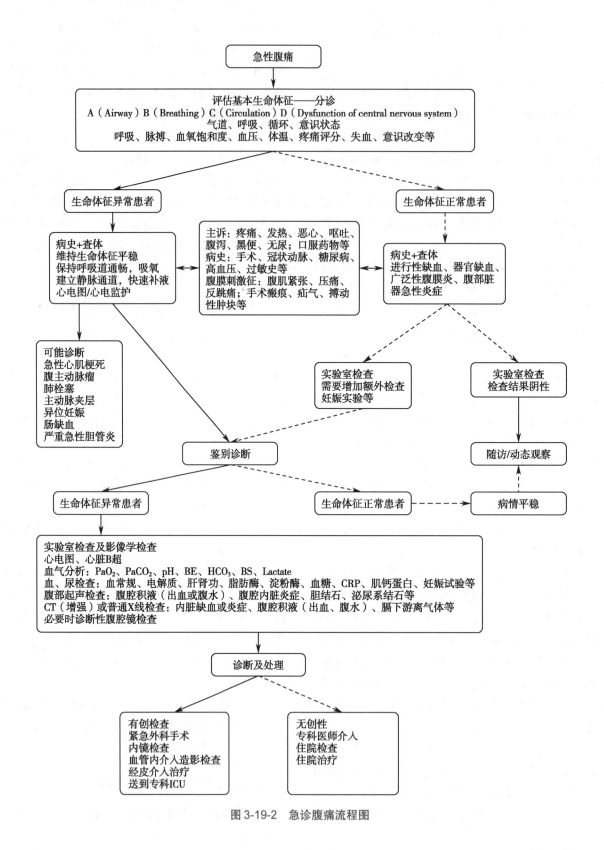

图 3-19-2 急诊腹痛流程图

（彭 鹏）

# 参 考 文 献

[1] 沈洪,刘中民. 急诊与灾害医学 [M]. 2 版. 北京:人民卫生出版社,2013.

[2] 黄子通,于学忠. 急诊医学 [M]. 2 版. 北京:人民卫生出版社,2014.

[3] 李小刚. 急诊医学 [M]. 2 版. 北京:高等教育出版社,2016.

[4] 万学红,卢雪峰. 诊断学 [M]. 9 版. 北京:人民卫生出版社,2018.

[5] Gans SL,Pols MA,Stoker J,et al. Guideline for the diagnostic pathway in patients with acute abdominal pain[J]. Dig Surg,2015,32(1):23-31.

[6] Mayumi T,Yoshida M,Tazuma S,et al. Practice Guidelines for Primary Care of Acute Abdomen 2015[J]. J Hepatobiliary Pancreat Sci,2016,23(1):3-36.

[7] Wang Y,Zhao H,Zhou Z,et al. Establishment and Application of Early Risk Stratification Method for Acute Abdominal Pain in Adults[J]. Chin Med J(Engl),2017,130(5):530-535.

[8] Macaluso CR,McNamara RM. Evaluation and management of acute abdominal pain in the emergency department[J]. Int J Gen Med,2012,5:789-797.

# 第二十章 呕 吐

呕吐是胃内容物经口吐出体外的一种反射性动作，是一种常见的急症，多见于消化系统疾病，如急性肠梗阻、急性胰腺炎等，也可见于其他非消化系统疾病，如晕动症、药物中毒、偏头痛等。呕吐前患者多伴有恶心，表现为上腹部不适感。

持久而严重的呕吐可导致机体严重的脱水、电解质及酸碱平衡紊乱，甚至导致贲门黏膜的撕裂引起大出血、死亡。因此，接诊医生要足够重视。

## 第一节 病 因

引起呕吐的病因较多，如消化系统疾病、内分泌系统疾病、中毒等。

1. **消化系统疾病**　如咽部刺激、急性阑尾炎、急性胆囊炎、消化性溃疡、急性胃黏膜病变、幽门梗阻、急性胰腺炎、肠梗阻、腹型过敏性紫癜等。

2. **内分泌系统疾病**　如糖尿病酮症酸中毒、慢性肾功能衰竭、低钠血症、水中毒、甲状腺功能亢进、肾上腺皮质功能不全等。

3. **心血管系统疾病**　如高血压、急性冠脉综合征、心肌病、肠系膜血管闭塞等。

4. **泌尿生殖系统疾病**　如急性肾盂肾炎、尿路感染、尿路结石等。

5. **急性感染**　如急性病毒性肝炎、急性胃肠炎、沙门菌感染、脓毒症等。

6. **神经系统疾病**　引起颅内压增加的疾病如颅脑外伤、颅内出血、高血压脑病、脑血管意外等；脑膜炎、神经系统肿瘤、内耳迷路疾病、癫痫等也可引起呕吐。

7. **中毒**　一氧化碳中毒、农药中毒、对乙酰氨基酚中毒、茶碱中毒、强酸强碱等腐蚀性毒物中毒，毒蕈、河鲀鱼、棉子油等误食，以及其他食物中毒等为常见引起呕吐的原因。

8. **其他**　癔症、电解质紊乱、青光眼、屈光不正、急性盆腔炎等。

## 第二节 临 床 表 现

病因不同，呕吐发生的时间、频率、内容物及伴随症状等各不相同。

1. **低血容量**　大量严重的呕吐可造成机体严重脱水、氯化物大量丢失等，导致有效循环血量减少、休克等。

2. **电解质紊乱**　大量呕吐可导致低钾血症、低钠血症、低氯血症等。

3. **代谢性碱中毒**　呕吐可造成 $H^+$ 丢失、体液浓缩、氯化物的丢失等。

4. **食管贲门线形撕裂（Mallory-Weiss 撕裂）**　多见于剧烈呕吐之后，表现为黏膜层和黏膜下层 $1\sim4cm$ 的撕裂伤，可引起出血、休克等。

5. **食管破裂**　剧烈的呕吐可引起食管全层穿孔，食管内容物可进入纵隔和胸腔，如果治疗不及时，可导致患者死亡。

6. **误吸**　剧烈呕吐和患者神志障碍都可引起误吸，从而导致吸入性肺炎等。

## 第三节 诊 断

1. **呕吐发生的时间**　急性起病的呕吐常提示急性胃肠炎、急性胰腺炎、急性胆囊炎、药物的不良反应等。发生在清晨时的恶心、呕吐，多见于妊娠、饮酒、尿毒症、颅内压增高、慢性咽喉部疾病等。呕吐超过1个月为慢性呕吐。

2. **呕吐与进食关系**　进食后即呕吐，可能为神经性呕吐或幽门管溃疡；进食1小时后发生呕吐常见于胃轻瘫、幽门梗阻；进食后数小时呕吐，特别是集体发病者，多见于食物中毒。

3. 呕吐物性状 呕吐物带腐败、发酵气体常提示胃潴留；呕吐出咖啡样液体为上消化道出血，如急性出血性胃炎、胃十二指肠球部溃疡出血及呕吐导致贲门黏膜撕裂等；呕吐物有大蒜样臭味提示有机磷农药中毒。呕吐物带胆汁而有粪臭者提示小肠梗阻；呕吐物含大量酸性液体者多为胃泌素瘤或十二指肠溃疡，无酸味者可能为贲门失弛缓症、贲门狭窄。

4. 呕吐伴随症状 呕吐伴腹痛、腹泻，常见于急性胃肠炎、霍乱、副霍乱、毒物中毒；呕吐伴发热多为感染性疾病；呕吐伴有剧烈腹痛，常见于急腹症如胆石症等；呕吐伴有腰痛或下腹痛并向大腿根部及会阴部放射者，可能为泌尿系统结石；呕吐伴黄疸者多为肝、胆系病变；呕吐伴有眩晕、耳鸣，常见于梅尼埃病、高血压病、椎 - 基底动脉供血不足等；头痛及喷射性呕吐常见于青光眼、颅内高压症；呕吐伴贫血、颜面浮肿，可能为尿毒症。育龄妇女停经，早餐呕吐应考虑早孕；呕吐伴有严重的心前区绞痛及胸闷时，要考虑心血管疾病。

## 第四节 辅 助 检 查

对于一般呕吐者，电解质、血常规是常规的检查，其他辅助检查要根据具体的病史和体格检查。

（一）一般检查

1. 血常规 血细胞比容和血红蛋白增高提示有血液浓缩。

2. 血尿素氮和肌酐 血尿素氮 / 肌酐大于20：1 常提示严重脱水。

3. 血清酶 急性胰腺炎患者血清淀粉酶、血清脂肪酶可升高。

4. 尿液检查 尿中有白细胞、细菌、亚硝酸盐提示有尿路感染；血尿提示可能有泌尿系统结石或肿瘤；酮体提示可能有糖尿病酮症；育龄妇女要做尿妊娠试验。

5. 电解质 严重长时间呕吐可导致电解质及酸碱平衡紊乱（如低钾血症、低氯血症、代谢性碱中毒）。

6. 粪常规 隐血阳性提示消化道出血，细胞计数有助于判断是否为感染性腹泻。

7. 血药浓度的监测 对于服用地高辛、氨茶碱等患者有一定价值。

8. 其他生化检查 血糖等。

（二）影像学检查

怀疑有腹部疾病、泌尿系统疾病所引起的呕吐者可行腹部 X 线、腹部超声或 CT 检查；颅内占位、脑血管意外者可做头颅 CT 或 MRI 检查。

（三）腹腔穿刺及腰椎穿刺

对怀疑有弥漫性腹膜炎或腹腔内出血者可行诊断性腹腔穿刺；中枢神经系统感染和脑血管意外者可行腰椎穿刺测压、脑脊液检查及病原学检查。

（四）毒物学检测

送血、尿标本或残留物，以明确不明原因中毒的诊断。

（五）其他

胃、肠镜检查；对疑有甲状腺功能亢进者可行血 $T_3$、$T_4$、TSH 检查；对怀疑冠状动脉缺血者应进行心电图检查。

## 第五节 鉴 别 诊 断

通过详细地询问病史、体格检查、辅助检查可鉴别常见呕吐原因，见表 3-20-1。

表 3-20-1 呕吐的鉴别诊断

| 病因 | 病史 | 查体 | 实验室检查 | 说明 |
|---|---|---|---|---|
| 肠梗阻 | 腹痛呈阵发性发作，腹痛发作频率、部位和程度与梗阻部位有关，高位梗阻中上腹痛，结肠梗阻下腹痛 | 腹胀，弥漫性压痛，高调肠鸣音 | 腹部站立位平片腹部 CT | 粘连、疝和肿瘤引起的肠梗阻占90% |
| 急性胰腺炎 | 上腹痛，向背部放射，多数与胆结石和饮酒有关，其他还有高钙血症、高脂血症、药物等 | 上腹压痛，肠麻痹时腹胀，肠鸣音减弱 | 淀粉酶 / 脂肪酶、血糖、LDH、AST、血钙、血气分析、腹部 CT（平扫＋增强） | 病情重，死亡率高，早期容量复苏，重症监护 |

续表

| 病因 | 病史 | 查体 | 实验室检查 | 说明 |
|---|---|---|---|---|
| 消化性溃疡 | 90% 有上腹痛,十二指肠球部溃疡进食缓解,胃溃疡则加剧 | 上腹轻触痛,大便潜血可阳性 | 出血者 Hb 低,怀疑穿孔者行腹部立位片 | 消化性溃疡三大原因:NSAID、幽门螺杆菌、高分泌状态 |
| 糖尿病酮症酸中毒 | 先有多饮多尿,随之出现神志改变甚至昏迷,可以由感染、外伤等诱发 | 呼吸烂苹果味,呼吸急促,脱水和意识改变 | 血糖、血酮、尿酮、血气分析 | 糖尿病酮症可以是糖尿病的首发表现 |
| 心肌梗死 | 典型胸骨下段胸痛,向左臂和肩背放射,常伴有呼吸困难 | 可无诊断性发现,患者有紧张焦虑 | 心电图、肌酸磷酸激酶、肌钙蛋白 | 不是所有人都有胸痛,可以只有恶心、呕吐等 |
| 胆道疾病 | 腹痛位于中上腹或右上腹,常在高脂饮食后发作,过去多有类似发作 | 多有右上腹触痛,墨菲征阳性 | WBC、转氨酶、碱性磷酸酶、血胆红素、右上腹超声波 | WBC、体温正常提示胆绞痛,发热、WBC升高、墨菲征阳性提示胆道感染 |
| 胃肠炎 | 发热、腹泻、腹痛,呕吐和腹痛发生早,随后 24 小时内出现腹泻 | 腹部正常 | 一般不需要 | 胃肠炎早期只有呕吐和脐周痛,可与阑尾炎混淆,诊断胃肠炎必须有腹泻 |
| 妊娠恶心呕吐(NVP) | 发生在清晨,伴有乳房胀,典型的 4~7 周开始,10~18 周达高峰,20 周消失,否则应考虑其他病因 | 腹部正常 | 尿妊娠试验、血电解质、尿查酮体以排除妊娠剧吐 | 所有育龄妇女都应想到妊娠呕吐 |

# 第六节 治 疗

呕吐的治疗主要应针对病因、呕吐及呕吐的并发症。

## (一)快速评估及急诊处理

首先快速评估患者血流动力学状态是否稳定,快速识别呕吐原因及疾病的严重程度,必要时可以给吸氧、心电监护、建立静脉通路、液体复苏等;持续性呕吐者可放置胃管。

## (二)病因治疗

准确、快速地寻找呕吐病因,针对病因治疗是关键,如重症急性胰腺炎、严重脑血管意外、严重脑外伤、急性心肌梗死等应及时治疗原发病。对肠梗阻患者用胃肠减压或手术解除梗阻;严重呕吐还会引起贲门黏膜撕裂,发生上消化道出血,此时应进行紧急止血治疗;糖尿病酮症酸中毒患者应快速补液、静脉滴注胰岛素控制血糖。

## (三)对症治疗

1. 抗胆碱能药物 此类药物作用于上消化道的化学感受器,阻断迷走神经的冲动传入呕吐中枢,如阿托品、东莨菪碱肌内注射。

2. 抗组胺类药物 此类药物作用于迷路和化学感受器触发区,常用的有苯海拉明、异丙嗪等。

3. 其他 氯丙嗪、奋乃静能抑制延髓呕吐化学感受区,大剂量时能抑制呕吐中枢,因此有较好的止吐效果;甲氧氯普安(胃复安)有类似的止吐机制,同时可促进胃排空;多潘立酮(吗丁啉)是通过加快胃排空而起止吐作用;5-羟色胺受体拮抗剂对化疗药物所引起的呕吐效果较好。

## (四)并发症处理

1. 纠正水、电解质、酸碱平衡紊乱 严重呕吐者可导致机体严重脱水、电解质及酸碱平衡紊乱、血容量减少、休克等,因此,必须及时补液纠正水、电解质、酸碱平衡紊乱,要注意液体丧失量可能远比呕吐量多,如肠梗阻等。

2. Mallory-Weiss 综合征 应进行紧急止血、输血等治疗。

3. 误吸 应抬高床头、头侧位,意识障碍者可考虑气管插管。

## 第七节 预 后

患者预后取决于引起呕吐的原发病和呕吐所致的并发症，如呕吐导致严重的水、电解质酸碱失衡和/或贲门黏膜撕裂导致大出血时预后较差，严重的颅脑外伤、严重脑血管意外、脑膜炎及脑炎等预后也较差。

（王振杰）

## 参 考 文 献

[1] 万学红，卢雪峰. 诊断学 [M]. 9 版. 北京：人民卫生出版社，2018.

[2] 沈洪，刘中民. 急诊与灾难医学 [M]. 3 版. 北京：人民卫生出版社，2018.

[3] Committee on Practice Bulletins-Obstetrics. ACOG Practice Bulletin No. 189: Nausea And Vomiting Of Pregnancy[J]. Obstet Gynecol, 2018, 131（1）: e15-e30.

[4] Furyk JS, Meek RA, Egerton-Warburton D. Drugs for the treatment of nausea and vomiting in adults in the emergency department setting[J]. Cochrane Database Syst Rev, 2015, 2015（9）: CD010106.

# 第二十一章 腹 泻

## 第一节 腹泻的定义、病因及发病机制

### 一、腹泻的定义

腹泻(diarrhea)是指排便习惯和粪便性状发生变化,排便次数增加(每天>3次),粪质稀薄(含水量>85%),粪便量增加(每天>200g)。而正常人排便次数从每周3次至每天3次不等,大便成形,粪便量为150~200g,其中水分占60%~80%。

根据病程,腹泻可分为急性和慢性两种。急性腹泻起病急骤、病程较短,一般在4周以内,很少超过6~8周。慢性腹泻病程往往在4周以上,常超过6~8周,或病情反复,间歇期一般为2~4周。根据病因,腹泻可分为感染性和非感染性两大类。

### 二、腹泻的病因及发病机制

正常人体在进食三餐后,除去进食的食物和水分的液体量,大约有7L的消化道分泌液进入肠道,其中包括唾液约1.5L、胃液约2.5L、胰液约1.5L、胆汁约0.5L和小肠液约1.0L,经过小肠的吸收,每天仅有1~2L的液体进入到结肠,通过结肠强大的吸收水分的功能,最终的大便含水量仅有100~200mL。若在病理状态下,胃肠道的消化、分泌、吸收和运动等功能出现障碍,使得消化道异常分泌,食物未能完全分解、吸收及胃肠蠕动加速,最终导致粪便性状及次数改变而形成腹泻。腹泻的发病机制相当复杂,大多数腹泻的发生并非单一机制所引起,从病理生理角度分为以下四类:

1. **渗透性腹泻** 是由于肠腔内大量不能被吸收的溶质聚积,导致肠腔内渗透压升高,大量液体被动进入肠腔而引起的腹泻。主要包括两大类:一类是摄入不能吸收的物质,如高渗性药物(乳果糖、甘露醇、镁盐等)、高渗性食物等;另一类是消化吸收不良,如各种原因所致的胃液、胰液、胆汁分泌减少,先天性氯泻等。渗透性腹泻的特点为:①禁食后腹泻明显减轻;②肠腔渗透压>血浆渗透压;③粪便中含有大量未被消化吸收的食物。

2. **分泌性腹泻** 是由于隐窝细胞分泌的肠液超过了肠绒毛腔上皮细胞的净吸收能力所引起的腹泻。常见的引起分泌性腹泻的刺激因素有:①细菌的肠毒素,如沙门菌、志贺菌、大肠杆菌、霍乱弧菌等毒素;②神经体液因子,如血管活性肠肽、降钙素、血清素等;③免疫炎症介质,如白三烯、白介素、血小板活化因子、肿瘤坏死因子等;④去污剂,如胆盐和长链脂肪酸等;⑤各种通便药,如蓖麻油、番泻叶、酚酞等。分泌性腹泻的特点为:①禁食后腹泻仍持续存在;②肠腔渗透压=血浆渗透压;③水样泻,粪便量>1 000mL/d。

3. **渗出性腹泻** 又称炎症性腹泻,是由于炎症刺激导致肠道黏膜完整性遭到破坏,造成大量渗出所引起的腹泻。炎症性肠病、痢疾、肠结核、缺血性肠病等都表现为渗出性腹泻。其特点为:①黏液脓便或黏液脓血便,可伴有SIRS;②粪便检查常可见白细胞、红细胞。

4. **动力性腹泻** 是由于促动力介质(5-羟色胺、前列腺素等)释放增加,或肠道结构异常,导致肠道蠕动加速从而影响食物的消化吸收所引起的腹泻。常见病因有:服用促胃肠动力药物、肠易激综合征、胃肠道术后、甲状腺功能亢进、糖尿病性神经病变等。

## 第二节 腹泻的诊断

腹泻的原发病或病因诊断需要综合患者的

病史、症状、体征和相关的辅助检查，最终得出结论。诊断困难者，可行特殊检查以进一步明确诊断，若怀疑肠道疾病可选择行 X 线钡剂检查、结肠镜检查；怀疑胆、胰疾病可行超声、CT、MRI、逆行胰胆管造影（ERCP）等检查；怀疑小肠疾病可行小肠镜、小肠吸收功能试验、呼气试验、小肠黏膜活检等检查。

## 一、病史

**1. 起病与病程** 急性发病的腹泻首先应考虑肠道感染及中毒性疾病的可能，询问时应重视发病诱因，如是否有不洁食物摄入史、旅游史、特殊药物服用史等，同时应注意同行人员有无相似症状。慢性腹泻患者病程较长，可能为功能性腹泻、炎症性肠病、肠结核、血吸虫病、吸收不良综合征等，从幼年起病者则要考虑到慢性代谢性疾病和先天性缺陷疾病的可能性。

**2. 粪便性状** 根据粪便性状的改变可以简单判断病变的部位。大量稀水样便、多泡沫、恶臭，多提示病变位于小肠；果酱色黏液便多提示病变在上段结肠；粉红色脓血便，病变多在下段结肠；而直肠病变时，多表现为粪便表面带鲜血，同时伴有明显里急后重。急性腹泻起始为稀水样便，逐渐发展为脓血便，每天达数十次，且伴有严重的里急后重，提示可能为急性细菌性痢疾；果酱样大便提示肠道阿米巴感染可能；若大便呈米泔水样，粪便量 >1 000mL/d，引起循环衰竭、电解质平衡紊乱者，应考虑霍乱及神经内分泌肿瘤可能；若粪便呈紫色血便，伴有恶臭，应警惕出血性坏死性肠炎；溃疡性结肠炎以黏液脓血便为临床特征；肠结核多表现为腹泻与便秘交替；肠易激综合征为功能性腹泻，常有明显的诱因，多表现为腹泻次数增加而腹泻量增加不明显。

**3. 伴随症状** 急性腹泻伴有发热、腹痛、里急后重等，首先考虑为感染性腹泻，其中以沙门菌、志贺菌、大肠杆菌感染居多；而食物中毒性感染大多无里急后重；急性腹泻伴有明显腹痛、腹胀时，还应警惕有无肠梗阻可能；腹泻伴心悸、多汗、消瘦等症状时，应考虑甲状腺功能亢进可能；慢性腹泻伴发热、腹部包块，需考虑肠结核、炎症性肠病、肠道肿瘤等情况。

**4. 诱发和缓解因素** 进食牛奶后出现腹泻者可能存在乳糖不耐受；进食麦类食物（包括大麦、小麦、燕麦等）出现腹泻者可能为乳糜泻；精神、饮食等因素诱发的腹泻可能为肠易激综合征。

**5. 既往史及过敏史** 手术史、抗生素使用史、过敏史，是否合并其他基础疾病等，亦对诊断有重要意义。

## 二、体格检查

**1. 一般情况** 对腹泻患者应做全面仔细的体格检查。除心肺查体外，应明确有无脱水、营养不良、贫血、甲状腺有无肿大及肿块等。

**2. 腹部查体** 为腹泻查体的重点。舟状腹常提示恶性肿瘤、结核、慢性吸收不良等疾病。腹部压痛明显多提示炎症性疾病，脐周压痛多见于小肠病变，右下腹痛多见于回肠末端、盲肠、阑尾病变，左下腹痛多见于左侧结肠、乙状结肠病变。腹部未及明显压痛常见于分泌性腹泻。腹部包块常提示肿瘤或炎症性疾病。腹泻患者肠蠕动加快，多表现为肠鸣音活跃。

**3. 肛门指检** 应列为常规体格检查项目，可发现低位直肠癌等病变，指套上染血建议尽早行结肠镜检查。

## 三、辅助检查

**1. 粪便检查** 依据粪常规结果可了解有无红白细胞、寄生虫卵、脂肪滴等，必要时可行粪便电解质检测以计算渗透压差。粪常规镜检发现白细胞往往提示肠道感染，若白细胞计数 >15/HPF，同时伴有红细胞时，临床可诊断为急性细菌性痢疾。粪便培养有助于进一步检测病原体，对感染性腹泻诊断及治疗意义重大。动力试验检查可以明确有无弧菌感染，这是诊断霍乱最简单的方法。

**2. 常规检查** 血常规、肝肾功、电解质和血气分析，可以了解机体有无贫血、水、电解质及酸碱平衡紊乱，以及有无其他基础疾病；血沉、CRP、PCT 等检查可以评估感染的严重程度。

**3. 禁食试验** 经积极对症治疗后仍有腹泻的患者，可行禁食试验，以区别分泌性和渗透性腹泻。禁食 48～72 小时，腹泻减轻者为渗透性腹泻，无明显变化者为分泌性腹泻。

**4. 胃肠内镜检查** 对腹泻病因不明者可根

据病情选择胃镜、结肠镜或小肠镜检查，必要时可重复行同一检查或同一患者行不同部位的内镜检查。

**5. 影像学检查**　消化道钡餐检查可以观察胃肠道的功能状态，明确有无器质性病变，对结肠癌、肠结核、炎症性肠病等具有较高诊断价值；腹部平片可明确有无肠道梗阻；对于肝、胆、胰腺疾病引起的腹泻，可行腹部 B 超、CT 或 MRI 等检查以进一步明确诊断。

**6. 其他特殊检查**　如血浆激素测定、胰腺外分泌功能试验、小肠吸收功能试验（D- 木糖吸收试验、维生素 $B_{12}$ 吸收试验）、呼气试验、小肠黏膜活检等检查均有助于腹泻的诊断。

# 第三节　腹泻的治疗

腹泻的治疗原则是积极寻找病因并针对病因治疗，但在病因未明或是疾病未能完全控制的前提下，应同时给予对症支持治疗。

## 一、病因治疗

**1. 抗病原体治疗**　并非所有急性腹泻患者都需要给予经验性的抗感染治疗，如果有以下情况者推荐使用：①有明确细菌感染征象者，如急性起病、伴发热、腹痛，粪便镜检有白细胞；②中、重度旅行者腹泻；③临床诊断考虑为霍乱的患者；④老年人、免疫缺陷或免疫低下者。抗感染治疗以针对病原体的抗菌治疗效果最为理想，首先应根据细菌培养和药敏试验结果选择，在病原学结果未回报前，应给予经验性抗生素治疗，详见表 3-21-1。

表 3-21-1　经验性抗感染治疗

| 病原体 | 成人推荐抗生素 |
| --- | --- |
| 志贺菌、沙门菌、大肠杆菌 | 喹诺酮类（环丙沙星、诺氟沙星、左氧氟沙星、莫西沙星等） |
| 难辨梭状芽孢杆菌 | 甲硝唑或万古霉素 |
| 阿米巴原虫 | 甲硝唑 |
| 弯曲杆菌 | 喹诺酮类＋大环内酯类 |
| 结核分枝杆菌 | 异烟肼、利福平、乙胺丁醇、吡嗪酰胺、链霉素等 |

**2. 其他**　对于乳糖不耐受、乳糜泻患者，禁止摄入引起腹泻的相关食物；因服药所致的腹泻应及时停用有关药物。对于类癌综合征及神经内分泌肿瘤引起的腹泻，可使用生长抑素类似物奥曲肽。炎症性肠病可根据病情严重程度选用 5- 氨基水杨酸制剂、免疫抑制剂、生物制剂等；消化道肿瘤可选择手术或化学治疗；空肠广泛性黏膜病变和空肠切除后所致腹泻，可服用考来烯胺。慢性胰腺炎引起的脂肪泻应补充多种消化酶。

## 二、对症支持疗法

**1. 饮食治疗**　腹泻患者的饮食应以流质或半流质饮食为宜，可选择含盐的淀粉类熟食、饼干、香蕉、酸奶、熟制蔬菜等，尽量避免牛奶和乳制品的摄入。

**2. 纠正水、电解质与酸碱平衡紊乱**　腹泻患者可引起不同程度的脱水，对于轻度脱水或无明显脱水依据的患者，可在正常饮水的同时，适当服用口服补液盐；对于严重腹泻和已发生严重脱水的患者，尤其是临床考虑为霍乱者，应早期给予静脉补液治疗；若伴有缺铁、缺钙、缺镁等时，亦应及时补充。

**3. 营养治疗**　对于营养缺乏的患者，可根据病情适当地补充一些营养物质，如葡萄糖、水溶性和脂溶性维生素、氨基酸、谷氨酰胺、脂肪乳、白蛋白等，必要时亦可输注血浆、全血等。

**4. 微生态制剂**　又称微生态调节剂，主要用于肠道菌群失调引起的腹泻，同时可减少抗生素的应用，但对于感染性腹泻早期应用无效。常用药品有双歧三联活菌制剂（成人每次 420～840mg，每天 2～3 次，餐后服用）、地衣芽孢杆菌制剂（成人每次 0.5g，每天 3 次，首剂加倍）、复合乳酸菌（成人每次 0.4～0.8g，每天 3 次）等。

**5. 止泻药**　并非所有的腹泻患者都需使用止泻药，只有对水、电解质丢失过多、非感染性腹泻患者可酌情应用止泻药，常用的止泻药有：

（1）吸附剂：包括白陶土、活性炭、蒙脱石等。白陶土、活性炭能吸附毒素、细菌和病毒，增强黏膜屏障功能。双八面体蒙脱石不仅是一种吸附剂，也是一种高效消化道黏膜保护剂，对消化道内的病毒、细菌及其产生的毒素有固定、抑制作用，同时通过结合黏液糖蛋白，增强黏液屏障，促进消化道黏膜修复及吸收，可减轻腹泻患者的症状并缩短急性腹泻病程，副作用极少，亦可用于幼儿。用法：成人每次 3g，每天 3 次，将其倒入 50mL 温水中摇匀服用；1～3 岁幼儿，每次 3g，每天 1～2 次；1 岁以下幼儿每天 3g，分 2 次服用。急性腹泻者首剂量加倍。

（2）抗动力药：地芬诺酯（diphenoxylate）为哌替啶的衍生物，直接作用于肠道平滑肌，减弱肠蠕动，并使肠内容物通过延迟，进而促进肠内水分吸收。主要应用于各种胃肠运动过快引起的功能性腹泻。临床上常用制剂有复方地芬诺酯（每片含地芬诺酯 2.5mg，阿托品 0.025mg），每次 1～2 片，每天 2～3 次。长期大量服用可产生欣快感，并可能出现药物依赖性。因其本身具有中枢神经抑制作用，不宜与巴比妥类、阿片类等中枢神经抑制剂合用。慢性肝病患者（可诱发肝性脑病）、腹泻早期、哺乳期妇女、儿童慎用。洛哌丁胺（loperamide）与地芬诺酯化学结构相似，主要用于控制急、慢性腹泻的症状，可直接作用于肠壁的阿片受体，阻止乙酰胆碱和前列腺素的释放，抑制肠道平滑肌收缩，抑制肠蠕动。其止泻

作用较地芬诺酯快速、强效、持久，推荐剂量范围内对中枢神经系统基本无影响。每次 2mg，每天 2～3 次，成人最大剂量一天不超过 16mg。本品全部由肝脏代谢，肝功能不全患者慎用并减量，妊娠及哺乳期妇女慎用，儿童患者减量应用。

（3）其他：奥曲肽为十四肽人生长抑素类似物，可有效治疗胃泌素瘤、血管活性肠肽瘤、生长抑素瘤和类癌综合征等所致的腹泻，常用剂量为每天 0.3～0.75mg，分 3 次，皮下注射。吲哚美辛（indometacin）主要通过降低前列腺素 E_2 水平从而抑制胰性霍乱、甲状腺癌和小肠绒毛腺癌引起的分泌性腹泻。钙拮抗剂（硝苯地平、维拉帕米等）对分泌性腹泻有一定效果。

6. 镇痛药 对伴有明显腹痛的患者应酌情使用镇痛药治疗。抗胆碱药（654-2、阿托品、丙胺太林等）适用于功能性及痉挛性腹痛的患者，具有解痉、止痛作用，但青光眼、前列腺增生、严重炎症性肠病患者慎用。对于痉挛性腹痛者，亦可选用胃肠道选择性钙拮抗剂匹维溴铵、西托溴铵等，其副作用较少。

（李培武）

# 参 考 文 献

[1] Baumgart DC, Carding SR. Inflammatory bowel disease: cause and immunobiology[J]. Lancet, 2007, 369（9573）: 1627-1640.

[2] Longstreth GF, Thompson WG, Chey WD, et al. Functional bowel disorders[J]. Gastroenterology, 2006, 130（5）: 1480-1491.

[3] Iyad Issa, Rami Moucari. Probiotics for antibiotic-associated diarrhea: Do we have a verdict?[J]. World J Gastroenterology, 2014, 20（47）: 17788-17795.

[4] Reiner RC Jr, Graetz N, Casey DC, et al. Variation in childhood diarrheal morbidity and mortality in Africa, 2000-2015[J]. The New England Journal of Medicine, 2018, 379（12）: 1128-1138.

[5] Michael Camilleri, Joseph H Sellin. Pathophysiology, Evaluaion, and Management of Chronic Watery Diarrhea[J]. Gastroenterology, 2017, 152（3）: 515-532.

[6] Jay R Thiagarajah, Daniel S Kamin, Sari Acra, et al. Advances in Evaluation of Chronic Diarrhea in infants[J]. Gastroenterology, 2018, 154（8）: 2045-2059.

# 第二十二章  呕血与便血

## 第一节  呕血与便血的概念

呕血（hematemesis）是指上消化道出血，血液经口腔呕出，由上消化道疾病（十二指肠悬韧带以上的消化道，包括食管、胃、十二指肠、肝、胆、胰及胃空肠吻合术后的空肠上段疾病）或全身性疾病所致。常伴有黑便，严重时可有急性周围循环衰竭的表现。

便血（hematochezia）是指消化道出血，血液由肛门排出。便血可呈鲜红色、暗红色或黑色。少量出血不造成粪便颜色改变，需经隐血试验才能确定者，称为隐血（occult blood）。

## 第二节  呕血与便血的病因

### 一、呕血的病因

#### （一）消化系统疾病

1. **食管疾病**  门静脉高压性食管 - 胃底静脉曲张破裂及食管异物戳穿主动脉可造成大量呕血，常危及生命。其他常见原因包括：反流性食管炎、食管憩室炎、食管癌、食管 - 贲门黏膜撕裂综合征（Mallory-Weiss 综合征）、食管损伤等。

2. **胃及十二指肠疾病**  最常见病因为消化性溃疡，其次为急性糜烂出血性胃炎、胃癌、胃泌素瘤（Zollinger-Ellison 综合征）、胃恒径动脉综合征（Dieulafoy 病）、门静脉高压性胃病出血等。其他少见疾病有平滑肌瘤、平滑肌肉瘤、淋巴瘤、息肉、胃黏膜脱垂、急性胃扩张、胃扭转、憩室炎、结核、克罗恩病等。

3. **胆囊及胆道疾病**  胆道结石、胆道蛔虫、胆囊癌、胆管癌及壶腹癌出血导致大量血液流入十二指肠而出现呕血。

4. **胰腺疾病**  急、慢性胰腺炎，胰腺癌合并脓肿破溃等。

5. **上消化道邻近器官或组织的疾病**  主动脉瘤破入食管、胃或十二指肠，纵隔肿瘤破入食管等。

#### （二）全身性疾病

1. **血液系统疾病**  多为凝血功能障碍所致上消化道出血，包括血小板减少性紫癜、过敏性紫癜、白血病、血友病、淋巴瘤、遗传性毛细血管扩张症、弥散性血管内凝血、应用抗凝药过量等。

2. **感染性疾病**  流行性出血热、钩端螺旋体病、登革热、急性重型肝炎、败血症等。

3. **结缔组织病**  系统性红斑狼疮、皮肌炎、结节性多动脉炎累及上消化道。

4. **其他**  尿毒症、肺源性心脏病、呼吸功能衰竭等。

### 二、便血的病因

#### （一）下消化道疾病

1. **小肠疾病**  肠结核、肠伤寒、急性出血性坏死性肠炎、钩虫病、Crohn 病、小肠肿瘤、憩室炎或溃疡、肠套叠等。

2. **结肠疾病**  急性细菌性痢疾、阿米巴痢疾、血吸虫病、溃疡性结肠炎、憩室炎、结肠癌、结肠息肉等。

3. **直肠肛管疾病**  直肠肛管损伤、非特异性直肠炎、放射性直肠炎、直肠息肉、直肠癌、肛裂、肛瘘等。

4. **血管病变**  血管瘤、毛细血管扩张症、血管畸形、血管退行性变、缺血性肠炎、痔等。

#### （二）上消化道疾病

同呕血的病因，视出血速度与量的不同，可表现为便血或黑便。

（三）全身性疾病

同呕血的病因，多由凝血功能障碍、胃肠黏膜缺血缺氧、损伤导致出血。

## 第三节　呕血与便血的临床表现

### 一、呕血的临床表现

#### （一）呕血与黑便

呕血前常有恶心、上腹不适感，后呕吐血性胃内容物，其颜色视出血量多少、血液在胃内停留时间长短和出血部位不同而异。出血量多、在胃内停留时间短、食管出血则呕吐物呈鲜红色或暗红色，常混有凝血块；当出血量较少或在胃内停留时间长，血红蛋白与胃酸作用形成酸化正铁血红蛋白（hematin），呕吐物可呈棕褐色或咖啡样。因部分血液经肠道排出体外，可形成黑便（melena）。

#### （二）失血性周围循环衰竭

出血量 <400mL 时，患者一般无明显临床表现；出血量 >400mL 时，可有头晕、无力、出汗等症状，多无血压、脉搏等变化；出血量 >700mL 时，则有晕厥、四肢厥冷、心慌、脉搏增快等急性失血症状；出血量 >1 000mL 时，则有神志不清、面色苍白、心率加快、脉搏细弱、血压下降、呼吸急促等失血性周围循环衰竭的表现。

#### （三）血象改变

出血早期可无明显血液学改变，数小时后红细胞计数、血红蛋白、血细胞比容逐渐降低，白细胞计数可升高。

#### （四）氮质血症

1. 血液蛋白在肠道内分解吸收——肠源性氮质血症。

2. 出血致使循环衰竭，肾血流量下降——肾前性氮质血症。

3. 持久和严重的休克造成急性肾衰竭——肾性氮质血症。

#### （五）发热

体温多在 38.5℃ 以下，可能与分解产物吸收、体内蛋白质破坏、循环衰竭致体温调节中枢不稳定有关。

### 二、便血的临床表现

便血颜色因出血量的多少、血液在肠腔内停留时间的长短、出血部位不同而异。如出血量多、速度快、出血部位低则呈鲜红色；若出血量少、速度慢，血液在肠道内停留时间较长或出血部位高，可呈暗红色。粪便可全为血液或混合有粪便，也可于排便后肛门滴血或黏附于粪便表面。出血量为 5～10mL/d 者，无肉眼可见的粪便颜色改变，需用隐血试验才能确定。

## 第四节　实验室检查

### 一、常规检查

血常规（尤其关注血红蛋白、血细胞比容、血小板计数）、呕吐物/胃内容物隐血试验、粪便常规＋隐血试验、凝血功能、免疫八项、血型、交叉配血、肝肾功能、电解质、血糖、心电图等。

### 二、病因学检查

#### （一）影像学检查

腹部超声、CT、MRI、PET-CT、胃/肠镜、小肠镜、胶囊内镜、十二指肠镜等以明确消化道病变的部位、性质等。

#### （二）骨髓穿刺检查

除外血液系统疾病。

#### （三）肛门指诊及肛门镜检查

有助于发现痔、肛裂、直肠肿瘤等直肠疾病。

## 第五节　鉴别诊断

确定呕血和便血之前，需排除：

#### （一）假性呕血

如鼻、咽、喉、口腔出血，经吞咽后再呕出的假性呕血。

#### （二）食物与药物

食入动物血、生肉、甜菜、碳粉或服用铁剂、铋剂后出现的呕血或便血。

#### （三）呕血与咯血鉴别

呕血与咯血的鉴别见表 3-22-1。

表 3-22-1 呕血与咯血的鉴别

|  | 咯血 | 呕血 |
| --- | --- | --- |
| 病因 | 肺结核、支气管扩张、肺炎、肺脓肿、肺癌、心脏病等 | 消化性溃疡、肝硬化、急性胃黏膜病变、胆道出血等 |
| 出血前症状 | 喉部痒感、胸闷、咳嗽等 | 上腹不适、恶心、呕吐等 |
| 出血方式 | 咳出 | 呕出,可为喷射状 |
| 血色 | 鲜红 | 棕黑、暗红,有时鲜红 |
| 血中混有物 | 痰、泡沫 | 食物残渣、胃液 |
| 酸碱性 | 碱性 | 酸性 |
| 黑便 | 除非咽下,否则没有 | 有,可为柏油样便,呕血停止后仍持续数天 |
| 出血后痰性状 | 常有血痰数天 | 无痰 |

### (四)便血与尿血、阴道出血鉴别

由于尿道口与肛门距离较近,一些护理欠佳的患者,难以在第一时间确定是否为便血。

# 第六节　呕血与便血的治疗

## 一、急救措施

呕血或便血引起的大量血液丢失,导致有效循环血量不足,通常短时间内失血超过 1 000mL 或全身总血量的 20% 时,即发生休克。一些患者呕血量、便血量虽不大,但可能有大量血液滞留于胃肠道内,导致周围循环衰竭。

休克指数 = 脉搏 / 收缩压,对于失血性休克患者判断容量的丢失有较大价值。休克指数 0.5 为正常;等于 1 为轻度休克,失血 20%～30%;>1 为休克;>1.5 为严重休克,失血 30%～50%;>2 为重度休克,失血 >50%。

紧急评估:意识状态评估、气道是否缺乏保护(气道,A)、记录呼吸频率(呼吸,B)、呼吸质量和氧饱和度、测量血压(循环,C)、脉搏、毛细血管再充盈时间等,若患者意识丧失,大动脉波动消失,及时进行心肺复苏。若患者生命体征不稳定,予气道保护、建立静脉通路、补液等;呕血量大时应注意将患者头偏向一侧,防止误吸。

1. **液体复苏**　建立静脉通路,补液首选晶体液,同时给予配血和输血。

急诊输血指征:收缩压 <90mmHg,或较基础收缩压降低幅度 >30mmHg;血红蛋白 >70g/L,Hct<25%;心率增快(>120 次 /min)。

2. 积极补液的前提下,可适当地选用血管活性药。

3. **其他**　禁食水,吸氧、监护,留置胃管、尿管。

## 二、药物治疗

1. **质子泵抑制剂(PPIs)**　推荐大剂量 PPIs 治疗,如埃索美拉唑 80mg 静脉推注后,以 8mg/h 速度持续输注 72 小时,适用于大量出血患者;常规剂量 PPIs 治疗,如埃索美拉唑 40mg 静脉输注,每 12 小时一次。

2. **$H_2$ 受体拮抗剂($H_2RA$)**　如法莫替丁 20mg+生理盐水 20mL,静脉推注,每 12 小时一次。

3. **生长抑素**　首剂 250μg 静脉推注,继以 250μg/h,静脉滴注。

4. **制酸剂及胃黏膜保护剂**　可选用镁铝合剂、硫糖铝、氢氧化铝凝胶等,用量应为常规剂量的 2 倍以上。

5. **止血药物**　对血小板缺乏的患者,避免使用阿司匹林联合氯吡格雷强化抗血小板治疗;维生素 $K_1$、酚磺乙胺、6-氨基己酸等药物酌情选用。

6. **抗菌药物**　肝硬化急性静脉曲张破裂出血者活动性出血时常存在胃黏膜和食管黏膜炎性水肿,预防性使用抗菌药物有助于止血,并可减少早期再出血及感染,提高生存率。

7. **血管升压素及其类似物**　如垂体后叶素等可显著控制静脉曲张的出血,临床可联合硝酸酯类药物减少不良反应。

## 三、三腔二囊管压迫止血

药物难以控制的上消化道大出血的急救措施为内镜或介入手术止血创造条件。

## 四、急诊内镜检查和治疗

根据患者病情及各医院情况,尽快完成内镜检查,必要时行内镜下治疗。

## 五、介入治疗

选择性腹腔动脉造影多用于生命体征不稳定，需输血、抗休克治疗的活动性消化道出血，既可发现病灶血管，又可行动脉栓塞治疗。经颈静脉肝内门 - 体静脉支架分流术（TIPS）能在短期内降低门静脉压，创伤小，成功率高。

## 六、手术治疗

适用于内科治疗无效或有并发症的患者。

（周荣斌）

## 参 考 文 献

[1] 万学红，卢雪峰. 诊断学 [M]. 9 版. 北京：人民卫生出版社，2018.

[2] 周荣斌，林霖.《急性上消化道出血急诊诊治流程专家共识（修订稿）》的阐释 [J]. 中国全科医学，2015，18（33）：4021-4024.

[3] 黄子通，于学忠. 急诊医学 [M]. 2 版. 北京：人民卫生出版社，2014.

# 第二十三章 血 尿

血尿（hematuria）是指尿液中红细胞异常增多，是肾内科和泌尿外科常见的症状之一。血尿的诊断标准包括：离心沉淀尿中（新鲜尿液 10mL，离心沉淀后重悬至 0.5～1mL 后涂片镜检）每高倍镜视野≥3 个；或非离心尿液超过 1 个红细胞；或 1 小时尿红细胞计数超过 10 万；或 12 小时尿沉渣计数超过 50 万。血尿又包括镜下血尿（microscopic hematuria）和肉眼血尿（gross hematuria）。当尿液中含有少量红细胞时，肉眼无法识别，仅在实验室检查时才能发现，称为镜下血尿。当尿液呈红色或洗肉水样，甚至有血凝块时称为肉眼血尿，此时每升尿液中血液的含量通常超过 1mL。

据报道，大约 2.5% 的成年人在常规健康检查中可发现有镜下血尿，泌尿外科住院的患者中 4%～20% 有血尿症状，60 岁以上有吸烟史的男性尿检血尿的发生率为 24.2%～50.8%，3% 的女性在怀孕期间和 20.1% 的绝经后妇女可检出镜下血尿。血尿可源自泌尿道的任何部分，无论是镜下血尿还是肉眼血尿，都可能是严重的潜在疾病，应引起警惕。

## 第一节 病 因

血尿的病因可按解剖学和病原学分类。常见的原因按血尿来源可分为肾脏疾病和非肾脏疾病原因，肾脏疾病还可分为肾小球原因和非肾小球原因。血尿的严重程度与疾病严重程度几乎不相关。

（一）可能引起血尿的肾脏疾病

1. 肾小球疾病　IgA 肾病、薄基底膜肾病（良性家族性血尿）、系膜增生性肾小球肾炎、急慢性肾小球肾炎、急慢性肾盂肾炎、Alport 综合征（遗传性肾炎）、Henoch-Schonlein 紫癜、狼疮性肾炎、溶血性尿毒症综合征、肉芽肿性多血管炎等。

2. 非肾小球疾病　肾结石、肾积水、急性间质性肾炎、急性肾小管坏死、肾囊肿、肾盏憩室、代谢紊乱（高钙尿症和高尿酸尿症）、髓样囊性病、多囊肾等肾实质损伤疾病，以及动静脉畸形、肾动脉狭窄、肾动脉栓塞、肾动脉血栓形成、肾静脉血栓形成和胡桃夹综合征（左肾静脉受压）等肾血管疾病。

（二）可能引起血尿的非肾脏疾病

1. 感染性原因　尿路感染、前列腺炎、附睾炎、分枝杆菌性膀胱炎、血吸虫病等。

2. 血液系统原因　凝血功能障碍、血红蛋白病、镰状细胞病、白血病、再生障碍性贫血等。

3. 全身系统性疾病　糖尿病肾小球硬化、高血压危象肾损害、过敏性紫癜和系统性红斑狼疮等。

4. 肿瘤　泌尿系肿瘤或邻近器官肿瘤侵及泌尿道。

5. 药物原因　磺胺类药物、氯胺酮、环磷酰胺、阿米替林、止痛药、抗癫痫药物、阿司匹林、白消安、氯丙嗪、利尿药、口服避孕药、超广谱青霉素、奎宁、长春新碱、利福平、华法林和中药马兜铃酸相关的肾损害等。

6. 男性血尿尚需考虑生殖系统疾病，如良性前列腺增生、精囊疾病等。

7. 其他因素　剧烈运动、外伤和理化因素（重金属中毒、海洛因等）。

8. 特发性血尿　大约 20% 的血尿原因不明，原因包括：肾血管畸形、微结石或结晶、肾乳头变性坏死等。

## 第二节 临 床 特 征

血尿患者的临床特征取决于原发性疾病和伴随症状。

（一）尿液改变

1. 尿液颜色改变　镜下血尿颜色正常，肉眼血尿则根据出血量不同而呈不同颜色。出血较少时，血尿通常呈洗肉水样；出血较多时呈深红色或暗红色。当出血部位发生在肾脏时，尿通常呈暗红色；出血位置靠近下尿道，如膀胱或前列腺的出血，则尿色较鲜红，甚至带有血凝块。

2. **分段尿异常** 采用尿三杯试验，用三个清洁玻璃杯分别留起始段、中段和终末段尿进行观察。全程血尿提示病变在膀胱或膀胱以上的尿路（肾脏或输尿管）；起始段血尿提示病变在尿道或膀胱颈；终末段血尿提示病变在膀胱三角区、膀胱颈、前列腺或后尿道。

### （二）伴随症状

1. 血尿伴肾绞痛者，提示上尿路梗阻，常为泌尿系结石，血尿常发生于肾绞痛发作后。

2. 血尿伴排尿时痛、尿流突然中断或排尿困难，改变体位后可恢复排尿者，常提示膀胱或尿道结石。

3. 血尿伴尿流细和排尿困难者，常见于前列腺炎、前列腺癌。

4. 血尿伴尿频、尿急、尿痛等症状者，提示尿路感染、肾盂肾炎或膀胱炎、尿道炎等。泌尿生殖系结核为特异性尿路感染，也常表现为血尿。

5. 血尿伴寒战、高热及腰痛者，可能为肾盂肾炎。

6. 血尿伴高血压、水肿、蛋白尿者，多见于肾小球肾炎。

7. 血尿伴单侧上腹部肿块者，常为肾肿瘤、肾积水、肾囊肿。血尿伴双侧上腹部肿块者提示多囊肾；肾肿瘤患者，常表现为全程无痛性肉眼血尿，且常伴贫血。

8. 血尿伴皮肤黏膜出血、关节炎，常见于血液系统疾病、自身免疫性疾病、传染病及其他全身性疾病。

9. 血尿伴乳糜尿者，应考虑到淋巴结核、肿瘤、丝虫病、慢性肾盂肾炎。

10. 合并咯血要考虑 ANCA 相关性血管炎、Good pasture 综合征、系统性红斑狼疮、血液系统疾病。

## 第三节 诊断与鉴别诊断

血尿的诊断与鉴别诊断有赖于详细病史、体格检查，以及相关实验室和影像学检查。

### （一）病史

可为血尿原因提供重要线索，因此仔细询问病史至关重要。年轻患者的血尿多为泌尿系结石、感染、畸形或外伤所致；老年患者血尿则应考虑膀胱肿瘤或良性前列腺增生。特别是对于年轻女性患者，应注意询问月经，近期剧烈运动，性活动或创伤等情况。男性患者一般较少发生血尿，一旦出现血尿，往往病灶隐匿，应详细检查。

病史中的危险因素包括：年龄大于 40 岁、吸烟史、职业接触化学品或染料（苯或芳香胺，如印刷、油漆和化工厂工人）、盆腔放疗史、止痛药滥用或环磷酰胺用药史等。伴随症状的询问应包括：呼吸道感染 1 周内出现血尿者，常考虑慢性肾炎急性发作；数小时至 3 天内发病者，应想到 IgA 肾病；感染后 10～14 天出现血尿者，应多考虑急性链球菌感染后肾炎。应询问既往有无引起血尿的全身疾病，如血小板减少性紫癜、过敏性紫癜、再生障碍性贫血、白血病、血友病等血液系统疾病；感染性心内膜炎、败血症、流行性出血热、猩红热、钩端螺旋体病、丝虫病等感染性疾病；系统性红斑狼疮、结节性多动脉炎等结缔组织病；高血压肾病、慢性心力衰竭等心血管疾病；痛风肾病和糖尿病肾病等内分泌代谢疾病。当患者没有其他危险因素时，应 48 小时后再重复尿液检查。

### （二）体格检查

需要注意体温和血压，发热者，多考虑感染性疾病；血压高者，应想到慢性肾炎等；注意皮肤黏膜有无出血；肾区、输尿管区和膀胱区压痛及叩痛有助于泌尿系统疾病的诊断；老年男性如有排尿困难或下腹部疼痛，应考虑前列腺情况。注意相关疾病的体征，如病史中有系统性红斑狼疮可能者，应注意有无脱发，面部蝶形红斑、雷诺征等。

### （三）实验室检查

1. **血常规检查** 了解有无贫血、血小板计数改变及有无感染等情况。

2. **凝血功能检测** 包括凝血酶原时间、活化部分凝血活酶时间等，判断有无凝血功能障碍。

3. **尿液分析** 作为诊断肾脏和泌尿系统疾病简单有效的工具。尿液试纸检测血液的敏感性为 91%～100%，特异性为 65%～99%。试纸检查细胞的过氧化物酶活性，因此尿液中血红蛋白和肌红蛋白可导致假阳性结果。导致假阳性结果的其他原因还有脱水、运动、碘伏和氧化剂等；导致假阴性结果的原因有维生素 C 或空气暴露等。尿常规检查不仅可明确有无血尿，还可通过蛋白尿、管型等推测有无肾实质损害。

**4. 尿三杯试验**　有助于大概判断血尿来源。全程血尿以上尿路及膀胱出血可能性大；初始血尿以尿道出血可能大；终末血尿则以膀胱颈部、三角区和后尿道出血可能性大。

**5. 尿红细胞形态分析**　包括尿红细胞位相检查、微粒容积自动分析仪检测，以区分肾小球源性和非肾小球源性血尿。如尿中发现畸形红细胞（其大小、形态呈多形性和血红蛋白含量异常）占 75% 以上，且红细胞数≥8 000/mL，可诊断为肾小球源性血尿。

**6. 血清肌酐与肾小球滤过率**　对肾功能的评估。

**7. 尿液细胞学**　疑有泌尿系统肿瘤者，可行尿沉渣细胞学检测，诊断膀胱癌的敏感性为 40%～76%。

**8. 尿培养**　对于具有刺激性排尿症状或有尿路感染史的患者，可明确感染及相关病原微生物。

**9. 尿肿瘤标记物**　包括膀胱肿瘤抗体（BTA）试验、核基质蛋白 22（NMP22）、癌胚抗原（CEA）、细胞角蛋白组织多肽特异性抗原（TPS）、荧光原位杂交（FISH）测定、Lewis X 抗原、端粒酶活性、膀胱癌肿瘤标记物（UBCTM）测试等。这些有助于辅助尿液细胞学对泌尿系肿瘤的诊断，但目前尚未广泛使用。

**10. 其他检查**　如抗核抗体（ANA）、抗肾小球基底膜抗体、抗中性粒细胞质抗体（ANCA）、抗链球菌溶血素 O 滴度（ASO）和冷球蛋白测定等，可帮助排除可能的风湿免疫性疾病。

**（四）影像学检查**

**1. 泌尿系 B 超**　可了解肾脏大小、肾脏积水及泌尿系结石等情况。

**2. 腹部 X 线片（肾脏 / 输尿管 / 膀胱，KUB）检查**　尿路（肾、输尿管、膀胱、尿道）结石中 80% 以上是 X 线可显影的结石，因此 KUB 检查可协助诊断泌尿系结石。

**3. 排泄性尿路造影（IVU）**　评估泌尿道的传统成像方式，但对小于 2cm 的肾脏肿块，敏感性较低，仅为 21%，且无法区分实质和囊性肿块。对于

碘造影剂禁忌的高危者，可行逆行肾盂造影术。

**4. 计算机断层扫描尿路造影（CTU）或磁共振尿路造影（MRU）**　可作为 IVU 的补充或替代，能区分实质和囊性肿块，而且敏感性比 IVU 高。如果有 CTU 检查的禁忌证，如肾功能不全、造影剂过敏或怀孕等，则可使用 MRU 检查。

**（五）内镜检查**

膀胱镜检查是评估下尿路情况的可视化方法，可病理活检，有助于膀胱癌的诊断。还可通过输尿管插管进行分侧肾功能测定、了解血尿的来源和逆行肾盂造影。

**（六）肾活检**

可提示肾小球疾病的病理类型，对明确诊断、治疗和预后判断有重要作用。

**（七）鉴别诊断**

**1. 假性血尿**　月经污染、阴道流血、痔疮出血等邻近部位出血污染。

**2. 血红蛋白尿**　尿中含有血红蛋白，呈红葡萄酒色、茶色、暗红色或酱油色，尿潜血试验阳性。鉴别要点：镜检红细胞数未达血尿标准，或尿液颜色与红细胞数明显不相称。

**3. 肌红蛋白尿**　常有肌肉损伤病史或临床表现，尿呈红葡萄酒色，尿潜血试验阳性。鉴别要点：镜检红细胞数未达到血尿标准，或尿液颜色与红细胞数明显不相称。

**4. 卟啉尿**　尿呈红色，或尿液颜色正常但放置或日晒后呈红色或葡萄酒色。鉴别要点：潜血试验阴性，镜检红细胞数未达血尿标准。

**5. 其他色素引起的红色尿**　鉴别要点：明确食用特殊药物（如利福平）、食物史（如红肉火龙果、甜菜）；潜血试验阴性，镜检红细胞数未达到血尿标准。

# 第四节　急诊处理原则

血尿需紧急处理的情况相对较少，更需要全面和细致的评估，并根据病因和血尿的严重程度来处理。

**（一）紧急处理**

创伤或急、慢性失血等情况出现严重贫血或休克，需要止血、纠正贫血和补充血容量等积极抗休克治疗，以及相应的外科治疗。

（二）病因治疗

1. **肾小球源性血尿**　本质上并非血管破裂所致，大多与肾小球基质膜通透性有关，如高血压、系统性红斑狼疮应针对原发病治疗和控制。或使用肾上腺皮质激素、免疫抑制剂或细胞毒性药物治疗，但大多需要进行肾活检明确诊断，根据病理诊断采取适当的治疗方案，这需收住专科治疗。

2. **非肾小球源性血尿**　多与各种病因致毛细血管、小血管破裂有关。常见有：①尿路感染致血尿，给予抗感染治疗一般症状可缓解，对于常复发的泌尿道感染，应行尿液培养，并检查是否有尿路异常情况。②泌尿道结石致血尿，应明确结石大小和位置，泌尿专科给予治疗方案。③泌尿道肿瘤致血尿，外科治疗或肿瘤科治疗。④泌尿系损伤致血尿，泌尿专科进行评估并给予治疗方案。⑤凝血功能障碍致血尿，应治疗原发血液系统疾病、纠正凝血因子缺乏或调整抗凝药物剂量并密切监测凝血功能；药物引起的血尿，必要时应减药或停药，如非甾体抗炎药或环磷酰胺，应尽量避免滥用或长期使用，并定期进行肾功能及尿液检查。

（陈晓辉　莫均荣）

# 参 考 文 献

[1] 邝贺龄, 胡品津. 内科疾病鉴别诊断学 [M]. 6 版. 北京：人民卫生出版社, 2014.

[2] 孙颖浩. 吴阶平泌尿外科学 [M]. 北京：人民卫生出版社, 2019.

[3] 克里斯·道森, 珍妮·内特克利夫. ABC 泌尿系统疾病 [M]. 3 版. 古迪, 张亚群, 译. 北京：科学技术文献出版社, 2020.

[4] Marx John A, Peter Rosen. Rosen's Emergency Medicine: Concepts and Clinical Practice[M]. 8th ed. Philadelphia, PA: Elsevier/Saunders, 2014.

[5] Linder BJ, Bass EJ, Mostafid H, et al. Guideline of guidelines: asymptomatic microscopic haematuria[J]. BJU international, 2018, 121（2）: 176-183.

[6] Bradley MS, Willis-Gray MG, Amundsen CL, et al. Microhematuria in Postmenopausal Women: Adherence to Guidelines in a Tertiary Care Setting[J]. J Urol, 2016, 195（4 Pt 1）: 937-941.

# 第二十四章 头 痛

## 第一节 头痛的定义和类型

### 一、什么是头痛？

头痛（headache）一般是指眉弓、耳廓上缘和枕外隆突连线以上的头颅上半部的疼痛。头痛是常见的临床症状，是世界上导致残疾和公共卫生问题的十大主要原因之一。急性头痛每年占急诊科（emergency department，ED）就诊人数的2%，以头痛就诊于急诊科的患者中98%是良性的，对于这部分患者，我们最主要的是获得准确和详细的既往信息，并进行彻底的体检，以免错过致命性头痛的病因。同时，我们应警惕头痛为高血压脑病、脑卒中或脑炎等疾病的早期反应信号，上述疾病可能危及生命。

### 二、如何对头痛进行分类？

2013年国际头痛学会（IHS）出版了头痛疾病分类第三版（ICHD-3β），包括3部分，14类，如下所示：

（一）原发性头痛

1. 偏头痛。
2. 紧张性头痛。
3. 三叉自主神经性头痛（trigeminal autonomic cephalalgias，TACs）。
4. 其他原发性头痛。

（二）继发性头痛

1. 头和/或颈部外伤所致的头痛。
2. 头和/或颈部血管疾病所致的头痛。
3. 非血管性颅内疾病所致的头痛。
4. 物质或其戒断所致的头痛。
5. 感染所致的头痛。
6. 内环境稳态失衡所致的头痛。

7. 头颅、颈部、眼、耳、鼻旁窦、牙齿、口腔或其他面部或颈部结构疾患所致的头痛或面痛。
8. 精神疾患所致的头痛。

（三）痛性脑神经病、其他面痛和其他头痛

1. 痛性脑神经病和其他面痛。
2. 其他头痛疾患。

某些严重头痛患者可能同时患有2～3种类型的头痛，其所患的每种头痛都要分别诊断和记录，应按重要性的大小依次排序。

## 第二节 头痛的病因和发病机制

### 一、头痛的病因

头痛病因非常复杂，不同类型的头痛发病机制也不尽相同，多数被认为是由致病因素刺激头颅的痛觉敏感结构所致。头部痛觉敏感结构包括头皮、皮下组织、骨膜、帽状腱膜、头颈部肌肉及血管、眼、鼻（包括鼻旁窦）、耳（外耳及中耳）、牙、口腔黏膜；颅底部的硬脑膜、脑膜动脉、基底动脉环及其近端主要分支、颅内静脉窦；三叉神经、面神经、舌咽神经、迷走神经和颈$_1$～颈$_3$神经。这些结构在炎症、收缩、扩张、挤压、牵拉、内环境及内分泌代谢紊乱、高级神经功能障碍等情况下均可导致头痛发作。因此，头痛的病因可总结为：①颅内或颅外动脉的扩张、牵引或收缩；②颅内大静脉或硬脑膜包膜的牵引或移位；③颅、脊神经的压迫、牵引或炎症；④头颈部肌肉痉挛、炎症或外伤；⑤脑膜刺激；⑥颅内压升高。

### 二、头痛的发病机制

近些年，头痛（尤其是原发性头痛）与神经递质及其调节物质的关系日益受到学者的关注。它涉及多种神经递质（如多巴胺能、肾上腺素能、血清素能、胆碱能和肽能）和不同的网络系统（如自主神经、边缘、视觉）。研究较多的神经递质有：① 5- 羟色胺（5-HT）。在目前流行的偏头痛理论中，三叉神经激活会触发包括降钙素基因相关肽（calcitonin generelated peptide，CGRP）在内的信号蛋白的释放，导致继发性脑血管扩张、血浆蛋白外渗和肥大细胞（MC）脱粒。5-HT 受体激动剂可以抑制上述反应，减少疼痛发作。②组胺。其存在于中枢神经系统（CNS）中，负责清醒、能量平衡和记忆巩固。近年的研究发现，组胺在肥大细胞（MC）与 CGRP 相互作用导致三叉神经传入和三叉神经节（TG）致敏的过程中也发挥作用。结果组胺在偏头痛发病机制中起着关键作用：维持神经源性炎症通路。组胺与四种不同组胺能 G 蛋白偶联受体结合，激活蛋白激酶，或通过随后的作用方式触发钙释放。组胺受体 1（$H_1R$）和组胺受体 2（$H_2R$）拮抗剂分别常用于治疗过敏和胃酸分泌，但它们的拮抗作用可能对偏头痛无效。组胺受体 3（$H_3R$）和组胺 4 受体（$H_4R$）对组胺的亲和力强，分别在神经元和免疫组织中被发现。$H_3R$ 降低组胺和其他神经递质的释放，成为抗伤害和抗神经源性炎症的潜在靶点。③ CGRP。其具有很强的扩血管作用。研究发现，偏头痛患者在发作期及缓解期血浆 CGRP 水平均升高，且头痛程度及持续时间与 CGRP 水平呈正相关，其拮抗剂能够减轻偏头痛发作。④血管活性肠肽（vasoactive intestinal peptide，VIP）。头痛时从副交感神经纤维释放并激活感觉神经纤维而引起脑血管扩张。⑤ P 物质（SP）和神经激肽 A。均为致痛物质，偏头痛发作时受累的脑膜动脉及脑的大动脉局部可释放这些物质。⑥ β- 内啡肽。是调整疼痛的抑制性神经递质，偏头痛患者的基础血浆 β- 内啡肽水平较低。⑦垂体腺苷酸环化酶激活肽、生长抑素等在周围血管及神经元诱导神经源性炎症方面也起到一定作用。⑧胰蛋白酶、前列腺素、神经生长因子、肿瘤坏死因子等能够触发局部炎症和降低局部酸碱度，从而降低伤害性阈值，使神经元致敏，并释放更多的神经肽。

## 第三节　头痛的诊断思路

　　头痛的诊断过程，遵循的原则是通过症状、体征、实验室检查、影像学检查及电生理检查等辅助检查明确病因、病变部位、病变性质，以及有无危及生命的情况存在。

### 一、头痛的症状学

#### （一）头痛的起病方式

　　突然发病考虑蛛网膜下腔出血、脑出血；急性发病包括急性脑膜炎、高血压脑病、颞动脉炎、急性青光眼等；亚急性起病考虑脑肿瘤、结核或真菌性脑膜炎、脑脓肿等；慢性复发性头痛多为偏头痛、丛集性头痛、三叉自主神经性头痛。

#### （二）头痛的部位

　　尽可能明确单侧还是双侧，局限还是弥散，是颅内或是颅外。如单侧头痛多为偏头痛；双侧头痛伴有枕部、颈和肩部僵硬为紧张性头痛可能性大。颅内高压或急性颅内感染多表现为弥漫性头痛。颅内占位性病变首发头痛部位常有定位价值。小脑幕以上病变，头痛多位于病变同侧，以额部为主，多向颞部放射。小脑幕以下病变，头痛多位于后枕部。颅外疾病病变头痛多局限且表浅。

#### （三）头痛的性质

　　搏动性疼痛为血管性头痛；发作性针刺样持续时间短暂的剧痛多为神经痛；低头、咳嗽等牵引痛应警惕脑肿瘤；戴帽感、紧箍感等持续性疼痛是紧张性头痛的特征。

#### （四）头痛程度

　　剧烈见于脑出血、蛛网膜下腔出血、脑膜炎、偏头痛、三叉神经痛等；中等程度见于占位性病变；轻度头痛多为神经症及五官等病变引起的头痛。

#### （五）头痛的伴随症状

　　伴恶心、呕吐多见于颅内肿瘤或感染；伴有面色苍白、出汗、心悸等自主神经症状，主要见于偏头痛；伴有眩晕多见于后颅窝病变，如小脑肿瘤或炎症；伴有视力障碍及其他眼部症状多见于颅内压升高、青光眼、椎 - 基底动脉供血不足、偏头痛等；伴有精神症状者要警惕额叶肿瘤或神经梅毒；头痛伴高血压为高血压脑病、肾病、嗜铬细胞瘤；头痛伴颈项强直考虑为脑膜炎、蛛网膜下腔出血、颈部疾病；头痛伴单侧肢体瘫的疾病有脑出血、脑血栓、脑栓塞、脑肿瘤；伴发热多为感染性疾病,可以是其他感染的伴随症状,也可以是脑膜炎或脑炎。

**（六）加重或缓解的因素**

咳嗽、用力可使颅内压增高的疾病头痛加重;三叉神经痛及舌咽神经痛,会因吞咽动作诱发疼痛;直立位可使紧张性头痛或腰穿后头痛加重;休息、温馨熟悉的环境可以减轻偏头痛的发作,而应激反应会使之加重。

## 二、在患者病史记录中搜索的关键要素

（1）疼痛是什么时候开始的?

（2）疼痛达到顶峰需要多长时间?（突发性疾病）

（3）以前有过这种痛苦吗?

（4）疼痛开始时在做什么?（休息、工作、体力劳动、锻炼……）

（5）是否有其他伴随症状:发烧、呕吐、颈部疼痛、局灶性神经功能缺损、缓慢的精神运动反应、带状疼痛。

## 三、体格检查的重点要素

（1）创伤。

（2）发热。

（3）高血压。

（4）脑膜刺激征。

（5）局灶性神经功能缺损（运动性或感觉性缺损、复视、瞳孔异常、小脑综合征）。

（6）眼睛、鼻窦、耳朵或口腔有无异常。

通过详细的病史数据收集、体格检查等,可以有效地对就诊于急诊科的头痛患者进行危险分层,有效识别需要紧急治疗的严重急性头痛,以预防永久性神经后遗症发生。我们应注意年龄与危险程度的相关性,75 岁的头痛患者与 50 岁以下的相比,出现恶性事件的风险要增加 10 倍。

## 四、急诊医生在接诊急性头痛患者时还要明确哪些情况?

**（一）急性头痛的继发性原因**

1. **脑部疾病** 蛛网膜下腔出血、硬膜下血肿、硬膜外血肿、实质内出血、垂体卒中、脑积水。

2. **血管性因素** 脑卒中、颈动脉夹层、高血压脑病、颞动脉炎、子痫前期。

3. **感染相关性** 脑膜炎、脑炎。

4. **环境相关性** 一氧化碳中毒。

5. **其他** 急性闭角型青光眼。

**（二）"红色预警"的头痛**

年龄 >50 岁、有外伤或劳力性发作、有抗凝或抗血小板药物治疗史的头痛应警惕蛛网膜下腔出血;伴有局灶性神经功能缺损、癫痫发作、晕厥、免疫缺陷状态（如 HIV）、癌症史的患者出现头痛要警惕颅内高压;有外科手术及脑脊液分流史的患者发生头痛应警惕颅内感染;围生期的患者出现头痛要注意有无颅内静脉血栓;系统性红斑狼疮、白塞病、血管炎、结节病患者发生头痛。

## 五、如何看待辅助检查在头痛患者中的应用?

后续的诊断措施还包括神经影像学和脑脊液（CSF）分析,也可能包括炎症标志物或毒理学检查。研究显示,通过正确的症状、体征检查能够将恶性病变的风险降低一半,且有 80% 的患者不需要进一步检查,大约只有 17% 的患者需要进行 CT 或 MRI 的检查,2% 的患者需要进行 CSF 分析。CT 检查的目的主要是积极发现包括肿瘤、动脉瘤、蛛网膜下腔出血、脑静脉窦血栓形成、硬膜下和硬膜外血肿、感染、卒中、脑积水等病变。

**（一）哪些急性头痛患者需要在急诊完成头 CT 检查?**

1. 突发性严重头痛的患者应接受紧急头部 CT 检查。

2. 神经系统检查新发现异常（如局灶性缺损、精神状态改变、认知功能改变）的急诊患者,应接受紧急头部 CT 检查。

3. 年龄 >50 岁且出现新类型头痛,虽然神经系统检查正常,也应考虑进行紧急头部 CT 检查。

4. 有新型头痛的 HIV 阳性患者应考虑进行紧急的 CT 检查。

**（二）急诊医师必须了解在头痛诊断过程中 CT 的局限性**

1. 机器无法识别的被伪影或骨头遮蔽区域的小出血灶。

2. 无法诊断特发性颅内高压、脑膜炎、颈动脉或椎动脉夹层、部分脑静脉窦血栓形成、垂体

卒中、自发性颅内低血压。

3. 小量蛛网膜下腔出血。

4. 贫血时血液敏感性降低。

5. 阅片人员的专业水准。

**（三）急性头痛患者在急诊进行腰穿的注意事项**

1. 在头部 CT 扫描结果正常后，高度怀疑蛛网膜下腔出血的患者可能需要进行腰椎穿刺和 CSF 分析。腰椎穿刺被认为是诊断蛛网膜下腔出血的标准，因为它可以检测到脑脊液中的少量血液，而这些都是 CT 可以忽略的。

2. **腰穿的局限性** 未破裂的动脉瘤、动脉夹层和垂体卒中，所有这些都可能以类似于蛛网膜下腔出血的方式出现，如果只进行腰椎穿刺，可能无法确定；腰椎穿刺可能很费时，而且在不合作或肥胖患者中实施存在困难；操作过程中静脉血对脑脊液的污染可能干扰诊断。

3. 成人头痛患者，有颅内压升高（如乳头水肿、精神状态改变），应在腰椎穿刺前行 CT 检查。

# 第四节 常见头痛的特点

## 一、偏头痛

按照国际头痛协会（international headache society，IHS）推出的《国际头痛疾病分类第 3 版（试用版）》(The International Classification of Headache Disorders 3rd Edition，ICHD Ⅲ)，偏头痛可大体分为无先兆偏头痛、有先兆偏头痛、慢性偏头痛、偏头痛并发症、很可能的偏头痛和与偏头痛可能相关的周期性疾病。不同分型的偏头痛临床症状有所不同，但一般来说，头痛呈发作性，多为偏侧、中重度、搏动样头痛，一般持续 4～72 小时，可合并自主神经系统功能障碍如恶心、呕吐等症状，声、光刺激、情绪激动或日常活动均可加重头痛，处于安静环境、休息可缓解头痛。有先兆型，在头痛发作前数小时至数天可有倦怠、注意力不集中、打哈欠等前驱症状，以及视物模糊、暗点、闪光、视物变形、幻听等先兆症状。在治疗方面，综合不同地区、不同质量推荐药物频次，在一线治疗药物中最被认可的是曲坦类和非甾体抗炎药（NSAID）。而 β 受体阻滞剂和抗癫痫药是预防一线用药中高质量级别指南推荐频次最多的两种药物类别。

## 二、丛集性头痛

常突然发病、起病急骤，可无先兆或于发病前 10～20 分钟出现注意力不集中、疲惫、乏力等自主神经系统症状。一般疼痛较为严重，呈尖锐、爆炸样、非搏动性剧痛，多位于一侧眶周、眶上、眼球后和 / 或颞部。头痛持续 15～180 分钟不等。几乎发生于每天同一时间，具有昼夜节律性，常在晚上发作，患者常从睡眠中痛醒，每天发作频率不一。疼痛时通常伴有流泪、结膜充血、鼻塞、流涕、眼睑水肿、上睑下垂、面部出汗及畏光等自主神经功能障碍症状。头痛发作可持续数周至数月，在此期间头痛可密集成串发作。在治疗方面，急性期治疗使用舒马曲普坦皮下注射和氧气吸入，预防性一线药物为维拉帕米，过渡性治疗为枕下类固醇注射。

## 三、脑血管病性头痛

患者一般无典型偏头痛发作过程，部分可表现出类似偏头痛性质的头痛，可伴有恶心、呕吐等症状。头痛常较为剧烈，发作突然、迅速达峰，呈"雷击样头痛或霹雳样头痛"。大部分病例可有局灶性神经功能缺失或刺激症状，如一侧或双侧肢体无力、麻木、针刺样或电击样疼痛。颅脑、颈部影像学检查如 CT、MRI、MRA 等定位器质性病变，可做出临床诊断。在治疗方面，主要是治疗原发病，头痛将会得到很大的缓解。

## 四、紧张型头痛

该病各年龄段均可发病，多起病于青春期，40～49 岁达高峰期，女性稍多见于男性。通常表现为头部紧箍样、压迫性头痛，或沉重感，非搏动样疼痛，头痛部位不固定，多为双侧，可分布于全头部、颈项部、枕部、颞部等部位。一般呈持续性轻中度钝痛，多数患者可伴有头昏、失眠、焦虑或抑郁等症状，部分患者也可出现恶心、畏光或畏声等症状。查体时可发现疼痛部位肌肉触痛或压痛点，颈肩部肌肉僵硬感，捏压时肌肉感觉舒服。日常活动与工作不会加重头痛。头颈部 CT、MRI、MRA、DSA 等影像学检查常为阴性结果。

在治疗方面，欧洲指南推荐阿米替林为紧张型头痛预防性用药的 A 级推荐用药。但是，临床上阿米替林的治疗效果并不是很理想，其有效率在 30%～50%。并且，阿米替林有一定的不良反应，临床上患者经常会出现口干、嗜睡。大量研究发现，养血清脑颗粒对于治疗紧张型头痛有一定的效果。当阿米替林联合养血清脑颗粒使用时，患者的治疗效果相对更好。

### 五、颅内压增高性头痛

颅内压增高所致的头痛是一种继发性头痛，颅内压增高是颅脑损伤、脑肿瘤、脑出血、脑积水、颅内炎症等疾病所共有的征象。颅内压增高所致头痛常伴有剧烈呕吐、视神经盘水肿，初期头痛常位于占位病变同侧，后期因脑脊液循环通路受阻，使远离病灶的疼痛敏感结构被牵拉、扭曲和移位而导致非占位性病变区也出现头痛。头痛常为中重度钝痛，呈持续性，咳嗽、打喷嚏、用力排便时可加重，一般晨起较重，多不影响睡眠。颅内压持续在 2.0kPa（200mmH$_2$O）以上，可引发脑疝，致使呼吸、循环衰竭而死亡，需要紧急处理。通过眼底检查、颅脑 CT、MRI 及脑血管造影，可初步诊断。在治疗方面，①醋氮酰胺：能抑制脉络膜丛分泌脑脊液，降低颅内压的有效率达 75%，是治疗的一线药物。②肾上腺糖皮质：急性期颅内压增高明显，特别有视神经盘水肿时，肾上腺糖皮质激素可与脱水剂、利尿剂联合应用降低颅内压。地塞米松静脉滴注 0.1～0.5mg/(kg·d)，或口服强的松 0.5～1.0mg/(kg·d)。③强效降颅内压药物：高渗脱水甘露醇、甘油和利尿剂、速尿等静脉注射，可迅速有效地降低颅内压，常用于颅内压增高明显，或伴有视神经盘水肿、视力减退者，由于容易导致电解质紊乱，故应短期应用。

### 六、低颅压性头痛

低颅压性头痛是脑脊液压力降低（<60mmH$_2$O）导致的头痛，包括自发性（特发性）和继发性两种。该病可见于各种年龄，其中，自发性多见于女性，继发性无明显性别差异。低颅压性头痛多为体位性，站立位时出现或加重，卧位时头痛减轻或消失。头痛常为双侧，以枕部或耳部多见，也可出现颞部或全头痛，呈轻至中度钝痛或搏动样疼痛，可伴有恶心、呕吐、面部出汗、颈部疼痛或僵硬、耳鸣、眩晕、畏光或畏声等症状，也可出现视物模糊、视野缺损、面部麻木或疼痛、面瘫或面肌痉挛、意识障碍等症状。对于低颅压头痛的治疗，最基本的治疗是绝对卧床休息、补液、对症止痛，在此基础上仍不缓解，可根据情况使用糖皮质激素、咖啡因、茶碱治疗。保守治疗无效，并且具备一定的医疗条件，可通过检查明确有无脑脊液渗漏及渗漏位置，采取硬膜外自体血贴治疗。合并有手术处理情况的，例如硬膜下血肿、蛛网膜憩室等，则可权衡利弊考虑手术治疗。

（邓 颖）

# 参 考 文 献

[1] 吴江，贾建平. 神经病学 [M]. 北京：人民卫生出版社，2018.

[2] 张文武. 急诊内科学 [M]. 北京：人民卫生出版社，2007.

[3] Misra UK, Kalita J, Tripathi GM, et al. Is β endorphin related to migraine headache and its relief?[J]. Cephalagia, 2013, 33(5): 316-322.

[4] Levin M. The International Classification of Headache Disorders, 3rd Edition(ICHD Ⅲ)– Changes and Challenges[J]. Headache, 2014, 53(8): 1383-1395.

[5] Becker WJ, Findlay T, Moga C, et al. Guideline for primary care management of headache in adults[J]. Canadian Family Physician Médecin De Famille Canadien, 2015, 61(8): e353.

[6] Jonathan A Edlow, Peter D Panagos, Steven A Godwin, et al. Clinical Policy: Critical Issues in the Evaluation and Management of Adult Patients Presenting to the Emergency Department With Acute Headache[J]. J Emerg Nurs, 2009, 35(3): e43-e71.

[7] 中华医学会疼痛学分会头面痛学组. 中国偏头痛防治指南 [J]. 中国疼痛医学杂志，2016, 22(10): 721-727.

[8] Robbins MS, Starling AJ, Pringsheim TM, et al. Treatment of Cluster Headache: The American Headache Society Evidence-Based Guidelines[J]. Headache: The

Journal of Head and Face Pain, 2016, 56(7): 1093-1106.

[9] 紧张型头痛诊疗专家共识组. 紧张型头痛诊疗专家共识 [J]. 中华神经科杂志, 2007, 40(7): 496-497.

[10] 王孝文, 刘广召. 丛集性头痛的诊断、病理生理学和治疗: 文献综述 [J]. 中华疼痛学杂志, 2020, 16(5): 413-427.

[11] 中国医师协会神经内科医师分会疼痛与感觉障碍学组. 偏头痛与抑郁障碍共病诊治中国专家共识 [J].

中国疼痛医学杂志, 2020, 26(12): 881-890.

[12] 孔雪莹, 陈津津, 姜花花, 等. 紧张型头痛的临床特征、治疗效果与国际诊断标准测试 [J]. 中国疼痛医学杂志, 2018, 24(9): 666-670.

[13] 段艳. 低颅压头痛现代治疗新进展 [J]. 世界最新医学信息文摘, 2018, 18(28): 98-100.

[14] 张宝冬, 向宇燕. 特发性颅内压增高的诊断与治疗现状 [J]. 现代诊断与治疗, 2011, 22(5): 285-288.

# 第二十五章 晕 厥

## 第一节 现 状

晕厥（syncope）是临床上常见的症状，占急诊科患者的 0.8%～2.4%。导致晕厥的病因很多，机制复杂，涉及多个学科，部分晕厥病因可危及生命，临床上诊疗难度较大，为规范晕厥诊疗，国内外于近 10 年相继出台更新了多项晕厥诊断与管理指南，比较权威的有欧洲心脏病学学会（European Society of Cardiology，ESC）、美国心脏病学会及美国心脏协会（ACC/AHA）及加拿大心血管学会发布的晕厥管理指南。国内近年来针对晕厥的流行病学、发病机制、诊疗等方面做了一些研究，但相对与国外还有一定差距，研究数据仍然有限，无论流行病学、发病机制还是治疗手段方面，均缺乏大样本、多中心、随机对照的临床研究和相关的基础研究。为规范和指导我国晕厥患者的管理，我国在 2014 年参考国外指南结合国内相关研究成果发布了最新的晕厥诊治专家共识。尽管国内外对于晕厥的研究取得了长足的进步，但晕厥的早期病因诊断流程的优化及治疗方案等方面仍值得进一步探讨。

### 一、晕厥定义的规范、发病机制及分类

2009 年，ESC 首次较完整地给出了晕厥的定义，即晕厥是由于短暂的全脑组织缺血导致的短暂性意识丧失（transient loss of consciousness，T-LOC），特点为发生迅速、短暂、具有自限性，并且能够完全恢复意识。该定义限定了 T-LOC 的一过性全脑低灌注的病理生理学基础，较好地区别了之前广义的晕厥概念，将癫痫、心理性假性晕厥、外伤后脑震荡等非一过性全脑低灌注性T-LOC 排除出晕厥的范畴。

不同的晕厥原因常出现类似的表现，为便于临床评估及处置，目前基于病理生理学基础将晕厥分为神经介导的反射性晕厥、直立性低血压及心源性晕厥，各种晕厥共同的病理生理学基础为全身血压降低导致脑血流灌注减少，而全身血压决定于心输出量及外周血管阻力，两者中任一因素的降低都会导致晕厥，二者亦可同时出现于某一晕厥病因发病机制中。研究显示，脑血流中断6～8 秒或收缩压 50～60mmHg 即可出现晕厥症状。心输出量下降的原因目前认为包括以下四点：一是反射性心动过缓，称为心脏抑制反射性晕厥。二是心血管疾病，包括心律失常、结构性疾病（包括肺栓塞）和肺动脉高压。三是由于血容量不足或静脉淤积导致静脉回流不足。四是由于自主神经功能衰竭导致的肌张力不全可能损害心输出量。外周血管阻力下降的原因目前认为包括以下两点：一是刺激因素导致血管调节反射异常引起外周血管舒张。二是自主神经系统结构或功能受损（可能是药物引起，也可能是原发或继发性自主神经功能衰竭）导致交感神经血管舒缩反射不能在直立体位时增加外周血管阻力。

神经介导的反射性晕厥：是晕厥的最常见的类型，依据诱发因素不同可分为以下四类：①血管迷走性晕厥，如由情绪（恐惧、疼痛、操作、恐血症）引起；②情境性晕厥，如咳嗽、打喷嚏、胃肠道刺激、排尿、运动后、餐后等引起；③颈动脉窦性晕厥；④不典型晕厥。

直立性低血压（orthostatic hypotension，OH）：①原发性自主神经功能衰竭，如单纯自主神经功能衰竭、多系统萎缩、无自主神经异常的帕金森病等；②继发性自主神经功能衰竭，如糖尿病、淀粉样变性、尿毒症等；③药物引起直立性低血压，如血管扩张剂、利尿剂、吩噻嗪类药物、抗抑郁药等；④血容量不足，如出血、腹泻等。

心源性晕厥：①心律失常性晕厥，是心源性

晕厥最常见的原因，如病态窦房结综合征、心动过缓、心动过速、高度房室传导阻滞等。②器质性心血管疾病性晕厥，如心脏瓣膜病、急性心肌梗死或缺血、梗阻型心肌病、心脏肿物、心包疾病或心脏压塞、先天性冠状动脉异常、人工瓣膜异常、肺栓塞、急性主动脉夹层、肺动脉高压、发绀性先天性心脏病等。

## 二、风险评估及诊断

晕厥的病因很多，有些是良性的，而有些预后凶险，如恶性心律失常、急性肺栓塞及主动脉夹层等，短期内有猝死风险，因此对于晕厥患者早期危险评估及病因诊断极为重要。

### （一）T-LOC 的初步评估

在诊断晕厥前建议首先对 T-LOC 进行初步评估，在评估时，应该回答以下关键问题：①该病例是 T-LOC 吗？②如果是 T-LOC，是晕厥还是非晕厥？③如果怀疑晕厥，病因诊断明确吗？④有证据提示发生心血管事件或有死亡风险吗？一般来说，同时符合以下特征的 T-LOC 可能为晕厥：①存在反射性晕厥、直立性低血压晕厥或心源性晕厥特有的体征和症状；②缺乏其他表现形式的 T-LOC（头外伤、癫痫发作、心因性 T-LOC 和 / 或少见原因的 T-LOC）的体征和症状。

### （二）疑似晕厥性 T-LOC 的进一步诊断

当晕厥的诊断接近明确或高度可能时，无须进一步评估，可制订相应治疗方案。在初步评估不能明确诊断晕厥时，需进一步进行诊断评估，应在结合详细的病史采集、体格检查（必须包括卧位及直立位血压测定）及心电图结果的基础上有针对性地选择一些辅助诊断措施，如怀疑恶性心律失常导致晕厥，需立即行心电监护或电生理检查；考虑结构性心脏病时，需行超声心动图检查；怀疑直立性低血压或反射性晕厥时，需进一步行直立倾斜试验；其他如疑诊低血容量及肺栓塞等情况时，需进一步完善血液相关指标检测。

2018 ESC 指南更新了晕厥的初步评估诊断标准：对于由疼痛、恐惧或站立所促发，并导致典型的前驱症状（苍白、出汗和 / 或恶心），则高度怀疑血管迷走性晕厥；在特定触发因素期间或之后即刻发生，则高度考虑神经介导的反射性晕厥；发生于站立位并伴随显著的直立性低血压时，可以明确诊断为直立性低血压导致的晕厥；当缺乏上述特征，但存在反射性晕厥或直立性低血压的部分特征，而不存在心源性晕厥的特征时，应该考虑有反射性晕厥或直立性低血压的可能。当心电图出现以下情形时，应高度怀疑心源性晕厥：①在清醒状态且缺乏体育训练时，心率小于 40 次 /min 的持续性窦性心动过缓，或大于 3 秒的窦性停搏。②二度Ⅱ型或三度房室阻滞。③交替出现左束支和右束支传导阻滞。④室速或快速的阵发性室上性心动过速。⑤非持续性发作的多形性室速合并长或短 QT 间期。⑥起搏器或 ICD 故障伴有心脏停搏；当晕厥合并急性心肌缺血（有或无心肌梗死）的证据时，可以明确心脏缺血相关的晕厥；在脱垂的心房黏液瘤、左心房球形血栓、严重的主动脉瓣狭窄、肺栓塞或急性主动脉夹层患者中出现晕厥时，应高度怀疑是源于结构性心肺疾病的晕厥。

### （三）晕厥评估中的风险分层

不明病因晕厥患者的急诊处理是基于危险分层的，急诊医生接诊后首先建立晕厥患者的基础病因诊断，如病因仍不明确，需进一步行危险分层，再决定紧急处理措施及后续分流方向。对于高危患者需密切监护或收治入院，对于低危患者，如一些神经介导的反射性晕厥及直立性低血压，可急诊相应处理及健康教育后离院自行观察，对于既无高危因素又无低危因素的患者，应急诊科进一步留院观察，有病情变化则采取进一步措施。

当初步评估具有以下主要及次要因素时提示高危，主要高危因素：①新发的胸闷、呼吸困难、腹痛或头痛；②用力或静息时发生；③突发心悸后即刻出现；④急诊科不明原因的收缩压低于 90mmHg；⑤直肠检查提示消化道出血；⑥清醒状态下非运动锻炼所致的持续心动过缓（心率小于 40 次 /min）；⑦不明原因的收缩期杂音。心电图具有以下任一特点：①提示急性心肌缺血的心电图改变；②二度Ⅱ型和三度房室传导阻滞；③缓慢性心房颤动（<40 次 /min）；④在清醒的状态下持续窦性心动过缓（<40 次 /min）、反复窦房阻滞或窦性停搏大于 3 秒而非体力运动训练所致；⑤束支阻滞、室内阻滞、心室肥厚，符合心肌缺血或心肌病的 Q 波；⑥持续性和非持续性室性心动过速；⑦植入性心脏起搏器功能障碍（起搏器或 ICD）；⑧符合 Brugada 综合征特征的 $V_1 \sim V_3$

导联 ST 段抬高；⑨Ⅰ型 Brugada 综合征；⑩反复 12 导联心电图 QT 间期 >460ms，提示长 QT 间期综合征。次要的高危因素（当以下因素伴发结构性心脏病或心电图异常时）：①没有警示症状或有短暂前驱症状（小于 10 秒）；②有既往心脏猝死的家族史；③坐位晕厥史。心电图次要高危因素特点（当具有心律失常性晕厥病史时）：①二度Ⅰ型房室传导阻滞及伴有 PR 间期显著延长的一度房室传导阻滞；②无症状的窦性心动过缓（40～50 次 /min）；③阵发性室上性心动过速或心房颤动；④ QRS 预激波群；⑤短 QT 间期（≤340ms）；⑥不典型 Brugada 综合征；⑦右心导联 T 波倒置提示右心发育不良心肌病。

当初步评估具有以下特征时提示低危：①具有反射性晕厥相关的典型前驱症状（如发热、出汗、恶心、呕吐等）；②存在意外出现的令人不适的光线、声音、气味或疼痛；③长时间站立或处于拥挤、闷热的环境；④就餐时或餐后发生；⑤咳嗽、排便或排尿引起；⑥头部转动或压迫颈动脉窦（如肿瘤、刮胡子、衣领过紧）时发生；⑦从仰卧位 / 坐卧位到站立；⑧存在与近期（1 年以上）反复发作的低风险晕厥病史相同特点；⑨没有结构性心脏病史；⑩心电图及查体无异常。

**（四）常见辅助检查**

1. **颈动脉窦按摩** 对年龄大于 40 岁，不明原因的晕厥患者建议进行颈动脉窦按摩检查。当按摩颈动脉窦导致心脏停搏时间 >3 秒和 / 或收缩压下降 >50mmHg 时，诊断为颈动脉窦高敏感（CSH），即检查阳性；当伴有晕厥时，则诊断为颈动脉窦性晕厥（CSS）。CSS 相对少见，检查时要分别在卧位和立位顺次按摩右侧和左侧颈动脉窦，10 秒内诱发晕厥症状即可做出诊断，整个过程要持续心率和血压监测。颈动脉狭窄程度大于 70% 的患者及既往有 TIA 发作史、卒中病史的患者行 CSM 需谨慎，以免引起相关栓塞并发症。

2. **直立试验** 由仰卧位变为直立位时，胸部血液流向下肢，导致回心血量下降，当缺乏代偿机制时，血压下降可导致晕厥。目前有"直立活动试验""直立倾斜试验"及"24 小时动态血压监测"三种检查方法。

（1）直立活动试验：用于诊断不同类型的直立不耐受综合征。对可疑直立性低血压者，在平卧位和站立 3 分钟后用常规血压计分别测上臂血压，测量频率不应超过每分钟 4 次；当需要更频繁测定血压时，可用持续性每搏记录的无创血压测定方法。诊断标准：阳性，出现症状性血压下降，与基线值相比收缩压下降≥20mmHg，或舒张压下降≥10mmHg，最新指南建议收缩压下降至 90mmHg 以下出现症状亦可认为是阳性标准。可疑阳性，出现无症状性或不典型症状性血压下降，与基线值相比收缩压下降≥20mmHg，或舒张压下降≥10mmHg，或收缩压降至 90mmHg 以下。

（2）直立倾斜试验：对于初步评估后疑为反射性晕厥但尚不明确、反射性晕厥与癫痫及心理性假性晕厥难以鉴别等情况时，可采用该试验进一步鉴别。操作时，若建立静脉通路，在倾斜开始前应至少平卧 20 分钟，若没有静脉通路，则应在倾斜开始前至少平卧 5 分钟。倾斜角度应在 60°～70° 之间。被动期持续时间最短 20 分钟，最长 45 分钟。如果被动倾斜期结果阴性，采用舌下含服硝酸甘油或静脉注射异丙肾上腺素诱发增敏感性，但特异性会降低，药物诱发期持续 15～20 分钟，在直立体位下给予舌下含服硝酸甘油，固定剂量 300～400μg。给予异丙肾上腺素时，1～3μg/min，逐渐增加，使平均心率超过基线水平的 20%～25%。对于无结构性心脏病的患者，直立倾斜试验出现低血压 / 心动过缓伴有晕厥或先兆晕厥提示试验阳性；出现反射性低血压 / 心动过缓，但未诱发出晕厥者为可疑阳性；出现意识丧失但不伴有低血压和 / 或心动过缓，可考虑心理性假性晕厥。需要指出的是，直立倾斜试验阴性并不能排除反射性晕厥，同样，直立倾斜试验阳性也不能完全确诊晕厥病因，但是在某种程度上却可以反映患者的低血压易感性。

3. **自主神经功能测定** 对于疑似神经性的直立性低血压导致的晕厥患者，可采用 Valsalva 动作、深呼吸测试、冷加压应激测试等方法进一步评估其神经功能。24 小时动态血压监测及家庭血压监测推荐用于疑似自主神经功能异常患者的辅助测定。

4. **心电监测** 对于疑诊心律失常相关性晕厥患者可给予长程心电监测，院内床旁心电监测、24 小时动态心电图（Holter）检查、体外或植入式心电监护及远程心电监测等，长程心电监测不影响患者日常生活,随时采集心电图,且监测时间长,是目前检出短暂性心律失常及心源性晕厥的最佳检测手段。当临床证据强烈提示反射性晕厥,尤其是偶发晕厥时,心电监护意义不大。

5. **电生理检查** 部分晕厥患者伴有心电图异常、心脏结构及功能异常、怀疑心律失常时,经过常规的无创性检查仍不能明确病因,可考虑行电生理检查进一步明确诊断。

6. **三磷酸腺苷(ATP)试验及心血管生物标记物** 此试验对于因房室传导阻滞引起的晕厥具有一定的诊断价值,要求在心电监护的过程中在2秒内快速推注20mg腺苷,若诱发出房室传导阻滞伴有持续时间超过6秒的室性停搏或持续时间超过10秒的房室传导阻滞时被认为异常。部分自主神经功能衰竭导致晕厥患者心血管生物标记物如肽素、内皮素-1及N端Pro-BNP等指标升高,心房利钠肽指标下降提示这些指标在诊断上的意义,但确切价值有待进一步验证。

7. **超声心动图及其他影像技术** 对于临床怀疑结构性心脏疾病,同时缺乏其他检查明确晕厥病因时,可通过超声心动图进一步识别及进行危险分层,如严重的主动脉狭窄、心脏压塞、阻塞性心脏肿瘤患者。CT及MRI可用于某些特殊病例如主动脉夹层及血肿、肺栓塞、心脏占位性疾病、心包和心肌疾病、冠状动脉先天异常等的辅助检查。

8. **运动激发试验** 对于运动中或运动后不久即发生的晕厥患者可予以运动激发试验。一般来说,运动过程中诱发的晕厥很有可能是结构性病变导致的,如梗阻性肥厚型心肌病、主动脉瓣狭窄、冠状动脉异常、肺动脉高压、离子通道病如长QT综合征和儿茶酚胺敏感性多形性室性心动过速等,运动后发生的晕厥多考虑反射性机制引起。需要注意的是,运动激发试验有一定风险,过程中及恢复期均需密切监护。

9. **心导管检查** 对疑为心肌缺血或心肌梗死的晕厥患者及为排除缺血导致心律失常性晕厥患者,应行进一步心导管检查明确。

## 三、治疗

### (一)一般原则

晕厥治疗的主要目标是预防复发及降低死亡风险,晕厥的标准治疗应针对引起全脑低灌注的病因,但对某些病因不明确或目前治疗无效时,则应进行危险分层作相应处理,并针对导致全脑低灌注的发病机制治疗。

### (二)反射性晕厥的预防和治疗

根据年龄、晕厥严重程度和临床类型选择不同的治疗方案,治疗主要是非药物性的,包括健康教育、生活方式改善、告知患者疾病的良性性质等,除了让患者相信良性疾病外,还应了解这一疾病,避免相关诱因,早期识别前驱症状,采取某些动作以终止发作(如仰卧位),避免引起血压降低的药物。虽然引起反射性晕厥的机制很多,但预防策略均适用。对于病情较重的患者,特别是频繁发作影响生活质量、再发晕厥前无或仅有短暂前驱症状的患者,或从事高危职业及作业活动(如驾驶、高空作业、机器操作、飞行、游泳等)时发生晕厥的患者,需要考虑更多的治疗和管理。

物理治疗:物理治疗现已成为反射性晕厥的一线治疗方案,通常包括物理反压动作和倾斜训练。物理反压动作时,双腿(双腿交叉)或双上肢(双手紧握和上肢紧绷)做肌肉等长收缩,在反射性晕厥发作时能显著升高血压,多数情况下可使患者避免或延迟意识丧失。倾斜训练可减少晕厥复发。

药物治疗:反射性晕厥的药物疗效欠佳。常用的治疗药物包括β受体阻滞剂、丙吡胺、东莨菪碱、茶碱、麻黄碱、依替福林、米多君、可乐定和5-羟色胺重吸收抑制剂等。氟氢可的松广泛用于成年反射性晕厥患者,但无试验证据支持其疗效。此外,α受体激动剂及帕罗西丁对部分患者可能有效。

心脏起搏:对于以心脏停搏及严重心动过缓为主要特征的反射性晕厥患者,可植入永久性起搏器预防复发。

### (三)直立性低血压

非药物治疗:同反射性晕厥一样,健康教育和生活方式的改变同样可显著改善直立性低血压的症状,即使血压的升高幅度很小,也可在机体自身调节范围内产生功能上的显著改善。药物诱发的自主神经功能衰竭的治疗原则是消除药物作用和扩张细胞外液容量。对无高血压的患者,应指导摄入足够的盐和水,每天达到2~3L液体和

10g 氯化钠。睡眠时床头适度抬高，可预防夜间多尿，维持良好的体液分布，改善夜间血压。老年患者的重力性静脉淤滞可使用腹带或弹力袜治疗。应鼓励有先兆症状的患者进行"物理反压动作"，如下肢交叉和蹲坐。

药物治疗：与反射性晕厥相反，慢性自主神经功能衰竭患者，α受体激动剂米多君应作为一线治疗，其可升高卧位和直立位血压，从而减缓直立性低血压的症状，但不能治愈，也有部分患者疗效欠佳。米多君用量为 5～20mg/ 次，每天 3 次。氟氢可的松（0.1～0.3mg/d）是一种盐皮质激素，可促进水钠潴留，用药后部分患者症状好转且血压升高。

### （四）心源性晕厥

**1. 心律失常性晕厥**　这类晕厥的治疗主要是病因治疗。当晕厥发作时心电图记录到心动过缓、晕厥伴窦房结恢复时间异常（CSNRT > 525ms）及发现与晕厥相关的房室传导阻滞时，应植入心脏起搏器。部分患者起搏治疗后仍有晕厥发生，其原因是与窦房结异常相关的反射性减压机制。与药物相关的心律失常，立即停用加重或诱发心律失常的药物，如果没有合适的替代药物，必须进行心脏起搏。射频消融治疗可应用于以快 - 慢综合征为主要表现的病态窦房结综合征，但仅有少数患者用于晕厥的一级预防。对房室结折返性心动过速、房室折返性心动过速和典型心房扑动相关的晕厥患者首选导管消融。对于与心房颤动或者非典型左心房扑动相关的晕厥患者的治疗应个体化。尖端扭转性室性心动过速导致的晕厥并不少见，如果是药物引起的获得性 QT 间期延长，应立即终止应用可疑药物。对心脏正常或仅有心功能轻度受损的心脏病患者，室性心动过速引起的晕厥可选择导管消融和 / 或药物治疗。对于心功能受损且有晕厥的患者、非可逆性原因导致的室性心动过速或室颤的患者，应植入 ICD。尽管植入 ICD 不能防止晕厥的复发，但可减少心脏性猝死。

**2. 心律植入装置功能异常**　少部分先兆晕厥或晕厥由起搏器故障诱发。与植入装置有关的晕厥可能是脉冲发生器电池耗尽或出现故障、电极脱位。应替换电极或重新植入装置。对有房室逆向传导的起搏器综合征患者，需重新设置起搏程序，个别患者需更换起搏器（如用双腔起搏替代心室单腔起搏）。与 ICD 有关的晕厥常常是因为 ICD 的有效干预太晚，不能防止意识丧失。对 ICD 再次设定程序（更积极抗心律失常起搏和 / 或更早放电）不能解决问题者，应用抗心律失常药物或导管消融可能有效。

**3. 器质性心血管疾病性晕厥**　对于继发于器质性心脏病的晕厥患者，包括先天性心脏畸形或者心肺疾病，治疗目标不仅是防止晕厥再发，而且要治疗基础疾病和降低心脏性猝死的风险。因器质性心血管疾病导致晕厥多见于老年患者，部分心血管疾病导致晕厥与其触发或诱导反射机制有关。对器质性心脏病相关晕厥的治疗不尽相同，严重主动脉瓣狭窄和心房黏液瘤引发的晕厥应行外科手术治疗。继发于急性心血管疾病的晕厥，如肺栓塞、心肌梗死、原发性肺动脉高压、限制性心肌病及心脏压塞等，治疗应针对原发病。肥厚型心肌病（有或无左室流出道梗阻）的晕厥，大部分患者应植入 ICD 防止心脏性猝死，没有证据表明降低流出道压差能改善晕厥。另外，对左室流出道梗阻患者应考虑外科手术、肥厚相关血管的化学消融治疗。

**4. 心脏性猝死高危患者出现不明原因的晕厥**　有些晕厥患者，即使全面检查后其发生机制仍不清楚或不肯定，这种情况下，对于心脏性猝死高危患者仍应针对疾病进行特异性治疗，以减少病死率或威胁生命的不良事件的发生。对这些患者的治疗目标主要是降低死亡风险。然而，即使有效治疗了基础疾病，患者仍然有晕厥再发的风险。对此，医生要心中有数。比如，ICD 植入后患者仍可能发生意识丧失，这是因为植入 ICD 是防止发生心脏性猝死而不能治疗晕厥的病因，需对晕厥机制进一步研究，尽可能找到特异性治疗方法。不明原因的晕厥伴心脏性猝死高危者安装 ICD 的指征为：①缺血性心肌病伴有 LVEF ≤ 35% 或心力衰竭；②非缺血性心肌病伴有 LVEF ≤ 35% 或心力衰竭；③高危肥厚型心肌病患者；④高危致 ARVC；⑤自发性 I 型心电图改变的 Brugada 综合征患者；⑥长 QT 综合征有高危因素应考虑 β 受体阻滞剂和植入 ICD 联合治疗。

## 第二节 晕厥诊疗的局限性及展望

尽管目前全世界范围对于晕厥的研究不断深入，制订的管理策略亦逐渐趋于合理，但在临床实践中对于晕厥的诊疗还有诸多局限。

### 一、临床实践与指南要求的差距

尽管有多个晕厥管理指南作为指导，但因各种客观条件及医务人员素质的差异等方面限制，这些指南的内容在具体临床实践中能否完整落实仍存在一定差距。例如目前我国各医院晕厥的诊疗流程多不统一，缺乏规范化管理，患者常就诊于急诊科、神经内科、心内科、儿科及内分泌科等科室。由于各科医生对晕厥的认识和管理能力参差不齐，造成晕厥诊断率低，误诊率高，复发率高，高额辅助检查滥用，以及相对较高的、不必要的住院率，明显增加了患者和社会的医疗负担。今后我们需要通过开展基于指南的标准化系统方法的诊断率和依从性的大型临床研究来解决。

### 二、晕厥单元建设的探讨

鉴于晕厥病因常牵涉到多个学科，病因复杂，临床诊治存在较多不足之处，部分晕厥患者有突发猝死风险，ESC 晕厥指南建议有条件的医院应建立晕厥单元，但目前在临床实践中尚未广泛普及。建立晕厥单元的障碍包括缺乏资源、缺乏训练有素的专门人员，以及复杂情况下多个学科的参与。目前国际上处理晕厥患者的机构采用多种模式，包括心内科功能性晕厥中心、日间晕厥评估门诊、短暂意识丧失快速分诊门诊、三级转诊晕厥中心、急诊科晕厥观察单元、基于网络的晕厥患者标准化管理中心等。通过晕厥单元的建设，目前普遍认为有利于降低晕厥的诊断不足和误诊率，及时正确处理患者，同时还可以降低住院率和医疗费用。我国目前有些医院成立了晕厥诊疗中心、晕厥眩晕中心、晕厥门诊和晕厥诊疗协作组，但大部分医院仍处于起步阶段，为此，中国生物医学工程学会心律分会等学会于 2019年发布了《中国晕厥中心建设专家建议》，以期更加规范地开展晕厥诊断与治疗。该建议对晕厥中心的名称与定义、晕厥中心的资质要求及晕厥中心应达到的目标都做了详细阐述。尽管晕厥单元建设是目前的发展趋势，但是否有用仍有争议，今后仍需要大型临床研究，比较专门的晕厥设施管理与传统管理之间的优越性。

需要指出的是，目前《中国晕厥中心建设专家建议》对于急诊科医生在晕厥诊疗中的地位尚未明确，而目前以 T-LOC 就诊的患者大部分要经过急诊科这一重要流程。急诊科在 T-LOC 的初步评估，晕厥患者的筛查，不明病因晕厥患者风险评估、部分既无高危也无低危晕厥患者留院观察等环节承担着非常重要的角色，尽管急诊科对晕厥能开展的辅助检查不多，很多晕厥病因早期难以明确，但对于病因不明的晕厥患者早期进行合理的危险分层可以避免病情的耽误及促进医疗资源的合理利用，同时对于高危患者突发病情变化时的应急处置能力是很多其他科室难以企及的。因此，急诊科应积极主动参与到晕厥中心的建设中，并承担起重要角色。

### 三、大部分治疗方法缺乏有效性证据

目前国际上对晕厥的治疗进行了多个小范围随机对照试验，一些试验结论有待进一步验证。此外，晕厥的复发是不可预测的，即使未经特殊治疗，经医学合理评估后，晕厥的复发往往会自行减少，这种自发性下降的结果会被部分研究认为任何预防晕厥的治疗似乎都比实际效果更有效，在没有对照组的情况下，治疗的结果值得怀疑。事实上，没有一种疗法对所有的患者都有效，任何治疗都应该在同质的亚组中进行评估。对于以下几方面的治疗，期待今后有进一步的大型随机对照试验去证实其有效性：①针对反射性晕厥的特定亚群的药物治疗。②针对心脏抑制性反射性晕厥亚群的起搏器治疗。③直立性低血压相关晕厥的药物治疗。④出现不明原因的晕厥但心脏性猝死高危患者的 ICD 治疗。

### 四、新的治疗方法的探索

晕厥的病因复杂，没有一种疗法对所有的患者都有效，很多治疗方法疗效不确切，因此探索个体化治疗方案是一大趋势。今后通过提高我们对部分特殊形式反射性晕厥的生化机制的认识，或许将有助于开发出新的治疗方法。例如，最近

发现了一个低腺苷表型和一个低去甲肾上腺素表型的晕厥生化特点，治疗低腺苷晕厥的茶碱（及其他黄嘌呤拮抗剂），而治疗低去甲肾上腺素晕厥，去甲肾上腺素转运抑制剂或许有效，结论需进一步临床研究验证。此外，晕厥发作是一种短暂的现象，探索只在需要的时候使用的治疗方法或许是最理想的。

（黄　亮）

# 参 考 文 献

[1] Brignole M, Moya A, de Lange FJ, et al. 2018 ESC Guidelines for the diagnosis and management of syncope[J]. Eur Heart J, 2018, 39(21): 1883-1948.

[2] Shen WK, Sheldon RS, Benditt DG, et al. 2017 ACC/AHA/HRS Guideline for the Evaluation and Management of Patients With Syncope[J]. Circulation, 2017, 136(5): e60-e122.

[3] 刘文玲，胡大一，郭继鸿，等. 晕厥诊断与治疗中国专家共识（2014 年更新版）[J]. 中华内科杂志，2014，53(11): 916-925.

[4] Del Rosso A, Ungar A, Maggi R, et al. Clinical predictors of cardiac syncope at initial evaluation in patients referred urgently to a general hospital: the EGSYS score[J]. Heart, 2008, 94(12): 1620-1626.

[5] Priori SG, Blomstrom-Lundqvist C, Mazzanti A, et al. 2015 ESC Guidelines for the management of patients with ventricular arrhythmias and the prevention of sudden cardiac death: The Task Force for the Management of Patients with Ventricular Arrhythmias and the Prevention of Sudden Cardiac Death of the European Society of Cardiology(ESC). Endorsed by: Association for European Paediatric and Congenital Cardiology(AEPC)[J]. Eur Heart J, 2015, 36(41): 2793-2867.

[6] Kenny RA, Brignole M, Dan GA, et al. Syncope Unit: rationale and requirement-the European Heart Rhythm Association position statement endorsed by the Heart Rhythm Society[J]. Europace, 2015, 17(9): 1325-1340.

# 第二十六章　头晕和眩晕

## 第一节　头晕与眩晕概念的历史和发展

头晕是常见的临床症状，患病率和发病率高，是最主要的门/急诊就诊原因之一。据统计，18～79岁的人中约有30%因头晕而就诊，头晕的患病率随年龄增加而增高。长期以来，对头晕和眩晕症状缺乏统一和规范的症状学定义。1972年，Drachman和Hart将头晕定义为非特异性的一组症状。依据症状性质和可能的病因学线索分为以下4种亚型：

1. **眩晕（vertigo）** 指自身或环境的旋转、摆动感，是一种运动幻觉，是机体对空间关系的定向感觉障碍或平衡感觉障碍。眩晕的发生是由于平衡三联的损害，导致前庭系统的不对称，归因于前庭神经、迷路功能障碍，或脑干的前庭中枢结构损害。

2. **平衡失调感（dysequilibrium）** 指患者平衡感知系统或平衡维持系统功能障碍，导致患者产生的不稳感，不伴有旋转感，以区别于眩晕。常见于深感觉障碍、周围神经疾病、共济失调、视觉障碍、双侧前庭病变等。

3. **晕厥前状态（presyncope）** 指在晕厥发生过程中意识丧失之前的状态，主要表现头昏眼花感，核心是不稳感，可伴有出冷汗、心悸，多由心血管疾病引起，常见于低血压、严重心律失常、低血糖、贫血等。

4. **非特异性头重脚轻（light-headedness/woozy/giddy）** 表现为头昏或头沉、身体内在旋转感、脱离躯体感。常见于精神因素、急性前庭疾病恢复期、内科疾病或药物相关。

这种分类将头晕按照主诉症状的性质分为4个层次，避免了主诉的主观性和非特异性，提供了病因学线索，历经40余年，经过临床实践检验，被主流学术界认可。但这种分类方法在应用中确实还存在一些问题：①很多患者常常将头晕与眩晕等同使用；②一些专家（主要是欧洲的专家）不接受这种分类方法；③有研究显示，多数患者其实并不能清晰地描述其症状，他们的叙述常常前后矛盾，让其从4种症状中选择一种的结果也往往不可靠。

为解决这些问题，在参考了对精神障碍和头痛疾患的国际分类的成功经验后，以从事前庭的基础和临床研究专家为主的Barany协会于2009年提出了首个前庭症状国际分类共识，该分类把前庭症状分为头晕、眩晕、前庭视觉症状和姿势性症状4类。此分类属于单纯的前庭症状分类，非前庭疾病专业的医生很难鉴别上述症状，且此分类并不具有病因学线索，鉴于其专业的局限性和临床的不易操作性，此分类并未得到非前庭疾病专业医生的认可和推广。

神经病学专家根据引起头晕的责任部位分为中枢性头晕和周围性头晕。中枢性头晕（central dizziness）指的是中枢神经系统功能异常引起的头晕，主要包括中枢性眩晕、中枢性平衡失调感、晕厥前状态、精神性头晕。由迷路病变和周围神经病变引起的头晕为周围性头晕（peripheral dizziness），只包括周围性眩晕和平衡失调两个部分，起源于周围前庭或周围神经病变。按病因分类的好处是逻辑性强，而分类流程本身又不能指导如何来区别或诊断，故临床上也并不实用。

## 第二节　头晕病因的演变

国外学者进行了很多关于头晕病因的流行病学研究。2005年，Brandt教授对神经科门诊5 353例头晕患者的病因进行诊断分析，位于前4

位的病因分别是惊恐发作、前庭中枢性眩晕及偏头痛。加拿大多伦多大学良性阵发性位置性眩晕（benign paroxysmal positional vertigo, BPPV）神经内科 - 耳鼻咽喉科联合头晕门诊对 812 例头晕患者进行研究，周围性病因、中枢性病因、精神因素、多病因、不明原因分别占 64.7%、8.2%、9.0%、4.9%、13.3%，其中 BPPV 约占 42%，中枢性病因中血管因素仅占 3%。Kroanke 等对 Medline 数据库有关头晕患者的病因分析的文献（12 篇）进行系统评估，包括全科门诊、专病门诊及急诊患者共 4 536 例，结果显示：前庭周围性病因、前庭中枢性病因、精神心理因素、其他病因、不明病因分别占 44%、11%、16%、26%、13%。在前庭周围性病因中，BPPV 约占 16%，前庭神经炎约占 9%，梅尼埃病约占 5%。对比全科门诊和专病门诊就诊患者的病因，前庭周围性病因均是最常见的病因，分别占 44% 和 46%；精神心理因素也不少见，分别占 21% 和 20%；前庭中枢性病因最少，分别占 9% 和 7%。结论认为：头晕病因复杂，涉及前庭周围、前庭中枢及精神因素等。其中前庭周围性病因约占 50%，其次为精神因素，两者约占头晕病因的 70%；前庭中枢性因素较少见，约占 10%；严重的病因相对少见，其中卒中为 6%，心律失常为 1.5%，脑肿瘤 <1%。

基于上述大量头晕病因的流行病学研究和临床观察，眩晕约占所有头晕的半数，其中前庭周围性者明显多于前庭中枢性者，是后者的 4～5 倍。在前庭周围性病因中，BPPV、前庭神经元炎和梅尼埃病是最主要病因，可能占前庭周围性眩晕的绝大部分。前庭中枢性眩晕的病因则多样但均少见，包括血管性、外伤、肿瘤、脱髓鞘、神经退行性疾病等。要注意除偏头痛性眩晕外，前庭中枢性眩晕几乎都伴随有其他神经系统症状和体征，很少以眩晕或头晕为唯一表现。

随着对头晕病因研究的深入，不同疾病的识别率有了明显的变化，不同疾病占头晕病因构成比亦发生了显著变化。一些疾病随着认识的提高而变得越来越多。①随着对 BPPV 认识的提高，其诊断率明显提高，已成为首位的眩晕病因，而 10 年前许多医生还很少诊断该病。②近年来的研究发现，不少发作性眩晕与偏头痛有关，使得偏头痛成为发作性眩晕的重要病因。以往所称的良性复发性眩晕（不伴随听力或神经系统症状）被认为可能就是偏头痛的等位症。③与我国大部分医生常常将头晕（眩晕）的病因归结为颈椎病和椎基底动脉供血不足（vertebro-basilar artery insufficiency, VBI）的临床现状明显不符。大量前瞻性和回顾性临床研究证明，不伴随其他神经系统表现的单纯头晕或眩晕极少是由 VBI 引起的。国际的缺血性脑血管疾病分类均无 VBI，认为它就是后循环系统的 TIA 而绝非单独且特异的疾病。认识头晕的常见病因，才能掌握这些疾病的主要临床特征，对于临床诊断非常重要。

## 第三节 头晕的诊断思路

对于头晕的诊断，在正确了解其概念、病因学的同时，还需掌握简洁有效的诊断思路和流程。通过详细的病史询问、神经系统及前庭功能查体获得疾病的临床特征，再依据获得的疾病线索进行针对性的辅助检查，可以使 70%～80% 的头晕患者得到明确诊断。（图 3-26-1）

**（一）询问病史**

首先界定前庭症状是眩晕、失衡、晕厥前或非特异性的头昏，适当地采用结构性询问方式可提高症状界定的客观性。仔细询问病史可以区分 90% 以上的症状是眩晕或非眩晕的头晕。确定是眩晕症状后，要进一步询问眩晕的严重程度、持续时间、发作次数与频率、诱发因素、伴随症状，特别注意神经系统和耳蜗的症状（耳鸣、听力下降、头痛、复视、麻木、吞咽困难等）。既往史的询问应包括：高血压、糖尿病等血管病危险因素，耳部疾病，偏头痛病史，感染史，用药史，特别是眩晕发作是否与用药史有时间的相关性。

**（二）详细的体格检查**

神经系统查体和前庭功能查体包括前庭眼球反射（甩头试验、摇头试验）、视动反射（扫视、平滑追踪、VOR 抑制试验等）及前庭 - 脊髓反射等内容。应对所有具有发作性前庭症状的患者行 Dix-Hallpike 或 Roll 试验（BPPV 的诱发试验），以迅速识别最常见的眩晕病因。

**（三）常用的辅助检查**

包括前庭功能、听力学和影像学检查。前庭功能检查包括两部分，分别针对半规管和耳石

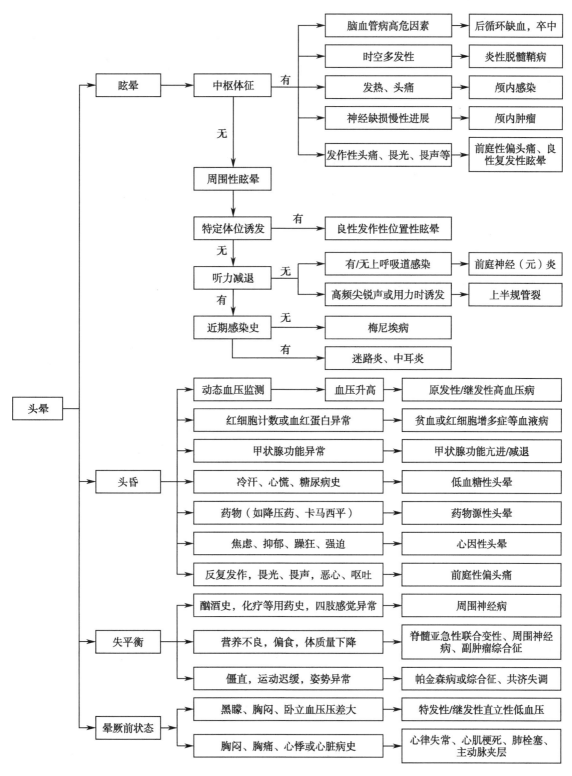

图 3-26-1 头晕症候诊断流程

器功能：冷热试验和视频头脉冲试验（video head impulse test，vHIT）用于判断半规管的低频和高频功能，前庭诱发肌源性电位包括颈性前庭诱发肌源性电位（cervical vestibular evoked myogenic potentials）和眼性前庭诱发肌源性电位（ocular vestibular evoked myogenic potentials，oVEMP），用于判断球囊和椭圆囊及其通路的功能。听力学检查包括纯音电测听和脑干听觉诱发电位，前者用于了解听力下降的程度及类型，后者主要用于蜗后病变的筛查。MRI 和 CT 等影像学检查主要用于诊断一些发生了结构改变的中枢或周围前庭病变。

## 第四节 头晕的治疗与展望

### 一、头晕的治疗

引起头晕的疾病众多，涉及多学科。总体上，应包括病因治疗、对症治疗和前庭康复三个基本部分。近年国内部分医院设立了头晕（眩晕）诊疗中心，这种以专病中心为平台、多学科协作的模式对于改变传统的病因观念、推动头晕（眩晕）相关研究起到了良好的推动作用。

国际上对 BPPV 的研究经历了数十年，从症状的认识和全面的临床表现，到发病机制和治疗方法的研究，经历了三个里程碑式的突破：第一个突破是临床认识到 BPPV 是眩晕的第一大疾病群。第二个突破是其治疗可以达到立竿见影的效果。BPPV 是内耳椭圆囊里管平衡功能的耳石器的碎片脱落到半规管里。半规管里是淋巴液，当头部位置变化时，会使内耳的平衡功能发生紊乱而引起位置性眩晕及恶心呕吐。确定责任半规管后，根据重力的原理将责任半规管变化位置，使耳石重新回到椭圆囊，患者眩晕症状立刻消失，称为手法复位。第三个突破是诞生了一种医疗设备，可在计算机辅助下完成定量、定位，快速地全自动化诊断和复位操作。这种设备可以清晰地观察眼震变化，并进行量化分析，对责任半规管的判断达到精准化。

### 二、治疗新思路的展望

头晕（眩晕）性疾病是一大类疾病，构成一个庞大的疾病群，并且分布在各个学科，具有学科的边缘性和交叉性特点。目前眩晕的诊断和治疗仍然存在多个误区，还有很多未知数。未来眩晕的精准治疗是集合现代科学技术（遗传技术、分子影像技术、生物信息技术）与传统医学相结合，科学认知疾病的本质，实现眩晕疾病标准的分类和诊断，制订个性化的方案，使眩晕疾病达到精准化诊疗和有效预防。耳和脑的融合是实现眩晕医学精准医疗的必然途径。通过基因研究也发现了一些遗传相关性眩晕，并且有的疾病动物实验已经证实：基因治疗疗效明显。那么，我们期待对于人类眩晕遗传病的治疗，在不远的将来，基因治疗对传统治疗方案是有益的补充。

（赵　敏　王　煜）

## 参 考 文 献

[1] Young P, Castillo-Bustamante M, Almirón CJ, et al. Approach to patients with vertigo[J]. Medicina（B Aires），2018，78（6）：410-416.

[2] Bisdorff A, Von Brevern M, Lempert T, et al. Classification of vestibular symptoms: towards an international classification of vestibular disorders[J]. J Vestib Res, 2009，19（1-2）：1-13.

[3] Zwergal A, Möhwald K, Dieterich M. Vertigo and dizziness in the emergency room[J]. Nervenarzt, 2017, 88（6）：587-596.

[4] 华敏，沈华超，何冬梅，等. 382 例眩晕或头晕患者病因及临床特点分析 [J]. 江苏医药，2015，41（9）：1073-1074.

[5] Zhu RT, Van Rompaey V, Ward BK. The Interrelations Between Different Causes of Dizziness: A Conceptual Framework for Understanding Vestibular Disorders[J]. Ann Otol Rhinol Laryngol, 2019, 128（9）：869-878.

[6] 头晕诊断流程建议专家组. 头晕的诊断流程建议 [J]. 中华内科杂志，2009，48（5）：435-437.

[7] 李勇，程瑞年. 头晕（眩晕）的病因诊断 [J]. 临床误诊误治，2015，28（3）：53-56.

[8] 中华医学会神经病学分会，中华神经科杂志编辑委员会. 眩晕诊治多学科专家共识 [J]. 中华神经科杂志，2017，50（11）：805-812.

# 第二十七章 抽搐

## 第一节 抽搐的概念——中英文迷局

抽搐(tic)是指全身或局部骨骼肌非自主地抽动或强烈收缩,如表现为强直性和阵挛性则称为惊厥。在众多中文书籍和文献中,抽搐被译为tic。从英文本义来讲,tic是指突然的、重复的、无节奏的运动或发声,涉及一组或多组肌群,可以表现为运动性抽搐(motor tic)和发声性抽搐(phonic tic),如眨眼或发声等临床较易观察到的症状,也可仅表现为腹部肌肉紧张等较难观察到的症状。tic常常被用于描述抽动障碍(tic disorder)或抽动秽语综合征等,此类疾病多见于儿童。惊厥(convulsion)用于描述一种肌肉快速、反复收缩导致身体抖动的状态,部分患者可以出现意识消失、精神错乱、肌肉强直和痉挛、大小便失禁和短暂的呼吸停止等一种或几种临床症状。从含义来看,convulsion似乎更为贴近中文抽搐,而惊厥为其较为严重的表现。

## 第二节 抽搐的分类——病因与临床分类差异

从理论上而言,任何可引起肌肉异常收缩的因素均可导致抽搐的发生。目前,根据肌肉兴奋信号来源的不同,抽搐可以分为大脑功能障碍和非大脑功能障碍两类。不同的病因均可引起肌肉兴奋信号的异常,据此有学者将抽搐分为痫性抽搐和非痫性抽搐,其中痫性抽搐约占80%,高热抽搐、低钙性抽搐和其他原因引起的抽搐比例较低,在20%以下。在机制研究中,部分抽搐,特别是痫性抽搐的机制尚不明确,多数可能与基因突变等遗传因素有关,可称为特发性抽搐。在临床中,出现意识障碍的抽搐往往病情更为严重,因此有学者将抽搐分为伴有意识障碍性抽搐和不伴有意识障碍性抽搐,以利于临床病因诊断和救治。

## 第三节 抽搐的发生机制——病理生理学认识

### 一、离子水平异常

神经元膜内外离子水平不同,如钾离子($K^+$)细胞内水平高于细胞外,而钠离子($Na^+$)则相反,形成内负外正的电位差。当离子水平异常时,可影响膜内外离子分布,进而影响膜电位稳定性。如低钠血症和高钾血症状态下,神经元更容易去极化,兴奋阈值下降,兴奋性增加。低钙血症时,细胞外钙离子($Ca^{2+}$)对$Na^+$内流竞争性抑制作用消失,$Na^+$内流增多,阈电位下降,细胞兴奋性增高。除了直接影响外,离子水平异常还可导致神经元膜通透性改变,加剧膜内外离子分布和细胞兴奋性的病理改变。

### 二、离子通道异常

离子通道对于调控神经元的兴奋性具有重要作用。以$K^+$通道为例,其参与细胞膜静息电位和动作电位产生的过程,且决定了动作电位的频率和幅度。迄今已发现5个编码电压门控$K^+$通道的基因家族,即KCNQ1~KCNQ5的突变和缺失与癫痫的发生有关。此外,已经证实钠、钙、氯、氢等离子通道也与癫痫的发生具有重要关系,已成为癫痫诊断和治疗的重要靶点。

### 三、神经递质改变

谷氨酸(glutamate,Glu)是中枢神经系统主要的兴奋性神经递质,而γ-氨基丁酸(γ-amino butyric acid,GABA)则作为抑制性神经递质发挥作用。临床上，多种疾病可导致兴奋性和抑制性神经递质平衡异常。例如，维生素 $B_6$ 缺乏时，抑制性神经递质 GABA 减少，而有机磷中毒时，由于胆碱酯酶活性减低，乙酰胆碱蓄积，均可导致神经细胞过度兴奋，诱导同步放电，导致抽搐的发生。除了神经递质本身外，离子型 Glu 受体（iGluRs）、代谢型 Glu 受体（mGluRs）和 GABA 受体异常与癫痫发生的关系已经得以证实，其在其他类型抽搐中的作用值得进一步研究。

### 四、其他机制

研究证实，破伤风杆菌外毒素可作用于脊髓和脑干的下运动神经元突触，使其发生功能障碍而引发抽搐。另据报道，大脑内神经元之间异常的突触联系，将建立病理性神经环路，导致大脑兴奋性增强和癫痫。此外，神经胶质细胞损伤、线粒体功能障碍和神经元膜通透性异常也被证实与抽搐发生有一定关联。由此可见，引发抽搐病因的不同，其机制也不同。明确病因对于了解抽搐机制，开展靶向治疗具有非常重要的意义。

## 第四节　抽搐的诊疗——四步法

### 一、初始评估与处置

抽搐的严重程度存在明显不同，严重者可出现意识障碍、呼吸停止和血压下降等，危及患者生命。在急诊处置中，应常规进行心电、脉搏氧饱和度及血压监测，送检血常规、血生化和血气分析等，并予以吸氧，开放静脉通路。对于存在意识障碍的患者，可将其头偏向一侧，以免分泌物或呕吐物误吸，导致窒息或吸入性肺炎。意识障碍伴有窒息风险或已发生呼吸停止，应尽早建立人工气道，如气管插管、环甲膜穿刺或紧急气管切开等，维持正常通气功能。部分抽搐患者因循环衰竭或体液丧失而导致休克，则需适当补液并应用血管活性药物以维持组织灌注。需要注意的是，低血糖可导致抽搐发生，抽搐后也可引起低血糖，如快速血糖测定提示低血糖，应及时补充。

### 二、终止发作

全身强直 - 阵挛抽搐或癫痫发作随着时间延迟，将变得越发难以控制，如超过 20 分钟，将导致大脑神经细胞缺氧性损伤，如持续超过 1 小时，则会引起不可逆的细胞损伤。因此，终止发作是此类患者的首要目标，往往需要在评估生命体征的同时开展。全身强直 - 阵挛抽搐或癫痫持续状态时切忌暴力固定患者躯干和四肢，而是以药物治疗为主，以免造成骨折等人为损伤。理想的药物应该具备可静脉给药、快速入脑及对呼吸和循环副作用小的特点，苯二氮䓬类为一线药物，首选劳拉西泮，如无，可选择地西泮。药物的用法和用量及流程，可参照国内外最新的指南和专家共识实施，如《成人全面性惊厥性癫痫持续状态治疗中国专家共识（2018）》及 2016 年美国癫痫学会惊厥性癫痫持续状态治疗指南等。

### 三、病因诊断

抽搐作为一类非特异性急诊症状，病因复杂，其诊断需要根据病史、临床表现和伴随症状、体格检查和辅助检查综合判断。

#### （一）病史

病史对于抽搐病因诊断至关重要。抽搐患者自身往往难以提供病史，且部分患者就诊时抽搐已停止。因此需要耐心询问，关键要点如下：①是否为初次发病，首次发病年龄；②发作的诱因和持续时间；③是全身性发作还是局限性发作；④有无大小便失禁或意识丧失；⑤既往病史，有无服药或有毒物质接触史。

#### （二）临床表现和伴随症状

抽搐可以表现为全身性和局限性两类，但是否伴有意识障碍对于初步判断病因和完善进一步检查更加重要。对于伴有意识障碍的抽搐患者，如有器质性损伤，意识障碍存在时间较长，非器质性损害的意识障碍时间可长可短，在数秒和数十分钟不等，但其全身性疾病表现可能更为突出。非意识障碍抽搐患者，可见于低钙血症等神经肌肉兴奋性增加和药物戒断反应等情况。其他伴随症状及常见病因如下：

1. **伴脑膜刺激征**　可见于脑膜炎、脑膜脑炎和蛛网膜下腔出血等。

2. **伴剧烈头痛**　常见于蛛网膜下腔出血、高血压、脑外伤和颅内占位病变等。

3. **伴发热**　可见于感染、中暑所致的抽搐。

**4. 伴喷射性呕吐**　常见于脑出血等颅内压增高所致的抽搐。

**（三）体格检查**

体格检查着重神经系统体征检查，如瞳孔大小、对光反射及病理征等。在神经系统查体基础上，心脏和呼吸系统查体也非常重要，如发现心音的强度和节律异常等心血管系统阳性体征，需考虑心源性抽搐。

**（四）辅助检查**

辅助检查需要在病史、临床表现和体格检查等基础上完善。初发不明原因的抽搐患者，优先进行急诊头颅 CT。如不能明确，可进一步行磁共振（MRI 和 MRA）、脑磁图（MEG）和正电子发射计算机扫描（PET）等。抽搐患者应常规开展脑电图检查，特别是考虑存在癫痫持续状态的患者。如果怀疑颅内感染，脑脊液检查有利于明确感染的种类。

## 四、病因治疗

非痫性抽搐在抽搐控制的同时，积极治疗原发病，如纠正电解质平衡紊乱、抗感染及拮抗破伤风毒素等。痫性抽搐以抗癫痫药物治疗为主，但仍有 30% 左右的痫性抽搐患者对药物反应性差，规范应用 2 种或 2 种以上药物治疗 2 年以上仍难控制。对于此类患者可考虑手术治疗。在发现确切癫痫灶的情况下，可根据病因选择颞叶切除术和大脑半球切除术等手术方式。对于无法明确癫痫灶和存在多个癫痫灶的患者，手术效果较差，可以选择脑刺激术，如迷走神经刺激术（VNS）和脑深部电刺激（DBS）。

（卢中秋）

## 参 考 文 献

[1] 中华医学会神经病学分会神经重症协作组. 惊厥性癫（痫）持续状态监护与治疗（成人）中国专家共识 [J]. 中国现代神经疾病杂志，2015，15（11）：844-851.

[2] Tracy G，Shlomo S，David G，et al. Evidence-Based Guideline：Treatment of Convulsive Status Epilepticus in Children and Adults：Report of the Guideline Committee of the American Epilepsy Society[J]. Epilepsy Currents，2016，16（1）：48-61.

[3] Yael D，Vinner E，Bar-Gad I. Pathophysiology of tic disorders[J]. Movement Disorders，2015，30（9）：1171-1178.

[4] Moshé，Solomon L，Perucca E，et al. Epilepsy：new advances[J]. The Lancet，2015，385（9971）：884-898.

[5] 万学红，卢雪峰. 诊断学 [M]. 9 版. 北京：人民卫生出版社，2018.

# 第二十八章 意识状态改变和昏迷

## 第一节 什么是意识状态改变和昏迷?

意识是一种觉醒的状态,是对自我和环境的一种感知和认识。从概念上讲,意识状态可以分为觉醒和意识内容两部分。意识状态改变是急诊常见的主诉,涵盖了觉醒障碍(觉醒度下降)和意识内容变化两方面内容。觉醒障碍在临床上表现为嗜睡、昏睡和昏迷,而意识内容改变表现为意识模糊和谵妄。二者的含义并不相同,但其诊断在临床上常常有部分重叠。

正常情况下,意识状态的维持依靠一个完整而正常的中枢神经系统,其中较为重要的部分包括脑干上行网状激活系统(ascending reticular activating system,ARAS)、丘脑、下丘脑激活系统、大脑皮质。ARAS是负责觉醒的主要部位,位于脑干背侧区域旁正中顶盖部分,主要接受各种感觉信息的侧支传入,维持觉醒状态,ARAS及大脑皮质的损害可导致意识状态改变,脑和脑干功能的抑制程度决定了不同意识改变的水平。下丘脑激活系统与ARAS在功能上具有密切联系,大脑皮质通过皮质网状束的离皮质联系向网状结构传递反馈神经冲动,调节ARAS的活动。这些结构对中毒、代谢紊乱、机械损伤等十分敏感,通常只有在双侧大脑均受累时才可能发生意识状态改变和昏迷,而局部、单侧的大脑皮质损伤则不会导致意识状态改变和昏迷。与之不同的是,脑干的微小病变即可影响ARAS,从而发生意识状态改变或昏迷。

导致意识状态改变和昏迷的原因较多,任何能导致ARAS、丘脑、下丘脑激活系统、大脑皮质功能障碍的病变均可引起意识状态改变或昏迷,包括中枢神经系统损伤和代谢性及全身性疾病。

急诊常见的病因包括各种急性中毒、脑卒中、颅脑创伤、脑膜炎、严重的感染性疾病、缺氧、休克、电解质紊乱、酸碱失衡等。需要注意的是,对于特定人群应考虑更多的病因,尤其是老年人,一些看起来轻微的感染、呼吸系统病变、腹泻都有可能导致意识状态改变或昏迷。

## 第二节 意识状态改变和昏迷的分类

总体上可以分为以觉醒障碍为主和以意识内容改变为主的意识状态改变,以及其他特殊类型的意识障碍。

### 一、以觉醒障碍为主的意识状态改变

1. **嗜睡** 是以觉醒度改变为主的意识状态改变的最早期表现形式,主要表现为病理性睡眠增加且过深,可被各种刺激唤醒,唤醒后能勉强配合检查并正确做出各种应答及反应,刺激去除后又很快入睡。

2. **昏睡** 是一种比嗜睡更为严重的意识障碍,患者处于更深的沉睡状态,需要更为强烈的刺激方式才能唤醒,唤醒后患者可做含糊、简单、不完全的应答,停止刺激后又很快入睡。

3. **昏迷** 是意识状态改变最为严重的一种类型,此时患者的意识完全丧失,各种强刺激不能使其觉醒,可对强烈刺激有或无反应,不能自主睁眼,无有目的的自主活动。按严重程度可分为浅昏迷、中昏迷、深昏迷三级。①浅昏迷:意识完全丧失,有无意识的自主动作,强刺激可有回避动作但不能确信,吞咽反射、咳嗽反射、角膜反射、瞳孔对光反射仍然存在。②中昏迷:对外界刺激无反应,自发动作很少,生理反射减弱。③深昏迷:对外界刺激无反应,各种反射均消失。

## 二、以意识内容改变为主的意识障碍

1. **意识模糊**　主要表现为对外界刺激反应减弱，活动减少，定向力障碍，注意力减退。

2. **谵妄**　意识清晰度显著下降，患者出现幻视、错觉，认知、注意力、定向、记忆功能受损。在此情况下，患者呈现紧张、烦躁不安、恐惧、行为紊乱及定向力障碍，甚至可有冲动和攻击行为。谵妄可具有波动性，多在夜间加重，白天减轻。

## 三、其他特殊类型的意识障碍

1. **去皮质综合征**　大脑皮质弥漫性病变致皮质功能丧失而皮质下功能尚存的一种特殊意识障碍。患者表现为意识丧失，睡眠觉醒周期存在，能无意识地睁眼、闭眼，上肢屈曲内收，下肢伸直，足屈曲，也称去皮质强直、无皮质综合征。

2. **去大脑强直**　和去皮质强直相比往往有更严重的脑功能障碍，表现为角弓反张、下颌紧闭，双上肢伸直旋内、双下肢伸直跖屈，病理征阳性。

3. **无动性缄默症**　又称睁眼昏迷、醒状昏迷，于 1941 年由 Cairns 描述，患者表现为睁眼凝视，能注视周围环境及人物，但意识障碍，无言语或活动能力，偶可随着指令发单音节低声，疼痛刺激可出现少许逃避反应，肢体无痉挛或强直，睡眠 - 觉醒周期保存。

4. **植物状态**　是大脑半球严重受损而脑干功能相对保留的一种状态，特点是患者可以被唤醒，但完全处于无意识状态，对自身和外界的认知功能全部丧失，肢体仅存原始的姿势反射。这种状态持续超过 1 个月称为植物状态，超过 3 个月称为持续性植物状态。

# 第三节　意识状态改变和昏迷的诊断流程及要点

病因诊断是意识障碍和昏迷的抢救治疗过程中最为重要的环节之一，通常需要综合患者病史、临床表现、体格检查和辅助检查综合分析。危重症患者因病情限制，部分病史及辅助检查可能无法获取，使病因诊断受到一定限制，但循序渐进的"排他性"鉴别诊断对病因诊断有很大的提示作用。

## 一、诊断流程

由于颅内病变和全身性疾病临床特点存在一定差异，辅助检查的侧重点也有所不同，因此首先判断是颅内病变还是全身性病变，然后有针对性地行相应检查，最终明确意识状态改变和昏迷的病因。

1. **颅内疾病的临床特点**　病变位于颅内，多具有较为明显的神经系统局灶性体征或脑膜刺激征。以局灶性神经系统体征为主的疾病常见于脑梗死、脑出血、颅内占位性病变等，主要表现为偏深感觉障碍、偏瘫、偏侧锥体束征等，颅脑 CT 检查或 MRI 多可明确病变部位。以脑膜刺激征为主的疾病常见于脑膜炎、蛛网膜下腔出血等，主要表现为脑膜刺激征而无特征性的局灶性神经系统体征，脑脊液检查、颅脑 CT 或 MRI 常有阳性发现。

2. **全身性疾病的临床特点**　指除颅内病变外的全身性疾病，如急性中毒、糖尿病酮症酸中毒、各种类型的缺氧、肝性脑病、低血糖、休克等。主要通过影响脑代谢而引起弥散性脑损害，和颅内病变最为显著的不同是，一般无持久性和明显的局灶性神经系统体征和脑膜刺激征，症状为非特异性的改变，临床特征为急性或亚急性发病，临床可表现为记忆力减退、注意力丧失、定向障碍、睡眠觉醒周期改变、昏睡、意识模糊、谵妄、昏迷等。颅脑 CT、MRI 检查多正常或无特殊改变，脑脊液改变不显著。

## 二、诊断要点

1. **病史的获取要点**　重点了解：①发病过程。发生意识改变或昏迷的时间、诱因、起病方式及演变过程，意识状态改变是什么类型，如果是昏迷，昏迷的程度如何。②伴随症状。是否有发热；是否有恶心、呕吐，如有呕吐，是否为喷射样；是否伴有抽搐，抽搐是持续性的还是间断性的，抽搐时的特点如何。③其他病史。有无毒物或药物接触史，是否群体发病，是否有外伤史等。④既往史。有无高血压、癫痫、神经精神疾患，有无糖尿病及其他内分泌代谢性疾病史，有无血液系统疾病史等。

2. **体格检查的要点**　生命体征的评估是意

识状态改变和昏迷患者体格检查首要的任务。对于生命体征不平稳的患者，如有可能，在紧急抢救过程中进行一个快速直接的神经系统筛查，对初步判断意识状态改变或昏迷的原因有一定的帮助。生命体征评估结束后应立即进行"从头到脚"的体格检查。以下检查对病因诊断有较为重要的价值：

（1）瞳孔：观察内容包括瞳孔的大小、形状、位置、对光反应等。正常瞳孔两侧等大，直径3～4mm，对光反应灵敏。颅内占位压迫丘脑时，在早期呈现为小瞳孔，但对光反应正常。瞳孔对光反应消失，固定散大，通常因动眼神经受压所致，常见的病因有天幕裂孔疝，抗胆碱能药物中毒等。针尖样瞳孔多见于急性药物或毒物中毒，如阿片类药物过量或中毒、有机磷农药中毒等。不对称瞳孔需考虑同侧中脑或动眼神经病变。

（2）眼球运动：眼球运动的异常对神经系统定位诊断有重要的意义。一侧大脑半球广泛损害时，患者双眼常偏向瘫痪肢体对侧；脑桥受损时，双眼偏向瘫痪肢体同侧；丘脑底部和中脑首端病变，两眼转向内下方，好像盯着自己的鼻子看；脑桥被盖急性损害时，可出现眼球浮动，双眼突发快速下转，然后慢慢向上恢复原位；两侧大脑皮质急性病变时，可出现眼球激动现象，即每隔几秒眼球呈现快速强力摆动。分离性斜视见于小脑或脑干病变。眼球运动可以通过头眼反射和前庭眼反射进行检查。前者通过将患者头部急速朝左右两侧或上下转动，观察眼球有没有朝相反方向运动。后者用0～4℃冰水20mL注入一侧外耳道刺激前庭系统，观察有无眼球震颤。

（3）对疼痛刺激的反应：通过压眶或其他疼痛刺激观察患者对疼痛的反应，有助于判断昏迷患者脑功能障碍的程度或昏迷程度。在全身代谢性疾病时，患者对疼痛的反应，肢体两侧对称，当出现一侧异常或两侧不对称姿势时，提示对侧大脑半球或脑干有器质性损害。

（4）呼吸状态：潮式呼吸见于两侧半球的弥漫性病变；反射性过度呼吸见于两侧大脑半球、下丘脑及延髓病变；呼吸暂停见于脑桥病变；比奥呼吸见于脑桥下部病变；共济失调性呼吸常常提示脑桥和上延髓受累；吸气性呼吸提示病变累及延髓；呼吸停止见于延髓至C₄节段病变。

（5）脑干反射：通过睫脊反射、角膜反射、头眼反射、前庭反射等脑干反射来判断是否存在脑干功能损害。不同反射异常可提示不同病变部位。

（6）脑膜刺激征：主要包括屈颈试验、Kerning征和Brudzinski征，见于脑膜炎、蛛网膜下腔出血等情况。

3. **辅助检查的要点**　对于意识状态改变或昏迷的患者，血清电解质、肾功能、肝功能、血糖等应常规检查，颅脑CT、MRI、脑电图及脑脊液检查对颅内病变的鉴别诊断有重要意义。

# 第四节　急诊评估与处置策略

## 一、急诊评估

意识状态改变和昏迷往往意味着患者病情严重，因此患者的临床评估、抢救和诊断应同时进行。对于脑卒中患者，还需注意"时效"问题，《中国急性缺血性脑卒中急诊诊治专家共识》推荐，对于缺血性脑卒中患者，在急诊科接诊20分钟内应完成颅脑CT检查，其他相关指南建议从急诊到开始溶栓应争取在60分钟内完成，有条件时应尽量缩短入院至溶栓治疗时间（door-to-needle time，DNT）。因此，意识状态改变和昏迷的患者应尽可能地做到快速评估、抢救和诊断。

1. **生命体征的评估**　主要为呼吸和循环的评估，评估内容包括心率、呼吸、血压、氧饱和度等内容。对于生命体征不稳定的患者，应给予持续心电监护，动态评估生命体征。

2. **昏迷程度的评估**　临床上通常将意识状态改变分为嗜睡、昏睡、浅昏迷、中度昏迷和深昏迷，但上述评定方法主观性相对较强。格拉斯哥昏迷评分（Glasgow coma scale，GCS）为目前临床上最为常用且相对客观的评估方法（表3-28-1），它从睁眼（觉醒水平）、言语（意识内容）和运动反应（病损平面）三项指标15项检查结果来判断患者意识状态和昏迷的程度。以上15项检查累计15分，最低3分，评分越低提示脑损害的程度越重，预后也越差。

病情严重程度的评估：GCS对昏迷程度的评估具有良好的价值，也能从一定程度上反映意识状态改变和昏迷患者的病情严重程度，但GCS

表 3-28-1　格拉斯哥昏迷评分表

| | 项目 | 标准 | 得分 |
|---|---|---|---|
| 睁眼反应 | 自动睁眼 | 无刺激下睁眼 | 4 |
| | 呼唤睁眼 | 大声呼唤或发出指令后睁眼 | 3 |
| | 疼痛刺激睁眼 | 疼痛刺激后睁眼 | 2 |
| | 不睁眼 | 任何时候给予任何刺激都不睁眼 | 1 |
| 语言反应 | 言语正常 | 能正确讲出自己名字，正确回答时间、地点 | 5 |
| | 言语混乱 | 言语混乱 | 4 |
| | 只能说出单词 | 只能说出单个无意义的单词 | 3 |
| | 只能发声 | 仅有呻吟 | 2 |
| | 不发声 | 不发声，且已排除干扰因素 | 1 |
| 运动反应 | 服从指令 | 能按吩咐活动 | 6 |
| | 刺痛定位 | 对疼痛能够定位 | 5 |
| | 刺痛躲避 | 能够躲避疼痛 | 4 |
| | 刺痛屈曲（去皮质状态） | 疼痛刺激时肘关节病理性屈曲 | 3 |
| | 刺痛伸展（去大脑状态） | 刺痛后肘关节伸直 | 2 |
| | 无反应 | 上下肢均无反应，且已排除干扰因素 | 1 |

更侧重于对意识状态的评估。对于病情严重程度的评估，急性生理和慢性健康评分系统（Acute Physiology and Chronic Health Evaluation，APACHE）为更理想的评估方法，国内外诸多研究显示，其评分的高低与患者病情的危重程度具有良好的相关性。通过不断改进，APACHE 目前已更新至第四代（APACHE Ⅳ），但从易用性和接受度的角度上来看，目前国内外使用最为广泛的依然是APACHE Ⅱ。其他临床应用较为广泛的快速评估方法还包括 MEWS 评分、SOFA 评分、qSOFA 评分等，对患者病情评估各有优缺点，但都能通过不同侧面反映患者病情的严重程度。

## 二、急诊处置

1. 稳定生命体征　对于生命体征不稳定的意识状态改变或昏迷的患者，首要任务是稳定患者的生命体征，方法包括呼吸功能支持（保护气道、保持气道通畅、气管插管、机械通气等）、循环功能支持（包括心肺复苏、纠正休克）等。在抢救治疗过程中需要对患者的生命体征进行动态监测、评估，根据病情给予相应的处置。

2. 病因治疗　在抢救治疗过程中应积极寻找意识状态改变或昏迷的病因，一旦病因明确，应尽快给予相应的治疗。对于时限性要求较高的疾病类型（如脑梗死、脑出血等），应按照相应处置流程尽快处置。

3. 对症治疗　包括纠正水钠电解质及酸碱平衡紊乱、控制血糖、纠正低血糖、控制脑水肿、脏器功能支持及防治各种并发症。

（杨立山）

# 参 考 文 献

[1] 中华医学会神经病学分会神经重症协作组. 惊厥性癫（痫）持续状态监护与治疗（成人）中国专家共识 [J]. 中国现代神经疾病杂志，2015，15（11）：844-851.

[2] Tracy G，Shlomo S，David G，et al. Evidence-Based Guideline：Treatment of Convulsive Status Epilepticus in Children and Adults：Report of the Guideline Committee of the American Epilepsy Society[J]. Epilepsy Currents，2016，16（1）：48-61.

[3] Yael D, Vinner E, Bar-Gad I. Pathophysiology of tic disorders[J]. Movement Disorders, 2015, 30(9): 1171-1178.

[4] Moshé, Solomon L, Perucca E, et al. Epilepsy: new advances[J]. The Lancet, 2015, 385(9971): 884-898.

[5] 万学红, 卢雪峰. 诊断学 [M]. 9 版. 北京: 人民卫生出版社, 2018.

# 第四篇 急危重症

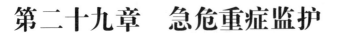

# 第二十九章　急危重症监护

## 第一节　急危重症监护的概述

急危重症监护是指通过各种现代化仪器、设备和技术方法，对患者病情变化进行实时的生命和器官功能监测，及时评估病情、提供生命和器官功能支持，以及细致的护理。其目的是迅速掌握患者的病情及变化情况，挽救患者的生命和器官功能。

现代医学分工日趋精细，在促进某一领域纵深发展的同时，也限制了其向专科以外的发展。现阶段，由于大多监测设备昂贵、难以掌握，急危重患者病情复杂、变化大，涉及多个专科的临床情况，治疗难度一般临床专科难以攻克，有必要给予此类患者单独且特殊的治疗和管理。因此，集中设备和人力的重症监护室（intensive care unit, ICU）孕育而生。目前急诊医学和危重症医学是两个不同但相互交叉的学科，急症中有部分同时也是危重症，而部分危重症则是急性发生，因而也属于急症，二者之间并没有绝对的界限。随着时代的进步，重症医学的内容在急诊医学中的应用将会越来越广泛。

急危重症监护管理的重点涉及每天对每个患者的脏器功能进行动态评估，包括循环、呼吸、神经功能、肾功能、肝功能、胃肠功能、凝血功能、感染控制、镇静镇痛等各个方面，实现对患者的综合管理。

## 第二节　急危重症监护的应用现状

### 一、血流动力学监测

血流动力学（hemodynamics）是血液在循环系统的管道中运动的力学，主要研究血流量、血容量、血流阻力、血压及它们之间的相互作用。血流动力学监测的目的是维持人体各个器官的灌注。血流动力学受心肌收缩力、心脏前负荷、后负荷的影响及神经体液的调节。

#### （一）心肌收缩力与心输出量

心室舒张末期回心血液充盈量称为舒张末期容积，心室射血期末最小容积称为收缩末期容积，舒张末期容积与收缩末期容积之差，即为心室每搏容量（stroke volume, SV）。SV 是衡量心脏泵血功能的一个基本指标，是决定血液循环流动的主要决定因素，受心脏前负荷、心肌收缩力、后负荷的影响及神经体液的调节。心肌收缩力的标准测量参数是等容收缩期心室的压力 / 速率（dp/dt），常用参数还包括心输出量（cardiac output, CO）、射血分数（ejection fraction, EF）等。

心输出量（cardiac output, CO）指每分钟左心室或右心室射入主动脉或肺动脉的血量（CO = SV × HR）。在健康生理状况下，左右心室输出量基本相等。Fick 法、燃料 - 指示剂稀释法、标准热稀释法、连续热稀释法和动脉波形分析法等均可获得 CO。

心室每搏输出量占心室舒张末期容积的百分比，即射血分数（ejection fraction, EF），是反映心室射血能力的参数，是临床评估心脏收缩功能的一个重要指标。在评价心脏泵血功能时，EF 比 SV 及 CO 更准确。检测 EF 最常用的方法是经胸壁超声心动图、放射性核素显像技术和对比剂心室造影法。

#### （二）心脏前负荷

1. 心脏前负荷与 Frank-Starling 定律　心室在收缩之前所承受的容量负荷，也就是在舒张末期心室内的血液容量（ventricular end diastolic volume, VEDV）称为心脏前负荷，是决定心脏搏出量的主要因素。VEDV 增大，心肌收缩前的初长度增加，心肌收缩性增强，心脏每搏输出量增加。这种 VEDV 与 SV 之间的关系首先被德国工程师 Otto Frank 和英国生理学家 Ernest-Starling 发现，故又称为 Frank-Starling 定律。

2. 反映心脏前负荷的参数很多，包括中心静脉压（central venous pressure，CVP）、右心房压（right atria pressure，RAP）、右心室舒张末压（right ventricular end diastolic pressure，RVEDP）、肺动脉舒张压（pulmonary artery diastolic pressure，PADP）、肺动脉楔压（pulmonary artery wedge pressure，PCWP，又称肺毛细血管血压）/左心房压（left atria pressure，LAP）、左心室舒张末压（left ventricular end diastolic pressure，LVEDP），以及利用动脉轮廓分析技术监测的胸腔内血容量（intrathoracic blood volume，ITBV）。其他判断前负荷的方法还包括动态容量指标 SVV、PPV，以及直腿抬高试验和补液试验等。

（三）心脏后负荷

心室收缩期射血时，心肌纤维所产生的张力，也即心室射血必须克服的血管的阻力称为心脏后负荷。临床没有准确的方法检测心室后负荷，常以血管阻力作为心室后负荷的指标。外周血管阻力（SVR）= MAP（平均动脉血压）- RAP（平均右心房压）/CO。

（四）组织灌注指标

1. **氧输送与氧消耗**　氧输送（oxygen delivery，$DO_2$）是指动脉血输送氧气的速率。$DO_2 = CO \times CaO_2 \times 10$，$CaO_2 = (Hb \times 1.37 \times SaO_2) + (0.003 \times PaO_2)$。正常参考值 $520 \sim 570 mL/(min \cdot m^2)$。它从总体上反映了循环、呼吸系统向组织提供的氧。氧消耗（oxygen consumption）与静脉血氧分压有关，用 $VO_2$ 表示，$VO_2 = CO \times (CaO_2 - CvO_2) \times 10$，$CvO_2 = (Hb \times 1.37 \times SvO_2) + (0.003 \times PvO_2)$。正常参考值 $110 \sim 160 mL/(min \cdot m^2)$。它可反映组织的代谢水平和对氧的需求量。

2. **静脉血氧饱和度监测**　包括中心静脉血氧饱和度（$ScvO_2$）和混合静脉血氧饱和度（$SvO_2$）。静脉血氧饱和度通过氧消耗间接反映组织氧供应，是组织氧利用的一个指标。正常值为 $64\% \sim 88\%$。如果比正常值低，应考虑有组织缺氧。当心输出量下降导致氧输送下降时，为维持组织细胞供氧而外周氧消耗增加，结果静脉氧饱和度下降；反之，外周氧消耗下降，静脉氧饱和度升高。

3. **乳酸值与动静脉二氧化碳间隙**　人体组织在缺氧环境中无氧酵解增加，无氧代谢产物乳酸增加，同时因为循环衰竭，可导致乳酸清除效率降低，血清乳酸（lactic acid）水平可明显升高。组织细胞的基础代谢水平基本恒定，产生的二氧化碳正常情况下随血液循环迅速运送到肺脏并随气体交换排出。但在循环障碍的患者中，静脉血液中更容易滞留更多的二氧化碳，导致动静脉二氧化碳间隙（$Pcv-aCO_2$）的出现。这两个参数都是血流动力学监测与治疗的更远端，它们直接反映了组织代谢的改变与代谢废物的清除能力，可以作为血流动力学监测与治疗的下游指标。

## 二、呼吸系统功能监测

呼吸功能的监测项目繁多，从测定呼吸生理功能的性质来分有肺容量、通气功能、换气功能、呼吸动力学等。

（一）肺容量

肺容量即肺内气体的容量，是肺在不同的膨胀情况下肺内容积变化的一些参量。除解剖死腔量（death volume，VD）外，还有四个基本肺容量，分别是：潮气量（tidal volume，VT）、补吸气量（inspiratory reserve volume，IRV）、补呼气量（expiratory reserve volume，ERV）、余气量（residual volume，RV）。在基本肺容量的不同组合下形成的其他肺容量变化参数包括：深吸气量（inspiratory capacity，IC）、肺活量（vital capacity，VC）、功能余气量（functional residual capacity，FRC）、肺总量（total lung capacity，TLC）。

（二）肺的通气功能、换气功能、呼吸动力功能

肺通气是指依靠呼吸运动将氧气吸入肺中，同时排出二氧化碳的过程，反映了肺呼吸生理的动态变化。最常用的监测项目包括：①每分钟静息通气量，潮气量与每分钟呼吸频率的乘积。②每分钟静息肺泡通气量，每分钟通气量减去死腔通气量。③时间肺活量，如用力肺活量（FVC）等。肺的换气功能主要监测指标包括弥散功能和通气血流比（$V_A/Q$）。呼吸运动的主要动力依靠呼吸肌，呼吸动力的作用在于克服以下三个方面的力：①肺与胸廓的弹性回缩力。②肺与胸廓运动

产生的非弹性阻力,即肺与胸廓变形造成的摩擦力。③通气过程中气体在气道内流动的阻力。此部分具体相关内容见机械通气相关章节。

### 三、神经系统监测

神经系统危重症的监测的目的是神经保护。保证正常的动脉血氧含量及维持脑灌注压在70mmHg以上,以免产生继发性损害,并使大脑获得最佳的氧合。无论什么原因造成的急性脑损伤患者,临床医师需严密观察患者的神志、反应能力、瞳孔大小、对光反应及眼球活动情况,根据Glasgow昏迷评分标准判定意识水平,并定期重新评估。近年来科技发展迅速,已经开发出若干使用特殊的监测技术用于监测神经系统功能。

#### (一)颅内压监测

颅内压(intracranial pressure,ICP)反映了颅腔内容物对颅腔壁所产生的压力。实时有效地监控颅内压,能有效地指导治疗,缓解脑缺血和缺氧,降低死亡率。但需注意,仅仅在脑代谢变化构成脑肿胀时,ICP才会产生有意义的变化,从而得出有意义的ICP监测数值。此外,ICP对于计算脑灌注压有很大价值,但其并不能准确地反映局部脑血流和脑功能。

#### (二)脑血流监测

直接的脑血流监测在临床上开展比较困难,但由于脑缺血是阈值性的,一旦脑血流量(CBF)减少引起脑氧合、氧代谢、脑功能发生改变,就可以通过一些间接的CBF监测手段反映出来,目前有经颅多普勒(TCD)、颈静脉氧饱和度(SjvO$_2$)、正电子发射断层扫描(PET)、单光子发射断层扫描(SPECT)和微透析法等。其中TCD使用最为广泛,需要注意的是,TCD虽可以测定单个脑血管的血流速度,能反映CBF变化的许多生理特性,但其测定的是脑动脉的血流速度,而不是CBF。

#### (三)脑代谢的监测

1. **颈静脉氧饱和度(SjvO$_2$)** 通过颈内静脉逆行置管,测量颈静脉球部以上一侧大脑半球混合静脉的血氧饱和度,反映脑氧供及氧需求之间的关系,间接提示脑代谢状况。SjvO$_2$的正常值是55%~71%,其变化与脑的氧摄取呈负相关。脑氧摄取增加,SjvO$_2$下降,SjvO$_2$<50%提示脑缺血缺氧。在严重脑充血和脑死亡等患者中,SjvO$_2$升高,原因可能与脑氧代谢下降和动静脉分流有关。

2. **局部脑血氧饱和度(rScO$_2$)** 近红外光谱仪(NIRS)650~1 100nm的近红外光对人体组织有良好的穿透性,能够穿透头皮、颅骨,到达颅内数厘米的深度,探测得到局部脑血氧饱和度(rScO$_2$)。脑血氧饱和度是局部脑组织混合血氧饱和度,70%~80%的成分来自静脉血,所以它主要反映大脑静脉血氧饱和度。目前认为rScO$_2$的正常值为(64±3.4)%,<55%提示异常,<35%时出现严重脑组织缺氧性损害。

3. **脑组织氧分压(partial pressure of brain tissue oxygen,PbtO$_2$)** PbtO$_2$是直接反映脑组织氧合状态的指标,它通过放置在脑局部的探头直接测量脑组织的氧分压,一般认为PbtO$_2$的正常范围是16~40mmHg。10~15mmHg提示轻度脑缺氧,<10mmHg则为重度缺氧。

#### (四)脑电生理监测

脑电图(electroencephalogram,EEG)是反映脑功能状态的一个电生理指标,是脑皮质神经细胞电活动的总体反应,受丘脑的节律性释放影响。随着功率谱研究的进展,出现了双频谱分析法,把双频谱分析的参数与其他一些EEG参数(如暴发抑制、波幅等)结合,并进行数学运算,最后形成以0~100之间的数据表示的脑电双频指数(bispectral index,BIS),由小到大代表深度意识抑制和清醒状态。BIS在一定程度上可反映镇静催眠深度。

### 四、肾功能监测

肾脏是调节人体体液平衡的重要器官。在创伤、严重感染、休克等危急重症情况下,肾脏出现功能性或器质性变化,临床上出现尿量减少、水电解质代谢紊乱、酸中毒等肾功能衰竭表现。肾脏功能监测不仅可以有效地预防肾功能衰竭,而且可以观察治疗效果和反应。

#### (一)尿液检查

包括我们常规的尿量监测,尿常规中的尿一般性状、化学检查和显微镜检查。

#### (二)肾小球功能监测

肾小球滤过率(glomerular filtration rate,GFR)是指每单位时间内,从肾小球毛细血管到肾小囊滤过的液体流量,是反映肾小球滤过功能的最客观指标（正常 120～160mL/min）。临床上多采用检测内源性标志物的方法间接监测肾小球功能变化：血清肌酐（SCr）和尿素氮（BUN）主要由肾脏清除，其浓度测定是临床常用的肾小球功能监测指标。当 GFR 降低到正常的 1/3 时，血尿素氮才升高；当 GFR 下降至正常的 1/2 时，SCr 才明显升高。因此，SCr 和 BUN 并不是反映 GFR 减少的早期敏感指标，但二者能在一定程度上反映肾小球滤过功能损害的程度。内生肌酐生成量恒定，肾小球滤过是其主要清除途径，在血清肌酐浓度无异常增高时极少经肾小管排泌，故可用肌酐清除率（creatinine clearance rate，Ccr）测定 GFR。

除上述监测方法和指标，临床还常使用半胱氨酸蛋白酶抑制剂（Cystain C，Cyst C）测定、血 $\beta_2$ 微球蛋白（$\beta_2$-MG）测定等方式。其中，前者对早期肾功能损害具有较高的诊断价值。后者影响因素较少，能很好地反映肾小球滤过功能的变化，但在炎症、肿瘤时血 $\beta_2$-MG 增高，应注意鉴别。

### （三）肾小管功能监测

近端肾小管功能测定参数包括尿 $\beta_2$ 微球蛋白和尿 N- 乙酰 -$\beta$-D- 氨基葡萄糖苷酶（NAG）；而远端肾小管功能测定包括肾脏浓缩和稀释功能测定、尿渗透压测定。

## 五、肝功能监测

### （一）肝细胞损伤监测

包括血清转氨酶及其同工酶：临床常用谷丙转氨酶（alanine aminotransferase，ALT）和谷草转氨酶（aspartate aminotransferase，AST），以及乳酸脱氢酶及其同工酶。

### （二）胆汁淤积监测

临床常用参数为血清碱性磷酸酶（alkaline phosphatase，ALP）和 γ- 谷氨酰转肽酶（γ-glutamyl transpeptidase，γ-GT）。

### （三）肝脏合成功能监测

1. **血清蛋白质测定** 即血清总蛋白质、白蛋白、前白蛋白与球蛋白。

2. **凝血功能测定** 肝脏能合成除组织因子、$Ca^{2+}$ 和因子 Ⅷa 以外的所有凝血因子、多种凝血抑制物质和纤维溶解物质；肝脏内巨噬细胞系统能够迅速清除血液循环中活化的凝血因子及其衍生物。

3. 脂质和脂蛋白代谢监测。

4. 血清胆碱酯酶（cholinesterase，ChE）测定。

### （四）肝脏排泄功能监测

临床常用参数包括血清胆红素和血清胆汁酸（bile acid，BA）测定。

### （五）解毒功能监测

临床常用参数为血氨（blood ammonia）测定。

## 六、胃肠功能监测和营养评估

### （一）胃肠功能监测

1. **腹部体征监测** 包括有无腹胀、腹部压痛、腹水，肠鸣音情况，以及有无胃肠蠕动波、肠型等。

2. **粪便的监测** 包括粪便的颜色、形状和次数。对于使用抗生素数天后的高危患者，一旦出现腹泻，排大量水样便或绿色黏液、恶臭粪便，要高度怀疑抗生素相关性腹泻的可能。

3. **消化道出血的监测** 监测可能的应激性溃疡和消化道出血。呕吐物和胃肠引流物的潜血检测可以帮助判断上消化道出血的部位和出血量。粪便的潜血试验监测有助于消化道出血的诊断。

4. **腹内压监测** 对于有腹内高压 / 腹腔间隔室综合征高危因素的患者，应常规行腹内压监测。临床常用膀胱压力的测定来反映腹内压。

### （二）营养评估

1. **营养风险筛查** 临床常用 NRS-2002 量表，通过疾病严重程度评分、营养状态受损评分和年龄评分三个方面综合评估患者因营养问题出现不良预后的风险。

2. **营养支持时机** 原则上应在经过初期治疗血流动力学稳定，水、电解质、酸碱平衡得到初步纠正后，及早给予营养支持。急性生理和慢性健康评估（APACH Ⅱ）> 10 分的危重患者存在重度营养风险，需要营养支持，一般在复苏与初期治疗后 24～48 小时即可开始实施。

3. **营养支持途径** 肠外营养（parenteral nutrition，PN）与肠内营养（enteral nutrition，EN）是临床营养支持的两种途径。重症患者营养支持选择的原则：只要胃肠道功能存在或部分存在，即使不能经口正常摄食，也应优先考虑给予肠内营养，只有肠内营养完全不能实施时才考虑完全的肠外营养。

## 七、凝血功能及血小板监测

见 DIC 相关章节。

## 八、感染控制

### (一)呼吸机相关性肺炎的预防

呼吸机相关性肺炎(ventilator-associated pneumonia,VAP)是指机械通气 48 小时后至拔管后 48 小时内出现的肺炎,属于医院获得性肺炎(hospital-acquired pneumonia,HAP),机械通气≤4 天内发生的肺炎为早发性 VAP,≥5 天者为晚发性 VAP。VAP 的预防比治疗显得更为重要,主要包括以下几个方面:

1. 每天评估插管保留的必要性,尽可能早日拔管。根据临床情况选用最低的呼吸机支持力度,鼓励患者早期活动。

2. 加强痰液引流,避免发生误吸。定时变换患者体位,加强拍背,以利于气道充分引流。若无禁忌证,对进行机械通气和肠内营养的患者应常规将床头抬高 30°~45°,以免发生误吸。

3. 加强医务人员的手卫生。医务人员的手是造成交叉感染的重要媒介,与普通洗手液相比,具有抗菌作用的洗手液能更好地降低 ICU 院内获得性肺炎的发生率。

4. 加强患者口、鼻咽腔管理。细菌和真菌可以在患者口、鼻咽腔和牙齿表面定植,口、鼻咽腔内分泌物误吸是 VAP 发生的重要原因。用 0.12% 的氯己定液漱口可以减少呼吸道感染的发生率,减少抗生素的使用量,降低患者的死亡率。

5. 加强器械管理,减少器械污染造成的 VAP。如纤维支气管镜、湿化罐、雾化器应严格消毒和管理;及时清除管路内的污染冷凝水,以免倒流;避免频繁更换呼吸机管路;采用封闭式吸引管路等。鼻胃管放置时间过长也是发生细菌异位的高危因素,在条件许可下缩短鼻胃管放置的时间。

### (二)血管内导管相关性感染的预防

在重症病房,由于监护或治疗的需要,往往要建立各种血管通路,如中心和外周静脉置管、动脉导管、肺动脉漂浮导管等,可以发生各种与血管内导管相关的局部或全身感染,称为血管内导管相关性感染。降低导管感染的措施主要包括以下方面:

1. **严格的操作质控流程与培训** 提倡建立专业化、固定的医护队伍,提高操作技能水平、熟练程度和无菌操作的依从性。操作质控管理包括操作流程、严格标准化的无菌操作、最大化无菌区,以及翔实的记录,严格血管内导管应用的管理与监测制度,每天评估导管保留的必要性,定期考核,对标准执行进行评估。建立院内血管内导管相关性感染(CRBSI)的细菌学资料。

2. **消毒**

(1)手部消毒:操作者手消毒是无菌操作最主要的环节。应常规采用酒精消毒双手。导管置入、更换、查看、触诊、调整或更换敷料前后均应清洁双手,即便佩戴手套,也应注意手部清洁。

(2)皮肤消毒剂:血管内导管置管和局部换药时的皮肤消毒,应选择 2% 氯己定或 1%~2% 碘酊。

(3)敷料选择及更换:穿刺点的覆盖一般使用透明半透性聚氨酯敷贴或纱布,但对于出汗或导管置管处渗血较多者,应首选纱布。

(4)封管液:导管中的纤维蛋白血栓是微生物定植的好发部位,肝素可减少血栓的发生,建议持续使用低剂量肝素封管。

3. **导管更换** 严格无菌操作条件下的血管内置管可以放置较长时间,在紧急条件下的非严格无菌条件下的置管则建议留置不要超过 24 小时。

## 九、患者的镇痛与镇静

2006 年中华医学会重症医学分会撰写了《中国重症加强治疗病房患者镇痛和镇静治疗指导意见(2006)》,奠定了中国重症患者镇痛镇静的基础。近 10 年来,国内及国际重症医学界对疼痛、焦虑及谵妄等问题更加关注,并进行了大量的工作,于 2018 年对该指南进行修订。总共包含五个方面的问题:疼痛的评估、治疗及监测,焦虑和躁动的评估、治疗及监测,谵妄及其防治,镇静镇痛的并发症,镇静镇痛的实施流程。其中涉及的重点问题总结如下:

1. 指南推荐镇痛、镇静作为 ICU 治疗的重要组成部分,ICU 患者应常规进行疼痛评估。

2. 疼痛评价方法的选择,建议对能自主表达的患者应用 NRS 评分,对不能表达但具有躯体运动功能、行为可以观察的患者应用 CPOT 或 BPS 评分量表。

3. 推荐在 ICU 通过改善患者环境、降低噪声、集中进行护理及医疗干预、减少夜间声光刺激等策略，促进睡眠，保护患者的睡眠周期；在实施镇静前尽可能去除 ICU 中导致疼痛、焦虑和躁动的诱因。

4. 建议在镇静治疗的同时或之前给予镇痛治疗；在可能导致疼痛的操作前，预先使用止痛药或非药物干预，以减轻疼痛。

5. ICU 患者出现非神经性疼痛，建议首选阿片类药物作为镇痛药物；建议联合应用非阿片类镇痛药物，以减少阿片类药物的用量及相关不良反应。

6. 推荐实施镇痛镇静治疗前后常规评估患者的器官功能状态和器官储备能力；推荐在实施镇痛后对镇痛效果进行密切评估，并根据评估结果进一步调整治疗方案。

7. 建议 ICU 患者根据器官功能状态个体化选择镇静深度，实施目标指导的镇静策略；应根据镇静状态的评估结果随时调整镇静深度，对于深度镇静患者，宜实施每天镇静中断。

8. 苯二氮䓬类和丙泊酚仍然应作为目前镇静治疗的基本药物；右美托咪定通过拮抗中枢及外周儿茶酚胺的作用，兼具轻度镇静和镇痛效果，与其他镇痛镇静药物具有协同作用，可以减少机械通气和 ICU 住院时间。

9. 所有神经肌肉阻滞药物必须在充分镇痛镇静治疗的基础上加以应用；对于重度 ARDS 早期患者，在充分镇痛镇静治疗的基础上可以考虑使用神经肌肉阻滞剂。

10. 推荐实施镇静后，要对镇静深度进行密切监测，RASS 和 SAS 评分是常用的、可靠的镇静评估工具；对于联合使用神经肌肉阻滞剂患者的镇静程度评估，建议使用客观脑功能监测。

11. 谵妄是 ICU 患者预后不佳的危险因素，推荐密切关注并早期发现 ICU 患者的谵妄。

12. 谵妄相关危险因素包括高龄、慢性阻塞性肺疾病病史、高血压病史、高血糖及糖尿病病史、心力衰竭、抑郁病史、谵妄病史、脑血管病史、酗酒病史、脓毒症、肾功能不全、ASA≥Ⅲ级、急诊手术、应用苯二氮䓬药物等镇静药物、应用阿片类药物、皮质醇水平升高、低氧血症、机械通气、贫血、电解质紊乱、认知损伤、体外循环、束缚及心律失常等。

13. 建议对于 RASS 评分≥-2 分，且具有谵妄相关危险因素的 ICU 患者常规进行谵妄评估。建议使用 CAM-ICU 或 ICDSC 作为 ICU 患者的谵妄评估工具。

14. 推荐通过改善睡眠及早期活动等措施减少 ICU 患者谵妄的发生。

15. 右美托咪定可以减少 ICU 谵妄的发生；不建议应用氟哌啶醇、他汀类药物、多奈哌齐和抗精神病药物来预防及治疗谵妄。

16. 镇痛镇静治疗可能并发症包括 ICU 获得性肌无力；循环功能抑制；呼吸功能抑制；消化功能影响；压疮、深静脉血栓等。

17. 监护室内的镇静镇痛实施流程见图 4-29-1。

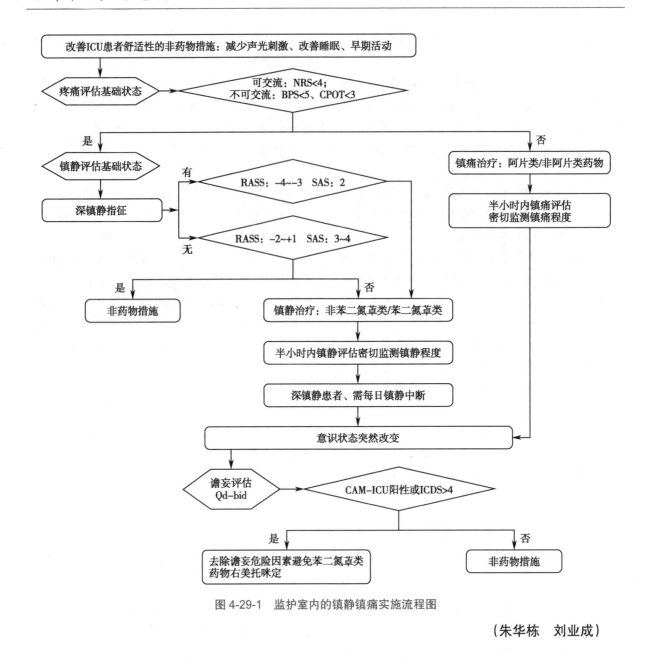

图 4-29-1 监护室内的镇静镇痛实施流程图

（朱华栋 刘业成）

# 参 考 文 献

[1] 刘大为. 实用重症医学 [M]. 2 版. 北京：人民卫生出版社，2017.

[2] 王辰，席修明. 危重症医学 [M]. 2 版. 北京：人民卫生出版社，2017.

[3] 中华医学会重症医学分会. 中国成人 ICU 镇痛和镇静治疗指南 [J]. 中华重症医学电子杂志，2018，4（2）：90-113.

# 第三十章 心搏骤停与心肺复苏

## 第一节 心搏骤停

### 一、概述

心搏骤停（sudden cardiac arrest，SCA）是指各种原因导致心律失常，心脏射血功能突然停止，患者随即出现意识丧失、脉搏消失、呼吸停止。由于脑血流突然中断，10秒左右患者即可出现意识丧失，如及时给予高质量的心肺复苏（cardio-pulmonary resuscitation，CPR），部分患者可存活。导致心搏骤停最常见的心律失常类型为快速型室性心律失常，如心室颤动（ventricular fibrillation，VF）和室性心动过速（ventricular tachycardia，VT），其次为缓慢性心律失常或心室停顿，较少见的为无脉性电活动（pulseless electrical activity，PEA）。心搏骤停是心脏性猝死的直接原因。心脏性猝死（sudden cardiac death，SCD）是指未能预料的、于突发心脏症状1小时内发生的心脏原因死亡。资料显示，美国每年约有36万人发生心搏骤停，我国心脏性猝死的发生率为41.84/10万，男性较女性多见，发现患者出现心搏骤停后立即给予高效的CPR，可以显著减少心脏性猝死，降低心血管病的死亡率。

### 二、心搏骤停后心脑病理生理机制

心搏骤停引起血液循环中断，数秒内即导致组织缺氧和有氧代谢中断，细胞代谢转为无氧代谢。无氧代谢所产生的ATP极少，故而难以维持细胞存活所必需的离子浓度梯度。组织器官的耐受程度取决于其能量储备和代谢需求程度，在所有脏器中，大脑和心脏对缺血缺氧耐受性最差，其次是肾脏、胃肠道、骨骼肌等。因此，心搏骤停后心脑病理生理变化对患者的预后至关重要。

脑代谢消耗很高，脑组织虽只占体重的2%，却消耗机体约20%的氧和25%的糖。正常脑功能的维持对脑血流量（cerebral blood flow，CBF）的要求极大。安静状态下，CBF约为750mL/min，约占心输出量的15%。CBF取决于脑的动、静脉压力差和脑血管的血流阻力。正常情况下，脑血管可通过自身的调节机制使脑灌注压维持在80～100mmHg，使CBF保持相对稳定。当平均动脉压为60mmHg时，脑血管自身调节失效，CBF开始下降。当CBF下降至基础值的35%左右时，脑的氧供便不足以维持其生理功能，当CBF继续下降至基础值的20%以下时，供氧完全中断，脑代谢只有依赖低效的糖酵解，完全不能满足神经细胞基础的生理需要。持续、严重的脑缺血、缺氧造成的能量代谢障碍导致神经细胞发生一系列损伤级联反应，最终导致凋亡或坏死。脑组织本身对缺氧耐受性极差，临床上脑血流突然停止10秒左右即可昏迷；1分钟脑干功能停止；2～4分钟无氧代谢停止、不再产生ATP；4～6分钟ATP消耗殆尽，所有需能代谢活动停止，最终出现不可逆的脑损伤。心肌能量消耗与心搏骤停时的心律失常类型相关，与PEA或心室静止相比较，VF时心肌要消耗更多的能量，导致细胞膜去极化，从而触发启动了一系列的代谢反应，包括细胞内钙超载、大量自由基产生、线粒体功能异常、基因表达异常、降解酶（磷脂酶、核酸内切酶、蛋白酶等）的激活和炎症反应等，严重影响患者的预后。

复苏阶段仍是全身缺血病理过程的延续，标准的胸外按压产生的心输出量仅为正常的30%左右，并随着复苏开始时间的延迟和胸外按压时间的延长而下降。大量研究表明，标准心肺复苏所产生的灌注压远不能满足基础状态下心脏和脑的能量需要。最初数分钟内代偿性内源性儿茶酚胺和血管活性肽的大量释放通过收缩外周次要组织血管从而优先保证脑和心的血液供应，然而在自主循环恢复后，持续存在的血管收缩状态会对血流动力学产生明显的不良影响。

自主循环恢复（restoration of spontaneous circulation，ROSC）后，缺血脑组织得到再灌注。CBF 恢复的最初几分钟为反应性充血期，CBF 较正常略高，随后为迟发性低灌注期，此期可持续 2～12 小时，是脑缺血损伤最重要的阶段。此时，尽管 CBF 得到一定程度的恢复，但海马和大脑皮质等局部仍处于低灌注状态，甚至出现无复流现象，低灌注状态使得相应供血部位的脑组织能量供应明显下降。延迟性低灌注的产生可能与血管痉挛（内皮细胞释放内皮素）和微血管阻塞（中性粒细胞聚集、微血栓形成等）有关。此外，再灌注期脑代谢障碍也可能与线粒体和细胞呼吸链损伤有关。

### 三、心搏骤停最常见可逆性病因

心搏骤停时患者的心电状态一般为 VF、无脉性室性心动过速（pulseless ventricular tachycardia，pVT）、心搏停止、PEA，需要进行快速评估和治疗，并同时对可能的可逆性病因进行治疗。如果能快速识别导致心搏骤停的特殊病因并予以纠正，则可实现 ROSC。美国心脏协会（AHA）将心搏骤停的常见原因总结为 5H 和 5T，见表 4-30-1。

表 4-30-1 心搏骤停的常见原因

| 5H | 5T |
| --- | --- |
| 低血容量（hypovolemia） | 张力性气胸（tension pneumothorax） |
| 缺氧（hypoxia） | 心脏压塞（tamponade, cardiac） |
| 低钾血症 / 高钾血症（hypokalemia/hyperkalemia） | 冠状动脉血栓形成（thrombosis, coronary） |
| 酸中毒（acidosis） | 肺栓塞（thrombosis, pulmonary） |
| 低体温（hypothermia） | 中毒（toxins） |

低血容量是无脉性电活动的一种常见病因，低血容量通常表现为舒张压升高，收缩压降低，在血容量持续损失时，血压进一步下降，最终测不到血压心跳停止，但最初快速的窄 QRS 波心律

依然保持（即无脉性电活动）。由于低血容量会恶化成为无脉性电活动，通过快速补液纠正低血容量，及时治疗可逆转无脉性状态。低血容量的常见非外伤性病因包括隐性内出血和重度脱水。

大面积心肌受累的急性冠脉综合征可表现为无脉性电活动，即左主干或近端左前降支冠状动脉阻塞可能伴随心源性休克迅速恶化成为心搏骤停和无脉性电活动。对于由推测或已知大面积肺栓塞引起心搏骤停的患者，给予积极溶栓治疗是合理的。在围骤停期，通过在床旁使用超声识别气胸、心脏压塞，并积极给予针对性治疗，可能实现 ROSC。中毒患者毒物毒性作用可能在有限的时间内快速恶化，临床表现为心肌功能障碍和心律失常，延长特殊复苏情况下的基础 CPR 时间，积极给予体外膜肺 CPR、主动脉球囊反搏、肾透析、静脉脂肪乳 / 特异性药物解毒剂、经皮起搏等，可能实现 ROSC。

### 四、心搏骤停的临床表现

心搏骤停的临床表现以神经和循环系统的症状最为显著。以下症状和体征在心搏骤停后依次出现：

1. 心音消失。

2. 脉搏无法触及，血压测不出。

3. 意识突然丧失或伴有短阵抽搐，抽搐常为全身性，持续时间长短不一，部分患者可长达数分钟。多发生在心搏骤停后 10 秒以内，有时伴眼球偏斜。

4. 呼吸断续，呈叹息样，以后即停止，多发生在心搏骤停后 20～30 秒。

5. 昏迷，多发生在心脏停搏 20～30 秒内。

6. 瞳孔散大，多在心搏骤停 30～60 秒内出现。

## 第二节　心肺复苏

### 一、心肺复苏简史

心肺复苏技术历史悠久。东汉名医张仲景所著《金匮要略》内的"一人以手按据胸上，数动之"和晋代葛洪所著《肘后方》内的"以芦管内其口中至咽，令人嘘之"分别对胸外按压和人工呼吸两大关键技术进行了最初的阐述。明代《醒世恒言》

中已对"口对口人工呼吸"进行了翔实记载；清代时已出版了不少急救方面的专著，对各种危重症复苏进行详细阐述。20 世纪 60 年代，Pater safar 发明的口对口人工呼吸、Kouwenhoven 发明的胸外按压术、Lown 发明的同步电除颤术三项技术被认为是心肺复苏的里程碑——现代心肺复苏术。现代心肺复苏经过近 60 年的发展，核心就是突出一个"早"字，即早发现、早诊断、早抢救、早期脑保护。1966 年，美国国家科学院及美国心脏病协会联合召开心肺复苏会议，制定了 CPR 和心血管急救（emergency cardiovascular care，ECC）的标准与指南。此后在 1973、1979、1986、1992 年又先后召开了四次 CPR 与 ECC 专题会议，不断改进与完善心肺复苏与心血管急救指南，并推动 CPR 技术在公众中的普及。虽然心肺复苏的成功率受众多因素的影响，且生命链的各个环节都起着至关重要的作用，但心肺复苏的核心在于为各组织器官提供维持其基本功能的循环及呼吸支持。因此，进一步加强复苏的方法学研究，以及复苏方法的有效性和安全性评估，是今后该领域研究的一个主要方向。

## 二、心肺复苏生存链

心搏骤停可能会发生在任何时间任何地点。AHA 最新数据表明，院外心搏骤停（out-of-hospital cardiac arrest，OHCA）的成人患者救治存活率为 10.6%，而院内心搏骤停（in-hospital cardiac arrest，IHCA）的存活率为 23.8%，生存链中各种行动的协调高效运行对改善心搏骤停患者的预后尤为重要。

### （一）OHCA 生存链

院外成人心搏骤停多由潜在的心脏疾病所引起，抢救成功的关键在于在心搏骤停发生后最初几分钟内尽早进行心肺复苏和快速除颤，直至医务人员到达。除初级心肺复苏外，医务人员还可提供高级生命支持，如药物治疗和建立高级气道。

**1. 启动应急反应系统** 当发现患者出现无反应、无呼吸（或无正常呼吸或仅濒死叹息样呼吸）、无脉搏等情况时，首先必须考虑到患者发生了心搏骤停。一旦确定患者发生了心搏骤停，需立即启动应急反应系统，越早启动应急反应系统，高一级别的治疗就会越早到来。

**2. 高质量的心肺复苏** 当患者发生了心搏骤停，需立即开始实施高质量心肺复苏。心搏骤停后立即开始实施高质量心肺复苏可以大大增加患者生存的机会。

**3. 除颤** 自动体外除颤器（automated external defibrillator，AED）是一种轻型便携设备，能够识别致命的心律并进行电击终止异常节律，从而使心脏恢复正常的节律。AED 操作简单，非专业施救者和医务人员均可使用。快速除颤结合高质量心肺复苏能够将患者的生存机会提高 2～3 倍，一旦除颤设备到达抢救现场应立即进行除颤。

**4. 高级生命支持** 高级生命支持（advanced life support，ALS）是 BLS 向高级治疗过渡的桥梁。ALS 在任何情况下（院内和院外）均可进行，可为患者提供更多的病情检测与治疗，如 12 导联心电图、心电监护、心脏复律、建立高级气道和血管通路并给予适当的药物治疗。

**5. 心搏骤停自主循环恢复后治疗** 对于心搏骤停后经过积极治疗 ROSC 的患者，需要继续接受心搏骤停后多学科的综合治疗以防心搏骤停的复发，并制订进一步的治疗方案，从而使患者受益。心搏骤停后的治疗可在心脏导管室和/或重症监护病房中进行。

**6. 康复** 心搏骤停患者在初次住院后通常经历较长的康复期。心搏骤停存活者应在出院前进行生理、神经、心肺和认知障碍方面的多模式康复评估，对心搏骤停存活者及其护理人员进行焦虑、抑郁、创伤后应激和疲劳的结构化评估，从而为心搏骤停存活者及其护理人员制订全面的多学科出院治疗计划，以确保最佳的器官功能恢复、心理康复和重返社会能力。

### （二）IHCA 生存链

对于住院成人患者来说，严重的呼吸或循环系统疾病的进一步恶化是心搏骤停的常见原因。积极预防并早期治疗心搏骤停前患者所患心肺疾病可以预防心搏骤停的发生。心搏骤停一经发现，应立即启动复苏团队尽早进行高质量心肺复苏，并对 VT、VF 等类型的心律失常进行快速除颤。自主循环恢复后，所有患者均需接受心搏骤停后治疗，这种级别的治疗由多学科专家团队提供，可在心脏导管室和/或重症监护病房内进行。

**1. 及时识别与预防** 对住院的成人患者来

说，仔细观察、预防及早期治疗心搏骤停前疾病并防止其恶化，可以预防许多心搏骤停的发生。

**2. 启动应急反应系统** 当发现患者出现无反应、无呼吸（或无正常呼吸或仅濒死叹息样呼吸）、无脉搏等情况时，首先必须考虑到患者发生了心搏骤停。一旦确定患者发生了心搏骤停，需立即启动应急反应系统，或让患者家属通知在岗的医务人员，越早启动应急反应系统，高一级别的治疗就会越早到来。

**3. 高质量的心肺复苏** 如果患者发生了心搏骤停，立即开始实施高质量心肺复苏以挽救患者生命。

**4. 除颤** 精准识别致命性心律失常并进行电除颤以终止异常节律。

**5. 心搏骤停自主循环恢复后治疗** 对于心搏骤停的 ROSC 患者，需要继续接受心搏骤停后多学科的综合治疗，防止心搏骤停的复发从而使患者受益。

**6. 康复** 为心搏骤停存活者及其护理人员制订全面的多学科出院治疗计划，以确保最佳的器官功能恢复、心理康复和重返社会的能力。

### 三、心肺复苏方法

#### （一）心肺复苏中循环支持和通气支持

当前心搏骤停急救强调高质量的胸外按压。胸外按压可通过增加胸腔内压力和直接按压心脏提供心搏骤停后血液循环的动力，正确的胸外按压可将动脉收缩压维持在 60～80mmHg，但是对舒张压影响较小，低舒张压时颈动脉的平均血压很少超过 40mmHg。有效的胸外按压产生的前向血流尽管量少，但是给心脑带来了很重要的氧供和代谢底物。根据氧输送公式，氧输送取决于心脏的每搏量和动脉血氧含量，即心脏按压和人工呼吸，在心脏停搏的前几分钟内，肺内及血液中有一定的氧储备，及时有效的心脏按压快速恢复心输出量就能提高氧输送，但随着心肺复苏时间的延长，患者体内储备氧逐渐耗尽，此时如果没有适当的通气，单纯胸外按压并不能达到提高氧输送的效果。人工通气的目的在于维持合适的氧合并排出体内产生过多的二氧化碳：由于 CPR 时心输出量仅为正常时的 25%～33%，肺循环血量也随之明显减少，低于正常的通气量即可达到正常的通气血流比值；当过度通气时会导致胸腔压力升高，减少静脉回流和心排出量，降低冠脉灌注压；此外，过度通气还会降低体内二氧化碳的含量，使脑血管收缩降低脑灌注。就吸入氧浓度而言，我们吸入空气的含氧量约为 21%，呼出气氧含量约为 17%，因此口对口人工通气足以为患者提供其所急需的氧气。但 CPR 时心输出量明显降低，整体氧输送仍远低于正常，所以目前推荐 CPR 时可给予尽可能高的氧气浓度。

胸外按压的频率、深度和人工呼吸的频率都在实践中不断地修正。就按压的频率而言，2010 年指南为大约 100 次 /min，2015 年指南修改为 100～120 次 /min。就按压的深度而言，2005 年指南为 4～5cm，2015 年指南修改为 5～6cm，2018 年指南部分更新为至少 5cm，沿用至今。就人工通气频率而言，在 2000 年之前，推荐胸外按压与人工通气的比例为 5∶1；在 2000 年国际心肺复苏指南中该比例为 15∶2；而 2005 年国际心肺复苏指南推荐的比例为 30∶2。其比率的变动是在大量实验数据的基础上进行归纳总结而得出的结果，是迄今为止最佳的按压 / 呼吸比率。但是对于已经建立高级气道的 CPR 患者，不推荐使用 30∶2 的通气方式，人工呼吸应每 6 秒进行一次（10 次 /min），同时进行的胸部按压不得间断。

目前 CPR 中的心脏按压方式、通气方式、按压通气配比仍然存在很多争议，如机械胸外按压、仅进行单纯胸外按压和传统心肺复苏、正压通气和被动给氧通气、球囊面罩间断通气同时持续不间断胸外按压、30∶2 进行间断球囊面罩通气 CPR，这些方法孰优孰劣，如何配比仍然需要继续研究。体外膜氧合（extracorporeal membrane oxygenation，ECMO）辅助心肺复苏（ECMO assisted cardiopulmonary resuscitation，ECPR）是指当心搏骤停患者经传统 CPR 抢救后未能实现 ROSC，利用 ECMO 替代心肺功能，增加冠脉、颅脑、外周器官血供，并为治疗导致心搏骤停的原发疾病提供时间，增加自主循环恢复的可能性，维持患者生命的一种抢救措施，包括体外膜肺和心肺分流术。使用 ECPR 可使医务人员有时间来治疗导致心搏骤停的可逆性潜在病因（如急性心肌梗死、肺水肿、顽固性室颤、极度低体温、心肌炎、心肌病、充血性心力衰竭、药物中毒等）或作为左心室辅助装置移植心脏。虽然目前没有针对 ECPR 用于治疗心搏骤停的随机对照试验数据，但 2015 AHA 指南表明，与传统的 CPR 相比，对患有顽固性心搏骤停的患者使用 ECPR 可提高存活率并改善神经功能预后。

#### （二）心脏除颤策略

心搏骤停患者的初始心律最常见的是 VF，若得不到及时有效的救治，可在几分钟内恶化为心室静止，因此需要紧急心脏除颤。在心脏除颤之前做胸外按压，可改善心肌氧供给，提高除颤的成功率；电击后胸外按压可使无灌注心律转为有灌注心律；此外，将胸外按压和心脏除颤的时间间隔减少，将显著提高除颤的成功率。pVT 和 VF 是两种常见的可引起心搏骤停的致命性心律失常。源于希氏束以下的传导系统或者心室肌的连续 3 个或 3 个以上异位心搏称为室性心动过速（室速），在极端的情况下，心室搏动过快可导致血流动力学障碍以至于不能检测到脉搏，组织和器官（尤其是心脏和大脑）无法获得血供，称为 pVT。VF 是一种骤停节律，心脏的电活动变得不规则，心肌以一种快速、非同步的方式颤动，此时心脏也无法正常泵血。上述两种致命性心律失常均可导致严重的血流动力学障碍，需要实施快速除颤、高质量心肺复苏和生存链的所有环节来提高患者的生存概率。

2020 年指南首次提出对顽固性可除颤心率使用双重连续除颤的观点，双重连续除颤指使用 2 台除颤器近乎同时实施电击的做法，但由于目前的研究证据性较弱，不支持使用双重连续除颤。

AED 可以分析并识别出对电击治疗有反应的心律（也被称为可电击心律）。如果确认为 VF 或 pVT，AED 便可提示对心脏给予一次电击。电击可阻止 VF 或 pVT 并重置心脏传导系统，故而有可能恢复正常的（有规则的）心律。如果循环恢复，脉搏可触及，即为 ROSC。

AED 的正确使用是心脏除颤的关键。首先，水是良好的导电体，因此切勿在水中使用 AED。如果患者在水中，请将患者从水中拉出；如果胸部布满水，快速擦拭胸部再贴上 AED 电极片；如果患者躺在雪上或小水坑中，则可以快速擦拭胸部后使用 AED。其次，部分具有高度心搏骤停风险的患者可能植入有除颤器或起搏器，其体表标志为胸部上方或腹部的皮肤下硬块，大小约为一副纸牌的一半，心脏除颤时需避免直接将 AED 电极片放在植入装置上。再次，由于儿童电极片的电击能量过小，对于成年心搏骤停患者，提供高质量心肺复苏应优于尝试使用儿童电极片除颤。

#### （三）复苏药物的选择

迄今为止，尚无任何随机安慰剂对照临床试验支持在心搏骤停的任何阶段应用药物可提高具备完整神经功能的出院存活率，但有证据表明应用以下药物有助于早期自主循环恢复：

1. **肾上腺素（adrenaline）**　2020 年指南仍然推荐，针对不可电击心律的心搏骤停，尽早给予肾上腺素是合理的；针对可电击心律的心搏骤停，在最初数次除颤尝试失败后给予肾上腺素是合理的。尽早使用肾上腺素可以增加 ROSC 的成功率和生存率。成年患者每隔 3～5 分钟经静脉或骨通路给予肾上腺素 1mg。

2. **胺碘酮（amiodarone）**　已证明胺碘酮能够提高入院存活率，提高 VF/VT 的电除颤成功率。初始剂量为 300mg 或 5mg/kg，静脉注射，无效可再加用 150mg。

3. **利多卡因（lidocaine）**　在 2015 年的 AHA 指南中，推荐胺碘酮用于治疗除颤和血管加压药治疗无反应的 VF 或 pVT，而利多卡因仅作为胺碘酮的替代药物使用。由于近年大型随机对照研究显示利多卡因治疗组自主循环恢复率和 24 小时存活率显著高于安慰剂对照组，因此 2018 年的 AHA 更新指南中将利多卡因也加入到心搏骤停心肺复苏流程图中。

4. **镁剂（magnesium）**　2018 年的 AHA 更新指南不常规推荐镁剂用于成人心搏骤停患者；尖端扭转型室速（如与长 QT 间期相关的多形性 VT）可考虑使用镁剂。

5. **β 受体阻滞剂**　缺乏足够的证据支持或反对 ROSC 后早期（在第一个小时内）常规使用 β 受体阻滞剂。

6. **给药途径的选择**　2010 年的 AHA 指南推荐，如果没有现成可用的静脉通路，可尝试经骨通道给药，但 2020 年的 AHA 指南更新为，施救人员对心搏骤停患者首先尝试建立静脉通路进行给药，如果静脉通路建立失败或不可行，可以考虑改用骨通道。

（四）心肺复苏质量的监测

1. 高级气道位置是否正确及气道是否通畅　可通过二氧化碳波形图确认。

2. CPR 质量　可通过定量二氧化碳波形图和连续动脉血压监测实现。如果呼气末 $CO_2$ 分压（$PETCO_2$）小于 10mmHg 或连续动脉血压监测舒张压 <20mmHg 时，需尝试提高 CPR 质量（心输出量是 $CO_2$ 输送至肺部的主要决定因素，当通气量相对恒定时，CPR 期间 $PETCO_2$ 与心输出量呈正相关）。另外，2020 年的 AHA 指南推荐，可在 CPR 过程中使用实时视听反馈装置，以实时提高 CPR 质量。

## 四、心搏骤停后综合征的治疗

随着现代 CPR 流程的不断优化和急诊医务人员技术水平的不断提高，心搏骤停患者自主循环的恢复率也显著提升，但是患者的死亡率并未明显降低，其主要原因就是继发于心肺复苏术后全身各系统/器官缺血再灌注损伤，也称心搏骤停后综合征（post-cardiac arrest syndrome，PCAS）。研究显示，仅恢复正常心律和气体交换并不能确保心搏骤停患者的存活率和功能性恢复，在复苏成功后的第一个 24 小时内再次发生心搏骤停及死亡的比例依然很高，在此阶段给予系统性恢复自主循环后综合治疗，可明显降低由于血流动力学不稳定引起的早期死亡，以及多器官衰竭和脑损伤引起的晚期死亡，并显著改善患者的生活质量。心搏骤停后综合征的治疗包括积极的血流和通气支持、血管内容量复苏，以及血管活性药物的应用、目标体温管理（target temperature management，TTM）和导致心搏骤停的潜在病因的治疗等。

在 ROSC 之后，医务人员应确保患者气道通畅并尽早给予呼吸支持，无意识的患者通常需要建立高级气道并给予机械通气支持。如果患者能够耐受，医务人员还应抬高床头 30°，以降低脑水肿、误吸和呼吸机相关性肺炎的发生率。高级气道的正确放置期间，使用二氧化碳波形图进行监测，调整患者潮气量使 $PETCO_2$ 维持在 35～45mmHg。对于患者氧合的情况，应持续监测脉搏血氧饱和度，在初始复苏阶段可能会使用 100% 的氧进行抢救，但在 ROSC 后医务人员应调整吸入氧浓度至能够获得 95% 动脉血氧饱和度的最低水平，以避免长时间高浓度氧疗造成氧中毒。如果患者收缩压低于 90mmHg，可进行液体输注以增加循环血量，同时还可根据患者的情况酌情使用血管活性药物，使收缩压大于 90mmHg 或平均动脉压大于 65mmHg。此外，也有人建议维持更高的平均动脉压以增加脑血流。由于 TTM 是目前唯一被证明可促进神经功能恢复的干预措施，因此所有自主循环恢复后仍处于昏迷的患者都有 TTM 指征。在自主循环恢复后，应积极寻找及治疗导致心搏骤停的可逆性病因，识别和治疗任何导致心搏骤停的病因，如心脏、肺部、电解质、毒物等。

## 五、展望

随着急救技术的不断完善，心搏骤停后综合征成为制约心搏骤停患者生存率及生存质量进一步提升的关键因素，因此，在努力提高 CPR 技术的同时，更应注重研究心搏骤停后综合征的系统性救治，只有这样才能进一步改善心搏骤停患者的预后。

（尹　文）

## 参 考 文 献

[1] 黄子通,于学忠. 急诊医学 [M]. 2 版. 北京：人民卫生出版社,2014.

[2] 于学忠. 协和急诊医学 [M]. 北京：科学出版社,2011.

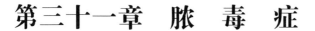

# 第三十一章　脓　毒　症

## 第一节　脓毒症的定义与诊断

### 一、脓毒症的定义

#### （一）脓毒症定义的演化

1992 年美国胸科医师协会和美国危重病学会首次正式定义脓毒症（sepsis）为"感染所致的全身炎症反应综合征"，即脓毒症定义 1.0 版（Sepsis1.0）。有感染导致全身炎症反应综合征（systematic inflammatory response syndrome，SIRS）中的 2 项即可诊断脓毒症。2001 年，华盛顿国际脓毒症定义会议上形成专家共识，进一步细化脓毒症的定义和范畴，更加强调宿主对感染的反应，并提出与时俱进的 PIRO 诊断系统，此为脓毒症定义 2.0 版（Sepsis2.0）。此定义仍以 SIRS 为诊断核心。随着对脓毒症的理解不断深入，很多专家认为 SIRS 越来越不能反映脓毒症的本质，因为其忽视机体的抗炎反应和对炎症的适应性反应。在临床上，以 SIRS 为标准的传统定义太过宽泛，特异性太低，而基于 SIRS 标准的大数据分析又提示其敏感性不足，漏诊率达 12.5%。为此，2014 年欧洲重症医学会和美国重症医学会牵头组建脓毒症定义工作组，经过两年的工作，于 2016 年发布脓毒症新标准，即脓毒症定义 3.0 版（Sepsis3.0）。

#### （二）脓毒症新定义和诊断标准

脓毒症在新标准 Sepsis3.0 中的定义：对感染失调的宿主反应所致危及生命的器官功能障碍。为定量评估这种功能障碍，引入序贯器官衰竭评分（sequential organ failure assessment，SOFA）作为脓毒症新的诊断标准，即感染导致 SOFA≥2 分，或在原有脏器功能不全的基础上感染导致 SOFA 增加程度超过 2 分。在此定义下，SOFA=2 代表（怀疑）脓毒症患者总死亡风险约为 10%。SOFA

分值越高，脓毒症的病死率就越高。新标准同时提出脓毒症休克定义和脓毒症早期快速筛查评分（quick SOFA，qSOFA）。脓毒症休克的定义为：在脓毒症的基础上出现补液无法纠正的低血压，平均动脉压（MAP）< 65mmHg 和血乳酸水平 > 2mmol/L。qSOFA 则包含 3 个核心指标：①呼吸频率≥22 次/min；②任何形式的意识状态改变；③收缩压≤100mmHg。感染导致上述 3 项中任一项阳性即怀疑脓毒症。qSOFA 基于简单的生理参数，不依赖于辅助检查，为脓毒症早期筛查提供了一个方便、有效的工具。

### 二、脓毒症诊断标准的争议与展望

脓毒症并非一个独立疾病而是一个临床综合征，这是脓毒症定义局限性的重要原因。一方面，其诊断缺乏"金标准"的支持，各版脓毒症标准均是基于患者临床与各项生理指标的组合。即便是脓毒症 3.0 版也仅仅是基于临床研究数据库来考察定义的有用性和各种效度，尽管该数据库足够大，但定义仍非基于"金标准"建立。另一方面，脓毒症异质性极强，不同基础疾病、免疫状态、感染部位、病原体等均会对脓毒症的诊断甚至治疗产生重要影响，很难用一个精准的定义来描述。脓毒症定义 3.0 版的局限性主要集中在以下方面：

1. 虽然对器官功能不全有量化的定义（SOFA 评分），但没有明确如何确诊感染，在实际操作中存在较强的主观性。由于对感染的诊断不明确，可能导致诊断的假阳性。美国感染病学会就认为超过 40% 的疑似脓毒症患者最终被证实与感染无关，早期的广谱抗生素治疗对这部分患者不但无益，甚至有害。

2. SOFA 评分中的各项指标不能客观反映脏器功能的损害，尤其是早期损害。各脏器功能损害用血清肌酐、血清胆红素、血压、$PaO_2/FiO_2$比率、格拉斯哥昏迷评分（Glasgow coma scale，GCS）、血小板计数等来反映，本身就有较大局限性，其不能精准反映脏器储备功能的减退，更不利于脓毒症的早期诊断。

3. SOFA 本身是病情严重程度的评估系统，不是疾病的诊断评分，也不是专门为诊断脓毒症而构建。SOFA 主要用于多器官功能不全的评估，对脓毒症死亡风险预测效能较好，但以此来诊断脓毒症则有失偏颇。而 qSOFA 作为脓毒症筛查工具则可能导致任何 qSOFA 阳性患者都将会被当成脓毒症来治疗。

人们对脓毒症的认识是一个不断深入的过程，任何定义均不能完美解决所有问题，脓毒症定义研究的终极目标是把看似不可描述的"脓毒症"变成可以准确描述的"脓毒病"。关于脓毒症定义的研究重点在以下方面：

1. 基于 SOFA 评分脓毒症新标准的前瞻性验证，尤其是在不同种族、不同地区、不同基础疾病、不同免疫状态、不同感染部位等异质性方面的前瞻性验证和真实世界研究，以进一步探究其对脓毒症的诊断价值。

2. "感染"与"非感染"的精确划分。

鉴于当前脓毒症诊断的新标准（Sepsis3.0）在对感染本身诊断方面的明显不足，中国急诊专家进行了深入探索，对"什么是感染？"这样一个模糊的临床问题达成了可操作性共识。即若有如下表现应考虑急性感染：①有急性（72 小时内）发热或低体温；②白细胞总数增高或降低，③C 反应蛋白（C-reactive protein，CRP）升高、白介素 -6（inter-leukin-6，IL-6）升高；④降钙素原（procaialtinon，PCT）升高；⑤有明确或可疑的感染部位。确定感染诊断标准为：以上①②③中的任 2 项 + ④⑤中的 1 项；疑似感染诊断标准为：以上①②③中的任 1 项 + ④⑤中的 1 项。基于该标准诊断感染的临床可行性大为提升，但其效果仍需要大量的后续临床实践来进一步验证。

诊断感染的"金标准"为获取相应病原体，而临床上病原学培养和鉴定时间较长且阳性率低，为此有多种探索中的手段用于早期快速识别病原体。

（1）搜寻能反映脓毒症病理生理紊乱核心进程的新型标志物。正在探索中的新型标志物包括脓毒素（presepsin）、肾上腺髓质素（adrenomedullin，ADM）、可溶性髓样细胞触发受体 -1（sTREM-1）等，这些潜在的新型标志物有望超越降钙素原（PCT），最终能很好地区分感染与非感染疾病。

（2）基于宏基因组学的病原学精准诊断。宏基因组学的概念于 1998 年被首次提出，它是应用基因组学技术对样本中的核酸分子进行无差别、无选择性测序，将结果与已知微生物序列数据库进行对比分析，从而诊断出病原体。随着测序技术的升级换代，该技术日益精准，但目前仍较昂贵。降低成本、实现床旁化是当前重点研究的方向。

（3）床旁病原学快速检查（point-of-care testing，POCT），如已有的尿肺炎链球菌抗原、尿军团菌抗原、基因芯片技术等，在此基础上开发出更多的病原体 POCT 技术。

3. 探索器官功能损伤的更早期、更特异指标，而不是出现典型的 SOFA 各指标改变时才考虑器官损伤，这有利于早期诊断和干预。例如胱抑素 C 对肾脏功能、胆碱酯酶对肝脏功能、血栓弹力图对凝血功能等早期反映相应器官储备能力的更指标。

4. 将解剖形态、功能和血清标志物结合，形成脓毒症联合评估模式或评分系统。类似于心肌梗死的诊断：将血清标志物（肌钙蛋白，肌酸激酶同工酶）与功能研究（超声心动图中的室壁运动、心电图改变）和解剖学（血管造影术、组织学）相结合。

5. 人工智能（artificial intelligence，AI）在脓毒症早期诊断和精准治疗方面的应用。在全球可预防性死因中，脓毒症位居第一，其早期诊断备受关注。人工智能支持系统快速、精准，用于脓毒症诊治的探索方兴未艾。2018 年，美国杜克大学启用监测脓毒症的人工智能系统"Sepsis Watch"，该 AI 系统的"智能"来自其对包含 3 200 万个数据点的 5 万余份病历的深度学习，此系统每 5 分钟从患者各种参数中提取一次信息，若确定符合脓毒症早期诊断标准，就会发出警报，这种密集实时分析是医生无法完成的。同在 2018 年，英国伦敦帝国理工学院开发的人工智能临床医师，能动态提示 ICU 成年脓毒症患者的最佳治疗方案，该 AI

指导下的治疗能通过减少复苏液体的用量来降低 ICU 的病死率和住院病死率，辅助脓毒症的精准治疗。

## 第二节　脓毒症的急诊治疗

### 一、早期集束化治疗

基于脓毒症的巨大医疗负担，2002 年的《巴塞罗那宣言》倡导全球的拯救脓毒症运动（surviving sepsis campaign，SSC），希望通过提高临床医师对严重脓毒症和脓毒症休克的认识，降低病死率。随后在 2004 年公布第一版 SSC 指南，此后每 4 年更新一次。指南中最重要的内容为在急诊科早期实施对脓毒症的系列强有力干预手段，称为脓毒症集束化治疗（sepsis bundles）。近 10 余年的实践证明，脓毒症集束化治疗有效降低了脓毒症的病死率，并且促进脓毒症早期管理质量的持续改进。脓毒症集束化治疗方案经历了 6 小时、3 小时等发展过程，SSC 执委会于 2018 年提出最新的 1 小时集束化（hour-1bundle，H1B）方案，对于脓毒症患者的早期识别、抢救启动及治疗的管理提出更高的要求。强调对于脓毒症患者的治疗是医疗紧急事件，1 小时内必须完成 5 个步骤，包括：①测量乳酸水平，如初始乳酸水平高于 2mmol/L，则予复查并动态监测；②在给予抗菌药物前进行病原微生物培养；③给予广谱抗菌药物，尽可能覆盖可能致病微生物；④对于低血压或乳酸水平≥4mmol/L 的患者，开始快速输注 30mL/kg 晶体液；⑤如果患者在液体复苏期间或之后仍处于低血压状态，则启用血管升压药物，以维持 MAP≥65mmHg。脓毒症集束化措施压缩到 1 小时旨在突出脓毒症"时间窗"特征，但在客观上可能导致抗菌药物不合理使用增多，对于医疗资源有限的国家或地区，H1B 实施的可行性也可能存在不足，且 H1B 措施的证据级别不高。研究表明，脓毒症早期是否接受完整的 H1B 治疗与患者住院病死率和血管活性药物使用时间无关。这些都给 H1B 方案带来诸多挑战。"集束化"理念是将多种诊治措施按一定条件和顺序实施，以达成急危重症诊治的标准化和时效性，只是"集束化"中每项具体内容的有效性和权重是否一样，

尚需更广泛的临床实践来探索，这也是今后一段时间的研究方向。

### 二、早期目标导向治疗

2001 年，急诊科医师 Rivers 发表早期目标导向治疗（early goal-directed therapy，EGDT）治疗脓毒症的随机对照试验，认为 EGDT 可降低脓毒症的病死率，在其后的 10 多年内被看作是脓毒症治疗的一个里程碑式成就。其内容为对组织低灌注的脓毒症患者采取系列序贯干预措施，如液体、升压药、输血、强心等，逐次达到各项目标，并最终纠正组织低灌注。最初复苏目标为：中心静脉压（central venous pressure，CVP）8～12mmHg，MAP≥65mmHg，尿量≥0.5mL/（kg·h），中心静脉氧饱和度（$ScvO_2$）≥70% 或混合静脉氧饱和度（$SvO_2$）≥65%。（图 4-31-1）

但是，近几年的 3 个大型临床研究均未能复制 Rivers 的结果，认为 EGDT 方案不仅无益，反而会增加费用。对 EGDT 的争议主要集中在以下方面：① CVP 问题。采用 CVP 反映前负荷有较大局限性，CVP 达 8～12mmHg 时，可能导致液体超负荷，而且置入深静脉导管会增加费用和导管相关感染风险。多个临床研究也提示对脓毒症或脓毒症休克患者进行 CVP 检测不仅无益，还可能有害。②复苏终点 $ScvO_2$ 的问题。$ScvO_2$ 为中心静脉氧饱和度，即毛细血管静脉端氧饱和度，为组织细胞消耗后"剩下的氧饱和度"，因而能够反映氧供需之间的平衡。休克的失代偿期，组织往往因线粒体功能障碍而无法充分利用氧，静脉端的氧饱和度降低并不显著，$ScvO_2$ 也就不能充分反映组织氧供需的平衡。③平均动脉压（MAP）问题。MAP 代表大循环灌注压，提供血液流向组织的前向动力，大循环稳定并不代表微循环无恙。此外，为提高血压而过量使用血管升压药物势必会导致微循环进一步恶化，因此，将 MAP 界定为 65mmHg 并不适合于所有脓毒症患者，而合适的 MAP 值仍属未知。④给予正性肌力药物、血液制剂的盲目性。足量液体复苏和血管升压药后组织缺氧仍得不到改善的原因很多，不能将其简单粗暴地归因于心功能不全或者贫血，这样看似可操作性好，其实盲目性较大。

"目标"和"导向"本身在脓毒症早期复苏中

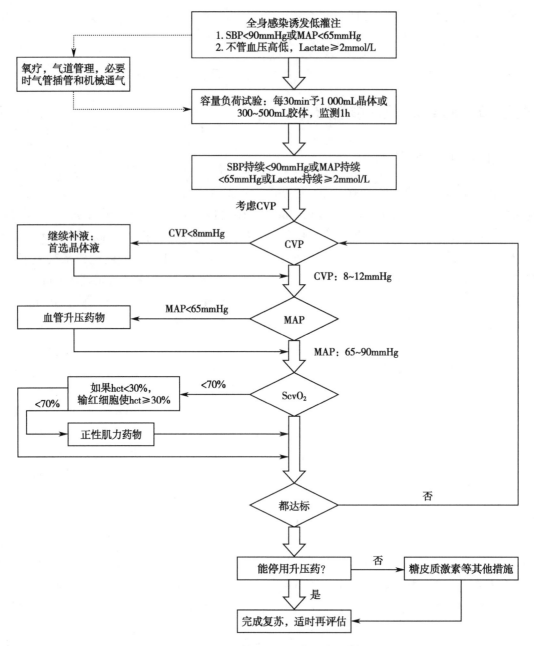

图 4-31-1 脓毒症的早期目标导向治疗

的重要意义是不容否认的，只是在具体实现上存在不足。目前无论在液体复苏还是血管升压药的使用上均越来越趋向于保守，过犹不及（"Less is more"）的理念渐入人心，但仍需实践和时间的检验。未来对 EGDT 的传承和拓展应着眼于探索更合理的阶段性复苏目标和复苏终点。

1. **合适的前负荷** 探索更理想、更无创的前负荷监测手段与指标，更个体化的前负荷目标值，如脉搏指示连续心输出量（pulse-indicated conti-nuous cardiac output，PiCCO）、超声对全心舒张末期容积（global end-dilution volume，GEDV）的

监测、超声下的下腔静脉变异率等均是可能优于CVP 的前负荷指标。

2. **合适的目标灌注压水平** 脓毒症休克总体趋向于低压复苏，不同年龄、不同基础血压水平、不同基础脏器功能可能需要不同的平均动脉压（MAP）目标，应探索灌注压的个体化目标与实现途径。

3. **床旁心功能监测指导正性肌力药物的应用** 常用床旁监测手段包括超声（经胸超声或经食管超声）、PiCCO、基于电阻抗的无创心输出量监测等，应用这些手段细分脓毒症心功能状态，并

指导正性肌力药物的使用是当前重点研究的方向。

4. 合适的血红蛋白水平和输血对微循环的影响　血红蛋白为氧载体，但脓毒症时血红蛋白并非越高越好，况且库存血由于红细胞的变形能力极差，对微循环的直接影响可能是负面的。因此，脓毒症患者合适的血红蛋白水平仍属进一步探索的方向。

5. 合适的复苏终点　脓毒症的集束化治疗应以器官功能损害逆转为终点，已知的血压、尿量、中心静脉血氧饱和度等均不能完美反映这一终点。乳酸清除率是当前广泛认可的客观、量化重点指标，但需反复采血，增加患者痛苦和成本。随着对脓毒症病理生理本质认识的进一步深入，应找到更好的复苏终点指标。

6. 微循环监测指导下的目标导向治疗　微循环是"脓毒症的发动机"，因此是脓毒症监测和治疗最有希望的靶点，床旁微循环监测在脓毒症复苏中有很好的应用前景。毛细血管再充盈时间（capillary refill time，CRT）一定程度上反映末梢微循环，多项共识均推荐其作为微循环判断的直观指标，但其受指甲局部病变和人工计时的主观性影响较大。最近的研究显示，通过电子仪器获得的 CRT 更准确可靠，其与乳酸清除率有很好的相关性，能反映微循环障碍的好转。其他的局部微循环灌注指标，如皮肤温度梯度（skin temperatures gradient）、花斑评分（mottling score）（图 4-31-2）和外周灌注指数（peripheral perfusion index）均在不同场景（如深肤色、低体温等）下用于无创性评估外周灌注并指导复苏，当前有限的研究表明他们对预后的判断和对复苏的指导可能优于尿量、乳酸等传统微循环灌注指标。床旁可视化微循环监测技术，如侧流暗视野显微镜（sidestream darkfield microscopy，SDF）或正交光谱成像技术（orthogonal polarization spectral imaging，OPS）已能够实现方便、快捷、定量的微循环评估，其在脓毒症方面的应用会进一步深入开展。

## 三、液体复苏

### （一）液体的种类

当前指南推荐首选晶体液进行复苏，由于人工胶体可能导致肾损伤及凝血紊乱，不建议用于脓毒症的复苏。目前没有证据支持某种晶体液更好，但应避免大量输注生理盐水以防高氯性代谢性酸中毒。研究表明，脓毒症使用白蛋白是安全的，但其有效性仅与晶体液相当，而昂贵的价格必然制约其广泛应用。

关于脓毒症复苏液体的种类近年来进行了大量探索，也有一些颠覆性结论，例如人工胶体羟乙基淀粉已被排除在脓毒症液体治疗之外。而晶体的血流动力学效应又太短暂，使用晶体后一般血流动力学获益持续不超过 1 小时。0.9% 氯化钠溶液（生理盐水）是最为广泛使用的晶体液，由于其氯的浓度高于细胞外液，使用生理盐水进行大容量复苏可能引起高氯性代谢性酸中毒，后者可导致肾血管收缩和急性肾损伤（acute kindey injury，AKI）。所以 SSC 指南建议选择平衡晶体液，如乳酸林格液、复方电解质液、醋酸林格液等，但这是一个证据质量较低的弱推荐。总体上脓毒症理想的液体仍属进一步探索的目标，未来关于液体种类的研究可以考虑以下方面：

1. 鉴于微循环在脓毒症中的重要意义，不同液体对微循环的作用，对组织器官功能的影响是需要重点关注的研究方向。

2. 研发新型人工胶体或平衡晶体，要以减少副作用，增强扩容效力、改善微循环和调节内环境为目标。

3. 继续探索已有液体的使用时机和个体化应用指征。例如，白蛋白、平衡晶体、不同浓度高渗盐水等。又如，胶体液的作用仍不清楚，包括

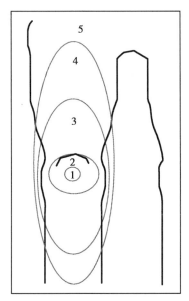
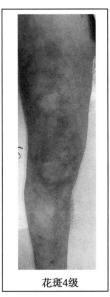

花斑4级

图 4-31-2　花斑评分（mottling score）

何时使用、使用多少和使用类型等。

4. 考虑到脓毒症病因的异质性，需要分层评估脓毒症的亚群，以确定不同液体对脓毒症预后的影响。

5. 探索在资源有限的地区液体种类的选择，从卫生经济学角度描述资源缺乏地区的合适液体种类。

**（二）液体的量**

容量对脓毒症是把双刃剑，容量不足和过多均可影响组织灌注：容量不足导致组织低灌注，引起组织缺血缺氧；容量过多导致组织水肿，加重微循环障碍。因此，脓毒症液体的用量经历了从开放性复苏到限制性复苏再到探索精准个体化补液的过程。既往的晶体液用量可以高达 500～1 000mL/30min，而当前指南推荐初始 3 小时内的晶体补液量仅为 30mL/kg，成人最初液体复苏量仅有 2 000mL 左右。同时，在限制补液的基础上发展出更精准的四阶段液体管理策略，即：复苏（rescue）、优化（optimization）、稳定（stabilization）和降级（de-escalation），称为 ROS-D 原则。其实，无论何种液体复苏，均应以增加心脏前负荷、提高灌注压和改善微循环为总体目标，而脓毒症合适的补液量、补液方式仍存在较大分歧，近年各临床研究结论的不一致也表明脓毒症的液体复苏尚需深入研究。

容量反应性决定最初的补液模式，可考虑在传统的补液试验、抬腿试验、基于心肺交互作用的脉压差变异（pulse pressure variation, PPV）和每搏量变异（stroke volume variation, SVV）等基础上，借助超声、气体分析、电阻抗等手段探索出适合急诊使用的简单、可靠的容量反应性评估手段。

将微循环床旁监测手段引入液体复苏的管理，以定量的、可视化的微循环指标改善来指导液体治疗，使之真正地由理论走向临床规模性应用实践。

ROS-D 原则是一个较新的理念，尚需大规模前瞻性试验和真实世界的研究来验证，尤其是其中的"目标导向反向性液体复苏"更需要进一步探索可操作性的方案。

**（三）血管升压药**

脓毒症合并低血压或休克的主要病理生理异常为血管收缩功能障碍，脓毒症休克就是一种血管扩张性休克（或称分布性休克），其深层次机制与血管收缩和血管舒张剂之间平衡失调有关。一方面，脓毒症时血管对儿茶酚胺、精氨酸加压素（arginine vasopressin, AVP）和血管紧张素Ⅱ的反应性降低，其中儿茶酚胺可发生"脱敏"，其原因是 $\alpha_1$ 肾上腺素能受体下调或受体与其细胞内信号脱偶联，脓毒症状态也与血浆 AVP 水平降低和 AVP1 型受体（arginine vasopressin 1 receptor, V1R）表达下调有关。另一方面，各种血管舒张因子（如一氧化氮、肿瘤坏死因子 α、激肽和前列腺素）也在脓毒症时大量释放，导致血管舒张作用明显增强，生理状态下的儿茶酚胺远很难发挥作用。其他导致血管舒张作用增强的可能机制包括脓毒症导致的内源性过氧亚硝酸盐、超氧阴离子和前列环素产生增加，ATP 敏感性钾通道（ATP sensitive potassium channels, K-ATP）激活，糖皮质激素不足等。

主流的血管升压药包括多巴胺和去甲肾上腺素，两者升压机制不尽相同。近年的高质量证据表明，二者虽然在脓毒症总体预后方面无差异，但多巴胺的副作用更大，因而推荐去甲肾上腺素作为脓毒症首选的升压药。但是，由于严重脓毒性休克患者 $\alpha_1$ 肾上腺素能受体下调，通常需要大剂量去甲肾上腺素才能维持 MAP，这势必会使微循环进一步收缩，加重微循环障碍。大剂量去甲肾上腺素还有显著的心肌毒性和导致脓毒症免疫调节紊乱的副作用。这促使我们尽量减少去甲肾上腺素的用量，并积极探索新型非儿茶酚胺类升压药，如血管升压素、血管紧张素Ⅱ等，然而目前的临床研究均未能证实这些药物能改善脓毒症的预后。在脓毒症血管升压药方面的研究应重点考虑以下方面：

**1. 探索新型血管升压药** 对新型升压药的探索不仅要求副作用小，还要求其选择性更高。未来的升压药会作用于不同的血管受体，我们不再对所有患者使用相同的升压药，而是根据相关生物标志物测定哪种受体最有效，从而选择最合适的升压药。例如，血管升压素前体就可以作为脓毒性休克选择血管升压素的生物标志物。最佳的升压药治疗方案可以是作用于不同受体的药物组合，使每种药物的剂量最小化、安全性最大化。

2. **对当前主要升压药进行深入研究** 升压药的最佳滴定策略目前仍属未知，研究表明与小于 $1\mu g/(kg\cdot min)$ 的剂量相比，大于 $1\mu g/(kg\cdot min)$ 的去甲肾上腺素剂量可显著降低死亡率。另有研究显示，与正常体重相比，肥胖患者只需要较小剂量的去甲肾上腺素就能达到目标血压。需探索升压药在脓毒症患者不同异质性特征（如水肿、肥胖、器官功能受损等）下的药物代谢动力学和药效学，制定个体化的给药和监测方案。此外，探索它们对脓毒症免疫功能的影响、对微循环的影响，以及对心脏和其他脏器功能的影响，探究它们对分布性休克的多模式应用价值，以避免大剂量单药的副作用。例如，目前动物研究提示去甲肾上腺素可能导致免疫抑制并促进细菌生长，会增加感染易患性，该方向的研究可深入开展。

3. **优化升压药的用量** 大多数缩血管药物最有效和最安全的剂量并不清楚，在有效的前提下设法减少用量以降低其副作用是现阶段的合理策略。目前已有用心室 - 动脉偶联指标、舒张压休克指数（心率 / 舒张压）或血管升压药物试验来指导去甲肾上腺素的合理使用，其作用在进一步探索中。也有研究在探索血管升压药的介入时机，希望在休克代偿期即提前介入，以减少升压药用量，这就需寻找与动脉压（尤其是反映血管扩张的舒张压）下降相关的标志物来启动升压药，而不是等到血压明显下降时才启用。现有研究表明，维生素 C 作为内源性儿茶酚胺和血管加压素合成的辅助因子，可减少升压药用量，但目前的几项大型临床试验均未得到预后层面的阳性结果。维生素 C 联合硫胺素或皮质激素，且选择合适潜在获益亚组可能会有更大的研究前景。

**（四）脓毒症的体外治疗**

脓毒症体外治疗的目的是消除血液中被认为有害的物质，主要包括血液净化和体外膜氧合两大技术。大量证据表明，感染触发的细胞因子风暴与脓毒症的发生、发展和预后密切相关，通过血液净化手段清除细胞因子是严重脓毒症治疗的重要辅助手段。当前，内毒素、细胞因子的血液吸附和多黏菌素 B 血液灌流已用于临床。遗憾的是，系列临床研究均未能证实这些技术可以改变脓毒症结局，这可能与脓毒症高度异质性和血液净化技术的高选择性有关。基于血液净化技术

在病理生理机制上的有效性，应该存在适合血液净化的脓毒症亚组，只是目前我们还不能区分。体外膜氧合（extracorporeal membrane oxygenation, ECMO）是一种改良的人工心肺机，其最核心的部分是膜肺和血泵，分别起到人工肺和人工心的作用。严重脓毒症时，ECMO 不仅可用于体外呼吸支持，也可用于循环支持。但由于价格昂贵，目前 ECMO 治疗脓毒症的研究尚处于起步阶段，介入的指征和时机也不明确。鉴于目前脓毒症体外治疗的意义和存在的问题，进一步的研究应包括：

1. 通过更大样本量临床研究，评估已有血液净化技术对短期血流动力学、宿主反应的调节、抗菌药物代谢动力学的影响，搜寻适合特异性血液净化技术的脓毒症亚组，并确定其介入的时机。

2. 开展血液净化在脓毒症治疗方面的基础研究和个体化研究。脓毒症的免疫反应是个体过程，不同的脓毒症表型之间的细胞因子谱存在显著的差异，因此需个体化探索适合特定病原菌、特定细胞因子或特定病灶的新型材料。

3. 通过大样本临床试验或真实世界研究，进一步探索 ECMO 的介入时机，以及在不同脓毒症异质性背景下效果的差异，探索 ECMO 治疗脓毒症的卫生经济学评价，最终形成脓毒症 ECMO 治疗规范。

**（五）脓毒症的精准医学探索**

脓毒症不是一个具体的疾病，而是一个临床综合征，其高异质性导致临床研究难度极大，大型研究的阴性结果层出不穷，精准医学为解决脓毒症异质性提供了一个理想的工具。

1. 基于转录组学分析不同患者的特异性宿主反应机制。代谢组学和蛋白组学分析可进一步证实免疫或代谢方面的宿主反应过程，从而揭示脓毒症及其并发症的关键病理生理机制。

2. 在颠覆性的脓毒症诊断生物标志物出现前，目前应重点探索生物标志物指导脓毒症个体治疗的应用。如可溶性凝血调节因子指导抗凝治疗的探索，让我们知道使用肝素的最佳时机。单核细胞人白细胞抗原 DR（mHLA-DR）区分不同的免疫状态，让我们知道是否抗炎治疗或增强免疫治疗，而非盲目地给予糖皮质激素或者免疫球蛋白。

3. 遗传背景的筛选。探索脓毒症易感性和治疗反应，寻找液体、白蛋白、血管活性药物、微循环改善药物等相关药物的作用位点，为这些治疗措施提供了精准的导向。

4. 精准抗感染。靶向的抗感染治疗可将每位脓毒症患者的宿主 - 病原体相互作用的特点清晰地描述出来，如纳米技术的应用等。

（曹 钰 周亚雄）

# 参 考 文 献

[1] Singer M, Deutschman CS, Seymour CW, et al. The Third International Consensus Definitions for Sepsis and Septic Shock (Sepsis-3)[J]. JAMA, 2016, 315(8): 801-810.

[2] Rhodes A, Evans LE, Alhazzani W, et al. Surviving Sepsis Campaign: International Guidelines for Management of Sepsis and Septic Shock: 2016[J]. Intensive Care Med, 2017, 43(3): 304-377.

[3] Mitchell M Levy, Laura E Evans, Andrew Rhodes, et al. The Surviving Sepsis Campaign Bundle: 2018 update[J]. Intensive Care Med, 2018, 44(6): 925-928.

[4] 王仲，于学忠，陈玉国. 中国脓毒症早期预防与阻断急诊专家共识 [J]. 中华急诊医学杂志, 2020, 29(7): 885-895.

# 第三十二章 休 克

## 第一节 休克的概述

### 一、休克的概念

休克（shock）是机体有效循环血容量减少，组织灌注不足，细胞代谢紊乱和功能受损的病理过程，是多种病因引起全身灌注异常导致的以广泛的细胞缺氧及重要器官功能障碍为特征的临床综合征。氧供给不足和需求增加是休克的本质，产生炎症介质是休克的特征。休克的主要标志是组织低灌注。恢复对组织细胞的供氧，促进其有效利用，重建氧的供需平衡和保持正常的细胞功能是治疗休克的关键环节。

### 二、休克的病因学

低容量休克的病因有失血、多尿、胃肠道丢失、烧伤、出汗、血管扩张、血管通透性增加及"第三间隙"丢失等。心源性休克则来自心肌缺血、瓣膜病、心肌病、心肌炎、心律失常、败血症、药理学因素及心肌低氧等。高动力性休克的主要病因是败血症、神经源性、过敏、内毒素血症及全身炎症反应综合征（SIRS）等。SIRS把全身性内皮炎症归纳为一个明确术语，它可分为四个阶段：①感染，即全身性炎症反应；②严重感染，伴发脏器功能不全；③感染性休克，伴有低血压；④顽固性休克，对充分补液治疗无反应的低血压。每上升一个阶段，死亡率也上升。

在各种休克状态下，由于病因的相互作用，临床上会有混淆不清的表现，常需用血流动力学监测加以仔细评估。

### 三、休克的分类

休克有多种分类方法，以按病因分类最为简明实用。包括：

#### （一）低血容量性休克

主要包括创伤、烧伤、出血、失液等原因引起的休克。

#### （二）分布性休克

主要包括感染性、神经源性、过敏性休克。

#### （三）心源性休克

主要病因为心肌梗死、心律失常，在前负荷正常状态下心脏泵功能减弱或衰竭引起的心排出量减少。

#### （四）梗阻性休克

主要病因为腔静脉梗阻、心脏压塞、张力性气胸引起心脏内外流出道梗阻导致心输出量减少。

### 四、休克的病理生理

#### （一）缺血性缺氧期（休克早期）

本期微循环变化的特点是缺血。休克早期的全身小血管，包括小动脉、微动脉、后微动脉、毛细血管前括约肌、微静脉、小静脉都持续痉挛，使毛细血管前阻力和后阻力都增加，而微静脉、小静脉对儿茶酚胺更敏感，其中主要以毛细血管前阻力增加显著，同时大量真毛细血管网关闭，开放的毛细血管减少，毛细血管血流限于直捷通路，动静脉短路开放，组织灌流量减少，微循环出现少灌少流，灌少于流的情况。

#### （二）淤血性缺氧期（休克期）

本期微循环变化的特点是淤血。

1. **毛细血管前阻力降低** 休克的淤血性缺氧期，内脏微循环中的血管运动现象首先消失，终末血管床对儿茶酚胺的反应性降低，此时，血液不再局限于通过直捷通路，而是经过毛细血管前括约肌大量涌入真毛细血管网，此时微动脉和后微动脉痉挛较前减轻，使毛细血管前阻力降低。

2. **毛细血管后阻力升高** 由于微静脉端的

血流缓慢，红细胞发生聚集，白细胞滚动、黏附、贴壁嵌塞，血小板聚集，血黏度增加，微血流流态改变，使毛细血管后阻力增大。由于毛细血管的后阻力大于前阻力，组织灌而少流，灌大于流，真毛细血管开放数目增多，血流更慢，甚至淤滞，组织处于严重的淤血缺氧状态。

**（三）微循环衰竭期（休克晚期）**

本期微循环变化的特点是广泛形成微血栓。此期可发生 DIC 或重要器官功能衰竭，甚至发生多系统器官功能衰竭，成为休克难治期。

# 第二节　低血容量性休克

## 一、概述

低血容量性休克是指各种原因引起的循环容量丢失而导致的有效循环血量与心输出量减少、组织灌注不足、细胞代谢紊乱和功能受损的病理生理过程。近 30 年来，低血容量性休克的治疗已取得较大进展，然而，其临床病死率仍然较高。低血容量性休克的主要死因是组织低灌注，以及大出血、感染和再灌注损伤等原因导致的多器官功能障碍综合征（MODS）。目前，低血容量性休克缺乏较全面的流行病学资料。创伤失血是发生低血容量性休克最常见的原因。据国外资料统计，创伤导致的失血性休克死亡者占创伤总死亡例数的 10%～40%。低血容量性休克的主要病理生理改变是有效循环血容量急剧减少，导致组织低灌注、无氧代谢增加、乳酸性酸中毒、再灌注损伤和内毒素易位，最终导致 MODS。低血容量性休克的最终结局自始至终与组织灌注相关，因此，提高其救治成功率的关键在于尽早去除休克病因的同时，尽快恢复有效的组织灌注，以改善组织细胞的氧供，重建氧的供需平衡和恢复正常的细胞功能。

## 二、病因

低血容量性休克的循环容量丢失包括显性丢失和非显性丢失。显性丢失是指循环容量丢失至体外，失血是典型的显性丢失，如创伤、外科大手术的失血，消化道溃疡、食管静脉曲张破裂及产后大出血等疾病引起的急性大失血等。显性丢失也可以由呕吐、腹泻、脱水、利尿等原因导致。非显性容量丢失是指循环容量丢失到循环系统之外，主要为循环容量的血管外渗出或循环容量进入体腔内和其他方式的非显性体外丢失。

## 三、诊断

低血容量性休克的早期诊断对预后至关重要。传统的诊断主要依据为病史、症状、体征，包括精神状态改变、皮肤湿冷、收缩压下降（<90mmHg 或较基础血压下降 >40mmHg，1mmHg = 0.133kPa）或脉压差减少（<20mmHg）、尿量 <0.5mL/(kg·h)、心率 >100 次/min、中心静脉压（CVP）<5mmHg 或肺动脉楔压（PAWP）<8mmHg 等指标。然而，近年来，人们已经充分认识到传统诊断标准的局限性，发现氧代谢与组织灌注指标对低血容量性休克早期诊断有更重要的参考价值。有研究证实，血乳酸和碱缺失在低血容量性休克的监测和预后判断中具有重要意义。此外，在休克复苏中每搏量（SV）、心输出量（CO）、氧输送（$DO_2$）、氧消耗（$VO_2$）、胃黏膜 $CO_2$ 张力（$PgCO_2$）、混合静脉血氧饱和度（$SvO_2$）等指标也具有一定程度的临床意义，但尚需进一步循证医学证据的支持。

低血容量性休克的发生与否及其程度，取决于机体血容量丢失的量和速度。成人平均估计血容量占体重的 7%（或 70mL/kg），70kg 体重的人约有 5L 的血液。血容量随着年龄和生理状况而改变，以占体重的百分比为参考指数时，高龄者的血容量较少（占体重的 6% 左右），儿童的血容量占体重的 8%～9%，新生儿估计血容量占体重的 8%～10%。可根据失血量等指标将失血分成四级。大量失血可以定义为 24 小时内失血超过患者的估计血容量或 3 小时内失血量超过估计血容量的一半。

## 四、监测

有效的监测可以对低血容量性休克患者的病情和治疗反应做出正确、及时的评估和判断，以利于指导和调整治疗计划，改善休克患者的预后。

**（一）一般临床监测**

包括皮温与色泽、心率、血压、尿量和精神状态等监测指标。然而，这些指标在休克早期阶段往往难以表现出明显的变化。皮温下降、皮肤苍白、皮下静脉塌陷的严重程度取决于休克的严重程度。但是，这些症状并不是低血容量性休克的特异性症状。心率加快通常是休克的早期诊断指标之一，但是心率不是判断失血量多少的可靠指标。比如较年轻的患者可以很容易地通过血管收缩来代偿中等量的失血，仅表现为轻度心率增快。

血压的变化需要严密地动态监测。休克初期由于代偿性血管收缩，血压可能保持或接近正常。有研究支持对未控制出血的失血性休克维持"允许性低血压"（permissive hypotention）。然而，对于允许性低血压究竟应该维持在什么标准，由于缺乏血压水平与机体可耐受时间的关系方面的深入研究，至今尚没有明确的结论。目前一些研究认为，维持平均动脉压（MAP）在 60～80mmHg 比较恰当。

尿量是反映肾灌注较好的指标，可以间接反映循环状态。当尿量＜0.5mL/(kg·h)时，应继续进行液体复苏。需注意临床上患者出现休克而无/少尿的情况，如高血糖和造影剂等有渗透活性的物质造成的渗透性利尿。

体温监测亦十分重要，一些临床研究认为低体温有害，可引起心肌功能障碍和心律失常，当中心体温＜34℃时，可导致严重的凝血功能障碍。

### （二）有创血流动力学监测

1. MAP 监测 有创动脉血压（IBP）较无创动脉血压（NIBP）高 5～20mmHg。持续低血压状态时，NIBP 测压难以准确反映实际的大动脉压力，而 IBP 测压较为可靠，可保证连续观察血压和即时变化。对于持续低血压的患者，应采用有创动脉血压监测。此外，IBP 还可提供动脉采血通道。

2. CVP 和 PAWP 监测 CVP 是最常用的、易于获得的监测指标，与 PAWP 意义相近，用于监测前负荷容量状态和指导补液，有助于了解机体对液体复苏的反应性，及时调整治疗方案。CVP 和 PAWP 监测有助于对已知或怀疑存在心功能不全的休克患者的液体治疗，防止输液过多导致的前负荷过度。近年来，有较多研究表明，受多种因素的影响，CVP 和 PAWP 与心脏前负荷的相关性不够密切。

3. CO 和 SV 监测 休克时，CO 与 SV 可有不同程度降低。连续监测 CO 与 SV，有助于动态判断容量复苏的临床效果与心功能状态。

除上述指标之外，目前的一些研究也显示，通过对失血性休克患者收缩压变化率（SPV）、每搏量变化率（SVV）、脉压变化率（PPV）、血管外肺水（EVLW）、胸腔内总血容量（ITBV）的监测进行液体管理，可能比传统方法更为可靠和有效。而对于正压通气的患者，应用 SPV、SVV 与 PPV 可能具有更好的容量状态评价作用。

任何一种监测方法所得到的数值意义都是相对的，因为各种血流动力学指标经常受到许多因素的影响。单一指标的数值有时并不能正确反映血流动力学状态，必须重视血流动力学的综合评估。在实施综合评估时，应注意以下三点：结合症状、体征综合判断；分析数值的动态变化；多项指标的综合评估。

### （三）氧代谢监测

休克的氧代谢障碍概念是对休克认识的重大进展，氧代谢的监测进展改变了对休克的评估方式，同时使休克的治疗由以往狭义的血流动力学指标调整转向氧代谢状态的调控。传统的临床监测指标往往不能对组织氧合的改变具有敏感反应，此外，经过治疗干预后的心率、血压等临床指标的变化也可在组织灌注与氧合未改善前趋于稳定。因此，低血容量性休克的患者同时监测和评估一些全身灌注指标（$DO_2$、$VO_2$、血乳酸、$SvO_2$ 或 $ScvO_2$ 等），以及局部组织灌注指标如胃黏膜内 pH 值（pHi）与 $PgCO_2$ 等具有较大的临床意义。

1. 脉搏氧饱和度（$SpO_2$） $SpO_2$ 主要反映氧合状态，可在一定程度上反映组织灌注状态。低血容量性休克的患者常存在低血压、四肢远端灌注不足、氧输送能力下降或者给予血管活性药物的情况，影响 $SpO_2$ 的精确性。

2. **动脉血气分析** 根据动脉血气分析结果，可鉴别体液酸碱紊乱性质，及时纠正酸碱平衡，调节呼吸机参数。碱缺失可间接反映血乳酸的水平。当休克导致组织供血不足时，碱缺失下降，提示乳酸血症的存在。碱缺失与血乳酸结合是判断休克组织灌注较好的方法。

3. $DO_2$、$SvO_2$ 的监测 $DO_2$、$SvO_2$ 可作为评估低血容量性休克早期复苏效果的良好指标，动态监测有较大意义。$ScvO_2$ 与 $SvO_2$ 有一定的相关性，前者已经被大量研究证实是指导严重感染和感染性休克液体复苏的良好指标。但是，$DO_2$、

$SvO_2$ 对低血容量性休克液体复苏的指导价值缺少有力的循证医学证据。

**4. 动脉血乳酸监测** 动脉血乳酸浓度是反映组织缺氧的高度敏感的指标之一，动脉血乳酸增高常较其他休克征象先出现。持续动态的动脉血乳酸和乳酸清除率监测对休克的早期诊断、判定组织缺氧情况、指导液体复苏及预后评估具有重要意义。但是，血乳酸浓度在一些特别情况下如合并肝功能不全，难以充分反映组织的氧合状态。研究显示，创伤后失血性休克的患者，血乳酸初始水平及高乳酸持续时间与器官功能障碍的程度及死亡率相关。

**5. pHi 和 $PgCO_2$ 的监测** pHi 和 $PgCO_2$ 能够反映肠道组织的血流灌注情况和病理损害，同时能够反映出全身组织的氧合状态，对评估复苏效果和评价胃肠道黏膜内的氧代谢情况有一定的临床价值。

**（四）实验室监测**

**1. 血常规监测** 动态观察红细胞计数、血红蛋白（Hb）及红细胞压积（HCT）的数值变化，可了解血液有无浓缩或稀释，对低血容量性休克的诊断和判断是否存在继续失血有参考价值。有研究表明，HCT 在 4 小时内下降 10% 提示有活动性出血。

**2. 电解质监测与肾功能监测** 对了解病情变化和指导治疗十分重要。

**3. 凝血功能监测** 在休克早期即进行凝血功能的监测，对选择适当的容量复苏方案及液体种类有重要的临床意义。常规凝血功能监测包括血小板计数、凝血酶原时间（PT）、活化部分凝血活酶时间（APTT）、国际标准化比值（INR）和 D- 二聚体。此外，还包括血栓弹力描记图（TEG）等。

## 五、治疗

**（一）病因治疗**

休克所导致的组织器官损害的程度与容量丢失量和休克持续时间直接相关。如果休克持续存在，组织缺氧不能缓解，休克的病理生理状态将进一步加重。所以，尽快纠正引起容量丢失的病因是治疗低血容量性休克的基本措施。创伤或失血性休克的相关研究较多，对于创伤后存在进行性失血需要急诊手术的患者，多项研究表明，尽可能缩短创伤至接受决定性手术的时间能够改善预后，提高存活率。

**（二）液体复苏**

液体复苏治疗时可以选择晶体溶液（如生理盐水和等张平衡盐溶液）和胶体溶液（如白蛋白和人工胶体）。由于 5% 葡萄糖溶液可很快分布到细胞内间隙，因此不推荐用于液体复苏治疗。目前尚无足够的证据表明晶体液与胶体液用于低血容量性休克液体复苏的疗效与安全性方面有明显差异。

**（三）输血治疗**

输血及输注血制品在低血容量性休克中应用广泛。失血性休克时，丧失的主要是血液。但是，在补充血液、容量的同时，并非需要全部补充血细胞成分，必须考虑到凝血因子的补充。浓缩红细胞临床输血指征为血红蛋白≤70g/L；血小板输注主要适用于血小板数量减少或功能异常伴有出血倾向的患者，血小板计数 < 50 × 10$^9$/L，或确定血小板功能低下可考虑输注；输注新鲜冰冻血浆的目的是补充凝血因子的不足，大量失血时输注红细胞的同时应注意使用新鲜冰冻血浆；冷沉淀内含凝血因子Ⅴ、Ⅷ、Ⅻ、纤维蛋白原等，适用于特定凝血因子缺乏所引起的疾病，以及肝移植围手术期肝硬化食管静脉曲张等出血。对大量输血后并发凝血异常的患者及时输注冷沉淀可提高血液循环中凝血因子及纤维蛋白原等凝血物质的含量，缩短凝血时间，纠正凝血异常。

**（四）血管活性药与正性肌力药**

低血容量性休克的患者一般不常规使用血管活性药。临床通常仅对足够的液体复苏后仍存在低血压或者输液还未开始的严重低血压患者，才考虑应用血管活性药。

**（五）肠黏膜屏障功能的保护**

肠黏膜屏障功能的保护包括循环稳定、尽早肠内营养、肠道特需营养支持如谷氨酰胺的使用、微生物内稳态调整等。

**（六）体温控制**

严重失血性休克合并低体温是一种疾病严重的临床征象，低体温（<35℃）可影响血小板的功能、降低凝血因子的活性、影响纤维蛋白的形成，增加创伤患者严重出血的危险性，是出血和病死率增加的独立危险因素。但是，合并颅脑损伤的患者控制性降温有一定的积极效果。

# 第三节 感染性休克

## 一、病因

由致病微生物所引起，可继发于释放内毒素的革兰氏阴性杆菌为主的感染，如急性腹膜炎、胆道感染、急性肠梗阻及呼吸道或泌尿系感染等。

## 二、临床表现

全身炎症反应综合征（SIRS）出现两种或两种以上如下表现，可以认为有这种反应的存在：①体温 $>38℃$ 或 $<36℃$；②心率 $>90$ 次/min；③呼吸频率 $>20$ 次/min，或 $PaCO_2<32mmHg（4.3kPa）$；④血白细胞 $>12\,000/mm^3$，$<4\,000/mm^3$，或幼稚型细胞 $>10\%$。

休克代偿期：休克代偿期血压往往正常或略低于正常，在代偿作用下有时甚至轻度升高，但脉压降低。此期，患者由于血流再分布，外周组织和器官灌注减少，引起肢端和面色苍白、发绀、尿量减少。同时由于神经内分泌系统激活，引起心率和脉搏增快、烦躁不安。部分暖休克患者早期可表现为肢端温暖、皮肤干燥、面色潮红，但组织灌注不良存在，容易漏诊。

休克失代偿期：休克失代偿期由于代偿作用消失，心脑血供下降，表现为神志烦躁加剧或萎靡、嗜睡，甚至出现神志不清。同时血压进行性下降，组织缺血缺氧加剧，尿量进一步减少或无尿，皮肤可出现花斑，实验室检查提示酸中毒。

休克难治期：休克难治期的突出表现为循环衰竭、DIC 及 MODS。循环衰竭表现为血压持续下降或难以测出，对血管活性药物反应性差；凝血功能异常，出现 DIC 表现，如出血、皮下瘀斑、贫血等；各器官功能障碍可出现各自的临床表现，如肾功能不全出现少尿或无尿，ARDS 患者出现呼吸频率和节律的异常等。

## 三、诊断

临床上沿用的诊断感染性休克的标准常包括：①临床上有明确的感染；②有 SIRS 的存在；③收缩压低于 90mmHg 或较原基础值下降的幅度超过 40mmHg，至少 1 小时，或血压依赖输液或药物维持；④有组织灌注不良的表现，如少尿（$<30mL/h$）超过 1 小时，或有急性神志障碍。感染性休克不一定有持续的致病微生物感染存在，而是致病微生物引起机体过度的炎症反应，导致组织灌注不足和器官功能障碍。

## 四、治疗

### （一）控制感染

是救治感染性休克的主要环节，在无明确病原菌前，一般以控制革兰氏阴性杆菌为主，兼顾革兰氏阳性球菌和厌氧菌，宜选用杀菌剂，避用抑菌剂。给药方式为静脉滴注或静脉注射，一般不采用肌注或口服，由于此时循环不良、呼吸困难，起效较慢。休克时肝肾等器官常受损，故在选择抗生素的种类、剂量和给药方法上，应予注意。

### （二）扩容治疗

给予充分的血容量支持，可从静脉及胃肠道补给，保证组织灌注，快速扩容以增加心输出量和运输氧的能力，保证脑组织及各器官组织氧的供给，迅速恢复循环血容量，减少器官血流灌注不足的时间，防止发生多器官功能衰竭。容量复苏的目标：一旦确定存在组织低灌注，应当立即进行，不应延迟到患者入住重症监护病房以后。对急性全身感染导致的低灌注的复苏目标包括以下所有内容，并作为治疗方案的一部分：① CVP $8\sim12mmHg$；② MAP $\geqslant65mmHg$；③尿量 $>0.5mL/（kg\cdot h）$；④ $ScvO_2\geqslant70\%$ 或 $SvO_2\geqslant65\%$。容量复苏原则：感染性休克早期，患者均有血容量不足，根据血细胞比容、中心静脉压和血流动力学监测选用补液的种类，掌握输液的速度。推荐晶体为主，有利于防止胶体从血管渗漏导致肺水肿和心力衰竭的发生。低蛋白血症患者推荐白蛋白。

### （三）血管活性药应用

感染性休克不同阶段的病理生理过程十分复杂，治疗的关键是纠正血流动力学紊乱；治疗的主要目标是改善组织器官的血流灌流，恢复细胞的功能与代谢。迄今为止，合理应用血管活性药仍是休克的基础治疗之一，其中多巴胺和去甲肾上腺素较为常用。近年来，相继发表的去甲肾上腺素对感染性休克血流动力学影响的研究证明，去甲肾上腺素较之多巴胺在治疗感染性休克方面有更大的优势，尤其是前者在提高平均动脉压、增加外周血管阻力和改善肾功能方面表现了较强的作用，能够改善内脏的灌注和氧合，使局部氧代谢改善，氧摄取率增加，满足了微循环对氧的需求，而后者可能有更多的不良反应，特别是心房颤动等心律失常，且死亡风险增加。经过充分液体复苏，血压仍不达标，为了使 MAP≥65mmHg，需要加用血管升压药物，首选去甲肾上腺素；只有当患者心律失常发生风险较低，且低心输出量时，才考虑使用多巴胺。当心脏充盈压增高和低心输出量提示心功能不全，或尽管容量充足和 MAP 达标，仍然持续存在低灌注征象时，可加用正性肌力药物，如多巴酚丁胺、左西孟旦。

### （四）脏器功能支持

1. **呼吸功能支持** 感染性休克可首先给予鼻导管给氧、面罩给氧、无创呼吸机辅助呼吸，如果氧饱和度不稳定，或存在难以纠正的酸碱平衡紊乱，立即给予气管插管呼吸机辅助呼吸，保证全身各组织器官氧的供给。对急性全身感染引发的 ARDS 患者进行机械通气时，推荐设定潮气量为 6mL/kg，推荐设平台压上限为 30cmH$_2$O，中、重度 ARDS（PaO$_2$/FiO$_2$≤200mmHg）患者，建议使用高水平 PEEP 的通气策略，对有严重难治性低氧血症的急性全身感染患者，建议使用肺复张疗法。

2. **肾脏功能支持** 充分复苏的前提下，患者尿量仍没有增加、内环境不稳定，应及早给予肾功能支持。连续性肾脏替代治疗（CRRT）和间断血液透析对严重感染导致的急性肾衰竭患者的效果相当，但 CRRT 能连续、缓慢、等渗地清除水分及溶质，容量波动小，更适合感染性休克血流动力学不稳定的患者。

3. **消化系统功能支持** 预防应激性溃疡，有出血危险因素的感染性休克患者，推荐使用 H$_2$ 受体阻滞剂或质子泵抑制剂，可减少上消化道出血的发生率。

4. **内分泌调节功能** 目前血糖上限≤10.0mmol/L，推荐在有营养支持的情况下控制血糖，以防低血糖的发生。当连续 2 次血糖水平>10.0mmol/L 时，开始使用胰岛素定量治疗。

### （五）肾上腺皮质激素

对成人感染性休克的患者，如充分的液体复苏和血管活性药能恢复血流动力学稳定，不建议使用静脉注射糖皮质激素。如未达目标，在排除存在持续免疫抑制的情况下建议静脉应用糖皮质激素。应用氢化可的松时，采用持续滴注而非间断静脉推注。

### （六）营养支持

经胃肠道途径容量复苏和早期肠道营养支持，需要在维持血流动力学稳定、肠道功能较好或恢复的状态下，适量给予，循序渐进。在确诊严重感染/感染性休克最初的 48 小时内，可以耐受的情况下给予经口饮食或肠内营养。建议在确诊严重感染性休克的最初 7 天，静脉输注葡萄糖和肠内营养，而非单独使用全胃肠外营养，并且避免强制给予全热量营养，建议低剂量喂养（如每天最高 500kcal），仅在可以耐受的情况下加量。

### （七）免疫调节

早期的 SIRS 反应是指各种感染或非感染性因素引起各种炎症介质过量释放和炎症细胞过度激活而产生的一种病理生理状态。调控机体的免疫反应，及时有效地阻断 SIRS 向 CARS 和 MODS 发展是危重病患者治疗成功的关键环节。乌司他丁是体内天然的抗炎物质，通过抑制炎症介质的产生和释放，保护血管内皮，改善毛细血管通透性、组织低灌注和微循环，保护脏器功能，有效降低急性感染患者的 28 天病死率。胸腺肽可抑制淋巴细胞凋亡，调节细胞因子分泌，对于部分 T 细胞免疫功能缺陷的患者纠正感染性休克导致的免疫功能紊乱有一定的临床意义。

## 第四节 心源性休克

### 一、病因

#### （一）心肌收缩力极度降低

包括大面积心肌梗死、急性心肌炎；原发性心肌病；药物性和毒性、过敏性反应，致心肌严重损害；心肌抑制因素，常见于严重缺氧、酸中毒、药物、感染毒素、心瓣膜病晚期；各种心脏病的终末期表现及严重心律失常如心室颤动与扑动。

## （二）心室射血障碍

常见于广泛急性心肌梗死、大块或多发性大面积肺梗死、严重心肌炎、急性心肌病变、急性心肌创伤、急性心力衰竭、极度心室率过缓或过快、急性瓣膜穿孔、腱索或乳头肌断裂。

## （三）心室充盈障碍

常见于急性心脏压塞（炎症性或血性）、张力性气胸、持续正压人工呼吸、持续性心室率过快或过缓、严重二、三尖瓣膜狭窄、黏液性心房肿瘤。

## （四）混合型

即同一患者可同时存在两种或两种以上的原因致病，如急性心肌梗死伴腱索断裂。此时的休克症状更加严重，不易纠正，死亡率高。

## （五）心脏直视手术后低排量综合征

多数患者是由于手术后心脏不能适应心脏前、后负荷增加所致。

## 二、临床表现

临床表现与其他休克相似，但值得注意的是，原有高血压者，虽收缩压未低于12kPa（90mmHg），但比原血压下降10.7kPa（80mmHg）或>30%以上脉压差，具有心功能下降指标，心脏指数（CI）每分钟<2.2L/m$^2$，肺小动脉楔压（PAWP）>2.4kPa（18mmHg）。伴高乳酸血症和重要脏器灌注不足的临床表现：皮肤湿冷、苍白或发绀、脉搏细弱、尿量减少（<20mL/h），心源性休克表现为起病急剧、剧烈胸痛、咳嗽、咯血、气急，可在1小时内死亡。心脏压塞引起者病情发展快，有低血压、脉压小、奇脉、心音遥远微弱、心率过快、肝肿大、肝颈反流阳性、心电图有ST-T改变无Q波等。

## 三、诊断

1. 有急性心肌梗死、急性心肌炎、原发或继发性心肌病、严重恶性心律失常、具有心肌毒性的药物中毒、急性心脏压塞和心脏手术等病史。

2. 早期患者烦躁不安、面色苍白、诉口干、出汗，但神志尚清；后逐渐出现表情淡漠、意识模糊、神志不清直至昏迷。

3. 体检心率增快，常>120次/min。收缩压<10.64kPa（80mmHg），脉压差<2.67kPa（20mmHg），以后逐渐降低，严重时血压测不到。脉搏细弱，四肢厥冷，肢端发绀，皮肤出现花斑样改变。心音低钝，严重者呈单音律。尿量<17mL/h，甚至无尿。休克晚期出现广泛性皮肤、黏膜及内脏出血，即弥散性血管内凝血（DIC）的表现，以及多器官功能不全（MODS）。

4. 血流动力学监测提示心脏指数（CI）降低、左室舒张末压（LVEDP）升高等相应的血流动力学异常。

## 四、治疗

### （一）一般治疗

绝对卧床休息，由急性心肌梗死所致严重胸痛者，应有效止痛。持续心电、血压、血氧饱和度监测。留置导尿管监测尿量。必要时呼吸机辅助呼吸。

### （二）补充血容量

首选低分子右旋糖酐250～500mL静脉滴注，或0.9%氯化钠液、平衡液500mL静脉滴注，最好在血流动力学监护下补液，前20分钟内快速补液100mL，如中心静脉压上升不超过0.2kPa（1.5mmHg），可继续补液直至休克改善，或输液总量达500～750mL。无血流动力学监护条件者可参照以下指标进行判断：诉口渴，外周静脉充盈不良，尿量<30mL/h，尿比重>1.02，中心静脉压（CVP）<0.8kPa（6mmHg），则表明血容量不足。

### （三）血管活性药物的应用

在心源性休克时，应静脉滴注多巴胺5～15μg/（kg·min），使血压升至90mmHg以上。大剂量多巴胺无效时，也可静脉滴注去甲肾上腺素2～8μg/min。在此基础上根据血流动力学参数选择血管扩张剂。

### （四）正性肌力药物的应用

1. **洋地黄制剂** 一般在急性心肌梗死24小时内，尤其是6小时内应尽量避免使用洋地黄制剂，经上述处理休克无改善时可酌情使用西地兰0.2～0.4mg，稀释后静脉注射。

2. **拟交感胺类药物** 心输出量低，肺动脉楔压（PAWP）不高，体循环阻力正常或低下，合并低血压时选用多巴胺，用量同前；而心输出量低，肺动脉楔压（PAWP）高，体循环血管阻力和动脉压在正常范围者，宜选用多巴酚丁胺5～10μg/（kg·min）。

3. **磷酸二酯酶抑制剂** 常用氨力农 0.5～2mg/kg，稀释后静脉注射或静脉滴注，或米力农 2～8mg，静脉滴注。

（五）其他治疗

1. **纠正酸中毒** 常用 5% 碳酸氢钠或分子乳酸钠，根据血气分析结果计算补碱量。

2. **机械性辅助循环** 经上述处理后休克无法纠正者，可考虑主动脉内气囊反搏（IABP）、左室辅助泵等机械性辅助循环。

3. **原发疾病治疗** 如急性心肌梗死患者应尽早进行再灌注治疗，溶栓失败或有禁忌证者应在 IABP 支持下进行急诊冠状动脉成形术（PCI）；急性心脏压塞者应立即心包穿刺减压；乳头肌断裂或室间隔穿孔者应尽早进行外科修补等。

4. **心肌保护** 1, 6- 二磷酸果糖 5～10g/d，或磷酸肌酸 2～4g/d，静脉滴注。酌情使用血管紧张素转换酶抑制剂（ACEI）等。

（六）防治并发症

1. **呼吸衰竭** 包括持续氧疗，必要时呼吸机辅助呼吸；保持呼吸道通畅，定期吸痰，加强感染预防和控制等。

2. **急性肾功能衰竭** 注意纠正水、电解质紊乱及酸碱失衡，及时补充血容量，酌情使用利尿剂如速尿 20～40mg 静脉注射。必要时可进行血液透析、血液滤过或腹膜透析。

3. **保护脑功能** 酌情使用脱水剂及糖皮质激素，合理使用镇静剂。

4. **防治弥散性血管内凝血（DIC）** 休克早期应积极应用低分子右旋糖酐等抗血小板及改善微循环的药物，有 DIC 早期征象时应尽早使用肝素抗凝，后期适当补充消耗的凝血因子。

# 第五节　梗阻性休克

## 一、病因

梗阻性休克的基本机制为血流的主要通道受阻，导致心排出量减少，氧输送下降而引起循环灌注不良，组织缺血缺氧。根据梗阻部位的不同，对回心血量和心排出量分别产生影响。其中腔静脉的梗阻、肺动脉栓塞、张力性气胸、机械通气应用 PEEP 时使上腔静脉和下腔静脉受压、心瓣膜狭窄和心室流出道的梗阻（如主动脉夹层动脉瘤）等原因可以使心排出量下降。

## 二、临床表现

梗阻性休克中心包缩窄或填塞者多由慢性疾病进行性恶化所致，多有心包积液史，或胸壁穿透性损伤所致；张力性气胸者可有胸闷、呼吸困难，胸部叩诊可发现鼓音，听诊患侧呼吸音消失，纵隔向健侧移位，气管移位伴颈静脉怒张等；腔静脉的梗阻可见水肿；肺动脉栓塞可有胸痛、咳嗽、呼吸急促；心瓣膜狭窄可以在心脏瓣膜听诊区听到相应的杂音。

## 三、诊断

有梗阻性病因和相应的临床表现，符合休克的诊断标准即可诊断为梗阻性休克。

## 四、治疗

外科治疗，以解除病变区域的梗阻；根据病情适当降低机械通气压力，以纠正 PEEP 造成的梗阻。

（秦历杰　史晓朋）

# 参 考 文 献

[1] Jean-Louis Vincent, Daniel De Backer. Circulatory Shock[J]. N Engl J Med, 2013, 369: 1726-1734.

[2] Failer S, Foeckler M, Strosing KM, et al. Kinetic effects of carbon monoxide inhalation on tissue protection in ventilatorinduced lung injury[J]. Lab Invest, 2012, 92（7）: 999-1012.

[3] Guyatt GH, Oxman AD, Kunz R, et al. What is "quality of evidence" and why is it important to clinicians?[J]. BMJ, 2008, 336（7651）: 995-998.

[4] De Prost N, Dreyfuss D. How to prevent ventilator-

induced lung injury?[J]. Minerva Anestesiol，2012，78（9）：1054-1066.

[5] 中国医师协会急诊医师分会. 急性循环衰竭中国急诊临床实践专家共识 [J]. 中华急诊医学杂志，2016，25（2）：146-152.

[6] 中华医学会重症医学分会. 低血容量休克复苏指南（2007）[J]. 中国危重病急救医学，2008，20（3）：129-134.

[7] 中国医师协会急诊医师分会，中国研究型医院学会休克与脓毒症专业委员会. 中国脓毒症 / 脓毒性休克急诊治疗指南（2018）[J]. 临床急诊杂志，2018，19（9）：567-588.

[8] 中国医师协会急诊医师分会. 中国急诊感染性休克临床实践指南 [J]. 中华急诊医学杂志，2016，25（3）：274-287.

# 第三十三章　弥散性血管内凝血

## 第一节　概念的提出——弥散性血管内凝血的历史沿革

弥散性血管内凝血（disseminated intravascular coagulation，DIC）是在许多疾病的基础上，致病因素损伤微血管体系，导致凝血活化，全身微血管血栓形成、凝血因子大量消耗并继发纤溶亢进，引起以出血及微循环衰竭为特征的临床综合征。

1928 年，美国 Gregory Shwartzman 博士发现，将少量的脑膜炎双球菌培养滤液注射到家兔皮下，经过 8～24 小时后，再将少量的同一滤液注射到静脉中，4～8 小时在皮内注射部位可引起出血和坏死等强烈的皮肤反应，这一现象被命名为"局部 Shwartzman 现象"。其后发现第一次通过静脉注入多种小剂量细菌培养液，经过 8～24 小时后第二次静脉注入内毒素，家兔除了出现局部皮肤损害外，还会出现血压下降，甚至休克、双侧肾上腺皮质坏死、急性出血坏死性胰腺炎、暴发性紫癜、血小板与粒细胞减少症等多器官损害，这种现象被命名为"全身 Shwartzman 现象"。

1951 年，Schneider 提出胎盘早剥的患者会出现纤维蛋白栓塞（fibrin embolism），并将这一疾病正式命名为 DIC。1955 年，Stetson 提出 Shwartzman 现象普遍存在凝血系统的显著改变，其机制主要与内毒素有关。同年，Crowell 报道复苏后的急性循环衰竭也会出现严重凝血紊乱；Ratnoff 报道妊娠期相关疾病如胎盘早剥、羊水栓塞、宫内死胎、先兆子痫等均可引起 DIC；1956 年，Hardaway 报道不同类型的输血会导致血管内凝血（intravascular coagulation）。1958 年，美国陆军医院的 Robert M 报道用羊水静脉注射和异型血输注的方法成功复制狗的 DIC 模型，结果显示，DIC 模型组肝、肺和肾的微动脉、微静脉和毛细血管均广泛形成血栓，并伴有血压下降，应用肝素治疗可减轻血栓负荷。

1964 年，凝血瀑布学说的提出让 DIC 研究者认识到 DIC 并不仅仅是血栓弥散形成的现象，而是一个涉及凝血与纤溶系统紊乱的多器官损害的综合征。1969 年，Donaldg Mckay 博士发表了题为《DIC 研究进展》的综述，明确提出 DIC 的形成涉及血小板聚集、凝血因子 V、Ⅶ、Ⅷ、Ⅸ、Ⅹ 的活化、纤维蛋白血栓形成、纤溶系统活化和纤维蛋白被分解成纤维蛋白单体等一系列病理生理过程。Donald 同时也认为 DIC 的诊断应该综合临床表现、病理检查、止血机制检测和肝素治疗试验。当时的 DIC 概念已经对 DIC 的病理生理过程有了较为全面的认识，但是临床诊断要求微血栓形成的证据和出血倾向的临床表现，而临床实践中很难直接明确诊断微血栓，这为 DIC 的诊断带来很大困难。

2001 年，国际血栓止血学会（International Society on Thrombosis and Haemostasis，ISTH）将 DIC 定义为不同病因导致局部损害而出现以血管内凝血为特征的一种继发性综合征，它既可由微血管体系受损而致，又可导致微血管体系损伤，严重损伤可导致多器官功能衰竭。这一定义强调了微血管体系在 DIC 发生中的地位，指出 DIC 作为各危重疾病的中间环节，终末损害是多器官功能衰竭。

## 第二节　常见病因和病理生理机制

弥散性血管内凝血（DIC）是一个病理生理过程而不是一种疾病。这个过程的存在可能是由于刺激的持续和 / 或天然的凝血抑制物的消耗。不当的、过度的和失控的凝血过程的激活都会导致 DIC。当缺陷只能通过实验室检查确定时，最初表现为充分的代偿。如果初始的凝血异常严重，失控的急性 DIC 的临床综合征可以导致全身出血并伴发终末器官衰竭。代偿性的继发性纤维蛋白溶解在一些患者可能加重出血。

其发病机制为炎症因子启动、组织因子依赖的凝血过程活化、抗凝通路发挥作用不足、纤溶酶原激活剂抑制物 -1 介导的纤溶过程受抑制导致器官功能不全。

1. 过度产生凝血酶是 DIC 发病机制的关键环节，组织因子（TF）是启动凝血途径的激活物，调节凝血酶的产生、变化。TF 广泛存在于各部位组织细胞中。正常情况下血液接触不到 TF，但血管损伤后，TF 与血液接触引起凝血系统激活，促进血管内生成大量凝血酶，诱导凝血级联反应的激活，TF 和Ⅶ因子形成复合物，被Ⅹa 激活形成 TF/Ⅶa 因子复合物，该复合物再激活因子Ⅺ和Ⅹ，导致凝血酶释放，凝血酶能使纤维蛋白原转变为纤维蛋白，从而进一步激活因子Ⅴ形成Ⅴa，Ⅷ因子形成Ⅷa，凝血酶的产生被迅速放大。感染、损伤、炎症、缺氧等多种因素造成血管内皮受损，直接或通过暴露内皮下基底膜和胶原组织，激活因子Ⅻ（FⅫ），启动内源性凝血系统形成血栓。白细胞破坏可释放溶酶体酶和组织凝血活酶样物质，单核细胞在内毒素作用下释放出激活凝血因子物质。这些促凝血物质都可以通过凝血途径促进凝血酶的生成，导致 DIC。创伤和脓毒症所致 DIC 病理生理学表现类似，但是机制不同。

2. 血管壁内皮损伤导致血小板由于凝血系统激活而被激活，凝血系统的激活主要通过患者内源性凝血途径（例如，由于革兰氏阳性菌释放内毒素导致的脓毒症、病毒感染、大面积烧伤、长时间低压、组织缺氧或酸中毒）。

3. 血小板激活的诱发（例如，脓毒血症、抗原 - 抗体复合物诱发血小板激活）。

4. 纤溶作用受损 纤溶作用是出血后纤维蛋白原修补血管和纤溶酶原激活清除纤维的过程。血管内皮细胞能够调节纤溶酶的激活，血管内皮细胞分泌纤溶酶原活化因子和纤溶酶原激活物抑制剂（PA-1 和 PA-2）。纤溶亢进后，PA-1 迅速释放，抑制纤维蛋白的溶解作用。研究证实，在 DIC 中，PAI-1 基因（位于 7 号染色体，全长 12.2kb，包含 9 个外显子和 8 个内含子）的功能发生改变，导致血浆 PA-1 水平增加。

5. 外源性因素 严重低体温（32℃）削弱凝血因子活性，减慢酶促反应及纤维蛋白原合成。严重酸中毒抑制凝血酶生成并加快纤维蛋白原降解。液体复苏及输注红细胞通过非特异性稀释和特异性抗凝副作用影响凝血过程，其中特异性抗凝副作用可由右旋糖酐、明胶、羟乙基淀粉和白蛋白引起，抑制血小板聚集和黏附，抑制纤维蛋白多聚化并降低纤维蛋白原水平。

DIC 的临床表现与继发于血浆和凝血系统的凝血物质消耗导致的出血和血管阻塞期间血管内凝血相关。可由感染、肿瘤、创伤、中毒、病理产科、肝病、血管病、热射病和自身免疫性疾病等疾病引起。

1. 感染性疾病 由感染所诱发的弥散性血管内凝血占总发病数的 31%～43%。

（1）细菌感染：革兰氏阴性菌感染为弥散性血管内凝血的最常见病因，如脑膜炎球菌、大肠埃希杆菌、铜绿假单胞菌等；某些严重革兰氏阳性菌感染，如金黄色葡萄球菌败血症等亦可导致弥散性血管内凝血。偶有弥散性结核病并发弥散性血管内凝血的报道。

（2）病毒感染：流行性出血热、重症肝炎等病毒性疾病，多种多发疹性病毒，如风疹病毒、麻疹病毒等。

（3）立克次体感染：如斑疹伤寒、姜片虫病等。

（4）原虫感染：如脑型疟疾。

（5）螺旋体感染：如钩端螺旋体病。

（6）真菌感染：如组织胞浆菌病。

2. 恶性肿瘤 占弥散性血管内凝血患者的 24%～34%。常见者如各种类型的急性白血病、恶性淋巴瘤、前列腺癌、胰腺癌、肝癌、肾癌、肺癌、脑肿瘤、恶性血管内皮瘤、神经母细胞瘤、平滑肌肉瘤等。

3. 病理产科 占弥散性血管内凝血患者的 4%～12%。常见如羊水栓塞、感染性流产、死胎滞留、重症妊娠高血压综合征、子宫破裂、胎盘早剥、前置胎盘等。

4. 手术及创伤 占弥散性血管内凝血的 1%～5%，亦有报道高达 15%。富含组织因子的器官如脑、前列腺、胰腺、子宫及胎盘等，可因手术及创伤等致其释放而诱发弥散性血管内凝血。大面积烧伤、严重挤压伤、骨折及蛇咬伤亦可导致弥散性血管内凝血。

**5. 医源性疾病** 占播散性血管内凝血的4%～8%，其日趋升高的发病率已引起国内外学者的重视。医源性弥散性血管内凝血的发生常与下列因素有关：

（1）药物：多种解热镇痛药、某些生物及酶制剂、纤维蛋白溶解抑制剂、皮质激素及少数抗生素等。

（2）手术及其他医疗操作：某些大型手术及医疗操作可造成广泛性组织缺血、缺氧及损伤，导致组织凝血因子的释放，诱发弥散性血管内凝血。

（3）肿瘤治疗：多种肿瘤细胞富含组织凝血因子类物质，在手术、放射及化学治疗的过程中，随着肿瘤细胞的破坏，此类物质可大量释放，通过外源性途径引起凝血反应，导致弥散性血管内凝血的发生。

（4）不正常医疗过程：①溶血性输血反应；②革兰氏阴性菌等污染性输入；③某些中药及大量非等渗性液体所致的严重溶血反应等。

**6. 全身各系统疾病** 发病约占弥散性血管内凝血的15%。

（1）心血管系统：恶性高血压、肺源性心脏病、心肌梗死、主动脉瘤、巨大血管瘤、非感染性血栓性心内膜炎、发绀性先天性心脏病及高脂血症等，其中肺心病并发 DIC 最为多见。

（2）呼吸系统：克雷伯肺炎、急性呼吸窘迫综合征、肺栓塞及重症肺功能不全等。

（3）消化系统：胆系感染、细菌性腹膜炎、急性坏死性胰腺炎、急性出血性坏死性肠炎、急性肝功能不全、重症肝硬化及假膜性肠炎等。

（4）造血系统：急性白血病、溶血性贫血、暴发性紫癜、大量或陈旧血液输注、血型不合的输血及多种原因引起的高黏滞综合征等。

（5）泌尿系统：急进型肾炎、急性肾小管及皮质坏死、溶血尿毒症综合征等。

（6）内分泌系统：糖尿病酮症酸中毒及某些内分泌危象等。

（7）免疫性疾病：系统性红斑狼疮、多发性动脉炎、急性脉管炎、脂膜炎等。

（8）其他：一氧化碳中毒、中暑、脂肪栓塞、新生儿硬肿症、巨大海绵状血管瘤、器官移植后移植物抗宿主病（GVHD）、癫痫持续状态及严重输液反应等。

# 第三节 评估与诊断

## 一、临床特征

DIC 的临床表现多变。在不同的器官系统可表现为血栓形成、出血或两者混合出现导致的症状。急性 DIC 主要的临床问题和特征性的临床表现是出血。出血可表现为全身瘀斑或在有创操作和创伤的部位出血（静脉穿刺点和外科伤口）。DIC 的发生可能与很多临床异常有关。当 DIC 出现在伴有多器官功能衰竭的急症患者时，预后很差。在一些患者，DIC 可能是一个濒临死亡的痛苦事件，不应治疗。

DIC 早期高凝状态期，可能无临床症状或症状轻微，也可表现血栓栓塞、休克；消耗性低凝期，以广泛多部位出血为主要临床表现；继发性纤溶亢进期，出血更加广泛且严重，难以控制的内脏出血；脏器衰竭期，可表现肝肾功能衰竭，呼吸循环衰竭是导致患者死亡的常见原因。

DIC 典型的临床表现如下：

**1. 出血** 自发性、多部位（皮肤、黏膜、伤口及穿刺部位）出血，严重者可危及生命。

**2. 休克或微循环衰竭** 休克不能用原发病解释，顽固不易纠正，早期即出现肾、肺、脑等器官功能不全。

**3. 微血管栓塞** 累及浅层皮肤、消化道黏膜微血管，根据受累器官差异可表现为顽固性休克、呼吸衰竭、意识障碍、颅内高压、多器官功能衰竭。

**4. 微血管病性溶血** 较少发生，表现为进行性贫血、贫血程度与出血量不成比例，偶见皮肤、巩膜黄染。

## 二、实验室检查

DIC 的实验室检查包括两方面：一是反映凝血因子消耗的证据，包括凝血酶原时间（PT）、部分激活的凝血活酶时间（APTT）、纤维蛋白原浓度及血小板计数；二是反映纤溶系统活化的证据,包括纤维蛋白原/纤维蛋白降解产物(FDP)、D-二聚体、血浆鱼精蛋白副凝固试验(3P试验)。尽管凝血检查结果(如P、APT和TCT)正常,也可能存在明显的DIC。在慢性DIC,实验室检查发现与急性DIC的检查结果不同。一些常规凝血功能检查结果是正常的或接近正常。血小板计数可能是正常的,大多数凝血因子也可能是正常的,然而,这是一种代偿状态,导致凝血成分更新加快。

最重要的、有助于诊断的检查是那些可以提供循环血液中纤维蛋白原过度转化成纤维蛋白和继发纤维溶解疾病的证据。此外,国外近年来开展分子标志物用于DIC的早期诊断,发现部分标志物,如TAT可有诊断意义,有望用于临床。

随着脓毒症治疗的进展,全身炎症反应综合征(SIRS)评分对于预后评判的效能正在逐渐减弱。2016年日本急救医学会(JAAM)弥散性血管内凝血(DIC)诊断标准的修订:加入抗凝血酶活性。

血栓弹力图(thromboelastography,TEG)是一种从凝血开始,至血凝块形成及纤维蛋白溶解全过程的全血检测方法,其在临床的应用日益广泛。与传统凝血检测方法相比,TEG更接近生理状态,能更真实、准确地反映患者凝血全貌,以利于临床医生及时获取有效信息,对血栓和出血性疾病患者采取合理的治疗措施。在外科手术术后,需要密切关注患者机体的凝血状况,避免发生DIC、肺栓塞等严重的并发症。由于凝血功能障碍时会重新激活凝血,使得凝血和纤溶抑制受损之间不平衡。凝血系统组分之间的干扰增加了出血倾向,因它们都消耗凝血因子和血小板,造成DIC和(微)血管血栓形成。TEG检测可以提供早期预警信号,为防治早期创伤性凝血病,在早期输注足量FFP、血小板和冷沉淀,可以有效预防DIC。国际标准化研究显示,这些设备存在显著的实验室间的差异,说明需要大量的工作去改进可靠性和可重复性。使用血栓弹力图(ROTEM)评估脓毒症相关DIC和创伤性DIC之间的差异显示,脓毒症相关DIC和创伤性DIC患者之间的血浆纤维蛋白原水平及纤维蛋白原凝块强度的差异有统计学意义。

脓毒症相关DCI筛查:日本脓毒症性DIC研究组(J-Septic DIC)主要终点事件是全因死亡率。根据第1天进入ICU的筛查结果将患者分层,并分析DIC筛查对生存率的影响。研究发现:DIC筛查与脓毒症患者死亡率下降显著相关。这种相关性因重复进行DIC筛查显著增强。

近年来,国内外研究者证明了血栓调节蛋白(thrombomodulin,TM)、凝血酶-抗凝血酶复合物(thrombin AT complex,TAT)、组织纤溶酶原激活物-纤溶酶原激活物抑制剂-1复合物(tissue plasminogen activator plasminogen activator inhibitor complex;t-PAI-C)等新一代生物分子标记物更具诊断价值。Eguchi Y等研究发现,TM-α可能是治疗脓毒症相关DIC最有效的治疗手段。

## 三、诊断

在DIC的诊断中,基础疾病和临床表现是两个很重要的部分,同时还需要结合实验室指标来综合评估,任何单一的常规实验诊断指标用于诊断DIC的价值都十分有限。国内早在1986年就首次提出了DIC的诊断标准。2012年修订的《弥散性血管内凝血诊断与治疗中国专家共识》在全国各家医疗机构广泛应用,使DIC临床诊治水平不断提高,但仍存在不能精确定量等缺陷。近年来,欧美和日本专家相继制订出多指标的DIC积分诊断系统,包括:国际血栓与止血协会标准(ISTH)、日本卫生福利部标准(JMHW)、日本急诊医学学会标准(JAAM)。但是,这三个标准诊断的准确性和实用性仍存在广泛争议。上述三大积分系统目前在国内临床使用较为混乱,尚无在中国人群对上述三大积分系统进行验证的研究数据。

为进一步推进中国DIC诊断的科学化、规范化,中华医学会血液学分会血栓与止血学组于2014年起,通过多中心、大样本的回顾性与前瞻性研究,建立了中国弥散性血管内凝血诊断积分系统(Chinese DIC scoring system,CDSS)(表4-33-1),该系统突出了基础疾病和临床表现的重要性,强化动态监测原则,简单易行,易于推广,使得有关DIC的诊断标准更加符合我国国情。此外,DIC是一个动态的病理过程,检测结果只反映这一过程的某一瞬间,利用该积分系统动态评分将更有利于DIC的诊断。

表 4-33-1 中国弥散性血管内凝血诊断积分系统

| 积分项 | 分数 |
|---|---|
| 存在导致 DIC 的原发病 | 2 |
| **临床表现** | |
| 不能用原发病解释的严重或多发出血倾向 | 1 |
| 不能用原发病解释的微循环障碍休克 | 1 |
| 广泛皮肤、黏膜栓塞，灶性缺血性坏死、脱落及溃疡形成，不明原因的肺、肾、脑等脏器功能衰竭 | 1 |
| **实验室指标** | |
| 血小板计数 | |
| 非恶性血液病 | |
| ≥100×10⁹/L | 0 |
| 80×10⁹/L～<100×10⁹/L | 1 |
| <80×10⁹/L | 2 |
| 24 小时内下降≥50% | 1 |
| 恶性血液病 | |
| <50×10⁹/L | 1 |
| 24 小时内下降≥50% | 1 |
| D- 二聚体 | |
| <5mg/L | 0 |
| 5～9mg/L | 2 |
| ≥9mg/L | 3 |
| PT 及 APTT 延长 | |
| PT 延长 <3s 且 APTT 延长 <10s | 0 |
| PT 延长≥3s 或 APTT 延长≥10s | 1 |
| PT 延长≥6s | 2 |
| 纤维蛋白原 | |
| ≥1.0g/L | 0 |
| <1.0g/L | 1 |

非恶性血液病：每天计分 1 次，≥7 分时可诊断为 DIC；恶性血液病：临床表现第一项不参与评分，每天计分 1 次，≥6 分时可诊断为 DIC。

## 四、鉴别诊断

1. **血栓性血小板减少性紫癜（TTP）** TTP 是一组以血小板血栓为主的微血管血栓出血综合征，其主要临床特征包括微血管病性溶血性贫血、血小板减少、神经精神症状、发热和肾脏受累等。遗传性 TTP 系 *ADAMTS13* 基因突变导致

酶活性降低或缺乏所致；特发性 TTP 因患者体内存在抗 ADAMTS13 自身抗体（抑制物）而导致 ADAMTS13 活性降低或缺乏；继发性 TTP 由感染、药物、肿瘤、自身免疫性疾病等因素引发。

2. **溶血性尿毒症综合征（HUS）** HUS 是以微血管内溶血性贫血、血小板减少和急性肾功能衰竭为特征的综合征。病变主要局限于肾脏，主要病理改变为肾脏毛细血管内微血栓形成，少尿、无尿等尿毒症表现更为突出，多见于儿童与婴儿，发热与神经系统症状少见。HUS 分为流行性（多数有血性腹泻的前驱症状）、散发性（常无腹泻）和继发性。实验室检查：尿中有大量蛋白、红细胞、白细胞、管型、血红蛋白尿、含铁血黄素及尿胆素，肾功能损害严重；HUS 患者血小板计数一般正常，血涂片破碎红细胞较少，血浆 ADAMTS13 活性无降低。

3. **原发性纤溶亢进** 严重肝病、恶性肿瘤、感染、中暑、冻伤可引起纤溶酶原激活物抑制物（PAI）活性减低，导致纤溶活性亢进、纤维蛋白原减少，其降解产物 FDP 明显增加，引起临床广泛、严重出血，但无血栓栓塞和微循环衰竭表现。原发性纤溶亢进时无血管内凝血存在，无血小板消耗与激活，因此，血小板计数正常。由于不是继发性纤溶亢进，故 D- 二聚体正常或轻度增高。

4. **严重肝病** 多有肝病病史，黄疸、肝功能损害症状较为突出，血小板减少程度较轻、较少，凝血因子Ⅷ活性（FⅧ：C）正常或升高，纤溶亢进与微血管病性溶血表现少见，但需注意严重肝病合并 DIC 的情况。

5. **原发性抗磷脂综合征（APS）** 临床表现：血栓形成，习惯性流产，神经症状（脑卒中发作、癫痫、偏头痛、舞蹈症），肺高压症，皮肤表现（网状皮斑、下肢溃疡、皮肤坏死、肢端坏疽）等；实验室检查：抗磷脂抗体（APA）阳性，抗心磷脂抗体（ACA）阳性，狼疮抗凝物质（LA）阳性，BFP-STS 相关抗体假阳性，Coombs 试验阳性，血小板数减少及凝血时间延长。

# 第四节 治 疗

弥散性血管内凝血的治疗方法目前仍存在争议，但是诱发因素的排除和治疗，以及与整体复

苏治疗相结合是非常重要的。早期认识到弥散性血管内凝血的存在和初始治疗可以使患者生存数小时或数天，以保证有充足的时间来确定诊断和治疗诱发疾病。

DIC治疗的基本原则可以概括为以下三个方面：①基础病因的处理；②针对消耗的止血组分的替代治疗；③控制血栓形成或纤溶进程。

（一）控制基础疾病

控制基础疾病是DIC治疗的关键，例如病理产科中的胎盘滞留诱发的DIC，及时移除胎盘，其病程大多会减缓或终止；而脓毒症诱发的DIC，即使是及时使用敏感抗生素，有时也难以逆转DIC的进展。这也反映出严重感染导致的DIC病情复杂。

（二）血液制品支持治疗

通常建议DIC的支持治疗要依据基础病因、出血和血栓并发症及实验室检查指标具体判断。伴高危出血风险、存在活动性出血或需要创伤性检查及外科手术时，要考虑血液制品支持治疗。血制品治疗应用于出血性疾病患者，如果出现危及生命的出血时，应该输注血小板；然而，这一举措仍存在争议。如果造成DIC的初始因素还不明确，患者也可能会存在血小板抵抗。使用抗凝血酶Ⅲ浓缩物和其他可能的凝血抑制因子进行替代治疗在治疗过程中也可以发挥重要作用。

DIC出血期的成功治疗很可能在不同程度上依赖于患者"关闭"凝血系统的能力。有效纠正消耗的凝血因子水平、网状内皮阻断剂和受损的或抑制过度的纤维蛋白溶解也是非常重要的。新鲜冰冻血浆（FFP）包含所有的凝血因子和主要的凝血抑制物，抗凝血酶Ⅲ和蛋白C均接近正常的数量，如果发生出血，可以使用新鲜冰冻血浆，冷沉淀包括Ⅷ因子复合物中的所有组成成分，以及纤维蛋白原、ⅩⅢ因子和以浓集形式存在的纤维蛋白。血小板 $<50 \times 10^9/L$ 且伴有活动性出血时，需治疗性输注血小板浓缩制剂，每次1～2人份；血小板 $<20 \times 10^9 \sim 30 \times 10^9/L$ 且不伴有活动性出血时，需预防性输注血小板。应用低分子肝素治疗时，要确保血小板 $\geqslant 30 \times 10^9/L$ 且不伴有活动性出血。伴有活动性出血且纤维蛋白原水平 $<1.5g/L$ 的DIC患者，可以选择冷沉淀或纤维蛋白原浓缩制剂，但目前纤维蛋白原浓缩制剂的适应证尚未

涵盖DIC。凝血酶原时间（PT）和活化部分凝血活酶时间（APTT）比值 $>1.5$ 且伴有活动性出血是另一个替代治疗指征，这类患者可以考虑输注新鲜冰冻血浆，每次 $15 \sim 30mL/kg$，但要注意容量负荷过重导致的心力衰竭。重组因子Ⅶa仅批准用于伴有抑制物的血友病患者和血小板无力症患者，尚缺乏应用于DIC的循证医学依据。凝血酶原复合物亦是如此，目前均不推荐应用于治疗DIC伴发的出血。DIC病程早期阶段的识别和危险分层，将会使DIC患者从最佳支持治疗中获益。针对内皮细胞功能失常和早期凝血异常疾病的检测评估，有助于DIC早期识别和早期干预，DIC高危患者也可获益。此外，遗传变异也许在DIC"易感性"方面有一定作用。

（三）抗凝治疗

在过去的几十年里，针对脓毒症抗凝治疗的大型国际随机对照研究（RCT）并未取得能够改善死亡率的显著进展。在日本，抗凝治疗已经用于脓毒症性DIC患者，但不用于脓毒症性非DIC患者。DIC患者内源性抗凝物质普遍减少，加之其凝血活化相关的高死亡率，广泛微血栓形成造成的器官功能衰竭等不良后果，而抗凝治疗理论上对抑制血栓形成，减少血小板消耗有效，因此，DIC抗凝成为一项重要的治疗措施。肝素应有选择性地应用于个别患者。临床上常用的普通肝素依赖于抗凝血酶发挥功能，而DIC患者抗凝血酶水平下降，故肝素在DIC应用过程中的效应较难预测，目前也缺乏临床试验确证普通肝素在DIC中的有效性。日本脓毒症性DIC研究（the Japan Septic Disseminated Intravascular Coagulation study, JSEPTIC DIC）是一项全国多中心回顾性观察性研究，包括42个ICU的3195例脓毒症患者。JSEPTIC DIC研究结果要点如下：①抗凝治疗对于有死亡高风险的脓毒症性DIC患者有效；②重组人可溶性血栓调节蛋白和抗凝血酶可以改善脓毒症性DIC患者的生存率。

抗凝血酶主要在日本被广泛用于治疗脓毒症诱发的DIC，但缺乏充分的临床数据支持。

（四）抗纤溶治疗

鉴于DIC存在PAI-1升高，理论上抗纤溶将导致微血管血栓形成加重。但DIC纤溶亢进型，例如创伤早期，应予抗纤溶治疗，指南推荐创伤3

小时内若存在可疑或确诊的活动性出血,应立即经验性给予氨甲环酸。

# 第五节　预　　后

预后的影响因素包括:

1. 诱因的性质。

2. 宿主因素(例如,网状内皮系统的状态、凝血抑制物的水平、纤溶酶原活动度、肝合成功能)。

3. 血栓期和由于出血期导致的休克造成了器官损伤,这种损伤持续的时间。

# 第六节　展　　望

尽管近几十年来对各种环境中 DIC 发展的潜在机制有了深入了解,但仍存在许多问题。例如,由于 DIC 中凝血的激活可能发生在与炎症细胞和介质相互作用的内皮表面,我们必须更多地了解这些组分在体内的确切相互作用机制。由于我们目前的大多数见解是基于体外观察(例如,通过使用培养细胞和分离的分子),可能导致虚假结果,实验动物和人类的研究主要基于离体观察,真实挑战可能是能够更直接和更彻底地分析体内血管壁表面的炎症驱动的凝血活化。这种方法可能会为改进 DIC 的治疗策略提供新的目标。

目前的治疗干预措施大多是支持性的,只是部分有效。尽管这些干预措施可以改善凝血功能障碍或更快速地解决 DIC,但它们不会影响临床相关结果,如器官功能障碍或死亡率。(支持性)治疗的进一步完善可能来自这样的观点,即 DIC 中凝血病的影响可能因器官而异,可以认为治疗应该适应受影响最大的器官。例如,如果急性肺损伤是 DIC 最突出的特征,则治疗应旨在恢复生理抗凝血途径。在暴露性紫癜的 DIC 中,有充分的迹象表明 APC 途径的恢复可能是最有效的。相比之下,在急性肾功能衰竭中,针对血小板血管壁相互作用(例如,恢复 ADAMTS13 水平)的干预措施可能是最有帮助的。

DIC 的管理也可能受益于早期患者的识别和风险分层的改善。尽管在引入诊断评分算法后 DIC 的诊断已得到极大改善和促进,但这些系统在建立明显的 DIC 方面特别有效,但早期阶段对 DIC 的敏感性和特异性较低。此外,可用于评估内皮细胞扰动的测试结合早期全身性凝血病,将有助于鉴定处于发展不受控制的 DIC 高风险患者,将促进早期(并且因此可能更有效)的治疗。

此外,患者之间的遗传变异可能对 DIC 发展的脆弱性和凝血病的严重程度有重要意义。例如,已显示基因突变和多态性影响 DIC 中的凝血和纤维蛋白溶解。靶向破坏编码蛋白 C 基因的一个等位基因小鼠,导致杂合蛋白 C 缺乏,表现出更严重的 DIC 和相关的炎症反应。此外,因子 V Leiden 杂合性与脓毒症中 DIC 的发生率和结果有关。此外,PAI-1 中的功能性突变——4G/5G 多态性,不仅影响 PAI-1 的血浆水平,还与脑膜炎球菌败血症和 DIC 的临床结果相关。更深入地了解影响宿主对 DIC 潜在病症反应的遗传变异,可能有助于识别对 DIC 更敏感的患者,为最脆弱的患者单独定制治疗。

(秦历杰　王　鑫)

# 参 考 文 献

[1] 中华医学会血液学分会血栓与止血学组. 弥散性血管内凝血诊断中国专家共识(2017 年版)[J]. 中华血液学杂志, 2017, 38(5): 361-363.

[2] Iba T, Di NM, Thachil J, et al. Revision of the Japanese Association for Acute Medicine (JAAM) disseminated intravascular coagulation (DIC) diagnostic criteria using antithrombin activity[J]. Crit Care, 2016, 20: 287.

[3] Koami H, Sakamoto Y, Sakurai R, et al. The thromboelastometric discrepancy between septic and trauma induced disseminated intravascular coagulation diagnosed by the scoring system from the Japanese association for acute medicine[J]. Medicine (Baltimore), 2016, 95(31): e4514.

[4] Eguchi Y, Gando S, Ishikura H, et al. Post-marketing

surveillance data of thrombomodulin alfa: sub-analysis in patients with sepsis-induced disseminated intravascular coagulation[J]. J Intensive Care，2014，2（1）：30.

[5] Iba T，Thachil J. Present and future of anticoagulant therapy using antithrombin and thrombomodulin for sepsis-associated disseminated intravascular coagulation: a perspective from Japan[J]. Int J Hematol，2016，103（3）：253-261.

[6] Gando S，Levi M，Toh CH. Disseminated intravascular coagulation[J]. Nat Rev Dis Primers，2016，2：16037.

# 第三十四章　多器官功能障碍综合征

## 第一节　多器官功能障碍综合征的概述

多器官功能障碍综合征（multiple organ dysfunction syndrome，MODS）最早在 1991 年由美国胸科医师学会（America College of Chest Physician，ACCP）和危重病医学会（Society of Critical Care Medicine，SCCM）共同提出，主要指机体在受到严重感染、创伤、烧伤、休克等致病因素的打击后，短时间内同时或序贯出现 2 个或 2 个以上的器官功能障碍的临床综合征。但慢性疾病患者在原器官功能障碍的基础上继发另一器官功能障碍的情况，则不属于 MODS，如肝性脑病、肝肺综合征、肝肾综合征等。当 MODS 发展到体内多器官、系统功能衰竭时，称多器官衰竭（MSOF），是 MODS 的晚期阶段。近 20 年来的研究表明，MODS 患者出现 2 个器官功能衰竭时，病死率为 20%～30%，3 个器官功能衰竭时，病死率为 40%～60%，而出现 4 个器官功能衰竭时，病死率可达到 75%～100%。充分认识 MODS 的病因、发病机制、诊治措施、降低死亡率是临床工作中面临的重要问题。

MODS 是一种多病因、发病机制复杂、病死率高的临床综合征，并且在疾病的进展过程中，目前还没有特别的治疗可以完全有效地减少或阻止 MODS 的发生。根据美国危重病医学会（SCCM）报道，MODS 的发病率在美国为（240～300）/10 万人口，每年大约有 75 万例脓毒症患者，其中 30% 死于脓毒症相关的器官功能障碍综合征。在 ICU 患者中，约有 54% 并发 MODS。然而在临床工作中，MODS 的发病率和死亡率往往被临床医生低估，因为在目前的医院疾病诊断系统中，MODS 并不作为一种原发疾病被诊断，常

作为其他疾病的并发症而被诊断。我国目前尚缺乏系统、详细的临床流行病学统计资料。据欧美资料推测，中国每年约有 300 万例脓毒症患者，其中约 1/3 的患者最终死于 MODS。因此，MODS 作为国内外临床急诊医学和危重症医学的常见病、多发病，是危重症医学持续研究的热点问题。

## 第二节　病因、发病机制和病理生理

各种能导致休克的强烈致病因子，均可成为 MODS 的病因，如失血、失液，烧伤，创伤，感染，过敏，心脏功能障碍，严重神经刺激等。但应注意的是，MODS 并非只是继发于休克之后，多种因素如严重感染、急性胰腺炎、自身免疫性疾病、多发性骨折、大面积烧伤、肠缺血再灌注损伤、大手术、大量输血输液或术后治疗不当等，都可在没有发生休克的前提下引起 MODS。

MODS 的发病机制非常复杂，至今尚未完全阐明。近年来的研究涉及了 MODS 的病理生理学、病理学、免疫学、分子生物学和分子流行病学，对 MODS 的认识逐步深刻，相继提出了"炎症反应失控学说""微循环障碍学说""缺血再灌注与自由基损伤假说""肠道动力学说""二次打击或双项预激学说""基因诱导假说"等，但这些假说并非独立存在的，而是相互渗透、相互关联的。

### 一、炎症反应失控学说

#### （一）全身炎症反应综合征

当机体遭受严重打击时，迅速启动全身炎症反应，局部受损组织持续释放大量促炎介质，如肿瘤坏死因子（TNF）-α、白介素（IL）-1、IL-6、IL-8、IL-12 等，大量产生的炎症物质产生一系列的连锁反应称为"瀑布效应"（cascade effect，CE）。

## （二）代偿性抗炎反应综合征

在机体释放炎症介质引起全身炎症反应综合征（systemic inflammatory response syndrome，SIRS）的同时，大量的内源性抗炎介质也随之出现，如 IL-4、IL-5、IL-10、IL-13 等，以维持机体的稳态。当 SIRS ＞代偿性抗炎反应综合征（compensatory anti-inflammatory response syndrome，CARS）时，表现为"免疫亢进"，机体可出现休克和细胞凋亡；当 SIRS ＜ CARS 时，表现为"免疫麻痹"，机体的免疫功能被全面抑制。

## （三）混合性炎症反应综合征

促炎介质与抗炎介质释放，不能取得平衡，机体产生更严重的损伤和免疫抑制，成为混合性炎症反应综合征（mixed antagonistic response syndrome，MARS）。无论是 SIRS、CARS 或 MARS，均使机体炎症反应失控，内环境稳定被破坏，这可能是诱发 MODS 的根本原因之一。

## 二、微循环障碍学说

感染性休克通过激活凝血系统而引起血小板和白细胞减少，纤溶亢进、溶解纤维蛋白，启动补体旁路激活途径，激活激肽释放酶等，导致弥散性血管内凝血（disseminated intravascular coagulation，DIC），造成微血栓形成、器官微循环障碍，并最终发展为 MODS。DIC 在 MODS 的发病过程中具有重要意义：①脓毒症和内毒素血症患者多个器官的微小血管中存在血栓，从而导致器官缺血与功能障碍；②在动物实验中，纠正 DIC 可改善器官衰竭；③在脓毒症患者中，DIC 已经成为预测器官功能障碍和患者死亡的独立危险因素。有研究发现，抗血小板治疗可明显降低发生 MODS 的风险，进一步证实了凝血功能异常导致微循环障碍在 MODS 的病程进展中发挥着重要作用，并对治疗 MODS 具有一定的潜在影响。

## 三、缺血再灌注与自由基损伤假说

微循环障碍可进一步引起组织、器官的缺血再灌注损伤，生成大量氧自由基以激活补体，促使中性粒细胞活化释放更多氧自由基，最终引起更加严重的组织细胞缺血、缺氧，从而产生新的细胞介质和炎性因子，并触及 SIRS 瀑布反应，进而导致 MODS 的发生。因此，抗氧化治疗已经

成为 MODS 治疗方案中的重要一环。有学者提出，应用抗氧化剂硒（机体抗氧化系统的组成成分谷胱甘肽过氧化物酶的必需成分之一）有可能降低 MODS 的死亡率并改善器官功能，但仍缺乏更多的循证医学证据。在氧化应激的作用下，线粒体的结构功能发生改变，出现功能障碍的线粒体，使能量产生减少，活性氧（reactive oxygen species，ROS）增多，从而进一步加重氧化应激反应，但其发生机制尚未完全明确，且线粒体的变化与疾病的因果关系和作用环节等仍存在争议。严重创伤后在血液循环中蓄积了大量线粒体危险相关分子模式（damage-associated molecular patterns，DAMPs）。研究证实，血浆中 mtDNA-DAMPs 水平增高与 SIRS、MODS 的进展、死亡率密切相关。

## 四、肠道动力学说

肠道是机体最大的细菌和毒素库，而肠道上皮具有分割肠腔内物质、防止致病性抗原入侵的功能，可以有效阻拦肠道内寄生菌及其毒素向肠腔外组织、器官移位，从而防止机体受到侵害。多个研究证实，在 MDOS 的发展过程中，肠道是 MODS 发生的始动器官，其依据是：① MODS 患者菌血症的细菌常常与肠道菌群一致；②肠道对缺血再灌注损伤最为敏感，创伤或感染患者或动物模型中，细菌或毒素移位已被证实；③应用肠道营养，保持肠黏膜的完整性，可降低感染的发生率。但对这一学说也存在不同的看法，其依据是：①休克或创伤后，肠黏膜通透性增加与感染并发症并无必然联系；②细菌可从肠系膜淋巴结中检出，但进入循环的很少；③选择性肠道去污染（selective decontamination of the digestive tract，SDD）对降低肺部感染有益，但对 MODS 的发病和病死并无明显影响。根据目前的认识水平，肠道不仅仅是一个消化器官，而且由于肠黏膜内有大量散在分布的淋巴细胞及肠系膜中也存在广泛分布的淋巴结，因此肠道实际上也是一个免疫器官。在感染、创伤或休克时，即使没有细菌移位，肠道内毒素的位移也将激活肠道及其相关的免疫炎症细胞，导致大量炎症介质的释放，参与 MODS 的发病。所以这一假说实质上是炎症反应的一部分。

## 五、二次打击或双项预激学说

在 MODS 的发生发展中，当第一打击强度足够大时，可直接强烈激活机体的炎症反应，导致 MODS，属于原发性 MODS。但大多数患者的 MODS 是多元性、序贯性损伤的结果，并不是单一打击的结果，这类 MODS 属于继发性 MODS。常见的第二次打击包括继发性感染、休克、缺氧、缺血、创伤、手术等。对于多发性创伤患者，若创伤严重，则可直接导致 MODS。根据其发病过程的不同，可将 MODS 分为两型：

1. **单向速发型**　由损伤因子直接引起，一般在休克复苏后 12～36 小时内同时或相继出现两个以上的器官功能障碍。由于患者病情发展较快，MODS 的发生只有一个高峰，即病变进程只有一个时相，故又称原发型或一次打击型。

2. **双向迟发型**　第一个器官功能障碍高峰在治疗后 1～2 天内缓解，器官功能有所恢复，但 3～5 天后又可能因为脓毒症使患者遭受炎症因子泛滥的第二次打击，使病情急剧恶化，出现第二个器官功能障碍高峰。此型 MODS 并非仅由原始损伤因子直接引起，而要经历"二次打击"，在病变进程中出现两个时相，故又称继发型或二次打击型。此型患者病情较重，常有死亡的风险。这一学说进一步强调感染、创伤的后期处理。若后期处理不当，后果比早期损伤的结果更为严重，更具危害性。

## 六、基因诱导假说

临床上发现，部分人群易于并发 MODS；尽管对于 MODS 患者采取相似的治疗方案，但机体的反应和预后可能不尽相同。近年来，随着基因检测水平的提高，人们逐渐认识到基因多态性是决定人体对应激打击的易感性、耐受性、临床表现多样性及药物治疗反应差异性的重要因素。有学者发现，在急性肾损伤患者中，TNF-α 的 rs1800629 基因多态性与肾脏的严重程度及患者是否发生 MODS 密切相关。另有对于血红色加氧酶 1（heme oxygenase 1，HO-1）基因多态性的研究表明，HO-1-413T/GT（L）/+99C 单体型与 HO-1 血浆浓度、MODS 发生频率密切相关。由此可见，基因多态性的研究为进一步深入探索 MODS 的发病机制、寻找有效的治疗途径，开辟了新的领域和思路。

## 第三节　多器官功能障碍综合征的诊断

MODS 的诊断标准经历了不断修订和完善的过程：1985 年 Knaus 提出 APACHE Ⅱ修正诊断标准；1995 年 Marshall 提出计分法 MODS 诊断评估系统；1996 年 Vincent 提出全身性感染相关性器官功能衰竭评分系统（SOFA）评分；1997 年修正的 Fry-MODS 诊断标准；2001 年 Richard 提出改良的 MODS 评分。但是，目前国内外缺乏统一的 MODS 诊断标准、病情严重程度评分及预后评估系统。国内于 1995 年 10 月庐山全国危重病急救医学学术会议上通过的 MODS 病情分期诊断及严重程度评分标准见表 4-34-1。该标准主要用于成人。

表 4-34-1　MODS 病情分期诊断及严重程度评分标准

| 受累脏器 | 诊断标准 | 评分 |
| --- | --- | --- |
| 外周循环 | 无血容量不足；MAP≥60mmHg；尿量≥40mL/h；低血压时间持续 4 小时以上 | 1 |
| | 无血容量不足；50≤MAP<60mmHg；20≤尿量<40mL/h；肢端冷或暖；无意识障碍 | 2 |
| | 无血容量不足；MAP<50mmHg；尿量<20mL/h；肢端湿冷或暖；多有意识障碍 | 3 |
| 心 | 心动过速；体温升高 1℃；心率升高 15～20 次/min；心肌酶正常 | 1 |
| | 心动过速；肌酶异常 | 2 |
| | 室性心动过速；室颤；Ⅱ°～Ⅲ°房室传导阻滞；心搏骤停 | 3 |

续表

| 受累脏器 | 诊断标准 | 评分 |
|---|---|---|
| 肺 | 呼吸频率 20~25 次 /min；60mmHg≤吸空气 $PaO_2$≤70mmHg；$PaO_2/FiO_2$≥300mmHg；$P(A\text{-}a)DO_2$（$FiO_2$）25~50mmHg；X 线胸片正常（以上 5 项中有 3 项可确诊） | 1 |
| | 呼吸频率 >28 次 /min；50mmHg≤吸空气 $PaO_2$≤60mmHg；$PaCO_2$<35mmHg；200≤$PaO_2/FiO_2$≤300mmHg；100<$P(A\text{-}a)DO_2$（$FiO_2$）<200mmHg；X 线胸片肺泡无实变或实变≤1/2 肺野（以上 6 项中有 3 项可确诊） | 2 |
| | 呼吸窘迫，呼吸频率 >28 次 /min；吸空气 $PaO_2$≤50mmHg；$PaCO_2$>45mmHg；$PaO_2/FiO_2$≤200mmHg；$P(A\text{-}a)DO_2$（$FiO_2$）>200mmHg；X 线胸片示肺泡实变≥1/2 肺野（以上 6 项中有 3 项可确诊） | 3 |
| 肾 | 无血容量不足；尿量≥40mL/h；尿 $Na^+$、血 Cr 正常 | 1 |
| | 无血容量不足；20≤尿量 <40mL/h；利尿剂冲击后尿量可增加；尿 $Na^+$ 20~30mmol/L；血 Cr≤176.8μmmol/L，尿比重≤1.012 | 2 |
| | 无血容量不足；无尿或少尿（<20mL/h 持续 6 小时以上）利尿剂冲击后尿量无增加；尿 $Na^+$ 40mmol/L；血 Cr>176.8μmmol/L；非少尿肾衰者；尿量 >600mL/h 但血 Cr>176.8μmmol/L，尿比重≤1.012 | 3 |
| 肝脏 | ALT> 正常值 2 倍以上；17.1μmmol/L< 血清 TBIL<34.2μmmol/L | 1 |
| | ALT> 正常值 2 倍以上；血清 TBIL>34.2μmmol/L | 2 |
| | 肝性脑病 | 3 |
| 胃肠道 | 腹部胀气；肠鸣音减弱 | 1 |
| | 高度腹部胀气；肠鸣音近于消失 | 2 |
| | 麻痹性肠梗阻；应激性溃疡出血（具有 2 项中 1 项者可确诊） | 3 |
| 凝血功能 | 血小板计数（PLT）<100×$10^9$/L；纤维蛋白原正常；PT 及 TT 正常 | 1 |
| | PLT<100×$10^9$/L；纤维蛋白原≥2.0~4.0g/L；PT 及 TT 延长≤3s；优球蛋白溶解试验 >2h；全身性出血不明显 | 2 |
| | PLT<50×$10^9$/L；纤维蛋白原 <2.0g/L；PT 及 TT 延长 >3s；优球蛋白溶解试验 <2h；全身性出血表现明显 | 3 |
| 脑 | 兴奋及嗜睡；语言呼唤能睁眼；能交谈；有定向障碍；能听从指令 | 1 |
| | 疼痛刺激能睁眼；不能交谈，语无伦次；疼痛刺激有屈曲或伸展反应 | 2 |
| | 对语言无反应；对疼痛刺激无反应 | 3 |
| 代谢 | 血糖 <3.9mmol/L 或 >5.6mmol/L；血 $Na^+$<135mmol/L 或 >145mmol/L；pH<7.35 或 >7.45（以上持续 12 小时以上） | 1 |
| | 血糖 <3.5mmol/L 或 >6.5mmol/L；血 $Na^+$<130mmol/L 或 >150mmol/L；pH<7.20 或 >7.50（以上持续 12 小时以上） | 2 |
| | 血糖 <2.5mmol/L 或 >7.5mmol/L；血 $Na^+$<125mmol/L 或 >155mmol/L；pH<7.10 或 >7.55（以上持续 12 小时以上） | 3 |

## 第四节　多器官功能障碍综合征的治疗

MODS 的治疗应针对病因和发病环节，以恢复生命器官的微循环灌注和减轻器官功能损伤为目的，采取综合救治的措施。

### 一、基线治疗

1. 控制原发疾病　是 MODS 治疗的关键。治疗中应早期去除或控制诱发 MODS 的病因，避免机体遭受再次打击，对于存在严重感染的患者，必须积极引流感染灶和应用有效抗生素。丙种球蛋白、胸腺肽等可以提高机体抵抗力，在严重感染时可以考虑使用。若为创伤患者，则应积极清创，并预防感染。若患者出现腹胀、不能进食或无石性胆囊炎时，应采用积极措施，保持肠道通畅，恢复肠道屏障功能，避免肠源性感染。对于休克患者，则应争分夺秒地进行休克复苏，尽可能缩短休克时间，避免引起进一步的器官功能损害。

2. **加强监测** 以期对 MOF 高危患者做到早发现、早治疗。所有患者均应接受严密的心电监护，条件允许时需要进行 PiCCO、动脉血压监测、Swan-Ganz 导管或无创血流动力学指标监测等。

3. **合理氧疗** 纠正病理性氧供依赖，调节氧供和氧输送之间的矛盾，维持组织正常的有氧代谢，提高氧输送有助于防治危重症患者的组织缺氧和器官功能衰竭。通过提高心输出量和增加动脉血氧含量提高氧输送、控制呼吸衰竭、避免机械通气中的人机对抗，避免长时间不恰当的护理操作，降低体温和镇静镇痛等措施以降低氧消耗，减轻组织水肿、防治酸碱失衡，改善组织对氧的摄取和利用。

4. **糖皮质激素的争议** 多年前就已被试用于临床，然而早期试验发现，将糖皮质激素用于治疗感染性休克和严重 ARDS 可因为二次感染及其他并发症导致病死率升高。目前糖皮质激素在救治 SIRS/MODS 时，是否必须应用仍存在争议，但多数学者认为，连用 7～10 天的地塞米松 10mg/d 或甲基强的松龙 80～240mg/d，对减轻患者过强的炎症反应有一定的帮助，还可改善患者的死亡率。SCC 脓毒症指南中指出，对已接受了足够液体复苏，但仍需要用升压药维持血压的脓毒性休克，推荐静脉给予氢化可的松 200～300mg/d，分 3～4 次或持续给药，连用 7 天。

5. **自由基清除剂的应用** 别嘌醇可抑制黄嘌呤氧化酶，从而抑制 $O_2^-$ 的生成；维生素 E 是强力自由基清除剂；维生素 C 可在细胞内外发挥作用，并可使维生素 E 自由基恢复原形；超氧化物歧化酶（SOD）、还原性谷胱甘肽（GSH-PX）等物质具有抗氧化作用；中药中的丹参、黄精、当归、酸枣仁、枸杞子、菟丝子、补骨脂、女贞子、白术、灵芝和茜草等，均具有清除 $O_2^-$ 和 $OH^-$ 的作用。山楂、茜草等可以提高组织 SOD 的活性，葛根可以降低实验动物大脑细胞中的脂褐素含量。

6. **抗凝剂的应用** 脓毒症或 MODS 下存在循环障碍、血栓广泛形成，重组人体活化蛋白 C（rhAPC）、肝素抗凝及溶栓治疗已成为 MODS 的重要措施，宜在发病的早期开始应用。同时，纠正休克、补充血容量、保护各重要脏器的功能，APC 治疗已经获得临床随机对照试验结果的支持，并列入 SCC 脓毒症指南中。

## 二、器官功能支持

1. **心血管、循环系统** 脓毒症或 MODS 患者应给予足够的液体复苏，保证循环血压及脏器供血供氧，液体选择上晶体及胶体的选择并无绝对的标准，在给予足够的液体复苏（CVP 达到 8～12cmH_2O）的基础上仍然没有获得理想的循环血压时，应给予适当的血管活性药物治疗，以维持血压水平，血管活性药物可选择多巴胺、去甲肾上腺素，肾上腺素、间羟胺和血管升压素不作为一线血管活性药物，对于同时合并严重低血压状态和心功能不全者，可以考虑使用去甲肾上腺素联合多巴酚丁胺，具有提高心输出量和循环血压的作用，所有血管活性药物推荐通过中心静脉通路给予。按照 EGDT 的目标，应在必要时给予输血等，保证 HCT > 0.3。

2. **呼吸系统** 吸氧是 MODS 的基本治疗，合并呼吸衰竭时应考虑进行机械通气，无创通气可用于神志清晰、痰液不多的患者；对于严重的呼吸衰竭/ARDS，应及时进行气管插管及有创机械通气。除非有禁忌，对行机械通气的患者应采取半卧位，头部抬高 45°，可以减少胃内容物反流并进入气管内的机会。在 ARDS/ALI 应该避免使用导致高平台压的高潮气量，避免发生气压伤，在前 1～2 小时先使用较低的潮气量，然后降至 6mL/kg，并维持平台压 < 30cmH_2O；患者能够耐受为降低平台压和潮气量而出现的高碳酸血症（PaCO_2 65～70mmHg）；设置最低的 PEEP，以避免气压伤的发生，同时确保足够的氧合。发生气压伤，特别是气胸时，应及时进行有创胸腔闭式引流术。

3. **消化系统** MODS 患者消化系统常见表现为腹胀及应激性溃疡。对无禁忌的患者，给予肠内营养及适当通便，可以避免腹胀发生，必要时可能需要停留胃管并行胃肠减压。给予 H_2 受体拮抗剂或质子泵抑制剂可以避免、控制应激性溃疡的发生。故谷氨酰胺等肠道免疫营养剂应常规给予，可以改善肠道免疫屏障功能，避免肠道菌群移位。MODS 发生肝功能损害时，应注意各种营养支持制剂的选择，脂肪乳制剂应选择中、长链脂肪乳制剂，氨基酸制剂应选择支链氨基酸，避免加重肝负荷。

4. **血糖控制**　多项研究指出，血糖紊乱是 MODS 的常见现象，而高血糖会令患者预后恶化，严格的血糖控制有助于改善预后，应严密监测血糖，并可以静脉持续使用胰岛素控制血糖，保持血糖在 8.3mmol/L 以下。

5. **泌尿系统**　保证循环血压及足够的液体入量是保证肾功能稳定的重要措施，小剂量的"肾保护性多巴胺"不被推荐。CRRT 对 MODS 患者的肾功能及液体管理有重要作用，同时可以滤去各种炎症介质和内毒素等，CRRT 已被证实可以改善 MODS 患者的预后，但没有进一步证据支持 CRRT 应用于无肾功能损害的患者。

### 三、具有潜力的治疗方案

1. **清除或拮抗内毒素**　现已证实革兰氏阴性杆菌脓毒症时，在未应用抗生素时，血浆中游离内毒素浓度大致与细菌数量成比例。而应用抗生素后，血流中细菌减少而内毒素浓度却升高。因此，在选用有针对性的抗生素的同时，不但要防治菌群紊乱，还要采取清除内毒素的措施。可用：①中药。多种清热解毒和活血化瘀中药具有此作用，如金银花、蒲公英、大青叶、鱼腥草、穿心莲、元参等。②内毒素单克隆抗体。目前已获得两种极有前景的制剂——$E_5$ 和 HA-IA。$E_5$ 是从 $J_5$ 突变型大肠埃希菌致敏的鼠脾细胞中获得的，是一种对脂质 A 起反应的 IgM。HA-IA 是人 IgM 抗体，这种抗体特异地与脂质 A 相结合。$E_5$ 对未发生休克的革兰氏阴性感染有效，而不论患者是否存在菌血症。HA-IA 对菌血症有效，而不论患者是否休克，但对无菌血症性革兰氏阴性感染无作用。临床应用抗内毒素抗体的困难在于医生难以知道某一患者的休克是否对治疗不起反应和用药当时是否存在菌血症。

2. **清除及拮抗有关炎症介质**　目前认为"细菌 - 内毒素 - 炎症介质并治"将是 MODS 或 MOF 治疗的新对策，但对已经结合到细胞膜受体上发挥作用的炎症介质则无效，另外，它仅是清除部分炎症介质，对其他机制引起的组织细胞损伤仍然无效。①单克隆抗体：内毒素、外毒素、TNF-α、IL-1、磷脂酶 $A_2$、$C_5a$、黏附分子、接触因子。②受体拮抗剂：TNF-α、IL-1、PAF、$TXA_2$、缓激肽。③前列腺素：$PGE_2$、$PGI_2$。④其他炎症反应抑制剂：$C_1$ 抑制剂、MX-1（$C_5$ 阻断剂）、花生四烯酸抑制剂（包括环氧合酶抑制剂如布洛芬、血栓素合成酶抑制剂如咪唑、脂氧合酶抑制剂如 diethylcarbamazine 及白三烯抑制剂如扎鲁司特）、中性粒细胞抑制剂如己酮可可碱（pentoxifylline）等、腺苷、Dapsone、抗氧化剂、重金属螯合剂、氧自由基清除剂及蛋白酶抑制剂如乌司他丁。⑤凝血调节剂：抗凝血酶Ⅲ、蛋白 C、血栓调节素、水蛭素、$α_1$- 抗胰蛋白酶、抑肽酶、大豆胰蛋白酶抑制剂、纤维蛋白溶酶原激活物。⑥中药：血必净、醒脑静、丹参注射液或粉针、参脉注射液、参附注射液等。

3. **基因治疗**　*Bcl-2* 基因是已知的一种抗凋亡基因，它可阻断多种细胞凋亡途径的最后通路，采用 *Bcl-2* 基因来阻断上述凋亡机制可能有助于防治脓毒症休克时的组织细胞与淋巴细胞减损。研究表明，组织细胞过量表达 *Bcl-2* 基因可防止脓毒症时的细胞损伤，而淋巴细胞过表达 *Bcl-2* 基因可改善损伤与保护性炎症介质的平衡，目前仍限于动物实验，有待于深入研究。

（蒋龙元）

# 参 考 文 献

[1] Singer M，Deutschman CS，Seymour CW，et al. The Third International Consensus Definitions for Sepsis and Septic Shock（Sepsis-3）[J]. JAMA，2016，315（8）：801-810.

[2] Simpson SQ. New Sepsis Criteria: A Change We Should Not Make[J]. Chest，2016，149（5）：1117-1118.

[3] Langlois PL, de Oliveira Figliolino LF, Hardy G, et al. Pharmaconutrition with parenteral selenium in sepsis[J]. Med Intensiva, 2014, 38(3): 173-180.

[4] 黄子通, 于学忠. 急诊医学 [M]. 2 版. 北京: 人民卫生出版社, 2014.

[5] 刘大为. 实用重症医学 [M]. 2 版. 北京: 人民卫生出版社, 2017.

[6] 王建枝. 病理生理学 [M]. 8 版. 北京: 人民卫生出版社, 2017.

# 第五篇 心血管系统急症

# 第三十五章　急性冠脉综合征

## 第一节　概念的提出——冠心病认识史上的重大进步

急性冠脉综合征（acute coronary syndrome，ACS）是近十几年来提出的新概念，按 ST 段抬高与否，分为 ST 段抬高型 ACS 和非 ST 段抬高型 ACS。前者即 ST 段抬高心肌梗死（ST segment elevation myocardial infarction，STEMI），后者包括非 ST 段抬高心肌梗死（non-ST segment elevation myocardial infarction，NSTEMI）和不稳定型心绞痛（unstable angina，UA），涵盖了以往分类中的 Q 波急性心肌梗死（AMI）和非 Q 波 AMI。由于 Q 波的形成发生于心肌缺血后数小时，不利于早期诊断和治疗方案的选择，因此，为了更好地指导早期治疗方案（主要是再灌注策略）的制订，目前临床上以 ST 段抬高与否对 ACS 进行分类。尽管许多患者的临床症状各异，ACS 却具有共同的病理生理基础，即冠状动脉粥样硬化斑块破裂（rupture）或糜烂（erosion），继发完全或不完全闭塞性血栓形成。

对冠状动脉性疾病的认识可追溯至 18 世纪，Heberden 在他的一篇题为《对一种胸部疾病的解释》的论文中首次描述心绞痛的临床症状，但当时对这种缺血性胸痛的认识过于简单。20 世纪初，Herrick 首次叙述了急性冠状动脉血栓形成的临床特征，并报道了第一例存活的 AMI 病例，但遗憾的是，当时并没引起同行们的关注，以致半个多世纪都未将血栓形成作为引起心肌梗死的主要原因。1959 年，Sones 开始采用选择性冠状动脉造影术对已知或怀疑的冠状动脉疾病进行评价，推动了对冠脉病变的深入认识。1962 年，Day 建立了第一个冠心病监护病房（cardiac care unit，CCU），心律失常得到及时发现和处理，使得 AMI 的死亡率从 43% 降至 19%。1970 年，漂浮导管在临床上的应用，使大面积心肌梗死导致的心源性休克的治疗有了较大进展。20 世纪 80 年代，DeWood 等对 AMI 早期患者实施冠脉造影并证实，出现症状 4 小时内梗死相关冠状动脉完全闭塞，后来 Rentrop 对 AMI 患者进行冠脉内链激酶溶栓治疗，宣告 AMI 进入溶栓治疗时代。随后直接经皮冠脉介入术（percutaneous coronary intervention，PCI）治疗在早期开通闭塞冠脉方面发挥了更好的疗效，开展得更为广泛。

ACS 这一术语在 1996 年发表的《ACC/AHA 急性心肌梗死治疗指南》中首次使用，开始强调易损或不稳定斑块致心肌缺血事件的概念；强调根据 12 导联心电图特征、心肌损伤标记物水平将患者分为：STEACS 和 NSTEACS。在大多数成人中，ACS 被认为是心脏性猝死的最主要原因，也是最为常见的心血管系统急症，对其病理及临床特征的认识是急诊科医生必须掌握的内容。

## 第二节　发病机制——易损斑块再认识，不断前进

ACS 发病是已形成的粥样硬化斑块由稳定转变为不稳定的过程。目前已清楚，在决定急性缺血是否发生方面，斑块的易损性和致血栓形成的倾向比斑块本身的大小和狭窄程度更为重要。Little 等人指出，某些对血流动力学影响不大、不明显的管腔狭窄，甚至狭窄仅有 10% 的，可能在几个月内发生 AMI，而高度狭窄的冠脉可能许多年仍保持稳定。本节将简要阐述对易损斑块的认识历程和目前仍未解决的问题，以激励更多的年轻人热衷于解决这些难题。深化对 ACS 发病机制的认识，会对 ACS 的防治带来不可估量的甚至是划时代的巨大进步。

1966 年，Constantinides 博士首次证实斑块破裂是大多数急性心血管疾病发作的原因，并奠定了现代冠状动脉粥样硬化致血栓形成概念的基础。1984 年，Willerson 等进行的一系列后续研究进一步证实斑块破裂刺激血小板黏附、聚集和释放介质，导致冠心病急性事件发生，这些介质包括血栓素 $A_2$、5- 羟色胺等，可引起血栓形成和血管收缩。到 1994 年，斑块破裂、血栓形成和介质产生在急性心血管疾病发生中的重要性被广泛接受。随即提出"易损斑块"这一概念，用于描述那些即将破裂并极有可能触发一系列不良心脏事件的斑块。随后的研究提示，大的脂质核心、薄纤维帽和富含巨噬细胞的斑块为易损斑块，但是并没有前瞻性研究证实它能够增加血栓形成的风险。1998 年，Kullo 等指出，没有一种可靠的方法能够在斑块破裂之前识别它，但是，有理由相信，一个或多个技术的组合能够前瞻性地识别易损斑块。光学相干断层显像法（OCT）、热像图法、血管内 MRI、CT、PET-CT 等有创或无创手段有希望早期发现易损斑块。综合上述评价技术的发展，目前有 3 种组织学亚型高度怀疑为易损斑块：①薄帽纤维粥样硬化；②富含糖蛋白基质或炎症导致内皮受侵蚀和血栓形成；③钙化结节斑块。

目前，在临床实践中主要是 OCT 被应用于识别各亚型斑块，指导治疗，该领域方兴未艾，国内外均有大量研究在开展，推动了 ACS 防治学的进展。例如国内学者的研究发现，OCT 指导下的急诊 PCI 可能可以减少部分患者的支架植入，如果这种无须支架植入的治疗方法被进一步研究证实有效且安全，则有可能成为部分 ACS 患者的新治疗范例。

## 第三节　危险评分和风险分层——成功与挑战并存

### 一、不良结局的预测：孰优孰劣？

ACS 疾病谱广，个体间情况差异较大，因此，所有提示 ACS 的患者，均应进行早期风险评估、识别高危患者，以采取不同的治疗策略，并初步评估预后。目前普遍用于 ACS 危险评分的方法主要有以下几种：

### （一）TIMI 危险评分

TIMI 危险评分包括 7 个预测指标（年龄＞65岁；3 个以上危险因素；冠心病史；ST 段改变；近 24 小时内有 2 次或以上的心绞痛样胸痛发作；近 7 天有口服阿司匹林史；cTnI 或 cTnT 升高），根据累计的分数不同，分为低危、中危、高危 3 个级别，可对 14 天全因死亡、心肌梗死、再血管化风险，以及 30 天和 1 年的全因死亡风险进行预测。TIMI 危险评分的显著优点是算法简便，患者就诊数小时内即可获取评分参数，便于早期指导治疗。不足之处在于 TIMI 危险评分模型出自临床试验的特定人群，不适合临床试验入选标准以外的 ACS 患者；另外，由于强调早期、简便，因此未纳入对预后有重要意义的有创或无创检查，这影响了其预测的精确性，对患者远期预后的预测性较差。

### （二）PURSUIT 危险评分

PURSUIT 危险模型中的危险因素主要包括：年龄、性别、6 周内的心绞痛症状、心率、收缩压、心力衰竭的体征、ST 段压低。相比于 TIMI 危险评分，PURSUIT 危险评分纳入对预后影响的因素更多，能够预测 30 天不良事件的发生风险。但该危险模型没有考虑到患者肾功能及心肌坏死量等因素对预后的影响，在预测能力上仍存在一定的局限性。

### （三）GRACE 危险评分

GRACE 研究是一个全球、大型、多中心的 ACS 注册研究。GRACE 危险评分基于 GRACE 研究制定，不仅能够预测所有 ACS 患者院内及 6 个月的死亡风险，还对患者的 5 年远期预后具有较好的预测价值。该评分模型更加细化，根据入院时的 8 项参数（年龄、心率、收缩压、Killip 分级、血清肌酐水平、心肌标记物水平、入院时是否心搏骤停、心电图 ST 段压低）和出院时 10 项参数（年龄、心率、收缩压、血清肌酐水平、院内 PCI 治疗、院内 CABG 术、既往陈旧心肌梗死病史、心电图 ST 段压低、心肌标记物水平、充血性心衰）的不同分值计算出总评分作为危险分层的依据。该评分模型具有更广泛的代表性，适用于各种 ACS 人群，其对 5 年的远期死亡风险也有很强的预测力。相较于 TIMI、PURSUIT 危险评分，现有研究资料表明，GRACE 危险评分在 ACS 患者中的预测能力更胜一筹。但 GRACE 评分纳入的变量较多，计算复杂，这在一定程度上影响了该评分方法的广泛应用。

TIMI、PURSUIT、GRACE 危险评分作为三种最常用的 ACS 评分模型，广泛应用于临床。除此之外，SRI、EMMACE、GUSTO、Braunwald 等危险评分也已应用于临床，并以其各自的优势协助临床医生对 ACS 患者进行分层管理。

以上这些危险分层方法的侧重点不同，适用人群也有区别。目前尚缺乏一种完美的适用于所有 ACS 患者的危险分层评分方法。因此，临床工作中需要结合患者的具体情况，选择不同的评分方法对其进行危险分层。对于这些危险分层工具的掌握，要在领会其思想的同时进行创新性的探索，使之更加完善。未来评分方法的方向将是在提高危险甄别能力的同时兼顾简单易行性。

### 二、出血高危患者的检出——抗栓方案选择的科学之路

抗栓是 ACS 治疗的"基石"，然而，随着糖尿病、肾功能不全等高危患者的增多，介入治疗的广泛开展，ACS 抗栓后出血风险增加。治疗过程中患者如果发生出血，医生将陷入两难境地。因此，及早检出出血高危患者，并制订个体化方案，是 ACS 治疗的最佳策略。目前评估 ACS 患者出血风险的方法主要有 CRUSADE 评分和 Integer 评分。

#### （一）CRUSADE 评分

CRUSADE 评分包括入院时的 8 个指标，即性别（女性）、糖尿病病史、心血管疾病史、心率、收缩压、充血性心力衰竭的体征、基线血细胞比容和肌酐清除率。CRUSADE 评分是在美国 400 多家医院超过 8 万例患者的临床数据的基础上建立的。随着 CRUSADE 评分的增加，患者大出血的发生率增加。CRUSADE 评分最初是非 ST 段抬高 ACS 院内出血的基线风险评估工具，但随着该评分的广泛应用，研究证实，ST 段抬高的心肌梗死，以及院内、院外出血风险都可以用该评分进行出血风险的评估，并纳入指南推荐。

#### （二）Integer 评分

Integer 评分中出血临床危险因素包括：年龄、女性、血清肌酐水平、白细胞计数、贫血等。

但资料来自严格入选和排除标准的临床试验，限制了其临床的推广应用。

#### （三）ACUITY 评分

ACUITY 评分中有 7 个变量，包括女性、贫血、比伐卢定应用、ACS 类型、年龄、肌酐、白细胞计数，主要用于 ACS 患者院内的出血评分。

#### （四）PARIS 评分

PARIS 评分是在 *JACC* 上发表的新型评分，用于评估支架植入后使用双联抗血小板治疗的出血风险。主要包括年龄，BMI，目前吸烟、贫血，CKD，出院时三联治疗 5 个变量，主要是对院外出血风险有预测价值，但价值相对有限。

在临床上需综合运用各种危险评分方法，权衡利弊，尽快达到缺血与出血的平衡。当然，上面提及的各种评分方法（无论是缺血评分还是出血评分方法）均来自欧美人群，由于在种族、饮食习惯、人口特征等方面存在差别，国外的评分方法并不一定适合我国人群。因此，我国学者也在不断探索适合国人的 ACS 相关评分。目前，中国人民解放军北部战区总医院韩雅玲院士团队牵头的 OPT-PEACE 临床研究、山东大学齐鲁医院陈玉国教授团队牵头的稳定型心绞痛与急性冠脉综合征诊疗规范及应用方案的精准化研究等已开始在该领域进行积极探索。

## 第四节　治疗策略的演变与思考

### 一、再灌注治疗的发展之路——曲折但充满希望

成功的再灌注策略能够早期、完全、持久地开通病变相关血管，改善急性心肌梗死患者的预后。急诊冠状动脉再灌注手段包括经 PCI、静脉溶栓。随着急诊 PCI 技术应用的增加，冠状动脉旁路移植术（coronary artery bypass grafting，CABG）已较少用于急诊 AMI 患者，在解剖结构不适合 PCI 或 PCI 失败时，可选择急诊 CABG。

#### （一）溶栓治疗

Dewood 在 20 世纪 80 年代初期的开创性工作证实了冠脉内血栓形成是 AMI 的病因，使 AMI 的治疗从被动等待转入主动争取再灌注的时代。20 年来，经静脉溶栓治疗 AMI 方面取得了很大

的进展。静脉溶栓使用方便，花费少，易于在基层医院甚至院前使用，大大增加了受益的人群。然而，溶栓治疗存在明显的局限性：①静脉溶栓的再通率仅为60%～80%，且再通后仍有残余狭窄；②仅30%～55%的患者溶栓后冠状动脉内血流可达TIMI3级，且其中还有23%无有效的心肌灌注；③临床上15%～30%的患者溶栓后发生心肌缺血复发或冠状动脉再闭塞；④部分患者因溶栓禁忌证而不能接受溶栓治疗；⑤0.5%～1.5%的患者出现危及生命的颅内出血并发症。正因为上述不足，又赶上90年代冠脉介入技术的普及和发展，所以以PCI方法为核心的再灌注治疗技术应运而生并得到蓬勃发展。对于溶栓成功的患者，应在2～24小时之内常规进行冠状动脉造影，必要时植入支架，溶栓失败的患者应进行补救性PCI。我国幅员辽阔，不具备行急诊PCI能力的医院应结合实际情况积极开展溶栓治疗。

（二）急诊PCI

鉴于溶栓治疗的上述局限性，在有条件的医院或中心，急诊PCI逐渐成为再灌注治疗的常规方法，与溶栓相比，它有以下优点：①较高且稳定的再通率；②能够同时处理梗死部位存在的残余狭窄；③对溶栓有禁忌者也可以做；④预后更佳。急诊PCI的缺点在于医院需要有导管室和手术经验的医务人员。美国ACC/AHA指南规定，要达到一定介入治疗数量的中心和介入医生才可做急诊PCI。由于急诊PCI需要医技人员24小时值班，增加了运行成本，与溶栓相比，有一定的时间延迟。

ACS再灌注治疗决策制订过程中尚需思考的几个问题：

1. 急诊PCI介入治疗时机的选择　毋庸置疑，STEMI患者越早开通梗死相关血管，患者获益越大，因此，国内外STEMI处理指南均强调及时进行急诊PCI的重要性。患者出现症状的12～48小时之内，即使没有症状并且血流动力学稳定，行冠脉造影和PCI仍可能获益。目前国内外指南均推荐对于NSTEMI患者进行危险分层，对于极高危患者建议2小时内行急诊PCI，高危患者建议早期行PCI，对中危患者建议择期PCI，而对于低危患者建议先行非侵入性检查（无创负荷试验、心脏彩超等），寻找缺血证据，再决定是否采用PCI。

2. STEMI就地溶栓或转运PCI的选择　毋庸置疑，急诊就诊于有条件进行PCI的医疗单位，能够在指南规定时间内进行介入治疗者，将给患者带来最大获益。但是，患者就诊于无PCI条件的医院，是转运患者到有条件的PCI介入中心，还是先进行就地溶栓再转运，常常是摆在基层急诊医生面前的难题，也是我们所有急诊医生需要协作解决的难题。如何在溶栓及转运PCI治疗之间做出选择，溶栓和转运PCI两种再灌注策略如何有效联合？近年来，国内学者研究发现，对于症状发作6小时内，但PCI相关延迟预计大于1小时的STEMI患者，给予药物介入策略，即先给与半量药物溶栓，溶栓后3～24小时行早期介入治疗，与直接急诊PCI的疗效相似，该研究为在我国地域广阔医疗水平不平衡的现况下如何实现最佳救治策略做出了有益探索。

3. STEMI患者直接PCI时是否可以完全血运重建　近年来有临床研究表明，在直接PCI时，对非罪犯血管同时进行干预可以降低心血管不良事件的发生率，也有研究支持STEMI患者出院前进行完全血运重建。STEMI患者是否应该完全血运重建和时机的选择有待进一步研究。针对STEMI并发心源性休克的患者，之前的临床指南均建议完全血运重建，CULPRIT-SHOCK研究对此提出了不同的看法，认为直接PCI时仅处理罪犯血管优于完全血运重建。

## 二、个体化抗血小板治疗——困惑与对策

目前，冠心病抗血小板治疗仍以群体证据为主导，适当结合个体的冠心病危险分层情况，以此决定药物的使用策略。因此，该策略并未充分考虑个体对抗血小板药物的反应性。已有充分的证据提示，不同个体之间的药物反应性有显著差异，因此，未来抗血小板治疗方案应考虑个体化策略。然而，在个体化抗血小板治疗的发展道路上，仍面临一些难题。

（一）血小板药物反应性的识别

有充分的证据表明，抗血小板药物的临床反应存在显著的个体差异性。部分患者接受规律适量的抗血小板药物治疗，血小板的活性不能得到充分抑制，导致临床缺血事件的发生，称为血小

板高反应性；反之，血小板活性过度抑制，导致临床出血事件的发生，称为血小板低反应性。从理论上说，应用药物后"残余的血小板活性"决定了药物的效果。过高的基础活性或者过低的药物抑制均可造成血小板高反应性，针对这两种不同机制，有着不同的危险因素和干预策略。对于前者而言，血小板高反应性并非由于抗血小板药物的药理作用减弱所致，因此可认为是"假性抵抗"，药物加量可改善抵抗；而后者直接与药理作用相关，此类抵抗可认为是"真性抵抗"，联合用药或换用其他机制的抗血小板药物可能有助于临床获益。由于当前血小板功能检测尚缺乏公认的标准，因此评价抗血小板药物的药效也就显得困难重重，目前各研究大多围绕血小板活化途径或药物作用位点进行其功能或药效评价。以阿司匹林为例，既可通过检测血小板黏附、聚集功能，亦可围绕 $TXA_2$ 及其代谢产物展开。各种方法均存在一定的不足，因此尚未有所谓的"金标准"存在。

### （二）血小板功能评估的意义

如何准确评估血小板的反应性，并采取措施预防事件的发生，是当前研究的重点。目前，所有根据血小板功能调整治疗方案的随机试验，均未显示临床获益，因此，指南不推荐常规监测血小板功能或基因型指导抗血小板治疗。无普遍接受的血小板功能临床评估方法和临床医生对血小板功能检测的理解参差不齐，在一定程度上制约着抗血小板治疗的进展。

### （三）个体化抗血小板治疗的发展思路

无论是针对检测方式的研究，还是评价干预手段的优劣，今后的研究中，均期望实现抗血小板药物的个体化治疗策略，即建立对该类药物效果的评价体系，以及根据评价结果适时调整用药方式，从而使应用抗血小板药物的患者均能得到最大的获益风险比。面对疾病复杂性日益增加的挑战，临床须进一步认识不同的联合治疗和相互作用策略，抗血小板治疗个体化是未来的发展方向，但还须进行大量的工作。

## 三、机械辅助装置——进展与争议

### （一）主动脉内球囊反搏

一项随机对照临床试验的最新结果显示，主动脉内球囊反搏（IABP）可减少心脏做功，减少心肌耗氧量，增加心脏和大脑等重要器官的组织灌注。长期以来，研究者一直认为 IABP 是 AMI 并发心源性休克重要的治疗手段，并被多个指南作为Ⅰ类推荐。然而，近期公布的 IABP-SHOCK Ⅱ 试验长达 6 年的随访结果表明，同 30 天和 1 年的数据一致，使用 IABP 对 AMI 心源性休克患者并没有生存获益。因此，欧洲指南建议不要常规使用 IABP（Ⅲ级推荐），美国指南变更为Ⅱb级推荐。但对于急性心肌梗死并发严重二尖瓣乳头肌功能不全及室间隔穿孔的患者，可以考虑应用 IABP。尽管 IABP 在中国的应用已有数十年的历史，然而，尚缺乏来自国内的关于 IABP 临床应用价值的证据，设计并实施多中心的临床随机对照试验应是今后临床医生需解决的课题。

### （二）体外膜氧合

体外膜氧合（ECMO）的工作原理是抽出体内部分血液，这部分血液通过体外制氧机时可使血红蛋白完全氧合，并移除二氧化碳，之后这部分血液再重新输入体内，从而改善身体的供氧。目前 ECMO 应用于心源性休克患者能否改善预后仍未明确。一项回顾性研究探讨了对 STEMI 伴心源性休克患者，急诊 PCI 联合 ECMO 能否改善预后。这项研究结果显示，应用 ECMO 能降低术后 30 天的死亡率，而且能明显缩短住院时间。而 Rayan 等新近发表对比心源性休克患者应用 ECMO 与传统治疗的回顾性队列研究结果显示，应用 ECMO 组的死亡率更高，住院花费更高。因此目前仍需进一步的前瞻性临床研究来明确 ECMO 在心源性休克中的应用价值。为克服 ECMO 增加心脏后负荷、影响冠脉供血的缺点，目前也有研究联合应用 IABP 与 ECMO，在部分严重急性心力衰竭的患者中或能改善预后。

### （三）血栓抽吸——常规还是选择性应用？

慢血流或无复流现象是制约 ACS 救治成功率的难题，血栓和粥样斑块造成的远端微循环栓塞是其中的主要机制之一。作为 PCI 治疗中处理血栓问题的重要技术，栓塞保护装置和血栓抽吸装置的问世，改变了临床指南与实践。2008 年发表的 TAPAS 单中心随机对照试验显示，与单纯 PCI 组相比，血栓抽吸联合 PCI 组能显著改善 PCI 术后心肌灌注、减少远端栓塞和死亡率。因此，有学者提出血栓抽吸应成为急诊 PCI 中的常规辅助手段。但 2013 年发表的 TASTE 试验显示，血栓抽吸并没有降低患者 30 天或 1 年死亡率。2015 年发表的大规模随机研究 TOTAL 研究显示，常规血栓抽吸术没有减少 180 天内死亡、再发心梗、心源性休克或者严重心衰的发生率。基于近期研究，目前国内外指南均不推荐对所有 STEMI 患者常规进行血栓抽吸，但对于血栓负荷重的患者，血栓抽吸术仍然是重要的治疗措施。新近荟萃分析研究提示，血栓抽吸术联合冠脉内血小板糖蛋白 Ⅱb/Ⅲa 受体拮抗剂能改善 STEMI 患者急诊 PCI 术后的短期预后，为血栓抽吸术在急诊 PCI 术中的应用提供了新的研究方向，需更大规模、多中心的研究证实。

## 第五节 治疗新思路的展望

### 一、心肌细胞再生治疗——困难重重，道阻且长

研究者对心肌细胞是否为"不可再生细胞"的讨论，源于 20 世纪 70 年代。此前人们一直将心肌细胞的终末分化特性视为经典理论，认为其促成生长的唯一形式是变肥变大。近年来，随着显微镜技术的极大发展，研究者观察到哺乳动物及人类的心脏在病理负荷下，心肌细胞有数量增加的现象，由此所谓的"终末分化"理论开始引发争论和质疑，许多研究者通过各种手段试图证明心肌干细胞的再生现象，认为心脏中存在两类分别为 c-kit$^+$ 和 Sca1$^+$ 标记的心肌干细胞。但最新研究发现，c-kit$^+$ 心肌干细胞在心脏中根本不存在，而 Sca1$^+$ 的所谓"心肌干细胞"最终分化为心脏内皮细胞和成纤维细胞。

增加心肌细胞数目是治疗缺血性心脏病的关键。在这种认识下，研究者将成体干细胞如骨髓干细胞或诱导多能干细胞（iPSC）直接移植或间接分化成心肌细胞后移植至受损心肌部位，部分研究结果认为，通过这种办法改善了心脏功能，但也存在巨大的争议，如外源性转录因子的长期影响，注射细胞的存活能力等，通过干细胞移植治疗改善心脏功能的办法，仍处于探索阶段。

### 二、心肌细胞保护治疗——千里之行，始于跬步

再灌注策略的不断进步，使得 ACS 患者的死亡率大大降低，但仍有部分患者由于心肌细胞死亡发展为缺血性心肌病。以减少细胞死亡为目的的直接心肌保护药物一直是基础研究的热点。围绕心肌保护策略，在基因治疗、蛋白治疗和干细胞替代治疗等不同层次均有新发现，如乙醛脱氢酶 2（aldehyde dehydrogenase 2，ALDH2）；另外，线粒体在心肌保护中的作用愈发受到关注。但是这些心肌保护新机制、新方法的临床有效性还有待更多的深入研究。

综上，心肌再生和心肌保护是心血管临床及基础研究永恒的主题。从基础到临床应用还有很长的道路要走，可以预见患者未来道路上的艰难性和曲折性，但是创新性思维是获取新发现并保持前进的不竭动力。希望医学生在研究生阶段就开始有意识地思索新思路、新方法，勇于探讨、善于发现，最终早日攻克"心肌再生"和"心肌保护"的难题。

（陈玉国）

## 参 考 文 献

[1] 陈韵岱，吕树铮. 急性冠脉综合征易损斑块——临床诊治最新进展 [M]. 北京：人民军医出版社，2007.

[2] Jia H, Dai J, Hou J, et al. Effective anti-thrombotic therapy without stenting: intravascular optical coherence tomography-based management in plaque erosion (the EROSION study)[J]. European Heart Jounal, 2017, 38（11）: 792-800.

[3] Thiele H, Zeymer U, Neumann FJ, et al. Intraaortic balloon support for myocardial infarc- tion with cardio-genic shock[J]. N Engl J Med, 2012, 367（14）: 1287-1296.

[4] Jolly SS, Cairns JA, Yusuf S, et al. Randomized trial of primary PCI with or without routine manual thrombec-tomy[J]. N Engl J Med, 2015, 372（15）: 1389-1398.

[5] Thiele H, Akin I, Sandri M, et al. PCI strategies in patients with acute myocardial infarction and cardiogenic shock[J]. N Engl J Med, 2017, 377: 2419-2432.

[6] Levine GN, Barbato E, Bassand JP, et al. 2017 ESC focused update on dual antiplatelet therapy in coronary artery disease developed in collaboration with EACTS[J]. European Heart Journal, 2018, 39(3): 213-254.

[7] Pu J, Ding S, Ge H, et al. Efficacy and Safety of a Pharmaco-Invasive Strategy With Half-Dose Alteplase Versus Primary Angioplasty in ST-Segment-Elevation Myocardial Infarction: EARLY-MYO Trial (Early Routine Catheterization After Alteplase Fibrinolysis Versus Primary PCI in Acute ST-Segment-Elevation Myocardial Infarction)[J]. Circulation, 2017, 136(16): 1462-1473.

# 第三十六章　急性心律失常

## 第一节　急性心律失常的概念、分类及诊治原则

### 一、急性心律失常的概念

急性心律失常是指由各种原因引起的突发的心律紊乱,容易导致血流动力学障碍,具有起病急、进展快、死亡率高等特点,处理不当会危及患者生命。通常情况下,心脏对心律失常频率的代偿范围为40～150次/min,当心率<40次/min或>150次/min时,容易出现心脏代偿机制障碍,而导致灾难性后果。除此之外,器质性心脏病、心律失常持续时间、房室同步性、双室同步性、心律规整性等因素也参与了心脏的代偿功能。急性心律失常发作严重威胁患者的生命,需要到急诊求治或临床紧急处理,由此通常也称其为急诊心律失常。在临床工作中,对急性心律失常患者需要结合病史、体格检查、急诊心电图和既往心电图了解其发作的情况和可能的发生机制,作出处理措施,判定心律失常是否稳定和确定致死性心律失常尤为关键。

### 二、急性心律失常的分类

**1. 根据发作频率**　急性心律失常分为快速性心律失常和缓慢性心律失常两大类,但以快速性心律失常较为常见。快速性心律失常包括快速性室上性心律失常,以及快速性室性心律失常。广义上快速性室上性心动过速,包括窦性心动速、心房颤动、心房扑动,以及狭义室上性心动过速(阵发性房性心动过速、阵发性房室折返性心动过速、阵发性房室结折返性心动过速)。室性心律失常包括室性心动过速(非持续性室性心动过速、持续性单形性室性心动过速)、心室扑动和心

室颤动。缓慢性心律失常包括病窦综合征、房室传导阻滞(二度Ⅱ型和三度房室传导阻滞)、心搏骤停和室性自主心律。

**2. 根据 QRS 波时限**　快速性心律失常可分为窄 QRS 波心动过速(QRS 波时限≤120ms)和宽 QRS 波心动过速(QRS 波时限>120ms)。对于宽 QRS 波心动过速,需要与室性心动过速和室上性心动过速伴差异性传导相鉴别。

### 三、急性心律失常的诊治原则

急性心律失常的处理需要兼顾心律失常本身,并考虑基础疾病和诱发因素。通过纠正或控制心律失常,达到稳定血流动力学状态、改善症状的目的。心律失常紧急处理,应遵循以下几个原则:

**(一)血流动力学第一原则**

识别和纠正血流动力学障碍,在血流动力学不稳定时,重视抢救治疗的效率比注重诊断流程更重要。快速性心律失常如果不稳定,则应该紧急终止这种心律失常,治疗措施常采用心脏复律,并不苛求对心律失常诊断的准确性。血流动力学稳定者,根据临床症状,心律失常类别,明确诊断后给予相应处理。

**(二)重视基础疾病和诱因的纠正和处理**

室性心律失常的发生与基础疾病和心功能状态密切相关。对合并基础疾病的患者,要根据轻重缓急给予处理。ST 抬高型心肌梗死合并心律失常,若非血流动力学不可耐受者,一定要抓紧时间进行再灌注治疗,而不应首先将精力放在处理诸如室性早搏等心律失常上。在心房颤动的药物转复中,要根据有无器质性心脏病选择药物。

**(三)权衡获益与风险,正确处理效益与风险和治疗的矛盾**

对危及生命的心律失常,应采取积极、有效

的措施加以控制。对非威胁生命的心律失常,则关注治疗措施的安全性,避免过度治疗。

### (四)治疗与预防兼顾

在急性心律失常紧急处理后,应对心律失常远期治疗有所考虑和建议;结合具体情况,确定是否采用口服抗心律失常药物;有相关适应证者,建议接受射频消融治疗、冷冻消融或起搏治疗。

### (五)急性期抗心律失常药物应用原则

根据基础疾病、心功能状态、心律失常性质选择抗心律失常药物。序贯或联合应用静脉抗心律失常药物,易致药物促心律失常作用,仅在室速/室颤风暴状态或其他顽固性心律失常时考虑。

## 第二节 常见急性心律失常的临床特点和急诊处理

### 一、宽 QRS 心动过速

宽 QRS 心动过速是指心电图显示心率 >100 次/min,伴 QRS 波群增宽 >120ms。常见的有室性心动过速(包括尖端扭转型室性心动过速)、心室扑动、心室颤动,频发室性早搏可转化为室性心动过速甚至心室颤动而致患者死亡者,心房颤动伴快速心室率,预激综合征伴室上性心动过速,室上速伴差异性传导。此外,还有预激所致心动过速如心房颤动、心房扑动,或由逆向型房室折返所致心动过速。各种快速型心律失常致心室率过快时,患者均可因心脏有效射血不足、血流动力学紊乱而死亡。

### (一)临床类型和特点

**1. 室性心动过速** 常见于各种器质性心脏病患者,最常见的是冠心病,特别是曾患心肌梗死的患者,其次是扩张型与肥厚型心肌病、二尖瓣脱垂、心瓣膜病等。其他病因包括代谢障碍、药物中毒、QT 间期延长综合征等。偶尔亦可发生在无器质性心脏病者。临床轻重因发作时心室率、心动过速持续时间、原有心脏病变而各有不同。非持续性室性心动过速(发作持续时间短于 30 秒,能自行终止)患者通常无症状。持续性室性心动过速(发作持续时间超过 30 秒,需药物或心脏复律才能终止)常伴明显血流动力学障碍与心肌缺血。临床症状包括低血压、少尿、晕厥、

心悸、气促、心绞痛等。心电图表现包括:①频率多在 140~200 次/min,节律可稍不齐;②QRS 波群宽大畸形,时限通常 >0.12s,根据其形态特点又分为单形性(MVT)和多形性室性心动过速(PVT);③如能发现 P 波,且 P 波频率慢于 QRS 频率,P-R 无固定关系(房室分离),则诊断明确;④偶尔心房激动夺获心室或发生室性融合波,也支持诊断。

**2. 尖端扭转性室速** 是多形性室性心动过速的一个特殊类型,其发生机制与折返有关,因心肌细胞传导缓慢、心室复极不一致引起。常见病因为各种原因所致的 QT 间期延长综合征、心肌炎、心肌缺血、使用某些抗心律失常药物(如奎尼丁、普鲁卡因酰胺、胺碘酮等)、低钾血症或低镁血症。发作时 QRS 波群的振幅与波峰呈周期性改变,频率 200~250 次/min,QT 间期通常 >0.5s,U 波显著,伴有 QT 间期延长,可进展为心室颤动。

**3. 心室扑动和心室颤动** 常见于缺血性心脏病。此外,抗心律失常药物(特别是引起 QT 间期延长与尖端扭转者)、严重缺氧、缺血、预激综合征合并快速心室率的心房颤动、电击伤等亦可引起。临床包括意识丧失、抽搐、呼吸停顿,甚至死亡。听诊心音消失,脉搏触不到,血压亦无法测到。心室扑动时心电图显示无正常 QRS-T 波,代之以连续快速而相对规则的大振幅波动,频率达 200~250 次/min,心脏失去排血功能。室扑常不能持久,将很快恢复或转为心室颤动而导致死亡。心室颤动往往是心脏停搏前的短暂征象,心脏出现多灶性局部兴奋,致完全失去排血功能,其心电图特点为 QRS-T 波完全消失,出现大小不等、极不匀齐的低小波,频率 250~500 次/min。

### (二)急诊处理

1. 首先应明确患者是否伴有血流动力学障碍,分别给予不同处理。

**2. 基本处理** ①面罩高流量给氧,监测氧饱和度状态,同时开放静脉;②评价心脑血管情况,包括意识状况、收缩压是否低于 90mmHg、是否有少尿、心绞痛、肺水肿;③心电监护,准备除颤。

**3. 血流动力学不稳定患者的紧急处理** ①同步直流心脏复律,首次能量 100~200J,之后按需要递增。②纠正低钾、低镁血症,补充氯化钾

40～80mmol（滴注速度＜30mmol/h），静脉滴注25%硫酸镁5～10mL（滴注时间＞30min）。③如果对治疗没有反应或再发生快速型心律失常，应立即纠正氧分压下降和二氧化碳分压升高、酸中毒，并再次电击。也可酌情给予胺碘酮150～300mg缓慢静脉注射。

4. **血流动力学稳定患者的紧急处理**　①纠正低钾、低镁血症。②静脉注射胺碘酮150mg（注射时间＞10min）或利多卡因50mg（注射时间＞2min，可每5分钟重复一次至总量200mg）。③如果上述治疗无效，可使用同步直流心脏复律。

5. **尖端扭转型室速的处理**　①先给硫酸镁2g，用5%葡萄糖液40mL稀释，缓慢静脉注射，后以8mg/min静脉滴注。②静脉补钾使血钾在4.5～5.0mmol/L。③应用异丙肾上腺素可缩短QT间期及提高基础心率，使心室复极差异缩小，有利于控制尖端扭转性室速的发作。异丙肾上腺素1～4μg/min静脉滴注，随时调节剂量，使心室率维持在90～110次/min。④对上述药物治疗无效的持续性发作者，可采用直流心脏复律。⑤如果与心脏传导阻滞及有症状的心动过缓有关，宜紧急和长期的起搏治疗。

## 二、窄 QRS 心动过速

窄 QRS 心动过速是指心电图显示心率＞100次/min，QRS 波群＜120ms。

### （一）临床类型和特点

常见的有窦性心动过速、房性快速性心律失常、心房颤动、心房扑动、多源房性心动过速、结性心动过速、房室结折返性心动过速和房室折返性心动过速等。心率快，多在160～220次/min，节律规则。心悸或胸内有强烈的心跳感。持续时间长可导致严重循环障碍，引起心绞痛、头昏、晕厥，甚至少尿、心衰、休克。折返性心动过速的临床特征性表现是突然发作又突然停止。刺激迷走神经末梢，可使50%～80%的PSVT突然中止。心音绝对规则一致，颈静脉不出现炮波。脉搏细速，血压可下降。

### （二）急诊处理

1. 首先明确患者是否伴血流动力学障碍，分别给予不同处理。

2. **基础措施**　①吸氧，面罩高流量给氧，监测氧饱和度，同时开放静脉。②评价心脑血管情况，包括意识状况，收缩压是否低于90mmHg，是否有少尿、心绞痛、肺水肿。③心电监护，准备除颤。④刺激迷走神经。⑤静脉给予腺苷，如果刺激迷走神经无效，快速静脉注射腺苷6mg，同时行心电监护，如果仍不成功，可每隔2分钟给腺苷12mg连续3次，注意腺苷副作用，有哮喘、Ⅱ～Ⅲ度房室传导阻滞或窦房结疾患者忌用。

3. **血流动力学不稳定者的紧急处理**　如果患者出现收缩压≤90mmHg、胸痛、心力衰竭、意识障碍、心率≥120次/min，应采取以下措施：①同步直流心脏复律，首次100J，之后按需要递增，复律前可静脉注射安定10～20mg；②必要时静脉注射胺碘酮150mg（注射时间＞10min），然后静脉滴注胺碘酮300mg（滴注时间＞1h），或重复心脏复律。

4. **血流动力学稳定者的紧急处理**　主要措施包括：①首选药物为腺苷，无效者改静脉注射维拉帕米5～10mg（注射时间＞10min）或地尔硫䓬0.25～0.35mg/kg，②胺碘酮300mg静脉滴注，1小时后可重复，尽量选用中心静脉。

## 三、缓慢性心律失常的治疗

症状轻微者，一般情况下先用阿托品、654-2或异丙肾上腺素等药物治疗，任何器质性的、不可逆的和药物治疗无效的缓慢性心律失常均为人工心脏起搏器治疗的适应证。起搏器的选用以DDD起搏器或其他生理性起搏器为宜，对缓慢性心律失常伴心功能不全者，尤其QRS综合波大于0.12～0.14秒者，应植入双心室或者右室双部位起搏器。人工心脏起搏治疗缓慢性心律失常的疗效是肯定的。植入技术已有40余年的经验，非常成熟，且严重合并症极少，因此，应积极推广应用人工心脏起搏技术治疗缓慢性心律失常。

# 第三节　急性心律失常治疗进展

## 一、急性心律失常药物治疗进展

在急诊心律失常的治疗中，抗心律失常药物在复律、室率控制、预防恶性心律失常复发等方面仍是一线治疗。近年来，也有一些新型抗心律

失常药物问世,主要有以下几种:

**1. 维纳卡兰** Ⅲ类钾离子通道阻滞剂,可延长心房肌动作电位的有效不应期,降低心房的传导速度,延长恢复时间。用于房性快速性心律失常的治疗,包括转复新近发生的房颤。研究表明,维纳卡兰最大的作用特点是起效快,在新发房颤复律中,维纳卡兰给药后90分钟内的转复成功率为51.7%。

**2. 尼非卡兰** Ⅲ类抗心律失常药物,为非选择性钾离子通道拮抗剂,阻断稳定状态的钾离子通道,从而延长动作电位时程和有效不应期。尼非卡兰能有效控制折返引起的快速室性心律失常,对缺血性室性心律失常具有较好的疗效。

**3. 决奈达隆** Ⅲ类抗心律失常药,其结构及电生理特性与胺碘酮相似,但不含碘,这一结构改变使其组织内蓄积减少,对器官的毒性降低。临床证据显示,决奈达隆可用于房颤的复律治疗,降低首次心血管住院率和死亡率,降低脑卒中的发生。

**4. 依布利特** Ⅲ类抗心律失常药物,在转复新发房颤或房扑方面快速有效,可以用于手术期伴发的房扑、房颤的转复。对于新发房扑,依布利特转复效果明显优于胺碘酮。应用伊布利特后,应特别注意有无用药物所致尖端扭转性室速发生。

**5. 吡西卡尼** Ⅰc类抗心律失常药物,通过抑制钠离子内流,从而延长心房不应期、减慢心房内传导。吡西卡尼对房性和室性心律失常均有疗效,对房颤的转律,减少房颤复发有效。

**6. 伊伐布雷定** 是高度特异性的起搏电流(If)通道阻滞剂,通过剂量依赖方式抑制If电流,从而减慢窦房结频率,实现心率的控制。常用于不适当窦性心动过速和心衰患者的心率控制。

## 二、自动除颤器植入

室速、室颤:室速、室颤的预防首先是积极防治其基础心脏疾病。室速/室颤的药物防治占重要地位,二者有复发的倾向,是猝死的主要原因,在防治上同样重视病因治疗和消除诱发因素。不同病因的室速/室颤在防治上有不同的选择,而且在预示室颤危险分层上的各项指标也有不同的意义;但不论哪项指标,它们的敏感性、特异性、实用价值都有限。因此室速/室颤的远期防治是一个难题,而且要个体化选择防治方法。从总体而言,对器质性心脏病伴室速/室颤者,体内自动除颤器(ICD)优于胺碘酮。因此经济条件允许的情况下,室速/室颤复发者宜植入ICD;没有经济条件者,选用胺碘酮。

(朱继红　余剑波)

# 参 考 文 献

[1] 陈灏珠,林果为. 实用内科学 [M]. 15版. 北京:人民卫生出版社,2015.

[2] 黄子通,于学忠. 急诊医学 [M]. 2版. 北京:人民卫生出版社,2014.

[3] 张文武. 急诊内科学 [M]. 4版. 北京:人民卫生出版社,2017.

[4] 洪燕胡,金柱,洪葵. 急诊心律失常治疗进展概况 [J]. 中国心脏起搏与心电生理杂志,2014,28(3):267-269.

[5] 郭继鸿. 述评:努力提高急诊心律失常处理中的基本功 [J]. 临床心电学杂志,2014,23(3):161-163.

# 第三十七章　高血压急症

## 第一节　高血压急症的概念和认识历程

1914年，Volhard和Fahr首次描述高血压急症这一组综合征。以往文献中出现过的有关高血压急症的术语有：高血压急症、高血压危象、重症高血压危象、恶性高血压、急进型高血压。不同的作者所给的定义和包含的内容有所不同，有些甚至比较混乱。《2013年美国成人高血压治疗指南》(JNC 7)对高血压急症的定义是血压明显升高（舒张压在120mmHg以上），伴靶器官损害。欧洲心脏病学会/欧洲高血压学会(ESC/ESH)发布的2013版高血压管理指南定义高血压急症是血压严重升高伴靶器官急性损害，靶器官损害同JNC 7，同时增加围手术期高血压。而在最新公布的2017年美国心脏学会(AHA)高血压指南中，除了下调高血压诊断标准至130/80mmHg外，再次启用高血压危象这一概念用以定义严重的高血压，说明对高血压急症的认识更加深入，血压升高与心血管系统及其他靶器官损害密切相关。

《中国急诊高血压诊疗专家共识（2017修订版）》定义高血压急症是血压短时间内严重升高［通常收缩压(SBP)＞180mmHg和/或舒张压(DBP)＞120mmHg］，并伴发进行性靶器官损害。高血压急症的靶器官损害主要表现为高血压脑病、急性脑卒中（缺血性、出血性）、急性冠脉综合征(ACS)、急性左心衰竭、主动脉夹层，以及子痫前期和子痫等。围手术期高血压急症和嗜铬细胞危象也属于高血压急症范畴。高血压急症危害严重，通常需立即进行降压治疗以阻止靶器官进一步损害。需要特别指出的是：①在临床上，若患者SBP≥220mmHg和/或DBP≥140mmHg，则无论有无症状亦应视为高血压急症；②对于妊娠期妇女或某些急性肾小球肾炎患者，特别是儿童，高血压急症的血压升高可能并不显著，但对器官损害更为严重；③某些患者既往血压显著增高，已造成相应靶器官损害，未进行系统降压治疗，或者降压治疗不充分，而在就诊时血压未达到SBP＞180mmHg和/或DBP＞120mmHg，但检查明确提示已经并发急性肺水肿、主动脉夹层、心肌梗死或急性脑卒中者，即使血压仅为中度升高，也应视为高血压急症。

## 第二节　高血压急症发病机制

### 一、高血压急症发病机制的回顾

原发性和继发性高血压患者在其发展过程中均可出现高血压急症，其发病原因目前尚不甚清楚，可能与遗传因素、精神刺激、创伤等应激、内分泌激素水平异常和不恰当的降压治疗等有关。

多数高血压急症患者是在原有高血压的基础上，由于某种因素通过触发内源性的缩血管物质释放，外周血管阻力突然增加导致血压急剧上升。血压上升后产生了血流剪切力的变化和血管内皮的损伤，凝血瀑布链和血小板被激活，纤维蛋白聚集，随着血压升高而明显升高，继而造成内皮细胞的广泛受损和小动脉纤维素样坏死。如果这些环节不能被及时打断，就会造成组织缺血和更多血管活性物质的释放，陷入更严重的进行性损伤的恶性循环。血压升高时体内肾素-血管紧张素系统常被激活，导致血管进一步收缩及诸如白细胞介素-6等促炎症因子的产生。烟酰胺腺嘌呤二核苷酸氧化酶的活性增加，可产生大量氧自由基，此外，由于尿钠增多导致的容量衰竭，可进一步促进肾脏释放血管收缩物质。各种机制共同交叉作用，临床即出现血压急剧升高、靶器官灌注不足、缺血和功能下降等高血压急症的表现。

### 二、高血压脑病的新认识

高血压脑病是高血压发展的后果，高血压是否发展成高血压脑病，关键在于平均动脉压升高水平及血压升高速度。迅速引起脑血流调节机制崩溃、脑血管痉挛损伤和血-脑屏障破坏三种机制可能并存。

1. **脑血流量自动调节崩溃学说** 生理情况下，脑血流量的自动调节有一个较宽的压力阈值，当平均动脉压在 60~160mmHg 或 60~180mmHg 范围内，小动脉可随血压波动自动调节，以保持适宜的血流量。当平均动脉压迅速升高到 180mmHg 以上时，自动调节机制崩溃，血管由收缩变为被动扩张，脑血流量增加过多，脑血管内压超过脑间质压，使血管床内液体外渗，迅速出现脑水肿及颅内压增高。

2. **小动脉痉挛学说** 在某些诱因作用下，由于血压骤然升高，脑血管自动调节超常，导致小动脉痉挛，血流量减少，血管壁坏死，通透性增高，血管内液体外渗引起脑水肿，重者引起点状出血或微梗死。

3. **血-脑屏障损伤学说** 由于血压急性过度升高，迫使脑血管扩张，造成小血管壁过度牵伸而破坏血-脑屏障，继发血管源性脑水肿所致。

## 第三节 高血压急症的病情评估

当怀疑高血压急症时，医生应进行快速而有针对性的病史采集、体格检查、辅助检查，确定诊断，评估靶器官功能受累的情况程度。

1. **病史询问** 迅速了解高血压药物治疗、血压控制程度、心脑血管危险因素，了解有无继发性高血压表现，了解有无拟交感神经药物或违禁药物等用药史，通过特异性的症状评估有无靶器官损害。此外，病史询问应注意寻找血压异常升高的原因：包括既往降压药物停用、急性尿潴留、急慢性疼痛、嗜铬细胞瘤、肾功能不全、服用拟交感毒性药品、惊恐发作、服用限制降压治疗效果的药物（非甾体抗炎药、胃黏膜保护剂）。这也是临床评估的重要环节。

2. **体格检查** 除测量血压以确定血压准确性外，应仔细检查心血管系统、眼底和神经系统，关键在于了解靶器官损害程度。

3. **辅助检查**

（1）常规检查：完善血尿常规、电解质、肝功和肾功等检查以评价一般情况。所有患者应当进行心电图检查以评价左心室功能。

（2）实验室检查：根据病史如有必要可完善检查。如果怀疑急性冠脉综合征、心力衰竭，应测定心肌酶谱、脑钠肽（BNP 或 NT-proBNP）；如果怀疑原发性醛固酮增多症，应测定血浆肾素活性和醛固酮水平；如果怀疑嗜铬细胞瘤，应测定随机尿液或血浆儿茶酚胺代谢产物水平等。

（3）影像学检查：胸部 X 线检查可发现肺水肿、心脏扩大或纵隔增宽，心脏超声可发现心脏病变等。如果疑似主动脉夹层，则应进行急诊胸部 CT 增强扫描或经食管心脏超声。如果出现神经系统异常或可疑，则应进行急诊头部 CT 扫描和/或 MRI 检查。

## 第四节 高血压急症优化治疗

高血压急症治疗的基本原则：以防止或减轻心、脑、肾等重要脏器的损害为目的，早期对患者进行评估，针对患者的具体情况制订个体化的血压控制目标和用药方案，迅速恰当地将患者血压控制在目标范围内。其中，采取紧急措施保护靶器官是高血压急症的首要任务。

### 一、理解自动调节阈，正确把握高血压急症的降压幅度

血压的自动调节功能可维持流向生命器官（脑、心、肾）的血流。尽管血压有显著的可变性，而脑血流维持在很小的范围。例如，当平均动脉压低到 60mmHg 或高达 120mmHg 时，脑血流量可被调节在正常压力范围内。然而，在慢性高血压患者，其自动调节的下限可以上升到平均动脉压 100~120mmHg，高限可达 150~160mmHg，这个范围称为自动调节阈。达到自动调节阈低限时发生低灌注，达到高限则发生高灌注。与慢性高血压类似，老年患者和伴有脑血管疾病的患者

自动调节功能也受到损害,其自动调节阈的平均低限大约比休息时平均动脉血压低 20%~25%,对高血压急症患者,最初的治疗可以将平均动脉血压谨慎地下降 25% 的建议就是由此而来。

## 二、降压治疗的目标值

1. 降压治疗第一目标 在 30~60 分钟内将血压降低到一个安全水平。由于患者基础血压水平各异、合并的靶器官损害不一,这一安全水平必须根据患者的具体情况决定。除特殊情况外(缺血性脑卒中、主动脉夹层),建议第 1~2 小时内使平均动脉血压迅速下降但≤25%。一般掌握在近期血压升高值的 2/3 左右。在紧急降压治疗时,需要充分认识到血压自身调节的关键性。

2. 降压治疗第二目标 达到第一目标后,应放慢降压速度,加用口服降压药,逐步减慢静脉给药速度,逐渐将血压降低到第二目标。建议在后续的 2~6 小时内将血压降至 160/100~110mmHg,根据患者的具体病情适当调整。

3. 降压治疗第三目标 若第二目标的血压水平可耐受且临床情况稳定,在以后的 24~48 小时逐步降低血压达到正常水平。

## 三、建立"治疗紧急度"的概念

高血压急症所伴随的临床靶器官损害情况不同,血压的"安全水平"及需要将血压降至"安全水平"的紧急程度也不同。例如,对血压显著升高伴主动脉夹层的患者,应在 20~30 分钟内将血压降至 100~120mmHg;对于高血压脑病患者,1 小时内将 SBP 降低 20%~25%,血压下降幅度不可超过 50%。对于急性冠脉综合征患者,治疗目标建议 <130/80mmHg,DBP>60mmHg,MAP 降至 60~100mmHg,遵循高血压急症的总体降压节奏。

## 第五节 不同类型高血压急症的管理新进展

高血压急症患者因受累靶器官不同,病理机制不完全一致,不同脏器对血压变化的自我调节能力不同,患者基础血压、血压升高速度与持续时间、年龄等因素的差异,在血压控制的具体策略上是有显著区别的。降压时需充分考虑到患者的年龄、病程、血压升高的程度、靶器官损害和合并的临床状况,因人而异制订具体的方案。现将常见具体疾病结合最新指南进行总结。

## 一、急性主动脉夹层

急性主动脉夹层(AD)初步治疗的原则是有效镇痛、控制心率和血压,减轻主动脉剪应力,降低主动脉破裂的风险。静脉应用 β 受体阻滞剂(如美托洛尔、艾司洛尔等)是最基础的药物治疗方法,对于 β 受体阻滞剂存在禁忌的患者,可应用非二氢吡啶类 CCB 如地尔硫草控制心率,但应保证能维持最低的有效终末器官灌注。对于降压效果不佳者,可在 β 受体阻滞剂的基础上联用一种或多种降压药物(乌拉地尔、拉贝洛尔等)。药物治疗的目标为控制收缩压至 100~120mmHg、心率 60~80 次/min。需注意的是,若患者心率未得到良好控制,不要首选硝普钠降压。因硝普钠可引起反射性儿茶酚胺释放,使左心室收缩力和主动脉壁切应力增加,加重夹层病情。

## 二、急性缺血性脑卒中

目前针对卒中后早期是否应该立即降压、降压目标值、卒中后何时开始恢复原用降压药及降压药物的选择等问题的研究进展不多,尚缺乏充分可靠的研究证据。中国急性缺血性脑卒中降压试验(The China Antihypertensive Trial in Acute Ischemic Stroke,CATIS),观察了 4 071 例 48 小时内发病的缺血性卒中急性期(入院 24 小时后)患者接受强化降压治疗对 14 天内、出院时及 3 个月的死亡和严重残疾的影响,结果提示强化降压组无明显获益,但可能是安全的。《中国急性缺血性脑卒中诊治指南 2018》推荐意见:①缺血性脑卒中后 24 小时内血压升高的患者应谨慎处理。血压持续升高至收缩压≥200mmHg 或舒张压≥110mmHg,或伴有严重心功能不全、主动脉夹层、高血压脑病的患者,可予降压治疗,并严密观察血压变化。可选用拉贝洛尔、尼卡地平等静脉药物,建议使用微量输液泵给予降血压药,避免使用引起血压急剧下降的药物。②准备溶栓及桥接血管内取栓者,血压应控制在收缩压<180mmHg、舒张压<100mmHg。③卒中后病情

稳定，若血压持续≥140/90mmHg，无禁忌证，可于起病数天后恢复使用发病前服用的降压药物或开始启动降压治疗。

### 三、急性脑出血

脑出血患者常常出现血压明显升高，并与死亡、残疾、血肿扩大、神经功能恶化等风险增加相关。一项中国的多中心研究显示，颅内出血12小时内收缩压高于140～150mmHg的患者发生死亡或残疾的概率增加1倍。理论上血压升高可增加破裂小动脉和微动脉继续出血的风险，但目前针对"血压升高与出血早期血肿扩大之间的关系"的研究结果仍有争议，血压升高是血肿扩大的结果还是原因尚无定论，脑出血最初几小时内，更严格地控制血压是否能减少血肿扩大且不影响周围组织灌注目前还不完全清楚。

急性脑出血抗高血压研究（ATACH）和急性脑出血积极降压治疗研究（INTERACT）为脑出血患者早期降压提供了重要依据。研究显示，将收缩压控制在140mmHg以下可以降低血肿扩大的发生率而不增加不良事件的发生，但对于3个月的病死率和致残率没有明显改善。《中国急性出血性脑卒中诊治指南2018》推荐意见：当急性脑出血患者收缩压大于220mmHg，应积极使用静脉降压药降低血压；患者收缩压大于180mmHg时，使用静脉降压药控制血压，160/90mmHg可作为参考的降压目标。早期积极降压是安全的，其改善预后的有效性还有待进一步验证。降压药物可选择乌拉地尔、拉贝洛尔静脉持续泵注。

### 四、急性心力衰竭

高血压急症既是急性心力衰竭的病因之一，也是诱因之一。高血压急性心力衰竭（AHF）降压目标不明确，根据AHF患者血压的情况决定血管扩张药物的使用原则，以减轻心脏负荷和缓解症状为主要目的。高血压急症引起急性左心衰竭，常表现为急性肺水肿，为缓解症状和减少充血，应静脉给予血管扩张剂作为初始治疗方案。早期数小时应迅速降压，降压幅度在25%以内，推荐血管扩张剂联合利尿剂治疗。两项随机试验已经证明应用血流动力学可耐受的最大剂量硝酸酯类联合小剂量呋塞米的效果优于单纯大剂量利尿剂。合并严重阻塞性心脏瓣膜病、梗阻性肥厚型心肌病的患者禁用血管扩张剂，因有可能导致心输出量明显降低。避免收缩压<110mmHg，因为低血压会增加心衰患者的死亡率。药物推荐硝酸酯类、硝普钠、乌拉地尔。

### 五、急性冠脉综合征

高血压是缺血性心血管事件独立的危险因素。17个大样本安慰剂对照试验的结论：如果舒张压降低5～6mmHg或收缩压降低10～20mmHg，发生卒中和心血管的事件分别减少40%和20%。急性冠脉综合征包括不稳定型心绞痛和急性心肌梗死，其治疗目标在于降低血压、减少心肌耗氧量，改善预后，但不可影响到冠状动脉灌注压及冠脉血流量。治疗时首选硝酸酯类药物，可以减少心肌耗氧量、改善心内膜下缺血、增加缺血组织周围血供。如果除外合并心力衰竭，同时可早期联合使用β受体阻滞剂。对于一般人群，治疗目标建议<130/80mmHg，DBP>60mmHg，MAP降至60～100mmHg，遵循高血压急症的总体降压节奏。需个体化制订降压目标值，尤其是老年人群，多合并多种动脉粥样硬化性疾病，过度降压可能会加重其他器官的缺血。此外，原发病的治疗，如溶栓、抗凝、血管再通等也非常重要。

### 六、高血压急症常用静脉降压药及用法用量

高血压急症常用静脉降压药见表5-37-1。

表 5-37-1　高血压急症常用静脉降压药

| 药名 | 剂量 | 起效时间 | 作用持续时间 | 适应证 | 禁忌证 | 不良反应 |
|---|---|---|---|---|---|---|
| 硝普钠 | 0.5~10μg/(kg·min) 静脉滴注 | 即刻 | 1~2min | 高血压急症、急性心力衰竭 | 代偿性高血压如动静脉分流或主动脉缩窄时禁用。高血压脑病、脑出血、蛛网膜下腔出血患者慎用 | 低血压、心动过速、头痛、氰化物中毒、肌肉痉挛、恶心、呕吐、肺分流 |
| 硝酸甘油 | 10~200μg/min 静脉滴注 | 2~5min | 5~10min | 心脏手术围手术期的血压控制、不稳定型心绞痛、隐匿性充血性心力衰竭 | 对硝酸盐过敏；严重贫血；有颅内高压、闭角型青光眼患者禁用 | 头痛、恶心呕吐、快速耐受性 |
| 乌拉地尔 | 10~50mgⅣ 负荷量，之后静脉泵入，初始速度可达 2mg/min，维持给药速度为 9mg/h | 0.5~3min | 40~90min | 用于治疗高血压危象（如血压急剧升高），重度和极重度高血压，以及难治性高血压。用于控制围手术期高血压 | 禁用于对本品中成分过敏的患者；主动脉峡部狭窄或动静脉分流的患者禁用（肾透析时的分流除外）；哺乳期妇女禁用 | 头痛、头晕、恶心 |
| 尼卡地平 | 0.5~10μg/(kg·min) 静脉滴注 | 5~10min | 4~6h | 手术时异常高血压的紧急处理；高血压急症 | 怀疑有止血不完全的颅内出血患者（出血可能加重）；脑卒中急性期颅内压升高的患者（颅内压可能升高）；急性心功能不全伴有重度主动脉狭窄或二尖瓣狭窄、肥厚型梗阻型心肌病、低血压、心源性休克的患者 | 低氧血症、肺水肿、心绞痛呼吸困难、心动过速、肌酐升高、周围水肿 |
| 地尔硫䓬 | 10mg 静推 1min 或 5~15μg/(kg·min) 静脉滴注 | 2~7min | 30min | 手术时异常高血压的处理；高血压急症；不稳定型心绞痛 | 禁用于病窦综合征、Ⅱ或Ⅲ度房室传导阻滞（以上两种情况安置心脏起搏器则例外）。严重充血性心力衰竭、严重心肌病、妊娠妇女、对本品过敏者禁用 | 低血压、心动过缓、Ⅰ/Ⅱ度房室传导阻滞 |
| 酚妥拉明 | 2~5mg 静脉注射或 0.5~1mg/min 静脉滴注 | 2min | 15~30min | 用于诊断嗜铬细胞瘤及治疗其所致的高血压发作，包括手术切除时出现的高血压，也可根据血压对本品的反应用于协助诊断嗜铬细胞瘤 | 严重动脉硬化及肾功能不全者，低血压、冠心病、心肌梗死、肾炎或胃溃疡，以及对本品过敏者禁用 | 直立性低血压、心动过速或心律失常、鼻塞、恶心、呕吐 |
| 拉贝洛尔 | 25~50mg 静推 5~10min 或 1~4mg/min 静脉滴注 | 5~10min | 3~18h | 高血压危象、外科术前控制血压、嗜铬细胞瘤降压、妊娠高血压 | 支气管哮喘、心源性休克、Ⅱ~Ⅲ度房室传导阻滞、窦性心动过缓、急性心力衰竭、重度心力衰竭 | 头晕、胃肠道不适、疲乏、哮喘加重、直立性低血压 |

续表

| 药名 | 剂量 | 起效时间 | 作用持续时间 | 适应证 | 禁忌证 | 不良反应 |
|---|---|---|---|---|---|---|
| 艾司洛尔 | 负荷量 0.5mg/(kg·min) 静推约 1min,随后静脉滴注维持,自 0.05mg/(kg·min) 开始,最大维持量 0.3mg/(kg·min) | 1~2min | 10~30min | 围手术期高血压或心动过速 | 支气管哮喘、严重阻塞性肺病、窦性心动过缓、Ⅱ~Ⅲ度房室传导阻滞、心源性休克 | 低血压 |
| 肼屈嗪 | 每 4~6h 静推 10~20mg,每次最大剂量 40mg,推荐静脉推注,不推荐静脉滴注 | 5~20min | 1~8h | 高血压急症妊娠期高血压 | 主动脉瘤、脑卒中、严重肾功能障碍 | 血压,心动过速,头疼,面部潮红,心绞痛,呕吐,狼疮样综合征 |

## 第六节 高血压治疗未来的发展趋势

### 一、新药的研发

高血压疫苗是未来抗高血压药物研发的新方向。Ⅱ期临床试验初步证实,高血压疫苗 CYT006-AngQb 安全、有效,其作用机制是刺激机体免疫系统生成血管紧张素抗体,抑制血管紧张素作用,从而产生降压作用。疫苗的有效时间可以持续几个月,患者一年只需注射几次,有望大大提高患者用药的依从性。

随着对高血压发病机制的深入认识,许多新型抗高血压药正在研究中。如血管活性肽酶抑制剂、醛固酮合成酶抑制剂、可溶性环氧化物水解酶抑制剂、利钠肽 A 激动剂、血管活性肠肽 2 型受体激动剂和盐皮质激素受体拮抗剂的抗高血压作用均有产品在进行Ⅱ/Ⅲ期临床试验。此外,氨基肽酶 A 抑制剂、多巴胺 β 羟化酶抑制剂、小肠 $Na^+/H^+$ 交换体 3 抑制剂和血管紧张素转化酶 2/血管紧张素 (1-7) Mas 受体轴组分激动剂的抗高血压作用也有产品在进行Ⅰ期临床试验或临床前试验,更多更好的新型抗高血压药将会问世。

### 二、基因治疗

人类基因组计划的完成和后基因组计划的实施为高血压的治疗提供了新思路,高血压是一种多基因遗传性疾病,具有家族聚集倾向,是一些基因结构及表达异常的结果,因此高血压基因治疗的研究是目前高血压治疗研究的热点。高血压基因治疗包括正义(基因转移)和反义(基因抑制)两种方式。正义和反义基因治疗高血压所积累的大量实验资料充分说明基因治疗不但可以持续稳定地降低血压,而且还可能从根本上控制高血压发生和控制高血压的家族遗传倾向,这是目前所有高血压治疗药物都难以企及的。动物实验所取得的理想效果暗示着高血压基因治疗的临床研究已为时不远。

### 三、器械干预

经皮导管射频消融去肾交感神经(RDN)难治性高血压。尽管 SYMPLICITY HTN-3 研究是一个阴性结果,但并不能因此否定 RDN 疗法,该研究提出很多在临床研究中需重视的问题,如患者筛选标准、手术医生技术水平、RDN 仪器的改进和提高等。近年来,其他一些器械降压治疗方法也在研究中,如:压力感受性反射激活疗法、髂动静脉吻合术、颈动脉体化学感受器消融、深部脑刺激术、减慢呼吸治疗等。

(赵 敏 王 煜)

# 参 考 文 献

[1] James PA，Oparil S，Carter BL，et al. 2014 evidence based guideline for the management of high blood pressure in aduts：report from the panel members appointed to the Eighth Joint National Committee（JNC 8）[J]. JAMA，2014，311（5）：507-520.

[2] Mancia G，Fagard R，Narkiewicz K，et al. 2013 ESH/ESC Guidelines for the management of arterial hypertension[J]. J Hypertens，2013，31（7）：1281-1357.

[3] Paul K Whelton，Robert M Carey，Wilbert S Aronow，et al. 2017 ACC/AHA/AAPA/ABC/ACPM/AGS/APhA/ASH/ASPC/NMA/PCNA Guideline for the Prevention，Detection，Evaluation，and Management of High Blood Pressure in Adults：A Report of the American College of Cardiology/American Heart Association Task Force on Clinical Practice Guidelines[J]. Hypertension，2018，71（6）：e13-e115.

[4] 中国医师协会急诊医师分会，中国高血压联盟，北京高血压防治协会. 中国急诊高血压诊疗专家共识（2017 修订版）[J]. 中国实用内科杂志，2018，38（5）：421-432.

[5] 陈伟伟，高润霖，胡胜寿，等. 中国心血管病报告 2016 概要 [J]. 中国循环杂志，2017，32（6）：521-530.

[6] Marik PE，Varon J. Hypertensive crises challenges and management[J]. Chest，2007，131（6）：1949-1962.

[7] 中国医师协会心血管外科分会大血管外科专业委员会. 主动脉夹层诊断与治疗规范中国专家共识 [J]. 中华胸心血管外科杂志，2017，33（11）：641-654.

[8] 中华医学会神经病学分会，中华医学会神经病学分会脑血管病学组. 中国急性缺血性脑卒中诊治指南2018[J]. 中华神经科杂志，2018，51（9）：666-682.

[9] 张永莉. 高血压药物基因治疗研究进展 [J]. 中华老年心脑血管病杂志，2013，15（10）：1106-1108.

# 第三十八章　急性主动脉综合征

## 第一节　急性主动脉综合征的概述

急性主动脉综合征（acute aortic syndrome，AAS）是一组急性发作、有相似临床表现并相互关联的累及主动脉的疾病，包括急性主动脉夹层（acute aortic dissection，AAD）、主动脉壁间血肿（intramural hematoma，IMH）和穿透性粥样硬化性主动脉溃疡（penetrating atherosclerotic ulcer，PAU）。其中 AAD 通常是因主动脉内膜出现破口，血液流入中膜层，其连续性中断导致内膜与中、外膜分离并形成真腔和假腔；IMH 是指在主动脉中膜层产生血肿，且没有内膜破口和假腔的形成；PAU 则是由主动脉的粥样硬化斑块发生溃疡，穿透内弹力膜进入到中膜层所致。AAS 致死率高，且发生率随着年龄的增长而升高。

AAS 历史上最常见的病因是梅毒。如今主动脉夹层和壁间血肿最常见的危险因素是高血压。其他危险因素包括：预先存在的主动脉或主动脉瓣疾病、主动脉疾病的家族史、心脏外科手术史、吸烟、直接的钝性胸外伤和静脉药瘾者（可卡因、安非他命）。1990—2010 年，主动脉瘤和主动脉夹层的全球死亡率从 2.49/100 000 增加到 2.78/100 000，其中高龄和男性死亡率更高。猝死患者的尸检中发现 20% 是主动脉破裂。

主动脉夹层发病 14 天内为急性期，发病 15～90 天为亚急性期，大于 90 天为慢性期。根据病变的累及范围，目前多采用 DeBakey 分型和 Stanford 分型两种方法分型（图 5-38-1）。

1. DeBakey 分型

（1）Ⅰ型：原发破口位于升主动脉或主动脉弓，夹层累及大部或全部胸升主动脉、主动脉弓、胸降主动脉、腹主动脉。

（2）Ⅱ型：原发破口位于升主动脉，夹层累及升主动脉，少数可累及主动脉弓。

（3）Ⅲ型：原发破口位于左锁骨下动脉以远，夹层范围局限于胸降主动脉为Ⅲa 型，向下同时累及腹主动脉为Ⅲb 型。

2. Stanford 分型

（1）Stanford A 型：夹层累及升主动脉，相当于 DeBakey Ⅰ型和Ⅱ型。

（2）Stanford B 型：夹层仅累及胸降主动脉及其远端，相当于 DeBakey Ⅲ型。

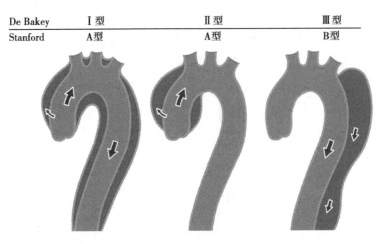

图 5-38-1　主动脉夹层分型

## 第二节　临床表现和并发症

胸痛是 AAS 最常见的症状。突然发生的严重胸痛和 / 或后背痛是最典型的表现。A 型 AAD 最常见的症状是前胸痛，B 型最常见背痛和腹痛。

30% 的 A 型 AAD 可出现任何形式的脉搏缺失；B 型 AAD 约为 15%，但下肢缺血少见。

主动脉瓣反流是 AAD 死亡的第 2 位常见原因，急性发生的严重主动脉瓣反流患者通常会表现出心力衰竭和心源性休克。

10%～15% 的 AAD 患者会发生心肌缺血或心肌梗死。主动脉假腔的扩大会引起冠状动脉开口的压缩和闭塞，有时夹层也会撕裂到冠状动脉系统。主动脉瓣反流、高血压或低血压、休克（发病前有或无冠状动脉疾病）均可加重心肌缺血，这可以解释 10% 的急性 B 型 AAD 患者心电图也会出现心肌缺血的征象。

主动脉出血进入纵隔和胸膜腔导致大量的胸腔积液少见，此类患者难以生存至医院。15%～20% 的 AAD 患者可见少量胸腔积液，A 型和 B 型大致相当，主要是炎症反应的结果。

晕厥是 AAD 患者最初的主要症状，约 15% 的 A 型 AAD 患者和 <5% 的 B 型患者出现此症状，患者住院死亡风险增加。晕厥与心脏压塞、主动脉上部三分支夹层等危及生命的并发症有关。

AAD 患者神经系统并发症的发病率为 15%～40%，其中 50% 为一过性症状。A 型 AAD 中枢神经系统缺血引起的昏迷和卒中发生率 <10%，缺血性脊髓损伤约占 1%。锁骨下动脉、股动脉灌注异常导致的上肢或下肢缺血性神经病变大约占 10%。左侧喉返神经受压引起的声音嘶哑罕见。

不到 5% 的 A 型 AAD 患者发生肠系膜动脉缺血，但肠系膜动脉灌注异常患者住院死亡比例是无该并发症患者的 3 倍。肠系膜动脉缺血的临床表现通常隐匿，腹痛不典型，因确诊晚而往往失去抢救的机会。胃肠道出血很罕见，但具有潜在的致命性。肠系膜动脉引起的梗死出血量少，主动脉食管瘘、夹层假腔破裂到小肠导致的出血量很大。

20% 的急性 A 型 AAD 患者和近 10% 的 B 型 AAD 患者在住院或就诊过程中发生肾功能衰竭。这是肾脏低灌注或梗死的结果，继发于肾动脉受累或长期低血压过程。

IMH 因病变的累及范围不同而临床表现也有差异，与 AAD 类似，严重者可有典型的主动脉夹层、心包积液伴心脏压塞、急性主动脉瓣反流、血胸或胸腔积液、急性神经系统症状、脉搏短绌、急性心肌梗死或主动脉破裂表现。

## 第三节　急性主动脉综合征的诊断

### 一、危险因素

2010 年 ACCF/AHA 指南根据危险因素、发病特征和辅助检查总结出主动脉夹层的风险评估工具。主动脉夹层高危特征包括：①伴有高度风险基础疾病或情况。②高度风险疼痛性质。③高度风险体格检查，即有灌注缺损的证据（表 5-38-1）。2014 年《ESC 主动脉疾病诊断和治疗指南》在此基础上制订了一个评分系统：如果具备某高危特征类别中的任意一条，即为满足该特征类别，满足一个特征类别即记 1 分，最高为具备三个高危特征类别每类别中的任意一条以上，则满足 3 个类别，记 3 分。0～1 分为低度可能，2～3 分为高度可能。

表 5-38-1　主动脉夹层高危特征

| 高危特征 | 临床表现 |
| --- | --- |
| 高度风险基础疾病 | 马方综合征（或其他结缔组织病） |
| | 主动脉疾病家族史 |
| | 已知主动脉瓣疾病 |
| | 已知胸主动脉瘤 |
| | 曾行主动脉操作（包括外科手术） |
| 高度风险的疼痛 | 突发疼痛 |
| | 疼痛剧烈 |
| | 疼痛呈撕裂样、尖锐性疼痛 |
| 高度风险的体检——有灌注缺损的证据 | 脉搏短绌 |
| | 四肢收缩压差 |
| | 局灶神经病变体征（伴疼痛） |
| | 主动脉反流性杂音（新发或伴疼痛） |
| | 低血压或休克 |

## 二、生物标记物

血浆 D-二聚体是目前唯一运用于临床的 AAS 诊断标记物，但其并不是 AAS 的特异性诊断标记物。在其他疾病状态下，包括肺栓塞、深静脉血栓形成、恶性肿瘤和创伤后早期，D-二聚体的水平也会升高。胸痛患者入院时如 D-二聚体升高，提示患主动脉夹层的风险增加，在第 1 小时诊断价值最高。但如果阴性，仍有可能是壁内血肿和穿透性溃疡。D-二聚体检查很重要的意义在于鉴别诊断，在美国心脏病协会（AHA）定义的 AD 低风险人群，即发病诱因、疼痛特点及体检结果三方面综合得分 0 分的人群，D-二聚体阴性可以基本排除夹层；而对于中、高风险人群则应直接进行影像学检查。

## 三、影像学诊断

主动脉病变的影像学评估手段主要包括经胸超声心动图（transthoracic echocardiography，TTE）、食管超声心动图（transesophageal echocardiography，TOE）、计算机断层扫描（computed tomography，CT）、磁共振（magnetic resonance imaging，MRI）及主动脉造影术等。影像学检查能够根据主动脉解剖学结构评估疾病程度；鉴别真假管腔；判断破口位置；鉴别病变是顺行性、还是逆行性；鉴别主动脉瓣关闭不全的程度及机制；是否累及主动脉分支；是否有器官灌注不良；是否存在器官缺血；是否有心包积液及其程度；是否有胸腔积液；是否存在主动脉周围渗血；观察有无纵隔出血征象；是否存在其他主动脉病变，如主动脉瘤、斑块及炎症性疾病等。常用影像学手段在主动脉疾病诊断方面的特点，见表 5-38-2。

2014 年《ESC 主动脉疾病诊断和治疗指南》首次提出了急性主动脉综合征（主要是主动脉夹层）的诊疗流程图（图 5-38-2）。这一适用于急诊室和胸痛中心的流程图，首次将急性胸痛根据血流动力学是否稳定分为两组，以此作为分水岭决定下一步不同的诊断和治疗计划。血流动力学不稳定则建议行经胸超声心动图＋经食管超声心动图或 CT 检查明确或排除；血流动力学稳定则根据上文的危险因素分层，按满足特征类别的数量，2～3 分为高度可能性，建议行经胸超声心动图，如无法确定则行主动脉 CT 检查；0～1 分为低度可能，建议检查 D-二聚体＋经胸超声心动图＋胸部 X 线，下一步可能还需行主动脉 CT、经食管超声心动图或 MRI 以确诊。众所周知，主动脉急症发病迅猛，威胁生命，而治疗时间窗非常短，要求我们既不能漏诊也不能过度诊断。该流程图以血流动力学是否稳定来分层，对不同情况采取不同的检查手段提出了明确的流程，非常适合指导临床诊疗，确保患者得到及时准确的治疗。

表 5-38-2 常用影像学方法在 AAS 评估中的特点

| | TTE | TOE | CT | MRI | 动脉造影 |
|---|---|---|---|---|---|
| 操作性 | +++ | ++ | +++ | ++ | + |
| 诊断可靠性 | + | +++ | +++ | +++ | ++ |
| 床旁／介入治疗适用性 | ++ | ++ | － | － | ++ |
| 连续监测 | ++ | + | ++ | +++ | － |
| 主动脉壁评价 | + | +++ | +++ | +++ | － |
| 费用 | | | | | |
| 辐射 | 0 | 0 | —— | —— | —— |
| 肾毒性 | 0 | 0 | —— | —— | —— |

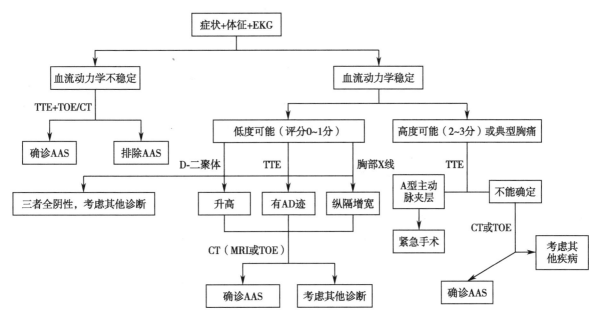

图 5-38-2　急性主动脉综合征( 主要是主动脉夹层 )的诊疗流程图

# 第四节　急性主动脉综合征的治疗

## 一、一般治疗

### （一）监护

所有被高度怀疑有急性主动脉夹层的患者必须绝对卧床休息，予以监测血压、心率、尿量、意识状态及神经系统的体征，为适时进一步治疗避免猝死提供客观信息和机会。

### （二）镇痛

疼痛本身可以加重高血压和心动过速，对主动脉夹层患者极为不利，因此须及时镇痛。可选择吗啡或哌替啶止痛，也可选择心血管副作用较少的镇静药，如安定、氟哌啶醇等。所用药物均应静脉或肌内注射，以便尽快发挥药效。

## 二、降压治疗

### （一）降压治疗的意义及目标值

药物治疗的原则是降低左心室射血速度（dp/dt max）和收缩压。充分控制血压是主动脉夹层抢救的关键，降低血压能减少血流对主动脉壁的应切力、减低心肌收缩力，能有效稳定和中止夹层的继续分离。治疗目标值是将收缩压降至 100～120mmHg、心率 60～80 次 /min，血压应降至能保持重要脏器（心、脑、肾）灌注的最低水平，

避免出现少尿（＜25mL/h）、心肌缺血及精神症状等重要脏器灌注不良的症状。

### （二）选择降压药物的原则

药物治疗的关键是降低心室 dp/dt 和使收缩压降低，因此要求扩张阻力血管和抑制心脏收缩的药物配伍使用。在选择降压药物时最好使用能同时降低血管阻力和抑制心脏收缩的药物。如无药物使用的禁忌证，应使用 β 受体阻滞剂。它是目前临床最常用、最为有效控制主动脉夹层患者血压的药物，急性期应静脉给药。通常 β 受体阻滞剂足以控制血压。当单用 β 受体阻滞剂降压效果不佳时，可加用硝普钠。但单独使用硝普钠，则可升高 dp/dt，存在促进夹层进展的风险。使用 β 受体阻滞剂存在禁忌时，应当考虑使用其他降低动脉压和 dp/dt 的药物，如：钙通道阻滞剂地尔硫䓬等。必要时可使用其他的降压药，如：α 受体阻滞剂、血管紧张素转换酶抑制剂、利尿剂等。

## 三、手术 / 腔内修复治疗

A 型主动脉夹层患者，推荐急诊手术，如果伴器官低灌注，推荐采用杂交手术方案。A 型主动脉夹层如果不手术，48 小时内的病死率为 50%。尽管手术及麻醉技术得到了改进，但围手术期病死率（25%）和神经系统并发症（18%）仍然很高。外科手术可将 1 个月内的病死率从 90% 降至

30%。长期随访结果显示，外科手术与保守治疗相比效果显著。昏迷、继发于心脏压塞的休克、冠状动脉或周围动脉灌注不良和卒中是术后死亡的重要预测因素。

非复杂型 B 型主动脉夹层，优先考虑药物治疗；也可考虑胸主动脉腔内修复术治疗（thoracic endovascular aortic repair，TEVAR），其目的在于封闭原发破口，使血液重新进入真腔，恢复远端器官和组织灌注；减少假腔血流，促使假腔内血栓形成，从而使主动脉重塑和稳定。复杂 B 型主动脉夹层，优先推荐 TEVAR 治疗，也可考虑手术治疗。

### 四、其他类型急性主动脉综合征的治疗

#### （一）IMH

IMH 的治疗策略与 AAD 类似，所有主动脉壁内血肿患者，推荐使用药物缓解疼痛、控制血压；A 型主动脉壁内血肿患者，推荐急诊手术；对 B 型主动脉壁内血肿患者，药物治疗的同时要密切随访；非复杂 B 型主动脉壁内血肿，推荐定期影像学复查（MRI 或 CT）；复杂 B 型主动脉壁内血肿，推荐 TEVAR 治疗，也可考虑手术治疗。

#### （二）PAU

PAU 治疗选择的研究较少。一般而言，常选择内科治疗，治疗目标主要是预防主动脉破裂及进展成主动脉夹层。若患者出现反复发作并且药物难以控制的疼痛、存在主动脉破裂征象（如病变迅速增大、主动脉周围血肿或胸腔积液等）时，可选用 TEVAR 治疗，也可考虑手术治疗。

## 第五节 展 望

AAS 缺乏敏感性高、特异性好的血清诊断标记物。近年来的研究主要集中在遗传学或基质重塑相关蛋白。FBN 1 编码的 Fibulin-1 是细胞外基质的重要组成部分。FBN 1 的突变可改变细胞外基质，进而导致主动脉的强度和结构完整性降低，主动脉扩张和破裂的风险增加。细胞外基质中的蛋白水解酶如基质金属蛋白酶（matrix metalloproteinase，MMP）在 AAS 的发生和发展中发挥重要的作用。Fibulin-1、MMP 在主动脉夹层患者中表达增加，特别是 MMP-1、MMP-2、MMP-7 和 MMP-9。Fibulin-1、MMP 和一些其他的细胞外基质蛋白：平滑肌球蛋白重链（smooth muscle myosin heavy chain，smMHC）、钙结合蛋白（calponin）、弹性蛋白降解产物（elastin degradation products，ELAF）作为 AAS 诊断标记物的价值也正在被评估。

影像学检查是确诊 AAS 的主要方法。三重排除法是近年来新提出的概念。其对急诊胸痛的患者行一次心电门控的 64 排 CT 检查，可同时对 3 个主要的胸痛病因进行鉴别：主动脉夹层、肺栓塞和冠心病。其优点是可以迅速鉴别威胁生命的胸痛病因，阴性预测率很高。但因技术、条件等原因，其在临床的广泛运用尚需时日。

对外科手术存在高风险的 B 型 AAS 患者，TEVAR 是一种有效的治疗方法。短期和中期的随访研究都显示 TEVAR 能明显降低患者的病死率和并发症的发生率。新型支架、理想的支架递送系统及释放装置的研制将会使 TEVAR 更安全。鉴于目前大多数研究限于病例报道和小型单中心研究，这些研究提供的仅仅是短期或中期的随访结果，因而 TEVER 治疗 AAS 的远期疗效有待于进一步证实。

（童朝阳 顾国嵘 姚晨玲）

## 参 考 文 献

[1] Erbel R，Aboyans V，Boileau C，et al. 2014 ESC Guidelines on the diagnosis and treatment of aortic diseases: Document covering acute and chronic aortic diseases of the thoracic and abdominal aorta of the adultThe Task Force for the Diagnosis and Treatment of Aortic Diseases of the European Society of Cardiology （ESC）[J]. Eur Heart J，2014，35: 2873-2926.

[2] 中国医师协会心血管外科分会大血管外科专业委员会. 主动脉夹层诊断与治疗规范中国专家共识 [J]. 中华胸心血管外科杂志，2017，33（11）: 641-654.

[3] Fukui T. Management of acute aortic dissection and thoracic aortic rupture[J]. Journal of Intensive Care，2018，6：15-23.

[4] Smith HN，Boodhwani M，Ouzounian M，et al. Classification and outcomes of extended arch repair for acute Type A aortic dissection：a systematic review and meta-analysis[J]. Interactive CardioVascular and Thoracic Surgery，2017，24（3）：450-459.

[5] 肖子亚，姚晨玲，顾国嵘，等. 580 例主动脉夹层患者临床特征及预后分析 [J]. 中华急诊医学杂志，2016，25（5）：644-649.

# 第三十九章 暴发性心肌炎

## 第一节 暴发性心肌炎——前世与今生

### 一、暴发性心肌炎的概念——提出与修正

Lieberman 等人于 1991 年提出了最初的暴发性心肌炎（fulminant myocarditis，FM）概念，将心肌炎分为四个不同的亚组，分别为暴发性心肌炎、急性心肌炎、慢性活动性心肌炎和慢性迁延性心肌炎。

1. 暴发性心肌炎患者在明显的病毒性前驱症状后急性起病，伴有严重的心血管系统损害，组织学研究可见多发性活动性心肌炎病灶，存在自发消退或致死性心室功能障碍。

2. 急性心肌炎患者存在确定的心室功能障碍，可对免疫抑制治疗有反应，病情可能会进展为扩张型心肌病。

3. 慢性活动性心肌炎的患者最初对免疫抑制治疗有反应，但他们多存在临床和组织学复发性。

4. 慢性迁延性心肌炎患者的特征是持续的组织学浸润，通常伴有肌细胞坏死但无心室功能障碍，伴有其他心血管疾病症状如胸闷或心悸。

Ginsberg 等人 2013 年完善改进了暴发性心肌炎的定义，其观点如下：

1. 心肌炎最常由病毒感染引起。

2. 不太常见的原因包括其他感染因素和自身免疫疾病。

3. 暴发性心肌炎是一种不寻常的并发症，伴有快速进展性病程，导致严重的心力衰竭和心源性休克。

4. 暴发性心肌炎应采用全面支持治疗、积极的药物治疗和机械循环支持治疗，因为经常会出现左心室功能的显著改变。

5. 少数患者需要进行心脏移植。

6. 心脏磁共振成像成为帮助诊断心肌炎的常用方式。

Ammirati 等人于 2017 年将其描述为：

1. 急性疾病（发病后 2～4 周）。

2. 由心源性休克或心律失常引起的血流动力学不稳定，包括猝死。

3. 需要血流动力学支持（强心药和／或机械循环支持）。

4. 在组织学检查中，无论炎性浸润的类型如何，均为活动性心肌炎的多发病灶。

总之，暴发性心肌炎是一种特殊的临床病症，其主要特征是急剧且快速进展的临床过程。

### 二、暴发性心肌炎的流行病学研究——有待完善

在欧洲的炎症性心脏病流行病学和治疗研究（ESETCID）中，急性或慢性心肌炎患者须根据其疾病的病因进行特异性治疗。患者不仅要检查是否有浸润细胞，还要检查是否存在持续性病毒基因组（肠病毒、巨细胞病毒和腺病毒）。国外的一项调查显示，17.2% 的患者经过心肌内膜活检，病毒检出率为 11.8%（肠病毒 2.2%、巨细胞病毒 5.4%、腺病毒 5.4%），此流行病学结果表明，病毒可能是心肌炎的主要发病机制。我国针对心肌炎的流行病学研究相对不足，仅有少数地方性研究报告可供参考。一项对 1978—2004 年云南的调查结果显示，1991 年后本病流行有明显的上升趋势；发病人群以青壮年为主，是家庭的主要劳动力；本病来势凶猛，发病突然，病死率高。流行地区多为克山病流行区，病区多生活水平低下，卫生状况差；本病的流行时间多为 6～9 月上旬，7、

8 月为高发季节，流行持续时间多在 1 周之内，少数持续至 1 个月以上。

## 第二节　暴发性心肌炎的病因及发病机制——研究现状

### 一、罪魁祸首——病毒

暴发性心肌炎常见的病因可分为三类：感染；自身免疫性疾病（结节病、系统性红斑狼疮、多发性肌炎、硬皮病、Whipple 病和口炎性腹泻）；药物过敏和毒物或药物的毒性作用。病毒感染是最常见的病因，包括肠道病毒（特别是柯萨奇 B 病毒）、腺病毒、巨细胞病毒、EB 病毒和流感病毒、人类疱疹病毒 -6、Epstein-Barr 病毒、丙型肝炎病毒、细小病毒 B19 等。其他自身免疫疾病、超敏反应或药物诱发的暴发心肌炎相对罕见。

### 二、致病因子——内外夹击

#### （一）直接损伤

细胞内病毒在心肌及其他组织中的复制，导致心肌变性、坏死和功能障碍。当病毒从细胞中释放出来时，它的后代继续感染其他心肌细胞或组织。细胞因子也会从心肌中释放出来，损害其他细胞和器官。

#### （二）免疫原性损伤

在病毒感染的反应中，细胞和体液免疫反应会导致浸润性炎症刺激和组织细胞释放大量的细胞因子，如白介素 1 或 6（IL-1、IL-6）、内皮细胞黏附分子和肿瘤坏死因子 -α（TNF-α）等。这些细胞因子能损害心肌和其他组织。此外，细胞因子激活白细胞与血小板形成复合物，引起血栓形成、弥散性血管内凝血，刺激白细胞向组织迁移。免疫系统的异常活化，以及组织或器官中巨噬细胞的过度极化和积累可导致间接损伤，是暴发性心肌炎进展迅速的重要病理生理机制。

#### （三）多系统损伤

暴发性心肌炎不仅导致心肌损伤，病毒入侵、细胞因子释放和免疫反应也可引起全身多个器官病变。因此，暴发性心肌炎是一种以心肌受累为主要表现的全身性疾病。

## 第三节　暴发性心肌炎病理生理——非线性关系

心肌炎的组织学定义是心肌中存在炎性浸润，并伴有邻近心肌细胞的退行性改变和 / 或坏死性变化，而不是典型的心肌梗死相关的缺血性损伤。暴发性心肌炎的主要病理改变是心肌水肿、凋亡、坏死和炎症细胞浸润。根据浸润细胞的不同类型，我们可以将暴发性心肌炎分为中性粒细胞、淋巴细胞、嗜酸性粒细胞或巨噬细胞性心肌炎。暴发性心肌炎可表现为大面积心肌坏死，每平方毫米心肌浸润炎症细胞超过 50 个。

然而，病理改变与临床表现的严重程度并不是线性关系。一些患者可能有严重的临床表现，但没有相应的病理改变。因此，暴发性心肌炎更有可能是一种临床诊断。此外，暴发性心肌炎的另一个重要特点是在急性期表现较为严重，但在急性期存活下来的患者预后良好。这也许是暴发性和急性心肌炎之间最重要的区别。

## 第四节　诊断方法——通过细致的临床评估发现隐匿而危险的杀手

心肌炎患者有不同程度的表现，从轻微的胸痛、心悸、短暂的心电图（ECG）变化到危及生命的休克和严重的心律失常。暴发性心肌炎是最严重的心肌炎类型，其进展迅速，可导致严重的心力衰竭、呼吸衰竭、肝脏和肾脏衰竭，可能会进一步恶化病情。

### 一、症状

早期阶段患者只有发热、乏力、鼻塞、咽痛、咳嗽、食欲减低或腹泻等症状，持续 3～5 天甚至更长时间，并且通常被患者甚至医生忽视。然而，它们是诊断心肌炎的重要线索。出现心肌损伤症状通常在病毒感染先兆症状后 1～3 周，患者可能会出现胸闷或疼痛、心悸、头晕、极度虚弱和明显的食欲不振，甚至气喘或呼吸困难。来自欧洲的数据显示，72% 的患者有呼吸困难，32% 的患者有胸痛，18% 的患者有心律失常。随着疾病发展，出现血流动力学障碍是暴发性心肌炎最重要的特征之一。一些患者可能迅速发展为急性左心衰竭或心源休克，表现为呼吸困难，端坐呼吸，粉红色泡沫痰，大汗，皮肤黏膜苍白、发绀或花斑，烦躁或意识障碍，少尿或无尿等休克症状。少数患者会出现晕厥或猝死。心脏泵功能衰竭是导致暴发性心肌炎患者低血压的主要原因，而血容量和血管阻力只是次要因素。由于暴发性心肌炎患者通常没有潜在的心脏疾病，他们的心脏大小通常是正常的，并且这些患者仅仅受到心肌收缩力和心脏射血分数降低的影响。暴发性心肌炎进展非常迅速，心脏无法代偿，因此心脏功能障碍表现较重。暴发性心肌炎还可能累及其他器官，导致其功能障碍甚至衰竭。这包括肝功能障碍（酶胆分离会使问题进一步复杂化）；肾损伤（血清肌酐水平升高，少尿，甚至无尿）；凝血机制障碍（出血或弥散性血管内凝血）和呼吸系统损伤（肺损伤，感染，低氧血症，甚至急性呼吸窘迫综合征）。这些器官的功能障碍部分继发于心脏损伤（休克），但病毒感染和免疫损伤也可直接引起器官功能损害。

## 二、体征

一些患者可能因病毒感染而体温升高。如果伴有肺部感染或其他细菌感染，体温可能高达 39℃，体温过低（体温低于 36℃）可能提示病情较重。常常出现低血压，呼吸急促（每分钟超过 30 次），呼吸抑制（严重情况下可能低于 10 次/min）和动脉血氧饱和度降低。暴发性心肌炎可出现各种心律失常，包括窦性心动过速（通常快于 120 次/min），室性或室上性早搏，室性或室上性心动过速，以及心室颤动等。窦性心动过速是暴发性心肌炎最明显的特征之一，心率增加与体温升高之间的不匹配是诊断病毒性心肌炎的重要线索。此外，心脏传导系统的损伤可导致窦性心动过缓、窦性停搏和传导阻滞。其中，快速室性心动过速、心室颤动、窦性停搏和三度房室传导阻滞可威胁患者的生命。患者通常心界正常，心音低钝，可以闻及第三心音或第三心音奔马律。肺部可闻及湿啰音及哮鸣音。右心衰竭较少出现。肝损伤可导致黄疸，肝大；若凝血功能障碍和微循环功能障碍，可以观察到皮肤瘀斑，出血点等。

## 三、辅助检查

**实验室检查**

1. **心肌损伤标志物和心肌酶** 血清心肌损伤标志物肌钙蛋白 I 或 T（cTnI 和 cTnT）水平显著升高；肌酸激酶（CK）、肌酸激酶同工酶（CKMB）、乳酸脱氢酶（LDH）、天冬氨酸氨基转移酶（AST）、肌红蛋白也可以升高。cTnI 或 cTnT 是最敏感和特异的标志物。暴发性心肌炎酶学变化为渐进性改变，无明显峰值；酶学升高的持续时间很长，说明心肌持续和进行性损伤，并且其经常提示预后不良。

2. **BNP 或 NT-BNP** 通常 BNP 水平急剧上升，表示严重的心脏损伤，是评估心脏功能障碍严重程度的重要指标，有助于判断疾病的发展和结果。值得注意的是，心肌损伤后 BNP 水平显著升高通常是滞后的。因此，暴发性心肌炎初期 BNP 正常或轻度升高的患者需要在短时间内进行复查。

3. **炎症指标** 中性粒细胞数量和比例最初不升高，但 2～3 天后会增加。当患者合并有细菌感染时，中性粒细胞上升，中性粒细胞持续下降提示预后不良；单核细胞的数量将增加。严重的毒血症会耗尽血小板，血小板数量的持续下降表明骨髓抑制，同样是预后不良的提示。当出现感染时，红细胞沉降率和 C 反应蛋白水平可能上升，但不是特征性改变。细胞因子水平，包括 TNF、IL-10、IL-6、IL-1 和内皮细胞黏附分子将上升。

4. **心电图** 心电图对暴发性心肌炎诊断的敏感性和特异性都很差，建议反复进行 ECG 检查并比较其差异。窦性心动过速是最常见的表现，频发心房或室性早搏常常是患者住院治疗的原因之一。束支传导阻滞或房室传导阻滞的发生是预后不良的提示因素。肢体导联低电压，尤其是心前区导联，是弥漫性和严重心肌损伤的征兆；心肌异常复极的 ST-T 的变化；一些患者可能具有类似于典型急性心肌梗死（AMI）的 ECG 改变，例如 ST 段弓背向上抬高；室性心动过速或心室颤动，常是猝死或晕厥的主要原因。所有暴发性心肌炎患者均应使用动态心电监测。

5. **胸部 X 线和 CT** 大多数患者的心脏轮廓正常或略微增大；经常可以观察到增强的肺门血

管阴影，加深的肺部阴影和模糊的肺野，这表明由左心功能障碍引起的肺充血或肺水肿。当急性肺水肿发生时，可以看到蝴蝶样的肺门影。当病情复杂伴有病毒性肺炎和严重心力衰竭引起的肺淤血时，可以看到所谓的"白肺"，整个肺野被炎症细胞浸润，很快就会发展为严重的弥漫性病变。部分患者可观察到胸腔积液和胸膜间增厚。

**6. 超声心动图** 可以有以下表现：①弥漫性心室壁运动减弱。表现为弥漫性蠕动样搏动，这是由严重弥漫性炎症引起的心肌收缩力下降的结果。②心肌收缩能力显著降低。心脏射血分数急剧下降，可能降至 10%。早期二尖瓣流入速度与二尖瓣环舒张早期速度（E/e$^2$）之间的比率也将上升，表明舒张功能降低，但随着患者的好转，它将在几天内恢复正常。③心腔大小的变化。大多数患者的心脏大小正常，少数患者会有轻微的增加，很少会出现明显增大的左心室。④由于心肌炎性水肿，室间隔或心室壁的厚度可略微增加。⑤由于不对称或不均匀的心肌炎症和损伤，心室壁运动可显示区域异常。所有这些变化可以在 10 天后恢复正常。超声心动图的另一个价值在于它可以帮助排除其他疾病，如心脏瓣膜病和肥厚性或限制性心肌病；左心室壁运动的典型区域性减弱有助于诊断 AMI；心包积液表示心包炎。

**7. 冠状动脉造影术** 一些心肌炎患者，特别是伴有心包炎症的患者，通常因急性胸痛或胸部不适而到医院就诊，心电图可能显示相邻导联的 ST 段抬高，心肌损伤标志物可能上升，使得心肌炎与 AMI 难以区分。由于这两种疾病的治疗方法差异很大，因此建议进行冠状动脉造影以快速诊断。研究表明，紧急动脉造影术不增加暴发性心肌炎的死亡率，但由于造影剂可以加重心脏收缩的抑制作用，应尽量减少使用。

**8. 有创血流动力学监测** 建议使用漂浮导管监测右心房、右心室、肺动脉和肺毛细血管楔压。也可用脉搏指示连续心输出量（PiCCO）监测压力。

**9. 心脏磁共振（CMR）** CMR 已越来越多地应用于心肌炎的诊断。CMR 不仅可以显示心脏的物理结构，还可以帮助评估心脏功能。急性期不建议行 CMR 检查，只有在患者稳定并且难以作出最终诊断时才考虑行 CMR 检查。

**10. 经皮穿刺活检** 不推荐在暴发性心肌炎的急性期进行经皮心内膜活检。在此阶段，患者状况极差，活检只能为临床诊断提供有限的指导，不提供紧急支持和救命治疗。但活检仍被认为是诊断的"金标准"，当病情改善，可以进行经皮穿刺活检以助于疾病诊断并明确病原体。

**11. 病原体检测** 病毒性心肌炎通常由呼吸道病毒或肠道病毒引起，最常见的是柯萨奇 B 病毒，检测 IgM 抗体可能有助于早期诊断。基因组测序可以帮助识别病原体。

由于暴发性心肌炎影响多个器官和系统，具有多变和严重的临床表现，应排除其他心脏疾病（如冠心病、瓣膜病的急性发作）或有类似的临床表现的疾病（如病毒性肺炎、甲状腺功能亢进、中毒）等。

# 第五节 治疗方案——全方位打击与全系统支援

我国专家共识提出了"基于生命支持的综合治疗方案"，一旦暴发性心肌炎出现，应尽快开始积极的综合治疗。该方案包括严格的卧床休息，血流动力学、心脏电活动和血氧饱和度监测，以及营养支持和药物管理，包括抗炎药、抗病毒药物，使用大剂量糖皮质激素和静脉注射免疫球蛋白（IVIG）的免疫调节。如果需要，应采用血浆或血液净化和生命支持技术（包括 IABP、ECMO、辅助机械通气和必要时临时起搏器植入）。当上述治疗失败时，可以考虑心脏移植。

## 一、监测

1. 应每 1~2 小时记录一次液体入量和出量，进行液体管理和患者状态评估。

2. 心电图、血氧饱和度、血压、有创动脉血压、中心静脉压、肺毛细血管楔压或 PiCCO 监测。

3. 实验室检查结果的变化，如常规血液检查，心脏标志物（cTnI 和 BNP 或 NT-BNP）水平，肝、肾功能，电解质水平，凝血功能，血乳酸水平和血气分析。

4. **床旁超声心动图** 评估心室的大小、心室壁运动的变化和射血分数。

## 二、一般治疗和支持治疗

1. 绝对卧床休息，尽可能减少访问和干扰，以避免情绪刺激。

2. 一旦患者能够进食，应少量多次给予清淡、易于消化和富有营养的食物。

3. 通过鼻导管、面罩或持续气道正压方式供氧。

4. 通过给予磷酸肌酸或辅酶 $Q_{10}$ 调节心肌代谢，曲美他嗪有益于改善心脏功能。

5. 水溶性和脂溶性维生素的补充。

6. 给予足够的液体和电解质。输液量必须根据患者的液体出量确定，并应均匀分布，避免快速输注和排出液体，以免影响血流动力学。

7. 当患者高热时，建议使用物理降温或糖皮质激素，但不建议使用非甾体抗炎药。

## 三、抗病毒治疗

1. 奥司他韦和帕拉米韦等药物通过抑制流感神经氨酸酶阻断病毒从细胞中释放，从而抑制病毒的复制和传播。它们对 A 型和 B 型流感有效。推荐使用奥司他韦磷酸盐胶囊，每天每次口服 75mg，一天一次或两次。帕拉米韦是一种神经氨酸酶抑制剂，可以静脉给药，使用 0.3～0.6g，连续 3～5 天。

2. 鸟苷酸类似物可以干扰和抑制病毒 DNA 的合成。最广泛使用的阿昔洛韦对 DNA 病毒如 EBV 有效，而更昔洛韦对巨细胞病毒有效。由于大多数患者不会接受精确的病毒检测，因此应考虑这两类抗病毒药物的组合。

3. 干扰素，特别是当患者感染肠道病毒可以考虑应用。

## 四、免疫调节

2013 年发表的包括 719 例暴发性心肌炎患者的荟萃分析结果显示，这些患者接受了 8 项临床试验的糖皮质激素治疗，虽然治疗组和对照组的死亡率没有差异，但在接下来 1～3 个月的随访显示，治疗组患者的 LVEF（左心室射血分数）高于对照组。更重要的是，糖皮质激素治疗组患者的病毒复制或疾病严重程度没有增加，这是其安全性的有力证据。建议从每天静脉注射 200mg 甲强龙开始，持续 3～5 天，然后根据病情变化减少剂量。免疫球蛋白（IVIG）一方面可以为身体提供被动免疫，帮助清除病毒；另一方面可以调节抗原呈递细胞和调节性 T 细胞的功能，防止细胞免疫过度反应，减少细胞毒性 T 细胞对心肌的攻击，并减少细胞因子的合成。因此，免疫球蛋白可以减少对心肌的损伤，可以改善左心室功能，并且可以避免严重的心律失常和死亡。

## 五、生命支持治疗

### （一）IABP

通过在心脏舒张期和收缩期反复进行有节奏的气囊充气和放气，可以帮助心脏休息，减轻其负荷，并提供辅助泵效应。在休克患者中使用 IABP 可以提高血压，减少或避免血管加压药物的使用，并提高患者急性期的存活率。

### （二）ECMO

给予心脏和肺部足够的休息，并且优选与 IABP 组合使用。危重患者，特别是心源性休克的患者，心脏指数小于 $2L/(min \cdot m^2)$ 的患者，或血乳酸超过 2mmol/L 的患者，可以从 ECMO 中获得更多益处。经验表明，在疾病的早期阶段将 ECMO 与 IABP 相结合可以有效地挽救患者的生命。

### （三）呼吸支持

呼吸机辅助通气可以改善肺功能并减轻心脏负荷。对于暴发性心肌炎合并左心衰竭患者，这是一种至关重要的治疗方法，建议尽早使用。当患者出现呼吸急促和呼吸困难等症状时，即使氧合血氧饱和度正常，也应给予呼吸支持，以帮助减轻衰竭心脏的负荷。①无创辅助通气：推荐用于呼吸急促或呼吸频率超过 20 次/min 的患者。如果患者无效或不能耐受，应使用气管插管。②气管插管和人工控制机械通气：可以提供全面的呼吸支持，必须在患者出现呼吸衰竭时使用，特别是那些有明显呼吸或代谢性酸中毒和意识障碍的患者，对于不能适应无创辅助通气的呼吸急促或呼吸困难或疲劳的患者，也应考虑使用。

### （四）血液净化和连续肾脏替代疗法

所有暴发性心肌炎患者无论是否存在肾损伤，均应尽早接受血液净化治疗，以过滤毒素和细胞因子。血液净化疗法还可以通过超滤减少心脏负荷，维持液体和酸碱平衡，并恢复器官对治疗药物的反应。必须注意这样一个事实，即血液净化需要每天连续进行至少 8～12 小时，以消除毒素和有毒细胞因子，并且开始时的血液诱导和血液净化结束时的再输血必须缓慢，以免由于心脏功能减弱导致循环或心脏衰竭。连续性静脉 - 静脉血液透析滤过（CVVHDF）和肾替代疗法（RRT 或 CRRT）广泛用于治疗心力衰竭。

### （五）药物治疗休克和急性左心衰竭

**1. 抗休克药物治疗** 应根据休克原因进行治疗。由于发汗、呕吐和腹泻，暴发性心肌炎通常并发容量不足，这种情况下考虑适当补液。输液的速度和剂量应通过监测血流动力学指标来确定。多巴胺和 5% 碳酸氢钠应尽早使用。肾上腺素 α 受体激动剂如阿拉明也可以短期使用，如果长期使用可能会加重组织缺氧，对组织和器官造成不可逆转的损害，甚至导致死亡。值得注意的是，给予多巴胺可以增加心率，引发室性心律失常，如早搏、室性心动过速和心室颤动，并增加心脏负荷。因此，其剂量应尽可能小。糖皮质激素应作为抗休克治疗的一部分早期使用。

**2. 急性左心衰竭的药物** 利尿药、小剂量的洋地黄。应避免使用单胺强心药，以免增加心脏氧耗和促发心律失常。由于存在低血压的风险，应该非常小心地给予血管扩张剂。

### （六）心律失常的治疗

心律失常的管理应遵循现有的治疗心律失常的全球指南。

**1. 快速诊断心律失常并纠正不稳定的血流动力学。** 因心律失常导致严重血流动力学障碍的患者，应立即给予抗心律失常治疗。对于快速性心律失常或心室颤动，应同时使用同步心脏复律或除颤。如果心脏复律不起作用或在心脏复律后再次出现心律失常，则可以给予药物。胺碘酮通常可以在仔细考虑血压的情况下给药。如果不能终止心律失常，首要目标应该是稳定血流动力学和改善整体状况。

**2. 血流动力学相对稳定的患者，** 可根据临床症状、心脏功能状态和心律失常类型选择治疗策略和抗心律失常药物。在成功纠正心律失常后，预防复发应该是主要目标。

**3. 积极改善心脏功能并纠正低血压。** 处理体内平衡的紊乱，如电解质紊乱和酸碱平衡紊乱。

**4.** 暴发性心肌炎通常并发心脏功能障碍、心脏休克和组织器官灌注低。因此，快速性心律失常患者可能无法耐受负性肌力药物，如 β 受体阻滞剂和非二氢吡啶类钙通道阻滞剂的负性肌力作用。相反，胺碘酮应通过连续静脉注射给药，但应避免快速静脉注射。具有快速心室率的心房颤动患者可以给予洋地黄以控制过快的心室率。

**5.** 心动过缓的患者应植入临时起搏器。如果没有临时心脏起搏器，可以使用异丙肾上腺素或阿托品等药物来增加心率。给予异丙肾上腺素时必须谨慎，因为它具有致心律失常作用。

**6.** 由于大多数患者可以成功恢复自主心律，因此在急性期心动过缓的患者中不推荐永久性起搏器植入。如果患者的整体状态在 2 周或更长时间内持续正常但仍保留传导阻滞，则可考虑永久性起搏器植入。在急性期，不推荐为室性心动过速或心室颤动患者植入心律转复除颤器。

## 第六节　探索方向——关于未来

暴发性心肌炎的高死亡率再次将心肌炎引入临床医生的视线，患者若能够度过死亡率最高的急性期，预后通常良好，但暴发性心肌炎的总体治疗效果不佳，合并心源性休克的患者死亡率仍然大于 30%。随访表明，NYHA 心功能分级越高、免疫组化学炎性特征改变及未使用 β 受体阻断剂是结局恶化的危险因素。

目前，心肌炎诊断与治疗面临的机遇与挑战并存，病毒的变异、外来人口的流动和国外新型病毒的出现，都带来了新的挑战；免疫组化及心脏MRI 技术的发展提高了心内膜活检的精度，活检技术的提高使之能更好地指导临床与治疗。随着技术的发展，更多的机械辅助装置能帮助患者度过危险的急性期，在经典的治疗基础上，干扰素抗病毒的有效性给心肌炎患者带来了希望。

未来的主要任务是结合分子免疫学方法等技术提高暴发性心肌炎的诊断水平，研制更先进的辅助装置应用于临床治疗。当然，避免病毒感染，尽早识别出具有暴发性心肌炎风险的患者并进行早期有效的治疗，降低暴发性心肌炎的死亡率，都是未来探索的方向。

（邓　颖）

# 参 考 文 献

[1] 王辰，王建安. 内科学 [M]. 北京：人民卫生出版社，2018.

[2] 葛均波，徐永健. 内科学 [M]. 北京：人民卫生出版社，2013.

[3] 张文武. 急诊内科学 [M]. 北京：人民卫生出版社，2007.

[4] Douglas L.Mann. 心力衰竭 [M]. 高炜，张幼怡，译. 北京：北京大学医学出版社，2013.

[5] Maisch B，Hufnagel G，Schönian U，et al. The European Study of Epidemiology and Treatment of Cardiac Inflammatory Disease（ESETCID）[J]. Eur Heart J，1995，16 Suppl O: 173-175.

[6] 黄文丽，杨林，赵溯，等. 1978～2004 年云南地方性暴发性心肌炎流行病学调查分析 [J]. 地方病通报，2006，21（2）：23-25.

[7] Ginsberg F，Parrillo JE. Fulminant myocarditis[J]. Crit Care Clin，2013，29（3）：465-483.

[8] Caforio AL，Pankuweit S，Arbustini E，et al. Current state of knowledge on aetiology，diagnosis，management，and therapy of myocarditis: a position statement of the European Society of Cardiology Working Group on Myocardial and Pericardial Diseases[J]. Eur Heart J，2013，34（33）：2636-2648.

[9] Pollack A，Kontorovich AR，Fuster V，et al. Viral myocarditis--diagnosis，treatment options，and current controversies[J]. Nat Rev Cardiol，2015，12（11）：670-680.

[10] Felker GM，Boehmer JP，Hruban RH，et al. Echocardiographic findings in fulminant and acute myocarditis[J]. J Am Coll Cardiol，2000，36（1）：227-232.

[11] Sun D，Ding H，Zhao C，et al. Value of SOFA，APACHE Ⅳ and SAPS Ⅱ scoring systems in predicting short-term mortality in patients with acute myocarditis[J]. Oncotarget，2017，8（38）：63073-63083.

[12] Chen HS，Wang W，Wu SN，et al. Corticosteroids for viral myocarditis[J]. Cochrane Database Syst Rev，2013，18（10）：CD004471.

[13] Wang D，Li S，Jiang J，et al. Section of Precision Medicine Group of Chinese Society of Cardiology；Editorial Board of Chinese Journal of Cardiology；Working Group of Adult Fulminant Myocarditis[J]. Sci China Life Sci，2019，62（2）：187-202.

[14] Kühl U，Lassner D，Schlippenbach J，et al. Interferon-Beta improves survival in enterovirus-associated cardiomyopathy[J]. J Am Coll Cardiol，2012，60（14）：1295-1296.

# 第四十章　感染性心内膜炎

感染性心内膜炎（infective endocarditis，IE）是指因细菌、真菌和其他病原微生物（如病毒、立克次体、衣原体、支原体、螺旋体等）直接感染心脏瓣膜或心室壁内膜或邻近大动脉内膜而产生的炎症，伴有赘生物的形成。近年来，随着抗生素的广泛应用和病原微生物的变化，本病的临床表现变得越来越不典型。

## 第一节　感染性心内膜炎分类——变化及流行病学特征

2009 年欧洲心脏病学会（European Society of Cardiology，ESC）公布的新版 IE 预防、诊断和治疗指南，摒弃了多年来使用的急性、亚急性和慢性心内膜炎的分类方法，提出了 IE 的新分类方法。根据感染部位和是否存在心内异物将 IE 分为：左心自体瓣膜 IE、左心人工瓣膜 IE、右心 IE 和器械相关性 IE（发生在起搏器或除颤器导线上的 IE，伴或不伴有瓣膜受累）；根据感染来源又可分为：医疗相关性 IE、社区获得性 IE 和经静脉吸毒者的 IE。

20 世纪 90 年代，IE 主要是风湿性心脏病和牙列不良的并发症。随着人口老龄化，退行性心脏瓣膜病、人工心脏瓣膜及其他心内装置植入均很常见。IE 的平均发病年龄有所增加，大于 40 岁的患者明显增加，且发病率随着年龄增长而增长。人口统计资料的变化主要表现在两个方面：第一，IE 患者年龄的中位数，由抗生素前时代的 30～40 岁，逐渐增加到 21 世纪前 10 年间的 47～69 岁；第二，近半个世纪以来，虽然发达国家的风湿性心脏病的发病率有所降低，但 IE 的发病率并未改变。IE 的患病率在我国尚缺乏确切的流行病学数据，各国资料亦存在差异，欧洲为每年 3/10 万～10/10 万，随着年龄的升高，70～80 岁老

年人的患病率为 14.5/10 万。IE 发病的男女比例约为 2∶1，女性患者的预后偏差。

## 第二节　病因学——病原微生物的变迁

IE 多见于原有器质性心脏病的患者。IE 的特点是持续存在的心内膜或血管内膜的感染所引起的连续菌血症，而一过性菌血症很少引起 IE，但并非所有微生物都可以有效定殖并入侵心脏内膜。近年来大量研究也证实了血流动力学因素、机械因素造成心内膜的原始损伤是关键的诱发因素，这种内皮的损伤与非细菌性血栓性心内膜炎、暂时性菌血症、心脏，以及血液中致病微生物的数量、毒力、侵袭性和黏附于黏膜的能力均与 IE 的发病有关。

在明确致病菌的 IE 病例中，链球菌和葡萄球菌感染共占 80% 以上，是引起 IE 的主要病原微生物。近年来，由于广谱抗生素的使用增多，致病菌种也在发生改变，过去罕见的耐药菌微生物感染的病例逐渐增加。以往链球菌是最常见的病原微生物，但最近发现草绿色链球菌（甲型溶血性链球菌）心内膜炎所占的比例有所下降，而金黄色葡萄球菌在全球范围内都是最常见的致病菌。草绿色链球菌是社区获得性自体瓣膜心内膜炎的常见病因，占年长儿童和成人自体瓣膜心内膜炎病例的 30%～65%；肠球菌属（原划分为 D 型链球菌）导致的心内膜炎的发生率似在增加，占自体瓣膜心内膜炎病因的 5%～18%，其中绝大部分为粪肠球菌（80%）和屎肠球菌（10%）。金黄色葡萄球菌占葡萄球菌所致的 IE 的 80%～90%，金黄色葡萄球菌感染左心瓣膜时，常导致暴发型 IE，容易引起心力衰竭、瓣周感染、传导阻滞、栓塞、移行性感染等并发症。金黄色葡萄球菌作为

致病菌是 IE 预后不良的独立预测因子,其病死率高达 25%～30%。

由革兰氏阴性菌感染导致的 IE 并不常见,主要发生在静脉注射吸毒、免疫系统疾病、严重的肝病、人工瓣膜置换的患者中。HACEK 革兰氏阴性杆菌(H- 嗜血杆菌属,A- 放线菌属,C- 心杆菌属,E- 艾肯菌属,K = 金氏杆菌属)寄居在正常人的口咽部,对生长环境要求很严格,在自体瓣膜心内膜炎病因中很少见(约 1%),通常感染非正常的心脏瓣膜。因为这些细菌的生长需要 $CO_2$,其培养需要 3～4 周,因此 HACEK 革兰氏阴性杆菌成为部分血培养阴性的感染性心内膜炎的致病菌。

Q 热 IE 是由贝纳柯克斯体(立克次体的一种)引起的,多见于养殖牛、羊等地区。因为病原体培养非常艰难,最好通过血清学抗体滴度测定法作出诊断。猫抓病的病原菌巴尔通体,最近被认为是流浪者和 HIV 感染者中 IE 的重要病因,可以通过特殊培养或 PCR 技术作出诊断。

真菌性心内膜炎病死率极高,其生存率<20%。真菌性 IE 尤其多见于心脏手术和静脉注射麻醉药物成瘾、长期应用抗生素或激素、免疫抑制剂、静脉导管输营养液等患者。念珠菌和曲霉菌是真菌性 IE 最常见的致病菌,并可以形成大而蓬松的赘生物堵塞瓣膜口,栓塞大血管。念珠菌性 IE 的血培养通常是阳性的,而曲霉菌性 IE 的血培养则很少阳性。真菌性心内膜炎是受累瓣膜置换术的指征。治疗上通常需要联合抗真菌药物如两性霉素 B,之后需长时间口服抗真菌药物。

人工瓣膜心内膜炎占所有 IE 的 10%～30%。心脏瓣膜置换术后,人工瓣膜心内膜炎的 1 年发病率为 1%～3%,5 年发病率为 3%～6%。表皮葡萄球菌是人工瓣膜和心内装置相关心内膜炎的重要病原菌。人工瓣膜心内膜炎的并发症发生率高,常常需要手术干预,甚至在没有瓣周感染时也需要手术。

## 第三节 病理——特征性赘生物,脱落更危险

IE 的基本病理变化是在心内膜表面附着由血小板、纤维蛋白、红细胞、白细胞和感染病原体沉着而组成的赘生物。赘生物呈小疣状结节或菜花状、息肉样,小可不足 1mm,大可阻塞瓣口。赘生物下的心内膜有炎症反应和灶样坏死。之后感染的病原体被巨噬细胞吞噬,赘生物被纤维组织包绕,发生机化、玻璃样变或钙化,最后被内皮上皮化。但赘生物的愈合程度不一,有些赘生物愈合后又复发,重新形成病灶。病变严重者,心瓣膜可形成深度溃疡,甚至发生穿孔。偶见乳头肌和腱索断裂。如感染的局部扩散,会产生瓣环或心肌脓肿、传导组织破坏、乳头肌断裂或室间隔穿孔和化脓性心包炎等。

IE 的赘生物大而脆,容易碎落成感染栓子,随着循环血流播散到全身各部位产生栓塞,以脑、脾、肾和肢体动脉多见,引起相应脏器的梗死或迁移性脓肿。栓子栓塞后阻塞血流,或破坏血管壁,引起囊性扩张形成细菌性动脉瘤,常为致命的并发症。如在颅内的动脉滋养血管栓塞而产生的动脉瘤,可突然破裂而引起脑室内或蛛网膜下腔出血导致死亡。

持续的菌血症刺激细胞和体液介导的免疫系统激活。常有微栓或小血管炎,如皮肤黏膜瘀点、指甲下出血、Osler 结节和 Janeway 损害等。感染病原体和体内产生相应的抗体结合成循环中的免疫复合物,沉积于肾小球的基底膜上,导致局灶性、弥漫性或膜性增殖性肾小球肾炎,而后者可导致肾功能衰竭。此外,免疫系统的激活还可以引起脾大、关节炎和心包炎等。

## 第四节 临床表现——复杂多样,充满挑战

### 一、发热

是 IE 最常见的临床症状,热型以不规则热最多,也可为间歇热型或弛张热型,一般低于 39℃,午后和晚上偏高。3%～15% 的患者体温可以正常或低于正常,多见于老年、存在严重颅内出血、严重心力衰竭、脓毒症和少数凝固酶阴性链球菌感染的自体瓣膜心内膜炎的患者中。

### 二、心脏杂音的改变

80%～85% 的患者查体可听到心脏杂音,可

由基础心脏病和/或IE致瓣膜损害所致，多为瓣膜关闭不全的反流性杂音。15%的患者初始没有心脏杂音，而在治疗期间出现杂音，少数患者直至治疗后2~3个月才出现杂音。在病程中杂音性质的改变往往是由于贫血、心动过速或其他血流动力学上的改变所致，往往是充血性心力衰竭的重要预兆。

### 三、周围体征

由微血管炎或微栓塞导致的周围体征，主要表现为各种形式的非特异性皮肤黏膜损害，但近年已不典型和不多见，包括：

1. 瘀点　可出现于任何部位，锁骨以上皮肤、口腔黏膜和睑结膜常见，病程长者较多见。

2. 甲下出血　主要是指和趾甲下线状出血，远端不到达甲床前边缘，可有压痛。

3. Roth斑　视网膜的卵圆形出血斑，其中心呈白色，多见于病程较长者。

4. Osler结节　指和趾垫出现豌豆大的红或紫色痛性结节，稍高于皮面，直径小者1~2mm，大者可达5~15mm，可有压痛，常持续4~5天才消退，较常见于病程较长的患者。Osler结节并非IE所特有，在系统性红斑狼疮、伤寒、淋巴瘤中也可出现。

5. Janeway损害　手掌和足底处出现直径1~4mm无痛性出血性红斑，为化脓性栓塞引起，主要见于急性患者。

### 四、感染的非特异症状

1. 脾大　15%~50%的IE患者可出现脾大，多为病程大于6周的患者，而急性者少见。

2. 贫血　为常见的症状之一，70%~90%的患者有进行性贫血，尤其多见于病程较长者，与感染抑制骨髓相关。多为轻、中度贫血，晚期患者有重度贫血。

## 第五节　并发症——结合发病机制，全面理解

尽管诊断水平和抗生素的治疗水平不断提高，但IE并发症的发生率仍没有明显下降。并发症通常与下列情况相关：感染局部扩散（如瓣环脓肿、瘘、传导阻滞）、心内结构的破坏或功能障碍（如瓣叶穿孔、瓣膜运动障碍）、栓塞（如脑卒中、脓毒症性肺栓塞）、菌血症或败血症（如多系统器官衰竭）、免疫复合体相关疾病（如肾小球肾炎、肾功能衰竭等）。

### 一、充血性心力衰竭

充血性心力衰竭是IE最常见的严重并发症，一旦发生，则预示着仅靠药物治疗的效果不佳，需要外科手术干预。充血性心力衰竭通常与瓣膜功能严重障碍有关，如瓣叶破坏或瓣膜关闭不全，也可以由于二尖瓣腱索感染断裂、大的赘生物阻塞、心内分流加剧、人工瓣膜撕裂造成，较大的栓子进入冠状动脉引起心肌梗死也可引起心力衰竭。在抗生素治疗成功后，持续瓣膜关闭不全和心室功能不断恶化，也可以逐渐发展为心力衰竭。心力衰竭最常见于主动脉瓣受累的心内膜炎（约75%），其次是二尖瓣（50%）、三尖瓣受累（19%）。充血性心力衰竭是IE的首要致死原因。

### 二、动脉栓塞

赘生物引起的动脉栓塞占IE病例的20%~40%，栓塞可发生于机体的任何部位，脑、心脏、脾、肾、肠系膜和四肢为临床常见的体循环栓塞部位，其中以脑栓塞的发生率最高，占栓塞事件的65%以上，脑栓塞发病占IE的15%~20%，高达90%的栓子位于大脑中动脉的分布区域，病死率高。当存在左向右分流的先天性心血管病或右心内膜炎时，肺循环栓塞常见，如三尖瓣赘生物脱落引起的肺栓塞，可突然出现咳嗽、呼吸困难、咯血和胸痛，肺梗死可发展为肺坏死空洞，甚至脓气胸。与静脉注射吸毒相关性的右心感染性内膜炎，大多数会发生脓毒症性肺栓塞。

### 三、细菌性动脉瘤

细菌性动脉瘤是较少见却又非常危险的并发症，占IE病例的3%~5%，多见于病程较长者。受累动脉依次为近端主动脉（包括主动脉窦）、脑、内脏和四肢。不压迫邻近组织的动脉瘤本身可无任何症状，可在破裂时突然出现临床症状才被确诊。伴有细菌性动脉瘤的IE患者，总病死率可达60%，一旦动脉瘤破裂则死亡率高达80%。

IE 患者存在不能缓解的局限性头痛，提示脑部有动脉瘤，但目前并不推荐对确诊 IE 的患者进行颅内细菌性动脉瘤筛查，只是对存在神经系统症状或要进行手术神经血管的影像学检查。

### 四、心脏内的其他并发症

当感染累及心肌、侵犯传导组织时，可导致心律失常，多数为室性期前收缩，少数发生心房颤动。主动脉瓣的心内膜炎或主动脉窦的细菌性动脉瘤，其病灶可侵犯到房室束或压迫心室间隔引起房室传导阻滞和束支传导阻滞。心肌脓肿常见于金黄色葡萄球菌和肠球菌感染的患者，特别是凝固酶阳性的葡萄球菌。可发生在心脏的任何部位，以瓣周组织特别是在主动脉瓣环多见，可致房室和室内传导阻滞，心肌脓肿偶可穿破导致化脓性心包炎、心肌瘘管或心脏穿孔。细菌毒素损害或免疫复合物的作用可致心肌炎。当冠状动脉被栓子栓塞可引起急性心肌梗死，以主动脉瓣感染时多见，少见原因是冠状动脉细菌性动脉瘤。免疫反应、充血性心力衰竭可导致非化脓性心包炎等。

### 五、其他脏器系统相关并发症

脾栓塞会进展为脾脓肿，常为草绿色链球菌或金黄色葡萄球菌，也可见于肠球菌，革兰氏阴性需氧菌及真菌少见；偶可见因脾破裂而导致腹腔内出血或腹膜炎和膈下脓肿。肾栓塞时可有腰痛或腹痛、血尿或菌尿，但较小的栓塞不一定引起症状，尿检变化不多，易被漏诊，而肾脓肿并不多见。肠系膜动脉栓塞可引起腹痛、肠梗阻，粪便隐血阳性或便血。转移性感染也可见于脊柱或脊旁间隙，虽经过适当的抗生素治疗 IE，但仍存在持续高热或菌血症，其原因可能就在于此。

## 第六节 辅助检查——寻找证据，辨别真伪

### 一、血培养

血培养是诊断 IE 最直接的证据。未使用过抗生素治疗的患者，血培养阳性率可达 70%～80%，但 20%～30% 的患者血培养结果为阴性。使用抗生素之前抽取血培养是十分重要的。对于未经抗生素治疗的 IE 急性患者，入院后 3 小时内，每隔 1 小时抽一次血，共取 3 个血标本后开始抗生素治疗，采血时间以"寒战或体温骤升"时为最佳时间。入院前应用过抗生素的患者应至少每天抽取血培养并连续 3 天，以提高阳性率，但这一类患者取血量不宜过多，避免血液中过多的抗生素不能被培养基稀释，影响细菌生长。要求常规做需氧和厌氧菌培养。对人工瓣膜置换、长时间留置静脉导管或导尿管，以及静脉药物成瘾者应当加做真菌培养，尤其是血培养阴性的患者，更应该加强对真菌的培养，其观察时间至少 2 周，若培养结果为阴性，应保持到 3 周，确诊必须 2 次以上血培养阳性。动脉血培养阳性率并不高于静脉血。罕见情况下，血培养阴性的患者，骨髓培养可阳性。血培养阴性最常见的原因是血培养前使用过抗生素，另一个常见原因是病原体为苛养微生物的非典型病原体感染。

血培养时应注意的问题有：第一，为减少皮肤寄生菌污染，必须严格进行细致的无菌操作；第二，IE 的菌血症是持续而不是间断的，几个血培养仅一个部位出现阳性结果时应谨慎对待；第三，应避免直接从血管内的导管中采血进行血培养，除非考虑同时存在血管内导管相关的血液感染；第四，疑为 IE 而病情稳定者，已接受了治疗，在考虑停止治疗前进行 3 个部位的抽样，停止治疗后 7～10 小时血培养才有可能变为阳性；第五，治疗 7 天后仍有发热，应该重复血培养；第六，确定致病菌后，不推荐常规重复血培养。

### 二、常规临床检验

血常规提示红细胞和血红蛋白降低，白细胞计数在无并发症的患者可正常或轻度增高，有时可见核左移。红细胞沉降率几乎都升高。半数以上患者可出现蛋白尿和镜下血尿，肉眼血尿可见于肾梗死，红细胞管型和大量蛋白尿提示弥漫性肾小球性肾炎。并发较大面积的肾梗死时，可出现血尿素氮和肌酐增高。肠球菌性和金黄色葡萄球菌性心内膜炎常可导致菌尿症。

### 三、血清免疫学检查

25% 的患者有高丙种球蛋白血症，80% 的患

者出现循环中免疫复合物。病程大于 6 周以上的患者中，50% 类风湿因子阳性。血清补体降低可见于弥漫性肾小球肾炎。

### 四、心电图检查

一般无特异性，合并急性心肌梗死时可有 ST-T 改变，心包炎的心电图改变，或出现房室、室内传导阻滞，后者提示主动脉瓣环或室间隔脓肿。

### 五、放射学检查

肺部多处小片状浸润阴影提示脓毒症性肺栓塞所致肺炎。充血性心力衰竭时有肺淤血或肺水肿征。胸部 X 线检查如发现人工瓣膜有异常摇动或移位时，提示可能合并 IE。主动脉细菌性动脉瘤可见主动脉增宽。CT 扫描有助于脑梗死、脓肿和出血的诊断。$^{18}$F-FDG PET-CT 在 IE 诊断中有前景，可以用于监测抗微生物治疗的反应。

### 六、超声心动图

超声心动图如能发现赘生物、瓣周并发症等支持心内膜炎的证据，可帮助明确 IE 的诊断。经胸超声心动图（transthoracic echocardiography，TTE）可检出 50%～75% 的赘生物，经食管超声心动图（transesophageal echocardiography，TEE）可检出直径 2mm 以上的赘生物。大部分情况下只需行 TTE 检查，当存在人工机械瓣、右心系统病变及心肌脓肿时才需行 TEE 检查。超声心动图有助于诊断原来的心脏和瓣膜病变，能检查瓣膜破坏的情况、各种化脓性心内膜炎并发症，以及瓣膜反流的严重程度和左心室功能，可作为判断预后和确定是否需要手术的参考。需要注意的是，超声心动图未发现赘生物并不能排除 IE，必须结合临床情况。无并发症的 IE，一般只需检查一次超声心动图，对于复杂的 IE，序贯超声心动图检查有助于确定预后和指导手术治疗。

## 第七节　诊断和鉴别诊断——警惕临床线索，验证还需标准

由于 IE 的临床表现复杂多样，常不典型，有些症状和体征多在病程晚期才出现，就诊时患者也多已接受过抗生素治疗，使得 IE 的早期诊断困难，因此临床上应注意寻找有价值的诊断线索。

需要高度怀疑 IE 的临床诊断线索有：①有心脏瓣膜病、先天性心脏病、人工瓣膜置换术和安置心脏起搏器的患者，出现不明原因发热超过 1 周，且没有明确的感染部位；②无器质性心脏病患者发热的同时出现新的瓣膜反流性杂音，或有瓣膜病及先天性心脏病患者原有杂音的强度和性质发生明显变化；③发热患者伴有贫血、心力衰竭恶化、新出现的传导障碍；④发热伴有无法解释的栓塞症、Roth 斑、甲下线状出血、Janeway 损害、Osler 结节；⑤不明原因的反复发作的感染或外周脓肿（肺、肾、脾、脑及脊髓），如肺炎反复发作或肺脓肿多发，并且出现不明原因的右心衰竭的表现；⑥发热伴进行性肾功能不全；⑦长期的出汗、体重减轻、厌食或疲乏，并有发展为感染性心内膜炎的危险因素；⑧血管内导管相关感染在撤出导管 72 小时后出现血培养持续阳性。

血培养和超声心动图是诊断 IE 的两大基石。在使用抗生素前，应用适当的方法获得血培养非常重要，目前推荐 24 小时内从不同抽血部位获得 3 份独立的血培养。如果血培养阳性则具有决定性的诊断价值。超声心动图尤其是 TEE 能够显示感染性心内膜炎特征性的赘生物，或瓣膜异常摆动、移位及瓣周脓肿、瓣周漏等，具有极其重要的诊断价值。目前 IE 的诊断和临床研究的标准是使用改良 Duke 诊断（表 5-40-1），且该标准已被后续的大量研究所证实，但在血培养阴性、感染累及人工瓣膜或起搏器导丝、右心 IE 等情况，改良 Duke 诊断标准的敏感性下降，此时主要依靠临床判断。

以发热为主要临床表现而心脏体征轻微的患者，应与伤寒、结核、肿瘤、系统性红斑狼疮、风湿热等进行鉴别。以神经或精神症状为主要表现者，在老年人中应注意与脑动脉硬化、脑血栓形成、脑出血及精神改变相鉴别。在风湿性心脏病的基础上发生本病，经足量抗生素治疗而不退热、心力衰竭无好转者，应怀疑合并风湿活动的可能。发热、心脏杂音、栓塞表现，还需与心房黏液瘤相鉴别。

表 5-40-1　感染性心内膜炎改良 Duke 诊断标准

**主要标准**

1. 血培养阳性
   A. 两次不同时间血培养标本出现同一典型的 IE 微生物
      (1) 草绿色链球菌、牛链球菌、HACEK 属
      (2) 社区获得性金黄色葡萄球菌或肠球菌而无原发感染灶
   B. 与感染性心内膜炎相一致的微生物血培养持续阳性
      (1) 2 次至少间隔 >12 小时的血培养阳性
      (2) 所有 3 次,或≥4 次的多数血培养阳性
      (3) Q 热病原体 1 次血培养阳性或其 IgG 抗体滴度 >1:800
2. 心内膜受累的证据(符合以下至少一项标准)
   A. 超声心动图异常,包括赘生物、脓肿、新出现的人工瓣膜开裂
   B. 新出现瓣膜反流(增强或改变了原来不明显的杂音)

**次要标准**

1. 易患因素:既往有心脏病病史或静脉药物成瘾者
2. 发热:体温≥38℃
3. 血管征象:主要动脉栓塞、感染性肺梗死、细菌性动脉瘤、颅内出血、结膜出血、Janeway 损害
4. 免疫性征象:肾小球肾炎、Osler 结节、Roth 斑、类风湿因子阳性
5. 致病微生物感染证据:不符合主要标准的血培养阳性,或与 IE 一致的活动性致病微生物感染的血清学证据

**确诊**:满足 2 项主要标准,或 1 项主要标准 +3 项次要标准,或 5 项次要标准。

**疑诊**:满足 1 项主要标准 +1 项次要标准,或 3 项次要标准。

# 第八节　治疗——指南、争议与共识

在应用抗生素治疗前应抽取足够的血培养,根据病情的轻重推迟抗生素治疗几小时乃至 1～2 天,并不影响本病的治愈率和预后。而明确病原体,采用最有效的抗生素是治疗本病最为关键的治疗措施。

## (一)抗微生物药物治疗

抗生素用药的原则为:①早期。在连续送 3～5 次血培养后即可开始抗生素治疗。②足量。成功的治疗有赖于杀菌而非抑菌,剂量需要高于一般常用量,使感染部位达到有效浓度。③静脉用药。保持高而稳定的血药浓度。④联合。两种具有协同作用的抗生素的联合应用能起到快速杀菌的作用。⑤长疗程。旨在完全消灭藏于赘生物内的致病菌,一般需要 4～6 周,人工瓣膜需 6～8 周或更长,以降低复发率。

在血培养获得阳性结果前,应根据感染的严重程度、受累心瓣膜的类型、有无少见或耐药菌感染危险因素等制订,治疗应覆盖 IE 最常见的病原体。在病原微生物不明时,急性期可选择针对金黄色葡萄球菌、链球菌和革兰氏阴性杆菌均有效的广谱抗生素,亚急性期选择针对大多数链球菌(包括肠球菌)的抗生素;已分离鉴定病原微生物时,针对病原微生物对药物的敏感程度选择抗微生物药物,有条件者应检测最小抑菌浓度(minimal inhibitory concentration,MIC),以判断致病菌对某种抗微生物药物的敏感程度。

此外,最近有指南指出,达托霉素的肾脏安全性优于 IE 的标准治疗方案,且为妊娠 B 类药物,治疗 IE 合并妊娠患者不会造成胎儿及患者不良后遗症。

## (二)外科治疗

外科手术主要适用于左心瓣膜 IE,感染活动期(即患者仍在接受抗生素治疗期间)的早期手术适应证主要有:①心力衰竭。瓣膜狭窄或关闭不全导致的心力衰竭。②感染无法控制。经积极抗生素治疗(5～7 天)仍存在持续菌血症且无转移感染的患者,手术治疗是合理的。③反复栓塞事件。感染活动期接受手术治疗存在显著风险,但年龄本身不是禁忌证。右心系统 IE 预后较好,复发的肺动脉栓塞后三尖瓣赘生物大于 20mm 时,必须手术治疗。

尽管 2015 年 ESC 指南对活动期的手术适应证做出了建议,但是目前对手术时机、手术指征仍存在争议,2016 年美国胸心外科协会(AATS)针对这些争议发布了专家共识,主要探讨外科治疗感染性心内膜炎。AATS 专家共识认为,IE 患者,急性肾小管阻塞、抗生素的不良反应等都可导致肾功能不全的出现,这些是促使早期手术的因素,而非延迟手术的因素。人工瓣膜感染仅通过抗生素治疗难以治愈,需早期手术,拖延手术只会导致破坏加重,增加传导阻滞和栓塞的风险。两个指南均强调患者是否需要早期手术是困

难的，需要感染性心内膜炎小组经讨论决定，每一位患者均应达到个体化治疗。

ESC 指南认为，所有的 IE 患者均应行头部影像学检查，而 AATS 专家共识认为是否所有的 IE 患者都需要行头部影像学检查仍然存在争议，如果因为获得头部影像学结果而需要推迟手术的话，应权衡影像学结果与推迟手术带来的风险之间的利弊。

因栓塞后出血的风险，自体或人工瓣膜心内膜炎患者中枢神经系统栓塞后的手术时机尚不明确，ESC 指南建议发生脑卒中后，存在心力衰竭、未控制的感染、脓肿或持续性高血栓栓塞风险的患者，一旦患者苏醒或经头颅 CT 或 MRI 排除存在颅内出血后，应立即行心脏手术。一般建议无感染的脑梗死后至少 5～7 天，脑出血（非梗死后）后 4 周（如感染性动脉瘤破裂），再进行心脏手术是明智的。心脏手术的主要术式有：局部病灶清除术（赘生物或脓肿）、瓣膜修补术、瓣膜置换术。

## 第九节 预后——重视随访

IE 患者因合并其他疾病、致病菌和并发症的不同而表现出很大异质性，总体死亡率可达 20%～25%。然而，未经治疗的急性 IE 患者几乎均在 4 周内死亡。预后的不良因素中，以心力衰竭最为严重，其次是主动脉瓣损害、肾衰竭、革兰氏阴性杆菌或真菌致病、瓣环或心肌脓肿、高龄等。死亡原因主要是心力衰竭、肾衰竭、栓塞、细菌性动脉瘤破裂和严重感染。

需要重视随访，让患者了解 IE 的相关症状、体征。如出现发热、寒战及其他感染征象时，应考虑 IE 复发的可能，需要及时就诊。建议在第一年随访期内，抗感染结束后第 1、3、6、12 个月进行临床评估、血液检查（白细胞、C 反应蛋白）及经胸超声心动图检查。

## 第十节 预防——预防性抗生素 使用仍有争议

预防措施主要是针对菌血症和基础心脏病两个环节，因为菌血症是 IE 发生的必要条件，器质性心脏病患者为 IE 的高危易感人群。目前对 IE 的预防性抗生素使用仍存在争议。IE 很可能来自日常频繁暴露于随机性菌血症，而不是源于牙科、胃肠道、泌尿生殖道操作。此外，在人群中广泛使用预防性抗生素所引起的不良事件，已超过使用抗生素的获益。

目前，预防性抗生素仅推荐用于可引起预后不良的高危心脏病患者。高危患者在进行涉及牙龈、牙齿根尖周区、口腔黏膜的牙科操作时，应接受预防性抗生素治疗。在对呼吸道黏膜进行切割或活检等有创操作时，预防性治疗是合理的。更重要的是，预防性使用抗生素目前已经不再推荐应用于泌尿生殖道、消化道操作。此外，在植入设备之前，建议常规进行抗生素预防。在预防性抗生素方案的选择上，主要针对口腔链球菌，推荐在操作开始前 30～60 分钟使用青霉素类进行口服或静脉给药，青霉素过敏者可使用克林霉素等抗生素。

（詹 红 叶 子）

## 参 考 文 献

[1] Pettersson GB, Coselli JS, Hussain ST, et al. 2016 The American Association for Thoracic Surgery（AATS）consensus guidelines: Surgical treatment of infective endocarditis: Executive summary[J]. J Thorac Cardiovasc Surg, 2017, 153（6）: 1241.

[2] Habib G, Lancellotti P, Antunes MJ, et al. 2015 ESC Guidelines for the management of infective endocarditis[J]. European Heart Journal, 2015, 36（44）: 3075.

[3] 中华医学会心血管病学分会，中华心血管病杂志编辑委员会. 成人感染性心内膜炎预防、诊断和治疗的专家共识[J]. 中华心血管病杂志, 2014, 42（10）: 806-816.

# 第四十一章 心脏瓣膜病

## 第一节 心脏瓣膜病的概述

心脏瓣膜病（valvular heart disease，VHD）是指二尖瓣、三尖瓣、主动脉瓣、肺动脉瓣的瓣膜和附属结构（瓣环、瓣叶、腱索、乳头肌等）因风湿热、退行性改变、缺血性坏死、感染、创伤或先天性畸形等出现了病变，影响血液的正常流动，从而造成心脏功能异常的单瓣膜或多瓣膜病变。VHD的类型通常是狭窄或者关闭不全，一旦出现便会妨碍正常的血液流动，增加心脏负担，从而引起心脏功能损害，最终导致心力衰竭甚至死亡。心脏瓣膜病多呈现慢性发展的过程，在瓣膜病变早期可无临床症状，当出现心律失常、心力衰竭或发生血栓栓塞事件时出现相应的临床症状。VHD可因急性缺血坏死、急性感染性心内膜炎等而急性发生，表现出急性心衰的症状如急性肺水肿。VHD的诊断主要依靠临床心脏听诊和超声检查；任何有病理性杂音的患者，若有条件，都应进一步行心脏超声检查明确诊断。VHD的根本治疗主要依靠外科手术，除瓣膜置换外，瓣膜修复和微创手术逐渐成熟。近年来，介入技术如经皮主动脉瓣置换技术也迅速发展，手术适应证不断扩大。

经导管介入治疗心脏瓣膜疾病手术创伤小、恢复快、并发症少、费用低，更容易被患者和家属接受，目前已受到越来越多心脏病治疗团队的重视。随着现代医学科技不断进步，经导管介入微创治疗技术将成为未来的发展趋势。

## 第二节 二尖瓣病变

### 一、二尖瓣狭窄

#### （一）病因

大多数二尖瓣狭窄（mitral stenosis，MS）是由风湿性心脏病所致，反复链球菌扁桃体炎或咽峡炎，占80%～90%。其他原因少见，如瓣环、瓣叶的钙化，心脏肿瘤、心内膜纤维化及先天性畸形等。

#### （二）病理生理

成人正常二尖瓣瓣口的面积为4～6cm²，左心房和左心室之间的血流没有任何障碍。根据瓣口面积大小，二尖瓣瓣口面积1.5～2.0cm²为轻度狭窄；二尖瓣瓣口面积1.0～1.5cm²为中度狭窄；二尖瓣瓣口面积＜1.0cm²为重度狭窄（表5-41-1）。当瓣口面积缩小到2cm²时，血流从左心房流到左心室遇到阻力，开始出现左心房压力上升，心输出量下降，继而肺静脉压升高，肺毛细血管压增高，随着病情进一步发展，可致肺水肿、呼吸困难，肺动脉压升高，重度肺动脉高压可引起右心室肥厚，三尖瓣、肺动脉瓣关闭不全和右心室功能衰竭。

表 5-41-1　二尖瓣狭窄程度

| | 轻度 | 中度 | 重度 |
|---|---|---|---|
| 平均跨瓣压差（mmHg） | ＜5 | 5～10 | ＞10 |
| 肺动脉收缩压（mmHg） | ＜30 | 30～50 | ＞50 |
| 二尖瓣瓣口面积（cm²） | ＞1.5 | 1.0～1.5 | ＜1.0 |

#### （三）临床表现

1. **呼吸困难** 最常见的症状，表现为劳力性呼吸困难、阵发性呼吸困难和端坐呼吸，发生急性肺水肿时，呼吸困难加重。

2. **咯血** 咯血多见于二尖瓣严重狭窄的患者，可痰中带血，或大量咯血，并发急性肺水肿时可有粉红色泡沫痰；晚期并发肺梗死时，可咯大量暗红色血。

3. **咳嗽** 常为干咳，支气管黏膜淤血水肿易感染，并发呼吸道感染时可有黏液痰或脓痰。扩大的左心房压迫左主支气管也可以引起顽固性咳嗽。

**4. 声音嘶哑** 扩大的左心房和肺动脉压迫左侧喉返神经所致。

**5. 栓塞** 左心房内血栓脱落，造成体循环血管栓塞，可引起不同的症状。脑血管栓塞可引起昏迷、偏瘫，内脏血管栓塞可引起该脏器坏死，肢体栓塞可引起疼痛坏死。大块血栓阻塞二尖瓣口可导致晕厥甚至猝死。

**（四）物理学检查**

**1. X线检查** 典型表现为心脏心腰消失呈"梨形"，称二尖瓣型心。可见左心缘变直，肺动脉主干突出，肺静脉增宽；左心房和右心室明显增大时可见心影右缘呈双重影，肺门影加深，主动脉弓较小。左房压增高达20mmHg时，可见Kerley B线。

**2. 心电图检查** 重度二尖瓣狭窄可有"二尖瓣型P波"，P波增宽>0.12s伴切迹，提示左心房肥大；合并肺动脉高压时，显示右室高电压和电轴右偏；晚期合并心房颤动。

**3. 超声心动图** 是明确二尖瓣狭窄的可靠方法，并可以量化。

**4. 心导管检查** 考虑介入或手术治疗时，可行心导管检查。可以测定肺毛细血管压和左室压，确定跨瓣压差，明确狭窄程度。

**（五）诊断**

心尖区有隆隆样舒张期杂音伴X线或心电图示左心房增大，一般可诊断二尖瓣狭窄，进一步超声心动图检查可明确诊断。心脏听诊：二尖瓣狭窄的特征性体征为局限于心尖部舒张中晚期的隆隆样杂音，次要体征为第一心音亢进，二尖瓣开瓣音和肺动脉瓣区的第二心音亢进或分裂，常伴有心房颤动。严重二尖瓣狭窄患者可见二尖瓣面容（面色灰暗，两颧紫红，口唇发绀）。超声心动图有助于观察各种二尖瓣叶开放受限的原因，值得注意的是，二尖瓣瓣环成形术后心脏超声检查可发现瓣叶启闭幅度轻度受限。

**（六）治疗**

二尖瓣狭窄早期可无不适，应避免剧烈运动，治疗风湿热等原发疾病，6～12个月定期复查。患者出现呼吸困难、咳嗽咯血、栓塞等临床表现，一般都是疾病的中晚期，多需在扩管利尿（正性肌力药对二尖瓣狭窄的肺水肿无益，仅在快速房颤时可使用西地兰减慢心室率）对症处理的基础上，择期进行二尖瓣置换术，少数需要急诊介入治疗或手术治疗解除二尖瓣狭窄。经皮二尖瓣球囊成形术（percutaneous balloon mitral valvuloplasty，PBMV）是MS首选的治疗，外科手术仅限于需要手术但又不适合经皮介入的患者。急性肺水肿内科无法控制时，可急诊行二尖瓣球囊扩张术或外科的闭式分离术，多数有立竿见影的效果。

## 二、二尖瓣关闭不全

**（一）病因**

二尖瓣关闭不全（mitral incompetence）是指心脏收缩时，左心室内部分血液反流到左心房。二尖瓣关闭不全分为器质性（原发）和功能性的（继发于左心室扩张等）。根据病程，可分为急性和慢性。急性二尖瓣关闭不全多由腱索断裂，瓣膜毁损或破裂，乳头肌坏死或断裂，以及人工瓣膜异常引起，可见于急性心肌梗死、感染性心内膜炎、穿通性或闭合性胸外伤及自发性腱索断裂等。原发性的慢性二尖瓣关闭不全以风湿性最多见，常合并MS；继发性二尖瓣关闭不全的病因包括任何可引起左心室扩大的病变，比如缺血性心脏病及扩张型心肌病等。

**（二）病理生理**

急性和慢性二尖瓣关闭不全可产生不同的血流动力学影响。急性二尖瓣关闭不全收缩期左心室射出的部分血液经关闭不全的二尖瓣口反流至左心房，与肺静脉回流至左心房的血流汇总，在舒张期充盈左心房，致左心容量负荷急剧增加，左心室来不及代偿，导致心输出量明显降低，引起低血压甚至休克；同时，左心室充盈压迅速升高，使左心室迅速扩大，左心房压与肺静脉压急性升高，引起肺水肿，即急性左心衰的表现。

**（三）临床表现**

急性轻度二尖瓣关闭不全症状较轻，严重反流（如乳头肌断裂）会迅速出现急性左心衰，甚至急性肺水肿或心源性休克。慢性轻度二尖瓣关闭不全可终身无症状，严重反流者早期出现疲乏无力，晚期发生呼吸衰竭。

**（四）物理学检查**

**1. X线检查** 急性心影正常或左心房轻度

增大伴明显肺淤血，甚至肺水肿。慢性重度反流常见左心房、左心室增大。左心室衰竭时可见肺淤血和间质性肺水肿征。

2. **心电图检查** 急性二尖瓣关闭不全的心电图可正常；慢性可有左心室肥大伴非特异性ST-T改变、P波增宽伴切迹，肺动脉高压时可有右心室肥大征。

3. **超声心动图** 可为病因诊断提供线索，对病变进行定位和分区。感染性心内膜炎可见赘生物、瓣膜穿孔、瓣膜瘤或脓肿。彩色多普勒根据反流束的长度、面积占左心房的比例，可半定量反流程度。

4. **放射性核素心室造影** 测定左心室收缩、舒张末容量和静息、运动时射血分数，以判断左心室的收缩功能。左心室/右心室搏出量>2.5提示严重反流。

5. **左心室造影** 观察收缩期造影剂由左心室反流入左心房的量，为半定量反流程度的"金标准"。

（五）诊断

二尖瓣区的收缩期吹风样杂音最具有特征性。突然出现肺水肿，结合杂音的情况，常提示腱索或乳头肌断裂。冠心病患者突然出现肺水肿，应排除心肌梗死，结合新出现的二尖瓣收缩期杂音，也基本可确立诊断。超声心动图可以明确二尖瓣反流的程度、部位、瓣膜及瓣下结构的质量，有助于鉴别生理性杂音、室间隔缺损、三尖瓣关闭不全。

（六）治疗

急性二尖瓣关闭不全伴左心衰竭，无特异性药物治疗，大多需要手术治疗，药物治疗主要是对症治疗（扩管、利尿、强心）。应在适当控制心力衰竭的情况下，尽早手术。肺水肿内科治疗无效时要及时急诊手术，以免全身情况恶化而无法手术。在条件允许的情况下，首选二尖瓣修复术，适用于瓣膜损坏较轻、瓣叶无钙化、瓣环有扩大、但瓣下腱索无严重增厚者。无修复可能时，尽可能行保留瓣下结构的二尖瓣置换术，有利于术后心脏功能的恢复，效果较好。

近年来，经皮二尖瓣病变介入治疗进展迅速，经导管二尖瓣钳夹术是目前应用最广泛的方法，通过夹住二尖瓣前叶与后叶的中间部分，人

为形成双孔二尖瓣，明显缩小瓣口面积，有效较少反流，作为外科手术高风险或无法进行外科手术患者的替代治疗方案。经导管二尖瓣置换术正逐渐成为治疗严重二尖瓣关闭不全患者（具有高风险后禁止性手术风险）的新选择。虽然人工二尖瓣装置的复杂性和疾病异质性给经导管二尖瓣置换术带来了诸多挑战，但早期经验已证明初步可行，随着导管技术和瓣膜制造工艺的发展，更加优化的经导管二尖瓣置换装置和临床结果势必出现，给患者带来更加优化的治疗方案。

## 三、二尖瓣脱垂综合征

（一）病因

二尖瓣脱垂综合征（mitral valve prolapse syndrome）是指二尖瓣和/或瓣下装置（瓣环、瓣叶、腱索、乳头肌及其附着处的心室壁）病变，使二尖瓣一个或两个瓣叶在收缩时越过瓣环突入左房。瓣环连线超过瓣环2mm以上，最常累及后瓣叶。确切的病因未明，以年轻女性多见。

（二）病理生理

正常情况下，左心室收缩时室内压力上升，乳头肌协同收缩拉紧腱索以防瓣叶翻入左心房，二尖瓣瓣叶相互靠近瓣口关闭，瓣叶不超过瓣环水平。当二尖瓣的瓣叶、瓣环、腱索或乳头肌发生病变时，瓣叶在瓣口关闭后进一步脱向左心房，导致二尖瓣反流，此时血流动力学类似二尖瓣关闭不全。自发性或继发于感染后的腱索断裂，可出现急性重度二尖瓣关闭不全。

（三）临床表现

起病缓慢，患者可无症状。往往进行心脏听诊，或因其他原因行超声心动图检查时发现二尖瓣脱垂。少数患者出现一过性心悸、乏力、呼吸困难、非典型胸痛、头晕、晕厥，以及焦虑、惊恐发作等神经精神症状。

（四）物理学检查

1. **X线检查** 类似于其他原因的器质性二尖瓣关闭不全，部分可见胸廓畸形。

2. **心电图检查** 一般为正常，最常见的异常是ST-T段非特异性改变，偶见QT延长。动态心电图监测可发现房性和室性早搏等各类心律失常。

3. **超声心动图** 诊断二尖瓣脱垂的首选方法。可评估瓣膜的厚度、活动度、脱垂部位、瓣环

和腱索情况、反流束的起源和朝向、定量反流的程度。经食管超声心动图可以精确评价反流的程度、瓣膜结构、脱垂的范围和分区、修复的可能性，有助于术前制订手术方案。

（五）诊断

主要是根据典型的听诊特征（心尖收缩中、晚期喀喇音及收缩晚期吹风样杂音），结合超声心动图诊断。

（六）治疗

治疗原则同器质性二尖瓣关闭不全。大多数合并轻、中度二尖瓣关闭不全无症状或症状轻微者不需治疗，定期随访；有症状者对症治疗，包括抗心律失常（可用 β 受体阻断药）、抗凝治疗（合并血栓栓塞危险因素者）等。注意硝酸酯类药物可加重脱垂，应慎用。合并重度二尖瓣关闭不全需手术治疗，手术指征和方法的选择同其他器质性二尖瓣关闭不全。

# 第三节　主动脉瓣病变

## 一、主动脉瓣狭窄

### （一）病因

主动脉瓣狭窄（aortic stenosis，AS）的主要原因：①风湿性，瓣叶的粘连、钙化导致狭窄，大多伴有关闭不全和二尖瓣损害；②先天性，如主动脉瓣二叶型最常见，偶有单叶和四叶型，部分有家族史；③老年性主动脉瓣钙化，与冠心病有相似的危险因子，以瓣膜硬化和钙化为主；④感染性心内膜炎继发。我国以风湿性心脏瓣膜病和二叶式主动脉瓣多见。

### （二）病理生理

正常主动脉瓣口面积为 3.0～4.0cm²，减小至一半时几乎无血流动力学异常。严重症状多出现在瓣口面积缩小到正常的 1/4 以下（<1.0cm²）时，左心室排血受阻及进行性的左心室压力负荷增加，心输出量减少，左心室代偿性肥厚，进入冠状动脉的血流减少、分布不均导致心内膜下缺血，心肌纤维化，心室收缩和舒张功能异常。进一步加重失代偿，心输出量和左室射血分数下降，最终左心室扩大收缩无力，跨瓣压差降低，左心房压力、肺动脉压、肺毛细血管楔压和右心室压力上升。

### （三）临床表现

AS 可经历较长时间的无症状期，猝死的风险低（<1%/a）；一旦出现症状，临床情况急转而下，猝死风险升高，如不进行手术治疗，2 年生存率为 20%～50%。主要有呼吸困难、心绞痛、黑矇或晕厥三大症状。猝死可发生于各种年龄和各种病因引起的 AS 患者。左心室明显肥厚及主动脉瓣口严重狭窄提示有发生猝死可能。

### （四）物理学检查

**1. X 线检查**　左心缘圆隆，继发心力衰竭时左心房和左心室扩大；可见升主动脉扩张及肺淤血征象。

**2. 心电图检查**　重度狭窄可见左心室肥厚伴 ST-T 改变，多有左心房增大；部分可见分支阻滞或传导阻滞、心房颤动、室性早搏等各种心律失常。

**3. 超声心动图**　为 AS 首选的评价手段，可显示瓣叶数目、大小、增厚、钙化、活动度、交界处融合、瓣口大小和形状及瓣环大小等瓣膜结构，有助于确定狭窄的病因。测定通过主动脉瓣的最大流速，可计算出平均和峰跨瓣压差及瓣口面积。AS 的定量分级见表 5-41-2。

表 5-41-2　主动脉瓣狭窄严重程度分级

| 指标 | 轻 | 中 | 重 |
|---|---|---|---|
| $V_{max}$（m/s） | <3.0 | 3.0～4.0 | >4.0 |
| MPG（mmHg） | <30 | 30～50 | >50 |
| AVA（cm²） | >1.5 | 1.0～1.5 | <1.0 |
| AVA 指数（cm²/cm²） | >0.85 | 0.60～0.85 | <0.6 |

$V_{max}$：最大血流速度，MPG：平均跨瓣压差，AVA：主动脉瓣口面积。

**4. 心导管检查**　当超声心动图不能确诊狭窄程度并考虑人工瓣膜置换术时，应行心导管检查。常以左心室 - 主动脉收缩期压判断狭窄程度，平均压差 >50mmHg 或峰压差 ≥70mmHg 为重度狭窄。

### （五）诊断

AS 患者最特征性的体征为主动脉瓣听诊区（胸骨右缘第 2 肋间）粗糙而响亮的收缩期喷射性杂音，呈递增递减型，向颈部传导。一般来说，狭窄越严重，杂音持续时间越长，该杂音传导范围较广，在颈动脉区和心尖区均可极为响亮。当发生左心衰竭时，主动脉瓣狭窄的杂音可减轻甚至消失，此时临床表现为肺水肿和低心输出量。发生心绞痛应该与冠心病相鉴别，后者常无主动脉瓣区的收缩期杂音。超声心动图可以确诊 AS，并可与主动脉瓣下或瓣上的狭窄相鉴别。

### （六）治疗

出现上述的急性病症，应先进行对症治疗。病情相对稳定后，必须及时地进行手术治疗。因为严重主动脉瓣狭窄的患者，一旦出现临床症状，如不进行手术治疗，平均寿命仅 3 年。手术方式为主动脉瓣置换术，适用于绝大多数有手术指征的患者，合并冠状动脉、升主动脉病变等宜同时手术。

经导管人工主动脉瓣植入术（transcatheter aortic valve replacement，TAVR）是指将组装好的主动脉瓣经导管植入到主动脉根部，替代原有主动脉瓣，在功能上完成主动脉瓣的置换。自我国 2010 年 10 月开展首例 TAVR，2017 年两款国产瓣膜上市以来，TAVR 进入快速、全面发展阶段，适应证不断扩大。如果介入治疗后生存时间 >12 个月且生活质量可接受，TAVR 是任何年龄段有症状、手术风险高或有手术禁忌患者的首选。TAVR 的禁忌证包括左心室内血栓、左心室流出道梗阻、入径或者主动脉根部解剖形态上下不适合 TAVR（如冠状动脉堵塞风险高）、纠治 AS 后的预期寿命小于 12 个月。经皮主动脉球囊扩张术适用于儿童和青少年先天性 AS，亦可作为 TAVR 或外科瓣膜置换手术的有效过渡措施。

## 二、主动脉瓣关闭不全

### （一）病因

主动脉瓣关闭不全（aortic incompetence）可由主动脉瓣或主动脉根部壁的病变引起，包括先天性和后天性原因。急性主动脉瓣关闭不全多见于感染性心内膜炎导致瓣膜穿孔、创伤、医源性损伤（主动脉球囊成形术、经导管主动脉瓣植入术或外科手术修复失败）和急性升主动脉夹层等。

### （二）病理生理

主动脉瓣关闭不全时，左心室舒张期不仅接受左心房流入血液，还要接收从主动脉反流的血液，故左心室搏出量较正常为多。急性主动脉瓣关闭不全如反流量大，超过左心室的急性代偿扩张以适应容量过度负荷的能力，会使左心室舒张压急剧增高，导致左心房压增加和肺淤血，甚至肺水肿。

### （三）临床表现

急性主动脉瓣关闭不全主要表现为急性左心衰竭的症状，并可迅速发展为肺水肿、心源性休克、心肌缺血，甚至猝死。慢性主动脉瓣关闭不全早期无明显症状，晚期产生左心功能不全和肺淤血的症状，如气急或呼吸困难；少数可有心绞痛和昏厥，最后也可发生右心衰竭症状（肝脏淤血肿大、触痛，下肢水肿、胸腔积液或腹水）。

### （四）物理学检查

1. **X 线检查** 急性主动脉瓣关闭不全心脏大小正常，无主动脉扩张，常有肺淤血或肺水肿征。慢性主动脉瓣关闭不全典型的表现为"靴型心"，左心室增大，可有左心房增大，升主动脉明显扩张，左心衰竭时有肺淤血征。

2. **心电图检查** 缺乏特异性，急性主动脉瓣关闭不全常见窦性心动过速和非特异性 ST-T 改变。慢性常见左室肥厚劳损改变。

3. **超声心动图** 可以确定主动脉瓣反流，并判断反流的严重程度，还可以显示瓣膜和主动脉根部的形态改变，检测左心室大小和功能，有助于明确病因和临床决策。

### （五）诊断

主动脉瓣关闭不全最重要的听诊发现是舒张期叹气样杂音，多在胸骨左缘第 3、4 肋间最响，常传导到心尖区，进一步超声心动图检查可明确诊断。超声心动图有助于和肺动脉瓣关闭不全、冠状动脉瘘等其他产生舒张期杂音的疾病鉴别，并有助于预测瓣膜的可修复性。重度主动脉瓣关闭不全有明显的周围血管体征，如舒张压降低、脉压增大、水冲脉、明显动脉搏动、动脉枪击音、Duroziez 征、毛细血管搏动征等。

### （六）治疗

急性主动脉瓣关闭不全通常需要急诊手术治疗，也是根本的治疗措施。急性重度主动脉瓣关闭不全患者如不及时手术治疗，常死于左心衰竭。术前禁用主动脉内球囊反搏（intra-aortic balloon pump，IABP）。内科治疗一般仅为术前准备的过渡措施，目的在于降低肺静脉压，增加心输出量，稳定血流动力学。手术方式主要为人工主动脉瓣置换术,合并瓣环发育较小或主动脉病变需同时手术处理。主动脉修复术(瓣叶悬吊、瓣环成形术等)越来越多地用于功能性主动脉瓣关闭不全和部分器质性主动脉瓣关闭不全。慢性主动脉瓣关闭不全早期应该避免剧烈运动或劳累,治疗原发病。出现心力衰竭时可应用 ACEI 类药物手术前过渡治疗或手术有禁忌的患者。β 受体阻滞剂可减缓 Marfan 综合征患者主动脉扩张的发展。

## 第四节 三尖瓣病变

### (一)病因

三尖瓣狭窄(tricuspid stenosis,TS)在临床上少见,常为风湿性病变所致。三尖瓣病变中以继发于右心室扩大、三尖瓣环扩张的功能性三尖瓣关闭不全(tricuspid incompetence)最常见。Ebstein 畸形和房室间隔缺损是引起三尖瓣关闭不全的常见先天性原因。三尖瓣关闭不全分为功能性和器质性两种,前者往往是由于肺动脉高压、肺动脉瓣或漏斗部狭窄或右心室心肌梗死引起的右心室扩大和三尖瓣环扩张所致。这种三尖瓣关闭不全实际上是右心室失代偿的一种表现,反过来又可以加重右心衰竭。

### (二)病理生理

单纯的 TS 极为少见,几乎都伴有二尖瓣或主动脉瓣病变同时存在,其血流动力学特点为在舒张期,右心房与右心室之间有压力阶差,严重者可引起体静脉淤血,表现为颈静脉充盈、肝大、腹水和水肿等。

三尖瓣关闭不全引起的血流动力学改变主要是:右心室收缩时向前排血量因反流而减少,右心房因充盈过度而扩张,右心室因其舒张期充盈压升高也发生扩张,最后造成右心衰竭,出现体循环淤血表现。

### (三)临床表现

单纯三尖瓣疾病引起的急性病症不多,常因合并二尖瓣或主动脉瓣疾病,由二尖瓣或主动脉瓣本身的疾患所致的症状居多,三尖瓣病变可加重或减轻这些症状。严重的 TS 或三尖瓣关闭不全能引起患者明显的腹胀、食欲不振、呕吐等来急诊就诊。少数外伤性三尖瓣关闭不全可引起急性右心衰竭的表现。少数 TS 患者可发生晕厥、胸骨后不适或呼吸困难。

### (四)物理学检查

**1. X 线检查** TS 患者右心房明显扩大,下腔静脉和奇静脉扩张,但无肺动脉扩张。三尖瓣关闭不全患者可见右心房和右心室增大。

**2. 心电图检查** TS 可见右心房肥大,II 和 $V_1$ 导联 P 波高尖;无右心室肥大表现。三尖瓣关闭不全可见右心室肥厚劳损,左心房肥大表现。

**3. 超声心动图** 有重要的诊断价值,可以进一步评价病因和机制,评价预后,决定是否需要手术治疗。

### (五)诊断

查体有外周静脉体征,如颈静脉怒张和搏动、肝大、腹水和水肿,或合并胸腔积液,时有发绀或轻度黄疸。根据典型的杂音和超声心动图可以诊断。

TS 最重要的听诊特点是胸骨左下缘可听到低调隆隆样舒张中晚期杂音,吸气时增强,呼气或呼气后屏气(Valsalva 动作)时减弱。MS 可掩盖 TS 的杂音。三尖瓣关闭不全听诊可闻及胸骨左下缘全收缩期杂音,吸气及压迫肝脏后杂音可增强。

### (六)治疗

引起急性病症的三尖瓣疾病一般都较为严重,需要手术治疗。手术可与合并的二尖瓣或主动脉瓣一并处理。手术方式有经皮球囊扩张瓣膜成形术、三尖瓣分离术和人工瓣膜置换术。置换一般都主张选用生物瓣,因为右心人工瓣膜存在更高的血栓栓塞风险。

## 第五节 联合瓣膜病变

联合瓣膜病变(multivalvular disease,MVD)是 2 个或 2 个以上瓣膜同时受累的情况,最常见于风湿性瓣膜病变。复合瓣膜病是指同一个瓣膜同时存在不同程度的狭窄和关闭不全,如风湿性 AS 合并主动脉瓣关闭不全。

MVD 的临床表现取决于各个瓣膜病变相对的严重程度,急诊临床表现主要有心绞痛、晕厥、栓塞、呼吸困难甚至猝死等。MVD 导致复杂的血流动力学改变,可掩盖或加重临床症状,改变瓣膜病的典型杂音，干扰超声心动图定量瓣膜病变的程度，从而使诊断更加困难。不同组合的多瓣膜病变可以产生不同的血流动力学障碍和临床表现。一般来说，上游瓣膜的病变大都会掩盖或减轻下游病变的临床表现，但瓣膜病变的联合对心脏功能的影响是综合性的，即多个瓣膜病变的预后比单个瓣膜病变的预后更差。复合瓣膜病变也会对血流动力学造成影响，如严重的反流时可高估瓣膜狭窄程度。术前识别多个瓣膜受累非常重要，手术时常需同时纠治所有严重的瓣膜病变，否则死亡率会明显增加。常见的组合情况分述如下：

### 一、二尖瓣狭窄合并主动脉瓣关闭不全

二尖瓣狭窄时左心室的容量负荷降低，而主动脉瓣关闭不全使这一降低不明显，甚至在主动脉瓣关闭不全中至重度时，左心室容量负荷明显增加，这一过程会影响左心室大小和肥厚程度，继而影响左心功能，每搏量和心输出量都会降低，并与二尖瓣狭窄的程度成正比。表现在临床上水冲脉、枪击音和周围血管体征都没有单纯主动脉瓣关闭不全那么明显，会低估主动脉瓣关闭不全的程度，甚至漏诊明显的主动脉瓣关闭不全。

### 二、二尖瓣狭窄合并主动脉瓣狭窄

二尖瓣狭窄时左心室容量负荷减少，心搏出量降低，导致低流量低压差而低估主动脉瓣狭窄的程度；而主动脉瓣狭窄导致左心室舒张末期压增高，舒张期二尖瓣跨瓣压差减小，可能低估二尖瓣狭窄的程度。因此，心尖区舒张期杂音和主动脉区收缩期杂音均可减弱。

### 三、二尖瓣关闭不全合并主动脉瓣关闭不全

二尖瓣关闭不全和主动脉瓣关闭不全均可导致左心室容量负荷增加，当两者同时存在时，导致左心室舒张期容量负荷明显增加，左心室高度扩张，易发生心力衰竭。

### 四、二尖瓣关闭不全合并主动脉瓣狭窄

严重的二尖瓣关闭不全和主动脉瓣狭窄同时存在是一种危险的情况。一方面，左心室流出道的阻塞可加重二尖瓣的反流量；而另一方面，二尖瓣反流的存在可降低主动脉瓣狭窄时维持左心室排血量所必需的心室前负荷，其结果必然导致搏出量降低，左心房和肺静脉压明显升高。

（封启明　秦海军）

## 参 考 文 献

[1] 陈灏珠. 实用心脏病学 [M]. 5 版. 上海：上海科学技术出版社，2016.

[2] Baumgartner H，Falk V，Bax JJ，et al. 2017 ESC/EACTS Guidelines for the management of valvular heart disease[J]. Eur Heart J，2017，38（36）：2739-2791.

[3] Nishmura RA，Otto CM，Bonow RO，et al. 2017 AHA/ACC Focused Update of the 2014 AHA/ACC Guideline for the Management of Patients With Valvular Heart Disease：A Report of the American College of Cardiology/American Heart Association Task Force on Clinical Practice Guidelines[J]. J Am Coll Cardiol，2017，70（2）：252-289.

[4] 中国医师协会心血管内科医师分会结构性心脏病专业委员会. 经导管主动脉瓣置换术中国专家共识（2020 更新版）[J]. 中国介入心脏病学杂志，2020，28：301-309.

[5] Otto CM，Nishimura RA，Bonow RO，et al. 2020 ACC/AHA Guideline for the Management of Patients With Valvular Heart Disease：A Report of the American College of Cardiology/American Heart Association Joint Committee on Clinical Practice Guidelines[J]. J Am Coll Cardiol，2021，77（4）：450-500.

# 第四十二章 急性心力衰竭

## 第一节 急性心力衰竭的概念与分级

心力衰竭（heart failure），简称心衰，是多种原因导致心脏结构和/或功能异常改变，使心室收缩和/舒张功能发生障碍，从而引起的一组复杂临床综合征。主要表现为呼吸困难、疲乏和液体潴留（肺淤血、体循环淤血及外周水肿）等。

根据左室射血分数（left ventricular ejection fraction，LVEF）分为 LVEF < 40% 的射血分数降低的心衰（heart failure with reduced ejection fraction，HFrEF），LVEF≥50% 的射血分数保留的心衰（heart failure with preserved ejection fraction，HFpEF）和 LVEF 40%～49% 的射血分数中间值的心衰（heart failure with mid-range ejection fraction，HFmEF）。

根据心衰发生的时间速度分为慢性心衰和急性心衰。多数急性心衰患者经住院治疗后症状部分缓解而转入慢性心衰。慢性心衰患者常因各种诱因急性加重而需住院治疗。

急性心力衰竭（acute heart failure，AHF）是指继发于心脏功能异常而迅速发生或恶化的症状和体征，并伴有血浆利钠肽水平升高，既可以是急性起病，也可以表现为慢性心力衰竭急性失代偿（acute decompensated heart failure，ADHF），其中后者更为多见，占 70%～80%。临床上最为常见的 AHF 是急性左心衰，急性右心衰较少见。

急性左心衰是指急性发作或加重的左心功能异常所致的心肌收缩力明显降低、心脏负荷加重，造成急性心输出量骤降、肺循环压力突然升高、周围循环阻力增加，从而引起肺循环充血而出现急性肺淤血、肺水肿，以及伴组织器官灌注不足的心源性休克的一种临床综合征。

急性左心衰竭的严重程度分级主要有 Killip 法（表 5-42-1）、Forrester 法（表 5-42-2）和临床程度床边分级（表 5-42-3）3 种。Killip 法主要用于 AMI 患者，根据临床和血液动力学状态分级。Forrester 法适用于监护病房，及有血液动力学监测条件的病房、手术室。临床程度床边分级根据 Forrester 法修改而来，主要根据末梢循环的观察和肺部听诊，无须特殊的监测条件，适用于一般的门诊和住院患者。

表 5-42-1　AMI 的 Killip 法分级

| 分级 | 症状与体征 |
| --- | --- |
| I | 无心衰，无肺部啰音，无 S3 |
| II | 有心衰，两肺中下部有湿啰音，占肺野下 1/2，可闻及 S3 |
| III | 严重心衰，有肺水肿，细湿啰音遍布两肺（超过肺野下 1/2） |
| IV | 心源性休克 |

表 5-42-2　急性心衰的 Forrester 法分级

| 分级 | PCWP/mmHg | 心脏指数/(L/min·m²) | 组织灌注状态 |
| --- | --- | --- | --- |
| I | ≤18 | >2.2 | 无肺淤血，无组织灌注不良 |
| II | >18 | >2.2 | 有肺淤血 |
| III | ≤18 | ≤2.2 | 无肺淤血，有组织灌注不良 |
| IV | >18 | ≤2.2 | 有肺淤血，有组织灌注不良 |

1mmHg＝0.133kPa，PCWP：肺毛细血管楔压。

表 5-42-3　急性心衰的临床程度床边分级

| 分级 | 皮肤 | 肺部啰音 |
| --- | --- | --- |
| I | 温暖 | 无 |
| II | 温暖 | 有 |
| III | 寒冷 | 无或有 |
| IV | 寒冷 | 有 |

## 第二节　急性心力衰竭的病因和诱发因素

新发 AHF 最常见的病因包括由急性缺血、感染和中毒等所致的急性心肌细胞损伤或坏死、急性瓣膜功能不全和急性心脏压塞。ADHF 可以无诱因，但多由一个或多个诱发因素引发，例如感染、心律失常、高血压、不恰当地调整或停止药物（治疗依从性差）等。

AHF 常见病因及诱发因素：

1. 急性冠脉综合征（ACS）。
2. 心动过速（例如房颤、室速等）或心动过缓。
3. 高血压危象。
4. 感染（肺炎、病毒性心肌炎、感染性心内膜炎、脓毒症等）。
5. 钠盐过量摄入，过多或过快地输注液体。
6. 中毒（酒精、毒品、化学毒物等）。
7. 药物（如非甾体抗炎药、糖皮质激素、负性肌力药物、具有心脏毒性的化疗药物等）。
8. 慢性阻塞性肺疾病急性加重。
9. 肺栓塞。
10. 外科手术或围手术期并发症。
11. 交感神经张力增高，应激性心肌病。
12. 代谢 / 激素水平变化（如甲状腺功能亢进、糖尿病酮症酸中毒、肾上腺皮质功能不全、妊娠、围生期、严重贫血等）。
13. 肾衰竭。
14. 脑卒中。
15. 急性机械性损伤　ACS 并发心脏破裂（游离壁破裂、室间隔穿孔、腱索断裂或乳头肌急性功能不全）、胸部外伤、心脏介入、急性原发性或继发于感染性心内膜炎的瓣膜关闭不全、主动脉夹层。

## 第三节　急性心力衰竭的临床表现

急性心衰的临床表现是以肺淤血、体循环淤血和组织器官低灌注为特征的各种症状及体征。

1. **肺循环淤血的症状和体征**　端坐呼吸、夜间阵发性呼吸困难、咳嗽并咯（粉红色）泡沫痰，肺部湿啰音伴或不伴哮鸣音，P2 亢进，S3 和 / 或 S4 奔马律。

2. **体循环淤血的症状和体征**　颈静脉充盈、外周水肿（双侧）、肝淤血（肿大伴压痛）、肝颈静脉回流征、胃肠淤血（腹胀、纳差）、腹腔积液。

3. **低灌注的临床表现**　低血压（收缩压 <90mmHg）、四肢皮肤湿冷、少尿 [ 尿量 <0.5mE/（kg•h）]、意识模糊、头晕。需注意的是，低灌注常伴有低血压，但不等同于低血压。

4. **心源性休克**　没有低血容量存在的情况下，收缩压 <90mmHg 持续 30 分钟及以上，或平均动脉压 <65mmHg 持续 30 分钟及以上，或需要血管活性药物才能维持收缩压 >90mmHg；心脏指数显著降低，存在肺淤血或左室充盈压升高；组织器官低灌注表现之一或以上，如神志改变、皮肤湿冷、少尿、血乳酸升高。

5. **呼吸衰竭**　是由于心力衰竭、肺淤血或肺水肿所导致的严重呼吸功能障碍，引起动脉血氧分压（$PaO_2$）降低，静息状态吸气时 <60mmHg，伴或不伴有动脉血二氧化碳分压（$PaCO_2$）增高（>50mmHg）而出现一系列病理生理紊乱的临床综合征。

## 第四节　急性心力衰竭的诊断

### 一、病史及临床表现

仔细询问 AHF 相关病史、症状和本次发作的心源性或非心源性促发因素；全面评估淤血和 / 或低灌注的表现。

1. **病史、症状及体征**　大多数患者既往有心血管疾病及心血管病危险因素。原心功能正常患者出现原因不明的疲乏或运动耐力明显减低，以及心率增加 15~20 次 /min，可能是左心功能降低的最早期征兆。呼吸困难是最主要的表现，根据病情的严重程度表现为劳力性呼吸困难、夜间阵发性呼吸困难、端坐呼吸等。查体可发现心脏增大、舒张早期或中期奔马律、P2 亢进、肺部干湿啰音、体循环淤血体征（颈静脉充盈、肝颈静脉回流征阳性、下肢和骶部水肿、肝肿大、腹腔积液）。

2. **急性肺水肿**　突发严重呼吸困难、端坐呼吸、烦躁不安，并有恐惧感，呼吸频率可达 30~50 次 /min，咳嗽并咯出粉红色泡沫痰，心率快，心尖部常可闻及奔马律，两肺满布湿啰音和哮鸣音。

3. **心源性休克**　在血容量充足的情况下存在低血压（收缩压＜90mmHg），伴有组织低灌注的表现：尿量＜0.5mL/H、四肢湿冷、意识状态改变、血乳酸＞2mmol/L、代谢性酸中毒（pH＜7.35）。

## 二、辅助检查

### （一）实验室检查

1. **利钠肽（BNP）**　①有助于急性心衰诊断和鉴别诊断：BNP＜100ng/L、NT-proBNP＜300ng/L为排除急性心衰的切点。②有助于评估严重程度和预后：NT-proBNP＞5 000ng/L提示心衰患者短期死亡风险较高；＞1 000ng/L提示长期死亡风险较高。③灰区值：定义为介于"排除"和按年龄调整的"纳入"值之间，评估其临床意义需综合考虑临床状况，排除其他原因，因为急性冠状动脉综合征、慢性肺部疾病、肺动脉高压、高血压、房颤等均会引起测定值升高。利钠肽敏感性较高，阴性预测价值突出，当血BNP＜100pg/mL、NT-proBNP＜300pg/mL、MR-proANP＜120pg/mL基本可排除AHF。

2. **肌钙蛋白I/T（cTn I/T）**　对AMI的诊断有明确意义，也用于对肺血栓栓塞危险分层，可作为AHF的常规检测项目。

3. **动脉血气分析**　急性左心衰时，$PaO_2$常不同程度降低，并且由于组织缺氧产生无氧代谢，致代谢性酸中毒；$PaCO_2$在病情早期多因过度换气而降低，但在晚期升高可出现混合性酸中毒。

4. **血实验室指标的常规检测**　辅助检出可能的AHF病因和诱因，以及综合评价患者病情与预后：全血细胞计数、血乳酸、尿素氮（BUN）、血清肌酐（SCr）、电解质、肝功能、血糖、甲状腺功能与促甲状腺激素（TSH）。怀疑肺血栓栓塞的患者，还应完善D-二聚体（D-dimer），怀疑合并肺部感染的患者尚需完善降钙素原（PCT）检测。乳酸是葡萄糖无氧酵解的产物。高乳酸血症是急重症患者氧代谢障碍的结果，往往提示存在组织缺氧，且在器官功能障碍早期即可出现，是急重症患者的早期预警指标。增高的血乳酸水平与急重症的严重程度和不良预后密切相关。伴有肾功能不全的AHF或是AHF治疗中出现急性肾损伤是预后不良的危险因素。半胱氨酸蛋白酶抑制剂C

（cystatin C，胱抑素C）不受年龄、性别、肌肉含量等因素的影响，能更好地反映肾小球滤过率，敏感地反映早期肾损害。由于血流动力学紊乱（心输出量减少和静脉充血增多），肝功能通常是受损的。肝功能检查异常可识别存在预后不良风险的患者，对优化管理可能有用。甲状腺功能减退和甲状腺功能亢进都可并发AHF，尤其对新诊断的AHF应检测甲状腺功能。

### （二）心电图检查

AHF患者的心电图极少完全正常，心电图异常对于识别基础心脏病（陈旧心肌梗死、高血压心脏病、肥厚型心肌病等）和心力衰竭的诱因（心律失常、急性心肌缺血等）都很有帮助。

### （三）X线检查

其典型表现为肺静脉淤血、胸腔积液、间质性或肺泡性肺水肿，心影增大。胸部X线检查还能为肺炎、气胸等疾病的鉴别诊断提供依据。条件许可，也可尽早行肺部CT扫描，以进一步全面了解心肺病理状况。

### （四）超声心动图与急诊肺部超声

超声心动图可准确评价心脏形态、结构、运动与功能，尤其可清晰甄别收缩功能还是舒张功能异常。对于首发AHF的所有患者和心脏功能不明的患者，应当早期检查；但对血流动力学不稳定特别是心源性休克的患者，或是怀疑有致命的心脏结构和功能异常的患者（如机械并发症、急性瓣膜反流、主动脉夹层），应紧急行床旁超声心动图检查。床旁急诊肺部超声可发现肺间质水肿的征象（增多的B线，呈现肺"火箭征"），对于临床诊断有良好价值，且操作便捷。

## 第五节　急性心力衰竭的治疗

### 一、临床评估和处理流程

1. **临床评估**　对患者应根据上述检查方法和病情变化作出临床评估，包括：基础心血管疾病；急性心衰发生的诱因；病情的严重程度和分级，并估计预后；治疗的效果。评估应多次和动态进行，以调整治疗方案，且应强调个体化治疗。

2. **急性心衰的治疗目标**　稳定血流动力学状态，纠正低氧，维护脏器灌注和功能；纠正急性心衰的病因和诱因，预防血栓栓塞；改善急性心衰症状；避免急性心衰复发；改善生活质量，改善远期预后。

3. 急性心衰的治疗原则 减轻心脏前后负荷、改善心脏收缩和舒张功能、积极治疗诱因和病因。

## 二、治疗流程

急性心衰可危及生命，对疑诊急性心衰的患者，应尽量缩短确立诊断及开始治疗的时间，在完善检查的同时即应开始药物和非药物治疗。在急性心衰的早期阶段，如果患者存在心源性休克或呼吸衰竭，需尽早提供循环支持和/或通气支持。应迅速识别威胁生命的临床情况（急性冠状动脉综合征、高血压急症、心律失常、急性机械并发症、急性肺栓塞），并给予相关指南推荐的针对性治疗。在急性心衰的早期阶段，应根据临床评估（如是否存在淤血和低灌注），选择最优化的治疗策略。急性心衰的早期治疗流程见图5-42-1。

### （一）一般处理

1. 调整体位 静息时呼吸困难明显者，应半卧位或端坐位，双腿下垂以减少回心血量，降低心脏前负荷。

2. 吸氧 无低氧血症的患者不应常规吸氧。当$SpO_2 < 90\%$或动脉血氧分压（$PaO_2$）$< 60mmHg$时应给予氧疗，使患者$SpO_2 > 95\%$（伴COPD者$SpO_2 > 90\%$）。方式：①鼻导管吸氧。低氧流量（$1\sim2L/min$）开始，若无$CO_2$潴留，可采用高流量给氧（$6\sim8L/min$）。②面罩吸氧。适用于伴呼吸性碱中毒的患者。③呼吸频率 > 25次/min，$SpO_2 < 90\%$的患者，在有条件的情况下应尽早使用无创正压通气（non-invasive positive pressure ventilation，NPPV）。

3. 镇静 阿片类药物如吗啡可缓解焦虑和呼吸困难，急性肺水肿患者可谨慎使用。应密切观察疗效和呼吸抑制的不良反应。伴明显和持续低血压、休克、意识障碍、COPD等的患者禁止使用。苯二氮䓬类药物是较为安全的抗焦虑和镇静剂。

### （二）根据急性心衰临床分型确定治疗方案，同时治疗心衰病因

1. "干暖" 最轻的状态，机体容量状态和外周组织灌注尚可，只要调整口服药物即可。

2. "干冷" 机体处于低血容量状态，出现外周组织低灌注，首先适当扩容，如低灌注仍无法纠正，可给予正性肌力药物。

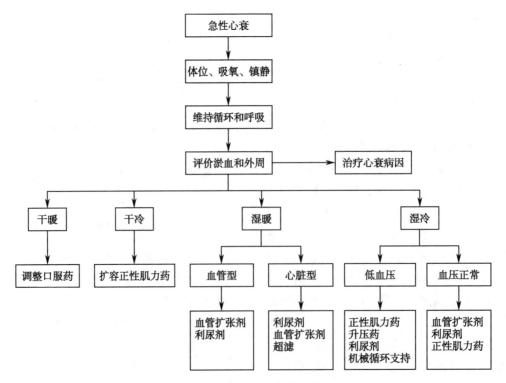

图5-42-1 急性心衰早期治疗流程

3."湿暖" 分为血管型和心脏型两种,前者由液体血管内再分布引起,高血压为主要表现,首选血管扩张药,其次为利尿剂;后者由液体潴留引起,淤血为主要表现,首选利尿剂,其次为血管扩张药,如利尿剂抵抗可行超滤治疗。

4."湿冷" 最危重的状态,提示机体容量负荷重且外周组织灌注差,如收缩压>90mmHg,则给予血管扩张药、利尿剂,若治疗效果欠佳,可考虑使用正性肌力药物;如收缩压<90mmHg,则首选正性肌力药物,若无效,可考虑使用血管收缩药,在低灌注纠正后再使用利尿剂。对药物治疗无反应的患者,可行机械循环支持治疗。

### 三、容量管理

肺淤血、体循环淤血及水肿明显者应严格限制饮水量和静脉输液速度。无明显低血容量因素(大出血、严重脱水、大汗淋漓等)者,每天摄入液体量一般宜在1 500mL以内,不要超过2 000mL。保持每天出入量负平衡约500mL,严重肺水肿者水负平衡为1 000~2 000mL/d,甚至可达3 000~5 000mL/d,以减少水钠潴留,缓解症状。3~5天后,如肺淤血、水肿明显消退,应减少水负平衡量,逐渐过渡到出入量大体平衡。在负平衡下应注意防止发生低血容量、低钾血症和低钠血症等,同时限制钠摄入<2g/d。

### 四、药物治疗

#### (一)利尿剂

通过增加尿量和减轻水肿可有效治疗AHF。无论何种病因,有容量超负荷证据的AHF患者,均应在初始治疗中采用静脉利尿剂。对于有低灌注表现的AHF患者,在达到足够的灌注前,应避免用利尿剂。

1. 袢利尿剂 (如呋塞米、布美他尼和托拉塞米)作为治疗AHF的一线药物,AHF时多首选静脉注射,呋塞米静脉注射后5分钟出现利尿效果,30~60分钟达到高峰,作用持续约2小时。一般首剂量为20~40mg,对正在使用呋塞米或有大量水钠潴留或高血压或肾功能不全的患者,首剂量可加倍。用布美他尼(丁尿胺)1~2mg,或依他尼酸25~100mg,或托拉塞米5~10mg静脉注射。利尿剂剂量应个体化,并根据疗效和患者

状态逐步调整。长期使用袢利尿剂的患者,在紧急情况下可能需要更高剂量;静脉给药剂量应等于或者大于(如2.5倍)口服维持剂量。应注意由于过度利尿可能发生的低血容量性休克与电解质紊乱如低钾血症等。

2. 新型利尿剂托伐普坦(tolvaptan) 是血管升压素受体拮抗剂,选择性阻断肾小管上的精氨酸血管升压素受体,具有排水不排钠的特点,能减轻容量负荷加重诱发的呼吸困难和水肿,并使低钠血症患者的血钠正常化,特别适用于心力衰竭合并低钠血症的患者。其不良反应主要是血钠增高。

#### (二)血管扩张剂

1. 硝酸甘油与硝酸异山梨酯 其作用主要是扩张静脉容量血管、降低心脏前负荷,较大剂量时可同时降低心脏后负荷,在不减少每搏输出量和不增加心肌耗氧的情况下减轻肺淤血,尤其适用于ACS伴心衰的患者。硝酸甘油静脉给药,一般采用微量泵输注,从10~20μg/min开始,以后每5min递增5~10μg/min,直至心力衰竭的症状缓解或收缩压降至100mmHg左右;硝酸异山梨酯静脉滴注剂量为1mg/h,根据症状体征可以增加到不超过10mg/h。病情稳定后逐步减量至停用,突然终止用药可能会出现反跳现象。硝酸酯类药物长期应用均可能产生耐药。收缩压<90mmHg或较基础血压降低>30%、严重心动过缓(<40次/min)或心动过速(>120次/min)的患者不宜使用硝酸酯类药物。

2. 硝普钠 能同时扩张动脉和静脉,降低心脏前、后负荷,适用于严重心衰、有高血压,以及伴肺淤血或肺水肿的患者。宜从小剂量10~20μg/min开始静脉滴注,以后酌情每5~10min递增5~10μg,直至症状缓解、血压由原水平下降30mmHg或血压降至100mmHg左右为止。由于具有强的降压效应,用药过程中要密切监测血压,调整剂量;停药应逐渐减量,以免反跳。通常疗程不超过72小时。长期用药可引起氰化物和硫氰酸盐中毒,合并肾功能不全患者尤其应谨慎。静脉输注时需要避光。

3. 重组人利钠肽——奈西立肽(nesritide) 是重组人BNP,具有扩张静脉、动脉和冠脉,降低前、后负荷,增加心输出量,增加钠盐排泄,抑制

肾素 - 血管紧张素系统和交感神经系统的作用，无直接正性肌力作用。AHF 患者静脉输注重组人利钠肽可获有益的临床与血流动力学效果：左心室充盈压或 PCWP 降低、心输出量增加，呼吸困难症状改善，安全性良好。该药可作为血管扩张剂单独使用，也可与其他血管扩张剂（如硝酸酯类）合用，还可与正性肌力药物（如多巴胺、多巴酚丁胺或米力农等）合用。给药方法：$1.5\sim2\mu g/kg$ 负荷剂量缓慢静脉注射，继以 $0.01\mu g/(kg\cdot min)$ 持续静脉滴注；也可不用负荷剂量而直接静脉滴注，给药时间在 3 天以内。

4. 乌拉地尔　主要阻断突触后 $\alpha_1$ 受体，使外周阻力降低，同时激活中枢 $5-HT_{1A}$ 受体，降低延髓心血管中枢的交感反馈调节，使外周交感张力下降。可降低心脏负荷和平均肺动脉压，改善心功能，对心率无明显影响。通常静脉注射 $12.5\sim25mg$，如血压无明显降低可重复注射，然后将 $50\sim100mg$ 溶于 $100mL$ 液体中静脉滴注维持，速度为 $0.4\sim2mg/min$，根据血压调整速度。

（三）正性肌力药物

临床上应用的正性肌力药物主要包括多巴胺和多巴酚丁胺、磷酸二酯酶抑制剂、新型钙增敏剂，传统的洋地黄类制剂已很少作为正性肌力药物用于 AHF 的治疗。对于收缩功能障碍的 ADHF 患者，如果存在低血压，或在采取吸氧、利尿和可耐受血管扩张剂治疗的情况下仍有肺水肿，静脉给予正性肌力药物以缓解症状。使用静脉正性肌力药物时需要持续或频繁监测血压，并持续监测心律。

1. 儿茶酚胺类　常用者为多巴胺和多巴酚丁胺。

（1）多巴胺（dopamine）：小剂量［$1\sim4\mu g/(kg\cdot min)$］时主要是多巴胺样激动剂作用，有轻度正性肌力和肾血管扩张作用，$5\sim10\mu g/(kg\cdot min)$ 时主要兴奋 $\beta$ 受体，可增加心肌收缩力和心输出量，$10\sim20\mu g/(kg\cdot min)$ 时 $\alpha$ 受体激动效应占主导地位，使外周血管阻力增加。静脉内应用。可引起低氧血症，宜监测 $SaO_2$。

（2）多巴酚丁胺（dobmamine）：主要通过激动 $\beta_1$ 受体发挥作用，具有很强的正性肌力效应，在增加心排出量的同时伴有左室充盈压下降，且具有剂量依赖性，常用于严重收缩性心力衰竭的治疗。用量与用法与多巴胺相似，一般在 $2\sim20\mu g/(kg\cdot min)$，但对急重症患者，药物反应的个体差异较大，老年患者对多巴酚丁胺的反应显著下降。常见不良反应有心律失常、心动过速。用药 72 小时后可出现耐受。

正在应用 $\beta$ 受体阻滞剂的患者不宜应用多巴胺和多巴酚丁胺。

2. 磷酸二酯酶抑制剂　选择性抑制心肌和平滑肌的磷酸二酯酶同工酶Ⅲ，减少 cAMP 的降解，从而提高细胞内 cAMP 的含量，发挥强心与直接扩血管的作用。常用药物有米力农、依诺昔酮等。米力农首剂 $25\sim75\mu g/kg$ 静脉注射（$>10min$），继以 $0.375\sim0.75\mu g/(kg\cdot min)$ 静脉滴注。常见不良反应有低血压和心律失常。有研究表明，米力农可能增加心脏不良事件和病死率。

3. 新型钙增敏剂——左西孟旦　与 Tnc 结合，增加 Tnc 与 $Ca^{2+}$ 复合物的构象稳定性，而不增加细胞内 $Ca^{2+}$ 的浓度，促进横桥与细肌丝的结合，增强心肌收缩力而不增加心肌耗氧量，并能改善心脏舒张功能；同时激活血管平滑肌的 $K^+$ 通道，扩张组织血管。几项研究结果显示，左西孟旦增加急性失代偿性心力衰竭患者的每搏输出量与左室射血分数，改善临床症状，使患者的 BNP 水平明显下降，安全性良好。左西孟旦宜在低心输出量或低灌注时尽早使用，负荷量 $12\mu g/kg$ 静脉注射（$>10min$），继以 $0.1\sim0.2\mu g/(kg\cdot min)$ 滴注，维持用药 24 小时；如血压偏低，可不予负荷量，直接静脉滴注维持量 24 小时。应用期间一旦出现快速性心律失常应立即停药。

4. 洋地黄类制剂　主要适应证是房颤伴快速心室率（$>110$ 次/min）的 AHF 患者。可选用毛花苷 C（西地兰）$0.2\sim0.4mg$ 缓慢静脉滴注；必要时 $2\sim4$ 小时后再给 $0.2\sim0.4mg$，直至心室率控制在 80 次/min 左右或 24 小时总量达到 $1.0\sim1.4mg$。使用洋地黄之前，应描记心电图确定心律，了解是否有 AMI、心肌炎或低血钾等，AMI 后 24 小时内应尽量避免用洋地黄药物；单纯性二尖瓣狭窄合并急性肺水肿时，如为窦性心律，不宜使用洋地黄制剂，因洋地黄能增加心肌收缩力，使右室排血量增加，加重肺水肿；但二尖瓣狭窄合并二尖瓣关闭不全的肺水肿患者，可用洋地黄制剂。此外，要注意其他禁忌证。

### （四）阿片类药物

阿片类药物（吗啡）的主要作用在于抑制中枢交感神经，反射性地降低周围血管阻力，扩张静脉而减少回心血量；其他作用包括减轻焦虑、烦躁，抑制呼吸中枢兴奋、避免呼吸过频，直接松弛支气管平滑肌，改善通气。主要不良反应是低血压与呼吸抑制，并呈剂量依赖性。

### （五）抗凝治疗

由于病理性血管、血液成分异常、血流动力学改变、纤溶系统激活、炎症等诸多因素，心力衰竭存在血液高凝状态，易于血栓形成，建议用于深静脉血栓和肺栓塞发生风险较高且无抗凝治疗禁忌证的患者。

### （六）抗心律失常与抗心肌缺血治疗

房颤合并快速心室率的 AHF 患者，洋地黄和/或 β 受体阻滞剂是控制心率的一线选择，若无效或存在禁忌证，可用胺碘酮。严重的容量超负荷和/或需要正性肌力药物支持的患者，不能用 β 受体阻滞剂。

### 五、非药物治疗

1. **肾脏替代治疗** 严重高钾血症（$K^+ >$ 6.5mmol/L）、严重酸中毒（pH < 7.2）、血清尿素氮水平≥25mmol/L（≥150mg/dL）和血清肌酐≥300mmol/L（>3.4mr/dL）的患者。

肾脏替代治疗可以清除血浆水分，对于治疗 AHF 患者减轻容量负荷很有效，但是不建议代替袢利尿剂作为 AHF 患者的一线治疗，而是应用于对利尿剂无效的患者。

2. **机械辅助装置** 主动脉内球囊反搏（IABP）可有效改善心肌灌注，降低心肌耗氧量和增加心输出量，常规适应证包括外科手术解决急性机械问题（如室间隔穿孔和急性二尖瓣反流）前、重症急性心肌炎、急性心肌缺血或心肌梗死患者在 PCI 或手术血运重建之前、之中和之后，用以循环支持。目前无证据表明在其他原因所致的心源性休克患者中应用 IABP 可以改善预后，不推荐常规使用 IABP 治疗心源性休克。

3. 根据患者的年龄、合并症和神经功能情况，可考虑使用短期机械循环支持以治疗难治性心源性休克。临床研究表明，体外膜氧合（ECMO）可以部分或全部代替心肺功能，短期应用可改善预后。

### 六、急性心衰稳定后的后续处理

患者病情稳定后仍需要监测，每天评估心衰相关症状、容量负荷、治疗的不良反应。根据心衰的病因、诱因、合并症，调整治疗方案。应注意避免再次诱发急性心衰，对各种可能的诱因要及早控制。对于伴基础心脏病变的急性心衰患者，应针对原发疾病进行积极有效的预防、治疗和康复。对于慢性心衰失代偿的患者，应恢复或启动慢性心衰的治疗方案，评估有无器械治疗的适应证，制订随访计划。

（封启明 吴 蔚）

## 参 考 文 献

[1] 中华医学会心血管病学分会, 中华心血管病杂志编辑委员会. 中国心力衰竭诊断和治疗指南 2018[J]. 中华心血管病杂志, 2018, 46(10): 769-789.

[2] 中国医师协会急诊医师分会, 中国心胸血管麻醉学会急救与复苏分会. 中国急性心力衰竭急诊临床实践指南（2017）[J]. 中华急诊医学杂志, 2017, 26(12): 1347-1357.

[3] 中华医学会心血管病学分会, 中华心血管病杂志编辑委员会. 中国心力衰竭诊断和治疗指南 2014[J]. 中华心血管病杂志, 2014, 42(2): 98-122.

# 第六篇　呼吸系统急症

# 第四十三章　急性上呼吸道感染

## 第一节　急性上呼吸道感染的定义

上呼吸道感染是指各种病原微生物（病毒和细菌等）侵犯鼻、咽或喉部所引起的急性感染总称。急性上呼吸道感染（acute upper respiratory infection），简称上感，除通常引起发热和呼吸系统症状、体征外，也可伴随或引起全身和其他系统异常的临床表现。

## 第二节　急性上呼吸道感染的病因及临床易混淆概念

### 一、病因

上感主要由病毒引起，占 70%～80%，包括鼻病毒、冠状病毒、腺病毒、流感和副流感病毒，以及呼吸道合胞病毒、埃可病毒和柯萨奇病毒等。另有 20%～30% 的上感为细菌引起，可单纯发生或继发于病毒感染之后，以口腔定植菌溶血性链球菌多见，其次为流感嗜血杆菌、肺炎链球菌和葡萄球菌等，偶见革兰氏阴性杆菌。

### 二、临床易混淆的相关概念

#### （一）感冒

1. 普通感冒（common cold）　俗称伤风，由鼻病毒、呼吸道合胞病毒、冠状病毒、腺病毒和副流感病毒等引起。值得注意的是，感冒通常并非由单一病毒引起，而是多种病毒共同作用，例如鼻病毒引起的感冒通常是由多个病毒毒株所致。

2. 流行性感冒（influenza）　简称流感，是由流感病毒引起的一种急性呼吸道传染病。在世界范围内暴发和流行。流感病毒属于正黏病毒科，对呼吸道黏膜具有高度亲和力，根据核蛋白和基质蛋白分为甲、乙、丙、丁四型。其中甲型流感病毒极易变异，曾多次引发世界性流感，近年发生的甲型 $H_1N_1$、$H_7N_9$ 等流感就是该类型。

#### （二）急性病毒性咽炎和喉炎

由鼻病毒、腺病毒、流感病毒、副流感病毒、肠病毒、呼吸道合胞病毒等引起；临床表现为咽痒和灼热感，咽痛不明显，咳嗽少见。急性喉炎多由流感病毒、副流感病毒及腺病毒等引起；临床表现为明显声嘶、讲话困难，可有发热、咽痛或咳嗽；体检可见喉部充血、水肿，局部淋巴结轻度肿大和触痛，有时可闻及喉部的喘息声。

#### （三）急性疱疹性咽峡炎

多由柯萨奇病毒 A 引起，表现为明显咽痛、发热，病程约为 1 周。查体可见咽部充血，软腭、腭垂、咽及扁桃体表面有灰白色假膜及浅表溃疡，周围伴红晕。多发于夏季，多见于儿童，偶见于成人。

#### （四）急性咽结膜炎

主要由腺病毒、柯萨奇病毒等引起，表现为发热、咽痛、畏光、流泪、咽及结膜明显充血。病程 4～6 天，多发于夏季，由游泳传播，儿童多见。

#### （五）急性扁桃体炎

病原体多为溶血性链球菌，其次为流感嗜血杆菌、肺炎链球菌、葡萄球菌等；起病急，咽痛明显，伴发热、畏寒，体温可在 39℃以上；查体可发现咽部明显充血，扁桃体肿大、充血，表面有黄色脓性分泌物；有时伴下颌淋巴结肿大及压痛。

## 第三节　急性上呼吸道感染的急诊评估

### （一）宿主的评估

年老体弱者和儿童易患本病，属高危人群；重症上感可以出现呼吸和/或循环衰竭，甚至危及生命。

（二）病情危重程度的评估

1. **普通感冒**　通常症状较轻，且有自限性，人体可以通过自身免疫系统的调节而自行恢复。

2. **流行性感冒**　引起的呼吸道症状较普通感冒轻，但常有全身症状、恶心呕吐等其他系统严重表现。大多为自限性，但部分因出现肺炎等并发症，可进展为重症流感；少数病例病情发展快，可因急性呼吸窘迫综合征和/或多器官功能障碍而导致患者死亡。

3. **合并细菌感染型感冒**　严重者可危及生命。通常情况下，该类感冒比普通感冒的发生率要高。

表 6-43-1　普通感冒与流感的鉴别

| 流感 | 普通感冒 |
| --- | --- |
| 发生于冬春两季，一年内不会多次发病 | 病原体多样 |
| 发病快，传染性强，发病率高 | 由多病毒、支原体和少数细菌感染引起 |
| 高热、打冷战、头痛、乏力及全身关节疼痛等全身症状 | 一年中可多次患感冒 |
| | 没有明显全身症状 |
| 易引发心肌炎、细菌性支气管炎、肺炎 | 打喷嚏、流鼻涕 |
| | 无高热及中毒症状，无季节性 |
| 威胁生命（老年人、儿童、慢性心肺疾病患者） | 呈散发状态 |
| | 不会威胁生命 |

## 第四节　急性上呼吸道感染的诊断和鉴别诊断

### 一、上呼吸道感染的诊断

1. **临床诊断**　根据患者的病史、流行情况、鼻咽部的卡他和炎症症状及体征，结合外周血象和胸部 X 线检查结果等，可作出本病的临床诊断。

2. **病因学诊断**　一般无须病因诊断，特殊情况下可进行细菌培养、病毒分离或病毒血清学检查等确定病原体。

### 二、上呼吸道感染的鉴别诊断

（一）与流感的鉴别

流感特指由流感病毒引起的急性呼吸道传染病，具有变异特性，容易造成暴发流行或全球大流行，多数不能自愈。流感的高危人群是儿童、老年人和患心血管病等慢性病的成年人。（表 6-43-1）

（二）与过敏性鼻炎的鉴别

过敏性鼻炎起病急骤，常有季节性特征。表现为鼻黏膜充血和分泌物增多，伴有突发的连续喷嚏、鼻痒、鼻塞、大量清涕，无发热，咳嗽较少。多由过敏因素如螨虫、灰尘、动物毛皮、低温等刺激引起。检查可见鼻黏膜苍白、水肿，鼻分泌物涂片可见嗜酸性粒细胞增多。皮肤针刺过敏试验有助于发现过敏原。

（三）与急性气管-支气管炎的鉴别

表现为咳嗽、咳痰，鼻部症状较轻，血白细胞可升高，可有听诊啰音等体征；X 线胸片常可见肺纹理增强。

（四）与急性传染病前驱症状的鉴别

很多病毒感染性疾病前期表现类似，如麻疹、脊髓灰质炎、脑炎、肝炎、心肌炎等。患病初期可有鼻塞、头痛等类似症状，应给予重视。如果在 1 周内呼吸道症状减轻但出现新的症状，需进一步检查以免贻误诊断。

## 第五节　急性上呼吸道感染的治疗

### 一、普通感冒

（一）是否使用抗生素的问题

抗生素并不具有抗病毒作用，并且抗生素在分解代谢时加重肝、肾负担，影响机体合成抗病毒物质和毒素的代谢排出，使病情迁延，导致药源性并发症；同时存在产生耐药性风险，于继发细菌感染时影响抗生素发挥疗效。

2012 年中国医师协会《普通感冒规范诊治的专家共识》明确指出，"目前尚无专门针对普通感冒的特异性抗病毒药物，普通感冒无须使用抗病毒药物治疗。过度使用抗病毒药物有明显增加相关不良反应的风险"。同样，美国 CDC 及美国家庭医师协会关于上呼吸道感染的诊治指南指出，无论对成人还是儿童，均无明确证据推荐应用广谱的抗病毒药物。因此，治疗上呼吸道病毒性感染强烈不推荐使用抗生素。

（二）对症治疗

上感大多具有自限性，病程一般为 5～7 天。

临床上主要为加强观察并予以支持、对症治疗，嘱患者保证充足睡眠、增强免疫力、多饮温水。出现咽痛、发热时，可选用解热镇痛药如布洛芬、乙酰氨基酚、阿司匹林等药物。出现咳嗽、鼻塞、流涕等一般症状时可选用氢溴酸右美沙芬口服溶液等药物；注意针对症状选择含有相应治疗成分的药物，避免同时服用含有同类成分的不同感冒药。

## 二、急性咽炎

2012 年 IDSA 建议仅当患者有链球菌试验阳性结果时才考虑给予抗菌药物。应选择窄谱的抗菌药物，疗程通常 7～10 天。存在链球菌感染证据的患者使用抗菌药物可以缩短咽痛的病程。成人咽痛患者可以给予对症治疗。阿司匹林、对乙酰氨基酚这些非甾体抗炎药和咽喉含片可以减轻疼痛。

## 三、急性鼻窦炎

急性鼻窦炎是一种自限性疾病，通常是由病毒感染、过敏或刺激等导致的鼻窦、鼻旁窦黏膜组织的炎症反应。细菌性鼻窦炎诊断的"金标准"是穿刺引流出脓性分泌物。临床指南建议根据临床表现和症状来区分细菌还是病毒感染。细菌感染的可能症状有 10 天以上临床症状无缓解、症状严重（发热＞39℃、脓性鼻腔分泌物、面部疼痛持续 3 天以上）、初期改善后症状恶化超过 3 天（恶心感加倍）。此外，典型病毒上呼吸道感染初期缓解后出现新发的发热、头痛、鼻腔分泌物增加，提示细菌性感染的可能性。使用抗菌药物后症状仍然严重或者反复发作的患者需要进一步就诊于耳鼻咽喉、感染性疾病、过敏性疾病的专家。

## 四、流感的急诊干预

不同于普通感冒，流感往往不能自愈，并有可能进展为重症。流感病毒的感染可以开始是在上呼吸道，可能有上呼吸道的症状，但有相当的患者一开始就是全身性的临床表现或引起下呼吸道感染，甚至病毒入血，导致身体多脏器功能障碍。临床能否早期识别、及时治疗，急诊是关键，可减少从轻症变成重症的概率。

我国急性上呼吸道感染发病率高，呼吸道感染病原体较复杂，需要关注病原谱及耐药性的流行病学资料，根据病原体流行趋势调整治疗方案，警惕滥用抗菌药物。同时重视混合感染，重视呼吸道感染病原体临床检验规范化建设，为临床呼吸道疾病的诊疗提供及时准确的依据。

（张 泓 戴成才）

# 参 考 文 献

[1] 流行性感冒抗病毒药物治疗与预防应用中国专家共识[J]. 中华医学杂志，2016，96（2）：85-90.

[2] 国家卫生和计划生育委员会，国家中医药管理局. 流行性感冒诊疗方案（2018 年版）[J]. 中国感染控制杂志，2018，17（2）：181-184.

[3] 中国医师协会呼吸医师分会. 合理应用抗流行性感冒病毒药物治疗流行性感冒专家共识（2016 年）[J]. 中华内科杂志，2016，55（3）：244-248.

[4] Shulman ST, Bisno AL, Clegg HW, et al. Clinical practice guideline for the diagnosis and management of group A streptococcal pharyngitis: 2012 update by the Infectious Diseases Society of America[J]. Clin Infect Dis, 2012, 55（10）：1279-1282.

[5] Chow AW, Benninger MS, Brook I, et al. IDSA clinical practice guideline for acute bacterial rhinosi-sinusitis in children and adults[J]. Clin Infect Dis, 2012, 54（4）：e72-e112.

[6] Uyeki TM, Bernstein HH, Bradley JS, et al. Clinical Practice Guidelines by the Infectious Diseases Society of America: 2018 Update on Diagnosis, Treatment, Chemoprophylaxis, and Institutional Outbreak Management of Seasonal Influenza[J]. Clin Infect Dis, 2019, 68（6）：e1-e47.

# 第四十四章 自发性气胸

## 第一节 自发性气胸的定义和类型

### 一、自发性气胸定义

自发性气胸（spontaneous pneumothorax）指气体进入胸膜腔，壁层和脏层胸膜之间出现游离气体的状态。

### 二、自发性气胸类型

根据有无病因或诱因，将自发性气胸分成原发性自发性气胸（primary spontaneous pneumothorax，PSP）和继发性自发性气胸（secondary spontaneous pneumothorax，SSP），前者发生在无基础肺疾病的患者，后者常发生在有基础肺疾病者。

## 第二节 自发性气胸的病因和临床分型

### 一、自发性气胸的病因

#### （一）原发性自发性气胸

患者没有明显的肺部疾病，但部分肺部 CT 常显示肺气肿样改变，患者多数是吸烟者或曾有吸烟史。原发性自发性气胸患者常见体重及体重指数偏低。原发性自发性气胸患者体型常为瘦长体型，胸廓和肺发育异常引起的生物力学改变可能是扁平胸青年易发生自发性气胸的主要原因。另外，遗传因素可能与原发性自发性气胸有关。

#### （二）继发性自发性气胸

1. **慢性阻塞性肺疾病** 是导致继发性气胸的主要原因，肺部结构受到严重破坏，肺气肿进展为肺大疱并破裂导致气胸。肺泡破裂的部位常见于肺泡基底部与血管鞘的共同边缘。肺泡发生破裂有赖于肺泡和血管鞘之间的压力梯度。

2. **肺结核继发的气胸肺结核** 是继发性气胸的常见原因之一。发生机制为胸膜下结核病灶或空洞破入胸腔，病灶纤维化或瘢痕化导致肺气肿及肺大疱破裂。粟粒型肺结核继发的气胸则为胸膜下粟粒样结节干酪样变、坏死引起胸膜破裂，或者急性粟粒性播散导致肺气肿样变。

3. **艾滋病感染继发的气胸** 艾滋病患者可发生双侧气胸。发生气胸的主要机制是多发胸膜下肺大疱破裂。艾滋病患者的自发性气胸最常与肺孢子菌感染有关，有时也同结核分枝杆菌、肺巨细胞病毒、肺炎球菌、肺弓形虫等其他感染有关。

4. **月经性气胸** 定义尚不统一，往往特指月经来潮 72 小时内再发的气胸。月经性气胸与胸内子宫内膜异位有关，月经性气胸仅在周期性激素活动时发生，然而子宫并双侧卵巢切除行激素替代治疗的患者也见报道。对于女性周期性发生气胸的患者，应考虑胸内子宫内膜异位可能，这对后续临床处理有着重要意义。

5. **妊娠期气胸** 妊娠期气胸的常见原因是胸膜下肺尖部的小气肿疱或肺大疱破裂，妊娠期肺部病理生理学改变，如每分钟通气量、潮气量及呼吸频率增加，功能残气量减少等，对气胸的发生均有一定作用。妊娠期气胸可增加母婴的潜在风险。

6. **恶性肿瘤相关气胸** 有报道以气胸为首发表现的原发性肺癌，最可能的发生机制是肿瘤组织坏死所致，肺原发性肿瘤及肺转移瘤伴发自发性气胸并不多见，但老年人和有大量吸烟史者发生气胸需考虑到肺癌可能。在肺肿瘤化疗患者发生自发性气胸也较罕见，其机制尚不明确，可能与细胞毒性化疗药物引起肿瘤溶解或坏死导致瘘管形成有关。

## 7. 其他因素

（1）肺栓塞：是血栓栓子释放的 5- 羟色胺、组胺、缓激肽等物质引起支气管痉挛，气道阻力增高，肺泡内压增高，肺泡和血管鞘之间的压力梯度变化所致。

（2）支气管哮喘：哮喘发作时气道痉挛，可使肺泡过度膨胀，肺泡内压增高破裂而致气胸。

（3）感染性疾病：如金黄色葡萄球菌肺炎、放线菌病、奴卡菌病等导致肺组织坏死和脓肿形成，病变累及或穿破胸膜可引起气胸。

（4）ex vacuo 气胸：指各种原因引起支气管急性阻塞，导致急性肺萎陷及萎陷肺叶周围胸腔负压突然上升，虽壁层和脏层胸膜仍完整，但周围组织的气体和血被吸入胸腔，引起气胸。

（5）其他少见疾病：韦格纳肉芽肿、组织细胞增生症、特发性肺含铁血黄素沉着症、淋巴管肌瘤病、肺泡蛋白沉积症、马方综合征、胆汁淤积性肝硬化、类风湿病、硬皮病、结节病、结节性硬化症、黄瘤病、铍中毒、Ehler-Danlos 综合征等，并发自发性气胸罕见，具体发生机制亦尚未阐明。

常见引起继发性自发性气胸的病因见表 6-44-1。

表 6-44-1 常见引起继发性自发性气胸的病因

| 继发性自发性气胸常见病因 | |
| --- | --- |
| 气道疾病 | 肺气肿 |
| | 囊性纤维化 |
| | 重症哮喘 |
| 传染性肺疾病 | 肺孢子虫性肺炎 |
| | 肺结核 |
| | 坏死性肺炎 |
| 间质性肺病 | 特发性肺纤维化 |
| | 结节病 |
| | 组织细胞增多症 X |
| | 淋巴管平滑肌增多症 |
| 结缔组织病 | 类风湿关节炎、硬皮病和强直性脊柱炎 |
| | 马方综合征 |
| | 埃勒斯 - 当洛综合征 |
| 恶性疾病 | 肺癌 |
| | 肉瘤 |

## 二、临床分型

自发性气胸临床分型共三型。根据脏层胸膜破裂的不同情况，以及气胸发生后对胸腔内压力造成的影响进行临床分型，有利于给予相应干预。

**1. 闭合性（单纯性）气胸** 胸膜破裂口较小，具有随肺萎缩闭合，空气不再继续进入胸膜腔的特点。胸膜腔内压接近或略超过大气压，测定时可为正压亦可为负压，视气体量多少而定。抽气后压力下降而不复升，表明其破裂口不再漏气。

**2. 交通性（开放性）气胸** 破裂口较大或因两层胸膜间有粘连或牵拉，使破口处于持续开放状态，空气于吸气与呼气相进出胸膜腔。胸膜腔内压在 0cmH_2O 上下波动；抽气后可呈负压，但观察数分钟，压力又复升至抽气前水平。

**3. 张力性（高压性）气胸** 破裂口呈单向活瓣或活塞样作用状态。吸气时裂口开放，气体进入胸膜腔；呼气时裂口关闭，胸膜腔内气体不能排出，致使气体越积越多，胸膜腔内压持续升高，压迫肺脏，使纵隔向健侧移位，患者呼吸困难进行性加重，同时影响回心血流。此型气胸的胸膜腔内压测定常超过 10cmH_2O，甚至高达 20cmH_2O；抽气后胸膜腔内压可下降，但又迅速复升，此类型气胸对机体呼吸、循环功能影响最严重。

# 第三节 自发性气胸的急诊评估

主要针对自发性气胸的危险类型张力性气胸。此型气胸因患者脏层胸膜破裂开口呈单向活瓣型，吸气时空气经由活瓣口进入胸膜腔，而呼气时气流不能经瓣口呼出，致使胸腔内积气并逐渐增多，胸腔内压力升高，压迫腔静脉，导致回流障碍，进而影响心输出量。如不早期识别，早期评估，紧急抢救处理，常可危及患者生命。评估要点：

**1. 临床表现** 患者表现为极度呼吸困难，端坐呼吸，烦躁不安、昏迷，甚至窒息；体格检查见患侧胸部饱胀，肋间隙增宽，呼吸幅度减低，叩诊呈鼓音，听诊呼吸音消失，患侧胸膜腔内压增高而出现患侧膈肌下陷、肋间隙增宽。

**2.** 可伴血流动力学监测指标明显异常。

**3.** 张力性气胸的影像学表现为纵隔偏向健侧，部分患者由于患侧胸膜腔内压增高而出现患侧膈肌下陷、肋间隙增宽。张力性气胸可危及生命，通常需要在影像学确诊之前作出紧急处理。

## 第四节　自发性气胸的诊断与鉴别诊断

### 一、自发性气胸的诊断

#### （一）病史

根据患者病史，寻找有无肺大疱、肺结核等慢性肺病病史或剧烈咳嗽、体型瘦长等危险因素。

#### （二）临床表现

多数急性起病，常表现为突发胸痛、胸闷气急，但也有部分患者症状缺如，值得关注。

#### （三）体格检查

主要为呼吸运动减弱、叩诊鼓音、听诊患侧呼吸音减弱或消失。极度呼吸困难，端坐呼吸，烦躁不安甚至昏迷；低血压和心动过速则提示可能存在张力性气胸。

#### （四）进一步检查

1. **胸部 X 线检查**　大部分气胸可通过标准吸气相胸片确诊，气胸的典型表现为外凸弧形的细线条形阴影，称为气胸线，线外透亮度增高，肺纹理消失，线内则为压缩的肺组织。仰卧位胸片气胸线往往表现不明显，需要积气量较大才能看到，而深沟征则可能是仰卧位时的唯一气胸征象，表现为胸膜积气导致肋膈角加大加深。

2. **胸部 CT 扫描**　对于诊断气胸特异性和敏感性均较高，特别是诊断气胸合并其他复杂肺部病变。CT 能够鉴别巨大肺大疱和气胸，肺大疱所在区域缺少肺纹理，影像学上可表现出类似于气胸的特征。CT 对两者鉴别相对容易，可以避免对肺大疱患者抽气而引起医源性气胸。

### 二、自发性气胸的鉴别诊断

#### （一）巨型肺大疱和空洞

起病缓慢，多无明显胸痛，X 线表现为局部透光度增加，呈圆形或椭圆形影，疱内有细小的条纹理，为肺小叶或血管的残留物。空腔边缘与胸壁的夹角，腔外为锐角，腔内为钝角，与局限性气胸相反；胸部 CT 有助于鉴别。

#### （二）急性心肌梗死

急性起病，胸闷、胸痛、气促和大汗淋漓，症状可与气胸相似，须及时行心电图、X 线胸片及心肌酶谱检查，明确诊断。

#### （三）肺心病

呼吸困难、咳嗽、气促、心悸等症状，以及桶状胸、肋间隙增宽、叩诊呈过清音、呼吸音减低等体征与气胸相似，X 线胸片检查可明确诊断。

#### （四）支气管哮喘与慢性阻塞性肺疾病

两者均有不同程度的气促及呼吸困难，体征亦与自发性气胸相似。当哮喘及慢阻肺患者突发严重呼吸困难、冷汗、烦躁，支气管舒张剂、抗感染药物等治疗效果不好，且症状加剧，应考虑并发气胸的可能，胸部 X 线或 CT 检查有助明确。

#### （五）肺栓症

大面积肺栓塞可突发起病，呼吸困难，胸痛，烦躁不安，惊恐甚或濒死感，临床表现与自发性气胸常难以鉴别。但患者可有咯血、低热和晕厥，并常有下肢或盆腔血栓性静脉炎、骨折、手术后、脑卒中、心房颤动等病史，或发生于长期卧床的老年患者。体检、胸部 X 线和肺 CT 血管造影检查可资鉴别。

## 第五节　自发性气胸的治疗

气胸的治疗方法有保守观察治疗、胸膜腔穿刺抽气、胸腔闭式引流、外科手术等。不同指南对于自发性气胸的治疗建议存在明显差异。临床可根据患者的症状、血流动力学是否稳定、气胸量大小、气胸发生原因、初发或复发、初始治疗效果等选择治疗的合适方法。治疗的短期目标是排除胸膜腔存在的气体，改善患者的临床表现和心肺功能，长远目标则是预防气胸复发。

### 一、张力性气胸的急诊抢救性处理

根据患者氧合状态选择氧疗，如遇患者血流动力学不稳定，应在行影像学检查之前，将其迅速转入抢救室，并立即施行胸腔穿刺（锁骨中线第二肋间，可使用粗针头穿刺排气），排气、减压。穿刺减压的同时，有条件的急诊科可进行床旁 X 线或胸部 CT 检查，并通知相应科室准备行胸腔闭式引流术。若初诊医疗机构不具备外科手术条件，应当对张力性气胸患者实施紧急胸腔穿刺引流后转诊。

## 二、气胸的治疗

### (一) 保守治疗

适用于首次发生、症状较轻、稳定的小量气胸（指肺组织压缩 20% 以下）。嘱患者卧床休息，止痛、镇咳、保持大小便通畅，密切观察病情变化。需注意的是，如遇老年患者，伴有肺基础疾病如慢阻肺，其胸膜破裂口愈合慢，呼吸困难等症状严重，即使气胸量小，原则上不推荐保守治疗。

### (二) 胸腔穿刺抽气

适用于小量气胸，呼吸困难较轻，心肺功能尚好的单纯性气胸患者。抽气可加速肺复张，迅速缓解症状。

### (三) 胸腔闭式引流

适用于不稳定型气胸，呼吸困难明显，肺压缩程度较重，交通性或张力性气胸，反复发生气胸的患者。无论其气胸容量多少，均应尽早行胸腔闭式引流。

对于大量气胸的治疗方法，不同共识、指南存在差异。美国胸科医师学会推荐放置胸腔引流管行胸腔闭式引流，而英国胸科学会倡导穿刺针吸。临床观察显示，与胸腔穿刺抽气相比，放置胸管引流具有更高的初始成功率，但与更长的住院时间相关，并且有更多不良事件的报道，包括疼痛、需要胸膜固定术、堵管。其他手术风险，例如器官穿透伤、血胸（肋间血管损伤）、导管异位和导管相关感染等。

### (四) 化学性胸膜固定术

由于气胸复发率高，为了预防复发，可胸腔内注入硬化剂，产生无菌性胸膜炎症，使脏层和壁层胸膜粘连，从而消灭胸膜腔间隙。适应于不宜手术或拒绝手术的患者：①持续性或复发性气胸；②双侧气胸；③合并肺大疱；④肺功能不全，不能耐受手术者。

### (五) 手术治疗

主要适用于长期气胸、血气胸、双侧气胸、复发性气胸、张力性气胸引流失败者、胸膜增厚致肺膨胀不全或影像学有多发性肺大疱者。根据具体情况选择胸腔镜或开胸手术。

1. 电视胸腔镜手术 对以下情况应积极行电视胸腔镜手术治疗：①首次发作，内科保守治疗无效，胸腔闭式引流 3～5 天仍有持续漏气，肺复张不满意；或者胸部 CT 检查可明确诊断肺大疱及张力大时建议手术。②复发性自发性气胸。③双侧自发性气胸。④特殊行业，如飞行员、潜水员、远洋船员、野外工作人员可适当放宽手术指征，即使首次发作，也应积极手术治疗。

2. 针型胸腔镜手术 手术前放置胸腔闭式引流管，采用双腔气管插管，术中选择性单肺通气是较为安全、稳妥并有利于术中手术操作的选择。单侧气胸而另一侧肺大疱的患者，气胸侧留置胸腔闭式引流管于麻醉满意后拔除；双侧气胸患者术前双侧留置胸腔闭式引流管，术前拔除术侧胸腔闭式引流管，一侧手术结束翻身再拔另一侧胸腔闭式引流管。

CT 可根据气泡的位置、大小、范围等作出正确的评估与预测，并可了解有无气胸的潜在疾病，进而预测产生气胸的风险。近来国内外将低辐射量，高安全性（不需注射对比剂）的快速高解像度 64 排 CT 检查作为诊断、辅助选择手术时机的判断依据。当然，对于计算机断层检查是否应视作自发性气胸患者的例行性检查，也有人持反对意见。

（张　泓　戴成才）

# 参 考 文 献

[1] MacDuff A, Arnold A, Harvey J. Management of spontaneous pneumothorax: British Thoracic Society Pleural Disease Guideline 2010[J]. Thorax, 2010, 65 Suppl 2: ii18-ii31.

[2] Baumann MH, Strange C, Heffner JE, et al. Management of spontaneous pneumothorax: an American College of Chest Physicians Delphi consensus statement[J]. Chest, 2001, 119(2): 590-602.

[3] 乔贵宾, 陈刚. 自发性气胸的处理: 广东胸外科行业共识（2016 年版）[J]. 中国胸心血管外科临床杂志, 2017, 24(1): 6-15.

# 第四十五章 支气管哮喘

## 第一节 哮喘的历史与现状

### 一、哮喘的定义和表型

自有历史记载以来，人们就认识到了哮喘（asthma）的存在。"哮喘"一词来源于希腊语，意思是"气短、呼吸困难"，或者是"死亡的声音"。

20世纪70年代前，哮喘被认为是由气道平滑肌痉挛、黏液分泌增加引起的肺气道阻塞性疾病。20世纪80年代以后，大量的基础和临床研究认为，哮喘是由多种细胞及细胞组分参与的气道慢性炎症性疾病。随着研究的进展，目前的观点认为，哮喘是一种异质性疾病，通常以慢性气道炎症为特征，同时伴有可变的呼气气流受限，由多个复杂的表型构成，且每个表型都有自己独特的特点、严重程度和治疗反应。

已有许多表型被发现，最常见的主要包括：

#### （一）过敏性哮喘

这是最常见的哮喘表型，通常于儿童期发病，并且有过敏性疾病病史或家族病史，例如过敏性鼻炎、食物或药物过敏。治疗前检查患者痰液通常会发现嗜酸性粒细胞性气道炎症。该表型的患者通常对糖皮质激素吸入治疗反应良好。

#### （二）非过敏性哮喘

一些成人患者的哮喘与过敏无关。这些患者痰液的细胞可以是嗜中性的，嗜酸性的或仅含有少量炎症细胞。非过敏性哮喘患者对吸入激素反应较差。

#### （三）迟发性哮喘

部分成人患者，特别是女性，成年后第一次发病，往往是非过敏性的，并且通常需要更大剂量地吸入激素，或对激素治疗反应差。

#### （四）伴有不可逆气流受限的哮喘

一些长期哮喘的患者会产生不可逆的气流受限，这被认为与患者气道重塑有关。

### 二、哮喘的流行病学

支气管哮喘是一种严重影响所有年龄人群的全球性健康问题。在许多国家，它的发病率仍在上升，尤其是在儿童中，给医疗保健体系和社会带来了很大的负担。据估计，2014年全球约有3亿哮喘患者，预计到2025年哮喘患者将达4亿。全球范围不同国家哮喘的患病率为1%～18%。我国2010年2月至2012年8月对8个省市年龄>14岁的居民调查显示，14岁以上青少年和成人哮喘患病率为1.24%。重症哮喘的患病率尚无确切数据，通常认为占总哮喘患者的5%～10%。随着经济发展、工业化、生活方式的改变，我国哮喘发病率呈现快速上升趋势，是危害人民健康的慢性气道疾病之一。

## 第二节 哮喘的发病机制

哮喘的发病涉及一系列复杂因素间的相互影响，包括基因、细胞、组织、器官、环境、药物、生活方式等。这些因素在哮喘发病中同时存在，且随着时间的推移，或者暴露或干预而发生变化。

### 一、遗传因素

哮喘具有遗传易感性，有明显的家族聚集倾向。目前已经确定了许多基因与哮喘关联，包括9号染色体白细胞介素（IL）33基因、2号染色体上IL18R1和IL1RL1的单核苷酸多态性、6号染色体主要组织相容性复合体基因的HLA-DQ区域、15号染色体（SMAD3）和22号染色体（IL2RB）等。

*IL-33*基因编码细胞因子IL-33，其存在于气

道上皮细胞中,特别是在受损的组织中。IL-33刺激辅助性T淋巴细胞2(helper T cell,Th2)相关炎症细胞因子IL-4、IL-5和IL-13的产生,这些因子在哮喘发病的机制中发挥重要作用。2号染色体上的IL18R1和IL1RL1基因座似乎也与IL-33的活性在功能上相关,因为IL1RL1编码ST2受体,IL-33与其结合以发挥其促炎作用。SMAD3和IL2RB可能在愈合和修复中具有调节作用,因此在气道重塑中可能具有重要作用。

然而,尽管识别了与哮喘相关的基因,但这些基因尚未被证明对患者哮喘的诊断特别敏感或有特异性,也未显示与其他重要临床标志物如血清免疫球蛋白E水平直接相关。这说明遗传因素不能单独考虑,它可能只是许多宿主和环境因素中的重要因素之一。

## 二、高 Th2 型炎症

高 Th2 型炎症(Th2-high inflammation)是由T细胞介导的嗜酸性粒细胞疾病,是哮喘中的主要炎症细胞。除了血液或组织中嗜酸性粒细胞增多外,这些患者还表现出高水平的 Th2 细胞因子,如 IL-4、IL-5 和 IL-13。

有证据表明,几乎所有的哮喘患者都有高Th2 水平,即使没有明显的嗜酸性粒细胞增多。在暴露于过敏原后,源自上皮细胞的胸腺基质淋巴细胞生成素(thymic stromal lymphopoietin,TSLP)直接刺激肥大细胞活性并触发未成熟树突细胞的成熟。成熟的树突细胞产生 OX40L 并迁移到淋巴结中,它们导致幼稚 CD4$^+$ T 细胞分化成炎性 Th2 细胞。Th2 细胞释放炎症细胞因子并激活一系列下游过程,这些过程在嗜酸性粒细胞炎症中发挥关键作用。IL-5 刺激成熟嗜酸性粒细胞从骨髓释放到循环血液中,IL-4 和 IL-13 可上调嗜酸性粒细胞表面的整联蛋白与血管内皮表面的黏附受体,促进嗜酸性粒细胞黏附到血管内皮上,并在细胞因子(包括 IL-4 和 IL-5)的影响下进入组织。在肺组织中,局部产生的 IL-5 延长了嗜酸性粒细胞的存活。嗜酸性粒细胞释放的特定碱性蛋白质导致支气管上皮受损,并产生半胱氨酰白三烯,引起支气管收缩。

对高 Th2 型炎症的理解的进展导致几种新的哮喘治疗方法的发展。针对 IL-4α 亚基受体、IL-5、IL-5α 受体和 IL-13 的单克隆抗体均已显示出减少嗜酸性粒细胞炎症的临床效果,包括改善肺功能,降低哮喘急性发作的频率。

## 三、低 Th2 型炎症

低 Th2 型炎症(Th2-low inflammation)的机制目前尚未明确,可能与细菌定植和继发性炎症有关,其主要由 Th1 和 Th17 途径介导,有或没有中性粒细胞炎症和氧化应激。Th17 细胞产生细胞因子 IL-17A、IL-17F 和 IL-22,其反过来促进一系列其他促炎症细胞因子和趋化因子的释放,这些因子主要来自中性粒细胞,包括 IL-6、粒细胞-巨噬细胞集落刺激因子(granulocyte-macrophage colony stimulating factor,GM-CSF)、趋化因子 CXC10(CXCL10)和 CXCL8,导致气道炎症和可逆性气道阻塞。

孤立性低 Th2 型中性粒细胞性气道炎症的患者更可能患有非特应性迟发性哮喘,并且对吸入皮质类固醇治疗的反应不佳。

## 四、气道高反应性

气道高反应性(airway hyperresponsiveness)是由于一系列直接或间接刺激引起的气道平滑肌收缩增加或功能障碍,它可以有高 Th2 型和低 Th2 型炎症增强。然而,即使在没有检测到气道炎症的情况下,也可能有显著的支气管痉挛症状。研究结果表明,气道平滑肌中的肥大细胞在气道高反应性中发挥重要作用,通过释放包括组胺、前列腺素 D$_2$ 和半胱氨酰白三烯的介质,直接诱导气道平滑肌的收缩。

## 五、气道重塑

气道重塑(airway remodeling)包括气道的各种结构变化,包括上皮变化、黏液腺增生、上皮下胶原层增厚、黏膜下基质沉积增加、气道平滑肌肥大和增生,以及平滑肌束中的肥大细胞脱颗粒。

上皮增生和化生的程度随着哮喘的严重程度而显著增加,上皮屏障结构和完整性的变化导致纤毛功能障碍,纤毛摆动频率降低,运动障碍和纤毛动力不足。纤毛功能障碍与肺功能受损有关,可能是吸入刺激物和细菌感染等复杂因素造成的。上皮损伤还导致屏障功能降低,对吸入的病原体、过敏原和污染物的易感性增加，又引发上述炎症级联反应。

## 六、其他胸外因素

一系列胸外因素也可影响哮喘的发病机制并与之相互作用。

肥胖可能通过多种因素影响哮喘，包括机械（如胸外肺容量限制）、遗传、炎症（如与肥胖和代谢综合征相关的炎症细胞因子/蛋白质增加）或与肥胖相关的并发症（如阻塞性睡眠呼吸暂停和胃食管反流病）。

吸烟在哮喘患者中很常见，西方国家高达 50% 的哮喘患者是或曾是吸烟者。吸烟的哮喘患者症状加重，急性发作的风险更高。吸烟的哮喘患者对激素治疗的反应减弱。吸烟还具有气道重塑效应，伴有上皮增生和杯状细胞增多，这些变化在停止吸烟后似乎大部分是可逆的。

# 第三节　诊断和鉴别诊断

哮喘的诊断需要详细询问患者的病史、家族史，进行体格检查及肺功能检查以明确气流受限。

## 一、症状及体征

典型的哮喘发作表现为反复发作的喘息、气促、胸闷和咳嗽，患者常有一种以上呼吸道症状，症状持续时间及程度多变，常于夜间或苏醒时发生，常由运动、接触变应原、冷空气、病毒感染而诱发或加重。发作时两肺可闻及散在或弥漫的哮鸣音。症状和体征经治疗可缓解或自行缓解。

## 二、可变的气流受限的客观检查

包括支气管舒张试验阳性、支气管激发试验阳性、呼气流量峰值（peak expiratory flow, PEF）每天昼夜变异率>10%。

符合上述症状和体征，同时具备气流客观受限检查中的任意一条，除外其他疾病引起的呼吸道症状，则可以诊断。对于不典型的患者，可重复检查或更换其他检查，不能确诊的可使用激素及 $\beta_2$ 受体激动剂治疗观察反应，在 1~3 个月内再进行检查。

## 三、鉴别诊断

### （一）心源性哮喘

常见于左心衰竭，多有高血压、冠心病、风湿性心脏病等病史和体征。阵发性咳嗽，常咳出粉红色泡沫痰，两肺可闻广泛的湿啰音和哮鸣音，左心界扩大，心率增快，心尖部可闻及奔马律。胸部 X 线检查时，可见心脏增大，肺淤血征。

### （二）喘息型慢性支气管炎

多见于中老年人，有慢性咳嗽史，喘息长年存在，有加重期。有肺气肿体征，两肺可闻及湿啰音。

### （三）支气管肺癌

中心型肺癌致支气管狭窄伴感染或类癌综合征时，可出现喘鸣或哮喘样呼吸困难。肺癌的呼吸困难及喘鸣症状进行性加重，常无诱因，咳嗽可有血痰，痰中可找到癌细胞。胸部 X 线、CT 或 MRI 检查或纤维支气管镜检查常可明确诊断。

### （四）变态反应性肺浸润

多有致病源接触史，致病原因为寄生虫、花粉、职业粉尘等。症状较轻，患者常有发热，胸部 X 线检查可见多发性淡薄斑片浸润阴影，可自发消失或再发。肺组织活检也有助于鉴别。

# 第四节　哮喘的治疗

## 一、常用药物介绍

哮喘治疗用药可分为抑制炎症反应和缓解症状两类，某些药物同时有以上两种作用。

### （一）糖皮质激素

激素是最有效的抗炎症反应的药物。其主要的作用机制包括减少白三烯和前列腺素的合成；减少炎症细胞因子的生成；抑制细胞因子的合成；减少微血管渗漏；增加细胞膜上 $\beta_2$ 受体的合成等。给药途径包括吸入、口服及静脉等。

目前上市的药物中，丙酸氟替卡松和布地奈德的全身不良反应较少。吸入激素是长期治疗持续性哮喘的首选药物。病情危重的哮喘急性发作或重度持续哮喘经大剂量激素吸入治疗无效的患者应早期口服激素，以控制哮喘发作。通常使用泼尼松、泼尼松龙、甲泼尼龙等短半衰期的激素。不能口服的可以静脉用药。

## （二）β₂ 受体激动剂

β₂ 受体激动剂可松弛支气管平滑肌发挥支气管舒张作用，且可以减轻炎症反应，降低血管通透性，从而减轻支气管痉挛和呼吸道黏膜充血水肿的现象，并增加气道上皮纤毛运动，起到缓解呼吸困难的作用。根据其起效和持续时间，可分为短效（维持 4～6 小时）和长效（维持 12 小时）。

1. 短效 β₂ 受体激动剂（short-acting beta2-agonist，SABA） 包括沙丁胺醇和特布他林等。常经吸入方法给药。这些药物松弛气道平滑肌作用强，数分钟内起效，疗效维持数小时，是缓解轻至中度哮喘发作的首选药物，也可用于运动性哮喘的预防。

2. 长效 β₂ 受体激动剂（long-acting beta2-agonist，LABA） 这类受体激动剂舒张支气管平滑肌的作用可维持 12 小时以上。我国上市的有沙美特罗和福莫特罗。福莫特罗起效迅速，可用于哮喘急性发作时的治疗。

### （三）茶碱

可舒张支气管平滑肌，并具有强心、利尿、兴奋呼吸中枢和呼吸肌等作用。口服给药用于轻至中度哮喘发作和维持治疗。多索茶碱的作用与氨茶碱相同，但不良反应较轻。二羟丙茶碱的作用较弱。

### （四）抗胆碱能药物

吸入抗胆碱能药物如溴化异丙托品、溴化氧托品和溴化泰乌托品等，通过降低迷走神经张力而扩张支气管，起效慢，但不易耐药，与 β₂ 受体激动剂联合使用具有协同作用。

### （五）白三烯调节剂

国内主要使用白三烯受体拮抗剂，通过对气道平滑肌和其他细胞表面白三烯受体的拮抗，抑制炎症介质的致喘和致炎作用，产生轻度支气管舒张及减轻支气管痉挛等作用，并具有一定程度的抗炎作用。常用药物有扎鲁司特、孟鲁司特和异丁司特。

## 二、哮喘急性发作期处理

哮喘急性发作期的特征是患者气促、咳嗽、喘息或者胸闷进行性加重，伴随肺功能下降，需要额外的治疗以缓解症状。

### （一）急性发作的诊断和评估

急性发作时，患者的肺功能检查显示呼气气流较平时或预测值减弱，表现为呼气流量峰值（PEF）或第一秒用力呼气容积（forced expiratory volume in one second，FEV₁）下降。在急性期，这些检查比症状能更可靠地预测发作的严重程度。发作前症状的加重则能更敏感地预测急性发作的发生。

在开始治疗的同时，评估患者急性发作的严重程度（表 6-45-1）。询问简要病史，包括发病时间及诱因、哮喘症状的严重程度（如活动受限、嗜睡）、过敏反应的症状、增加哮喘相关死亡的危险（有致命性哮喘病史、近一年内因哮喘住院或急诊就诊、目前应用或近期停用口服激素等）、目前用于缓解和控制的药物、治疗方案的调整及对治疗的反应。体格检查时应注意患者的生命体征、可能显示发作严重的体征、并发症（过敏、肺炎、气胸）及其他可能解释急性呼吸困难发作的疾病体征（心衰、气道梗阻、窒息等）。

### （二）哮喘急性发作处理

常用以下措施快速缓解：

1. 吸氧 对有低氧血症（氧饱和度 < 90%）和呼吸困难的患者，可经鼻导管或面罩低流量给氧，控制动脉血氧饱和度在 93%～95%。患者病情平稳后，监测氧合决定是否继续氧疗。

2. 药物应用

（1）短效 β₂ 受体激动剂：哮喘急性发作时首选吸入 SABA 治疗，这是最经济和有效的治疗方法。在初始治疗阶段，第一个小时每 20 分钟 4～10 吸，随后调整为每 3～4 小时 4～10 吸或者每 1～2 小时 6～10 吸。肾上腺素肌内注射是哮喘伴有过敏反应或血管性水肿的常规治疗措施，但不推荐常规使用。

（2）全身应用糖皮质激素：全身应用激素可加快缓解、预防复发，中重度哮喘发作应尽快使用全身激素，尤其在初始 SABA 治疗不能缓解、口服激素仍有急性发作、既往有需口服激素治疗的急性发作。如果可能，应在发病 1 小时内使用激素。口服激素快速、无创，与静脉应用激素效果相当，因此首选口服给药。患者严重呼吸困难而无法吞咽、有呕吐、需使用无创或插管，可以经静脉使用激素。对于大多数患者，推荐剂量为泼尼松龙 1mg/kg 或最大 50mg，或等效的其他激素。5～7 天的疗程和 10～14 天治疗效果相当。

（3）吸入糖皮质激素：对于没有应用全身激

表 6-45-1 哮喘的严重程度分级

| 项目 | 轻度 | 中度 | 重度 | 危重 |
|---|---|---|---|---|
| 气短 | 步行时 | 说话时 | 休息时 | |
| | 可平卧 | 婴儿：微弱、短促的哭泣；喂食困难；喜坐位 | 婴儿：停止进食，躬身向前 | |
| 说话方式 | 成句 | 短语 | 单字 | |
| 精神状态 | 可出现焦虑 | 经常出现焦虑 | 经常出现焦虑 | 嗜睡或意识模糊 |
| 呼吸频率 | 增快 | 增快 | 经常 >30 次/min | |
| 辅助呼吸肌活动和三凹征 | 通常无 | 通常有 | 通常有 | 胸腹反常呼吸运动 |
| 喘息 | 中度，常是唯一的，在呼气时出现 | 响亮 | 通常响亮 | 消失 |
| 脉搏 | <100 次/min | 100～120 次/min | >120 次/min | 心动过缓 |
| 奇脉 | 无<br><10mmHg | 可能有<br>10～25mmHg | 经常出现<br>>25mmHg（成人）；20～40mmHg（儿童） | 无，提示呼吸肌疲劳 |
| 初次吸入支气管扩张剂后最大呼气流量（PEF）占预计值或个人最佳值的百分比 | 80% 以上 | 60%～80% | <60% 预计值或个人最佳值（<100L/min，成人）或作用时间 <2h | |
| $PaO_2$↑（吸入空气时）和/或 $PaCO_2$↑ | 正常<br>通常无须检查<br><45mmHg | >60mmHg<br><45mmHg | <60mmHg<br>可能有发绀<br>大于 45mmHg<br>可能有呼吸衰竭 | |
| $SaO_2$%（吸入空气时）↑ | >95% | 91%～95% | <90% | |

素的患者，第 1 小时予以大剂量吸入激素治疗可减少住院需求。但在急诊室期间吸入激素的合适剂量和疗程尚不清楚。

3. 其他治疗

（1）异丙托溴铵：与单用 SABA 相比，联合使用短效抗胆碱能药物异丙托溴铵可以减少中重度发作患者的住院率，更明显地改善患者的 PEF 和 $FEV_1$。

（2）氨茶碱和茶碱：氨茶碱和茶碱静脉注射不应用于哮喘急性发作的治疗。与疗效和安全性更佳的 SABA 相比，它们的疗效和安全性较差。静脉使用氨茶碱可能导致一些潜在的严重的致命性副作用。

（3）吸入氦 - 氧混合气体：吸入氦 - 氧混合气体可能改善患者的气道狭窄和涡流，但系统评价表明其不适用于常规治疗。患者接受标准治疗仍不能缓解时可以考虑该治疗，但需考虑治疗的可行性、费用及技术条件。

4. 再次评估 在治疗过程中，应密切观察患者，并根据患者反应及时调整治疗（图 6-45-1），尤其是对 SABA 治疗无反应或反应较慢时。在患者症状加重、有生命危险、对治疗无反应、经过支气管舒张剂和激素治疗仍持续恶化时，及时转运至重症监护病房，若临床症状和肺功能无改善甚至继续恶化，应及时给予机械通气治疗，其指征主要包括：意识改变、呼吸肌疲劳、$PaCO_2$≥45mmHg 等。对部分较轻的患者可试用经鼻（面）罩无创机械通气。若无创通气无改善，则及早行气管插管机械通气。

对于多数患者，在 SABA 治疗开始后就可以开始监测肺功能，持续治疗直至 PEF 或 $FEV_1$ 达标或恢复到患者个人最佳值。对于治疗前 PEF 或 $FEV_1$ < 25% 预计值或个人最佳值，或治疗后 PEF 或 $FEV_1$ < 40% 预计值或个人最佳值的患者，建议住院治疗；治疗后 PEF 或 $FEV_1$ > 60% 预计值或个人最佳值，则建议出院继续随访；治疗后

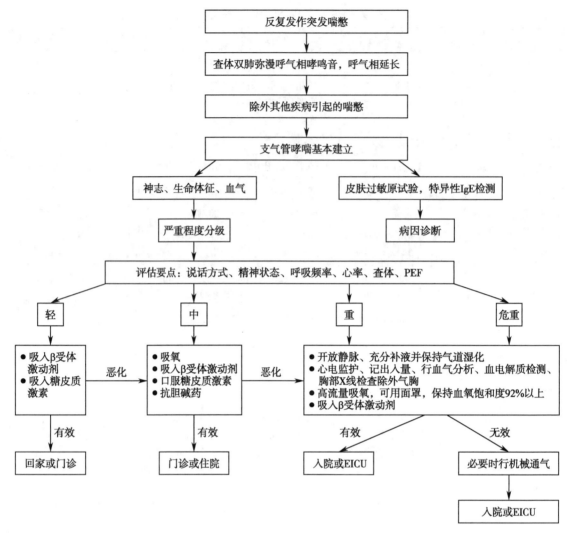

图 6-45-1 哮喘的处理流程

介于 40%～60% 之间的患者，则应在考虑风险及随访的可行性之后决定是否出院。

**（三）出院指导**

控制哮喘症状，减少哮喘发作，需要对哮喘患者进行教育和管理。教育可以显著提高患者对疾病的认识，更好地配合治疗和预防，提高依从性，达到减少哮喘发作、维持长期稳定、提高生活质量并减少医疗经费的目的。

教育的内容包括结合患者的具体情况，找出具体的促（诱）发因素，以及避免诱因的方法，让患者熟悉哮喘发作的先兆表现及相应处理办法，学会在哮喘发作时进行简单的紧急自我处理等。

长期管理的目标是使哮喘患者对防治措施具有良好的依从性，尽可能控制、消除有关症状，包括夜间无症状，预防、控制哮喘发作，到医院就诊的次数达到最低限度，保证患者能参加正常活动，使药物的不良反应发生率降至最低，尽量使哮喘患者不发生不可逆性损伤。

## 第五节 展 望

哮喘相关的遗传因素对药物疗效的影响是当前研究的一个热点。随着遗传药理学的深入研究，出现了非常多的研究方法来评估错综复杂的基因在哮喘中的作用。在将来，治疗哮喘不再是千人一面，有希望根据患者的情况，为患者选择最优的治疗策略，提供个体化的医疗，从而争取最大化的治疗效果和最小化的不良反应。这样的目标，需要运用大数据分析的方法，以及临床医师、药理学家、统计学家通力合作，最终实现真正的个体化医疗。

（潘曙明）

# 参 考 文 献

[1] 中华医学会呼吸病学分会哮喘学组. 支气管哮喘防治指南（2016 年版）[J]. 中华结核和呼吸杂志, 2016, 39（9）: 675-697.

[2] Global Initiative for Asthma. Global Strategy for Asthma Management and Prevention（2018 update）[EB/OL]. https://ginasthma.org/wp-content/uploads/2018/04/wms-GINA-2018-report-V1.3-002.pdf, 2018-03.

[3] Martinez FD, Vercelli D. Asthma[J]. Lancet, 2013, 382（9901）: 1360-1372.

[4] Boulet LP, O'Byrne PM. Asthma and exercise-induced bronchoconstriction in athletes[J]. The New England journal of medicine, 2015, 372（7）: 641-648.

[5] Bonnelykke K, Ober C. Leveraging gene-environment interactions and endotypes for asthma gene discovery[J]. The Journal of allergy and clinical immunology, 2016, 137（3）: 667-679.

[6] Mishra V, Banga J, Silveyra P. Oxidative stress and cellular pathways of asthma and inflammation: Therapeutic strategies and pharmacological targets[J]. Pharmacology & therapeutics, 2018, 181: 169-182.

# 第四十六章　支气管扩张症

## 第一节　概　述

### 一、定义

支气管扩张症（bronchiectasis）在形态上是指支气管不可逆的扩张和管壁的增厚，通常是一个解剖上的定义，由病理学家 Laennec 在 1819 年最早描述，用于代表由感染、理化、免疫或遗传等原因引起终末期支气管的病理损害，包括支气管壁肌肉和弹力支撑组织破坏，临床表现为慢性咳嗽、咳大量脓痰，可反复咯血。在抗生素前时代，支气管扩张在儿童和青少年之间是一个常见和致命的疾病，但近半个世纪以来，随着抗菌药物的早期有效应用、卫生条件改善和营养加强、儿童期麻疹和百日咳免疫接种的普及，典型的传统支气管扩张症呈逐年下降的趋势，但其他原因的支气管扩张症由于肺部 HRCT 的广泛应用而被逐渐认识。

### 二、流行病学

支气管扩张症的患病率随年龄增加而增高。新西兰儿童支气管扩张症的患病率为 3.7/10 万，而美国成人总体患病率为 52/10 万，英国的患病率约为 100/10 万，美国 18～34 岁人群的患病率为 4.2/10 万，但 70 岁及以上人群的患病率高达272/10 万。这些研究均为多年前的文献，当时尚未采用胸部高分辨率 CT 等检查手段。过去曾认为近 50 年来支气管扩张症的患病率逐年下降，但这一观点并无确切的流行病学证据。在我国，支气管扩张症并非少见病。因长期以来对这一疾病缺乏重视，目前尚无相关的流行病学资料。到目前为止，依旧没有支气管扩张症在普通人群中患病率的流行病学资料。因此，支气管扩张症的患

病率仍不清楚，需要进行大规模的流行病学调查。

支气管扩张症合并其他肺部疾病的问题也日益受到关注。高分辨率 CT 检查结果显示，临床诊断为慢性支气管炎或 COPD 的患者中，15%～30% 的患者可发现支气管扩张病变，重度 COPD 患者合并支气管扩张症者甚至可达 50%。

## 第二节　病因和发病机制

### 一、病因

支气管扩张症是由多种疾病（原发病）引起的一种病理性改变。作为支气管扩张症患者临床评估的一部分，寻找原发病因，不但有助于采取针对性的诊疗措施，还可避免不必要的侵袭性、昂贵或费时的辅助检查。各种病因引起的支气管扩张症的发生率文献报道不一，且不同人种也不同。常见原因有：①既往下呼吸道感染，是成人及儿童最常见病因；②结核和非结核分枝杆菌，支气管和肺结核是我国支气管扩张症的常见病因；③异物和误吸，儿童下气道异物吸入是最常见的气道阻塞的原因；④大气道先天性异常；⑤免疫功能缺陷；⑥纤毛功能异常；⑦其他气道疾病；⑧结缔组织疾病；⑨炎症性肠病；⑩其他疾病，α- 抗胰蛋白酶缺乏与支气管扩张症的关系尚有争议，除非影像学提示存在肺气肿，否则无须常规筛查是否存在 α- 抗胰蛋白酶缺乏。需注意是否有黄甲综合征阻塞的原因，成人也可因吸入异物或气道内肿瘤阻塞导致支气管扩张。

### 二、发病机制

支气管扩张症可分为先天性与继发性两种。先天性支气管扩张症较少见。继发性支气管扩张症发病机制中的关键环节为支气管感染和支气管

阻塞，两者相互影响，形成恶性循环。另外，先天性发育缺陷及遗传因素等也可引起支气管扩张。

### （一）支气管先天发育不全

1. 支气管软骨发育不全（Williams-Campbell 综合征）。

2. 先天性巨大气管。

3. 马方综合征（Marfan's syndrome）。

### （二）继发性支气管扩张症的发病基础

大多继发于支气管阻塞及急、慢性支气管感染后，两者相互促进，并形成恶性循环，破坏管壁的平滑肌、弹力纤维甚至软骨，削弱支气管管壁的支撑结构，引起支气管异常和持久性扩张，其具体机制包括：

1. 气道防御功能低下　大多数支气管扩张症患者在儿童时期即存在免疫功能缺陷，成年后发病。病因未明的支气管扩张症患者中 6%～48% 存在抗体缺陷，最常见的疾病为普通变异性免疫缺陷病（common variable immunodeficiency，CVID）。除原发性免疫功能缺陷外，已证实获得性免疫缺陷综合征（acquired immune deficiency syndrome，AIDS）、类风湿关节炎等免疫相关性疾病也与支气管扩张症有关。原发性纤毛不动（primary ciliary dyskinesia，PCD）综合征、Kartagenar 综合征是其中一个亚型，表现为内脏转位、支气管扩张和鼻窦炎三联征。

2. 感染和气道炎症恶性循环导致支气管扩张　感染是支气管扩张症最常见的原因，是促使病情进展和影响预后的最主要因素，尤其是儿童，因气管和肺组织结构尚未发育完善，下呼吸道感染将会损伤发育不完善的气道组织，造成持续、不易清除的气道感染，最终导致支气管扩张。60%～80% 的稳定期支气管扩张症患者的气道内有潜在致病微生物定植，病情较轻者可以无病原微生物定植，病情较重者最常见的气道定植菌是流感嗜血杆菌，而长期大量脓痰、反复感染、严重气流阻塞及生活质量低下的患者，气道定植菌多为铜绿假单胞菌。感染、黏液阻塞等因素使支气管扩张症患者的气道存在持续炎症反应，以支气管管腔内中性粒细胞募集及支气管壁和肺组织内中性粒细胞、单核巨噬细胞、$CD4^+$ 细胞浸润为特征，肥大细胞可能也参与了支气管扩张感染时的炎症反应，支气管扩张患者气道肥大细胞脱颗粒

较明显，且与病情严重程度相关。这些炎症细胞释放多种细胞因子，包括 IL-1、IL-8、IL-10、肿瘤坏死因子及内皮素等，进一步引起白细胞，特别是中性粒细胞浸润、聚集，并释放髓过氧化酶、弹性蛋白酶、胶原酶及基质金属蛋白酶等多种蛋白溶解酶和毒性氧自由基，导致支气管黏膜上皮细胞损害，出现脱落和坏死、气道水肿、黏液腺增生和黏液分泌功能受损，黏液排除不畅，气道阻塞，容易发生细菌定植或感染，并造成支气管壁组织破坏。周围相对正常的组织收缩将受损气道牵张，导致特征性的气道扩张。在病程较长的支气管扩张中，支气管周围肺组织也会受到炎症破坏，从而导致弥漫性支气管周围纤维化。

### 三、病理和病理生理

支气管扩张可以弥漫发生于双侧肺脏的多个肺段，也可以局限于一个部位，多发生于引流不畅的下叶肺段，以左肺下叶和舌叶最为常见。由于舌叶支气管开口与左下叶支气管开口相邻，后者严重分泌物常累及前者，导致左下叶与舌叶支气管扩张同时存在。支气管扩张受累管壁的结构，包括软骨、肌肉和弹性组织被破坏并被纤维组织替代，三种不同类型。①柱状扩张：支气管呈均管形扩张且突然在一处变细，远处的小气道往往被分泌物阻塞。②囊状扩张：扩张支气管腔呈囊状改变，支气管末端的盲端也无法辨认囊状结构。③不规则扩张：支气管腔呈不规则改变或串珠样改变。显微镜下可见支气管炎症和纤维化、支气管壁溃疡、鳞状上皮化生和黏液腺增生。由于各种致病菌导致慢性气道炎症，进而气道分泌物增多，气道廓清障碍，出现痰液积聚，气道梗阻，进而出现病原微生物定植，增生及感染的概率增加，而反复的细菌感染会加重气道炎症反应及气道壁的破坏和增厚，反过来降低痰液廓清的能力。

## 第三节　评估与诊断

### 一、临床表现

患者一般都有幼年反复呼吸道感染病史，如麻疹、百日咳，并伴有鼻窦炎和上呼吸道咳嗽综

合征,有 2/3 的患者在青春期后病情得到改善,一般 50 岁之后再次出现症状恶化。主要症状为持续或反复的咳嗽、咳痰或咳脓痰和反复咯血。感染加重时可以出现发热、胸痛、盗汗、食欲减退,并伴有痰量增加,每天可达数百毫升,痰液呈黄绿色脓性。痰液可分为四层:上层为泡沫层,中间为浑浊黏液,下层为脓性成分,最下层为坏死组织。但目前这种典型的痰液分层表现较少见。72%~83% 的患者伴有呼吸困难,这与支气管扩张的严重程度相关,且与 FEV 下降及高分辨率 CT 显示的支气管扩张程度及痰量相关。无明显诱因者常隐匿起病,无症状或症状轻微。呼吸困难常提示有广泛的支气管扩张或有潜在的慢阻肺。伴有气道高反应性或反复发作致肺功能受损者可以出现喘息。部分患者仅表现为咯血,称为"干性支气管扩张"。约 1/3 的患者可出现非胸膜性胸痛。支气管扩张症患者常伴有焦虑、发热、乏力、食欲减退、消瘦、贫血及生活质量下降。

典型的支气管扩张病情进展或者继发感染时,患侧肺部可闻及固定性湿啰音,伴或不伴干性啰音。反复咳嗽、咳脓痰的患者常有消瘦、杵状指(趾),出现肺纤维化、代偿性肺气肿,也可并发肺脓肿、气胸、胸膜炎。病程晚期可出现肺源性心脏病和呼吸衰竭。

## 二、实验室和其他辅助检查

实验室检查包括血常规和炎症标志物如 C 反应蛋白,免疫球蛋白(IgG、IgA、IgM),微生物学检查,血气分析,肺功能检查。相关诊断调查可能有助于告知疾病的严重,包括肺功能和分析痰细菌,分枝杆菌和真菌培养。主要影像学检查包括胸部 X 线和胸部高分辨 CT(HRCT)。当成人出现下述表现时需进行胸部高分辨率 CT 检查,以除外支气管扩张:持续排痰性咳嗽,且年龄较轻,症状持续多年,无吸烟史,每天均咳痰、咯血;无法解释的咯血或无痰性咳嗽;"COPD"患者治疗反应不佳,下呼吸道感染不易恢复,反复急性加重或无吸烟史者。

## 三、诊断及鉴别诊断

### (一)临床诊断及病因诊断

典型支气管扩张根据反复咳脓痰、咯血病史和既往有诱发支气管扩张的呼吸道感染病史即可诊断。

1. **临床诊断** HRCT 显示支气管扩张的影像学改变,即可明确诊断为支气管扩张,用 HRCT 诊断支气管扩张的敏感性在 87%~97%,特异性在 93%~100%,典型者在 HRCT 上的特点为支气管腔扩张(支气管内径大于伴行的肺动脉)、支气管壁增厚、正常支气管的鼠尾征消失、扩张的支气管腔内出现气液平面,其中柱状扩张表现为与扫描平面平行的支气管呈分枝状的"双轨征",与扫描平面垂直的支气管表现为壁厚的圆形透亮影,如果伴行的肺动脉与之相贴时形成特征性的"印戒征"。静脉曲张型扩张的支气管表现与柱状扩张的支气管相似,但其管壁厚薄不均,呈"串珠状"。囊状扩张的支气管呈单个或多个簇状含气球囊,有时囊内可见液平面。

HRCT 尽管能在结构上明确支气管扩张的诊断,但不能明确支气管扩张的病因,根据支气管扩张的发生部位可以提示病因诊断,进一步确认则需依赖各种检查。

2. **病因诊断**

(1)继发于下呼吸道感染,如结核、非结核分枝杆菌、百日咳、细菌、病毒及支原体感染等,是我国支气管扩张症最常见的原因,对所有疑诊支气管扩张的患者需仔细询问既往病史。

(2)所有支气管扩张症患者均应评估上呼吸道症状,合并上呼吸道症状可见于纤毛功能异常、体液免疫功能异常、囊性纤维化、黄甲综合征及杨氏综合征。

(3)对于没有明确既往感染病史的患者,需结合病情特点完善相关检查。

### (二)鉴别诊断

1. 出现慢性咳嗽、咳痰者需要与 COPD、肺结核、慢性肺脓肿等鉴别。需要强调的是,典型的支气管扩张症患者肺功能检查出现不完全可逆气流受限时,不能诊断为 COPD。

2. 反复咯血需要与支气管肺癌、结核病和循环系统疾病进行鉴别。

## 第四节 治 疗

支气管扩张症的治疗目的是确定并治疗潜在

病因以阻止疾病进展，维持或改善肺功能，减少急性加重，减少症状和急性加重次数，改善患者的生活质量。

## 一、物理治疗

物理治疗可促进呼吸道分泌物排出，提高通气的有效性，维持或改善运动耐力，缓解气短、胸痛症状。

### （一）排痰

有效清除气道分泌物是支气管扩张症患者长期治疗的重要环节，特别是对于慢性咳痰和/或高分辨率 CT 表现为黏液阻塞者，痰量不多的支气管扩张症患者也应学习排痰技术，以备急性加重时应用。常用排痰技术包括：①体位引流。采用适当的体位，依靠重力的作用促进某一肺叶或肺段中分泌物的引流。一项随机对照研究结果证实，主动呼吸训练联合体位引流效果优于坐位主动呼吸训练。胸部 CT 结果有助于选择合适的体位。治疗时可能需要采取多种体位，患者容易疲劳，每天多次治疗一般不易耐受，通常对氧合状态和心率无不良影响，体位引流应在饭前或饭后 1～2 小时内进行。禁忌证包括无法耐受所需的体位、无力排出分泌物、抗凝治疗、胸廓或脊柱骨折、近期大咯血和严重骨质疏松者。②震动拍击。腕部屈曲，手呈碗形在胸部拍打或使用机械振动器使聚积的分泌物易于咳出或引流，可与体位引流配合应用。③主动呼吸训练。支气管扩张症患者应练习主动呼吸训练以促进排痰。④辅助排痰技术。包括气道湿化（清水雾化）、雾化吸入盐水、短时雾化吸入高张盐水、雾化吸入特布他林和无创通气；祛痰治疗前雾化吸入灭菌用水、生理盐水或临时吸入高张盐水并预先吸入 $\beta_2$ 受体激动剂，可提高祛痰效果。喘憋患者进行体位引流时可联合应用无创通气，首次吸入高张盐水时，应在吸入前和吸入后 5 分钟测定 FEV 或呼气峰流速，以评估有无气道痉挛，气道高反应性患者吸入高张盐水前应预先应用支气管舒张剂。⑤其他。正压呼气装置通过呼气时产生震荡性正压，防止气道过早闭合，有助于痰液排出，也可采用胸壁高频震荡技术等。患者可根据自身情况选择单独或联合应用上述祛痰技术，每天 1～2 次，每次持续时间不应超过 20～30 分钟，急性加重期

可酌情调整持续时间和频度。

### （二）吸气肌训练

适用于合并呼吸困难且影响到日常活动的患者。两项小规模随机对照研究结果表明，与无干预组相比，吸气肌训练可显著改善患者的运动耐力和生活质量。

## 二、抗菌药物治疗

支气管扩张症患者出现急性加重合并症状恶化，即咳嗽、痰量增加或性质改变、脓痰增加和/或喘息、气急、咯血及发热等全身症状时，应考虑应用抗菌药物。仅有黏液脓性或脓性痰液或仅痰培养阳性，不是应用抗菌药物的指征。

支气管扩张症患者急性加重时的微生物学研究资料很少，估计急性加重一般是由定植菌群引起的，60%～80% 的稳定期支气管扩张症患者存在潜在致病菌的定植，最常分离出的细菌为流感嗜血杆菌和铜绿假单胞菌。其他革兰氏阳性菌如肺炎链球菌和金黄色葡萄球菌也可定植于患者的下呼吸道。应对支气管扩张症患者定期进行支气管细菌定植状况的评估。痰培养和经支气管镜检查均可用于评估支气管扩张症患者的细菌定植状态，二者的评估效果相当。

许多支气管扩张症患者频繁应用抗菌药物，易造成细菌对抗菌药物耐药，且支气管扩张症患者气道细菌定植部位易于形成生物被膜，阻止药物渗透，因此推荐对大多数患者进行痰培养。急性加重期开始抗菌药物治疗前应送痰培养，在等待培养结果时即应开始经验性抗菌药物治疗。急性加重期初始经验性治疗应针对这些定植菌，根据有无铜绿假单胞菌感染的危险因素：①近期住院；②频繁（每年 4 次以上）或近期（3 个月以内）应用抗生素；③重度气流阻塞（FEV < 30）；④口服糖皮质激素（最近 2 周每天口服泼尼松 > 2 周），至少符合 4 条中的 2 条及既往细菌培养结果选择抗菌药物。无铜绿假单胞菌感染高危因素的患者应立即经验性使用对流感嗜血杆菌有活性的抗菌药物。对有铜绿假单胞菌感染高危因素的患者，应选择有抗铜绿假单胞菌活性的抗菌药物，还应根据当地药敏试验的监测结果调整用药，并尽可能应用支气管穿透性好且可降低细菌负荷的药物。应及时根据病原体检测及药敏试验结果和治

疗反应调整抗菌药物治疗方案,若存在一种以上的病原菌,应尽可能选择能覆盖所有致病菌的抗菌药物。临床疗效欠佳时,需根据药敏试验结果调整抗菌药物,并即刻重新送检痰培养。若因耐药无法单用一种药物,可联合用药,但没有证据表明两种抗菌药物联合治疗对铜绿假单胞菌引起的支气管扩张症急性加重有益。急性加重期不需常规使用抗病毒药物。采用抗菌药物轮换策略有助于减轻细菌耐药,但目前尚无临床证据支持其常规应用。

急性加重期抗菌药物治疗的最佳疗程尚不确定,建议所有急性加重治疗疗程均为 14 天左右。支气管扩张症稳定期患者长期口服或吸入抗菌药物的效果及其对细菌耐药的影响尚需进一步研究。

### 三、咯血的治疗

#### (一)大咯血的紧急处理

大咯血是支气管扩张症致命的并发症,一次咯血量超过 200mL 或 24 小时咯血量超过 500mL 为大咯血,严重时可导致窒息。预防咯血窒息应视为大咯血治疗的首要措施,大咯血时首先应保证气道通畅,行心电血氧饱和度监测,鼻导管给氧改善氧合状态,以及稳定血流动力学状态。咯血量少时应安抚患者,缓解其紧张情绪,嘱其患侧卧位休息。出现窒息时采取头低足高 45° 的俯卧位,用手取出患者口中的血块,轻拍健侧背部促进气管内的血液排出。若采取上述措施无效时,应迅速进行气管插管,必要时行气管切开。

#### (二)药物治疗

1. **垂体后叶素** 疗效迅速而显著,一般静脉注射后 3~5 分钟起效,维持 20~30 分钟。其可使肺循环压力降低,肺小动脉收缩而利于血凝块形成,为治疗大咯血的首选药物,大咯血时以垂体后叶素 5~10U 加入 5% 葡萄糖溶液 20~40mL 缓慢静脉注射(10~15 分钟);咯血持续者可以垂体后叶素 10~20U 加入 5% 葡萄糖溶液 500mL 缓慢静脉滴注。支气管扩张伴有冠状动脉粥样硬化性心脏病、高血压、肺源性心脏病、心力衰竭和孕妇均忌用。垂体后叶素可以收缩冠状动脉引起冠状动脉血流减少,可与硝酸甘油合用对抗冠脉的收缩效应,预防心血管事件的发生。

2. **促凝血药** 为常用的止血药物,可酌情选用抗纤维蛋白溶解药物,如氨基己酸或氨甲苯酸,或增加毛细血管抵抗力和血小板功能的药物如酚磺乙胺,还可给予血凝酶 1~2kU 静脉注射。

3. **其他药物** 如普鲁片因、酚妥拉明。

#### (三)介入治疗或外科手术治疗

支气管动脉栓塞术和 / 或手术是大咯血的一线治疗方法。

1. **支气管动脉栓塞术** 对药物治疗无效且不能手术治疗的患者是可选择的治疗方法之一。经支气管动脉造影向病变血管内注入可吸收的明胶海绵行栓塞治疗以达到止血的目的,对大咯血的治愈率为 90% 左右,随访 1 年未复发的患者可达 70%。对于肺结核导致的大咯血,支气管动脉栓塞术后 2 周咯血的缓解率为 93%,术后 1 年为 51%,2 年为 39%,最常见的并发症为胸痛(34.5%),脊髓损伤发生率及致死率低。

2. **经气管镜止血** 大量咯血不止者,可经气管镜确定出血部位后,用浸有稀释肾上腺素的海绵压迫或填塞于出血部位止血,或在局部应用凝血酶或气囊压迫控制出血。

3. **手术** 反复大咯血用上述方法无效、对侧肺无活动性病变且肺功能储备尚佳又无手术禁忌证者,可在明确出血部位的情况下考虑肺段或肺叶切除。

### 四、非抗菌药物治疗

#### (一)黏液溶解剂

气道黏液高分泌及黏液清除障碍导致黏液潴留是支气管扩张症的特征性改变。吸入高渗药物如高张盐水可增强理疗效果,短期吸入甘露醇则未见明显疗效。急性加重时应用溴己新可促进痰液排出,羟甲半胱氨酸可改善气体陷闭。成人支气管扩张症患者不推荐吸入重组人 DNA 酶。

#### (二)支气管舒张剂

由于支气管扩张症患者常常合并气流阻塞及气道高反应性,因此经常使用支气管舒张剂改善气流受限并帮助分泌物的清除,但目前无确切依据。合并气流阻塞的患者应进行支气管舒张试验评价气道对 $\beta_2$ 受体激动剂或抗胆碱能药物的反应性,以指导治疗;不推荐常规应用甲基黄嘌呤类药物。

### （三）吸入糖皮质激素型

吸入激素可拮抗气道慢性炎症，少数随机对照研究结果显示，吸入激素可减少排痰量，改善生活质量，有铜绿假单胞菌定植者改善更明显，但对肺功能及急性加重次数并无影响。目前证据不支持常规使用吸入性激素治疗支气管扩张（合并支气管哮喘者除外）。

### 五、手术及并发症的处理

#### （一）手术

目前大多数支气管扩张症患者应用抗菌药物治疗有效，不需要手术治疗。手术适应证包括：①积极药物治疗仍难以控制症状者；②大咯血危及生命或经药物、介入治疗无效者；③局限性支气管扩张，术后最好能保留 10 个以上肺段。手术的相对禁忌证为非柱状支气管扩张、痰培养铜绿假单胞菌阳性、切除术后残余病变及非局灶性病变。术后并发症的发生率为 10%～19%，老年人并发症的发生率更高，术后病死率＜5%。

#### （二）无创通气

无创通气可改善部分合并慢性呼吸衰竭的支气管扩张症患者的生活质量。长期无创通气治疗可缩短部分患者的住院时间，但尚无确切证据证实其对病死率有影响。

### 六、患者教育及管理

患者教育及管理是支气管扩张症治疗的重要环节。对于支气管扩张症患者，教育的主要内容是使其了解支气管扩张的特征并及早发现急性加重，应当提供书面材料向患者解释感染在支气管扩张症急性加重中的作用；病因明确者应向其解释基础疾病及其治疗方法，还应向其介绍支气管扩张症治疗的主要手段，包括排痰技术、药物治疗及控制感染，帮助其及时识别急性加重并及早就医，不建议患者自行服用抗菌药物，还应向其解释痰检的重要性，制订个性化的随访及监测方案。

## 第五节 预防与展望

儿童时期下呼吸道感染及肺结核是我国支气管扩张症最常见的病因，因此应积极防治儿童时期下呼吸道感染，接种麻疹、百日咳疫苗，预防、治疗肺结核。免疫球蛋白缺乏者推荐定期应用免疫球蛋白（每月静脉注射丙种球蛋白 500mg/kg）可预防反复感染。一项随机对照研究结果表明，注射肺炎疫苗可减少急性加重次数，推荐注射多价肺炎疫苗，每年注射流感疫苗预防流感所致的继发性肺部感染。支气管扩张症患者应戒烟，可使用一些免疫调节剂，如卡介菌多糖核酸等，增强抵抗力，有助于减少呼吸道感染和预防支气管扩张症急性发作。

目前支气管扩张症的社会关注度及临床重视程度远不如支气管哮喘、慢性阻塞性肺疾病等其他肺部疾病，但其患病率仍相对较高，为社会带来了巨大的经济及医疗负担，需要高度关注和推进支气管扩张症的相关基础和临床研究，更科学地管理我国支气管扩张症患者，降低急性发作频次，减少未来并发症发生的风险。

（蒋龙元）

## 参 考 文 献

[1] Hill AT，Sullivan AL，Chalmers JD，et al. British Thoracic Society Guideline for bronchiectasis in adults[J]. Thorax，2019，74（Suppl 1）：1-69.

[2] Maeve P Smith. Diagnosis and management of bronchiectasis[J]. CMAJ，2017，189：E828-E835.

[3] 成人支气管扩张症诊治专家共识编写组. 成人支气管扩张症诊治专家共识 [J]. 中华结核和呼吸杂志，2012，35（7）：485-492.

[4] Qi Q，Wang W，Li T，et al. A etiology and clinical characteristics of patients with brochiectasis in a Chinese Han population: A prospective study[J]. Respirology，2015，20（6）：917-924.

# 第四十七章 肺 炎

肺炎(pneumonia):指终末气道、肺泡和肺间质的炎症,可由病原微生物、理化因素、免疫损伤、过敏及药物所致。细菌性肺炎是最常见的肺炎,也是最常见的感染性疾病之一。

社区获得性肺炎(community acquired pneumonia,CAP):指在医院外罹患的感染性肺炎,包括具有明确潜伏期的病原体感染而在入院后平均潜伏期内发病的肺炎。其重症者称为重症社区获得性肺炎(severe community acquired pneumonia,SCAP)。社区获得性肺炎也是急诊留观、急诊住院包括收入 ICU 患者的最主要疾病之一。

医院获得性肺炎(hospital acquired pneumonia,HAP):指患者入院时不存在,也不处于感染潜伏期内,而于入院 48 小时后在医院发生的肺炎,其重症者称为重症医院获得性肺炎(severe hospital acquired pneumonia,SHAP)。

大叶性(肺泡性)肺炎:病原体先在肺泡引起炎症,经肺泡间孔(Cohn 孔)向其他肺泡扩散,致使部分肺段或整个肺段、肺叶发生炎症。X 线影像显示肺叶或肺段的实变阴影。

小叶性(支气管性)肺炎:病原体经支气管入侵,引起细支气管、终末细支气管及肺泡的炎症,常继发于其他疾病,如支气管炎、支气管扩张、上呼吸道病毒感染和长期卧床的危重患者。X 线影像显示为沿着肺纹理分布的不规则斑片状阴影,边缘密度浅而模糊,无实变征象,肺下叶常受累。

间质性肺炎:以肺间质为主的炎症,累及支气管壁和支气管周围组织,有肺泡壁增生及间质水肿,因病变仅在肺间质,故呼吸道症状较轻,病变广泛则呼吸困难明显。X 线影像表现为一侧或双侧肺下部不规则阴影,可呈磨玻璃状、网格状,其间可有小片肺不张阴影。

## 第一节 肺炎相关的诊断标准

肺炎具备表 6-47-1 前 4 项中的任何 1 项加上第 5 项,并除外肺结核、肺部肿瘤、非感染性肺间质性疾病、肺水肿、肺不张、肺栓塞、肺嗜酸性粒细胞浸润症、肺血管炎等即可诊断。

重症肺炎(severe pneumonia,SP):在国内外无统一的界定标准。主要是致病微生物造成脓毒症,导致其他两个以上脏器出现功能不全或衰竭(原有器官有基础损害,之后出现新的损害,形成功能不全或衰竭)。目前国内多采用美国感染疾病学会/美国胸科学会(IDSA/ATS)制定的重症肺炎判定标准,包括 2 项主要标准和 9 项次要标准。

表 6-47-1 肺炎诊断标准

| | |
|---|---|
| ① | 新近出现的咳嗽、咳痰或原有呼吸道症状加重,出现脓性痰,伴或不伴胸痛 |
| ② | 发热 |
| ③ | 肺实变体征和/或湿啰音 |
| ④ | 外周血白细胞计数(WBC)$>10\times10^9$/L 或 $<4\times10^9$/L,伴或不伴核左移 |
| ⑤ | 胸部影像学检查显示新出现片状、斑片状浸润性阴影或间质性改变,伴或不伴胸腔积液 |

表 6-47-2 美国感染疾病学会/美国胸科学会制定的重症肺炎诊断标准

| | |
|---|---|
| 主要标准 | ①须使用有创机械通气<br>②感染性休克,须使用血管升压类药物 |
| 次要标准 | ①呼吸频率(RR)≥30 次/min<br>②氧合指数(PaO₂)≤250<br>③多肺段浸润<br>④意识模糊/定向障碍<br>⑤尿毒血症(BUN≥20mg/dL 或 7mmol/L)<br>⑥白细胞减少(WBC<4 000/mm³)<br>⑦血小板减少(PLT<100 000/mm³)<br>⑧低体温(深部温度<36℃)<br>⑨低血压,须进行积极的液体复苏 |

符合下列 1 项主要标准或≥3 项次要标准者即可诊断（表 6-47-2）。在 1997 年《新英格兰医学杂志》提出的肺炎严重度评分（PSI）提出 4 级和 5 级考虑为 SCAP（表 6-47-3）。英国胸科协会 BTSI 刊指南提出将 CURB-65 评分 3 分以上者视为重症（表 6-47-4）。

美国 IDSA/ATS 指南推荐，对于重症肺炎患者，需要收入 ICU 治疗，且重症肺炎患者多引起脏器功能不全，故亦须对重症患者进行脏器功能评估以提供客观、量化的指标指导临床诊治及判断预后。临床使用最为广泛的是多器官功能障碍综合征（MODS）评分（表 6-47-5）、序贯性器官功能衰竭（SOFA）评分（表 6-47-6）和急性生理与慢性健康状况评分系统（APACHE Ⅱ评分）（图 6-47-1）。

表 6-47-3 肺炎严重程度评分（PSI）

| 预测指标和计算方法 | 风险分层 |
| --- | --- |
| 年龄（女性 -10）+ 所有危险因素得分总和<br>①居住在养老院（+10）<br>②基础疾病：肿瘤（+30）；肝病（+20）；充血性心力衰竭（+10）；脑血管疾病（+10）；肾病（+10）<br>③体征：精神状态改变（+20）；心率 >125 次 /min（+20）；呼吸频率 >30 次 /min（+20）；收缩压 <90mmHg（+15）；体温 <35℃或 >40℃（+10）<br>④实验室检查：动脉血 pH<7.35（+30）；血 BUN>30mg/dL（+20）；血钠 <130mmol/L（+20）；血糖 >14mmol/L（+10）；HCT<30%（+10）；$PaO_2$<60mmHg（+10）<br>⑤胸部影像：胸腔积液（+10） | 评估死亡风险<br>低危：Ⅰ级（<50 岁，无基础疾病）、Ⅱ级（≤70 分）和Ⅲ级（71～90 分）<br>中危：Ⅳ级（91～130 分）<br>高危：Ⅴ级（>130 分） |

表 6-47-4 肺炎严重程度评分——CURB-65 评分

| 预测指标和计算方法 | 风险分层 |
| --- | --- |
| 共五项指标，满足 1 项得 1 分：<br>①意识障碍（confusion）<br>② BUN>7mmol/L<br>③呼吸频率（RR）≥30 次 /min<br>④收缩压（SBP）<90mmHg 或舒张压（DBP）≤60mmHg<br>⑤年龄≥65 岁 | 评估死亡风险：<br>低危：0～1 分<br>中危：2 分<br>高危：3～5 分 |

表 6-47-5 MODS 诊断标准

| 项目 | 条件 | 诊断条件 |
| --- | --- | --- |
| 心血管功能障碍诊断标准 | a. 收缩压 <90mmHg（1mmHg=0.133kPa）<br>b. 平均动脉压（MAP）<70mmHg<br>c. 发生休克、室性心动过速（室速）或心室纤颤（室颤）等严重心律失常、心肌梗死 | 具备 a、b、c 3 项之一，即可诊断 |
| 呼吸系统功能障碍诊断标准 | 氧合指数（$PaO_2/FiO_2$）<300mmHg | 具备即可诊断 |
| 中枢神经系统功能障碍诊断标准 | a. 意识出现淡漠或躁动、嗜睡、浅昏迷、深昏迷<br>b. 格拉斯哥昏迷指数（GCS）≤14 | 具备 a、b 2 项之一，即可诊断 |
| 凝血系统功能障碍诊断标准 | a. 血小板计数（PLT）<100×10⁹/L<br>b. 凝血时间（CT）、活化部分凝血酶原时间（APTT）、凝血酶原时间（PT）、3P 试验阳性 | 具备 a、b 2 项之一，即可诊断 |
| 肝脏系统功能障碍诊断标准 | a. 总胆红素（TBil）>20.5μmol/L<br>b. 血白蛋白（ALB）<28g/L | 具备 a、b 2 项之一，即可诊断 |
| 肾脏系统功能障碍诊断标准 | a. 血清肌酐（SCr）<123.76μmol/L<br>b. 尿量 <500mL/24h | 具备 a、b 2 项之一，即可诊断 |
| 胃肠系统功能障碍诊断标准 | a. 肠鸣音减弱或消失<br>b. 胃引流液、便潜血阳性或出现黑便、呕血<br>c. 腹内压（膀胱内压）≥11cmH₂O（1cmH₂O=0.098kPa） | 具备 a、b、c 3 项之一，即可诊断 |

表 6-47-6 SOFA 评分

| 器官系统 | 变量 | 0分 | 1分 | 2分 | 3分 | 4分 |
|---|---|---|---|---|---|---|
| 呼吸系统 | $PaO_2/FiO_2$(mmHg) | ≥400 | <400 | <300 | <200 on MV | <100 on MV |
| | 呼吸支持 | | | | 是 | 是 |
| 血液系统 | 血小板（$10^9$/L） | ≥150 | <150 | <100 | <50 | <20 |
| 肝脏 | 胆红素（μmol/L） | <20.5 | 20.6～34.1 | 34.2～102.5 | 102.6～205.1 | >205.2 |
| 心血管系统 | MAP（mmHg） | ≥70 | <70 | | | |
| | 多巴胺[μg/(kg·min)] | | | ≤5 | >5 | >15 |
| | 多巴酚丁胺[μg/(kg·min)] | | | 任何剂量 | | |
| | 肾上腺素/去甲肾上腺素[μg/(kg·min)] | | | | ≤0.1 | >0.1 |
| 中枢神经系统 | 格拉斯哥昏迷评分 | 15 | 13～14 | 10～12 | 6～9 | <6 |
| 肾脏 | 肌酐（μmol/L） | <106 | 106～176 | 177～308 | 309～442 | >442 |
| | 尿量（mL/d） | | | | <500 | <200 |

A=APS评分

| 生理学指标 | 高于正常范围 | | | | 0 | 低于正常范围 | | | |
|---|---|---|---|---|---|---|---|---|---|
| | +4 | +3 | +2 | +1 | | +1 | +2 | +3 | +4 |
| 肛温（℃） | ≥41 | 39~40.9 | | 38.5~38.9 | 36~38.4 | 34~35.9 | 32~33.9 | 30~31.9 | ≤29.9 |
| MAP（mmHg） | ≥180 | 130~159 | 110~129 | | 70~109 | | 50~69 | | ≤49 |
| 心室率（次/min） | ≥180 | 140~179 | 110~139 | | 70~109 | | 55~69 | 40~54 | ≤39 |
| 呼吸频率（次/min） | ≥50 | 35~49 | | 25~34 | 12~24 | 10~11 | 6~9 | | <5 |
| 氧合指数 A-aDO₂（FiO₂≥0.5） | ≥500 | 350~499 | 200~349 | | <200 | | | | |
| 氧合指数 PaO₂（FiO₂<0.5） | | | | | >70 | 61~70 | | 55~60 | <54 |
| pH | ≥7.7 | 7.6~7.69 | | 7.5~7.59 | 7.33~7.49 | | 7.25~7.32 | 7.15~7.24 | <7.15 |
| [Na⁺]（mmol/L） | ≥180 | 160~179 | 155~159 | 150~154 | 130~149 | | 120~129 | 111~119 | <110 |
| [K⁺]（mmol/L） | ≥7 | 6~6.9 | | 5.5~5.9 | 3.5~5.4 | 3~3.4 | 2.5~2.9 | | <2.5 |
| Cr（mg/L）（急性肾衰时评分加倍） | ≥3.5 | 2~3.4 | 1.5~1.9 | | 0.6~1.4 | | <0.6 | | |
| HCT（%） | ≥60 | | 50~59.9 | 46~49.9 | 30~45.9 | | 20~29.9 | | <20 |
| WBC（×$10^9$/L） | ≥40 | | 20~39.9 | 15~19.9 | 3~14.9 | | 1~2.9 | | <1 |
| 15−GCS | | | | | | | | | |
| 急性生理学评分（APS）=上述12项生理指标评分之和 | | | | | | | | | |
| 静脉血HCO₃⁻（mmol/L，用于无血气结果时） | ≥52 | 41~51.9 | | 32~40.9 | 22~31.9 | | 18~21.9 | 15~17.9 | <15 |
| BUN（无Cr时）mg/dl | ≥81 | 51~80 | 21~50 | | 8~20 | | <8 | | |

注：A-aDO₂=FiO₂×（PB-PH₂O）-PaCO₂/RQ-PaO₂

**B=年龄评分**

| 年龄 | ≤44 | 45~54 | 55~64 | 65~74 | ≥75 |
|---|---|---|---|---|---|
| 评分 | 0 | 2 | 3 | 5 | 6 |

**C=慢性健康状况评分**

如果患者有严重的器官系统功能不全病史或免疫抑制，应如下评分：
①非手术或急诊手术后患者：5分；②择期术后患者：2分。
定义：器官功能不全和免疫功能抑制状态必须在此次入院前即有明显表现，并符合下列标准：
心血管系统：纽约心脏协会心功能第四级。
呼吸系统：慢性限制性、阻塞性或血管性疾病导致的严重活动受限，如不能上楼或从事家务劳动；或明确的慢性缺氧、高碳酸血症、继发性红细胞增多症、严重肺动脉高压（>40mmHg），或呼吸机依赖。
肝脏：活检证实肝硬化，明确的门脉高压，既往由门脉高压造成的上消化道出血，或既往发生过肝脏功能衰竭/肝性脑病/昏迷。
免疫功能抑制：患者接受的治疗能抑制对感染的耐受性，如免疫抑制治疗、化疗、放疗、长期或最近大剂量类固醇治疗，或患有足以抑制对感染耐受性的疾病，如白血病、淋巴瘤。
肾脏：接受长期透析治疗

图 6-47-1 APACHE Ⅱ评分

## 第二节　肺炎相关辅助检查

### 一、实验室检查

#### （一）血、尿、便常规

1. **血常规**　重点关注 WBC 及其分类，红细胞（RBC）、血红蛋白（Hb）及红细胞压积（HCT）、血小板（PLT）。目的：①了解感染严重程度；②指导液体复苏。其中血小板进行性下降多提示预后不良。

2. **尿常规**　重点关注尿 pH 值、尿比重（SG）、WBC、RBC、亚硝酸盐和酮体。目的：①除外有无泌尿系感染；②了解酸碱度及尿液浓缩情况以辅助液体治疗。

3. **便常规**　重点关注便潜血试验。目的：警惕并发消化道出血和胃肠功能衰竭等情况。

#### （二）生化检查

包括乳酸、肝功能（转氨酶、胆红素、白球比）、肾功能（肌酐、尿素氮）、血糖、电解质、白蛋白等监测指标。

1. **乳酸**　乳酸≥4mmol/L 多提示预后不良，而乳酸持续增高较单次测定值更能反映预后，建议连续监测。

2. **动脉血气分析**　重点关注 pH、$PaO_2$、$PaCO_2$、BE、$HCO_3^-$。意义：①维持机体酸碱平衡；②改善缺氧、纠正 $CO_2$ 潴留；③协助机械通气患者呼吸机参数调整。

3. **凝血功能**　重点关注凝血四项和 D- 二聚体。目的：重症感染及其炎症反应可导致凝血功能障碍、血栓形成及出血风险，严重者可引起弥散性血管内凝血（DIC）的发生。

4. **C 反应蛋白（CRP）**　可以较好地反映机体的急性炎症状态，敏感性高。但对感染或非感染性疾病的鉴别缺乏足够的特异性，也不能用于细菌性感染和病毒性感染之间的鉴别。CRP>10mg/L 提示急性炎症反应，可以用于病情评估和预后判断。

5. **降钙素原（PCT）**　PCT 是细菌感染早期的一个诊断指标，并与感染的严重程度和预后密切相关。显著升高的 PCT（正常参考值 <0.05μg/L）对全身重度感染性疾病具有较好的特异性，可作为重度感染的早期预测指标。（表 6-47-7）

表 6-47-7　PCT 对临床抗菌药物治疗指导意义

| PCT（μg/L） | 抗菌药物使用及死亡风险 |
| --- | --- |
| ≤0.25 | 可不使用抗菌药物进行治疗 |
| 0.25～0.5 | 考虑可能存在局部感染，建议查找感染源并复查，可以使用抗菌药物治疗 |
| ≥0.5 | 强烈考虑存在细菌感染和全身炎症反应，必须遵循抗菌药物的使用方法及原则进行治疗 |
| 2～10 | 提示脓毒症发生可能，需每天复查并评估目前脓毒症治疗方案 |
| ≥10 | 提示严重脓毒症发生可能，死亡风险高 |

#### （三）病原学检查

1. **微生物标本检测**　在抗菌药物使用前，同时进行常规血培养和呼吸道标本的病原学检查（痰涂片及痰培养）。凡合并胸腔积液并能够进行穿刺者，均应进行胸水病原检测，插管患者可进行抽吸物培养。（表 6-47-8、表 6-47-9）

2. **痰标本要求**　①采集：尽量在抗菌药物治疗前采集标本。嘱患者先行漱口，并指导或辅助其深咳嗽，留取脓性痰送检。无痰患者检查分枝杆菌和肺孢子菌可用高渗盐水雾化吸入导痰。真菌和分枝杆菌检查应收集 3 次清晨痰标本。②送检：尽快送检，不得超过 2 小时。延迟送检或待处理标本置于 4℃保存，保存的标本应在 24 小时内处理。③实验室处理：挑取脓性部分涂片作革兰氏染色，镜检筛选、合格标本（鳞状上皮细胞 <10 个 / 低倍视野，多核白细胞 >25 个 / 低倍视野，或二者比例 <1:2.5）。

3. **血培养标本要求**　①采集：尽量在抗菌药物治疗前采集，避免在静脉滴注抗菌药物的静脉处采血，不应从留置静脉或动脉导管取血。以正在畏寒、寒战前 0.5 小时为佳或停用抗菌药物 24 小时后。每例患者采血 2 次 /d，间隔 0.5～1.0 小时；必要时次日再做血培养 2 次。采血量要足够，培养基与血液之比 10:1 为宜。②送检：采血后应立即送检（最好 2 小时之内），室温下保存标本。血培养出现阳性结果即考虑有临床意义（除外污染）。

4. **肺泡灌洗**　有条件的医院还可以用肺泡灌洗液（BALF）进行涂片、培养及分子学诊断。

对于厌氧菌、肺孢子菌,采用支气管 BALF 标本进行检查的阳性率可能更高。

**5. 胸腔积液** 肺炎合并胸腔积液时,可行胸腔穿刺抽液送常规、生化、涂片(革兰氏染色、抗酸染色)、培养等检测。

**6. 病毒分离** 从呼吸道样本中分离出流感病毒为流感实验室检测的"金标准"。

**7. 肺炎支原体( MP )分离** MP 分离培养法一直被认为是 MP 感染诊断的"金标准"。快速培养法是近年来兴起的一种检测手段,利用 MP 生长代谢的酸性产物使培养基液体中指示剂颜色发生改变来判断 MP 生长。24~48 小时即可出结果,但对于真菌及耐药菌而言,易有假阳性出现。

**8. 真菌的微生物标本及检测** 标本应为新鲜、合格标本。其检测手段包括真菌涂片、培养技术。气道分泌物(包括经口、气管插管、支气管肺泡灌洗、保护性标本刷等手段获取的标本)直接镜检,细胞学检查有无菌丝、孢子并进行真菌培养。

**(四)尿检及血清学检测**

**1. 尿检** 推荐 CURB-65 评分 2 分以上肺炎均需进行肺炎链球菌尿抗原检测,3~5 分患者均需进行军团菌尿抗原检测。推荐所有重症肺炎患者检测军团菌尿抗原。国内临床上多应用血清抗体检测法检测军团菌,由于军团菌抗体通常在发病 2~3 周才产生,且 20%~30% 的患者不产生抗体,故尿抗原检测法是诊断军团菌肺炎的一线方法,有助于早期诊断。

**2. 血清学抗体检测** 采集间隔 2~4 周急性期及恢复期的双份血清标本,特异性 IgM 升高对诊断有参考价值,特异性抗体水平恢复期比急性期有 4 倍或以上升高有回顾性诊断意义。主要用于非典型病原体抗体(军团菌、肺炎支原体及肺炎衣原体)或呼吸道病毒特异性抗体滴度的测定。

**3. 血清学抗原检测** 病毒抗原检测:可作为早期快速诊断的初筛方法,快速抗原检测方法可采用免疫荧光的方法,检测呼吸道样本(咽拭子、鼻拭子、鼻咽或气管抽取物中的黏膜上皮细胞),使用单克隆抗体来区分甲、乙型流感,一般可在数小时获得结果。对快速检测结果的解释应结合患者的流行病史和临床症状综合考虑:在非流行期,阳性筛查结果有可能是假阳性;在流行期,阴性的筛选检测结果可能是假阴性;这两种情况均应考虑使用 RT-PCR 或病毒分离培养做进一步确认。

表 6-47-8 检测结果诊断意义的判断

| 检测结果 | 意义 |
|---|---|
| ①血或胸腔积液培养到病原菌 | 确定感染 |
| ②经纤维支气管镜或人工气道吸引的标本培养的病原菌浓度≥$10^5$CFU/mL(半定量培养 ++),BALF 标本≥$10^4$CFU/mL(+~++),防污染毛刷或防污染 BALF 标本≥$10^3$CFU/mL(+) | |
| ③呼吸道标本培养到肺炎支原体、肺炎衣原体、嗜肺军团菌 | |
| ④血清肺炎支原体、肺炎衣原体、嗜肺军团菌抗体滴度呈 4 倍或 4 倍以上变化(增高或降低),同时肺炎支原体抗体滴度(补体结合试验)≥1:64,肺炎衣原体抗体滴度(微量免疫荧光试验)≥1:32,嗜肺军团菌抗体滴度(间接荧光抗体法)≥1:128 | |
| ⑤嗜肺军团菌 I 型尿抗原检测(酶联免疫测定法)阳性 | |
| ⑥血清流感病毒、呼吸道合胞病毒等抗体滴度呈 4 倍或 4 倍以上变化(增高或降低) | |
| ⑦肺炎链球菌尿抗原检测(免疫层析法)阳性(儿童除外) | |
| ①合格痰标本培养优势菌中度以上生长(≥+++) | 有意义 |
| ②合格痰标本细菌少量生长,但与涂片镜检结果一致(肺炎链球菌、流感嗜血杆菌、卡他莫拉菌) | |
| ③3 天内多次培养到相同细菌 | |
| ④血清肺炎衣原体 IgG 抗体滴度≥1:512 或 IgM 抗体滴度≥1:16(微量免疫荧光法) | |
| ⑤血清嗜肺军团菌试管凝集试验抗体滴度升高达 1:320 或间接荧光试验抗体≥1:1 024 | |
| ①痰培养有上呼吸道正常菌群的细菌(如草绿色链球菌、表皮葡萄球菌、非致病奈瑟菌、类白喉杆菌) | 无意义 |
| ②痰培养为多种病原菌呈少量(<+++)生长 | |
| ③不符合确定、有意义中的任何 1 项 | |

表6-47-9 CAP特定临床情况下建议进行的病原学检查

| 临床情况 | 痰涂片及培养^a | 血培养^b | 胸腔积液培养 | 支原体/衣原体/军团菌筛查^c | 呼吸道病毒筛查^d | LP1尿抗原^e | SP抗原^f | 真菌抗原 | 结核筛查^g |
|---|---|---|---|---|---|---|---|---|---|
| 群聚性发病 | | | | √ | √ | √ | | | |
| 初始经验性治疗无效 | √ | √ | | √ | √ | √ | √ | | |
| 重症CAP | √ | √ | | √ | √ | √ | √ | | |
| 特殊影像学表现: | | | | | | | | | |
| ①坏死性肺炎合并空洞 | √ | √ | | | | | | √ | √ |
| ②合并胸腔积液 | √ | √ | √ | | | √ | √ | | |
| ③双肺多叶病灶 | √ | | | | | | | | |
| 基础疾病 | | | | | | | | | |
| ①合并慢阻肺 | √ | | | | | | | | |
| ②合并结构性肺病 | √ | | | | | | | | √ |
| ③免疫缺陷^h | √ | √ | | √ | | √ | √ | √ | √ |
| 发病前2周内外出旅游史^i | | | | | | | | | |

注：^a 可采用的标本除痰外，还包括气管内吸出物（endotracheal aspiration，ETA）、支气管肺泡灌洗液（bronchoalveolar lavage fluid，BALF）、防污染毛刷（protected specimen brush，PSB）等下呼吸道标本及组织活检标本；^b 血培养应包括需氧菌培养和厌氧菌培养；^c 支原体、衣原体和军团菌筛查项目为核酸及血清特异性抗体；^d 筛查项目为呼吸道病毒核酸、抗原或血清特异性抗体；^e LP1：嗜肺军团菌1型；^f SP：肺炎链球菌；^g 结核筛查首选痰涂片查抗酸杆菌，有条件者可进行痰分枝杆菌培养及核酸检测，免疫缺陷患者除应比较全面地进行表中所列的各项病原学检查外，还应进行人肺孢子菌、巨细胞病毒、非结核分枝杆菌等机会性感染的筛查；^h 涂片检查应包括涂片查细菌、真菌，痰培养应同时进行细菌和真菌培养；^i 有特殊疫区旅行史时，还应进行相应的呼吸道传染病筛查。

4. **真菌检测** G试验对除隐球菌和接合菌以外的侵袭性真菌感染的诊断有参考价值，血液标本G试验连续2次阳性具有参照意义。血液或支气管BALF隐球菌抗原阳性对于隐球菌感染具有诊断学意义。半乳甘露聚糖抗原对侵袭性曲霉感染的诊断有重要参考价值。血液标本GM试验（ELISA）连续2次吸光度指数GM I值>0.8或单次GM I值>1.5具有参照意义。

（五）核酸检测等分子诊断

1. **病毒核酸检测** 病毒PCR的敏感性和特异性较高，是流感病毒、禽流感病毒、鼻病毒、副流感病毒、偏肺病毒、冠状病毒、腺病毒及呼吸道合胞病毒等呼吸道病毒感染快速诊断的首选方法。以RT-PCR（最好采用RT-PCR）法检测呼吸道样本（咽拭子、鼻拭子、鼻咽或气管抽取物、痰）中的病毒核酸。病毒核酸检测的特异性和敏感性最好，且能快速区分病毒类型和亚型，一般能在4～6小时获得结果。

2. **支原体、衣原体核酸检测** 肺炎支原体、衣原体核酸检测已用于临床，可作为早期快速诊断的重要手段。

3. **结核分枝杆菌核酸检测** 结核分枝杆菌商业诊断产品已被WHO推荐用于肺内及肺外结核的检测。

**二、影像学检查**

肺炎患者应于入院时常规进行胸部正侧位X线检查，对于体位受限及不方便移动的患者可行床旁胸片检查。如条件许可，应进行胸部CT检查进一步了解肺部情况。

# 第三节 治 疗

## 一、监护

监护、密切观察患者病情变化：入院后行血常规、血培养、肝肾功能、动脉血气、电解质、血糖、胸片等检查。重症者连续监测心电、血压、血氧饱和度、体温、呼吸，复查血气；监测肝肾功能、血糖、电解质；行中心静脉压测定。记录 24 小时出入量。

## 二、氧疗

轻症者无须氧疗，重症者氧疗是综合治疗的有效措施之一。

### （一）氧疗浓度

一般慢性阻塞性肺疾病患者合并急性呼吸道感染的氧疗原则是持续低浓度控制给氧，浓度一般控制在 25%～33%。但对于无基础肺病或间质和肺血管病所致的急性呼吸道感染的重症患者，可予较高浓度氧气吸入，以尽快纠正缺氧。

### （二）给氧方法

鼻导管或鼻塞吸氧为最常用的、简单而安全的方法，注意吸入氧气的加温和湿化，还可根据患者的具体情况采用面罩给氧。

### （三）气管插管、机械通气

可以根据患者的情况适当镇静。及时留送深部痰培养。选择 SIMV 或 BIPAP 等通气模式。监测血气。根据血压和氧合情况选择合适的 PEEP。

## 三、急诊初始经验性抗感染治疗

### （一）门诊患者初始抗感染治疗方案

1. 既往健康，无耐药肺炎链球菌（DRSP）危险因素。给予如下方案：

方案 1：青霉素类，如青霉素、阿莫西林、阿莫西林 / 克拉维酸等。

方案 2：大环内酯类，如阿奇霉素、克拉霉素等。

方案 3：第一代或第二代头孢菌素类，口服制剂如头孢拉定、头孢呋辛等。

方案 4：呼吸喹诺酮类，如左氧氟沙星、莫西沙星等。

耐药肺炎链球菌（DRSP）感染的危险因素有：①年龄 >65 岁或 <2 岁；②应用抗生素，3 个月内曾用 β- 内酰胺类；③酗酒；④患有慢性内科疾病；⑤免疫抑制状态（疾病所致或使用免疫抑制剂治疗）；⑥接触过托幼中心的儿童。

2. 有基础疾病或近 3 年曾用抗生素，给予如下方案：

方案 1：青霉素类（如大剂量阿莫西林、大剂量阿莫西林 / 克拉维酸、氨苄西林 / 舒巴坦等）联合大环内酯类（如阿奇霉素、克拉霉素等）。

方案 2：头孢菌素类（如头孢呋辛、头孢地尼、头孢泊肟、头孢丙烯等）联合大环内酯类（如阿奇霉素、克拉霉素等）。

方案 3：呼吸喹诺酮类（如左氧氟沙星、莫西沙星等）。

基础疾病包括：①慢性心、肺、肝、肾疾病；②糖尿病；③酗酒；④恶性肿瘤；⑤脾脏缺如；⑥免疫抑制；⑦3 个月内应用过抗生素。

对大环内酯类高度耐药肺炎链球菌发生率较高的区域，门诊患者应按有基础疾病的门诊治疗方案：单独应用呼吸氟喹诺酮类或 β- 内酰胺类联合大环内酯类。

### （二）住院患者初始抗感染治疗方案

1. 需住院而非 ICU 患者，应用如下方案：

方案 1：霉素类 /β- 内酰胺酶抑制剂（如大剂量阿莫西林 / 克拉维酸、氨苄西林 / 舒巴坦等）联合大环内酯类（如阿奇霉素、克拉霉素等）。

方案 2：头孢菌素类（如注射用头孢呋辛、头孢噻肟、头孢曲松等）联合大环内酯类（如阿奇霉素、克拉霉素等）。

方案 3：呼吸喹诺酮类（如左氧氟沙星、莫西沙星等）。

2. 入住 ICU 患者，需收住 ICU 的 CAP 均为重症患者，推荐联合用药方案。

（1）无铜绿假单胞菌感染危险因素：

方案 1：青霉素类 /β- 内酰胺酶抑制剂（如大剂量阿莫西林 / 克拉维酸、氨苄西林 / 舒巴坦等）联合大环内酯类（如阿奇霉素、克拉霉素等）或呼吸喹诺酮类（如左氧氟沙星、莫西沙星等）。

方案 2：头孢菌素类（如头孢噻肟、头孢曲松等）联合大环内酯类（如阿奇霉素、克拉霉素等）或呼吸喹诺酮类（如左氧氟沙星、莫西沙星等）。

方案3：厄他培南联合阿奇霉素。此方案适用于有多重耐药肠杆菌科细菌[如产超广谱 β- 内酰胺酶和 / 或 AMPc 酶（头孢菌素酶）] 和 / 或厌氧菌导致的严重 CAP。

（2）具有铜绿假单胞菌感染危险因素：

方案1：具有抗假单胞菌活性的 β- 内酰胺类联合环丙沙星或左氧氟沙星。

方案2：具有抗假单胞菌活性的 β- 内酰胺类联合氨基糖苷类和阿奇霉素。

方案3：具有抗假单胞菌活性的 β- 内酰胺类联合氨基糖苷类和环丙沙星或左氧氟沙星。

注：①具有抗假单胞菌活性的抗菌药物，包括头孢他啶、头孢哌酮 / 舒巴坦、哌拉西林 / 舒巴坦、头孢吡肟、亚胺培南和美罗培南；②其中兼具铜绿假单胞菌感染危险因素和高度耐药肺炎链球菌感染可能的重症 CAP 患者，推荐使用对于该 2 种细菌均具有良好活性的哌拉西林 / 他唑巴坦、头孢吡肟、亚胺培南和美罗培南；③铜绿假单胞菌感染的危险因素，包括结构性肺病（如支气管扩张、肺囊性纤维化及弥漫性泛细支气管炎等），长期气管切开和 / 或机械通气及肺炎发病前使用抗生素，皮质激素治疗，营养不良，长期住院，粒细胞缺乏发热合并肺部浸润影等。

高度怀疑社区获得性耐甲氧西林金黄色葡萄球菌（CA-MRSA）感染，可用万古霉素、特考拉宁或利奈唑胺。

（三）对于重症肺炎患者，强调联合、广谱、足量、有效使用抗生素

初始可给予 β- 内酰胺类联合阿奇霉素或氟喹诺酮类治疗；对于有铜绿假单胞菌危险因素的患者可予抗假单胞菌的 β- 内酰胺类联合阿奇霉素或 β- 内酰胺类联合氟喹诺酮类治疗。

## 四、目标性抗感染治疗

根据患者微生物的检测结果，选择有效、足量的抗生素治疗，并根据监测到的微生物结果降阶梯治疗。

## 五、糖皮质激素治疗

对于感染性休克患者，如果上述治疗无反应，可以考虑给予小剂量（应激剂量）糖皮质激素。指南推荐氢化可的松 200～300mg/d，使用不超过 7 天。

## 六、雾化、湿化治疗

由于呼吸道急慢性炎症气管分泌物较多，有时痰液黏稠不易咳出，加之支气管痉挛等因素存在，除保持呼吸道通畅之外，保持呼吸道充分湿化亦是提高抗感染治疗效果的重要措施之一。常用支气管扩张剂：$\beta_2$ 受体兴奋剂、茶碱类；肾上腺皮质激素：地塞米松、布地奈德等。

## 七、体位痰液引流

对于重症、体弱和昏迷患者，仰卧位会增加胃食管反流和误吸的危险，若无禁忌证（如血流动力学不稳定、颅内压低、颈椎或骨盆不稳定等），患者均宜采用半卧位。

## 八、对症处理

维持水电解质、酸碱平衡，营养支持。

## 九、全身支持疗法

保护重要脏器的功能，如对合并心力衰竭者予强心药、利尿药；合并肝衰竭者予保肝、人工肝等治疗；出现肾衰竭、高钾血症者予肾脏替代治疗，避免使用肾毒性药物。病情相对稳定后早期进行营养支持。

初始治疗后 48～72 小时，应对患者病情进行再次评估。有效治疗的反应主要表现为体温下降、呼吸道症状改善、白细胞计数恢复正常，而胸部病灶的吸收一般出现较迟。

（郭树彬）

# 参 考 文 献

[1] 中华医学会呼吸病学分会. 中国成人社区获得性肺炎诊断和治疗指南（2016 年版）[J]. 中华结核和呼吸杂志, 2016, 39（4）: 253-279.

[2] 中国医师协会急诊医师分会. 中国急诊重症肺炎临床实践专家共识 [J]. 中国急救医学, 2016, 36（2）: 97-107.

[3] 中国医师协会急诊医师分会. 急诊成人社区获得性肺炎诊治专家共识（一）[J]. 中国急救医学, 2011, 31（10）: 865-871.

[4] 中华医学会呼吸病学分会. 社区获得性肺炎诊断和治疗指南 [J]. 中华结核和呼吸杂志, 2006, 29（10）: 651-654.

# 第四十八章 慢性阻塞性肺疾病急性加重

## 第一节 概　　述

慢性阻塞性肺疾病（chronic obstructive pulmonary disease，COPD）简称慢阻肺，是一种常见的、可以预防和治疗的疾病，以持续呼吸症状和气流受限为特征，通常是由于明显暴露于有毒颗粒或气体引起的气道和/或肺泡异常所致。

慢性阻塞性肺疾病急性加重（acute exacerbation of chronic obstructive pulmonary disease，AECOPD）指呼吸症状加重，变化超过正常的每天变异率，需要调整药物治疗的急性发作。急性加重和并发症影响着疾病的严重程度和个体的预后，需要入院治疗的 AECOPD 患者预后不良，死亡风险增加。

## 第二节 病因和发病机制

除吸烟、微生物感染、物理和化学性刺激、花粉等危险因素之外，2019 版 GOLD 提出 4 项关于 COPD 危险因素的研究：①社会经济地位。社会经济地位与 COPD 患病风险增加密切相关，但目前还不确定这是否与低社会经济人群暴露在室内和室外空气污染、拥挤、营养不良、感染、其他低社会地位经济地位相关因素有关。② HIV 感染。相比 HIV 阴性人群，HIV 感染者发生 COPD 的风险显著增高，在抗 HIV 治疗的同时应当强调戒烟和 COPD 的诊断和治疗。③室内生物燃料。木柴、动物粪便、作物秸秆和煤在明火燃烧或使用功能不良炉灶时，可能导致非常高水平的室内空气污染。有越来越多的证据表明，在许多发展中国家，室内烹饪时使用的现代和传统生物燃料的暴露可能会使女性易患 COPD。④基因多态性。一项来自中国的荟萃研究发现：GSTMI 和 GSTT1 缺失基因型显著增加 COPD 的发生风险。

2019 版 GOLD（Global Initiative for Chronic Obstructive Lung Disease）提出，炎症仍然是 COPD 疾病进展的核心机制，会导致肺结构变化，小气道狭窄和肺实质破坏，最终导致肺泡与小气道的附着受到破坏，降低肺泡弹性回缩能力。

## 第三节 临 床 表 现

### 一、症状

#### （一）呼吸困难

是 COPD 最重要的症状。早期仅在劳力时出现，之后逐渐加重，以致休息时也感到气短。

#### （二）慢性咳嗽

通常为首发症状。随病程发展可终身不愈，常晨间咳嗽明显。

#### （三）咳痰

一般为白色黏液或浆液性泡沫痰，清晨排痰较多，急性加重期痰量也可增多，常为脓性痰。

#### （四）喘息和胸闷

不是特异性症状，部分患者特别是重症患者有明显的喘息，听诊有广泛的吸气相或呼气相哮鸣音。

#### （五）其他

重症患者可能会发生全身性症状，如体重下降、食欲减退、精神抑郁和/或焦虑等。

### 二、体征

COPD 早期体征不明显，随着病情进展，常出现以下体征：①视诊。胸部过度膨胀、前后径增大、剑突下胸骨下角增宽，称为桶状胸。常见呼吸变浅，频率增快，重症可见胸腹矛盾运动。患者不时采用缩唇呼吸以增加呼出气量。②触诊。双侧语颤减弱。③叩诊。由于肺过度重启使心浊音界缩小，肝浊音界下降，叩诊呈过清音。④听诊。两肺呼吸音减弱，呼气期延长，平静呼吸时可闻及干性啰音，两肺底可闻及湿啰音。

## 三、并发症

### （一）慢性呼吸衰竭

AECOPD时发生，常表现为2型呼吸衰竭。

### （二）自发性气胸

常表现为突然加重的呼吸困难，伴有明显发绀，叩诊为鼓音，听诊呼吸音减弱，通过X线检查可确诊。

### （三）慢性肺源性心脏病

由于COPD引起肺血管床数量减少及缺氧导致肺动脉收缩，肺动脉高压，最终发生右心功能不全。

# 第四节 诊断与鉴别诊断

## 一、诊断

COPD的诊断标准需基于症状和危险因素，并通过肺功能检查明确诊断。GOLD指出，通过COPD预测模型和邮寄筛查问卷的方式有助于COPD病例的筛查。大量慢阻肺患者在基层，通过上述方法可以提高慢阻肺在基层医疗实践中的诊断率，是值得借鉴的方法。GOLD 2019慢阻肺的初始评估与GOLD 2018相同，需评估患者的症状、气流受限程度、急性加重的风险、合并症，依据症状、急性加重发生风险将患者分为A~D组。

## 二、实验室和其他辅助检查

### （一）肺功能检查

通气功能检查是判断气流受限的客观指标，重复性好。使用支气管扩张剂后，$FEV_1/FVC < 0.70$可确定为持续气流受限。$FEV_1/FVC$是COPD的一项敏感指标，对轻度气流受限有良好的判断价值。$FEV_1$占预计值的百分比是中、重度气流受限的良好指标，变异性小。

### （二）胸部X线检查

COPD早期胸片可无明显变化，以后出现肺纹理增多等非特异的表现。

### （三）胸部CT检查

一般不作为常规检查，但是对于鉴别诊断有益。

### （四）血气检查

$FEV_1 < 40\%$预计值或具有呼吸衰竭或右心衰竭的患者，均应做此检查。病变轻微时，表现为轻、中度低氧血症，随着病情进展，可出现高碳酸血症。

### （五）其他实验室检查

血常规可显示血红蛋白和红细胞增高或减低。并发感染时白细胞可增加，痰培养可检出各种病原菌，若反复住院和行机械通气的患者，可见鲍曼不动杆菌和铜绿假单胞菌。

## 三、鉴别诊断

一些已知病因或具有特征病理表现的气流受限疾病，如支气管扩张症等均不属于COPD。

1. 支气管哮喘 COPD与支气管哮喘的鉴别有一定的困难（表6-48-1）。

表6-48-1 COPD与支气管哮喘的鉴别

| | COPD | 哮喘 |
|---|---|---|
| 起病年龄 | 多中年以后 | 儿童或者少年期 |
| 症状 | 缓慢进展，逐渐加重 | 起伏大 |
| 既往病史 | 吸烟史，有害气体，颗粒接触史 | 过敏体质，过敏鼻炎，湿疹和哮喘家族史 |
| 气流受限 | 基本不可逆 | 多为可逆 |
| 激素效果 | 相对不明显 | 有效控制 |

2. 支气管扩张 表现为反复咳大量浓痰和咯血。HRCT显示支气管扩张的异常影像学表现，可确定诊断。

3. 肺结核 常有乏力、盗汗、消瘦等症状，痰培养是诊断肺结核的"金标准"。

4. 支气管肺癌 有多年吸烟史，顽固性刺激性咳嗽或者近期咳嗽中带血，痰脱落细胞学、纤维支气管镜检查、胸部CT可明确诊断。

5. 特发性肺纤维化 临床经过多缓慢，开始仅有咳嗽咳痰气短，可在肺部听到Velco啰音，血气分析示动脉血氧分压降低，二氧化碳分压可不升高。HRCT可帮助诊断。

6. 嗜酸性粒细胞性肺炎 临床症状类似，X线检查无明显改变或肺纹理增加，支气管激发试验多阴性，容易误诊。诱导检查嗜酸性粒细胞比例增加（3%以上）可以诊断。

## 四、严重程度分级

可以使用 GOLD 分级，见表 6-48-2。

表 6-48-2　慢阻肺气流受限严重程度的肺功能分级

| 肺功能分级 | FEV₁占预计值的百分比（FEV₁%pred） |
|---|---|
| GOLD 1 级 | $FEV_1\%pred \geqslant 80\%$ |
| GOLD 2 级 | $50\% \leqslant FEV_1\%pred < 80\%$ |
| GOLD 3 级 | $30\% \leqslant FEV_1\%pred < 50\%$ |
| GOLD 4 级 | $FEV_1\%pred < 30\%$ |

# 第五节　治　疗

## 一、急性加重期治疗

COPD 急性加重的治疗目标是最小化本次急性加重的影响，预防再次加重的发生。

### （一）确定急性加重期的原因

最多见的急性加重期的原因是细菌或者病毒感染。

### （二）病情评估

根据急性加重的病因和疾病的严重程度，决定患者院外治疗或住院治疗。多数患者可以使用支气管舒张剂、激素和抗生素在院外治疗。但需要注意病情变化，及时决定送医院治疗的时机。

### （三）氧疗

是基础治疗。氧疗的目的是改善低氧血症，血氧浓度达 88%～92%。氧疗 30 分钟后应复查动脉血气，以确认氧合满意，且未引起二氧化碳潴留和/或呼吸性酸中毒。给氧途径包括鼻导管和文丘里面罩给氧，其中后者可以精确地调整吸氧浓度。

### （四）支气管舒张剂和糖皮质激素的使用

80% 急性加重的患者可通过门诊治疗好转。建议患者吸入速效 β₂ 受体激动剂联合或不联合速效抗胆碱能类支气管扩张剂治疗 COPD 急性加重的初始方案。长效支气管扩张剂作为维持期治疗在患者出院前尽早使用。全身激素可以改善患者的肺功能、提高氧合，缩短住院和恢复时间，疗程不超过 5～7 天。

GOLD 2019 中提及，在雾化吸入支气管舒张剂的基础上，雾化布地奈德可能是治疗某些患者急性加重的合适选择，其可以提供和静脉注射甲泼尼龙相似的获益，尽管这些措施可能取决于当地的经济成本问题。在上呼吸道感染发病时，强化 ICS + LABA 联合治疗 10 天可减少急性加重，尤其是病情严重的患者。

### （五）抗生素

所有 AECOPD 均需要抗生素治疗。适用于具有以下 3 种主要症状者：①呼吸困难增加、痰量增加、脓痰增多；②脓痰增多，且伴有一项其他的主要症状；③需要机械通气者。通常 AECOPD 主要为细菌或者病毒感染，其中主要致病菌为肺炎链球菌、流感嗜血杆菌及卡他莫拉菌。长期应用广谱抗生素和激素易激发深部真菌感染，应密切观察真菌感染的临床征象并采用防治真菌的措施。

### （六）机械通气

有无创和有创两种方式。根据病情需要，首选无创通气，可降低二氧化碳分压，减轻呼吸困难，从而降低气管插管和有创呼吸机使用的频率，缩短住院天数，减小病死率。有创通气的指征有：①不能耐受无创通气，或无创通气失败，或存在使用无创通气的禁忌证；②呼吸或心搏骤停；③呼吸暂停导致意识丧失或窒息；④意识模糊、镇静无效的精神运动性躁动；⑤严重的室性心律失常；⑥严重误吸；⑦持续性气道分泌物排出困难；⑧心率 < 50 次/min 且反应迟钝；⑨严重的血流动力学不稳定，补液和血管活性药物无效；⑩危及生命的低氧血症，且患者不能耐受无创通气。使用最广泛的 3 种通气模式包括同步间歇指令通气（SIMV）、压力支持通气（PSV）和SIMV 与 PSV 联合模式。由于慢阻肺患者广泛存在内源性呼气末正压，导致吸气功耗增加和人机不协调，因此，可常规加用适度的外源性呼气末正压，压力约为内源性呼气末正压的 70%～80%。但是，机械通气只是一种生命支持的方式，在此支持条件下，通过药物治疗消除 COPD 加重的原因使急性呼吸衰竭得到逆转。进行机械通气的患者均应有动脉血气监测。

## 二、稳定期治疗

稳定期的治疗目标是减少症状及未来急性加重的风险。GOLD 2019 主要从"起始治疗"和"随访管理"的药物治疗两个角度进行了推荐。

### （一）起始治疗

根据患者的症状和急性加重的风险来进行个体化评估，制订相应的起始药物治疗方案。

A 组患者（症状少，低风险患者）：根据药物改善患者呼吸困难的实际效果。给予短效或长效支气管扩张剂。如有效，则进行维持治疗。

B 组患者（症状多，低风险患者）：推荐起始用药为长效支气管扩张剂（LAMA 或 LABA），效果优于按需使用的短效支扩剂。

C 组患者（症状少，高风险患者）：C 组患者的起始用药推荐长效支气管扩张剂单药治疗，推荐 LAMA。

D 组患者（症状多、高风险患者）：总体来说，LAMA 能更有效地缓解呼吸困难、减少急性加重，D 组患者可选择 LAMA 单药作为起始用药。对于症状严重的患者（CAT≥20 分），尤其是呼吸困难和 / 或运动受限的患者，双支气管扩张剂可作为起始治疗用药。但双支扩剂较 LAMA 单药治疗在预防急性加重方面的优势未被诸多研究一致地表明，因此起始治疗选择双支扩剂应基于患者的症状。

### （二）随访治疗

GOLD 2019 提出 COPD 的随访治疗应基于患者的症状（呼吸困难 / 活动受限）和急性加重期的管理，但是指南并不建议治疗方案完全依赖于患者诊断时的 GOLD 分组情况。

GOLD 2019 关于随访治疗的推荐如下：

**1. 呼吸困难**　①对于长期使用长效支气管扩张剂单药治疗仍存在呼吸困难或活动受限的患者，推荐双支气管扩张剂。如果升级后未能改善症状，则推荐降级至单药治疗。需要考虑转换吸入装置或药物。②对于使用 ICS＋LABA 治疗仍存在呼吸困难或运动受限的患者，推荐升级至 ICS＋LABA＋LAMA 三联药物治疗。③以下情况可考虑由 ICS＋LABA 治疗转换为双支气管扩张剂治疗：ICS 用于无急性加重史患者的症状治疗、ICS 效果不佳、出现 ICS 的不良反应需要停药

的患者。④在任何情况下，均应当探究并恰当治疗其他原因（非 COPD）引起的呼吸困难。吸入技术和依从性差应当被纳入导致疗效不佳的可能原因。

**2. 急性加重**　①对于使用长效支气管扩张剂单药治疗后发生急性加重的患者，推荐升级至双支气管扩张剂或 ICS＋LABA 治疗。ICS＋LABA 推荐用于既往诊断 / 疑似哮喘的患者。血嗜酸性粒细胞可用于识别可能从 ICS 治疗中获益的患者。对于近 1 年发生 1 次急性加重的患者，血嗜酸性粒细胞≥300/μL 可帮助识别更易从 ICS＋LABA 治疗中获益的患者。对于近 1 年发生≥2 次中度急性加重或≥1 次重度急性加重住院的患者，血嗜酸性粒细胞阈值为≥100/μL，因为 ICS 在频繁 / 重度急性加重的患者中疗效更为明确。②对于接受双支气管扩张剂治疗后发生急性加重的患者，根据血嗜酸性粒细胞推荐以下两种方案：升级至三联疗法。血嗜酸性粒细胞≥100/μL 的患者添加 ICS 可能有获益，血嗜酸性粒细胞水平越高，疗效越好。若血嗜酸性粒细胞＜100/μL，添加罗氟司特或阿奇霉素。③对于接受 ICS＋LABA 治疗后发生急性加重的患者，推荐升级至三联疗法。在以下情况可考虑转换为双支气管扩张剂：ICS 效果不佳、出现 ICS 的不良反应需要停药时。接受三联疗法急性加重的患者，可考虑以下方案：添加罗氟司特，针对 $FEV_1$＜50% 和有慢性支气管炎的患者，特别是近 1 年至少有 1 次急性加重住院的患者；加用大环内酯类抗生素，阿奇霉素的证据最强，尤其是对于目前非吸烟的患者，可减少其病情的急性加重，但要考虑细菌耐药的产生；降级治疗、停用 ICS，当出现激素相关不良反应（如肺炎）或疗效不佳时，应考虑停用 ICS。血嗜酸性粒细胞≥300/μL 的患者在撤除 ICS 后发生急性加重的风险最高，因此需要严密监测以防急性加重复发。

### （三）非药物、支气管镜和外科手术干预

值得注意的是，本次指南对 GOLD 2019 各组（A、B、C 和 D 组）非药物治疗、支气管镜、外科手术治疗做了如下推荐：GOLD 各组（A、B、C 和 D 组）均应戒烟、推荐躯体活动锻炼，根据各地区指南推荐情况注射流感疫苗、肺炎疫苗。推荐≥65 岁的老年患者注射 13 价肺炎球菌联合疫苗

（PCV13）和 23 价肺炎球菌多糖疫苗（PPSV23），PPSV23 也推荐用于有慢性心力衰竭等合并症的 COPD 患者。对于 B、C、D 组应予以肺康复治疗。肺康复对 COPD 患者获益很大，可以改善气促、健康状况、提高运动耐量。康复干预（内容、频率和强度）应该是个性化的，使个人功能获益最大化。肺康复治疗可以用于大多数 COPD 患者，在中到重度患者中获益最明显，即使存在高碳酸血症的呼吸衰竭患者也能从康复治疗中获益。

对营养不良的患者予以营养支持治疗。严重静息低氧血症的患者建议长期氧疗。对于稳定期 COPD 患者，静息或运动导致的氧饱和度降低不常规推荐长期氧疗。然而，评估患者是否氧疗还要考虑患者的个人因素。

按照标准选定的上叶肺气肿患者可以考虑肺减容手术（A 类证据）。在进展性肺气肿的患者，可以考虑经内镜肺减容干预（B 类证据）。对于严重 COPD 患者，至少符合以下条件之一，可以考虑肺移植：COPD 加重伴有急性高碳酸血症住院史（$PaCO_2 \geqslant 50\%mmHg$）、肺动脉高压和／或肺心病无论是否氧疗、$FEV_1 < 20\%$ 伴有 $DLCO < 20\%$ 或均匀分布的肺气肿（C 类证据）。

（郭树彬）

# 参 考 文 献

[1] 张文武. 急诊内科学 [M]. 4 版. 北京：人民卫生出版社，2017.

[2] 葛均波，徐永健. 内科学 [M]. 8 版. 北京：人民卫生出版社，2016.

[3] 钟南山，刘又宁. 呼吸病学 [M]. 2 版. 北京：人民卫生出版社，2017.

[4] Global Initiative for Chronic Obstructive Lung Disease. Global strategy for the diagnosis, management and prevention of chronic obstructive pulmonary disease 2019 report[EB/OL]. [2018-12-02]. https://goldcopd.org/gold-reports/

[5] 王晓娟，方向阳. 慢性阻塞性肺疾病全球倡议 2019：慢性阻塞性肺疾病诊断、治疗与预防全球策略解读 [J]. 中国全科医学，2019，22（18）：2141-2149.

# 第四十九章 肺 栓 塞

肺栓塞是常见的心血管系统疾病，也是常见的三大致死性心血管疾病之一。近年来，对肺栓塞的认识不断提高，发表了大量临床试验结果，为肺栓塞患者的诊断、评估和治疗等提供了新的研究证据，掌握这些重要的更新，对提高救治的水平尤为重要。

## 第一节 历史与现状

### 一、专用术语与定义

肺栓塞（pulmonary embolism，PE）是以各种栓子阻塞肺动脉系统为其发病原因的一组疾病或临床综合征的总称，包括肺血栓栓塞症（pulmonary thromboembolism，PTE）、脂肪栓塞综合征、羊水栓塞、空气栓塞等。

PTE 是最常见的急性肺栓塞类型，由来自静脉系统或右心的血栓阻塞肺动脉或其分支所致，以肺循环和呼吸功能障碍为主要病理生理特征和临床表现，占急性肺栓塞的绝大多数，通常所称的急性肺栓塞即 PTE。

深静脉血栓形成（deep venous thrombosis，DVT）是引起 PTE 的主要血栓来源，DVT 多发于下肢或盆腔静脉，脱落后随血流循环进入肺动脉及其分支，PTE 常为 DVT 的合并症。

静脉血栓栓塞（venous thromboembolism，VTE），由于 PTE 与 DVT 在发病机制上存在相互关联，是同一疾病在两个不同阶段的临床表现，因此统称为 VTE。

### 二、流行病学

急性肺栓塞是 VTE 最严重的临床表现，多数情况下急性肺栓塞继发于 DVT，现有流行病学多将 VTE 作为一个整体来进行危险因素、自然病程

等研究。2004 年，总人口为 4.544 亿的欧盟 6 个主要国家，症状性 VTE 的发生例数为每年 >100 万；美国 VTE 的发病率约为每年 1.17/1 000 人，每年约有 35 万例 VTE 发生；近年来我国 VTE 诊断例数迅速增加，住院患者中 PTE 的比例从 1997 年的 0.26‰上升到 2008 年的 1.45‰。

## 第二节 发病机制

### 一、危险因素

肺栓塞的危险因素包括原发性（遗传性）因素与继发性（获得性）因素。常见的原发性危险因素包括蛋白 C、蛋白 S 和抗凝血酶Ⅲ缺乏，以及凝血因子 V Leiden 突变（活性蛋白 C 抵抗）和凝血酶原 G20210A（PTG20210A）突变等，此外，$\beta_2$肾上腺素能受体（ADRB2）、脂蛋白酯酶（LPL）基因多态性、纤维蛋白原 Thr312Ala 及 G-455A 多态性、亚甲基四氢叶酸还原酶（MTHFR）C677T 及 A1298C 多态性都有报道，提示与 VTE 相关。常见的继发性危险因素包括重大创伤、外科手术、下肢骨折、关节置换和脊髓损伤、自身免疫疾病、中心静脉置管、肿瘤、口服避孕药等。

### 二、病理

肺栓塞可发生于单侧，也可发生于双侧，双侧肺栓塞多见，右肺多于左肺，下肺多于上肺，发生于肺动脉主干者较少（不到10%）。肺内可见新鲜血栓或陈旧血栓，大小不等。可见血栓机化和血管内膜偏心性纤维化，也可见血管腔内纤维间隔形成，隧道样再通。通常无心肺疾病的患者发生肺栓塞后，很少产生肺梗死，主要是因为肺组织的氧供除来自肺动脉系统外，尚可来自支气管动脉系统及局部肺泡内气体。肺梗死的组织学特征为肺泡

出血和肺泡壁坏死,邻近肺组织水肿和不张,病变常累及邻近胸膜,可有血性或浆液性胸腔渗液。

### 三、病理生理

肺栓塞导致肺动脉管腔阻塞,血流减少或中断,引起不同程度的血液动力学和气体交换障碍。轻者几乎可以无任何症状,重者因肺循环阻力突然增加,肺动脉压升高,压力超负荷导致右心室衰竭,是肺栓塞死亡的主要原因。

#### (一)呼吸功能改变

肺栓塞后形成死腔样通气,致通气-灌注比例失调,导致低氧血症、低碳酸血症和碱血症;栓塞后肺泡表面活性物质减少,肺泡萎陷、顺应性降低,有效通气面积降低,肺脏顺应性下降,影响肺换气功能;并且右心衰致肺动脉灌注不足,部分患者通过未闭合的卵圆孔产生右向左分流,加重低氧血症,增加反常栓塞和卒中的风险。

#### (二)血液动力学改变

肺栓塞可导致肺循环阻力增加,肺动脉压升高。肺血管床面积减少25%～30%时,肺动脉平均压轻度升高;肺血管床面积减少30%～40%时,肺动脉平均压可达30mmHg(1mmHg=0.133kPa)以上,右心室平均压可升高;肺血管床面积减少40%～50%时,肺动脉平均压可达40mmHg,右心室充盈压升高,心脏指数下降;肺血管床面积减少50%～70%时,可出现持续性肺动脉高压;肺血管床面积减少>85%时,可导致猝死。

#### (三)右心功能改变

肺血管阻力突然增加导致右心室压力和容量增加、右心室扩张,使室壁张力增加、肌纤维拉伸,通过Frank-Starling机制影响右心室的收缩性,使右心室收缩时间延长。上述代偿机制与体循环血管收缩共同增加了肺动脉压力,以维持阻塞肺血管床的血流,暂时稳定体循环血压。但这种即刻的代偿程度有限,最终可发生右心功能不全。

## 第三节 诊断与鉴别诊断

### 一、临床表现

肺栓塞缺乏特异性的临床症状和体征,轻的基本无症状,重的可以发生休克,甚至猝死。

#### (一)症状

缺乏特异性,表现取决于栓子的大小、数量、栓塞的部位及患者是否存在心、肺等器官的基础疾病。多数患者因呼吸困难、胸痛、先兆晕厥、晕厥和/或咯血而疑诊为急性肺栓塞。胸痛是急性肺栓塞的常见症状,多因远端肺栓塞引起的胸膜刺激所致。晕厥虽不常见,但无论是否存在血液动力学障碍均可发生,有时是急性肺栓塞的唯一或首发症状。急性肺栓塞也可完全无症状,仅在诊断其他疾病或尸检时意外发现。

#### (二)体征

主要表现为呼吸系统和循环系统的体征,特别是呼吸频率增加(>20次/min)、心率加快(>90次/min)、血压下降及发绀。低血压和休克罕见,一旦发生,常提示中央型急性肺栓塞和/或血液动力学储备严重降低。颈静脉充盈或异常搏动提示右心负荷增加。急性肺栓塞致急性右心负荷加重,可出现肝脏增大、肝颈静脉反流征和下肢水肿等右心衰竭的体征。

### 二、辅助检查

#### (一)血浆D-二聚体

急性血栓形成时,凝血和纤溶同时激活,可引起血浆D-二聚体水平升高。D-二聚体检测的阴性预测价值很高,水平正常多可排除急性肺栓塞和DVT。但其他情况也会使D-二聚体水平升高,如肿瘤、炎症、出血、创伤、外科手术等,所以D-二聚体水平升高的阳性预测价值很低。

低度急性肺栓塞可疑的患者,通过高敏或中敏方法检测D-二聚体水平正常则可排除急性肺栓塞。中度急性肺栓塞可疑的患者,即使检测D-二聚体水平正常,仍需进一步检查。高度急性肺栓塞可疑的患者不主张检测D-二聚体水平,此类患者无论采取何种检测方法、结果如何,均不能排除急性肺栓塞,需行CT肺动脉造影进行评价。

#### (二)动脉血气分析

血气分析指标无特异性。可表现为低氧血症、低碳酸血症、肺泡-动脉血氧梯度[$P(A\text{-}a)O_2$]增大及呼吸性碱中毒,但多达40%的患者动脉血氧饱和度正常,20%的患者$P(A\text{-}a)O_2$正常。检测时应以患者就诊时卧位、未吸氧、首次动脉血气分析的测量值为准。

### （三）心电图检查

表现无特异性。可表现为胸前导联 $V_1 \sim V_4$ 及肢体导联 II、III、aVF 的 ST 段压低和 T 波倒置，$V_1$ 呈 QR 型，$S_I Q_{III} T_{III}$（即 I 导联 S 波加深，III 导联出现 Q/q 波及 T 波倒置），不完全性或完全性右束支传导阻滞。上述改变为急性肺动脉阻塞、肺动脉高压、右心负荷增加、右心扩张共同作用的结果，多见于严重急性肺栓塞。

### （四）超声心动图

超声心动图可提供急性肺栓塞的直接和间接征象。直接征象为发现肺动脉近端或右心腔血栓，如同时临床表现疑似急性肺栓塞，可明确诊断，但阳性率低。间接征象多是右心负荷过重，如右心室壁局部运动幅度下降，右心室和／或右心房扩大，三尖瓣反流速度增快及室间隔左移，肺动脉干增宽等。

### （五）胸部 X 线检查

急性肺栓塞如引起肺动脉高压或肺梗死，X 线平片可出现肺缺血征象，如肺纹理稀疏、纤细，肺动脉段突出或瘤样扩张，右下肺动脉干增宽或伴截断征，右心室扩大征。也可出现肺野局部浸润阴影、尖端指向肺门的楔形阴影、盘状肺不张、患侧膈肌抬高、少量胸腔积液、胸膜增厚粘连等。

### （六）CT 肺动脉造影

CT 具有无创、扫描速度快、图像清晰、较经济的特点，可直观判断肺动脉栓塞的程度和形态，以及累及的部位及范围。急性肺栓塞的直接征象为肺动脉内低密度充盈缺损，部分或完全包围在不透光的血流之内的"轨道征"，或者呈完全充盈缺损，远端血管不显影；间接征象包括肺野楔形条带状的高密度区或盘状肺不张，中心肺动脉扩张及远端血管分布减少或消失等。

### （七）放射性核素肺通气灌注扫描

典型征象是与通气显像不匹配的肺段分布灌注缺损。诊断急性肺栓塞的敏感性为 92%，特异性为 87%，且不受肺动脉直径的影响，尤其在诊断亚段以下急性肺栓塞中具有特殊意义。

### （八）磁共振肺动脉造影

在单次屏气 20 秒内完成磁共振肺动脉造影（MRPA）扫描，可确保肺动脉内较高信号强度，直接显示肺动脉内栓子及急性肺栓塞所致的低灌注区。相对于 CT 肺动脉造影，MRPA 的一个重要优势在于可同时评价患者的右心功能。

### （九）肺动脉造影

肺动脉造影是诊断急性肺栓塞的"金标准"，直接征象有肺动脉内造影剂充盈缺损，伴或不伴"轨道征"的血流阻断；间接征象有肺动脉造影剂流动缓慢，局部低灌注，静脉回流延迟。在其他检查难以确定诊断时，如无禁忌证，可行造影检查。

## 三、诊断流程

对怀疑急性肺栓塞的患者，应首先进行临床可能性评估，然后进行初始危险分层，最后逐级选择检查手段明确诊断。

### （一）临床可能性评估

常用的临床评估标准有加拿大 Wells 评分和修正的 Geneva 评分，二者简单易懂，所需临床资料易获得，适合基层医院。最近，Wells 和 Geneva 评分法则进一步简化，更增加了临床实用性，有效性也得到证实（表 6-49-1、表 6-49-2）。

表 6-49-1　急性肺栓塞临床可能性评估的 Wells 评分标准

| 项目 | 原始版/分 | 简化版/分 |
| --- | --- | --- |
| 既往肺栓塞或 DVT 病史 | 1.5 | 1 |
| 心率≥100 次/min | 1.5 | 1 |
| 过去 4 周内有手术或制动史 | 1.5 | 1 |
| 咯血 | 1 | 1 |
| 肿瘤活动期 | 1 | 1 |
| DVT 临床表现 | 3 | 1 |
| 其他鉴别诊断的可能性低于肺栓塞 | 3 | 1 |

注：临床可能性根据各项得分总和推算；三分类法（简化版不推荐三分类法）中，总分 0～1 分为低度可能，2～6 分为中度可能，≥7 为高度可能；二分类法中，对于原始版评分标准而言，0～4 分为可能性小，≥5 分为可能，对于简化版评分标准而言，0～1 分为可能性小，≥2 分为可能；DVT 为深静脉血栓形成。

### （二）危险分层

对肺动脉栓塞患者进行危险分层能预测患者的死亡风险，并指导治疗策略的选择。初始的评估是血流动力学稳定与否——血流动力学不稳定的患者为高危，血流动力学稳定的患者为中危或低危。对于血流动力学稳定的患者的危险分层

表 6-49-2 急性肺栓塞临床可能性评估的
Geneva 评分标准

| 项目 | | 原始版 / 分 | 简化版 / 分 |
|---|---|---|---|
| 既往肺栓塞或 DVT 病史 | | 3 | 1 |
| 心率 | 75～94 次 /min | 3 | 1 |
| | ≥95 次 /min | 5 | 2 |
| 过去 1 个月内手术史或骨折史 | | 2 | 1 |
| 咯血 | | 2 | 1 |
| 肿瘤活动期 | | 2 | 1 |
| 单侧下肢痛 | | 3 | 1 |
| 下肢深静脉触痛和单侧肿胀 | | 4 | 1 |
| 年龄 >65 岁 | | 1 | 1 |

注：临床可能性根据各项得分总和推算；三分类法中，对于原始版评分标准而言，总分 0～3 分为低度可能，4～10 分为中度可能，≥11 分为高度可能，对于简化版评分标准而言，0～1 分为低度可能，2～4 分为中度可能，≥5 分为高度可能；二分类法中，对于原始版评分标准而言，0～5 分为可能性小，≥6 分为可能，对于简化版评分标准而言，0～2 分为可能性小，≥3 分为可能；DVT 为深静脉血栓形成。

依赖于以下两个方面的评估：①右心功能障碍证据；②合并症或其他加重因素的存在。

急性肺栓塞血流动力学不稳定的标准：①心搏骤停。②梗阻性休克，即在血容量充足的前提下收缩压 <90mmHg 或需升压药维持≥90mmHg，并合并器官低灌注表现。③持续性低血压，收缩压 <90mmHg 或较基础血压降低≥40mmHg 超过15 分钟，且不能用其他原因解释。

右心功能障碍证据：①右心功能衰竭，主要表现为进行性加重的体循环淤血。②影像学评估，常用的评估手段包括心脏彩超与 CT 肺动脉造影。心脏彩超是评估右心功能的首选方法，多个超声征象或参数可以提示右心功能障碍，其中右心室 / 左心室直径≥1 和三尖瓣环收缩期位移（tricuspid annular plane systolic excursion，TAPSE）是最常用的两个参数。③实验室指标，常用的指标包括心肌损伤标记物如肌钙蛋白、心脏型脂肪酸结合蛋白，以及 B 型脑钠肽等。

合并症或其他加重因素：对不伴休克或持续性低血压的非高危者，需进行有效临床预后风险评分，采用肺栓塞严重指数（pulmonary embolism severity index，PESI），或其简化版本（sPESI），以

区分中危和低危患者。原始版 PESI 较繁琐，本教材建议采用简化版，即 sPESI（表 6-49-3）。对中危患者，需进一步评估风险。超声心动图或 CT 血管造影证实右心室功能障碍，同时伴有心肌损伤、生物标记物肌钙蛋白升高者为中高危，应严密监测，以早期发现血液动力学失代偿，必要时启动补救性再灌注治疗。右心室功能和 / 或血肌钙蛋白正常者为中低危。

表 6-49-3 肺栓塞严重指数（PESI）及其简化版本
（sPESI）的评分标准

| 项目 | 原始版本 / 分 | 简化版本 / 分 |
|---|---|---|
| 年龄 | 以年龄为分数 | 1（若年龄 >80 岁） |
| 男性 | 10 | — |
| 肿瘤 | 30 | 1 |
| 慢性心力衰竭 | 10 | 1 |
| 慢性肺部疾病 | 10 | |
| 脉搏≥110 次 /min | 20 | 1 |
| 收缩压 <100mmHg | 30 | 1 |
| 呼吸频率 >30 次 /min | 20 | |
| 体温 <36℃ | 20 | |
| 精神状态改变 | 60 | |
| 动脉血氧饱和度 <90% | 20 | 1 |

原始版本评分中，总分≤65 分为 I 级，66～85 分为 II 级，86～105 分为 III 级，106～125 分为 IV 级，>125 分为 V 级。危险度分层：原始版本评分 I ～ II 级或简化版本评分 0 分为低危，原始版本评分 III ～ IV 级或简化版本评分≥1 分为中危，原始版本评分 V 级为高危；简化版本中存在慢性心力衰竭和 / 或慢性肺部疾病评为 1 分。1mmHg = 0.133kPa。

（三）根据临床可能性与危险分层选择检查手段

对伴休克或持续性低血压的可疑急性肺栓塞：此类患者临床可能性评估分值通常很高，是可随时危及生命的可疑高危急性肺栓塞患者。诊断首选 CT 肺动脉造影。如因患者或医院条件所限无法行 CT 肺动脉造影，则首选床旁超声心动图检查，以发现急性肺动脉高压和右心室功能障碍的证据。对于病情不稳定不能行 CT 肺动脉造影者，超声心动图证实右心室功能障碍即可启动再灌注治疗，无须进一步检查，如发现右心血栓，

则更支持急性肺栓塞的诊断。不伴休克或持续性低血压的可疑急性肺栓塞,首先进行临床可能性评估,在此基础上决定下一步的诊断策略。对于临床概率为低、中或急性肺栓塞可能性小的患者,进行血浆 D- 二聚体检测,可减少不必要的影像学检查和辐射。临床概率为低或急性肺栓塞可能性小的患者,如检测 D- 二聚体水平正常,可排除急性肺栓塞;临床概率为中的患者,如中敏法检测 D- 二聚体阴性,需进一步检查;临床概率为高的患者,需行 CT 肺动脉造影明确诊断。

# 第四节 治 疗

## 一、急性期治疗

### (一)血液动力学和呼吸支持

急性右心衰竭导致的心输出量不足是急性肺栓塞患者死亡的首要原因。急性肺栓塞合并右心衰竭患者的支持治疗极其重要。临床证据表明,积极扩容不仅无益,反而有可能因过度机械牵张或反射机制抑制心肌收缩力而恶化右心功能。对心脏指数低、血压正常的急性肺栓塞患者,给予适度的液体冲击(500mL)有助于增加心输出量。

急性肺栓塞患者常伴中等程度的低氧血症和低碳酸血症,低氧血症通常在吸氧后好转。当给予机械通气时,胸腔内正压会减少静脉回流,恶化血液动力学不稳定的急性肺栓塞患者的右心功能。因此,机械通气时呼气末正压要慎用,应给予较低的潮气量(约 6mL/kg 去脂体重)以保持吸气末平台压力 $<30cmH_2O$($1cmH_2O=0.098kPa$),尽量减少不良血液动力学效应。

### (二)抗凝

给予急性肺栓塞患者抗凝治疗的目的在于预防早期死亡和 VTE 复发。

**1. 肠道外抗凝剂** 对于高或中度临床可能性的患者,等待诊断结果的同时应给予肠道外抗凝剂。普通肝素、低分子量肝素或磺达肝癸钠均有即刻抗凝作用。

(1)普通肝素:首先给予负荷剂量 2 000~5 000IU 或 80IU/kg 静脉注射,继之以 18IU/(kg·h)持续静脉滴注。

(2)低分子量肝素:所有低分子量肝素均应按体重给药。一般不需要常规监测。

(3)磺达肝癸钠:磺达肝癸钠是选择性Xa因子抑制剂,2.5mg 皮下注射,每天 1 次,无须监测。其清除随体重减轻而降低,对体重 <50kg 的患者慎用。严重肾功能不全(肌酐清除率 <30mL/min)的患者,可造成磺达肝癸钠体内蓄积而增加出血风险,应禁用。中度肾功能不全(肌酐清除率 30~50mL/min)的患者应减量 50%。

**2. 口服抗凝药**

(1)华法林:维生素 K 拮抗剂(vitamin K antagonist, VKA)类药物,通过抑制依赖维生素 K 凝血因子(Ⅱ、Ⅶ、Ⅸ、Ⅹ)的合成发挥抗凝作用。通常初始与普通肝素、低分子量肝素或磺达肝癸钠联用。不建议给予负荷剂量,推荐初始剂量为 1~3mg,某些患者如老年、肝功能受损、慢性心力衰竭和出血高风险患者,初始剂量还可适当降低。为达到快速抗凝的目的,应与普通肝素、低分子量肝素或磺达肝癸钠重叠应用 5 天以上,当国际标准化比值(INR)达到目标范围(2.0~3.0)并持续 2 天以上时,停用普通肝素、低分子量肝素或磺达肝癸钠。

(2)非维生素 K 依赖的新型口服抗凝药:近年来,大规模临床试验为非维生素 K 依赖的新型口服抗凝药(non-vitamin K-dependent new oral anticoagulants, NOAC)用于急性肺栓塞或 VTE 急性期治疗提供了证据,包括达比加群、利伐沙班、阿哌沙班和依度沙班。达比加群是直接凝血酶抑制剂。RE-COVER 试验比较了达比加群(150mg,每天 2 次)与华法林对 VTE 患者的疗效,主要终点事件为有症状、客观确诊的 VTE 患者的 6 个月复发率,共纳入 2539 例,仅 21% 的患者有急性肺栓塞,9.6% 的患者同时有急性肺栓塞和 DVT,二者均给予肠道外抗凝剂,平均 10 天,有效性终点达比加群不劣于华法林(HR:1.10,95%$CI$:0.65~1.84),大出血事件差异无统计学意义,但达比加群的所有出血事件较少(HR:0.71,95%$CI$:0.59~0.85)。利伐沙班是直接Xa因子抑制剂。依据 EINSTEIN-DVT 和 EINSTEIN-PE 试验,以依诺肝素桥接华法林为对照,验证了利伐沙班单药口服(15mg,每天 2 次,3 周;继以 20mg,每天 1 次)在控制 VTE 复发方面的有效性不劣于依诺肝素桥接华法林的标准治疗(HR:

1.12，95%*CI*：0.75～1.68），二者主要安全性事件（大出血或临床相关的非大出血）发生率相当，而利伐沙班大出血的发生率更低。

### （三）溶栓治疗

溶栓治疗可迅速溶解血栓，恢复肺组织灌注，逆转右心衰竭，增加肺毛细血管血容量及降低病死率和复发率。

1. **临床常用溶栓药物及用法**　我国临床上常用的溶栓药物有尿激酶、rt-PA 阿替普酶和 r-PA。建议急性肺栓塞尿激酶的用法为 20 000IU/（kg·2h）静脉滴注或 rt-PA 50～100mg 持续静脉滴注，无须负荷量。我国 VTE 研究组开展了 rt-PA 治疗急性肺栓塞的临床研究，入选急性肺栓塞患者 118 例，65 例采用半量（50mg）持续静脉滴注 2 小时，53 例采用全量（100mg）持续静脉滴注 2 小时，结果显示，半量 rt-PA 溶栓治疗急性肺栓塞与全量相比有效性相似且更安全，尤其是体重 <65kg 的患者出血事件明显减少。

2. **溶栓禁忌证**

（1）绝对禁忌证：出血性卒中；6 个月内缺血性卒中；中枢神经系统损伤或肿瘤；近 3 周内重大外伤、手术或头部损伤；1 个月内消化道出血；已知的出血高风险患者。

（2）相对禁忌证：6 个月内短暂性脑缺血发作（TIA）发作；应用口服抗凝药；妊娠或分娩后 1 周；不能压迫止血部位的血管穿刺；近期曾行心肺复苏；难以控制的高血压（收缩压 >180mmHg）；严重肝功能不全；感染性心内膜炎；活动性溃疡。对于危及生命的高危急性肺栓塞患者，大多数禁忌证应视为相对禁忌证。

3. **溶栓时间窗**　急性肺栓塞发病 48 小时内开始行溶栓治疗疗效最好，对于有症状的急性肺栓塞患者，在 6～14 天内溶栓治疗仍有一定作用。

### （四）外科血栓清除术

近来，包括心脏外科医生在内的多学科综合团队将血栓清除术引入高危急性肺栓塞和选择性的中高危急性肺栓塞的治疗，为溶栓禁忌或失败的患者带来新的治疗手段。

### （五）经皮导管介入治疗

经皮导管介入治疗可去除肺动脉及主要分支内的血栓，促进右心室功能恢复，改善症状和存活率，适用于溶栓绝对禁忌证的患者。

### （六）静脉滤器

不推荐急性肺栓塞患者常规置入下腔静脉滤器。在有抗凝药物绝对禁忌证和接受足够强度抗凝治疗后仍复发的急性肺栓塞患者，可选择静脉滤器置入。

## 二、慢性期治疗

慢性期的治疗主要在于抗凝药物的使用，应根据患者的病因决定抗凝周期。最新的指南推荐，对于所有的 VTE 患者均应至少抗凝 3 个月。如病因为明确的可逆性或一过性因素，且患者为初发 VTE，3 个月抗凝治疗后可停药。如患者有明确的导致血液高凝状态的病因，如抗磷脂综合征，或无明确的病因但复发 VTE 的患者，建议终身抗凝治疗。对于初发 VTE 但病因不明确，或仅为弱相关诱因，可以考虑终身抗凝治疗。

（向旭东）

# 参 考 文 献

[1] Kearon C，Akl EA，Ornelas J，et al. Antithrombotic Therapy for VTE Disease：CHEST Guideline and Expert Panel Report[J]. Chest，2016，149（2）：315-352.

[2] Kearon C，Akl EA. Duration of anticoagulant therapy for deep vein thrombosis and pulmonary embolism[J]. Blood，2014，123（12）：1794-1801.

[3] 中华医学会呼吸病学分会肺栓塞与肺血管病学组，中国医师协会呼吸医师分会肺栓塞与肺血管病工作委员会，全国肺栓塞与肺血管病防治协作组. 肺血栓栓塞症诊治与预防指南 [J]. 中华医学杂志，2018，98（14）：1060-1087.

[4] Lopes LC，Eikelboom J，Spencer FA，et al. Shorter or longer anticoagulation to prevent recurrent venous thromboembolism：systematic review and meta-analysis[J]. BMJ Open，2014，4（7）：e005674.

[5] Garcia D，Akl EA，Carr R，et al. Antiphospholipid

antibodies and the risk of recurrence after a first episode of venous thromboembolism: a systematic review[J]. Blood, 2013, 122 (5): 817-824.

[6] Stavros V Konstantinides, Guy Meyer, Cecilia Becattini, et al. 2019 ESC Guidelines for the diagnosis and management of acute pulmonary embolism developed in collaboration with the European Respiratory Society (ERS)[J]. European Heart Journal, 2020, 41 (4): 543-603.

# 第五十章 急性肺损伤与呼吸功能衰竭

## 第一节 概念的提出——艰辛的漫漫长路

急性肺损伤与急性呼吸窘迫综合征(acute lung injury/acute respiratory distress syndrome，ALI/ARDS)是由心源性以外的各种肺内外致病因素导致的急性进行性呼吸衰竭。ARDS是急重症医学中最具挑战性的临床病症之一。在全球范围内，每年约300万ARDS发病患者，占入住重症监护室(ICU)患者总数的10%，死亡率从40%到50%不等。幸存者可能出现严重的、持续的身体、精神和神经认知损害，导致生活质量受损。然而，对这个严重威胁人类健康的肺损伤综合征的认识过程，却经历了一个漫长的过程。

ARDS的第一次系统描述可能归功于Laennec，他在1821年将其定义为"特发性肺水肿"。20世纪第一次和第二次世界大战期间，人们已经认识到创伤相关的大面积肺不张，即"创伤性湿肺"。60年代越南战争中发现休克患者液体复苏后出现氧合下降和肺不张，即"休克肺"。接下来，在相当长的一段时间内，临床对此类疾病的认识仍旧极其模糊，常用病名还包括"白肺""肺透明膜病""灌注肺"等。直到1967年，Ashbaugh等人报道了12例不同病因成人患者的特殊临床表现：严重呼吸困难、呼吸急促和发绀，对氧疗无反应，肺顺应性丧失和胸部X线检查发现弥漫性肺泡浸润，同时伴有高死亡率。这被视为ARDS概念的认识开端，Ashbaugh也因此被公认为ARDS的首倡者。1971年，Petty和Ashbaugh在《胸科》杂志上首次发表了成人呼吸窘迫综合征(adult respiratory distress syndrome)这一名词。此后临床对此症的定义和诊断标准一直颇有争议，ARDS定义仍未达到统一认识，导致临床诊治和科学研究障碍重重。

## 第二节 急性呼吸窘迫综合征的发病机制和病因——探索中不断前进

ARDS的发病机制复杂，目前认为与中性粒细胞介导的损伤、肺血管内皮细胞及上皮细胞损伤、细胞因子介导的炎症及损伤、氧化性损伤、机械通气相关损伤、凝血与纤溶通路等有关。其中，多形核白细胞的聚集和活化、花生四烯酸代谢产物，以及其他炎症介质为促进ARDS发生发展的主要因素。ARDS时，肺实质上是一个"炎症因子"工厂，既是炎症反应的受害者，也是炎症反应的发动者。ARDS肺内炎症快速播散是多细胞和多因子共同参与的病理生理过程。

虽然ARDS发病机制相似，但不依赖于特定病因。按照肺损伤发生的途径，ARDS病因常可以分为肺内因素和肺外因素两类。肺内因素包括肺部感染、胃内容物误吸、肺挫伤、淹溺和有毒物质吸入；肺外因素包括脓毒症、严重多发伤、休克、胰腺炎、高危手术等。这类分类方法多被临床采用，也能利用肺损伤评测评分进行量化。然而，这种分类方法对于肺损伤机制的阐明却有不利之处。流行病学研究发现，即使是相同生理状态下的患者，其发生ARDS的风险、严重程度和预后均存在很大差异。尽管ARDS不属于遗传病的范畴，目前仍认为患者的基因异质性、多态性是导致上述差异的重要因素。目前关于ALI/ARDS基因多态性的研究仍处于前临床阶段。基因信息技术的不断发展，将有助于科研工作者不断拓宽ALI/ARDS遗传易感性相关候选基因网络。这将对探讨ARDS新的病因学、病理生理机制和优化治疗措施等发挥重要作用。

## 第三节　急性呼吸窘迫综合征的诊断——临床标准统一但仍不完善

随着医学发展和临床研究的深入，人们对ARDS的认识不断进步和完善。1994年，第一次美欧联席共识会议（American-European consensus conference，AECC）提出将"成人"呼吸窘迫综合征改称为"急性"（acute 而不是 adult）呼吸窘迫综合征，并推荐新的 ALI 和 ARDS 标准：①急性发作的低氧血症；②氧合指数（$PaO_2/FiO_2$）≤200mmHg 为ARDS，与 PEEP 水平无关；③胸片后前位示双肺的浸润病变；④肺毛细血管楔压（PCWP）≤18mmHg，没有左房高压的表现；⑤氧合指数（$PaO_2/FiO_2$）≤300mmHg 为 ALI，与 PEEP 水平无关。此诊断标准没有提及诱发因素和呼吸窘迫的临床表现。为此，中华医学会呼吸病学分会于 2000 年提出了我国 ALI/ARDS 的诊断标准（草案），对这些问题给予了必要的补充。该诊断标准包括存在发病的高危因素和呼吸频数和/或呼吸窘迫表现。

AECC 利用国际协作方式为 ARDS 建立了统一标准，对 ARDS 的定义、临床研究标准化、更为准确地判断 ARDS 的危重程度和病情预后都产生了积极的作用。但同时也产生了许多新的问题，如利用氧合指数区分 ALI 和 ARDS，对临床判断 ARDS 危重程度比较模糊；PCWP>18mmHg 不能只诊断为心源性肺水肿而完全除外 ARDS；X 线胸片所示双肺浸润影，既难以用来鉴别肺水肿的原因，也不能反映肺组织损伤的程度，以及检测 $PaO_2/FiO_2$ 条件未作界定等。此类质疑的不断产生，催生了临床对 ARDS 定义的进一步探讨。

2012 年 JAMA 刊登了 ARDS 柏林定义：①有明确诱因，1 周内出现的急性或进展性呼吸困难。②胸部 X 线/CT 显示双肺浸润影，不能完全用胸腔积液、肺叶/全肺不张和结节影解释。③呼吸衰竭不能完全用心力衰竭或液体负荷过重解释。若无临床危险因素，则需用客观检查（如超声心动图等）来评价心源性肺水肿。④低氧血症根据氧合指数（$PaO_2/FiO_2$）≤300mmHg 确立 ARDS 诊断，并将其按严重程度分为轻度、中度和重度三种。轻度 200mmHg<$PaO_2/FiO_2$≤300mmHg；中度 100mmHg<$PaO_2/FiO_2$≤200mmHg；重度

$PaO_2/FiO_2$≤100mmHg。上述氧合指数中 $PaO_2$ 的监测都是在机械通气参数 PEEP/CPAP 不低于 5cmH$_2$O 的条件下测得；所在地海拔超过 1 000m 时，需对 $PaO_2/FiO_2$ 进行校正，校正后的 $PaO_2/FiO_2$=（$PaO_2/FiO_2$）×（所在地大气压值/760）。

柏林定义对 AECC 定义中存在的争议给予了较合理的回应，同时保持与 AECC 定义的兼容，是当前临床广泛采用的定义与诊断标准。但柏林定义并不是 ARDS 的最终定义，主要问题是由于 ARDS 本质上不是一种疾病，而是一种由不同病因造成的综合征。自 1967 年 ARDS 最初的定义到 2012 年的柏林标准，都着眼于肺的功能学诊断。包括柏林标准在内，没有哪一个标准可以精确地描述并反映 ARDS 的病理生理学改变，对 ARDS 预后判断的能力也不高。因此，随着相关基础及临床研究的不断进展，将对 ARDS 柏林定义不断进行改良或细化分层。

目前 ARDS 的诊断标准是临床标准，其"金标准"是肺病理改变。由于 ARDS 患者的肺脏病理诊断基本不可行，临床标准仍是目前指导诊治的原则和规范。但是 ARDS 临床诊断和病理学诊断之间仍有一定差距。从病理学来看，ARDS 的本质是弥漫性肺泡损伤（diffuse alveolar damage，DAD）。以 DAD 为参考标准，符合柏林定义的 ARDS 患者中，只有约 60% 的患者存在 DAD。因此，需要更多的诊断方法来对 ARDS 进行严重程度分层及临床表型的分类。临床上的很多疾病，如急性心肌梗死，可以通过特异性的生物标志物来帮助诊断。目前，虽然有多种生物标志物被证实与 ARDS 发病相关，但尚无一个理想可靠的生物标志物被临床试验所证实。依据特异性的生物标志物辅助诊断 ARDS 仍未能实现。今后如何继续筛查与 ARDS 发生和发展相关的特异性生物标志物，最终通过临床+生物标志物诊断模式实现对 ARDS 进行临床表型分类，并给予精准的个体诊治。

## 第四节　急性呼吸窘迫综合征的治疗——原则明确但措施有限

### 一、病因治疗——治疗、控制急性呼吸窘迫综合征的关键

ARDS 的治疗原则是纠正缺氧，提高全身氧

输送，维持组织灌注，防止组织进一步损伤，同时尽可能避免医源性并发症。在治疗上可分为病因治疗和对症治疗。

原发病是影响 ARDS 预后和转归的关键，及时去除和控制致病因素是 ARDS 治疗最关键的环节。例如对感染患者控制感染源、充分引流感染灶、有效的清创和合理使用抗生素。然而，很多时候原发病中如感染的迁延、急性胰腺炎的发展等，都使病因治疗相当困难。

## 二、机械通气治疗——当前急性呼吸窘迫综合征治疗中的基石

机械通气应用于 ARDS 的治疗以来，人们对如何利用机械通气技术提高疗效，降低病死率不断产生新的认识，并逐渐推进机械通气策略的持续更新，使得机械通气已经成为治疗 ARDS 最为重要的手段。在 ARDS 机械通气策略的历史演进过程中，逐渐形成了肺保护策略、"肺开放"策略、新通气模式和机械通气辅助治疗等方式和手段。它们之间紧密联系，相辅相成，一同构成了当前 ARDS 机械通气策略的组成部分。

### （一）肺保护通气策略

涉及小潮气量、压力限制性通气、允许性高碳酸血症、呼气末正压（positive end-expiratory pressure，PEEP）应用等。具体措施如下：对于 ARDS 无论采用容量控制通气（volume control ventilation，VCV）或压力控制通气（pressure control ventilation，PCV），均应限制潮气量（$V_T$）和气道平台压力（吸气末气道压力）（plateau pressure，$P_{plat}$）及吸气驱动压（$\Delta P$）。由于患者的肺部病变重且不均一，尤其对于 ARDS 患者的"婴儿肺"，应限定 $V_T$ 为 4～8mL/kg

[预测体重（predicted body weight，PBW）]，对于胸壁顺应性正常的患者，$P_{plat}$ 不应超过 30cmH$_2$O。对于胸壁顺应性显著降低的患者（如肥胖、腹压增加、胸壁畸形等），$P_{plat}$ > 30cmH$_2$O 可能也是安全的。除存在颅内高压和血流动力学不稳定等情况的患者外，大多数患者能耐受一定程度的高碳酸血症，但是应该保持 PaCO$_2$≤65mmHg 和 pH≥7.20。降低 $V_T$ 后为维持分钟通气量，可逐渐增加呼吸频率（20～30 次 /min），最大可调至 35 次 /min，但仍需警惕出现严重的高碳酸血症。

吸气驱动压（$\Delta P$）是指 $P_{plat}$ 和 PEEP 之间的差值。有研究表明，当 $\Delta P$ 大于 15cmH$_2$O 时，ARDS 患者死亡的相对危险度增加。未来的研究需要解决以 $\Delta P$ 为基础的通气方案的安全性和可行性，以及临床试验证明这种策略对当前肺保护性通气策略的疗效。最近提出了"患者自身肺损伤（patient self-inflicted lung injury，P-SILI）"的概念，高呼吸驱动的自主呼吸患者由于潮气量较大，会存在潜在有害的高跨肺压力，其诱发的摆动呼吸能导致肺内气体异常分布，机械通气时可发生肺过度膨胀。对于中、重度 ARDS 患者，可采取镇静和神经肌肉阻滞等措施，消除过强自主呼吸的不利影响。

常规应用 PEEP 可以防止呼气末肺泡萎陷，减少呼气末肺泡闭合所致的剪切伤；同时增加功能残气量和肺顺应性，纠正通气 / 血流比例失调，改善氧合。但 ARDS 患者如何设置合适的 PEEP 争论已久。现有研究表明，中、重度 ARDS 应给予较高的 PEEP，可提高 ARDS 患者的生存率。目前临床上确定最佳 PEEP 的方法很多，但依据 PEEP-FiO$_2$ 表确定 PEEP 的方法，是较为简便快捷的方法（表 6-50-1）。

表 6-50-1　PEEP-FiO$_2$ 表格

| 设置方法 | 参数调节 | | | | | | | | | | | | | |
|---|---|---|---|---|---|---|---|---|---|---|---|---|---|---|
| 低水平 PEEP 策略 | | | | | | | | | | | | | | |
| FiO$_2$ | 0.3 | 0.4 | 0.4 | 0.5 | 0.5 | 0.6 | 0.7 | 0.7 | 0.8 | 0.8 | 0.9 | 0.9 | 0.9 | 1.0 |
| PEEP（cmH$_2$O） | 5 | 5 | 8 | 8 | 10 | 10 | 10 | 12 | 14 | 14 | 14 | 16 | 18 | 18～24 |
| 高水平 PEEP 策略 | | | | | | | | | | | | | | |
| FiO$_2$ | 0.3 | 0.3 | 0.3 | 0.3 | 0.3 | 0.4 | 0.4 | 0.5 | 0.5 | 0.5～0.8 | 0.8 | 0.9 | 0.9 | 1.0　1.0 |
| PEEP（cmH$_2$O） | 5 | 8 | 10 | 12 | 14 | 14 | 16 | 16 | 18 | 20 | 22 | 22 | 22 | 22　24 |

调节 PEEP 和 FiO$_2$ 维持氧合目标：SpO$_2$ 88%～95% 和 PaO$_2$ 55～80mmHg；调节时应根据氧合目标渐进式调节，在低水平 PEEP 的设置方法中，若患者初始 FiO$_2$＝0.5，PEEP＝8cmH$_2$O，但氧合未能达标，此时依据表格可将 PEEP 调至 10cmH$_2$O；若氧合仍未达标，下一步则将 FiO$_2$ 调至 0.6，此后依此类推。

## （二）"肺开放"策略

是机械通气策略演进的又一里程碑。从临床治疗角度来讲，"肺开放"策略是对肺保护性通气策略的补充，即"肺开放"策略强调通过塌陷肺泡复张与用适当水平 PEEP 维持肺泡开放状态相结合，从而达到肺泡相对最佳通气 / 灌注比。目前认为 ARDS 早期肺脏病变以炎性渗出为主，故对肺复张（recruitment maneuver，RM）反应较好，且通常采用高 PEEP 策略。

RM 是指给予患者一个瞬时较高的跨肺压，促进萎陷的肺泡重新复张，从而引起肺部气体重新分布以改善气体交换。主要包括 2 种方法：①持续性肺膨胀法。模式为 CPAP，35～50cmH$_2$O，持续 20～40 秒。② PEEP 递增法。在 PCV 模式下，设置气道压上限 35～40cmH$_2$O，维持恒定 ΔP（如15cmH$_2$O）的条件下，逐步增加 PEEP。研究发现，PEEP 递增法比持续性肺膨胀法更有效，且无明显的不良血流动力学影响。一般认为病程早期（机械通气时间 <48h）病变呈弥漫性改变的肺外源性 ARDS、呼吸系统顺应性较高（> 30mL/cmH$_2$O）及胸壁顺应性正常的重度 ARDS 患者 RM 效果较好；对血流动力学不稳定和有气压伤风险的人群实施 RM 应慎重；ARDS 病程大于 7 天、局灶性肺部病变的呼吸衰竭患者不建议使用 RM。

肺复张后最佳 PEEP 设定首选 PEEP 递减滴定法。最佳氧合是选择 PEEP 设定的评估目标，通常以在不影响血流动力学的前提下使 SaO$_2$ > 90%。机械通气模式最好选择容量控制性通气模式下实施，PEEP 初始设置 20～25cmH$_2$O，$V_T$ 根据 P$_{plat}$ 通常设置 4～6mL/kg PBW，呼吸频率设置不宜过快而导致内源性 PEEP。然后每 5 分钟降低 2～3cmH$_2$O，最终 PEEP 设定在维持氧合和呼吸系统顺应性最佳的组合水平，且无血流动力学不良反应，如低血压和心律失常等。

## （三）其他的通气模式

随着医疗设备及计算机技术的快速发展，临床上探究利用不同类型的通气及其辅助设备，对 ARDS 患者进行救治。这些"非常规"通气模式着眼：提高人机同步性和气体交换效率、控制或降低 P$_{plat}$ 和 ΔP、减少不良血流动力学影响等。例如液体通气（LV）在改善肺换气功能和肺呼吸力学方面有着较明显的优势。高频正压通气（HFPPV）、高频震荡通气（HFOV）等模式均可不同程度地改善 ARDS 的氧合指数并降低 P$_{plat}$ 等。但这些方法对 ARDS 生存率的影响还需要大规模的临床试验予以验证。

## （四）机械通气辅助治疗

是当前机械通气策略的重要组成部分，代表技术如俯卧位通气、体外膜氧合和体外二氧化碳清除等。

1. 俯卧位通气（prone position ventilation，PPV） 是治疗 ARDS 的一种简单有效的辅助方法。1974 年，Bryan 等人最早报道在 ARDS 患者中施行 PPV，结果显著改善患者的氧合状况。但证明 PPV 应用于 ARDS 患者可改善其生存率，却经历了 40 年的时间。很多研究揭示了 PPV 技术治疗 ARDS 的机制：使胸腔内压均匀分布；改善背侧肺的灌注和通气，减少肺内分流；促进肺复张；减少呼吸机相关性肺损伤；减少炎症细胞因子的释放；提高 PaO$_2$，降低 PaCO$_2$ 和 P$_{plat}$，改善肺循环及纠正右心功能不全。实施 PPV 的基本要点：在初始有创机械通气治疗后，仍持续存在严重的低氧血症，建议早期应用 PPV；俯卧位时间不少于 12h/d，并严格遵循肺保护性通气策略（$V_T$ 4～8mL/Kg PBW，P$_{plat}$ < 30cmH$_2$O，ΔP < 15cmH$_2$O）。

2. 体外膜氧合（extracorporeal membrane oxygenation，ECMO） 是指将患者血液由体外引出，在体外完成气体交换并经变温后回输入体内的过程，也称为体外生命支持。ECMO 为 ARDS 患者提供有效的气体交换的同时可降低患者机械通气强度，有效地实施肺脏保护性通气策略，在急性严重呼吸衰竭的救治中发挥了不可替代的作用。

1972 年，Hill 等首次报道用 ECMO 治疗 1 例 ARDS 患者的成功病例，此后，陆续有该技术在 ARDS 患者成功应用的报道。但随后 2 个关于 ECMO 治疗 ARDS 临床应用随机对照试验均得出阴性结果。在沉寂多年后，一项 ECMO 治疗甲型 H$_1$N$_1$ 致重症 ARDS 的临床研究中，报道了患者的高存活率（79%）；其他有关 ECMO 治疗 ARDS 多中心对照试验也得出了有效结论，即 ECMO 能提高伴严重低氧血症的重症患者的存活率，且对于重症 ARDS 患者能带来更好的成本效益。因此，临床医生开始将它的应用范围扩展到基础疾病可治疗的伴严重低氧血症的 ARDS 患者。

**3. 体外二氧化碳清除( extracorporeal carbon dioxide removal，ECCO₂R )** 尽管使用肺保护性通气策略，但机械通气所致肺损伤（VILI）仍然存在，进一步减少潮气量可显著减少 VILI，但其所致的高碳酸血症和呼吸性酸中毒，会对患者的治疗产生不利影响。这些局限性使 ECCO₂R 作为一种 ARDS 患者的辅助性治疗成为可能。ECCO₂R 是通过体外气体交换器将 $CO_2$ 排出血液。因为只有很少的 $CO_2$ 需要通过患者肺部排出，减少了通气支持的强度，从而促进超保护通气策略的应用（即使用明显低于当前标准的低容量或低压力通气）。但其相关应用研究还不够系统和全面，应用价值还有待临床进一步验证。

### 三、药物治疗——研究较多但尚无突破

ARDS 的药物干预一直是研究的热点，但至今未有一种药物达到期望的效果。绝大多数药物仍然停留在细胞实验及动物实验阶段，虽然有些药物的研发已经进入初期临床试验阶段，但尚需要更多的临床实践及循证医学证据的支持。临床上被热门研究的药物，如他汀类药物、肺泡表面活性物质、角化生长因子（KGF）、一氧化氮、前列腺素 E 等，已经被证实无法改善疾病的预后。ARDS 是一种炎症性肺损伤，而糖皮质激素具有抗炎和抗纤维化作用，理论上是一种理想的治疗药物，但是缺乏足够的证据支持或反对激素的使用，其有效性存在广泛的争议。导致理想药物治疗缺乏的原因可能与 ARDS 发病机制的复杂性和病理生理改变的异质性有关，继续根据 ARDS 的不同临床亚表型寻找具有多重治疗机制的药物是未来的研究方向之一。

## 第五节　治疗新策略的展望

### 一、原发病因控制和肺损伤修复——标本兼治的整体治疗观

针对 ARDS 低氧血症的支持治疗仅是维持患者生命的必要手段，并不能从根本上逆转 ARDS 的病理生理过程。引起 ARDS 发病的危险因素诱导机体产生免疫应答及炎症反应进而损伤肺实质细胞是 ARDS 的根本病因。控制并解除原发病是 ARDS 缓解的前提，而调控与发病相关的机体炎症反应及免疫应答也一直是 ARDS 治疗的重点研究方向。但是到目前为止，糖皮质激素及各种炎症因子的单克隆抗体未能提高 ARDS 的生存率。炎症免疫反应是一个复杂的网络，且随疾病过程不断变化，单一调控其中的某些环节不可能对整个系统产生决定性的影响，具有整体观念和时效性的调控策略也许是未来的发展方向。

针对已经损伤的肺实质细胞进行修复是近年来 ARDS 治疗研究的热点。干细胞通过多种机制对 ARDS 的治疗发挥作用。目前国际及国内均已经完成了间充质干细胞治疗 ARDS 的 I 期临床研究，证实了上述治疗的安全性。干细胞治疗 ARDS 仍然面临很多挑战，还有很多关键性的问题需要解决，例如合适细胞类型的选择、细胞递送的途径和时机、细胞的效力等。干细胞治疗 ARDS 距离临床应用还很遥远，但是前景广阔，是 ARDS 治疗发展的重点方向之一。

### 二、急性呼吸窘迫综合征的预防——治疗策略的战略性转移

历经 50 余年的不断发展，ARDS 的机械通气策略、液体管理及血流动力学管理等方面逐步趋于规范。然而，ARDS 的发病率和死亡率并无明显改善。因此，当前的 ARDS 治疗策略出现了战略性的转移，ARDS 预防策略被人们逐渐接受，即在一定程度上 ARDS 是可以预防的，早期干预防止 ARDS 的发生发展是改善其预后的关键措施。目前广泛实施的预防策略包括保护性肺通气策略、精确的液体复苏治疗、严格控制血制品输注、及时治疗脓毒症等。高危患者入院后 2~5 天为 ARDS 发病前"窗口期"，高水平的临床护理通过及时干预危险因素，可以降低院内获得性 ARDS。从强调治疗转变到预防为先的理念有望成为降低 ARDS 发病率和死亡率的关键环节。

总之，ARDS 是一种由临床症状和病理生理反应组成的一个综合征，并不是一种疾病。不同病因诱发的 ARDS 在发病机制、临床表现、治疗方案、预后等诸多方面存在差异，给临床治疗和研究工作带来巨大挑战。迄今为止，ARDS 的治疗进展依然有限，相关研究仍然任重而道远。

（刘　志　董雪松）

# 参 考 文 献

[1] 严重急性低氧性呼吸衰竭急诊治疗专家共识组. 严重急性低氧性呼吸衰竭急诊治疗专家共识 [J]. 中华急诊医学杂志, 2018, 27（8）: 844-849.

[2] 罗亮. 急性呼吸窘迫综合征临床进展 [M]. 北京: 人民卫生出版社, 2017.

[3] Fan E, Brodie D, Slutsky AS. Acute Respiratory Distress Syndrome: Advances in Diagnosis and Treatment[J]. JAMA, 2018, 319（7）: 698-710.

[4] Narendra DK, Hess DR, Sessler CN, et al. Update in Management of Severe Hypoxemic Respiratory Failure[J]. Chest, 2017, 152（4）: 867-879.

[5] 邱海波. 急性呼吸窘迫综合征 50 年: 中国与世界 [J]. 中华重症医学电子杂志, 2016, 2（4）: 225-230.

[6] Yadav H, Thompson BT, Gajic O. Fifty Years of Research in ARDS. Is Acute Respiratory Distress Syndrome a Preventable Disease?[J]. Am J Respir Crit Care Med, 2017, 195（6）: 725-736.

# 第七篇　消化系统急症

# 第五十一章 食管急症

## 第一节 贲门黏膜撕裂综合征

### 一、定义

贲门黏膜撕裂综合征（Mallory-Weiss syndrome，MWS，又称马尾综合征），是指由各种原因引起的胃内或腹内压突然升高，猛烈冲击贲门和食管，导致食管与贲门连接处的黏膜和黏膜下层组织呈纵行撕裂而引起上消化道出血的一组症状群。由美国 Boston Mallory 和 Weiss 在 1929 年首先提出。

### 二、病因

#### （一）胃内压升高

常见病因为饮酒，其他因素包括消化性溃疡、尿毒症、妊娠反应引起剧烈呕吐等导致胃内压力升高。

#### （二）腹内压力升高

剧烈的咳嗽、用力排便、举重等屏气过度引起腹内压力升高也是导致该病的常见原因之一。

#### （三）机械性损伤

随着内镜的普及与发展，MWS 在上消化道出血患者中的诊断也越来越常见，为非静脉曲张上消化道出血的常见原因。可能与胃镜操作不规范、过度充气、操作时间过长、患者呕吐反应剧烈等有关。

### 三、机制

正常静息状态下食管下段括约肌的压力为 10～30mmHg，胃内压低于食管内压力，这种生理性结构有利于食物进入胃内，并阻止其反流。胃内压增高达到甚至超过食管内压时，食管下段括约肌这一高压带作用减弱，可能导致食管下段扩张，造成食管黏膜和 / 或黏膜下层纵行撕裂。食

管下段及贲门处黏膜血供十分丰富，而撕裂黏膜处的血管多为横行动脉，撕裂后很容易引起上消化道大出血。撕裂伤多为一处，长 1～3cm。此种裂伤大多数症状较轻能自行修复，重者可出现穿孔、纵隔炎症及皮下气肿。

### 四、诊断要点

#### （一）临床表现

1. **呕吐** 各种原因引起频繁或剧烈呕吐，呕吐物为胃内容物，继而呕吐物夹有鲜血，呈咖啡色，严重者呕暗红色血块甚至鲜血。

2. **胸骨后疼痛** 多数患者胸骨后或剑突下出现不同程度的疼痛或烧灼感，部分患者吞咽时疼痛加重。

3. **其他** 大部分患者可出现黑便，严重者解红色血便，可能导致失血性休克或死亡。

#### （二）实验室和辅助检查

1. **紧急内镜检查** 紧急内镜检查是诊断贲门黏膜撕裂综合征最可靠的方法。内镜下可见食管下端与胃连接部出现纵行裂伤或见到血痂。出血停止 1 周者，只可见到线状瘢痕。

2. **选择性动脉造影** 对活动性出血的患者，可选择腹腔动脉或胃左动脉造影，对出血部位的确定有很大帮助。

3. **X 线检查** 对本病的诊断无特异性，但可除外消化性溃疡、食管和胃内肿瘤或食管 - 胃底静脉曲张等疾病，有助于鉴别诊断。

#### （三）鉴别诊断

1. **急性胃黏膜病变出血** 需排除消化性溃疡出血、食管癌、胃癌出血等临床常见的引起上消化道出血的疾病。通过 X 线及内镜可以鉴别。

2. **食管静脉曲张出血** 由于两者在引起上消化道出血的治疗原则上不同，故 MWS 与门静脉高压引起的食管 - 胃底静脉曲张破裂出血的鉴

别极为重要。鉴别的关键在于患者是否有肝硬化表现。食管吞钡检查可帮助鉴别。

3. MWS 可以单独发生,但伴随以上疾病发生。两种疾病共同发生时更应该引起重视,行胃镜检查时应避免遗漏贲门黏膜撕裂。

### 五、治疗

#### (一)对症治疗

1. **去除病因** 对于频繁呕吐者可给予镇静止吐剂治疗,如胃复安。对于剧烈咳嗽者应给予镇咳剂。对于全身疾病引起的呕吐应纠正电解质紊乱,维持酸碱平衡等。急性胰腺炎应采用抑制消化液分泌等治疗。部分饮酒的患者出现呕吐后呕血,可以适当给予镇静止吐药物(如安定等)。肝硬化门静脉高压患者应慎用镇静药物,以免诱发肝性脑病。

2. **一般治疗** 部分食管贲门黏膜撕裂综合征患者出血量较大,应卧床休息,禁饮食,安置床旁心电监护,吸氧,严密监测脉搏、心率、呼吸等生命体征变化。

#### (二)补充血容量和抗休克

建立静脉通道,及时补充血容量,必要时输血。可先用血浆代用品,同时还应注意补充电解质。对于禁食者应补充足够的热量和维生素,但应重视患者有无心力衰竭情况。

#### (三)黏膜保护剂

质子泵抑制剂(如奥美拉唑)或受体拮抗剂(如西咪替丁)静脉滴注,也可选择黏膜保护剂(如铝碳酸镁)的静脉制剂,有利于血小板聚集及纤维蛋白凝块的形成,从而达到止血的目的。

#### (四)止血

1. **药物止血**

(1)去甲肾上腺素:10～14℃ 8%甲肾上腺素(按生理盐水 100mL 中加去甲肾上腺素 8mg 的比例)反复洗胃。通过降低食管、胃内温度和收缩血管的作用达到止血的目的。

(2)止血酶:无菌生理盐水将凝血酶溶解成每毫升含 10～100 单位的浓度,每次 10～20mL 口服,或根据出血的部位及程度适当增减。

2. **局部喷洒药物** 内镜直视下局部喷洒 5%碱式硫酸铁溶液(Monsell),促使局部胃壁痉挛,黏膜撕裂周围血管收缩,促进血液凝固。也可用

凝血酶 200U 加入生理盐水 20mL 局部喷洒止血。

3. **电灼止血** 采用内镜下高频电灼血管止血,仅适用于持续性出血者。

## 第二节 食管异物

### 一、定义

食管异物是指异物滞留食管引起吞咽困难的疾病。

### 二、病因

食管是连接口咽与胃平滑肌的肌性管道。食管有三个生理狭窄,第一狭窄为食管最狭窄部位,位于食管入口处,是食管异物最常见的嵌顿部位。食管下段的食管性异物嵌顿多合并食管病变,如反流性食管炎、术后狭窄、膈疝及贲门失迟缓症等,并且常有反复发作的病史。发病原因有以下几种情况:

1. 儿童由于好奇心理,在日常玩耍中将硬币等非食物性物体放入口中,或在玩耍、哭闹时不慎吞入异物,则容易导致食管异物。

2. 老年人因其咀嚼功能下降,咽部敏感程度降低,或因义齿脱落,容易造成食管异物。

3. 饮食过快,将混入食物中的骨头滞留于食管。

4. 消化道结石或消化道内容物因恶心呕吐等诱因向食管迁移或反流所致,这种情况比较少见。

### 三、诊断要点

#### (一)临床症状

食管异物的临床表现与异物所在部位、大小、性质有关。食管异物患者常存在吞服异物病史,主要临床表现为吞咽困难、吞咽疼痛。其中吞咽疼痛为其主要症状,患者会因异物种类及停留时间不同而临床表现相对不同。成年人主要表现为咽喉部疼痛,进食梗阻感,涎液增多,反流症状,呼吸道症状;小儿多表现为哭闹、呕吐。

#### (二)辅助检查

1. **X线检查** X线对不透光的异物(如:金属异物)具有决定性的诊断意义,并可经 X 线定

位。但对于不透 X 线的异物,往往不能明确诊断,而且难以显示及准确诊断由其引起的并发症。对 X 线完全不显影的异物,可在 X 线检查时选用少量钡剂造影,以便显示异物或观察有无钡剂停留情况,可间接判断异物的存在。钡剂造影法有直接吞入钡剂、咽下钡囊或钡絮等。

2. CT 检查 对于不透 X 线的异物,利用多层螺旋 CT 可直接显示异物的位置、大小、形态、是否穿透食管壁及与周围组织结构的关系,有较好的临床应用价值。

3. 内镜检查 主要包括软式电子胃镜检查,是一种最为可靠的诊断手段。对于怀疑食管异物阻塞,且持续存在食管梗阻症状的患者,无论影像学检查是否有异常发现,都需要行胃镜检查评估。

(三) 并发症

食管异物并发症的发生与异物的尖锐程度、大小、性状、吞咽过程、异物停留部位及患者的耐受程度有关。一些异物本身具有腐蚀性,造成食管穿孔,继发狭窄等。食管异物并发症可分为以下三个方面:①异物堵塞或食管损伤继发感染,妨碍摄食以致脱水、酸中毒、休克甚至死亡;②异物压迫喉、气管出现呼吸困难窒息死亡;③异物损伤食管壁,引起各种严重并发症,如主动脉食管瘘致大出血、纵隔脓肿、食管周围炎、食管穿孔、气管食管瘘等。

## 四、治疗

1. 如误吞异物引起急性窒息,首先应施行哈姆立克(Heimlich)手法急救。即用一手握拳另一手加在握拳的手背上冲压剑突下及腹上区,反复冲压直至内容物呕出。小儿只用双手中示指冲压上述部位即可。

2. 异物存留时间较久,患者就诊时已出现极度衰竭、脱水症状,应先纠正其全身情况,待情况好转再进行食管镜检并取出异物。

3. 食管异物应于食管镜下取出,对特殊形状、尖锐带钩异物,应先研究、设计取出方案,再进行手术取出,防止强拉硬拉造成食管黏膜损伤、穿孔等并发症。

4. 已有并发症或异物位于主动脉弓平面靠近食管狭窄部位时,请胸外科开胸取出。

5. 内镜取异物术后,若有黏膜损伤,应禁食、

或镜下留鼻饲管,给予抗生素。有穿孔者请胸外科协助处理。

# 第三节 食 管 穿 孔

食管损伤是一种急危重症,特别是胸部食管的破裂或穿孔,因胸腔食管破损后溢出的污染物接触面积大,其引起的感染是死亡的主要原因。

在国内,食管穿孔和破裂主要由于异物性穿孔或自发性发生。食管破裂和穿孔的发病原因不同,其发病部位也不同。医源性食管穿孔多发生于胸段食管;异物性食管穿孔多发生于颈段及胸段食管;自发性食管破裂的好发部位在食管下1/3 处;外伤性食管破裂多发生于颈段。

## 一、病因

1. 暴饮暴食后剧烈呕吐,导致食管腔内外压力失衡而自发破裂。

2. 误吞异物损伤。

3. 器械损伤。

4. 外伤性破裂,较为少见。

5. 原有食管疾患而破裂穿孔者。

6. 邻近脏器疾患侵袭(外牵性憩室等)。

## 二、诊断

(一) 临床表现

剧烈呕吐后出现吞咽疼痛或吞咽困难,出现 Barret 三联征,即呼吸急促、腹肌触痛和颈部皮下气肿,可伴有误吞异物病史、外伤史。

(二) 辅助检查

1. X 线检查 见纵隔气体沿主动脉左侧及横膈上,呈"V"字形分布。口服造影剂,可见造影剂经裂口进入纵隔或胸腔。重者可见液气胸。

2. 螺旋 CT 是诊断该病的首选检查,可以及时明确裂口的位置、大小及并发症。

3. 口服亚甲蓝,经胸腔穿刺抽出胸水,若胸水呈蓝色,考虑食管穿孔可能。

## 三、鉴别诊断

食管穿孔的临床表现常常是非特异性的,误诊率高,常被误诊为心肌梗死、主动脉夹层、消化性溃疡穿孔或其他情况,常延误治疗。因此,对

辅助检查未能明确或临床症状与食管穿孔不符者，要注意复查或进一步做其他检查。

## 四、治疗

包括食管和胃内吸引及抗生素应用。预防的方法是去除引起剧烈呕吐的原因并及时止吐。一旦明确诊断，尽早行手术修补食管穿孔部位和外科引流脓肿。

术后禁饮食，保持胃肠减压，纵隔和胸腔通畅引流，加强支持疗法，全身抗感染及原发病和并发症的正确处理也是治疗成功的重要保证。

## 五、预后

预后与食管破裂或穿孔部位、面积大小、感染程度、污染物性质、能否及时确诊和正确治疗有关，病死率与感染程度、发病距治疗开始的时间明显相关，故尽早确诊、及时规范治疗至关重要。

（周荣斌）

## 参 考 文 献

[1] 黄子通，于学忠. 急诊医学 [M]. 2 版. 北京：人民卫生出版社，2014.

[2] 于学忠. 协和急诊医学 [M]. 北京：科学出版社，2011.

[3] Marx，Hockberger，Walls. 罗森急诊医学 [M]. 7 版. 李春盛，刘志，杨光田，等译. 北京：北京大学医学出版社，2013.

[4] 北京协和医院. 急诊科诊疗常规 [M]. 2 版. 北京：人民卫生出版社，2007.

# 第五十二章 消化性溃疡和胃炎

## 第一节 消化性溃疡

消化性溃疡(peptic ulcer)主要指发生在胃和十二指肠的慢性溃疡,主要包括胃溃疡(gastric ulcer,GU)和十二指肠溃疡(duodenal ulcer,DU),亦可发生于食管下段、小肠、胃肠吻合口及附近肠袢,以及异位胃黏膜。溃疡的黏膜缺损达到黏膜肌层,不同于糜烂。

### 一、流行病学

消化性溃疡是全球性常见病。本病可发生于任何年龄,DU 多见于青壮年,而 GU 多见于中老年,后者发病高峰比前者迟约 10 年。男性患病率较女性高。临床上 DU 较 GU 多见,国内统计资料显示,DU 中男女消化性溃疡的发病率比为(4.4~6.8):1,GU 为(3.6~4.7):1。

### 二、病因和发病机制

消化性溃疡的发生是对胃、十二指肠黏膜有损害作用的侵袭因素和黏膜自身防御、修复因素之间失衡的综合结果。DU 与 GU 在发病机制上存在不同,前者常为防御、修复因素减弱所致,而后者常为胃酸、药物、幽门螺杆菌(Helicobacter pylori,Hp)等侵袭因素增强所致。所以说,消化性溃疡是由多种病因导致相似结果的一类异质性疾病。

关于溃疡病主要发病机制的探讨,经历了一个世纪的变迁。长久以来,人们认为胃酸是发生溃疡的必需条件。1910 年,Schwartz 提出"无酸,无溃疡"的设想,在 1971 年被 Kirsner 更名为"酸消化性溃疡",该观点曾长期在溃疡的发病机制中占据统治地位。自 1983 年 Warren 和 Marshall 首先从人胃黏膜中分离出 Hp 后,这一理论逐渐受到挑战。近年来,胃肠病学界盛行的溃疡病的主要病因是 Hp,因此又提出了"无 Hp,无溃疡"的论点,认为溃疡是 Hp 感染的结果。依照以上理论,联合应用抑酸药与根除 Hp,确实起到了愈合溃疡、降低复发率的作用,Warren 和 Marshall 亦因此获得了 2005 年诺贝尔生理学或医学奖。然而,进一步研究却发现上述药物虽可使溃疡愈合,但黏膜表层腺体结构排列紊乱,黏膜下结缔组织处于过度增生状态,从而影响细胞的氧合、营养和黏膜的防御功能,是溃疡复发的病理基础。临床工作中亦发现溃疡多在原部位或邻处复发。据此,1990 年 Tarnawski 提出了溃疡愈合质量(quality of ulcer healing,QOUH)概念。近年来,强化黏膜防御被作为消化性溃疡治疗的新途径。大量临床试验证实,多种胃黏膜保护药与抑酸药联合使用,均可有效提高溃疡愈合质量,减少溃疡复发。

#### (一)Hp 感染

大量研究证实,Hp 感染是消化性溃疡的重要病因。规范化试验证实,十二指肠溃疡患者的 Hp 感染率超过 90%,而 80%~90% 的胃溃疡患者亦存在 Hp 感染。因此,对于 Hp 感染阴性的消化性溃疡,应积极寻找原因,其中以 Hp 感染检测手法不当造成假阴性、非甾体抗炎药(non steroidal anti-inflammatory drug,NSAID)应用史为常见原因,其他原因尚包括胃泌素瘤、特发性高酸分泌、克罗恩病、心境障碍等。反之,在存在 Hp 感染的个体中亦观察到了消化性溃疡发病率显著上升。Hp 感染可使消化性溃疡出血的危险性增加 1.79 倍。若合并 NSAID 应用史,Hp 感染将使罹患溃疡的风险增加 3.53 倍。

#### (二)非甾体抗炎药

一些药物对消化道黏膜具有损伤作用,其中以 NSAID 为代表。其他药物包括肾上腺皮质激素、双磷酸盐、氟尿嘧啶、甲氨蝶呤等均有类似作用。大型荟萃分析显示,在服用 NSAID 的人群中，Hp 感染会使其罹患溃疡的风险增加 3.53 倍；反之，在 Hp 感染的患者中，服用 NSAID 会使其罹患溃疡的风险增加 3.55 倍。Hp 感染和 NSAID 可相互独立地显著增加消化性溃疡的出血风险（分别增加 1.79 倍和 4.85 倍）。

**（三）胃酸和胃蛋白酶**

消化性溃疡的最终形成是由于胃酸和胃蛋白酶对黏膜自身消化所致。高酸环境在十二指肠溃疡的发病机制中占据重要地位，而胃溃疡则更多地表现为正常胃酸分泌或相对低酸。

**（四）胃十二指肠运动异常**

主要包括胃排空过速、排空延缓和十二指肠液反流。前者可使十二指肠球部酸负荷增大而促使 DU 的发生；后二者可通过胃窦局部张力增加、胃泌素水平升高、反流的胆汁和胰液对胃黏膜产生损伤。

**（五）其他因素**

1. **环境和生活因素**　吸烟影响溃疡形成和愈合的确切机制尚未明了，可能与吸烟增加胃酸分泌、减少十二指肠及胰腺碳酸氢盐分泌、影响胃十二指肠协调运动、黏膜损害性氧自由基增加等因素有关。暴饮暴食或不规则进食、咖啡浓茶、辛辣刺激食物等不良饮食习惯均可能是本病发生的相关因素。

2. **遗传因素**　遗传因素曾一度被认为是消化性溃疡发病的重要因素，但随着 Hp 在消化性溃疡发病中的重要作用得到认识，遗传因素的重要性受到挑战。

3. **急性应激**　急性应激可引起应激性溃疡已是共识。但在慢性溃疡患者中，情绪应激和心理障碍的致病作用却无定论。临床观察发现，长期精神紧张、过劳确实易使溃疡发作或加重，但这多在慢性溃疡时发生，因此情绪应激可能主要起诱因作用，通过神经内分泌途径影响胃十二指肠分泌、运动和黏膜血流的调节。

概而言之，消化性溃疡是多因素导致的疾病，其中 Hp 感染和服用 NSAID 是主要病因，溃疡的发生是黏膜侵袭因素和防御因素失衡的结果，胃酸在溃疡的形成中起关键作用。

### 三、病理

DU 多发生在球部，前壁比较常见；GU 多在胃角和胃窦小弯。老年人消化性溃疡常见于胃体后壁及小弯侧。溃疡一般为单个，也可多个，称多发性溃疡。DU 直径多小于 1cm，GU 的直径一般小于 2.5cm。典型的 GU 呈类圆形，深而壁硬，于贲门侧较深呈潜掘状，在幽门侧较浅呈阶梯状。浅者累及黏膜肌层，深者达肌层甚至浆膜层，血管溃破时引起出血，穿破浆膜层时引起穿孔。前壁穿孔多引起急性腹膜炎；后壁穿孔若发展较缓慢，往往和邻近器官如肝、胰、横结肠等粘连，称为穿透性溃疡。慢性溃疡底部在显微镜下自表层至深层可分为 4 层：渗出层、坏死层、新鲜肉芽组织层、陈旧肉芽组织层（瘢痕层）。

### 四、临床表现

上腹痛是消化性溃疡的主要症状，但部分患者可无症状或症状较轻以致不为患者所注意，而以出血、穿孔等并发症为首发症状。典型的消化性溃疡有如下临床特点：①慢性过程，病史可达数年至数十年。②周期性发作，发作与自发缓解相交替，发作期可为数周或数月，缓解期亦长短不一，短者数周、长者数年；发作常有季节性，多在秋冬或冬春之交发病，可因精神情绪不良或过劳而诱发。③发作时上腹痛呈节律性，表现为空腹痛即餐后 2～4 小时和 / 或午夜痛，进食或服用抗酸药后缓解，典型节律性表现在 DU 多见。

**（一）症状**

上腹痛为主要症状，程度不一，性质多为灼痛，亦可为钝痛、胀痛、剧痛或饥饿样不适感。DU 位于上腹正中或偏右，GU 多位于剑突下正中或偏左，但高位 GU 的疼痛可出现在左上腹或胸骨后。疼痛范围一般较局限，局部有压痛。疼痛常有典型的节律性如上述。腹痛多在进食或服用抗酸药后缓解。部分患者无上述典型疼痛，而仅表现为无规律性的上腹隐痛或不适。具或不具典型疼痛者均可伴有反酸、嗳气、上腹胀等症状。

**（二）体征**

消化性溃疡缺乏特异性体征。溃疡活动时上腹部可有局限性轻压痛，缓解期无明显体征。

**（三）特殊类型的消化性溃疡**

1. **复合性溃疡**　指胃和十二指肠同时发生的溃疡。DU 往往先于 GU 出现。

2. **幽门管溃疡**　指溃疡位于胃窦远端、十二指肠球部前端幽门管处的溃疡，与 DU 相似。幽门管溃疡上腹痛的节律性不明显，对药物治疗反应较差，呕吐较多见，较易发生幽门梗阻、出血和穿孔等并发症。

3. **球后溃疡** 发生在十二指肠球部环形皱襞远端的溃疡称球后溃疡。多发生在十二指肠降部后内侧壁、乳头近端。球后溃疡具 DU 的临床特点，但午夜痛及背部放射痛多见，对药物治疗反应差，易并发出血。

4. **巨大溃疡** 指直径大于 2.5cm 的 GU 或大于 2cm 的 DU。胃的巨大溃疡注意与恶性溃疡鉴别。

5. **老年人消化性溃疡** 近年老年人发生消化性溃疡的报道增多。临床表现多不典型，GU 多位于胃体上部甚至胃底部，溃疡常较大，易误诊为胃癌。

6. **无症状性溃疡** 亦称沉默性溃疡，约占全部消化性溃疡的 5%，近年来发病率有所增加，可见于任何年龄，老年人多见，无任何症状。

7. **多发性溃疡** 指胃或十二指肠有两个或两个以上的溃疡，疼痛程度较重，无节律性，疼痛部位不典型。

8. **应激性溃疡** 指由烧伤、严重外伤、心脑血管意外、休克、手术、严重感染等应激因素引起的消化性溃疡。由颅脑外伤、手术、肿瘤、感染及脑血管意外所引起的称 Cushing 溃疡；由重度烧伤所致者称 Curling 溃疡。多发生于应激后 1~2 周内，以 3~7 天为高峰期。

## 五、辅助检查

### （一）胃镜检查

胃镜检查是确诊消化性溃疡首选的检查方法。胃镜检查不仅可对胃十二指肠黏膜直接观察、摄像，还可在直视下取组织作病理学检查及 Hp 检测。因此胃镜检查对消化性溃疡的诊断及胃良、恶性溃疡的鉴别准确性高于 X 线钡餐检查。

内镜下溃疡可分为活动期（A）、愈合期（H）和瘢痕期（S）三个病期，其中每个病期又可分为两个阶段。

### （二）X 线钡餐检查

适用于对胃镜检查有禁忌或不愿接受胃镜检查者。溃疡的 X 线征象有直接和间接两种：龛影是直接征象，对溃疡有确诊价值；局部压痛、十二指肠球部激惹和球部畸形、胃大弯侧痉挛性切迹均为间接征象，仅提示可能有溃疡。

### （三）Hp 检测

Hp 检测应列为消化性溃疡诊断的常规检查项目，有无 Hp 感染决定了治疗方式。检测方法分为侵入性和非侵入性两大类。前者需通过胃镜检查取胃黏膜活组织进行检测，主要包括快速尿素酶试验、组织学检查和 Hp 培养；后者主要有 $^{13}C$ 或 $^{14}C$ 标记的尿素呼气试验（UBT）、粪便 Hp 抗原检测及血清学检查。检查前应停用质子泵抑制剂、铋剂、抗生素等药物至少 2 周，但血清学试验不受此限。

### （四）胃液分析和血清胃泌素测定

操作复杂，一般仅在疑有胃泌素瘤时作鉴别诊断之用。

### （五）粪便隐血试验

溃疡活动期及伴有活动性消化道出血的患者可呈阳性。经积极治疗后，多在 1~2 周转阴性。该试验特异性低，临床价值有限。

## 六、诊断和鉴别诊断

胃镜检查如见胃、十二指肠溃疡，应注意与引起胃十二指肠溃疡的少见特殊病因以及溃疡为主要表现的胃十二指肠肿瘤的鉴别。本病应与以下疾病鉴别：

### （一）胃癌

内镜或 X 线检查见到胃的溃疡，必须进行良性溃疡（胃溃疡）与恶性溃疡（胃癌）的鉴别。Ⅲ型（溃疡型）早期胃癌单凭内镜所见与良性溃疡鉴别有困难，放大内镜和染色内镜对鉴别有帮助，但最终必须依靠直视下取活组织检查鉴别。恶性溃疡的内镜特点为：①溃疡形状不规则，一般较大；②底凹凸不平、苔污秽；③边缘呈结节状隆起；④周围皱襞中断；⑤胃壁僵硬、蠕动减弱（X 线钡餐检查亦可见上述相应的 X 线征）。活组织检查可以确诊，但必须强调，对于怀疑胃癌而首次活检阴性者，必须在短期内复查胃镜进行再次活检。即使内镜下诊断为良性溃疡且活检阴性，仍有漏诊胃癌的可能。因此对初诊为胃溃疡者，必须在完成正规治疗的疗程后进行胃镜复查，溃疡缩小或愈合不是鉴别良、恶性溃疡的最终依据，必须重复活检加以证实。

### （二）胃泌素瘤

亦称 Zollinger-Ellison 综合征，是胰腺非 B 细胞瘤分泌大量胃泌素所致。肿瘤往往很小（<1cm），生长缓慢，半数为恶性。大量胃泌素可刺激壁细胞增生，分泌大量胃酸，使上消化道经常处于高酸环境，导致胃、十二指肠球部和不典型部位（十二指肠降段、横段、甚或空肠近端）发生多发性溃疡。胃泌素瘤与普通消化性溃疡的鉴别要点是胃泌素溃疡好发于不典型部位，具有难治性的特点，有过高胃酸分泌及高空腹血清胃泌素。

### （三）胃黏膜相关淋巴样组织（MALT）淋巴瘤

症状多无特异性，内镜下形态多样，典型表现为多发性浅表溃疡，与早期胃癌相比，界限不清，黏膜面可见凹凸颗粒状改变，充血明显。早期 MALT 淋巴瘤几乎均伴有 Hp 感染，根除 Hp 治疗可有效缓解病情甚至治愈。

### （四）功能性消化不良

症状表现类似，内镜检查可鉴别。

### （五）慢性胆囊炎和胆石症

症状和腹部 B 超检查可鉴别。

## 七、并发症

### （一）出血

溃疡侵蚀周围血管可引起出血。出血是消化性溃疡最常见的并发症，也是上消化道大出血最常见的病因（约占所有病因的 50%）。

### （二）穿孔

溃疡病灶向深部发展穿透浆膜层则并发穿孔。溃疡穿孔临床上可分为急性、亚急性和慢性三种类型，以第一种常见。急性穿孔的溃疡常位于十二指肠前壁或胃前壁，发生穿孔后胃肠的内容物漏入腹腔而引起急性腹膜炎。十二指肠或胃后壁的溃疡深至浆膜层时易与邻近的组织或器官发生粘连，穿孔时胃肠内容物不流入腹腔，称为慢性穿孔，又称为穿透性溃疡。这种穿透性溃疡改变了腹痛规律，变得顽固而持续，疼痛常放射至背部。邻近后壁的穿孔或游离穿孔较小，只引起局限性腹膜炎时称亚急性穿孔，症状较急性穿孔轻，体征较局限，且易漏诊。

### （三）幽门梗阻

主要是由 DU 或幽门管溃疡引起。溃疡急性发作时可因炎症水肿和幽门部痉挛而引起暂时性梗阻，可随炎症的好转而缓解；慢性梗阻主要由于瘢痕收缩而呈持久性。幽门梗阻临床表现为：餐后上腹饱胀、上腹疼痛加重，伴有恶心、呕吐，大量呕吐后症状可以改善，呕吐物含发酵酸性宿食。严重呕吐可致失水和低氯、低钾性碱中毒，可发生营养不良和体重减轻。体检可见胃型和胃蠕动波，清晨空腹时可查见胃内振水声。进一步作胃镜或 X 线钡剂检查可确诊。

### （四）癌变

少数 GU 可发生癌变，DU 则否。GU 癌变发生于溃疡边缘，癌变率约为 1%。长期慢性 GU 病史、年龄大于 45 岁、溃疡顽固不愈者应提高警惕。对可疑癌变者，在胃镜下取多点活检做病理检查；定期随访，积极治疗后复查胃镜，直到溃疡完全愈合。

## 八、治疗

治疗的目的是消除病因、缓解症状、愈合溃疡、防止复发和防治并发症。针对病因的治疗如根除 Hp，可能彻底治愈溃疡，是近年消化性溃疡治疗的一大进展。

### （一）一般治疗

规律生活，避免过度劳累和精神紧张。注意饮食规律，戒烟、酒，慎用 NSAID。

### （二）药物治疗

治疗消化性溃疡的药物可分为抑制胃酸分泌的药物和保护胃黏膜的药物两大类，主要起缓解症状和促进溃疡愈合的作用，常与根除 Hp 治疗配合使用。

1. **抑制胃酸药物**　溃疡的愈合与抑酸治疗的强度和时间成正比。抗酸药具有中和胃酸的作用，可迅速缓解疼痛症状，但一般剂量难以促进溃疡愈合，故目前多作为辅助治疗。$H_2$ 受体拮抗剂（$H_2$RA）可降低基础胃酸水平及抑制胃酸分泌，以前一作用为主，而后一作用不如质子泵抑制剂（PPI）充分。各种 $H_2$RA 的溃疡愈合率相近，不良反应发生率均低。

2. **胃黏膜保护药**　硫糖铝和胶体铋目前已较少用作治疗消化性溃疡的一线药物。枸橼酸铋钾（胶体次枸橼酸铋）兼有较强抑制 Hp 的作用，可作为根除 Hp 联合治疗方案的组成部分，但此药不能长期服用，因枸橼酸铋钾体内过量蓄积可产生神经毒性。米索前列醇具有抑制胃酸分泌、增加胃十二指肠黏膜的黏液及碳酸氢盐分泌、增加黏膜血流等作用，主要用于 NSAID 溃疡的预防。腹泻是常见的不良反应。孕妇忌服，因米索前列醇可引起子宫收缩。

**3. 质子泵抑制剂（PPI）** 目前临床上常用的 PPI 包括奥美拉唑、兰索拉唑、雷贝拉唑、泮托拉唑和埃索美拉唑。

**4. 其他药物** 包括促胃肠动力药物和抗胆碱能药物。不宜与其他药物合用。

**（三）根除 Hp 治疗**

对 Hp 感染引起的消化性溃疡，根除 Hp 不但可促进溃疡愈合，而且可预防溃疡复发，从而彻底治愈溃疡。因此，凡有 Hp 感染的消化性溃疡，无论初发或复发、活动或静止、有无合并症，均应予以根除 Hp 治疗。

**1. 根除 Hp 的治疗方案** 目前尚无单一药物可有效根除 Hp，因此必须联合用药。一种 PPI + 两种抗生素的三联治疗方案有较高根除率，以 PPI 加克拉霉素再加阿莫西林或甲硝唑的方案根除率最高。常用的组合如 PPI + 阿莫西林 + 克拉霉素、PPI + 阿莫西林 / 克拉霉素 + 甲硝唑、PPI + 克拉霉素 + 呋喃唑酮 / 替硝唑、铋剂 + 甲硝唑 + 四环素等。Hp 根除失败的主要原因是患者的服药依从性较差和 Hp 对治疗方案中抗生素的耐药性。由于 Hp 耐药性发展很快，导致在很多国家和地区对甲硝唑、克拉霉素、左氧氟沙星等药物的敏感性显著下降。在三联疗法的基础上，加上含有铋剂的四联疗法已成为一线标准方案。

**2.** 目前国内多采用 7 天疗程，但国外有报道 10 天、14 天疗程。

**3. 根除 Hp 治疗后复查** 治疗后应常规复查 Hp 是否已被根除，复查应在根除 Hp 治疗结束至少 4 周后进行，且在检查前停用 PPI 或铋剂 2 周，否则会出现假阴性。可采用非侵入性的 $^{13}C$ 或 $^{14}C$ 尿素呼气试验，也可通过胃镜取黏膜活检，行尿素酶和 / 或组织学检查。对未排除胃恶性溃疡或有并发症的消化性溃疡应常规进行胃镜复查。

**（四）NSAID 溃疡的治疗、复发预防及初始预防**

对服用 NSAID 后出现的溃疡，如情况允许应立即停用 NSAID，如病情不允许，可换用对黏膜损伤少的 NSAID，如：特异性环氧合酶 2（CoX-2）抑制剂（如塞来昔布）。对停用 NSAID 者，可予常规剂量、常规疗程的 H2RA 或 PPI 治疗；对不能停用 NSAID 者，应选用 PPI 治疗（H2RA 疗效差）。因 Hp 和 NSAID 是引起溃疡的两个独立因素，因此应同时检测 Hp，如有 Hp 感染，应同时根除 Hp。溃疡愈合后，如不能停用 NSAID，无论 Hp 阳性还是阴性，都必须继续 PPI 或米索前列醇长程维持治疗以预防溃疡复发。对初始使用 NSAID 的患者是否应常规给药预防溃疡仍有争论。已明确的是，对于发生 NSAID 溃疡并发症的高危患者，如既往有溃疡病史、高龄、同时应用抗凝血药（包括低剂量的阿司匹林）或糖皮质激素者，应常规予抗溃疡药物预防，目前认为 PPI 或米索前列醇预防效果较好。

**（五）溃疡复发的预防**

有效根除 Hp 及彻底停服 NSAID，可消除消化性溃疡的两大常见病因，因而能大大减少溃疡复发。对溃疡复发同时伴有 Hp 感染复发（再感染或复燃）者，可予根除 Hp 再治疗。下列情况则需通过长程维持治疗来预防溃疡复发：①不能停用 NSAID 的溃疡患者，无论 Hp 阳性还是阴性（如前述）；②Hp 相关溃疡，Hp 感染未能被根除；③Hp 阴性的溃疡（非 Hp、非 NSAID 溃疡）；④Hp 相关溃疡，Hp 虽已被根除，但曾有严重并发症而不能手术的患者。长程维持治疗一般以 H2RA 或 PPI 常规剂量的半量维持，而 NSAID 溃疡复发的预防多用 PPI 或米索前列醇，已如前述。

**（六）外科手术指征**

由于内科治疗的进展，目前外科手术主要限于少数伴有并发症者，包括：①大量或反复出血经内科治疗无效；②急性穿孔；③慢性穿透性溃疡；④器质性幽门梗阻；⑤溃疡癌变或高度可疑恶性肿瘤，或伴有高级别上皮内瘤变；⑥严格内科治疗无效的顽固性溃疡；⑦胃泌素瘤患者。

## 九、预后

由于内科有效治疗的发展，消化性溃疡已成为一种可治愈的疾病，死亡率显著下降。死亡主要见于高龄患者，主要原因是并发症，特别是大出血和急性穿孔。

## 第二节　胃　炎

胃炎是各种病因导致的胃黏膜急性或者慢性炎症。幽门螺杆菌的发现，使胃炎的病因学、病理生理学和治疗学发生革命性的转折。平时我们所谈的胃病不一定是真正意义上的胃炎。因为患者的胃黏膜炎症细胞浸润非常轻微，却有明显的柱状上皮和血管的变化，这种情况可称为"胃病"而非胃炎的范畴。

### 一、急性胃炎

急性胃炎（acute gastritis）是由多种病因引起的急性胃黏膜炎症，包括急性单纯性胃炎、急性糜烂出血性胃炎和吞服腐蚀物引起的急性腐蚀性胃炎与胃壁细菌感染所致的急性化脓性胃炎。其中发病率最高的是急性糜烂出血性胃炎。

#### （一）病因和发病机制

**1. 外源性因素**

（1）药物：常见的非甾体抗炎药（阿司匹林、吲哚美辛等），口服氯化钾或铁剂等。某些抗肿瘤药（氟尿嘧啶）对胃肠道黏膜细胞产生明显的细胞毒作用。

（2）乙醇：乙醇具有亲酯性和溶脂能力，高浓度乙醇因而可直接破坏胃黏膜屏障。

（3）生物性因素：沙门菌、嗜盐菌和葡萄球菌等细菌或其毒素可使胃黏膜充血水肿和糜烂。Hp 感染可引起急、慢性胃炎。

（4）其他：某些机械性损伤、放射疗法均可导致。

**2. 内源因素**

（1）应激因素：多种严重疾病如严重创伤、烧伤或大手术及颅脑疾病和重要脏器功能衰竭等可导致胃黏膜缺血缺氧而损伤。

（2）局部血供缺乏。

（3）急性蜂窝织炎或化脓性胃炎。

#### （二）病理生理学和病理组织学

胃黏膜防御机制包括黏膜屏障、黏液屏障、黏膜上皮、黏膜和黏膜下层丰富的血流、前列腺素和肽类物质（表皮生长因子等）及自由基清除系统。上述防御机制破坏或保护因素减少，使胃腔中的 $H^+$ 逆弥散至胃壁，肥大细胞释放组胺，致使血管充血甚或出血、黏膜水肿及间质液渗出，同时可刺激壁细胞分泌盐酸、主细胞分泌胃蛋白酶原。若致病因子损及腺颈部细胞，则胃黏膜修复延迟、更新受阻而出现糜烂。

急性胃炎的主要病理和组织学改变以胃黏膜充血水肿，表面有片状渗出物或黏液覆盖为主。黏膜皱襞上可见局限性或弥漫性的陈旧或新鲜出血与糜烂，糜烂加深可累及胃腺体。

#### （三）临床表现

部分患者可出现上腹痛、腹胀、恶心、呕吐、嗳气及食欲缺乏等症状。如伴有胃黏膜糜烂出血，则可出现呕血和 / 或黑粪，大量出血可引起出血性休克。上腹部压痛是常见体征。

#### （四）辅助检查

急性糜烂出血性胃炎的确诊有赖于急诊胃镜检查，一般应在出血 24～48 小时内进行，可见以多发性糜烂、浅表溃疡和出血灶为特征的急性胃黏膜病损。

#### （五）诊断和鉴别诊断

主要由病史和症状作出拟诊，而经胃镜检查得以确诊。但吞服腐蚀物质者禁忌胃镜检查。有长期服用 NSAID、酗酒和临床重危患者，均应想到急性胃炎可能。对于以腹痛为主要症状者，应通过反复询问病史而与急性胰腺炎、胆囊炎和急性阑尾炎等急腹症甚至急性心肌梗死相鉴别。

#### （六）治疗

**1. 基础治疗**　包括给予安静休息、禁食、补液、解痉、止吐等对症支持治疗，病情平稳后给予流质或半流质饮食。

**2. 针对病因治疗**　包括根除 Hp、去除非甾体抗炎药或乙醇等诱因。

**3. 对症处理**　有胃黏膜糜烂、出血者，可用抑制胃酸分泌的 $H_2$ 受体拮抗药或质子泵抑制药，同时应用胃黏膜保护剂如硫糖铝或铝碳酸镁等。对于较大量的出血则应采取综合措施进行抢救。

#### （七）预后

急性胃炎多在短期内恢复正常。相反，病因长期持续存在，则可转为慢性胃炎。由于绝大多数慢性胃炎的发生与 Hp 感染有关，而 Hp 自发清除少见，故慢性胃炎可持续存在，但多数患者无症状。

## 二、慢性胃炎

慢性胃炎（chronic gastritis）是由各种病因引起的胃黏膜慢性炎症。根据新悉尼胃炎系统和我国 2006 年颁布的《中国慢性胃炎共识意见》标准，将慢性胃炎分成非萎缩性（浅表性、non-atrophic）、萎缩性（atrophic）和特殊类型（special forms）三大类。

### （一）流行病学

我国属幽门螺杆菌高感染率国家，估计人群中幽门螺杆菌感染率在 40%～70%。慢性萎缩性胃炎是原因不明的慢性胃炎，在我国是一种常见病、多发病，在慢性胃炎中占 10%～20%。

### （二）病因

1. 慢性非萎缩性胃炎的常见病因

（1）幽门螺杆菌感染。

（2）胆汁和其他碱性肠液反流。

（3）其他外源因素。

2. 慢性萎缩性胃炎的主要病因  1973 年 Strickland 将慢性萎缩性胃炎分为 A、B 两型，A 型是胃体弥漫萎缩，导致胃酸分泌下降，影响维生素 $B_{12}$ 及内因子的吸收，因此常合并恶性贫血，与自身免疫有关；B 型在胃窦部，少数人可发展成胃癌，与幽门螺杆菌、化学损伤有关，我国 80% 以上属于第二类。

### （三）临床表现

由幽门螺杆菌引起的慢性胃炎多数患者无症状；有症状者表现为上腹痛或不适、上腹胀、早饱、嗳气、恶心等消化不良症状，这些症状的有无及严重程度与慢性胃炎的内镜所见及组织病理学改变并无肯定的相关性。

### （四）辅助检查

1. 胃镜及活组织检查  胃镜检查同时取活组织作病理组织学检查是诊断慢性胃炎最可靠的方法。内镜下非萎缩性胃炎可见红斑（点、片状或条状）、黏膜粗糙不平、出血点／斑、黏膜水肿、渗出等基本表现。内镜下萎缩性胃炎有两种类型，即单纯萎缩性胃炎和萎缩性胃炎伴增生。前者主要表现为黏膜红白相间／白相为主、血管显露、色泽灰暗、皱襞变平甚至消失；后者主要表现为黏膜呈颗粒状或结节状。内镜下非萎缩性胃炎和萎缩性胃炎皆可见伴有糜烂（平坦或隆起）、出血、胆汁反流。由于内镜所见与活组织检查的病理表现不尽一致，因此诊断时应两者结合，在充分活检的基础上以组织病理学诊断为准。为保证诊断的准确性及对慢性胃炎进行分类，活组织检查宜在多部位取材且标本要够大（达到黏膜肌层），取材多少视病变情况和需要，一般 2～5 块，胃窦小弯、大弯、胃角及胃体下部小弯是常用的取材部位。

2. 幽门螺杆菌检测  活组织病理学检查时可同时检测幽门螺杆菌，并可在内镜检查时再多取 1 块活组织作快速尿素酶检查以增加诊断的可靠性。根除幽门螺杆菌治疗后，可在胃镜复查时重复上述检查，亦可采用非侵入性检查，详细操作方法在相关章节已介绍。

3. X 线钡剂检查  主要是能很好地显示胃黏膜相的气钡双重造影。但诊断价值不如胃镜和病理组织学。

4. 实验室检查  属于无创性检查，主要包括胃酸分泌功能测定、胃蛋白酶原测定、血清胃泌素测定、自身抗体、血清维生素 $B_{12}$ 浓度和维生素 $B_{12}$ 吸收试验。

### （五）诊断

确诊必须依靠胃镜检查及胃黏膜活组织病理学检查。幽门螺杆菌检测有助于病因诊断。怀疑自身免疫性胃炎应检测相关自身抗体及血清胃泌素。

### （六）治疗

1. 一般治疗  戒烟酒，避免使用 NSAID 药物及其他对胃黏膜有刺激性的食物和饮品。

2. 针对病因或发病机制的治疗

（1）根除 Hp。

（2）保护胃黏膜。

（3）抑制胆汁反流。

3. 对症处理。

4. 中药治疗。

5. 治疗慢性萎缩性胃炎并预防其癌变。

无症状、Hp 阴性的非萎缩性胃炎无须特殊治疗。

### （七）预后

感染幽门螺杆菌后少有自发清除，因此慢性胃炎常长期持续存在，少部分慢性非萎缩性胃炎可发展为慢性多灶萎缩性胃炎。极少数慢性多灶萎缩性胃炎经长期演变可发展为胃癌。流行病学研究显示，慢性多灶萎缩性胃炎患者发生胃癌的危险明显高于普通人群。15%～20% 由幽门螺杆菌感染引起的胃炎会发生消化性溃疡。幽门螺杆菌感染引起的慢性胃炎偶见于发生胃黏膜相关淋巴组织淋巴瘤者。在不同地区人群中的不同个体感染幽门螺杆菌的后果不同，被认为是细菌、宿主和环境因素三者相互作用的结果，但对其具体机制至今尚未完全明了。

## 三、特殊类型胃炎

### （一）疣状胃炎

即痘疮性胃炎或慢性糜烂性胃炎。多见于中壮年，男性较多，包括腹痛、恶心、呕吐、厌食，少数有消化道出血，体重下降，可有贫血，低蛋白血症。体征为上腹部压痛，可有贫血和消瘦。胃镜下可见特征性疣状糜烂，多分布于幽门腺区域和移行区，少数可见于整个胃，常沿皱襞顶部呈链状排列，圆形或椭圆形，直径大小不一，但多小于 0.5～1.5cm。无特效治疗，有症状可按溃疡治疗，也有用激素和抗过敏药治疗的报道。

### （二）淋巴细胞性胃炎

为原因不明的特殊类型胃炎，其病理特征是表面上皮和胃小凹上皮中有大量上皮内淋巴细胞浸润。本病原因不明，可能与 Hp 感染有关。诊断主要靠胃镜和病理。通常胃镜下可有痘疹样胃炎、肥厚性淋巴细胞性胃炎。

### （三）巨大胃黏膜肥厚症

又称 Menetrier 病，以胃体底巨大黏膜皱襞和低蛋白血症和水肿为特征，其病因尚不清楚。胃镜下常可见胃底胃体部黏膜皱襞巨大、曲折迂回呈脑回状，有的呈结节状或融合性息肉状隆起，大弯侧较显著，皱襞嵴上可有多发性糜烂或溃疡。中年以后见，常有上腹痛、体重减轻、水肿和腹泻。体征无特异性，有上腹压痛、水肿、贫血。虽本病预后良好，目前尚无特效药物。主要是对症治疗。

（周荣斌）

## 参 考 文 献

[1] 黄子通，于学忠. 急诊医学 [M]. 2 版. 北京：人民卫生出版社，2014.

[2] 于学忠. 协和急诊医学 [M]. 北京：科学出版社，2011.

# 第五十三章 消化道出血

## 第一节 消化道出血的基本概念

消化道出血根据出血部位分为上消化道出血和下消化道出血。上消化道出血系指十二指肠悬韧带以上的消化道，包括食管、胃、十二指肠、胆管和胰管等病变引起的出血。十二指肠悬韧带以下的肠道出血称为下消化道出血。上消化道出血根据出血的病因分为非静脉曲张性出血和静脉曲张性出血两类，在临床工作中，前三位常见病因为十二指肠溃疡、胃溃疡、食管静脉曲张。下消化道出血的病因以大肠癌和大肠息肉最常见，血管病变的比例在上升。不明原因的消化道出血占3%～5%，指常规消化内镜检查（包括上消化道内镜、结肠镜）和 X 线小肠钡剂检查不能明确病因的持续或反复发作的出血。

急诊消化道出血诊疗规范体现急诊科具体的临床情境和操作流程，重点在于危险性消化道出血的判断和紧急处置，以及针对急诊科医生棘手的临床操作内容给出诊疗意见。

## 第二节 危险性消化道出血的特点

消化道出血中有15%～20%持续出血或反复出血从而引起并发症甚至死亡，这类危及器官功能的出血为危险性消化道出血，需要急诊医生重点关注。临床上常见的危险性消化道出血多为血管性出血，合并严重基础疾病的急性消化道出血和合并出凝血机制异常的消化道出血。危险性消化道出血的特点是临床发病急、出血量大、致死率高。危险性消化道出血之所以危险，是因为快速循环衰竭导致继发脏器损害重，反应时间不足，治疗反应差。

## 第三节 消化道出血的诊治流程

消化道出血诊治流程见图 7-53-1。

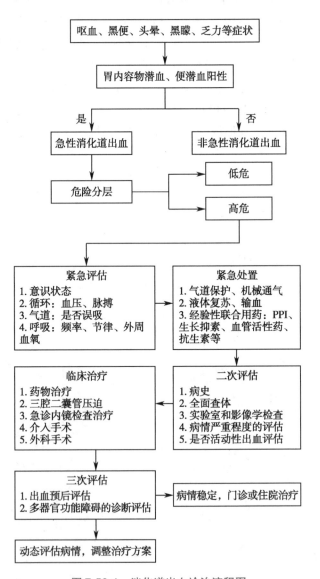

图 7-53-1 消化道出血诊治流程图

## 一、紧急评估

意识状态评估：对未出现呼吸心跳停止的患者，首先进行意识状态的判断。Glasgow 评分＜8分，表示患者昏迷（表 7-53-1），应当对呼吸道采取保护措施。

表 7-53-1 意识状态评分表（Glasgow 评分）

| 眼睛运动 | 语言 | 肢体运动 |
|---|---|---|
| 6 | | 按要求活动肢体 |
| 5 | 准确对答 | 疼痛能定位躲避 |
| 4 自主睁眼 | 文不对题 | 疼痛躲避运动 |
| 3 呼唤时可睁眼 | 能说断续词语 | 疼痛刺激肢体屈曲 |
| 2 刺痛时可睁眼 | 能发音,不成词 | 疼痛刺激肢体强直 |
| 1 不睁眼 | 无语言 | 无运动 |

A 气道：气道是否缺乏保护，如意识水平的下降。

B 呼吸：记录呼吸频率，呼吸质量和氧饱和度。是否有呼吸频率、呼吸节律、呼吸窘迫的表现（如三凹征），是否有氧合不良（血氧饱和度下降），及时实施气管插管，机械通气支持。

C 循环：测量血压、脉搏、毛细血管再充盈时间，估计失血量（表 7-35-2）。出现下述表现提示患者血流动力学状态不稳定，应立即收入抢救室开始液体复苏：心率＞100 次/min，收缩压＜90mmHg，四肢末梢冷，出现发作性晕厥或其他休克的表现，持续呕血或便血。

## 二、紧急处置

对紧急评估高度怀疑"危险性"消化道出血的患者，常规采取"OMI"，即：吸氧（oxygen，O）、监护（monitoring，M）和建立静脉通路（intravenous，I）。心电图、血压、血氧饱和度持续监测可以帮助判断患者的循环状况。对严重出血的患者，应当开放两条甚至两条以上通畅的静脉通路，必要时采用中心静脉穿刺置管，并积极配血，开始液体复苏。意识障碍、排尿困难及所有休克患者均需留置尿管，记录每小时尿量。所有急性上消化道大出血的患者均需绝对卧床，意识障碍的患者要将头偏向一侧，避免呕血误吸。意识清楚、能够配合的患者可留置胃管并冲洗，对判断活动性出血有帮助，但对肝硬化、EGVB 及配合度差的患者，下胃管时应慎重，避免操作加重出血。肝硬化食管-胃底静脉曲张出血应立即给予三腔二囊管压迫即刻止血，早期应用三腔二囊管能改善患者的预后、降低死亡率。

### （一）限制性液体复苏

1. **容量复苏** 同型血及血浆，之前可以暂时应用生理盐水、平衡液、人工胶体等。EGVB 患者和合并感染的患者不建议使用人工胶体。

2. **复苏的目标血压** 收缩压接近 90mmHg，较基础收缩压下降不超过 30mmHg。更应关注基础血压。

3. **输血** 存在以下情况时应考虑输血：收缩压＜90mmHg 或较基础收缩压下降＞30mmHg；血红蛋白＜70g/L；血细胞比容＜25%；心率＞120次/min。对老年人、内皮功能不全（高血压、糖尿病、冠心病等）的患者，避免库存血。对肝硬化或急性胃黏膜损伤的患者，尽可能采用新鲜血液。

### （二）药物治疗

血管活性药物的使用：在积极补液的前提下，患者的血压仍然不能提升到正常水平，应选用血管活性药物（如多巴胺）。

急性消化道出血采用"经验性联合用药"，方案为：静脉应用生长抑素及其类似物＋质子泵抑制剂（PPI），以迅速控制不同/不明病因引起的消化道出血。生长抑素及其类似物减少出血部位血流量，却又不引起体循环动脉血压的显著变化。PPI 抑制胃酸分泌，减少对出血部位刺激。对于血管性消化道出血，应优先静脉应用生长抑素及其类似物或血管升压素及其类似物。PPI 类抑酸

表 7-53-2 消化道出血病情严重程度分级

| 分级 | 失血量/mL | 血压/mmHg | 心率/(次/min) | 血红蛋白/(g/L) | 症状 | 休克指数 |
|---|---|---|---|---|---|---|
| 轻度 | ＜500 | 基本正常 | 正常 | 无变化 | 头昏 | 0.5 |
| 中度 | 500～1 000 | 下降 | ＞100 | 70～100 | 晕厥、口渴、少尿 | 1.0 |
| 重度 | ＞1 500 | 收缩压＜80 | ＞120 | ＜70 | 肢冷、少尿、意识模糊 | ＞1.5 |

剂所起的作用不像非血管性消化道出血治疗中所起的作用重要。一般止血药物（如酚磺乙胺）难以在消化道出血处达到有效的治疗浓度，且在急诊科存在栓塞性出血患者，基于以上原因不作为经验性药物治疗推荐。

1. 抑酸药物。

2. 生长抑素及其类似物　生长抑素及其类似物能够抑制胃泌素释放，减少胃液分泌，减少内脏血流、降低门脉压力，不影响其他脏器血流动力学情况，是肝硬化急性食管 - 胃底静脉曲张出血的一线治疗方法，也被用于急性非静脉曲张出血的治疗。

生长抑素静脉注射后在 1 分钟内起效，15 分钟达到峰浓度，半衰期为 3 分钟左右。使用方法：起始剂量为 250μg 静脉注射（第一小时进行性出血可以重复使用），然后 250μg/h 连续静脉滴注，疗程 5 天。当两次输液给药间隔大于 3～5 分钟时，应重新静脉注射 250μg 以确保给药的连续性。

奥曲肽是人工合成的 8 肽生长抑素类似物，静脉注射后 1 分钟内起效，30 分钟达到峰浓度，半衰期为 90 分钟。使用方法：起始剂量为 50μg 静脉注射（第一小时进行性出血可以重复使用），然后 50μg/h 连续静脉滴注，疗程 5 天。

3. 抗菌药物。

4. 血管升压素及其类似物。

5. 止血药物　一般止血药物疗效尚不确定，不推荐作为一线药物使用。对有凝血功能障碍者，可静脉注射维生素 K。对插入胃管者可灌注硫糖铝混悬液或冰冻去甲肾上腺素溶液（去甲肾上腺素 8mg，加入冰生理盐水 100～200mL）。

# 第四节　二次评估

全面评估：通过此次评估，对患者病情的严重程度、可能的疾病诊断、有无活动性出血及出血预后作出判断。

## 一、病史

既往有无心悸、活动后气促、心前区痛、下肢水肿、血压增高、心脏病史；有无肝脏及肾脏病史；有无消化道疾病及消化道出血病史；有无应用对消化系统有影响药物的使用，如 NSAID 或抗血小板药物（阿司匹林、氯吡格雷等）。

## 二、查体

血流动力学状态；腹部查体；慢性肝脏疾病或门静脉高压的体征；直肠指诊。

## 三、实验室和辅助检查

包括：①血常规、血型；②肝功能；③肾脏功能和电解质，血尿素氮浓度增高，称为肠源性氮质血症；④凝血功能；⑤心电图；⑥胸片；⑦腹部超声等。

## 四、各系统评估

### （一）循环系统

消化道出血循环系统评估见表 7-53-3。

表 7-53-3　消化道出血循环系统评估

| 大循环评估 | 微循环评估 |
| --- | --- |
| 1. 意识水平和精神状态 | 1. 皮肤的颜色、温度和出汗情况 |
| 2. 心率 | |
| 3. 心电图或心电监护显示的心律 | 2. 毛细血管再充盈时间：挤压指腹并将其维持在心脏平面，压 5 秒后松开：毛细血管再充盈时间 >2s 为异常 |
| 4. 血压 | |
| 5. 颈静脉压 / 颈静脉充盈度 | |
| 6. 听诊　额外心音、杂音或心包摩擦音 | 3. 血乳酸水平 |
| 7. 脉搏　是否存在及双侧对称？ | |
| 8. 是否存在肺水肿和 / 或外周水肿的体征？ | |
| 辅助检查：心肌酶谱、BNP、血乳酸、胸片、ECG | |
| 无创指标：心脏超声 | |
| 有创指标：PiCCO | |

### （二）呼吸系统

1. 查体　呼吸（次 /min）、氧合指数、血氧饱和度。

2. 辅助检查　血气、胸片、CT。

3. 呼吸机　肺顺应性、呼吸机参数。

4. 有创检测　PiCCO。

### （三）消化系统

重症患者急性胃肠道损伤分级见表 7-53-4。

表 7-53-4 重症患者急性胃肠道损伤分级表

| 分级 | 临床表现 |
| --- | --- |
| AGI 0 级 | 无下列临床表现 |
| AGI Ⅰ级<br>胃肠道症状常常发生在机体经历过一个打击（如手术、休克等）之后，具有暂时性和自限性的特点 | 恶心<br>呕吐<br>肠鸣音减弱（1 次 /1～3min）或消失（3～5min 未闻及）<br>大便次数减少或不排大便<br>自觉腹胀 |
| AGI Ⅱ级<br>通常发生在没有针对胃肠道进行干预的基础上或者当腹部手术造成的胃肠道并发症较预期更严重时 | 胃轻瘫伴胃潴留（4 小时胃残余量超过 150mL）<br>腹泻（>3 次 /d，且 250g/d）<br>>3 天无排便或腹部液气平面<br>腹内压 12～15mmHg<br>胃内容潜血或便潜血阳性<br>喂养不耐受，尝试肠内营养未达到 20kcal/（kg·d）目标量 |
| AGI Ⅲ级<br>给予干预措施后胃肠道功能仍不能恢复，整体状况没有改善，导致 MODS 进行性恶化 | 持续喂养不耐受，尝试肠内营养 7 天未达到 20kcal/（kg·d）<br>大量胃潴留（4h GRV>300mL，GRV>1 000mL/d）<br>麻痹性肠梗阻、肠道扩张出现恶化（横结肠 >6cm 或盲肠 >9cm 或小肠 >3cm）<br>腹内压 15～20mmHg<br>腹腔灌注压下降 <60mmHg<br>原有脏器功能恶化和 / 或心脏脏器功能障碍 |
| AGI Ⅳ级<br>患者一般状况急剧恶化，伴远隔器官的功能障碍 | 肠道缺血坏死<br>导致失血性休克的胃肠道出血<br>Ogilvie 综合征（急性结肠假性梗阻症）<br>需要积极减压的腹腔间室综合征（腹内压 >20mmHg）<br>存在大于 3 个脏器功能障碍（不包括胃肠器官） |

### （四）泌尿系统

肾脏功能的评估：尿液及血液（表 7-53-5）。入院患者需完善尿常规及生化检查。

### （五）血液系统

消化道出血血液系统评估见表 7-53-6。

### （六）内分泌系统

血糖、糖化血红蛋白、$TT_3$、$TT_4$、$FT_3$、$FT_4$、STSH、皮质醇。

表 7-53-5 消化道出血泌尿系统评估

| 标本 | 项目 |
| --- | --- |
| 尿液检查 | 尿常规：其中酸碱度（pH）、比重（SG）、隐血或红细胞（BLD、ERY）和蛋白质（PRO）的改变可能提示有肾功能损害。当有明显血尿时，须检查尿红细胞的形态及计数，当出现显性蛋白尿时，应及时检查 24 小时尿蛋白定量<br><br>24 小时尿蛋白定量：是指收集 24 小时内排出的所有尿液，对尿液中蛋白质进行定量检测的一种可反映肾功能情况的尿液检测方法。正常人范围小于 150mg/24 小时 |
| 血液检查 | 肾小球损伤指标常用的项目有尿素（Urea）、肌酐（Cr）、尿酸（UA）<br>各种严重的肾脏疾病引起肾功能不全时增高。上消化道出血、严重感染和饮食中蛋白质过多时，均可使血尿素氮暂时升高。血清肌酐浓度受饮食等因素影响比较少，明显升高时，提示预后差<br><br>内生肌酐清除率（Ccr）<br>检测前需要患者低蛋白质饮食（<40g/d）3 天，避免剧烈运动，并禁食肉类，于第四天收集 24 小时尿液，准确量取尿量，留尿同天抽血 2mL 同时送检。Ccr 可反映肾小球滤过功能和粗略估计有效肾单位的数量，是测定肾损害的定量试验。Ccr 低于参考值 80% 以下者，则表示肾小球滤过功能减退；低至 50～70mL/min，为肾功能轻微损害；31～50mL/min，为肾功能中度损害；30mL/min 以下为肾功能重度损害<br><br>肾小球滤过率（eGFR）<br>eGFR 可用于检出、评估和治疗慢性肾病。肾小球滤过率（glomerular filtration rate，GFR）是指单位时间（通常为 1min）内两肾生成滤液的量，正常成人为 80～120mL/min。主要作用就是将血液中的有害物质清除出体外。肾小球滤过率与肾血浆流量的比值称为滤过分数，而每分钟肾血浆流量约 660mL，故滤过分数为 125/660×100%≈19%<br><br>胱抑素 C<br>作为反映 GFR 的指标，胱抑素 C 优于血 Cr，它正被更多的学者用于 DKD 肾脏滤过功能早期损伤的评价，评估血液透析患者肾功能的改变、透析膜的充分性和透析膜清除低分子量蛋白质的功能，以及肿瘤化疗中肾功能的检测 |

表 7-53-6 消化道出血血液系统评估

| 一般血液检查 | 血常规、白细胞手工分类 |
| --- | --- |
| 骨髓检查 | |
| 血液生化检查 | 铁、叶酸、维生素 $B_{12}$ 测定，$\beta_2$ 微球蛋白、血清溶菌酶，凝血指标，尿酸、乳酸脱氢酶等 |
| 组织病理学检查 | |
| 免疫学检查 | |
| 细胞遗传学及分子生物学检查 | |
| 放射性核素检查 | |

## 五、病情严重程度评估

急性消化道出血患者的病情严重度与失血量呈正相关（表 7-53-2）。

器官系统功能评价：脑灌注，神志、精神、认知状态；肾灌注，尿量；外周灌注，皮肤感觉、颜色，体温、四肢皮肤温度、毛细血管充盈时间；肺灌注，肺动脉压、呼吸功能、$SpO_2$、$PO_2$、$PCO_2$。

## 六、是否存在活动性出血的评估

判断出血有无停止，对决定治疗措施极有帮助。若患者症状好转、心率及血压稳定、尿量足 [$>0.5\text{mL/(kg·h)}$]，提示出血停止。

临床上，下述症状与实验室检查均提示有活动性出血：①呕血或黑便次数增多；②周围循环衰竭的表现未见明显改善，或虽暂时好转而又恶化；③红细胞计数、血红蛋白测定与 Hct 继续下降，网织红细胞计数持续增高；④血尿素氮持续或再次增高；⑤胃管抽出物有较多新鲜血。

## 七、出血预后的评估

### （一）Rockall 评分

评估急性上消化道出血患者再出血和死亡危险性，其变量中有内镜诊断内容，限制了在急诊诊疗中的早期应用。该评分系统取值范围为 0～11 分，再出血和死亡风险随着分值升高而升高，积分≥5 分为高危，3～4 分为中危，0～2 分为低危（表 7-53-7）。

### （二）Blatchford 评分

该评分基于简单的临床与实验室检查变量，无须内镜检查且敏感性高，适合在急诊治疗中早期应用。评分越高，风险越大，患者越需要接受输血、内镜检查或手术等干预措施。评分≥6 分为中高危，<6 分为低危（表 7-53-8）。在预测治疗需求或死亡风险方面，优于 Rockall 评分。

### （三）Child-Pugh 分级

是评价肝硬化门静脉高压症患者肝储备功能最常用的手段，有重要的预测预后价值，也是采用不同治疗手段的基本参照标准，≤3 分预后较好，≥8 分死亡率高（表 7-53-9）。

### （四）Forrest 分级

对于溃疡性出血患者，内镜检查后预测再出血率（表 7-53-10）。

表 7-53-7 Rockall 评分

| 变量 | 0分 | 1分 | 2分 | 3分 |
| --- | --- | --- | --- | --- |
| 年龄（岁） | <60 | 60～79 | ≥80 | |
| 休克 | 无休克（收缩压>100mmHg，心率<100 次/min） | 心动过速（收缩压>100mmHg，心率>100 次/min） | 低血压（收缩压<100mmHg，心率>100 次/min） | |
| 伴发病 | | | 心力衰竭、缺血性心肌病和其他重要伴发病 | 肝衰竭、肾衰竭和肿瘤播散 |
| 内镜诊断 | 无病变或 Mallory-Weiss 综合征 | 溃疡等其他病变 | 上消化道恶性疾病 | |
| 内镜下出血征象 | 无或有黑斑 | | 上消化道血液滞留，黏液血凝块，血管暴露或喷血 | |

表 7-53-8 Blatchford 评分

| 入院风险指标 | 评分方法 | 分值 |
| --- | --- | --- |
| 血尿素氮（mmol/L） | >6.5～7.9 | 2 |
| | 8～9.9 | 3 |
| | 10～24.9 | 4 |
| | ≥25 | 6 |
| 血红蛋白（g/dL，男） | ≥12～13 | 1 |
| | 10～11.9 | 3 |
| | <10 | 6 |
| 血红蛋白（g/dL，女） | ≥10～12 | 1 |
| | <10 | 6 |
| SBP（mmHg） | 100～109 | 1 |
| | 90～99 | 2 |
| | <90 | 3 |
| 其他指标 | Pluse≥100 | 1 |
| | 伴有黑便 | 1 |
| | 晕厥 | 2 |
| | 肝脏疾病 | 2 |
| | 心力衰竭 | 2 |

表 7-53-9 Child-Pugh 分级

| | 分数 | | |
| --- | --- | --- | --- |
| | 1 | 2 | 3 |
| 肝性脑病 | 无 | 1～2级 | 3～4级 |
| 腹水 | 无 | 轻中度，对利尿药有反应 | 张力腹水，对利尿药反应差 |
| 胆红素（μmol/L） | <34 | 34～51 | >51 |
| 白蛋白（g/L） | >35 | 28～35 | <28 |
| 凝血酶原时间延长（s） | <4 | 4～6 | >6 |
| 或国际标准化比值（INR） | <1.7 | 1.7～2.3 | >2.3 |

表 7-53-10 Forrest 分级

| Forrest 分级 | 溃疡病变的内镜下表现 | 再出血概率 /% |
| --- | --- | --- |
| Ⅰa | 喷射样出血 | 55 |
| Ⅰb | 活动性渗血 | 55 |
| Ⅱa | 血管暴露 | 43 |
| Ⅱb | 附着血凝块 | 22 |
| Ⅱc | 黑色基底 | 10 |
| Ⅲ | 基底洁净 | 5 |

# 第五节 治 疗

## 一、上消化道出血的治疗

推荐的止血措施优先考虑：急诊内镜检查和治疗、介入治疗、气囊压迫止血，必要时外科手术。

### （一）气囊压迫止血

对于肝硬化食管静脉曲张破裂出血，应尽早正确地使用三腔二囊管，即刻止血或减少出血，为进一步治疗（内镜止血、介入及手术）赢得时机。进行气囊压迫时，根据病情 8～24 小时放气 1 次。拔管时机应在止血后 24 小时，一般先放气观察 24 小时，若仍无出血即可拔管。

急诊保命，保器官功能，保远期疗效，三腔二囊管必不可少。

### （二）急诊内镜

内镜检查 + 止血治疗是消化道出血病因诊断及治疗的首选方式，尽量在出血后 24 小时内进行，有循环衰竭征象者应迅速纠正循环衰竭后再行内镜检查。大部分的血管性消化道出血可以通过内镜进行诊断并止血（如钛夹、硬化剂注射、套扎、微波治疗等）。

内镜检查阴性者，可行小肠镜检查、血管造影、胃肠钡剂造影或放射性核素扫描。

### （三）介入治疗（选择性血管造影及栓塞治疗）

介入选择时机：出血量较大，考虑为下消化道，无法做内镜止血的患者。

介入治疗在诊断的同时也可以进行止血治疗：选择性胃左动脉、胃十二指肠动脉、脾动脉或胰十二指肠动脉血管造影，经血管导管滴注血管升压素或去甲肾上腺素，无效者可用明胶海绵栓塞治疗后再次评估。选择性动脉造影术后动脉内输注血管升压素可以控制 90% 的憩室和血管发育不良的出血，但有心血管方面的不良反应。动脉内注入栓塞剂可能引起肠梗死，对拟行肠段手术切除的患者可用于暂时止血。

### （四）经颈静脉肝内门 - 体静脉支架分流术

适应证：出血保守治疗（药物、内镜下治疗等）效果不佳，外科手术后再发静脉曲张破裂出血，终末期肝病等待肝移植术期间静脉曲张破裂出血等待处理。

特点：短期内明显降低门静脉压；创伤小、成功率高、可控制分流道直径、能同时行断流术（栓塞静脉曲张）、并发症少等优点；经颈静脉肝内门-体静脉支架分流术（TIPS）对急诊静脉曲张破裂出血的即刻止血成功率达 90%～99%，但其中远期（≥1 年）疗效尚不十分满意。

### （五）外科手术治疗

适应证：对于出血不能控制、出血停止后 24 小时内复发出血。

手术方式选择：HVPG>20mmHg（出血 24 小时内测量），但 Child-pugh A 级者行急诊分流手术有可能挽救患者生命；Child-pugh B 级者多考虑实施急诊断流手术；Child-pugh C 级者决定手术应极为慎重（病死率≥50%）。

注意：外科分流手术在降低再出血率方面非常有效；会增加肝性脑病风险；与内镜及药物治疗相比并未改善生存率；肝移植是可考虑的理想选择。

## 二、下消化道出血的治疗

### （一）急诊内镜

结肠镜检查是所有下消化道出血患者的诊断性检查。

内镜下止血方式根据出血来源、位置和内镜医师经验决定。

### （二）介入治疗

选择性动脉造影术后动脉内输注血管升压素可以控制 90% 的憩室和血管发育不良的出血，但有心血管方面的不良反应。动脉内注入栓塞剂可能引起肠梗死，对拟行肠段手术切除的患者可用于暂时止血。

### （三）药物治疗

对弥漫性血管扩张病变所致的出血，内镜下治疗或手术治疗有困难，或治疗后反复出血，可考虑雌/孕激素联合治疗。

### （四）外科手术治疗

内科保守治疗无效，危及生命，有急诊手术指征。小肠出血一旦发生，病死率高，不易止血，应积极外科手术治疗，并于手术中进行内镜检查，以明确出血部位。

## 第六节 三 次 评 估

病情稳定，出血控制，转诊专科病房治疗原发病或随访。仍存在活动性出血，重复内镜治疗或外科手术治疗。对严重出血或因脏器低灌注而引起相应并发症者，应尽快收入 ICU 进行加强监护治疗。

（郭树彬）

## 参 考 文 献

[1] 张放，郭树彬. 急诊"危险性"出血的合理用血 [J]. 协和医学杂志，2015，6（6）：446-449.

[2] 中国医师协会急诊医师分会. 急性上消化道出血急诊诊治流程专家共识 [J]. 中国急救医学，2015，35（10）：961-970.

[3] 非创伤性出血急诊处理专家组. 非创伤性出血的急诊处理专家共识/意见 [J]. 中华急诊医学杂志，2017，26（8）：850-856.

[4] 朱轶楠. 围手术期出血风险评估及处理 [J]. 中国实用内科杂志，2017，37（2）：108-112.

# 第五十四章　肠梗阻

## 第一节　肠梗阻的概念及认识过程

### 一、肠梗阻的定义

肠梗阻（intestinal obstruction）指由于多种原因导致肠内容物在肠道中通过受阻，引起呕吐、腹胀、腹痛等症状，为临床常见急腹症之一。肠梗阻发生时，梗阻肠段会发生相应病变，继而出现体液和电解质的丢失、肠壁循环障碍、坏死和继发感染，最终可导致脓毒血症、休克、死亡。

### 二、肠梗阻的认识

肠梗阻是外科古老的问题。公元前，人类就对肠梗阻有浅显的认识。公元前 4 世纪，古希腊的希波克拉底在《希波克拉底文集》中记载，梗阻有不思饮食、大量呕吐、季肋部疼痛等症状。公元前 350 年，古罗马的 Celsus、古希腊的 Diocles 将肠梗阻分为急性小肠和慢性大肠梗阻两类。中国战国时代《黄帝内经》中描述："饮食不下、膈塞不通、邪在胃脘""腹中肠鸣，气上冲胸，喘不能久立，邪在大肠"。进入中世纪（公元 476—1453）以后，人们才开始对肠梗阻有初步认识，并逐渐完善与发展。公元 625—690 年，希腊的两位医师对肠梗阻的临床表现进行了描述，包括腹胀、吐胃内容物和胆汁、脸色苍白、四肢厥冷，疼痛严重时出现口干、少尿，可致死亡。1776 年，英国内科医生 Cullen 出版了《医学实践初阶》，提出肠梗阻和腹膜炎是不同的两类疾病。1884 年，英国 Treves 对肠梗阻进行了全面的论述，包含病理基础、解剖形态和外科疗法。1895 年发现 X 线后，在医学上就被用于人体检查，进行疾病诊断。1910 年，Bachem 提出用硫酸铋代替铋剂作胃肠造影。1920 年，产生了腹部 X 线片对肠梗阻的诊断技术。随着 1975 年超声多普勒、1980 年 CT 及 MRI 的广泛应用，肠梗阻的诊断率和治愈率明显提高。近年来，随着消化内镜及腹腔镜技术的发展，肠梗阻的诊断率愈发增高。自 20 世纪末，国内的黎介寿教授提出术后早期炎性肠梗阻的概念以来，人们开始重新认识肠梗阻。

20 世纪前，由于肠梗阻的高发病率和高死亡率，医生对肠梗阻的治疗没有非常有效的手段，各种治疗手段层出不穷。公元前 9 世纪，古印度人曾使用泻药、催吐等药物治疗肠梗阻。1819 年，英国提出阿片及卧床休息治疗肠梗阻。1876 年，法国医生设计出抽吸器反复抽出肠内气体及肠内容物治疗肠胀气。1925 年，美国医学家发现补液可延长肠梗阻患者的生存时间。20 世纪 30 年代，美国医师 T.Grier 和 William Osler Abbott 发明了最初的肠梗阻导管，鼻胃管及小肠管，并广泛用于肠梗阻患者。1953 年，日本学者齐藤吴教授研发出新型导管，并命名为"肠梗阻导管"，经过实践检验，肠梗阻导管对于急性肠梗阻，特别是粘连性肠梗阻的疗效较好。后来，抗休克及抗感染的治疗理念逐渐被接受，肠梗阻患者得到更有效的治疗。手术治疗方面，随着医学技术的发展，单纯肠切开术、肠造瘘术、肠切除吻合术和小肠移植术逐渐被应用到临床，肠梗阻的治疗方法得到丰富。

## 第二节　肠梗阻的分类及机制

### 一、传统意义上的分类

#### （一）机械性肠梗阻

临床上最常见，是指各种原因造成肠腔狭窄或闭塞，致使肠内容物通过受阻。病因有：①肠管外因素，粘连与粘连带压迫，腹部及盆腔手术、结核性腹膜炎及非特异性腹腔内感染产生的粘连是成人肠梗阻最常见的原因，其他肠外因素还包括疝、肠扭转、肠外肿瘤或腹块压迫。②肠腔内阻塞，由胆石、粪石、异物、蛔虫等引起。③肠壁病变，先天性狭窄和闭锁，炎症、肿瘤、吻合手术及其他因素所致的狭窄、肠套叠。

### （二）动力性肠梗阻

是指各种原因导致肠壁肌肉舒缩紊乱，蠕动能力丧失或肠管痉挛，肠内容物不能排出，而肠壁本身并无解剖上的病变。常见原因有：①腹部大手术后；②腹腔内炎症；③电解质紊乱；④腹膜后炎症或出血破裂等；⑤肠缺血，如肠系膜栓塞；⑥肾和胸部疾病，如肾周围脓肿、心肌梗死等；⑦全身性脓毒血症；⑧应用某些药物，如吗啡类、抗胆碱药物等。

### （三）缺血性肠梗阻

是指由于肠系膜血管病变引起肠壁血运障碍，蠕动功能丧失造成的肠梗阻。因动脉硬化疾病增多，此类型肠梗阻已不少见。

按肠壁血供情况又可分为单纯性肠梗阻和绞窄性肠梗阻；按梗阻发生的部位可分为小肠梗阻（低位和高位）和结肠梗阻；按梗阻的程度分为完全性梗阻与不完全性（或部分性）梗阻；按起病的缓急可分为急性肠梗阻与慢性肠梗阻。各种分类之间是相互关联的，肠梗阻类型也可随病理过程的演变而转化，例如由单纯性转变为绞窄性，由不完全性转变为完全性，由慢性转变为急性等，随着机械性肠梗阻存在时间的延长，梗阻以上部位肠袢由于过度膨胀，以及毒素的吸收、血运障碍等，也可转化为麻痹性肠梗阻。

### 二、最新的分类

国际权威外科专著 *Sabiston textbook of surgery: The bioiogicai basis of modern surgical practice*（第17版）不再将肠系膜上动、静脉血栓、栓塞等缺血性疾病造成的肠梗阻列入肠梗阻范畴，同时重新将肠梗阻分为3类：①肠腔外梗阻，如粘连、疝、肿瘤及脓肿等；②肠道壁梗阻，如肠道原发性肠道肿瘤；③肠腔内梗阻，如结石、异物、胃石等。随着手术技术的进步，肠壁粘连已经取代疝成为肠梗阻最常见的发病原因。

黎介寿教授提出的术后早期炎性肠梗阻（EPISBO）是指腹部手术后2周内，由于腹部手术创伤或腹腔内炎症等原因导致肠壁水肿和渗透而形成的一种机械性与动力性同时存在的粘连性肠梗阻，这并不是一种新型肠梗阻。

### 三、肠梗阻的发病机制

肠梗阻的全身性病理生理改变主要为肠膨胀、体液和电解质的丢失，以及感染和毒血症，严重程度视梗阻部位的高低、梗阻时间的长短和肠壁有无血液供应障碍而不同。机械性肠梗阻发生后，梗阻部位以上肠管蠕动增强，肠腔扩张，肠壁变薄，黏膜易发生糜烂和溃疡。梗阻以下部分肠管多呈空虚塌陷。麻痹性肠梗阻时，肠管扩张、肠壁变薄。绞窄性肠梗阻发生后，由于静脉回流受阻，小静脉和毛细血管可发生淤血、通透性增加，甚至有血性渗出液渗入肠腔和腹腔，肠管充血和水肿，继而出现动脉血流受阻，血栓形成，肠壁因缺血坏死而出现穿孔，肠内细菌和毒素进入腹腔，肠管坏死，最终出现破裂。

## 第三节 肠梗阻的诊断

诊断肠梗阻需要结合临床症状、体格检查还有辅助检查的结果。肠梗阻的临床症状主要有：

1. **腹痛** 常为最先出现的症状，多表现为阵发性绞痛，其程度和间歇期的长短因梗阻部位的高低和病情的缓急而不同。若腹痛的间歇期缩短，或疼痛呈持续性伴阵发性加剧，且疼痛较剧烈，则肠梗阻可能是绞窄性肠梗阻的表现。

2. **呕吐** 肠梗阻患者呕吐程度和性质与梗阻程度和部位有密切关系。梗阻部位越高，呕吐出现愈早、愈频繁，呕吐物为胃液、十二指肠液和胆汁；低位肠梗阻时，呕吐出现较晚，呕吐物为粪样液体。绞窄性肠梗阻时，呕吐物为血性或棕褐色。而麻痹性肠梗阻的呕吐为溢出性。

3. **腹胀** 腹胀一般在肠梗阻发生一段时间后才出现，其程度与梗阻部位有关。高位小肠梗阻由于频繁呕吐常无明显腹胀；低位小肠梗阻或结肠梗阻的晚期常有显著的全腹膨胀。肠扭曲引起的闭袢性梗阻常呈不对称的局部膨胀。

4. **便秘和停止排气** 完全性肠梗阻时，患者排便和排气现象消失。

**5. 全身症状** 单纯性肠梗阻患者若呕吐频繁和腹胀严重,必有脱水。绞窄性肠梗阻患者早期即可进入休克状态。伴有腹腔感染者,腹痛持续并有发热、白细胞增多等感染和毒血症表现。

诊断依据:①腹部体征,腹部膨胀、肠型和蠕动波、肠鸣音(或肠蠕动音)亢进或消失、腹部压痛、腹部肿块;②实验室检查,单纯性肠梗阻时白细胞计数正常或轻度增高,绞窄性肠梗阻时明显升高,中性粒细胞数也增加;③X线检查,是诊断急性肠梗阻常用和首选的方法,肠管的气液平面是肠梗阻特有的X线表现;④纤维结肠镜检查,慢性不完全性结肠梗阻患者在钡剂灌肠不能明确诊断时,可考虑纤维结肠镜检查。

## 第四节 肠梗阻的治疗

肠梗阻的治疗方法取决于梗阻的病因、性质、部位、病情和患者的全身情况。基础治疗:胃肠减压、灌肠;纠正脱水、电解质丢失和酸碱平衡紊乱;控制感染和毒血症。

**1. 粘连性肠梗阻** 关于粘连性肠梗阻是手术治疗还是非手术治疗一直存在争议,过去的观点认为,腹部手术尚无防止粘连的方法,术后可能出现再次粘连,且粘连程度愈来愈重。因此,建议粘连性肠梗阻先采取非手术治疗,确定有绞窄或腹膜炎症状时再行手术治疗。现今随着医疗技术的进步,防粘连药物的出现,减轻了腹膜粘连,进而预防肠梗阻有较好的疗效。

**2. 机械性肠梗阻** 对一般单纯性机械性肠梗阻,尤其是早期不完全性肠梗阻可作非手术治疗。但绝大多数机械性肠梗阻仍需手术治疗,特别是缺血性肠梗阻及绞窄性肠梗阻更需要及时手术。手术治疗方式主要有:粘连松解术、肠管切开取异物、肠扭转复位、切除坏死或有肿瘤的肠段、肠造瘘术。

## 第五节 肠梗阻的进展及难点

### 一、进展

目前临床上已开展多种新型的肠梗阻治疗方式,并且取得较好的效果。

**1. 腹腔镜手术** 临床中许多医生将腹腔镜手术技术应用于肠梗阻的诊断和治疗,尽可能地降低腹部手术对肠粘连的影响,并取得令人满意的效果。

**2. 经鼻型肠梗阻导管** 经鼻型肠梗阻导管置入可采用直接法或在X线透视及胃镜辅助下实施,部分手术患者可在术中放置肠梗阻导管。经鼻型肠梗阻导管因其能够有效缓解及治疗肠梗阻,受到较多关注。经鼻型肠梗阻可以依赖自身液体重力作用运动至梗阻部位,直接在梗阻部位实施减压,有效减轻患者的肠梗阻症状,并有利于改善肠蠕动和肠血液循环。

**3. 肠道介入治疗** 放置可弯曲具有膨胀性能的金属支架,扩张十二指肠或结肠肠管狭窄处以恢复肠腔通畅,使肠梗阻及时缓解,主要用于无法手术切除的肿瘤引起的肠梗阻或作为外科手术前的减压治疗。

### 二、难点及展望

1. 由于肠梗阻的病因较多,病情发展较快,如何对其进行快速分类?比如单纯型的肠梗阻,如果治疗不及时可能发展成为绞窄性肠梗阻,造成严重的后果,对肠梗阻进行分类有助于肠梗阻的治疗及预后。

2. 肠梗阻后会发生腹痛、腹胀,且腹痛的性质不定,对于腹痛的患者,在明确原因前为什么不能马上止痛?

3. 粘连性肠梗阻治疗选择是手术还是非手术;粘连性肠梗阻手术时机的选择。

4. 腹部手术后常常出现腹膜及肠管粘连,怎样有效预防手术后的肠梗阻?怎么预防肠梗阻的并发症?

(朱长举)

# 参 考 文 献

[1] 陈海滨. 肠梗阻导管深度置管法治疗急性肠梗阻的效果研究 [D]. 济南: 山东大学, 2017.

[2] 李幼生, 黎介寿. 肠梗阻——一个老问题的新思考 [J]. 实用临床医药杂志, 2005, 9(9): 28-30, 32.

[3] 刘洪杰, 孙浩然, 李永元, 等. 粘连性肠梗阻的 CT 表现与手术对照分析 [J]. 中华普通外科杂志, 2018, 33(1): 57-60.

[4] Azagury Dan, Liu Rockson C, Morgan Ashley, et al. Small bowel obstruction: A practical step-by-step evidence-based approach to evaluation, decision making, and management[J]. J Trauma Acute Care Surg, 2015, 79(4): 661-668.

[5] 田春江, 周则卫. 经鼻型肠梗阻导管在小肠梗阻诊疗中的应用效果分析 [J]. 中华介入放射学电子杂志, 2018, 6(1): 65-69.

# 第五十五章 缺血性肠病

## 第一节 缺血性肠病的概念及认识

### 一、缺血性肠病的概念

缺血性肠病（ischemic bowel disease，IBD）这一概念于 20 世纪 60 年代被首次提出，是临床上严重的急腹症之一。IBD 是由于急慢性肠道血流供应不足而导致的一组缺血性肠道损害，可不同程度地累及小肠、部分大肠或全部肠段，分为急性肠系膜缺血（acute mesenteric ischemia，AMI）、慢性肠系膜缺血（chronic mesenteric ischemia，CMI）和缺血性结肠炎（ischemic colitis，IC）。由于缺血性肠病的临床症状主要表现为腹痛、便血、腹泻等常见腹部症状，发病早期或轻症患者的症状无特异性，诊断困难，误诊率高；而部分较严重的病例很快发展成肠道坏疽、腹膜炎或中毒性结肠炎，甚至导致多器官功能衰竭、死亡。严重缺血性肠病预后极差，死亡率也较高。

### 二、对缺血性肠病的认识

西方国家关于肠缺血的临床和基础研究，以及与此相关的病例报道越来越多，但关于肠缺血相关的诊断概念、名词尚存有不同观点。2000 年，美国胃肠病学会发表了关于缺血性肠病的共识意见，提出缺血性肠病包括急性肠系膜缺血、慢性肠系膜缺血和结肠缺血。各种缺血性肠病之间有着不同的发病原因及临床表现，它们的诊治需要按照各自的特点来进行。急性肠系膜缺血可由动脉的栓子、动脉或静脉血栓所致，也可继发于低血流量的血管收缩（又称非闭塞型肠系膜缺血），例如心肌梗死、充血性心力衰竭、心脏外科手术或主动脉瘤、休克、严重的肾病或肝病等。缺血性肠病的发病原因源于动脉血管病变或静脉血管病变，其中动脉因素所占的比例要远远多于静脉因素。研究资料表明，肠系膜缺血病例中，肠系膜动脉栓塞（动脉栓子和动脉血栓形成）所致的缺血占 60%～70%；非闭塞性肠系膜缺血占 20%～30%，而静脉因素所致的急性肠系膜缺血病例仅占总数的 5% 左右。

胃肠道是机体最大的受血器官之一，消化道血流量占心脏总排血量的 10%～20%，运动或进餐后血流量变化较大。缺血性肠病是由于肠道的动脉或静脉血供障碍引起的肠道缺血造成的损伤。不管是供应肠道的动脉血流明显减少，还是静脉血回流量明显受阻，如果侧支循环不能迅速建立，肠道的血液供应不能得到补偿，就会发生肠缺血，甚至肠梗死。肠梗死需要及时切除坏死的肠管，否则预后极差。不同类型的缺血性肠病的主要症状都是腹痛、便血，但由于肠管受影响的部位和范围不同，其病情发展和预后也有所不同。急性肠系膜缺血往往以小肠缺血较多见，部分病例可累及右半结肠。结肠缺血受累肠管多为结肠脾曲或左半结肠，若右半结肠受累，则预后往往不佳。因此，在临床工作中若怀疑为缺血性肠病，要及时采用合适的检查手段，尽早确定诊断，明确肠缺血类型，选择恰当的治疗方法，争取达到良好的治疗效果，这对于疾病的预后来说至关重要。随着对缺血性肠病的认识不断提高，我们应努力辨别不同类型肠缺血的特点，提高疾病的诊断水平，这是当前临床医生迫切需要解决的问题。

## 第二节 缺血性肠病分类及临床表现

为规范国内对于缺血性肠病的诊治，2010 年中华医学会老年医学分会撰写了《缺血性肠病中国专家建议》，目的是通过介绍缺血性肠病的临床特点、诊断标准、治疗原则，为临床诊断和防治提供依据。《缺血性肠病中国专家建议》将缺血性肠病分为急性肠系膜缺血、慢性肠系膜缺血和缺血性结肠炎。

急性缺血性肠病临床表现为突发的剧烈腹痛，阵发性加重，可伴频繁呕吐和腹泻，常伴血便。但早期腹部体征可较轻，查体腹软，肠鸣音增强，与剧烈腹痛不相符。然而，若发生肠梗死时即会出现腹膜刺激征象，肠鸣音减弱，腹胀进行性加重，甚至出现休克体征；若受累范围较大，缺血严重，则可出现肠坏死穿孔及明显腹膜炎，表现为剧烈腹痛、血便可至休克。急性肠缺血最典型的特点是腹痛程度显著大于体征，无腹痛者可呈"静息性腹胀"。但缺血改善，其症状消失快，病变恢复快。

慢性缺血性肠病主要表现为反复发生的腹痛及腹泻、脂肪泻、消瘦等吸收不良症状。该病多见于中老年男性，起病缓慢，常伴有高血压、高血脂、全身动脉粥样硬化、糖尿病等多种基础疾病。腹痛可呈持续性钝痛、绞痛或痉挛性疼痛，程度不一，定位不明确，以脐周或左下腹多见。常于进餐后 15～30 分钟出现腹痛，1～3 小时达到高峰，然后逐渐缓解。此过程会反复发生。然而大多数慢性缺血性肠病起病初期可无明显疼痛或疼痛程度较轻，但随着疾病逐渐发展，疼痛进行性加重，即使少量进食也会引起剧烈、持续性疼痛。由于症状反复发作，患者可能会出现惧食，且肠道缺血可引起慢性腹泻、脂肪泻及腹胀等吸收不良的表现，最终患者将出现体重下降、营养不良等全身症状。

缺血性结肠炎可分为非坏疽性和坏疽性两类，非坏疽性缺血性结肠炎约占病例总数的 3/4，主要累及黏膜和黏膜下层，患者多表现为突然起病的轻至中度腹部绞痛、腹泻或便血。腹痛多位于左下腹，有压痛，可伴恶心、呕吐、腹胀，部分患者可有发热、消瘦等全身症状。坏疽性缺血性结肠炎约占 1/4，肠道损伤严重，表现为急性缺血伴透壁性肠梗死，常很快发展为肠坏死、穿孔，出现腹膜炎体征，以及休克、酸中毒等表现。

## 第三节　缺血性肠病的诊断

75% 的缺血性肠病患者急性发病时血常规

提示白细胞 $> 15 \times 10^9/L$，而多数慢性缺血性肠病患者血常规无明显异常，部分患者可出现贫血。若出现肠缺血性坏死，白细胞计数则会明显增高。由于部分缺血性肠病患者可表现为下消化道出血症状，因此粪便隐血检查在一定程度上有利于辅助诊断缺血性肠病和判断病情。曾有研究发现，急性肠缺血早期可出现血磷酸肌酸激酶（CKP）、磷酸肌酸激酶同工酶（CK-MB）、乳酸脱氢酶（LDH）的明显改变，且能随肠缺血程度加重而逐渐升高，可用于监测和早期诊断各类肠缺血疾病。

缺血性肠病的影像学检查包括腹部立位平片、彩超、全腹 CT/MRI、CT 血管造影等检查，腹部 X 线片是急性肠缺血最基本的检查。早期无明显征象或肠管积气，最典型的征象是拇指印征，但不能显示肠系膜血管的病变，临床诊断价值有限。

多普勒超声对肠系膜缺血的诊断特异性强，超声检查在初筛缺血性肠病，以及进一步帮助明确肠缺血的范围和部位上应当是首选的检查。超声检查简便易行，尽管诊断的特征性证据有限，但能显示腹腔动脉、肠系膜上动脉、肠系膜下动脉和肠系膜上静脉的狭窄和闭塞，有特征性诊断价值。但它的敏感性受以下因素限制：①只能显示主要内脏血管的近端；②如果患者无任何症状，即使 2 支或 3 支主要内脏血管狭窄或阻塞，甚至完全阻塞，也不能据此作出肠缺血的诊断；③肠系膜上动脉的血流变异很大，以致难以正确判断是否为肠缺血；④无法诊断非梗阻性肠缺血。脉冲多普勒超声测定血流速度对于腹腔动脉、肠系膜上动脉、肠系膜下动脉和肠系膜上静脉的狭窄和闭塞有较高的诊断价值。通过血流峰速，尤其在空腹状态下，检测收缩期血流峰速，对肠系膜缺血的诊断有较大的参考价值。

CT 可通过观察腹部血管的形态及内径，以了解血管的病变情况，对非闭塞性肠系膜缺血可作出早期诊断。CT 增强检查能够直接观察肠系膜动静脉主干及其分支的解剖情况，并且对肠系膜动脉栓塞、肠系膜静脉血栓形成等急性肠系膜缺血的诊断有重要的价值。急性肠系膜缺血时，直接征象为肠系膜上动脉不显影、腔内充盈缺损、平扫可为高密度（亚急性血栓）；间接征象有肠系膜上动脉钙化、肠腔扩张、肠壁增厚；当出现壁内出血时，可表现为异常的肠壁增强或增强后高衰减，肠壁积气、腹水等则提示肠管坏死。CTA 是一种快速无创且具有较高敏感性和特异性的检查方法，可评估肠管和肠系膜血管病变的范围及程度，为患者下一步行血管造影还是急诊手术提供很大帮助。CTA 是诊断 MI 的首选检查，所有 IRCI 及 AMI 待排的患者均需行 CTA。影像可见动脉血栓形成、狭窄、栓塞、夹层及肠静脉血栓形成等。其缺点是无法进行血管内药物灌注治疗，且对非闭塞性肠系膜缺血敏感性较差。

目前诊断缺血性肠病的唯一"金标准"为选择性腹腔动脉造影（DSA），它可以发现病变部位和范围，也是诊断肠系膜动脉痉挛导致非闭塞性肠系膜缺血的唯一方法，对非闭塞性肠系膜缺血的诊断有着显著优势，诊断价值高于 CTA。DSA 的阳性征象包括动脉血管痉挛、血管的狭窄和闭塞，以及肠系膜血管的栓子或血栓形成等。DSA 可以直接指导手术治疗及血管内药物灌注治疗，但 DSA 是一项有创性的检查方法，费用较高，且有并发症，很难成为常规检查手段。

肠镜检查是确诊缺血性结肠炎的首选检查手段，缺血性结肠炎多发于老年人。肠镜下可见局部肠黏膜充血、水肿、瘀斑，黏膜下出血，黏膜呈暗红色，血管网消失，可发现黏膜坏死，继之黏膜脱落、溃疡形成。病变部位与正常肠段之间界限清晰，一旦缺血改善，其症状消失快，病变恢复快，这也是与其他肠炎相鉴别的关键点。镜下所见的出血结节是缺血性结肠炎的特征性表现，由黏膜下出血或水肿所致。此病特征为黏膜下层可见大量纤维素血栓和含铁血黄素细胞。随着电子肠镜在各级医院的普及，结肠镜检查成为缺血性结肠炎最常用的检查方法和诊断的"金标准"。临床上对于怀疑有缺血性结肠炎者，如无明确禁忌证，应在发病 2 天内尽早行结肠镜检查，其目的是作出诊断，明确是否有结肠缺血及缺血病变的范围。特别需要注意的是，如果患者有腹膜刺激征，不能排除有肠坏死者，禁行肠镜检查，以免引起肠穿孔。本病与溃疡性结肠炎的区别在于直肠很少受累，而且病变的黏膜与正常黏膜分界清楚，特点为组织病理学检查显示黏膜组织坏死，可见纤维素性血栓和含铁血黄素沉着等。

对于以右半结肠为主的缺血性结肠炎，有时与急性肠系膜缺血的鉴别诊断较为困难。因此，不能仅满足于缺血性肠病的诊断，当明确缺血性肠病后，要根据相关资料来分析肠缺血患者肠管受累的部位及受累肠管的范围，发病原因是动脉血管还是静脉血管病变，以及究竟是急性肠系膜缺血或者为缺血性结肠炎。临床医生在各类型肠缺血性疾病的诊断过程中，要注意临床症状的差异性，结合国际及国内先进的研究经验，对此类患者做出快速诊断，并尽快明确缺血类型，采取及时有效的治疗，以达到显著的效果，使患者能够得到更好的救治，为此类疾病的诊治提供宝贵的经验。

## 第四节 缺血性肠病的治疗

近年来，缺血性肠病受到越来越多的关注，随着我们对缺血性肠病的认识水平不断深化，肠缺血诊断作为关键环节得到重视。对于临床上疑似缺血性肠病的患者，根据患者腹部症状的特点和细微变化，结合影像学检查的特征表现，有针对性地选择适宜的影像学检查方法，可起到事半功倍的效果。通过及时确定不同类型缺血性肠病的诊断，采取适宜的治疗方法，对于改善患者预后、降低病死率具有重要意义。

治疗上首先应积极去除疾病病因和诱发因素，如纠正心功能不全，积极改善由于心输出量降低、低血压及低血容量导致的肠道血液低灌注，保证缺血部位血供；对高血压病、糖尿病患者要控制血压、调整血糖来减少血管损害。

### 一、急性及慢性肠系膜缺血

#### （一）基本治疗

基本治疗包括吸氧和补液，主要目标是恢复足够的组织/器官灌注。对所有的 AMI 患者均应立即补充氧气，在不影响诊断和临床干预的情况下，循环容量应当得到迅速测评并尽快进行补液，补液应使用晶体液，羟乙基淀粉应避免使用。

#### （二）药物治疗

肝素治疗应该在急性缺血或慢性缺血急性发作患者中尽早启动。血管扩张剂可以在治疗中发挥作用，特别是急性缺血患者在血管重建后防治持续性脑血管痉挛。急性肠系膜缺血早期即侵袭肠黏膜层,细菌移位的发生也在急性肠系膜缺血早期,应及早使用广谱抗生素覆盖致病菌。在急性肠系膜缺血患者中,应该避免经口给药,因为这会加剧肠系膜缺血。与此相反,在慢性肠系膜缺血患者中,应该给予肠内营养(只要它不引起疼痛)或肠外营养,提高肠道灌注,同时提升营养状态和免疫水平。

### (三)血管加压药

血管加压药能够在一定程度上改善心脏功能,但同时将减少内脏灌注,因此,在患者充分液体复苏之前,不宜使用血管加压药。如果在充分液体复苏后仍需使用血管加压药物,也应考虑使用多巴酚丁胺、低剂量多巴胺或米力农等对肠系膜血运影响较小的药物。

### (四)手术治疗

对于临床症状较轻的患者而言,内科治疗大多可取得较好的效果,但对于中重度肠系膜动脉狭窄或闭塞来说,除处理采取相关对症治疗外,还需借助外科或介入手术的方法才能取得较好的效果。外科手术治疗包括:病变血管切开取栓、缺血坏死肠段切除和闭塞血管段的旁路移植手术。一旦内科治疗无效,应及时进行介入或手术探查治疗。缺血性肠病的介入治疗从 20 世纪 70 年代开始出现,现阶段随着技术发展,介入治疗具有成功率高,安全性好,并发症发生率很低等优势,可取代常规手术治疗。当肠系膜上动脉分支栓塞或伴有严重动脉硬化时,外科手术治疗难度更高;而行经皮肠系膜上动脉腔内成形术更安全、有效。介入治疗的主要方法有:①经导管灌注血管扩张药物,这种方法可用于治疗非阻塞性肠系膜缺血(NOMI)。②介入性血栓切除术。③介入溶栓治疗。④球囊成形术和动脉支架植入术等治疗方法。这种方法多用于慢性缺血性肠病。

## 二、缺血性结肠炎

### (一)初次复苏

目前没有缺血性结肠炎患者复苏特定指南。一般复苏原则包括:静脉补液,通过膀胱插入导管监测液体平衡,动脉血气采样评估酸碱状态,对糖尿病患者进行血糖的控制和监测。虽然没有缺血性结肠炎液体复苏的具体证据,但对并发脓毒症或胰腺炎的缺血性肠病患者,积极有效的液体复苏是有意义的。

### (二)手术干预

如果存在穿孔,广泛性腹膜炎或持续出血导致血压不稳定或反复的影像学证据,就需要考虑手术干预。对于没有这些特征的患者来说,保守治疗失败后是否需要手术取决于个人状况,其危险因素包括:男性,右侧分布的结肠炎,肾功能不全,结肠狭窄和腹膜炎。如果上述危险因素存在一个或多个,医生需要每天观察并注意肠全壁进展情况,例如疼痛或腹膜炎恶化,并复查血常规、生化等检查。在任何临床或生化恶化的情况下,要考虑再次行影像学检查和手术干预。相比接受保守治疗,需要手术干预的患者死亡率更高,约为 38%。手术干预通常包括节段切除术和结肠造口术。在病情不稳定的患者中,复杂手术会恶化预后。

### (三)抗凝治疗

目前在缺血性结肠炎患者中提倡预防性抗凝,但仍需评估抗凝治疗的风险。

### (四)营养支持

在疑似缺血性结肠炎入院后,大多数患者将暂时禁食。随着病情好转,早期恢复肠内营养可以帮助患者建立正常的肠道菌群,在严重病例中需要肠外营养。

### (五)药物

缺血性结肠炎的患者可能会定期服用会损害结肠血流的药物。这些药物通常用于缺血性心脏病的一级或二级预防,例如血管紧张素转换酶抑制剂或者 β 肾上腺素受体阻滞剂。如果心脏药物治疗在急性疾病期暂时停止,重新引入这些药物时需要慎重,因为这些药物可能引起低血压,加重缺血性结肠炎。

### (六)缺血性结肠炎长期管理

缺血性结肠炎是多因素的结果,通常发生在多种并发症患者中。调整生活方式可以降低其复发的概率,包括:戒烟,减少酒精摄入,加强锻炼。

## 第五节 缺血性肠病的展望

目前,缺血性肠病仍缺乏标准的诊断依据及治疗规范,已知的统计学资料大多属于回顾性分析，尚需要采用随机、双盲、对照试验来评估不同诊断方法的精确性，以及不同药物、不同治疗方案的有效性。

缺血性肠病的临床表现多样且缺乏特异性，主要表现有腹痛、便血、恶心、呕吐、腹泻等，这些症状都非缺血性肠病所特有。临床医师一般优先考虑常见病及多发病，而对缺血性肠病缺乏警惕，故常延误诊断、延误治疗，造成预后不良。这就需要我们临床医生高度重视病情，及早诊断和治疗，可显著提高患者的治疗效果。

缺血性肠病好发于中老年，且与动脉硬化相关疾病发病率有着必然的联系，但相关危险因素诱发缺血性肠病的机制尚未完全阐明，有待我们进一步研究。

（朱长举）

## 参 考 文 献

[1] 付婷婷，王炳元. 缺血性肠病研究进展 [J]. 中国临床医生杂志，2016，44（12）：12-16.

[2] 李震，胡道予. 肠道非肿瘤性疾病的影像学诊断 [J]. 中华胃肠外科杂志，2015，（3）：201-203.

[3] 张浩，田怡，冯莉，等. 缺血性结肠炎与溃疡性结肠炎临床特征、内镜特点比较分析 [J]. 中华消化内镜杂志，2012，29（11）：609-611.

[4] 周汝航，李晓强，段鹏飞，等. 肠系膜上动脉栓塞介入治疗 [J]. 中华外科杂志，2012，50（11）：1046-1047.

[5] Lim Sungho, Halandras Pegge M, Bechara Carlos, et al. Contemporary Management of Acute Mesenteric Ischemia in the Endovascular Era[J]. Vasc Endovascular Surg, 2019, 53（1）：42-50.

# 第五十六章　急性阑尾炎

## 第一节　急性阑尾炎的认识历程

急性阑尾炎（acute appendicitis）为急诊科及普外科最常见的急腹症，主要临床表现为转移性右下腹痛及阑尾点压痛、反跳痛，但由于病情变化多端，临床上仍会在诊断及手术治疗中遇到各种麻烦。

阑尾位于盲肠根部，大约位于回盲瓣下方2.5cm处，形状为细长弯曲的盲管，近端与盲肠相通。成人阑尾长度差异很大，一般长5～10cm，外径0.5～0.7cm，内径0.3～0.4cm。阑尾的位置可有很多变异，其基部多位于右侧髂窝，尖端朝向不同方向。阑尾的血运由阑尾动脉供应，它是一个无侧支的终末动脉，是回结肠动脉的分支。因此，一旦发生血液循环障碍，阑尾很容易发生坏死。

1886年，美国病理学教授Fitz等人首次提出急性阑尾炎的命名，他提出了急性阑尾炎是右下腹炎症最常见的病因，并提出阑尾切除术是急性阑尾炎最合理的治疗方案。因此，自19世纪后叶，人们在尚未完全了解阑尾功能的情况下，提出了阑尾是废用器官，一旦发生炎症需要尽早切除。

随着医学的发展，人们才逐渐意识到阑尾可能存在重要的功能。事实上，除了人类以外，很多哺乳类动物（例如猪、狗等）都不存在阑尾。所以至今无法研究人类阑尾确切的功能。但是，这也恰恰说明阑尾并不是废用器官。1972年，人们开始认识到肠道免疫功能的重要性，阑尾黏膜固有层内含有大量的淋巴滤泡和弥散淋巴组织，是消化道黏膜相关淋巴组织的重要组成部分，分泌免疫球蛋白（sIgA），抵抗微生物的入侵。2007年，Bollinger等提出菌膜大多数集中在阑尾上皮中，而距离盲肠越远，大肠上皮菌膜越少；并认为

阑尾能够很好地维持肠道上皮菌膜，从而起到维持肠道共生菌的作用。日本研究人员对比研究了切除阑尾的实验鼠和没有切除阑尾的实验鼠，发现切除阑尾的实验鼠大肠内一种免疫细胞减少了一半，肠内的细菌平衡失调。他们确认阑尾对于保持肠内细菌的平衡发挥了作用。因此，阑尾可能具有重要的免疫功能。

目前，国内外对于急性阑尾炎的主要治疗方法仍是手术切除。2012年4月，英国诺丁汉大学医院等机构研究人员在《英国医学杂志》发表报告，他们分析了过去多项研究中900名阑尾炎患者的资料，其中约一半人接受了外科手术治疗，而另一半人采取了抗生素治疗。结果显示，约2/3的患者用抗生素治疗阑尾炎能够痊愈，因此，急性阑尾炎的治疗措施及手术时机还有待商榷。

## 第二节　急性阑尾炎的病因及分类

### 一、阑尾炎的病因

#### （一）阑尾管腔梗阻

它是急性阑尾炎最常见的病因，阑尾是细长的管状结构，仅有一端与盲肠连通，一旦发生梗阻，可使管腔内分泌物积聚、压力增高，导致阑尾壁受压阻碍血运。在此病理基础上，管腔内细菌侵入受损黏膜组织，导致感染。

#### （二）感染

其主要因素为阑尾腔内细菌所致的直接感染。阑尾腔因与盲肠相通，因此具有与盲肠腔内相同的以大肠杆菌和厌氧菌为主的菌种和数量。若阑尾管腔阻塞，细菌大量增殖，分泌大量毒素，黏膜稍有损伤，细菌侵入管壁，可引起不同程度的感染。

### （三）其他

被认为与发病有关的其他因素如腹泻、便秘等胃肠道功能障碍引起内脏神经反射，导致阑尾肌肉和血管痉挛，一旦超过正常强度，可以产生阑尾管腔狭窄、血供障碍、黏膜受损，细菌入侵而致急性炎症。此外，急性阑尾炎发病与饮食习惯、便秘和遗传等因素有关。

## 二、急性阑尾炎分类

### （一）急性单纯性阑尾炎

为病变早期的阑尾炎，病变部位主要发生在黏膜或黏膜下层。阑尾外形轻度肿胀、表面充血。黏膜表面可见一个或多个缺损，镜下可见中性粒细胞浸润和纤维素渗出，黏膜下各层有炎性水肿。

### （二）急性蜂窝织炎性阑尾炎

又称急性化脓性阑尾炎，常由单纯性阑尾炎发展而来。阑尾显著肿胀，浆膜高度充血，表面覆以纤维素性渗出物。镜下可见炎性病变呈扇面形由表浅层向深层扩延，直达肌层及浆膜层。阑尾壁各层皆为大量中性粒细胞弥漫浸润，并有炎性水肿及纤维素渗出。阑尾浆膜面为渗出的纤维素和中性粒细胞组成的薄膜所覆盖，可出现阑尾周围炎及局限性腹膜炎表现。

### （三）急性坏疽性阑尾炎

是一种重型的阑尾炎。阑尾因内腔阻塞、积脓、腔内压力增高及阑尾系膜静脉受炎症波及而发生血栓性静脉炎等，均可引起阑尾壁血液循环障碍，以致阑尾壁发生坏死，呈暗黑色，常导致穿孔，多发生在阑尾根部及尖端，引起弥漫性腹膜炎或阑尾周围脓肿。

### （四）阑尾周围脓肿

急性阑尾炎化脓坏疽或穿孔，病程进展较慢时，大网膜可移动至炎症部位，将阑尾包裹并形成粘连，形成炎性肿块和阑尾周围脓肿。

## 第三节 急性阑尾炎的临床症状及诊断

## 一、临床症状

持续性腹痛是阑尾炎最主要的表现，疼痛部位多先位于中上腹或脐周，数小时后转移并局限在右下腹，这转移性腹痛是急性阑尾炎的特征表现。20%～30% 的患者没有这一转移性腹痛特征。不同病理类型的腹痛有所差异，如单纯性阑尾炎腹痛较轻，逐渐加重伴持续性疼痛考虑化脓性及坏疽性阑尾炎，持续疼痛波及中下腹或两侧下腹，提示阑尾坏疽穿孔。

单纯性阑尾炎胃肠道症状不明显。在早期可能由于反射性胃痉挛而有恶心、呕吐。盆腔位阑尾炎或阑尾坏疽穿孔可有排便次数增多。单纯性阑尾炎及化脓性阑尾炎常见低热，无寒战，一般不超过 38℃。阑尾坏疽穿孔和急性腹膜炎常出现高热寒战，若伴有黄疸，可能并发化脓性门静脉炎。

## 二、体征

急性阑尾炎的体征主要有压痛和反跳痛，压痛位置随阑尾解剖的变异，压痛点可相应改变，但右下腹部常常会有固定的压痛点，压痛程度和病变程度相关。反跳痛也称 Blumberg 征，伴有腹肌紧张的患者属于腹膜刺激征象，考虑阑尾化脓、坏疽或穿孔并发腹膜炎。如于右下腹部扪及一压痛包块，边界不清，不易推动，考虑阑尾周围脓肿。

## 三、检查方法

1. **血常规** 急性阑尾炎患者白细胞计数增多，炎症较重时甚至可超过 $20 \times 10^9/L$。但要注意的是，对于年老体弱、肿瘤或免疫功能受抑制的患者，白细胞数不能作为常规参考依据。

2. **CT 检查** 可显示阑尾管壁对称性增厚，管腔闭塞或充满脓液而出现扩张。严重病例可见盲肠周围脂肪模糊、密度增高，右侧腰大肌肿胀，可提示阑尾周围脓肿。但由于 CT 特异性不高，必要时可作为急性阑尾炎的辅助诊断或用于排除与阑尾炎难以鉴别的腹部病变。

3. **超声检查** 由于超声简单快捷，费用便宜，因此超声是诊断急性阑尾炎最常用的方法。超声图像显示阑尾呈低回声管状结构，较僵硬，其横切面呈同心圆似的靶样显影，直径≥7mm，是急性阑尾炎的典型图像。但坏疽性阑尾炎或广泛腹膜炎时，腹腔大量腹腔渗液和肠麻痹胀气，可影响超声影像。超声检查还可因痉挛的盲肠而发现盲肠后阑尾炎。超声检查也可在鉴别诊断中起重要作用，它可显示输尿管结石、卵巢囊肿、异位妊娠、肠系膜淋巴结肿大等影像，因此对女性急性阑尾炎的诊断和鉴别诊断有着不可取代的意义。

4. 腹腔镜检查　该项检查对于急性阑尾炎是比较直观的一种诊断手段，可以直接观察阑尾本身有无炎症，同时可以观察邻近部位的疾病以进行鉴别诊断，其优点是不仅可以明确诊断，并且可以进行治疗。但此方法有以下缺点：①设备昂贵；②必须进行麻醉，虽然操作时间不长，也算是手术；③操作者必须具有熟练的操作技能才能完成；④操作场所必须在手术室进行；⑤属于有创操作。所以，腹腔镜检查不能作为一种常规的诊断方法。一般只使用腹腔镜进行手术治疗。

5. 虽然一直以来超声和 CT 已被普遍用于评估阑尾炎及其相关并发症，但磁共振成像在过去 20 年中已经越来越多地被使用，其准确性高且适用于孕妇及儿童患者，但成本较高。随着 ERCP 的发展，刘冰熔教授首先提出了内镜下逆行性阑尾造影术（ERA），对急性阑尾炎的诊断也起到重要作用。

## 第四节　急性阑尾炎的治疗

急性阑尾炎为普外科常见急腹症，近年来随着抗生素的大量使用，不少学者认为保守治疗可有效地控制病情，部分急性阑尾炎无须立即手术，可延期手术甚至不需手术治疗。也有实验证明，单独使用抗生素治疗对急性单纯性阑尾炎有效，但是对于其他病理类型的阑尾炎，手术治疗比抗生素治疗更有效，且可减少并发症的发生率。当患者炎症进一步发展，出现阑尾坏疽穿孔时，保守治疗很难治愈，并且会增加并发症的发生率，因此手术切除依然为急性阑尾炎的首选治疗方式。

### 一、非手术治疗

早期单纯性炎症阶段时，可用抗生素抗感染治疗，同时注意卧床休息、禁食，给予补充水、电解质和热量及对症治疗。以往采用青霉素、链霉素联合应用，效果较好，后来细菌培养结果显示，

急性阑尾炎的病因主要为需氧菌与厌氧菌的混合感染，大肠杆菌多见。急性阑尾炎感染耐青霉素、链霉素药菌株多，厌氧菌感染率高，需联合使用抗厌氧菌的药物。现阶段建议使用第三代甚至第四代头孢，且因其具有抗厌氧菌效果，不需同时使用甲硝唑类药物。如果保守治疗后炎症减退，可痊愈。若已经形成炎性肿块，可暂采用抗感染治疗，待肿块吸收后再行手术治疗。

### 二、手术治疗

#### （一）传统手术

原则上急性阑尾炎，除黏膜水肿型可以保守后痊愈外，都应采用阑尾切除手术治疗。开腹阑尾切除距今已有 100 多年的历史，已成为非常成熟的手术方式，且被认为是简单的小手术，并且作为临床教学必须掌握的手术操作。但是应注意：急性阑尾炎由于病情轻重、发病时间、患者年龄及体质强弱等原因，可能存在很多差异，且由于很多疾病与阑尾炎临床症状类似，处理上应慎重，不能大意，因手术操作不当而出现的各种并发症亦不在少数。特别是老年急性阑尾炎及儿童急性阑尾炎的治疗更需谨慎。

#### （二）腹腔镜手术

1983 年，德国妇科医生 Kurtsemm 首次报告腹腔镜阑尾切除术，随着技术的发展，腹腔镜微创手术在外科领域已经逐步被推广，且其具有创伤小、恢复快等优点。腹腔镜手术时间依赖于术者操作的熟练程度，操作难度较大时应中转开腹。妊娠期阑尾切除术的安全性有待研究。腹腔镜阑尾切除术的优势在于：①可提高右下腹急腹症诊治的准确率，尤其对于儿童和青年女性；②损伤小，切口感染率降低；③术后疼痛减轻，伤口愈合较快；④术后恢复时间缩短；⑤术后肠粘连发生率降低。

## 第五节　急性阑尾炎治疗进展

阑尾具有免疫功能，可维持肠道共生菌，不少学者认为阑尾不可轻易切除，因此，很多专家开始探索更多的治疗方法。内镜治疗是急性阑尾炎的一种新型治疗方式。1995 年，奥地利 SAID 教授等曾尝试采用结肠镜插管治疗急性阑尾炎。

近几年来，随着微创技术的进一步发展，经自然腔道行内镜手术逐渐成为国内外的研究热点。2012年刘冰熔教授等首次在国际上提出内镜逆行阑尾炎治疗术（ERAT），在X线的辅助下，通过头端带有透明帽的结肠镜经盲肠内阑尾开口入路，给予阑尾插管，造影明确诊断，以生理盐水或抗生素盐水混合液冲洗管腔，控制炎症，解除阑尾管腔梗阻，并在管腔内置入引流管以保证引流通畅，避免因梗阻造成阑尾炎复发，达到治愈急性阑尾炎的目的。ERAT为急性阑尾炎的临床治疗提供了新的方法，能保留阑尾的免疫与生物学功能，且属于无创操作，缩短了患者的治疗时间。但ERAT对操作者有较高的要求，仅适用于单纯性阑尾炎，且有阑尾炎复发的可能，临床实际应用时要多加注意。

虽说急性阑尾炎是外科中最常见的急腹症之一，且诊治相对简单，但随着社会及各项技术的发展，患者需求不断增加，我们面对着越来越多的挑战，需要不断改进和完善各种诊断方法及治疗方式。

（朱长举）

# 参 考 文 献

[1] 吴再德，吴肇汉. 外科学 [M]. 7版. 北京：人民卫生出版社，2008.

[2] Mervak Benjamin M, Wilson Sarah B, Handly Brian D, et al. MRI of acute appendicitis[J]. J Magn Reson Imaging, 2019, 50(5): 1367-1376.

[3] 何可心，赵黎黎，范志宁. 急性阑尾炎的内镜下诊治研究进展 [J]. 中华消化内镜杂志，2017, 34(7): 522-526.

[4] 王天野. 手术时机对急性阑尾炎预后影响研究 [D]. 沈阳：中国医科大学，2017.

[5] 刘冰熔，马骁. 急性阑尾炎治疗的过去、现在和未来 [J]. 中华结直肠疾病电子杂志，2017, 6(1): 6-9.

# 第五十七章 胆道急症

## 第一节 急性胆囊炎

### 一、急性胆囊炎概述

急性胆囊炎（acute cholecystitis）是外科常见的急腹症，发病率居我国炎性急腹症的第二位，仅次于急性阑尾炎。近年来，随着生活方式的改变、胆囊结石发病率的升高和人口老龄化，急性胆囊炎的发病率急剧增高。

### 二、急性胆囊炎病因、病理机制的认知

#### （一）病因及发病机制——结石是元凶

急性胆囊炎的病因复杂，胆囊管梗阻和细菌感染是引发急性胆囊炎的两大重要因素，大多急性胆囊炎合并胆囊结石，根据是否由胆石梗阻引起分为：①急性结石性胆囊炎。80%～90%的急性胆囊炎是因为结石在胆囊管或胆囊壶腹部嵌顿，继发感染而引起的，多见于女性，以40～60岁为高峰期，且肥胖者多见于其他体型者。胆囊内结石引起的胆囊管梗阻，使胆囊内的胆汁无法排入肠道，导致胆囊内胆汁淤积，并常伴有致病菌的入侵，包括需氧菌和厌氧菌，其中以大肠埃希菌最为常见，其次为肠道链球菌、梭状芽孢杆菌、产气杆菌等，大多从十二指肠经胆总管上行感染。滞留的胆石、高浓度的胆盐和细菌毒素共同刺激损伤胆囊黏膜而引起急性炎症改变，导致胆囊黏膜层充血、水肿、炎性渗出增加，胆囊体积增大，并常伴有周围组织水肿及组织增厚等。②急性非结石性胆囊炎。高龄男性患者多见，发病急骤，病情变化快，死亡率高。胆囊管的梗阻与胆囊炎的发生可能由于胆囊管过长、胆囊扭曲、胆道肿瘤、胆道蛔虫、胆囊管炎性狭窄等非结石性因素引起，称为急性非结石性胆囊炎。此外，严重的创伤、烧伤、腹部非胆道系统的大手术、化学刺激、长期禁食或者肠外营养等导致的内脏神经功能紊乱，可导致胆囊排空能力减弱，胆汁滞留，刺激胆囊壁，或者是由于胆囊的低灌注，导致胆囊缺血、坏死，继而细菌感染引起急性胆囊炎。该病的病理过程与急性结石性胆囊炎相似，但病情变化更快，更易出现胆囊坏疽、穿孔。

#### （二）分型及病理变化

1. **急性单纯性胆囊炎** 病理表现为胆囊稍水肿，表面苍白而光滑或有轻度淤血，病变局限于黏膜层，黏膜水肿，胆囊壁轻度增厚，显微镜下见黏膜上皮大多完好，或小灶状糜烂，固有层疏松、水肿，血管充血，可见淋巴细胞及少数中性粒细胞浸润，浆膜层和肌层仅表现水肿，部分有纤维素沉积。

2. **急性化脓性胆囊炎（急性蜂窝织炎性胆囊炎）** 病理表现为胆囊肿大，浆膜层明显淤血，呈暗红色，表面有灰黄色脓性渗出物附着，炎症遍及囊壁各层，切开胆囊，囊壁明显增厚，胆汁浑浊或呈脓性，黏膜面呈暗红色，常有浅小溃疡，显微镜下见黏膜上皮脱落，血管明显扩张、充血并有红细胞外渗，胆囊壁各层均可见弥漫性的中性粒细胞浸润，并可见大量的成纤维细胞增生。

3. **急性坏疽性胆囊炎** 病理表现为胆囊肿大明显，整个或大部分呈暗紫色而发黑，胆囊壁薄而脆，切面见黏膜皱襞消失，代之以粗糙且易脱落的坏死组织，显微镜下见黏膜上皮消失，血管怒张，充满红细胞，并有大量的中性粒细胞碎片，肌层结构模糊不清。

### 三、急性胆囊炎的临床表现及诊断

#### （一）临床表现——诊断急性胆囊炎的重要依据

症状：急性胆囊炎发作时以上腹部疼痛为首

要表现，往往夜间发作，饱餐、油腻进食是常见诱因，起初仅有上腹部胀痛不适，逐渐发展为右上腹部剧烈的绞痛或胀痛，一般为持续性，常向右肩或腰背部放射，伴有恶心、呕吐、厌食等消化道症状。不同类型的急性胆囊炎，临床表现各有不同，对于结石性急性胆囊炎患者，以胆绞痛为主，而非结石性急性胆囊炎患者，常表现为右上腹部持续性疼痛。单纯性急性胆囊炎炎症较轻，疼痛部位往往局限于胆囊区，如病情进一步加剧，腹痛剧烈，有尖锐的针刺感，提示为急性化脓性或坏疽性胆囊炎。胆囊坏疽合并穿孔，疼痛范围扩大至上腹部甚至全腹部，可能引起胆囊周围组织炎症反应和弥漫性腹膜炎，甚至脓毒血症及感染性休克等。

体征：多数患者有右上腹部压痛，或右季肋区叩痛，往往有个体差异。墨菲（Murphy）征阳性，并伴有不同程度的肌紧张及反跳痛。部分患者可在右上腹部扪及肿大的胆囊并有触痛，以老年和体瘦的患者为甚。若胆囊被大网膜包裹形成胆囊周围组织炎性包块，可在右上腹部触及一个边界不清、位置固定的触痛肿块。若表现为梗阻性黄疸，可能为胆囊炎症波及胆总管，引起胆总管梗阻，或者因胆囊内结石阻塞胆总管所致，或者可能并发 Mirizzi 综合征。急性化脓性胆囊炎、急性坏疽性胆囊炎或者合并弥漫性腹膜炎的患者，常伴有寒战、高热等中毒症状，而半数以上的急性坏疽性胆囊炎的患者可同时出现黄疸。急性非结石性胆囊炎的临床表现通常与急性结石胆囊炎相似，腹痛症状常因伴有其他严重的疾病、止痛剂的使用，或者老年患者反应迟钝而被掩盖，临床表现并不典型，易导致误诊。

**（二）诊断与鉴别诊断——快速救治的关键**

根据临床表现、实验室检查和影像学检查，可基本确诊急性胆囊炎。

**1. 实验室检查** 约80%的患者白细胞计数增高，以中性粒细胞增高为主，其升高程度与病变的严重程度及有无并发症相关，白细胞总数可高达 $15×10^9$～$20×10^9$/L，可考虑为急性化脓性或坏疽性胆囊炎；部分患者血清胆红素和碱性磷酸酶可轻度升高，急性单纯性胆囊炎患者血清总胆红素一般不超过 $34μmol/L$，若超过 $85μmol/L$，应考虑合并胆总管结石或 Mirizzi 综合征的可能；

若合并急性胆源性胰腺炎，血、尿淀粉酶可显著增高。

**2. 影像学检查**

（1）B超：B超可观察胆囊的形态、大小、壁厚度及腔内回声，接近于胆囊的真实结构。在发病期，B超可显示出胆囊腔内的结石、泥沙样结石或碎片状结石，胆囊肿大，胆囊壁增厚（>4mm）。明显水肿时可见"双边征"，囊内结石显示强回声，其后有声影，且B超具有无创、简便、性价比高等优势，故可作为诊断该病的首选检查方法。

（2）X线检查：腹部X线平片中约20%的结石可以显影。此外，一些间接X线征象，如反射性的肠淤积症、胆囊区软组织半月状的压迹、右侧膈肌抬高等，也可提供重要的诊断依据。

（3）CT检查：可清楚、直观地显示胆囊及胆道系统的解剖信息和结构关系，CT检查尤其适用于胆囊穿孔及合并胆囊周围脓肿的诊断。急性胆囊炎的CT可显示胆囊壁局灶性或弥漫性增厚超过3mm，胆囊扩张，胆囊窝积液，胆囊周围脂肪样低密度影，但CT对胆囊结石的显示率不高。

（4）MRCP：可显示胆囊结石的存在，胆囊壁增厚，胆囊周围积液等。对胆道系统梗阻部位、范围及是否由于结石阻塞引起都具有很高的诊断价值。

**（三）诊断标准——不断探索发展的临床指南**

2007年由来自日本和全球22个国家的胆道外科学权威专家，包括我国陈孝平院士，共同制定的2007版《东京指南》，首次明确提出的急性胆道感染的诊断、分级和治疗方法，为多中心随机对照试验（RCT）提供了比对标准，该指南也是目前全球最被认可的关于急性胆道感染的指南。2013版《东京指南》根据临床实际中遇到的问题，对急性胆道感染的诊断标准和严重程度分级进行了较大的改动，修改后的版本对诊断的敏感性和特异性均有很大的提升，而且在临床应用和临床研究中均没有出现明显的问题。鉴于此，由来自全球的60位专家共同修改的2018版《东京指南》继续沿用了2013版急性胆囊炎的诊断标准（表7-57-1），从表中可以看出，只需局部反应、全身炎症反应、影像学检查中各一项指标阳性即可确诊急性胆囊炎。

表 7-57-1 急性胆囊炎诊断标准

| 诊断依据 | 诊断标准 |
|---|---|
| A. 局部炎症 | A-1. Murphy 征（+）<br>A-2. 右上腹部肿块，右上腹部疼痛/压痛 |
| B. 全身炎症 | B-1. 发热<br>B-2. C反应蛋白升高<br>B-3. 白细胞升高 |
| C. 影像学检查 | 急性胆囊炎的影像学检查 |

怀疑诊断：A1项+B1项；确诊急性胆囊炎，A、B、C各1项。

### （四）严重程度分级

2013 版指南根据是否合并器官功能不全、触痛肿块，局部炎症程度，白细胞数及发病时间，提出急性胆囊炎严重程度分级体系，将急性胆囊炎分重度（Ⅲ度）、中度（Ⅱ度）、轻度（Ⅰ度），从而比较客观地反映病情的轻重程度。大量的临床数据表明，2013 版分级标准与术后 30 天内病死率、住院时间、中转开放率和医疗费用等重要临床结果明显相关，能有效地预测急性胆囊炎的预后。而自 2013 版分级标准发布后，到目前尚未出现有影响力的临床研究结果，所以 2018 版指南中急性胆囊炎分级并无改动（表 7-57-2）。

表 7-57-2 急性胆囊炎严重程度分级

| 严重程度 | 评估标准 |
|---|---|
| Grade Ⅲ（严重）急性胆囊炎 | 急性胆囊炎合并以下 >1 个器官功能不全：<br>1. 心血管功能障碍：低血压需要多巴胺≥5μg/（kg·min），或者使用去甲肾上腺素<br>2. 神经系统功能障碍：意识障碍<br>3. 呼吸功能障碍：$PaO_2/FiO_2 < 300$<br>4. 肾功能障碍：少尿，血清肌酐 >176.8μmol/L<br>5. 肝功能不全：PT-INR >1.5<br>6. 造血功能障碍：血小板 $<100 \times 10^9/L$ |
| Grade Ⅱ（中度）急性胆囊炎 | 急性胆囊炎合并以下 2 项：<br>1. 白细胞计数（$>18 \times 10^9/L$）<br>2. 右上腹触及压痛的肿块<br>3. 发病时间 >72h<br>4. 明显的局部炎症（坏疽性胆囊炎、胆囊周围脓肿、肝脓肿、胆汁性腹膜炎、气肿性胆囊炎） |
| Grade Ⅰ（轻度）急性胆囊炎 | 急性胆囊炎不符合 Grade Ⅱ 和 Grade Ⅲ 的诊断标准 |

### （五）鉴别诊断

1. **急性胃十二指肠溃疡穿孔** 多数患者有溃疡病史，发病较急性胆囊炎更急骤，腹痛程度剧烈并迅速蔓延至全腹，呈突发性刀割样剑突下剧痛。腹膜刺激征出现早，腹壁强直非常明显，呈典型的"板样腹"，肠鸣音减弱或者消失，叩诊肝浊音界逐渐缩小。腹部 X 线检查常可发现膈下游离气体。

2. **胆囊癌** 早期无特异性症状，如原有的胆囊结石或胆囊炎引起的腹痛、恶心呕吐、腹部压痛等，部分患者因胆囊切除标本病理检查意外发现胆囊癌。当肿瘤侵犯至浆膜或胆囊床，则出现定位症状，如右上腹痛，可放射至肩背部。胆囊管受阻时可触及肿大的胆囊。实验室检查发现肿瘤标记物如 CA19-9、CEA、CA125 升高。超声、CT 检查显示胆囊壁增厚不均匀，腔内有位置及形态固定的肿物。

3. **肝脓肿** 起病较急，主要症状是寒战、高热、肝区疼痛和肝肿大。体温常可高达 39～40℃，伴恶心、呕吐、食欲减退和周身乏力。腹部超声和 X 线有助于鉴别。

4. **胆囊扭转** 既往少见腹痛病史，多数是右上腹部突发疼痛，伴有恶心、呕吐，可在胆囊区扪及触痛肿块，一般无全身中毒症状，一旦出现绞窄，会出现较明显的全身症状。

5. **急性胰腺炎** 腹痛较急性胆囊炎剧烈，尤其是出血坏死型胰腺炎，多位于上腹部偏左或正中部，腹痛时伴有恶心呕吐，呕吐后腹痛不缓解，Murphy 征阴性。血清淀粉酶及其同工酶升高幅度显著，增强 CT 可见胰腺弥漫性肿胀，胰周积液。胰腺有坏死时可见皂泡征。

6. **急性肠梗阻** 肠梗阻常引起下腹部绞痛，无右上腹部痛及压痛，亦无放射痛及肌紧张，Murphy 征阴性，常伴有肠鸣音亢进，常可闻及"金属音"或气过水声，腹部 X 线检查可见气液平面。

7. **肝癌破裂出血** 既往有原发或者继发肝癌病史，肿瘤破裂出血多为全腹痛，腹膜刺激征明显。若癌肿破裂出血仅局限于肝周时，可出现与急性胆囊炎类似的右上腹或右季肋区痛，B 超和 CT 可有助于鉴别。

8. **高位急性阑尾炎** 为转移性腹痛，压痛、腹肌紧张可局限于右上腹部，易误诊为急性胆囊炎、胆囊炎的发作史及疼痛的特点、腹部 B 超对鉴别诊断有参考价值。

9. **右肾结石** 多数患者有腰背痛、会阴部放射痛，肾区有叩击痛，有镜下血尿或者肉眼血尿，一般无发热，腹部 X 线和 B 超检查可资鉴别。

10. **右肺下叶肺炎和胸膜炎** 患者疼痛、压痛、肌紧张局限于右上腹或右季肋区，可误诊为急性胆囊炎。该病患者多有高热、咳嗽、咳痰、胸痛等呼吸道感染症状，肺呼吸音减低，听诊可闻及啰音或者胸膜摩擦音，胸腹部 X 线平片可助鉴别。

11. **急性病毒性肝炎** 该病有急性肝炎病史，常有食欲不振、低热、乏力等前驱症状，肝区普遍触痛，肝功能明显异常，白细胞升高少见，B 超检查胆囊良好。

12. **心绞痛和心肌梗死** 心绞痛和心肌梗死的疼痛也可出现上腹中部疼痛，易与急性胆囊炎相混淆，但心绞痛发作有明显的诱因，发作频繁，持续时间短，服用硝酸甘油可缓解。急性心肌梗死有典型的心肌酶谱变化及典型的心电图改变。急性心肌梗死与心绞痛均无腹部压痛和腹膜刺激征，一般不难鉴别。

### 四、急性胆囊炎的治疗

腹腔镜胆囊切除——时代的选择，毋庸置疑

急性胆囊炎原则上应争取手术治疗，自 1882 年 Langenbuch 首次实施开腹胆囊切除后，便成为急性胆囊炎的标准治疗方式。近年来，随着腹腔镜手术的高速发展，腹腔镜胆囊切除术（LC）很快就取代了传统的开腹手术，成为治疗急性胆囊炎的首选途径。

1. **手术适应证** 发病在 72 小时内；保守治疗无效，病情逐渐恶化或体征加重；明显的弥漫性腹膜炎；扪及腹部包块；胆囊内或者周围组织内可见气体；出现肠梗阻表现；急性非结石性胆囊炎等。

2. **手术时机的选择** 近年来，国内外大量的文献报道指出，发病时间是决定急性胆囊炎 LC 术成功的关键因素，2013 版指南提出急性胆囊炎应尽早行手术治疗，但限制在发病 72 小时内。72 小时后由于胆囊水肿明显，胆囊周围组织尤其是 Calot 三角区组织严重粘连，正常解剖层次消

失，再进行 LC 手术将增加手术风险，且并发症增多，如发生胆管损伤。推迟胆囊切除至发病后数周的也存在风险，部分患者症状会反复发作，病情逐渐加重，导致再次住院和急诊手术。鉴于此，2018 版指南根据近期的 17 篇随机对照试验（RCT）、6 篇荟萃分析及 3 篇系统性文献回顾，再次对上述数据进行了荟萃分析，得出的结论为：早期和晚期（>72 小时或 >1 周）行 LC 的患者在病死率和并发症发生率上的差异并无统计学意义，但前者总住院时间短、费用低，而且可以降低患者在等待手术过程中再次出现胆囊炎急性发作而行急诊处理的风险。因此，2018 版指南建议无论距离发病时间多长，如果患者能耐受手术，均应早期行 LC。

3. **治疗原则** 随着腹腔镜技术的不断发展和临床数据的积累，已经有足够多的证据表明，只要具备足够的腹腔镜手术经验，在急性胆囊炎治疗中 LC 较开放手术更具优势。2018 年版《东京指南》指出，腹腔镜技术能应用于各种严重程度（Grade Ⅰ～Ⅲ）的急性胆囊炎，但术前应根据查尔森合并症指数（CCI）、美国麻醉医师协会（ASA）分级等对患者是否能耐受手术进行评估，随后根据急性胆囊炎的严重程度，采取相应的治疗方案。Grade Ⅰ型急性胆囊炎：如果患者能耐受手术，尽早行 LC。如果患者不能耐受手术，通过保守治疗情况好转后行 LC。Grade Ⅱ型急性胆囊炎：在有经验的肝胆医学中心，如果患者能耐受手术，尽早行 LC。须注意预防术中损伤胆管，必要时及时中转开放手术或腹腔镜胆囊次全切除术。如果患者不能耐受手术，可以考虑行保守治疗和急诊超声引导经皮经肝胆囊穿刺引流术（PTGD）。Grade Ⅲ型急性胆囊炎：首先对器官功能损害程度进行评估，保守治疗以改善器官功能并使用抗菌药物治疗等。医生需要对患者的病情进行充分评估，如患者通过治疗后，循环系统功能、肾脏功能等明显好转，并结合 CCI、ASA 分级等考虑患者能耐受手术，可以由非常有经验的专科医生进行手术治疗；如不能耐受手术，则行保守治疗和急诊 PTGD。此外，为借鉴在脓毒血症集束化治疗（management bundles）中取得的宝贵临床经验，2013 版指南首先引入急性胆囊炎集束化治疗的理念，主要包括急性胆囊炎的诊断、病

情评估、治疗和转院标准等，5年来，随着治疗标准的改变，2018版指南也对急性胆囊炎集束化治疗进行相应的修改（表7-57-3）。

**表7-57-3 急性胆囊炎集束化治疗策略**

| |
|---|
| 1．如果怀疑急性胆囊炎，每6～12小时使用诊断标准进行评估，直至诊断明确。 |
| 2．如果有需要，进行超声、CT、HIDA等检查进一步明确诊断。 |
| 3．对胆囊炎的严重程度进行反复评估（通过分级标准），主要时间节点：诊断明确时、24小时后、24～48小时；同时评估手术风险（局部炎症情况，CCI、ASA-PS、预后因子）。 |
| 4．一旦明确诊断急性胆囊炎，必须考虑胆囊切除，其他支持治疗包括补液、电解质调整、禁食、静脉镇痛和足量的抗生素。 |
| 5．对Grade I型急性胆囊炎，在起病7天内，推荐早期行LC，72小时内最佳。 |
| 6．Grade I型患者经过24小时保守治疗无效后，如果患者一般情况能耐受手术，发病时间<7天，建议行LC。 |
| 7．Grade II型患者，如果患者一般情况能耐受手术，医生有足够的腹腔镜技术，建议急诊或尽快行LC。如果患者一般情况不允许手术，建议急诊或尽快行胆管引流，延期或择期行LC。 |
| 8．Grade III型患者具有高手术风险（通过CCI、ASA-PS、FOSF、预测因素等评估），建议急诊或尽快行胆管引流。如果患者的预测因素（TBil、神经系统和呼吸系统功能）和FOSF（心血管系统和肾脏功能衰竭经过治疗迅速好转）评估风险不高，ASA-PS（美国麻醉医师协会全身状态分级系统）评分好，在有经验的中心可以选择行LC。 |
| 9．Grade II和III型患者常规进行血培养和胆汁培养。 |
| 10．如果单位不具备足够的急诊LC、胆管引流和ICU技术，建议转院。 |

### 五、急性胆囊炎治疗的发展及争议——保胆取石术

胆囊结石治疗是"保留胆囊或切除胆囊"，在外科学界一直存有争议。胆囊是人体的重要器官，具有存储、浓缩胆汁、调节胆道压力等功能，且胆囊切除术会带来许多术中和术后的并发症，如术中胆管损伤、血管及脏器损伤，术后的消化功能紊乱和胆总管结石发病率风险增高等，这是保胆学说的理论基础，认为不到万不得已不能轻易切除。保胆手术最初可追溯到1867年John

Bobbos在切除腹部肿瘤时，偶然将胆囊剖开取出结石，并有不错的治疗效果，因此被迅速推广。传统的保胆取石手术主要包括胆囊造口取石术、经皮经肝胆道镜胆囊取石术和经皮胆囊镜碎石取石术（PCCS），这些术式结石残留率极高，很容易复发。在1990年，我国报道的100余例经皮胆道镜碎石取石术的临床实践中，术后结石复发率可达30%～40%。鉴于此，我国肝胆外科专家于1989年首次提出现代内镜微创保胆理念。随着临床上纤维胆道镜、腹腔镜的广泛应用，内镜微创保胆术较传统术式取石更干净彻底、创伤更小，术后复发率也大幅下降，资料表明，内镜微创保胆术后结石复发率在10%以内，复发时间多为术后3～36个月。

然而反对"保胆取石"的学者认为这些数据缺乏高质量的随访对照试验的佐证，且对于胆囊结石，10%的复发率已然很高，患者随时面临着二次手术的风险，这对患者的身体和经济方面无疑都是一个巨大的挑战。此外，既然内镜微创保胆术已经做到术中取尽胆囊内结石，结石为何还会复发，这是一个必须要正视的客观问题。显然，残留的结石并不是结石复发的唯一来源。早在1882年，德国名医Langenbuch发表"温床学说"，指出胆囊切除不是因为胆囊内有结石，而是因为胆囊能生长结石。从胆囊结石形成方面看，胆囊胆汁中胆固醇过饱和、胆囊收缩功能障碍是胆囊结石形成的主要因素。而当前社会，高脂高胆固醇饮食已成常态，结石的发病率逐年升高，同样也会带来结石复发率的升高，保胆手术能取尽石头，却无法从根本上改变人们的饮食习惯，目前也无良好的预防措施。另外，保胆学说的焦点在于维持胆囊的功能，但目前临床研究尚未发现胆囊切除术后患者有明显的消化、免疫功能缺损。故就当前情形，腹腔镜胆囊切除术仍是治疗胆囊结石的最佳选择。

## 第二节 急性梗阻性化脓性胆管炎

### 一、概述

急性梗阻性化脓性胆管炎（acute obstructive suppurative cholangitis，AOSC），也称急性重症胆

管炎（acute cholangitis of severe type），是急性胆管炎的严重类型。发病基础为胆管梗阻所致胆管内压力升高，损伤肝脏胆血屏障，进而合并细菌感染，造成以肝胆系统受损为主且合并多器官功能障碍的全身感染性疾病。AOSC 发病急骤且病情凶险，具有极高的病死率，需要紧急处理以挽救生命。

## 二、发病机制

### （一）病因和发病机制

最常见病因为胆管结石，其他常见病因有：胆管肿瘤和壶腹周围肿瘤；胆道寄生虫如胆管蛔虫及华支睾吸虫；胆管炎性纤维性狭窄；先天性胆管扩张症；原发性硬化性胆管炎；其他医源性病因包括胆肠吻合口狭窄、ERCP（经内镜逆行性胰胆管造影术）、PTC（经皮肝穿刺胆管造影术）、胆道支架等。

胆道梗阻后，胆汁淤积，继发细菌感染，导致胆管炎症发生。通常引起胆道感染的细菌来源包括肠源菌经十二指肠逆行至胆道；或因肠道炎症，细菌经门静脉回流入肝脏到胆道内；或胆道梗阻，胆汁排流不畅，肠道菌群失调并大量繁殖，造成细菌易位。导致 AOSC 的致病菌多为需氧菌和厌氧菌的混合感染，需氧革兰氏阴性菌以大肠埃希菌、克雷伯杆菌、变形杆菌为常见，厌氧菌感染以脆弱拟杆菌、梭状芽孢杆菌为主。

### （二）病理机制

胆道梗阻，胆道内压力增高，研究证实，胆道内压力 >2.45kPa（25cmH$_2$O）时带有细菌的胆汁可以反流至血，称为胆血反流，主要途径包括：脓性胆汁和细菌经毛细胆管 - 肝窦瘘进入肝静脉；经胆小管黏膜炎症溃烂至相邻的门静脉分支形成胆小管 - 门静脉瘘，进入门静脉；经肝脏内淋巴管进入淋巴系统。大量的细菌和内毒素冲破胆血屏障进入循环系统，可引起全身炎症反应、感染性休克甚至多器官功能障碍综合征（MODS）。

梗阻以上的胆管明显扩张，管壁增厚、变硬并可有节段性环形狭窄，胆管黏膜充血、水肿，伴有炎症细胞浸润，黏膜上皮糜烂、坏死，形成溃疡。肝充血肿大，光镜下可见肝细胞肿胀、变性，汇管区炎症细胞浸润。病变晚期肝细胞发生大片坏死，或有小脓肿形成，胆小管破裂。

## 三、急性梗阻性化脓性胆管炎的诊断——尽早诊断至关重要

### （一）临床表现

本病多与引发患者胆道梗阻的原发病密切相关，男女发病比例接近，多见于青壮年，常有反复发作的胆道感染病史和既往胆道手术史。根据胆道梗阻部位不同，急性胆管炎 Charcot 三联征发作的先后、性质和严重程度有所不同，当病情进一步恶化，还会出现低血压或休克，神经系统症状，即为 Reynolds 五联征，本病发病急骤，病情发展迅速，可分为肝外梗阻和肝内梗阻两种，主要表现为：

1. **腹痛**　胆总管结石常以腹痛为首发症状，位于右上腹和剑突下，呈钻顶样阵发性绞痛。而肝内胆管结石引发的急性胆管炎，腹痛比较隐匿。

2. **寒战高热**　发病初期即出现畏寒、发热，体温可达 39～40℃，弛张热，多为细菌和内毒素进入血液所致。

3. **黄疸**　肝外梗阻黄疸较明显，B 超可显示肝内、外胆管扩张。若梗阻只发生在某一肝叶或肝段胆管，可不出现黄疸或只有轻微黄疸。

4. **休克**　随着病情的加重，患者可出现呼吸困难、脉率快、血压下降，四肢厥冷，皮肤黏膜发绀，尿量减少或者无尿等症状。

5. **神经系统症状**　主要表现为神情淡漠、嗜睡、神志不清，甚至昏迷，合并休克者可表现为烦躁不安、谵妄等。

体格检查可发现患者嘴唇发绀，甲床青紫，全身皮肤可能有出血点和皮下瘀斑。有不同程度的右上腹或者剑突下压痛，或有腹膜刺激征。肝脏肿大并有肝区压痛、叩击痛。肝外梗阻可触及肿大伴有触痛的胆囊，Murphy 征阳性。

### （二）实验室检查

白细胞计数明显升高，中性粒细胞比例增高，血小板减少。血清学检查提示肝功能异常：谷丙转氨酶、谷草转氨酶、血总胆红素和直接胆红素、碱性磷酸酶均升高。尿常规检查可见蛋白及颗粒管型。血清肌酐和尿素氮可升高。血气分析常提示代谢性酸中毒和电解质紊乱。凝血酶原时间延长。血清 C 反应蛋白、肿瘤坏死因子升高提示病情严重。

## （三）影像学检查

B超对梗阻部位、性质及胆管扩张情况显示较清楚，且可在床旁进行，是首选的检查方法，但B超检查时可能发生胆管下端显示不清且易受十二指肠腔内气体干扰。CT受气体干扰小，检查范围大，可弥补B超不足。MRCP可清楚地显示以上信息，对明确梗阻原因和评估胆管损伤严重程度有较大的帮助。需要内镜减压引流或经皮肝胆管引流的患者可行ERCP或PTC检查。

## （四）诊断标准——遵循指南

根据胆道病史或手术史，Charcot三联征或Reynolds五联征及相应体征，结合实验室及影像学检查结果，对AOSC作出准确的诊断并不难。中华外科学会确定的AOSC的诊断标准：1）Reynold五联征。2）无休克者，应满足以下6项中的2项即可诊断：①精神症状；②脉搏＞120次/min；③白细胞计数＞20×10$^9$/L；④体温＞39℃或＜36℃；⑤胆汁为脓性或伴有胆道压力明显增高；⑥血培养阳性或内毒素升高。

这一诊断标准可以对大多数AOSC患者作出诊断，但对一些临床症状不典型的老年患者，当患者出现休克或血培养结果阳性时，患者病情已较为严重，病死率将会明显上升。

《东京指南》是国际上最被公认的急性胆道感染的诊疗指南，2018版《东京指南》根据全身炎症体征、胆汁淤积症状及胆道的影像学检查制定出全新的急性胆管炎诊断标准（表7-57-4），并重新界定各症状的定义，如发热38℃及以上；炎性证据，WBC＜4或＞10×10$^9$/L；黄疸，TBil≥34.2μmol/L；肝功能异常，ALP（U/L）＞1.5×正常值上限，γ-GCT（U/L）＞1.5×正常值上限，AST（U/L）＞1.5×正常值上限，ALT（U/L）＞1.5×正常值上限。并认为这三种指标中每种分别有一项阳性结果，即可诊断急性胆管炎，该方法创伤小、费用低，得出结果快，且准确率很高。此外，该版指南沿用2007年和2013年版并在此基础进行修改和完善，将急性胆管炎分为轻度（Ⅰ度）、中度（Ⅱ度）、重度（Ⅲ度），目的在于快速筛选出需要早期胆管引流的患者。该指南认为，急性胆管炎至少合并以下1个器官功能不全即可诊断为重度急性胆管炎，也称为AOSC，包括：①心血管功能障碍，低血压需要多巴胺≥5μg/（kg·min），或使用去甲肾上腺素。②神经系统功能障碍，意识障碍。③呼吸功能障碍，PaO$_2$/FiO$_2$＜300。④肾功能障碍，少尿，血清肌酐＞176.8μmol/L。⑤肝功能不全，PT-INR＞1.5。⑥造血功能障碍，血小板＜100×10$^9$/L。

需要作出鉴别的疾病包括：急性化脓性胆囊炎、胆源性急性重症胰腺炎、胃十二指肠溃疡急性穿孔、血源性细菌性肝脓肿等。

表7-57-4　急性胆管炎诊断标准

| 诊断依据 | 诊断标准 |
| --- | --- |
| A. 全身炎症 | A-1. 发热和/或寒战<br>A-2. 实验室检查：炎症证据 |
| B. 胆汁淤积 | B-1. 黄疸<br>B-2. 实验室检查：肝功能异常 |
| C. 影像学检查 | C-1. 胆道扩张<br>C-2. 影像学发现病因 |

怀疑诊断：A 1项+B或C 1项；确切诊断：A、B、C各1项。

## 四、急性梗阻性化脓性胆管炎的治疗

### （一）积极的非手术治疗

既是治疗手段，又是术前准备，主要为抗休克、改善器官功能不全和全身支持治疗，包括：①补液扩容治疗；②纠正水、电解质紊乱和酸碱平衡；③经液体复苏、纠正酸中毒后，休克尚未改善者，考虑血管活性药物的应用；④抗感染治疗，选择广谱抗生素，早期、联合、足量用药；⑤早期、大剂量、短疗程使用糖皮质激素。

### （二）胆道减压术

在上述积极非手术治疗后，病情未好转或继续加重，应紧急行胆道减压。胆道减压的目的在于抢救患者生命，因此胆道减压方法力求简单有效，必须引流至梗阻部分以上的胆管，才能达到减压的目的，具体方法：

1. **手术治疗** 主要方式为胆总管切开减压引流。但手术创伤大，并发症多，治疗周期长，且随着内镜技术的发展和日趋成熟，传统急诊手术方式已逐渐被内镜治疗所替代。

2. **内镜治疗** 内镜胆道引流治疗创伤小、疗效快、安全可靠，特别适用于年老、体弱或有胆道手术史的患者，故近年来已成为临床治疗AOSC的首选。

根据病因不同,内镜减压引流方式包括:乳头括约肌切开术(EST)、内镜下鼻胆管引流术(ENBD)、胆管支架植入等。EST 是胆道疾病内镜治疗的基础,术前确认 AOSC 是由胆总管结石引起的,可行 EST,单发的小结石可用气囊取出,较大的结石需用取石网篮取出,取石术安全、有效,成功率在 90% 以上。EST 技术难度大,易诱发出血、穿孔和急性胰腺炎等严重并发症,术后应积极防治上述并发症。若怀疑有结石残留或行预防治疗,应常规行 ENBD 引流或者植入胆道支架,这样既可达到减压引流的目的,又可解除 AOSC 的病因。ENBD 不仅能充分将胆汁进行引流,也可根据引流胆汁颜色、性质,使用对应抗菌药物冲洗胆管,并可反复进行胆管造影。另外,亦可在胆管内植入支架,引流效果较好,但不能进行胆管冲洗或造影,容易阻塞,一般半年需要更换支架。

3. **经皮肝穿胆道引流术(PTCD)** 具有简单快捷、创伤小等优点,可在 B 超或者 X 线引导下进行。适用于一般情况比较差,难以耐受手术的患者;或者胆道梗阻比较完全或者高位胆道梗阻,无法进行内镜引流的患者。术后应避免引流管脱落,积极防治出血、胆瘘等并发症。

## 五、急性梗阻性化脓性胆管炎的进展——内镜治疗的临床应用与价值

AOSC 手术风险极大,尤其对一些合并多系统功能衰竭和低血压休克的老年患者,从安全的角度来说,是不宜急诊手术切开减压的。而内镜治疗则相对安全,并能迅速完成操作,达到减压引流的目的,为二期处理争取时间。《东京指南》把 ERCP 作为胆管减压引流的"金标准",尽管其有引起胰腺炎的风险,但其可在胆管引流的同时进行取石,大大缩减了患者的住院时间,节省了治疗费用,故可作为首选治疗方案。与 ERCP 相比,PTCD 存在发生胆瘘、皮肤感染的风险,影响患者的生活质量,可作为 ERCP 治疗失败的挽救性治疗方案。

AOSC 治疗指南推荐:中度急性胆管炎(Grade Ⅱ)应在保守治疗的同时尽早行 ERCP 或经皮肝穿刺胆管引流(PTCD)。如果引起胆管梗阻的原因需要外科处理,建议待病情好转后二期处理,但如果合并胆总管结石,建议同期行 EST 和胆管取石。对于重度急性胆管炎(Grade Ⅲ),必须尽早给予足够的器官支持治疗以改善器官功能不全,一旦患者能耐受,尽早行 ERCP 或 PTCD,引起梗阻的病因待病情平稳后二期再行处理。

(陈立波 赵 刚 韩胜博)

# 参 考 文 献

[1] Hirota M, Takada T, Kawarada Y, et al. Diagnostic criteria and severity assessment of acute cholecystitis: Tokyo Guidelines[J]. J Hepatobiliary Pancreat Surg, 2007, 14(1): 78-82.

[2] Yokoe M, Takada T, Strasberg SM, et al. TG13 diagnostic criteria and severity grading of acute cholecystitis (with videos)[J]. J Hepatobiliary Pancreat Sci, 2013, 20(1): 35-46.

[3] Yokoe M, Hata J, Takada T, et al. Tokyo Guidelines 2018: diagnostic criteria and severity grading of acute cholecystitis (with videos)[J]. J Hepatobiliary Pancreat Sci, 2018, 25(1): 41-54.

[4] Miura F, Takada T, Strasberg SM, et al. TG13 flowchart for the management of acute cholangitis and cholecystitis[J]. J Hepatobiliary Pancreat Sci, 2013, 20(1): 47-54.

[5] Okamoto K, Suzuki K, Takada T, et al. Tokyo Guidelines 2018: flowchart for the management of acute cholecystitis[J]. J Hepatobiliary Pancreat Sci, 2018, 25(1): 55-72.

# 第五十八章　急性胰腺炎

## 第一节　急性胰腺炎的概述

人类对急性胰腺炎的认识已有 400 多年的历史。Jacques Aubert（1579 年）首次报道了急性胰腺炎（acute pancreatitis）。1671 年，Riolanus 将胰腺视为"季肋部疑难症"的根源。1856 年，Ancelet 对胰腺坏疽作了病理描述。同年，Bernard 将橄榄油和胆液注入胰管建立狗急性胰腺炎模型。1882 年，Prince 描述 2 例患者死于"胰腺中风"，首次提出在某些患者中，胰腺出血与嵌顿在胆总管处的结石阻塞胰管有关。同年，Balser 首次报道急性胰腺炎时伴有脂肪坏死。1886 年，Senn 对急性胰腺炎给予了初步的综合性描述。1889 年，Fitz 做了更详细的描述，在《波士顿内科与外科杂志》发表了《急性胰腺炎：胰腺出血、化脓和坏疽性胰腺炎及弥漫性脂肪坏死》一文，标志着现代急性胰腺炎治疗的开始。

## 第二节　急性胰腺炎的病因

第一位是胆源性胰腺炎，最常见是胆结石，其次有胆总管囊肿等；第二位是高甘油三酯血症；第三位酒精性胰腺炎，另外还有其他少见的原因，如高钙血症、妊娠、病毒、药物等。

### 一、急性胆源性胰腺炎

同时满足以下 3 项或以上指标，发病 72 小时内任何时间出现胆红素升高和 / 或转氨酶升高；影像学证据，胆囊泥沙样结石、微小结石、胆总管梗阻、十二指肠憩室、胆总管囊肿等；排除其他病因。但是，肝功能正常并不能完全排除急性胆源性胰腺炎。确诊病因后，还必须对急性胆源性胰腺炎（acute biliary pancreatitis，ABP）进行分型，以确定是否对病因进行干预。

#### （一）非梗阻型 ABP

机体自行解除了胆总管短暂的梗阻。其特点是血清总胆红素轻度升高，胃管内也可见胆汁流出，但无胆总管扩张；无残留的胆囊、胆总管结石，属于单次结石事件。

#### （二）梗阻型 ABP

胆总管完全梗阻并伴有胆道梗阻的一系列表现。

#### （三）非完全梗阻型 ABP

胆总管通而不畅或反复间断性梗阻。胆道泥砂样结石、十二指肠憩室、胆总管囊肿、壶腹癌等；血总胆红素反复升高；胆总管可见轻度扩张或不扩张。

### 二、高脂血症性胰腺炎

有高脂血症病史，同时伴有空腹血甘油三酯 >5.65～6.8mmol/L，若超过 11.3mmol/L，发生胰腺炎的可能性显著升高。

### 三、酒精性胰腺炎

长期（>1 年）饮酒，大于 48g/d 酒精，并排除其他病因。

### 四、妊娠性胰腺炎

发生在妊娠期和产褥期内的急性胰腺炎均归为妊娠性胰腺炎，常见因素有胆结石、高血脂和雌激素、胆囊排空减慢、奥迪括约肌收缩障碍等。

### 五、高血钙性急性胰腺炎

有高钙血症病史和 / 或血钙升高或正常。最常见的是甲状旁腺腺瘤，通过 B 超可发现。

## 第三节　急性胰腺炎的诊断与评估

### 一、定义

目前国内、外的定义都已完全统一。满足临床症状（中上腹部疼痛）、实验室结果（血清淀粉酶或脂肪酶超过正常上限的 3 倍以上）和影像（CT、MRI 和超声显示胰腺有病变）中的 2 项或以上即可诊断为急性胰腺炎。但是，该定义有假阳性的比率。对胰腺周围脏器的炎症、急性中毒导致的胰腺损伤和胰液的胰外激活而出现和急性胰腺炎类似的临床症状，应进行区分。这类情况我们称为"假性急性胰腺炎"，分为两类，一是胰液非正常途径的溢出（如胃、结肠手术损伤胰腺、十二指肠的侧后壁穿孔等）；二是全身病变导致的急性胰腺损伤（急性药物、重金属中毒）。

### 二、严重程度

目前分为轻度急性胰腺炎、中度重症急性胰腺炎和重度急性胰腺炎。

#### （一）轻度急性胰腺炎

符合急性胰腺炎的诊断标准，但无器官功能衰竭和局部并发症，也就是原来的水肿型急性胰腺炎。

#### （二）中度重症急性胰腺炎

出现短暂的器官功能衰竭≤48 小时，局部和全身均无持续的器官衰竭。

#### （三）重度急性胰腺炎

持续的脏器功能衰竭超过 48 小时。

器官功能衰竭的标准，基于心血管、肺脏和肾脏 3 个器官在 24 小时内的最差的 SOFA 评分。SOFA 评分 2 分或以上，或者达到下列标准：需要血管活性药物维持血压、血清肌酐≥171μmol/L 和呼吸功能氧合指数（$PaO_2/FiO_2$）≤300mmHg。

## 第四节　急性胰腺炎的治疗

整合现有的各种策略，从急救的理念出发，强调救治的时间依赖性。只有这样方可明显提高存活率。发病 72 小时内，需要强化的治疗措施均具有时间依从性，病因处理越快越好，如胆源性胰腺炎，必须尽快解决胆道问题，同样，高脂血症性胰腺炎也需尽快将甘油三酯降至正常范围。液体复苏达标时间则应控制在入院 24 小时内，针对血液滤过控制炎症反应和阻断胰腺坏死的时间则不能超过 72 小时，否则其疗效将明显降低。另外，治疗措施的实施顺序需要统筹安排，首先是稳定生命体征，然后解决病因，最后实施辅助治疗措施，当然，如果能在同一时间实施治疗措施会更好。然而，在临床实际工作中，往往难以同时实施，需要强化治疗的内容包括确诊 SAP、处理病因、液体复苏、导泻、控制和缓解全身炎症反应综合征（SIRS）、脏器功能支持、避免腹腔间隔室综合征、营养支持、合理使用抗生素。强化治疗的目标：①需要完成的治疗必须控制在发病 72 小时内，其他治疗则需要在发病 1 周内完成；②必须达到强化治疗的疗效。

#### （一）病因处理

一旦确诊 SAP，必须迅速对病因进行确诊，以保证及时处理病因，参见第二节。

1. **急性胆源性胰腺炎**　非梗阻型，采取非手术治疗，可经胃管注入 25% $MgSO_4$；梗阻型和非完全梗阻型，均建议 48 小时内行急诊 ERCP/EST/ENBD；如果内镜治疗失败或无条件行内镜治疗，对梗阻型 SAP 应当急诊手术处理胆道或行经皮经肝胆囊穿刺引流，非完全梗阻型可密切观察。SAP 早期非手术治疗针对的是坏死胰腺或胰外侵犯，所以为解决胆道问题而进行的早期手术应当对胰腺采取"No Touch"方案，原则上不打开胰包膜，仅在相应的渗液部位留置单腔引流管，同时行空肠造瘘术。

合并胆囊结石的急性胆源性胰腺炎患者，治愈后如果不及时切除胆囊或处理胆管结石，存在较高的急性胆源性胰腺炎复发的风险。多项高级别证据支持胆囊切除术可有效降低急性胆源性胰腺炎及相关并发症的复发率。但是，外科干预的时机如何选择，轻症与重症急性胆源性胰腺炎中有何差异，仍然存在争议。

临床上，胆囊切除可能因为多种原因而被推迟，包括：患者手术意愿、住院费用及医保相关因素等。对于未行或延迟行手术切除的患者，ERCP 可降低患者的病死率和胰腺炎复发再入院率。对于 ERCP 后延期行胆囊切除术，较早期切除胆囊是否更具优势,是否在不增加急性胰腺炎复发率的同时,使胆囊切除手术因为炎症消退而变得更为安全简单,尚无一致意见。

2. **高脂血症性胰腺炎** 首选血脂分离或血浆置换,且采取静脉持续推注肝素、胰岛素和腹部皮硝外敷、口服降脂药物的"五联疗法"。低分子肝素持续使用时间为3天。

3. **高血钙性胰腺炎** 降钙素、磷酸盐和血液滤过均可迅速降低血钙;度过急性期且无腹腔感染状态时,宜尽早手术切除甲状旁腺腺瘤。

4. **妊娠性急性胰腺炎** 轻型急性胰腺炎可继续妊娠,但是重症胰腺炎原则上应迅速终止妊娠,同时对伴有的其他病因进行处理。

**(二)控制性液体复苏**

1. **扩充血容量** 平均动脉压(MAP)<60mmHg,采用升压药和快速输液,30分钟内将MAP升至60mmHg,然后以5~10mL/(kg·h)的输液速率输注,晶、胶体比值为2:1,两条血管通路同时输注。扩容达标标准:每4小时评估一次,满足以下其中2项或以上为扩容达标,MAP达到65~85mmHg、尿量≥1mL/(kg·h)、HR≤120次/min、HCT为30%~35%,入院24小时内达到。

2. **体液分布调整** 一旦扩容达标,即刻转为体液分布调控,目的在于将扩容阶段输注的过多液体排出体外,以防止长时间体液潴留。胶体和晶体比值为3:1,加用利尿剂和/或CRRT。

3. **液体复苏终点** SIRS消失视为SAP液体复苏终点,因为只有SIRS消失后,氧债才有可能消失。液体复苏的目标分为:早期目标,入院30分钟~6小时内缓解血流动力学紊乱改善组织缺氧;中期目标,7~24小时内扩容达标;后期目标,发病72小时内基本恢复体液正常分布,直至SIRS消失。

对于发病时间超过72小时的SAP患者(已存在严重毛细血管渗漏),其液体复苏的策略基本同上。但由于此时重要脏器的功能已存障碍(ARDS、AKI、IAH),因此在进行液体复苏前应给予机械通气(无论SaO₂是否正常),并使血液滤过机器处于备用状态。一旦发生腹腔内高压,则启动血液滤过,同时给予经皮单腔穿刺引流置管。

**(三)腹腔间隔室综合征**

腹腔间隔室综合征(abdominal compartment syndrome,ACS)主要发生在快速大容量扩容的患者,少部分源于严重腹部胀气。一旦出现腹腔高压,应立即开始干预,并且在24小时内将腹腔内压力(IAP)控制在20mmHg以下。

处理原则:血液滤过、疏通肠道、负水平衡、外科干预、镇静镇痛和胸段硬膜外神经阻滞。胀气型ACS主要采取血液滤过、疏通肠道、负水平衡、镇静镇痛和胸段硬膜外神经阻滞措施,当不能有效降低腹腔压力时,也可开腹减压并且延迟关腹;液体型ACS则采取血液滤过、疏通肠道、负水平衡、外科干预、镇静镇痛措施,对于外科干预这一项,首先采取经皮穿刺单腔引流管置管,若仍无效,则开腹手术减压。

**(四)防治肠源性MODS**

由于SAP存在肠道缺血和粪便内水分的过度吸收,从而导致肠道菌群多样性的改变,因此肠道内LPS含量显著升高,最终导致肠黏膜上皮细胞出现过度肠道免疫炎症反应,其释放大量的炎症介质经淋巴系统入血导致MODS,所以必须在入院24小时内排出粪便。首先采取温开水灌肠疏通肠道,同时可采取新斯的明增加肠道动力,然后经上消化道注入大承气汤或单味生大黄导泻。2009年至今的文献,均不支持在SAP早期给予益生菌,防止其加剧肠道缺血。

**(五)营养支持**

不建议在发病72小时内应用静脉营养,尤其是禁止对高脂血症性胰腺炎患者使用脂肪乳剂。如果初期复苏达标、IAP<20mmHg、肠道已经疏通,那么在发病3~5天必须启动肠道营养,这可显著改善预后。至于国际指南上提及的48小时内启动肠内营养的观点,与临床实际不是十分吻合,有加重病情的风险。如果无启动肠道营养的基础条件而强行给予肠道营养,可引起严重并发症。另外,早期启动肠内营养的目的主要在于稳定肠道内菌群,并不强求通过肠道营养达到完全热卡的供给,可以适当采用部分的肠外营养。

**(六)缓解SIRS和脏器功能支持**

1. **呼吸功能** 对于休克的患者应尽早接受机械通气,采取"早上(呼吸机)早下(呼吸机)",并且可以采取60%~100%吸入氧浓度,在6小时内达到PaO₂>80mmHg和AaDO₂<250mmHg。

2. **肾脏功能** 接诊患者30分钟内,通过补液试验完成对肾前性和肾性少尿的鉴别诊断，以免过度输液。同时积极处理 ACS，防止其对肾脏的损伤。另外，对急性肾衰患者应尽早预防感染期的腹腔内出血，这是该期的重点工作之一。预防性给予维生素 C 5～10g/d 和乌司他丁＞90 万 U/d，至少持续 2 周，在围手术期内也应当继续应用，若停用两者后再次发生出血，则继续应用；同时必须将 ARF 患者的血清肌酐控制在 300μmol/L 以下，急性反应期采取持续性静脉 - 静脉血液透析滤过（CVVHDF），当无 SIRS 时，则改为间断血液透析（IHD）。

3. **内分泌功能** 患者可发生严重的高血糖，甚至非酮症性昏迷，必须在 6～12 小时内将血糖严格控制在 150～200mg/dL；对于低 T3 综合征（euthyroid sick syndrome，ESS），原则上不替代治疗，但是暴发性胰腺炎时，可出现甲状腺功能极度低下，此时建议给予甲状腺素片进行适当替代，但仍存争议。

4. **缓解 SIRS** 除上述措施外，还可以加用广谱蛋白酶抑制剂、大剂量维生素 C［200mg/（kg•d）］和血液滤过。早期应用血液滤过的目的是控制 SIRS 和阻断胰腺坏死，因此一旦 HR≤90/min 和 RR≤20/min，必须尽早停止血液滤过。自 1997 年应用血液滤过治疗 SAP 以来，该方法已在国内广泛开展，但也带来了一些负性问题，例如指征掌握不严、应用时间太长等。应当严格控制在发病 72 小时内应用，如果在发病时间 72 小时以后应用，其目的已不再是阻断胰腺的病变，而是针对急性肾衰、调整体液平衡或感染性休克等问题。72 小时内应用的模式选择，SAP 采用高流量短时血液滤过（SVVH），而暴发性胰腺炎采取高流量连续性静脉 - 静脉血液滤过（CVVH）。

**（七）抗生素**

关于抗生素问题的争论可能有两个方面，一是预防性抗生素是否需要应用，二是急性反应期内抗生素是用于预防还是治疗。目前国际指南均不建议预防性应用抗生素。

就这一问题的讨论，其实应当分不同层次的疾病严重度进行。根据动物实验，SAP 发病后 15 分钟就可见到细菌移位到胰腺组织，所以有学者提出，所谓的预防性抗生素实际上是治疗性抗生素的应用，荟萃分析之所以得出用抗生素和不用抗生素无区别的原因是抗生素应用太晚！

需要根据疾病严重度和病因进行选择使用抗生素。轻症急性胰腺炎不预防性应用。胆源性胰腺炎、中度 SAP 应用喹诺酮类和甲硝唑或者采用头孢哌酮与甲硝唑联合；SAP 直接给予碳青霉烯类，1 周后感染未控制则加阳性球菌抗生素。高脂血症胰腺炎、中度 SAP 可以不给抗生素，SAP 则应采用三代头孢联合甲硝唑。

关于何时停止抗生素的指征，一般来说在感染指标（体温、白细胞、PCT、CRP、LPS 等）正常后 1 周，以及坏死组织和胰外侵犯包裹完整时可以尝试停止抗生素应用，从时间上讲，一般需要在发病后 3～4 周尝试停止抗生素。

总之，重症急性胰腺炎患者在发病 72 小时内接受及时、合理、有效的治疗措施后，可显著减少并发症、显著缩短病程和降低医疗费用。就目前关于重症胰腺炎发病和加重机制的研究水平来说，仍无特效措施能完全终止 SAP 的恶化，所以，积极应对发病 72 小时内的几大问题，可达到事半功倍的效果，尤其是在急救阶段更应强调。

## 第五节 急性胰腺炎的治疗展望

急性胰腺炎是否需要按照"黄金 1 小时"的理念进行救治是急诊医学应当去面对的重要议题。液体复苏和病因处理是抢救阶段必须及时处置的两大内容，急性反应期的液体复苏策略，目前仍建议控制性液体复苏策略，经结肠途径的液体复苏策略能否规范化用于临床实践需要进一步验证。

目前学术界对急性胰腺炎病因的分类仍按照单一病因进行描述，而同时满足 2 个或以上病因诊断的患者并不罕见，我们的初步研究发现，胆 - 脂复合型急性胰腺炎的预后较单一病因要差。及时处置病因是阻断病情恶化的重要性步骤，例如血脂分离技术、内镜技术、经皮经肝胆囊穿刺引流等，这些方法是否作为急诊医生必须掌握的内容之一，有待大家达成共识。高脂血症性胰腺炎接受血脂分离的标准和早期是否需要抗凝治疗也是目前争论的焦点之一。

胆源性胰腺炎是最为常见的病因，如何处理病因，仍存很大的分歧。对于合并胆囊结石的急性胆源性胰腺炎患者，治愈后如果不及时切除胆囊或处理胆管结石，存在较高的急性胆源性胰腺炎复发的风险。多项高级别证据支持胆囊切除术可有效降低急性胆源性胰腺炎及相关并发症的复发率。但是，外科干预的时机如何选择，轻症与重症急性胆源性胰腺炎中有何差异，仍然存在争议。对于 ERCP 后延期行胆囊切除术，较早期切除胆囊切除是否更具优势，是否在不增加急性胰腺炎复发率的同时，使胆囊切除手术因为炎症消退而变得更为安全简单，尚无一致意见。

进入感染期后，外科介入的时机、方法均存在不同意见。微创治疗方法包括经皮穿刺置管引流，小切口辅助引流，内镜方法（胃镜、肾镜等）及开腹手术引流。如何恰当地选择方法是目前必须面对的。

急性胰腺炎作为一个急救的 2 级患者，采取"一站式"的救治模式，也就是救治全程均在急诊范围完成，保证救治的同质化，可能是提升救治成功率和改善预后的重要举措。

（毛恩强）

# 参 考 文 献

[1] 毛恩强，汤耀卿，张圣道. 血液滤过持续时间对重症急性胰腺炎治疗的作用 [J]. 肝胆胰外科杂志，2007，19（6）：385-386.

[2] Mao Enqiang, Tang Yaoqing, Fei Jian, et al. Fluid therapy for severe acute pancreatitis in acute response stage[J]. Chin Med J, 2009, 122（2）：169-173.

[3] Mao Enqiang, Fei Jian, Peng Yibing, et al. Rapid hemodilution is associated with increased sepsis and mortality among patients with severe acute pancreatitis[J]. Chin Med J, 2010, 123（13）：1639-1616.

[4] Bing Zhao, Jian Fei, En-Qiang Mao, et al. Pharmacological Preconditioning with Vitamin C Attenuates Intestinal Injury via the Induction of Heme Oxygenase-1 after Hemorrhagic Shock in Rats[J]. PLOS ONE, 2014, 9（6）：e99134.

[5] 宋小琴，赵冰，毛恩强，等. "胆汁外引流"降低重症急性胰腺炎大鼠胰腺损伤的作用及机制研究 [J]. 国际外科学杂志，2014，41（6）：397-401.

[6] Bing Zhao, Jian Fei, Ying Chen, et al. Vitamin C treatment attenuates hemorrhagic shock related multi-organ injuries through the induction of heme oxygenase-1[J]. BMC Complementary and Alternative Medicine, 2014, 14：442.

[7] Lu Wang, Bing Zhao, Ying Chen, et al. Biliary tract external drainage protects against intestinal barrier injury in hemorrhagic shock rats[J]. World J Gastroenterol, 2015, 21（45）：12800-12813.

[8] 孙文武，王金龙，毛恩强，等. 静脉抗氧化剂治疗对中度重症和重症急性胰腺炎患者预后影响的 Meta 分析 [J]. 中华胰腺病杂志，2017，17（1）：25-30.

[9] 毛恩强. 重症急性胰腺炎急性反应期的"强化治疗方案"的进展 [J]. 国际外科学杂志，2014，41（6）：369-371.

[10] 毛恩强. 重症急性胰腺炎"非手术治疗成功的标准"与管理 [J]. 肝胆胰外科杂志，2014，26（4）：265-267.

# 第五十九章　急性肝损伤与肝功能衰竭

## 第一节　急性肝损伤与肝功能衰竭的概述

急性肝损伤是指患者在无慢性肝病的基础上，由于各种原因导致的肝脏细胞损伤。大多数患者肝脏能保持正常运行。表现为血清转氨酶、胆红素升高；严重者可进展为急性肝衰竭，出现凝血功能障碍及肝性脑病。急性肝衰竭是临床较罕见的威胁生命的危重临床状态，是多种因素引起的严重肝脏损害，导致其合成、解毒、排泄和生物转化功能等发生严重障碍或失代偿，出现以凝血功能障碍、黄疸、肝性脑病、腹水为主要临床表现的一组临床症候群。在发达国家，每年的发病率为10/1 000 000，发展中国家由于病毒性肝炎的流行，其发病率更高。未经肝移植治疗的急性肝衰竭的病死率高达50%。

## 第二节　急性肝损伤与肝功能衰竭的发病机制及分类

### 一、发病机制

Diehl 等提出有关的发病机制如下：急性肝衰竭（acute liver failure，ALF）系肝细胞死亡或严重肝功能不全所致。肝细胞死亡可分为坏死及程序性死亡（即凋亡）两类，肝细胞坏死时表现为线粒体功能衰竭，致使细胞丧失包膜的完整性；而肝细胞凋亡机制则由于死亡受体与配体的作用，激活胱天蛋白酶使细胞死亡。各种原因导致肝衰竭的发病机制有所不同。

#### （一）病毒性肝炎所致的肝衰竭机制

1. 以细胞毒性 T 淋巴细胞（CTL）为主的免疫损伤。

2. 病毒的直接作用。

3. 以肿瘤坏死因子 -α 为核心的细胞因子作用形成内毒素 - 细胞因子 - 肝损伤轴。

#### （二）药物导致肝损伤的主要机制

1. **直接作用导致药物性肝损害（drug-induced liver injury，DILI）**　与对乙酰氨基酚、四氯化碳的剂量有关，药物的中间代谢产物耗竭细胞内的谷胱甘肽及干扰线粒体和核功能，产生活性氧体系，导致肝细胞凋亡和肝脏中央小叶坏死。

2. **特异性的 DILI**　与药物、机体对药物代谢酶和环境因素三者相关。

3. 氧化应激和线粒体损伤。

4. 胆道损伤。

#### （三）个体特异性肝损伤

其发生是多因素的结果，归纳为两步：①药物及其代谢产物直接引起细胞应激；②触发免疫反应，直接损伤线粒体功能，同时"初始打击"也可能直接导致线粒体通透性改变，触发细胞凋亡或坏死。

### 二、病理改变

肝衰竭的病理改变随病因不同而有所差异。肝炎病毒引起者主要表现为肝脏弥漫性炎症坏死；由药物反应引起的主要表现为肝脏中央带坏死、出血坏死、过敏性坏死或急性脂肪浸润；由毒物引起的主要表现为肝脏实质细胞发生脂变、水样变性、坏死及纤维化。乙型肝炎导致的暴发性（急性）肝衰竭病理表现为肝细胞呈一次性坏死，大块或亚大块肝坏死或桥接坏死，伴存活肝细胞严重变性，肝窦网状支架塌陷或部分塌陷。

### 三、病因

急性肝衰竭的病因比较复杂，不同地区间的流行病学存在很大差异。欧美发达国家，药物（对乙酰氨基酚）是导致急性肝衰竭的主要病因，英国占57%，美国占39%，德国占15%，其次为各种嗜肝病毒，占10%以下；而在发展中国家，如中国、苏丹等主要为乙型肝炎病毒（hepatitis B virus，HBV）占22%～42%，其次为其他嗜肝病毒；在印度、孟加拉国等卫生水平较低的发展中国家，急性肝衰竭的主要病因为戊型肝炎病毒（hepatitis E virus，HEV），占44%～75%，其次为其他嗜肝病毒。

其他导致急性肝衰竭/急性肝损伤的原因有：①其他嗜肝病毒感染包括甲型肝炎病毒（hepatitis A virus，HAV）、丙型肝炎病毒（hepatitis C virus）、丁型肝炎病毒（hepatitis D virus）；②非嗜肝病毒感染包括疱疹病毒（herpes virus）、6型人类疱疹病毒（human herpes virus-6，HHV-6）、巨细胞病毒（cytomegalovirus，CMV）、EB病毒（Epstein-barr virus，EBV）、水痘-带状疱疹病毒（varicella-herpes zoster virus，VZV）、副流感病毒等；③药物，比如抗结核药物、吸入麻醉剂、三环类抗抑郁药、磺胺药、抗癫痫药、含雷公藤和生何首乌的中药等；④中毒，如毒蕈（鹅膏属）、细菌毒素、四氯化碳、黄曲霉毒素等；⑤免疫抑制因素，如纤维淤胆型肝炎；⑥其他，妊娠合并脂肪肝、肝豆状核变性、自身免疫性肝炎、恶性肿瘤浸润、Reye综合征、恶性疟疾等；⑦缺血缺氧性或血管阻塞等原因导致肝衰竭，如Budd-Chiari综合征及继发于其他脏器急性损伤导致肝脏的缺血缺氧或再灌注出现的肝脏损伤，如继发于心力衰竭、脓毒症休克等；⑧胆道疾病，如胆总管肿瘤或结石导致的梗阻、先天性胆道闭锁等。

### 四、肝衰竭的分类标准

根据病理组织学特征和病情发展速度可将肝衰竭可分为四类（中国标准）：

1. **急性肝衰竭**（acute liver failure，ALF） 指急性起病，无基础肝脏疾病史，出现黄疸后14天内出现以Ⅱ度以上肝性脑病为肝衰竭的特征性临床表现。

2. **亚急性肝衰竭**（subacute liver failure，SALF） 指起病较急，无基础肝脏疾病史，发病出现黄疸后2～26周出现肝功能衰竭的临床表现。

3. **慢加急性肝衰竭**（acute on chronic liver failure，ACLF） 指在慢性肝脏病的基础上，出现急性（通常4周内）肝功能失代偿的临床表现。

4. **慢性肝衰竭**（chronic liver failure，CLF） 在肝硬化的基础上，出现肝功能进行性减退引起的以腹水或肝性脑病为主要表现的慢性肝功能失代偿的临床表现。

国际上也有不同的分类，主要的区别在于黄疸到肝性脑病的时间不同：O'Grady的标准为黄疸到肝性脑病2周以内为暴发性（超急性），2～12周为急性，12周以后为亚急性；Bernuau的标准为黄疸到肝性脑病4周以内为急性，4周以后为亚急性；日本标准为黄疸到肝性脑病10天以内为急性，10天到8周为亚急性。

## 第三节　急性肝损伤与肝功能衰竭的诊断

### 一、诊断

#### （一）详细的问诊及查体

详细的问诊和体格检查是诊断肝衰竭重要的环节，以便确定肝衰竭的原因。从问诊与体格检查中需要明确患者的肝衰竭是急性的（ALF）还是慢加急性的（ACLF），因此需要寻找各种慢性肝病的线索。如：是否存在恶性肿瘤？是否存在缺血性损伤因素？是否近期服用过药物或蕈类？等。

#### （二）完整的实验室检查

无论是肝源性因素还是非肝源性因素导致的急性肝衰竭，都需要立刻完成生化检查，如肝功能（转氨酶、总胆红素、直接胆红素、总蛋白、白蛋白、胆汁酸）、肾功能（肌酐、尿素、尿酸）、血气分析、乳酸水平、血常规、降钙素原。

1. **肝损伤原因的筛查** 全套嗜肝病毒血清学检查（HAV、HBV、HCV、HDV、HEV），非嗜肝病毒（CMV、EBV、HSV、VZV），自身免疫指标检查（ANA、ENA、Ig全套、抗平滑肌抗体等），各种中毒及毒素的筛查等。

2. **凝血功能检查** 评估肝脏合成凝血因子的状态和机体的凝血功能。

#### （三）影像学检查

通过B超、CT或MRI排查各级胆道因素导致的肝脏衰竭，评估腹水、门静脉宽度及血栓情况和肝脏的形态。

## 二、诊断依据

### （一）急性肝衰竭

急性起病，发病（黄疸出现）2 周以内出现Ⅱ度及以上肝性脑病并伴有以下表现者：

1. 极度乏力，明显厌食、腹胀、恶心、呕吐等消化道症状。

2. 短期内黄疸进行性加深，即总胆红素每天上升 17.1mmol/L。

3. 出血倾向明显，凝血酶原活动度≤40% 或 INR≥1.5，并且排除其他原因。

4. 肝脏进行性缩小。

### （二）亚急性肝衰竭

起病较急，发病（黄疸出现）2～26 周出现以下表现者：

1. 极度乏力，明显厌食、腹胀、恶心、呕吐等消化道症状。

2. 黄疸迅速加深，总胆红素达到正常值上限 10 倍或每天上升达 17.1mmol/L。

3. 伴或不伴有肝性脑病。

4. 出血倾向明显，凝血酶原活动度≤40% 或 INR≥1.5，并且排除其他原因。

### （三）慢加急性肝衰竭

在慢性肝病的基础上，短期内发生急性或亚急性肝功能失代偿的临床症候群，包括：

1. 极度乏力，明显厌食、腹胀、恶心、呕吐等消化道症状。

2. 黄疸迅速加深，总胆红素达到正常值上限 10 倍或每天上升达 17.1mmol/L。

3. 伴或不伴有肝性脑病。

4. 出血倾向明显，凝血酶原活动度≤40% 或 INR≥1.5，并且排除其他原因。

5. 失代偿性腹水。

6. 伴或不伴有肝性脑病。

## 三、肝性脑病的分期

Ⅰ期：轻度性格改变和行为失常，如欣快激动或淡漠少言。应答尚准确，吐词不清且较慢，可有扑翼样震颤。脑电图尚正常。

Ⅱ期：意识错乱、睡眠障碍、行为失常为主。Ⅰ期的症状加重，定向力和理解力均减退，时间、地点、人物的概念混乱，不能完成简单的计算及智力构图。言语不清、书写障碍、举止反常、昼睡夜醒，有幻觉、恐惧、狂躁。体格检查扑翼样震颤存在，腱反射亢进，肌张力增高。此期脑电图有异常。患者可出现不随意运动和运动失调。

Ⅲ期：以昏睡和精神错乱为主，各种神经体征持续加重，大部分时间患者呈昏睡状，可以唤醒，醒时尚可应答问话，但常有神志不清和幻觉，扑翼样震颤仍可引出。肌张力增高，锥体外系症状阳性，脑电图有异常波形。

Ⅳ期：神志完全丧失，不能唤醒。浅昏迷时对疼痛刺激可有反应，腱反射和肌张力亢进。扑翼样震颤由于患者无法配合不能引出。深昏迷时，各种反射消失，肌张力降低，瞳孔散大，可出现阵发性惊厥，踝阵挛阳性和换气过度。脑电图明显异常。

## 第四节　急性肝损伤与肝功能衰竭的治疗

急性肝衰竭的治疗分为内科治疗、人工肝支持治疗与肝移植。

### 一、内科综合治疗

目前尚缺乏特效药物和手段。原则上强调早期诊断、早期治疗，针对不同病因采取相应的病因治疗及综合治疗，积极防治各种并发症。

### 二、病因治疗

是肝衰竭治疗中重要的一个环节。前期应通过问诊及实验室检查明确肝衰竭的病因和诱因，从而采取相对应的病因治疗。

#### （一）病毒性肝炎

对于 HBV-DNA 阳性的肝衰竭患者，应采用核苷类似物抗病毒治疗。可选择拉米夫定、恩替卡韦、替比夫定、阿德福韦酯中的一个，并且坚持足够疗程甚至终身服药。对于甲型和戊型肝炎病毒引起的急性肝衰竭，尚无特异性的方案。对于疱疹病毒或水痘 - 带状疱疹病毒感染诱发的急性肝衰竭患者，可应用阿昔洛韦（5～10mg/kg，每 8 小时静脉滴注）。

#### （二）药物性肝损伤

对于药物性肝损伤导致急性肝衰竭的患者，

应停用所有可疑药物，追溯过去 6 个月的服药史，包括处方药、中草药、非处方药及保健品，明确服药剂量及时间，尤其是新应用的药物。对于对乙酰氨基酚过量导致的肝衰竭，应给予 N- 乙酰半胱氨酸（NAC），如服用对乙酰氨基酚小于 4 小时，还要进行催吐或导泻从而减少药物吸收。NAC 的应用已经被证实可以改善对乙酰氨基酚过量导致的急性肝衰竭的结局。

### （三）毒蕈中毒

对于毒蕈中毒所致的急性肝衰竭，可用青霉素 G 和水飞蓟素治疗。

### （四）妊娠合并脂肪肝 /HELLP 综合征

对于妊娠合并脂肪肝 /HELLP 综合征所导致的肝衰竭，应立即终止妊娠。

### （五）急性缺血损伤

急性缺血损伤所致的急性肝衰竭多见于各种原因导致的低灌注（脓毒症休克、心衰等）。增加灌注后转氨酶会随着血流动力学的稳定而下降。

## 三、其他特殊治疗

### （一）肾上腺皮质激素

肾上腺皮质激素的应用尚存不同意见。在非感染性肝衰竭，如自身免疫性肝炎是其适应证，可考虑使用泼尼松 $40\sim60mg/d$。

### （二）促肝细胞生长因子

可酌情使用促肝细胞生长因子，但其疗效尚不确定。

### （三）肠道微生态的调节

肝衰竭患者肠道微生态失衡，因此可以通过合适的营养方案及乳果糖等调节微生态，防治肝性脑病。

### （四）并发症的治疗与预防

1. **脑水肿及颅内高压** 发生率在 ALF 中达 $20\%\sim30\%$，脑水肿的发生与血氨浓度有关，血氨 $>150mmol/L$ 与颅内压升高有关，其他导致颅内压升高的因素有容量过负荷、低钠血症、严重二氧化碳潴留、严重酸中毒及胸腹腔压力的增高。有条件者，应给予颅内压力监测，颅内压升高 $>40mmHg$ 或脑灌注压 $<50mmHg$ 与患者预后差相关。管理脑水肿时，将患者床头抬高保持 30° 仰卧位；避免频繁吸痰；避免低氧血症与高二氧化碳血症；给予 20% 甘露醇 $0.5\sim1g/kg$ 快速滴注；

机械通气患者将 $PaCO_2$ 维持在 $30\sim40mmHg$，可以考虑人工肝支持治疗。

2. **肝性脑病** 去除严重感染、出血及电解质紊乱等诱因的同时，采取以下几方面的措施：减少氨的摄入（限制蛋白饮食），增加氨排出及微生态调节（乳果糖），促进氨代谢（门冬氨酸 - 鸟氨酸），纠正氨基酸失衡（支链氨基酸），呼吸道的保护（III度以上肝性脑病建立人工气道），治疗抽搐（苯妥英钠或苯二氮䓬类），人工肝支持或静脉血液滤过或透析，从而清除血氨。

3. **细菌感染或真菌感染** 感染并发症在 ALF 中常见。细菌占 $38\%\sim80\%$，真菌约 20%，主要为革兰氏阳性菌，肠道源性阴性杆菌及念珠菌。根据现有的指南，肝衰竭早期不推荐常规预防性应用抗生素。在 III～IV 级肝性脑病患者出现感染或血流动力学不稳定时，血培养及其他培养留取后，可以选择合适的抗感染药物，应覆盖革兰氏阴性菌和厌氧菌。如果有耐甲氧西林金黄色葡萄球菌感染或导管相关的血流感染时，应加用万古霉素。当抗细菌治疗效果不佳或有真菌感染证据时，应加用抗真菌药物。

4. **循环系统支持** ALF 导致的循环衰竭属于分布性休克，随着 ALF 的进展，血管阻力下降导致组织低灌注。治疗首先要进行扩容，扩容应以晶体为主，当患者存在水肿或脑水肿时，应输注白蛋白提高胶体渗透压。去甲肾上腺素可以作为首选的血管活性药物，次选加压素及其类似物。难治性的低血压时，应考虑患者是否存在肾上腺皮质功能不全，发生率为 $55\%\sim60\%$；给予这些患者氢化可的松 200mg/d 分次静脉滴注，可能获益，但应密切监测糖皮质激素带来的副作用。

5. **呼吸系统支持** 当 ALF 患者低血压进行液体复苏时，可能会出现急性肺损伤，发生率为 $33\%\sim37\%$；限制性液体复苏策略能够将急性肺损伤的发生率降到 20%。肝性脑病III期及以上时，应给予患者机械通气，从而保护患者气道，改善氧合及防止二氧化碳潴留。

6. **凝血功能障碍** INR 的延长和凝血酶原活动度下降是 ALF 的诊断标准之一。ALF 患者与慢性肝衰竭患者不同，凝血因子 II、V、VII 和 X 浓度显著下降，相反，VIII 因子浓度由于炎症反应而上升，患者尽管 INR 延长，血小板下降，但是仍然存在高凝状态,容易形成深静脉血栓。因此不建议对没有出血的患者输注新鲜血浆或凝血酶原复合物。而对显著凝血障碍并伴有出血者,或需要接受有创操作者,可给予新鲜血浆、凝血酶原复合物和纤维蛋白原等补充凝血因子,血小板显著减少者可输血小板;肝衰竭患者常合并维生素 K 缺乏,故推荐常规使用维生素 K。

**7. 急性肾损伤和肝肾综合征**　ALF 导致的急性肾损伤是直接损伤的模式,是由心输出量降低、肾外血管扩张与肾小球动脉收缩共同作用的结果。急性肾损伤与 ALF 的严重程度及病死率相关。慢性肝衰竭会出现肝肾综合征,应保持肾脏的有效灌注,应用特利加压素加白蛋白治疗肝肾综合征,保持平均动脉压 >75mmHg,人工肝或 CVVH 方式治疗急性肾损伤或肝肾综合征,等待肝移植。

**8. 电解质酸碱平衡紊乱和顽固性腹水**　ALF 患者容易出现电解质酸碱平衡紊乱,代谢性酸中毒的出现是肾损伤的信号;高血糖会加重脑水肿,而低血糖代表了肝衰竭的严重程度;水钠潴留所致的稀释性低钠血症是其常见原因,托伐普坦作为精氨酸加压素 $V_2$ 受体阻滞剂,可以治疗低钠血症和顽固性腹水。

**9. 消化道出血**　相对于慢性肝衰竭或慢加急性肝衰竭,ALF 的消化道出血风险较低。国际 / 国内指南推荐机械通气 ALF 患者可给予质子泵抑制剂或 $H_2$ 受体阻滞剂作为预防应用。

**(五) 人工肝支持治疗**

人工肝支持系统是治疗肝衰竭的有效方法之一,其治疗机制是基于肝细胞的强大再生能力。通过一个体外的机械、理化的生物装置,清除各种有害物质,补充必需物质,改善内环境,暂时替代衰竭肝脏的部分功能,为肝细胞再生及肝功能恢复创造条件或等待肝移植机会。

人工肝的适应证:各种原因引起的肝衰竭的早中期,INR 在 1.5～2.5 之间,血小板 $>50 \times 10^9/L$;晚期肝衰竭等待肝移植或肝移植术后排异或无功能。人工肝的相对禁忌证:严重活动性出血或 DIC;对治疗过程中所用血制品及药物过敏;循环衰竭;心脑梗死非稳定期;妊娠晚期。

**(六) 肝移植**

肝移植是治疗中晚期肝衰竭最有效的挽救性治疗手段,但不到 10% 的 ALF 患者能接受肝移植。对乙酰氨基酚导致的急性肝衰竭患者进入肝移植名单的指征为:合适的液体复苏后乳酸水平仍然 >3.5,pH<7.3,Ⅲ～Ⅳ期肝性脑病,INR>6.5,肌酐 >300μmol/L;其他原因导致的急性肝衰竭患者进入肝移植名单的指征为:INR>6.5,任何期的肝性脑病,年龄 <10 岁或年龄 >40 岁,黄疸进展到肝性脑病 >7 天,总胆红素 >290.7μmol/L,Wilson's 病,HIV(-),特殊药物导致的肝衰竭。

# 第五节　急性肝损伤与肝功能衰竭的难点及展望

对于所有危重的急性肝衰竭患者来说,确定正确的开始血液净化治疗的时间仍然是一个挑战。急性肝衰竭中,在出现传统适应证(高钾血症、尿毒症、少尿)之前早期使用血液净化治疗,可能减轻脑水肿,改善预后。在没有严重危及生命的并发症(如高钾血症、代谢性酸中毒)的情况下,开始血液净化治疗的最佳时机和阈值仍然未知。既往研究的大多数的数据来源于观察研究或几个单中心试验,但因病例的异质性、适应证或疾病严重程度不一致而不能得出明确的结论。由于无法全面预测危重病患者是否需要接受血液净化治疗,因此对患者的临床状况和预后的仔细评估仍然是决定血液净化时机的决定性因素。

(毛恩强　杨之涛)

# 参 考 文 献

[1] European Association for the Study of the Liver. EASL Clinical Practical Guidelines on the management of acute(fulminant)liver failure[J]. Journal of Hepatology,

2017,66(5):1047-1081.

[2] Priyanka Rajaram,Ram Subramanian. Acute Liver Failure[J]. Semin Respir Crit Care Med,2018,39(5):

513-522.

[3] William Bernal, Julia Wendon. Acute Liver Failure[J]. N Engl J Med, 2013, 369(26): 2525-2534.

[4] 中华医学会感染病学分会肝衰竭与人工肝学组, 中华医学会肝病学分会重型肝病与人工肝学组. 肝衰竭诊治指南(2012年版)[J]. 中华临床感染病杂志, 2012, 5(6): 321-327.

# 第八篇　泌尿系统急症

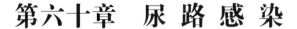

# 第六十章 尿路感染

## 第一节 尿路感染的概述

### 一、尿路感染分类定义的演变

1. 尿路感染（urinary tract infection，UTI）是指各种病原体侵犯尿路黏膜或组织而引起的炎症性疾病，是临床最常见的感染性疾病之一。

2. 2010年欧洲泌尿外科学会（EAU）泌尿系感染指南将UTI分为非复杂性下尿路感染（主要指膀胱炎）、非复杂性上尿路感染（主要指肾盂肾炎）、复杂性尿路感染合并或不合并肾盂肾炎、尿脓毒血症、尿道炎和男性附属腺体炎症。2017年EAU指南将此分类更新为复杂性尿路感染（complicated UTI，cUTI）、非复杂性尿路感染（uncomplicated UTI）、复发性尿路感染（recurrent UTI，rUTI）、导尿管相关尿路感染（catheter-associated UTI，CA-UTI）和尿脓毒血症（urosepsis）。

3. 近来有文献将急性复杂性尿路感染定义为伴有提示感染扩散至膀胱外的任何特征的急性UTI。根据这个定义，将急性尿路感染分为急性单纯性膀胱炎和急性复杂性尿路感染，这种分类有别于目前传统的指南，更注重临床表现和疾病的严重性，将肾盂肾炎均归于cUTI。此分类目前尚有待进一步临床论证。

4. 尿脓毒血症是指由尿路感染引起的脓毒血症，以全身炎症反应综合征（SIRS）伴器官功能障碍为主要临床特征，最常见于尿路结石及结石相关手术的患者，是泌尿外科常见的危急重症，近年来已越来越受到重视。深入的研究表明，早期识别脓毒血症发生发展的3个阶段（SIRS、脓毒血症、脓毒性休克），以及包括生命支持、抗感染、尽早解除尿路梗阻等措施的联合治疗方案，对于改善尿脓毒血症患者的预后起到关键作用。此外要注意的是，泌尿外科内镜手术较容易诱发尿脓毒血症，因此术前仔细评估、围手术期抗菌药物的应用、减少手术时间、术后保持引流通畅和术后早期识别，均可减少尿脓毒血症的发生率，改善预后。

### 二、诊断

1. 目前尿路感染的诊断依然沿用2010年EAU指南根据美国感染疾病学会（IDSA）、欧洲临床微生物学和感染疾病学会（ESCMID）指南发布的尿路感染诊断的病原学标准：急性非复杂性膀胱炎中段尿培养细菌数≥$10^3$CFU/mL；急性非复杂性肾盂肾炎中段尿培养细菌数≥$10^4$CFU/mL；男性或有留置导尿管的女性复杂性尿路感染中段尿培养细菌数≥$10^4$CFU/mL；除上述情况外的女性复杂性尿路感染中段尿培养细菌数应≥$10^5$CFU/mL。

2. 患者如有典型的尿频、尿急、尿痛的下尿路刺激症状、脓毒血症症状、腰部不适和肋脊角叩痛等症状体征，结合有脓尿（指显微镜下中段尿未离心样本中的白细胞计数≥10个/mm³）和/或中段尿培养阳性结果，诊断尿路感染不难。目前抗菌药物治疗前的清洁中段尿培养仍是诊断尿路感染最可靠的指标。

3. 近年来，第二代基因测序技术已发展应用至感染性疾病的诊断和治疗领域。二代测序技术具有高准确性、高通量、高敏感性和低运行成本等特点，其在病原体的早期精确检测方面较传统培养方法已显现出显著优势。目前以单分子实时测序和纳米孔为标志的第三代测序技术也在如火如荼地发展中，相信在不久的将来，基因测序技术必将成为感染性疾病诊断和治疗的重要工具。

### 三、治疗

1. **一般治疗** 急性期注意多饮水、多排尿。尿路刺激征和血尿明显者，可口服碳酸氢钠以碱化尿液、缓解症状、抑制细菌生长等。积极寻找及治疗病因。

**2. 抗感染治疗管理** 尿路感染的抗感染治疗原则是有效防治感染的同时避免过度或错误使用抗菌药物。抗感染管理包括一系列的措施以确保在预防和治疗尿路及男性附属腺感染时应用或不应用抗菌药物均有合理、确实的证据，这些措施包括：优化抗菌药物应用的培训、更新相关的指南知识、感染科专家的定期查房会诊、治疗效果的评估、抗菌药物的使用情况及当地细菌耐药状况的监测和反馈。

## 第二节 无症状菌尿

### 一、无症状菌尿的定义

2017 年 EAU 指南定义无症状菌尿（asymptomatic bacteriuria，ABU）为 2 次在女性患者和 1 次在男性患者清洁中段尿培养的细菌数大于 $10^5 \text{CFU/mL}$（女性 2 次培养需同一菌种），但没有尿路感染的症状和体征。在接受导尿的男性或女性中，无症状菌尿定义为单次导尿样本中尿培养细菌数大于 $10^2 \text{CFU/mL}$。有脓尿不足以诊断菌尿，一项针对无症状老年女性尿液标本的研究结果显示，60% 的脓尿标本中没有菌尿。

### 二、无症状菌尿的发病率

ABU 在健康女性中的患病率随着年龄的增加而升高，糖尿病患者出现症状性 UTI 之前，通常存在无症状菌尿，糖尿病女性患者发生菌尿的风险为普通人的 3～4 倍，在晚期或严重糖尿病患者中，菌尿的发病率明显更高。无症状菌尿在年轻男性中并不常见，但若发生，必须考虑慢性细菌性前列腺炎。

### 三、无症状菌尿的筛查和治疗前沿

现今的观点，ABU 不应该看作是感染，更多地认为它是一种共生定植状态，在一些临床情况下也可作为一种危险因素。除妊娠女性、泌尿道手术操作后和肾移植患者外，大多数无症状菌尿患者无不良后果，其病原菌主要为大肠埃希菌及其他革兰氏阴性菌。一项荟萃分析表明，抗菌药物治疗不影响患者无症状菌尿发展为症状性感染的时间和发生率，并且长期预后并不会因为抗菌药物治疗而改善。2015 年，IDSA 发布指南指出：在接受侵入性泌尿外科手术前或孕妇中，建议对 ABU 进行筛查或治疗；而对于健康女性、老年人、糖尿病患者、留置导尿管或脊髓损伤的人，不建议对 ABU 进行筛查或治疗。2019 年，IDSA 在 2015 年指南的基础上对 ABU 管理指南做了更新，纳入了新证据，还考虑了原来指南中未涉及的人群。在婴儿和儿童、实体器官移植和非泌尿外科手术的患者，不建议对 ABU 进行筛查或治疗；而对于高危的中性粒细胞减少症患者（中性粒细胞绝对计数 <100 个 /mm$^3$，化疗后时间≥7天），是否对 ABU 进行筛查或治疗尚无定论。

## 第三节 非复杂性尿路感染

### 一、非复杂性尿路感染的分类和病原菌

非复杂性尿路感染主要包括急性、偶发性的非复杂性膀胱炎和肾盂肾炎。两者的病原菌谱相似，大肠埃希菌占 70%～95%，腐生葡萄球菌占 5%～10%，其他病原体如粪肠球菌、克雷伯菌属、奇异变形杆菌等也偶有检出。

### 二、非复杂性尿路感染的临床特点

急性非复杂性膀胱炎多见于年轻人和绝经前、尿道无结构、功能异常的女性。危险因素包括性交、使用杀精剂、新性伴侣、有 UTI 病史的母亲及儿童时期有 UTI 病史。如有下尿路刺激症状（尿痛、尿频、尿急和 / 或耻骨上疼痛）且无阴道分泌物异常或阴道刺激症状者，可临床诊断为非复杂性膀胱炎。如有发热、畏寒、寒战、腰痛 / 肋脊角叩痛及全身性疾病的其他症状体征，则提示肾盂肾炎或其他 UTI 并发症可能。对于临床特征不典型的患者，尿液分析评估脓尿情况是有价值的实验室检测方法。而尿培养和药敏试验并非必须，可在有耐药菌感染风险或有发生严重感染危险因素的患者中施行。

### 三、非复杂性尿路感染治疗前沿

**1.** 尽管氟喹诺酮类抗生素对于急性非复杂

性膀胱炎有很好的临床和微生物学治愈率，但考虑其使用与耐药性上升，甚至耐甲氧西林金黄色葡萄球菌感染率升高可能有关，EAU 指南建议氟喹诺酮类仅限用于无其他合适抗菌药物选择时急性非复杂性膀胱炎的治疗。而 β- 内酰胺类药物同样存在类似担忧，且大多数研究表明，其治愈率不及氟喹诺酮类药物，因此建议除匹美西林外，应避免将 β- 内酰胺类药物用于急性非复杂性膀胱炎，而呋喃妥因、磷霉素氨丁三醇都显示出良好的体外活性，适合用作治疗急性非复杂性膀胱炎的一线药物，但如果不能确定是膀胱炎还是肾盂肾炎，应该避免使用这些药物，因为这些药物在肾组织不能达到足够的浓度。

2. 非复杂性肾盂肾炎仅限于尿道无结构和功能异常的非妊娠、绝经前女性的肾盂肾炎。其临床表现为发热、畏寒、腰痛、恶心、呕吐、肋脊角叩痛、有或无膀胱炎的典型症状。尽快鉴别非复杂性肾盂肾炎和以梗阻性肾盂肾炎为主的复杂性肾盂肾炎至关重要，后者一旦延误诊治，可迅速导致尿脓毒血症。尿液分析、尿培养和药敏试验是所有肾盂肾炎都必须进行的实验室检查。推荐进行上尿路的影像学检查来除外尿路梗阻和肾结石等疾病。非复杂性肾盂肾炎推荐使用氟喹诺酮类和 β- 内酰胺类抗菌药物，严重感染的患者静脉用药还可选择氨基糖苷类、碳青霉烯类抗菌药物。

## 第四节　复杂性尿路感染

### 一、复杂性尿路感染的诊断

1. cUTI 是指尿路感染同时伴有获得性感染或者有治疗失败风险的合并疾病，例如泌尿生殖道的结构或功能异常，或其他潜在疾病。其诊断标准为：尿培养阳性且包括以下所列的至少 1 条合并因素：留置导尿管、支架管或间歇性膀胱导尿；残余尿 >100mL 或任何原因引起的梗阻性尿路疾病、膀胱输尿管反流或其他功能异常；尿流改道；化疗或放疗损伤尿路上皮；围手术期和术后尿路感染；肾功能不全、移植肾、糖尿病和免疫缺陷等。急性 cUTI 患者易导致菌血症、脓毒血症、多器官功能障碍和 / 或急性肾功能衰竭。这种情况更多见于尿路梗阻、近期接受泌尿道器械操作或有其他泌尿道异常的患者，以及老年和糖尿病患者。

2. 推荐对所有疑似 cUTI 的患者进行尿液分析、尿培养和药敏试验。尿液分析结果可提供诊断信息，白细胞管型尤其提示为肾源性脓尿。然而应该警惕在少数情况下，如果感染不与集合系统相通或者集合系统发生梗阻，则可能没有脓尿和菌尿。

3. 影像学检查通常适用于以下患者：病情严重的患者、恰当抗生素治疗 48～72 小时仍有持续临床症状的患者、疑似尿路梗阻的患者，或者在治疗中出现症状复发者。对于尿脓毒血症患者，应紧急行影像学检查，以评估有无须要紧急处理的梗阻或脓肿。

### 二、复杂性尿路感染的治疗前沿

1. cUTI 的治疗应在考虑到耐药危险因素（包括近期使用过广谱抗生素、医疗保健暴露和多重耐药微生物流行的地区）的情况下，根据病情的严重程度和特定宿主因素立即开始经验性抗菌药物治疗，随后依据尿培养药敏试验结果进行调整。如果影像学检查怀疑或确定有解剖异常，应请泌尿外科会诊进行相应的处理。cUTI 病原菌目前最常见的仍是大肠埃希菌，其他病原体包括克雷伯菌属、变形杆菌属、假单胞菌属、葡萄球菌、肠球菌和假丝酵母菌等。特定病原体的感染，部分取决于宿主因素，例如，假单胞菌属常存在于医疗暴露或置入有医疗装置的患者中。目前大肠埃希菌的耐药率呈逐年上升的趋势，从目前的调查来看，全球氟喹诺酮类耐药和产超广谱 β- 内酰胺酶（ESBL）的菌株日益增多。如美国的一项研究发现，2000—2009 年，住院 UTI 患者中产 ESBL 肠杆菌科的感染率增加 3 倍。近年来研究发现，大肠埃希菌的一个特殊菌株，序列 131 型（ST131）菌株，在世界范围内已成为耐氟喹诺酮菌株和产 ESBL 菌株导致 UTI 的主要原因。

2. 鉴于 cUTI 病原体的高耐药性，氟喹诺酮类药物可能不适合作为经验性初始抗感染单药的治疗，特别是对于近 6 个月内使用过该类药物的患者。口服氟喹诺酮类药物仅适用于没有多重耐药革兰氏阴性菌感染危险因素的门诊轻症患者或

有 β- 内酰胺类药物过敏史的患者。同样原因，阿莫西林、阿莫西林克拉维酸钾和甲氧苄啶 / 磺胺甲噁唑（TMP-SMX）也已经不适合作为经验性抗感染的单药治疗。对于住院患者，推荐使用头孢菌素和 / 或氨基糖苷类，首剂静脉应用，这些药物的选择取决于当地的病原菌耐药情况。对于病情严重的患者，经验性初始治疗必须覆盖产 ESBL 肠杆菌，如哌拉西林 / 他唑巴坦、碳青霉烯类。如果尿涂片提示革兰氏阳性球菌，应经验性选择万古霉素。一旦有尿培养及药敏试验结果，尽可能改为窄谱抗菌药物。存在基础解剖或功能性泌尿道异常（包括神经源性膀胱、留置尿管、肾造瘘管、尿道支架）的患者，可能需要额外的泌尿外科处理。

## 第五节 复发型尿路感染

### 一、复发型尿路感染定义及临床特点

根据 2017 年 EAU 指南的定义，成人 rUTI 是指尿路感染在 6 个月内发作≥2 次，或 1 年内发作≥3 次。其可以因同一种病原体持续存在引起，也可以是不同种类的病原体引起的再次感染。前者往往合并尿路结构或功能的异常，女性患者还应警惕是否存在妇科生殖道畸形或感染，而后者多为自身免疫力低下所致。

### 二、复发型尿路感染预防治疗前沿

1. rUTI 非抗菌性预防措施包括：①雌三醇替代，尤其对于绝经后女性；②免疫活性预防，如 OM-89（Urovaxom®）疫苗（大肠埃希菌溶解物），研究证实可以明显减少疾病反复发作；③ D- 甘露糖，仅用于一些临床研究，尚需进一步证实；④膀胱灌注黏多糖（CAG）层衍生物，不过缺乏足够证据作为常规推荐治疗。此外，其他治疗措施包括心理辅导及行为治疗；避免危险因素；及时治疗残余尿过多的情况，包括必要时清洁间歇导尿。

2. 抗菌性预防措施只在心理辅导、行为治疗和非抗菌治疗失败后进行。抗菌性预防需要持续较长时间（3~6 个月），女性 rUTI 治疗方案包括呋喃妥因 50mg 或 100mg 每天 1 次；磷霉素氨丁三醇 3g 每 10 天 1 次。怀孕期间可使用头孢菌素。

## 第六节 导尿管相关尿路感染

### 一、导尿管相关尿路感染临床特点

在泌尿外科患者中，有 40% 的医院内感染发生在尿路，而其中 80% 与留置导尿管有关。大多数短期置管相关菌尿常由一种病原体引起，且多为院内或社区流行菌株。CA-UTI 最常见的症状是发热，绝大部分患者缺乏相应的尿路刺激症状，可能出现包括肋脊角叩痛、导尿管阻塞等特异表现，也可能仅表现为血压下降、白细胞增多等其他提示存在感染的非特异的全身性表现。故对于留置导尿管出现发热的患者，必须进行尿培养和血培养，而对于无症状的留置导尿患者是否需要常规进行尿液分析及尿培养检查，目前尚有争议。

### 二、导尿管相关尿路感染与导尿管相关无症状菌尿的诊断

留置导尿管或过去 48 小时内曾使用过导尿管的患者，出现符合 UTI 的症状或体征且无其他明确感染源，同时尿培养细菌数≥$10^3$CFU/mL，可诊断为导管相关性 UTI。如尿培养细菌数≥$10^5$CFU/mL，但患者不伴有符合 UTI 的症状和体征，则考虑为导尿管相关无症状菌尿。

### 三、导尿管相关尿路感染治疗建议

当出现感染时，首先应对导尿管进行相关处理，拔除导尿管推荐为治疗的一项措施。如评估没有必要继续留置导管，应不再插管，如必须继续留置，在取尿样培养及应用抗菌药物前更换留置超过 7 天的导尿管。大多数导尿管相关的无症状菌尿患者不推荐使用抗菌药物，如出现符合 UTI 的症状或体征，应给予抗菌治疗。导尿管相关 UTI 的经验性抗菌治疗选择取决于其表现是否提示超出膀胱范围。如出现发热、肋脊角叩痛或其他提示感染的全身性症状体征，抗菌药物选择参照 cUTI；如仅表现为尿频、尿急、尿痛等膀胱炎症状，尤其是近期已拔除导尿管的患者，抗菌药物选择参照急性非复杂性膀胱炎。

## 第七节　泌尿道真菌感染

### 一、泌尿道真菌感染的临床特点

真菌在泌尿系统定植或感染常见于重症患者，主要为念珠菌属，占 95% 以上，其中又以白念珠菌最常见。高危因素主要为糖尿病、导尿管留置、广谱抗菌药物长期使用、激素应用、泌尿道手术操作、长期住院、尿道结构或功能异常、尿路梗阻等。诊断主要依据为中段尿真菌涂片和培养，但标本易污染。

### 二、泌尿道真菌定植和感染的鉴别

真菌的菌落数量或存在脓尿等特征均无法区分真菌定植和感染。如能在过碘酸希夫染色或银染法染色的尿液细胞学标本中发现真菌管型，对于发现肾脏感染具有诊断意义。对于持续性真菌菌尿的患者，应采用超声或 CT 对肾脏进行影像学检查，以评估是否有肾脏感染。对于有全身性症状或体征的真菌菌尿的患者，应进行影像学检查和血培养以评估是否有播散性感染。

### 三、泌尿道真菌感染的治疗前沿

无症状念珠菌尿治疗同无症状菌尿，通常不需要启动抗真菌治疗，但应密切随访和纠正念珠菌尿的高危因素，除非患者存在播散性感染的高危因素，如中性粒细胞减少、泌尿道侵入性操作等。有症状性念珠菌尿需要接受抗真菌治疗，抗感染方案的制订应根据真菌的种类和鉴别是局部感染还是播散性感染。抗真菌药物要针对可能的病原体，并选择尿液中药物浓度高的药物。由于氟康唑在尿液中浓度高，如果患者没有耐药菌感染的证据，氟康唑通常为首选药物。两性霉素 B 对氟康唑耐药的念珠菌属有效。伏立康唑、卡泊芬净、米卡芬净在尿中浓度低，即使药敏试验显示敏感，通常也不应用于尿路真菌感染的治疗。

（施东伟　陈　斌）

## 参 考 文 献

[1] Bonkat G，Pickard R，Bartoletti R，et al. EAU guidelines on urological infections（2017）[EB/OL]. http://uroweb.org/guideline/urological infections/.2018-10-10.

[2] Gupta K，Hooton TM，Naber KG，et al. International clinical practice guidelines for the treatment of acute uncomplicated cystitis and pyelonephritis in women：A 2010 update by the Infectious Diseases Society of America and the European Society for Microbiology and Infectious Diseases[J]. Clin Infect Dis，2011，52（5）：e103-e120.

[3] 尿路感染诊断与治疗中国专家共识编写组. 尿路感染诊断与治疗中国专家共识（2015 版）[J]. 中华泌尿外科杂志，2015，36（4）：241-248.

# 第六十一章 尿 石 症

## 第一节 尿石症的形成机制及危险因素

### 一、尿石症的定义

尿石症(urolithiasis),又称尿路结石、泌尿系结石,是肾结石、输尿管结石、膀胱结石和尿道结石的总称,是较常见的泌尿外科疾病,形成机制尚未完全阐明。我国尿石症的发病率约6.5%,随着我国经济的发展和饮食结构的改变,尿石症的发病率呈上升趋势。

### 二、尿石症形成的影响因素

尿石症的形成受到内因及外因的影响,内因包括遗传、种族、年龄、性别等;外因包括地理位置、气候、饮食、饮水、职业等;此外,部分局部因素感染、梗阻及相关药物因素如磺胺、乙酰唑胺、乳-碱综合征、茚地那韦等也是结石形成的影响因素。目前普遍认为尿石症与遗传、环境、生活、膳食习惯等有关。

**(一)饮食因素**

高脂、过量钠摄入是尿石症的危险因素。饮水量少于1 000mL/d、饮水类型如为井水,则容易引发尿石症。咖啡、啤酒等可降低结石形成的可能性。现代研究发现,正常摄食含钙食物,可降低尿石症的发病率。

**(二)遗传因素**

有尿石症家族史的人群,尿石症的发病率远高于普通人群。

**(三)其他因素**

在激素的影响下,环境、性别、年龄均有不同尿石症的发病率。部分绝经后的女性、肥胖、尿酸增加、长时间从事高强度的工作、糖尿病等代谢性疾病、长期卧床、留置尿管、出现骨质破坏的疾病或创伤、截瘫、局部病因及部分药物等,容易形成结石。

## 第二节 尿石症的诊断

### 一、病史和查体

与活动有关的疼痛和血尿有助于此病的诊断。查体主要与其他引起腹痛的疾病相鉴别,如急性阑尾炎、急性胆囊炎、急性胆管炎、胆石症、肾盂肾炎、异位妊娠、卵巢囊肿蒂扭转等。

### 二、辅助检查

**(一)超声**

超声检查简便、无辐射、经济、无创伤,可以发现2mm以上X线阳性及阴性结石,可作为泌尿系结石的首选检查方法。目前研究表明,彩色多普勒快闪伪像可以提高二维超声不能明确诊断的结石检出率。

**(二)尿路平片**

可发现90%左右X线阳性结石,能够大致确定结石的位置、形态、大小和数量,可以作为结石检查的常规方法。

**(三)静脉尿路造影**

其价值在于发现尿路平片上不能显示的X线阴性结石,鉴别平片上可疑的钙化灶、确定肾积水程度。但在急性尿路梗阻往往会导致尿路显影不良,因此给结石的诊断带来困难。

**(四)非增强CT扫描或全泌尿系CT平扫**

分辨率较腹部平片(KUB)高,可以清楚地显示结石的形态和大小。在国外,一些医疗机构已经开始用CT代替传统的KUB和IVU作为诊断泌尿系结石的"金标准"。

**（五）CT泌尿系造影**

CT泌尿系造影（CT urography，CTU）是将螺旋CT扫描与IVU检查相结合的一种检查方法，可以准确判断结石的有无、大小、多少、部位及梗阻、积水的情况。

**（六）逆行或经皮肾穿刺造影**

仅在静脉尿路造影不显影或显影不良，以及怀疑是X线阴性结石、需进一步鉴别诊断时应用。

**（七）磁共振水成像、放射性核素**

不能直接显示泌尿系结石，但可以显示泌尿系统的形态。磁共振检查一般不用于尿路结石的诊断，但可以应用于急性肾绞痛的孕妇。

**（八）辅助检查的新进展**

基因诊断开始应用于泌尿系结石的诊断，目前已明确有多种基因与肾结石或肾钙质沉着症有关，对于泌尿系结石的易感性、潜在风险具有一定意义，在急诊的应用较少。

# 第三节 尿石症的治疗进展

## 一、药物治疗

首次发作的肾绞痛治疗应该从非甾体抗炎药开始，若疼痛持续，可换用其他药物，吗啡和其他阿片类药物应该与阿托品等解痉药联合使用。α受体阻滞剂似乎可减少肾绞痛发作，但在已发表的文献中仍存在争议。

## 二、外科治疗

药物不能缓解的疼痛或结石直径大于6mm时，应考虑外科治疗。其中包括：

**（一）体外冲击波碎石治疗**

将体外冲击波碎石治疗（extracorporeal shockwave lithotripsy，ESWL）作为急症处置的措施，不但能控制肾绞痛，还可以迅速解除梗阻。自从1982年首次报道ESWL以来，ESWL的适应证不断扩大，而冲击波碎石机的不断改进，其创伤小、价廉、疗效好的优点也一直被延续。1982年，北京医科大学泌尿外科研究所和中科院声学研究所共同研究此项技术；1984年3月，美国印第安纳大学泌尿外科也购置和使用了一台多尼尔HM3型冲击波碎石机，这标志着第一台商品化多

尼尔HM3型碎石机正式进入医疗市场；1984年10月，北京医科大学与中国科学院电工研究所合作研制成功我国第一台体外冲击波碎石机；1984年12月，多尼尔HM3型冲击波碎石机得到美国FDA的认证，从此，冲击波碎石技术开始在全球范围内广泛应用；1985年，我国首次临床治疗肾结石成功，同年北京、上海等地也相继研制出碎石机。

**（二）经输尿管镜取石术**

对于处理输尿管中、下段结石具有不可替代的优势。输尿管镜检查术的实施源于一个偶然事件，1912年，Hugh Hampton Young在一位两个月大的男孩身上，用9.5F儿童膀胱镜观察因后尿道瓣膜导致扩张的输尿管，并一直观察到肾盂内的肾盏。当这位儿童患者接受第2次输尿管扩张时，Young又一次把膀胱镜放到了肾盂水平，更清晰地观察到肾盂情况。Hugh Hampton Young从而成为第一个腔道内观察肾内集合系统的泌尿学家。1957年，Curtiss和Hirschowitz把大量的玻璃纤维芯合成一束，并在末端把这些纤维融合在一起，以便它们根据自身的长度独立活动，就此造就了第一个软质内镜。10年后硬质内镜被发明，并被广泛应用。输尿管软硬镜联合可处理2~4cm的肾盂结石，术后4周清石率达到96.3%，比输尿管软镜碎石更具有优势，也有报道输尿管软镜治疗复杂性中下段结石取得良好疗效。

**（三）经皮肾镜碎石取石术**

经皮肾镜碎石取石术（percutaneous nephroscopic lithotripsy，PCNL）适用于结石梗阻合并严重感染的肾绞痛患者。早在公元10世纪，阿拉伯已有经腰部戳孔取石的传说。1941年，Rupel和Brown首次描述了经皮肾取石术，他们从以前肾造瘘术时形成的手术通道里取出了结石。1973年之后，德、美、日等国不断生产和改进各种硬性和可曲性肾镜，促进了这一技术的发展。2011年，Micro-PCNL概念正式提出，Desai等在完成可视化穿刺后不行通道扩张，通过F4.85的穿刺针外鞘完成碎石，并将该手术方式命名为"Micro-PCNL"。

**（四）输尿管切开取石术**

适用于嵌顿较久或其他方法治疗无效的结石，注意有无合并感染，有无双侧梗阻或孤立肾

梗阻造成的少尿，如果出现这些情况，需要积极的外科治疗，以尽快解除梗阻。

### 三、双侧上尿路结石患者手术治疗的原则

1. 双侧输尿管结石，如果总肾功能正常或处于肾功能不全代偿期，血清肌酐值＜178.0μmol/L，先处理梗阻严重一侧的结石；如果总肾功能较差，处于氮质血症或尿毒症期，先治疗肾功能较好一侧的结石；条件允许，可同时行对侧经皮肾穿刺造瘘，或同时处理双侧结石。

2. 双侧输尿管结石的客观情况相似，先处理主观症状较重或技术上易处理的一侧结石。

3. 一侧输尿管结石，另一侧肾结石，先处理输尿管结石，处理过程中建议参考总肾功能、分肾功能与患者的一般情况。

4. 双侧肾结石，一般先治疗容易处理且安全的一侧，若肾功能处于氮质血症或尿毒症期，梗阻严重，建议先行经皮肾穿刺造瘘，待肾功能与患者一般情况改善后再处理结石。

5. 孤立肾上尿路结石或双侧上尿路结石致急性梗阻性无尿，若患者情况许可，应及时外科处理，如不能耐受手术，应积极试行输尿管逆行插管或经皮肾穿刺造瘘术，待患者一般情况好转后再选择适当的治疗方法。

6. 尿毒症期、有水电解质和酸碱平衡紊乱的患者，建议先行血液透析，尽快纠正其内环境的紊乱，并同时行输尿管逆行插管或经皮肾穿刺造瘘术，待病情稳定后再处理结石。

（彭 鹏）

## 参 考 文 献

[1] 曾国华，麦赞林，夏术阶，等. 中国成年人群尿石症患病率横断面调查 [J]. 中华泌尿外科杂志，2015，36（6）：528-532.

[2] 钟传华，田源，郑晓鹏，等. 利用秩和比法筛选尿石症合并尿路感染患者的经验性抗生素 [J]. 现代泌尿外科杂志，2016，21（8）：601-605.

[3] 赵明，马勇. 尿石症相关危险因素的研究进展 [J]. 武警医学院学报，2010，19（3）：247-249.

[4] 刘峻，黎松林，邝昌松，等. 肾结石与膳食因素的横断面调查 [J]. 现代预防学，2002，29（2）：168-170.

[5] 汪建. 从健康人尿液结晶形成条件探寻尿石症产生原因 [J]. 现代泌尿外科杂志，2016，21（2）：143-146.

[6] 刘鹏，郭阳. 沈阳城区中老年尿石症常见非饮食患病危险因素调查 [J]. 中国老年保健医学，2011，9（2）：27-28.

[7] Morsbach F，Wurnig MC，Muller D，et al. Feasibility of single-source dual-energy computed tomography for urinary stone characterization and value of interative reconstructions[J]. Invest Radiol，2014，49（3）：125-130.

# 第六十二章 急性睾丸炎与睾丸扭转

## 第一节 急性睾丸炎

### 一、概述

在临床工作中，单纯睾丸急性感染相对少见，睾丸丰富的血液和淋巴供应使其具有很强的抗感染能力。引起睾丸炎主要有3种途径：血行感染、淋巴管感染和经输精管附睾直接蔓延。由于睾丸炎性病变的原因多且较为复杂，常将睾丸炎分为：非特异性、特异性、病毒性、螺旋体性、自身免疫性、寄生虫性及化学损伤性等。临床最为常见的睾丸炎为急性非特异性睾丸炎和急性腮腺炎性睾丸炎，因此，本章将对这两类睾丸炎的诊断和治疗进行详细阐述。

### 二、急性非特异性睾丸炎

#### （一）病因

急性非特异性睾丸炎，又称急性化脓性睾丸炎，由化脓性致病菌，如大肠杆菌、变形杆菌、葡萄球菌、肠球菌及铜绿假单胞菌等引起。其多发生在尿道炎、膀胱炎、前列腺炎、前列腺增生切除术后及长期留置导尿管的患者。应该说，任何化脓性细菌引起的败血症都有可能引起化脓性睾丸炎，其主要通过血行感染，但睾丸血运丰富，对感染有较强的抵抗力，故这种情况较少见。在实际的临床工作中，感染经淋巴或输精管扩散至附睾引起附睾炎，附睾炎直接蔓延至睾丸引起睾丸炎者最为常见。如导尿、经尿道器械的应用、前列腺摘除术后留置导尿管等常导致睾丸炎的发生。

#### （二）临床表现

1. 多为单侧性，患者高热、寒战、睾丸疼痛并向腹股沟处放射，常伴有以下症状：排尿困难、疲乏、恶心、呕吐、血尿等。查体可见阴囊皮肤发红、水肿、睾丸肿大，触摸有热烫感，压痛明显，常伴有鞘膜积液。

2. 查血常规可见白细胞增高，伴核左移，血培养可能有致病菌生长。B超检查显示：睾丸肿大，内部回声呈中等细小密集的点状回声，分布均匀。彩色多普勒超声（CDFI）可见睾丸内动脉血管的大小、数量和密度增加，血管阻力减低。

#### （三）诊断及鉴别诊断

根据以上症状、体征、血常规及B超检查，结合患者化脓性细菌败血症、附睾炎病史，可基本诊断急性非特异性睾丸炎。需要注意的是，急性非特异性睾丸炎症状与以下疾病相似，需要外科医师认真鉴别，明确诊断，以防误诊。

1. **急性附睾炎** 急性附睾炎的患者发病较急，附睾肿大疼痛并放射至腹股沟或者下腹部，可伴发热等全身症状，与睾丸炎相似。但该病患者附睾肿大，压痛明显。如果为附睾炎蔓延至睾丸发病者，二者难以鉴别。

2. **嵌顿性斜疝** 患者也有局部疼痛、肿胀等症状，可伴有腹痛、腹胀和肛门停止排便排气等肠梗阻症状。多数患者有长期腹股沟可复性肿物病史，而且肿物多位于阴囊内睾丸上方，仔细查体肿物与睾丸有一定界限，一般容易作出鉴别。

3. **睾丸扭转** 多发生于青少年，常在夜间或剧烈运动后出现。患者起病急，突发阴囊内疼痛并放射至腹股沟或下腹部。查体可触及睾丸上移或呈横位存在，或可扪及精索呈麻花状扭曲。Prehn征阳性，即抬高阴囊到耻骨联合处时疼痛加重。CDFI显示睾丸无血流信号或很少，而且血流受阻，RI升高。应该指出的是，睾丸扭转与急性睾丸炎均属泌尿外科急症，二者临床症状极为相似，而治疗方法却截然不同，因此其鉴别诊断尤为重要。CDFI是鉴别附睾睾丸炎与睾丸扭转的首选检查，其利用睾丸内血供变化的特征加以鉴别，可以客观而准确地反映病变睾丸内的血流充盈状态，是诊断与鉴别诊断的"金标准"，且这一检查方法既无创、方便，又可动态观察，反复使用，对睾丸扭转和睾丸炎的诊断和鉴别诊断有重要价值。对难以鉴别的急性附睾睾丸炎与睾丸扭转，如果怀疑睾丸扭转，应紧急行手术探查。

**4. 腮腺炎性睾丸炎**　临床表现与急性非特异性睾丸炎相似，但患者多有腮腺炎病史，症状较轻。

**5. 创伤性睾丸破裂**　多有典型的外伤病史，局部疼痛明显，肿胀严重，可有阴囊皮肤挫裂伤等表现。CDFI 检查可以明确诊断。应该注意，创伤之后可以合并损伤性睾丸炎。

**6. 睾丸内急性出血**　也可以急性起病，局部睾丸明显肿痛。但是本病多有长期的结节性多动脉炎病史，CDFI 检查可以鉴别。

**（四）治疗**

主要包括一般治疗、药物治疗、手术治疗等治疗措施。

**1. 一般治疗**　卧床休息，托高阴囊，局部热敷以减轻症状、避免炎症扩散。阴囊皮肤红肿者可用 50% 硫酸镁溶液湿敷。因长期尿道内留置导尿管而引起睾丸炎者，应尽早将导尿管除去。

**2. 药物治疗**

（1）抗生素治疗：由于抗生素的早期应用，特别是静脉滴注抗生素，化脓性睾丸炎及睾丸脓肿已较少见。在应用抗菌药物之前，应该首先收集尿液做尿沉渣涂片、细菌培养和药物敏感试验，常规行衣原体检测，结果明确之前，可根据临床经验选择抗生素。一般而言，由附睾炎症蔓延引起的睾丸炎，微生物主要来自尿道，以大肠杆菌为主，若为血液来源导致睾丸炎，应根据原发病灶的细菌种类选择抗生素。待细菌培养及抗菌药物敏感试验结果明确以后，应严格根据细菌培养及药物敏感试验的结果选择抗生素。经验性推荐使用头孢类抗生素静脉滴注加喹诺酮类抗生素口服。以后根据培养结果选择敏感的抗生素，通常静脉给药 1～2 周后再口服抗菌药物 2～4 周。对于衣原体感染的患者，可选择左氧氟沙星、多西环素或阿奇霉素口服。性伴侣应同时检查治疗。

（2）止痛药物：可选用口服镇痛药物或 1%

利多卡因精索封闭缓解疼痛。

（3）中药治疗：中药可改善微循环，减少附睾纤维组织生成，缩短病程。如用如意金黄散香油调匀后，敷于阴囊上，同样可取得良好效果。

**3. 手术治疗**　适用于经严格保守治疗而病情缓解不明显的患者，对于化脓性附睾睾丸炎，可选择附睾精索被膜切开减张术、脓肿切开引流术，或附睾切除术。对出现睾丸梗死或较大的睾丸脓肿者，可行睾丸切除术。

**（五）预后**

多数急性非特异性睾丸炎经过及时有效的治疗可以治愈。应用抗生素可使绝大多数患者的疼痛和肿胀症状缓解，但少数患者疼痛仍会持续一段时间。败血症极少见，可发生于机体免疫力低下且未及时治疗者。少数患者治疗不及时、不彻底可转变为慢性炎症。

## 三、急性腮腺炎性睾丸炎

**（一）病因**

急性腮腺炎性睾丸炎由腮腺炎病毒引起，是流行性腮腺炎的常见并发症，主要发生在出生时未接受免疫接种的人群，青春期后男性腮腺炎患者 40% 合并睾丸炎。腮腺病毒经呼吸道进入人体后，通过血运传播，在引起腮腺炎后，因腮腺炎与睾丸的基膜相似而继发睾丸自身免疫反应，能引起睾丸的软化和萎缩，如累及双侧可致男性不育。炎症过程中附睾可同时受累。近年来流行性腮腺炎引起的睾丸炎发病率有所上升，青少年甚至 3 岁儿童亦有报道，且其引起睾丸萎缩和不育等后遗症的发生率也有增加的趋势。

**（二）临床表现**

多有急性流行性腮腺炎的病史，为以头痛和发热为初始症状，同时出现腮腺的肿胀疼痛。腮腺炎性睾丸炎一般在腮腺炎发生后 7～10 天出现。表现为阴囊内疼痛，出现红斑或者水肿，可伴畏寒、发热、恶心、呕吐等全身症状。查体可见一侧或双侧睾丸肿大，有明显触痛，多能区分睾丸和附睾。也有部分病例以睾丸胀痛为首发表现，然后出现腮腺肿大，睾丸局部疼痛相对较轻，触诊睾丸有不同程度的增大。此外，还可触及腮腺肿胀，腮腺管口处红肿，按压时有分泌物出现。血常规检查示白细胞升高，尿液分析一般正常，有时可有蛋白或镜下血尿,急性期可在尿液中发现致病菌。

### (三)诊断及鉴别诊断

常有流行性腮腺炎病史。出现阴囊疼痛,伴畏寒、发热、恶心、呕吐等全身症状;体检阴囊红肿,一侧或双侧睾丸肿大,有明显触痛即可诊断。急性期尿中可检测到致病病毒;腮腺炎特异性血清学指标可作为腮腺炎性睾丸炎诊断中的常规指标。本病需要注意与以下疾病相鉴别:

1. **急性附睾炎** 发病急,附睾肿大疼痛,有放射痛并有发热等全身症状,可并发睾丸炎。但附睾炎多有尿道内使用器械或留置导尿管的病史,无腮腺炎的病史,疼痛常可沿输尿管放射至腹股沟及下腹部等处,查体时可见附睾尾部轻度肿大有硬结。应该指出的是,在发病早期较易鉴别,到后期已有睾丸被动充血则不易鉴别,如发现尿道分泌物、脓尿、尿液明显异常及前列腺液培养阳性而无全身感染症状,则应考虑急性附睾炎。

2. **急性非特异性睾丸炎** 临床表现与本病相似,但无腮腺炎病史,有化脓性细菌败血症病史或有尿道内器械应用史,附睾、睾丸增大,附睾处有硬结。血常规检查示中性粒细胞明显增多,病程较长。

3. **睾丸扭转** 其症状与急性腮腺炎性睾丸炎相似,但发病急骤,症状剧烈,无腮腺炎病史。Prehn 征阳性,睾丸上移或呈横位,精索呈麻绳状扭曲。CDFI 示睾丸无血流信号或很少,血流受阻,RI 升高。

4. **嵌顿性斜疝** 症状与本病相似,但既往有阴囊内肿物,可以还纳入腹腔的病史。嵌顿时腹痛症状剧烈,呈持续性,阵发性加重,出现恶心、呕吐、发热等症状,局部检查可见阴囊肿胀,但睾丸能够扪及,无异常,听诊可闻及肠鸣音,血常规检查中性粒细胞明显增多。

### (四)治疗

1. **一般治疗** 卧床休息,托起阴囊,应用止痛、退热药物及其他对症治疗等。如继发细菌感染,可加用抗生素。

2. **抗病毒治疗** 干扰素具有广谱抗病毒活性和免疫调节作用,能降解病毒 mRNA 和抑制蛋白合成,致使病毒不能在宿主细胞内复制,从而抑制病毒的播散。干扰素 α2b 300 万单位肌内或皮下注射,每天 1 次,连用 7 天。

3. **糖皮质激素** 糖皮质激素作为甾体类抗炎药可降低体温,减轻疼痛及睾丸局部水肿,减少补体结合抗体的形成。但糖皮质激素不会缩短病程,也不能减少并发症的发生。

4. **封闭治疗** 为了使睾丸肿胀及疼痛得到缓解,在一般治疗效果欠佳时可 1% 利多卡因 20mL 作低位精索封闭注射。

5. **中药治疗** 某些清热解毒类中药具有抗病毒、抑制免疫、抗炎作用,内服及外敷对腮腺炎性睾丸炎有一定的治疗作用,但尚缺乏循证医学资料。

### (五)并发症

流行性腮腺炎引起的睾丸炎约有 30% 的患者精子发生不可逆的破坏。受累睾丸高度萎缩。如为双侧睾丸炎,导致男性不育症,但雄激素水平一般是正常的。

### (六)预防

1. 隔离患者,直至腮腺肿胀完全消退为止。
2. 易感儿检疫期为 3 周。
3. 对易感人群接种流行性腮腺炎疫苗,对预防腮腺炎性睾丸炎有重要价值。

# 第二节 睾丸扭转

## 一、概述

睾丸扭转(testicular torsion)是常见的阴囊急症,指支配睾丸的精索发生扭曲、扭转,进而阻断睾丸的血液供应,引起睾丸缺血、坏死。患者出现突然和严重的阴囊疼痛,受影响的睾丸肿大,触痛明显。睾丸扭转常需要泌尿外科急诊处理。睾丸扭转在美国是导致睾丸丢失的最常见原因。新生儿至 70 岁老人均可发生睾丸扭转,睾丸扭转好发于两个年龄阶段,即新生儿期和围青春期。在新生儿睾丸扭转病例中,70% 发生在产前,30% 发生在产后,双侧扭转占围产儿病例总数的 11%～21%。在儿童中,突发的睾丸疼痛约 10% 是因为睾丸扭转,<25 岁男性的发病率约为 1:4 000。睾丸扭转的实际发病率可能并不低,因为有相当一部分病例被误诊为急性睾丸炎或附睾

炎，应引起重视。本病既可发生在正常位置的睾丸，也可发生于隐睾。左侧睾丸扭转的发病率高于右侧，这可能与左侧精索较右侧稍长有关。

## 二、分类

根据扭转的部位，睾丸扭转可分为鞘膜内型和鞘膜外型。

### （一）鞘膜内型

此型多见，好发于青春期。睾丸在鞘膜内发生扭转。在正常情况下睾丸引带应与睾丸鞘膜相连，即睾丸及附睾后面有一部分与睾丸鞘膜壁层相连，使睾丸固定。而在异常时，睾丸鞘膜包绕了整个睾丸，使睾丸不固定而游离，在这种情况下睾丸极易发生扭转。这种异常多为双侧性。

### （二）鞘膜外型

此型罕见，常发生于新生儿和1岁以内婴儿（围生期睾丸扭转，perinatal testicular torsion，PTT），即使尽快手术干预，睾丸活力也很差。睾丸扭转的严重性取决于扭转的度数和时间。PTT在新生儿中的发生率约为6.1/100 000。由于其无痛性，在体检时容易误诊，尤其是异时双侧睾丸扭转，急诊对侧睾丸探查可能挽救睾丸。精索通常扭转度数为180°到>720°，导致缺血快速发生，切睾率和萎缩率增加。出生前睾丸扭转，睾丸几乎在探查时已没有活力了。出生后的扭转情况稍好，但据报道，睾丸挽救率在0.06%～21.7%。大龄儿如在6小时内得到纠正，挽救率可达90%，12小时内纠正，挽救率为50%，24小时内则小于10%。

## 三、病因与病理

正常情况下，睾丸在阴囊内有一定的活动度。在下述情况下，睾丸的活动度增加，与睾丸扭转的发生有关：①睾丸发育不良和睾丸系膜过长，远端精索完全包绕在鞘膜之内，睾丸悬挂在其中，活动度过大；②睾丸下降不全或腹腔内睾丸，睾丸呈水平位；③附睾仅与睾丸上下极的某一极附着；④正常情况下睾丸鞘膜在睾丸附睾附着处反折，其后方无鞘膜覆盖而直接附着于阴囊壁，限制了睾丸的过度活动。如果睾丸附睾被鞘膜完全覆盖，则睾丸在鞘膜腔内的活动度加大。

睾丸扭转多发生在睡眠中或者睡眠后刚起床时，约占睾丸扭转的40%，这是由于在睡眠中迷走神经兴奋，提睾肌随阴茎勃起而收缩增加，使其发生扭转。另外可能由于睡眠中姿势不断变更，两腿经常挤压睾丸，使睾丸位置被迫改变，这可能是睾丸扭转的诱发原因之一。少数患者有阴囊外伤史，但大多数患者并没有明显诱因。

由于提睾肌肌纤维呈螺旋状由近处到达睾丸，扭转多由外侧向中线扭转，即右侧呈顺时针方向扭转，左侧呈逆时针方向扭转。

扭转程度：扭转程度大者可达720°，多数为180°～360°。扭转程度愈大，对睾丸血液循环的损害程度就越大，切睾率也越高。

睾丸扭转后首先发生静脉回流障碍，引起睾丸、附睾及周围组织静脉性淤血及水肿。如未能及时解除扭转，静脉与组织肿胀不断加剧，引起睾丸动脉血供障碍，最终可导致睾丸坏死和萎缩。

缺血时间与睾丸功能：睾丸扭转的病理改变及预后除了与扭转的程度有关外，与扭转后引起睾丸缺血的时间有着重要关系。动物实验表明，睾丸缺血2小时，睾丸的生精和内分泌功能可完全恢复。有临床资料表明，睾丸扭转发病后5小时内手术复位者，睾丸挽救率为83%；10小时以内挽救率降至70%；超过10小时者只有20%的睾丸挽救率。

## 四、临床表现

### （一）症状

睾丸扭转发病突然。典型表现为突发性一侧阴囊内睾丸疼痛，常在睡眠中突然痛醒。起初为隐痛，继之加剧并变为持续性剧烈疼痛。疼痛有时向腹股沟及下腹部放射，伴有恶心、呕吐。

### （二）体征

发病早期患侧阴囊可无红肿，扭转时间超过12小时可见阴囊皮肤红肿。睾丸明显肿胀，触痛明显，由于提睾肌痉挛与精索扭转缩短，睾丸向上移位呈横位，有时睾丸可提升到腹股沟外环口处，睾丸与附睾的相对位置发生变化。扭转发生时间较长者，由于局部肿胀严重，睾丸与附睾的界限常不能触清。阴囊托高试验阳性：即托高阴囊时，睾丸疼痛加剧。对阴囊内睾丸缺如的急腹症患者，要高度怀疑隐睾扭转的存在。

**（三）实验室检查**

睾丸扭转患者在血常规检查时可有轻度白细胞增高。

**（四）特殊检查**

多普勒超声血流图可灵敏检测睾丸及精索的血流量，音量大小与血流量大小成正比。在睾丸扭转时，血流量减少或消失。而急性附睾炎时血流量增大。该项检查对睾丸扭转的诊断率可达81.8%。但在扭转早期，静脉瘀滞而动脉搏动仍存在时，可造成假阴性。

同位素 $^{99}$（$^{99}$technetium pertechnetate）睾丸扫描这一检查已成为睾丸扭转术前诊断的准确依据。有关临床资料证实，该项检查诊断的准确率达94%。扫描显示，一侧睾丸血流量减少，则高度提示睾丸血管受到损害。两侧睾丸扫描情况的对比，不难对本病做出准确诊断。

## 五、诊断与鉴别诊断

青少年患者如没有外伤史而突发一侧阴囊内睾丸疼痛，应考虑到本病的可能。依据典型的临床表现及超声检查不难作出明确诊断。本病主要应与下列疾病相鉴别：

1. **急性附睾炎** 睾丸扭转多发于青少年，而急性附睾炎多发生在成年人。睾丸扭转起病急，局部症状较重，全身症状较轻。而急性附睾炎起病较缓，常伴有发热、外周血白细胞增多。附睾炎时能比较清楚地触及肿大和疼痛的附睾轮廓。而睾丸扭转时，附睾的轮廓往往触不清楚。睾丸扭转时睾丸往往上提呈横位，而附睾炎时睾丸常呈下垂状。阴囊抬高试验附睾炎患者抬高患侧阴囊时疼痛缓解，而睾丸扭转时疼痛加剧。

2. **绞窄性腹内疝** 应特别注意与腹腔内睾丸扭转鉴别。腹内疝具有典型的肠梗阻症状和体征。腹腔内型睾丸扭转，没有肠梗阻的体征，而且疼痛点比较固定，甚至在轻柔手法下可触及腹腔内肿大的睾丸。

3. **睾丸附件扭转** 睾丸附件一般指米勒管残余，包括旁睾、迷管、哈勒器官，这些都是中肾的残余。睾丸附件扭转起病亦急，亦好发于青少年。但睾丸本身无变化，仅于睾丸的上方或侧方扪及豌豆大的痛性肿块。

4. **其他** 还须与睾丸脓肿、腹股沟斜疝、外伤和肿瘤相鉴别。

## 六、治疗

睾丸扭转治疗的目的是挽救睾丸。挽救睾丸的关键在于患者从发病到就诊的时间，以及医生首诊的确诊率。患病后就诊的时间愈早愈好。更重要的是，临床医师对于睾丸突发疼痛者就诊时要想到睾丸扭转的可能性，一旦明确诊断，尽快予以手术治疗，对提高睾丸的挽救率全关重要。

**（一）手术复位及睾丸精索固定**

做出诊断后要争取时间尽早手术复位，力争在出现症状6小时内完成手术。在手术探查中，一旦明确睾丸扭转，应立即将睾丸复位，并用温热盐水纱布湿敷10～15分钟。若睾丸血液循环恢复良好，色泽转润，应予以保留，并将睾丸、精索与阴囊内层鞘膜间断缝合固定，以防术后再次扭转，反之则应切除睾丸。

即使对睾丸扭转的诊断有怀疑时，也应及时进行手术探查，这是一个重要的治疗原则。睾丸扭转的解剖缺陷常为双侧性，对侧睾丸亦具有扭转的因素，在手术中处理好患侧睾丸和精索后还须手术固定对侧睾丸，尤其是患侧睾丸已被切除者。

**（二）手法复位**

在发病初期，可试行手法复位。肌内注射度冷丁和阿托品半小时后，将处于横位并上提的睾丸进行轻柔的手法复位。根据睾丸多由外侧向中线扭转的方向，如果是右侧睾丸扭转，则将患睾呈逆时针方向旋转360°，若睾丸于手法旋转复位位置稍下降，使紧张松弛，则说明复位成功。然后用"丁"字带托起阴囊，让患睾充分休息。同样，左侧睾丸扭转手法复位时则应呈顺时针方向旋转。在国内一组72例的临床资料显示，在复位成功的24例中，手法复位成功者为15例，手术复位者为9例。应注意的是，手法复位不能防止以后再次发生扭转。真正根本的治疗方法仍是手术复位，并行睾丸、精索固定术。

## 七、随访与预后

睾丸固定术后应该长期随访并注意观察以下内容：①观察睾丸大小。一般术后随访3～6个月。有随访资料表明，术后仍有17%～23%的患者发生睾丸萎缩。②性功能。要随访到青春期，一般单侧睾丸扭转附加对侧预防性睾丸固定者不会有性功能下降。③生精功能。也应随访到青春期，50%～68% 的手术后患者可出现精液异常，这可能缘于下列因素：单侧睾丸不可能产生两个睾丸所产生的精子；受损或萎缩的睾丸可产生一些异常物质并影响对侧睾丸。

（李小刚）

# 参 考 文 献

[1] 黄子通，于学忠. 急诊医学 [M]. 2 版. 北京：人民卫生出版社，2014.

[2] 于学忠. 协和急诊医学 [M]. 北京：科学出版社，2011.

# 第六十三章 急性肾损伤与肾功能衰竭

## 第一节 从尿闭症到急性肾损伤概念提出的历史过程

早在古希腊时期，著名医学家 Galen 就发现了患者突然无尿的现象，称其为尿闭症（ischuria），并将其分为膀胱充盈型及膀胱空虚型，而后者被认为是对急性肾损伤（acute kidney injury，AKI）最早的认识。1796 年，著名的解剖学家、病理学家 Batista Morgagni 对尿闭症进行组织病理分型，20 世纪初命名为急性布莱特氏病（acute Bright's disease），同期进行了广泛的病理学研究。1917 年，Davies 提出了"战争性肾炎"的概念。1941 年，Bywater 和 Beall 报道了 4 例挤压伤后导致肾功能下降的病例，提出"挤压综合征"的概念，对急性肾衰竭的研究具有里程碑的意义。急性肾衰竭（acute renal failure，ARF）的概念于 1951 年首次被正式提出，随后被广泛应用。但是，一直以来对急性肾衰竭的定义和诊断缺乏统一标准，直接导致其发病率、病死率等流行病学研究结果存在巨大差异，疗效判定也无法达成共识。同时有研究表明，即使是患者轻微的血清肌酐（SCr）改变，也可能与严重的不良预后相关。2002 年，由肾脏病及重症医学医师联合组成的急性透析质量指导组（acute dialysis quality initiative group，ADQI）提出用 AKI 来替代 ARF，并于 2004 年联合正式发表了 AKI 的定义及诊断标准。

## 第二节 急性肾损伤——近年来不断发展与完善的临床认识

AKI 以往称为 ARF，是指由多种疾病引起肾脏功能在短时间内（数小时至数周）急剧下降而出现的临床综合征，表现为血尿素氮（BUN）及血清肌酐（SCr）水平升高、水电解质和酸碱失衡，以及全身各系统症状，可伴有少尿或无尿，可发生于既往无肾脏病者，也可发生在原慢性肾脏病（chronic kidney disease，CKD）的基础上。

### 一、急性肾损伤的定义和分级经历的过程

近年来的临床研究证实，轻度肾功能急性减退即可导致患者病死率明显增加，AKI 的提出以期在病程中早期识别，并进行有效干预。2004 年，ADQI 首次公布了急性肾损伤的诊断和分层标准，即 RIFLE 分级。该标准随后被急性肾脏损伤网络（Acute Kidney Injury Network，AKIN）专家组，精炼成一个 3 分期系统，并于 2007 年在 RIFLE 的基础上对 AKI 的诊断及分级标准进行了修订，达成并制定了新的 AKI 共识，建立了 AKI 的 AKIN 标准。2012 年，改善全球肾脏病预后组织（Kidney Disease：Improving Global Outcomes，KDIGO）发布了《AKI 临床实践指南》，在 AKI 的最新定义和分级系统中强化了这个分级标准，形成了目前使用的 AKI 定义和分级标准，该标准包括 SCr 和尿量的改变。

### 二、不断完善的认识——急性肾脏病概念的提出

尽管有些肾脏功能和结构异常可能达不到目前急性肾损伤和慢性肾脏病的诊断标准，但仍需要积极的医疗关注，避免发生不良预后。2012 年，KDIGO《AKI 临床实践指南》同期提出了急性肾脏病（acute renal disease，AKD）的概念。AKI 进展为 CKD 的时间窗（AKI 后 7～90 天为 CKD 前期）如何定义及管理以往无统一认识，2015 年 11 月，在美国圣地亚哥举行了第 16 届急性疾病质量倡议会议，对 AKD 有关临床问题达成了共

识，此共识明确了 AKD 的定义，首次提出 AKD 分期及相关管理措施，并确定了证据等级。

## 第三节　急性肾损伤——基于不同分期标准的诊断演变

急性肾损伤的诊断始终需要根据原发病因、肾功能急速进行性减退，结合相应临床表现、实验室检查与影像学检查，综合对 AKI 进行诊断。

### 一、急性肾损伤/急性肾衰竭的 RIFLE 分级诊断标准

1. 2002 年，ADQI 第二次会议制定了 AKI 的 RIFLE 分级诊断标准，依据 SCr、肾小球滤过率（GFR）和尿量的变化，将 AKI 按临床严重程度及预后分为 5 期，见表 8-63-1。

2. 该标准对 AKI 进行了定义，是关于成人 AKI 划时代的共识定义，使临床早期诊断成为可能；RIFLE 分期诊断涵盖了肾脏急性损伤肾功能从轻微病变向终末期肾病演变的一个完整的病理过程。RIFIE 标准是第一个受到广泛认同的 AKI 定义及分期标准，对于危重患者，RIFLE 标准有助于早期发现和诊断 AKI，分级严重程度的升高对患者的临床预后有预测价值。RIFLE 标准未考虑年龄、性别、种族等因素对 SCr 的影响；此外，根据公式计算得到的 GFR 估测值，在急性、非稳定状态下对肾功能的评估价值有限，只能作为粗略的参照。

### 二、AKIN 关于急性肾损伤的分级诊断标准（基于 RIFLE）

1. 2004 年国际肾脏病学会（International Society of Nephrology，ISN）、美国肾脏病学会（American Society of Nephrology，ASN）、ADQI、欧洲重症医学协会（European Society of Intensive Care Medicine，ESICM）及急诊医学专业等来自全球多个国家和地区的专家在意大利 Vicenza 成立了 AKIN 专家组，提出采用 AKI 替代 ARF，并在 RIFLE 的基础上对 AKI 的诊断及分级标准进行了修订，达成并制定了新的 AKI 共识，建立了 AKI 的 AKIN 标准。新的 AKI 诊断标准：① 48 小时内 SCr 升高，其绝对值增加 ≥26.4μmol/L（0.3mg/dL），或者增加 ≥50%（达到基线值的 1.5 倍）；②尿量减少 <0.5mL/(kg·h)，持续超过 6 小时。当仅根据尿量改变作为诊断与分期标准时，需排除影响尿量的一些因素，如尿路梗阻、脱水或血容量状态、利尿剂的使用等。将 AKI 分为 3 期，分别与 RIFLE 标准的危险、损伤和衰竭等级相对应，见表 8-63-2。

2. 该 AKI 分期诊断标准与 RIFLE 分期诊断标准相比，主要有以下不同：① AKI 新诊断标准的诊断时间窗为 48 小时；②降低了对 SCr 基础值的要求，扩大了"危险期"的范围，强调了关注

表 8-63-1　急性肾损伤/急性肾衰竭的 RIFLE 分级诊断标准

| 分级 | SCr 或 GFR | 尿量 |
| --- | --- | --- |
| 危险（risk） | SCr 上升或超过原来的 1.5 倍或 GFR 下降 >25% | <0.5mL/(kg·h)超过 6 小时 |
| 损伤（injury） | SCr 上升或超过原来的 2.0 倍或 GFR 下降 >50% | <0.5mL/(kg·h)超过 12 小时 |
| 衰竭（failure） | SCr 上升或超过原来的 3.0 倍或 GFR 下降 >75%；SCr≥354μmol/L 或急性增高≥44μmol/L | <0.3mL/(kg·h)超过 24 小时或无尿超过 12 小时 |
| 肾功能丧失（loss） | 持续肾衰竭超过 4 周 | |
| 终末期肾病（ESRD） | 持续肾衰竭超过 3 个月 | |

表 8-63-2　AKIN 关于急性肾损伤的分级诊断标准（基于 RIFLE）

| 分期 | 血清肌酐（SCr） | 尿量 |
| --- | --- | --- |
| 1 期 | 增加 ≥26.5μmol/L 或增至基线值的 1.5～2.0 倍 | <0.5mL/(kg·h)超过 6 小时 |
| 2 期 | 增至基线值的 2.0～3.0 倍 | <0.5mL/(kg·h)超过 12 小时 |
| 3 期 | 增至基线值的 3.0 倍以上或绝对值≥354μmol/L 且急性增高≥44μmol/L | <0.3mL/(kg·h)超过 24 小时或无尿超过 12 小时 |

SCr 绝对值的变化。SCr 绝对值增加≥26.5μmol/L（0.3mg/dL）即可诊断 AKI，提高了 AKI 诊断的灵敏度；去掉了 GFR 标准，因为在急性状态下评价 GFR 困难且不可靠。与 RIFLE 标准相比，虽然 AKIN 标准可以提高 AKI 诊断的敏感性，但预测危重患者死亡的能力并无提高。而 RIFLE 标准更稳定，更适合用于临床试验的预后研究。也有研究认为，AKIN 标准并没有提高 AKI 诊断的敏感性、可靠性及预测预后的能力。

### 三、急性肾损伤的 KDIGO 分期标准

1. 改善全球肾脏病预后组织（KDIGO），在 RIFLE 和 AKIN 标准的基础上对 2011 年 2 月之前发表的相关文献进行系统回顾，综合循证医学证据，在 2012 年发布的《急性肾损伤临床实践指南》中确立了最新的 AKI 诊断及分期标准，即符合以下情况之一者即可诊断为 AKI：① 48 小时内 SCr 升高≥26.5μmol/L（0.3mg/dL）；②确认或推测 7 天内 SCr 较基础值升高≥50%（增至 1.5 倍）；③尿量＜0.5mL/（kg·h）超过 6 小时。根据 SCr 和尿量，AKI 分为 3 期，见表 8-63-3。

2. KDIGO 指南同时强调，探寻 AKI 的病因十分关键。在诊断和分期的基础上，需要明确 AKI 的病因及危险、易感因素。通过早期诊断、及时救治，有助于提高 AKI 患者的抢救成功率，降低死亡率。

### 四、推荐的 AKD 分期

2012 年，KDIGO AKI 工作组提出 AKD 这一术语来定义任何影响肾功能的急性病症。AKD 的标准包含 AKI 的定义，但也可以定义为肾小球滤过率（GFR）＜60mL/（min·1.73m²）持续时间少于 3 个月，或 3 个月内 GFR 的下降大于 35%，或者 3 个月内血清肌酐升高＞50%。既往无肾脏疾病或有 CKD 的患者均可进展为 AKD。2015 ADQI 对 AKD 有关问题达成了共识。明确了 AKD 的定义，首次提出 AKD 分期及相关管理措施。ADK 是指 AKI 发生后，急性或亚急性肾功能损害和 / 或下降持续 7～90 天；其预后包括痊愈、AKI 复发、恶化或死亡。AKD 是一个新的肾脏疾病名称，有关其流行病学、临床病程和自然病史等具有极大的研究空间。基于 AKI 临床分期与恢复状态，推荐的 AKD 临床分期见表 8-63-4。

表 8-63-3　AKI 的 KDIGO 分期标准

| 分期 | 血清肌酐（SCr） | 尿量 |
| --- | --- | --- |
| 1 期 | 增至基础值 1.5～1.9 倍或升高≥26.5μmol/L（0.3mg/ dL） | ＜0.5mL/（kg·h）持续 6～12 小时 |
| 2 期 | 增至基础值 2.0～2.9 倍 | ＜0.5mL/（kg·h）持续≥12 小时 |
| 3 期 | 增至基础值 3.0 倍或升高≥353.6μmol/L（4.0mg/dl）或开始肾脏替代治疗或年龄＜18 岁者 eGFR＜35mL/（min·1.73m²） | ＜0.3mL/（kg·h）持续≥24 小时或无尿≥12 小时 |

表 8-63-4　推荐的 AKD 分期

| 分期 | 定义 |
| --- | --- |
| 0 期 | 0A：不满足 0B 或 0C 期标准<br>0B：存在持续性肾脏损害、修复和 / 或再生、肾小球或肾小管储备功能降低的表现<br>0C：SCr 低于基线水平的 1.5 倍，但未恢复至基线水平<br>0B/0C：SCr＜基线水平的 1.5 倍，但未恢复至基线水平，且存在持续性肾损害、修复和 / 或再生的表现 |
| 1 期 | SCr 水平是基线水平的 1.5～1.9 倍 |
| 2 期 | SCr 是基线水平的 2.0～2.9 倍 |
| 3 期 | SCr 是基线水平的 3 倍，或 SCr 持续≥353.6μmol/L（≥4.0mg/dL），或需肾脏替代治疗 |

## 第四节　临床治疗策略

AKI 并非单一疾病，不同病因、不同类型 AKI，其治疗方法不同。总体治疗原则是：尽早识别并纠正可逆病因，维持水、电解质和酸碱平衡，适当营养支持，积极防治并发症，适时进行肾脏替代治疗。

### 一、早期病因干预治疗

尽可能明确 AKI 病因，尽快纠正可逆性病因和肾前性因素，及时干预可最大限度地减轻肾脏损伤，促进肾功能恢复。

### 二、营养支持治疗

优先选择肠内营养，酌情限制水分、钠盐和钾盐摄入，不能口服需静脉营养者，营养支持总量与成分应根据临床情况增减。总能量摄入 20～30kcal/(kg·d)，能量供给包括糖类 3～5g(最高 7g)/(kg·d)、脂肪 0.8～1.0g/(kg·d)、蛋白质摄入量 0.8～1.0g/(kg·d)，需要肾脏替代治疗(renal replacement therapy，RRT)的患者为 1.0～1.5g/(kg·d)，连续性肾脏替代治疗(continuous renal replacement therapy，CRRT)且伴高分解代谢的患者，蛋白质最高摄入量为 1.7g/(kg·d)，针对危重患者，血糖靶目标为 6.1～8.3mmol/L。每天补液量为显性失液量加上非显性失液量减去内生水量，每天大致进液量可按前一天尿量加 500mL，对于非失血性休克患者，建议用等张晶体补液而非胶体补液扩容，肾脏替代治疗时补液量可适当放宽。

### 三、并发症治疗

密切随访 SCr、BUN 和血电解质变化。高钾血症是 AKI 的主要死因之一，当血钾 >6.0mmol/L 或心电图有高钾表现或神经、肌肉症状需紧急处理，及时纠正代谢性酸中毒，对内科治疗不能纠正的严重高钾血症(血钾 >6.5mmol/L)、严重代谢性酸中毒(pH<7.15)的患者，应及时给予血液透析治疗。

### 四、肾脏替代治疗

明显的尿毒症综合征，包括心包炎和严重脑病、严重高钾血症(血钾 >6.5mmol/L)、严重代谢性酸中毒(pH<7.15)、容量负荷过重对利尿药治疗无效都是透析治疗的指征。RRT 是 AKI 治疗的重要组成部分，包括腹膜透析、间歇性血液透析和 CRRT 等。重症 AKI 倾向于早期开始 RRT，提倡目标导向的肾脏替代治疗。血流动力学不稳定者，合并急性脑损伤，或其他原因导致颅内压增高，或广泛脑水肿的患者，建议 CRRT。AKI 患者行 RRT 时，透析液和置换液的缓冲碱推荐用碳酸氢盐而非乳酸盐。患者无出血风险和凝血功能受损，也未接受全身抗凝治疗，推荐如下抗凝方案：①间断 RRT 推荐使用普通肝素或低分子肝素；② CRRT 无枸橼酸盐抗凝禁忌证，建议用局部枸橼酸盐抗凝而不用肝素，有枸橼酸盐抗凝禁忌证，建议普通或低分子肝素抗凝。有出血风险且未接受抗凝治疗的患者，建议在 RRT 期间采用如下抗凝措施：建议无枸橼酸盐抗凝禁忌证的患者局部使用枸橼酸盐抗凝而非不抗凝，出血高风险患者 CRRT 期间避免局部使用肝素。当患者肾功能恢复至能满足自身需要时，可停止 RRT，不建议使用利尿剂促进肾功能恢复，或减少 RRT 时间和频率。

### 五、恢复期治疗

AKI 恢复期早期，治疗重点仍为维持水、电解质和酸碱平衡，控制氮质血症，治疗原发病和防止各种并发症。加强营养，给予高糖、高维生素、高热量饮食，并给予优质蛋白、必需氨基酸制剂等。进入恢复期 2～4 周后，应适当锻炼，增强体质，促进机体早日恢复，定期随访肾功能，避免使用损害肾脏的药物及一切对肾脏有损害的因素。一般 3～6 个月即可恢复到原来的健康水平，但少数患者由于肾脏形成不可逆损害，转为慢性肾功能衰竭。

## 第五节　急性肾损伤新型生物标志物——早期识别 AKI 新的希望

### 一、急性肾损伤的生物标志物研究进展

1. 现有的标准主要以血清肌酐及尿量变化作为诊断和分期指标，SCr 对于 AKI 敏感性较

差，在发生 AKI 时，SCr 水平升高相对较晚，且受到患者性别、年龄、体重、物质摄入及用药等多因素影响，而尿量则与补液量密切相关。因此以 SCr 测定及尿量为基础的肾功能评价体系阻碍了 AKI 治疗的进展，需要用更加敏感、特异的方法。寻求 AKI 新型生物标志物弥补肌酐和尿量的不足，可更好地对 AKI 进行早期识别及改善预后。

2. 通过对肾损伤分子 -1（KIM-1）、胱抑素 C（cystatin C）、中性粒细胞明胶酶脂质相关运载蛋白（NGAL）、白细胞介素 -18（IL-18）和肝脂肪酸结合蛋白（L-FABP）、尿 N- 乙酰 -B-D- 氨基葡萄糖苷酶（uNAG）、可溶性髓样细胞表达的激发受体 -1（sTREM-1）、胰岛素样生长因子结合蛋白 7（insulin-1ike growth factor binding protein-7，IGFBP-7）和组织金属蛋白酶抑制物（tissue inhibitor of metalloproteinases，TIMP-2）等进行大量的临床研究表明，每种标志物都有其各自的优缺点。越来越多的研究发现，联合多种标志物能够明显提高早期肾功能监测的灵敏性及特异性，然而需要更多大样本量的前瞻性研究对此进行完善。美国 FDA 已经于 2014 年批准尿液 TIMP-2 与 IGFBP-7 乘积作为临床检测 AKI 的生物标志。TIMP-2 和 IGFBP-7 作为 AKI 的早期生物标志物可能具有广阔的临床应用前景。

## 二、理想的急性肾损伤生物标志物

理想的 AKI 生物标志物应具备如下特点：①检测标本容易获得，无创，易于在床边或临床标准实验室进行，快速、方便、测定费用低廉；②对 AKI 高度敏感，能早期发现和诊断 AKI；③具有较宽的动态范围和诊断阈值，便于统计学分析；④能鉴别损伤部位（近端肾小管、远端肾小管、肾间质或肾血管）；⑤能评价肾脏损伤的持续时间（AKI、慢性肾脏病或慢性肾衰急性加重）；⑥能鉴别 AKI 的病因（缺血、中毒、混合型）；⑦能定义 AKI 的病程和监测对 AKI 干预的临床效果；⑧在探索新药治疗 AKI 方面发挥关键作用。

（邢吉红）

# 参 考 文 献

[1] 急性肾损伤专家共识小组. 急性肾损伤诊断与分类专家共识 [J]. 中华肾脏病杂志，2006，22（11）：661-663.

[2] Arif Khwaja. KDIGO Acute Kidney Injury Work Group. KDIGO Clinical Practice Guideline for acute kidney injury[J]. Nephron Clin Pract，2012，120（4）：c179-c184.

[3] Bellomo R，Ronco C，Kellum JA，et al. Acute renal failure-definition，outcome measures，animal models，fluid therapy and information technology needs：the Second International Consensus Conference of the Acute Dialysis Quality Initiative（ADQI）Group[J]. Crit care，2004，8（4）：R204-R212.

[4] Mehta RL，Kellum JA，Shah SV，et al. Acute Kidney Injury Network：Acute Kidney Injury Network：report of an initiative to improve outcomes in acute kidney injury[J]. Crit Care，2007，11（2）：R31.

[5] 张文武. 急诊内科学 [M]. 4 版. 北京：人民卫生出版社，2017.

[6] 葛均波，徐永健，王辰. 内科学 [M]. 9 版. 北京：人民卫生出版社，2018.

[7] Chawla LS，Bellomo R，Bihorac A，et al. Acute kidney disease and renal recovery：consensus report of the Acute Disease Quality Initiative（ADQI）16 Workgroup. Nature reviews Nephrology，2017，13（4）：241-257.

[8] Vijayan A，Faubel S，Askenazi DJ，et al. Clinical Use of the Urine Biomarker [TIMP-2] × [IGFBP7] for Acute Kidney Injury Risk Assessment[J]. Am J Kidney Dis，2016，68（1）：19-28.

[9] 朱桂军，胡振杰. 急性肾损伤定义及诊断标准的昨天今天与明天 [J]. 中国急救医学，2018，38（2）：114-117.

# 第九篇　代谢及内分泌系统急症

# 第六十四章　酸碱平衡紊乱

正常情况下，机体摄入一些酸性或碱性食物，在代谢过程中也不断生成酸性或碱性物质，但体液的酸碱度依靠体内的缓冲和调节功能仍保持动脉血 pH 值在 7.40（7.35～7.45），这种机体自动维持体内酸碱相对稳定的过程，称为酸碱平衡。病理情况下可因酸碱超负荷、严重不足或调节功能障碍，导致体内酸碱稳态破坏，称为酸碱平衡紊乱（acid-base disturbance）或酸碱失调。

## 第一节　酸碱平衡的调节

凡能释放 $H^+$ 的物质称为酸，凡能接受 $H^+$ 的物质则称为碱。一种酸必然相应地伴有一种碱，酸的强弱取决于释放 $H^+$ 的多少，而碱的强弱则取决于与 $H^+$ 结合的牢固程度。一个酸在水溶液中释放 $H^+$ 的多少可用离解常数 K 表示，K 值愈大，能离解出的 $H^+$ 愈多，即为强酸；反之则为弱酸。蛋白质（$Pr^-$）在体液中与 $H^+$ 结合成为蛋白酸（HPr），而且结合较牢固，所以蛋白质也是一种碱。酸与碱的定义是以能否释放出或结合 $H^+$ 来区分的，体液的酸碱平衡实质上就是体液 $H^+$ 的平衡。

### 一、体液酸碱物质的来源

#### （一）酸主要由机体代谢产生

1. 三大物质代谢的终产物生成碳酸　糖、脂肪和蛋白质氧化分解的最终产物 $CO_2$ 和水结合生成碳酸，其可释出 $H^+$，也可形成气体 $CO_2$，从肺排出体外，称为挥发酸。组织细胞代谢产生 $CO_2$ 的量相当可观，安静状态下，正常成人每天可产生 300～400L，如果全部与水生成 $H_2CO_3$，相当于每天释放 13～15mol 的 $H^+$。任何机体代谢率增加的因素均可导致 $CO_2$ 的产生增加，并主要通过肺的调节增加 $CO_2$ 呼出。

2. 三大物质代谢的中间产物组成固定酸　三大物质代谢的中间产物通常是不能以气体形式由肺呼出，而只能通过肾由尿排出的酸性物质，也称为固定酸或非挥发酸。蛋白质分解代谢产生硫酸、磷酸和尿酸；糖酵解产生甘油酸、丙酮酸和乳酸；脂肪分解代谢产生乙酰乙酸和 β- 羟丁酸。蛋白质的分解代谢是固定酸的主要来源，其生成量与食物中蛋白质的摄入量成正比。成人每天由固定酸所释放的 $H^+$ 仅为 50～100mmol，远少于挥发酸。固定酸可以通过肾进行调节，称为酸碱的肾性调节。

3. 机体有时会摄入一些酸性食物或服用酸性药物，是固定酸的另一来源，但量较少。

#### （二）碱主要来自食物

体内碱性物质主要来自食物，特别是蔬菜和瓜果中所含的有机酸盐，其所含的 $Na^+$ 或 $K^+$ 则可与 $HCO^-$ 结合生成碱性盐。机体的代谢过程中也有碱性物质产生，如氨基酸脱氨基所生成的氨，在肝中代谢成尿素；肾小管泌氨用于中和尿中的酸而保留碱。

### 二、机体的调节机制

#### （一）体液的缓冲

机体的缓冲系统根据其缓冲特点可分为三个基本的缓冲池：血液（细胞外液）缓冲池、细胞内液缓冲池、脑脊液缓冲池，血液缓冲池是维持酸碱稳态的第一线反应，由弱酸及其相对应的弱酸盐组成。

碳酸氢盐缓冲系统是血液中最主要的部分，具有以下特点：①缓冲能力强。在细胞外液中含量最高，总含量占血液缓冲系统的 1/2 以上。②可以进行开放性调节。碳酸能转变为 $CO_2$，将血液的缓冲调节与肺的调节作用联系在一起，碳酸氢盐能通过肾调控，也由此与肾脏调节联为一体。

③仅能缓冲固定酸。体内挥发酸的缓冲主要靠非碳酸氢盐缓冲系统，特别是血红蛋白、氧合血红蛋白缓冲系统发挥作用；磷酸盐缓冲系统存在于细胞内、外液中，主要在细胞内液中发挥作用；蛋白质缓冲系统存在于血浆及细胞内，只有当其他缓冲系统全部动用后，其作用才显现出来。

缓冲调节属于化学反应，其特点是即刻发挥作用，但总体能力有限，仅能减轻酸碱的明显变化，将强酸（碱）变为弱酸（碱），不能彻底清除酸碱。

### （二）肾脏通过排出固定酸或保留碱的量维持 pH 值相对恒定

肾脏的调节作用强大而缓慢，当血浆中 $NaHCO_3$ 的浓度降低时，肾脏加强排出酸性物质和重吸收 $NaHCO_3$，以尽量维持血浆中 $NaHCO_3$ 的正常；相反，碱性物质增多，则减少酸性物质的排出和 $NaHCO_3$ 的重吸收。普通饮食条件下，尿液的 pH 值在 6.0 左右，随着体内酸碱水平的变化，尿 pH 值可降至 4.4 或升至 8.2，足见肾脏调节酸碱的能力之强大。其主要机制如下：①近端小管以 $Na^+-H^+$ 逆向转运的方式泌 $H^+$ 和重吸收 $NaHCO_3$；②远端小管和集合管主动泌 $H^+$，酸化尿液并重吸收 $HCO_3^-$；③近端小管以非离子扩散和 $Na^+-NH_4^+$ 逆向转运方式泌 $NH_3 \cdot NH_4^+$ 同时保碱；④远端小管和集合管以非离子扩散泌 $NH_3$。

### （三）肺脏通过控制挥发酸的释出维持 pH 值相对恒定

肺在酸碱平衡中的作用是通过改变肺泡通气量来控制挥发酸释出的 $CO_2$ 排出量，使血浆中的 $HCO_3^-/H_2CO_3$ 的比值接近正常。延髓呼吸中枢受中枢化学感受器和外周化学感受器的刺激调整呼吸运动的深度和频率。

中枢化学感受器对动脉血二氧化碳分压的变化非常敏感，$CO_2$ 是脂溶性物质，容易通过血-脑屏障，使脑脊液 pH 值降低，$H^+$ 浓度增加，刺激位于延髓腹外侧表面的感受器，兴奋呼吸中枢，使呼吸加深、加快，增加肺泡通气量。$PaCO_2$ 的正常值为 40mmHg，若增加到 60mmHg，肺通气量可增加 10 倍，导致 $CO_2$ 排出显著增加；但如果 $PaCO_2$ 进一步增加到 80mmHg 以上，反而抑制呼吸中枢，称 $CO_2$ 麻醉。

外周化学感受器主要是指颈动脉体化学感受器，能接受缺氧、pH 值和 $CO_2$ 改变的刺激，但较迟钝。动脉血氧分压只有低于 60mmHg 时，才能刺激外周化学感受器，反射性引起呼吸加深、加快，增加肺泡通气量。但 $PaO_2$ 降低对呼吸中枢的直接作用是抑制作用，因此，在慢性高碳酸血症的患者中，不必强调低流量吸氧以维持低氧血症对呼吸中枢的兴奋性。

### （四）组织细胞通过膜内外的离子交换和细胞内液的缓冲系统起调节作用

组织细胞内液是机体酸碱平衡的缓冲池，细胞的缓冲作用通过细胞膜上的离子交换而实现，红细胞、肌细胞和骨组织均能发挥这种作用。通过离子交换，将细胞外的酸碱度变化转移至细胞内，减轻了细胞外液的酸碱度变化并引起继发性离子紊乱，使细胞内液发生同质性的酸碱度变化。

此外，肝脏可以通过尿素的合成清除 $NH_3$ 调节酸碱平衡。在甲状旁腺激素的作用下，骨骼的钙盐分解有利于对 $H^+$ 的缓冲。

上述四个方面的调节因素共同维持体内的酸碱平衡，但在作用时间和强度上是有差别的。血液缓冲系统反应最为迅速，但缓冲作用不持久；肺的调节作用效能大，也很迅速，在数分钟内开始发挥作用，30 分钟时达最高峰，但仅对 $CO_2$ 有调节作用；细胞内液的缓冲能力虽较强，但 3~4 小时后才发挥作用；肾脏的调节作用发挥更慢，常在数小时后方开始发挥作用，3~5 天才达高峰，但其作用强大而持久，能有效地排出固定酸，保留 $NaHCO_3$。

# 第二节 酸 碱 失 调

病理情况下，由于酸碱超负荷、严重不足或调节机制障碍，使 $HCO_3^-$ 或 $PaCO_2$ 发生改变，并超过了机体的代偿调节范围，则必然伴有血液 pH 值的改变。根据原发改变是代谢因素还是呼吸因素，是单一失衡还是两种以上的酸碱失衡同时存在，酸碱失调可分为代谢性酸中毒、呼吸性酸中毒、代谢性碱中毒、呼吸性碱中毒、混合型酸碱失调。

## 一、代谢性酸中毒

代谢性酸中毒（metabolic acidosis）是以血浆

$HCO_3^-$ 原发性减少导致 pH 值降低为特征的酸碱平衡紊乱，它是临床上最常见的酸碱失调。

**（一）病因与分类**

**1. 酸负荷增多**

（1）内源性固定酸生成过多

乳酸酸中毒：疾病导致组织低灌注与缺氧，使细胞内糖的无氧酵解增强；另外，严重肝病使乳酸转化与利用障碍也可引起血乳酸过高。

酮症酸中毒：糖尿病、严重饥饿和酒精中毒会使脂肪大量动员，形成过多的酮体，超过了外周组织的氧化能力及肾脏排出能力。

（2）肾排酸减少

肾衰竭：肾小球滤过率严重降低，体内固定酸不能由尿中排泄，特别是硫酸和磷酸在体内蓄积，血中 $H^+$ 浓度增加。

远端肾小管性酸中毒：集合管泌 $H^+$ 障碍，尿液不能被酸化，$H^+$ 在体内蓄积导致 $HCO_3^-$ 浓度下降。

（3）外源性固定酸摄入过多

水杨酸中毒：大量摄入阿司匹林等，水杨酸根潴留。

甲醇中毒：甲醇在体内很快代谢为甲酸，后者可抑制线粒体细胞色素酶，引起组织缺氧、乳酸积聚，产生阴离子间隙增高的代谢性酸中毒。

含氯的成酸性盐摄（输）入过多：氯化铵、盐酸精氨酸或盐酸赖氨酸等药物在体内代谢可产生大量的 HCl。

**2. 碱性物质绝对或相对减少**

（1）$HCO_3^-$ 直接丢失过多：胰液、肠液和胆汁中碳酸氢盐含量高于血浆，严重腹泻、肠道瘘管或引流等均可引起 $HCO_3^-$ 从肠道丢失；大面积烧伤时，血浆渗出会伴有 $HCO_3^-$ 丢失。

（2）肾 $HCO_3^-$ 重吸收和生成减少

近端肾小管性酸中毒：$Na^+$-$H^+$ 转运体功能障碍或碳酸酐酶活性降低，$HCO_3^-$ 在近端肾小管重吸收减少，尿中排出增多。

大量使用碳酸酐酶抑制剂：乙酰唑胺可抑制肾小管上皮细胞内碳酸酐酶活性，使肾小管对 $HCO_3^-$ 生成和重吸收减少，从尿中丢失。

（3）$HCO_3^-$ 被稀释：快速输入葡萄糖或生理盐水，使血液中 $HCO_3^-$ 被稀释，造成稀释性代谢性酸中毒。

**3.** 根据阴离子间隙（anion gap，AG）值将代谢性酸中毒分为两类，即 AG 增高型代谢性酸中毒和 AG 正常型代谢性酸中毒。

（1）AG 增高型代谢性酸中毒：是指除了含氯以外的任何固定酸血浆浓度升高的代谢性酸中毒，其特点是 $HCO_3^-$ 用于缓冲 $H^+$，包括乳酸酸中毒、酮症酸中毒、磷酸和硫酸排泄障碍在体内蓄积和水杨酸中毒等。固定酸的 $H^+$ 被 $HCO_3^-$ 缓冲，其酸根属于未测定的阴离子，所以 AG 增高，而血氯正常。

（2）AG 正常型代谢性酸中毒：其特点是 $HCO_3^-$ 丢失。当 $HCO_3^-$ 浓度降低，而同时伴有 $Cl^-$ 浓度代偿性升高时，则呈 AG 正常型或高血氯性代谢性酸中毒。常见于消化道直接丢失 $HCO_3^-$、肾小管性酸中毒 $HCO_3^-$ 重吸收减少或泌 $H^+$ 障碍、使用碳酸酐酶抑制剂、高钾血症及含氯的酸性盐摄入过多和稀释性酸中毒。

**（二）病理生理与临床表现**

代谢性酸中毒主要引起心血管系统功能障碍，可产生致死性室性心律失常、心肌收缩力减弱、血管对儿茶酚胺的反应性降低，以及中枢神经系统的功能障碍如疲乏、无力、感觉迟钝、精神萎靡不振甚至意识障碍、昏迷。代谢性酸中毒还常引起高钾血症。

**（三）治疗**

**1. 防治原发病是治疗代谢性酸中毒的基本原则** 急诊常见的代谢性酸中毒包括酮症酸中毒、乳酸酸中毒、酒精中毒、药物服用不当和毒物摄入，治疗上应根据不同病因采取不同的措施。

**2. 采用碱性药物纠正酸中毒** 临床常用的补碱药物 5% $NaHCO_3$，其分子量为 84，$HCO_3^-$ 的分子量为 61，250mL 含 12.5g $NaHCO_3$，5% $NaHCO_3$ 1mL = 0.6mmol $HCO_3^-$，1mmol $HCO_3^-$ = 1.68mL 5% $NaHCO_3$；$HCO_3^-$ 的缺失量（mmol）=（0.38 × $PaCO_2$ − 实测 $HCO_3^-$）× 体重（kg）× 0.6。临床实践中，一般情况下只在 pH < 7.2 时才给予补碱，通常首先补充计算量的 1/2。另外，也可通过 BE 值快速判断补充量：每负一个 BE 值，每千克体重补 5% $NaHCO_3$ 0.3mmol，$HCO_3^-$ > 16mmol/L 时，可以少补或不补。

**3. 补液治疗** 因酮体和乳酸增加导致的代谢性酸中毒需要适当补液治疗。首选生理盐水。

若血钠＞150mmol/L、血浆渗透压＞350mOsm/L，给予 0.45% NaCl 溶液，若血氯升高，可选用乳酸钠或醋酸钠林格液。乳酸酸中毒应避免使用含乳酸的制剂。

**4. 防治血钾和血钙紊乱** 酸中毒时，细胞内外钾分布异常可引起高血钾，并使血中游离钙增多，纠正酸中毒后，钾离子返回细胞内，钙以结合钙的形式存在，易发生低血钾和低血钙。

## 二、呼吸性酸中毒

呼吸性酸中毒（respiratory acidosis）是以血浆 $H_2CO_3$ 浓度或 $PaCO_2$ 原发性增高导致 pH 值降低为特征的酸碱平衡紊乱，是临床上常见的酸碱失衡。

（一）病因与分类

通气障碍是导致呼吸性酸中毒最常见的原因，引起通气障碍的原因包括：①呼吸中枢抑制。颅脑损伤、脑血管病、呼吸中枢抑制剂过量或酒精中毒等。②呼吸肌麻痹。急性脊髓灰质炎、有机磷中毒、重症肌无力及重度低血钾等。③胸廓病变。胸部创伤、严重气胸或胸腔积液、胸廓畸形等。④呼吸道阻塞。喉痉挛、溺水、气道异物等会造成急性呼吸性酸中毒，而慢性阻塞性肺病、支气管哮喘则是慢性呼吸性酸中毒的病因。⑤肺部疾患。心源性肺水肿、重症肺炎、肺间质纤维化和急性呼吸窘迫综合征等。

呼吸性酸中毒按病程分为两类：①急性，指 $PaCO_2$ 急剧升高未达 24 小时；②慢性，指 $PaCO_2$ 高浓度潴留持续超过 24 小时。

（二）病理生理与临床表现

呼吸性酸中毒时，肺脏往往不能发挥代偿作用，体内升高的 $PaCO_2$（$H_2CO_3$）也不能靠碳酸氢盐缓冲系统缓冲，而主要靠血液及细胞内非碳酸氢盐缓冲系统缓冲和肾脏代偿。

呼吸性酸中毒对机体的影响基本上与代谢性酸中毒相似，此外，$PaCO_2$ 升高可引起一系列血管运动和神经精神方面的障碍：①由于脑血管壁上无 α 受体，$CO_2$ 潴留可致脑血管扩张，脑血流量增加，引起持续性头痛，尤以夜间和晨起严重；②高碳酸血症可引起多种精神神经系统功能异常，当 $PaCO_2$ 大于 80mmHg 时，头痛、焦虑不安，进一步可有震颤、精神错乱、嗜睡，甚至昏迷，称为肺性脑病。

（三）治疗

治疗原发病是基本原则，改善通气功能是关键。保持呼吸道通畅，适当给予呼吸兴奋剂，掌握无创或有创机械通气的时机。pH＜7.2 时可暂时、小剂量给予碱性药物，因为肾脏的保碱代偿作用，$HCO_3^-$ 可代偿性升高，错误补碱会导致代谢性碱中毒，使病情加重。

## 三、代谢性碱中毒

代谢性碱中毒（metabolic alkalosis）是以血浆 $HCO_3^-$ 原发性增高导致 pH 值上升为特征的酸碱平衡紊乱。

（一）病因与分类

**1. $H^+$ 丢失过多是代谢性碱中毒的主要原因**

（1）经胃丢失：①胃液中 $H^+$ 丢失，使来自胃壁、肠液和胰腺的 $HCO_3^-$ 得不到 $H^+$ 中和；②胃液中的 $Cl^-$ 丢失可引起低氯性碱中毒；③胃液中 $K^+$ 丢失可引起低钾性碱中毒；④胃液大量丢失引起有效循环血量减少，可通过继发性醛固酮增多引起代谢性碱中毒。

（2）经肾丢失：①使用袢利尿剂时，抑制了髓袢升支粗段对 $Cl^-$、$Na^+$ 和 $H_2O$ 的重吸收，促进远端肾小管泌 $H^+$、泌 $K^+$ 增加，以加强对 $Na^+$ 的重吸收，$Cl^-$ 以氯化铵的形式由尿排出。$H^+$ 经肾大量丢失使 $HCO_3^-$ 大量重吸收，以及因此丧失含 $Cl^-$ 的细胞外液形成低氯性碱中毒。②盐皮质激素过多，尤其是醛固酮可通过刺激集合管泌氢细胞的 $H^+$-ATP 酶促进 $H^+$ 排泌，也可通过保 $Na^+$ 排 $K^+$ 促进 $H^+$ 排泌，而造成低钾性碱中毒。

**2. $HCO_3^-$ 负荷增加** 常为医源性：①消化性溃疡患者服用过量的 $NaHCO_3$；②纠正代谢性酸中毒时滴注过多的 $NaHCO_3$；③大量输入含柠檬酸盐抗凝的库存血，柠檬酸盐在体内代谢后生成 $HCO_3^-$。

**3. 低钾血症** 细胞内的 $K^+$ 向细胞外转移，同时细胞外的 $H^+$ 向细胞内转移，可发生代谢性碱中毒，此时，肾小管上皮细胞内缺 $K^+$，$K^+$-$Na^+$ 交换减少，而 $H^+$-$Na^+$ 交换增多，$H^+$ 排出增多使尿液呈酸性，称为反常性酸性尿。

**4. 肝功能衰竭** 也可引起代谢性碱中毒，原因是血氨升高，而 $NH_3$ 可中和 $H^+$。

根据给予生理盐水后代谢性碱中毒能否被纠

正而将其分为两类：①盐水反应性碱中毒。主要见于呕吐、胃液吸引及应用利尿剂时，由于伴随细胞外液减少、有效循环血量不足，也常有低氯、低钾存在，而影响肾排出 $HCO_3^-$ 的能力，给予盐水扩充细胞外液，补充 $Cl^-$ 能促进过多 $HCO_3^-$ 经肾排出，使碱中毒得以纠正。②盐水抵抗性碱中毒。主要表现为肾上腺皮质激素增多（原发性醛固酮增多症、Cushing 综合征等）和低血钾，补充生理盐水无效。

### （二）病理生理与临床表现

轻度代谢性碱中毒患者通常无症状，或出现与碱中毒无直接关系的表现，严重的代谢性碱中毒可出现：①中枢神经系统功能障碍。烦躁不安、精神错乱、谵妄和意识障碍等。②神经肌肉应激性增高。因游离钙减少，会出现面部和肢体肌肉抽动、手足搐搦和惊厥等。③常伴有低钾血症。

### （三）治疗

代谢性碱中毒治疗的根本是促使血浆中过多的 $HCO_3^-$ 从尿中排出，其手段是在进行基础疾病治疗的同时去除代谢性碱中毒的维持因素。

补充盐水是治疗盐水反应性碱中毒的主要措施。检测尿 pH 值可判断治疗效果，反常性酸性尿患者尿液 pH 值通常在 5.5 以下，细胞外液容量和血 $Cl^-$ 恢复后，$HCO_3^-$ 大量从尿中排出，尿液 pH 值可达 7.0 以上，而尿 $Cl^-$ 浓度也会增加，一般会超过 15mmol/L。此外，如果血 pH>7.6，可以考虑补酸，以盐酸精氨酸最为常用，25% 盐酸精氨酸 10g 加入 5% 葡萄糖溶液 500mL，4 小时用完，24 小时可用 20~40g，需要警惕高钾血症，严重肝肾功能不全的患者禁用。

盐水抵抗性碱中毒需用抗醛固酮药物或碳酸酐酶抑制剂乙酰唑胺干预，并要补钾。

### 四、呼吸性碱中毒

呼吸性碱中毒（respiratory alkalosis）以血浆 $H_2CO_3$ 浓度或 $PaCO_2$ 原发性降低而导致 pH 值升高为特征。

### （一）病因与分类

肺通气过度是各种原因引起呼吸性碱中毒的基本机制。原因如下：①低氧血症和肺部疾患引起通气过度，$PaCO_2$ 下降；②癔症发作、中枢神经系统疾病如脑血管意外、脑炎、脑外伤及脑肿瘤等均可刺激呼吸中枢引起过度通气，某些药物（水杨酸盐类、氨茶碱、孕酮、尼可刹米等）可直接兴奋呼吸中枢致通气增强，甲亢、高热等因机体代谢率过高使肺通气功能增强；③机械通气设置参数不当。

呼吸性碱中毒根据病程分为两类：①急性，指 $PaCO_2$ 在 24 小时内急剧下降；②慢性，指持久的 $PaCO_2$ 下降超过 24 小时。

### （二）病理生理与临床表现

呼吸性碱中毒时，虽然 $PaCO_2$ 降低对呼吸中枢有抑制作用，但只要刺激肺通气过度的原因持续存在，肺的代偿调节作用就不明显。当肺泡通气量超过每天需要排出的 $CO_2$ 时，可使血浆 $H_2CO_3$ 浓度降低，pH 值升高。由低碳酸血症而致的 $H^+$ 减少，可由血浆 $HCO_3^-$ 浓度的降低而得到代偿。

呼吸性碱中毒更易出现眩晕、四肢及口周围感觉异常、意识障碍及低钙性肌肉抽搐，神经系统功能障碍除与碱中毒有关外，还与低碳酸血症引起脑血管收缩导致脑血流减少有关。$PaCO_2$ 下降到 20mmHg 时，脑血流量可减少 35%~40%。

### （三）治疗

防治原发病是治疗呼吸性碱中毒的主要措施。机械通气患者可适当调整潮气量和呼吸频率，癔症患者可酌情使用镇静剂，使用纸袋罩于患者口鼻处重复吸入呼出气体，手足搐搦者可静脉注射葡萄糖酸钙。

### 五、混合型酸碱失调

两种或三种不同类型的单纯型酸碱失调同时发生，称为混合型酸碱失调。

### （一）酸碱一致型二重酸碱失调

#### 1. 呼吸性酸中毒合并代谢性酸中毒

（1）病因：严重通气障碍（$CO_2$ 潴留）伴固定酸增多。常见于：①心跳和呼吸骤停；②慢性阻塞性肺病合并心力衰竭；③糖尿病酮症酸中毒合并呼吸衰竭；④严重低钾血症累及心肌和呼吸肌肉；⑤药物及一氧化碳中毒。

（2）特点：呼吸因素和代谢因素均朝酸性方向发展，$HCO_3^-$ 浓度减少时呼吸不能代偿，$PaCO_2$ 增高时肾脏也不能代偿，呈严重失代偿状态，形成恶性循环，可导致死亡。

#### 2. 代谢性碱中毒合并呼吸性碱中毒

（1）病因：常见于通气过度伴碱潴留，如肝功能衰竭、严重脓毒症、严重创伤等会刺激呼吸中枢使呼吸频率增快，$CO_2$ 排出过多，加之使用排钾利尿剂、剧烈呕吐、大量输入库存血等，使体内碱性物质相对或绝对增多。

（2）特点：因呼吸和代谢性因素均朝碱性方向变化，$PaCO_2$ 降低，血浆 $HCO_3^-$ 浓度升高，两者不能相互代偿，预后极差。

**（二）酸碱混合型二重酸碱失调**

**1. 呼吸性酸中毒合并代谢性碱中毒**

（1）病因：常见于慢性阻塞性肺病患者伴呕吐或应用排钾利尿剂及激素等。

（2）特点：$PaCO_2$ 和 $HCO_3^-$ 浓度均升高，而且升高的程度均超出彼此代偿范围预测值的上限。

**2. 代谢性酸中毒合并呼吸性碱中毒**

（1）病因：常见于危重症患者如休克、脓毒症、急性肺水肿、急性呼吸窘迫综合征等，在呼吸性碱中毒的基础上出现循环衰竭引起的乳酸酸中毒或急性肾损伤引起的代谢性酸中毒。

（2）特点：$HCO_3^-$ 浓度和 $PaCO_2$ 均降低，且小于代偿范围预测值的下限。

**3. 代谢性酸中毒合并代谢性碱中毒**

（1）病因：常见于剧烈呕吐合并腹泻并伴有低血钾和脱水、尿毒症或糖尿病合并剧烈呕吐。

（2）特点：由于导致血浆 $HCO_3^-$ 浓度升高和降低的原因同时存在，彼此互相抵消，血浆 pH 值、$HCO_3^-$、$PaCO_2$ 在正常范围内，AG 升高。

（张新超　王旭涛）

# 参 考 文 献

[1] 李桂源. 病理生理学 [M]. 2 版. 北京：人民卫生出版社，2011.

[2] 朱蕾. 体液代谢的平衡与紊乱 [M]. 北京：人民卫生出版社，2011.

[3] Ashfaq H. Handbook of blood gas/acid-base interpretation[M]. 2nd ed. London：Springer-Verlag GmbH，2013.

[4] Poul-Erik Paulev. The Acid-Base Balance and Disorders. Textbook in Medical Physiology and Pathophysiology[M]. Copenhagen：Medical Publishers，2000.

[5] 张新超. 急危重症容量管理 [M]. 北京：人民卫生出版社，2018.

# 第六十五章　水电解质平衡紊乱与液体复苏

体液（body fluid）是指体内含有的各种液体。正常人的机体含水量随年龄增长而减少，新生儿和幼儿的体液量可达体重的 70% 以上，成人约占 60%，其中细胞外液约占 1/3，细胞内液占 2/3。细胞外液又分为流动于血管和淋巴管内的血液和淋巴液（占体重的 5%），以及其他细胞与组织间液（统称组织液，占体重 15%），其中胃肠道分泌液的容量变化很大，一般占体重的 1%～3%。细胞外液与细胞内液由细胞膜隔开，组织液与血液由血管壁隔开；水分等一切能透过细胞膜与毛细血管壁的物质，可以在细胞内液、组织液、血液之间自由交换。

人体细胞外液主要的阳离子是 $Na^+$、$K^+$、$Ca^{2+}$、$Mg^{2+}$，对维持细胞外液的渗透压、体液的分布和转移起着决定性的作用；细胞外液的阴离子以 $Cl^-$ 和 $HCO_3^-$ 为主，二者除保持体液的张力外，对维持酸碱平衡亦有重要作用。通常，体液中阴离子总数与阳离子总数相等，并保持电中性。

水、电解质紊乱在临床上十分常见。许多器官系统或全身性的病理过程，都可以引起或伴发水、电解质的紊乱；外界环境的一些变化、某些医源性因素如药物使用不当，也常可导致水、电解质紊乱。如果水、电解质紊乱得不到及时纠正，其本身又可使全身各器官系统特别是心血管系统、神经系统的生理功能和机体的物质代谢产生严重不良影响，甚至可导致死亡。

## 第一节　脱　水

人体内水的含量取决于水的摄入、产生与排泄的平衡情况。水摄入量的控制主要在于渴觉中枢，高钠血症、低血容量和低血压均可刺激渴觉中枢诱发渴觉、促进饮水；水排出量的控制主要通过抗利尿激素（ADH）来调节。渴觉中枢和抗利尿激素的分泌细胞位于下丘脑视上核和室旁核，血浆晶体渗透压升高时，ADH 分泌增加，同时刺激渴觉中枢。此外，来自心血管压力感受器与容量感受器（主要位于右心房）的冲动，抑制 ADH 的分泌。当血压降低和 / 或有效血容量减少时，ADH、肾素、血管紧张素及醛固酮的分泌增加，使肾小管特别是集合管重吸收 $Na^+$、水增多。细胞外液量的调节主要表现在渗透压的调节与容量调节两方面。水和钠的关系非常密切，一旦发生代谢紊乱，缺水和失钠往往同时存在。

脱水是指体液从细胞外液的丢失速度和量超过机体摄入，导致细胞外液量减少、有效血容量不足。

### 一、病因与分类

不同原因引起的水、钠代谢紊乱，在缺水和失钠的程度上会有所不同，即水和钠可按比例丢失，也可缺水少于缺钠，或多于缺钠。

#### （一）低渗性脱水

钠丢失多于水丢失，血清钠低于 135mmol/L，血浆渗透压小于 280mOsm/L。

由于呕吐、腹泻丢失大量消化液而只补充水分，是低渗性脱水最常见的原因；大量出汗（一般出汗湿透衬衣、衬裤时，失水约 1 000mL，若是大汗淋漓 1 小时，失水可达 3 000mL；汗液中含钠 5～50mmol/L，系低渗液体）后只补充水分，或大面积烧伤致大量体液丢失而只补充水，或经肾失钠如水肿患者长期连续使用排钠性利尿剂（如氯噻嗪类、速尿等），只补充水分而忽略了钠盐补充皆可引起低渗性脱水，也即低渗性脱水的发生往往与临床措施不当（失钠后只补水而不补充钠）有关，对此当有充分的注意。同时也必须说明的是，即使没有这些不适当的措施，大量体液丢失本身也可以使有些患者发生低渗性脱水，这是因为大量体液丢失所致的细胞外液容量显著减少，可通过对容量感受器的刺激而引起 ADH 分泌增多，结果是肾脏重吸收水分增加，因而引起细胞外液低渗。

在细胞外液容量尚未明显减少时，由于细胞外液渗透压降低，ADH 分泌减少，肾小管上皮细胞对水重吸收减少、肾排出水分增多，一方面使细胞外液渗透压得到一定程度的恢复，具有一定的代偿意义，另一方面却使细胞外液容量进一步减少，如果细胞外液的渗透压仍然得不到恢复，细胞外液还可向渗透压相对较高的细胞内转移，结果是细胞内液并无丢失而细胞外液量则显著减少，患者易发生休克，这是本型脱水的主要特点。

**（二）等渗性脱水**

水、钠按正常比例丢失，血钠与血浆渗透压皆在正常范围；即使是不按比例丢失，但经过机体调节，血钠浓度和血浆渗透压仍维持在正常范围者，亦属等渗性脱水。

各种原因导致的小肠液丧失、大量胸水和腹水形成等是等渗性脱水的主要原因。

等渗性脱水时，细胞外液容量减少可通过容量感受器刺激醛固酮和 ADH 分泌增多而使肾对钠、水的重吸收增加，因而血容量可得到一定的补充，同时尿钠含量减少，尿比重增高；但因渗透压在正常范围，细胞内外液之间维持了水的平衡，故细胞内液容量无明显变化。如血容量减少迅速而严重，患者也可发生休克。

**（三）高渗性脱水**

水和钠同时丢失，但缺水更多，血钠高于 145mmol/L，血浆渗透压大于 310mOsm/L（浓缩性高钠血症）。

高渗性脱水的原因主要包括三个方面：①单纯失水。任何原因引起的过度通气都可使呼吸道黏膜蒸发的水分增加；发热或甲状腺功能亢进等通过皮肤的失水每天可达数升；中枢性尿崩症时 ADH 产生和释放不足，或肾性尿崩症肾远曲小管和集合管对 ADH 的反应缺乏，肾脏可排出大量水分。单纯失水时机体的总钠含量可以正常。②失水大于失钠（即低渗液的丧失）。呕吐、腹泻丧失含钠量低的消化液；大量出汗；反复静脉内输注甘露醇、高渗葡萄糖等时，肾小管液渗透压增高而引起渗透性利尿，排水多于排钠。在这些情况下，机体既失水，又失钠，但失水不成比例地多于失钠。③饮水不足。

因失水多于失钠，细胞外液渗透压增高，刺激渴觉中枢（渴感障碍者除外），促使患者饮水；或刺激下丘脑渗透压感受器使 ADH 释放增多，从而使肾重吸收水增多，尿量减少而比重增高；也可使渗透压相对较低的细胞内液中的水向细胞外转移。因此，高渗性脱水时虽细胞内、外液都有所减少，但因细胞外液可能从几方面得到补充，故而细胞外液和血容量的减少不如低渗性脱水时明显，发生休克者也较少。

**二、临床表现**

根据失水的不同程度，脱水分为三度：①轻度脱水。失水占体重的 2%～3%，表现为口渴、尿少、心悸等，血压可正常。②中度脱水。失水占体重的 4%～6%，表现为明显口渴、声音嘶哑、皮肤干燥、弹性下降，也可出现烦躁、头晕、乏力、有效血容量不足、血压下降、心动过速、直立性低血压等。③重度脱水。失水占体重的 7% 以上，表现为烦渴、谵妄、晕厥、定向力障碍，也可有脱水热，严重容量不足可出现胸痛、腹痛、昏迷等器官灌注不足的表现，甚至低血容量性休克、急性肾功能衰竭。

**三、治疗**

治疗原发病是根本，补液是关键，并兼顾电解质紊乱与酸碱平衡失调。首先对失水量进行评估，选择合适的溶液，并对补液效果及是否出现并发症等密切观察。

**（一）补液量**

补液量 = 已丢失水量 + 继续失水量 + 生理需要量。其中对已丢失水量的估算如下：①根据临床表现估算。轻度脱水：失水量（L）= 现体重（kg）×（2%～3%）；中度脱水：失水量（L）= 现体重（kg）× 5%；重度脱水：按休克处理，以先恢复循环血容量为主。②高渗性脱水也可按血钠浓度计算。失水量（L）=［血钠（mmol/L）－140mmol/L］÷ 140mmol/L × 现体重（kg）× 0.6。③低渗性脱水可按红细胞压积计算。失水量（L）=［（实测红细胞压积 － 正常红细胞压积）/ 正常红细胞压积（男性 0.48，女性 0.42）］× 现体重（kg）× 0.2。

## （二）补液速度

补液首先要恢复有效循环状态，宜前快后慢，第 1 小时内可补液 1 000～2 000mL，以后根据病情调整速度。重症者前 4～8 小时内可补充 1/3～1/2 的失水量，其余的在 24～48 小时补完。具体补液速度应据病情的轻重缓急、年龄和心肺肾功能状态等行个体化调整，疑有心功能不全的患者，应密切监护，记录 24 小时出入量，必要时监测血流动力学状态。

## （三）常用液体

等渗性脱水应用生理盐水、5% 葡萄糖氯化钠、平衡盐溶液；高渗性脱水常用 5% 葡萄糖、0.45% 盐水；低渗性脱水应用 3% 盐水（速度要慢，可与速尿配合治疗）。血浆、白蛋白可用于紧急严重低血容量、合并低蛋白血症者。

## （四）补液途径

轻度脱水尽可能通过口服或鼻饲补充，不足的部分或中、重度脱水者需静脉补液，必要时可两路液体同时输入或加压输液，也可经中心静脉补给。

# 第二节 钠离子紊乱

血清钠的正常值为 135～145mmol/L。血浆渗透压 =2×（血钾 + 血钠）+ 血糖 + 尿素氮，正常值 280～310mOsm/L。

## 一、低钠血症

血清钠低于 135mmol/L 称为低钠血症，主要由体内水分丢失过多和 / 或钠摄入不足引起，大多数低钠血症伴有低渗状态，亦称为低渗性低钠血症。

### （一）病因与分类

低钠血症是临床上最为常见的电解质紊乱，在住院患者中的发生率可达 15%～30%，在老年人群中低钠血症更为普遍，有文献报道，年龄 >60 岁的老年人发生低钠血症的平均危险性是 13～60 岁人群的 2.54 倍，在老年医学科就诊的急诊患者中，低钠血症的患病率接近 50%。老年患者中低钠血症的高发病率主要与以下因素有关：共病发生率增加，经常使用可导致低钠血症的药物及身体维持水稳态的能力下降。

基于临床上不同的容量状态，低钠血症可分为三类：

1. **低容量性低钠血症** 主要见于：①非肾性失钠（尿钠小于 10mmol/L）。消化液丢失、破损的皮肤黏膜丢失、大量放腹水等。②肾性失钠（尿钠大于 20mmol/L）。利尿剂、脱水剂过量，肾小管性酸中毒、肾炎、肾上腺功能不全、原发性慢性肾上腺皮质功能减退症等。

2. **正常血容量性低钠血症** ①抗利尿激素分泌异常综合征（SIADH）：尿钠大于 40mmol/L。②其他（尿钠大于 20mmol/L）：药物（缩宫素、麻醉剂、卡马西平、长春新碱、环磷酰胺、氯磺丙脲等）、抗利尿激素分泌过多（系统性红斑狼疮、肿瘤、血管性疾病、甲状腺功能减低等）、重度黏液性水肿、尿毒症血液透析等。

3. **高血容量性低钠血症** 又称稀释性低钠血症，见于充血性心力衰竭、肝硬化、肾功能衰竭、肾病综合征等，常有水肿，尿钠小于 10mmol/L。20%～30% 的急性失代偿心力衰竭发生低钠血症，尤以稀释性低钠血症常见，而且是心力衰竭不良预后的独立危险因素。

### （二）临床表现

低钠血症的临床症状与血钠浓度改变的速度与程度有关，也与血容量水平相关。轻度低钠血症较常见，特别是服用噻嗪类、袢利尿剂的患者，常无自觉症状，血钠在 130～134mmol/L，每千克体重缺氯化钠约 0.5g；中度低钠血症通常无症状，但快速失钠时可有乏力、厌食、恶心、呕吐、视力模糊、脉搏细速及血压下降，血钠在 120～129mmol/L，每千克体重缺氯化钠 0.5～0.75g；重度低钠血症可有烦躁、意识障碍、癫痫发作及休克表现，可伴有肌肉痉挛性疼痛、阵发性腹痛等，还可出现感觉迟钝、肌腱深反射减弱，病理反射阳性，血钠在 120mmol/L 以下，约每千克体重缺氯化钠 0.75g 以上。

急性低钠血症（持续时间 <48h）往往表现出较明显而严重的神经系统症状与体征。

临床上，诊断低钠血症首先要除外严重高脂质血症或异常高蛋白血症时（如异常球蛋白血症）也可出现的"假性"低钠血症，应通过测定血浆渗透压来鉴别。

其次，评估细胞外液容量状况对于把握病情

和指导治疗非常关键，如血压偏低或下降、皮肤弹性差、血 BUN 升高等，结合上述胃肠液大量丢失、大量放胸腹水、近期大剂量或联合利尿剂治疗等病因基础不难确定低容量状态。输注 24 小时等渗盐水也有助于鉴别真性低钠血症或是稀释性低钠血症，前者的血钠会逐步正常，而后者可因机体自由水不能清除，低渗尿生成障碍，低钠反会更加严重。

口服水负荷试验可帮助诊断 SIADH，但血钠小于 125mmol/L 或症状性低钠血症的患者不宜做此试验。

### （三）治疗

除积极处理原发疾病外，主要是提高血钠浓度，提高的速率根据病情发展、症状严重程度等因素综合考虑，一般按每小时提高血钠 0.5～1.0mmol/L 的速率补充，并提高至 120～125mmol/L 为宜，抑或血清钠的纠正幅度 24 小时最好不超过 8～10mmol/L。补氯化钠量（g）＝［140 - 实测血钠（mmol）］× 体重（kg）× 0.2 ÷ 17（1g 氯化钠含17mmol 钠），第一天先补计算量的 1/3～1/2，根据复查结果再进一步计算、补充。

根据血容量选用补钠液，低血容量状态选用生理盐水、3% 氯化钠注射液等。0.9% 氯化钠常用于老年急性低容量性低钠血症伴有临床症状、或无法确认等容还是低容的低钠血症患者。3% 氯化钠注射液用于伴有中重度症状的低钠血症，尤其是急性低钠血症患者，可以静脉输入或微量泵泵入。血钠在 120～129mmol/L 的中度缺钠的重度症状患者，酌情使用微量泵以 10～15mL/h 的速度静脉补充 3% 氯化钠溶液；血钠 <120mmol/L 的重度缺钠患者，且有反应迟钝、意识淡漠等症状时，则酌情使用微量泵以 15～20mL/h 的速度静脉补充 3% 氯化钠溶液，应用过程中监测血钠并调整用量。静脉应用高渗氯化钠注射液过程中尤其需要注意相应的不良反应如高钠血症、渗透性脱髓鞘综合征（osmotic demyelination syndrome，ODS）、恶心、呕吐、局部皮肤坏死等。

过快纠正低钠血症可能导致中心性脑桥脱髓鞘病变。快速纠正低钠即每小时提升血钠 >1mmol/L 仅限于症状严重（如癫痫、昏迷）和 / 或急性低钠血症者，如前 20 分钟可静脉滴注 3% 氯化钠溶液150mL，20 分钟后复查血钠，酌情重复上述补钠。

伴有水肿的低钠血症采用限制水摄入的方法，通过水的负平衡而使血钠浓度上升，严重情况可使用袢利尿剂如呋塞米，同时予 3% 高渗盐水注射（老年人和心功能衰竭者慎用），治疗过程中注意观察尿量及测定尿 $Na^+$ 量，并注意补钾。

新型利尿剂托伐普坦（tolvaptan）是血管升压素受体拮抗剂，选择性阻断肾小管上的精氨酸血管升压素受体，具有排水不排钠的特点，能减轻水肿，使低钠血症患者的血钠正常化，特别适用于心力衰竭合并低钠血症的患者。

SIADH 患者应限制入量 1 000mL/d。

对于伴有少尿的急、慢性肾衰竭或伴有多器官功能不全及无尿的低钠血症患者，纠正严重的低钠血症可能需要采用血液净化治疗的方法。

## 二、高钠血症

### （一）病因与分类

当机体摄入的水分少于肾脏和肾外失水时，即可出现高钠血症。临床上包括：①浓缩性高钠血症，即各种原因所致的高渗性脱水，是引起高钠血症的主要原因；②潴留性高钠血症，常见于心力衰竭、肝硬化腹水、肾病综合征，以及原发性醛固酮增多症、不同原因的皮质醇增多症等，不适当摄入或输入过多的高渗盐水或碳酸氢钠溶液也可导致高钠血症。此外，脑外伤、脑血管意外、垂体肿瘤等脑部病变所致的渴觉中枢的损害也是高钠血症的原因。

### （二）临床表现

高钠血症以神经精神症状为主要表现，其病情轻重与血钠升高的速度和程度有关。急性高钠血症起病急骤，主要呈脑细胞脱水表现，如淡漠、嗜睡、进行性肌肉张力增加、震颤、运动失调、惊厥、癫痫样发作、昏迷甚至死亡。

### （三）治疗

制止水分的进一步丢失（如治疗原发病症）并补充水分非常重要，补充水分的方法可根据患者的临床情况而定，若病情稳定或不能口服亦不能通过鼻胃管补液的患者，应予 5% 葡萄糖溶液加 0.45% 氯化钠溶液静脉滴注，纠正速度以前 24 小时血钠浓度降低 ≤10～12mmol/L 为宜。潴留性高钠血症要限制钠盐摄入，使用排钠利尿剂呋塞米；严重的高钠血症，可考虑使用透析疗法。

低血容量患者需补充 0.9% 氯化钠注射液以恢复细胞外液容积。

# 第三节　钾离子紊乱

血钾正常值在 3.5～5.5mmol/L，血钾低于 3.5mmol/L 称为低钾血症，血钾高于 5.5mmol/L 称为高钾血症，钾缺失是指体内钾总量减少。低钾血症可反映钾缺失，若是细胞外钾移入细胞内或细胞外液增多致钾稀释，也可表现低钾血症，但体内并无缺钾；反之，若因脱水、细胞外液浓缩，或细胞内钾移出细胞外（如酸中毒时），虽机体钾缺失，但血钾不低。

## 一、低钾血症

### （一）病因

低钾血症的产生主要基于两个方面：钾摄入减少和钾排出过多；此外，钾在体内的分布异常也是低钾血症的发病原因之一。单纯短时间呕吐，胃液中每升含钾不超过 10mmol，一般不易引起低钾，而呕吐可引起代谢性碱中毒，后者可导致尿钾大量丢失，并引起细胞外钾移入细胞内，进而导致低钾，不过，严重腹泻、呕吐经胃肠道失钾仍是小儿失钾最重要的原因。成人失钾主要是经肾途径，多见于长期连续使用利尿药或患有某些肾脏疾病（如肾炎、肾小管酸中毒等），或是各种病理状况如肾上腺皮质增生或肿瘤造成的肾上腺皮质激素分泌过多等。镁缺失往往伴尿钾和尿磷排出增多，也常引起低钾血症，镁不仅对维持正常细胞内的钾很重要，而且也是在缺钾期保留细胞内钾的重要因素；临床上，缺镁常伴随缺钾，如果补充钾盐而不能纠正低钾，就应当考虑是否存在缺镁的问题。

### （二）临床表现

低血钾时心肌兴奋性增强，易出现心律失常尤其室性心律失常，接受洋地黄类药物治疗或抗心律失常药物治疗患者更是如此，严重者可出现尖端扭转型室速、室颤甚至猝死。低钾血症的其他临床表现既与细胞内、外钾缺乏的严重程度相关，也取决于低血钾发生的速度，主要表现为神经、肌肉应激性减退，抑郁、倦怠、嗜睡、意识不清、软瘫，腱反射迟钝或消失，腹胀甚至麻痹性肠梗阻等。

尿钾测定对低钾血症的病因诊断有一定帮助，一般来说，尿钾浓度小于 15mmol/L，属肾外失钾；尿钾浓度大于 20mmol/L，属肾内失钾。

### （三）治疗

不能口服或缺钾严重的患者需静脉输注氯化钾，外周静脉输入浓度不应超过 0.3%，若中心静脉补给，可高浓度使用，每小时输入 0.5～1.0g，24 小时一般不超过 12g。

补钾时尚需注意：①尿量应在 30mL/h 以上；②勿操之过急或中途停止，因为 $K^+$ 进入细胞内的速度很慢，15～18 小时才可达到细胞内、外平衡，而当细胞功能不全如缺氧、酸中毒等情况下，钾达到平衡的时间更长；③短期内大量补钾或长期补钾时，需定期观察，密切监测血清钾浓度及检查心电图以免发生高血钾。

## 二、高钾血症

### （一）病因

引起高钾血症的原因大多与肾功能减退、不能有效排钾有关。严重缺氧、持续性抽搐、溶血、大量内出血、挤压综合征等可使细胞内钾离子直接排出，出现高钾血症。此外，为防止低钾血症而进行补钾治疗、保钾利尿剂及 ACEI 等药物的应用也可导致高钾血症。

### （二）临床表现

高钾血症的临床表现主要为心血管系统和神经肌肉系统，症状的严重性取决于血钾升高的程度和速度、有无其他血电解质和水代谢紊乱合并存在。

高血钾可抑制心肌收缩，出现心律缓慢，心律不齐，严重时心脏停搏于舒张状态。低 $Na^+$、低 $Ca^{2+}$、高 $Mg^{2+}$ 可加剧高血钾对心肌的危害。T 波高尖是高钾血症早期心电图最明显的改变。

其他表现有肢体感觉麻木，疲乏、肌肉酸痛，烦躁不安，严重者可出现吞咽、发声和呼吸困难，以及四肢松弛性瘫痪，浅反射消失，神志不清。

注意鉴别由于止血带过紧、反复握拳、局部拍打、血管内溶血等造成的"假性高钾血症"。

### （三）治疗

首先立即停止补钾，控制引起高钾血症的原因，同时排出体内过多的钾离子，降低血清钾浓度，或采取保护心脏的措施，对抗钾的毒性作用。

1. 静脉注射钙剂（10% 葡萄糖酸钙 10～20mL），可重复使用，或 30～40mL 加入液体中静脉滴注。

2. 静脉注射 5% 碳酸氢钠溶液 100～250mL，对有代谢性酸中毒的患者更为适宜。应注意，碳酸氢钠不能与葡萄糖酸钙合用，否则会产生碳酸钙沉淀。

3. 25%～50% 葡萄糖溶液 100～200mL 加胰岛素静脉滴注。

4. 静脉注射呋塞米 40～80mg。

5. 口服阳离子交换树脂。

6. 透析疗法。

## 第四节　钙离子紊乱

钙离子是人体内含量最多的阳离子，是维持骨骼和神经肌肉功能、影响心肌收缩功能的重要元素。体内总钙量的 99% 分布在骨骼，其他在牙、软组织和血浆中；细胞外液中的钙仅占总钙量的 0.1%，有三种形式：一半以离子形式存在（离子钙），具有生物学活性；40% 与白蛋白结合（蛋白结合钙）；还有少量为与有机阴离子结合的钙离子复合物。血清 $Ca^{2+}$ 水平也受 pH 值的影响：碱中毒时，钙离子与白蛋白结合增多而离子钙下降；酸中毒时，钙离子与白蛋白解离增加，离子钙水平升高（pH 值每降低 0.1，$Ca^{2+}$ 升高约 0.2mmol/L），也即总钙量有时不能反映游离钙的水平。在细胞膜上，钙可以拮抗钾和镁的效应，因此，钙剂可有效治疗高钾血症和高镁血症。

血总钙浓度为 2.2～2.7mmol/L（8.8～10.8mg/dL）。正常情况下，血钙、血磷浓度（mg/dL）的乘积为一常数（35～40），血钙与钙的吸收、排泄及骨钙与循环钙之间的动态平衡有关。

血清蛋白浓度正常时，血钙低于 2.2mmol/L 时称为低钙血症；高于 2.75mmol/L（11.0mg/dL）时称为高钙血症。

### 一、低钙血症

机体总钙测定值的下降并不能真实反映出生理学相关的"低钙血症"，因为随着人血清白蛋白浓度的下降，总钙测定值也相应下降（人血清白蛋白每下降 1mg/L，血清总钙浓度下降 0.05mmol/L）。只有当血钙浓度降至 1.05～1.25mmol/L 以下时，才会出现生理学相关的"低钙血症"。

#### （一）病因

一般来说，低钙血症通常由以下两个过程引起：肠管吸收钙离子减少或骨骼释放钙减少。其病因诸多，主要包括两个方面：①钙离子重新分布，如肾小管疾病、肾功能衰竭、急性胰腺炎、淋巴瘤等；②甲状旁腺素（PTH）作用降低，如甲状旁腺功能减退症、维生素 D 缺乏和镁缺乏等。其中低镁血症值得注意，其多与袢利尿剂治疗有关，此类患者与发生心搏骤停的相关性也较大。应用袢利尿剂治疗可增加尿中钙离子排泄，在此情况下，为维持正常的钙离子浓度，必须从骨钙动员，这一过程由 PTH 控制。然而，当镁离子缺乏时，PTH 的分泌及 PTH 对靶器官骨的效应停止，骨钙动员的过程不会发生，最终导致低钙血症。如果低镁血症不被纠正，低钙血症的表现也较为严重且治疗效果不佳。

#### （二）临床表现

低钙血症对机体的影响与血钙降低的程度可不完全一致，而与血钙降低的速度关系更为密切，主要表现为神经肌肉的应激性和兴奋性增加。通常当血钙浓度 <0.87mmol/L（低血钙危象）时，临床症状明显，四肢和面部感觉异常，肌肉痉挛或抽搐，反射亢进，严重者支气管平滑肌痉挛而发生哮喘，或可引起心力衰竭甚至心搏骤停。

#### （三）治疗

对于急性、有症状的低钙血症尤其是伴有心律失常者，应立即治疗，常用 10% 葡萄糖酸钙 10～20mL 缓慢静脉注射 10 分钟以上，然后再将 10% 葡萄糖酸钙 60～80mL 加入到 500～1 000mL 液体中静脉滴注，2～4 小时测血钙一次，以达 2.20mmol/L 或以上少许为宜，无须补正太高。同时监测血清钾离子和镁离子浓度。

### 二、高钙血症

#### （一）病因

高钙血症的产生或进展有三个主要机制：①骨钙动员增加，为最常见、最重要的机制；②胃肠道吸收钙增加；③尿钙排泄减少。病原学方面，90% 以上的高钙血症是由原发性甲状旁腺功能亢进或其他恶性病症所致。服用噻嗪类利尿剂也可出现高钙血症。

### （二）临床表现

血钙高于或等于 3.75mmol/L（15.0mg/dL）时称为高钙危象，多数患者病情迅速恶化，十分凶险，如不及时抢救，常死于肾功能衰竭或循环衰竭。

主要表现为注意力不集中、皮肤瘙痒、恶心、呕吐、意识障碍、昏迷、腱反射迟钝、肌力下降、肌萎缩，易出现结膜炎、洋地黄中毒、溃疡病、胰腺炎、肾结石、肾功能衰竭等。

血钙升高对心血管的影响差异较大，血钙 $\leq 3.75\sim5.00$mmol/L 时，心肌收缩力增加，超过此水平，心肌收缩功能受到抑制。由于心肌不应期缩短，易于诱发心律失常。此外，高钙血症患者多同时合并低钾血症，此时更易发生致命性心律失常。高钙血症心电图最明显的改变是 QT 间期缩短。

同时测定 1,25-$(OH)_2D_3$、白蛋白、甲状旁腺素、血磷、尿钙等，有助于排除"假性高钙血症"并协助病因诊断。

### （三）治疗

血钙浓度 > $3.75\sim5.00$mmol/L（高钙危象）时，无论有无症状均应治疗。

在心血管功能和肾功能基本正常的情况下，以 $300\sim500$mL/h 的速度静脉滴注 0.9% 氯化钠注射液，产生多尿，待液体充分补充后，输液速度减至 $100\sim200$mL/h。由于多尿过程会进一步降低血钾和血镁浓度，增加高钙血症诱发心律失常的危险，故应注意严密监测并维持血钾和血镁的正常水平。

降钙素是一种速效的肽激素，$4\sim8$IU/kg 皮下注射，每 12 小时一次，与泼尼松合用可以控制严重的高钙血症。

在心力衰竭和肾功能不全患者中，血液透析是快速降低血钙的有效方法。

（张新超）

# 参 考 文 献

[1] Fried LF, Palevsky PM. Hyponatremia and hypernatremia[J]. Med Clin North Am, 1997, 81（3）: 585-609.

[2] Stern RH. Disorder of plasma sodium-causes, consequences, and correction[J]. N Engl J Med, 2015, 372（1）: 55-65.

[3] Verbrugge FH, Steels P, Greiten L, et al. Hyponatraemia in acute decompensated heart failure: depletion versus dilution[J]. J Am Coll Cardiol, 2015, 65（5）: 480-492.

[4] 《老年患者低钠血症的诊治中国专家建议》写作组. 老年患者低钠血症的诊治中国专家建议[J]. 中华老年医学杂志, 2016, 35（8）: 795-804.

[5] Steven GC, Mark AP, Gregory KB. The Cardiovascular implications of hypokalemia[J]. Am J Kidney Dis, 2005, 45: 233-247.

[6] Apurv K, William BW. The management of hyperkalemia in patients with cardiovascular disease[J]. Am J Med, 2009, 122（3）: 215-221.

[7] Gordon FT. Calcium and arrhythmias: ignore at your peril[J]. J Cardiovasc Electrophysiol, 2012, 23（12）: 1372-1373.

[8] James MP, Tetsuya O, Wendy P, et al. Serum magnesium and risk of sudden cardiac death in the Atherosclerosis Risk in Communities（ARIC）Study[J]. Am Heart J, 2010, 160（3）: 464-470.

[9] Shazia A, Gayatri K, Devin S. Hypercalcemic Crisis: A Clinical Review[J]. Am J Med, 2015, 128（3）: 239-245.

[10] 张新超. 急危重症容量管理[M]. 北京: 人民卫生出版社, 2018.

# 第六十六章 糖尿病急症

随着我国糖尿病患病率急剧升高，糖尿病急性并发症随之增加。糖尿病伴发病、高龄、依从性差、药物治疗不规范是糖尿病急症的主要原因。糖尿病急症对患者近、远期生活质量和死亡率均造成重要影响。常见糖尿病急症包括：糖尿病酮症酸中毒、高渗性高血糖状态、糖尿病低血糖症和糖尿病乳酸性酸中毒。目前国内外指南少，部分诊治标准不统一，尚缺乏国人循证依据，结合现有临床诊治证据分述如下：

## 第一节 糖尿病酮症酸中毒

### 一、概念的提出

1828 年 Von Stosch 首次详细描述了一个极度烦渴、多尿、尿糖显著增加，同时伴有精神状态进行性下降直至死亡的糖尿病性昏迷成年患者。相继报道大多数糖尿病性昏迷的患者尿液中含有乙酰乙酸、二乙酸等。19 世纪 90 年代末期，糖尿病性昏迷被认为是一种由于体内过量的乙酰乙酸、β-羟基丁酸导致的"自我中毒"。目前认为糖尿病酮症酸中毒（diabetic ketoacidosis，DKA）是由胰岛素分泌不足及拮抗胰岛素激素不适当升高引起的糖、脂肪和蛋白质代谢紊乱，导致水、电解质和酸碱平衡失调，出现以高血糖、酮症、代谢性酸中毒为主要表现的临床综合征。

DKA 的发生与糖尿病类型有关，与病程无关，约 20% 以上初诊 1 型糖尿病和部分 2 型糖尿病均可出现 DKA。一般认为当血糖 >13.9mmol/L、血酮 >3mmol/L 或尿酮阳性、碳酸氢根 <18mmol/L 或动脉血 pH<7.3 可诊断为 DKA，但目前国内外指南对血糖、血酮的诊断切点尚存争议。

### 二、DKA 是如何发生的

胰岛素活性的相对或绝对缺乏和升血糖激素过多是 DKA 发病的主因。由于激素变化导致糖异生增加、外周组织对葡萄糖利用降低，引起血糖升高，脂肪分解增强，游离脂肪酸释放入血液循环，在肝脏分解产生过量酮体（β-羟丁酸、乙酰乙酸和丙酮），从而造成酮症及代谢性酸中毒。DKA 发生时常伴一系列细胞因子的改变，随着 DKA 的纠正，这些炎症因子可恢复正常。

多数患者起病时，三多一少症状明显，可出现恶心、呕吐、食欲减退等症状，少数患者可表现为腹痛，可能由酮症酸中毒本身引起，50%～75% 的腹痛患者疼痛剧烈似急腹症，易误诊，需要鉴别。患者常有脱水征象，评价脱水程度十分重要。

### 三、治疗进展

1. 补液是治疗的关键，补液的速度和量非常重要。先快速静脉输注生理盐水，旨在补充血容量，恢复组织灌注。老年患者、心衰或肾功能不全的患者应调整补液量及速度。等渗或低渗液体的选择主要根据血钠的浓度，前瞻性研究显示，DKA 患者采用等渗、低渗液体治疗，其治疗效果无显著差异，与晶体溶液相比，采用胶体复苏并不会减少患者的死亡风险。

2. 对中、重度 DKA，目前多采用小剂量普通胰岛素持续静脉滴注 [0.1U/(kg·h)]，可有效抑制脂肪分解和酮体生成，且并发症发生率低。一项前瞻性研究提示，普通胰岛素首次负荷剂量并不能改善疾病结局。近年研究显示，皮下注射长效胰岛素联合静脉普通胰岛素治疗有利于控制血糖及纠正酮症酸中毒，防止反弹性高血糖发生。目前国外指南对于何时补充 5% 葡萄糖或糖盐水的血糖切点值仍存争议。对于轻度 DKA 患者，建议使用皮下注射速效胰岛素类似物。

3. 纠正水电解质紊乱，通过等渗生理盐水治疗，钠、氯失衡可获纠正。DKA 时总钾丢失严重，应严密监测血钾和心电图。

4. DKA 酸中毒随代谢紊乱的纠正而恢复，通常不需要补碱。当血 pH 值在 6.9～7.1 时，有研究认为使用碳酸氢盐对疾病恢复无改善作用；对于血 pH<6.9 的 DKA 患者，可酌情补碱，但目前缺乏高质量的证据支持。

5. DKA 患者处于高凝状态，血栓风险高，静脉血栓栓塞症风险评分高（Padua VTE RAM 评分≥4 分或 IMPROVE VTE RAM≥2 分）或已发生静脉血栓栓塞症者，需抗凝治疗，抗凝种类尚无统一推荐，需进一步研究证实。

### 四、体会与思考

1. DKA 临床表现多样，常被诱因所掩盖，部分患者既往无糖尿病病史，易出现误诊和漏诊，导致严重后果，因此早期诊断、及时治疗有重要意义。感染和依从性差是 DKA 常见的诱因，因此预防感染、健康教育十分重要。

2. DKA 的诊断标准包括高血糖、酮症及酸中毒，但目前血糖及血酮体的诊断切点值仍存在争议。尿酮体不能检测酮体的主要成分，且受多种因素影响，在 DKA 诊断中建议优先选用血酮体。DKA 多合并感染，早期识别感染对 DKA 的救治具有重要意义，大多数 DKA 患者白细胞计数升高，高于 $25.0 \times 10^9$/L 则提示存在感染，但何种炎症指标最有助于感染诊断尚待进一步研究明确。治疗上对于补液种类的选择、胰岛素种类及给药方式、碳酸氢盐及低分子肝素的使用仍存在争议。研究表明，DKA 与肿瘤、心血管事件、肾功能衰竭及认知功能障碍发生相关，但具体机制尚不明确。因此，尚需研究证据规范 DKA 的诊治，以提高救治率和降低死亡率。

## 第二节 高渗性高血糖状态

### 一、概念的提出

在 19 世纪 80 年代，高渗性高血糖状态（hyperosmolar hyperglycemic state，HHS）先后被 Von Freichs 和 Dreschfield 报道，患者呈非典型糖尿病昏迷，表现为极高血糖和尿糖，但没有 Kussmaul 呼吸和烂苹果气味，尿液丙酮试验也为阴性。此后，类似病例先后被报道，直到 20 世纪初期，临床医生及研究者逐渐意识到除 DKA 外，可能还存在另一种完全不同的糖尿病性昏迷。1957 年 de Graeff 通过病例报道详细介绍了没有酮症的糖尿病性昏迷和高渗状态。目前 HHS 的定义和诊断标准是在 1971 年 Gerich、Arieff 和 Carroll 等系列病例报道的基础上建立的，后续临床医生不断对 HHS 的诊治及发病机制进行探索。2009 年美国糖尿病协会（American Diabetes Association，ADA）对 HHS 从临床表现及诊治提出指导意见。2013 年中华医学会糖尿病学分会制定了《中国高血糖危象诊断与治疗指南》。HHS 主要见于老年 2 型糖尿病患者，男女发病率相似。我国高血糖危象全因死亡率达 10%，农村地区高于城市地区，分别为 16% 和 4%。最近研究提示，发生过一次及两次（或以上者）高血糖危象的患者，死亡率较未发生者分别高 2.8 倍和 4.5 倍。

### 二、发病机制研究进展

HHS 是体内胰岛素相对缺乏导致血糖升高引起脱水，或因故无法从外界获得足够水分，进而导致严重的高渗状态。大多数患者只有血糖明显升高，而无 DKA，可能因为 HHS 患者胰岛 β 细胞残留功能抑制脂肪分解。HHS 发病机制可能主要涉及三个方面：①血钠升高；②儿茶酚胺、糖皮质激素分泌增加和胰岛素抵抗加重；③失水与脑细胞脱水。上述因素造成脑细胞脱水和脑供血不足，导致 HHS 患者的神经系统症状比 DKA 更明显。除残余功能的胰岛 β 细胞外，HHS 不发生酮症可能还与其严重失水和严重高血糖抑制酮体产生有关。临床中可遇到 HHS 伴有酮体升高或 DKA 患者伴有血渗透压明显升高，HHS 与 DKA 同时存在，具体机制尚不清楚。

### 三、诊治现状与争议

1. HHS 的诊断依据 ①血糖≥33.3mmol/L；②有效渗透压≥320mOsm/(kg·$H_2O$)；③血清碳酸氢根≥15mmol/L 或动脉血 pH≥7.3；④尿糖强阳性，血酮体阴性或弱阳性。因 HHS 可合并 DKA 或乳酸酸中毒，因此诊断依据中①、③或④不符合时不能作为否定诊断的依据。而美国诊断标准为血糖 >33.3mmol/L；英国的诊断标准血糖 >30.0mmol/L，但血渗透压均要求大于 320mOsm/(kg·H₂O)。各国均把血渗透压界点定为 320mOsm/(kg·H₂O)，是因为研究显示此时血渗透压会引发精神状态的改变。

**2. 治疗策略探索** HHS 死亡率极高，一旦确诊应立刻积极抢救，治疗包括：尽早补液、胰岛素治疗、纠正电解质紊乱、去除诱因及并发症防治等。同时密切监测患者代谢、心、肾和神经系统功能状态，特别需注意防止因严重低血钠而出现中枢脑桥脱髓鞘综合征。

（1）补液：对于重症患者的液体复苏选择，等渗液体快速补液是最好的选择。选择晶体或胶体是否获益更大，尚缺乏临床证据。

（2）胰岛素治疗：目前主张小剂量胰岛素治疗方案，可先静脉推注普通胰岛素 5～10U，继续静脉滴注维持（3～7U/h）。中华医学会指南推荐，当血糖降至 16.7mmol/L 时，则改为 5% 葡萄糖注射液与胰岛素拮抗联合治疗。治疗最初 2 小时血糖下降 >5.6mmol/(L·h) 时，胰岛素剂量应减半；治疗 4 小时后血糖仍下降小于 2mmol/(L·h) 时，胰岛素剂量应加倍。

### 四、体会与思考

HHS 病情变化迅猛，伴发病与合并症多，预后不良。HHS 治疗中发生脑水肿的潜在机制不清，抗凝治疗与否及方式选择等均尚无定论。目前流行病学数据、诊断和治疗标准尚不统一，尚需循证医学证据规范诊治，以有效降低 HHS 的死亡率。

## 第三节 糖尿病低血糖症

### 一、如何定义糖尿病低血糖

糖尿病低血糖症是指因为胰岛素高峰分泌不适当或治疗不当而导致血糖过低的临床综合征。近期发生过低血糖的患者，其引起低血糖症状的血糖阈值进一步下降，而血糖长期控制不佳的患者，引起低血糖症状的血糖阈值升高，故糖尿病患者不能指定一个血糖阈值来定义低血糖症。尽管如此，可以定义一个警戒值，使患者和医护人员注意与低血糖相关的潜在危害，故糖尿病低血糖定义为血糖≤3.9mmol/L。该值约等于餐后血糖浓度正常范围的下限，代表了糖尿病患者激活葡萄糖反向调节系统的血糖阈值，比非糖尿病患者和控制良好的糖尿病患者发生低血糖症状时的血糖阈值高，因此有时间预防临床低血糖的发作。

### 二、糖尿病低血糖症的病因

内源性胰岛素严重缺乏者（1 型糖尿病和晚期 2 型糖尿病），更容易发生医源性低血糖，主要与使用磺脲类、格列奈类或胰岛素有关。有数据表明，30%～40% 的 1 型糖尿病患者每年平均经历 1～3 次严重低血糖发作。其他危险因素包括高龄、认知障碍、肾功能不全、糖尿病病程和不规律的饮食。

### 三、低血糖症对糖尿病患者短期和长期结局的影响

急性低血糖可导致神志不清、意识丧失、癫痫发作，甚至死亡。但某一特定患者对血糖下降的反应取决于该患者发生低血糖的频率。反复发生低血糖可导致触发反向调节以恢复正常血糖的血糖阈值降低。因此，经常发生低血糖的患者缺乏低血糖诱发的肾上腺素反应，直到血糖水平越来越低。部分患者触发低血糖反应的血糖水平比神经低血糖症时更低。这些患者的首发症状是神志不清，他们往往依靠他人的帮助来识别和治疗低血糖。

严重低血糖与严重不良后果（包括心血管疾病死亡率和全因死亡率）关系密切。近期的大型试验结果均提示一次严重低血糖即可增加患者的死亡率。例如，VADT 研究显示，严重低血糖可升高 4 倍心血管死亡率。低血糖可通过多途径促进心血管疾病进展，包括凝血异常、炎症状态、内皮功能异常和交感神经系统激活。

### 四、低血糖症对糖尿病患者治疗目标的影响

为患者制订目标血糖值应取决于患者的年龄、预期寿命、伴发病、偏好，以及低血糖对其生

活影响的评估。2 型糖尿病早期，大多数患者接受改变生活方式和二甲双胍治疗，低血糖风险低。随着病情进展，降糖药物可能会增加低血糖风险。若合并影响预期寿命的并发症和伴发病，血糖目标可适当放宽以避免低血糖发作。接受胰岛素治疗的 1 型或 2 型糖尿病患者，改用长效或短效胰岛素类似物可降低低血糖发生的风险。低血糖高危患者使用胰岛素类似物和持续血糖监测设备更能有效避免低血糖。

### 五、目前已知防治低血糖的策略

降低医源性低血糖风险的有效方法包括患者教育、饮食和运动调整、药物调整、患者及医务人员仔细认真地监测血糖。

1. 低血糖发作，尤其是伴神志改变者，应迅速处理以避免不可逆转的脑损害。

（1）葡萄糖最为快速有效，轻者口服葡萄糖水或含糖食物即可；重者尤其伴神志改变者，需静脉推注 50% 葡萄糖 50mL，必要时重复使用，并需继续静脉点注 5%～10% 葡萄糖液以维持血糖正常。如患者服 α- 糖苷酶抑制剂，应进食单糖类食物以纠正低血糖。门诊患者轻度低血糖通过"规则 15"即可得到纠正。具体包括：摄入 15g 碳水化合物，营养吸收和血糖水平恢复至正常需要 15 分钟，再一个 15 分钟后复测血糖。有些低血糖发作需要≥30g 碳水化合物才能恢复正常。住院患者血糖 <3.9mmol/L 的紧急处理方法是指导患者口服快速吸收的碳水化合物 15～30g。

（2）胰高血糖素可快速有效升高血糖，但维持时间较短。常用剂量为 1mg，可皮下、肌肉或静脉给药。然而，对于大量饮酒或高强度运动后的糖原缺乏患者，不推荐使用胰高血糖素。

（3）关于是否需要在静脉给予葡萄糖前用维生素 $B_1$，这一建议是为了引起对韦尼克脑病的关注。低血糖时，除了纠正低血糖，对怀疑有韦尼克脑病危险的患者，应早期静脉给予维生素 $B_1$。磺脲类相关低血糖持续时间久、程度重。这类患者经口或静脉给予葡萄糖有加重低血糖的潜在可能，因为磺脲类药物介导了葡萄糖刺激的胰岛素分泌。使用短效奥曲肽（静脉或皮下注射 50～75μg）可强烈抑制胰岛素分泌，避免了等待磺脲类药物消退时需要反复口服或静脉注射葡萄糖。

经补充葡萄糖或联合胰高糖素治疗后低血糖被纠正，但神志仍不能转清的患者可短期使用糖皮质激素、甘露醇治疗。

2. 强调及时寻找和确定病因，并针对病因进行治疗，可有效解除低血糖状态和防止低血糖复发。

### 六、体会与思考

严格控制糖化血红蛋白可降低微血管和大血管并发症的风险，但相应低血糖风险增加。因此，糖尿病患者面临终身优化的问题，这种优化策略可通过降低葡萄糖变异性（glucose variability，GV）来实现。GV 是一个人患低血糖或高血糖风险的主要决定因素，反映极端血糖波动相关的并发症风险。糖化血红蛋白不能体现 GV，以及极端低血糖和高血糖伴随的风险。然而，许多研究遇到了"如何量化 GV"的问题。不同的血糖监测方法导致 GV 观察结果不同。每天多次血糖自我监测可以捕获每天血糖波动的情况，持续血糖监测可以将 GV 监测结果定格于每分钟。如果没有对 GV 的实时评估和对葡萄糖波动的实时反映，人工胰腺或糖尿病闭环控制就难以实现。未来需开发新的血糖监测技术和治疗策略，从而有效减少糖尿病高危患者的低血糖发作。

## 第四节　糖尿病乳酸性酸中毒

### 一、概念的提出

糖尿病乳酸性酸中毒（diabetic lactic acidosis，DLA）是糖尿病急性致死性并发症，多发生于伴有全身性疾病或大量服用双胍类药物的患者，其发生率低、死亡率高、预后差。研究提示，DLA 的发生率为 3%，而非糖尿病患者乳酸酸中毒（lactic acidosis，LA）的发生率仅为 0.1%。大血管及微血管病变导致的组织缺氧和丙酮酸代谢障碍是 DLA 的主要原因。

### 二、发病机制进展

乳酸的生成主要是通过葡萄糖无氧酵解途径，由丙酮酸还原而成。在有氧的情况下，丙酮酸可以直接进入线粒体，通过三羧酸循环产生能量，分解成 $H_2O$ 和 $CO_2$。当各种原因导致组织缺氧时，线粒体功能障碍，丙酮酸堆积在胞质转化成乳酸，从而引发 LA。二甲双胍可增加葡萄糖无氧酵解，抑制肝脏及肌肉对乳酸的摄取，抑制糖异生作用。在肝、肾功能不全或处于休克、缺氧的糖尿病患者，无氧酵解产生的乳酸得不到及时的处理，大量堆积便会导致 LA，酸性代谢产物的蓄积抑制心肌收缩力，扩张外周血管，使有效循环血量下降，组织器官灌注不足和缺氧等更加重了酸性代谢产物大量堆积，导致 DLA 加重酸中毒。

### 三、临床诊断现状

#### （一）临床表现和检查

患者起病较急，有深大呼吸（不伴烂苹果味）、神志模糊、嗜睡、木僵、昏迷等症状，可伴有恶心、呕吐、腹痛。缺氧引起者有发绀、休克及原发病表现。常有二甲双胍服用史。但本病症状与体征可无特异性，轻症者临床表现可不明显，可能仅表现为呼吸稍深快，常被原发或诱发疾病的症状所掩盖，应注意避免误诊或漏诊。

血乳酸浓度是诊断 DLA 的特异性指标。血酮体可正常或轻度升高。

#### （二）诊断

口服双胍类药物的糖尿病患者如出现严重酸中毒而血酮体无明显升高应考虑本病可能，如患者血乳酸 >5mmol/L，乳酸 / 丙酮酸 >30/1，碳酸氢根离子 <10mmol/L，阴离子间隙 >18mmol/L，可诊断为 DLA。

### 四、诊疗线索及建议

#### （一）诊断依据及建议

常有二甲双胍服用史，患者起病较急，有深大呼吸（不伴烂苹果味）、神志模糊、嗜睡、木僵、昏迷等症状，可伴有恶心、呕吐、腹痛。缺氧引起者，有发绀、休克及原发病表现。但本病症状与体征可无特异性，轻症者临床表现可不明显，可能仅表现为呼吸稍深快，常被原发或诱发疾病的症状所掩盖，应注意避免误诊或漏诊。血乳酸浓度是诊断 DLA 的特异性指标，正常血乳酸水平小于 2mmol/L，DLA 患者乳酸浓度多超过 5mmol/L，超过 25mmol/L 的患者通常预后不佳。血酮体可正常或轻度升高。因此，对于口服双胍类药物的糖尿病患者，如出现严重酸中毒而血酮体无明显升高，应考虑本病可能。当患者血乳酸 >5mmol/L，乳酸 / 丙酮酸 >30/1，碳酸氢根离子 $HCO_3^-$ <10mmol/L，阴离子间隙 >18mmol/L 可诊断为 DLA。

#### （二）治疗要点及建议

一旦发生 LA，积极寻找诱因，停用双胍类药物，胰岛素不足诱发者应采用胰岛素治疗。缺氧的患者应立即予以吸氧，休克者应积极补液扩容改善组织灌注，必要时使用血管活性药物。积极纠正酸中毒，通常建议血 pH <7.2 时静脉注射碳酸氢钠，但因在降低死亡率或改善血流动力学方面的价值未得到证实，目前主张给予小剂量碳酸氢钠持续静脉滴注，使碳酸氢根离子维持在 14～16mmol/L，动脉血 pH >7.2。另外，肾脏替代治疗在 DLA 的治疗中具有优势，二甲双胍分子量小，蛋白结合率低，易被血液透析清除。

### 五、体会与思考

1. 乳酸水平及循环功能与患者死亡率密切相关，纠正酸碱平衡和改善微循环对 DLA 具有重要作用。

2. 糖尿病肾病时，二甲双胍清除率降低，但当肾小球滤过率（eGFR）大于 30mL/（min·1.73m²）时，并不显著影响循环乳酸水平。相反，有研究提示，大多数二甲双胍相关性 DLA 起病前肾功能正常，表明根据肾功能不全的处方限制并不一定能防止 DLA。二甲双胍对轻中度糖尿病肾病患者的安全性尚需验证。

（马 渝 邓武权）

## 参 考 文 献

[1] Umpierrez G，Korytkowski M. Diabetic emergencies-ketoacidosis，hyperglycaemic hyperosmolar state and hypoglycaemia[J]. Nat Rev Endocrinol，2016，12（4）：222-232.

[2] Bragg F, Holmes MV, Iona A, et al. Association between diabetes and cause-specific mortality in rural and urban areas of China[J]. JAMA, 2017, 317(3): 280-289.

[3] Cardoso L, Vicente N, Rodrigues D, et al. Controversies in the management of hyperglycaemic emergencies in adults with diabetes[J]. Metabolism, 2017, 68: 43-54.

[4] Pasquel FJ, Umpierrez GE. Hyperosmolar hyperglycemic state: a historic review of the clinical presentation, diagnosis, and treatment[J]. Diabetes Care, 2014, 37(11): 3124-3131.

[5] Eubanks A, Raza F, Alkhouli M, et al. Clinical significance of troponin elevations in acute decompensated diabetes without clinical acute coronary syndrome[J]. Cardiovasc Diabetol, 2012, 11: 154.

[6] Firestone RL, Parker PL, Pandya KA, et al. Moderate-intensity insulin therapy is associated with reduced length of stay in critically ill patients with diabetic ketoacidosis and hyperosmolar hyperglycemic state[J]. Crit Care Med, 2019, 47(5): 700-705.

[7] Seaquist ER, Anderson J, Childs B, et al. Hypoglycemia and diabetes: a report of a workgroup of the American Diabetes Association and the Endocrine Society[J]. Diabetes Care, 2013, 36(5): 1384-1395.

[8] Kovatchev B, Cobelli C. Glucose Variability: Timing, Risk Analysis, and Relationship to Hypoglycemia in Diabetes[J]. Diabetes Care, 2016, 39(4): 502-510.

[9] Inzucchi SE, Lipska KJ, Mayo H, et al. Metformin in patients with type 2 diabetes and kidney disease: a systematic review[J]. JAMA, 2014, 312(24): 2668-2675.

[10] Kraut JA, Madias NE. Lactic acidosis[J]. N Engl J Med, 2014, 371(24): 2309-2319.

# 第六十七章 痛　风

## 第一节　痛风的概念和发病率

痛风（gout）是一种单钠尿酸盐沉积所致的晶体相关性关节病，与嘌呤代谢紊乱和／或尿酸排泄减少所致的高尿酸血症直接相关，属代谢性风湿病范畴。痛风可并发肾脏病变，严重者可出现关节破坏、肾功能损害，常伴发高脂血症、高血压病、糖尿病、动脉硬化及冠心病等，具有很大的危害性。

高尿酸血症（hyperuricemia）与痛风均是嘌呤代谢障碍引起的代谢性疾病，但痛风发病有明显的异质性，除高尿酸血症外，还可表现为急性关节炎、痛风石（tophus）、终身不出现症状，但随着年龄增长，痛风的患病率增加，可出现急性关节炎、关节畸形、慢性间质性肾炎和尿酸性尿路结石。高尿酸血症患者只有出现上述临床表现时，才能称为痛风。

不同国家的痛风患病率不同。美国国民健康与营养调查的数据表明，美国痛风的患病率从 1988—1994 年的 2.64% 升至 2007—2010 年的 3.76%。一项英国的大数据研究显示，2012 年英国痛风的患病率约为 2.49%。而目前我国尚缺乏全国范围的痛风流行病学调查资料，但仅根据不同时间、不同地区报告的痛风患病情况推测，我国痛风的患病率在 1%～3%，并呈逐年上升趋势。截至 2016 年 2 月，国家风湿病数据中心（Chinese Rheumatism Data Center，CRDC）的数据显示，我国痛风患者的平均年龄为 48.28 岁（男性 47.95 岁，女性 53.14 岁），且逐步趋年轻化，男女比率为 15∶1。其中大约一半以上的痛风患者超重或肥胖。首次痛风发作时的血尿酸水平，男性为 527μmol/L，女性为 516μmol/L。痛风患者最主要的就诊原因是关节疼痛（男性为 41.2%，女性为 29.8%），其次为乏力和发热。男女发病诱因有很大差异，男性患者最主要为饮酒诱发（25.5%），其次为高嘌呤饮食（22.9%）和剧烈运动（6.2%）；女性患者最主要为高嘌呤饮食诱发（17.0%），其次为突然受冷（11.2%）和剧烈运动（9.6%）。

## 第二节　痛风的病因和发病机制

临床上痛风可分为原发性和继发性两类，前者多由先天性嘌呤代谢异常所致，常与肥胖、糖脂代谢紊乱、高血压、动脉硬化和冠心病等聚集发生，后者则由某些系统性的疾病或者药物引起。其具体病因和发病机制尚不清楚。作为嘌呤代谢的终产物，尿酸主要由细胞代谢分解的核酸和其他嘌呤类化合物，以及食物中的嘌呤经酶的作用分解而来。人体中的尿酸 80% 来源于内源性嘌呤代谢，原发性高尿酸血症与痛风主要由尿酸排泄障碍引起（80%～90%），滤过减少、肾小管重吸收增多、肾小管分泌减少和尿酸盐沉积，且以肾小管分泌减少最为重要，少数为尿酸生成增多，主要由酶缺陷所致。继发性高尿酸血症与痛风则主要是由于肾脏疾病致尿酸排泄较少，骨髓增生性疾病致尿酸生成增多，某些药物抑制尿酸的排泄等多种原因所致。总之，当血尿酸浓度过高和／或在酸性环境下，尿酸可以析出结晶，沉积在骨关节、肾脏和皮下等组织，造成组织病理学改变，导致痛风性关节炎、痛风肾和痛风石等。急性关节炎是由于尿酸盐结晶沉积引起的炎症反应。

在原发性痛风中，遗传因素较为常见，而继发性痛风常为利尿剂相关性痛风。在过去的十几年里，大量的全基因组关联分析（GWAS）研究已经确定了将近 30 个影响血清尿酸水平的基因位点，其中包括编码尿酸盐转运蛋白 1（URAT-1）

和葡萄糖转运蛋白 9（GLUT9）等。需要指出是，痛风的发展是遗传因素和环境因素相互作用导致的，遗传决定个体对疾病的易感性，而环境可诱导易感基因的表达，但是两者之间是如何影响的？从高尿酸血症到痛风又是如何发展的？其相应的具体机制还在研究，目前还知之甚少。关于无症状性高尿酸血症，是否需要考虑改变以往的治疗策略等种种问题还需大量的后续研究。

## 第三节　痛风的诊断

中老年男性，常有家族及代谢综合征表现，在诱因基础上，突然半夜关节炎发作或尿酸性结石肾绞痛发作，大致可考虑痛风，查血尿酸增高可基本确诊。

1997 年美国风湿病协会痛风的诊断标准包括：①关节液内有特异的尿酸盐结晶。②用化学方法或偏振光显微镜证实有尿酸盐结晶的痛风石。③具有下列临床、实验室和 X 线征象等 12 条中的 6 条者：1 次以上急性关节炎发作；炎症表现在 1 天内达高峰；单关节炎；关节发红；第一跖趾关节肿或痛；累及第一跖趾关节的单侧发作；单侧跗骨关节受累；可疑痛风石；高尿酸血证；X 线示关节内不对称性肿胀；X 线示骨皮质下囊变不伴骨糜烂；关节炎发作期关节液微生物培养阴性。凡具备以上三个条件中的一条即可确诊。

当前国内外有多个痛风分类标准。2015 年 ACR 和 EULAR 更新的痛风分类标准较其他标准更加科学、系统与全面。该标准适用于至少发作过 1 次外周关节肿胀、疼痛或压痛的痛风疑似患者。对已在发作关节液、滑囊或痛风石中找到尿酸盐结晶者，可直接诊断痛风。该标准包含 3 个方面，8 个条目，共计 23 分，当得分≥8 分，可诊断痛风。但该标准纳入的受试对象与我国人群存在种族差异，是否对我国痛风患者有完全一致的敏感性和特异性，应进一步开展相关研究。

2015 年 ACR 和 EULAR 制定的痛风分类标准显示，当满足临床表现、实验室检查、影像学检查 3 个方面时，诊断痛风的敏感性为 0.92，特异性为 0.89，AUC 为 0.95；若仅考虑临床表现，其敏感性为 0.85，特异性为 0.78，AUC 为 0.89。

## 第四节　痛风的治疗与预防

痛风属于一种代谢性风湿病范畴，高尿酸血症及痛风对冠心病、糖尿病、脑血管病的潜在影响是不容轻视的。痛风的治疗原则：尽快终止急性关节炎发作、防止复发；纠正高尿酸血症，消除沉积于关节、肾脏的尿酸盐结晶以逆转并发症。

### 一、痛风的一般治疗和预防

调节饮食结构是预防痛风发作的重要环节，避免高嘌呤饮食；素食以碱性食物为主；多饮水，禁止饮酒；低脂饮食，防止肥胖或超重。总之，痛风患者应遵循下述原则：①适量限酒，其中啤酒是最为限制的；②减少高嘌呤食物的摄入，尤其是动物内脏、海鲜制品等；③防止剧烈运动或突然受凉；④减少富含果糖饮料的摄入，鼓励饮水（每天 2 000mL 以上）；⑤注意控制体重，多食新鲜蔬菜，饮食起居规律并禁烟；⑥规律运动和作息；⑦禁烟。对于急性痛风性关节炎的患者，应卧床休息、抬高患肢、防寒保暖。

### 二、药物治疗

#### （一）痛风急性期治疗

对于痛风急性发作期的患者，目前推荐及早（一般应在 24 小时内）进行抗炎止痛治疗，24 小时以内有针对性地使用非甾体消炎药（NSAID）、秋水仙碱或糖皮质激素，可以有效抗炎镇痛，提高患者的生活质量。三类药物中推荐首先使用 NSAID 缓解患者的临床症状。

**1. 非甾体消炎药（NSAID）**　NSAID 的抗炎镇痛效果明确，其明确的作用机制在于抑制环氧化酶（COX）活性，从而达到抑制炎症反应、控制疼痛的作用。NSAID 为痛风急性期首选的药物，该类药物包括有吲哚美辛、布洛芬、双氯芬酸、洛索洛芬钠、舒林酸、美洛昔康，如果患者有较高的胃肠道风险，比如正在服用阿司匹林、抗凝药物、高龄或既往有胃肠损害等情况，建议使用选择性环氧化酶 2（COX-2）抑制药类的非甾体消炎药物，如塞来昔布、依托考昔。

**2. 秋水仙碱**　秋水仙碱属于一种生物碱，通过抑制中性粒细胞和单核细胞释放白三烯、糖蛋白化学趋化因子及 IL-1 等炎性因子，从而发挥抗急性炎症反应的作用。对 NSAID 有禁忌的患者，可以单独使用低剂量秋水仙碱（1.5～1.8mg/d），在患者发作的 48 小时内用药效果更好；高剂量秋水仙碱（4.8～6.0mg/d）能缓解痛风急性期患者的临床症状，但其胃肠道不良反应发生率较高，且容易导致患者因不良反应停药。低剂量与高剂量秋水仙碱相比，在有效性方面差异无统计学意义；在安全性方面，不良反应发生率更低。

**3. 糖皮质激素** 糖皮质激素作为一种较强的抗炎制药，具有快速抑制炎症反应、控制急性症状、缓解率高的特点，对急性痛风患者短期单用糖皮质激素（30mg/d，3 天）可起到与 NSAID 同样有效的镇痛作用，且安全性良好。特别是对 NSAID 和秋水仙碱不耐受及肝肾功能异常的急性发作期痛风患者。上述三种急性期控制急性炎症反应的药物，不建议同时使用。

**（二）降尿酸治疗**

痛风的发作主要与高尿酸水平有关，基于高尿酸血症与痛风的关系，以及血尿酸水平下降在痛风慢性进展中的作用，降尿酸治疗成为控制痛风的主要方法。对急性痛风关节炎频繁发作（>2次/a），有慢性痛风关节炎或痛风石的患者，推荐进行降尿酸治疗，降尿酸治疗的目标是预防痛风关节炎的急性复发和痛风石的形成，帮助痛风石溶解。将患者血尿酸水平稳定控制在 360μmol/L 以下，有助于缓解症状，控制病情。对于重症患者，包括痛风石严重、慢性关节病并反复发作者，建议尿酸控制 300μmol/L 以下。

痛风患者在进行降尿酸治疗时的常用药物如下：

**1. 抑制尿酸生成的药物** 主要指黄嘌呤氧化酶抑制药，建议使用别嘌醇或非布司他。由于别嘌醇的不良反应常呈现剂量相关性和别嘌醇过敏综合征（AHS）等情况，建议小剂量起始，安全有效递增，可获得较好的降尿酸作用。新西兰学者的研究认为，纳入肌酐清除率 <52% 且尿酸 440μmol/L 以上的痛风患者，以基础别嘌醇 50mg/d，每月以 50～100mg 的速度增加，终点研究为尿酸控制 360μmol/L 或出现别嘌醇不良反应；结果显示，根据肌酐清除率予以大剂量别嘌醇能明显改善降尿酸治疗的达标率，同时渐进性递增剂量，具有较好的耐受性。另一种黄嘌呤氧化酶抑制药非布司他，主要经过肝脏代谢，受肾脏影响较小，降尿酸效果优于别嘌醇；非布司他具有稳定的降尿酸作用，对于轻中度肾功能不全的痛风患者安全有效。

**2. 促进尿酸排泄药物** 苯溴马隆和丙磺舒均可用于慢性期痛风患者。苯溴马隆在有效性和安全性方面优于丙磺舒（国内市场目前无此药）。使用苯溴马隆时，应从低剂量开始，服药过程中增加饮水量，碱化尿液，避免与其他肝损害药物同时使用。医师应根据患者的具体情况，针对性地使用以上降尿酸药物，并在用药过程中警惕可能出现的肝、肾毒性和其他不良反应。促尿酸排泄的药物慎用于尿酸性肾结石的患者和重度肾功能不全的患者。

# 第五节 诊疗相关进展

痛风或高尿酸血症已成为继糖尿病后，又一严重危害人类健康的代谢类疾病。上述已经上市的药品各有特点：别嘌醇性价比高，但副作用明显，尤其是我国汉族人群应该慎重选择；非布司他为新一代 XO 抑制剂，在肾脏安全方面优于别嘌醇，但是临床中表现出增加不良心血管事件的风险；苯溴马隆疗效虽好，但可能存在一定的肝损伤，基于其肝毒性担忧，对于有明确肝病的患者需要谨慎使用；秋水仙碱不能降血尿酸，不良反应也比较显著，近几年已被市场逐渐淘汰。可见上述药物都存在比较大的局限性，因此减少不良反应、提高治疗效果成为国内外研发团队新药研究的主攻方向。现有多种临床试验期药物，有新化学实体，也有已上市药物扩大适应证。部分代表药物如下：

## 一、以 URAT1 为靶点的在研新药

肾脏是尿酸的主要排泄途径，血尿酸经肾小球滤过到肾小管，其中 10% 的尿酸从尿液中排出，其余 90% 的尿酸被重吸收回到血液。位于肾小管上皮细胞管腔侧的 URAT1 就是实现尿酸重吸收的主要转运载体。抑制 URAT1 的转运活性，可减少肾小管对尿酸的再吸收，加速尿酸的肾脏

排泄，降低血尿酸，对高尿酸血症起到治疗作用。近年来，越来越多的企业和研发机构以 URAT1 为靶点研制开发治疗高尿酸血症的新药。

### （一）雷西纳德（lesinurad）组合物及其衍生物

雷西纳德（lesinurad）是尿酸转运体 URAT1 抑制剂，用于治疗与难治性痛风相关的高尿酸血症，通过靶向 URAT1 起作用，该药于 2015 年 12 月获得美国食品和药品监督管理局的批准，2016 年 2 月获 EMA 批准上市，临床与 XOI 联合用药用于治疗高尿酸血症引起的痛风。除 URAT1 以外，有机阴离子转运体 4（OAT4）也是雷西纳德的作用靶点，对尿酸外排起到协同促进作用，降低血尿酸浓度，并可显著降低痛风结节的面积，从而用于辅助治疗高尿酸血症相关的痛风，该药多用于慢性关节炎期。

verinurad（RDEA3170）则是新一代 URAT1 选择性抑制剂，相比 lesinurad 有更大的潜力，药物所用剂量较 lesinurad 减少了一个数量级，最大每天服用剂量组为 20mg。目前进展到 II 期临床试验阶段，2018 年其与别嘌醇、非布司他、达格列净合用的临床试验已经完成。结果显示，在 24 周时间内，9mg verinurad 与 80mg 非布司他与达格列净（0,10mg）合用对于无症状高尿酸血症患者的尿酸排泄有着良好的改善作用，相比基线水平，分别降低 265 和 327μmol/L。其他与非布司他合用改善蛋白尿的 2 型糖尿病患者的临床试验、不同剂型胶囊和其他试验已完成。2019 年 7 月，也向国家药品监督管理局递交申请新药上市（IND），后续结果值得期待。

### （二）SHR4640

SHR4640 是国产 1.1 类高尿酸血症和痛风治疗药物，已经进入 III 期临床试验，是目前国内研发进度最快的 URAT1 抑制剂。SHR4640 是一种高选择性的强效 URAT1 抑制剂，除具有显著的降血尿酸作用外，还具有较好的安全性。此外，有人尝试对 SHR4640 进行结构改造，以其他基团代替 SHR4640 中的环丁基和溴基，发现其对 URAT1 的抑制活性相较于 SHR4640 得到改善，其中具有最佳活性化合物的半数抑制浓度（$IC_{50}$）值为 21nmol/L，SHR4640 的 $IC_{50}$ 值为 137.7nmol/L，其上市后未来的市场前景值得期待。

### （三）SIM1909-13

SIM1909-13 是 1.1 类新药，原来名称 URC102，在韩国已处于 IIb 期临床试验阶段，在我国获得临床试验默示许可。体内体外研究显示，SIM1909-13 在 3～10mg 剂量范围内能够显著降低血尿酸水平，并具有良好的剂量-效应相关特征，疗效显著，安全性好。其降尿酸作用强于苯溴马隆，最大效应（$E_{max}$）分别为 46%、23%，药物半数有效量（$ED_{50}$）分别为 3.2、4.5mg/kg。与苯溴马隆相比，SIM1909-13 的暴发性肝炎风险更低，安全性更好。

## 二、其他新药

### （一）奥沙拉嗪钠

奥沙拉嗪钠是又名奥柳氮和 5,5-偶氮二水杨酸钠，首次于 1989 年在丹麦上市，是临床治疗溃疡性结肠炎的新药，属前体药物。奥沙拉嗪钠在结肠细菌作用下分裂成 2 分子 5-氨基水杨酸并作用于结肠，抑制前列腺素合成，抑制炎症介质白三烯的形成，降低肠壁细胞膜的通透性，减轻肠黏膜水肿。2017 年昆明医学院与香港中文大学的联合专利显示，奥柳氮钠有良好的体外黄嘌呤氧化酶抑制活性。同时，也有对应的文章表明，5、10、20mg/kg 奥柳氮钠有良好的体内降尿酸作用。2018 年，奥柳氮钠治疗高尿酸血症、痛风的适应证获批。作为老药新用的实例之一，这也为发掘新的高尿酸血症治疗药物提供了途径与思路。

### （二）LC350189

LC350189 是一种黄嘌呤氧化酶抑制剂，在 II 期临床试验中用于治疗高尿酸血症患者和诊断痛风。2021 年 7 月 1 日，相关公司公布了新型非嘌呤黄嘌呤氧化酶（XO）抑制剂 LC350189 的 II 期研究顶线结果，该研究旨在评估 LC350189 用于痛风患者高尿酸血症慢性管理的安全性和疗效。在第 3 个月时，LC350189 200mg 剂量组患者血尿酸（SUA）≤5mg/dL 患者的比例为 62%，远高于非布司他组的 23% 和安慰剂组的 3%。安全性方面与安慰剂组相比，LC350189 在所有剂量水平的痛风患者中耐受良好。在 TEAE（治疗突发不良事件）的总体发生率方面，活性组和安慰剂组之间没有显著性差异。

## 三、展望

控制尿酸水平是痛风治疗的关键，对预防痛风、痛风反复发作和疾病恶化具有重要意义。虽然降尿酸治疗的时机及应用范围还存在诸多争论，但越来越多的证据显示出降尿酸所带来的利益。也因此，抗高尿酸血症药物的地位在不断提升，黄嘌呤氧化酶抑制剂非布司他的上市加速了抗高尿酸血症药物的发展，URAT1抑制剂的研发为降尿酸未来的发展带来了更大的期待，尤其是具有黄嘌呤氧化酶和URAT1双重抑制作用的抗高尿酸血症药物。尿酸氧化酶类似物作为降尿酸的二线辅助药物，对难治性高尿酸血症的效果较为突出。随着痛风患病率的不断上升，抗高尿酸血症药物的需求不断增加，未来将会涌现出更多的抗高尿酸血症药物。

（李小刚）

## 参 考 文 献

[1] 王昱，邓雪蓉，张卓莉. 2017年英国风湿病学会痛风管理指南 [J]. 中华风湿病学杂志，2018，22（2）：142-144.

[2] 中华医学会风湿病学分会. 2016中国痛风诊疗指南 [J]. 中华内科杂志，2016，55（11）：892-899.

[3] 贾西，张进安. 痛风治疗新理念——EULAR 2016痛风诊治指南的更新要点和解读 [J]. 上海医药，2018（2）：3-7.

[4] Ragab G，Elshahaly M，Bardin T. Gout: An old disease in new perspective- A Review[J]. Journal of Advanced Research，2017，8（5）：S2090123217300450.

[5] Engel B，Just J，Bleckwenn M，et al. Treatment Options for Gout[J]. Deutsches Arzteblatt International，2017，114（13）：215.

[6] Qaseem A，Harris RP，Forciea MA. Management of Acute and Recurrent Gout: A Clinical Practice Guideline From the American College of Physicians[J]. Annals of Internal Medicine，2017，166（1）：58-68.

# 第六十八章 内分泌危象

内分泌危象起病隐匿、难以识别,病情进展迅速,患者预后差,通常具有以下特点:①存在内分泌及代谢系统的基础疾病,详细询问病史及体格检查十分必要;②发病机制多不明确,常在一定诱因下起病,如治疗中断、感染或应激等,发病率低,但死亡率极高;③常在短期内出现危及生命的全身多器官和系统的严重代谢紊乱,临床表现缺乏特异性,一时难以识别,给疾病的早期诊断带来一定困难,从而延误了最佳治疗时机,也是导致该类疾病高死亡率的原因;④治疗上去除诱因是关键,根据具体情况及时调整激素水平,同时纠正休克,维持水和电解质平衡;⑤加强治愈患者对疾病认知方面的教育指导,注意避免诱发因素,预防危象的再次发生。

有些危象由于发病率低,临床较为少见,国内外尚缺乏统一的临床指南,给诊治带来一定困难,尽管有广泛的临床经验报道,但还存在不少问题待解决。另外,本章节因尚缺乏国内诊治指南推荐,我们主要参考了国外指南,鉴于基因背景和环境不同,在诊治时应积累资料、提炼循证证据,为我国指南的编撰奠定基础。

## 第一节 垂体危象

### 一、概念的提出

1914 年、1934 年西蒙、席汉先后报道了腺垂体功能减退的临床表现(又称西蒙病)和产后出血引起垂体缺血性坏死(Sheehan 综合征)。垂体危象是指腺垂体功能减退患者未经系统、正规激素补充治疗或治疗中断,或遇到感染、外伤、手术、麻醉和镇静药应用、精神刺激、寒冷、饥饿、急性胃肠功能紊乱等诱因或发生垂体卒中时,垂体促肾上腺皮质激素细胞和促甲状腺激素细胞功能进一步丧失而诱发多种代谢紊乱和器官功能失调,表现为休克、昏迷和严重代谢紊乱等,如不及时诊治,常常迅速危及生命。

### 二、病因学研究进展

在各种导致腺垂体功能减退的病因中,垂体卒中、急性垂体炎、脑外伤及 Sheehan 综合征是引起垂体危象最常见的病因。由于缺乏特异的垂体功能减退临床表现,症状渐进性加重,难以早期诊断,通过详细询问病史和查体,对高度怀疑者完善激素水平检测。

垂体卒中的病因尚不明确,考虑可能与垂体缺血、受压、垂体供血血管不完全成熟和垂体瘤的类型有关。国内学者对垂体卒中的危险因素回顾性研究提示,男性、无功能性垂体腺瘤和大腺瘤是垂体卒中的高危因素。

Sheehan 综合征是垂体危象的另一常见病因,其临床特征通常为垂体功能减退进展缓慢,在垂体损伤后数年才表现出明显垂体激素缺乏。Goswami 研究提出,腺垂体功能减退的发生除垂体最初损伤之外,在疾病的发病机制中还有其他因素参与,自身免疫可能参与了这一过程。由于组织坏死而暴露于正常免疫系统,抗原可能通过调节自身免疫,导致垂体功能减退延迟发生。De Bellis 研究也提出,Sheehan 综合征患者存在针对垂体的自身抗体,可能在垂体功能减退症发病多年后出现,因此,在最初的垂体损伤后,并不能确定这些自身抗体的存在。这些抗体是否是 Sheehan 综合征的病因或由 Sheehan 综合征产生,有待于进一步研究。

在中度至重度创伤性脑损伤患者中,20%～30% 出现垂体功能受损,但因脑外伤后临床表现复杂多样,其诊断率低,对于颅脑外伤后出现严重低钠血症或肾上腺危象的患者,应进一步评估下丘脑 - 垂体激素情况,防止出现垂体危象。

## 三、治疗策略的探索

及时通过筛查垂体激素水平明确诊断，及早给予激素替代治疗，是预防危象发生的关键。对于垂体功能低下的患者，应慎用镇静、降糖药物，积极预防感染及应激刺激，防止垂体危象的发生，降低死亡率。

垂体危象的治疗包括解除病因、激素替代、纠正低血糖、纠正低血压和维持水电解质平衡（主要是纠正低钠血症）及对症处理、维持生命体征平稳。要点如下：

**1. 补充糖皮质激素** 垂体危象治疗建议 24 小时补充糖皮质激素 100～300mg，根据患者的临床表现及并发症情况，调整激素补充剂量。在应激解除后，应逐渐减至维持量。皮质醇分泌表现出明显的昼夜节律，目前没有可用的糖皮质激素治疗方案能够准确模拟正常的皮质醇昼夜节律。

**2. 补充甲状腺激素** 甲状腺激素替代治疗应晚于糖皮质激素的应用，建议以 L-$T_4$ 补充甲状腺激素，推荐的 L-$T_4$ 剂量为 $1.6\mu g/(kg\cdot d)$，目标 $FT_4$ 水平为接近参考范围的上限。血清 TSH 不能作为甲状腺激素替代是否合适的指标。

**3. 纠正低钠血症** 关于低钠血症最佳纠正速率争议很大，欧洲及美国关于低钠血症的指南一致认为，急性和慢性低钠血症的上限（而不是目标）应在每天 10mmol/L 左右。强调在积极纠正低钠血症期间密切监测血钠值，以免矫枉过正。

## 四、体会与思考

垂体危象发病率低，误诊、延迟诊断率高，通过临床表现、查体和辅助检查筛查高危患者，及时、规范治疗是降低死亡率的关键。值得注意的是，腺垂体功能减退可掩盖神经垂体激素缺乏的症状，因此，腺垂体激素补充后需注意尿崩症症状，必要时给予抗利尿激素类似物治疗，避免因电解质酸碱失衡加重病情。

# 第二节 甲亢危象

## 一、疾病概述

甲亢危象是循环血中甲状腺激素（thyroid hormone，TH）过多导致多器官功能衰竭，是甲状腺毒症的严重临床表现，各器官、系统损害均可出现，起病后数天或数小时病情快速进展，充血性心力衰竭为常见死亡原因。

## 二、诊断标准探索

目前尚缺乏统一诊断标准，$T_4$ 和 $T_3$ 升高及 TSH 降低为常见表现，但并非所有患者均伴有 $T_3$、$T_4$ 水平升高，故不能完全依赖实验室检查诊断甲亢危象。目前相关指南对甲亢危象的诊断推荐 1993 年 Burch 和 Wartofsky 等结合临床表现对甲亢危象进行鉴别的评分系统（表 9-68-1）。该评分系统缺乏特异性，因此开始治疗的决定往往

表 9-68-1　Burch 和 Wartofsky 提出的甲亢危象诊断标准

| 临床表现 | 评分 |
|---|---|
| **体温调节障碍**（体温 /℃） | |
| 37.2～37.7 | 5 |
| 37.8～38.2 | 10 |
| 38.3～38.8 | 15 |
| 38.9～39.2 | 20 |
| 39.3～39.9 | 25 |
| ≥40.0 | 30 |
| **中枢神经系统症状** | |
| 轻度（激动） | 10 |
| 中度（谵妄，精神错乱，极度倦怠） | 20 |
| 重度（惊厥，昏迷） | 30 |
| **胃肠道 - 肝功能不全** | |
| 轻度（腹泻、恶心 / 呕吐、腹痛） | 10 |
| 重度（不明原因黄疸） | 20 |
| **心血管功能障碍**[心动过速 /（次 /min）] | |
| 90～109 | 5 |
| 110～119 | 10 |
| 120～129 | 15 |
| 130～139 | 20 |
| ≥140 | 25 |
| 心房颤动 | 10 |
| **心力衰竭** | |
| 轻度（足部水肿） | 5 |
| 中度（双肺底啰音） | 10 |
| 重度（肺水肿） | 15 |

累计分数≥45：甲亢危象；累计分数 26～44：危象前期；累计分数≤25：无危象。

基于临床判断。2016 年日本甲亢危象指南，基于 FT$_3$、FT$_4$ 水平，以及有无中枢神经系统表现、心动过速、发热、心力衰竭、消化道及肝脏表现，将甲亢危象分为 TS1 期（确诊甲亢危象）及 TS2 期（警惕甲亢危象）。

### 三、治疗进展

#### （一）药物治疗

具体用药类型、给药途径及推荐使用的治疗剂量国内外仍有争议。

**1. 抗甲状腺药物**　T$_3$ 增高为主的甲亢危象首选丙硫氧嘧啶（propylthiouracil，PTU），T$_3$ 正常的甲亢危象使用 PTU、甲巯咪唑（methimazole，MMI）均可。当存在以下情况：意识障碍、呕吐、严重腹泻、活动性消化道出血、肠道充血水肿时，可使用 MMI 静脉给药。抗甲状腺药物在不同病因引起的甲状腺危象中具体使用方案有所不同。

**2. 其他药物治疗**

（1）β 受体阻滞剂：国外指南认为，选择性 β 受体阻滞剂具有更好的心脏保护、预防房颤作用，特别是适用于哮喘稳定期的患者。

（2）抗凝治疗：2018 年欧洲指南认为，甲亢危象时，所有房颤患者均应使用抗凝药物治疗。2016 年日本《甲亢危象管理指南》指出，CHARDS2 评分≥1 分时即应抗凝治疗，推荐使用达比加群酯、阿哌沙班。

#### （二）降低血 TH 浓度

当药物治疗效果不满意时，可选用治疗性血浆置换（therapeutic plasmapheresis，TPE）迅速降低血 TH 浓度。TPE 通过输注新鲜血浆可置换绝大部分与甲状腺激素结合的球蛋白、过多的促甲状腺激素受体抗体、儿茶酚胺、胆红素等，有效纠正甲状腺毒血症，同时也可补充甲亢危象中减少的凝血因子。大量个案报道已证实 TPE 的有效性和安全性。国外指南建议，甲亢危象时可使用 TPE，《美国血浆置换协会 TPE 临床应用指南》提出 TPE 治疗甲亢危象的证据推荐为 II-3。

#### 四、体会与思考

甲亢危象发病率相对较低，患者病情重，目前相关研究多为回顾性研究，缺乏大规模前瞻性试验。甲亢危象治疗时，PTU、MMI 治疗地位可

否等同；甲亢危象中轻度精神行为异常是否需干预治疗；康复治疗对甲亢危象引起的神经系统并发症是否有效；纠正凝血功能治疗和 TPE 治疗是否临床受益等，均需要进一步临床试验证实。

## 第三节　甲状腺功能减退危象

### 一、概念的提出

甲状腺功能减退危象也称甲减危象或黏液水肿昏迷，尽管患病率低，但死亡率高，多见于年龄大或长期未经诊治的甲减患者。

1878 年，为了描述导致血管和神经障碍的黏液性水肿的不同临床症状，Ord 提出了"黏液水肿"这个概念。75 年后，Summers 对 4 例黏液水肿患者进行了详细的病例报道，疾病终末期均出现了低体温和昏迷。本病发病率约为 1.08%，死亡率高达 29.5%。

甲减危象主要表现为意识状态改变、低体温、心脏功能障碍、胃肠道功能障碍、代谢紊乱（如低钠血症、低血糖、低氧血症、高碳酸血症）及肾功能损伤等。Yosuke 研究提示，约有 1/3 的患者在整个病程中都不出现昏迷，致使该类疾病早期不容易被识别，为避免误导临床医生，有学者提出"黏液水肿危象"可能较"黏液水肿昏迷"更为合适。

### 二、诊断标准的探索

本病尚无统一诊断标准，在存在明显诱发因素的情况下，结合甲状腺功能可考虑诊断。Popoveniuc 提出基于体温、中枢神经系统症状、胃肠道症状、诱发事件、心血管功能障碍和代谢紊乱的评分系统有助于临床早期识别及诊断（表 9-68-2）。

其他心电图表现包括：QT 间期延长、低电压、束支传导阻滞、非特异性 ST-T 改变、心肌梗死等。

### 三、治疗策略及研究进展

#### （一）甲状腺激素替代治疗

目前国内诊治指南及共识建议甲状腺激素初始替代治疗，通常建议静脉使用左旋甲状腺素（L-T$_4$），负荷剂量可达 200～400μg。此后可给予每天 1.6μg/kg 的替代剂量。如静脉用甲状腺素难

表 9-68-2　黏液水肿昏迷的诊断评分系统

| 临床表现 | 评分 |
|---|---|
| **体温调节障碍**（温度 /℃） | |
| ＞35 | 0 |
| 32～35 | 10 |
| ＜32 | 20 |
| **中枢神经系统表现** | |
| 无 | 0 |
| 嗜睡 | 10 |
| 反应迟钝 | 15 |
| 昏睡 | 20 |
| 昏迷 / 癫痫 | 30 |
| **消化道反应** | |
| 厌食 / 腹痛 / 便秘 | 5 |
| 肠蠕动减慢 | 15 |
| 麻痹性肠梗阻 | 20 |
| **诱发事件** | |
| 无 | 0 |
| 有 | 10 |
| **心血管系统功能障碍** | |
| ［心动过缓 /（次 /min）］ | |
| 无 | 0 |
| 50～59 | 10 |
| 40～49 | 20 |
| ＜40 | 30 |
| 其他心电图改变 | 10 |
| 心包 / 胸腔积液 | 10 |
| 肺水肿 | 15 |
| 心脏扩大 | 15 |
| 低血压 | 20 |
| **代谢紊乱** | |
| 低钠血症 | 10 |
| 低血糖 | 10 |
| 缺氧 | 10 |
| 高碳酸血症 | 10 |
| GFR 下降 | 10 |

肾小球滤过率（glomerular filtration rate，GFR）分值≥60：可确诊为黏液水肿性昏迷；26～59 分：为黏液水肿性昏迷高危状态；≤25 分：可暂不考虑黏液水肿性昏迷。

以获得，通常经胃管注入 L-T$_4$，该方法已被证明同样有效。具体使用剂量尚无定论，Yosuke 等研究提示，使用 L-T$_4$ 每天最大剂量分别为＜100μg/d、100～199μg/d 及≥200μg/d 的三组患者死亡率无明显差异。有条件时可静脉注射 L-T$_3$，负荷剂量为 5～20μg，随后每 8 小时维持剂量为 2.5～10μg。治疗期间应避免大剂量 L-T$_3$，因其与死亡率相关。

**（二）糖皮质激素的应用**

早期研究建议黏液水肿昏迷患者在给予甲状腺激素替代治疗之前，应使用类固醇进行治疗，直到排除肾上腺功能不全，近期有研究则认为接受类固醇、儿茶酚胺和机械通气治疗的患者死亡率明显高于未接受这些治疗的患者。这也可能与该类患者病情相对较重有关，具体机制尚需要进一步研究证实。

## 四、体会与思考

黏液水肿性昏迷是甲状腺功能减退症的极端形式，如不及时治疗，死亡率极高。早期识别及治疗是降低死亡率的关键，近年来提出的一些新概念、诊断评分系统等对黏液水肿昏迷的早期诊断、治疗和提高防治水平等均具有重要意义，但由于其罕见性及突发性，具体发病机制、诊断标准、强化治疗等方面都还有许多尚未解决的问题。

# 第四节　甲状旁腺危象

## 一、概念及疾病发展历史

甲状旁腺危象（parathyroid storm，PS）也称高钙危象或急性甲状旁腺功能亢进症，是甲状旁腺功能亢进患者在脱水、手术、摄入大量钙、囊性甲状旁腺腺瘤出血或破裂、腺体梗死等情况下，症状加剧而发生 PS，发病率占原发性甲状旁腺功能亢进患者的 1.6%～6.7%。

1925 年，Collip 研究甲状旁腺激素（parathyroid hormone，PTH）在狗体内的生理作用，指出重复注射 PTH 会引起呕吐、肌肉无力、血清钙升高，最终导致极度脱水死亡。1939 年，Hanes 首次报道了该病例，并提出 PS 的概念；1959 年，通过甲旁亢的病理表现逐渐认识到其与高钙毒性之间的关系。早期病例报道的患者几乎普遍死亡，自 20 世纪 70 年代血钙作为临床常规检查后，死亡率已经大幅下降。

## 二、诊断标准的异质性

PS 严重而突出的表现主要为重度脱水、恶心、呕吐、意识不清，甚至昏迷、恶性心律失常，易死于心搏骤停、坏死性胰腺炎及肾功能衰竭。文献报道，PS 易诱发急性胰腺炎，可能与高钙引起的胰蛋白酶原激活有关。若两次测得血清钙大于 3.75mmol/L，PTH 通常大于正常上限 5～10 倍，结合相关临床症状需怀疑本病。定位诊断主要通过 B 超和 CT，而甲状旁腺 MIBI 核素显像（$^{99m}$Tc-MIBI）对异位甲状旁腺病灶的定位诊断具有明显优势。

## 三、治疗现状及研究进展

1. 纠正脱水，注意心肾功能；脱水纠正后可使用呋塞米促进尿钙排泄。

2. 静脉补充二磷酸盐能有效抑制骨吸收，目前认为它是除手术外最有效的降低血钙的方法，常用制剂包括帕米膦酸盐和唑来膦酸盐，虽然目前两种药物说明书的适应证均未涉及 PS，但 2014 年我国《原发性甲状旁腺功能亢进症诊疗指南》仍推荐对高钙血症诊断明确后尽早开始使用。

3. 降钙素可用于双磷酸盐药物起效前的过渡期，因存在逸脱现象，不适于长期用药。

4. **手术** 急诊手术是疗效最确切的治疗方式，诊断明确后推荐 48 或 72 小时内手术，即使患者存在严重脱水、血钙仍高，手术也能取得良好的效果。术中实时、快速 PTH 水平监测使手术成功率达到 97.0%～99.0%，钙水平在几天内逐渐下降，症状也将很快缓解。

## 四、展望未来

1. 该病可表现为多器官功能衰竭，一旦明确诊断，需积极手术，多学科诊疗模式可提高生存率，挽救更多患者生命。

2. 甲状旁腺功能亢进症临床表现不典型，表现为多器官功能受累，病程多年而未正确诊治，以致在某些诱因下发生危象，尽管目前危象处理已有丰富的临床经验，但仍缺乏相关指南指导临床实践。

# 第五节 肾上腺危象

## 一、概念的提出

早在 19 世纪 50 年代，"慢性肾上腺皮质功能不全"就被 Addison 首次报道。直到 20 世纪 40 年代，才有学者引入"肾上腺危象"的概念，最初该病死亡率极高，随着对疾病的深入认识，救治成功率逐渐升高，但若误诊或治疗不当仍严重危及生命。肾上腺危象也称急性肾上腺功能减退危象或艾迪生危象，是由于各种原因引起肾上腺皮质激素突然分泌不足或缺乏所引起的以循环衰竭为特征的危象状态。

## 二、诊断标准的探索

目前尚无统一诊断标准。50% 的慢性肾上腺功能不全患者可能会发生肾上腺危象，再发风险极高，部分患者可以肾上腺危象为首发表现。因此，在肾上腺皮质功能降低的情况下，一旦遭遇感染或应激发生的危象较易诊断。若无慢性肾上腺皮质功能减退症病史，则诊断甚为困难，需依据症状、体征及辅助检查综合判断。

根据英国内分泌学会指南建议，急症患者有下列表现时应考虑肾上腺危象：所患疾病不重，却有严重的循环系统改变，如脱水、休克、衰竭。有难以解释的疲乏，恶心、呕吐，腹痛，高热，反应淡漠，也可表现为谵妄、烦躁不安、惊厥，肌肉痉挛，低血压，迅速加重的低血容量性休克、昏迷。常合并低钠血症、高钾血症、肾前性肾功能不全。低血糖在成人中少见，但在儿童中较常见，并对神经系统造成严重损伤。及时检测血皮质醇和 ACTH 对诊断有重要作用。若患者血流动力学稳定，ACTH 兴奋试验可明确诊断。

## 三、治疗策略及研究进展

2016 年，美国、英国均推出肾上腺危象诊治指南。指南提出，一旦高度怀疑该病，应尽早起始糖皮质激素治疗，积极采取静脉补液、抗休克、抗感染等对因对症治疗。临床症状好转，应减少激素至维持剂量。但两指南均未阐明激素剂量的减量方式及依据，有待进一步研究确定。

### 四、体会与思考

肾上腺危象是一种严重危及生命的急症，尤其在病史不明确的患者中容易被忽略，诊断较难，如儿童患者，其他少见病或诱因所致的肾上腺危象应引起重视。目前该病的发病机制仍不明确，期待更多循证医学证据写入指南，为临床诊治提供依据。

（马　渝　邓武权）

## 参 考 文 献

[1] Higham CE，Johannsson G，Shalet SM. Hypopituitarism[J]. Lancet，2016，388（10058）：2403-2415.

[2] Ross DS，Burch HB，Cooper DS，et al. 2016 American thyroid association guidelines for diagnosis and management of hyperthyroidism and other causes of thyrotoxicosis[J]. Thyroid，2016，26（10）：1343-1421.

[3] Satoh T，Isozaki O，Suzuki A，et al. 2016 Guidelines for the management of thyroid storm from the Japan thyroid association and Japan endocrine society（First edition）[J]. Endocr J，2016，63（12）：1025-1064.

[4] Mathew V，Misqar RA，Ghosh S，et al. Myxedema coma: a new look into an old crisis[J]. J Thyroid Res，2011，2011：493462.

[5] Ono Y，Ono S，Yasunaga H，et al. Clinical characteristics and outcomes of myxedema coma: Analysis of a national inpatient database in Japan[J]. J Epidemiol，2017，27（3）：117-122.

[6] Popoveniuc G，Chandra T，Sud A，et al. A diagnostic scoring system for myxedema coma[J]. Endocr Pract，2014，20（8）：808-817.

[7] Ahmad S，Kuraganti G，Steenkamp D. Hypercalcemic crisis: a clinical review[J]. Am J Med，2015，128（3）：239-245.

[8] Wilhelm SM，Wang TS，Ruan DT，et al. The American association of endocrine surgeons guidelines for definitive management of primary hyperparathyroidism[J]. JAMA Surg，2016，151（10）：959-968.

[9] Bancos I，Hahner S，Tomlinson J，et al. Diagnosis and management of adrenal insufficiency[J]. Lancet Diabetes Endocrinol，2015，3（3）：216-226.

[10] Arlt W，Society for Endocrinology Clinical Committee. Soctiey for endocrinology endocrine emergency guidance: Emergency management of acute adrenal insufficiency（adrenal crisis）in adult patients[J]. Endocr Connect，2016，5（5）：G1-G3.

# 第十篇　免疫系统急症

# 第六十九章　速发型变态反应

## 第一节　变态反应的定义和分型

适应性免疫应答可提供针对细菌、病毒、寄生虫及真菌所致感染的特异性防御。一般来说，适应性免疫应答产生的效应分子会诱导局部炎症反应来清除抗原，并不破坏宿主组织。然而，在某些情况下，这种炎症反应可能会产生有害的影响，导致严重的组织损伤，甚至机体死亡。这种免疫应答产生过度或不适当的反应，称为超敏反应（hypersensitivity）或是变态反应（allergy）。

根据反应发生的速度、发病机制和临床特征，将变态反应分为Ⅰ、Ⅱ、Ⅲ和Ⅳ型。Ⅰ～Ⅲ型变态反应由抗体介导，可经血清被动转移；而Ⅳ型变态反应由T细胞介导，可经细胞被动转移。

Ⅰ型变态反应（hypersensitivity type Ⅰ）在四型变态反应中发生速度最快，一般在第二次接触抗原后数分钟内出现反应，故称速发型超敏反应（immediate hypersensitivity）或变态反应。1966年，Shizuka发现IgE抗体是介导Ⅰ型变态反应的主要抗体。

## 第二节　速发型变态反应的发病机制

大多数人在防御寄生虫感染时都会有显著的IgE反应，一个人在接触过寄生虫后，血清IgE水平升高并保持高水平，直到寄生虫成功从机体清除。而变应原指的是能够刺激过敏个体产生Ⅰ型变态反应的非寄生抗原。变应原是诱发Ⅰ型变态反应的始动因素。凡经吸入或食入等途径进入体内后能引起IgE类抗体产生，并导致变态反应发生的抗原性物质称为变应原（allergen）。大多数Ⅰ型变态反应发生在黏膜表面，当变应原通过吸入或食入进入机体后，主要与肥大细胞和嗜碱性粒细胞上两个相邻的IgE抗体结合，使高亲和性IgE Fc受体间形成桥联，触发活性介质释放。变态反应是一系列复杂的相互作用的结果，涉及致敏原、接触剂量、致敏途径，最重要的是受体的遗传结构。

按照进入机体的途径分类，引起变态反应的重要变应原分为吸入性变应原和食入性变应原两大类。

吸入性变应原广泛存在于自然界中，主要包括：植物花粉、真菌、尘螨等；上皮变应原，包括脱落上皮、毛发、分泌物、排泄物等，它们是儿童的重要变应原；其他包括灰尘、羽毛、昆虫变应原、非花粉植物变应原等。

食入性变应原存在于常见的过敏性食物中如异种蛋白；真菌类的食物如蘑菇等各种食用菌；食物添加剂、防腐剂、保鲜剂和调味剂等；药物可经口服、注射和吸入等途径进入体内，少数患者用药后出现局部或全身药物过敏反应，如药物引起的过敏性休克等。

肥大细胞和嗜碱性粒细胞表面高亲和性IgE Fc受体介导Ⅰ型变态反应发生。Fc受体有两类，分别为Fc受体Ⅰ和Fc受体Ⅱ，分别由不同的细胞类型表达，Fc受体Ⅰ对IgE的亲和力更高。

肥大细胞与嗜碱性粒细胞胞质中含有很多颗粒，其中有丰富的药理活性介质。变应原-IgE复合物与肥大细胞、嗜碱性粒细胞表面的IgE Fc受体Ⅰ结合，产生桥联反应，促发过敏介质释放，从而导致Ⅰ型变态反应发生。细胞内反应也有调节作用。Fc受体Ⅰ的胞质结构域和链结构域与蛋白质酪氨酸激酶（PTKs）相关。复合物与受体结合，激活蛋白质酪氨酸激酶磷酸化，通过一系列通路，介导过敏介质的释放。IgE的产生和调节是发生Ⅰ型变态反应的关键因素。

Ⅰ型变态反应产生的过敏介质促使机体发生

血管通透性增强、腺体分泌增加、平滑肌痉挛等病理表现，主要介质是组胺、蛋白酶、嗜酸性粒细胞趋化因子、中性粒细胞趋化因子和肝素，还包括血小板活化因子、白三烯、前列腺素、缓激肽等细胞因子。

## 第三节　速发型变态反应的临床表现

Ⅰ型变态反应临床表现多种多样，可以是全身性的、危及生命的情况，如全身性过敏反应和哮喘等，也可以是局部表现，如花粉症和湿疹等。

### 一、全身性过敏反应

全身性过敏反应是一种类似休克的致命状态，一般在几分钟内发病。各种各样的抗原在易感人群中引发这种反应，包括蜜蜂、黄蜂和蚂蚁的毒液，某些药物如青霉素、胰岛素和抗毒素，以及海鲜、坚果等。如果不及时治疗，这些反应可能是致命的。

### 二、支气管哮喘

支气管哮喘是变应原或其他因素引起的支气管高反应状态下出现的广泛而可逆的气道狭窄性疾病，好发于儿童和青壮年，有明显家族史，反复发作且病程长，并发症多。我国的发病率约5%，是儿科和内科重要的呼吸道疾病。引发哮喘的病因十分广泛复杂，吸入性和食入性变应原，以及感染特别是呼吸道病毒感染是哮喘发生的重要原因。患者可出现胸闷、呼吸困难等表现，哮喘持续状态是一种临床常见急症。

### 三、花粉症

花粉症即枯草热，也称变态反应性鼻炎，主要是因吸入植物花粉致敏，因此具有明显的季节和地区性分布特点。该病的临床表现主要为鼻塞、流涕和打喷嚏，检查可见鼻黏膜苍白、水肿和眼结膜充血等。根据症状及花粉浸液皮肤试验结果诊断并不困难。

### 四、特应性皮炎

特应性皮炎也称异位性皮炎，是常见的皮肤变态反应性疾病。约70%的患者有阳性家族史。

患者血清IgE水平升高，病变以皮疹为主，特点是剧烈瘙痒。急性期的病理改变是细胞间质水肿和上皮内疱疹形成，真皮浅层可有水肿、血管扩张和淋巴细胞、嗜酸性粒细胞浸润。亚急性期表皮内有小疱和角化现象，有大量淋巴细胞浸润。慢性特应性皮炎主要表现为表皮角化和增生、皮肤增厚、苔藓化、血管周围大量炎症细胞浸润，常有色素沉着。皮疹好发于肘窝、颈部和面部，此病可分婴儿型、儿童型，儿童型多见于4～10岁，病变较局限化，以四肢屈侧为主。皮损表现有痒疹型和湿疹型两种。成人型多在青年期发病，表现为泛发的融合的扁平丘疹，病损皮肤增厚和苔藓化。特应性皮炎对理化因素等刺激异常敏感。大多患者间歇发作，冬季易复发。诊断主要依据典型的皮肤表现和阳性家族史。

### 五、食物过敏

食物变态反应一般临床症状出现于进食后数分钟至1小时，表现为口周红斑、唇肿、口腔疼痛及舌咽肿、恶心、呕吐和风团样皮疹等，引起幼儿过敏的常见食物为鸡蛋、牛奶、海鲜、鱼和坚果等。

## 第四节　速发型变态反应的诊断

Ⅰ型变态反应的确诊诊断主要依靠实验室诊断。主要为变应原皮试和特异IgE测定。

### 一、体内特异性诊断

利用标准化的变应原溶液做皮肤试验，有贴斑试验（patch test）、划痕试验（scratch test）、点刺试验（prick test）、皮内试验（intradermal test 或 intracutaneous test）、眼结膜试验（conjunctional test）等。需要注意的是，Ⅰ型变态反应性疾病的患者是一类过敏体质人群，过敏原直接进入机体具有一定的危险，试验过程需在医生的监护下进行。

### 二、体外血清检测

体外胰蛋白酶和其他炎症介质检测。胰蛋白酶，特异性较好，但是敏感性低。其他炎症机制如TNF、IL等特异性敏感性均有待证实。

体外血清特异性IgE 和总IgE检测。目前检测方法有酶联免疫吸附试验（ELISA）、放射过敏原吸附试验方法（RAST）、免疫印迹法（Western blotting）、荧光酶联免疫法（FEIA）、微流控芯片技术、免疫固相过敏切片等。

血清 IgE（sIgE）测定是体外检测变应原特异性 IgE 的重要手段，避免了过敏原直接进入机体带来的危险，试验的灵敏度及特异性都很高。但是应该注意变应原有明显的地域性，使用的变应原有进口产品，生产国的变应原与我国的不一定完全符合。此外，植物还大量存在同属不同种现象。我国皮试抗原与 sIgE 检测时不一致，都可能造成皮试与 sIgE 结果不一致。某些小分子的变应原（半抗原）sIgE 测定的灵敏度不高，如青霉素降解物，即使不能检测出针对这些变应原的特异性 sIgE，临床上并不能除外过敏的可能性。

# 第五节 速发型变态反应的预防和治疗

预防和治疗 I 型变态反应的主要措施为变应原特异性脱敏、控制抗原 - 抗体反应和控制活性化学介质释放。

## 一、明确变应原，特异性脱敏治疗

### （一）避免接触已知的过敏原

经常清洁宠物，加强防尘措施，或避免接触某些致敏食物可以减少 I 型变态反应。彻底消除吸入过敏原不具有可行性，必须采取其他干预手段。

### （二）脱敏治疗

反复注射小剂量的过敏原，进行特异性脱敏治疗，来减轻 I 型变态反应的严重程度。对已查明变应原如花粉、尘螨等过敏的患者，可用小剂量间隔较长时间、反复多次皮下注射相应变应原的方法进行特异性脱敏治疗。过敏性鼻炎治疗效果显著。

### （三）采用异种免疫血清脱敏治疗

应用特异性抗蛇毒血清治疗毒蛇咬伤患者是机制明确的特异性脱敏治疗。对毒蛇咬伤患者，一般在注射抗血清 4～6 小时后症状逐步缓解。对抗毒素皮试阳性但又必须使用者，可采用小剂量多次注射方法进行脱敏治疗。但此种脱敏是暂时的，经一定时间后，机体可重新被致敏。

## 二、药物治疗

### （一）严重过敏反应

快速出现威胁呼吸循环系统的全身过敏反应。救治时尽可能迅速使患者脱离过敏原。给予心脏、血压、呼吸、血氧饱和度监测，发生气道水肿、支气管痉挛而导致呼吸困难时，建立人工气道。肾上腺素肌内注射，发生心跳呼吸骤停时，可以肾上腺素静脉推注。循环不稳定的患者给予液体复苏。

### （二）抑制生物活性介质合成和释放的药物

阿司匹林为环氧合酶抑制剂，可抑制前列腺素等介质生成。色甘酸钠可稳定细胞膜，阻止致敏靶细胞脱颗粒释放生物活性介质。肾上腺素、异丙肾上腺素和前列腺素 E 可通过激活腺苷酸环化酶促进 cAMP 合成，使胞内 cAMP 浓度升高。甲基黄嘌呤和氨茶碱则可通过抑制磷酸二酯酶阻止 cAMP 分解，使胞内 cAMP 浓度升高，均可抑制靶细胞脱颗粒释放生物活性介质。

### （三）抗组胺药和糖皮质激素

苯海拉明、氯苯那敏、异丙嗪等抗组胺药物，可通过与组胺竞争结合效应器官细胞膜上的组胺受体而发挥抗组胺作用。对严重过敏反应，二者均可作为二线药物。

### （四）改善效应器官反应性的药物

肾上腺素是治疗全身过敏反应的首选药物，肾上腺素不仅可解除支气管平滑肌痉挛，还可使外周毛细血管收缩升高血压，因此在抢救过敏性休克时具有重要作用。葡萄糖酸钙、氯化钙、维生素 C 等除可解痉外，还能降低毛细血管通透性和减轻皮肤与黏膜的炎症反应。

## 三、新型免疫疗法

在认识 IgE 介导 I 型变态反应和有关 IgE 生成调控机制的基础上，人们正在尝试应用下述一些新的免疫方法对 I 型变态反应进行治疗。

1. **人源化抗 IgE 单克隆抗体** 可降低变态反应和明显降低哮喘患者急性期的发病次数，对严重的食物过敏也有很好的效果。这些抗体可与游离 IgE 结合并下调 B 细胞产生 IgE，降低血清 IgE 浓度，反过来又降低了嗜碱性粒细胞的敏感性。该抗体针对 IgE 分子上与 Fc 受体 I 结合部位,能与循环中的 IgE 结合,阻止其与肥大细胞或嗜碱性粒细胞表面的 FcRI 结合。

2. IL$_{12}$ 等分子与变应原共同使用,可使 Th2 型免疫应答向 Th1 型转换,下调 IgE 的产生。

3. 用编码变应原的基因与 DNA 载体重组制成 DNA 疫苗进行接种,可成功诱导 Th1 型应答。

4. 重组可溶性 IL-4 受体(sIL4R)与 IL-4 结合阻断其生物学效应,降低 Th2 细胞的活性,减少 IgE 抗体的产生。

5. 经口摄入 BCG 等具有广泛免疫活性的非特异性抗原,诱导黏膜免疫调节功能,促进 IgE 抗体的类别转换和 Treg 细胞的功能上调。

(菅向东　张忠臣)

# 参 考 文 献

[1] Daniel LoVerde, Onyinye I Iweala, Ariana Eginli, et al. Anaphylaxis[J]. Chest, 2018, 153(2): 528-543.

[2] 石磊,曹雅红,张珏. I 型变态反应过敏原体外诊断现状 [J]. 中华检验医学杂志, 2018, 41(11): 889-892.

[3] 李晓桐,翟所迪,王强,等. 严重过敏反应急救指南推荐意见 [J]. 药物不良反应杂志, 2019, 21(2): 85-91.

# 第七十章 弥漫性结缔组织病

## 第一节 定义和类型

风湿性疾病，是指一大类病因各不相同，但均累及关节及其周围组织的疾病。根据各种疾病的累及范围，大致可以分为以下几类：弥漫性结缔组织病、脊柱关节炎、骨关节炎和晶体性关节炎。

弥漫性结缔组织病（CTD）是一组自身免疫性疾病，属于全身性风湿病的疾病。包括系统性红斑狼疮（SLE）、系统性硬化症（SSc）、多发性肌炎（PM-DM）、原发性干燥综合征（pSS）、原发性抗磷脂综合征（APS）和混合结缔组织病（MCTD）等。弥漫性结缔组织病的分类依赖于患者出现某些特定的疾病表现，这些条件下免疫原性特征的共享，可能是患者表现出共同临床特征的原因。在临床中，多数风湿类疾病呈慢性进展的过程。但是风湿类疾病临床表现多种多样，复杂多变，疾病的急性发病或急性进展的过程，有时因为累及多个系统，无法确定可靠的病因，在临床急诊的诊疗过程中，应警惕此类疾病的存在。门诊就诊的患者，可分为两类，一类是既往病史已知，诊断明确，患者对自己的疾病有一定的认识，可以为急诊医师的诊治过程提供重要的线索。另一类是无确切的既往病史，此次因单个或多个器官系统发病来诊，这会增加急诊的诊断难度，需要医师详细询问病史，仔细的体格检查，开具辅助检查时应考虑到风湿性疾病的存在可能，从而作出进一步的正确诊断。

风湿性疾病的治疗是长期慢性的过程，依赖一个系统的诊治方案。但是在急诊发病诊治中，需要医师根据疾病的发展情况，判断疾病的严重程度，在治疗中抢救生命，保护受累的脏器功能，防止并发症的发生，还可以在专科医师的帮助下，制订治疗方案。

总之，弥漫性结缔组织病，是一大类以慢性进展为特征的疾病，但是在疾病发病的过程中，有急性加重甚至危象出现。作为急诊医师，在诊治过程中，应想到风湿性疾病的可能，避免漏诊。治疗时，应积极考虑去除诱因，抢救生命，保护脏器功能和对症支持治疗，为下一步的诊断和治疗提供依据。

## 第二节 系统性红斑狼疮

系统性红斑狼疮，是自身免疫介导的、以免疫性炎症为突出表现的弥漫性结缔组织病。血清中出现以抗核抗体为代表的多种抗体和多系统受累是 SLE 的两大主要临床特征。

### 一、临床表现

临床症状多样，早期症状往往不典型。

#### （一）全身表现

活动期患者大多数有全身症状。约 90% 的患者在病程中出现各种热型的发热，尤以低、中度热常见。此外，尚可有疲倦、乏力、体重下降等。

#### （二）皮肤黏膜表现

80% 的患者在病程中出现皮疹，包括颊部呈蝶形分布的红斑、盘状红斑、指掌部和甲周红斑、指端缺血、面部及躯干皮疹，其中以鼻梁和双额颊部呈蝶形分布的红斑最具特征性。SLE 皮疹多无明显痛痒。口腔和鼻黏膜的痛性溃疡较常见，常提示疾病活动。

#### （三）浆膜炎

半数以上患者在急性发作期出现多发性浆膜炎，包括双侧中小量胸腔积液，中小量心包积液等。

#### （四）肌肉关节表现

关节痛是常见的症状之一，出现在指、腕、膝关节，伴红肿者少见。常出现对称性多关节痛及半脱位，可以维持正常关节功能，关节 X 线片多无关节骨破坏，可以出现肌痛、肌无力和肌炎。有小部分患者在病程中出现股骨头坏死，目前尚不能肯定是由于本病所致或为使用糖皮质激素的不良反应之一。

### （五）肾脏表现

多数 SLE 病程中会出现临床肾脏受累。部分患者以肾脏受累为首发表现。肾脏受累主要表现为蛋白尿、血尿、管型尿、水肿和高血压，乃至肾衰竭。有平滑肌受累者可出现输尿管扩张和肾积水。

### （六）心血管表现

患者常出现心包炎，可为纤维蛋白性心包炎或渗出性心包炎，伴或不伴心包积液。SLE 患者可出现心脏瓣膜异常，也可出现疣状心内膜炎，病理表现为瓣膜赘生物，与感染性心内膜炎不同，其常见于二尖瓣后叶的心室面，且并不引起心脏杂音性质的改变。通常疣状心内膜炎不引起临床症状。部分患者有心肌损害，可有气促、心前区不适等表现。

### （七）肺部表现

高达 50% 的患者有胸膜炎，患者可有胸腔积液，大多数为中小量、双侧性。急性狼疮肺炎少见，表现为急性呼吸系统症状，伴有发热、咳嗽、肺部浸润和低氧血症，多伴有胸腔积液。

弥漫性肺泡出血，是一种 SLE 引起的急危重症，死亡率高，表现为急性或亚急性发作的呼吸困难和咳嗽，血红蛋白下降，胸部 X 片有新发的肺部浸润，支气管肺泡灌洗可见气道中有血和灌洗液中持续血性。

### （八）神经精神症状

中枢神经症状包括狼疮性脑膜炎、脑血管病变、狼疮性头痛等。周围神经系统症状包括吉兰 - 巴雷综合征、重症肌无力等。

### （九）消化系统症状

表现为食欲减退、呕吐、腹痛、腹泻等，并发急腹症包括胰腺炎、肠梗阻等，与狼疮的活动性有关。

### （十）血液系统

活动性狼疮，可有贫血、白细胞或血小板减少等。

### （十一）抗心磷脂抗体综合征

主要临床表现为动静脉血栓、习惯性流产、血小板减少、皮肤网状青斑等。

### （十二）干燥综合征

部分狼疮患者可合并干燥综合征。

### （十三）眼部表现

主要表现为出血、渗出、视网膜水肿等，原因是视网膜血管炎。

急诊就诊的狼疮患者，通常处于狼疮的活动期，评判活动性的临床症状和辅助检查包括：乏力，体重下降，发热，新发红斑，关节痛，胸痛，新发血管炎，头痛，癫痫样表现，血液三系降低，血沉升高，血尿，蛋白尿，肾功能异常，低补体血症和自身抗体滴度升高等。

## 二、系统性红斑狼疮的分类标准

### （一）美国风湿病学会 1997 年推荐的 SLE 分类标准

1. **颊部红斑**　固定红斑，扁平或稍高起，在两颧突出部位。

2. **盘状红斑**　片状高起于皮肤的红斑，黏附有角质脱屑和毛囊栓；陈旧病变可发生萎缩性瘢痕。

3. **光过敏**　对日光有明显的反应，引起皮疹，从病史中得知或医生观察到。

4. **口腔溃疡**　经医生观察到的口腔或鼻咽部溃疡，一般为无痛性。

5. **关节炎**　非侵蚀性关节炎，累及 2 个或更多的外周关节，有压痛、肿胀或积液。

6. **浆膜炎**　胸膜炎或心包炎。

7. **肾脏病变**　尿蛋白定量(24h)>0.5g 或 +++，或管型(红细胞、血红蛋白、颗粒或混合管型)。

8. **神经病变**　癫痫发作或精神病，除外药物或已知的代谢紊乱。

9. **血液学疾病**　溶血性贫血，或白细胞减少，或淋巴细胞减少，或血小板减少。

10. **免疫学异常**　抗 dsDNA 抗体阳性，或抗 Sm 抗体阳性，或抗磷脂抗体阳性(包括抗心磷脂抗体、狼疮抗凝物、至少持续 6 个月的梅毒血清试验假阳性三者中具备一项阳性)。

11. **抗核抗体**　在任何时候和未用药物诱发"药物性狼疮"的情况下，抗核抗体滴度异常。

满足 4 项及以上可诊断 SLE。

**（二）2012 年 SLICC 修改的 ACR SLE 分类标准**

临床标准：①急性或亚急性皮肤狼疮，除外皮肌炎皮疹；②慢性皮肤型狼疮；③口腔溃疡；④非瘢痕性脱发；⑤≥2 个关节滑膜炎；⑥浆膜炎，包括胸膜炎和心包炎；⑦肾脏病变，尿蛋白 / 肌酐比值 > 0.5mg/mg，或 24 小时尿蛋白 > 0.5g/d，或有红细胞管型；⑧神经病变，癫痫发作或精神病、多发性单神经炎、脊髓炎、外周或脑神经病变、急性意识模糊状态；⑨溶血性贫血；⑩白细胞减少（至少 1 次 < $4.0 \times 10^9$/L）或淋巴细胞减少（至少 1 次 < $1.0 \times 10^9$/L）；⑪血小板减少症（至少 1 次 < $100 \times 10^9$/L）。

免疫学标准：① ANA 滴度高于参考标准；②抗 dsDNA 滴度高于参考标准，除外 ELISA 法；③抗 Sm 阳性；④抗磷脂抗体阳性，狼疮抗凝物 / RPR 假阳性 / 中高滴度抗心磷脂抗体 / 抗 $\beta_2$ GPI；⑤补体减低：C3/C4/CH50；⑥直接 Coombs 试验阳性。

患者如果满足下列条件至少 1 条，则归类于系统性红斑狼疮：①有活检证实的狼疮肾炎，伴有 ANA 阳性或抗 dsDNA 阳性；②患者满足分类标准中的 4 条，其中包括至少 1 条临床标准和 1 条免疫学标准。

《2020 中国系统性红斑狼疮诊疗指南》推荐使用 2012 年国际狼疮研究临床协作组（SLICC）或 2019 年 EULAR/ACR 制定的 SLE 分类标准对疑似 SLE 者进行诊断。由于 1997 年 ACR 的 SLE 分类标准曾在我国 SLE 人群中进行过验证，结果显示该标准对我国 SLE 患者具有良好的适用性。未来 2012 年 SLICC、2019 年 EULAR/ACR 的 SLE 分类标准的适用性，尚需要在我国 SLE 患者中验证。

多数就诊的 SLE 患者可提供明确的病史。但是初次发病的患者，出现以下情况时，应该引起警惕。如无感染依据的发热，无外伤关节炎，无原因的多浆膜腔积液，面部红斑，不明原因贫血或三系降低，特别是上述多个症状出现在育龄期妇女时更应引起注意。急诊就诊的狼疮患者多为重型狼疮或狼疮危象，重型是指活动性，并伴累及重要脏器功能。危象是指严重狼疮危及生命。

## 三、治疗

治疗主要是首先去除诱因，如感染、日光照射、妊娠、情绪波动、药物等。主要措施包括以下方面：

**（一）对症治疗**

发热或关节痛，可给予非甾体抗炎药，狼疮脑病患者有神经精神症状，可给予降颅压、抗抑郁、抗癫痫等治疗。

**（二）糖皮质激素**

糖皮质激素，是 SLE 治疗的核心药物，根据患者的病情变化，可大剂量冲击治疗，危及生命时，积极给予生命支持，维持内环境稳定。

**（三）免疫抑制剂**

大多数狼疮患者，尤其是激素效果不佳或脏器受累，应初始给予免疫抑制剂。

**（四）生物制剂**

对皮质激素和免疫抑制剂治疗效果不佳的患者，可考虑应用生物制剂。目前有针对不同抗体的多种制剂。

**（五）其他药物和措施**

病情危重或者治疗困难的患者，可根据情况应用免疫球蛋白、血浆置换、生物制剂等治疗。

**（六）狼疮危象的治疗**

目的在于挽救生命，保护受累脏器功能，防止后遗症，通常需要大剂量糖皮质激素冲击治疗，联合针对受累脏器的对症支持治疗，后续治疗可继续诱导病情缓解和维持巩固治疗。

**（七）治疗探索**

针对狼疮免疫细胞的治疗也在积极探索中。在临床和动物实验中，间充质干细胞治疗取得了一定的疗效，尚需要更大规模的有效性和安全性的研究证据。

## 第三节　系统性硬化症

系统性硬化症，是指结缔组织的异常增生，不仅在皮肤真皮层内增生造成皮肤肿胀，继而变厚变硬，最终萎缩，还累及血管、肺、消化道、肾脏、心脏等器官，造成内脏受损的表现。其中胶原的增殖、组织的纤维化是受损组织中共同而突出的病理改变。微小动脉和小动脉内皮细胞增生，在肾损害者，主要表现为肾入球小动脉和叶间动脉内皮细胞增生，以及血管壁的纤维性坏死，以致肾皮质缺血坏死。肺间质纤维化也是重症发病的原因之一。女性多见，发病率大概是男性的4倍。儿童发病相对少见。

## 一、临床表现

本病起病缓慢。发病年龄多在30～50岁。来诊时，多数病史明确，急诊患者常以急性呼吸衰竭急诊就诊。也有少数以心力衰竭、肾脏危象来就诊。

### （一）雷诺现象

雷诺现象是最多见的初期表现，多数患者首发症状为雷诺现象，原理在早期为局部小动脉痉挛。

### （二）皮肤改变

皮肤改变是系统性硬化症的标记性症状，皮损依次经历肿胀期、硬化期、萎缩期。

### （三）骨关节和肌肉

多关节痛和肌肉疼痛常为早期症状，也可出现关节炎，约29%的患者可出现侵蚀性关节炎。晚期可有腱鞘纤维化。

### （四）消化系统

消化道任何部位均可累及，其中食管受累最常见，表现为上腹饱胀后烧灼感和胃部反流。

### （五）肺部

部分患者有肺部受累，是目前最主要的致死原因。肺间质纤维化和肺动脉血管病变常同时存在，但往往以一个病理过程占主导地位。有肺动脉高压者，首先表现为劳力性呼吸困难，最终进展为右心衰竭。

### （六）心脏

主要表现为心包炎，伴或不伴有心包积液、心力衰竭和不同程度的传导阻滞或心律失常。

### （七）肾脏

硬皮病肾病变以叶间动脉、弓形动脉及小动脉为著，其中最主要为小叶间动脉。有些在病程中出现肾危象，即突然发生严重高血压、急进性肾衰竭。

### （八）其他

常伴眼干和/或口干症状。部分患者可出现甲状腺功能减低，可见甲状腺纤维化、三叉神经痛和男性阳痿，偶见胆汁性肝硬化。

## 二、系统性硬化症的诊断

目前以1980年美国风湿病学会（ACR）提出的系统性硬化症分类标准作为诊断标准。

### （一）主要条件

近端皮肤硬化：手指及掌指（跖趾）关节近端皮肤增厚、紧绷、肿胀。这种改变可累及整个肢体、面部、颈部和躯干（胸、腹部）。

### （二）次要条件

1. **指硬化** 上述皮肤改变仅限手指。
2. **指尖凹陷性瘢痕，或指垫消失** 由于缺血导致指尖凹陷性瘢痕，或指垫消失。
3. **双肺基底部纤维化** 在立位胸片上，可见条状或结节状致密影，以双肺底为著，也可呈弥漫斑窝状肺。要除外原发性肺病所引起的这种改变。

判定：具有主要条件或两个以上次要条件者，可诊为系统性硬化症。此外，雷诺现象、多发性关节炎或关节痛、食管蠕动异常、皮肤活检示胶原纤维肿胀和纤维化，血清有 ANA、抗 Scl70 抗体和抗着丝点抗体均有助于诊断。

## 三、治疗

本病尚无特效药物。早期治疗的目的在于阻止新的皮肤和脏器受累，而晚期治疗的目的在于改善目前的症状。急诊就诊患者常常以急性呼吸衰竭、肾脏危象来诊，应给予积极综合治疗，肾脏危象可给予 ACEI 类药物治疗。

### （一）一般治疗

戒烟，加强营养，注意手足保暖和避免精神刺激。

### （二）血管病变的治疗

1. 相关的指端血管病变（雷诺现象和指端溃疡）可以应用二氢吡啶类钙离子拮抗剂，如硝苯地平等。

2. **肺动脉高压**

（1）一般治疗：氧疗、利尿剂和强心剂，以及抗凝治疗。

（2）肺动脉血管扩张剂：目前临床上应用的血管扩张剂有钙离子拮抗剂、前列环素及其类似物；内皮素1受体拮抗剂及5型磷酸二酯酶抑制剂等。

（3）手术治疗：房间隔造口术，肺心联合移植和肺移植，肺血栓动脉内膜切除术，右心室辅助装置等。

（4）基因治疗：严重病例可考虑自体或异体干细胞移植。

**3. 肾危象** 肾危象可通过使用 ACEI 来治疗。即使患者已经开始透析治疗，仍应使用 ACEI，激素与 SSc 肾危象风险增加相关。使用激素的患者需要仔细监测血压和肾功能。

**（三）皮肤受累**

甲氨蝶呤可改善早期弥漫性 SSc 的皮肤硬化。

**（四）间质性肺病**

环磷酰胺被推荐用于治疗 SSc 的间质性肺病。抗胸腺细胞抗体、霉酚酸酯、N-乙酰半胱氨酸可能对肺间质病变有效。

**（五）其他脏器的对症支持治疗**

质子泵抑制剂对胃食管反流性疾病有效。

**（六）治疗进展**

生物制剂和细胞治疗的临床研究取得一定的疗效。

# 第四节 风 湿 热

风湿热是一种咽喉部 A 组乙型溶血性链球菌感染后反复发作的、累及全身结缔组织的炎症，主要累及关节、心脏、皮肤和皮下组织，偶可累及中枢神经系统、血管、浆膜及肺、肾等内脏。临床表现以关节炎和心肌炎为主，可伴有发热、皮疹、皮下结节、舞蹈病等。本病呈自限性，急性发作时通常以关节炎较为明显，反复发作后常遗留轻重不等的心脏损害，形成风湿性心脏病。

本病发病可见于任何年龄，最常见为 5～15 岁的儿童和青少年，寒冷和潮湿是重要的诱因。

3 岁以内的婴幼儿极少见。

## 一、诊断

根据"修订的 Jones 诊断标准"，风湿热的主要表现包括心肌炎、多发性关节炎、舞蹈症、环形红斑和皮下结节；次要表现包括既往风湿热病史、关节痛、发热、急性反应物（血沉、C 反应蛋白）增高、贫血、心电图改变（PR 间期或 QT 间期延长）。链球菌感染证据加上两个主要表现或一个主要表现及两个次要表现可以诊断风湿热。

## 二、治疗

主要包括下几个方面：清除链球菌感染灶；抗风湿治疗，迅速控制临床症状；治疗并发症和合并症；实施个体化处理原则。

**（一）一般治疗**

注意保暖防潮，卧床休息。

**（二）抗生素的应用**

一旦诊断，应用敏感抗生素消除咽部链球菌感染，避免反复发作。青霉素是公认的杀灭链球菌最有效的药物。

**（三）抗风湿治疗**

单纯关节受累，首选非甾体抗炎药，常用阿司匹林。发生心肌炎者，一般采用糖皮质激素治疗，对病情严重，如有心包炎、心肌炎并急性心力衰竭者，可静脉注射地塞米松至病情改善后，改口服激素治疗。

**（四）治疗并发症**

患者易合并肺部感染，严重者可出现心脏功能不全，积极对症处理。对于风湿热引起的瓣膜病变，病情稳定后可考虑手术治疗或介入手术治疗。

（菅向东 张忠臣）

# 参 考 文 献

[1] 中华医学会风湿病学分会. 2020 中国系统性红斑狼疮诊疗指南[J]. 中华内科杂志，2020，59（3）：172-185.

[2] Aringer M，Costenbader K，Daikh D，et al. 2019 European League Against Rheumatism / American College of Rheumatology classification criteria for systemic lupus erythematosus[J]. Ann Rheum Dis，2019，78（9）：1151-1159.

[3] Radmanesh F，Mahmoudi M，Yazdanpanah E，et al. The immunomodulatory effects of mesenchymal stromalcell-based therapy in human and animal models of systemic lupus erythematosus[J]. IUBMB Life，2020，72（11）：2366-2381.

# 第十一篇 血液系统急症

# 第七十一章 贫 血

## 第一节 贫血的概念

贫血（anemia）是指人体外周血在单位体积中血红蛋白浓度、红细胞计数和 / 或红细胞压积低于正常值的低限，以血红蛋白浓度最重要。在我国海平面地区，成年男性 Hb < 130g/L，女性 < 120g/L，妊娠时 < 110g/L 则诊断贫血。

1972 年 WHO 制定的诊断标准认为，在海平面地区血红蛋白低于下述水平诊断为贫血：6 个月到 5 岁儿童 110g/L，6～14 岁儿童 120g/L，成年男性 130g/L，成年女性 120g/L，孕妇 110g/L。应注意，久居高原地区的居民，血红蛋白的正常值较海平面居民高；在妊娠、低蛋白血症、充血性心力衰竭、脾肿大及巨球蛋白血症时，血浆容量增加，此时即使红细胞容量是正常的，但因血液被稀释，血红蛋白浓度降低，容易被误诊为贫血；在脱水或急性大失血等循环血容量减少时，由于血液浓缩，即使红细胞容量偏低，但因血红蛋白浓度增高，贫血容易漏诊。

## 第二节 贫血的分类及病因

基于不同的临床特点，贫血有不同的分类，如：按贫血进展速度分急、慢性贫血；按红细胞形态分大细胞性贫血、正常细胞性贫血和小细胞低色素性贫血；按血红蛋白浓度分轻度、中度、重度和极重度贫血；按骨髓红系增生情况分增生性贫血（如溶血性贫血、缺铁性贫血、巨幼细胞贫血等）和增生低下性贫血（如再生障碍性贫血）。临床上常从贫血发病的机制和病因分类。

### 一、红细胞生成减少性贫血

造血细胞、骨髓造血微环境和造血原料的异常影响红细胞的生成，可造成红细胞生成减少性贫血。

#### （一）造血干祖细胞异常所致贫血

1. **再生障碍性贫血**（aplastic anemia, AA） AA 是一种骨髓造血功能衰竭症，与原发和继发的造血干祖细胞损害有关。部分全血细胞减少症的发病机制与 B 细胞产生抗骨髓细胞自身抗体，进而破坏或抑制骨髓造血细胞有关。

2. **纯红细胞再生障碍贫血**（pure red cell aplasia, PRCA） PRCA 是指骨髓红系造血干祖细胞受到损害，进而引起贫血。依据病因，该病可分为先天性和后天性两类。其中后天性包括原发、继发两类。继发性临床相对多见，主要有药物相关型、感染相关型（细菌和病毒，如微小病毒 B19、肝炎病毒等）、自身免疫病相关型、淋巴细胞增殖性疾病相关型（如胸腺瘤、淋巴瘤、浆细胞病和淋巴细胞白血病等），以及急性再生障碍危象等。

3. **造血系统恶性克隆性疾病** 包括骨髓增生异常综合征及各类造血系统肿瘤性疾病如白血病等。

#### （二）造血微环境异常所致贫血

造血微环境包括骨髓基质、基质细胞和细胞因子。

1. **骨髓基质和基质细胞受损所致贫血** 骨髓坏死、骨髓纤维化、骨髓硬化症、大理石病、各种髓外肿瘤的骨髓转移，以及各种感染或非感染性骨髓炎，均可因损伤骨髓基质和基质细胞，造血微环境发生异常而影响血细胞生成。

2. **造血调节因子水平异常所致贫血** 干细胞因子（SCF）、白细胞介素（IL）、粒 - 单系集落刺激因子（GM-CSF）、粒系集落刺激因子（G-CSF）、红细胞生成素（EPO）、血小板生成素（TPO）、血小板生长因子（TGF）、肿瘤坏死因子（TNF）和干扰素（IFN）等参与调控造血。肾功能不全、肝病、垂体或甲状腺功能低下时产生 EPO 不足；肿瘤性疾病或某些病毒感染会诱导机体产生较多的造血负调控因子，如 TNF、IFN、炎症因子等。

**3. 淋巴细胞功能亢进** AA、自身免疫性疾病、自身免疫溶血性贫血。

**（三）造血原料不足或利用障碍所致贫血**

造血原料是指造血细胞增殖、分化、代谢所必需的物质，如蛋白质、脂类、维生素（叶酸、维生素 $B_{12}$ 等）、微量元素（铁、铜、锌等）等。任意一种造血原料不足或利用障碍都可能导致红细胞生成减少。

**1. 叶酸或维生素 $B_{12}$ 缺乏或利用障碍所致贫血** 由于各种生理或病理因素导致机体叶酸或维生素 $B_{12}$ 绝对或相对缺乏或利用障碍可引起巨幼细胞贫血。

**2. 缺铁和铁利用障碍性贫血** 这是临床上最常见的贫血。缺铁和铁利用障碍影响血红素合成，又称为血红素合成异常性贫血。其红细胞变小，中央淡染区扩大，属于小细胞低色素性贫血。

## 二、红细胞破坏过多性贫血

**（一）红细胞自身异常**

膜异常、酶异常、珠蛋白异常、血红素异常。

**（二）红细胞周围环境异常**

免疫性、血管性、溶血性贫血（HA）。

## 三、失血性贫血

根据失血速度分急性和慢性。慢性失血性贫血往往合并缺铁性贫血，可分为出凝血性疾病（如特发性血小板减少性紫癜、血友病和严重肝病等）所致和非出凝血性疾病（如外伤、肿瘤、结核、支气管扩张、消化性溃疡、痔和妇科疾病等）所致两类。

# 第三节 贫血的临床表现

贫血是由不同疾病所致的症状，临床表现包括两方面：一是原发病的表现，因病而异；二是贫血本身对机体各系统的影响。贫血的临床表现与以下因素有关：贫血的病因、贫血的程度、贫血的发生速度和循环、呼吸等系统对贫血的代偿和耐受能力。皮肤黏膜苍白是贫血时的外在表现，贫血可有全身各系统的表现。

## 一、神经系统

头痛、眩晕、萎靡、晕厥、失眠、多梦、耳鸣、眼花、记忆力减退、注意力不集中为贫血常见症状。急性贫血，由于脑组织不能耐受缺氧和 / 或低血容量，特别是当呼吸 / 心跳增加不能完全代偿时，头痛、眩晕、萎靡、晕厥多见；慢性严重贫血时，则以失眠、多梦、耳鸣、眼花、记忆力减退等多见。

## 二、呼吸系统

重度贫血时，即使平静状态也可能有气短甚至端坐呼吸。这可能是组织对缺氧的一种反应，也可能与贫血时心脏活动增加，甚至贫血性心脏病有关。

## 三、循环系统

急性失血性贫血时，循环系统的主要表现是对低血容量的反应，如外周血管收缩、心率增快等。非失血性贫血，由于血容量不低，故循环系统的主要表现是心脏对组织缺氧的反应：轻度贫血时，安静状态下可能无明显表现，仅活动后有心悸、心率加快；中、重度贫血时，无论何种状态均可出现心悸和心率加快，且贫血越重，活动量越大，症状越明显；长期贫血，心脏超负荷工作且供血不足，会导致贫血性心脏病。

## 四、消化系统

贫血影响消化系统，出现功能甚至结构的改变，如消化腺分泌减少甚至腺体萎缩，进而导致消化功能减低、消化不良，出现腹部胀满、食欲减低、大便规律和性状的改变等。

## 五、泌尿系统

血管外溶血出现胆红素尿和高尿胆原尿；血管内溶血出现游离血红蛋白和含铁血黄素尿，严重者可发生血红蛋白堵塞肾小管，引起少尿、无尿、急性肾功能衰竭（ARF）。血栓性血小板减少性紫癜（TTP）/ 溶血性尿毒综合征（HUS）引起的贫血常伴有肾功能不全。

## 六、内分泌系统

贫血对内分泌系统的影响是广泛的，当贫血

严重至影响其氧和营养物质供应时，可发生不同程度的功能甚至结构改变，孕妇分娩有大出血时，贫血可导致垂体缺血坏死而发生席汉综合征。长期贫血还会影响甲状腺、性腺、肾上腺、胰腺功能，改变红细胞生成素和胃肠激素的分泌。

## 第四节 贫血的诊断与鉴别诊断

贫血本身并非一种疾病的诊断，仅代表许多不同病因或疾病引起的一系列临床表现。对贫血患者正确全面的诊断必须包括病因诊断，坚持这一原则对贫血的正确治疗具有重要意义。临床上贫血的诊断应包括：①贫血的类型及程度；②贫血的病因或原发病。

诊断贫血首先必须深入了解病史，全面仔细地进行体格检查，准确地做好一般实验室检查，作出初步推断，然后进行必要的有目的血液学检查。

### 一、病史

在询问病史时要特别注意家族史、饮食营养史、月经/生育史、服药史、在生活或工作中与化学物质或放射性物质接触的情况、原发疾病的症状和出血史等。

### 二、体格检查

单凭体格检查虽不足以作出贫血的全部诊断，但也能提供重要的线索，有助于明确贫血的原因。应特别注意对皮肤和巩膜的颜色、皮疹、舌苔、淋巴结和肝脾肿大、骨骼压痛（尤其是胸骨）、肿块，以及神经系统等检查。例如黄疸的存在可能提示溶血性贫血（HA），年轻的贫血患者合并有高血压提示贫血可能与慢性肾脏疾病有关。指甲变平或凹陷和舌炎出现于严重的缺铁性贫血（IDA）。体检时应包括肛诊，以便发现消化系统疾患。

### 三、实验室检查

贫血的实验室检查是为了明确贫血的性质，其最终目的是明确贫血的原因。实验室检查可分为血液学检查及非血液学检查。

除血细胞计数外，最基本的血液学检查还应包括：① MCV、MCH 及 MCHC 的测定；②网织红细胞计数；③外周血涂片检查，包括观察红细胞、白细胞、血小板数量及形态方面的改变，注意有无异常细胞。此外，骨髓检查在很多时候对作出诊断是必不可少的。

MCV、MCH 及 MCHC 为最有用的 3 个红细胞指标，根据这三个指标可将贫血分为 3 大类：①小细胞低色素性贫血；②正细胞性贫血；③大细胞性贫血。（表 11-71-1）

1. **小细胞低色素性贫血** 小细胞低色素性贫血主要见于 IDA、铁粒幼细胞贫血、地中海贫血、某些异常血红蛋白，其中以 IDA 最为多见。骨髓铁染色为鉴别 IDA 与其他小细胞低色素性贫血最有价值的检查。此外，血清铁、血清铁蛋白、转铁蛋白饱和度及总铁结合力、血清转铁蛋白受体亦有鉴别诊断价值。

2. **正细胞性贫血** 根据有无出血、溶血及骨髓红细胞系增生情况，可将正细胞性贫血分为两大类：①红细胞丢失或破坏过多；②红细胞生成减少。

3. **大细胞性贫血** 叶酸和/或维生素 $B_{12}$ 缺乏性巨幼细胞贫血，外周血涂片中可见卵圆形大红细胞、中性粒细胞核分叶过多和巨大血小板，临床上直接测定血清叶酸、维生素 $B_{12}$ 水平，可确诊；寻找叶酸和/或维生素 $B_{12}$ 缺乏的病因极为重要，如恶性贫血、克罗恩病等；孕妇、营养不良、慢性酒精中毒易发生叶酸缺乏。骨髓增生异常综合征患者的骨髓幼稚红细胞可出现"巨幼样改变"，并有恶性克隆性造血的表现，叶酸、维生素

表 11-71-1 根据 MCV、MCH 及 MCHC 三个指标进行贫血分类

| 类型 | MCV | MCH | MCHC | 疾病 |
| --- | --- | --- | --- | --- |
| 正细胞正色素性 | 80～94 | 26～32 | 31～35 | 再生障碍性贫血，白血病，失血，急性溶血 |
| 小细胞低色素性 | ↓ | ↓ | ↓ | 缺铁性贫血，慢性失血，钩虫病，珠蛋白障碍（地中海贫血） |
| 大细胞正色素性 | ↑ | ↑ | 正常 | 造血原料（维生素 $B_{12}$，叶酸）缺乏病，如巨幼细胞性贫血、恶性贫血 |

$B_{12}$治疗无效。

大细胞性贫血与小细胞性贫血可同时并存，如营养不良的孕妇可同时患 IDA 及叶酸缺乏性巨幼细胞贫血。外周血涂片可见红细胞中心浅染及中性粒细胞核分叶过多，铁指标及叶酸、维生素 $B_{12}$ 水平降低，补充治疗有效。

网织红细胞增多反映骨髓中红细胞的再生加速和进入血液循环中年轻红细胞增多，在未经治疗的贫血患者中，主要表现为 HA 和急性失血性贫血；网织红细胞低于正常表示骨髓红系造血功能低下。

血涂片对贫血的诊断极有价值，但常常不被重视。要特别注意红细胞的大小、形状、染色的深浅等内容。多数 HA 都有其特征红细胞形态异常，在贫血诊断中具有重要意义。在检查外周血涂片时，也需要注意有无白细胞及血小板形态和数量的异常，如幼稚粒细胞增多是白血病的重要诊断线索。

非血液学检查包括尿、便、体液、血液生化、血清学、X 线、内镜和各专科的特殊检查等。

### 四、鉴别诊断

通过鉴别诊断查明贫血的病因：贫血病因诊断极为重要，贫血的严重性主要决定于引起贫血的基本疾病。明确贫血的病因是合理及有效治疗的前提及关键，去除病因对治愈贫血、防止复发具有重要意义。总之，贫血的病因诊断必须依据详细询问病史、仔细体检及必要的血液学和非血液学实验室检查，有时还需要进行诊断性治疗。

## 第五节 贫血的急诊评估与治疗

严重贫血是指血红蛋白低于 60g/L、红细胞压积低于 15%。在急诊室遇到的严重贫血患者往往是由于急性情况所造成的，必须尽快明确诊断，给予恰当的处理以挽救患者的生命。造成严重贫血的常见原因有急性外伤出血、先天性或继发性凝血机制障碍引起的出血和急性溶血。部分严重贫血是由于骨髓造血功能障碍或无效应红细胞生成所致。这类贫血发病缓慢，机体已有代偿作用，患者虽然有严重贫血，还能耐受或仅有轻微的症状，只在有感染或全身其他疾病时，贫血症状加重或出现某些系统症状，患者不能耐受而就诊。严重贫血的临床表现与患者的年龄，基础疾病，脑、心血管的基本情况，贫血发生的速度及有无并发症有关。

贫血的治疗，应首先明确病因，针对病因治疗才是最恰当有效的治疗。

临床上为了纠正贫血可输注红细胞成分制品，而不必输全血。输血的指征应依据贫血的情况个体化对待，临床依据贫血的原发病、基础疾病、贫血的轻重程度、贫血的发生发展速度，以及重要器官病变实施个体化输血策略。目前，临床上关于红细胞的输注，对于病情稳定的患者应遵循限制性输血策略（Hb 70～80g/L），对有心血管疾病的患者，当出现相关临床症状或 Hb < 80g/L 时，可考虑输注红细胞。

通常情况下，贫血只是一个症状，不是一个单一疾病，因此，需要先确定背后的病因，才能进行有效治疗。急性大量失血患者应积极止血，同时迅速恢复血容量并输红细胞纠正贫血。营养性贫血可以通过补充缺乏的营养物质进行治疗，如缺铁性贫血补铁及治疗导致缺铁的原发病；巨幼细胞贫血应补充叶酸或维生素 $B_{12}$。非营养性贫血治疗则比较复杂。自身免疫性溶血性贫血采用糖皮质激素等免疫抑制剂治疗为主。而干细胞异常，可以采用造血干细胞移植治疗。

（朱继红　高伟波）

## 参 考 文 献

[1] 邓家栋. 邓家栋临床血液学 [M]. 上海：上海科学技术出版社，2001.

[2] 沈悌，赵永强. 血液病诊断及疗效标准 [M]. 4 版. 北京：科学出版社，2018.

[3] Kenneth Kaushansky, Marshall A. Lichtman, Josef T. Prchal, et al. 威廉姆斯血液学 [M]. 9 版. 陈竺，陈赛娟，译. 北京：人民卫生出版社，2018.

# 第七十二章　出血性疾病

## 第一节　出血性疾病的基本概念

出血性疾病是指因先天性或获得性原因导致血管壁、血小板、凝血功能及纤维蛋白溶解机制异常而引起的一组疾病。20世纪上半叶，血栓与止血在我国还是一门新兴的边缘学科，临床医生关注的主要是危及生命的出血问题，有关的基础理论尚不成熟。新中国成立以来，随着国际上内源性和外源性凝血途径理论的提出，我国在出血和血栓实验室诊断技术方面开始发展。20世纪70年代，国际上成立了血栓与止血学会（ISTH），基础理论和临床实践的进展使血栓与止血形成了一门独立的学科。进入21世纪，在中华医学会血液学分会血栓与止血学组的带领下，我国血栓与出血性疾病的研究开始快速发展，血友病、免疫性血小板减少、血栓性血小板减少性紫癜、DIC、易栓症等系列出凝血疾病专家共识相继发布，成为我国临床诊疗的规范。就出血性疾病而言，其疾病特点是：①自发性或轻微外伤后即发生出血，并且出血控制困难。②出血发生于多部位或非寻常部位，呈广泛性或者局部性。③病情反复发作，持续时间长。④不能解释的手术或者创伤时的严重出血。⑤一般止血药物效果差，血液制品效果好。⑥部分患者有明显的出血史或家族史。临床上一般按发病机制将出血性疾病分为血管异常、血小板异常和凝血异常三大类。

## 第二节　正常止血机制

正常的止血机制由三个过程组成。初级止血过程（一期止血）依赖于血小板的激活，形成血小板栓子（白色血栓）；次级止血过程（二期止血）依赖于凝血机制参与，形成纤维蛋白凝块（红色血栓）；纤维蛋白溶解过程在于清除纤维蛋白，恢复正常血流。

### 一、血管壁的止血功能

参与止血作用的血管主要包括：小动脉、小静脉和毛细血管。通过血管收缩反应，血小板激活，凝血系统激活，抑制纤溶系统，增加局部血黏度等机制达到止血的目的。血管壁由内膜层、中膜层、外膜层组成。内膜层由内皮细胞组成，内皮细胞有一种特异的细胞器称为棒杆状小体（Weibel-Palade小体），其为血管性血友病因子（von-Willebrand Factor，vWF）储存加工的场所。内皮细胞合成和分泌血小板活化因子（PAF）、凝血酶敏感蛋白（TSP）、纤维连接蛋白（Fn）、纤溶酶原激活物抑制剂-1（PAI-1）、凝血酶调节蛋白（TM）和层素（Ln）。内皮细胞结构和功能完整时，血小板对血管壁是排斥而被动进入循环的，前列环素和一氧化氮作为强烈的血管扩张剂在局部起到了对于血小板的抑制作用。中膜层的基底膜支撑内皮细胞及诱导血小板的黏附和聚集，并启动凝血过程，平滑肌和弹力纤维参与血管的收缩功能。内皮细胞和中膜层均可表达组织因子（TF），启动凝血过程。

### 二、血小板止血功能

血小板由表面结构、骨架、细胞器和特殊膜系统组成。通过黏附功能、聚集功能、促凝功能、血块收缩功能和维持血管壁内皮的完整性等功能参与止血。其中血小板第3因子（PF3）参与凝血因子复合物的形成，血小板受到ADP或者胶原刺激后，接触产物生成活性，从血小板膜磷脂成分中释放，激活凝血因子Ⅻ。

### 三、血液凝固

传统的凝血机制分为内源性凝血途径（或称

接触途径）、外源性凝血途径（或称组织因子途径）和共同途径。内源性凝血途径涉及接触活化因子，包括：高分子量激肽原（HWMK）、激肽释放酶原（PK）、因子ⅩⅡ（FⅫ）、FⅪ、FⅨ和FⅧ。其中，FⅧ是作为FⅨ介导的FⅩ活化的辅因子而发挥作用。外源性凝血途径则涉及TF和FⅦ，两者形成复合物，进而活化FⅩ。内源性和外源性途径交汇于共同途径，包括FⅩ介导的凝血酶生成和随后的纤维蛋白（FⅠa）的生成。当代凝血模式认为凝血过程是由内皮损伤后暴露的TF启动的（图11-72-1）。在初始期，TF与存在于正常血液循环中微量活化的FⅦ（FⅦa）结合形成TF-FⅦa复合物，此复合物能够活化FⅩ和FⅨ。活化的FⅩ（FⅩa）能够催化凝血酶原（FⅡ）转变为凝血酶（FⅡa）。由于在初始阶段产生的凝血酶的量非常小，不足以产生足够量的纤维蛋白来稳定血小板血栓。然而，在放大期，由初始期产生的少量凝血酶能够激活血小板，使磷脂发生不对称性改变，进而导致凝血因子在血小板膜表面聚集和包含FⅤ在内的血小板颗粒成分的释放。同时，凝血酶还能够活化FⅤ、FⅧ、FⅪ和FⅫ。被凝血酶活化的FⅧ会与其载体vWF分离，并作为由TF-FⅦa复合物催化生成的FⅨa的辅因子来活化FⅩ生成FⅩa，同时FⅨa则通过FⅪa在血小板表面催化生成的FⅨa进行补充。然后，FⅤa作为FⅩa的辅因子形成FⅩa/Va复合物，可以催化凝血酶原产生大量的凝血酶，进而产生大量的纤维蛋白，确保生成稳定的纤维蛋白凝块。最后，凝血酶还能够通过激活FⅫ来防止凝血块被纤溶系统过早清除，这是由于FⅫa不仅负责将可溶性纤维蛋白单体生成不可溶性的交联纤维蛋白，并且能够将α₂-抗纤溶酶掺入到纤维蛋白凝块中，以防止纤维蛋白被纤溶系统过早降解。

## 四、抗凝系统

抗凝系统包括细胞抗凝机制（单核细胞-巨噬细胞系统对激活的凝血因子、凝血酶原复合物和可溶性纤维蛋白单体的吞噬作用）和体液抗凝机制（抗凝血酶系统）。①灭活凝血酶：抑制FⅩa、Ⅸa、Ⅺa、Ⅻa。②蛋白C：活化蛋白C（APC）灭活FⅤa、Ⅷa，阻碍FⅩa与血小板结合，促进纤维蛋白溶解。③蛋白S：加速APC对FⅤa的灭活而发挥作用。④TFPI系统：直接抑制FⅩa，抑制TF-FⅦa复合物。

## 五、纤维蛋白溶解系统

主要由纤溶酶原和纤溶酶、纤溶酶原激活物、纤溶抑制物组成。纤溶系统的激活主要包括：①内源性激活途径。凝血接触产生FⅫa及FⅫa碎片，激活前激肽释放酶（PK）形成激肽释放酶（KK），KK激活纤溶酶原成为纤溶酶。②外激活系统。血管内皮系统释放t-PA从而激活纤溶酶原。③外源性激活途径。将体外激活纤溶系统的制剂，如尿激酶、链激酶、rt-PA注入体内激活纤溶系统。原发性纤溶亢进主要由外源性激活途径完成，而继发性纤溶亢进由内、外两条激活途径实现。

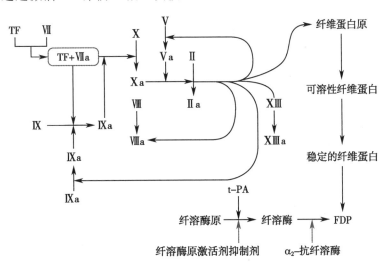

图 11-72-1 当代凝血瀑布学说

# 第三节 急诊出血性疾病的临床思维

## 一、出血性疾病的分类

出血性疾病分为遗传性和获得性两大类，并以病理环节为基础分成以下类型：

### （一）血管壁异常

因血管结构及周围支撑组织功能异常或受损所致。遗传性血管壁异常临床少见，包括：遗传性毛细血管扩张症、结缔组织病等。获得性血管壁异常包括：免疫学（过敏性）、感染性、化学性、代谢性、药物性及机械性紫癜。

### （二）血小板异常

1. 血小板数量减少包括生成减少：再生障碍性贫血、急性白细胞等；消耗过多：弥散性血管内凝血、血栓性血小板减少性紫癜等；破坏过多：免疫性血小板减少性紫癜。

2. 血小板增多症，常伴有血小板功能异常，可见于反应性血小板增多症及骨髓增殖性疾病。

3. 血小板功能缺陷包括：先天性黏附异常（巨血小板综合征、血管性血友病）；分泌异常（灰色血小板综合征、贮存池病）；活化异常（环氧化酶缺乏症、$TXA_2$ 合成酶缺乏症）；聚集异常（血小板无力症）；促凝功能缺陷（$PF_3$ 缺乏症）；获得性功能异常（抗血小板药物、尿毒症、感染等）。

### （三）凝血因子异常

1. 遗传性包括：血友病 A、血友病 B、遗传性凝血因子 XI 缺乏症，纤维蛋白原和凝血酶原疾病等。

2. 获得性主要包括：重症肝病，缺乏纤维蛋白原、凝血酶原、因子 V、VII、IX、X、XI、XII 等，以及维生素 K 依赖性因子 II、VII、IX、X。

### （四）纤维蛋白溶解亢进

原发性纤维蛋白溶解亢进是指某些因素导致组织型纤溶酶原激活物（t-PA）或者尿激酶型纤溶酶原激活物释放入血或者抗纤溶酶活性降低所致的纤溶亢进。继发性纤维蛋白溶解亢进是指凝血反应启动后 XIIa 激活激肽酶原生成激肽酶，后者激活纤溶系统，同时纤维蛋白沉积于血管内皮细胞表面导致 t-PA 释放，常见于 DIC 及各种血栓性疾病。先天性纤维蛋白溶解亢进包括：$\alpha_2$- 纤溶酶抑制剂缺乏症、纤溶酶原活化物抑制物缺乏症等。

### （五）病理性抗凝物质增多

凝血因子 VIII 抑制物，获得性 IX、XI、V 抑制物，狼疮抗凝物，组织因子抑制物、高肝素血症等。

## 二、出血性疾病的临床表现

出血性疾病的临床表现：不同因素异常导致的出血临床特征往往有所不同。血管或血小板异常的特点是：多无家族史，以女性多见，出血以皮肤瘀点为主，而关节出血、深部血肿和延迟性出血少见。凝血因子或纤溶异常的特点是：多有家族史，以男性多见，以关节出血和深部血肿为主，延迟性出血常见，而皮肤瘀点少见（表 11-72-1）。

表 11-72-1 不同病因出血性疾病的临床特点

| | 血管性 | 血小板性 | 凝血功能障碍 |
|---|---|---|---|
| 性别 | 女性多见 | 女性多见 | 多为男性 |
| 家族史 | 较少见 | 罕见 | 多见 |
| 紫癜 | 常见 | 多见 | 罕见 |
| 大片瘀斑 | 罕见 | 多见 | 可见 |
| 血肿 | 罕见 | 可见 | 常见 |
| 关节 | 罕见 | 多见 | 多见 |
| 内脏 | 偶见 | 常见 | 常见 |
| 眼底 | 罕见 | 常见 | 少见 |
| 月经 | 少见 | 多见 | 少见 |
| 手术外伤 | 少见 | 可见 | 多见 |
| 延迟性出血 | 少见 | 少见 | 多见 |

部分出血性疾病是单一因素所致，如血友病 A/B 等，但是部分出血性疾病涉及多方面因素，如血管性血友病（VWD）是 vWF 先天性质或者量的异常，vWF 降低造成 F VIII 活性降低，导致凝血功能障碍，同时 vWF 影响血小板与内皮下胶原的结合（血小板黏附功能），所以 vWF 数量降低或功能异常也会造成初期止血异常；DIC 除各种凝血因子消耗外，还会出现纤溶亢进和血小板减低等。

## 三、出血性疾病的诊断思路

急诊临床工作中,医疗工作者对于患者凝血功能的评估主要关注(最初的筛选):血小板、凝血酶原时间(PT)和活化部分凝血酶原时间(APTT)。下面我们就以这三个指标为出发点,建立急诊出血性疾病的临床思路。

### (一)血小板减低,PT 和 APTT 正常

该类患者比较简单,为血小板减少症,可以分为遗传性和获得性血小板减少症两大类。遗传性血小板减少症自幼就有皮肤黏膜出血的表现,该类患者不仅血小板数量减少,其质量也常常存在功能缺陷。获得性血小板减少包括:特发性血小板减少性紫癜(ITP)、血栓性血小板减少性紫癜(TTP)、溶血性尿毒综合征(HUS)、结缔组织病 / 感染 / 药物相关性血小板减少等,需要根据相关病史、临床表现和实验室检查进行综合判断(图 11-72-2)。

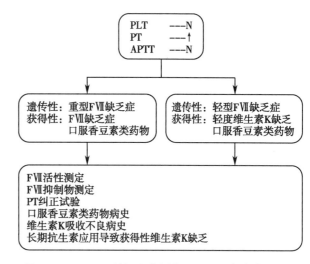

图 11-72-3　PT 延长,血小板和 APTT 正常的诊治思路

### (三)APTT 延长,PT 和 PLT 正常

单独 APTT 延长提示内源性凝血途径所涉及的凝血因子缺乏。无出血的 APTT 延长应该考虑到肝素应用、抗磷脂抗体综合征等,有出血表现的患者应注意 FⅧ、FⅨ、FⅪ和 vWF 缺乏,出血表现还分为自发性出血和创伤后出血(图 11-72-4)。

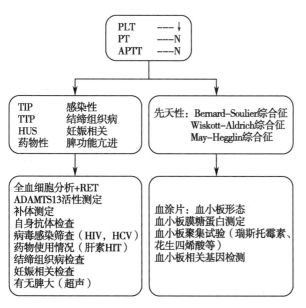

图 11-72-2　血小板减低,PT 和 APTT 正常的诊治思路

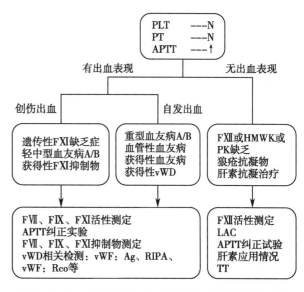

图 11-72-4　APPT 延长,血小板和 PT 正常的诊治思路

### (二)PT 延长,APTT 和 PLT 正常

主要是由于Ⅶ因子活性减低所致,由于Ⅶ因子是维生素 K 依赖性凝血因子中半衰期最短的凝血因子,维生素 K 缺乏和华法林摄入也可能导致 PT 延长(图 11-72-3)。

### (四)APTT 和 PT 均延长、PLT 正常

常见于共同途径凝血因子(包括纤维蛋白、凝血酶原、FV、FX)缺乏、异常纤维蛋白血症,以及涉及内外源凝血或共同途径的多种凝血因子缺乏(图 11-72-5)。

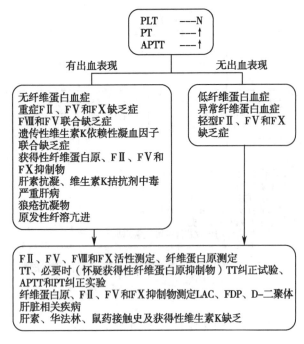

图 11-72-5 APPT 和 PT 延长，血小板正常的诊治思路

### （五）APTT 和 PT 延长、PLT 减少

主要见于 DIC、严重肝病、狼疮抗凝物（抗磷脂综合征）、肝素或低分子肝素抗凝治疗中（图 11-72-6）。

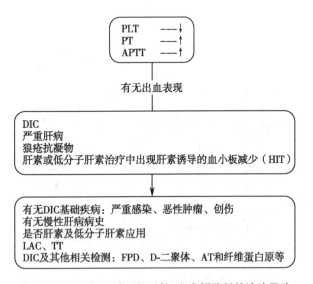

图 11-72-6 APPT 和 PT 延长，血小板降低的诊治思路

### （六）APTT、PT 和 PLT 均正常

应注意遗传性或获得性血小板功能障碍，部分 1 型和 2 型 vWD、FXⅢ缺乏症、异常纤维蛋白原血症、$\alpha_2$- 纤溶酶抑制剂缺乏症或血管因素（图 11-72-7）。

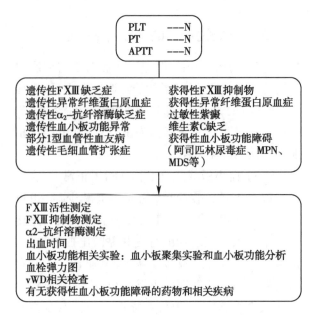

图 11-72-7 APTT、PT 和 PLT 均正常的诊治思路

## 四、出血性疾病的临床评估

### （一）出血严重程度的评估

对于出血的患者而言，首先应该进行出血严重程度的评估，分析是急诊出血还是慢性出血、评估出血量、是否是致命部位的出血、判断有无严重缺血、缺氧表现。对于急诊大出血的患者或者伴有任何严重缺氧表现或者生命体征不稳定的出血患者，应该首先纠正缺血、缺氧，维持生命体征，切忌为等待病因诊断而延误抢救时机。

### （二）出血部位及特征

按照出血部位可以将出血分为皮肤黏膜出血、深部组织出血和内脏出血。皮肤出血包括：出血点、紫癜、瘀斑和血疱。深部出血包括：血肿、关节出血、浆膜腔出血等。内脏出血可见于各内脏器官，最严重的为颅内出血。判断不同部位的出血有助于提示发病机制，例如：皮肤出血点常见于血小板减少，紫癜常见于血管壁异常，瘀斑、血肿多见于凝血功能异常等。同时出血性疾病的患者，应该进一步评估患者出血的诱因、频率和每次出现的严重程度等细节，关节反复出血可导致出血性滑膜炎，进而损坏关节软骨和骨组织，导致关节破坏、畸形、功能丧失伴持续疼痛和肌肉萎缩等。对于反复出血的患者应该早期干预，预防性治疗，最大程度地降低并发症的出现，提高患者的生活质量。

## 五、出血性疾病的辅助检查

### （一）止血功能筛查实验

临床上常用且实用的筛查试验包括：血小板计数、活化的部分凝血活酶时间（APTT）、凝血酶原时间（PT）、凝血酶时间（TT）和纤维蛋白原浓度（表 11-72-2）。

### （二）血管异常

毛细血管镜、内镜检查有助于诊断遗传性毛细血管扩张症，活检病理检查有助于除外肝肾功能异常、异常免疫球蛋白血症和自身免疫疾病导致的获得性血管异常。

### （三）血小板异常

血涂片检查以除外假性血小板减少，完善自身抗体筛查（ITP 相关抗体等检查），完善肝脏疾病、脾功能亢进及其他血液系统疾病（骨髓检查）的检查以明确血小板减少的原因。另外，血小板形态、血小板黏附和聚集试验、血小板膜糖蛋白检查等有助于除外先天性血小板疾病，注意除外药物、肝肾功能异常、异常免疫球蛋白血症和自身抗体等引起的获得性血小板功能异常。

### （四）内源性途径凝血异常

通常表现为单纯 APTT 延长。首先行 APTT 纠正试验，若能纠正，结合病史及家族史，选择性检查内源性凝血因子活性，若不能纠正，需除外抗磷脂抗体和内源性凝血因子抑制物检测。

### （五）外源性途径凝血异常

通常表现为 PT 延长，行 PT 纠正试验，若能纠正，考虑维生素 K 依赖凝血因子缺乏，酌情检测Ⅱ、Ⅶ、Ⅹ 因子活性，若不能纠正，提示可能存在外源性途径凝血因子抑制物，可筛查Ⅶ因子抑制物。

### （六）共同途径凝血异常

PT 和 APTT 延长，行 PT 和 APTT 纠正试验，可纠正者检测维生素 K 依赖性凝血因子Ⅱ、Ⅶ、Ⅸ、Ⅹ，除外肝脏疾病、香豆素口服抗凝药物过量和抗凝血类鼠药中毒，必要时查Ⅴ、Ⅹ因子活性，除外少见的凝血因子Ⅴ、Ⅹ缺乏症，不能纠正者可筛查因子Ⅴ、Ⅹ的抑制物。

### （七）纤溶异常

原发性纤溶异常是纤溶酶异常活化，故 FDP 可明显升高，D- 二聚体基本正常，继发纤溶异常时（如 DIC），凝血酶和纤溶酶均异常活化，故 FDP 和 D- 二聚体均明显升高。

### （八）复合因素止血异常

常见于失代偿 DIC、严重肝病：鱼精蛋白副凝（3P）试验主要反映凝血酶的活化，故与 FDP 和 D- 二聚体共同用于 DIC 继发性纤溶亢进的检测。

### （九）特殊检测

某些遗传性和一些特殊、少见的出血性疾病，可能尚需进行特殊检查，如蛋白质结构分析、氨基酸测序、基因分析和免疫病理学检查等。

## 六、出血性疾病的治疗

出血性疾病的急诊治疗首先应该是支持治疗，稳定患者生命体征，补充有效血容量，持续血

表 11-72-2　不同病因出血性疾病的初步止血功能筛查

| 病因 | 血小板 | 出血时间 | PT | APTT | TT | 纤维蛋白原 |
|---|---|---|---|---|---|---|
| 血管性紫癜、ⅩⅢ因子缺乏 | 正常 | 正常 | 正常 | 正常 | 正常 | 正常 |
| 血小板功能异常 | 正常或减少 | 正常或延长 | 正常 | 正常 | 正常 | 正常 |
| 血小板减少 | 减少 | 正常或延长 | 正常 | 正常 | 正常 | 正常 |
| 内源性凝血途径异常 | 正常 | 正常 | 正常 | 延长 | 正常 | 正常 |
| 外源性凝血途径异常 | 正常 | 正常 | 延长 | 正常 | 正常 | 正常 |
| 共同凝血途径异常 | 正常 | 正常 | 延长 | 延长 | 正常 | 正常 |
| 纤维蛋白原缺乏 原发性纤溶亢进 | 正常 | 正常 | 正常或延长 | 正常或延长 | 正常或延长 | 减少 |
| 复合因素（DIC、肝病） | 减少 | 延长 | 延长 | 延长 | 延长 | 减少 |

红蛋白在稳定水平,根据患者出血的速度,血红蛋白减低的程度,及时开展输血治疗,其次应该是止血质量,包括物理止血治疗、补充血小板、血浆、纤维蛋白原和特异性凝血因子等治疗,最后是病因治疗,明确患者疾病后开展针对性治疗。

(朱继红 王武超)

## 参 考 文 献

[1] 林果为,王吉耀,葛均波. 实用内科学 [M]. 15 版. 北京:人民卫生出版社,2017.

[2] 赵永强. 出血性疾病的诊断思路 [J]. 中国实用内科杂志,2017,37(5):369-372.

[3] 张敬宇. 出血性疾病的诊断思路 [J]. 临床荟萃,2015,30(10):1092-1099.

# 第七十三章　血栓性疾病

## 第一节　血栓性疾病的基本概念及认识过程

血栓的形成是临床常见的一种病理过程，血栓性疾病是由血栓栓塞导致的一系列疾病的总称，主要包括静脉血栓栓塞（venous thromboembolism，VTE）和动脉血栓栓塞性疾病（arterial thrombotic disease，ATD）。前者包括肺血栓栓塞症（pulmonary thromboembolism，PTE）和深静脉血栓形成（deep venous thrombosis，DVT）。后者包括急性冠状动脉综合征（ACS）、脑卒中、动脉缺血发作等。VTE是血栓形成和溶解失衡的最终产物，VTE形成的主要原因是纤维蛋白沉积过多。早在1945年德国病理学家Virchow就发现，血管壁损伤、血流缓慢和高凝状态为血栓形成的三大要素，影响其中任何一个因素均有可能导致血栓的发生，从而导致血栓性疾病。除此之外，流行病学研究显示，年龄与血栓形成呈正相关，是血栓形成的一个高危因素。血栓栓塞性疾病可涉及多个器官和系统，病情错综复杂，部分血栓性疾病容易被漏诊误诊。据统计，全球每年有超过1 000万人发生VTE，VTE终身患病风险为8%。在美国，每年有10万～18万人死于PTE。VTE是目前我国各级医院住院患者非预期死亡的重要原因之一，也是容易产生医疗纠纷的主要病因之一。

随着人们对血栓性疾病认识的加深，血栓性疾病在临床上也越来越受到重视。自1986年美国胸科医师学会（ACCP）发布第1版抗栓与溶栓指南后，随着血栓性疾病研究的深入，新的证据不断涌现，该指南每3～4年更新一次。直至2016年，ACCP发布了《静脉血栓栓塞症抗栓治疗指南（第10版）》，增加了近年血栓防治领域的研究新成果。除此之外，美国血液病协会、欧洲心脏病学会、欧洲呼吸病学会、澳大利亚和新西兰血栓和止血学会等组织也先后发布了血栓性疾病相关的指南。中华医学会外科学分会血管外科学组在2017年9月发布了《深静脉血栓形成的诊断和治疗指南（第三版）》，而《中国血栓性疾病防治指南》专家委员会也于2018年9月发布了血栓性疾病防治指南。

DVT与PTE均为VTE，是同种疾病在不同阶段的表现形式，DVT的主要不良后果是PTE和血栓后综合征（post thrombotic syndrome，PTS），会降低患者生活质量，导致患者死亡。PTE在本书前序章节中已有叙述，因此本章所讨论的血栓性疾病主要为DVT。

## 第二节　深静脉血栓形成的诊断

血栓的形成过程有两个阶段，一为血栓形成前的高凝状态和血栓形成初期，二为血栓形成期。血栓形成前的高凝状态或血栓形成初期尚不足以影响组织脏器血供，因此临床表现不突出，诊断困难。但在此时，如果能够及时给予干预，有可能阻断血栓的形成，避免血栓栓塞后的不良后果。而在血栓形成期由于血栓已经造成组织脏器缺血坏死，临床表现相对突出，因此诊断也相对容易。目前DVT的临床诊断主要通过Wells评分、临床表现、D-二聚体检测结果和辅助检查结果来综合诊断及评估。

### 一、深静脉血栓形成的Wells评分

该评分法是由Wells于1997年建立，是目前临床怀疑DVT使用率最高的概率评估工具（表11-73-1）。它通过患者的临床症状、体征和危险因素来评估患有DVT的可能性，Wells评分≤2分

时,提示 DVT 临床可能性低,>2 分时,提示 DVT 临床可能性高。

表 11-73-1 DVT 的 Wells 评分表

| 项目 | 评分 |
| --- | --- |
| 活动性肿瘤(近 6 个月内接受肿瘤治疗或目前正采取姑息疗法) | 1 |
| 下肢麻痹、瘫痪,或下肢石膏固定 | 1 |
| 4 周内卧床≥3d,或 4 周内大手术史 | 1 |
| 沿深静脉系统走行的局部压痛 | 1 |
| 下肢肿胀 | 1 |
| 胫骨结节下方 10cm 处小腿腿围较对侧增加≥3cm | 1 |
| 患肢可凹性水肿 | 1 |
| 浅静脉侧支循环(非静脉曲张) | 1 |
| 其他比 DVT 更符合的诊断 | -2 |

## 二、D- 二聚体

D- 二聚体是纤维蛋白复合物的溶解产物,DVT 时,血液中 D- 二聚体浓度升高,但其他一些疾病也可出现 D- 二聚体升高,如创伤、恶性肿瘤、手术后等。因此,D- 二聚体对血栓诊断敏感性较高(可达 92%~100%),但特异性较差(仅为 40%~43%),其阴性排除 DVT 的预测价值要远远高于其阳性诊断 DVT 的预测价值,故 D- 二聚体不能单独作为诊断或排除 DVT 的依据。对于 DVT 临床低度可能(Wells 评分≤2 分)的患者,建议行 D- 二聚体检查,若结果为阴性,可基本排除急性 DVT,若结果为阳性,则推荐进一步行静脉加压超声(CUS)检查。

## 三、CUS 检查

CUS 对 DVT 诊断的敏感性和特异性均较高,在临床应用时间较长,是 DVT 诊断的首选方法。该检查对股静脉和腘静脉血栓诊断的准确率高达 >90%,但对周围型小腿静脉丛血栓和中央型髂静脉血栓诊断的准确率相对较低。同时,CUS 对 DVT 的评估也会受到技术和肥胖等因素的影响。近年来,随着医疗设备的发展,床旁 B 超检查成为危重症患者辅助评估及诊断的重要手段之一。对于重症且转运风险较大的患者,床旁

CUS 检查为诊断、评估 DVT 的重要方法。多中心的临床研究显示,其特异性、敏感性及准确度较专科 B 超医师并无显著差异。

## 四、CT 静脉成像

主要用于下肢主干静脉或下腔静脉血栓的诊断,准确性相对较高。

## 五、磁共振静脉成像

能准确地显示髂、股、腘静脉血栓,但不能很好地显示小腿静脉血栓。

## 六、静脉造影

目前仍是下肢 DVT 诊断的"金标准",但其缺陷显而易见:有创、造影剂过敏、肾毒性、对血管壁的损伤等。现大多都被 D- 二聚体联合 CUS 检查代替,并不作为 DVT 诊断的首选检查方法。

# 第三节 深静脉血栓形成的治疗

目前对于 DVT 推荐的治疗方案包括抗凝治疗、溶栓治疗、手术取栓、机械血栓清除术、下腔静脉滤器置入等,DVT 治疗方案的选择遵循个体化原则。

## 一、抗凝治疗

是 DVT 最为基本的治疗措施,可抑制血栓继续形成、利于血栓自溶和血管腔再通。但单纯抗凝治疗不能有效清除血栓、降低 PTS 的发生率。临床上一旦确诊或高度怀疑急性 DVT,应立即开始抗凝治疗,除非存在抗凝禁忌。对于临床低度怀疑 DVT 的患者,如在 24 小时内能获取辅助检查结果,则建议根据辅助检查结果来确定是否开始抗凝。抗凝药物的种类包括普通肝素、低分子肝素、维生素 K 拮抗剂和新型口服抗凝剂。新型口服抗凝剂包括直接凝血酶抑制剂、Xa 因子抑制剂,此类抗凝剂具有抗凝效果稳定、药效不受食物影响、药物相互作用小、半衰期较短、用药剂量固定、服药期间无须定期监测凝血功能等优点,目前在临床上逐渐开始应用。抗凝的疗程需根据危险因素、DVT 的类型、出血风险等综合而定,方案包括初始期抗凝(≤7 天)、长期抗凝

（7 天～3 个月）、延展期抗凝（>3 个月）。对于需要长期抗凝且不合并肿瘤的 DVT，建议利伐沙班或达比加群酯长期抗凝治疗，其效果优于维生素 K 拮抗剂。

## 二、溶栓治疗

溶栓的方法包括导管接触性溶栓（catheter directed thrombolysis，CDT）和系统性溶栓。前者是将溶栓导管置入外周静脉全身应用溶栓药物，后者是经外周静脉全身应用溶栓药物。相比较而言，CDT 能显著提高血栓的溶解率，降低 PTS 的发生率。对于急性中心型或混合型 DVT，如全身情况好、预期生存期≥1 年、出血风险较小，建议选用 CDT 而非单纯抗凝治疗。但相较于抗凝治疗，CDT 治疗增加了出血风险，因此并不作为常规治疗方式。溶栓治疗最常见的并发症是出血，严重的出血（如继发颅内出血、腹膜后出血等）可能是致命的，因此在决定溶栓治疗前应仔细评估溶栓的适应证和禁忌证。

## 三、手术取栓和经皮机械血栓清除术

是清除血栓有效的治疗方法。对于初发急性髂股静脉血栓、发病≤14d、既往运动能力好、预期生存期长的患者，有条件时经皮机械血栓清除可作为早期血栓清除的一线治疗手段。

## 四、早期活动

以往对于急性 DVT 的患者建议早期绝对卧床以防栓子脱落而引起肺栓塞。近年来的相关研究显示，急性 DVT 患者在充分抗凝的前提下早期下地活动，并不会增加 PTE 的发生率，同时可降低 PTS 的发生率。因此建议急性 DVT 患者在充分抗凝的前提下早期下地活动，除非患者有严重的下肢肿痛。

## 五、下腔静脉滤器置入

下腔静脉滤器的主要作用是减少致死性 PTE 事件的发生，但由于其有创且需要置入滤器，因此并非 DVT 的常规治疗方法。但对于急性下肢近端 DVT 患者，如存在抗凝禁忌，推荐放置下腔静脉滤器以减少致死性事件发生的风险。

## 第四节　深静脉血栓形成诊断与治疗方法的展望

尽管随着临床技术的不断进步，DVT 的临床检出率不断提高、治疗方法不断更新，但有关于 DVT 的诊断和治疗依然有诸多问题需要解决，如 DVT 诊断的"假阳性"或"假阴性"问题、DVT 抗凝或溶栓治疗出血风险问题、存在抗凝或溶栓禁忌患者的治疗问题、抗凝疗程问题等。虽然已有诸多相关研究及指南共识对上述问题进行探讨，但依然存在诸多的争议及不确定性。因此，依然有必要对 DVT 的诊断及治疗方法进行更深入的研究来进一步提高并规范 DVT 的诊断及治疗。

（杨立山）

# 参 考 文 献

[1] Quere I，Elias A，Maufus M，et al. Unresolved questions on venous thromboembolic disease. Consensus statement of the French Society for Vascular Medicine（SFMV）[J]. J Med Vasc，2019，44（1）：28-70.

[2] Tran HA，Gibbs H，Merriman E，et al. New guidelines from the Thrombosis and Haemostasis Society of Australia and New Zealand for the diagnosis and management of venous thromboembolism[J]. Med J Aust，2019，210（5）：227-235.

[3] 中国血栓性疾病防治指南专家委员会. 中国血栓性疾病防治指南 [J]. 中华医学杂志，2018，98（36）：2861-2888.

[4] Lim W，Le Gal G，Bates SM，et al. American Society of Hematology 2018 guidelines for management of venous thromboembolism：diagnosis of venous thromboembolism[J]. Blood advances，2018，2（22）：3226-3256.

[5] Mazzolai L，Aboyans V，Ageno W，et al. Diagnosis and management of acute deep vein thrombosis：a joint consensus document from the European Society of Car-

diology working groups of aorta and peripheral vascular diseases and pulmonary circulation and right ventricular function[J]. European Heart Journal，2018，39（47）：4208-4218.

[6] Kory PD，Pellecchia CM，Shiloh AL，et al. Accuracy of Ultrasonography Performed by Critical Care Physicians for the Diagnosis of DVT[J]. Chest，2011，139（3）：538-542.

[7] 马青变，郑亚安，朱继红，等. 中国急性血栓性疾病抗栓治疗共识 [J]. 中国急救医学，2019，39（6）：501-531.

# 第七十四章 白细胞减少症和粒细胞缺乏症

## 第一节 概 述

白细胞减少症指外周血白细胞计数持续小于$4.0 \times 10^9$/L。因粒细胞在白细胞中占绝大多数，尤其是中性粒细胞，故白细胞减少通常是由中性粒细胞减少所引起，大多数患者表现为中性粒细胞比例下降。因此，白细胞减少通常指中性粒细胞减少。外周血中性粒细胞的绝对值在成人低于$2.0 \times 10^9$/L、10～14岁儿童低于$1.8 \times 10^9$/L、10岁以下儿童低于$1.5 \times 10^9$/L，称为中性粒细胞减少。按其减少程度可分为轻度（$1.0 \times 10^9$～$1.5 \times 10^9$/L），中度（$0.5 \times 10^9$～$1.0 \times 10^9$/L）和重度（$<0.5 \times 10^9$/L），重度减少也称粒细胞缺乏。

## 第二节 发病机制

### 一、一般机制

1. 中性粒细胞发育不良。

2. 中性粒细胞的无效增殖（通常是由于晚期前体细胞的过度凋亡）。

3. 中性粒细胞的过度利用和清除。

4. 中性粒细胞向边缘血液池中转移。

5. 造血祖细胞的异常，如肿瘤浸润、纤维化或者放射引起的骨髓环境异常。

6. 中性粒细胞前体的增生活性增强和半衰期缩短（4～8小时），如化疗药物引起的中性粒细胞减少通常是由骨髓毒性引起的。

### 二、细胞和分子机制

1. **基因突变** 一些基因突变可导致前体细胞获得性缺陷，使细胞寿命缩短，导致细胞凋亡，如维生素$B_{12}$或者转钴蛋白缺陷、骨髓发育不良、

骨髓囊肿、先天性或循环性中性粒细胞减少症、Shwachman-Diamond综合征。

2. 外源性的因素导致血和骨髓中的中性粒细胞消耗，如其他细胞产生的抗中性粒细胞抗体或者毒性细胞因子。

3. 一些致病因素还会影响中性粒细胞功能，如糖原累积病1b型、Chédiak-Higashi综合征和HIV感染。

## 第三节 临床诊断思路

### 一、急性中性粒细胞缺乏的诊断

急性严重中性粒细胞减少症通常合并有发热、喉咙痛、皮肤或黏膜下炎症表现。当有新发的呼吸或腹部症状时，临床上应予以关注，并做好紧急处理的准备。紧急处理措施包括：

1. 详细地询问病史，特别是药物使用史。

2. 全面的体格检查，特别应注意口咽、鼻窦、胸部、腹部、骨骼是否有压痛，淋巴结和脾脏大小。

3. 立即做血常规检查和微生物培养，早期使用抗生素和静脉输液等支持性措施。除非患者最近接受了抗生素治疗，发热和感染通常是由对许多广谱抗生素敏感的细菌引起。

4. 病因不明的情况下需考虑骨髓检查，骨髓检查和支持性治疗开始后可考虑进一步的诊断。

### 二、慢性中性粒细胞减少症的诊断

慢性中性粒细胞减少症通常通过常规体检发现，或者发生在反复发热的感染患者。

1. 当患者体温不高且病情相对稳定时，可多次查血常规，获得血细胞的平均计数，确定中性粒细胞减少症是慢性的还是周期性的。

2. 单核细胞、淋巴细胞、嗜酸性粒细胞和血

小板的计数、红细胞压积或血红蛋白浓度，以及免疫球蛋白水平对于明确诊断也非常重要。高或者低丙种球蛋白血症患者通常有慢性和复发性炎症。

3. 血液和骨髓的形态学检查可以帮助确定儿童患者中性粒细胞良性贫血的病因，如 Chédiak-Higashi 综合征和骨髓增生症。骨髓检查可帮助排除白血病、骨髓增生异常疾病，以及评估骨髓缺损的严重程度。

4. 抗核抗体（ANA）、类风湿因子滴度和其他自身免疫性疾病的血清学检查对明确诊断有益。通常情况下，引起中性粒细胞减少的病因很严重，而且容易诊断，但偶尔患者也可能只是伴有隐匿性脾肿大、抗核抗体和类风湿因子滴度升高，以及其他一些不典型症状。检查血液和骨髓中的大颗粒淋巴细胞可能会有所帮助。

5. 感染和营养因素引起的慢性中性粒细胞减少症较为罕见，通常在患者进行体格检查时发现。

6. 成人，尤其是老年患者，慢性特发性中性粒细胞减少症和骨髓增生异常综合征的鉴别诊断较为困难。其他细胞系的异常（如红细胞增多性贫血、异细胞增多性贫血、血小板减少症、伪 Pelger-Huët 细胞）、骨髓母细胞比例低、粒细胞和红细胞前体形态异常，以及以克隆染色体异常为特征的骨髓发育不良也有利于诊断。

7. 骨髓和血液动力学研究、体外骨髓培养、骨髓粒细胞储备测量和骨髓增殖活性的间接测量等研究方法能帮助明确中性粒细胞减少的机制，但目前仍仅限于实验室研究，临床上还未广泛应用。

## 第四节 治 疗

### 一、病因治疗

急性白血病、自身免疫性疾病、感染等经治疗病情缓解后，中性粒细胞可恢复正常。继发性粒细胞减少应积极治疗原发病。对药物和其他化学物质引起的中性粒细胞减少应该停止接触。

### 二、抗感染治疗

对中性粒细胞减少合并发热的患者要及时使用广谱抗生素治疗。另外，即使没有发热，有其他感染症状和体征（如腹痛和压痛）的患者也应该经验性抗感染治疗。大多数患者可选单个抗生素，没有确凿的证据表明抗生素联用能让患者获益。由于抗生素耐药的变异很大，因此很难制定一个既定的院内抗感染方案。

通常情况下可经验性静脉使用头孢吡肟、美罗培南、亚胺培南或哌拉西林他唑巴坦抗感染，病情危重的患者需加用氨基糖苷类抗生素（庆大霉素、多巴霉素或阿米卡星）。对于那些合并轻到中度肾功能不全或使用肾毒性药物治疗，如顺铂、环孢菌素，或两性霉素 B 的患者，不建议联用氨基糖苷类药物。

对 β- 内酰胺类抗生素（如青霉素、头孢菌素类、美罗培南和亚胺培南）过敏的患者，可使用氨曲南来覆盖革兰氏阴性杆菌（包括铜绿假单胞菌）。由于氨曲南对革兰氏阳性菌无效，使用时应与万古霉素联用。疑有厌氧菌感染（如口腔、腹部或肛门周围感染）且对 β- 内酰胺过敏或者采用头孢吡肟单药治疗的患者，应该联用一种抗厌氧菌药物（如克林霉素或甲硝唑）。不建议对发热的中性粒细胞减少症患者经验性使用喹诺酮类抗生素，因为他们此前常常有使用喹诺酮类药物预防性抗感染病史，这会诱导细菌对喹诺酮类药物耐药，而且使用喹诺酮类药物容易使患者罹患艰难梭菌感染。

对疑有感染的患者，抗生素应经验性覆盖绝大部分可疑病原体，如肺炎患者需要考虑覆盖军团菌（阿奇霉素或氟喹诺酮）、肺孢子虫（甲氧苄啶磺胺甲噁唑）或真菌（两性霉素 B）。肛周或口腔感染、腹部感染患者（阑尾炎、憩室炎、伤寒、中性粒细胞减少性小肠结肠炎）等应使用对厌氧菌有效的抗生素，如克林霉素、甲硝唑、美罗培南、亚胺培南或哌拉西林他唑巴坦等。由单纯带状疱疹病毒或水痘病毒感染引起的溃疡性或囊泡性病变，可考虑使用阿昔洛韦。对于合并严重黏膜感染的患者，通常在经验性使用美罗培南、亚胺培南、哌拉西林他唑巴坦等抗生素的同时联用万古霉素。

随机临床试验未能证明常规使用万古霉素能让中性粒细胞减少，甚至留置有深静脉导管的患者获益，反而可能增加 VRE 的风险，因此不常规推荐经验性使用万古霉素。此外，大多数革兰氏阳性菌属惰性菌，因此在确诊 MRSA 感染之前，延迟 24～48 小时再使用万古霉素对大部分患者是安全的。

初始经验性使用万古霉素的指征包括：严重的导管相关感染、已知定植菌为耐青霉素肺炎球菌或 MRSA、血培养的初步阳性结果为革兰氏阳性菌。其他指征包括：休克、严重黏膜感染、氟喹诺酮用药史、医疗机构内 MRSA、万古霉素敏感的肠球菌和缓症链球菌感染率较高。有 MRSA、VRE、产广谱 β- 内酰胺酶革兰氏阴性菌和产碳青霉烯酶细菌感染或定植史的患者，上述初始经验性治疗需要做一些调整。

中性粒细胞减少症合并侵袭性真菌感染时，可选用两性霉素 B（及其脂质体）。中性粒细胞减少症合并发热的患者，如果经抗感染治疗无效，有超过 1/3 的患者为全身真菌感染。感染的真菌通常为念珠菌或曲霉菌。抗真菌药（如卡泊芬净、伏立康唑或泊沙康唑）在某些情况下可能有效。氟康唑由于对曲霉菌和某些念珠菌无抗菌活性，因此不建议经验性使用。

## 三、升粒细胞治疗

对于化疗引起的中性粒细胞减少症，可常规使用重组人造血或集落刺激生长因子（如粒细胞集落刺激因子、粒细胞 - 巨噬细胞集落刺激因子）来促进骨髓的增殖和成熟，增加粒细胞的数量。这些治疗通常安全、有效，能缩短患者中性粒细胞减少的持续时间，减少院内停留时间和发热持续时间，降低高危人群（老年人、多种合并症、多器官衰竭、发热性中性粒细胞减少复发）的死亡率。但目前尚无证据支持对所有患者使用。

（曾红科 徐秋林）

## 参 考 文 献

[1] 黄子通, 于学忠. 急诊医学 [M]. 2 版. 北京: 人民卫生出版社, 2014.

[2] 于学忠. 协和急诊医学 [M]. 北京: 科学出版社, 2011.

# 第七十五章　输血与造血干细胞移植

## 第一节　急诊输血治疗的变迁与思考

### 一、急诊输血治疗的概述及历史回顾

输血（transfusion）是危重病救治中的重要手段之一，合理有效地使用血液成分可提升患者的救治成功率。近年来，随着对疾病病理生理过程和输血相关不良反应的深入认识，针对不同疾病的输血策略也有相应的发展。

#### （一）全血与成分输血

成分输血，由 Gibson 于 1959 年提出，是通过适当分离的方法将血液中具有特定生物学活性的成分［红细胞（red blood cell，RBC）、血小板（platelet，PLT）、凝血因子等］分离、提纯，得到浓度、纯度较高的血液制品，根据患者病情的需要，针对性地输注所需血液成分以达到治疗目的。与输全血相比，成分输血具有针对性强、浓度和纯度高、副作用相对较少等优点，现已成为输血治疗的主要方法。

但近年来，输注全血在战伤救治中获益的最新证据使其在战伤救治中的应用再次成为研究热点。因为全血的成分比例接近患者失血的成分比例，储存条件及解冻时间低于血小板、血浆（plasma）和冷沉淀（cryoprecipitate）等成分血，因此，在战争、自然灾害等极端条件下或成分血输送中断时，输注全血具有成分血所不具备的优势。有研究显示，使用部分新鲜全血可改善失血性休克伤员的凝血功能及生存率，减少总输血量和降低创伤性凝血病的发生率。美军战术战伤救治（Tactical Combat Casualty Care，TCCC）委员会已在 2014 年推荐将全血作为失血性休克战伤伤员的首选复苏血液制品。但目前尚缺乏前瞻性临床试验证据证明新鲜全血对普通创伤患者有益。

#### （二）从开放性输血策略到限制性输血策略

传统的输血策略常采用"10/30 原则"，即输注 RBC 维持血红蛋白（hemoglobin，Hb）＞10g/dL（100g/L）及血细胞比容（haematocrit，Hct）＞30%。但近 30 年来，越来越多的研究认为限制性输血策略患者获益更多。

1999 年发表于新英格兰医学杂志的 TRICC 研究（Transfusion Requirements In Critical Care）将 Hb 在 90g/L 左右的 ICU 患者随机分为两组，其中限制性输血组将输血阈值定于 Hb＜70g/L，目标 Hb 值为 70～90g/L；开放性输血组则将输血阈值定于 Hb＜100g/L，目标 Hb 为 100～120g/L，结果发现，限制性输血组的输血量仅为开放性输血组的 54%，其中 33% 的患者未输血，而 30 天病死率低于开放性输血组（18.7% vs 23.3%），但两组差异无统计学意义（$p > 0.05$）。进一步亚组分析显示，对于年龄＜55 岁及低危重病评分（APACHE II 评分＜20）的患者，限制性输血组 30 天病死率和新增器官衰竭的发生率均显著低于开放性输血组。在随后开展的关于心外科手术患者的 TRACS（Transfusion Requirements After Cardiac Surgery）研究和 FOCUS（Transfusion Trigger Trial for Functional Outcomes in Cardiovascular Patients Undergoing Surgical Hip Fracture Repair）研究，也证实限制性输血组患者输血量减少且 30 天病死率并不高于开放性输血组。近期发表于 *JAMA* 的一篇系统评价提示，对于住院患者，采用限制性输血策略可降低医院获得性感染的风险。以上研究均支持将危重患者的目标 Hb 水平维持于 70～90g/L。

当然，在重症患者启动输血治疗前，应综合其失血量及失血速度、血容量及血流动力学状况、心肺功能及临床症状等进行评估，而非单纯依靠 Hb 水平做出判断。

### （三）个体化输血策略

个体化输血策略是根据患者病情制订个体化的输血方案，其核心是不以所有患者都达到同一输血阈值为标准，以期提高输血治疗的合理性。

四川大学华西医院刘进教授团队针对 Hb 70～100g/L 的贫血患者制定的围手术期输血指征评分（perioperative transfusion trigger score，POTTS），就是根据维持 $SpO_2 > 95\%$ 时所需的吸入氧浓度、维持基本心输出量所需的肾上腺素输注速度、中心体温和有无心绞痛等指标，在保证限制性输血的前提下实施个体化输血。此方案可避免医师因主观担忧造成的过度输血，以及由于输血阈值的限制导致的围手术期患者输血不足。

但个体化输血策略目前尚处于研究初期，还缺乏大样本多中心循证医学证据支持。由于评分细则繁琐，在临床推广应用仍处于探索阶段。

### （四）自体输血

自体输血是指预采集患者自身血液，或回收创伤区域未受污染的血液，经处理后回输给患者本人，从而满足患者的用血需求。

和异体输血相比，自体输血有助于减少输血相关传染疾病、溶血反应和免疫抑制，并且自体输血中血液有效成分的活性相对更高，并能通过采血刺激患者造血干细胞低分化，加强 RBC 生成，同时减少患者血液黏稠度及血管阻力，有助于改善微循环，还可有效缓解临床用血压力，特别是稀有血型及疑难血型的临床用血问题。

采用的方式包括：预存式自体输血、急性等容血液稀释及回收式自体输血。但需注意回输过程中可能出现微血管栓塞、溶血反应、循环超负荷等不良反应，需严密监测，及时发现并给予相应处置。

## 二、常见血制品及其输注时机

### （一）红细胞

红细胞（red blood cell，RBC）主要用于纠正贫血，提高携氧能力，保证组织氧供，而且能通过血液流变效应产生轴流，使 PLT 和血浆靠近血流边缘，有利于止血。目前尚未明确 RBC 的最佳输注指征，现有指南大多建议，当患者失血量达自身血容量的 30%～40%，或 Hb<70g/L 时输注 RBC；Hb 为 70～100g/L 时应根据患者是否继续出血、心肺代偿功能、有无代谢率增高及年龄等因素决定是否输注 RBC。

### （二）血小板

血小板（platelet，PLT）主要用于 PLT 计数减少和 / 或功能异常伴异常渗血的患者，以减少出血。在排除血栓性血小板减少性紫癜后，可输注 PLT。目前国内外指南普遍将 PLT≤$10 \times 10^9$/L 作为预防性输注 PLT 的指征；若已出血或有出血的高风险，PLT 为（10～50）× $10^9$/L 时也可考虑输注，PLT<$5 \times 10^9$/L 时应立即给予输注 PLT。对拟行侵入性操作的患者，推荐维持 PLT 在 $50 \times 10^9$/L 以上。

### （三）新鲜冰冻血浆

新鲜冰冻血浆（fresh frozen plasma，FFP）含有几乎全部的凝血因子及血浆蛋白，但缺乏 PLT 和 $Ca^{2+}$，适用于多种凝血因子缺乏（如严重肝功能不全、DIC）、急性活动性出血及严重创伤、大量出血时预防凝血因子稀释、拮抗华法林，以及对无相应的凝血因子浓缩剂可用的某些先天性凝血因子缺乏症（如 FV、FXI）。PT 或 APTT>1.5 倍参考值上限，INR>1.5，或血栓弹力图（thromboelastography，TEG）参数 R 值延长时，可输注 FFP。

对于需大量输血的患者，推荐尽早积极输注 FFP。输注 FFP 的首剂量 10～15mL/kg，再根据凝血功能和其他血液成分的输注量决定进一步输注量。应避免将 FFP 用于扩容、纠正低蛋白血症和增强机体免疫力。

### （四）纤维蛋白原和低温冷沉淀

纤维蛋白原（fibrinogen，Fib）可用于遗传性 / 获得性低 Fib 血症、无 Fib 血症和异常 Fib 血症。纤溶功能正常的情况下，体重 60kg 的成人患者每输注 Fib 2g，约可提高血浆 Fib 水平 0.5g/L。对 DIC 患者，在积极治疗原发病的基础上可给予 Fib 2～4g/ 次，根据出血情况和实验室指标的改变调整 Fib 的使用。

低温冷沉淀是由新鲜血浆缓慢解冻（1～6℃）、离心后得到的白色沉淀物，由 200mL 血浆制备的冷沉淀定义为 1U，含 Fib 0.1～0.25g，含 FⅧ 80～100U，还含有 vWF、FⅩⅢ 及纤维连接蛋白，临床主要用于血友病 A、血管性血友病（von Willebrand disease，vWD）、FⅧ 缺乏、Fib 缺陷和异常 Fib 血症，一般输注 5～10U/ 次。由于缺乏针对性制剂治疗,冷沉淀往往是 FⅧ缺乏及 vWD 患者出血时的首选。

### (五)凝血酶原复合物

凝血酶原复合物(prothrombin complex concentrate,PCC)含 4 种凝血因子(FⅡ、FⅦ、FⅨ、FⅩ),效价以 FⅨ:C 标注,即以每毫升血浆中 FⅨ 的含量作为 1U,故可用于血友病 B 患者,剂量与重组人凝血因子Ⅸ(rh FⅨ)相同,也可以用于 FⅡ、FⅦ、FⅩ 缺陷导致的出血。根据不同凝血因子半衰期(FⅡ 48.60h、FⅦ 4.6h、FⅨ 18.24h、FⅩ 48.72h)不同,可反复用药。适用于严重肝病、维生素 K 依赖凝血因子缺陷(如杀鼠剂和华法林中毒)所导致的严重出血,使用剂量 20～30U/kg,必要时可以重复用药。

### (六)RBC 代用品的研发现状

为缓解血源紧张和减少输血相关不良反应,不少研究者致力于研发具有 RBC 携氧和其他转运功能的产品以替代 RBC,如氧载体(oxygen carrier,OC)。目前已研发的产品包括 Hb 氧载体(hemoglobin-based oxygen carrier,HBOC)和全氟化碳(perfluorocarbon,PFC)。HBOC 中的 Hb 来源于动物血液或过期的人血液,由于需经过交联、聚合等化学修饰,部分产品因增加免疫反应等风险而停止研发。目前仍在研发中的 SANGUINATE 是一种牛聚乙二醇化碳氧血红蛋白,用于某些不能接受同种异体 RBC 输注的重度贫血患者。PFC 为氟原子替代氢原子的惰性化合物,其不溶于水,经过乳化后是极好的溶剂,并具有吸收大量气体的能力。一项在非心脏病患者中进行的欧洲全氟溴烷乳剂Ⅲ期临床试验结果显示,与对照组相比,当全氟溴烷乳剂与急性等容血液稀释联用时,能降低患者对同种异体血的需求。有关 OC 的安全性和有效性尚待进一步研究证实,目前尚无被美国食品和药品监督管理局批准使用的产品。

## 三、大量失血患者的输血策略

### (一)大量失血

指大量急性失血使机体在短时间内血 RBC 和 Hb 含量急剧下降,无法满足机体对于血液和氧气的需要,一般是指 24 小时内丢失 100% 自身血容量,或 3 小时内丢失 50% 自身血容量,或成年人出血速度达到 150mL/min;或出血速度在 1.5mL/(kg·min)的情况下,持续 20 分钟以上。

常见大量失血的病因包括:

(1)急性创伤:如外伤、车祸等引起肝、脾破裂、骨盆骨折大出血等。

(2)消化道大出血:如食管 - 胃底静脉破裂出血等。

(3)大血管破裂出血:如主动脉夹层或主动脉瘤破裂等。

(4)产科大出血:如异位妊娠破裂等。

### (二)识别与检测

急性出血时,仅根据患者的即刻 RBC、Hb 或 Hct 等血常规指标,不能反映实际失血量,必须结合患者的血压、脉搏及全身状况综合判断。当大量失血患者出现精神改变、皮肤湿冷、尿量 <30mL/h、心率 >100 次/min、收缩压 <90mmHg 或较基础血压下降 >40mmHg、脉压 <20mmHg 等表现时,应考虑存在失血性休克。

大量失血可导致血成分丢失,PLT 消耗和凝血功能紊乱,需常规动态检测患者 RBC 计数、Hct、PLT 计数,凝血酶原时间(prothrombin time,PT)、国际标准化比值(international normalized ratio,INR)、活化部分凝血活酶时间(activated partial thromboplastin time,APTT)、凝血酶时间(thrombin time,TT)、Fib 等凝血指标,必要时检测纤维蛋白(原)降解产物(fibrinogen degradation product,FDP)、血浆 D- 二聚体(D-dimer)、动脉血气分析及血生化等项目。

血栓弹力图(TEG)是一种基于全血进行的凝血检测方式,通过在体外模拟人体内环境并激活凝血系统,能连续、动态监测凝血全貌,反映凝血因子、PLT 和 Fib 等凝血组分的数量和功能状态,多项研究证实其有助于减少盲目输血和相关并发症,被推荐作为大出血患者床旁即时检验手段,用于指导输血。

### (三)急诊处理原则

接诊疑似大量出血的患者时,应针对失血的基本病因尽快止血,建立两条及以上静脉通路,对严重低血容量的患者,在初始阶段应快速输注 1～2L 等张晶体液,以补充血容量,改善组织脏器灌注,有条件者应施行中心静脉压监测以指导液体的输入量。同时预留配血标本及填好输血申请单，向患者及家属说明同种异体输血有可能引起输血不良反应和经血液传播疾病，签署"输血治疗同意书"，留存病历中备用。

出现下列情况时应积极输注 RBC 或全血，输血与输液可同时进行：

（1）收缩压＜90mmHg，或较基础血压下降幅度＞30mmHg。

（2）Hb＜70g/L，Hct＜25%。

（3）心率增快（＞120 次/min）。

对于合并有缺血性心脏病等严重疾病的患者，输血治疗的 Hb 目标值可适当提高。单纯输注 RBC 悬液后可能会出现凝血因子相对缺乏，因此需要及时监测并配合血浆输注。

### （四）紧急输血的启动与实施

对于大出血抢救应制定完备的紧急输血预案，保证输血科能紧急配血，在 30 分钟内提供第一袋血，以后每袋按优先供给，以保证患者能被及时抢救。中国医师协会急诊医师分会拟定的《急诊临床紧急输血预案》中指出，在患者出现生命体征不平稳，危及生命的急性出血（① Hb＜30g/L，并有进一步下降趋势；② Hb≥30g/L，但进一步加重贫血可能会严重危及生命）时，为挽救生命、积极救治患者，在受到客观条件限制常规抢救治疗措施无法实施，法律尚无明确规定的特殊情况下，经向患方充分告知并取得患方的书面知情同意后，允许医生按照"血型不明时紧急输注 O 型 RBC 处理流程"及"RhD 阴性无同型合格血源供给时紧急输血流程"实施紧急输血。要点包括：

（1）ABO 血型不明时，优先选择输注 O 型洗涤 RBC；在不能及时获得 O 型洗涤 RBC 时，可考虑输注 O 型 RBC 悬液，并推荐应用白细胞（white blood cell，WBC）滤器。在生命体征稳定、危急状态解除后，应等待获取 O 型洗涤 RBC。

（2）RhD 阴性无同型合格血源供给时，在检测确认待抢救患者血液 RhD 抗体筛查阴性的前提下，使用与 RhD 抗原阳性交叉配血相合的合格血液；如不具备上述条件，可考虑输注紧急采集尚来不及完成检测的 RhD 抗原阴性交叉配血相合的血液。

需注意异型输血或输注未完成检测的血液必须是由临床医师与输血科充分沟通、权衡患者获益与风险后共同做出的决定，并及时向医院医

疗行政管理部门报备。同时，需要向患方充分告知并取得患方的书面知情同意书。输注前应使用能够检测不完全抗体的技术进行交叉配血，输血时和输血后加强病情观察，发现异常情况及时处理。

### （五）大量输血方案的提出与发展

当患者急性失血量达自身血容量的 30%～50% 时，往往需要大量输血。关于大量输血尚无统一标准定义，我国《大量输血指导方案》中定义为：成人患者 24 小时内输注 RBC 悬液≥18U（1U RBC 悬液为 200mL 全血制备，下同）；或者 24 小时内输注 RBC 悬液≥0.3U/kg。大量输血治疗的目标包括：通过恢复血容量和纠正贫血维持组织灌注和供氧；通过积极治疗外伤或产科等原发病，阻止出血；科学合理输血，降低输血风险，提高抢救成功率。要达到上述目标，医院应制定大量输血预案，建立由急诊科、临床专科、重症医学科、血液科、输血科等科室专家组成的大量输血会诊机制，以保障采用立即、持续的方式向血流动力学不稳定的出血患者提供适合的血液成分。

大量输血方案（massive transfusion protocol，MTP）是指以预先制定好的血液制品配比和投递顺序发放血液，主要用于严重创伤出血、术中及术后大量出血、消化道大出血等不可控制性出血的救治，通过多科协作、优化流程减轻以酸中毒、低体温症、凝血功能障碍为特征的大出血"死亡三角"，提高患者救治的成功率。传统 MTP 以输注 RBC 为主，是否使用 FFP、PLT 等其他血液制品，需由临床医师根据患者的具体情况决定。而临床医师往往在有明显的实验室证据证明存在稀释性和消耗性凝血功能障碍和 PLT 减少时，才会开始申请其他血液制品。近年来，随着相关领域研究的进展，MTP 在注重预防凝血功能障碍和 PLT 减少的前提下，推荐输注 RBC 的同时，即给予合适剂量的 FFP 和 PLT。有关 MTP 中血液制品的配备比例尚无统一推荐方案，常用方案包括：

（1）RBC、FFP、PLT 按 1:1:1 输注，即相当于我国 1U RBC:100mL FFP:1U PLT，三者均是由 200mL 全血分离。

（2）RBC、FFP、PLT 按 6:4:1 输注，即相当

于我国 12U RBC∶800mL FFP∶1U PLT。

目前，尚无足够证据证明哪种方案更优。近期一项关于 FFP 和 PLT 最佳输注比例的随机对照试验 PROPPR（pragmatic, randomized optimal platelet and plasma ratios）的结果显示，对创伤大出血患者，早期 RBC、FFP、PLT 按 1∶1∶1 输注，与按 2∶1∶1 输注比较，1∶1∶1 组 24 小时内死于失血的患者数量较少，FFP、PLT 用量增多，但两组患者 24 小时和 30 天病死率均无差异。临床应根据患者的临床表现及实验室检查结果（包括 TEG 等）及时调整血液成分的输注量，同时需进一步开展大样本临床研究，探讨不同情况下的最佳配置比例。

大量输血时，应使用专用加温器进行加温，温度控制在 35～38℃，同时尽可能避免使用库存时间较长的血制品。需注意的是，大量输血可增加感染风险和输血相关并发症，包括循环负荷过重导致急性左心衰竭、凝血功能异常、低体温、枸橼酸盐中毒、酸碱失衡、高钾血症、低钙血症、高氨血症、肺栓塞、急性呼吸窘迫综合征和血型交配困难等，一旦发生上述并发症，临床上主要以对症治疗为主。

# 第二节 常见输血反应

## 一、输血传播性感染

输血传播性感染是指输血前无相应病原体感染病史及临床症状，血清标志物检测阴性，但输血后出现相应病原体感染症状，且从患者体内分离出病原体与献血者体内的病原体具有高度同源性。根据病原菌不同，分为以下类型：

**1. 病毒感染** 包括病毒性肝炎，获得性免疫缺陷综合征（acquired immunodeficiency syndrome，AIDS），巨细胞病毒、EB 病毒等感染，还可通过传播人类 T 淋巴细胞病毒 -1 型（human T-lympho-tropic virus 1，HTLV-1）导致发生成人 T 细胞白血病 / 淋巴瘤。

**2. 细菌感染** 包括多种革兰氏阳性球菌、革兰氏阴性杆菌及厌氧菌等感染。

**3. 寄生虫感染** 包括疟疾、巴贝西虫病、克氏锥虫病等感染。

**4. 其他病原体感染** 包括梅毒、克 - 雅病变异型、真菌等感染。

## 二、输血非感染性反应

### （一）过敏反应

过敏原与体内已有抗体（如抗 IgA 抗体）相互作用所致，偶见于输入具有遗传性过敏体质的献血者的抗体，或见于先天性 IgA 缺乏的患者。症状以荨麻疹、眼面部血管神经性水肿为特征，严重者可出现会厌水肿、支气管痉挛或过敏性休克。

输血前应了解患者的过敏史，必要时预防性使用抗过敏药物。以皮肤过敏反应为主者，给予抗组胺药物治疗；出现全身过敏反应者，可使用糖皮质激素；如出现过敏性休克，应立即使用肾上腺素肌内或皮下注射，并积极补液，必要时使用血管活性药物；会厌水肿者应及时给予气管插管或切开以防窒息。

### （二）溶血性输血反应

分为急性 / 速发型和慢性 / 迟发型，前者常发生在输血过程中、输血后即刻、或输血后 24 小时内，由于输入血液与患者间的免疫不相容性导致 RBC 裂解和 / 或清除加速所致，常由 IgM 抗体引起，多为血管内溶血，最常见于 ABO 血型不相容输血；后者常发生于输血结束后 24 小时～28 天，由于患者输血后体内产生针对 RBC 血型抗原的意外抗体，再次输血时，体内意外抗体可与输入的 RBC 相互作用，导致 RBC 裂解和 / 或清除加速，常由 IgG 抗体引起，多为血管外溶血，最常见于 Rh 血型不相容输血。

患者常表现为寒战、发热、心悸、胸痛、腰背痛、呼吸困难等，也可仅有以广泛渗血及凝血障碍，甚至突然发生休克为表现者。

### （三）迟发性血清学输血反应

患者输血后体内出现具有临床意义的 RBC 血型意外抗体，可维持数月至数年，外周血 Hb 值变化可不明显。

### （四）非溶血性发热反应

在输血中或输血结束后 4 小时内，患者基础体温升高 1℃ 以上或伴有寒战，部分伴有恶心、呕吐、皮肤潮红，常持续 15～60 分钟后逐渐好转，数小时后完全消退。原因主要是由于输注含 WBC 的血液成分，与患者体内已有抗体发生免疫反应,和/或血液储存过程中 WBC 释放的可溶性细胞因子等所致。

需除外原发病、过敏、溶血与细菌污染等所致发热,仔细询问病史及体格检查有助于诊断。出现反应后立即停止输血,并予观察、保暖、抗组胺药物等对症处理,高热时给予退热处理。

**（五）输血后紫癜**

多发生于输血后 5～10 天,由于患者体内 PLT 特异性抗体与献血者 PLT 上相应抗原结合形成抗原抗体复合物,导致患者 PLT 破坏。表现为外周血 PLT 数明显减少,皮肤瘀点和/或瘀斑,可自限。

**（六）输血相关移植物抗宿主病**

由于将具有免疫活性的淋巴细胞输注给免疫功能缺陷/抑制的患者,并在其机体内存活、增殖,攻击宿主组织细胞所致。患者表现为发热、皮疹、肝功能损害、全血细胞减少,骨髓检查提示骨髓增生低下,且造血细胞减少,淋巴细胞增多。

**（七）输血相关循环超负荷**

输血速度过快和/或输血量过大,或患者潜在心肺疾病不能有效接受血液输注容量等所致急性心力衰竭。患者常有呼吸困难、端坐呼吸、咳嗽、咯大量白色或粉红色泡沫痰、心率快、听诊闻及湿性啰音或水泡音等表现。治疗上给予暂停输血、输液,按照急性左心衰处理,予强心剂、利尿剂及血管扩张剂,必要时给予正压通气治疗。

**（八）输血相关急性肺损伤**

输血中或输血后 6 小时内出现急性呼吸困难伴进行性低氧血症,血氧分压/氧合指数（$PaO_2$/$FiO_2$）≤300mmHg,胸部影像学检查示双侧肺部浸润。需排除输血相关循环超负荷及输血引起的严重过敏反应和细菌污染反应等。

**（九）输血相关呼吸困难**

输血结束后 24 小时内发生呼吸窘迫,需排除输血相关急性肺损伤、输血相关循环超负荷或过敏反应,且不能用患者潜在或已有疾病解释。

**（十）输血相关性低血压**

输血过程中或输血结束后 1 小时内出现血压下降表现,其收缩压下降（<90mmHg 或较基础血压下降≥40mmHg）或脉压差减少（<20mmHg）。机制尚未完全明确,可能与缓激肽（bradykinin）及其代谢产物有关,发生后应立即停止输血,同时维持静脉通路（输注生理盐水）,必要时可使用升压药物。

**（十一）肺血管微栓塞和空气栓塞**

肺血管微栓塞和空气栓塞（pulmonary vascular microembolization,PVM）是由于血液成分在储存过程中,WBC、PLT 与纤维蛋白等形成的微聚物可通过标准孔径输血滤器,输入患者机体后引起肺血管栓塞导致急性肺功能不全。空气栓塞是输血过程中空气通过输血管路进入患者机体静脉系统所致。

**（十二）铁过载**

长期多次输血可导致患者体内铁超负荷,且存积于机体实质细胞中,导致心、肝和内分泌腺等器官组织损害和皮肤色素沉着,表现为心力衰竭、肝纤维化、糖尿病、不孕症、生长发育障碍等,甚至导致死亡。可给予铁螯合剂去铁治疗,部分患者可行静脉放血治疗。

## 第三节　造血干细胞移植患者的输血

随着移植领域的技术不断发展,造血干细胞移植（hematopoietic stem cell transplantation,HSCT）已成为治疗血液系统恶性疾病、非恶性难治性血液病、遗传性疾病和某些实体瘤的有效方法,应用日益广泛,其干细胞可来源于患者自体（自体 HSCT）或者供者（异基因 HSCT）。

由于患者在 HSCT 前会接受大剂量放/化疗预处理,引起外周血细胞低下,甚至合并出血和严重感染等,输血支持疗法是患者在造血功能受抑制期的重要治疗措施。由于可能出现 ABO 血型不合、输血相关移植物抗宿主病（transfusion associated graft versus host disease,TA-GVHD）及输血相关感染等问题,使输血治疗在 HSCT 中有其不同的特点。

### 一、造血干细胞移植患者输血的注意事项

HSCT 患者输血一般需去除 WBC 或 γ 射线辐照,供者与受者间 ABO 血型不同时,还需要选择不同血型的血液成分。其血型选择原则为:RBC 应与供、受者血浆中的抗体相合,而输入的血浆应与供、受者的 RBC 相合;PLT 中含大量血

浆，其血型选择与血浆相同，如有条件，也可输注含添加剂 PLT 或洗涤 PLT。

## 二、造血干细胞移植患者的输血指征

目前尚无针对 HSCT 患者输血指征的建议，可参照其他贫血患者的输血指征，并综合考虑患者的临床症状、移植前 Hb 水平、移植后相关并发症等因素，一般 Hb < 70～80g/L 时可考虑输注 RBC。预防性输注 PLT 的指征通常为 PLT < 20 × 10$^9$/L，对于病情稳定、未合并感染或出血的患者，最低阈值可设定在 PLT < 10 × 10$^9$/L。需注意，如果多次长时间输注，患者体内可产生 PLT 抗体，导致以后 PLT 输注无效。

## 三、造血干细胞移植患者血型不合的输血

### （一）ABO 血型不合 HSCT 患者的输血原则

供受者 ABO 血型不相合在异基因 HSCT 中占 20%～30%。为避免急慢性溶血并发症，减少 RBC 抗体输入，有利于向供者血型转换，ABO 血型不合的 HSCT 患者应遵循以下输血原则：密切关注患者血型转变情况，定期（如每周）监测受者的血型抗原和抗体效价；主侧不合及次侧不合的受者，在移植后早期采取不同的相容性输血方案。（表 11-75-1）

### （二）ABO 血型不合 HSCT 患者的输血策略

参照美国血库协会（AABB）及英国血液学标准委员会（BSCH）相关指南建议，ABO 血型不合异基因 HSCT 患者在血型转化前，可使用与受者血型一致的血制品；血型转化完成后（受者正反定型均与供者一致），使用与供者血型一致的血制品；而在血型转化过程中，则按照 ABO 血型不合的不同类型采取不同输注策略，具体见表 11-75-1。

## 四、造血干细胞移植患者输血的特殊处理

### （一）输血相关的移植物抗宿主病

HSCT 后患者免疫力极度低下，若输注血制品中的异体淋巴细胞具有免疫活性，这些 HLA 不合的淋巴细胞不但不能被患者排斥，反而会被患者抗原激活，并增殖、分泌细胞因子和攻击患者细胞、组织而发生 TA-GVHD。TA-GVHD 的发病率为 0.01%～0.1%，多发生在输血后 1 个月内，一旦发生，病情重，进展快，治疗困难，病死率高达 80%～90%。故应重在预防，至少在 HSCT 后 6 个月内均应输注 γ 射线辐照血液制品。

### （二）病毒感染

HSCT 患者免疫力低下，在输注巨细胞病毒阳性的血液制品后易感染巨细胞病毒，并可引起间质性肺炎和造成移植失败。有研究提示，剂量 25Gy 的 γ 射线辐照血液制品并不能灭活巨细胞病毒，还可能激活潜伏状态的病毒。因巨细胞病毒多以潜伏的形式存在于单核细胞和粒细胞等血液成分之中，建议使用 WBC 滤器滤除血液制品中的 WBC，以减少巨细胞病毒感染的风险。由于巨细胞病毒一般不存在于血浆中，单纯的血浆制品可以不进行巨细胞病毒的清除。

表 11-75-1　不同类型 ABO 血型不合 HSCT 患者的输血策略

| 类型 | 特征 | RBC 输注 | PLT 或血浆输注 |
|---|---|---|---|
| 主侧不合 | 受者血浆中含抗供者 RBC 的抗体 | 与受者血型一致的 RBC | 首选与供者血型一致，次选 AB 型 PLT 或血浆 |
| 次侧不合 | 供者血浆中含抗受者 RBC 的抗体 | 与供者血型一致的 RBC | 优选与受者血型一致，次选 AB 型 PLT 或血浆 |
| 主次侧不合 | 受者血浆中含有抗供者 RBC 的抗体，同时供者血浆中也含有抗受者 RBC 的抗体 | O 型洗涤红细胞 | AB 型血小板或血浆 |

（曹　钰　姚　蓉）

# 参 考 文 献

[1]《临床输血技术规范》(卫医发〔2000〕184号).

[2] 文爱清,张连阳,蒋东坡,等.严重创伤输血专家共识[J].中华创伤杂志,2013,29(8):706-710.

[3] 上海市医学会输血专科分会,上海市临床输血质量控制中心.出血性疾病治疗应用血液制剂的专家共识[J].中国输血杂志,2017,30(7):661-663.

[4] 非创伤性出血急诊处理专家组.非创伤性出血的急诊处理专家共识/意见[J].中华急诊医学杂志,2017,26(8):850-856.

[5] 中国医师协会急诊医师分会.急诊临床紧急输血预案[J].中国急救医学,2013,33(8):673-675.

# 第十二篇　急性感染与传染性疾病

# 第七十六章　急性感染与传染性疾病总论

急性感染是急诊最常见的病种，占急诊病种的首位。相当一部分急诊疾病的诱发原因有感染因素参与其中。在急诊可以见到各种各样的急性感染性疾病和传染病，传染性疾病简称传染病，包含在感染性疾病之中，是具有传染性与流行性的感染性疾病，可迅速传播造成全球大流行，例如流感、SARS 和新型冠状病毒感染。感染性疾病可以是局限于某一个器官组织的感染，也可以是由局限感染进展播散至全身的重症感染。同一致病微生物感染对于不同的机体可以产生不同的结果和预后，即使是同一个体，在不同时期感染同一致病微生物时，结局也有很大不同。现有的感染相关指南及共识很难具体恰当地指导临床的具体抗感染实践。

## 第一节　急性感染性疾病概述

### 一、概念范围广泛

任何致病微生物（包括朊毒体、病毒、衣原体、支原体、立克次体、细菌、螺旋体、真菌、寄生虫）进入机体，通过不同方式与人体发生相互作用并产生相应临床症状者，即为感染。此类相关疾病称为感染病或感染性疾病。对于新近发生并引起相应急诊临床症状，需要急诊诊治的感染性疾病称为急性感染性疾病。急性感染性疾病不仅包括了传统的传染病和寄生虫病，还包括了一般情况下对健康人并无危害的条件致病菌的急性感染。

### 二、急性感染性疾病的复杂性

急诊临床的感染复杂性体现在很多方面：
首先，60%～70% 的急诊患者就诊的原因是感染，而重症感染往往是在急诊首诊。许多急诊

患者的感染除少数为社区获得性感染外，还有相当一部分来自其他医院的院内感染，这些感染某种程度上属于真正意义上的"难治性感染"。当急诊的急性感染性疾病因致病微生物激发机体的过度应激反应（其中以 SIRS 反应为主）造成器官系统功能损伤，或致病微生物在机体没有受到免疫限制、清除或由于机体自身体质较弱而造成致病微生物在体内播散、增殖释放毒性产物而影响机体器官功能时，即成为急性重症感染性疾病。

其次，急诊的急性感染性疾病缺少就诊前的临床资料，病情变化快，留给医生的反应时间不足，开始治疗前缺乏病原微生物的相应资料，所以急诊的抗感染策略往往以经验性抗微生物治疗为主，在此基础上还需要综合器官系统功能支持。

最后，由于急诊患者条件所限，体质状态较差，常合并营养不良、年老体衰、免疫功能低下及免疫抑制剂使用、脏器功能障碍及衰竭，使得急诊抗感染治疗失败的概率增加，这类感染属于"病灶不能去除的感染"。

很多患者的感染除具有上述特点外，还有复杂抗生素应用病史。由于一直接受相应的抗生素治疗，临床的细菌学及药敏临床指导意义有限。因此，病原学培养标本的留取一定要在抗生素使用之前进行，有利于提高临床药敏结果的阳性率。由于抗生素的反复使用，在复杂感染治疗过程中致病菌谱不断变化，机体条件差的患者出现混合感染的机会也大大增多。

### 三、疾病预后评价

急诊临床抗感染治疗的最终预后是由致病源、机体及抗生素 3 个方面相互作用的结果来决定的。致病源的致病力主要与以下 3 个方面有关：致病菌的毒力强弱、侵入宿主机体的数量、侵入部位是否合适。机体感染与机体免疫之间相互

作用有以下 3 种情况：①机体免疫反应正常，感染的病变局限，最终致病源被清除。②机体免疫反应亢进，造成过度免疫反应，从而引起免疫相关性器官功能损害，严重时可以致死。③免疫反应低下，缺陷的免疫反应使致病源不能被局限从而在体内繁殖并播散至全身，导致机体器官组织功能障碍、衰竭、最终死亡。因此，机体对致病微生物的"过度反应"和"反应不足"都是重症感染发生的基础。

## 第二节　急性感染性疾病的诊断

### 一、急性感染性疾病的临床诊断思维

对于急诊重症感染我们不应过度重视所谓的"急诊感染的临床诊断"，而更应重视"急诊感染的临床病理生理学"。对各器官系统功能变化应足够重视（如器官系统功能、机体免疫状态、营养状态、病灶是否能清除等），才能准确判断患者的治疗效果及预后，因为同样的感染发生在不同状态的机体上所致的临床病情演变、对治疗的反应及最终预后是完全不同的。此外，既要考虑到抗生素杀灭、抑制致病源的主要作用，还要考虑到不正确应用抗生素或对病灶不能清除的感染反复应用抗生素所诱发的病原体耐药情况。在正确抗感染治疗的同时，对已发生障碍或衰竭的组织器官功能进行早期干预、支持是治疗急性重症感染的前提。

急诊医师对急性感染性疾病的诊断需养成全面的临床诊断思维，主要包括以下 3 个方面：①对急性感染性疾病的现症诊断，即判断患者是否为急性感染性疾病，感染的致病微生物诊断；②基础条件诊断，即诊断患者是在何种基础状态下感染的；③器官功能评价诊断，即从整体评估急性感染性疾病病情的严重程度及对个体器官、系统功能的影响。

#### （一）初始诊断

首先应根据患者的临床表现和常规检查，进行急性感染性疾病临床诊断。第一步明确是否存在急性感染性疾病。初始诊断主要依靠临床表现（新近出现的局部或全身感染症状与体征等）、实验室检查及影像学检查明确是否有感染病灶等来

判断。此外，致病微生物的识别诊断也是急性感染性疾病的重中之重。

#### （二）基础条件诊断

综合评价患者的基础情况、临床特点，进一步进行急性感染的诊断。综合评价应考虑患者的基础情况、临床特点，此层面的诊断有助于判断急诊急性感染性疾病的发生、发展趋势及预后。许多急诊患者的临床表现不典型，同时这类患者感染相关的实验室检查可能为正常或以其他异常（如电解质紊乱、氮质血症等）为主，急性感染性疾病的表现被掩盖而常常造成漏诊或误诊。因此，对于可疑患者，尤其是老年、伴有合并症、免疫功能低下的患者，应常规进行感染相关的化验检查及影像学筛查感染灶。

#### （三）器官功能评价诊断

准确地综合评估器官功能，对于评价病情的严重度和判断预后则更有意义。采用序贯器官衰竭估计评分（Sequential Organ Failure Assessment，SOFA）（详见表 6-47-6）有助于描述器官功能不全或衰竭的发展状况。SOFA 评分标准主要从呼吸系统的 $PaO_2/FiO_2$、凝血系统的血小板计数、肝脏系统的总胆红素、心血管系统的平均动脉血压、中枢神经系统的格拉斯哥昏迷评分、肾脏的血清肌酐、尿量进行器官功能评价，最后汇总成 SOFA 评分。感染引起 SOFA 评分达到或超过 2 分，即为重症感染。此外，与感染性疾病预后密切相关的免疫状态、营养状态、内分泌系统情况、年龄等生理状态等评价也在诊断内容上至关重要。

### 二、急性感染性疾病的临床诊断流程

首先，根据患者的临床表现，怀疑患者可能存在急性感染性疾病；其次，根据影像学特征判断患者是否存在急性感染性疾病病变，若存在相关急性感染性疾病实质病变，则可结合病史或患者的基础状况，高度怀疑或确诊患者罹患急性感染性疾病；再次，进行相关微生物学培养和实验室检查或复查影像学对患者进行确诊；最后，根据相关病情严重程度评分判断病情的严重程度，对患者分场所进行治疗。根据现有资料，结合急性感染性疾病患者自身特点及病情发展的特点对急性感染性疾病进行综合全面的诊断。急性感染性疾病诊断流程见图 12-76-1。

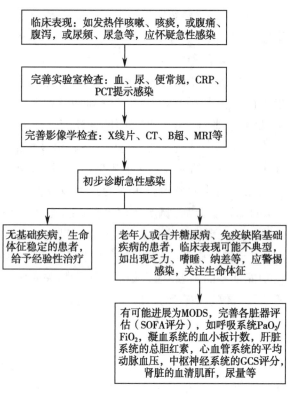

临床表现：如发热伴咳嗽、咳痰，或腹痛、腹泻，或尿频、尿急等，应怀疑急性感染

↓

完善实验室检查：血、尿、便常规、CRP、PCT提示感染

↓

完善影像学检查：X线片、CT、B超、MRI等

↓

初步诊断急性感染

↓

无基础疾病，生命体征稳定的患者，给予经验性治疗

老年人或合并糖尿病、免疫缺陷基础疾病的患者，临床表现可能不典型，如出现乏力、嗜睡、纳差等，应警惕感染，关注生命体征

↓

有可能进展为MODS，完善各脏器评估（SOFA评分），如呼吸系统PaO₂/FiO₂，凝血系统的血小板计数，肝脏系统的总胆红素，心血管系统的平均动脉血压，中枢神经系统的GCS评分，肾脏的血清肌酐，尿量等

图 12-76-1 急诊急性感染性疾病诊断流程

### 三、急性重症感染性疾病患者的诊断标准

#### （一）重症急性感染性疾病的判定标准

当存在急性感染证据时，若出现由此次感染诱发的两个以上器官的功能障碍，要考虑存在重症急性感染性疾病的可能。

#### （二）器官功能障碍的诊断标准

器官功能评价除了前面所讲的 SOFA 评分，也可以用多器官功能障碍综合征（MODS）评分标准，也称 Marshall 评分标准。主要通过对 6 个脏器系统，分别是心血管（循环）、肺（呼吸）、脑（中枢神经）、凝血、肝脏和肾脏进行评价。（表 12-76-1）

### 四、急性感染性疾病的诊断内容

主要包括以下 5 个方面：早期识别病原微生物感染、临床表现、影像学检查、病原学检查、实验室检查。

## 第三节 急性感染性疾病的治疗

### 一、急性感染性疾病的整体诊治方案

急性感染治疗时应遵循"整体、平衡、个体化"的原则。所谓整体治疗是指根据抗感染治疗的三要素"人 - 菌 - 药"制订抗感染治疗方案。患者是一个整体，年龄等生理因素、免疫状况、营养情况、咳痰和引流是否通畅等对于整体治疗均十分重要。另外，不同患者间的个体差异很大，临床医生应该对每一个患者做出最适宜的个体化决策和病情分层，优先处理重症，充分考虑患者自身因素及抗菌药物的自身特点，遵循指南，依据药动学 / 药效学（PK/PD）原理，正确使用药物（包括足够的剂量、给药次数及静脉滴注持续时间等），优化整体的治疗方案。

### 二、急性重症感染的整体诊治方案

#### （一）急性重症感染的抗生素使用原则

目前对于重症感染推荐降阶梯抗感染治疗策略，最初采用广谱药物经验性治疗，一旦获得可靠的病原学培养结果，即换用有针对性的窄谱抗感染药物。此外，针对急性重症感染性疾病的临

表 12-76-1 多器官功能障碍综合征 Marshall 评分

| 脏器系统 | 0 | 1 | 2 | 3 | 4 |
|---|---|---|---|---|---|
| 呼吸 PaO₂/FiO₂ | >300 | 226～300 | 151～225 | 76～150 | ≤75 |
| 肾脏：Cr（μmol/L） | ≤100 | 101～200 | 201～350 | 351～500 | >500 |
| 肝脏：胆红素（μmol/L） | ≤20 | 21～60 | 61～120 | 21～240 | >240 |
| 循环系统 PARΔ | ≤10.0 | 10.1～15.0 | 15.1～20.0 | 20.1～30 | >30 |
| 凝血系统血小板（×10⁹/L） | >120 | 81～120 | 51～80 | 21～50 | ≤20 |
| 神经系统（Clasgow 评分） | 15 | 13～14 | 10～12 | 7～9 | ≤6 |

注：Δ 心血管系统 PAR ＝ 心率×中心静脉压 / 平均动脉压。

床治疗，抗生素应选择起效快的"杀菌剂"，而非起效慢的"抑菌剂"。

**（二）重症感染的免疫调节治疗方案**

重症感染产生的全身炎症反应及进而导致的 MODS，虽然有细菌、毒素等直接损伤参与，但主要还是机体防御机制的过度激活而引起自身破坏的结果。因此，对重症感染的治疗就不应局限在目前的控制感染和支持治疗方面。免疫调节主要改善免疫过度或免疫缺陷情况，调节机体免疫平衡状态。若患者发生严重感染并存在免疫抑制时，可采用相关的免疫支持治疗，可使用 INF-γ、胸腺肽 -α、重组人粒细胞 - 巨噬细胞集落刺激因子等改善免疫抑制情况。

临床主要通过应用糖皮质激素治疗严重感染所致的感染性休克。虽然临床应用糖皮质激素一直存在争议，但近年的研究显示，大剂量、短疗程糖皮质激素冲击治疗并不能改善感染性休克的预后，而应激剂量（中、小剂量）、较长疗程的治疗有利于休克的逆转，改善器官的功能损害，降低病死率。但糖皮质激素也能抑制机体的炎症防御机制，在感染未受到控制的情况下，可能导致感染加重。同时，大剂量使用激素还可引发消化道出血、继发性真菌感染等严重并发症。

**（三）急性重症感染的器官功能支持治疗方案**

**1. 呼吸支持治疗**　重症感染的患者常发生呼吸衰竭，其特征为严重的低氧血症，呼吸支持治疗可有效纠正缺氧和酸中毒。通常低氧血症或呼吸困难患者，可使用机械通气，严重病例及时使用体外膜氧合 ECMO（extracorporeal membrane oxygenation）治疗，最大可能缩短因缺氧所造成的器官系统进一步损害。

**2. 连续性肾脏替代治疗**　重症感染合并休克或 MOF 的患者，体内大量代谢产物堆积，中性粒细胞、白细胞介素、肿瘤坏死因子、黏附分子等细胞因子过度表达。为保持内环境平衡，不仅需要行血液净化，还应彻底纠正代谢紊乱及清除炎症介质。重症感染患者早期 CRRT 治疗既可以稳定机体内环境，保证液体平衡，又可在血液净化实施过程中吸附一定的炎症介质，控制疾病的进展。

**3. 重症感染的营养支持治疗**　重症感染患者处于高分解代谢状态，合理的营养支持是机体恢复的物质基础，可提高机体免疫力、纠正电解质紊乱。加强全身支持治疗，尽可能经口摄食，鼻饲饮食，只有完全无法进食的患者，才考虑全胃肠道外营养。营养支持和治疗是治疗很多感染性疾病的基础。

**（四）特殊患者抗感染的治疗方案**

**1. 老年急性感染患者治疗方案**　年龄超过 65 岁是急诊感染的独立危险因素。经验性治疗时应选择可广谱覆盖可能致病菌的药物，同时还应兼顾当地流行病学及耐药现状。此外，临床医生还可根据患者年龄、生活方式、居住状态、合并基础疾病、既往史等判断其可能的致病菌及耐药问题。

**2. 妊娠期和哺乳期患者的治疗方案**　某些药物可通过胎盘屏障对胎儿产生直接的不良影响，也可通过影响妊娠过程，如引起子宫收缩致流产。抗微生物药物对妊娠的影响主要是前者，药物对妊娠的不同时期可产生不同的影响，但都有可能对胎儿产生不良影响。因此，如需加强抗菌效果，可联合用药，不建议增加单药剂量。急诊医师治疗妊娠期患者时，务必了解药物使用的妊娠分级，权衡利弊，医患双方充分沟通之后，参考妇产科专科医生建议，必要时请会诊协助。

**3. 急性感染性疾病合并免疫功能异常患者的治疗方案**　感染严重时，机体处于一种复杂的免疫紊乱和失衡状态。相应的免疫治疗在于重建严重感染患者的免疫平衡稳态。

（1）下调患者免疫水平：主要是针对过度炎症介质反应，给予糖皮质激素等治疗。

（2）上调患者免疫水平：针对免疫功能低下或缺陷的患者早期给予免疫球蛋白（欧洲已有相应的浓缩免疫球蛋白制剂）、胸腺肽、全血及新鲜血浆等，通过改善机体的免疫状态促进重症肺炎对治疗的反应。

# 第四节　急性感染性疾病的预后及评价

急性感染患者初始经验性治疗 48～72 小时后，应对患者的治疗反应进行评估。评价内容包括患者的临床症状、一般情况、生化指标（包括反应感染严重程度的生物标志物）、病原学及患者对治疗的耐受性，必要时应结合影像学变化。综合上述因素，可根据患者对初始治疗的反应确定治疗有效或治疗失败，并进一步预估合适的疗程。

经初始治疗后，症状明显改善者可不参考病原学检查结果，继续原有治疗。对达到临床稳定且能接受口服药物治疗的患者，改用同类或抗菌谱相近、致病菌敏感的口服制剂序贯治疗。对于达到临床稳定、能接受口服且无意识障碍的患者，在序贯治疗当天可予以出院。

对于初始治疗失败的患者，应再次详细询问病史，评估患者情况，明确是否存在导致病程延长的宿主因素及病原体因素。对于临床没有恶化的患者，监测影像学改变，常规开展非侵入性病原学检查以排除感染持续存在、出现耐药菌及新的院内交叉感染的可能，根据痰培养结果审慎调整药物。对于病情进展恶化的患者，除常规监测病原学及影像学改变外，尚需进行支气管镜检等有创检查。生物标记物在急诊感染疗效评价中应用开始逐渐增加，如 C 反应蛋白（CRP）、降钙素原（PCT）等。

## 第五节  总  结

对于急诊医生而言，规范化诊断治疗急性感染不仅需要熟悉患者的临床表现，还需要掌握急诊感染的临床诊断流程和诊断标准，包括对不同严重程度的患者进行病情判定的标准及内容等，保证在最短时间内，全面诊断患者的病情，以便做出恰当的治疗决策。急性感染的临床诊治和其他急诊疾病一样可以用三个层面来作为总结：①明确导致机体产生急性病理生理学紊乱的原因诊断（如感染及致病微生物）；②综合评价这次急性疾病的局部及全身器官组织系统病理生理学变化；③去除和控制启动因素（致病微生物和感染灶）的同时对全身器官系统功能给予综合调整和支持。

（郭树彬）

## 参 考 文 献

[1] 中国医师协会急诊医师分会. 中国急诊感染性休克临床实践指南 [J]. 中华急诊医学杂志, 2016, 25（3）: 274-283.

[2] 中国医师协会急诊医师分会, 中国急性感染联盟. 2015 年中国急诊社区获得性肺炎临床实践指南疾病——基础知识篇 [J]. 中国急救医学, 2015, 35（11）: 961-968.

[3] 陈旭岩. 免疫缺陷患者伴发急性感染的诊治思维 [J].

中国急救医学, 2013, 33（4）: 289-291.

[4] 于学忠, 周荣斌, 陈旭岩, 等. 2015 年中国急诊社区获得性肺炎临床实践指南——疾病诊断篇 [J]. 中国急救医学, 2015, 35（12）: 1057-1062.

[5] 中国医师协会急诊医师分会, 中国急性感染联盟. 2015 年中国急诊社区获得性肺炎临床实践指南 [J]. 中华急诊医学杂志, 2015, 24（12）: 1324-1344.

# 第七十七章 流行性感冒

## 第一节 病 原 学

### 一、概述

流行性感冒（influenza）简称流感，是由A（甲）型、B（乙）型和C（丙）型流感病毒引起的急性呼吸道传染病，具有流行面广、传染性强和发病率高等特点，其波及范围、造成的经济损失位于传染性疾病之首。全球每年有291 243～645 832例病例死于季节性流感相关性呼吸道疾病。本病潜伏期短，患者是主要的传染源，大多数流感以轻微的上呼吸道表现为主，且多为自限性，然而少数患者病情进展迅速，可并发重症肺炎、多脏器衰竭甚至死亡。疾病发病速度及严重程度取决于病毒和宿主两方面因素。

**（一）病毒因素**

**1. 表面抗原变异** 抗原漂移和抗原转换是流感病毒逃避宿主免疫攻击，引起流感流行的重要因素。流感病毒表面抗原基因的点突变称为抗原漂移，通常引起季节性流行。甲型流感病毒可发生抗原转换，即不同亚型病毒的基因片段重配成为新亚型。由于人群普遍缺乏对新型重组病毒的免疫力，若其能够在人群中传播，将引发世界大流行。

**2. RNA聚合酶变异** 流感病毒RNA聚合酶由碱性聚合酶1（basic polymerase 1，PB1）、碱性聚合酶2（basic polymerase 2，PB2）、酸性聚合酶（acidic polymerase，PA）3个亚基组成，是影响病毒毒力与宿主适应性的重要因素。PB1基因第二个可读框编码PB1-F2蛋白，该蛋白能够诱导细胞凋亡、抑制宿主早期免疫应答及提高继发细菌性肺炎的概率。$H_1N_1$和$H_5N_1$中PB1-F2 N66S突变可延迟宿主体内干扰素的激活并加重肺部免

疫病理损伤，是导致这两种流感高病死率的原因之一。反向遗传实验发现，其多个突变位点与各型流感病毒聚合酶活性提高有关，如I550L（$H_1N_1$ pdm09）、N409S（$H_7N_9$）、G631S（$H_5N_1$）、K338R（乙型流感病毒）等。

**3. 耐药相关变异** 基质蛋白2（matrix protein 2，M2）S31N和神经氨酸酶（neuraminidase，NA）H275Y是两个常见的耐药突变，分别导致流感病毒对金刚烷类和神经氨酸酶抑制剂（NAIs）的敏感性下降。$H_3N_2$和$H_1N_1$ pdm09流感病毒对金刚烷类的耐药率>99%。另外，免疫功能低下的患者在长期抗病毒治疗过程中易出现耐药突变，可致预后不佳。

**4. 病毒细菌共感染** 流感感染后肺上皮细胞坏死脱落，呼吸道物理屏障受损，鼻咽部的定植菌得以进入肺部引发二重感染。流感侵袭后，损伤的宿主细胞在修复过程中还可表达亚乙基化聚糖、$α_5β_1$整合蛋白等顶端受体，为金黄色葡萄球菌、铜绿假单胞菌等细菌提供结合位点。此外，流感病毒能够影响宿主对细菌的固有免疫应答。研究发现，机体在流感感染早期产生的I型干扰素可抑制吞噬细胞识别与杀伤细菌，同时还可降低辅助性T胞17（T helper cell 17，Th17）及白细胞介素-17（interleukin-17，IL-17）、IL-2、IL-23对细菌的清除作用。近年来，细菌共感染在流感重症患者中的发生率有所上升，是死亡相关的独立危险因素，其中检出率位列前五的分别为肺炎链球菌、铜绿假单胞菌、金黄色葡萄球菌、曲霉菌和流感嗜血杆菌。

**（二）宿主因素**

**1. 免疫反应** 流感病毒入侵后被机体固有免疫系统所识别，进而激活下游信号通路，释放一系列促炎症细胞因子及趋化因子引发免疫应答。这些促炎因子随即招募中性粒细胞、单核吞

噬细胞、淋巴细胞等到达感染部位以对抗流感病毒。大量免疫细胞浸润可造成组织损伤与器官功能障碍，通常在随后得以修复。然而，部分患者体内过激的免疫反应，如"细胞因子风暴"，将导致严重的免疫病理损伤。此外，大量细胞/趋化因子溢入循环系统可引发全身性反应，如脓毒血症甚至多脏器衰竭。

**2. 遗传易感性**　近来，研究人员通过高通量测序筛选出许多与流感重症化相关的宿主基因。干扰素诱导的跨膜蛋白3（interferon-induced transmembrane protein 3，IFITM3）是一直以来的研究热点，其单核苷酸多态性位点 rsl2252-C 可使该蛋白截短，从而削弱机体抑制病毒复制的能力。荟萃分析发现，该位点 T > C 突变可增加流感感染风险。此外，该基因的多态性是白种人轻、重症流感和东亚人流感重症化的危险因素。

## 二、病毒结构

流感病毒属于正黏病毒科 RNA 病毒，呈球形或丝状，自内而外分为核心遗传物质、基质蛋白和包膜三部分。流感病毒的核酸为单股、分节段的负链 RNA，与核蛋白、RNA 多聚酶共同构成病毒颗粒的核心部分。甲、乙型流感病毒各自拥有 8 个基因片段，编码至少 17 种蛋白质。

病毒包膜除磷脂分子外，表面还含有两种重要的糖蛋白：血细胞凝集素和神经氨酸酶，根据这两种糖蛋白的抗原特性，可将流感病毒进一步分为不同的亚型。与几乎只感染人类的乙、丙型流感病毒不同的是，甲型流感病毒列属于人畜共患病毒库，感染人的甲型流感病毒中分离出的 16 种血凝素（$H_1 \sim H_{16}$）和 9 种神经氨酸酶（$N_1 \sim N_9$）均被证实来源于鸟类，而在蝙蝠中还鉴定出了含血凝素 $H_{17}$、$H_{18}$ 和神经氨酸酶 $N_{10}$、$N_{11}$ 的不同流感亚型。血凝素蛋白介导流感病毒与宿主呼吸道细胞的受体结合，人的上呼吸道表达的血凝素受体是 α2, 6- 唾液酸寡糖，而禽类表达的是 α2, 3- 唾液酸寡糖受体。甲型流感能从禽类突破到人群感染，需要通过能同时表达上述两种不同唾液酸寡糖受体的"中间宿主"进行流感病毒基因组重组。当重组后的禽流感病毒具有适配人上呼吸道的 HA 受体时，则能成功感染人类，又由于人类不具备该种全新病毒的免疫力而导致全球大流行。目前已知的中间宿主主要有猪、马、水生哺乳动物（如海豹）等哺乳类动物。

乙型流感病毒目前只在人类和海豹中传播，不存在亚型。根据病毒表面血凝素抗原的不同在人群中分离出了两种谱系：Victoria 和 Yamagata。乙型流感病毒同样通过不同谱系之间的基因重组和抗原漂移发生抗原突变，但其变异速度是观察到的甲型流感的 1/5。

甲型流感病毒变异率最高，既可以发生"抗原漂移"，又可以发生"抗原转变"，因此能引发全球大流行。乙型流感病毒通常只发生抗原漂移，引起季节性流行病。而丙型流感病毒因其抗原非常稳定，往往仅引起散发病例。

# 第二节　流行病学

## 一、传染源

隐性感染者和流感患者是流感的主要传染源。患者呼吸道分泌物排毒的时间为 3～6 天，儿童或免疫抑制患者排毒时间更长。

## 二、传播途径

流感病毒在人与人之间的传播方式主要有三种：吸入带有病毒颗粒的气溶胶、直接接触流感患者和接触受污染的物品。患者咳嗽或者打喷嚏所排泄出来的飞沫/气溶胶颗粒直径在 0.1～100μm 之间，能在患者周边 2～3m 范围内的空气中保持数分钟至数小时，但容易受环境温度及湿度变化的影响。手上的病毒颗粒短时间内具有传染性，而在光滑无孔的物体表面，其传染性能长达 48 小时。研究表明，在与流感患者密切接触的医疗机构，使用外科口罩可以预防大多数流感传播事件，因此与流感患者密切接触的健康人群建议佩戴外科口罩。而在进行气道侵袭性操作时（如支气管纤维镜检查、气管插管等），则建议使用更专业的保护措施（如 N95 口罩或空气净化器）。

## 三、人群易感性

人群对流感病毒普遍易感，而以下情况感染后更容易发生严重并发症，具有更高的致死率，属重症高危人群：①妊娠或产后 2 周健康女性。

②65 岁以上人群。③肥胖者（体重指数＞30）。④伴有以下基础疾病者：慢性阻塞性肺病、心血管系统疾病（高血压除外）、肾病、肝病、血液系统疾病、神经系统及神经肌肉疾病、代谢性疾病（如糖尿病），以及免疫抑制者（如肿瘤、长期使用激素、免疫抑制剂或 HIV 病例）。⑤长期居住于护理院或养老院者。

## 第三节　临床表现

典型的临床特征为急起高热、头痛、全身肌肉酸痛、乏力和轻度呼吸道症状。起病急骤，前驱症状以发热、畏寒、咽痛为主，体温常在数小时至 24 小时内达高峰，可达 39～40℃，甚至更高或伴有寒战，多伴有头痛、肌肉酸痛、乏力和食欲减退等全身症状，常有干咳、鼻塞、流鼻涕等呼吸道症状。部分病例可伴有眼结膜充血、胸骨后不适，以及呕吐、腹痛、腹泻或便秘等胃肠道症状。部分病例还可诱发哮喘发作。少见症状有咯血、复发性眼眶疼痛等。少数病例可不伴有发热症状。无并发症者病程多呈自限性，病程第 3～4 天后体温逐渐消退，全身症状好转，但咳嗽和疲倦感可迁延日久，恢复常需 1～2 周。

重症病例病情进展迅速，主要表现为肺炎、急性呼吸窘迫综合征、急性肾损伤和淋巴细胞减少，可伴有脓毒症休克和多脏器功能不全。肺炎是流感最常见的并发症，分为原发性流感病毒性肺炎、继发性细菌性肺炎或混合性肺炎。一般病程第 2～4 天后出现，或治疗后病情短暂好转，但又重新出现发热、咳嗽、咳脓性痰、呼吸困难等症状，肺部有湿性啰音及肺实变体征。继发院内感染时病死率显著增加，主要死亡原因为严重低氧血症。罕见有中毒型流感，主要表现为高热、休克、呼吸衰竭、中枢神经系统损害及弥散性血管内凝血等症状，病死率极高。

实验室检查：外周血白细胞计数一般正常或降低。重症流感病例淋巴细胞计数可明显降低（＜800×10³/L），且随着淋巴细胞减少而院内感染的发生率相应增加，是继发院内感染的独立危险因素。部分病例可见血钾降低，肌酸激酶、谷草转移酶、谷丙转氨酶、乳酸脱氢酶和肌酐等升高。合并细菌感染时外周血白细胞计数和中性粒细胞显著增多，病原菌以肺炎链球菌、金黄色葡萄球菌（尤其耐甲氧西林金黄色葡萄球菌）和流感嗜血杆菌等为主。合并非典型病原体感染时，常包括有衣原体、支原体、嗜肺军团菌、真菌（曲真菌），以及其他病毒（鼻病毒、冠状病毒、呼吸道合胞病毒、副流感病毒）。重症病例肺组织或分泌物标本培养病毒滴度高。

肺部影像学：病变广泛、多发，初期支气管血管周围、胸膜下实变影及磨玻璃影。动态变化快，可迅速进展为弥漫性病变。

## 第四节　病原学检测

### 一、急诊病原学标本采集技术

快速鉴定流感病毒亚型对及时救治感染病例和制定有效的流感疫情防控措施有着至关重要的作用。发病 3 天内呼吸道标本检测阳性率较高。有创机械通气病例应尽快采集气管内吸引物或支气管肺泡灌洗液，而不应常规采集非呼吸道标本（如血、血浆、血清、脑脊液、尿和大便等）行流感检测。急诊采集病原学标本时，除无菌操作外，应严格执行个人防护措施，以防交叉感染。

### 二、病原学检测方法

主要病原学检测方法有病毒抗原检测、病毒核酸检测、病毒分离和血清学检测。

#### （一）病毒抗原检测

主要用于急诊早期筛查诊断，采用快速诊断试剂检测所采集的标本，数小时内可获得检测结果，缺点是不能区分甲型流感病毒亚型。该方法的敏感性主要取决于标本质量、流感病毒亚型、病毒滴度和采集技术。大量临床研究表明，快速诊断试剂筛查季节性流感和新型甲型 $H_1N_1$ 流感病毒的敏感性分别为 40%～80% 和 10%～70%。$H_7N_9$ 禽流感病例上呼吸道标本中病毒含量较低，不同类型快速诊断试剂筛查的敏感性介于 35%～51%。病毒抗原检测的假阴性结果较假阳性结果更为常见，尤其是在流感季节，因而对于阴性结果不能排除疑似患者的流感诊断。检测结果需结合流行病学史和临床症状进行综合判断。

## （二）病毒核酸检测

用于早期诊断，采用逆转录 PCR（RT-PCR）或实时荧光定量 PCR（quantitative real-time PCR）检测标本中的流感病毒核酸，特异性和敏感性极高，并能快速区分病毒类型和亚型，一般在 4～6 小时内获得结果。有研究报道认为，病毒核酸检测是甲型 $H_7N_9$ 禽流感和新型甲型 $H_1N_1$ 流感病例首选的诊断方法。一项调查研究发现，2009 年新型甲型 $H_1N_1$ 流感大流行期间，526 例流感样症状病例中，有 48 例病例呼吸道标本实时逆转录 PCR 检测呈阳性，检测结果呈阴性的病例中约有 1/3 的病例实施了 Real Accurate Respiratory RT-PCR 检测，结果发现有 2 例病例流感病毒检测呈阳性，提示病毒核酸检测阴性时仍不能完全除外甲型流感病毒感染。

## （三）病毒分离

毒株分离培养，是流感病毒确诊的"金标准"。采用鸡胚或猴胚肾细胞（MDCK 细胞）接种病例呼吸道标本。3～4 天后取鸡胚囊液或细胞上清液做血凝试验或实时荧光定量 PCR 检测确定阳性结果。该方法操作技术要求高且耗时久，不适用于流感病毒的早期快速诊断。在流感流行季节，具有典型流感样症状病例快速抗原诊断和免疫荧光法检测均呈阴性时也可行病毒分离检测。

## （四）血清学检测

动态检测急性期和恢复期双份血清流感病毒特异性 IgM 和 IgG 抗体滴度，恢复期血清 IgG 抗体滴度较急性期有 4 倍或以上升高时有回顾性诊断意义，对病例的早期诊断意义不大。

# 第五节 流感急诊早期诊断策略

## 一、诊断标准

### （一）诊断依据

主要依据流行病学、临床表现和病原学检查结果。流行病学是指发病前 7 天内病例曾到过流感暴发疫区；或与确诊（或疑似）流感病例共同生活或有密切接触史。

### （二）流感样症状

流感流行季节，有典型流感样临床症状，但无流行病学证据和病原学检测结果。

### （三）临床诊断

有流感样临床症状，有流行病学证据或流感快速抗原检测阳性，且排除其他致流感样疾病。

### （四）确诊诊断

有流感样临床症状，病原学（病毒核酸、病毒分离或血清学）检测呈阳性。

## 二、诊断程序

### （一）识别潜在的可疑急诊流感病例

临床经验表明，重症流感患者在发现时多已延误了数天。因此，早发现、早诊断是提高流感治愈率，降低病死率的关键。急诊医师应及时依据病例流行病史和临床表现，判断是否为潜在的可疑流感病例，并识别出重症流感高危人群。在流感季节，急诊发热病例伴有以下情况之一时，应考虑可疑流感：①伴有咳嗽、咽痛等急性呼吸系统症状；②近期有明确的活禽接触史或活动场所已有人患病或活动场所有多人出现相似流感样症状，外周血中性粒细胞计数正常或轻度增高，可伴有 LDH 增高；③原有肺部疾病急性加重；④肺影像学表现（肺 CT）符合病毒性肺炎。老年人新出现呼吸系统症状或原有呼吸系统症状加重，以及重症病例出现发热或低体温也应考虑流感的可能。

### （二）流感急诊早期筛查流程

所有可疑急诊流感病例，均应尽早启动流感急诊早期筛查流程。建议采用急诊流感纸片法快速筛查可疑病例。对于有条件的急诊科，应积极开展敏感性更高的病毒核酸检测。

### （三）启动疾病控制中心病原学检查流程

对不明原因重症社区获得性肺炎病例，满足以下条件时需及时启动疾病控制中心（CDC）病毒核酸检测：①抗感染治疗无效，不能用常见细菌或真菌性感染解释时；②连续 2 次及 2 次以上甲型/乙型流感抗原检测纸片法呈阳性，需要 CDC 进一步确诊流感的；③抗原检测纸片法连续阴性，但临床高度怀疑，需要 CDC 行病毒核酸检测。

### （四）重流感病例的诊断

对于重症流感高危人群，如出现以下情况时应警惕重症流感可能：①体温≥38.5℃，持续超过 3 天；②明显头痛、头晕、肌肉酸痛、疲乏；③食欲极差、进食明显减少、呕吐、腹泻；④明显咳嗽、咳痰、咽痛；⑤流感症状持续 3 天未见缓解，加重或缓解后再度出现。

急诊流感病例符合以下情况之一时，诊断为重症流感：①持续高热 >3 天，伴有剧烈咳嗽，咳脓痰、血痰，或胸痛。②呼吸频率快，呼吸困难，口唇发绀。③神志改变：反应迟钝、嗜睡、躁动、惊厥等。④严重呕吐、腹泻，出现脱水表现。⑤合并肺炎。⑥原有基础疾病明显加重。

### （五）危重症流感病例的诊断

急诊流感病例满足以下条件之一时，诊断为危重症流感：①进展性呼吸衰竭，需要行机械通气治疗；②积极液体复苏后仍持续低血压，需要使用血管活性药物维持平均动脉压 ≥65mmHg；③急性坏死性脑病；④多脏器功能不全；⑤死亡病例。

## 三、病情严重程度评估

### （一）首次就诊时病情评估

所有可疑、临床诊断或确诊流感病例急诊首次就诊时，均应详细评估病情，评估内容包括性别、年龄、体重指数、生命体征、症状和体征、原有基础疾病，以及实验室和影像学检查结果，判断病例有无重症流感高危因素和下呼吸道感染等。然后根据评估结果将病例分为单纯流感病例（无重症流感高危因素无并发症）、伴有重症流感高危因素的流感病例（无并发症）、合并哮喘病例及合并下呼吸道感染病例等。对孕妇病例还应及时评估胎儿的生命体征状况。

### （二）重症及危重症病例病情评估

重症及危重症流感病例可运用以下方法评估病情的严重程度：

1. 运用 PSI、CURB-65 评估下呼吸道感染的严重程度，氧合指数评估肺损伤程度。调查研究发现，甲型 $H_1N_1$ 流感病例入院第 1 天的氧合指数为 150～235 时，病死率为 53.5%，随着氧合指数的降低，病例病死率逐渐增加，氧合指数 <150 时，病死率高达 71.42%。

2. 运用脓毒症相关序贯器官衰竭（SOFA）或 APACHE-II 评分系统评估病例整体病情严重程度，并预测病例结局。

3. 及时完善相关检查，参照肺外并发症诊断标准，评估病例是否合并有肺外并发症。部分重症流感患者可能没有严重呼吸道症状，但合并了急性心肌损伤、肾损伤、横纹肌溶解或脑病。

### （三）病情再评估

合并有下呼吸道感染病例，未行流感筛查或筛查结果呈阴性，出现抗感染疗效不佳且病情进展迅速时，应及时重新评估病情，明确是否为重症流感病例。疑似或确诊流感病例出现下列情况时应重新评估病情，明确是否合并有细菌感染或其他可能：①发病伊始即表现为严重病症病例（如重症肺炎、呼吸衰竭、高血压和发热）；②抗病毒治疗后病情好转但又出现恶化的病例；③连续抗病毒治疗 3～5 天后病情仍未见好转的病例。

# 第六节 治 疗

## 一、一般治疗

### （一）隔离

切断传播途径是传染病防治的基本原则之一，对疑似病例、临床诊断病例和实验室确诊病例均应进行隔离。

### （二）对症支持治疗

休息，营养支持，监测并发症。密观患者体温变化情况，发热时以物理降温为主，高热可适当予退热药物。儿童患者忌使用含阿司匹林成分的药物，以免发生 Reyes 综合征。

## 二、抗病毒治疗

### （一）神经氨酸酶抑制剂

神经氨酸酶抑制剂（NAI）主要通过与神经氨酸酶的天然底物唾液酸竞争，选择性抑制病毒包膜上神经氨酸酶的活性，阻断酶活性位点，进而阻断病毒颗粒从被感染宿主细胞脱落，阻止病毒在宿主细胞间扩散，从而减少病毒在体内的复制。WHO 和美国 CDC 推荐其为抗流感病毒的一线治疗药物，对新型甲型 $H_1N_1$、甲型 $H_3N_2$ 和乙型流感有着很高的敏感性，对 $H_5N_1$ 和 $H_7N_9$ 禽流感也有抑制作用。联合使用抗病毒药物不能使病例临床获益。规范、足量、及早、足疗程使用时有助于避免流感病毒耐药病毒毒株的出现。目前临床上常见神经氨酸酶抑制剂主要有奥司他韦、扎那米韦和帕拉米韦氯化钠注射液，其中使用最为广泛的为奥司他韦。

**1. 奥司他韦** 是唯一口服的神经氨酸酶抑制剂，作为一种前体药，主要在胃和小肠吸收，通过肝酯酶快速转化为活性形式奥司他韦羧酸酯（GS4071）。口服后 3～4 小时达最高血药浓度，在体内可以定向分布至肺部、支气管、鼻窦、中耳等部位。经肾以羧酸原药的形式排泄，半衰期为 6～10 小时。适用于所有甲型流感病例，但抗病毒的时间窗非常有限，对已经合成的病毒无效，最佳时间窗是发病 48 小时内。临床研究表明，奥司他韦可使流感患者的症状缓解时间缩短 21%，病情严重程度减轻 38%，并发症下降 44%，住院率下降 63%；发病 48 小时内使用时可使甲型 $H_1N_1$ 和 $H_5N_1$ 重症病例的病死率下降 50%。

目前，国产磷酸奥司他韦胶囊于 2019 年初通过了国家药品监督管理局组织的仿制药质量和疗效一致性评价。耐药性方面，流感病毒对奥司他韦的耐药率总体保持在极低水平。监控数据显示，2013—2017 年我国流行的 A（$H_3N_2$）亚型流感毒株对奥司他韦依然敏感，分离的毒株中未发现对神经氨酸酶的抑制作用减弱。安全性方面，2011 年荷兰《国际医药风险与安全杂志》曾组织"奥司他韦安全性高端论坛"，并刊登了对奥司他韦安全性再聚焦的相关文章，相关专家一致认为，目前尚没有明确证据可否定奥司他韦的安全性。

**2. 帕拉米韦氯化钠注射液** 是一种新型环戊烷类抗流感病毒药物，以原型药从肾脏清除，半衰期 7.7～20.8 小时，感染 24 小时或 48 小时后注射单剂量药物能保护小鼠免受致死性 $H_1N_1$ 和 $H_3N_2$ 病毒的打击，同时肌内注射能有效预防 $H_5N_1$。研究表明，静滴 300mg 或 600mg 帕拉米韦治疗季节性流感时，疗效和安全性良好。鉴于帕拉米韦氯化钠注射液有限的临床应用数据，其仅适宜作为无法接受口服给药治疗的流感患者的替代治疗方案，并应在临床应用时密切观察其不良反应。

**3. 扎那米韦** N- 乙酰神经氨酸的 4- 脱氧 -4- 胍基类似物，被美国食品和药品监督管理局批准用于 7 岁以上人群，无口服制剂，仅能经鼻吸入给药，平均有 10%～20% 被吸收，1～2 小时达最高血药浓度，生物利用度仅 2%，约 90% 以原型经尿液排泄，半衰期约为 3 小时。临床研究表明，应用扎那米韦可显著缩短流感病例症状持续时间和住院治疗时间，但并发症有明显增加。扎那米韦不能减少流感并发症或降低住院率和病死率。

**（二）M2 离子通道阻滞剂**

作用机制是通过阻断流感病毒 M2 离子通道抑制病毒复制，仅对甲型流感病毒有抑制作用，包括金刚烷胺和金刚乙胺（rimantadine）两种。由于流感病毒已对其产生耐药突变，不建议临床使用。

**（三）应用指征**

所有急诊临床诊断或确诊流感病例，不论是否有流感疫苗接种史，出现下列情况之一时，应予以抗病毒治疗：①就诊前 2 天内新发的流感病例；②易发展为重症病例的高危人群；③与流感高危人群（尤其是严重免疫抑制者）有日常接触；④重症或危重症流感病例；⑤伴有其他重症或进展性疾病的病例；⑥健康服务提供者。

**（四）应用时机**

所有具有应用指征的急诊非重症流感病例，病原学确诊后应及时给予抗病毒治疗。急诊重症流感病例应在发病 48 小时内启动抗病毒治疗，无须等待病原学确诊结果。发病超过 48 小时的急诊重症病例，仍需予以抗病毒治疗，延迟启动抗病毒治疗与病毒排毒时间延长及不良预后有关。

对于不明原因急诊肺部感染重症病例，即使病毒核酸检测为阴性，亦应该经验性给予抗病毒治疗，直至病情稳定。抗病毒治疗疗程一般为 5～7 天，疗程结束后如病例病情仍很严重、有病毒复制依据或有免疫抑制状态时，可考虑延长抗病毒疗程。如病例忘记使用抗病毒药物，应尽快补用单次剂量，但如果离下次使用时间不超过 2 小时，可不补用，遵医嘱使用下个剂量即可。

### 三、重症流感

在流感流行季节，所有进展迅速、不明原因的急诊重症肺炎病例和确诊禽流感病例，均要按照重症流感进行诊治。

治疗原则：应尽早施以抗病毒、抗休克、器官功能支持、纠正低氧血症、维持水电解质酸碱平衡、防治 MODS 和加强营养支持等综合措施。合并细菌感染时及时予以抗感染治疗。器官功能支持治疗包括呼吸支持治疗、连续肾脏替代治疗、体外膜氧合和早期胃肠道营养支持等。

**1. 抗流感病毒治疗** 发病 48 小时内尽早给予抗流感病毒治疗。

**2. 呼吸支持治疗** 予以及时、进阶的呼吸支持策略。

**3. 肺外并发症治疗**

(1)噬血细胞性淋巴组织细胞增多症(HLH):目前无统一共识和标准。少量成功案例报道,奥司他韦联合类固醇、免疫球蛋白,以及血浆置换或地塞米松联合依托泊苷或治疗流感相关 HLH 时可能有效。

(2)流感相关性脑病(IAE):目前无特异性治疗措施,关键是早期发现、早期治疗。临床研究表明,大剂量激素冲击联合乌司他丁和低温麻醉(34~36℃)或联合免疫球蛋白或联合大剂量抗病毒药物对 IAE 治疗可能有效,如并发 DIC 或 MODS 时,推荐血浆置换疗法消除各种炎症细胞因子。金刚烷胺可加速脑损伤的恢复。对症支持治疗措施包括监测颅压、呼吸支持、抗惊厥发作、防治脑水肿及颅高压等。抗惊厥治疗药物有咪唑安定、安定、水合氯醛、鲁米那、丙泊芬、丙戊酸钠和肌松剂。呼吸支持时避免过度通气,不可使用允许性高碳酸血症。

**4. 糖皮质激素** 糖皮质激素抗炎作用机制是有效抑制肺组织局部炎症介质的产生和炎症细胞活化,进而减轻肺损伤,改善氧合,阻止肺纤维化,并减轻机体全身炎症反应状态,但可继发耐药的细菌或侵袭性真菌感染,导致死亡风险显著增加。2018 年 IDSA 流感指南推荐:除非有相关临床指征,不应使用激素治疗流感病例。基于 SARS 成功经验国内学者推荐:成人重症流感病例病程早期满足以下情况时可考虑使用糖皮质激素:①短期内肺部病变进展迅速,氧合指数<300mmHg,且有进一步下降趋势;②脓毒症合并有肾上腺皮质功能不全。推荐方案:氢化可的松 200mg/ 次,每天 1 次;甲强龙 80mg/ 次,每天 2~3 次。疗程 3~5 天,一般不超过 1 周。使用时要注重疗程短、小剂量和个体化。

**5. 注射用人免疫球蛋白** 目前尚缺乏有效的循证医学证据,不应该常规使用。

**6. 病原学监测** 应定期行呼吸道分泌物核酸检测,直至阴转。

**7. 对症支持治疗** 如重视营养支持,注意预防和治疗胃肠功能衰竭。纠正内环境紊乱,尤其是血电解质紊乱和代谢性酸中毒。

# 第七节 预 防

预防和控制流感最有效的方法是接种疫苗。疫苗是否能保护接种人群与该疫苗中所含的流感抗原是否和当季流行的病毒毒株匹配有关。因流感病毒具有高突变率,目前尚无有效方法准确预测流感病毒的变化趋势,而新疫苗的研发往往需要数月,当季接种的疫苗涵盖的是上一季流行的病毒毒株抗原,因此疫苗效力如何很大程度上取决于当季的流行株与接种疫苗的抗原距离。目前有三价疫苗(包含两种甲型流感病毒抗原和一种乙型流感病毒抗原)和四价疫苗(包含两种甲流抗原和两种乙流抗原)两种。针对甲、乙型流感病毒的疫苗最早是在 20 世纪 40 年代发明的,这些早期疫苗为全病毒灭活疫苗,而由于病毒抗原漂移的影响,使得疫苗在 2 年后又必须重新研制。近几十年来,为了诱导宿主更强、更广和更持久的免疫应答,疫苗的研制和改进仍在进行中。根据疫苗的活力可分为减毒活疫苗和灭活疫苗两类。研究发现,由于灭活疫苗的有效性与减毒活疫苗相当甚至优于后者,而前者安全性更高,因此近年来推荐不使用减毒活疫苗。灭活疫苗采用重组 DNA 技术和杆状病毒表达系统生产出重组血凝素疫苗,该类疫苗的优势是生产快速,成本低,在生产过程中没有病毒感染,但缺点是仅依赖于一种流感病毒抗原(即血凝素抗原),缺乏针对其他病毒蛋白免疫应答的诱导。流感疫苗的保护力在 1 年之后会明显减弱,且每年会针对当季流行病毒开发新疫苗,因此建议 6 个月龄及以上个体每年都接种流感疫苗。

药物预防可作为没有接种疫苗 / 接种疫苗后尚未获得免疫力 / 免疫应答欠佳患者暴露后的紧急预防措施,推荐使用神经氨酸酶抑制剂。

对于易感人群,流感流行期间应注意避免在人口密集的场所活动,勤洗手,保持居住环境通风、清洁,对流感患者的日常生活用具进行消毒,防止交叉感染。

(李小刚)

# 参 考 文 献

[1] Petrova VN，Russell CA. The evolution of seasonal influenza viruses[J]. Nat Rev Microbiol，2018，16（1）：60.

[2] Anderson AJ，Snelling TL，Moore HC，et al. Advances in Vaccines to Prevent Viral Respiratory Illnesses in Children[J]. Paediatr Drugs，2017，19（6）：523-531.

[3] Dobson J，Whitley RJ，Pocock S，et al. Oseltamivir treatment for influenza in adults: a meta-analysis of ran-domised controlled trials[J]. Lancet，2015，385（9979）：1729-1737.

[4] MD CP，MBBS DKS. Influenza[J]. Lancet，2017，390（10095）：697-708.

[5] 中华医学会呼吸病学分会，中华医学会儿科学分会. 流行性感冒抗病毒药物治疗与预防应用中国专家共识［J］. 中华医学杂志，2016，96（2）：85-90.

# 第七十八章　结核急性期

结核病是由结核分枝杆菌引起的传染性疾病，约10%的人感染结核分枝杆菌后有发生结核病的风险。结核病严重危害人类健康，是全球关注的公共卫生问题和社会问题，世界卫生组织已将结核病作为重点控制的传染病之一。

## 第一节　我国结核病的流行病学现状与变迁

我国分别于1979年、1985年、1990年、2000年及2010年在全国范围组织了肺结核病流行病学抽样调查。流行病学调查显示，肺结核患病率呈下降趋势，趋势特征主要体现在以下几个方面：历年来涂阳和菌阳患病率大幅度下降；活动性肺结核患病率下降较慢，2010年流行病学调查显示，≥15岁的人口活动性肺结核患病率为459/10万，与2000年的466/10万相比，仅下降了1.5%，年递降率仅为0.2%；性别和年龄患病率均明显下降；不同地区肺结核患病率基本上呈下降趋势，但结核病的疫情地区间发展不平衡，乡村患病率明显高于城镇，西部地区患病率高于东、中部地区，少数边远地区局部结核病疫情严重。尽管结核病疫情有了明显下降，但是我国结核病的疾病负担仍很重。全国≥15岁的人口中，活动性肺结核患者高达499万，其中涂阳肺结核患者约72万，菌阳肺结核患者有129万。尽管活动性肺结核的患病率有所下降，但由于人口数量的增加，2010年的肺结核患者数较2000年反而有所增加。无症状肺结核患者比例明显增加，其潜在传播的危害更大。我国肺结核患者的耐药情况较严重，结核分枝杆菌分离菌株对检测的4种一线抗结核药物的任一耐药率为36.8%，初治患者为36.9%，复治患者为35.9%；对检测的7种二线抗结核药物的任一耐药率为24.6%，初治患者为25.7%，复治患者为17.9%；对检测的11种抗结核药物的任一耐药率为42.1%，初治患者为42.7%，复治患者为38.5%；结核分枝杆菌分离菌株的总耐多药率为6.8%，广泛耐药率为2.1%，高于全球的平均水平。

## 第二节　重症结核病及结核病急性并发症

### 一、急性血行播散型肺结核

血行播散型肺结核是由结核杆菌进入血流后，广泛散布到肺或各器官而引起的肺结核。根据结核杆菌侵入血流中的数量、次数、间隔时间和机体反应性的不同，而分为急性、亚急性及慢性三种。

急性血行播散型肺结核的发病原因系机体抵抗力低下时，大量结核菌一次或在极短时间内，多次侵入血液循环而引起，此时机体对结核菌的变态反应性增高，血管壁的通透性增强，结核菌经血管壁进入肺间质，进而侵及肺实质形成粟粒大小的结节。结核菌的播散不外乎经体循环或肺循环播散，如果结核菌进入静脉系统，则经右心肺动脉而至肺部，造成血行播散型肺结核。在本病的发病机制中，机体免疫功能的降低很重要，急性传染病、恶性肿瘤、糖尿病、肾移植、长期应用免疫抑制剂，以及妊娠、分娩等，对发病有很大的促进作用，特别是长期应用激素等免疫抑制剂者，可诱发本病，造成急性粟粒型肺结核。

### 二、重症干酪性肺炎

重症干酪性肺炎是肺结核最严重的类型之一，临床和X线表现常无特异性，可类似于细菌性肺炎肺脓肿甚至肺癌，较易误诊。

干酪性肺炎是浸润型肺结核中最严重的一种类型，常有大量结核菌侵入，在毒力强、机体变态反应增高和免疫力低下等情况下发生，一般认为主要是由于支气管、纵隔淋巴结结核破溃，大量带有结核杆菌的干酪样物质被吸入肺内时，大片渗血，急性结核性肺炎便很快产生干酪样坏死，先是组织细胞混浊肿胀，继而细胞质脂肪变性，细胞核碎裂溶解，直至组织完全坏死。坏死灶可因中性粒细胞分解产生蛋白溶解酶及剧烈的机体变态反应而液化，并经支气管排出，有时，也可以由多个小的干酪性病灶融合形成。多见于儿童。结核病发病年龄后移及中老年人尤其合并糖尿病的患者，在机体免疫功能低下时易引起。

### 三、结核性胸膜炎

结核性胸膜炎是胸膜对结核菌高度变态反应时产生的胸膜炎症，为最常见的一种胸膜炎。可同时伴有或无明显的肺内结核病灶。

结核性胸膜炎的病原是结核分枝杆菌。结核菌及其代谢产物进入高度过敏的机体胸膜腔而引起胸膜炎症。没有结核菌及其代谢产物刺激胸膜，不可能发生结核性胸膜炎，而机体的变态反应又必须在结核菌进入机体后才能发生，当结核菌及其代谢产物再次进入时，使原有变态反应进一步增高，造成炎症及胸水。变态反应增高程度不同，发生的胸膜炎症也不同，当变态反应增高不明显时，仅发生干性胸膜炎，当变态反应明显增高时，则可发生渗出性胸膜炎。由结核菌到达胸膜引起的胸膜炎，胸膜上多有结核性病灶，在胸水中也可找到结核菌；而由结核菌的代谢产物到达胸膜引起的渗出性胸膜炎，则胸膜上往往没有结核病变，胸水中亦找不到结核菌。正常人胸膜腔有少量浆液（3～15mL）以减少呼吸运动时两层胸膜之间的摩擦。当胸膜有炎症时，胸膜充血，血管通透性改变，白细胞浸润，随后以淋巴细胞浸润为主，表面有纤维素性渗出，以及浆液渗出，导致胸膜毛细血管的体液渗出和胸膜小静脉与淋巴管再吸收三者之间平衡失调，最终发生胸液积聚。

### 四、无反应性结核病

无反应性结核病是一种少见的严重的全身性结核病，是全身血行播散型结核的一种特殊类型，临床表现和病理改变均不同于一般结核病，极易误诊误治，且病死率很高。

无反应性结核病自有报道以来，已有100多年的历史。1882年，Landouzy首先将其命名为伤寒型结核病，此后又称为急性干酪性粟粒型结核病、急性结核性败血症、全身无反应性结核病、原发型网状内皮系统结核病；1954年，Obrien综述文献报道6例及8例临床病理所见，提出了无反应性结核病的概念，将其定义为致命性结核病，全身多脏器含有粟粒性坏死灶，内有大量抗酸杆菌，而病灶边缘为正常实质细胞，缺乏细胞反应。此后文献报道多沿用此名，它是结核病误诊误治的主要类型和死因。无反应性结核病的流行情况不是很清楚，根据各方面的资料推测，其在结核病中的发生率约为0.1%，类固醇结核病中有48%左右为无反应性结核病。近年来，由于免疫抑制剂使用增多和艾滋病病毒感染增加，该病的发生率呈上升趋势。

本病的病理改变颇具特征，是该病名称"无反应性"的出处，也是该病诊断的最终依据。①病变累及范围甚广，是其他类型的结核病或其他疾病所不及的。它可同时累及几乎全身所有组织和器官，包括肺脏、肝脏、全身各部位深浅淋巴结、脾脏、肾脏、肾上腺、脑膜、各浆膜腔、心肌、心内膜、脑实质、骨髓、胰、甲状腺、肠道、大网膜、子宫卵巢、输卵管、胸大肌等均有报道。其中肺、肝脾、淋巴结和肾是最常见的受累器官。②典型的病理改变为病变组织和器官内大量灰白色粟粒样病灶，有时形成较大的多发性脓肿样灶性坏死，偶尔也可见巨块型病灶。病灶内为淡黄色干酪样坏死物质所替代。显微镜下可见病灶坏死组织中有大量抗酸染色阳性的结核杆菌，病灶周边区域没有普通结核病灶中常见的增殖性反应细胞——类上皮细胞、朗格汉斯巨细胞等（有时可见到部分淋巴细胞和中性粒细胞）。这正是该病与一般粟粒性结核病的重要区别，因缺乏增殖反应而被称作无反应性结核病。

本病的发病与病原菌的类型、数量、毒性和感染途径无确定性关系；而机体免疫力，特别是T细胞免疫功能低下是发病的关键因素。目前，对无反应性结核病的发病机制有不同的认识，归纳起来认为主要与宿主免疫耐受和免疫抑制有关：①免疫耐受学说。目前提得较多的是 T 细胞克隆排除学说，如果在胚胎期某细胞克隆与特异性抗原决定簇接触，则该克隆不是产生应答，而是发生程序性死亡被清除。出生后如果再遇到此种抗原就没有应答反应。免疫抑制剂的使用、营养不良或免疫缺陷病等造成免疫抑制，使 T 细胞减少，巨噬细胞能力减弱，对结核菌反应低下，进一步诱发无反应性结核病，此外，也有人认为，抗酸杆菌 L 型可能与无反应性结核病，特别是无反应性淋巴结结核有关，抗酸杆菌 L 型细胞壁不完整，免疫原性降低，大量磷脂成分缺失，无法刺激巨噬细胞转变为上皮细胞和朗格汉斯细胞，使机体免疫能力和细胞吞噬能力下降。②遗传易感性。已报道 Nrampl 基因可影响巨噬细胞的激活途径和表达，发现 HLA-BW53、HLA-BW62 和 HLA-DR7 均与结核菌易感性有关，结核性脑膜炎患儿 HLA-BW35 显著增高，非洲和欧洲儿童 IFN-y- 受体 -1 编码基因缺乏。TH1T 细胞分化低下，巨噬细胞呈非活化状态，HLA-B7 个体对结核菌素试验呈低反应性。

### 五、结核性脑膜炎

结核性脑膜炎在活动性结核病中所占的比例为 1%，当前已经成为最常见的肺外结核病，是结核病常见的急症之一，诊治不及时死亡率高，早期诊断和及时有效的治疗是改善患者预后的关键。

结核杆菌经血流在软脑膜下种植形成结核节，破溃后进入蛛网膜下腔导致颅内感染，炎症渗出物可压迫视神经、面神经，还可粘连致脑脊液阻塞和脑积水，此外，炎症导致结核性动脉内膜炎或全动脉炎后易出现脑梗死表现。

### 六、肺结核并自发性气胸

自发性气胸是肺结核病的严重并发症，也是肺结核病的常见急症。该病是指在创伤或人为因素下，肺组织和脏层胸膜在原有病变或缺陷处突然发生破裂，气体进入胸膜腔，引起胸膜腔积气。结核患者并发自发性气胸常使病情明显加重，如果治疗不及时，常危及生命。

肺结核是引起自发性气胸较常见的原因，其发病机制是：胸膜下气肿性大疱直接破裂，此种

情况可发生在急性渗出阶段，也可发生于慢性增殖期。急性渗出阶段，由于病灶的形成与发展，使细支气管受压成部分阻塞，形成活瓣作用，阻塞远端胸膜下肺泡气体潴留，肺泡逐渐扩张。再加上病变侵蚀，使肺组织发生破坏，由此形成肺大疱。慢性纤维增生期则是由于瘢痕收缩，细支气管被牵拉、扭曲、变形、狭窄，使肺大疱内压升高，促使边缘部肺泡破裂，形成肺大疱。以上两种原因形成的胸膜下大疱一旦破裂，空气进入胸膜腔而造成气胸。结核病灶纤维化，导致肺气肿和肺大疱形成，继而破裂引起气胸，靠近肺表层的结核性空洞向胸腔破溃。粟粒型肺结核的病变主要位于肺间质，也可引起间质性肺气肿及肺大疱，一旦破裂即形成气胸。

### 七、肺结核并咯血

以咯血为主要症状就诊的患者中，结核病因占很大一部分，根据咯血量可分为三种情况：①小量，24 小时内，咯血量不超过 100mL；②中量，24 小时内，咯血量在 100～500mL 之间；③大量，24 小时内，咯血量超过 500mL，或者一次性咯血量在 200～300mL。常见的原因包括：①结核性炎症累及肺部支气管血管造成血管破损；②空洞内肉芽组织增生，血液渗出；③支气管周围干酪性淋巴结累及支气管，损及血管，形成支气管瘘；④空洞或支气管内膜结核或钙化淋巴结侵蚀血管壁；⑤结核性空洞或结核性支气管扩张处肺动脉破溃或动脉瘤破裂。

## 第三节　结核病的诊断进展

### 一、肺部的影像学检查

细菌学检查是肺结核诊断的确切依据，但不是所有的肺结核都可得到细菌学证实。胸部 X 线检查也很重要。但是肺结核的胸部 X 线表现并无特征性改变，需注意与其他肺部疾病鉴别。一般而言，肺结核胸部 X 线表现可有如下特点：①多发生在肺上叶尖后段、肺下叶背段、后基底段。②病变可局限也可多肺段侵犯。③ X 线影像可呈多形态表现（即同时呈现渗出、增殖、纤维和干酪性病变），也可伴有钙化。④易合并空洞。

⑤可伴有支气管播散灶。⑥可伴胸腔积液、胸膜增厚与粘连。⑦呈球形病灶时（结核球）直径多＜3cm，周围可有卫星病灶，内侧端可有引流支气管征。⑧病变吸收慢（＜1个月变化较小）。胸部CT扫描对如下情况有补充性诊断价值：①发现胸内隐匿部位病变，包括气管、支气管内的病变。②早期发现肺内粟粒阴影。③诊断有困难的肿块阴影、空洞、孤立结节和浸润阴影的鉴别诊断。④了解肺门、纵隔淋巴结的肿大情况，鉴别纵隔淋巴结结核与肿瘤。⑤少量胸腔积液、包裹积液、叶间积液和其他胸膜病变的检出。⑥囊肿与实体肿块的鉴别。

## 二、肺结核的病原学诊断

### （一）标本采集和结核菌的检测标本来源

痰液、超声雾化导痰、下呼吸道采样、支气管冲洗液、支气管肺泡灌洗液（BALF）、肺及支气管活检标本。痰标本质量的好坏、是否停用抗结核药直接影响结核菌的检出阳性结果和培养分离率。晨痰涂片阳性率比较高，当患者痰少时，可采用高渗盐水超声雾化导痰。涂片检查采用萋-尼抗酸染色和荧光染色法。集菌法阳性率高于直接涂片法。涂片染色阳性只能说明抗酸杆菌存在，不能区分是结核菌还是非结核分枝杆菌。由于我国非结核分枝杆菌病发病较少，故检出抗酸杆菌对诊断结核病有极重要的意义。直接涂片方法简单、快速，但敏感性不高，应作为常规检查方法。涂片阴性不能排除肺结核，连续检查≥3次，可提高其检出率。分离培养法灵敏度高于涂片镜检法，可直接获得菌落，便于与非结核分枝杆菌鉴别，是结核病诊断的"金标准"。未进行抗结核治疗或停药48～72小时的肺结核患者可获得比较高的分离率。分离培养法采用改良罗氏法和BACTEC法，BACTEC法较常规改良罗氏培养法可提高初代分离率10%左右，又可鉴别非结核分枝杆菌，检测时间也明显缩短。

### （二）痰、BALF、胸液结核菌聚合酶链反应（PCR）+探针检查

由于结核菌生长缓慢，分离培养阳性率不高，需要快速、灵敏和特异的病原学检查和鉴定技术。核酸探针和PCR为结核病细菌学基因诊断提供了可能。PCR是选用一对特定的寡核苷酸引物介导的结核菌某特定核酸序列的DNA体外扩增技术。该技术可以在短时间使特定的核酸序列拷贝数增加数百万倍，在此基础上进行探针杂交，提高了检出的灵敏度和特异性。研究结果显示，痰液PCR+探针检测可获得比涂片镜检明显高的阳性率和略高于培养的阳性率，且省时快速，成为结核病病原学诊断的重要参考。GeneXpertMTB/RIF系统是一套基于巢式实时PCR的检测系统，可自动进行样品纯化、核酸扩增、单一或复杂样品的目标序列测定，针对rpoB基因81bp利福平耐药核心区间设计引物、探针，检测其是否发生突变，进而用于检测MTB和MTB是否对利福平耐药。该系统的优势在于大大缩短了检测时间，且效果较好。近年来，该技术已在多个国家和地区应用，并被世界卫生组织推荐为MTB和利福平耐药性的检测方法。

### （三）血清抗结核抗体检查

血清学诊断可成为结核病的快速辅助诊断手段，但由于特异性欠强、敏感性较低，尚需进一步研究。

### （四）结核感染T细胞检测方法（T-SPOT.TB）

近年来，随着免疫学检测技术的不断发展，以酶联免疫斑点技术（ELISPOT）为检测方法的T-SPOT.TB作为一种新的结核病诊断方法逐渐建立并发展起来，被广泛用于结核感染的筛查。感染结核分枝杆菌的机体存在结核特异性记忆T淋巴细胞，当再次遇到结核特异性抗原刺激时，转化为效应T淋巴细胞，释放IFN-1，靶抗原6（ESAT-6）和过滤蛋白10（CFP-10）是结核分枝杆菌复合群基因RD1区域rv3875和rv3874编码的结核特异性蛋白抗原。可从MTB感染者的T细胞中诱导出较强的IFN-1释放反应，根据以上原理而设计的T-SPOT.TB技术是目前最敏感的检测结核抗原特异性T淋巴细胞的技术。研究表明，T-SPOT.TB诊断结核病的敏感性、特异性及精准度分别为90.55%、72.60%、84.00%，提示T-SPOT.TB对结核病的诊断具有较好的效果，对肺结核和肺外结核均具有较好的诊断效能。

## 第四节 结核病急性期的治疗
### 进展及注意事项

### 一、肺结核的治疗原则

为早期、规律、全程、适量、联合五项原则。整个化疗方案分为强化和巩固两个阶段。为提高不住院患者化学疗法的治疗效果，目前推行在医务人员直接面视下的短程督导化疗（directly observed treatment short course，DOTS），确保肺结核患者在全疗程中规律、联合、足量和不间断地实施规范化疗，减少耐药性的产生，最终获得治愈。由于临床上患者对抗结核药物耐受性不一样，肝肾功能情况不同（尤其是老年患者）和存在耐多药结核（multiple drug resistant tuberculosis，MDR-TB）患者，故进行治疗要注意化疗方案的个体化，以确保化疗的顺利完成及提高耐药结核痰菌的阴转率。具体参见中华医学会结核病学分会发布的《肺结核诊断和治疗指南》。

### 二、肺结核急性并发症的处理

#### （一）咯血

在病情活动、进展期的患者可并发咯血，但少数也可在肺结核已好转或稳定时发生。肺结核患者咯血可引起窒息、失血性休克、肺不张、结核支气管播散和吸入性肺炎等严重合并症。咯血者应进行抗结核治疗，中、大量咯血应积极止血，保持气道通畅，注意防止窒息和失血性休克的发生。一般改善凝血机制的止血药对肺结核大咯血疗效不理想。脑垂体后叶素仍是治疗肺结核大咯血最有效的止血药，可用 5～10U 加入 25% 葡萄糖 40mL 缓慢静脉注射，持续 10～15min。非紧急状态也可用 10～20U 加入 5% 葡萄糖 500mL 缓慢静脉滴注。对脑垂体后叶素有禁忌的患者可采用酚妥拉明 10～20mg 加入 25% 葡萄糖 40mL 静脉注射，持续 10～15min 或 10～20mg 加入 5% 葡萄糖 250mL 静脉滴注（注意观察血压）。以中下肺野病变为主，引起大咯血的肺结核，无膈肌粘连者也可采用人工气腹萎陷疗法止血。近年来，支气管动脉栓塞术介入疗法治疗肺结核大咯血收到了良好的近期效果。

#### （二）自发性气胸

对闭合性气胸，肺压缩 <20%，临床无明显呼吸困难的患者可采用保守疗法。对张力性、开放性气胸及闭合性气胸 >2 周未愈合者，常用肋间置管水封瓶闭式引流，对闭式水封瓶引流持续 >1 周破口未愈合者、有胸腔积液或脓胸者，采用间断负压吸引或持续恒定负压吸引，必要时外科胸腔镜进行破口修补术。

#### （三）肺部继发感染

肺结核空洞（尤其纤维空洞），胸膜肥厚、结核纤维病变易引起支气管扩张、肺不张及支气管结核所致气道阻塞，是造成肺结核继发其他细菌感染的病理基础。诊断合并继发感染时，应全面分析体温、局部的啰音、痰的性状和数量变化及白细胞、痰细菌培养结果及其肺部的病理基础，并应与肺结核急性期体温和末梢血象偏高相鉴别。细菌感染常以革兰氏阴性杆菌为主且混合感染多。肺结核疗程长，由于长期使用抗生素（如链霉素、阿米卡星、利福平等），部分病例年老、体弱及同时应用免疫抑制剂，AIDS 合并肺结核的患者均可能继发真菌感染。常见在空洞、支气管扩张囊腔中有曲菌球寄生，胸部 X 线呈"新月形"改变，周围有气带且随体位移动，临床表现可有反复大咯血，内科治疗效果不佳。也有少数患者可继发白念珠菌感染。继发感染时应针对不同病原，采用相应抗生素或抗真菌治疗。

## 第五节 问题和展望

### 一、发病机制及耐药机制仍不明确

自发现结核分枝杆菌是导致结核病的病原菌 130 余年来，相关结核病的发病机制和药物化疗的研究取得了丰硕的成果，但至今为止，结核病的确切发病机制仍不十分清楚，一些关键问题仍需进一步明确，包括病原菌与宿主之间的相互作用机制、结核分枝杆菌从潜伏感染到活动性结核病过程中宿主免疫系统的变化、结核病进程的调控机制、结核分枝杆菌的基因型与传播潜力及耐药性的关系、肺外结核病的组织及器官易感因素、肺结核表现出不同临床及影像学特征的原因、结核病 / 艾滋病双重感染的机制及动物模型的构建、结核分枝杆菌耐药的根本机制等。近年来，随着结核治疗耐药率的增加，相关耐药机制研究是目前科研的热门话题，结核分枝杆菌耐药相关基因研究、跨学科合作并利用系统生物学方法建立模拟病原菌与宿主之间生物学相互作用的数字模型、建立快速分子药敏检测方法、研发新型抗结核药物以解决结核分枝杆菌耐药问题等，均是亟待深入研究的课题。

## 二、寻找结核病快速诊断方法是结核病早诊断早治疗的关键

痰涂片抗酸染色作为经典方法，在排除非结核患者方面具有明显价值，结核抗体试验具有快速检测的能力，PCR 检测特异性较高，T-SPOT.TB 检测灵敏度明显高于其他方法。虽然没有一种方法可以在所有诊断指标上都表现优秀，但综合评价，T-SPOT.TB 检测方法可以作为肺结核病早期诊断的一项有效检查手段，也可以发现那些需要定期随访的潜伏性患者。近年来，分子诊断技术 GeneXpert MTB/RIF 已逐渐广泛用于临床，该技术不仅可检测标本中有无结核分枝杆菌，还可检测结核分枝杆菌是否对利福平耐药，且操作简单、灵敏度及特异性均较高，有利于快速发现和诊断结核病及 RRTB。目前，WHO 已推荐 GeneXpert MTB/RIF 用于结核病的快速诊断。运用新诊断技术并开发能够检测除痰以外的多种临床标本、同时监测治疗效果和预测治疗转归的先进技术是结核病诊断领域的重点研究方向；此外，针对少菌肺结核和肺外结核病，还需建立快速、准确、敏感、廉价、简便的诊断方法，并需能快速鉴别敏感结核与多重耐药结核（MDR-TB），以指导临床及时制订合理的治疗方案。

## 三、研发新型抗结核药物

新型抗结核药物的研发主要通过两个途径，一是研发具有新作用机制的新化学药物，二是重新利用对耐药菌株活性较强的老药以达到治愈结核病且无复发、减少死亡、控制感染及耐药菌株产生这一新的治疗目标。目前，共有 20 余种候选药物用于治疗敏感结核病、MDR-TB 或结核分枝杆菌潜伏感染，并已进入 I 期、II 期或 III 期临床试验。

## 四、研发特异、稳定、长效的疫苗应用于易感人群结核病防控

目前，临床上尚缺乏特异、稳定、长效的结核病疫苗，包括预防结核分枝杆菌感染的预防性疫苗和控制结核病发展的治疗性疫苗，而研发安全有效的能够用于各类结核病及成年人和青少年的结核病疫苗是迫切需要实现的。在美国临床试验数据库可查到 38 项结核病疫苗相关临床研究，主要涉及不同载体表达的分枝杆菌抗原，包括改良痘苗病毒安卡拉表达的分枝杆菌抗原 Ag85A（MVA85A）、重组腺病毒表达的分枝杆菌抗原 Ag85A（Ad5Ag85A）、禽痘病毒（FP9）表达的分枝杆菌抗原 Ag85A（FP85A）、灭活的全细胞分枝杆菌疫苗 DAR-901。M72/AS01E 结核病疫苗是含有衍生自两种免疫原性结核分枝杆菌抗原（Mtb32A 和 Mtb39A）的 M72 重组融合蛋白结合 AS01 佐剂系统，近期发表在《新英格兰医学杂志》上的一项 IIb 期临床试验结果显示，M72/AS01E 结核病疫苗能为已被结核分枝杆菌感染的成年人提供 54.0% 的保护作用，并避免活动性肺结核病的发生，且无明显安全隐患，提示 M72 重组融合蛋白结合 AS01 佐剂系统可影响结核病疫苗的有效性。

（黄　亮）

# 参 考 文 献

[1] World Health Organization. Global Tuberculosis Report 2019[R]. https://www.who.int/tb/publications/global report/2019/en/.

[2] 全国第五次结核病流行病学抽样调查技术指导组，

全国第五次结核病流行病学抽样调查办公室. 2010 年全国第五次结核病流行病学抽样调查报告 [J]. 中国防痨杂志，2012，34（8）：485-508.

[3] Rasool G，Khan AM，Mohy-Ud-Din R，et al. Detection

of mycobacterium tuberculosis in AFB smear negative sputum specimens through MTB culture and GeneXpert® MTB/RIF assay[J]. Int J Immunopathol Pharmacol, 2019, 33: 2058738419827174.

[4] 张培元. 肺结核诊断和治疗指南 [J]. 中华结核和呼吸杂志, 2001, 24 (2): 70-74.

[5] Suárez I, Fünger SM, Kröger S, et al. The Diagnosis and Treatment of Tuberculosis[J]. Dtsch Arztebl Int, 2019, 116 (43): 729-735.

[6] Tiberi S, du Plessis N, Walzl G, et al. Tuberculosis: progress and advances in development of new drugs, treatment regimens, and host-directed therapies[J]. Lancet Infect Dis, 2018, 18 (7): e183-e198.

[7] Mer M, Zumla A, Dünser MW. Limiting consumption in tuberculosis: current concepts in anti-tuberculosis treatment in the critically ill patient[J]. Intensive Care Med, 2018, 44 (12): 2229-2231.

[8] Ottenhoff THM. A Trial of M72/AS01E Vaccine to Prevent Tuberculosis[J]. N Engl J Med, 2020, 382 (16): 1576-1577.

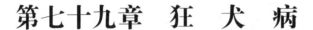

# 第七十九章 狂 犬 病

## 第一节 犬咬伤与狂犬病

全世界每年有近亿人次被犬咬伤，我国是世界上犬只数量最多的国家，2012 年我国犬只数量就达到 1.3 亿只，保守估计我国每年犬咬伤人数超过 1 200 万。犬咬伤导致了绝大多数的狂犬病，处置不同程度的犬咬伤及预防狂犬病成为急诊临床医生面临的众多临床问题之一。狂犬病是由狂犬病毒侵犯神经系统引起的急性脑炎或脑膜脑炎的一种动物源性传染病，主要通过病兽咬伤、抓伤及舔人体破损的皮肤或黏膜传播，罕见情况下，在狂犬病病毒含量和浓度高的区域也可发生气溶胶传播、人工移植传播，健康人与狂犬病患者之间因破损皮肤黏膜接触引起感染，99% 的人狂犬病病例是由犬只传播的，健康犬的唾液中也可带毒，其余部分由猫及其他野生动物（如狐狸、狼、豺狼、蝙蝠、浣熊、臭鼬或猫鼬等）传播，由犬咬伤导致的狂犬病的病死率是 100%。全世界每年因狂犬病死亡的人数约 5.9 万人，除南极洲以外，世界上其他各洲都存在狂犬病，95% 以上的人狂犬病病例发生在亚洲和非洲，有着越是经济落后地区发病率越高的特点。我国狂犬病高居国内 37 种法定报告传染病死亡数前列，90% 以上的人狂犬病病例分布在农村地区，且大多数为低收入者，年龄分布情况以 15 岁以下儿童和 50 岁以上人群发病较多。儿童感染狂犬病的特殊性在于：极易咬伤头面部，未及时告诉监护人，未得到及时处理。

## 第二节 急诊处置时的困惑及应对

多数患者被犬、猫及可能导致狂犬病的温血动物咬伤后导致一般性伤口（即伤口破损小、损伤面积少、出血量小等特点），就诊急诊科的处置流程已经被规范化：肥皂水（或其他弱碱性清洗剂）和一定压力的流动清水交替清洗所有咬伤和抓伤处至少 15 分钟，如条件允许，可以使用专业的清洗设备对伤口内部进行冲洗，最后用生理盐水冲洗伤口，避免在伤口处残留肥皂水或其他清洗剂，彻底冲洗后用稀碘伏、苯扎氯铵或其他具有灭活病毒能力的医用制剂涂擦或清洗伤口内部，灭活伤口局部残存的狂犬病病毒。然后给予国家法定狂犬病疫苗接种流程即可（表 12-79-1）。但急诊临床会面对一些被大型犬咬伤后伤口，特点为伤情复杂、软组织损伤严重、合并症多，处置非常棘手，由于目前尚无专门用于评估犬咬伤严重程度的评分表及相应处置原则、流程，因此造成不同地区急诊科的处置出现各种差异、混乱及不当。基于此，2018 年由中国医师协会急诊医师分会急诊外科专业委员会组织专家制定犬咬伤治疗专家共识，该共识建议，急诊处置时，对于创伤严重、生命体征不稳定者，均建议按照严重创伤高级生命支持的处理原则：首先评估、初步评估、再次评估及处置（见第九十四章）。稳定基础生命体征、维持气道通畅、给予呼吸支持、稳定循环和血流动力学，控制出血。可参考目前临床常用的创伤严重程度评分，如 CRAMS、PHI、ISS-AIS。对于血流动力学不稳定的伤员，建议按照止血 - 气道管理 - 呼吸支持 - 循环支持的优先顺序进行急救处置。另外，还应做好生命体征监测、完善术前各项必要的辅助检查及准备等，尽早实施后续治疗。

人体感染病毒后，病毒起初在伤口周围肌肉细胞中复制，然后通过肌肉周围神经末梢进入神经系统，最终向心性移动至大脑细胞引起脑炎，狂犬病一般潜伏期为 20～60 天，影响潜伏期长短的因素有感染的病毒量、病毒毒力强弱、暴露严重程度、暴露部位。临床四个分期：潜伏期、前驱期、急性期（兴奋期或痉挛期）、昏迷和死亡期（麻痹期）。前驱期症状为非特异性症状，如全身不适、乏力、头痛、发热等，及一些警示性主诉，如暴露部位疼痛或感觉异常，出现蚁走感。在持续数天的急性发作期则可表现为脑炎型及麻痹型：①脑炎型，也称为狂躁型，占急性发作期病例总数的80%，其主要表现为情绪波动、特异性恐水、怕风、咽肌痉挛及自主功能障碍，如瞳孔散大，渐进展为瘫痪。②麻痹型，也称为哑型，占急性发作期病例总数的20%，主要表现为吉兰-巴雷综合征，伴有发热，逐渐进展为完全瘫痪。最终几乎所有狂犬病都会进展为昏迷和由于呼吸循环衰竭导致死亡。

## 第三节 诊断与治疗

狂犬病的诊断分为临床诊断病例和确诊病例两种：具备下述第1条加第2条之一为临床诊断病例，在此基础上加第3条为确诊病例。

**1. 流行病学史** 被犬、猫或其他宿主动物舔、咬史。

**2. 临床症状** 愈合的咬伤伤口或周围感觉异常，出现兴奋、烦躁、恐惧，对外界刺激如风、水、光、声等异常敏感；恐水症状，伴交感神经兴奋性亢进（流涎、多汗、心率快、血压增高），继而肌肉瘫痪或颅神经瘫痪（失音、失语、心律不齐）。

**3. 实验室检查**

（1）免疫荧光法检测抗原：检测患者的脑脊髓液、唾液、角膜印片、咬伤部位皮肤组织、脑组织印片或冷冻切片。

（2）病毒核酸的检测：检测患者唾液、脑脊液、皮肤或脑组织标本，以及感染病毒后的细胞培养物。

（3）病毒分离：将唾液、脑脊液、皮肤或脑组织标本研磨后，用抗狂犬病毒单克隆抗体观察特异性荧光包涵体。

（4）抗体检测：①特异性抗体检测。多数狂犬患者在发病早期血清中查不到抗体或抗体滴度很低，狂犬病特异性抗体只在临床疾病的晚期出现。②中和抗体检测。狂犬病疫苗免疫后血清中和抗体水平是测定疫苗免疫力程度的评判指标，

WHO狂犬病专家委员会认为，中和抗体水平等于或高于0.5U/mL血清，表示能得到有效的保护。

**4. 治疗和预后** 狂犬病的死亡率几乎100%，治疗方面尚无特效药物，主要为对症治疗，减轻患者痛苦，防止其他人员感染。

## 第四节 重在预防的标准化预防程序

狂犬病的病死率几乎为100%，但如果暴露后救治措施得当，狂犬病又几乎是100%可以预防的疾病。因此预防及标准化预防程序的实施是最重要的策略。WHO及其合作伙伴在2015年达成战略目标，到2030年，在全世界范围内消除由犬传播的人狂犬病，我国也制定了"2020年在中国达到狂犬病控制标准"的目标，预防犬咬伤和狂犬病发生的根本，在于加强犬只管理。对于预防犬只传播的人狂犬病而言，进行狂犬病疫苗的免疫接种，几乎100%可以预防狂犬病的发生。另外，应重视犬咬伤患者可能出现的创伤后应激障碍（post-traumatic stress disorder，PTSD），据报道，犬咬伤患者中50%出现至少1个月的PTSD症状。

犬咬伤处置及标准化预防程序见图12-79-1。

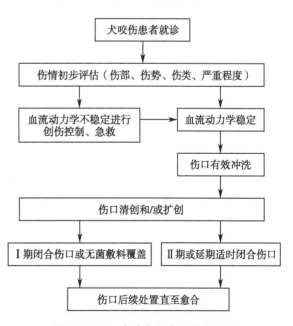

图 12-79-1 犬咬伤患者处置流程图

犬咬伤后的处理除伤口处理、破伤风注射及防治感染外，主要为狂犬病的免疫预防，狂犬病的预防分下列四种情况：①暴露前预防；②暴露后预

防；③再次暴露后处理；④特殊情况下的免疫处理。推荐的暴露后处理的指导原则见表12-79-1。

表12-79-1 暴露后处理的指导原则

| 类别 | 接触类型 | 推荐处理方法 |
|---|---|---|
| I | 抚养或喂养动物，被舔触无损伤的皮肤 | 如果有可靠病史，无须治疗 |
| II | 轻度咬伤无防护皮肤，无出血性轻微抓伤或擦伤 | 立即处理伤口和接种狂犬病疫苗 |
| III | 单一或多处贯通皮肤性咬伤或擦伤，黏膜被唾液污染（如舔触），舔触破损皮肤 | 立即处理伤口并注射狂犬病疫苗和狂犬病被动免疫制剂（动物源性抗血清或人源免疫球蛋白） |
| 其他特殊情况 | 暴露于蝙蝠者按III类伤口处理如果非流行区明显健康的猫和狗被隔离观察或实验室检验后证实未感染狂犬病毒，则可以终止治疗。本条款不提倡在中国国内使用暴露于啮齿动物（包括鼠、兔等），也需要暴露后免疫治疗 | |

1. **暴露前预防** 目的是保护高暴露风险的职业人群，如狂犬病高发地区可能意识不到暴露的人或没有条件及时进行暴露后处理的人，而从事狂犬病的诊疗、研究人员，疫苗生产者、相关实验室的工作人员等必须接种狂犬病疫苗；医务工作者、宠物主人、动物管理员、旅行者、兽医应当接种；儿童应该考虑接种。暴露后预防按照犬咬伤处置图，根据患者疫苗接种史和伤口类型进行不同的处理，按需注射狂犬病疫苗和抗狂犬病血清（或抗狂犬病免疫球蛋白）。目前我国使用的人用狂犬病疫苗均为经过浓缩、纯化的细胞培养疫苗。执行的人用狂犬病疫苗免疫程序有"5针法"（Essen法）和"4针法"（Zagreb法）。再次暴露后的处理则需要根据时间分别进行必要的接种处置。详见《狂犬病预防控制技术指南（2016版）》。

与普通伤口相比，犬咬伤伤口细菌感染率较高、感染时间也较短。预防伤口感染的关键是尽早对伤口进行彻底的清洗、清创及伤口闭合或覆盖，这可以大大降低咬伤伤口的细菌残存率，进而降低伤口的感染率，伤口处理越早，效果和预后越好。对于严重犬咬伤导致的伤口，预防破伤风的发生也是一个必须考虑的方面。创伤后早期彻底清创也是预防破伤风的关键措施之一，具体可参考《成人破伤风急诊预防及诊疗专家共识》或相关文献。在犬咬伤清创及完成狂犬病暴露后免疫预防处置后的外科处置方面，目前尚无统一的指南或规范推荐。犬咬伤创口伤情复杂、软组织损伤严重、合并症多，对于涉及相关临床专业、伤情严重、复杂伤口，特别是在特殊部位的咬伤，如头面颈部（尤其在4岁以下的儿童）、会阴部（包括外生殖器及肛门）的伤口处置时，最好由专科医生或在专科医生协助下完成。

2. **特殊情况下的免疫** 疫苗的安全性是公众关注的问题，目前经研究发现，其不具备对胎儿产生致畸作用，而灭活的疫苗内不存在活病毒，疫苗中不含目前已知的100多种致畸、致癌、致突变药物，目前无疫苗引起胎儿致畸、异常的报告。泰国的研究发现，200余例孕妇接种狂犬病疫苗后未发现异常。国内的观察发现，2~4个月婴儿联合使用其他两种疫苗无特殊异常。

3. **狂犬病及疑似狂犬病上报** 按照国家传染病防治法及各省市相关法规的有关要求，当发现患者及可疑患者时，城镇12小时以内，农村24小时以内进行网络直报或报出传染病卡片；同时应电话报告上级疾病预防控制中心。

（赵晓东　刘红升）

# 参 考 文 献

中国医师协会急诊医师分会，中国人民解放军急救医学专业委员会，北京急诊医学学会，等. 中国犬咬伤治疗急诊专家共识（2019）[J]. 中国急救医学，2019，39（9）：819-824.

# 第八十章 破伤风

## 第一节 破伤风的概述

破伤风（tetanus）是破伤风梭状芽孢杆菌（clostridium tetani）经由皮肤或黏膜侵入人体，在缺氧环境下生长繁殖，产生神经毒素导致阵发性肌痉挛的一种特异感染。随着病情进展，轻微的刺激也有可能诱发全身强直性发作，从而导致各种并发症，甚至死亡。我国早在西汉时期的《五十二病方》中就有关于破伤风的记载。

随着现代医学的发展，破伤风在发达国家的病死率、致残率明显下降。WHO 数据显示，2010 年新生儿因破伤风导致的病死率较 1980 年降低了 93%。我国目前尚无明确的流行病学数据，但破伤风仍时有发生，且临床上对破伤风的主动免疫、被动免疫等方面仍有不规范。

## 第二节 破伤风的发病机制

破伤风梭菌菌体细长，繁殖体为革兰氏阳性，带上芽孢的菌体易转为革兰氏阴性。本菌繁殖体抵抗力与其他细菌相似，但芽孢抵抗力强大，在土壤中可存活数十年，能耐煮沸 40～50 分钟。破伤风梭菌大量存在于人和动物肠道中，可由粪便污染土壤。于自然界中可由伤口侵入人体，发芽繁殖而致病，但破伤风梭菌是厌氧菌，在一般伤口中不能生长，窄而深的伤口（如刺伤），有泥土或异物污染，或大面积创伤、烧伤、坏死组织多，局部组织缺血或同时有需氧菌或兼性厌氧菌混合感染，均易造成厌氧环境，有利于破伤风梭菌生长。

破伤风梭菌对组织无侵袭力，但可产生毒素引起发病。毒素有 2 种：溶血素和痉挛毒素。目前溶血素的作用尚未明确，痉挛毒素即破伤风毒

素，是破伤风梭菌致病的主要因素。破伤风毒素毒力极强，仅次于肉毒素，可阻止神经元胞体中抑制性神经递质的释放，导致肌肉强直、痛性痉挛和自主神经不稳定。破伤风毒素通过轴突逆行转运至脑神经运动核及脊髓前角，阻止囊泡中抑制性神经递质的释放，导致抑制性神经传递失活，运动和自主神经系统广泛脱抑制，出现一系列临床表现（表 12-80-1）。

表 12-80-1 破伤风的发展过程

| 发病时间 | 病理过程 | 临床表现 |
| --- | --- | --- |
| 0 天 | 伤口感染，破伤风杆菌繁殖 | 无症状 |
| 3～21 天 | 破伤风毒素上行转运至神经系统，VAMP 在 GABA 抑制神经元内分裂 | 首发症状：肌肉酸痛、张口受限、牙关紧闭、肌痛 |
| 发病 1～3 天后 | 毒素效应进一步导致运动和自主神经系统紊乱 | 肌肉痉挛：局限性和全身性心血管系统紊乱：血压不稳发热；呼吸道、胃肠道分泌物增多 |
| 发病后3～4 周 | 毒素降解 | 痉挛停止，恢复正常肌肉张力心血管和自主控制恢复 |

GABA：γ-氨基丁酸；VAMP：小突触小泡蛋白。

## 第三节 破伤风的临床表现及诊断

### 一、临床表现

破伤风潜伏期长短不一，与是否接受过预防注射、创伤的性质和部位及伤口的处理等因素有关，平均为 3～21 天，亦有短于 24 小时或长达 20～30 天，甚至数月，或仅在摘除存留体内多年

的异物如子弹头或弹片后才发生。新生儿破伤风一般在断脐带后7天左右发病,故俗称"七日风"。一般来说,潜伏期或前驱症状持续时间越短,症状越严重,死亡率越高。

破伤风临床类型可分为3种:全身型、局部型、头部型。

全身型临床表现:患者先有乏力、头晕、头痛、咬肌紧张酸胀、烦躁不安、打呵欠、局部疼痛、咀嚼无力、抽搐及强直、下颌紧张、张口不便等前驱症状,这些前驱症状一般持续12～24小时。接着出现强烈的肌收缩,最初是咬肌,以后顺次为面肌、颈项肌、背腹肌、四肢肌群、膈肌和肋间肌。患者开始感到咀嚼不便,张口困难,苦笑表情,颈项强直,头略后仰;背腹肌同时收缩,但背肌力量较强,以致腰部前凸,头及足后屈,形成背弓,成为角弓反张状。持续性呼吸肌群和膈肌痉挛,可以造成呼吸停止,致患者死亡。在持续紧张收缩的基础上,任何轻微刺激,如光线、声响、震动或触碰患者身体,均能诱发全身肌群的痉挛和抽搐,每次发作持续数秒至数分钟,强烈的肌痉挛,有时可使肌断裂甚至发生骨折。发作间歇期间,疼痛稍减,但肌肉仍不能完全松弛,疾病期间,患者神志始终清楚。病程一般为3～4周。自第2周后,症状逐渐减轻。但在痊愈后的较长一段时间内,某些肌群有时仍有紧张和反射亢进的现象。病情较重者,可出现自主神经功能紊乱,往往发生在肌肉痉挛症状后数天,并持续1～2周,最常见的是心血管系统,包括血压不稳定、心动过缓、心动过速、出汗等,甚至呼吸心跳停止,发病原因可能是循环中去甲肾上腺素及肾上腺素浓度升高导致心血管调节功能障碍。疫苗接种不全的母亲所生的婴儿可患新生儿破伤风,主要由于使用未消毒的器械处理脐带或粪便污染脐带残端导致感染,婴儿表现为拒食和张口受限,随后不能吸乳,因面部肌肉痉挛出现苦笑面容,双手紧握,足背屈,肌张力增高,病情进展迅速,可能出现肌肉强直和角弓反张。

局部型破伤风并不常见,表现为受伤局部或单个肢体的肌肉痉挛和强直,病死率<1%。

头部型破伤风发生于耳部感染或头部创伤后,表现为张口受限合并1个以上的颅神经麻痹,累及第Ⅶ、Ⅵ、Ⅲ、Ⅳ、Ⅻ对颅神经。颅神经麻痹可以发生在张口受限之前或之后,症状比较有迷惑性,如能排除脑卒中、脑炎或脑膜炎,需考虑破伤风诊断。该类型破伤风的气道和呼吸系统并发症更多见,约2/3的头部破伤风会进展为全身型破伤风,总体病死率达15%～30%。

## 二、实验室检查

诊断困难时,可以考虑实验室方法,包括涂片镜检、培养、基因测序、抗体检测等,但目前实验室方法非常规检查,且破伤风抗体即使达到保护浓度也不能排除破伤风诊断。

1. **菌体检测** 取伤口处分泌物标本涂片后镜检。阳性为:可见革兰氏染色阳性细菌,菌体细长,两端钝圆,有周鞭毛,无荚膜。因破伤风梭菌厌氧生长,因此直接涂片检查阳性率低,且即使在伤口局部查到破伤风梭菌及其芽孢,也不一定表明患病。

取伤口处分泌物行厌氧菌培养或基因组测序。基因组测序可以鉴定出数种外毒素和毒力因子,只有产破伤风痉挛毒素的细菌才能引起破伤风。

2. **抗体检测** 近期没有主动免疫/被动免疫的患者,如果在血液中发现破伤风抗体(tetanus antibody,TAB),且浓度大于0.1IU/mL,有助于排除诊断。目前常用实验室检测技术包括小鼠毒素中和试验(mice toxin neutralization test,MTNT)、间接血凝法(indirect hemagglutination assay,IHA)、凝胶双向扩散试验或Rubin法、酶联免疫吸附试验(enzyme linked immunosorbent assay,ELISA)、胶体金(colloidal gold,CG)法、毒素结合抑制试验(toxin-binding inhibition test,ToBI)、神经节苷脂抑制试验、PC-12细胞毒性中和试验。

## 三、诊断

破伤风的诊断主要依靠外伤史及临床表现。未予完整破伤风主动免疫的患者,存在药物滥用注射、外伤、动物咬伤或抓伤病史,有张口受限及以下一个或更多症状时需考虑破伤风诊断:苦笑面容,肌紧张,吞咽困难,呼吸窘迫,痉挛,或自主神经功能障碍,有外伤伤口时更明确。有时因受伤时间较长,可能伤口已愈合,或患者不能准确回忆受伤情形,应仔细寻找伤口。15%～25%

的患者没有明确的近期外伤。压舌板试验对诊断有很高的敏感性和特异性，用压舌板触及破伤风患者咽后壁时，发生下颌反射性痉挛，而不是恶心反射。

### 四、鉴别诊断

破伤风应与一些可能导致肌肉抽搐或肌张力增高的疾病相鉴别，见表 12-80-2。

表 12-80-2　破伤风的鉴别诊断

| 疾病名称 | 鉴别方法 |
| --- | --- |
| 脑膜炎 | 有角弓反张、颈项强直等症状，但合并有剧烈头痛、高热、呕吐、意识障碍等，且脑脊液检验及头颅 MRI 检查异常 |
| 狂犬病 | 有被狗、猫、蝙蝠咬伤或抓伤史，以吞咽肌痉挛表现为主，"恐水"症状明显，饮水不能下咽，并流大量口涎 |
| 口腔及咽部感染 | 虽有牙关紧闭症状，但无明显肌肉痉挛，且有局部感染表现及发热 |
| 颞下颌关节紊乱病 | 主要的临床表现有关节局部酸胀或疼痛、关节弹响和颌部运动受限。关节酸胀或疼痛尤以咀嚼及张口时明显，颌部活动时出现弹响。但无明显肌肉痉挛 |
| 子痫 | 妊娠妇女在子痫前期的基础上发作全身强直阵挛性抽搐或昏迷，持续 1～2 分钟，抽搐发作前及抽搐期间，往往神志丧失。多无外伤史 |
| 癔病 | 多发于女青年，既往有癔病史，有独特的性格特征，一般在发病时有精神因素，然后突然发生开口困难或牙关紧闭。用语言暗示或间接暗示常能奏效 |
| 士的宁中毒 | 临床表现类似于破伤风，对有可疑中毒病史，或缺乏外伤史，或患者已行充分主动免疫时，需考虑该诊断，可送检血、尿标本 |
| 药物诱导性肌张力障碍 | 如吩噻嗪类或胃复安等，表现为头部和颈部的肌肉扭转动作及眼球偏斜，在痉挛发作间歇期无肌肉强直，破伤风无眼球偏斜，痉挛发作间歇期有肌肉强直。给予抗胆碱能药对此类痉挛有效，对破伤风无效 |
| 僵人综合征 | 一种罕见的以极度的肌肉僵硬和强直为特征的神经系统障碍。自主运动、噪声或情绪波动等可诱发阵发性肌肉痉挛，破伤风也会出现所有这些症状。僵人综合征与破伤风不同，无牙关紧闭或面部痉挛，且对地西泮反应迅速 |

## 第四节　破伤风的治疗

破伤风治疗的主要原则：镇静镇痛和肌松控制痉挛、纠正自主神经功能障碍以避免耗竭；彻底清创和抗破伤风梭菌治疗；中和循环系统中的毒素；对症支持治疗。

### 一、镇静镇痛和肌松

重度破伤风患者需在机械通气的支持下给予镇静及肌松治疗，可供选择的药物有苯二氮䓬类药物、硫酸镁、巴氯芬、丙泊酚、右美托咪定、苯巴比妥、水合氯醛、维库溴铵、吗啡、芬太尼等。

1. **苯二氮䓬类药物**　具有镇静、抗惊厥、抗焦虑、中枢性肌肉松弛等作用，是控制破伤风肌肉痉挛的标准治疗方法，较常用的药物有地西泮和咪达唑仑。对于儿童破伤风，单独使用地西泮的生存率明显高于苯巴比妥联合氯丙嗪。咪达唑仑是一种短效苯二氮䓬类药物，理论上是比地西泮更好的选择，但缺乏循证医学证据，需要更多的临床随机对照研究。建议联合使用镇痛治疗，可以使用芬太尼、阿芬太尼、瑞芬太尼等，尤其是自主神经功能障碍的患者。

2. **肌松剂**　大剂量镇静镇痛药物仍不能控制肌肉痉挛时，需加用肌松治疗，可以选择维库溴铵、泮库溴铵、罗库溴铵、阿曲库铵等。泮库溴铵有儿茶酚胺释放作用，可能使自主神经紊乱加重。维库溴铵无此作用，为短效药物，需连续输注。

3. **硫酸镁**　其用于破伤风的治疗已有 100 多年的历史，具有肌肉松弛、血管舒张、降低心率、降低系统儿茶酚胺水平纠正自主神经功能障碍等作用，与镇静肌松药物联用可能减少其用量。硫酸镁用量建议：静脉负荷剂量 40mg/kg，给药时间大于 30 分钟，维持剂量为体重大于 45kg 静脉滴注 2g/h，小于 45kg 时静脉滴注 1.5g/h，直至痉挛被控制，或出现毒性反应。使用过程中注意监测膝腱反射、呼吸次数和尿量，查血镁浓度。

4. **右美托咪定**　是一种具有镇静作用的 $\alpha_2$ 肾上腺素受体激动剂，用于临床镇静可以减少患者对其他镇静剂和肌肉松弛剂的需求。

5. **肉毒毒素**　有报道成功使用 A 型肉毒毒素治疗局部肌肉痉挛。García 及其同事用它治疗从头部破伤风中恢复的妇女的残余痉挛，Herrman及其同事用它治疗局部破伤风妇女的疼痛性张口限制，都取得了成功，且避免了全身使用镇静剂和肌肉松弛剂。

**6. 巴氯芬** 一种 GABA-B 受体激动剂，口服制剂很难通过血-脑屏障，在破伤风的治疗中效果不佳。研究发现，鞘内给药可有效控制肌肉痉挛，但需要特殊装置。

### 二、清创和抗破伤风梭菌治疗

存在于伤口中的破伤风梭菌会持续释放外毒素，因此早期彻底清创能中断毒素的释放，是破伤风治疗的重要措施，建议在给予被动免疫后1～6 小时行清创术，以避免清创导致伤口中的毒素扩散。清创前可将适量破伤风抗毒素浸润注射于伤口周围的组织中。凡能找到伤口，伤口内存留坏死组织、引流不畅者，均应行清创术，看上去已经愈合的伤口可能有窦道或潜行死腔，需要仔细检查，清除坏死和不健康组织，敞开伤口，充分引流，局部可用过氧化氢溶液冲洗。

抗生素在破伤风的治疗中发挥辅助作用，建议给予抗生素以抑制伤口中的破伤风梭菌增殖，首选甲硝唑和青霉素。但应注意青霉素对GABA-A 受体有非竞争性的电压依赖性抑制作用，从而减弱突触后抑制反应，大剂量使用青霉素可能导致抽搐、肌阵挛、昏迷及严重精神症状等，称为青霉素脑病。二线药物有头孢菌素、大环内酯类、万古霉素、林可霉素、氯霉素，抗生素的疗程一般为7～10 天。

### 三、中和毒素

破伤风毒素对神经系统的损伤是不可逆的，因此发病后应尽快中和循环系统中的毒素。诊断后尽早使用人破伤风免疫球蛋白（HTIG）、破伤风抗毒素（TAT）或马破伤风免疫球蛋白，首选人破伤风免疫球蛋白，推荐剂量为 3 000～6 000IU，一次肌内注射，可多点注射。破伤风抗毒素的治疗剂量为 50 000～200 000IU，儿童与成人用量相同，静脉滴注或多点肌内注射，以后视病情决定注射剂量与间隔时间，因不能使与神经细胞结合的毒素失活，且可能导致过敏反应及血清病，不建议盲目加大剂量或持续应用。注射破伤风抗毒

素前可适当应用激素，可能减轻过敏症状或降低过敏发生率。鞘内注射人破伤风免疫球蛋白或破伤风抗毒素的疗效目前存在争议，且不能确保安全性，不做推荐。破伤风感染不能诱导机体产生免疫力，因此在应用 TAT/HTIG 时，应完成基础免疫及强化免疫以产生长期的保护力。

### 四、支持治疗

破伤风患者易受声光刺激导致痉挛发作，尽量安置于单间暗室，严重的破伤风患者往往需要入住 ICU，尽量收住单间，避免声、光刺激，减少不必要的操作。需注意在操作前增加镇静药物的剂量，否则会加重患者的痉挛。

破伤风患者死亡原因中呼吸道并发症居首位，喉痉挛、肺部感染和呼吸衰竭是最主要的致死因素。气管切开不仅便于清除呼吸道分泌物，防止喉痉挛引起致命性窒息，还有利于呼吸衰竭时进行呼吸机辅助呼吸。因此，早期气管切开，甚至预防性气管切开，严格的呼吸道管理能有效降低病死率，是救治成功的关键。常见的并发症有院内感染、压疮、气管狭窄、消化道出血、深静脉血栓等。破伤风患者机械通气时多需要镇静，但仍应每天评估镇静药使用的必要性，及有创机械通气和气管插管的必要性，尽早脱机或拔管，尽早开展康复锻炼，这些措施可降低呼吸机相关性肺炎的发生。患者因长时间处于抽搐痉挛状态，需要加强心理疏导。

破伤风患者因反复阵发性痉挛抽搐，大量出汗，每天消耗的热量和水分较多，需注意营养补充（高热量、高蛋白）和维持水电解质平衡，尽量采取肠内营养支持，只有存在肠内营养支持禁忌证时，方给予肠外营养支持，或肠内与肠外联合营养支持。

## 第五节　破伤风的预防

人类对破伤风无自然免疫力，人工免疫可使机体产生对破伤风毒素的免疫力，具体分为主动免疫和被动免疫。此外，破伤风梭菌生长需要厌氧环境，创伤后的早期彻底清创及改善循环是预防破伤风的关键之一。

主动免疫，也称为自动免疫，将破伤风类毒

素（TT）接种于人体，使体内自动产生免疫抗体，从而达到预防破伤风的目的。TT 是破伤风外毒素经减毒制成的，人体需连续分次注射 3 剂含有 TT 的疫苗才能达到足够的抗体滴度，且抗体水平会随时间逐渐下降，在 3 剂疫苗后仍需定期加强。破伤风疫苗可作为单价抗原疫苗单用，亦可与白喉类毒素或白喉类毒素和百日咳疫苗联用。不少血清学研究显示，在婴幼儿期，3 剂破伤风基础免疫后加上第二年的一剂加强免疫，将提供 3～5 年的保护，儿童早期再接受一剂加强免疫，保护力可持续至青少年，假如青少年时期继续接受一剂加强免疫，可对成年期提供长时间的保护，包括女性的育龄期。破伤风疫苗使用安全，少有不良反应。我国自 20 世纪 70 年代开始实施计划免疫，将破伤风免疫纳入计划中，破伤风的发病率明显下降。

被动免疫，指机体被动接受破伤风毒素抗体，能迅速获得免疫力，但持续时间短。目前我国常用的被动免疫药物有精制破伤风抗毒素注射液、人破伤风免疫球蛋白注射液、马破伤风免疫球蛋白注射液。精制破伤风抗毒素（tetanus antitoxin，TAT）为 TT 免疫的马血浆，经胃酶消化后纯化制成的液体抗毒素球蛋白制剂，其中含有马血清 IgG，易引起过敏反应，过敏反应发生率为 5%～30%，致死率约为 1/10 000，使用前需皮试。人破伤风免疫球蛋白（human tetanus immunoglobulin，HTIG）用破伤风疫苗免疫供血者，采集含高效价破伤风抗体的血浆提纯制成，或基因重组技术制备，过敏反应率低、效价高、体内半衰期长（3～4 周）、使用方便，无须皮试，但我国目前 TIG 市场供应缺口大，且价格大大高于 TAT，无法完全替代 TAT 在临床上的应用。马破伤风免疫球蛋白注射剂降低了 IgG 等大分子蛋白的含量及过敏率，可作为不能获得 HTIG 时的代替品，但使用前仍需要皮试。临床上需要被动免疫的情况：免疫缺陷人群、破伤风易感高风险伤口、未完成初始免疫人群罹患高风险伤口时；需要主动免疫的情况：未完成初始免疫患者、破伤风高危伤口已完成初始免疫而最近 5 年没有加强免疫者、清洁伤口已完成初始免疫最近 10 年未加强免疫者。

外伤后伤口务必充分清创，清除坏死组织，冲洗伤口，可以使用过氧化氢溶液冲洗伤口，消灭伤口中可能存在的破伤风梭菌。不建议常规使用抗生素预防健康成年人外伤后的破伤风，但是对于未接受破伤风免疫、存在高危因素而转运延迟的患者，应该考虑给予青霉素类抗生素口服，有可能延缓破伤风的临床发作。

（聂时南 张 炜）

# 参 考 文 献

[1] Finkelstein P，Teisch L，Allen CJ，et al. Tetanus：a potential public health threat in times of disaster[J]. Prehosp Disaster Med，2017，32（3）：339-342.

[2] 中国医师协会急诊医师分会，中国人民解放军急救医学专业委员会，北京急诊医学学会，等. 成人破伤风急诊预防及诊疗专家共识 [J]. 中华急诊医学杂志，2018，27（12）：1323-1332.

[3] The immunological basis for immunization series module 3：tetanus. Update 2018[EB/OL]. World Health Organization，Geneva，2018. Available at http://www.who.int/immunization/documents/ISBN9789241513616/en/. accessed on October 2018.

[4] Tetanus vaccines：WHO position paper-February 2017[J]. Wkly Epidemiol Rec，2017，92（6）：53-76.

[5] Liang JL，Tiwari T，Moro P，et al. Prevention of Pertussis，Tetanus，and Diphtheria with Vaccines in the United States：Recommendations of the Advisory Committee on Immunization Practices（ACIP）[J]. MMWR Recomm Rep，2018，67（2）：1-44.

[6] Dennis L.Kasper，Anthony S.Fauci. 哈里森感染病学 [M]. 胡必杰，潘珏，高晓东，译. 上海：上海科学出版社，2019.

[7] 王传林，李明，吕新军. 中国破伤风抗体检测技术研究进展 [J]. 中华预防医学杂志，2020，54（2）：224-227.

# 第十三篇　神经系统急症

# 第八十一章　缺血性脑卒中

## 第一节　缺血性脑卒中的概述

缺血性脑卒中（ischemic stroke，IS），又称脑梗死（cerebral infarction，CI），是指由血管内血栓形成、栓塞或全身性灌注不足等原因引起脑部血液供应障碍，导致脑组织缺血、缺氧性坏死，出现相应神经功能缺损。由于脑组织能量来源主要依赖糖的有氧代谢，几乎无能量储备，故脑组织对缺血、缺氧损伤十分敏感，如果脑组织的血供中断，2分钟内脑电活动停止，5分钟后出现严重不可逆性损伤。由此可见，缺血性脑卒中患者急性期的评估和管理对其预后至关重要。缺血性脑卒中急性期一般指发病后2周内，轻型1周内，重型1个月内。急性缺血性脑卒中占我国脑卒中的69.6%～70.8%，发病后1个月内病死率为2.3%～3.2%，3个月时病死率为9%～9.6%，致死或残疾率为34.5%～37.1%，1年病死率为14.4%～15.4%，致死或残疾率为33.4%～33.8%。

## 第二节　缺血性脑卒中的病因及发病机制

缺血性脑卒中的危险因素包括导致动脉硬化和心脏病的危险因素，分为可控制的危险因素（高血压、糖尿病、高脂血症、吸烟、饮酒等）和不可控制的危险因素（年龄、遗传因素）。非动脉粥样硬化性血管病较少见，包括动脉夹层、遗传代谢性血管病、大动脉炎、小血管炎等。TOAST分型是缺血性脑卒中常用的病因分型标准，包括：①大动脉粥样硬化（高血压、糖尿病、高脂血症、吸烟、饮酒、高尿酸血症、高同型半胱氨酸血症等）。②心源性（节律异常、结构异常、肿瘤）。③小血管病变（高血压、糖尿病、吸烟、遗传变性病等）。④其他

原因（动脉夹层、动脉炎、纤维肌发育不良、烟雾病、肿瘤相关、单基因脑血管病等）。⑤隐源性。

缺血性脑卒中包括四种发病机制：脑血栓形成、脑栓塞、腔隙性脑梗死和全身性灌注不足。

脑血栓形成（cerebral thrombosis）是指脑动脉粥样硬化导致血管狭窄、闭塞、血栓形成，造成局部脑组织因血液供应缺乏或中断而发生缺血缺氧、坏死软化，引起相应的神经系统症状和体征，又称为动脉粥样硬化性脑梗死。患者发病年龄较大，多在60岁以上，常有高血压、糖尿病、高脂血症、吸烟、大量饮酒、高同型半胱氨酸、代谢综合征、动脉粥样硬化等血管危险因素。患者既往可有单次或反复多次的短暂性脑缺血发作史。

脑栓塞（cerebral embolism）是指血液中各种栓子随血流进入脑动脉引起血流阻塞，导致相应供血区脑组织发生缺血性坏死，造成相应的神经功能缺损。栓子的常见来源是心脏，但肿瘤、空气和脂肪等也可能引起脑栓塞。

腔隙性脑梗死（lacunar infarction）是指由脑动脉深穿支闭塞引起的缺血性微梗死（病灶直径一般小于20mm）。腔隙性脑梗死的主要原因是高血压小动脉病和其他原因导致的小动脉病。

全身性灌注不足可导致脑供血动脉间的边界区（分水岭）脑梗死。全身性灌注不足见于心搏骤停、急性心肌梗死、肺栓塞、心包积液或出血相关疾病等引起的心输出量减少。此外，部分血液系统疾病，包括镰状细胞贫血、真性红细胞增多症、特发性血小板增多症、抗磷脂综合征等也可导致缺血性脑卒中。

## 第三节　缺血性脑卒中的临床表现

缺血性脑卒中因其影响的脑血管不同可以表现出不同的神经功能缺损，其局限性神经功能缺

损征象，与脑梗死的部位、大小、受累血管阻塞的缓急、受损区侧支循环、脑供血动脉的变异和患者的一般状况等有关。因此，临床上可表现为一般特点和特殊的血管综合征或临床综合征。

颈动脉系统通常表现为：对侧偏瘫、偏身感觉障碍、同向性偏盲；优势侧半球病变时，出现失语、失用、失认；非优势侧半球病变可有视空间障碍；黑矇 - 交叉性瘫痪（病侧一过性单眼黑矇和对侧偏瘫）。椎 - 基底动脉系统通常表现为：偏瘫、交叉瘫或四肢瘫、偏身感觉障碍、交叉性感觉障碍、偏盲、皮质盲、眩晕、呕吐、耳聋、耳鸣、复视、构音障碍、吞咽困难、饮水呛咳、共济失调等。单眼一过性失明、黑矇是颈动脉狭窄的重要症状。患者可能会出现低灌注性视网膜病或全面性眼缺血综合征。颈内动脉急性血栓形成时会出现 Horner 综合征，表现为瞳孔缩小、上睑下垂和无汗症。

大脑中动脉病因多为原位血栓形成，如果主干闭塞，且侧支循环不充分，就会发生整个供血区域的梗死，即完全大脑中动脉闭塞，出现症状包括双眼同向性凝视（额叶受损）、失语（优势半球）、偏瘫、偏身感觉障碍、偏盲（顶叶和颞叶受损）。非优势半球受累时，出现偏瘫侧的体象障碍，如患肢病觉缺失。大脑中动脉分支闭塞会出现部分上述症状，上支闭塞影响额叶，出现偏瘫、偏身感觉障碍、凝视和运动性失语；下支闭塞影响颞叶，出现流利性或感觉性失语。大脑中动脉远端闭塞：小皮质支闭塞，例如栓塞，可仅表现为力弱或单独的皮质体征，难与腔隙性脑梗死症状相鉴别。大脑中动脉穿支梗死（纹状体 - 内囊梗死），可有单侧的运动和感觉障碍，以及皮质体征（不同于单纯腔隙性脑梗死）。

大脑前动脉闭塞可表现为对侧偏瘫，下肢常受累，运动忽视和失用，应警惕一些不常见的病因，如蛛网膜下腔出血继发血管痉挛致大脑前动脉闭塞。大脑后动脉主要供应枕叶、丘脑和颞叶后内侧，可出现偏盲、忽视、意识模糊、丘脑性失语、记忆力下降、皮质盲。

椎动脉闭塞或栓塞以小脑下后动脉闭塞造成的延髓背外侧综合征（Wallenberg 综合征）最常见。基底动脉闭塞可出现不同的临床特征。延髓尾组颅神经核受累会出现真性延髓性麻痹症状。双侧锥体束受损则会有假性延髓性麻痹。脑桥梗死会累及第 VI 对颅神经，出现凝视麻痹、核间性动眼神经麻痹、针尖样瞳孔和闭锁综合征。若栓子位于基底动脉尖处，则会引起眼球垂直运动障碍、瞳孔异常、昏迷。累及单侧或双侧大脑后动脉的起始部导致偏盲或皮质盲。

腔隙性脑梗死表现为特定的临床综合征，如纯运动性卒中、纯感觉性卒中、共济失调性轻偏瘫、构音障碍 - 手笨拙综合征、感觉运动性卒中等，这些综合征称为腔隙综合征（lacunar syndrome）。

# 第四节　缺血性脑卒中的急诊管理

## 一、院前急救

院前处理的关键是迅速识别疑似脑卒中患者并尽快送到医院，目的是尽快对合适的急性缺血性脑卒中患者进行溶栓治疗或血管内取栓治疗。

**（一）院前脑卒中的识别**

若患者突然出现以下任一症状，应考虑脑卒中的可能：①一侧肢体（伴或不伴面部）无力或麻木；②一侧面部麻木或口角歪斜；③说话不清或理解语言困难；④双眼向一侧凝视；⑤单眼或双眼视力丧失或模糊；⑥眩晕伴呕吐；⑦既往少见的严重头痛、呕吐；⑧意识障碍或抽搐。

**（二）现场处理及运送**

现场急救人员应尽快进行简要评估和必要的急救处理，主要包括：①处理气道、呼吸和循环问题；②心电监护；③建立静脉通道；④吸氧；⑤评估有无低血糖。应避免：①非低血糖患者输含糖液体；②过度降低血压；③大量静脉输液。应迅速获取简要病史，包括：①症状开始时间，若于睡眠中起病，应以最后表现正常时间作为起病时间；②近期患病史；③既往病史；④近期用药史。应尽快将患者送至附近有条件的医院（应包括能全天进行急诊 CT 检查、具备溶栓和 / 或血管内取栓条件）。

## 二、院内急诊评估与处理

**（一）病史和体征**

评估生命体征，在确保患者气道、呼吸、循环稳定的前提下，应立即评估神经功能缺损及合并疾病等情况。首先要通过病史和体格检查建立初步诊断,评估患者是否属于疑似脑卒中患者,筛查急性脑卒中的三个重要神经系统症状和体征是非对称性面部瘫痪、非对称性上肢乏力和言语障碍。在急症评估中要鉴别一些"类卒中"样发作(stroke mimics),例如痫性发作、低血糖、高血糖、伴特殊先兆的偏头痛、高血压脑病、Wernicke脑病、药物中毒等。对突然出现疑似脑卒中症状的患者,应立即进入卒中绿色通道,快速、准确地询问患者的发病时间,因为发病时间是静脉溶栓治疗和血管内治疗的主要决定因素。对于无法提供可靠发病时间的患者,应以最后表现正常的时间作为起病时间。对在静脉溶栓治疗时间窗内或机械碎栓/取栓时间窗内的患者,还应评估溶栓治疗和血管内治疗的禁忌证。患者要接受仔细的临床检查,包括神经系统查体,目标是在患者到达急诊后60分钟内完成评估并做出治疗决策。为达这一目标,应建立包括急诊医师、护士、检验/放射/介入科人员、神经科医师在内的急性脑卒中医疗团队。

**(二)神经系统评估**

神经系统的评估推荐使用可量化的评估工具,目前最广泛使用的神经系统评估工具之一是美国国立卫生研究院卒中量表(NIHSS),其由11个项目组成,总分为0~42分。由于入院时的NIHSS评分与脑卒中的预后相关,故推荐其用以评估所有疑似脑卒中患者。

**(三)实验室检查**

需要快速开展的检查项目包括:血常规、快速血糖、凝血功能、肝功能、肾功能、电解质、心肌酶、肌钙蛋白等。上述项目应在接到血标本35分钟内出报告。除非患者已接受抗凝剂或怀疑有出血倾向或血小板减少症,不应为等待血液检查结果而延迟溶栓治疗,在开始静脉溶栓之前,可能唯一必需的实验室检查项目是血糖。为了避免药物剂量误差,特别是使用重组组织型纤溶酶原激活剂(recombinant tissue plasmmogen activator,rt-PA),应尽早获得患者准确的体重。

**(四)影像学检查与心电图检查**

所有疑似脑卒中患者都必须进行急诊脑部CT检查,来院至开始CT检查应在25分钟之内完成,并在10分钟内完成阅片。磁共振脑血管造影(MRA)、CT血管造影(CTA)和数字减影血管造影(DSA)等对发现大血管病变,早期行血管内治疗具有指导意义。

由于缺血性脑卒中患者常患有冠心病,但患者可能无法表达胸痛症状,通过心电图(ECG)检查可发现可能伴有的急性心肌缺血。此外,通过心电图也可检查出包括心房纤颤在内的各种心律失常。

**(五)急性缺血性脑卒中的一般处理**

对于缺血性脑卒中,除了早期评估生命体征和神经系统外,其他重要的管理问题包括血压控制、血糖控制、体温控制与抗感染。

1. **血压控制** 缺血性脑卒中患者急性期的动脉血压通常升高,原因主要包括:发病前存在高血压、疼痛、恶心呕吐、焦虑、躁动等。目前针对缺血性脑卒中后早期是否应该立即降压、降压目标值、卒中后何时开始恢复原用降压药及降压药物的选择等问题,尚缺乏充分可靠的研究证据。对于符合静脉溶栓治疗条件的急性缺血性脑卒中患者,在开始溶栓治疗前,应使收缩压<185mmHg,舒张压<110mmHg。溶栓治疗后最初24小时应控制血压<180/105mmHg。对于收缩压≥200mmHg或舒张压≥110mmHg,未接受静脉溶栓及血管内治疗、不需要紧急降压处理的严重合并症患者,建议在脑梗死发病后的最初24小时内谨慎降压,降低血压约15%。在缺血性脑卒中的急性期,推荐静脉使用拉贝洛尔、尼卡地平,建议使用微量输液泵给予降血压药,避免使用引起血压急剧下降的药物。

2. **血糖控制** 急性脑梗死患者常出现血糖升高,美国心脏协会/美国卒中协会(American Heart Association/American Stroke Association,AHA/ASA)建议对高血糖进行治疗,控制血清葡萄糖浓度在7.8~10mmol/L之间。卒中后低血糖发生率较低,尽管缺乏对其处理的临床试验,但因低血糖直接导致脑缺血损伤和脑水肿加重,对预后不利,故应尽快纠正。血糖低于3.3mmol/L时,可给予10%~20%葡萄糖口服或注射治疗。目标是达到正常血糖。

3. **体温控制与抗感染** 对体温升高的患者,应寻找和处理发热原因,如存在感染应给予抗感染治疗,引起急性脑梗死患者出现发热的常见病因是吸入性肺炎和尿路感染。要早期评估和处理吞咽困难和误吸问题，对意识障碍患者应特别注意预防肺炎。对体温 > 38℃的患者应给予退热措施。

### （六）急性缺血性脑卒中的特异性治疗

**1. 缺血性脑卒中的溶栓治疗** 对于符合溶栓条件的急性缺血性脑卒中患者，一线治疗是静脉注射 rt-PA，但 rt-PA 的使用有时间依赖性。《中国急性缺血性脑卒中诊治指南 2018》关于静脉溶栓的推荐意见如下：对发病 3 小时内和 3～4.5 小时的急性脑梗死患者，应按照适应证和禁忌证严格筛选患者，尽快静脉给予 rt-PA 溶栓治疗，如果没有条件使用 rt-PA，且在发病 6 小时内，经严格选择可考虑静脉给予尿激酶，用药期间及用药 24 小时内应严密监护患者。无论患者是否已接受静脉注射 rt-PA 治疗，对于发病时间在 24 小时内的经多模影像评估和筛选（按照指南推荐要求）的急性缺血性脑卒中患者，可考虑进行机械碎栓 / 机械取栓治疗。

**2. 其他治疗方法** 其他一些可降低缺血性脑卒中致残率和复发的措施包括：①在卒中发病后开始进行抗血小板治疗，早期（发病后 24 小时内）联合使用氯吡格雷和阿司匹林 21 天，可减少轻型卒中（NIHSS 评分≤3 分）患者 90 天内缺血性卒中的复发率；②预防深静脉血栓形成和肺栓塞；③他汀类药物治疗，发病后尽早对动脉粥样硬化的脑梗死使用他汀类药物。

### （七）缺血性脑卒中的时间管理

缺血性脑卒中实质是一个动态的病理过程。大脑内部为维持不同的功能和结构有明显的不同能量需求，一般梗死发生后第一小时内维持结构的血需求量约为 5～8mL/（100g·min），维持功能的血需求量约为 20mL/（100g·min），如果能够在"时间窗"内迅速恢复血流灌注，脑组织可无损害，神经功能缺失可以减少到最低水平。由于急性缺血性脑卒中治疗时间窗窄，及时评估病情和快速诊断至关重要，医院应建立脑卒中诊治快速通道，尽可能优先处理和收治脑卒中患者。目前多国指南倡导从急诊就诊到开始溶栓应争取在 60 分钟内完成，有条件应尽量缩短进院至溶栓治疗时间（door-to-needle time，DNT），美国心脏协会 / 美国卒中协会则提出应将超过 50% 的静脉溶栓患者的 DNT 缩短至 60 分钟以内。"时间就是大脑"，为了使缺血性脑卒中患者能够在"时间窗"内尽早开始接受治疗，急诊科的分诊、诊断和评估十分重要。2017 年中华医学会急诊医学分会的《急性脑梗死溶栓治疗急诊绿色通道构建专家共识》要求患者到医院后的时间管理如表 13-81-1 所示。

表 13-81-1 急性脑梗死溶栓治疗目标时间

| 项目 | 目标时间 |
| --- | --- |
| 急诊医生接诊、筛查、评估、开放静脉、抽取血样标本 | 10min 内 |
| 患者到院至开始急诊 CT 扫描 | 25min 内 |
| 接到血液标本至出具化验报告 | 35min 内 |
| 患者到院至 CT 阅片、出具报告 | 45min 内 |
| 患者到院至溶栓治疗开始 | 60min 内 |

# 第五节 展　望

## 一、急性缺血性脑卒中的诊疗现状

### （一）急性缺血性脑卒中评估中的问题

**1. 发病时间的判定存在困难** 发病时间是能否实行溶栓、介入血管再通治疗的主要决定因素。但有时脑卒中的发病时间比较模糊，例如"醒后"卒中（wake-up stroke）的发病时间只能定义为最后表现正常的时间。仔细询问患者发病前后使用电话、看电视、起居、行走时的情况可能有助于判断。另外，缺血性脑卒中有时症状可以短暂性反复发作，若患者原发神经症状完全恢复，那么新的卒中症状的发病时间和治疗时间窗便可以重新归零。然而，有研究表明，短暂性神经功能缺损持续时间越长，MRI 影像学上出现相关梗死病灶的概率就越大，这是否会增加患者溶栓时的出血风险尚需进一步研究。

**2. 缺血性脑卒中诊治时间能否前移** 缺血性脑卒中的治疗具有时间依赖性，若能将评估与诊治时间前移，可能对改善患者预后有益。随着急诊院前急救和院内卒中中心的壮大发展，急诊科医护人员对脑卒中诊断和治疗水平不断提高，急诊科医护人员可在院前和急诊室内，在神经科专家的指导下早期完成患者评估与诊断，甚至治疗，这将缩短启动静脉溶栓或血管内治疗的时间。应用远程影像和实时传输电子设备，有助于社区医院在现场没有足够神经科专家的情况下增加静脉 rt-PA 的使用。有初步研究表明，远程卒中治疗的优势在于可以优化没有神经科专家在场的溶栓方案，缩短启动溶栓的时间，并且与卒中中心溶栓的安全性相当。

### （二）静脉溶栓与动脉溶栓的比较

急性缺血性脑卒中的溶栓治疗方法分为静脉溶栓和局部动脉溶栓。由于静脉溶栓是通过静脉输液途径给予溶栓药物，操作过程相对简单，故其启动速度快，而局部动脉溶栓治疗是将导管置入动脉阻塞栓子的前后，再注入溶栓药物，其优点是可以在数字减影血管造影（DSA）的观察下局部注入溶栓剂，其血管再通率比静脉溶栓高，但溶栓药物用量较静脉溶栓少，故可降低颅内出血的发生率。但是，动脉溶栓的启动耗时较静脉溶栓长。由于缺乏充分的证据证实动脉溶栓的获益，因此，目前一线的血管内治疗是血管内机械取栓治疗，而不是动脉溶栓。

### （三）在治疗上其他有争议的问题

1. 临床上对于缺血性脑卒中患者的血压管理仍然存在争议，包括缺血性卒中早期的降压目标值、脑卒中后恢复原用降压药的时机和降压药物的选择等问题，尚缺乏可靠的研究证据。

2. 急性脑卒中是否需要抗凝治疗也尚无明确结论。尚无足够的证据证明抗凝治疗可以防止早期复发卒中，阻止神经症状的恶化，降低患者的病死率与致残率。相反，抗凝治疗会增加出血风险，包括颅内出血。

3. 抗血小板药物主要用于预防缺血性脑卒中的复发，但其在临床上也应用于缺血性脑卒中的急性期，因此，对其使用仍存在一系列的问题：抗血小板药物对于本次急性缺血性脑卒中发作有无作用？缺血性脑卒中急性期何时开始启动抗血小板治疗？单用阿司匹林还是氯吡格雷，还是两者合用？静脉抗血小板药物对急性缺血性脑卒中疗效是否更佳？溶栓治疗后何时加抗血小板药物？上述问题有待进一步的临床研究解决。

## 二、急性缺血性脑卒中治疗的未来发展方向

随着近年来神经介入技术的发展，缺血性脑血管病急性期的血管治疗成为一个热点领域，是治疗急性缺血性脑卒中的一个研究方向，它为早期开通血管提供了最大的机遇，同时也面临着诸多挑战。

血管内治疗的发展是因为外科手术治疗的风险较高，难度较大，不利于卒中急性期的治疗。相比外科治疗，血管内治疗对于急性缺血性脑卒中有着广阔的前景，正逐渐成为治疗缺血性脑卒中不可或缺的手段，它主要包括：动脉溶栓、动静脉联合溶栓、机械碎栓/取栓、急诊血管成形和支架植入术等。血管内机械取栓是近年急性缺血性脑卒中治疗最重要的进展，可显著改善急性大动脉闭塞导致的缺血性脑卒中患者的预后。目前有越来越多类型的取栓装置被批准用于缺血性脑卒中的血管再通治疗，常用的如第二代取栓支架 Solitaire 和 Trevo 支架取栓器。随着机械取栓手术操作的普及和医学工程学、材料学的进步，以 Navien 导管、ACE 导管等为代表的中间导管或抽吸导管为取栓治疗提供了更顺畅的通过性和更有力的支撑，球囊导管在临床的具体应用也经过了一些小样本临床研究的证实。

也有学者研究尝试在缺血性脑卒中急性期利用球囊扩张或支架植入的方法来达到血管的再通。上面支架取栓装置的设计理念也是首先尝试取出栓子，如若失败就分离出支架部分，将支架留在原处。有学者认为，对于颅内动脉斑块上有少量栓子的患者，取栓并非最佳策略，容易勾住斑块的硬边，而支架治疗更为恰当。目前有学者应用 Solitaire 或 Wingspan 颅内支架、颈动脉支架来研究验证急诊颅内血管成形术和/或支架植入术的有效性，但结果均尚不肯定，仍需要更多的临床随机对照试验进行验证。

血管内治疗的高再开通率似乎给急性期缺血性脑卒中的治疗带来了曙光，但高再通率是否就一定能带来良好的临床疗效，还有待商榷。血管内治疗的高再通率同时也会带来新的挑战，例如再灌注损伤、血管再闭塞、远端碎裂栓子的栓塞，以及尽管血管完全再通而无临床获益。上述问题均需要通过临床随机对照试验作进一步探讨，因此，缺血性脑卒中急性期血管内治疗是机遇和挑战并存。

（陈晓辉　茅海峰）

# 参 考 文 献

[1] 中华医学会神经病学分会，中华医学会神经病学分会脑血管病学组. 中国急性缺血性脑卒中诊治指南2018[J]. 中华神经科杂志，2018，51（9）：666-682.

[2] 中华医学会急诊医学分会卒中学组，中国卒中学会急救医学分会. 急性脑梗死溶栓治疗急诊绿色通道构建专家共识[J]. 中华急诊医学杂志，2017，26（9）：995-998.

[3] 李小刚. 急诊医学[M]. 2 版. 北京：高等教育出版社，2016.

[4] 贾建平，陈生弟. 神经病学[M]. 8 版. 北京：人民卫生出版社，2018.

[5] William J Powers, Alejandro A Rabinstein, Teri Ackerson, et al. 2018 Guidelines for the Early Management of Patients With Acute Ischemic Stroke: A Guideline for Healthcare Professionals From the American Heart Association/American Stroke Association[J]. Stroke，2018，49（3）：e46-e110.

[6] Eric E Smith, David M Kent, Ketan R Bulsara, et al. Accuracy of Prediction Instruments for Diagnosing Large Vessel Occlusion in Individuals With Suspected Stroke: A Systematic Review for the 2018 Guidelines for the Early Management of Patients With Acute Ischemic Stroke[J]. Stroke, 2018, 49（3）：e111-e122.

[7] Robert W Regenhardt, Alvin S Das, Eng H Lo, et al. Advances in Understanding the Pathophysiology of Lacunar Stroke: A Review[J]. JAMA Neurol, 2018，75（10）：1273-1278.

[8] Bart M Demaerschalk, Dawn O Kleindorfer, Opeolu M Adeoye, et al. Scientific Rationale for the Inclusion and Exclusion Criteria for Intravenous Alteplase in Acute Ischemic Stroke: A Statement for Healthcare Professionals From the American Heart Association/American Stroke Association[J]. Stroke, 2016, 47（2）：581-641.

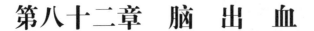

# 第八十二章 脑 出 血

## 第一节 脑出血的概况

脑出血（intracerebral hemorrhage，ICH）通常是指非外伤性脑实质血管破裂引起的出血。人群中颅内出血的年发病率为（12～15）/10万，我国脑出血占所有住院脑卒中患者的18.8%～47.6%，仅次于缺血性脑卒中。脑出血发病凶险，1个月内的死亡率高达35%～52%，仅有约20%的患者在6个月后能够恢复生活自理能力。按照发病原因可将其分为原发性和继发性脑出血。其中，原发性脑出血在脑出血中占80%～85%，主要包括高血压脑出血（占50%～70%）、淀粉样血管病脑出血（CAA，占20%～30%）和原因不明的脑出血（约占10%）。继发性脑出血主要包括动静脉畸形、动脉瘤、海绵状血管畸形、动静脉瘘、Moyamoya（烟雾病）、血液病或凝血功能障碍、颅内肿瘤、血管炎、出血性脑梗死、静脉窦血栓及药物不良反应等原因导致的脑出血。原发性脑出血主要发生于基底核区、丘脑、脑室、小脑及脑干等部位。本章主要讨论原发性脑出血。

## 第二节 脑出血院前急救与急诊处理

院前急救和急诊处理对抢救生命、改善脑出血患者的预后至关重要。其流程如下：

### 一、院前急救

院前急救的关键是迅速判断疑似脑出血的患者，急救人员应首先获取患者的主要病史信息，包括发病时间、既往史、药物史等。若患者有突发头痛、呕吐、意识障碍、肢体活动障碍、失语等表现，特别是伴有原发性高血压或糖尿病病史时，应高度怀疑脑卒中。应立即检查患者的生命体征、意识状况及瞳孔变化。若心跳、呼吸已停止，应立即行胸外心脏按压和人工呼吸；若呼吸道不通畅，应立即清理气道分泌物；若呼吸频率异常、血氧饱和度下降，可现场行气管插管，球囊辅助呼吸；若循环系统不稳定，心跳、血压出现异常，可快速建立静脉通道进行补液和用药，纠正循环系统的异常。若患者发病时发生外伤，应注意检查有无骨折、开放性损伤及闭合性脏器出血，根据情况给予简易处理。尽管有研究认为，积极控制血压可能改善脑出血患者的预后，但尚不建议院前急救人员盲目行降血压治疗。在进行初步的诊断、心肺复苏、气道处理及循环系统支持后，需尽快将患者转运至附近有救治条件的医院。转运途中应注意将患者始终保持头侧位，减少颠簸。急救人员应提前通知急诊科有疑似卒中患者即将到来，以便启动卒中绿色通道，从而缩短入院抢救时间。

### 二、急诊处理

到达急诊科后应行快速的影像学和必要的实验室检查，尽快明确诊断。急诊处理流程如下：

1. 持续监测生命体征、心电图及血氧饱和度等；动态评估意识状况、瞳孔大小及肢体活动情况；清理呼吸道，防止舌后坠，保持呼吸道通畅；若患者意识状态差（刺痛不能睁眼，不能遵嘱活动），或常规吸氧及无创呼吸机辅助通气不能维持正常的血氧饱和度，则需进行气管插管保持气道通畅、防止误吸，必要时行机械通气辅助呼吸。建议采用格拉斯哥昏迷评分（GCS）、美国国立卫生研究院卒中量表（NIHSS）或脑出血评分量表评估病情的严重程度。

2. 迅速建立静脉通道，昏迷患者应留置导尿管。

3. 快速行头颅CT或MRI检查，以明确诊断。

4. 完善必要的急诊常规实验室检查，主要包括：①血常规、血糖、肝肾功能及电解质；②心电图和心肌缺血标志物；③凝血酶原时间、国际标准化比值及活化部分凝血活酶时间等。

5. 若患者存在脑疝表现，濒临死亡，除进行心肺支持外，应迅速降低颅压，常用的降颅压药物有甘露醇、甘油果糖等；同时立即邀请相关学科会诊进行紧急处理。

6. 在排除脑疝和颅内高压导致的库欣反应后，可考虑在维持正常脑灌注的前提下，进行控制性降血压。

7. 有条件的医院尽早进行专科治疗，以预防血肿扩大、控制脑水肿、防止并发症、降低颅内压及防止脑疝的形成等。

## 第三节 脑出血的诊断

本诊断主要针对原发性脑出血，诊断标准如下：

1. 有明确的高血压病史，突发头痛、呕吐、肢体运动功能障碍、失语甚至昏迷等症状。

2. 影像学检查提示典型的出血部位，如基底节区、丘脑、脑室、小脑、脑干等。

3. 排除凝血功能障碍和血液性疾病。

4. CTA/MRA/MRV/DSA 检查（选择 1～2 种）排除颅内动脉瘤、颅内动静脉畸形、烟雾病等其他脑血管病变。

5. 超早期（72 小时内）或晚期增强 MRI 检查排除颅内肿瘤。

## 第四节 脑出血的治疗

### 一、内科治疗

治疗原则是降低颅内压、控制血压、调整血糖和防治并发症等。

#### （一）一般治疗

颅内出血患者在发病后的 2～4 周病情往往不稳定，需绝对卧床休息，避免情绪波动；密切监测血压、体温等生命体征变化，监测血糖和血氧饱和度，注意瞳孔和神志变化；保持呼吸道通畅，给予吸氧或机械通气；保持大小便通畅，加强护理，预防肺炎、压疮等。

#### （二）降低颅内压

研究表明，颅内出血患者颅内压升高的程度与其不良预后呈正相关，早期将颅内压控制在正常水平，可以明显改善患者的预后，降低致残率和病死率。降低颅内压的主要措施包括：将床头适度提高，以促进颈静脉回流，降低颅内压；对出现躁动、谵妄或者需要气管插管的患者应用镇静、镇痛药物；使用脱水剂降低颅内压，甘露醇是首选药物，不仅可有效地降低重症脑出血患者的颅内压，同时利于脑代谢。另外，甘油果糖、呋塞米、20% 人血清白蛋白也可加强脱水效果，降低颅内压；对药物治疗无效的急性脑积水患者，可行脑室外引流，挽救患者生命。

#### （三）控制血压

大量研究显示，入院时高血压与脑出血预后较差相关。因此，脑出血后应尽早快速降压，尽快达到目标值，但不宜在短时间内将血压降得过低。INTERACT2 研究证实了早期积极降压至 140mmHg 是安全的。此外，收缩压 >220mmHg，应积极使用静脉降压药降低血压，当 180mmHg< 收缩压 <220mmHg，可使用静脉降压药平稳降压，根据临床表现调整降压速度，一般不宜过低，每隔 5～15 分钟监测一次血压，目标血压降至 160/90mmHg。

#### （四）调整血糖

研究表明，高血糖可增加颅内出血患者不良预后的风险，而低血糖将导致不同程度的脑损伤和水肿，需密切监测，及时纠正。血糖控制目标为 7.7～10.0mmol/L，当血糖高于 10.0mmol/L 时，给予胰岛素治疗，当血糖低于 3.3mmol/L 时，可口服或者静脉注射 10%～20% 葡萄糖。

#### （五）体温管理

颅内出血患者早期可出现中枢性发热，特别是在大量脑出血、丘脑出血、脑干出血者，影响患者的临床转归。头颅局部的温度降低会抑制脑代谢率和耗氧率，减轻脑水肿，一般 33～36℃对脑细胞保护作用最佳，临床上通常用冰帽或冰毯进行物理降温。但低温治疗脑出血的疗效和安全性还有待深入研究。需注意的是，发病 3 天后，可因感染等原因引起发热，此时应该针对病因治疗。

#### （六）止血和神经保护剂的应用

由于止血药物治疗脑出血的临床疗效尚不确

定，且可能增加血栓栓塞的风险，故不推荐常规使用。目前，神经保护剂对颅内出血的疗效和安全性尚待进一步临床研究，故也不推荐。

### （七）并发症的处理

积极防治肺部感染、应激性溃疡、痫性发作、深静脉血栓形成等并发症。

## 二、外科治疗

外科手术以其快速清除血肿、缓解颅高压、解除机械压迫的优势成为脑出血治疗的重要方法。但是，目前在手术治疗的价值、术式、手术时机及疗效等方面仍有较大的争议。外科手术治疗原则：确定手术应对患者的全身情况、年龄、意识状态、血肿量、出血部位，以及是否合并脑积水等进行综合评估。一般认为，意识清醒的少量出血患者不需要手术，而深度昏迷、双瞳散大甚至生命体征不稳定者，手术效果不佳。外科治疗的主要目标在于及时清除血肿、解除脑压迫、缓解严重颅内高压及脑疝、挽救患者生命，并尽可能降低由血肿压迫导致的继发性脑损伤和残疾。

### （一）手术适应证

**1. 小脑幕上脑出血手术指征**

（1）颞叶沟回疝。

（2）CT、MRI 等影像学检查有明显颅内压升高的表现（中线结构移位超过 5mm；同侧侧脑室受压闭塞超过 1/2；同侧脑池、脑沟模糊或消失）。

（3）实际测量颅内压（ICP）＞25mmHg。

**2. 小脑幕下脑出血手术指征**

（1）小脑出血：①血肿超过 10mL，第四脑室受压或完全闭塞，有明显占位效应及颅内高压；②脑疝患者；③合并明显梗阻性脑积水；④实际测量颅内压（ICP）＞25mmHg。

（2）脑干出血：脑干出血的手术治疗价值尚不明确。

**3. 脑室出血手术适应证**

（1）少量到中等量出血，患者意识清楚，GCS＞8 分，无梗阻性脑积水，可保守治疗或行腰大池持续引流。

（2）出血量较大，超过侧脑室 50%，GCS＜8 分，合并梗阻性脑积水者，行脑室钻孔外引流。

（3）出血量大，超过侧脑室容积 75% 甚至脑室铸型，GCS＜8 分，明显颅内高压者，需开颅手术直接清除脑室内血肿。

### （二）手术时机

ICH 的手术时机目前仍存在争议。目前公认的观点是，对严重颅内高压甚至已经发生脑疝的患者，必须尽早手术，越早越好。

### （三）手术方式

**1. 骨瓣开颅血肿清除术** 一般作病变侧颞瓣或额颞瓣开颅，经颞中回或侧裂入路，在无血管或少血管区域用脑针穿刺，到达血肿腔，抽吸证实为陈旧性血液或血凝块后，将颞中回或岛叶皮质切开或分离 0.5～1.0cm，用脑压板边探查边分离进入血肿腔，根据出血时间和血肿硬度，用小到中号吸引器轻柔抽吸血肿，个别血肿较难以吸出者，可用超声碎吸或肿瘤镊夹取血肿。彻底清除血肿后检查血肿腔，若有活动性动脉出血可用弱电凝准确烧灼止血，一般渗血用止血材料及脑棉压迫止血即可，确定血肿全部或基本清除且颅内压下降满意后，还纳骨瓣，逐层关颅，结束手术。如果术中脑组织肿胀明显，清除血肿后颅内压下降不满意，可适当扩大骨窗范围并做去骨瓣减压。

**2. 小骨窗开颅血肿清除术** 小骨窗手术分为小骨窗经皮质（颞上回或者颞中回）入路和小骨窗经侧裂手术入路。在患者颞骨上做平行于外侧裂投影的皮肤切口，长 4～5cm，在颞骨上钻 1～2 个孔，用铣刀铣成直径 3cm 左右的游离骨瓣，硬脑膜十字切开。在颞上回或颞中回脑针穿刺，确定血肿部位后做脑皮质切口，切口长约 1cm，用小号脑压板逐渐向深部分离进入血肿腔，轻柔吸除血肿。彻底止血且确认脑压不高，脑搏动良好后，缝合硬脑膜，固定颅骨骨瓣，逐层缝合头皮。与骨瓣开颅血肿清除术相比，小骨窗开颅对头皮、颅骨损伤小，手术操作时间短，直视下止血效果也较好，且并发症少，临床应用比较广泛。

**3. 神经内镜血肿清除术** 采用硬质镜与立体定向技术相结合，在 CT 或 B 超定位下穿刺血肿腔，在不伤及血管、周围脑组织和不引起新的出血的前提下尽可能清除血肿，但不必强求彻底清除，以免引起新的出血，达到减压目的即可，然后放置引流管做外引流，如遇有小动脉出血，可以通过内镜的工作通道用高频射频凝固止血，并可通过引流管注入尿激酶。该术式适用于各种位置的颅内血肿，尤其适用位置较深的颅内血肿，研究表明，神经内镜清除血肿的清除率在79.2%～95%，再出血发生率为0～3.0%，远期预后良好。该术式的缺点在于留置引流管时间长和反复注入尿激酶会增加感染风险。

**4. 立体定向锥颅血肿抽吸术** 根据CT定位血肿部位，采用立体定向头架定位或标尺定位，避开重要血管和功能区，选择局部浸润麻醉，小直切口（2cm）切开头皮，钻孔后切开硬脑膜，在直视下运用一次性颅内血肿粉碎穿刺针或普通吸引器等器械穿刺血肿，首次抽吸血肿量不作限制，应以减压为目的，血肿腔留置硬式引流通道或引流管持续引流3～5天。该术式与传统开颅手术相比，对周围脑组织和血管损伤小，手术时间明显缩短，可局麻操作降低麻醉风险，同时具有较高的血肿清除率，有助于颅内出血患者神经功能的恢复，改善预后生存质量。故针对大部分颅内出血的患者，微创引流术是一种有效的方法，尤其是年老体弱或有重要器官功能衰竭、不能耐受手术者。

## 三、预防复发

脑出血患者的复发风险很高，年复发率为1%～5%。高血压、高龄、深部出血是脑出血复发的重要危险因素。其他危险因素，包括阻塞性睡眠呼吸暂停、肥胖、不良生活方式（如频繁饮酒、吸烟）和抗栓药物、抗凝药物的使用等。对于脑出血复发的预防，重点在于控制血压。此外，改变生活方式，包括避免每天超过2次的饮酒，避免吸烟和药物滥用，以及治疗阻塞性睡眠呼吸暂停等可能对预防脑出血复发有益。

## 四、康复治疗

早期康复治疗对于ICH患者的功能恢复具有重要意义。一般来说，患者生命体征平稳后即可开始康复治疗，发病后3个月内是"黄金"康复期，4～6个月是"有效"康复期。康复治疗的方法包括：基础护理、保持抗痉挛体位、体位变换、肢体被动运动、床上翻身训练、桥式运动、坐位训练、站位训练、步行训练、日常生活功能训练（ADL训练）、语言功能的康复训练、心理康复治疗等。具体可参见《中国脑卒中早期康复治疗指南》。

（陈立波 赵 刚 王 杰）

## 参 考 文 献

[1] 中华医学会神经病学分会，中华医学会神经病学分会脑血管病学组. 中国脑出血诊治指南（2019）[J]. 中华神经科杂志，2019，52（12）：994-1005.

[2] 中华医学会神经外科学分会，中国医师协会急诊医师分会，国家卫生和计划生育委员会脑卒中筛查与防治工程委员会. 自发性脑出血诊断治疗中国多学科专家共识[J]. 中华急诊医学杂志，2015，24（12）：1319-1323.

[3] Gong S，Lin C，Zhang D，et al. Effects of Intensive Blood Pressure Reduction on Acute Intracerebral Hemorrhage：A Systematic Review and Meta-analysis[J]. Sci Rep，2017，7（1）：10694.

[4] Wei MC，Kornelius E，Chou YH，et al. Optimal Initial Blood Pressure in Intensive Care Unit Patients with Non-Traumatic Intracranial Hemorrhage[J]. Int J Environ Res Public Health，2020，17（10）：3436.

[5] Powers WJ，Rabinstein AA，Ackerson T，et al. Guidelines for the Early Management of Patients With Acute Ischemic Stroke：2019 Update to the 2018 Guidelines for the Early Management of Acute Ischemic Stroke：A Guideline for Healthcare Professionals From the American Heart Association/American Stroke Association[J]. Stroke，2019，50（12）：e344-e418.

[6] 中华医学会神经外科学分会，中国医师协会急诊医师分会，中华医学会神经病学分会脑血管病学组，等. 高血压性脑出血中国多学科诊治指南[J]. 中国急救医学，2020，40（8）：689-702.

[7] Sang YH，Su HX，Wu WT，et al. Elevated blood pressure aggravates intracerebral hemorrhage-induced brain injury[J]. J Neurotrauma，2011，28（12）：2523-2534.

[8] Antihypertensive Treatment of Acute Cerebral Hemorrhage（ATACH）investigators. Antihypertensive treat-

ment of acute cerebral hemorrhage[J]. Crit Care Med, 2010, 38 (2): 637-648.

[9] Arima H, Tzourio C, Butcher K, et al. Prior events predict cerebrovascular and coronary outcomes in the PROGRESS trial[J]. Stroke, 2006, 37 (6): 1497-1502.

[10] Hanger HC, Wilkinson TJ, Fayez-iskander N, et al. The risk of recurrent stroke after intracerebral haemorrhage[J]. J Neurol Neurosurg Psychiatry, 2007, 78 (8): 836-840.

[11] Weimar C, Benemann J, Terborg C, et al. Recurrent stroke after lobar and deep intracerebral hemorrhage: a hospital-based cohort study[J]. Cerebrovasc Dis, 2011, 32 (3): 283-288.

[12] 中华医学会神经病学分会, 中华医学会神经病学分会神经康复学组, 中华医学会神经病学分会脑血管病学组. 中国脑卒中早期康复治疗指南 [J]. 中华神经科杂志, 2017, 50 (6): 405-412.

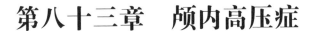

# 第八十三章 颅内高压症

## 第一节 颅内高压症的概述

### 一、颅内高压症的定义

1783 年，Monroe-Kellie 学说首次提出颅腔是由脑组织、血液及脑脊液组成的有固定容积的密闭腔，其中任何一种颅腔内容物体积的增加都将通过相对等的另外一种或者多种其他颅腔内容物的减少达到容量平衡，否则将导致压力升高。颅内压（intracranial pressure，ICP）正常值根据年龄、体位不同而有所差异。平卧位时，健康成人 ICP 值为 5～15mmHg，儿童 3～7mmHg，婴儿 2～6mmHg。ICP>20mmHg，持续>5min 即可定义为颅内压增高，需给予对症处理。ICP 持续>40mmHg 称为重症颅内压增高，有发生脑疝的风险，威胁患者生命。

### 二、颅内高压症的发病机制

颅内空间由 3 部分组成：脑组织（1 400mL）、脑脊液（150mL）、血液（150mL）。脑血容量能保持恒定，主要是因为流入颅内血流可通过自主调节机制进行调控，同时颅内静脉系统保障颅内血的回流。

脑灌注压（cerebral perfusion pressure，CPP）取决于平均动脉压（mean arterial pressure，MAP）及 ICP，三者之间的关系如下：CPP＝MAP－ICP。脑血流量（cerebral blood flow，CBF）由 CPP 和血管阻力决定，血管阻力与颅内血管口径及血液黏滞度等因素有关。由此可见，ICP 增高或 MAP 降低可导致 CPP 减低，CBF 减少，同时静脉回流阻力增加，导致脑组织缺血、缺氧、肿胀，甚至引起脑组织移位而形成脑疝。

在正常情况下，体位变动、咳嗽、排痰等动作，机体可自行将脑脊液、血液排到颅外以维持 ICP 在一定的范围内，保持正常 CPP。当脑组织发生占位性病变导致体积增大时，脑脊液即可代偿性转移至颅外，随后脑血液也会通过代偿机制流入静脉窦。在这种代偿机制的作用下，即使脑部出现轻微占位性病变，ICP 也能保持相对稳定。若容积增加到失代偿的程度，ICP 会显著升高，这一容积点通常被称为失代偿点，常常是临床患者病情骤然加重的临界点。

脑水肿是造成 ICP 增高的重要原因之一，国际通常将脑水肿分为细胞毒性、血管源性、间质性及渗透压性脑水肿。

1. **细胞毒性脑水肿** 常见于中毒、急性脑梗死与肝性脑病，主要是因为神经细胞 ATP 耗竭，ATP 依赖性钠钾泵异常，离子和水分子从细胞外向细胞内移动，细胞肿胀。

2. **血管源性脑水肿** 主要见于脑出血，主要是由血-脑屏障受损引起的毛细血管通透性增加，水分渗出增多，积存于血管周围及细胞间质所致。越来越多的证据表明，细胞毒性水肿与血管源性水肿之间存在机制的重叠，因为细胞毒性水肿不仅仅发生在星形胶质细胞，亦可发生在内皮细胞和神经元等所有细胞类型，而内皮细胞毒性水肿可导致水肿细胞死亡，破坏血-脑脊液屏障的完整性，从而促进血管源性水肿。

3. **间质性脑水肿** 多见于梗死性脑积水，主要是因为脑脊液不能通过正常途径吸收，导致脑室内脑脊液压力升高，脑脊液经过室管膜向脑室周围白质渗出。

4. **渗透压性脑水肿** 常见于急性水中毒、抗利尿激素分泌不足综合征、血浆低钠低渗透压等，其发生机制为细胞外液的渗透压急性下降，为维持渗透压平衡，水分向细胞内转移。

随着神经影像技术的应用，脑淋巴途径、脑

膜淋巴管、脑脊液移位性水肿机制亦逐渐被人们认知。如创伤性蛛网膜下腔出血后继发蛛网膜下腔压力增加,导致脑脊液从脑池旁经过血管旁间隙迅速转移到大脑,脑水含量增加,形成脑脊液移位性水肿。2020年,Maiken Nedergaard和Yuki Mori团队采用MRI、放射性标记及多光子成像技术观察小鼠急性脑缺血性卒中模型,发现脑缺血后脑血管收缩,脑脊液迅速流入增宽的血管周围间隙,脑类淋巴系统稳态失衡,引起离子水平升高、液体潴留及脑组织肿胀。

在脑水肿的机制中,水通道蛋白(aquaporins,AQPs)、基质金属蛋白酶(matrix metalloproteinases,MMPs)、紧密结合蛋白等相关分子水平的研究成为脑水肿机制的研究热点。AQPs是一种位于细胞膜上的蛋白质,又名水孔蛋白,Arge于1988年首先发现,目前共有13种,分别以AQP0～AQP12命名,其中AQP4是最重要的控制水进出脑组织高度选择性膜通道的蛋白。相关研究显示,AQP4在脑水肿发生后的表达上调,认为可以通过抑制AQP4在脑组织中的表达,进而抑制脑水肿,但目前对于AQP4与脑水肿的具体作用关系、作用机制及特异性研究仍有待深入。MMPs是一组钙离子和锌离子依赖性内肽酶,Gross和Lapire于1962年首先发现,目前共计20余种,相关研究认为,在脑卒中模型中,MMPs-9的过度表达可降解脑血管内皮基底膜的IV型胶原,破坏血管结构的完整性,使血-脑屏障通透性增加,导致血管源性脑水肿甚至脑出血的发生,加重脑损伤。紧密结合蛋白由多种蛋白质组成,研究表明,紧密结合蛋白对血-脑屏障功能的稳定具有积极的作用,上调紧密结合蛋白的表达可以降低血-脑屏障的通透性,从而减轻脑水肿。

### 三、颅内高压症的临床分期

**1. 代偿期** 在颅内病变发展早期,占位病变较小,ICP代偿机制发挥作用,ICP可保持在正常范围或轻度增高,临床症状不明显。代偿期的长短,与颅内疾病的性质、大小、发展速度和程度有关,并同年龄和原有基础疾病相关。创伤性血肿、脑出血的进展可在数分钟、数小时;而慢性血肿、肿瘤可达数月之久。

**2. 失代偿期** 当颅内病变超过颅内容积代偿能力时,ICP>15mmHg,即会引起颅高压症状。颅内高压三主征:头痛、恶心呕吐、视盘水肿。可出现库欣(Cushing)反应:心率下降,血压增高,呼吸深慢。当病变进展较慢,脑血管、全身自动调节反应正常,ICP逐渐升高,而不是陡然升高,但当病变继续进展,脑血管自动调节反应丧失,ICP急骤增高,则会引起上述症状加剧,达到高峰,并出现意识障碍,昏迷。如发生脑疝,可有单侧瞳孔扩大、肢体瘫痪等表现。

**3. 晚期** 当ICP极度增高与MAP相当时,颅内供血中断,患者呈现深昏迷,双侧瞳孔散大,去脑强直,血压下降,心率增快,呼吸不规则等表现。到终末期,脑死亡阶段,ICP下降,提示脑组织已达到液化坏死的阶段。

## 第二节 颅内高压症的病因与分型

颅内高压症可分为特发性颅内高压(idiopathic intracranial hypertension)与继发性颅内高压(secondary intracranial hypertension)。特发性颅内高压是指原因不明,以头痛、视物模糊及搏动性耳鸣等为主要临床表现,ICP增高为特征的综合征。继发性颅内高压症是指因颅脑创伤、脑卒中、颅内静脉血栓形成等原因导致的以ICP增高为主要表现的综合征。本节仅介绍继发性颅内高压,病因见表13-83-1,常见类型有以下三类:

**1. 弥漫性颅内压增高** 颅内各处没有明显压力差,颅内结构的移位不明显,因此,耐受压力限度较高,压力解除后神经功能恢复较快。多见于心肺复苏术后的全脑缺血、缺氧,蛛网膜下腔出血、脑膜脑炎,以及全身性病变如中毒、高碳酸血症等引起的脑组织肿胀等。

**2. 局限性颅内压增高** 颅内某一部分脑组织先有压力增高,通过脑组织移位将压力传递到邻近脑组织,使整个ICP增高。局限性颅内高压,由于存在脑组织移位,特别是脑干轴性移位,脑组织耐受压力限度较低,解除压力后神经功能恢复较慢。多见于各种颅内占位性病变,如颅内血肿、脑梗死、积液及肿瘤等疾病。

**3. 脑疝** 颅内占位性病变或弥漫性脑水肿引起ICP不断升高,使脑组织某一部分移位,并被挤入附近硬脑膜裂隙,或枕骨大孔中发生嵌顿,压迫部分脑组织、颅神经及血管等产生的一系列临床综合征。

表 13-83-1 颅内高压病因分类

| 类型 | 主要疾病 |
| --- | --- |
| 全身性病变 | 高血压病、低血糖、高碳酸血症、中毒、癫痫发作、低钠血症、肝性脑病 |
| 颅内脑外病变 | 硬膜外出血、硬膜下出血、硬膜下脓肿、颅内脑外肿瘤、颅腔积气 |
| 弥漫性脑内病变 | 外伤性脑损伤、动脉瘤性蛛网膜下腔出血、感染性脑膜炎、脑炎、非感染性神经炎性病变 |
| 局灶性脑内病变 | 脑肿瘤、脑梗死、脑出血、颅内静脉系统血栓、脑胀肿、脑积水 |

## 第三节 颅内压监测的发展与应用

ICP 的监测分有创性与无创性两种方法,目的是确定最佳 CPP。

### 一、有创性颅内压监测

1866 年,德国学者 Leyden 首次阐述了 ICP 监测。1897 年,Quincke 报道了使用腰椎穿刺法测量脑脊液压力以估测 ICP 的方法,因其方便、快捷,这一方法迅速成为临床中最实用、最基本及最重要的方法。随着传感技术的发展,1951 年,Guillaume 和 Janny 首次将微型传感器置入脑室,直接对 ICP 进行测量。1960 年,Lundberg 在神经重症领域对 ICP 的持续测量进行了更深入的研究,其将传感器植入脑内,进行了长程、连续的脑室内压力测量,基于这一方法的现代 ICP 监测,成为测量 ICP 的"金标准"。有创监测方法的类型与应用主要有以下几种:

1. **脑室内置管监测法** 该法是目前最准确的 ICP 监测方法,是 ICP 监测的"金标准",具有实时、可连续,同时可引流脑脊液、脑室内直接给药等优点。但随着导管放置时间的延长,导管堵塞、脑脊液漏、感染等风险也逐渐上升。

2. **脑实质内置管监测法** 其准确性仅次于脑室内置管监测,造成出血和感染的概率较低。但其监测更多的是反映局部 ICP,应用有一定的局限性。

3. **蛛网膜下隙或硬膜外置管监测法** 该法简便易行,操作方便。在腰椎穿刺后行硬膜外或蛛网膜下隙置管即可行 ICP 监测,但准确性较前两种方法偏低,且操作过程中可能发生神经损伤、出血及感染等并发症。

4. **光纤探头** 可置于蛛网膜下腔或脑室,对头部运动适应性好。但其基线漂移,植入后无法调节监测位置,光纤导管易断,可能对脑实质造成损伤。

5. **微型芯片** 可置于薄壁组织或脑室,对头部运动适应性好,但准确性逐渐降低,无法重新校准。

### 二、无创性颅内压监测

随着有创性 ICP 监测所造成的颅内感染率增加,临床对非侵入式 ICP 监测技术的需求逐渐增加,目前尚无无创性 ICP 监测方法代替有创性监测,但其作为辅助工具或决定是否启动有创性 ICP 监测时具有一定的价值。

1968 年,Tarjan 等将磁感应测量方法用于人体躯干和头部电阻率的测量。1978 年,Kemp 提出运用诱发耳声发射法,即利用 ICP 变化导致耳蜗液震动状态发生变化,导致耳蜗镫骨传声机制发生变化,利用标准声刺激对受试者进行诱发耳声测量,以期反映 ICP 的变化。1989 年,Galetta 等首次发现运用超声技术可以检测到 ICP 增高患者视神经鞘直径(optic nerve sheath diameter,ONSD)增粗,随着超声设备性能的提升,更多学者将此技术应用于临床,常选择眼球后 3mm 的位置测量 ONSD。

无创监测的主要方法有脑计算机断层扫描、脑磁共振成像、经颅多普勒超声、无创脑电阻抗、视神经鞘直径、视网膜静脉压或动脉压、光视觉诱发电位、鼓膜移位等,都是通过间接的仪器监测或影像学监测结果推算实时 ICP 值,对患者无损害,可以长时间监测 ICP,但因技术发展还不成熟,监测的准确性及稳定性较差,制约了其在临床的开展应用。

基于急性脑损伤的病理生理机制的监测也是目前的研究热点,如脑组织氧分压、颈静脉血氧饱和度、脑微透析、测量大脑氧合的近红外光谱及连续性脑电图等。

### 三、颅内压监测的临床应用

目前 ICP 监测主要应用于重型颅脑损伤领域，更多的试验证实 ICP 持续监测可改善患者的预后。Farahvar 发现，持续 ICP 监测组 2 周后病死率明显低于非监测组，然而 Cremer 研究并没有找到 ICP 监测可改善患者预后的证据，Shafi 发现 ICP 监测组在病死率、出院时神经功能障碍程度方面反而更差。目前美国重型颅脑损伤指南推荐 ICP 监测的指征是：外伤性脑损伤、自发性脑出血 GCS 3~8 分患者可进行 ICP 监测并控制 ICP < 20mmHg，脑灌注压 50~70mmHg，需联合考虑患者脑循环自我调节的能力。

尽管在 ICP 的应用领域存在争议，但 ICP 连续、实时检测仍然是我们观察患者病情变化、应用药物、判断手术时机的重要指标，与传统的神经检查和影像学检查相比，对疾病预后评估和手术时机选择谁更具有效性，仍需前瞻随机对照研究进一步明确。

## 第四节　颅内高压症的治疗策略

颅内高压的治疗原则是首先保证足够的 CPP，以将继发性脑缺血引起的脑损伤程度降到最小。同时临床亦主张"抢在脑疝前面"的治疗，即在病情未发展至脑疝阶段时，应根据病情进行积极有效的处理。

### 一、一般治疗

1. **体位**　患者仰卧位，头部抬高 30°，促进脑内静脉回流，同时脑脊液因流体静力学作用从颅腔流入脊髓蛛网膜下隙而降低 ICP。

2. **液体管理**　低血容量极易导致 CPP 的下降，增加全脑缺氧或缺血性脑损伤，因此应避免低血容量的发生，低血钠时会发生脑水肿和 ICP 升高，应维持血钠浓度在正常范围内。

3. **温度控制**　体温升高会直接导致 ICP 升高，维持体温正常，同时注意监测炎性指标，早发现感染并给予相应的治疗至关重要。

4. **镇痛镇静**　适度镇静、镇痛治疗，可通过减少不必要的活动、减少咳嗽、稳定情绪等，进而抑制新陈代谢并改变脑血管张力以降低 ICP，目前普遍认为降低新陈代谢和耗氧量同样具有神经保护作用。有效镇静治疗对于应激反应具有明显的抑制作用，有利于降低机体儿茶酚胺和神经肽水平，使组织氧耗和高交感活性引起重要器官高负荷状态恢复正常，减少脑细胞的应激损伤。但应用镇痛镇静剂可导致包括低血压、心排出量减少和肺内分流增加，使机体缺氧、脑灌注压反常降低，进而抵消了 ICP 降低的益处。因此，在应用这些药物的同时，需要持续脑电图和意识水平监测，用以指导镇痛镇静药物的使用时间、给药剂量及镇静深度等。

5. **预防癫痫发作**　由于潜在的结构和功能损伤降低了癫痫的放电阈值，急性脑损伤患者癫痫发作的风险增加，癫痫发作可增加脑血流及脑血容量，导致 ICP 增加。使用预防性抗癫痫治疗来预防继发性脑损伤是一个多年来的研究课题。最近的美国脑外伤基金会（Brain Trauma Foundation，BTF）重型脑外伤救治指南推荐苯妥英钠用于降低早期创伤后癫痫的发生率，不推荐预防性使用苯妥英钠或丙戊酸钠来预防晚期创伤后癫痫。在其他急性神经疾病（如自发性脑出血、缺血性脑卒中）中亦不推荐进行预防性抗癫痫治疗。

6. **糖皮质激素的应用**　糖皮质激素在治疗颅内高压症中的作用有限，BTF 指南不推荐使用类固醇来改善脑外伤患者预后及降低 ICP。基于缺乏有效性的证据和增加感染并发症风险的可能性，皮质醇也并未被推荐用于治疗缺血性脑卒中所致的脑水肿和 ICP 升高。其在降低血管源性水肿或肿瘤的颅内高压症方面具有一定的价值。

7. **避免应用可能导致颅内压升高的药物**　血管扩张药（硝酸甘油、钙拮抗剂、肼苯达嗪）和麻醉药（一氧化二氮、安氟醚）均可导致 ICP 升高，应避免应用。

### 二、阶段化治疗

阶段化治疗措施见图 13-83-1。

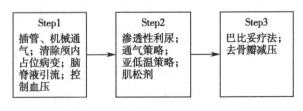

图 13-83-1　颅内高压阶段化治疗图

**（一）第一阶段**

**1. 插管与机械通气** 首先应评估 ICP 增高或脑疝患者的循环及通气情况，对于已影响呼吸的患者，紧急予以气管插管呼吸机辅助通气。

**2. 去除颅内占位性病变和脑脊液引流** 对于颅内肿瘤、脑出血等颅内占位性病变引起的 ICP 升高，首先考虑是否可以通过外科干预（如开颅或脑室外引流术）实现持续性减压。如果已行脑室外引流，应释放 5～10mL 脑脊液。目前对于持续性还是间断性脑脊液引流，仍存在争议。相关指南认为，中脑水平调零的脑室外引流（external ventricular drainage，EVD）系统（零点定位在中脑水平）进行持续性脑脊液引流的方法，可能较间断引流更为有效。

**3. 血压调控** 如果脑灌注压 > 120mmHg，且 ICP > 20mmHg，应该使用短效降压药将脑灌注压降低至约 100mmHg，但脑灌注压不能低于 50mmHg，否则会引起继发性脑缺血。一线治疗药物是 β 受体阻滞剂、血管紧张素受体抑制剂、ACEI 类等。

**（二）第二阶段**

**1. 通气治疗** 通气治疗中的过度通气策略，产生的低碳酸血症对脑血容量和脑血流量的影响是明显的，$PaCO_2$ 每减少 1mmHg，将导致血流量减少 3%。应用过度通气将 $PaCO_2$ 降至 30mmHg 时，可在几分钟至十几分钟之内有效地降低 ICP。其作用机制是基于脑血管对 $CO_2$ 的反应性，产生的高 pH 值及低碳酸血症可以使脑血管有效收缩，进而增加脑血管阻力，脑血流量减少，脑脊液的分泌亦随之减少，从而减少了颅内体积。以往研究表明，颅脑损伤后患者脑充血状态更多见，故推荐过度通气治疗策略。然而，最近研究发现，重型颅脑损伤发生后，大脑代谢率是一个可变量，已经证实重型颅脑损伤后大脑存在脑缺血的状态，严重颅脑损伤后会出现一过性脑血流量减少期，特别在最初的 24～72 小时内，预防性过度通气（$PaCO_2 < 25～35mmHg$）为禁忌证。在 ARDS 患者中，过度通气可导致呼吸道和胸腔内压升高，会使 ICP 反常性增高。过度通气仅作为临时性治疗措施（$PaCO_2$ 目标值为 33～34mmHg），应避免长期使用，且在 4～6 小时内慢慢停用，以免脑小动脉血管扩张和 ICP 升高。

**2. 亚低温治疗** 亚低温应用可以降低 ICP 和保护神经功能。目前认为亚低温降低颅内高压症主要与以下因素相关：①降低脑耗氧量，维持正常细胞代谢，降低乳酸生成和蓄积；②稳定血 - 脑屏障，减轻脑水肿；③抑制炎症因子的表达与应激；④减少钙离子内流，阻断钙超载对神经细胞的毒性作用；⑤抑制氧自由基、兴奋性氨基酸等内源性有害因子的生成与释放，阻断其对神经细胞的损伤作用；⑥抑制神经元的凋亡与变性。

亚低温实施分为全身亚低温及局部亚低温。全身亚低温主要包括冰毯物理降温、药物冬眠等方法，近年来利用血管内温度管理装置，即通过静脉灌注冰盐水或在冷盐水中添加冰颗粒，以快速降低体温，达到目标温度，具有快速、稳定、可控的优势，但不适用于心功能不全、肾功能不全的患者。局部亚低温法分为颅内及颅外亚低温法，颅外亚低温法即应用冰袋、冰帽进行物理降温，但目标温度不可控。颅内亚低温法是选择颈内动脉或大脑中动脉灌注冷盐水，或向颅腔隙内注射冷盐水，或颅脑手术中置入降温设备。

研究表明，将目标温度维持在 32～35℃，可以降低 ICP，同时可维持一定的脑灌注压和氧输送，但对于亚低温治疗的时间窗和持续时间，以及最佳的复温速度目前仍有较大争议，需进一步的基础及临床研究。

**3. 渗透性利尿** 血 - 脑屏障（blood brain barrier，BBB）是脑组织维持正常渗透压的解剖和生理学基础，由于其特殊的结构，BBB 可以通过多种运输方式对进入脑的物质进行高度选择。渗透反射系数（ORC）反映不同物质通过 BBB 的能力，ORC 越接近 1.0 越不容易透过 BBB，甘露醇、高渗盐水的 ORC 分别是 0.9、1.0。

甘露醇作为目前最常用的高渗药物，是治疗脑水肿的基础药物。甘露醇的作用机制是增加血清渗透压，导致从间质到血管内的渗透梯度，减少脑水肿，从而降低 ICP。另外，其可诱导反射性脑小动脉收缩、改善血流动力学、减少脑脊液形成及清除自由基等。ICP 在基准水平每升高 1mmHg，快速使用甘露醇可降低 ICP 0.53mmHg。每增加 100mg/kg 甘露醇，ICP 降低 0.78mmHg。反复应用甘露醇可导致水肿区水含量增加，大面积脑梗死患者使用甘露醇可能使非梗死区域脑组织萎缩,同时其利尿作用也被认为对低血压患者不利,且有增加急性肾小管坏死的风险。

目前许多研究认为高渗盐水(hypertonic saline, HS)在某些情况下可能比甘露醇更有效。高渗盐水的作用机制亦是通过减轻脑水肿,降低 ICP;通过改善 MAP,增加 CPP。其他作用机制包括诱导反射性脑小动脉血管收缩,改善红细胞变形性,增加微循环及减少脑微血管中多单核细胞黏附而产生抗炎作用。HS 常有 1.8%、3.0%、7.5%、10%、23.4%。药物的剂量常根据测定的 ICP 给药,并可根据需要重复给药,指导 ICP 在可接受的范围内或血清钠浓度高于正常值(145~155mmol/L)。HS 的理想浓度、给药剂量、维持时间、给药方式(连续输注、负荷给予)等问题目前仍不明确。

欧洲危重病医学会(European Society of Intensive Care Medicine,ESICM)推荐将 ICP>25mmHg 与神经系统恶化(定义为格拉斯哥运动分数下降≤2分,或瞳孔反射迟钝性或不等大,或头部 CT 表现恶化)方法作为触发值以启动渗透疗法,用以治疗 ICP 升高,但 ESICM 对高渗液体的选择未作推荐。目前研究认为,对严重 ICP 升高或其他治疗不敏感的患者,快速单次推注 HS,降低 ICP 的效果较为显著,因 HS 不会引起全身血流动力学的变化,在脑损伤后低容量复苏的情况下,使用 HS 降低 ICP 可能特别有用。尽管高渗溶液对重型颅脑损伤患者的预后缺乏足够的有效证据,但国外最新指南仍强调了高渗治疗对降低 ICP 的潜在价值。

**(三)第三阶段**

1. **巴比妥疗法**　巴比妥类药物,如硫喷妥钠、美索比妥及苯巴比妥等,可以减少脑代谢、脑血流、脑血容量和 ICP,但由于其严重的治疗副作用(低血压、心肌和呼吸抑制、肝肾功能障碍等),目前大剂量巴比妥疗法仅在当前已知治疗措施用尽后仍有 ICP 增高,且血流动力学稳定的患者中进行试验性治疗。建议使用巴比妥疗法时进行连续脑电图监测。

2. **去骨瓣减压**　去骨瓣减压术为用尽所有保守治疗措施后的严重颅脑损伤、恶性缺血性大脑中动脉梗死、小脑梗死(缺血性和出血性)、脑内出血,以及严重蛛网膜下腔出血合并脑水肿引起的难治性 ICP 增高提供了可能。可有效降低 ICP 和缩短 ICU 的治疗时间,但对于能否改善患者的预后仍有待进一步研究。

目前颅脑创伤去骨瓣减压中国共识推荐:①重型颅脑创伤瞳孔散大的脑疝患者,CT 显示脑挫裂伤、出血、脑水肿、脑肿胀和脑梗死等占位效应明显(中线移位、基底池受压)。②ICP 进行性升高>30mmHg 持续 30 分钟的重型颅脑创伤患者。③进行性意识障碍急性颅脑创伤者,经渗透脱水利尿药物等一线治疗方案颅高压无法控制的患者。④不推荐:双侧瞳孔散大固定、对光反射消失、GCS 3 分、呼吸停止和血压不稳定等晚期脑疝濒死的特重型颅脑创伤患者。对年龄 18~80 岁的大脑半球大面积脑梗死患者,在发病 48 小时内应尽早实施部分颅骨切除减压治疗。手术指征:伴有意识障碍,NIHSS 评分>15 分、梗死范围≥大脑中动脉供血区 2/3,伴或不伴大脑前动脉/大脑后动脉受累。手术排除指征:病前 MRS 评分>2 分、双侧大脑半球/幕下梗死、出血转化占位效应、瞳孔散大固定、凝血功能异常或患有凝血疾病者。

### 三、其他治疗选择

高压氧治疗脑损伤可以降低 ICP,降低死亡风险,改善 GCS 评分,但对其是否能改善患者预后仍存有争议。

黄体酮亦被证明具有潜在的保护作用,因为它可以减缓恶性脑水肿和 ICP 升高的发展。然而,最近 2 项用于 TBI 治疗的大型Ⅲ期临床随机对照试验(SYNAPSE,PROTECT Ⅲ)并未证实孕酮在 6 个月时对 GCS 预后评分有任何临床益处。

综上所述,ICP 监测目前仍然是治疗颅内高压症的基石,尽管无创性 ICP 监测在 ICP 监测领域展现了较高的应用价值,但并不能替代有创性监测,颅内高压的治疗应选择阶段化的治疗方案,且针对每个患者进行个体化治疗。由于大多数治疗干预对神经系统预后和病死率的影响尚不确定,未来我们更应关注现有治疗方法的优势,同时积极开发新的治疗策略。

(史继学　赵云来)

# 参 考 文 献

[1] Mestre H, Du T, Sweeney AM, et al. Cerebrospinal fluid influx drives acute ischemic tissue swelling[J]. Science, 2020, 367(6483): eaax7171.

[2] Oddo M, Poole D, Helbok R, et al. Fluid therapy in neurointensive care patients: ESICM consensus and clinical practice recommendations[J]. Intensive Care Med, 2018, 44(4): 449-463.

[3] Carney N, Totten AM, O'Reilly C, Ullman JS, et al. Guidelines for the Management of Severe Traumatic Brain Injury, Fourth Edition[J]. Neurosurgery, 2017, 80(1): 6-15.

[4] Stefan S, Schellinger P. 神经重症医学 [M]. 2 版. 雷霆, 译. 武汉: 湖北科学技术出版社, 2016.

[5] 黄子通, 于学忠. 急诊医学 [M]. 2 版. 北京: 人民卫生出版社, 2014.

[6] Mangat HS, Wu X, Gerber LM, et al. Hypertonic Saline is Superior to Mannitol for the Combined Effect on Intracranial Pressure and Cerebral Perfusion Pressure Burdens in Patients With Severe Traumatic Brain Injury[J]. Neurosurgery, 2020, 86(2): 221-230.

[7] Rossi S, Picetti E, Zoerle T, et al. Fluid Management in Acute Brain Injury[J]. Curr Neurol Neurosci Rep, 2018, 18(11): 74.

[8] 中华神经外科学会神经创伤专业组. 颅脑创伤去骨瓣减压术中国专家共识 [J]. 中华神经创伤外科电子杂志, 2015, 1(2): 6-8.

[9] 王辰, 席修明. 危重症医学 [M]. 2 版. 北京: 人民卫生出版社, 2017.

[10] Madden LK, Hill M, May TL, et al. The Implementation of Targeted Temperature Management: An Evidence-Based Guideline from the Neurocritical Care Society[J]. Neurocrit Care, 2017, 27(3): 468-487.

[11] 史继学. 静脉滴注 20% 甘露醇诱发急性肾损害 12 例 [J]. 中华内科杂志, 1996, 35(6): 381.

[12] 史继学, 程文伟, 魏传义. 急危重病医学 [M]. 北京: 中国医药科技出版社, 2008.

# 第八十四章 癫痫

## 第一节 癫痫的定义及流行病学

癫痫(epilepsy)是一种由多种病因引起的慢性反复发作性短暂脑功能失调综合征，主要因脑部神经元高度同步化异常放电所致，临床表现具有反复性、发作性、刻板性和短暂性的特点。因不同患者异常放电神经元的位置和波及范围不同，会出现相应的神经生物学、认知、心理学和社会学等方面的问题。根据患者的发作次数、程度、时间等，可分为单种病因的单次发作过程的癫性发作、多种相似症状和体征特性组成的癫痫综合征，以及发作时间持续超过30分钟的癫痫持续状态。

癫痫是神经系统最常见的疾病之一，随着社会发展、生活作息改变、老龄化等原因，癫痫的患病率逐年升高，流行病学资料显示，全球约有7 000万癫痫患者，癫痫的年发病率为(50~70)/10万，患病率约为5‰，死亡率为(1.3~3.6)/10万，为一般人群的2~3倍。一般认为1岁以内患病率最高，1~10岁以后逐渐降低。我国男女之比为1.15:1~1.7:1。种族患病率无明显差异。且其患病率逐年升高，对个人、家庭、社会造成极大的危害和影响。

## 第二节 癫痫的病因

癫痫都是有病因的，但限于对癫痫认识的局限性，有些病因人类已知，有些则在探索中。前者称为症状性或继发性癫痫，后者称为特发性癫痫。对临床表现提示为症状性癫痫，但尚不能明确病因者则称为隐源性癫痫。

### 一、特发性癫痫

病因未明确，相关辅助检查如脑电图、头颅

CT等未能发现脑部有引起癫痫发作的结构及功能的异常。常为可疑遗传倾向，无其他明显病因，常在某特殊年龄段起病，有特征性临床及脑电图表现，诊断较明确。分子遗传学研究发现，大部分遗传性癫痫的分子机制为离子通道或相关分子的结构或功能改变。良性家族性新生儿惊厥(BFNS)是第一个被成功进行连锁分析的特发性癫痫，*KCNQ2* 及 *KCNQ3* 基因已经被确定是BFNS的致病基因。现已经明确 *KCNT1* 基因突变与婴儿恶性游走性部分性癫痫有一定的关系；*CACNA1A* 和 *CACNA1H* 基因突变具有癫痫致病性，与之相关的疾病是特发性全面性癫痫和儿童失神癫痫。

### 二、症状性癫痫

中枢神经系统病变导致脑部结构或功能异常，如染色体异常、局灶性或弥漫性脑部疾病，以及某些系统性疾病。

#### (一)局限性或弥漫性脑部疾病

1. **先天性异常** 胚胎发育中，各种病因导致脑穿通畸形、小头畸形、先天性脑积水胼胝体缺如及大脑皮质发育不全、围生期胎儿脑损伤等。

2. **获得性脑损伤** 如脑外伤、颅脑手术后、脑卒中后、颅内感染后、急性酒精中毒。

3. **产伤** 新生儿癫痫发生率约为1%，分娩时合并产伤多伴脑出血或脑缺氧损害，新生儿合并脑先天发育畸形或产伤，癫痫发病率高达25%。

4. **炎症** 包括中枢神经系统细菌、病毒、真菌、寄生虫、螺旋体感染及 AIDS 神经系统并发症等。

5. **脑血管疾病** 如脑动静脉畸形、脑梗死和脑出血等。

6. **颅内肿瘤** 原发性肿瘤如神经胶质瘤、脑膜瘤等。

7. **遗传代谢性疾病**　如结节性硬化、脑 - 面血管瘤病、苯丙酮酸尿症等。

8. **神经系统变性病**　约 1/3 的 Alzheimer 病、Pick 病等患者合并癫痫发作。

**（二）系统性疾病**

1. **缺氧性脑病**　如心搏骤停、CO 中毒窒息、麻醉意外和呼吸衰竭等可引起肌阵挛性发作或全身性大发作。

2. **代谢性脑病**　如低血糖症，最常导致癫痫，其他代谢及内分泌障碍如高血糖症、低钙血症、低钠血症，以及尿毒症、肝性脑病和甲状腺毒血症等均可导致癫痫发作。

3. **心血管疾病**　如心搏骤停、高血压脑病等。

4. **热性惊厥**　热性发作（惊厥）导致海马硬化是颞叶癫痫继发全身性发作，并成为难治性癫痫的重要病因。

5. **子痫**。

6. **中毒**　如酒精、异烟肼、卡巴唑等药物及铅、铊等重金属中毒。

### 三、隐源性癫痫

较多见，临床表现提示症状性癫痫，但未找到明确病因，可在特殊年龄段起病，无特定临床和脑电图表现，占全部癫痫的 60%～70%。

## 第三节　癫痫的分类及临床表现

目前，世界范围内仍普遍应用的是国际抗癫痫联盟 1981 年提出的癫痫发作分类。以临床表现和脑电图（EEG）改变作为分类依据，将癫痫发作分为三类：部分性癫痫发作、全面性癫痫发作和不能分类的发作。

### 一、部分性癫痫发作（部分性发作）

发作的最初症状学和脑电图提示发作起于一侧大脑半球，按照有无意识障碍可分为单纯部分性发作、复杂部分性发作和继发全面性发作。

1. **单纯部分性发作**　发作时无意识障碍。根据放电起源和累及的部位不同，单纯部分性发作可表现为：①伴运动症状者；②伴躯体感觉或特殊感觉症状者；③伴自主神经症状和体征者；④伴精神症状者。

2. **复杂部分性发作**　也称精神运动性发作，占成人癫痫发作的 50% 以上，发作时有不同程度的意识障碍，可伴有一种或多种单纯部分性发作的内容，病灶多在颞叶，故又称为颞叶癫痫。由于起源、扩散途径及速度的不同，临床表现有较大的差异。常见的临床表现分为 4 种类型：①自动症；②仅有意识障碍；③先有单纯部分性发作，继之出现意识障碍；④先有单纯部分性发作，后出现自动症。

3. **部分性继发全面性发作**　单纯或复杂部分性发作均可继发全面性发作。

### 二、全面性癫痫发作

最初的症状学和脑电图提示发作起源于双侧脑部者，这种类型的发作多在发作初期就有意识障碍。

1. **全身强直 - 阵挛性发作**　也称为大发作，系指全身肌肉抽动及意识丧失的发作。全身强直 - 阵挛发作可发生在任何年龄，是各种癫痫中最常见的发作类型。早期就出现意识丧失，可跌倒，随后的典型发作可分为强直期、阵挛期和发作后期。醒后患者常感到头痛、疲乏、肌肉酸痛等，有些患者仍有意识模糊，此时强行约束患者可能发生伤人或自伤。

2. **强直性发作**　强直发作多见于有弥漫性脑部损伤的患者，表现为局部或全身骨骼肌强烈而持续性的收缩，这种持续性收缩可将患者固定于某一部位，颈肌受累则出现强直性的屈颈或伸颈，眼肌受累出现双眼上翻，肢带肌受累则出现耸肩、抬腿、举手等，全身肌受累可出现抱头、屈髋、伸腿，常伴有明显的自主神经症状，如面色苍白等。

3. **阵挛性发作**　主要见于新生儿和婴儿，类似全身强直阵挛性发作中阵挛期的表现，可见双侧肢体节律性抽动（1～3Hz），伴或不伴有意识障碍，但很少有自主神经症状。

4. **失神发作**

（1）典型失神发作：突发突止的意识丧失是失神发作的特征，表现为突然短暂的 5～20 秒（<30 秒）意识丧失和正在进行的动作中断，双眼茫然凝视，呼之不应，可伴简单的自动性动作。发作时 EEG 常表现为：双侧同步对称的 3Hz（2.5～4Hz）棘慢综合波暴发。

（2）不典型失神：发作起始和终止较典型失神缓慢，常伴有肌张力降低，偶有肌阵挛，发作持续时间可能超过 20 秒。发作时 EEG 常表现为：慢的棘慢波综合节律（<2.5Hz），背景活动异常。多见于严重神经精神障碍的患者，如 Lennox-Gastaut 综合征。

**5. 肌阵挛性发作** 肌阵挛是一种突发的、短暂的、触电样的，由于肌肉收缩或运动抑制产生的不自主运动，前者称为正性肌阵挛，后者称为负性肌阵挛。正性肌阵挛表现为快速、短暂、触电样肌肉收缩，可遍及全身，也可限于某个小肌群，常成簇发生；负性肌阵挛指持续 500ms 以下的强直性肌肉活动的中止，其前没有肌阵挛的证据。

**6. 失张力发作** 表现为头部、躯干或肢体肌肉的张力突然丧失或减低，发作持续 1~2 秒或更长，临床表现轻重不一，轻者可仅引起患者头或肢体下垂，严重者可致患者突然跌倒。

# 第四节　癫痫的诊断及鉴别诊断

癫痫有两个特征，即癫痫的临床发作和脑电图上的痫样放电，而病史是诊断癫痫的主要依据。癫痫的诊断应遵循三步原则：首先要通过了解病史确定是否为癫痫；若明确是癫痫，应进一步确定发作类型及明确是否为癫痫综合征；结合症状、体征及辅助检查确定癫痫的病因。

## 一、鉴别诊断

在临床上，并非所有的发作性事件都是癫痫发作，痫性发作需要与各种各样的非痫性发作相鉴别。

**1. 晕厥** 由各种原因导致一过性脑供血不足引起的意识障碍。脑血流灌注短暂全面下降，缺血缺氧致意识瞬间丧失和跌倒，通常不超过 15 秒。多有明显的诱因，如情绪激动、久站、剧痛。临床常表现为头晕、恶心、无力。

**2. 假性癫痫发作** 又称癔症样发作，是一种非癫痫性发作性疾病，是由心理障碍而非脑电紊乱引起的脑功能异常。发作时主要依赖脑电图可明确鉴别。

**3. 高热惊厥** 以半岁至 4 岁的小儿多见，伴有高热，仅个别病例发作两次以上，发作后恢复

较快，神经系统检查多为正常。

**4. 短暂性脑缺血发作（TIA）** TIA 多见于老年人，常有动脉硬化、冠心病、高血压、糖尿病等病史，持续时间从数分钟到数小时不等，而癫痫可见于任何年龄，以青少年为多，前述的危险因素不突出，发作时间多为数分钟，极少超过 5 分钟；TIA 的临床症状多为缺失而非刺激，因而感觉丧失或减退比感觉异常多，肢体的瘫痪比抽搐多；TIA 患者的肢体抽动从表面上看类似癫痫，但多数患者没有癫痫家族史，肢体的抽动不规则，也无头部和颈部的转动；TIA 的短暂性全面遗忘症是无先兆而突然发生的记忆障碍，多见于 60 岁以上的老年人，症状常持续 15 分钟到数小时，复发的可能性不到 15%，脑电图上无明显的痫性放电；癫痫性健忘发作持续时间更短、常有反复发作，脑电图上多有痫性放电。

**5. 其他** 表现为惊厥的癫痫还需与低钙性抽搐、头伤后非痫性发作、子痫等鉴别；夜间的癫痫发作需与发作性睡眠障碍，包括梦游、夜惊、睡眠中周期性腿动、快速眼动睡眠紊乱等鉴别。

## 二、辅助检查

**1. 脑电图（EEG）** 是癫痫诊断和鉴别诊断中最重要的一项检查方法，尽管影像学技术不断发展，但脑电图始终是其他检测方法所不可替代的。EEG 有助于确定发作性事件是否为癫痫发作，有助于明确癫痫发作的类型和癫痫综合征的判断，可辅助评估抗癫痫药治疗的疗效，可用于癫痫外科术前评估，辅助评估抗癫痫药撤药后的复发风险等。目前，头皮脑电图监测的种类主要有常规脑电图、动态脑电图及视频脑电图等。

**2. 神经影像学检查** 是癫痫病因诊断、外科治疗的重要工具，在癫痫领域主要用于确定病因、评估病变性质、评估脑功能区域等。不同的影像学技术可满足不同的临床需求，其中计算机断层扫描（CT）和磁共振成像（MRI）大大提高了癫痫病灶结构异常的诊断。目前已在临床应用脑功能检查包括阳离子衍射断层摄影（PET）、单光子衍射断层摄影（SPECT）和 MRI 光谱分析仪（MRS）。PET 可以测量脑糖和氧的代谢、脑血流和神经递质的功能变化。SPECT 亦可以测量脑血流、代谢和神经递质的功能变化，但是在定量

方面没有 PET 准确。MRS 可以测量某些化学物质，如乙酰天冬氨酸含胆碱物质、肌酸和乳酸在癫痫区域的变化。

### 3. 实验室检查

（1）血、尿、便常规检查及血糖、电解质、肝肾功能和抗癫痫药物的血药浓度等。采动脉血查酸碱度、二氧化碳分压、碳酸氢盐等。

（2）脑脊液检查：如病毒性脑炎时，白细胞计数增多、蛋白增高；细菌性感染时，还有糖及氯化物降低。脑寄生虫病可有嗜酸性粒细胞增多；中枢神经系统梅毒时，梅毒螺旋体抗体检测阳性。颅内肿瘤可以有颅内压增高、蛋白增高。

（3）血清或脑脊液氨基酸分析：可以发现可能的氨基酸代谢异常。

### 4. 神经心理检查
此项检查可以评估认知功能的障碍，判断癫痫病灶或区域在大脑的哪一侧。

## 第五节　癫痫的治疗

癫痫是一种多因素导致的、临床表现复杂的慢性脑功能障碍疾病，所以临床处理中既要强调遵循治疗原则，又要充分考虑个体性差异。目前癫痫的治疗方法较多，常用的治疗方法包括：药物治疗、外科治疗、神经调控治疗、生酮饮食等。这里我们主要讨论药物治疗。

### 1. 病因治疗
有明确病因者应先行病因治疗，如颅内肿瘤，首选手术切除新生物；若寄生虫感染，则需要驱虫治疗。

### 2. 药物治疗
明确病因，或虽有明确病因但不能根除病因者，则需要药物治疗。目前癫痫主要以药物治疗为主，其中最重要的是控制发作。药物治疗可根据个体差异性、临床表现、药物反应性等原则：①明确是否用药；②正确选择药物；③药物的用法；④严密观察不良反应；⑤尽可能单药治疗；⑥合理联合治疗；⑦适时增减、停药、换药等原则，达到控制发作或最大限度减少发作次数、长期治疗无明显不良反应，使患者保持原有的生理、心理、社会功能状态的目的。

20 世纪 80 年代之前共有 7 种主要的抗癫痫药物（AEDs）应用于临床，习惯上称为传统 AEDs。80 年代以后，国外开发并陆续上市了多种新型 AEDs。具体药物如表 13-84-1 所示：

70% 左右新诊断的癫痫患者通过服用一种 AEDs 可控制发作，所以初始治疗的药物选择非常重要。根据发作类型和综合征分类选择药物是癫痫治疗的基本原则。（表 13-84-2、表 13-84-3）

表 13-84-1　抗癫痫药物

| 传统 AEDs | 新型 AEDs |
|---|---|
| 卡马西平（carbamazepine，CBZ） | 氯巴占（clobazam，CLB） |
| 氯硝西泮（clonazepam，CZP） | 非氨酯（felbamate，FBM） |
| 乙琥胺（ethosuximide，ESM） | 加巴喷丁（gabapentin，GBP） |
| 苯巴比妥（phenobarbital，PB） | 拉莫三嗪（lamotrigine，LTG） |
| 苯妥英钠（phenytoin，PHT） | 拉科酰胺（lacosamide，LCS） |
| 扑米酮（primidone，PRM） | 左乙拉西坦（levetiracetam，LEV） |
| 丙戊酸（valproate，VPA） | 奥卡西平（oxcarbazepine，OXC） |
| | 普瑞巴林（pregabalin，PGB） |
| | 卢非酰胺（rufinamide，RUF） |
| | 噻加宾（tiagabine，TGB） |
| | 托吡酯（topiramate，TPM） |
| | 氨己烯酸（vigabatrin，VGB） |
| | 唑尼沙胺（zonisamide，Z） |

表 13-84-2　经典抗癫痫药物的适应证

| | 卡马西平 | 苯妥英钠 | 丙戊酸 | 苯巴比妥 | 乙琥胺 |
|---|---|---|---|---|---|
| 适应证 | 强直 - 阵挛性发作、部分性癫痫 | 强直 - 阵挛性发作、部分性发作、癫痫持续状态 | 原发性全身性发作、强直 - 阵挛性发作、失神发作、肌阵挛强直、失张力性发作、部分性发作 | 强直阵挛性发作、部分性发作、新生儿癫痫、胃肠外制剂可用于癫痫持续状态，尚可用于高热惊厥 | 失神发作 |

表 13-84-3　常用抗癫痫药物的联合应用

| 发作类型 | 老药 | 新药 | 新药 |
|---|---|---|---|
| 部分性发作 | CBZ/PHT＋VPA | CBZ/PHT＋GVG | GVG＋LTG |
| 或全面性发作 | CBZ/PHT＋PB | CBZ/PHT＋GBP | GVG＋GBP |
| | CBZ/PHT＋PRM | CBZ/VPA＋FBM | GBP＋LTG |
| 失神发作 | ESM＋VPA | | |
| 或少年肌阵挛性发作 | VPA＋PRM | | |

CBZ＝卡马西平；PHT＝苯妥英钠；VPA＝丙戊酸；PRM＝扑米酮；PB＝苯巴比妥；GVG＝氨己烯酸；GBP＝加巴喷丁；FBM＝非氨酯；LTG＝拉莫三嗪；ESM＝乙琥胺。

**3. 手术治疗**　患者经过长时间正规单药治疗，或先后用两种 AEDs 达到最大耐受剂量，以及经过一次正规的、联合治疗仍不见效，考虑难治性癫痫，需手术治疗。手术治疗需基本满足：癫痫灶定位需明确、切除病灶应相对局限、术后无严重功能障碍的风险等，常用方法有前颞叶切除术、癫痫病灶切除术、大脑半球切除术。

**4. 单次发作**　癫痫发作有自限性，多数患者不需特殊处理。强直 - 阵挛性发作时可搀扶患者卧倒，防止跌伤或伤人。衣领、腰带解开，以利呼吸通畅。抽搐发生时，在关节部位垫上软物可防止发作时的擦伤；不可强压患者的肢体，以免引起骨折和脱臼。发作停止后，可将患者头部转向一侧，让分泌物流出，防止窒息。

# 第六节　癫痫持续状态

癫痫持续状态（status epilepticus，SE）是最为常见的神经科临床急危重症。能否尽快、更好地结束癫痫持续状态，正确处理癫痫持续状态的并发症是降低癫痫患者死亡率和致残率的重要方法，直接关系到患者的健康和预后。

## 一、定义

传统定义认为癫痫持续状态是指"癫痫全身性发作在两次发作间期意识不清楚，单次发作持续 30 分钟或在短时间内频繁发作"。2001 年国际抗癫痫联盟提出了新的定义，即：超过大多数这种发作类型患者的发作持续时间后，发作仍然没有停止的临床征象，或反复的癫痫发作，在发作间期中枢神经系统的功能没有恢复到正常基线。在没有办法确定"大多数患者发作持续时间"的情况下，倾向性的看法是"一次发作超过 5 分钟就是癫痫持续状态"。

## 二、分类

依据临床症状和脑电图结果，癫痫持续状态一般分为惊厥和非惊厥性两大类，有明显运动症状的称为惊厥性癫痫持续状态，表现为发作性精神行为异常、感觉异常、自主神经功能紊乱及意识障碍者称为非惊厥性癫痫持续状态。

## 三、临床表现

**1. 强直 - 阵挛性癫痫持续状态**　反复出现癫痫强直 - 阵挛性发作，在发作间歇期意识不恢复，或一次发作持续 5 分钟以上，且脑电图上有持续性痫样放电，称为强直 - 阵挛性癫痫持续状态。

**2. 全身阵挛性癫痫持续状态**　全身阵挛性癫痫持续状态占儿童癫痫持续状态的 50%～80%，常合并发热。临床表现为反复、发作性的双侧肌阵挛，可以不对称，有时也可为非节律性。脑电图表现为双侧同步的棘波，可以出现暴发性尖波或节律恢复后出现棘 - 慢综合波。

**3. 全身强直性癫痫持续状态**　发作表现为短暂、频繁的肢体强直，常伴有眼球凝视，面肌、颈肌、咽喉肌强直和下肢外展，发作间期生理功能一般不会回到基线水平。脑电图显示为去同步化，但更典型的为低电压快活动，频率为 20～30Hz，逐渐减慢为 10～20Hz，振幅增加，也可见到多棘 - 慢综合波。

**4. 肌阵挛性癫痫持续状态**　肌阵挛性癫痫持续状态较为少见，多发生在症状性癫痫患者中。

**5. 连续部分性癫痫持续状态**　表现为反复发作的、局限于身体某一部分的肌阵挛，可持续数小时、数天,甚至数年。远端肢体和上肢更易受累,体育锻炼、感觉刺激或运动都可增加肌阵挛的幅度或频率。患者可合并轻偏瘫或其他皮质源性运动障碍如震颤、共济失调等。还可有其他类型的癫痫发作,如继发性全面性癫痫发作或精神运动性发作。此外,还有手足徐动症、腹壁肌肉阵挛和单侧面肌痉挛作为连续部分性癫痫持续状态表现的报道。

**6. 持续先兆** 国际抗癫痫联盟提出的持续先兆主要是指没有明显运动成分的癫痫持续状态。从临床上看,可分为 4 种亚型:①躯体感觉,如波及躯干、头部及四肢的感觉异常等;②特殊感觉,如视觉、听觉、嗅觉、平衡觉及味觉异常;③自主神经症状明显的持续先兆;④表现为精神症状的持续先兆。

**7. 失神性癫痫持续状态** 以意识障碍为突出表现,较少见。

## 四、治疗

癫痫持续状态的主要治疗目标为:维持生命体征和内环境的稳定;尽快终止癫痫持续状态,减少发作对脑部神经元的损害;尽可能找到病因、诱因,及早控制。

**1. 对症处理** 确保气道通畅,吸氧,严重者可行气管插管或切开,有牙关紧闭者应放置口咽通气管。

**2. 迅速建立静脉通道** 一般选用静脉注射生理盐水维持。

**3. 积极防治并发症** 癫痫持续状态患者发生脑水肿的风险较高,可以应用 20% 甘露醇 125～250mL 快速静脉滴注,减轻脑水肿。

**4. 药物治疗** 癫痫持续状态首选地西泮10～20mg 静脉注射,每分钟不超过 2mg,如有效,可再将 60～100mg 地西泮溶于 5% 葡萄糖生理盐水中,于 12 小时内缓慢静脉滴注。儿童首次剂量为 0.25～0.5mg/kg,一般不超过 10mg。地西泮偶尔会抑制呼吸,应用过程中需监测生命体征,若发生呼吸抑制,需停止注射,必要时加用呼吸兴奋剂。其他如地西泮加苯妥英钠或单用苯妥英钠,咪达唑仑等在地西泮无效的情况下亦可应用。咪达唑仑对难治性癫痫持续状态有较好的作用。

## 第七节 癫痫的预防与预后

### 一、癫痫的预防

预防癫痫的发生,应详细地进行家系调查,了解患者双亲同胞和近亲中是否有癫痫发作及其发作特点。防止分娩意外,新生儿产伤是癫痫发病的重要原因之一,避免产伤对预防癫痫有重要意义。对癫痫患者要及时诊断,及早治疗,对防治癫痫有重要意义。

### 二、癫痫的预后

影响癫痫预后的因素包括自然病史、病因、病情和治疗情况等。普通人群中,50% 以上的癫痫患者会在首次发作后 1 个月内发生第二次癫痫发作,约 70% 的癫痫患者在相对较短的时间内病症有少数复发,然后病症就会进入持久的缓解。大多数癫痫患者在这一阶段都可以停止服用癫痫药物,一般癫痫患者无须住院护理,且 70% 将维持不发作。但是有少数患者(30%)癫痫会出现持续无缓解的情况,就会形成潜在的慢性顽固性癫痫,这类癫痫的预后效果非常差。在那些持续发作的患者中,药物治疗可使约 20% 的患者最终缓解。但癫痫活动的时间越长,其缓解的可能性越小,而且在这种慢性患者中随访时间越长,其复发率越高,缓解率越低。这些慢性癫痫患者症状缓解且停止服药之后,复发的比例要比普通癫痫人群高。癫痫死亡率是一般人群的 2～4 倍,主要死于自杀、窒息、外伤等。癫痫伴发抑郁障碍的发生率为 24.3%,高于普通人群患病率的 6.1%～9.5%。70% 的患者用目前的抗癫痫药能完全控制发作,规则减量后,50% 的患者终身不再发病。未经治疗的癫痫患者,5 年自发缓解率在 25% 左右。而由于癫痫的临床表现形式多样,增加了诊断难度,以及专科医师少且医师水平参差不齐,导致癫痫的诊治延误,甚至病情加重或伴发精神心理疾病,因此对癫痫的研究刻不容缓。

(李培武)

# 参 考 文 献

[1] 吴江,贾建平. 神经病学 [M]. 3 版. 北京:人民卫生出版社,2015.

[2] 贾建平,陈生弟. 神经病学 [M]. 8 版. 北京:人民卫生出版社,2018.

[3] 郭文静,魏雅荣,唐兴华,等. 癫痫患者合并震颤的特征及相关因素分析 [J]. 中华神经科杂志,2020,53(12):996-1002.

[4] 洪震,虞培敏. 非惊厥性癫痫持续状态的治疗专家共识 [J]. 中华神经科杂志,2013(2):133-137.

[5] 何艳玲. 基于药物基因组学的拉莫三嗪治疗中国南方癫痫患者的个体化用药研究 [D]. 广州:南方医科大学,2017.

[6] 贾建平. 神经病学 [M]. 6 版. 北京:人民卫生出版社,2008.

[7] 朱飞. 单药治疗局灶性癫痫的长期有效性研究 [D]. 北京:中国人民解放军医学院,2015.

[8] 边玉松. 颞叶癫痫的外科治疗 [D]. 济南:山东大学,2017.

# 第八十五章　神经肌肉接头疾病

神经肌肉接头疾病是指神经肌肉接头间传递功能障碍所引起的疾病,主要包括重症肌无力和 Lambert-Eaton 肌无力综合征等。肌肉疾病是指骨骼肌疾病,主要包括进行性肌营养不良症、多发性肌炎和皮肌炎、周期性瘫痪、强直性肌营养不良症和线粒体肌病等。

## 第一节　重症肌无力

重症肌无力(myasthenia gravis,MG)是一种神经肌肉接头传递功能障碍的获得性自身免疫性疾病。主要是由于神经肌肉接头突触后膜上 AChR 受损引起的。临床主要表现为部分或全身骨骼肌无力和极易疲劳,活动后症状加重,经休息和胆碱酯酶抑制剂(cholinesterase inhibitors,ChEI)治疗后症状减轻。

重症肌无力是获得性自身免疫性疾病,主要与自身抗体介导的突触后膜 AChR 损害有关。重症肌无力的发病机制:主要由 AChR 抗体介导,在细胞免疫和补体的参与下,突触后膜的 AChR 被大量破坏,不能产生足够的终板电位,导致突触后膜传递功能障碍而发生肌无力。骨骼肌烟碱型 AChR 分子量 250kD,由 α、β、γ、δ 四种同源亚单位构成五聚体跨膜糖蛋白,α 亚单位上有一个与 ACh 结合的特异部位,也是 AChR 抗体的结合位点。AChR 抗体与 AChR 的结合还可以通过激活补体而使 AChR 降解和结构改变,导致突触后膜上的 AChR 数量减少。最终,神经肌肉接头的传递功能发生障碍,从而在临床上表现为易疲劳的肌无力。但是,引起重症肌无力免疫应答的始动环节仍不清楚。

### 一、临床特征

**1. 受累骨骼肌病态疲劳**　肌肉连续收缩后出现严重无力甚至瘫痪,休息后症状减轻。

**2. 受累肌的分布和表现**　全身骨骼肌均可受累,多以脑神经支配的肌肉最先受累。肌无力常从一组肌群开始,范围逐步扩大。首发症状常为一侧或双侧眼外肌无力,但瞳孔括约肌不受累。

**3. 重症肌无力危象**　指呼吸肌受累时出现咳嗽无力甚至呼吸困难,需用呼吸机辅助通气,是致死的主要原因。口咽肌无力和呼吸肌乏力者易发生危象,诱发因素包括呼吸道感染、手术(包括胸腺切除术)、精神紧张、全身疾病等。心肌偶可受累,可引起突然死亡。大约 10% 的重症肌无力可出现危象。

**4.** 胆碱酯酶抑制剂治疗有效,是重症肌无力一个重要的临床特征。

**5.** 病程特点缓慢或亚急性起病,也有因受凉、劳累后病情突然加重。整个病程有波动,缓解与复发交替。晚期患者休息后不能完全恢复。多数病例迁延数年至数十年,靠药物维持。少数病例可自然缓解。

### 二、临床分型

**1. Ⅰ眼肌型(15%~20%)**　病变仅限于眼外肌,出现上下垂和复视。

**2. ⅡA 轻度全身型(30%)**　可累及眼、面、四肢肌肉,生活多可自理,无明显咽喉肌受累。

**3. ⅡB 中度全身型(25%)**　四肢肌群受累明显,除伴有眼外肌麻痹外,还有较明显的咽喉肌无力症状,但呼吸肌受累不明显。

**4. Ⅲ急性重症型(15%)**　急性起病,常在数周内累及延髓肌、肢带肌、躯干肌和呼吸肌,肌无力严重,有重症肌无力危象,需做气管切开,死亡率较高。

**5. Ⅳ迟发重症型(10%)**　病程达 2 年以上,常由Ⅰ、ⅡA、ⅡB 型发展而来,症状同Ⅲ型,常合并胸腺瘤，预后较差。

6. **肌萎缩型** 少数患者肌无力伴肌萎缩。

### 三、辅助检查

1. 血、尿、脑脊液检查正常，常规肌电图检查基本正常，神经传导速度正常。

2. **重复神经电刺激** 为常用的具有确诊价值的检查方法。应在停用新斯的明 17 小时后进行，否则可出现假阴性。90% 的重症肌无力患者低频刺激时为阳性，且与病情轻重相关。

3. **单纤维肌电图** 通过特殊的单纤维针电极测量并判断同一运动单位内的肌纤维产生动作电位的时间是否延长来反映神经肌肉接头处的功能，该病表现为间隔时间延长。

4. **AChR 抗体滴度的检测** 对重症肌无力的诊断具有特征性意义。85% 以上全身型重症肌无力患者的血清中 AChR 抗体浓度明显升高，但眼肌型患者的 AChR 抗体升高可不明显，且抗体滴度的高低与临床症状的严重程度并不完全一致。

5. **其他检查** 5% 的重症肌无力患者有甲状腺功能亢进，表现为 $T_3$、$T_4$ 升高。部分患者抗核抗体和甲状腺抗体阳性。

### 四、诊断

MG 患者受累肌肉的分布与某一运动神经受损后出现肌无力的范围不相符合，临床特点为受累肌肉在活动后出现疲劳无力，经休息或胆碱酯酶抑制剂治疗可以缓解。结合药物试验、肌电图和免疫学检查的典型表现可以作出诊断。

### 五、治疗

#### （一）药物治疗

1. **胆碱酯酶抑制剂** 通过抑制胆碱酯酶，减少 ACh 的水解而减轻肌无力症状。成人每次口服溴吡斯的明 60～120mg，3～4 次 /d。口服 2 小时达高峰，辅助药物如氯化钾、麻黄碱可加强胆碱酯酶抑制剂的作用。

2. **肾上腺糖皮质激素** 可抑制自身免疫反应，减少 AChR 抗体的生成。

（1）冲击疗法：适用于住院危重病例、已用气管插管或呼吸机者。甲泼尼龙 1 000mg 静脉滴注，1 次 /d，连用 3～5 天，随后每天减半量，继之

改为口服泼尼松 50mg，病情稳定后再逐渐减量。可用地塞米松 10～20mg 静脉滴注，1 次 /d，连用 7～10 天。临床症状稳定改善后，改为泼尼松 60～100mg 隔日顿服。当症状基本消失后，逐渐减量至 5～15mg 长期维持，在 1 年以上。大剂量类固醇激素治疗初期可使病情加重，甚至出现危象，应予注意。

（2）小剂量递增法：隔日每晨顿服泼尼松 20mg，每周递增 10mg，直至隔日每晨顿服 60～80mg，待症状稳定改善后，逐渐减量至隔日 5～15mg 维持数年。此法可避免用药初期病情加重。

3. **免疫抑制剂** 适用于对肾上腺糖皮质激素疗效不佳或不能耐受，或因有高血压、糖尿病、溃疡病而不能用肾上腺糖皮质激素者。①环磷酰胺：成人口服每次 50mg，2～3 次 /d，或 200mg，每周 2～3 次静脉注射。儿童口服 35mg/（kg•d）。②硫唑嘌呤：口服每次 50～100mg，1～2 次 /d，用于类固醇激素治疗不佳者。③环孢素 A：口服 6mg/（kg•d），疗程 12 个月。不良反应有肾小球局部缺血坏死、恶心、心悸等。

4. **禁用和慎用药物** 氨基糖苷类抗生素、新素、多黏菌素、巴龙霉素等可加重神经肌肉接头传递障碍；奎宁、奎尼丁等药物可以降低肌膜兴奋性；另外，吗啡、地西泮、苯巴比妥、苯妥英钠、普萘洛尔等药物也应禁用或慎用。

#### （二）血浆置换

通过正常人血浆或血浆代用品置换患者血浆，能清除 MG 患者血浆中 AChR 抗体、补体及免疫复合物。每次交换量为 2 000mL 左右，每周 1～3 次，连用 3～8 次。仅维持 1 周至 2 个月，仅适用于危象和难治性重症肌无力。

#### （三）大剂量静脉注射免疫球蛋白

外源性 IgG 可以干扰 AChR 抗体与 AChR 的结合，从而保护 AChR 不被抗体阻断。IgG 0.4g/（kg•d）静脉滴注，5 天为一疗程，作为辅助治疗缓解病情。

#### （四）危象的处理

危象指 MG 患者在某种因素作用下突然发生严重的呼吸困难，甚至危及生命。危象分三种类型：

1. **肌无力危象**（myasthenic crisis） 为最常见的危象，疾病本身发展所致，多由于抗胆碱酯

酶药量不足。如注射腾喜龙或新斯的明后症状减轻则可诊断。

2. **胆碱能危象**（cholinergic crisis） 非常少见，由于抗胆碱酯酶药物过量引起，患者肌无力加重，并且出现明显胆碱酯酶抑制剂的不良反应如肌束颤动及毒蕈碱样反应。可静脉注射腾喜龙2mg，如症状加重则应立即停用抗胆碱酯酶药物，待药物排除后可重新调整剂量。

3. **反拗危象**（brittle crisis） 由于对抗胆碱酯酶药物不敏感而出现严重的呼吸困难，腾喜龙试验无反应，此时应停止抗胆碱酯酶药，对气管插管或切开的患者可采用大剂量类固醇激素治疗，待运动终板功能恢复后再重新调整抗胆碱酯酶药物剂量。

危象是重症肌无力患者最危急的状态，病死率为15.4%～50%，随治疗进展，病死率已明显下降。不论何种危象，均应注意确保呼吸道通畅，若早期处理病情无好转，应立即进行气管插管或气管切开，应用人工呼吸器辅助呼吸；停用抗胆碱酯酶药物以减少气管内的分泌物；选用有效、足量和对神经肌肉接头无阻滞作用的抗生素积极控制肺部感染；给予静脉药物治疗如类固醇皮质激素或大剂量丙种球蛋白；必要时采用血浆置换。

## 六、预后

重症肌无力患者一般预后良好，但危象的死亡率较高。

# 第二节 进行性肌营养不良症

肌营养不良症（muscular dystrophies）是一组存在临床表型、骨骼肌病理学、生化代谢学、分子遗传学和发病机制上诸多共性与特性的遗传性疾病，病种繁多，在原发性神经肌肉疾病中占重要地位。本组疾病主要为进行性肌肉组织病理性改变和肌无力，是一类以进行性、对称性肌无力和肌萎缩为主要表现的遗传病，不同程度累及肢体、躯干和面肌，部分类型累及呼吸肌、心肌和吞咽肌，个别伴发中枢神经系统、眼部、内耳或皮肤损害。大多数患者转归不良，最终多死于呼吸肌或心肌衰竭。

发病机制仍未彻底明确，随着多数致病基因

被克隆，遗传性肌病的蛋白定位及功能研究得到深化，动物模型成为发病机制探索的重要工具，这组疾病始终处于孟德尔遗传病研究的前沿。

## 一、临床特点

先天性肌营养不良（congenital muscular dystrophy，CMD）一般出生后或新生儿期起病，多数假肥大型肌营养不良（duchenne muscular dystrophy，DMD）和部分的肢带型肌营养不良（limb girdle muscular dystrophy，LGMD）在儿童期起病，青少年期丧失行走能力，部分的LGMD和多数的肌强直型（myotonic dystrophy，DM）、面肩肱型肌营养不良（facioscapulohumeral muscular dystrophy，FSHD）在青少年或成人期起病。

1. **具有提示意义的临床体征** 肌无力和肌肥大并存，见于DMD及部分的LGMD，肌强直见于MD，肘关节、跟腱及脊柱进行性挛缩见于Emery-Dreifuss肌营养不良及Ullrich先天性肌营养不良症，脊柱畸形见于在Ullrich和脊柱强直型先天性肌病早期。

2. **骨骼肌系统以外表现**

（1）呼吸系统损害：是常见的并发症，这类患者处于慢性缺氧状态，可能导致呼吸功能衰竭，需要加强早期症状识别，注意肺功能的定期检查，必要时进行夜间睡眠监测。

（2）心脏损害：也是常见的并发症，可导致心脏性猝死。DMD和部分LGMD存在肥厚型心肌病，严重的心脏传导阻滞是Emery-Dreifuess肌营养不良的重要特点。

（3）中枢神经系统损害：结构和功能性脑损害见于部分CMD，如结构性病变常见于Walker-Warburg综合征Fukuyama型和肌-眼-脑疾病，典型的功能性损害见于MD和DMD。

## 二、诊断

进行性肌营养不良症主要依据患者的发病年龄、起病方式和受累运动功能，以及血清肌酸激酶、肌电图的辅助检查，进行初步诊断和分型。患者血清肌酸激酶明显增高是疾病的特点，不同类型的进行性肌营养不良症，血清激酶升高的程度不同，DMD一般为正常值的20～250倍以上，LGMD一般为正常值的1～80倍以上，FSHD一般在正常值的 5 倍以内。但其他肌肉损害疾病同样引起肌酸激酶值增高。

### 三、治疗

目前 DMD 的治疗策略主要包括药物及支持治疗、基因治疗和干细胞治疗三方面。

#### (一)药物及支持治疗

目前仍没有一种药物能明显改变肌病的进展和转归，只能对症治疗及支持治疗。传统治疗药物中，糖皮质激素迄今仍是最有效和最实用的治疗手段。糖皮质激素能延缓病程。但是长期使用激素难免有不良反应发生，特别是因骨质疏松导致的骨折与脊柱侧弯及体重增加。除糖皮质激素外，氨基糖苷类抗生素也有一定的疗效，但临床试验发现，氨基糖苷类抗生素的有效治疗量大，极易造成耳毒性和肾毒性。其他的治疗药物包括免疫抑制剂、不同的维生素及肌肉营养药物等，均未能显示出明确的治疗效果。

DMD 患者在中后期均出现不同程度肌肉萎缩、关节挛缩、脊柱变形等并发症。如何开展功能锻炼、是否进行矫形手术等支持治疗，目前仍存在争议。

#### (二)基因治疗

长期的药物治疗研究无明显进展，而分子生物学的迅速发展为 DMD 的治疗提供了一个新的方向。由于 dystrophin 基因突变导致不同的临床表型遵循一定的"阅读框规则"，为 DMD 的基因治疗（外显子跳跃治疗）提供了理论基础。

#### (三)细胞治疗

1. **成肌细胞移植治疗** 结果大多不理想。DMD 患者中，移植的成肌细胞效率很低（1%），因此在患者中没有功能上或临床上的改善。

2. **干细胞移植治疗** 成体干细胞的使用不涉及伦理问题。尽管可以从成人和出生前的组织分离出肌源性干细胞和卫星细胞，但细胞数量有限，难以满足治疗需求。因此骨髓成为成体干细胞的另一个重要来源。

目前，各国学者均致力于假肥大型肌营养不良的治疗研究。但无论是基因治疗，还是干细胞治疗，治疗后肌组织中的 dystrophin 蛋白阳性细胞数量均较难达到维持肌组织基本功能的最低要求（30%）。

## 第三节 多发性肌炎和皮肌炎

多发性肌炎（polymyositis，PM）和皮肌炎（dermatomyositis，DM）是一组多种病因引起的弥漫性骨骼肌炎症性疾病，发病与细胞和体液免疫异常有关。主要病理特征是骨骼肌变性、坏死及淋巴细胞浸润，临床上表现为急性或亚急性起病，对称性四肢近端为主的肌肉无力伴压痛，血清肌酶增高，血沉增快，肌电图呈肌源性损害，用糖皮质激素治疗效果好等特点。PM 病变仅限于骨骼肌，DM 则同时累及骨骼肌和皮肤。

### 一、临床表现

急性或亚急性起病，发病年龄不限，但儿童和成人多见，女性多于男性，病情逐渐加重，几周或几个月达高峰。病前可有低热或感冒史。

1. **肌肉无力** 首发症状通常为四肢近端无力，常从盆带肌开始，逐渐累及肩带肌肉，颈肌无力出现竖颈困难，咽喉肌无力表现为构音、吞咽困难，呼吸肌受累则出现胸闷、气短。常伴有关节、肌肉痛。眼外肌一般不受累。肌无力可持续数年。查体可见四肢近端肌肉无力、压痛，晚期有肌缩和关节挛缩。

2. **皮肤损害** DM 患者可见皮肤损害，皮疹多先或与肌肉无力同时出现，少数患者皮疹在肌无力之后发生。典型的皮疹为眶周和上下眼睑水肿性淡紫色斑和 Gottron 征，后者指四肢关节伸面的水肿性红斑，其他皮肤损害还包括光敏性皮疹、面部蝶形红斑等。

3. **其他表现消化道受累** 出现恶心、呕吐、痉挛性腹痛。心脏受累出现晕厥、心律失常、心衰。肾脏受累出现蛋白尿和红细胞。少数病例合并其他自身免疫性疾病，如类风湿关节炎、系统性红斑狼疮、进行性系统性硬化等。还有少数病例可能伴发恶性肿瘤。

### 二、诊断

多发性肌炎和皮肌炎患者常常表现为不典型的临床症状和体征；针对多发性肌炎和皮肌炎的一些无创性辅助检查特异性和敏感性不高；肌肉活检在多发性肌炎和皮肌炎诊断中的应用由于种

种原因受到限制。

1. **临床诊断标准**　①数周或数月内逐渐加重的对称性肢带肌无力。②血清肌酶活性升高。③肌电图三联征：低波幅，短时程多相运动单位动作电位；纤颤电位，正锐波和插入兴奋性增加；自发的异常高频放电。④肌肉活检异常（例如，肌纤维的变性和再生，坏死，吞噬作用，束周萎缩和间质内单核细胞浸润）。依照这些标准，皮肤损害是皮肌炎和多发性肌炎的唯一区别。而对于40岁以上者，需除外恶性肿瘤。

2. **确诊依据**　目前，肌肉活检是肌炎诊断中不可替代的工具。肌活检可见肌纤维变性、坏死、再生和炎症细胞浸润，肌束周围小血管梗死，毛细血管内皮细胞增厚、肿胀。肌肉活检一般是在局麻下对无力的肌肉进行开放性活检，对侧相同的肌肉应同时进行活检。

### 三、治疗

目前几乎没有随机双盲安慰剂对照试验，也没有确切地评价治疗结果和治疗反应的方法。但是一些回顾性研究表明，类固醇皮质激素仍然是种有效的治疗药物。但类固醇皮质激素并非对所有的患者都有效，而且在使用过程中有许多副作用。治疗的主要目标是消除炎症，恢复肌力，预防慢性肌病的发生和其他器官的损害，以减少病死率和改善生活质量。

1. **类固醇皮质激素**　作为首选药物，泼尼松 $1\sim1.5mg/(kg\cdot d)$，最大剂量 100mg/d。一般在 $4\sim6$ 周之后临床症状改善，CK 下降接近正常。逐渐减量，一般每 2 周减 5mg，至 30mg/d 时改为每 $4\sim8$ 周减 $2.5\sim5mg$，最后达到维持量 $10\sim20mg/d$，维持 $1\sim2$ 年。急性或重症患者可首选大剂量甲泼尼龙 1 000mg 静脉滴注，1 次/d，连用 $3\sim5$ 天，然后逐步减量。如果泼尼松龙治疗后患者病情恶化，则要鉴别是肌炎复发还是类固醇肌病。类固醇肌病的特征是 CK 水平正常，EMG 无异常的自发活动。肌炎复发可能在磁共振断层显像上有增强效应，但是有时需要反复的肌肉活检才能确诊。

2. **免疫抑制剂**　下述情况可考虑使用免疫抑制剂：①皮质类固醇治疗无效；②疾病快速进展；③体内器官严重受累；④皮质类固醇减量时复发；⑤明显的皮质类固醇副作用（糖尿病、高血压和骨质疏松等）。常用的免疫抑制剂包括硫唑嘌呤、甲氨蝶呤和环孢素 A。可与皮质类固醇联合应用以减少皮质类固醇的用量。甲氨蝶呤能够引起间质性肺病。环孢素 A 主要用于治疗成年人难治的多发性肌炎、皮肌炎和青少年皮肌炎。环孢素 A 在大于 $5\sim6mg/(kg\cdot d)$ 的用量时，可能出现剂量依赖性肾毒性。环磷酰胺的治疗效果有争议。

3. **静脉注射免疫球蛋白（IVIG）**　急性期与其他治疗联合使用，效果较好。免疫球蛋白 $1g/(kg\cdot d)$，静脉滴注连续 2 天；或 $0.4g/(kg\cdot d)$ 静脉滴注，每月连续 5 天，4 个月为一疗程，不良反应为恶心、呕吐、头晕，但能自行缓解。

4. **难治性病例的治疗困境与新的治疗手段的发掘**　T 淋巴细胞信号转导阻滞剂、抗细胞因子单克隆抗体、共刺激分子、细胞黏附分子干扰物和金属基质蛋白酶是最近研究的热点。

### 四、预后

儿童预后较好。多发性肌炎患者中半数可基本痊愈。伴肿瘤的老年患者，尤其是有明显的肺、心、胃肠受累者，预后差。

## 第四节　周期性瘫痪

### 一、概念

周期性瘫痪（periodic paralysis）是最早被发现由于离子通道功能异常导致的疾病之一。周期性瘫痪以骨骼肌纤维细胞膜兴奋性异常为特点，临床表现以持续不同时间的局灶或全身肌肉的发作性无力为特征，发作期出现血浆钾离子水平的改变，发作间歇期肌肉功能基本正常。在周期性瘫痪发作时，大多数患者表现为良性病程，部分患者可以由于呼吸功能不全而死亡。

### 二、钾离子在发病中的作用

钾离子在维持细胞膜电位的稳定和动作电位的产生中发挥重要作用。长期以来，一直认为血清中钾离子浓度的改变是周期性瘫痪的发病基础，是发病的源头。但随着实验技术的进步，对于周期性瘫痪发病机制的研究不断深入，发现血清中钾离子浓度的改变有可能只是周期性瘫痪的一个继发表现，不是源头，而可能是最终通路。

正常血钾型周期性瘫痪比较少见，多在 10 岁前发病，部分患者嗜盐，限制盐摄入量或给予钾后可以诱发，每次发作持续时间较长，多数在 10 天以上。常在夜间醒后或清晨出现，可以为四肢瘫痪或仅影响部分肌群。正常血钾型周期性瘫痪在发作时临床表现与高钾型周期性瘫痪相似，只是不出现血清钾浓度的升高，并且给予葡萄糖治疗无效。

### 三、诊断中的难点

1. 高钾型与低钾型周期性瘫痪鉴别见表 13-85-1。

2. **首次发作如何诊断**　根据反复发作的短暂性无力，在一次发作期间检测到血清钾含量的异常，通常可以诊断周期性瘫痪。对于无家族史的首次发作病例，则需要与以下可以导致急性全身无力的疾病进行鉴别：

（1）神经系统疾病：重症肌无力、Lambert-Eaton 综合征、猝倒发作、与发作性睡病相关的睡眠瘫痪、多发性硬化、短暂性脑缺血发作、过度换气综合征。

（2）代谢性或中毒性疾病：电解质紊乱、卟啉症、肉毒杆菌毒素中毒、酒精中毒、阿片中毒、低血糖发作。

（3）感染及炎症：脊髓灰质炎、Guillain-Barre 综合征、多发性肌炎、皮肌炎。必要时，可以进行相应的诱发试验，由于诱发试验具有潜在的危险，在采用时必须进行心电监测。诱发试验具体方法如下：①低钾型周期性瘫痪的诱发试验，静脉输入葡萄糖（100g）和正规胰岛素（20U）可以诱发一次发作；②高钾型周期性瘫痪的诱发试验，可以口服氯化钾 2g，每 2 小时重复一次，共 4 次，禁食，尤其是运动后进行诱发试验效果最佳，但是必须注意，瘫痪发作、肾功能不全、糖尿病患者不能采用诱发试验。也可以进行冷水诱发试验，将被检查者前臂浸入 11～13℃水中，如为高钾型周期性瘫痪，20～30 分钟后可以诱发肌无力，停止浸泡 10 分钟后可以恢复，有助于诊断。

3. **散发病例如何进行鉴别诊断**

（1）导致继发性血钾降低的疾病：①钾经细胞转移。甲亢型周期性瘫痪、钡中毒、高胰岛素

表 13-85-1

| | 低钾型周期性瘫痪 | 高钾型周期性瘫痪 |
| --- | --- | --- |
| 遗传方式 | 常染色体显性遗传 | 常染色体显性遗传 |
| 发病年龄 | 10～20 岁 | <10 岁 |
| 持续时间 | 数小时至数天 | 数分钟至数小时 |
| 诱因及加重因素 | 运动后休息、寒冷、碳水化合物负荷、月经 | 运动后休息、寒冷、钾负荷、禁食、怀孕、糖皮质激素、应激、乙醇 |
| 肌强直 | 无 | 常有 |
| 肌无力严重程度 | 中、重度 | 轻-中度，可在局部 |
| 血钾水平 | 低，很少正常 | 高，可为正常 |
| 肌酸激酶水平 | 中度升高 | 轻度升高 |
| 肌电图 | 可有动作电位降低 | 可有肌强直电位 |
| 心电图 | 可有 PR 间期、QRS 波和 QT 间期延长，T 波低平和 U 波 | T 波波幅增高 |
| 预防性治疗 | 低钠高钾、低碳水化合物饮食，双氯非那胺，乙酰唑胺 | 低钾、高碳水化合物饮食，乙酰唑胺，噻嗪类利尿剂 |
| 急性期治疗 | 口服补钾，如不能口服可静脉补钾 | 静脉给予葡萄糖酸钙，葡萄糖和胰岛素 |
| 可检测致病钾离子通道基因 | 钙通道（CACNA1S）、钠通道（SCN4A）、钾通道（KCNE3） | 钠通道（SCN4A）、钾通道（KCNE3） |

血症、碱中毒。②钾经肾脏丢失。盐皮质激素过多（原发及继发醛固酮增多症）、肾小管疾病（肾小管性酸中毒、Liddle 综合征）、肾盂肾炎。③钾经肾外丢失。钾摄入过少、腹泻、直肠绒毛状腺瘤、瘘管、呕吐、输尿管结肠吻合术。④药物。利尿剂（噻嗪类、呋塞米依他尼酸）、缓泻剂、甘草（其成分甘草酸具有类盐皮质激素样作用）。

（2）导致继发性血钾升高的疾病：醛固酮过少症、肾衰、保钾型利尿剂、ACEI 等所致的继发高钾血症。

4. **甲亢性与家族性周期性瘫痪的异同** 周期性瘫痪散发病例常伴发甲状腺功能亢进，被称为甲亢性周期性瘫痪或甲状腺毒性周期性瘫痪，除较易出现心律失常外，其发作同家族性周期性瘫痪具有相似的临床症状。甲亢性周期性瘫痪也具有一些与家族性不同的特征，甲亢性主要出现在男性（尽管甲状腺功能亢进在女性多见），20～40岁成人最常见，高胰岛素血症、高碳水化合物负荷和运动可诱发，可以累及呼吸肌和咽喉肌，发作持续数小时至数天。周期性瘫痪发作与甲状腺功能亢进的严重程度无关。当甲状腺疾病得到成功治疗后，瘫痪发作停止。补充钾离子、口服普萘洛尔或螺内酯可以控制及预防发作。

## 四、从乙酰唑胺对治疗的作用透视治疗的现状

乙酰唑胺是一种碳酸酐酶抑制剂，在周期性瘫痪的治疗中，尤其在预防性治疗中，乙酰唑胺（125～250mg，每天 2～3 次）发挥着重要的作用，但是乙酰唑胺在周期性瘫痪治疗中的作用机制目前尚不完全明确。长期应用乙酰唑胺可以出现肾结石，应注意监测。

（秦历杰　张宝瑞）

## 参 考 文 献

[1] Ellen MW, Elisabeth RB, Jin Z, et al. PTC124 targets genetic disorders caused by nonsense mutations[J]. Nature, 2007, 447(7140): 87-91.

[2] Dick E, Kaira S, Anderson D, et al. Exon skipping and gene transfer restore dystrophin expression in hiPSC-cardiomyocytes harbouring DMD mutations[J]. Stem Cells Dev, 2013, online.

[3] Cordeiro AC, Isenberg DA. Treatment of inflammatory myopathies[J]. Postgrad Med J, 2006, 82(969): 417-424.

[4] Falhammar H, Thoren M, Calissendorff J. Thyrotoxic periodic paralysis: clinical and molecular aspects[J]. Endocrine, 2013, 43(2): 274-284.

[5] 吴江, 贾建平. 神经病学[M]. 3 版. 北京：人民卫生出版社, 2015.

[6] Louis ED, Mayer SA, Rowland LP. Merritt's Neurology[M]. 13th ed. New York: Lippincott Williams & Wilkins, 2015.

# 第十四篇　精神行为急症

# 第八十六章　急性精神行为异常

## 第一节　急性精神行为异常的概述

近年来，急诊精神病学（emergency psychiatry）正逐渐发展成为精神病学的一个独立分支学科。既往的调查报道，在急诊科，因急性精神行为异常而就诊的患者约占所有急诊患者的 5%，而在以非精神心理问题就诊的患者中，有 20%～30% 的患者伴有精神症状。急性精神行为异常的发生可见于各类精神心理疾病的首次发作或急性复发，其中，较常见的有精神病性障碍、物质使用相关障碍、心境障碍、焦虑障碍等。由于急性起病，患者往往可能存在冲动、攻击、自伤和/或自杀等企图或紊乱行为，对急诊科工作人员、患者本人及其他患者和家属的安全均存在潜在的风险。因此，急诊科在接诊到急性精神行为异常患者时的主要目标是处理患者的急性危机状态。

## 第二节　急性精神行为异常的临床特征

对于首次出现的急性精神行为异常，可参考国际疾病分类第 10 版（International Classification of Diseases, 10th edition, ICD-10）中关于"急性而短暂的精神病性障碍（acute and transient psychotic disorder, ATPD）"的诊断标准：患者常常以精神病性症状的突然出现或急性发作为特征，即在 2 周或更短的时间内从缺乏精神病性特征的状态转变为具有明显异常的精神病性状态，可出现各种类型的幻觉或妄想等，症状可相对稳定，亦可出现快速的变化；同时，还可能存在不同程度的情绪变化或情绪不稳定表现；可伴或不伴有急性应激事件。同时，必须要排除器质性病因，如脑震荡、谵妄或者痴呆等，以及存在明显的药物或酒精中毒等病因。

对于既往精神心理疾病急性复发的患者，表现出的症状常常与既往疾病发作相似，程度或轻或重；但也可能表现出在既往疾病病程中从未出现过的新发症状，对于此类患者，在进行评估时需要警惕患者是否存在共病其他精神障碍的可能。

## 第三节　急性精神行为异常的急诊评估

在急诊科，当接诊到急性精神行为异常的患者时，首要任务是对患者进行评估，内容主要包括：急诊精神科评估、躯体疾病评估和安全性评估等。由于患者处于症状急性期，往往对精神专科评估不能配合，因此，上述评估内容有时只能向患者的陪诊知情人员进行了解。

### 一、精神科评估

精神科评估是为了明确诊断，了解患者的安全风险，为进一步制订有针对性的诊治方案而进行的评估。但在急诊科，由于患者处在急性危机状态，常常需要得到快速的评估和干预，留给医生的问诊时间有限，因此，急诊精神科医生无法像精神专科医生那样进行以开放式问题为主、封闭式问题为辅的问诊模式，而是主要以封闭式问题为主、开放式问题为辅的问诊模式。根据患者对精神检查的配合程度，可大致将急性精神紊乱患者分为配合精神检查者和不能配合精神检查者，在评估时对配合程度不同的患者应采用不同的问诊方式，比如，对于能够配合精神科评估的患者，可首先向患者直接了解本次疾病的发生、发展过程，可能的病（诱）因及诊治经过，然后再向患者的陪诊知情人员收集必要的补充信息。而对于部分不能配合的患者，则只有向患者的陪诊知情人员收集相关的信息。以下列出急诊精神科问诊及评估的主要内容（表14-86-1），供参考。

**表 14-86-1　急诊精神科问诊及评估内容**

| 项目 | 主要内容 |
| --- | --- |
| 主诉 | |
| 现病史 | 起病时间，本次就诊的主要症状、伴随症状及其发展变化（包括安全性评估），以及既往诊治经过 |
| 既往史 | 既往躯体疾病病史和精神疾病病史，尤其与本次疾病可能相关的病症及诊治经过（若有，需尽可能详尽地收集相关信息，为后续治疗提供参考） |
| 过敏史，药物副作用史 | |
| 心理社会因素 | 尤其与本次疾病发展可能相关的因素 |
| 物质依赖滥用史 | 包括：初次使用年龄、使用总量和频率、使用方式、末次使用时间、物质滥用造成的影响、既往诊治情况及戒断综合征的评估等 |
| 家族史 | 尤其与患者症状相似的疾病诊断或家族中的自杀史 |
| 精神检查 | 评估患者的一般情况，意识状态，接触交流情况，配合程度，症状表现或各种类型的精神疾病综合征等 |
| 生命体征 | |
| 体格检查 | |
| 实验室检查 | |
| 诊疗计划 | 由于患者起病急，在急诊科停留时间较短，症状可能不典型，因此，急诊诊断可根据上述评估内容给出临时的症状状态诊断和鉴别诊断，并制订相应的对症治疗方案。待患者的急性危机状态缓解后，再及时对其病情进行评估，收集疾病信息，确定其最终诊断 |

## 二、躯体疾病评估

对于任何因急性精神行为异常而就诊于急诊科的患者，首先应对患者的躯体状况进行评估，并开展有针对性的检查排除潜在的躯体疾病，避免发生漏诊和误诊。对于不能配合躯体疾病筛查的患者，可加强与其监护人的沟通，在采取必要的保护措施后进行相关的躯体疾病筛查。以下列出急诊精神科常用的医学检测（表14-86-2），供选择参考。

**表 14-86-2　急诊精神科常用医学检测**

| 项目 | 作用 |
| --- | --- |
| 血常规 | 筛查感染、血液系统疾病等 |
| 血电解质、尿素氮、肌酐 | 筛查代谢性疾病、电解质紊乱、肾脏疾病、进食障碍、营养不良、脱水等 |
| 血糖 | 筛查糖代谢病 |
| 肝功能、血氨 | 筛查肝脏疾病，包括酒精或药物引起的肝功能异常等 |
| 叶酸、维生素 $B_1$ 和 $B_{12}$ | 筛查酒精依赖、营养不良、贫血等 |
| 血/尿毒物筛查 | 筛查物质滥用、服毒、中毒等 |
| 血药浓度筛查 | 筛查过量服药、药物中毒等 |
| 腰穿 | 筛查中枢神经系统感染、出血等 |
| 头部 CT/MRI | 筛查中枢神经系统血管性病变、创伤等 |

## 三、安全性评估

安全性评估主要针对存在伤害自己或者伤害他人行为风险的患者。当接诊到急性精神异常的患者时，安全性评估应当作为所有评估的第一步，并贯穿于从患者接诊到急诊阶段治疗结束的始终。当接诊医师从患者陪诊知情人员处了解到或者患者本人暴露出既往或者近期存在伤害自己或者他人的行为和/或风险时，接诊医师必须详细询问患者本次发病后是否有实施这些行为的想法和计划，评估相关的触发因素，并做好相应的风险防范措施，比如：向患者家属告知风险，征得家属支持配合，加强防范；向医护团队告知风险，防范职业伤害；向保卫部门求助；对于存在高风险或目前正表现出确切危险行为的患者，予以保护性约束及使用必要的镇静药物等。

## 第四节　急性精神行为异常的急诊干预

在急诊科，对于急性精神行为异常的处理目标主要是处理患者的急性危机状态，以安全实用为原则，而具体的干预措施有赖于上述的急诊评估。在进行干预时，还需要综合考虑急诊科可获得的医疗资源，患者的疾病严重程度和求治需求，以及安全性风险等因素。

## 一、治疗环境

在急诊科，由于需要处理大量各种类型的疾病，各种监护仪器和设备的声音致使环境常常较为嘈杂，空间也相对有限。但是，对于急性精神行为异常患者的急诊处理，选择合适的治疗环境往往会更有利于对其进行诊治。例如，对于一些能够配合精神检查，主动诉说自己病情的患者，他们可能存在自认为与自己病情相关的隐私，希望这些情况只被接诊医师知晓即可，不便被旁人知晓，即便是他们最亲近的人。在这种情况下，选择安静、相对私密的治疗环境，患者可能更愿意将自己的真实想法告诉医师，进而有利于医师做出更准确的判断，制订更全面的治疗方案；而对于一些存在冲动、激越症状，不能完全配合精神检查，甚至安全性评估具有较高安全风险的患者，则需要患者的陪同知情人和相应的安保人员同时在场，以保证整个诊治处理过程的安全。因此，在处理患者的急性危机状态时，我们需要根据患者的病情，尽可能地选择适合的治疗环境。

## 二、干预措施

目前对于精神疾病的治疗手段主要包括药物治疗、心理治疗和一些物理治疗方法。但是，在当前急诊科诊治环境相对有限，精神专科治疗所需医疗设施相对缺乏，以及国内精神科急诊从业人员相对不足的医疗条件下，这些治疗手段在急性精神行为异常的急诊处理过程中并非都能有效实施。

在药物治疗方面，目前用于治疗精神疾病的常用药物主要包括抗抑郁药、抗焦虑药、抗精神病药、心境稳定剂及镇静催眠药等。不同药物具有不同的适应证，其作用机制、滴定或起效时间，以及药物不良反应均有所不同，且因人而异。首先，在对急性精神行为紊乱的患者进行药物干预时，应当根据患者的具体症状表现、既往用药情况（包括具体药名、用药量、疗效、副作用及依从性等）和共病情况（包括精神疾病和躯体疾病）等进行综合考虑，尽可能选择具有快速控制或缓解患者急性危机状态的药物（如苯二氮䓬类药、非典型抗精神病药物和高效价抗精神病药等）。在用药过程中，应动态监测所选药物使用后可能出现的不良反应，并及时给予对症处理。同时，还需要根据患者对治疗的配合程度，选择不同的给药途径，对能够配合口服药物的患者，应尽量使用口服给药，而对因存在严重兴奋激越、缺乏疾病自知力等情况而不能配合或拒绝口服药物的患者，则需要选择非口服给药途径，如：肌内注射给药。其次，虽然某些滴定或起效时间较长的药物在急诊科并不常用，但如果有条件，在患者诊断明确后，仍可作为其进一步系统治疗的起始治疗。最后，若患者的危机状态系既往精神疾病的急性复发，则可以考虑继续使用既往治疗过程中明确有效的药物进行治疗。

在心理治疗和物理治疗方面，由于患者在急诊科接受治疗的时间较短，且受到当前急诊科医疗条件的限制，因此，常常难以在急诊科开展系统的心理治疗和物理治疗。但是，掌握一定的心理干预技巧，对缓解患者的危机状态和建立良好的治疗同盟关系常常具有积极的意义。同时，也有必要根据情况，对有心理治疗或物理治疗需求的患者给出治疗建议，以供其后期选择，促进其远期恢复。

此外，由于部分急性精神行为异常的患者可能对疾病缺乏自知力，或伴随严重的激越表现，对整个急诊评估和干预过程不能配合，甚至拒绝，存在伤害自身、危害他人安全、扰乱医疗秩序等风险或行为。当遇到这种情况时，依据《中华人民共和国精神卫生法》第四十条规定，医疗机构及其医务人员在没有其他可替代措施的情况下，可以实施约束、隔离等保护性医疗措施。实施保护性医疗措施应当遵循诊断标准和治疗规范，并在实施后告知患者的监护人。禁止利用约束、隔离等保护性医疗措施惩罚精神障碍患者。同时，由经过严格培训的工作人员对患者实施保护性约束和/或隔离措施，以避免可能出现的危险行为。需要注意的是，最低限度地使用约束和/或隔离是精神科护理的标准要求，只有在患者存在上述风险或行为的情况下才不得不采用。在实施约束和/或隔离措施时，须有相应的医嘱，并如实记录实施该措施的原因和过程；在实施该措施后，还需要向患者的监护人告知，并动态观察患者的状态，及时调整治疗方案，争取尽早解除约束和/或隔离，在整个过程中都必须注意保护患者的安全和隐私。

最后，急性精神行为异常患者经上述急诊评估和干预后，可根据需要转介精神专科接受进一步的评估和治疗。

综上所述，由于目前急性精神行为异常的病因不明，诱因复杂，在急诊科进行处理时常常可能面临各种各样的挑战。因此，急诊精神科医务工作人员需要不断学习更新相关专业知识，提高诊治能力，学习相关法律知识（如《中华人民共和国精神卫生法》《中华人民共和国侵权责任法》等），增强法律意识，使急性精神行为异常患者在急诊科的诊治过程更加科学、规范。同时，参考国外经验，结合我国国情，加强急性精神行为异常诊治条件和治疗模式的探索创新，以促进我国急诊精神病学不断向前发展。

（李　涛　汪辉耀）

# 参 考 文 献

[1] 西奥多·斯坦恩. 麻省总医院精神病学手册 [M]. 许毅，译. 北京：人民卫生出版社，2017.

[2] Scott A. Simpson，Chelsie Monroe. Implementing and Evaluating a Standard of Care for Clinical Evaluations in Emergency Psychiatry[J]. The Journal of Emergency Medicine. 2018，55（4）：522-529（e2）.

[3] Mahtab Motamed，Seyyed Taha Yahyavi，Vandad Sharifi，et al. Emergency psychiatric services in Roozbeh Hospital：A qualitative study of the staff's experiences[J]. Perspectives in Psychiatric Care，2019，55（2）：249-254.

[4] Samuel P Trethewey，Shantal Deepak，Samuel Saad，et al. Evaluation of the Psychiatric Decisions Unit（PDU）：effect on emergency department presentations and psychiatric inpatient admissions[J]. Postgraduate Medical Journal，2019，95（1119）：6-11.

[5] Chun-Chi Hsu，Hung-Yu Chan. Factors associated with prolonged length of stay in the psychiatric emergency service[J]. PLOS ONE，2018，13（8）：e0202569.

# 第八十七章　脑器质性病变与躯体疾病所致精神行为异常

## 第一节　脑器质性病变所致精神行为异常

脑器质性病变所致精神行为异常指由各种因素(包括脑变性、脑血管疾病、颅内感染、创伤、肿瘤或癫痫等)直接损害中枢神经系统所引起的精神障碍。虽然原因各异,但大多数患者具有共同的临床特征,如急性脑综合征、慢性脑综合征、幻觉妄想综合征、情感障碍、行为障碍、睡眠障碍、局灶性脑损害症状等。这些症状和综合征可能在同一疾病的不同病程阶段中先后出现,也可在疾病的某一病程阶段中同时出现。由于在治疗和处理原则上有所不同,所以熟悉和掌握这类脑器质性精神障碍临床症状的表现形式和变化规律十分必要。

### 一、常见症状及综合征

#### (一)意识障碍

**1. 意识障碍的分类及其表现**　意识障碍的表现很多,为了便于归类和学习,在本章中对意识障碍的分类主要基于两个方面,一是根据意识障碍发生的形式和持续时间;二是根据意识障碍的具体表现。

(1)急性意识障碍:有两个含义,一是指意识障碍的发生较急,二是持续时间一般较短。在这种界定的范围内,急性意识障碍一般包括意识清晰度下降、意识范围障碍和意识内容障碍等情况。

1)意识清晰度下降:意识清晰度下降主要由中枢神经系统脑干上行网状激活系统、丘脑弥散投射系统等结构受到损害所致。其具体表现可以有嗜睡、意识混浊、昏睡和昏迷。

2)以意识范围改变为主的意识障碍:体现在患者在局限范围内的心理活动保持相对正常,而在此之外的感知、思维、记忆、情感和行为等方面均受到影响。因此,在一定的范围内,患者对外界刺激可以有正常的应答反应,在临床上可表现为对言语及非言语刺激的应答反应时间延长,思维迟缓,理解能力下降,判断能力和预见能力下降,时间、地点和人物的定向力下降等,一般事后均有部分或完全的遗忘。在临床上称上述情况为朦胧状态(twilight state)。睡行症(somnambulism)和神游症(fugue)均属于朦胧状态的特殊表现形式。

3)以意识内容改变为主要表现的意识障碍:就是平时临床各个学科都经常提到的谵妄状态(delirium),基本特征是在意识清晰度下降的情况下出现幻觉和错觉,特别是带有恐怖内容的幻觉和错觉,并伴有不协调的精神运动性兴奋。上述情况患者事后只能部分回忆或者基本不能够回忆。谵妄状态一般在感染、中毒、代谢障碍等导致中枢神经系统整体功能失调的情况下出现。

(2)慢性意识障碍:主要是指发生较为缓慢且持续存在时间较长的意识障碍,现将某些特殊类型描述如下:

1)去皮质综合征(decorticate syndrome):由大脑皮质广泛病变,皮质功能丧失引起,但皮质下功能保留。患者有睁闭眼及眼球游动,或睁眼凝视,无追物移动,有吞咽动作,但无任何自发性言语,貌似清醒,故又称睁眼昏迷,对疼痛刺激有逃避反应,无情感反应,可出现无意识的哭叫或自发性强笑。常有如吮吸、强握、掌颏反射等原始反射,小便失禁,瞳孔对光反应、角膜反射活跃,病理征阳性。双侧肢体可出现肌强直或痉挛,或双上肢屈曲、双下肢伸直性特殊的去皮质强直姿势。脑电图表现为弥漫性中、高幅 θ 波。

2)无动性缄默症(akinetic mutism):由上行网状激活系统部分损害引起。表现为肌肉松弛,肢体无自发性活动,缄默不语,强刺激时可有逃避反应。能睁闭眼、有眼球追物动作,睡眠较多。能吞咽,无表情活动,无病理征。脑电图表现为广泛性慢波。

2. **意识障碍的识别** 由于意识障碍的种类较多,表现也多样化,对于某些意识障碍的识别有一定的困难,判断何种意识障碍应注意以下问题:①是否存在注意障碍,特别是主动注意障碍;②是否存在瞬时记忆障碍;③言语应答反应是否正常;④非言语应答反应是否正常;⑤在没有记忆障碍的情况下,定向力是否完整;⑥与外界的情感交流是否存在或正常;⑦患者是否能够完成平时能顺利完成的某些特殊活动。

### (二)注意障碍

#### 1. 注意障碍的表现

(1)注意减弱(hypoprosexia):又分为主动注意减弱和被动注意减弱两种情况,涉及注意的稳定性、紧张性、分配和转移等多方面的障碍。脑部任何部位的病变,尤其是广泛性脑部病变,都可出现注意减弱。前面所描述的急性和慢性意识障碍的所有情况均涉及注意减弱。

(2)注意狭窄(narrowing of attention):具体表现为患者的心理活动只能固定在某个范围内,不能随着自己的意志或外界环境的变化进行分配和转移。以意识范围改变为主的意识障碍主要表现为注意狭窄。

#### 2. 注意障碍的检测 有两种主要途径,一种是整体观察,如注意患者的表情、神态、对外界刺激的反应等;一种是通过一些特殊的测试来进行判断,例如瞬时记忆的检查、口算的正确率、正背和倒背数字的位数等。

### (三)记忆障碍

记忆障碍的表现:记忆障碍可在识记、保存、回忆、再认识这四个记忆基本过程的不同阶段发生,识记受到损害主要发生在意识障碍的情况下,而在意识清晰的情况下所出现的记忆障碍主要表现在记忆的保存和回忆方面。

#### 1. 记忆减退(hypomnesia) 表现为对既往经验或重大事件难以回忆或新印象转瞬即逝,识记、保存、回忆与再认识普遍受损。记忆减退往往是一个过渡症状,例如脑变性疾病、脑血管疾病早期均可表现出记忆的减退,而随着病程的发展,逐步出现遗忘症状。

#### 2. 遗忘(amnesia) 如果对识记过的事物或场景不能回忆便称为遗忘。遗忘是记忆功能严重受损的体现,遗忘的核心症状是情景记忆的严重损害。在临床实践中一般将遗忘归纳为以下一些类型:

(1)顺行性遗忘(anterograde amnesia):指对疾病发生后一段时间,特别是出现意识障碍后一段时间经历的遗忘,如果中枢神经系统病理损害严重,则将继续表现为任何外界事物都不能在大脑中保留记忆痕迹,但对疾病前的远事、童年的经历仍保持着较好的记忆。

(2)逆行性遗忘(retrograde amnesia):指疾病发生前一段时间经历的遗忘。一般头部外伤后多见。

(3)进行性遗忘(progressive amnesia):指遗忘的发展呈进行性趋势,由轻到重构成一个连续的病程。在此过程中,其特点主要是回忆和再认的功能明显受损,这种情况脑变性疾病多见(如阿尔茨海默病)。

(4)错构(falsification)和虚构(confabulation):错构和虚构是在记忆障碍的基础上所出现的与回忆功能异常密切相关的症状。错构主要表现为歪曲的回忆。而虚构是指虚幻的回忆。错构和虚构可见于头部外伤、中毒、精神活性物质的应用(如酒精)、中枢神经系统变性疾病(如阿尔茨海默病)、脑血管疾病、麻痹性痴呆等中枢神经系统病变等。

### (四)智能障碍

智能障碍(disorders of intelligence)的表现和常见类型:表现为常识、判断推理和理解能力、计算能力记忆能力的全面减退。这种"全面减退"的资料可以通过临床精神检查获得,也可以通过专门的智能测验获得。智能障碍的产生系生长发育成熟以前,特别是中枢神经系统生长发育成熟以前(18岁以前),因先天因素或疾病因素(如遗传、代谢异常、感染、中毒、头颅外伤、内分泌异常或缺氧等因素)致使中枢神经系统发育不良或受阻碍,称为精神发育迟滞(mental retardation);如果在个体中枢神经系统发育成熟及个体的智能水平充分发展以后,由于中枢神经系统病变或躯体疾病(如脑血管疾病、脑变性疾病、癫痫、某些代谢性疾病等)所导致的中枢神经系统功能严重受损,进而产生智能全面受损的情况称为痴呆(dementia)。

### (五)常见的脑器质性综合征

临床上常见的脑器质性综合征主要有急性脑综合征和慢性脑综合征两类。这种分类对脑器质性疾病的诊断、治疗和预后的判断仍具有重要的现实意义。

**1. 急性脑综合征(acute brain syndrome)** 是一组急性的、广泛的认知功能障碍,意识障碍是其核心症状,常由脑部弥漫性、暂时的病变所引起,一般病情发展速度较快,病程较短暂,病变可逆,预后较好。尤其要注意意识混浊、谵妄状态及几种特殊形式的昏迷的认识和鉴别。

**2. 慢性脑综合征(chronic brain syndrome)** 常见于慢性脑器质性疾病或由急性脑综合征迁延而来。临床上以缓慢进展的智能减退为主要特征,多数脑部病变不可逆,预后较差。

(1)痴呆综合征:其基本表现是以智能障碍为核心症状,在此基础上,可以出现人格的改变、情感异常(如情感幼稚、不稳定等)、行为异常(如幼稚行为)等。

(2)遗忘综合征:在近事遗忘的基础上,出现错构或虚构,同时伴随定向障碍。

(3)人格改变(personality change):由于大脑额叶比其他皮质区域先退化,而额叶同人格的关系尤为密切,如脑变性痴呆患者在无明显记忆及智能缺陷以前,已表现有人格改变。脑外伤、脑肿瘤、癫痫、脑血管硬化及各种脑变性疾病是引起人格改变的常见原因。

(4)精神疾病综合征

1)类精神分裂症:可有各种幻觉,以幻视多见,其次为幻嗅和幻味;也有感知综合障碍,如视物变形、空间知觉障碍、体感异常等;思维障碍主要为病理性赘述、思维黏滞、持续言语、片断妄想,情绪欣快、强制性哭笑或情感失禁。这些表现与患者记忆力下降及对周围事物的理解判断力下降有关。

2)类情感性精神障碍:可表现为抑郁、焦虑或躁狂状态。抑郁情绪是痴呆患者较多见的情绪障碍,不少患者在早期常被误诊为抑郁症。

3)脑衰弱综合征:可有失眠、注意力不集中、疲乏无力及诸多躯体不适,情绪焦虑抑郁等。其核心症状是记忆障碍,睡眠障碍的特点主要是睡眠倒错。

### (六)局灶性脑综合征

某些局灶性脑病变,可以出现一些特征性的精神症状,对于定位诊断有参考价值。

**1. 额叶** 常有人格改变,表现为行为放纵,情绪欣快,判断力低下,反应迟钝,注意力减退,持续言语等。若两侧额叶损害,可出现小便失禁。若优势半球额叶的后部损害(如Broca's区),可出现表达性失语,当损害到运动皮质或其深部投射纤维时,可引起身体对侧痉挛性轻瘫,偏身共济失调,失用,强握征和摸索征。

**2. 顶叶** 顶叶损害较少引起精神症状,而常为各种复杂的感知障碍。

**3. 颞叶** 常出现智能损害与人格改变。可有情绪不稳,攻击行为,癫痫发作和精神分裂症样精神障碍。痴呆患者突出的行为紊乱与颞叶中部及额颞叶间的神经联系损害有关。

**4. 枕叶** 是视觉最高级的中枢,其损害可引起复杂的视觉认知功能障碍。还可有视野缺损和原始性视幻觉,如闪光、线条、图形等。对于怀疑有枕叶损害的患者,必须使用视野计检测视野。

**5. 胼胝体** 是大脑左右半球之间最大的通路,其病变常累及双侧半球,可产生严重而迅速的智能减退。前部损害以情感障碍为主,后部则以智能缺损更为突出。

**6. 间脑** 脑深部中线结构病变的特征性症状是遗忘综合征、睡眠过多、近记忆力障碍、进行性的智能减退、情感控制不良、行为幼稚、运动不能和木僵。

## 二、病因和发病机制

脑器质性疾病所致精神障碍发生的直接原因主要是变性疾病、血管疾病、脑外伤和占位性病变,这些疾病均可导致中枢神经系统结构的改变和/或功能异常,精神症状则是中枢神经系统受损后表现的一个方面。大多数结构性损害可由头颅CT或MRI证实,神经系统检查可发现由损害所引起的局灶性神经体征。

不论脑部病变的性质如何,其精神障碍的临床类型常由以下因素决定:

### （一）病变进展的速度

脑部病变进展速度越快，越易导致意识障碍，而病变进展缓慢的肿瘤、萎缩、代谢障碍及慢性中毒常导致痴呆。

### （二）脑损害的范围和严重程度

若两侧半球均有损害，即使程度较轻，也可出现精神症状。多数脑器质性精神障碍是大脑弥漫性病变和脑萎缩的结果，临床上表现为渐进性痴呆。

### （三）脑损害的部位

局限性脑病变若损害间脑 - 皮质联合机制（胼胝体与第三脑室附近）、边缘系统及颞叶等部位，最易引起精神症状，常为情绪与智能高级整合功能的紊乱。

### （四）年龄因素

儿童少年及老年患者容易出现精神症状。由于感染、脱水、麻醉药物、抗胆碱能药物、镇静催眠药物的影响，老年患者也容易出现谵妄。

### 三、脑器质性精神障碍的诊断

正确诊断的关键是把好病史采集和精神检查这两关。注意病史中是否有提示为脑器质性疾病的可能，如有无头部外伤史、感染、各种脑血管疾病、癫痫、自身免疫性脑炎等，有无重要躯体疾病和特殊服药史，精神检查应注意有无意识障碍和智能障碍；神经系统检查应注意有无病理征、颅神经受损的症状等。首先应划分出急性、慢性脑器质性精神障碍。所以诊断的第一步是作出症状学判断，明确精神症状或精神综合征。第二步是从纵向发展着眼，结合既往史、家族史、人格特点，以及起病病因、病情进展和病程特点等进行综合分析，作出疾病分类学诊断。

### 四、脑器质性精神障碍的处理

#### （一）治疗

1. 对症治疗　对一部分病因明确的脑器质性疾病的治疗和精神症状的对症治疗。使用精神药物应遵循短期、小剂量起始、及时停药的原则。针对兴奋激越或幻觉，要关注锥体外系妄想等精神症状，可以选择肌内注射氟哌啶醇，作用快速有效，但耐受性不好，要关注锥体外系不良反应，并进行心电监控（如 QT 间期延长等）。非典型抗精神病药物如奥氮平、喹硫平、利培酮等不良反应较少，可以短期使用，但以不加重原发脑器质性疾病为前提。

2. 针对病因治疗　如颅内感染应积极治疗原发病，控制感染；脑变性、脑缺氧者可给予 ATP、辅酶 A 等促进脑营养代谢的药物。脑器质性精神障碍患者不少为老年人，应避免使用抗胆碱能副作用强，对心脏、血压影响大或具有明显锥体外系副作用的药物。

3. 非药物干预措施　脑器质性精神障碍容易引起谵妄，对谵妄的非药物干预措施非常重要，但常常被忽视。建议采用如下措施：①患者和其他人，建议护理人员做好安全检查，收走危险物品，尽量不约束；②尽量避免过量的声光刺激；③限制白天睡眠，保持昼夜节律；④帮助患者进行时间定向；⑤尽量帮助患者保持适当的活动水平；⑥医护人员尽量固定，减少患者的不安，避免反复刺激。

#### （二）护理

既要注意对脑部及躯体疾病的护理，又要注意对精神症状的特殊护理。应加强生活照顾和支持疗法，预防并发症的发生，对具有危险性精神症状（意识障碍时的冲动伤人等）的患者的护理，主要是保护好患者，防止意外事故的发生。

## 第二节　躯体疾病所致精神行为异常

躯体疾病所致的精神行为异常是指由中枢神经系统以外的疾病，如躯体的感染中毒、内脏器官疾病、内分泌和代谢性疾病及结缔组织疾病等造成躯体血流动力学改变、水和电解质平衡紊乱、代谢障碍等情况，进而造成中枢神经系统功能紊乱所导致的精神障碍。躯体疾病所致的精神障碍可表现出两个方面的症状，一方面主要是认知功能障碍，如意识障碍、注意障碍、智能障碍和记忆障碍等；另一方面可出现感知觉、思维、情感和行为等障碍，在临床上表现出的特点主要是精神症状的严重程度随躯体疾病的严重程度而波动。对躯体疾病所致精神障碍的诊断需要注意几点：根据精神症状和躯体疾病的关系判断精神症状是否为躯体疾病的必然结果。对躯体疾病所致精神障碍的处理包括积极治疗躯体疾病、对精神症状的药物治疗、心理治疗,以及对躯体症状和精神症状的护理。

## 一、病理生理机制

躯体疾病之所以会导致患者出现精神症状,主要是因为躯体疾病所导致的中枢神经系统功能紊乱。总结起来,可以有以下途径:①代谢障碍。某些躯体疾病会引起机体代谢障碍,造成机体能量供应不足,中枢神经系统对能量变化最敏感,全身代谢的变化,首先会影响到中枢神经系统,从而导致功能紊乱。②中枢神经系统缺氧。严重的呼吸系统疾病可以造成氧的吸入不足,进而导致功能障碍的发生。③毒性物质作用于中枢神经系统。外源性有毒物质,如细菌、病毒、寄生虫和许多化学毒性物质侵入体内后,其本身或中间代谢产物可作用于中枢神经系统,造成功能紊乱。④水和电解质代谢紊乱、酸碱平衡失调可造成中枢神经系统功能紊乱。⑤神经生化改变造成中枢神经系统功能紊乱,有些有害物质或某些药物可以直接引起中枢神经生化改变,如利血平可以造成中枢神经系统五羟色胺及去甲肾上腺素等神经递质的改变。

在考虑出现精神障碍的原因时,还应该注意到患者的遗传因素、营养状况、当时的功能状态,以及患者的家庭、社会环境等。应特别注意情绪因素对躯体疾病产生精神障碍的作用。

## 二、躯体疾病所致精神行为异常的临床表现

躯体疾病导致的精神行为异常有一些共同的特点,对这些共性因素的掌握有利于对这类精神障碍的认识。

1. 首先应该有相应躯体疾病的症状、体征,以及实验室检查的阳性发现。

2. 精神障碍的发生、发展、严重程度及其转归等情况与所患躯体疾病的变化相一致,即随躯体疾病的发生而出现,随躯体疾病的加重而明显,随躯体疾病的缓解或治愈而消失。在起病形式上,如果躯体疾病急性起病,精神症状的出现一般也为急性起病,若前者为慢性起病,后者的出现也是缓慢的。

3. 精神症状在许多情况下呈现出夜间症状加重,白天症状减轻或消失的所谓"昼轻夜重"的情况。

以上特点是一般情况,不能概括所有躯体疾病出现精神症状时的规律。有的患者或有的躯体疾病可以精神症状作为疾病的首发症状,易被误诊,在临床工作中应加以注意。

## 三、常见临床表现

躯体疾病所致精神障碍的临床表现可以涉及感知觉障碍、思维障碍、情感障碍、行为障碍、人格障碍和认知功能障碍等方面。包括急性脑综合征和慢性脑综合征(如前所述)。

慢性脑综合征还可以抑郁综合征、躁狂综合征、类精神分裂综合征、各种焦虑及相关障碍(如焦虑、强迫、疑病、癔症样表现等)为其主要的表现形式。上述各种症状和综合征可以表现得非常典型,也可以不典型,也可以两类不同的表现出现在同一个患者身上。

## 四、躯体疾病所致精神行为异常的诊断

诊断主要涉及对原发疾病的诊断、对精神障碍的诊断,以及对躯体疾病和精神障碍之间的关系作出判断。从症状标准看,要通过病史、躯体及神经系统检查、实验室检查发现躯体疾病的证据;精神障碍的发生、发展及病程与原发躯体疾病相关。

进行诊断时,应该注意对脑器质性病变所致精神障碍的鉴别。主要是根据有无提示中枢神经系统病变存在的证据。

## 五、躯体疾病所致精神行为异常的治疗原则

1. 对原发疾病的治疗。

2. 对精神症状的治疗(如治疗精神病性症状、控制兴奋躁动等)。

3. 支持治疗(维持水、电解质和酸碱平衡、改善中枢神经系统循环和代谢等)。

4. 加强对躯体疾病和精神症状的护理(如防自杀、防冲动伤人和毁物、防走失、保暖、清洁、消除紧张恐惧情绪等)。

(王　雪)

# 参 考 文 献

[1] Hessler JB，Schufele M，Hendlmeier I，et al. Behavioural and psychological symptoms in general hospital patients with dementia，distress for nursing staff and complications in care: results of the General Hospital Study[J]. Epidemiology and Psychiatric Sciences，2018，27（3）: 278-287.

[2] Masters MC，Morris JC，Roe CM. "Noncognitive" symptoms of early Alzheimer disease: A longitudinal analysis[J]. Neurology，2015，84（6）: 617-622.

[3] Kales HC，Gitlin LN，Lyketsos CG. Assessment and management of behavioral and psychological symptoms of dementia[J]. BMJ，2015，350（mar02 7）: h369-h369.

[4] Lourenco MV，Ferreira ST，De Felice FG. Neuronal stress signaling and eIF2α phosphorylation as molecular links between Alzheimer's disease and diabetes[J]. Progress in Neurobiology，2015，129: 37-57.

[5] De Felice FG，Ferreira ST. Inflammation，Defective Insulin Signaling，and Mitochondrial Dysfunction as Common Molecular Denominators Connecting Type 2 Diabetes to Alzheimer Disease[J]. Diabetes，2014，63（7）: 2262-2272.

[6] Verdile G，Keane KN，Cruzat VF，et al. Inflammation and Oxidative Stress: The Molecular Connectivity between Insulin Resistance，Obesity，and Alzheimer's Disease[J]. Mediators ofInflammation，2015，2015（6）: 17.

[7] Yarchoan M，Arnold SE. Repurposing Diabetes Drugs for Brain Insulin Resistance in Alzheimer Disease[J]. Diabetes，2014，63（7）: 2253-2261.

[8] Koekkoek PS，Kappelle LJ，Berg EVD，et al. Cognitive function in patients with diabetes mellitus: guidance for daily care[J]. Lancet Neurology，2015，14（3）: 329-340.

[9] 唐宏宇，方贻儒. 精神病学[M]. 2 版. 北京: 人民卫生出版社，2020.

# 第十五篇　妇产科急症

# 第八十八章 异 位 妊 娠

## 第一节 异位妊娠的概述

### 一、概念

正常妊娠时，受精卵着床于子宫体腔内膜。当受精卵于子宫体腔以外着床，称异位妊娠（ectopic pregnancy，EP），希腊文中的"ektopos"一词是ectopic的最初起源，本意是在地点之外的意思，在这里是指胚泡着床于子宫宫腔内膜以外的地方，临床上常称宫外孕。异位妊娠是妇产科常见的急腹症之一，若不及时诊断和积极抢救，可危及生命。

异位妊娠与宫外孕的含义稍有差别。异位妊娠包括输卵管妊娠（tubal pregnancy）、卵巢妊娠（ovarian pregnancy）、腹腔妊娠（abdominal pregnancy）、阔韧带妊娠（broad ligament pregnancy）及宫颈妊娠（cervical pregnancy）等（图15-88-1）；宫外孕则仅指子宫以外的妊娠，宫颈妊娠不包括在内。此外，因子宫残角妊娠（pregnancy in rudimentary horn）的临床表现与异位妊娠类似，特附于本章内简述。

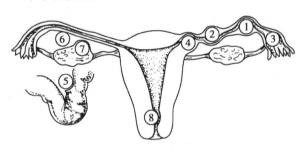

**图 15-88-1　异位妊娠的发生部位**
1. 输卵管壶腹部妊娠　2. 输卵管峡部妊娠　3. 输卵管伞部妊娠　4. 输卵管间质部妊娠　5. 腹腔妊娠　6. 阔韧带妊娠　7. 卵巢妊娠　8. 宫颈妊娠

### 二、异位妊娠的流行病学

在过去的数十年中，许多国家的异位妊娠发生率一直是上升趋势。根据统计，EP绝大多数发生于输卵管，只有10%左右的EP是非输卵管的，但是非输卵管EP的发生率在最近几年有升高的趋势。EP是妊娠前3个月怀孕妇女死亡的主要原因，尽管总体死亡率随着时间的推移而下降，但迟发性破裂和血流动力学损害导致的死亡仍占所有孕产妇死亡的6%，尤其是在广大发展中国家。除此之外，在未来还将导致妇女生殖系统的并发症，如再次异位妊娠及不孕等。

## 第二节 异位妊娠的危险因素

随着人们性文化理念的转变、生活环境的变化、计划生育政策的改变及医学科学的进步等，异位妊娠危险因素出现多样化、复杂化和隐匿化等特点。

### 一、盆腔感染

异位妊娠在遭受盆腔炎（pelvic inflammatory disease，PID）痛苦的妇女中更为常见。而50%以上被感染的妇女并没有意识到自己有盆腔感染或盆腔炎。在连续的PID感染后，输卵管损伤的发生率增加（1次发作后为13%，2次后为35%，3次后为75%），分娩、流产、上环等各种宫腔操作在育龄期妇女中很常见，从而使生殖道防御屏障功能遭到一定程度的破坏，生殖系统的免疫力下降，使得病原微生物容易上行感染，引起盆腔炎症（包括子宫内膜炎、输卵管炎、输卵管卵巢炎等），使着床窗口期的受精卵正常运输受到阻碍，最终发生EP。

EP的危险因素之一是沙眼衣原体（chlamydia trachomatis，CT）感染，输卵管炎或输卵管损伤是CT反复上行感染的并发症，原因是CT产生的热休克蛋白触发的一系列免疫应答机制可能造成输卵管的炎症反应和损伤，而输卵管炎症和损伤被认为是输卵管功能障碍和受精卵异常植入的主要原因。其他可能与盆腔炎和输卵管损伤相关的感染包括淋病奈瑟菌、支原体和血吸虫病等。

## 二、流产史

流产包括人工流产、药物流产、自然流产、稽留流产等，过往因计划生育等原因，我国育龄妇女的流产量比较大，个别妇女流产次数比较多。随着经济的快速发展，社会性观念变化及晚婚晚育观念等原因，妇女避孕失败或意外怀孕情况较多，流产会增加异位妊娠的危险性。自然流产是EP的危险因素，二者可能存在共同的危险因素，如感染、激素失衡、免疫因素等，也有研究者认为，自然流产和异位妊娠之间的关联性可能是因为输卵管有阻止胚胎正常着床发育的能力。对于人工流产，大规模的病例对照研究显示，在人工流产次数超过 2 次的患者中，EP 的风险随流产次数的增加而增加。

人工流产术是避孕失败后的有效补救手段，但是人工流产需要用扩宫棒和吸引器等器械扩开宫颈口，此种操作方式即使术中没有任何人为的差错，充满负压的吸引器或多或少都会损伤子宫内膜，影响受精卵正常着床，同时由于是侵入性操作，术后发生阴道致病微生物上行感染宫腔的风险增加，容易出现子宫内膜炎症，以致子宫内膜损伤或蜕膜发育障碍，减少受精卵在下次妊娠时正常的着床及发育可能，增加 EP 的发生率。如不注意无菌操作，则感染风险更大，导致输卵管管腔上皮破坏、内膜粘连、管腔变狭等问题，同时，输卵管上皮细胞的纤毛摆动和管壁肌组织的收缩亦可受炎症反应的影响，以至于受精卵在输卵管转运时移动缓慢，甚至受阻，在未到达宫腔内时已发育到可以着床的程度，能够着床，却只能在输卵管内着床，从而发生 EP。药物流产后因蜕膜剥离不全，一般阴道流血时间较人工流产久，血液是良好的病原微生物培养基，从而增加了生殖道发生感染的风险。有时因胚胎组织流出不全或残留常常需再行清宫术，造成宫腔感染或子宫内膜损伤，最终增加了发生 EP 的可能。

## 三、输卵管手术史

既往的输卵管手术，包括但不限于输卵管吻合术、输卵管造口术、输卵管成形术和粘连松解术等，是 EP 的危险因素，多因输卵管的解剖结构被手术操作本身直接影响，以至于输卵管形成狭窄、粘连及瘘管，从而使着床窗口期的受精卵的正常运输受到阻碍，发生 EP。同样，任何原因引起的盆腔粘连包括子宫内膜异位、阑尾炎或其他盆腔手术，都可能会扭曲输卵管的解剖结构。输卵管手术后，EP 的风险估计为 2%~13%。

## 四、年龄

年龄是 EP 随着孕产妇年龄增长而增加的风险，年龄超过 35 岁是一个重要的风险因素。EP的发病率随着孕产妇年龄的增加而稳步增加，21岁时是 1.4%，44 岁或更大年龄时是 6.9%。这种关联的假设包括更多暴露于大多数其他随年龄增长而增加的危险因素，胚泡细胞组织中染色体变异性随年龄增加和输卵管功能随年龄减退，出现受精卵延迟转运的问题，导致胚泡在输卵管即发育到可着床的程度。

## 五、吸烟

大多数调查吸烟对输卵管影响的研究都是在啮齿类动物身上进行的，并且涉及烟雾对平滑肌的影响，如蠕动频率和收缩情况。吸烟会使输卵管中控制平滑肌收缩力和调节宫内植入的蛋白因子表达发生改变。由于输卵管平滑肌收缩力受损和输卵管微环境改变，输卵管 EP 被认为是输卵管内胚胎滞留的结果。

## 六、辅助生殖技术

在采用辅助生殖技术（assisted reproductive technology, ART）的成功妊娠者中，2%~5% 发生EP，较自然方法受孕者明显增高。但是 ART 后发生 EP 的风险还不明确，可能的影响因素为患者体内荷尔蒙水平的变化、缺乏超声引导的胚胎移植和胚胎植入数量过多等。最新的研究显示，ART 后发生 EP 的风险随着时间的推移而减少，但多种胚胎移植等因素增加了 EP 的风险。也有研究显示，ART 增加 EP 的风险可能主要归因于输卵管因素不孕或手术程序问题，而不是 ART 本身，非输卵管不孕增加了 EP 的风险。

## 七、宫内节育器放置史

使用宫内节育器（intrauterine device，IUD）可有效降低宫内和宫外孕的概率，但是当怀孕作为使用 IUD 避孕失败的结局时，发生 EP 的风险显著增加，虽然目前 IUD 导致宫外孕囊植入的确切因素尚不明确，一般认为是 IUD 引起的炎症可影响输卵管的活动性，延缓孕卵的转运，从而滞留于输卵管导致 EP。既往带有孕酮成分的宫内节育器的使用时间和有盆腔疼痛者植入宫内节育器是发生 EP 的危险因素。

## 八、异位妊娠史

异位妊娠史作为再发 EP 的危险因素，可能是所有危险因素中最有关联性的一个，并且危险性与既往 EP 次数呈正相关，1 次后增加 12.5%，2 次后增加 76.6%。对于前次 EP 的治疗，无论是药物还是手术，都可能导致病理性的输卵管活动力改变，影响输卵管平滑肌功能和子宫收缩功能。

# 第三节 异位妊娠的分类

## 一、输卵管妊娠

输卵管妊娠的发生部位以壶腹部最多，占 75%～80%，10%～15% 的为峡部，伞部及间质部妊娠少见。

### （一）病因

1. **输卵管炎症** 可分为输卵管黏膜炎和输卵管周围炎，两者均为输卵管妊娠的常见病因。输卵管黏膜炎严重者可引起管腔完全堵塞而致不孕，轻者尽管管腔未完全堵塞，但黏膜皱褶发生粘连使管腔变窄，或纤毛缺损影响受精卵在输卵管内正常运行，中途受阻而在该处着床。输卵管周围炎病变主要在输卵管的浆膜层或浆肌层，常造成输卵管周围粘连，输卵管扭曲，管腔狭窄，管壁肌蠕动减弱，影响受精卵的运行。淋菌及沙眼衣原体所致的输卵管炎常累及黏膜，而流产或分娩后感染往往引起输卵管周围炎。结核性输卵管炎病变重，治愈后多造成不孕，偶尔妊娠，约 1/3 为输卵管妊娠。

结节性输卵管峡部炎是一种特殊类型的输卵管炎。该病变系由于输卵管黏膜上皮呈憩室样向峡部肌壁内伸展，肌壁发生结节性增生，使输卵管近端肌层肥厚，影响其蠕动功能，导致受精卵运行受阻，容易发生输卵管妊娠。

2. **输卵管手术** 曾患过输卵管妊娠的妇女，再次发生输卵管妊娠的可能性较大。由于原有的输卵管病变或手术操作的影响，不论何种手术（输卵管切除或保守性手术），再次输卵管妊娠的发生率为 10%～20%。输卵管绝育术后若形成输卵管瘘管或再通，均有导致输卵管妊娠的可能，尤其是腹腔镜下电凝输卵管绝育及硅胶环套术。因不孕而接受输卵管分离粘连术、输卵管成形术（如输卵管吻合术、输卵管开口术等），使不孕患者有机会获得妊娠，同时也有发生输卵管妊娠的可能。

3. **放置宫内节育器（intrauterine device，IUD）** IUD 与异位妊娠发生的关系，已引起国内外重视。随着 IUD 的广泛应用，异位妊娠发生率增高，其原因可能一方面是由于使用 IUD 后的输卵管炎所致，另一方面与 IUD 避孕失败而受孕，发生异位妊娠的机会较大有关。

4. **输卵管发育不良或功能异常** 输卵管发育不良常表现为输卵管过长、肌层发育差、黏膜纤毛缺乏。其他还有双输卵管、憩室或有副伞等，均可成为输卵管妊娠的原因。输卵管功能（包括蠕动、纤毛活动和上皮细胞的分泌）受雌、孕激素的调节。若调节失败，影响受精卵的正常运行。此外，精神因素可引起输卵管痉挛和蠕动异常，干扰受精卵的运送。

5. **受精卵游走** 卵子在一侧输卵管受精，受精卵经宫腔或腹腔进入对侧输卵管称受精卵游走。移行时间过长，受精卵发育增大，即可在对侧输卵管内着床形成输卵管妊娠。

6. **其他输卵管周围肿瘤** 如子宫肌瘤或卵巢肿瘤的压迫，有时影响输卵管管腔通畅，使受精卵运行受阻。子宫内膜异位症可增加受精卵着床于输卵管的可能性。

### （二）病理

1. **输卵管妊娠的特点** 输卵管管腔狭小，管壁薄且缺乏黏膜下组织，其肌层远不如子宫肌壁厚与坚韧，妊娠时又不能形成完好的蜕膜，不能适应胚胎的生长发育，因此，当输卵管妊娠发展到一定时期，将发生以下结局：

（1）输卵管妊娠破裂：多见于妊娠 6 周的输卵管峡部（图 15-88-2），受精卵着床于输卵管黏膜皱襞间，胚泡生长发育时，绒毛向管壁方向侵蚀基层与浆膜，最终穿破浆膜，形成输卵管峡部妊娠破裂。输卵管肌层血管丰富，短期内可发生大量腹腔内出血，使患者出现休克，出血量远较输卵管妊娠流产多，腹痛剧烈也可反复出血，在盆腔与腹腔内形成积血和血肿，孕囊可自破裂口排入盆腔。输卵管妊娠破裂，绝大多数为自发性，也可发生于性交或盆腔双合诊后。

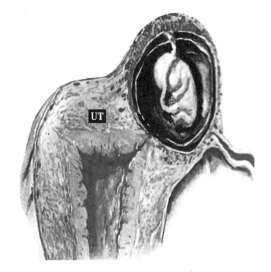

图 15-88-3　输卵管间质部妊娠

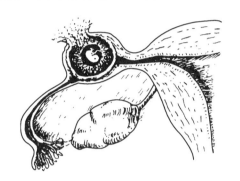

图 15-88-2　输卵管峡部妊娠

输卵管间质部妊娠发病多在妊娠 12～16 周，虽少见，但后果严重。其结局几乎全为输卵管妊娠破裂。输卵管间质部为通入子宫角的肌壁内部分，管腔周围肌层较厚，因此可以维持妊娠到 4 个月左右才发生破裂。由于此处血运丰富，其破裂犹如子宫破裂，症状极为严重，往往在短时期内发生大量的腹腔内出血（图 15-88-3）。

（2）输卵管妊娠流产：多见于输卵管壶腹部妊娠（图 15-88-4），发病多在妊娠 8～12 周。受精卵种植在输卵管黏膜皱襞内，由于输卵管妊娠时

管壁蜕膜形成不完整，发育中的囊胚常向管腔突出，最终突破包膜而出血，囊胚可与管壁分离，若整个囊胚剥离落入管腔并经输卵管逆蠕动经伞端排出到腹腔，形成输卵管完全流产，出血一般不多。若囊胚剥离不完整，妊娠产物部分排出到腹腔，部分附着于输卵管壁，形成输卵管不全流产，滋养细胞继续侵蚀输卵管壁，导致反复出血，形成输卵管血肿或输卵管周围血肿。由于输卵管肌壁薄，收缩力差，不易止血，血液不断流出，积聚在直肠子宫陷窝形成盆腔血肿，量多时甚至流入腹腔。

（3）输卵管妊娠胚胎停止发育并吸收：这种情况在临床上易被忽略，要靠检测 HCG 进行诊断，但若血 HCG 水平很低，常被诊断为未知部位妊娠（pregnancy of unknown location，PUL），不容易跟宫内妊娠隐性流产相鉴别。

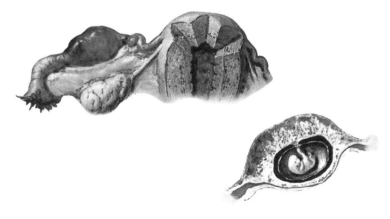

图 15-88-4　输卵管壶腹部妊娠

（4）陈旧性别宫外孕：输卵管妊娠流产和破裂，若长期反复内出血，形成的盆腔血肿不消散，血肿机化变硬并与周围组织粘连，机化性包块可存在多年，甚至钙化形成石胎。

（5）继发性腹腔妊娠：无论输卵管妊娠流产或破裂，胚胎从输卵管排入腹腔内或阔韧带内，多数死亡，偶尔也有存活者。若存活胚胎的绒毛组织附着于原位或排至腹腔后重新种植而获得营养，可继续生长发育，形成继发性腹腔妊娠。

**2. 子宫的变化** 输卵管妊娠和正常妊娠一样，滋养细胞产生的 HCG 维持黄体生长，使甾体激素分泌增加。因此，月经停止来潮，子宫增大变软，子宫内膜出现蜕膜反应。

若胚胎受损或死亡. 滋养细胞活力消失，蜕膜自宫壁剥离而发生阴道流血。有时蜕膜可完整剥离，随阴道流血排出三角形蜕膜管型（decidual cast）；有时则呈碎片排出。排出的组织见不到绒毛，组织学检查无滋养细胞，此时血 HCG 下降。子宫内膜的形态学改变呈多样性，若胚胎死亡已久，内膜可呈增生期改变，有时可见 Arias-Slella（A-S）反应，镜检可见内膜腺体上皮细胞增生，内膜腺体细胞增大，细胞边界不清，腺细胞排列成团，突入腺腔，细胞极性消失。细胞核肥大、深染，胞质有空泡。这种子宫内膜过度增生和分泌的反应可能为甾体激素过度刺激所引起。胚胎死亡后，部分深入肌层的绒毛仍存活，黄体退化迟缓，内膜仍可呈分泌反应。

## 二、腹腔妊娠

腹腔妊娠是指胚胎或胎儿位于输卵管、卵巢及阔韧带以外的腹腔内妊娠，其发生率约为 1:15 000，母体死亡率约为 5%，胎儿存活率仅为 1/1 000。

促使受精卵原发种植于腹膜的因素可能为腹膜上存在子宫内膜异位灶。继发性腹腔妊娠往往发生于输卵管妊娠流产或破裂后，偶可继发于卵巢妊娠或子宫内妊娠而子宫存在缺陷（如瘢痕子宫裂开或子宫腹膜瘘）破裂后。胚胎落入腹腔，部分绒毛组织仍附着于原着床部位，并继续向外生长，附着于盆腔腹膜及邻近脏器表面。腹腔妊娠由于胎盘附着异常，血液供应不足，胎儿不易存活至足月。

## 三、宫颈妊娠

受精卵着床和发育在宫颈管内者称宫颈妊娠，极罕见，近年来辅助生殖技术的大量应用，使宫颈妊娠的发病率有所增高。多见于经产妇。有停经及早孕反应，由于受精卵着床于以纤维组织为主的宫颈部，故妊娠一般很少维持至 20 周。

## 四、卵巢妊娠

卵巢妊娠指受精卵在卵巢着床和发育，发病率为 1/500 000～1/7 000。

# 第四节　异位妊娠的临床表现

## 一、输卵管妊娠

输卵管妊娠的临床表现，与受精卵着床部位、有无流产或破裂，以及出血量多少与时间长短等有关。

### （一）症状

典型症状为停经、腹痛与阴道流血，即异位妊娠三联征。

**1. 停经** 除输卵管间质部妊娠停经时间较长外，多有 6～8 周停经；20%～30% 的患者无明显停经史，可能因未仔细询问病史，或将不规则阴道流血误认为末次月经，或由于月经仅过期几天，不认为是停经。

**2. 腹痛** 是输卵管妊娠患者就诊的主要症状，约占 95%。输卵管妊娠发生流产或破裂之前，由于胚胎在输卵管内逐渐增大，输卵管膨胀而常表现为一侧下腹部隐痛或酸胀感。当发生输卵管流产或破裂时，患者突感一侧下腹部撕裂样疼痛，常伴有恶心、呕吐。若血液局限于病变区，主要表现为下腹部疼痛，当血液积聚于直肠子宫陷凹处时，出现肛门坠胀感。随着血液由下腹部流向全腹，疼痛可由下腹部向全腹部扩散，血液刺激膈肌时，可引起肩胛部放射性疼痛。

**3. 阴道流血** 占 60%～80%。胚胎死亡后，常有不规则阴道流血，色暗红或深褐，量少呈点滴状，一般不超过月经量，少数患者阴道流血量较多，类似月经。阴道流血可伴有蜕膜管型或蜕膜碎片排出，系子宫蜕膜剥离所致。阴道流血一般常在病灶除去后，或绒毛滋养细胞完全坏死吸收后方能停止。

**4. 晕厥与休克**　由于腹腔急性内出血及剧烈腹痛，轻者出现晕厥，严重者出现失血性休克。出血量越多越快，症状出现也越迅速越严重，但与阴道流血量不成正比。

**5. 腹部包块**　当输卵管妊娠流产或破裂所形成的血肿时间较久者，因血液凝固与周围组织或器官（如子宫、输卵管、卵巢、肠管或大网膜等）发生粘连形成包块，包块较大或位置较高者，可于腹部扪及。

### （二）体征

**1. 一般情况**　当腹腔出血不多时，血压可代偿性轻度升高；腹腔内出血较多时，呈贫血貌。大量出血时，患者可出现面色苍白、脉快而细弱、血压下降等休克表现。体温一般正常，出现休克时体温略低，腹腔内血液吸收时体温略升高，但不超过38℃。

**2. 腹部检查**　下腹有明显压痛及反跳痛，尤以患侧为著，但腹肌紧张轻微。出血较多时，叩诊有移动性浊音。有些患者下腹部可触及包块，若反复出血并积聚，包块可不断增大变硬。

**3. 阴道检查**　阴道内常有少量血液，来自宫腔，输卵管妊娠未发生流产或破裂者，除子宫略大较软外，仔细检查可能触及胀大的输卵管及轻度压痛。输卵管妊娠流产或破裂者，阴道后穹隆饱满，有触痛。将宫颈轻轻上抬或向左右摇动，可引起剧烈疼痛，称为宫颈举痛或摇摆痛，此为输卵管妊娠的主要体征之一。内出血多时，检查子宫有漂浮感。子宫一侧或其后方可触及肿块，其大小、形状、质地常有变化，边界多不清楚，触痛明显。病变持续较久时，肿块机化变硬，边界亦渐清楚。输卵管间质部妊娠时，子宫大小与停经月份基本符合，但子宫不对称，一侧角部突出，破裂所致的征象与子宫破裂极相似。

### 二、腹腔妊娠

患者有停经及早孕反应，且病史中多有输卵管妊娠流产或破裂症状，即停经后腹痛及阴道流血。随后阴道流血停止，腹部逐渐增大。胎动时，孕妇常感腹部疼痛，随着胎儿长大，症状逐渐加重。腹部检查发现子宫轮廓不清，但胎儿肢

体极易触及，胎位异常。肩先露或臀先露，胎先露部高浮，胎心异常清晰，胎盘杂音响亮。盆腔检查发现宫颈位置上移，子宫比妊娠月份小并偏于一侧，但有时不易触及，胎儿位于子宫另一侧。近预产期时可有阵缩样假分娩发动，但宫口不扩张，经宫颈管不能触及胎先露部。若胎儿死亡，妊娠征象消失，月经恢复来潮，粘连的脏器和大网膜包裹死胎。胎儿逐渐缩小，日久者干尸化或成为石胎。若继发感染，形成脓肿，可向母体的肠管、阴道、膀胱或腹壁穿通，排出胎儿骨骼。B型超声显像若宫腔空虚，胎儿与子宫分离，在胎儿与膀胱间未见子宫肌壁层，胎儿与子宫关系异常或胎位异常。子宫外可见胎盘组织，磁共振、CT对诊断也有一定帮助。

### 三、宫颈妊娠

主要症状为阴道流血或血性分泌物，流血量一般是由少到多，也可为间歇性阴道大流血。主要体征为宫颈显著膨大，变软变蓝，宫颈外口扩张边缘很薄，内口紧闭，而宫体大小及硬度正常。

### 四、卵巢妊娠

临床表现与输卵管妊娠极相似，主要症状为停经、腹痛及阴道流血。卵巢妊娠绝大多数在早期破裂，有报道极少数可妊娠至足月，甚至胎儿存活。破裂后可引起腹腔内大量出血，甚至休克。

## 第五节　异位妊娠的诊断与鉴别诊断

### 输卵管妊娠

#### （一）诊断

输卵管妊娠未发生流产或破裂时，临床表现不明显，诊断较困难，往往需采用辅助检查方能确诊。

输卵管妊娠流产或破裂后，多数患者临床表现典型，诊断多无困难。诊断有困难时，应严密观察病情变化，若阴道流血淋漓不断，腹痛加剧，盆腔包块增大及血红蛋白逐渐下降等，有助于确诊。需要时可采用必要的辅助检查。

**1. HCG测定**　血或尿HCG测定对早期诊断异位妊娠至关重要。临床上常用酶联免疫试纸

法测定尿 HCG，方法简便、快速，适用于急诊患者，但该法系定性试验，灵敏度不高。由于异位妊娠时，患者体内 HCG 水平较宫内妊娠低，极少数陈旧性宫外孕可表现为阴性结果，因此需要采用灵敏度高的放射免疫法或酶联免疫吸附试验定量测定血清 HCG。若≥3 500U/L，应怀疑异位妊娠存在，若<3 500U/L，则需要继续观察 HCG 的变化：如果 HCG 持续上升，复查阴道超声明确妊娠部位，如果 HCG 不升或上升缓慢，可以刮宫取内膜做病理检查。

2. **超声诊断**　超声检查对诊断异位妊娠必不可少。阴道 B 型超声检查较腹部 B 型超声检查准确性高。

异位妊娠的声像特点：①子宫虽增大，但宫腔内空虚，宫旁出现低回声区，该区若查出胚芽及原始心管搏动，可确诊异位妊娠；②B 型超声显像一般要到停经 7 周时，方能查到胚芽与原始心管搏动，而在停经 5～6 周时宫内妊娠显示的妊娠囊（蜕膜与羊膜囊形成的双囊）可能与异位妊娠时在宫内出现的假妊娠囊（蜕膜管型与血液形成）发生混淆；③输卵管妊娠流产或破裂后，则宫旁回声区缺乏输卵管妊娠的声像特征，但若腹腔内存在无回声暗区或直肠子宫陷凹处积液暗区像，对诊断异位妊娠有价值。

诊断早期异位妊娠，单凭 B 型超声显像有时可能发生错误。若能结合临床表现及血 HCG 测定等，对诊断的帮助很大。

3. **阴道后穹隆穿刺**　是一种简单可靠的诊断方法，适用于疑有腹腔内出血的患者（图 15-88-5）。

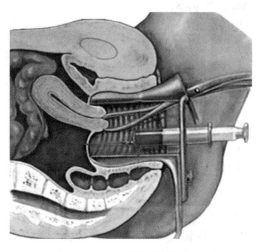

**图 15-88-5　阴道后穹隆穿刺**

已知腹腔内出血最易积聚在直肠子宫陷凹，即使血量不多，也能经阴道后穹隆穿刺抽出血液。抽出暗红色不凝固血液，说明有腹腔积血存在。陈旧性宫外孕时，可以抽出小血块或不凝固的陈旧血液。若穿刺针头误入静脉，则血液较红，将标本放置 10 分钟左右，即可凝结。无内出血、内出血量很少、血肿位置较高或直肠子宫陷凹有粘连时，可能抽不出血液，因而后穹隆穿刺阴性不能否定输卵管妊娠存在。

4. **血清孕酮测定**　临床中普遍认为检查血清孕酮对于异位妊娠患者意义不大。

5. **腹腔镜检查**　适用于输卵管妊娠尚未破裂或流产的早期患者。大量腹腔内出血或伴有休克者，禁作腹腔镜检查。

该检查不再是异位妊娠诊断的"金标准"，且有 3%～4% 的患者因妊娠囊过小而被漏诊，也可能因输卵管扩张和颜色改变而误诊为异位妊娠。目前很少将腹腔镜作为检查的手段，而更多作为手术治疗。

6. **子宫内膜病理检查**　现很少依靠诊断性刮宫协助诊断，由于异位妊娠时子宫内膜的变化多种多样，因此子宫内膜的病理检查对异位妊娠的诊断价值有限。适用于不能存活的宫内妊娠的鉴别诊断和超声检查不能确定妊娠部位者，将宫腔排出物或刮出物做病理检查，切片中见到绒毛可诊断为宫内妊娠，仅见蜕膜，未见绒毛，有助于诊断异位妊娠。

**（二）鉴别诊断**

1. 输卵管妊娠应与流产、急性输卵管炎、急性阑尾炎、黄体破裂及卵巢囊肿蒂扭转鉴别（表15-88-1）。

2. **腹腔妊娠**　腹腔妊娠分原发性和继发性两种。原发性腹腔妊娠指受精卵直接种植于腹膜、肠系膜、大网膜等处，极少见，其诊断标准为：①两侧输卵管和卵巢必须正常，无近期妊娠的证据；②无子宫腹膜瘘形成；③妊娠只存在于腹腔内，无输卵管妊娠等的可能性。

3. **宫颈妊娠**　宫颈妊娠的诊断标准为：①妇科检查发现在膨大的宫颈上方为正常大小的子宫；②妊娠产物完全在宫颈管内；③分段刮宫，宫腔内未发现任何妊娠产物。

本病易误诊为难免流产，若能提高警惕，发

表 15-88-1 输卵管妊娠鉴别诊断

| 类型症状 | 停经 | 腹痛 | 阴道流血 | 休克 | 体温 | 盆腔检查 | 白细胞计数 | 血红蛋白 | 阴道后穹隆穿刺 | HCG | B超 |
|---|---|---|---|---|---|---|---|---|---|---|---|
| 输卵管妊娠 | 多有 | 突然撕裂样剧痛，自下腹一侧开始向全腹扩散 | 量少，暗红色，可有蜕膜管型排出 | 程度与外出血不成比例 | 正常有时低热 | 宫颈举痛，直肠子宫陷凹有肿块 | 正常或稍高 | 下降 | 可抽出不凝血 | 多为阳性 | 一侧附件低回声，其中有妊娠囊 |
| 流产 | 有 | 下腹中央阵发性坠痛 | 开始量少，后增多，鲜红色，小血块或绒毛排出 | 程度与外出血不成比例 | 正常 | 宫口稍开，子宫增大变软 | 正常 | 正常或下降 | 阴性 | 多为阳性 | 宫内可见妊娠囊 |
| 急性输卵管炎 | 无 | 两下腹持续性疼痛 | 无 | 无 | 升高 | 举宫颈时两侧下腹疼痛 | 升高 | 正常 | 可抽出渗出液或脓液 | 阴性 | 两侧附件低回声 |
| 急性阑尾炎 | 无 | 持续性疼痛，从上腹开始，经脐周转至右下腹 | 无 | 无 | 升高 | 无肿块触及，直肠指检右侧高位压痛 | 升高 | 正常 | 阴性 | 阴性 | 子宫附件区未见异常回声 |
| 黄体破裂 | 多无 | 下腹一侧突发性疼痛 | 无或有如月经量 | 无或有轻度休克 | 正常或稍高 | 无肿块触及，一侧附件压痛 | 正常或稍高 | 下降 | 可抽出血液 | 阴性 | 一侧附件低回声 |
| 卵巢囊肿蒂扭转 | 无 | 下腹一侧突发性疼痛 | 无 | 无 | 稍高 | 宫颈举痛，卵巢肿块边缘清晰，蒂部触痛明显 | 稍高 | 正常 | 阴性 | 阴性 | 一侧附件低回声，边缘清晰，有条索状蒂 |

现宫颈特异改变,有可能明确诊断。B 型超声显像对诊断有帮助,显示宫腔空虚,妊娠产物位于膨大的宫颈管内。彩色多普勒超声可明确胎盘种植范围。

**4. 卵巢妊娠** 卵巢妊娠的诊断标准为:①患侧输卵管完整;②异位妊娠位于卵巢组织内;③异位妊娠以卵巢固有韧带与子宫相连;④绒毛组织中有卵巢组织。

# 第六节 异位妊娠的治疗

## 一、输卵管异位妊娠

### (一)手术治疗

**1. 保守手术** 适用于有生育要求的年轻妇女,特别是对侧输卵管已切除或有明显病变者。近年异位妊娠早期诊断率明显提高,输卵管妊娠在流产或破裂前确诊者增多,采用保守手术明显增多。

保守手术包括开腹手术和腹腔镜手术两种方法:

(1)开腹保守手术:1953 年由 Stronme 开展,目前临床行开腹保守手术可根据妊娠囊着床部位选择手术方式,包括输卵管切开缝合术、输卵管伞端妊娠物取出术、输卵管开窗取胚术等。

(2)腹腔镜手术:腹腔镜手术具有手术时间短、手术损伤小、术中出血少和术后恢复快等特点,是临床上应用广泛的保守手术方式,腹腔镜手术不仅能避免患者脏器暴露在空气中,以及手套、纱布带来的损伤,降低术后粘连发生的概率,还可根据患者的病变程度、盆腔情况和生育要求来决定腹腔镜手术的具体方式。但无论是开腹保守手术或腹腔镜手术,均适用于患者妊娠未破裂或破裂口≤4cm 及术后输卵管≥4cm,并且要求生育的患者。

输卵管妊娠行保守手术后,残余滋养细胞有可能继续生长,再次发生出血,引起腹痛等,称为持续性异位妊娠(persistent ectopic pregnancy),发生率 3.9%~110%。因此,术后应密切监测血HCG 水平,每周复查一次,直至正常水平。若术后血 HCG 不降或升高、术后 1 天血 HCG 未下降至术前的 50% 以下、或术后 12 天未下降至术前

的 10% 以下,均可诊断为持续性异位妊娠,可给予甲氨蝶呤治疗,必要时可再手术。发生持续性异位妊娠的有关因素包括:术前 HCG 水平过高、上升速度过快或输卵管肿块过大等。

该手术的禁忌证包括腹腔内大出血和输卵管间质部妊娠等。由于保守手术受切口等因素的影响,因此在难以彻底清除滋养细胞的情况下,配合使用其他的治疗措施,防止引发持续性输卵管妊娠。

**2. 根治手术** 适用于无生育要求的输卵管妊娠、内出血并发休克的急症患者;目前的循证依据支持对侧输卵管正常者行患侧输卵管切除术。重症患者应在积极纠正休克的同时,手术切除输卵管,并酌情处理对侧输卵管。输卵管间质部妊娠,应争取在破裂前手术,避免可能威胁生命的大量出血。手术应作子宫角部楔形切除及患侧输卵管切除,必要时切除子宫。输卵管妊娠手术通常在腹腔镜下完成,除非生命体征不稳定,需要快速进腹止血并完成手术。腹腔镜手术具有住院天数更短、术后康复更快等优点。

### (二)药物治疗

**1. 化学药物** 主要适用于病情稳定的输卵管妊娠患者及保守性手术后发生持续性异位妊娠者。

化疗必需用于异位妊娠确诊和排除了宫内妊娠的患者。符合下列条件可采用此法:①无药物治疗的禁忌证;②输卵管妊娠未发生破裂;③妊娠囊直径<4cm;④血 HCG<2 000U/L;⑤无明显内出血。主要的禁忌证为:①生命体征不稳定;②异位妊娠破裂;③妊娠囊直径≥4cm 或≥3.5cm伴胎心搏动;④药物过敏、慢性肝病血液系统疾病活动性肺部疾病、免疫缺陷、消化性溃疡等。

化疗主要采用全身用药,亦可采用局部用药。全身用药常用甲氨蝶呤(MTX),治疗机制是抑制滋养细胞增生,破坏绒毛,使胚胎组织坏死、脱落、吸收。治疗方案很多,常用剂量为 0.4mg/(kg·d),肌内注射,5 天为一疗程;单次剂量肌内注射常用 50mg/m²,在治疗的第 4 天和第 7 天测血 HCG,若治疗后 4~7 天血 HCG 下降<15%,应重复治疗,然后每周测血 HCG,直至 HCG 降至 5U/L,一般需 3~4 周。

应用化学药物治疗,未必每例均获成功,故

应在 MTX 治疗期间，应用超声检查和血 HCG 进行严密监护，并注意患者的病情变化及药物毒副作用。若用药后 14 天血 HCG 下降并连续 3 次阴性，腹痛缓解或消失，阴道流血减少或停止者为显效。若病情无改善，甚至发生急性腹痛或输卵管破裂症状，则应立即进行手术治疗。局部用药可采用在超声引导下穿刺或在腹腔镜下将甲氨蝶呤直接注入输卵管妊娠囊内。

2. **中药疗法**　中药桃仁、三棱、莪术、丹参、赤芍均有活血化瘀之功效，天花粉、蜈蚣、紫草可杀胚下胎，蜈蚣是治疗异位妊娠的有效杀胚药物，无毒副作用。采用中药治疗异位妊娠，通过散结消肿等，使胚胎剥离创面出血减少，加速胚胎组织的吸收，使异位妊娠灶加快消退吸收，帮助吸收腹腔包块及妊娠产物，且在恢复输卵管通畅方面有良好的疗效。

3. **中西医结合疗法**　临床许多研究已证实，中西医结合保守治疗异位妊娠能有效减轻患者阴道流血及腹痛症状，血 β-HCG 下降至正常，包块减少时间缩短，还能避免术后并发症，且疗效已在临床上得到肯定。但较手术而言，药物治疗异位妊娠的恢复时间往往比较长，同时由于其治疗效果依赖于患者用药后妊娠物的组织机化和自然吸收，胚胎机化之后更容易堵塞患者的输卵管，从而增加患侧输卵管堵塞的概率。

**（三）期待治疗**

针对开始测得的 HCG 值比较低的患者应用期待治疗是比较好的治疗选择，美国妇产科学会建议 EP 患者血清 β-HCG 小于 200mIU/mL 并不断降低时才可选择期待治疗，但在使用时要严格掌握疾病的有关适应证。

期待治疗的相关指征为：①临床上无显著的临床表现；②检测患者的 β-HCG < 1 000IU/L 并逐渐降低时；③患者的异位包块体积 < 3cm；④没有胎心搏动；⑤患者没有发生腹腔内出血；⑥超声与生化学检查指标恢复到正常水平；⑦征得患者及家属同意。

**二、腹腔妊娠**

一旦确诊后，应剖腹取出胎儿。术前评估和准备非常重要，包括术前血管造影栓塞术、子宫动脉插管、输尿管插管、肠道准备充分、备血及多专科抢救团队。胎盘的处理要特别慎重，任意剥离将引起大量出血，胎盘的处理应根据其附着部位、胎儿存活及死亡时间决定。胎盘附着于子宫、输卵管或阔韧带者，可将胎盘连同附着器官一并切除；胎盘附着于腹膜或肠系膜等处，胎儿存活或死亡不久（未达到 4 周）则不能触动胎盘，在紧靠胎盘处结扎脐带，将胎盘留在腹腔内，约需半年逐渐吸收，若未吸收而发生感染，应再度剖腹酌情切除。若胎儿死亡已久，可试行剥离胎盘，有困难时仍已将胎盘留于腹腔内，一般不做胎盘部分切除。术后需用抗生素预防感染，将胎盘留于腹腔内，应定期通过超声检查及血 HCG 测定，了解胎盘退化吸收程度。

**三、宫颈妊娠**

确诊后可行刮宫术或宫颈管吸刮术，术前应做好输血准备或术前行子宫动脉栓塞术以减少术中出血，术后用纱布条填塞宫颈管创面，或应用小水囊压迫止血，若流血不止，可行双侧髂内动脉结扎。若效果不佳，则应及时行全子宫切除术，以挽救患者生命。

为了减少刮宫时出血并避免切除子宫，近年常采用术前给予 MTX 治疗。MTX 每天肌内注射 20mg，共 5 天，或采用 MTX 单次肌 50mg/m²；或将 MTX 50mg 直接注入妊娠囊内。如有胎心搏动，也可先注入 10% KCl 2mL 到孕囊内。MTX 治疗后，胚胎死亡，其周围绒毛组织坏死，刮宫时出血量明显减少。

**四、卵巢妊娠**

术前往往诊断为输卵管妊娠或误诊为卵巢黄体破裂。术中经仔细探查方能明确诊断，因此切除组织必须常规进行病理检查。

治疗方法为手术治疗，手术应根据病灶范围作卵巢部分切除、卵巢楔形切除、卵巢切除术或患侧附件切除术。

**【附1】　子宫残角妊娠**

子宫残角妊娠指受精卵在残角子宫内着床并生长发育，多发生于初产妇。残角子宫为子宫先天发育畸形，系胚胎期副中肾管汇合过程中出现异常，而导致一侧副中肾管发育不全的结局。表现为除正常子宫外，尚可见一较小子宫，宫腔内有时可见内膜线。

残角子宫往往不能与另一侧发育较好的宫腔沟通，从而使残角子宫可能以下属两种方式受精：一是精子经对侧输卵管外游走至患侧输卵管内与卵子结合而进入残角子宫；另一是受精卵经对侧输卵管外游到患侧输卵管而进入残角着床。

残角子宫壁发育不良，不能承受胎儿生长发育，常于妊娠中期发生残角自然破裂，引起严重内出血，症状与输卵管间质部妊娠相似。偶有妊娠达足月者，分娩期亦可出现宫缩，但因不可能经阴道分娩，胎儿往往在临产后死亡。B 型超声显像可协助诊断，确诊后应及早手术，切除残角子宫。若为活胎，应先行剖宫产，然后切除残角子宫。

## 【附 2】 剖宫产瘢痕部位妊娠（caesarean scar pregnancy，CSP）

剖宫产瘢痕部位妊娠是受精卵着床于前一次剖宫产子宫切除处的一种异位妊娠，是一个限时定义，仅限于早孕期。CSP 为剖宫产的远期并发症之一，近年来，由于国内剖宫产率居高不下，此病的发生率呈上升趋势。

病因至今尚未阐明，可能是由于剖宫产术后子宫切口愈合不良，瘢痕宽大，或者炎症导致瘢痕部位有微小裂孔，当受精卵运行过快或者发育迟缓，在通过宫腔时未具种植能力，当抵达瘢痕处时通过微小裂孔进入子宫肌层而着床。

临床表现为既往有子宫下段剖宫产史，此次停经后伴不规则阴道出血。临床上常被误诊为宫颈妊娠、难免流产或不全流产，有时也被误诊为正常早孕而行人工流产导致大出血或流产后反复出血。由于子宫峡部肌层较薄弱，加之剖宫产切口瘢痕缺乏收缩能力，CSP 在流产或刮宫时断裂的血管不能自然关闭，可发生致命的大量出血。CSP 可有不同的临床转归，若为内生型胚囊向宫腔方向生长，可发展为宫内活胎，甚至足月分娩，但有前置胎盘和胎盘植入的风险；若为外生型胚囊向膀胱方向生长，可发展为凶险性前置胎盘，甚至子宫破裂。

经阴道超声检查是诊断 CSP 的主要手段，其图像为：①宫腔内及宫颈管内无妊娠囊；②妊娠囊位于子宫峡部前壁，可见原始心管搏动或者仅见混合性回声包块；③子宫前壁肌层连续性中断，妊娠囊与膀胱壁之间的肌层明显变薄，甚至消失；④彩色多普勒血流显像显示妊娠囊周边高速低阻血流信号。根据超声检查，可将 CSP 分成各种类型，以指导临床治疗。三维超声及磁共振检查可增加诊断的准确性。

治疗选择个体化方案。由于大多数 CSP 预后凶险，一旦确诊，多建议终止妊娠。治疗方法包括药物和 / 或手术治疗。甲氨蝶呤是首选的药物，手术方法包括超声监视下清宫术、宫腔镜下 CSP 妊娠物清除术等。子宫动脉栓塞术是重要的辅助治疗手段。根据患者年龄、超声分型及对生育的要求等，选择具体方法。

若患者及家属坚决要继续妊娠，必须充分告知相关风险，并严密监测，一旦发生并发症，及时终止妊娠。至妊娠晚期，瘢痕处胎盘多有植入，分娩前应做好充分准备。

## 【附 3】 2016 RCOG/AEPU 指南：异位妊娠的诊断和管理

2016 年 11 月，英国皇家妇产科医师学院（RCOG）联合早期妊娠协会（AEPU）共同发布了异位妊娠的诊断和管理指南，以替代 2004 年发布的输卵管妊娠管理指南，旨在为异位妊娠的诊断和管理提供循证指导。涉及的异位妊娠情况包括输卵管、宫颈、剖宫产瘢痕、输卵管间质部、宫角、卵巢和腹腔妊娠，不包括妊娠部位不明的诊断和管理。推荐总结如下：

**输卵管妊娠**

**1. 超声检查**　①选择经阴道超声诊断输卵管异位妊娠（B 级）。②超声下尽可能区分附件肿块和卵巢，积极识别输卵管异位妊娠（D 级）。

**2. 生化检查**　①血清孕酮水平不能预测异位妊娠的发生（B 级）。②血清 β-HCG 水平协助超声可见异位妊娠的治疗管理（C 级）。

**3. 治疗管理**　①腹腔镜手术优于开腹手术（C 级）。②在对侧输卵管健康的前提下，建议行输卵管切除术（B 级）。③有生育功能降低风险因素（既往异位妊娠、对侧输卵管损伤、腹部手术和盆腔炎性疾病）的患者，应考虑输卵管切开术（C 级）。④如果行输卵管切开术，应告知妇女残留滋养组织持续存在的风险，需要对血清 β-HCG 进行随访；告知患者有可能需要进一步治疗（甲氨蝶呤治疗或输卵管切除）的风险。⑤部分输卵管异位妊娠患者适合用甲氨蝶呤治疗。但不适用于初次就诊患者，除非患者异位妊娠诊断明确且宫内妊娠已被排除（B级）。⑥期待治疗适用于临床症状稳定、超声诊断明确且初始β-HCG水平小于1 500IU/L的患者（B级）。

### 宫颈妊娠

1. **超声检查** 诊断标准：子宫腔空虚，宫颈呈筒状，宫颈内口下可见妊娠囊，无滑动征，彩色多普勒检查未见妊娠囊周围血流（D级）。

2. **生化检查** 诊断时应行单次血清β-HCG检测（C级）。

3. **治疗管理** ①宫颈妊娠可考虑使用甲氨蝶呤治疗（D级）。②手术治疗宫颈妊娠失败率高，仅适用于出血危及生命的患者（D级）。

### 剖宫产瘢痕妊娠

1. **超声检查** ①经阴道超声检查是首选的诊断方式，如果需要，也可以使用经腹超声作为补充（D级）。②经阴道超声诊断标准：空虚的子宫腔，子宫前壁或剖宫产瘢痕处可见妊娠囊或固体包块，膀胱与妊娠囊间的肌层菲薄或消失，多普勒检查可见滋养层/胎盘循环，空虚的子宫颈管（D级）。③如果超声诊断不明确，则可使用MRI检查，并且应该由具有MRI诊断剖宫产瘢痕妊娠知识的专业人员操作（D级）。

2. **生化检查** 无须常规生化检查。

3. **治疗管理** ①应告知患者剖宫产瘢痕妊娠严重的母体发病率和死亡率（D级）。②剖宫产瘢痕妊娠早期，应考虑使用有/无额外止血措施的药物和外科干预治疗（D级）。③目前证据不足以证明哪种干预措施最优，但目前文献认为手术治疗比药物治疗有效（D级）。

### 输卵管间质部妊娠

1. **超声检查** ①超声诊断标准：子宫腔空虚，输卵管间质部（或壁内段）可见妊娠囊，妊娠囊周围肌层厚度小于5mm，可见线样征（D级）。②可使用三维超声进一步确认二维的超声结果，尽量避免早期宫内妊娠或宫角妊娠误诊（D级）。③MRI补充检查有助于间质部妊娠的进一步确诊（D级）。

2. **生化检查** 诊断时应行单次血清β-HCG检测。某些需在48小时内重复检测血清β-HCG水平，以决定下一步治疗。

3. **治疗管理** ①稳定的间质部妊娠可采用非手术治疗（D级）。②期待治疗仅适用于β-HCG水平低或显著下降的患者，且额外的甲氨蝶呤治疗可能不会改善结果（D级）。③甲氨蝶呤治疗证明有效，但目前证据不足，尚不能推荐是采用局部用药还是全身用药（D级）。④手术治疗如腹腔镜宫角切除术和输卵管切开术被证明有效（D级）。⑤其他手术治疗包括腹腔镜下或超声引导下子宫切除术（D级）。⑥缺乏足够的证据推荐其他能保证今后妊娠的安全性和并发症的非手术治疗方法（D级）。

### 宫角妊娠

1. **超声诊断** 超声诊断标准：主宫体内可见单个输卵管间质部，可见妊娠囊移动、与宫体分离且完全被子宫肌层包围，并与单角子宫以带蒂血管相连（D级）。

2. **生化检查** 诊断时应行单次血清β-HCG水平检测。某些病例中需在48小时内重复检测血清β-HCG，以决定下一步治疗（D级）。

3. **治疗管理** 宫角妊娠应选择腹腔镜或开腹手术切除残角子宫（D级）。

### 卵巢妊娠

1. **超声标准** 没有具体明确的卵巢异位妊娠超声诊断标准（D级）。

2. **生化检查** 应在诊断时进行单次血清β-HCG检查。某些病例中需在48小时内重复检测血清β-HCG，以决定下一步治疗。

3. **治疗管理** ①如果采用腹腔镜检查进行诊断，则优选手术治疗（D级）。②当手术风险高、术后残留滋养组织持续存在或β-HCG水平持续升高时，可采用全身性甲氨蝶呤治疗（D级）。

### 腹腔妊娠

1. **超声检查** ①已有明确的腹腔异位妊娠诊断标准。妊娠早期标准：子宫体腔空虚，没有输卵管膨大或附件区不均质包块的证据，妊娠包块被腹膜隔离，但被肠袢包围，超声探头施压可见明显类似于妊娠囊的大幅度移动（D级）。②MRI可作为诊断腹腔妊娠有力的辅助检查，有助于外科手术计划的制订（D级）。

2. **生化检查** 血清β-HCG水平高，结合超声结果应高度怀疑腹腔妊娠（D级）。

3. **治疗管理** ①早期腹腔妊娠治疗可选择腹腔镜下手术移除（D级）。②其他治疗方法包括全身性甲氨蝶呤治疗加超声引导下引产（D级）。③晚期腹部妊娠应行开腹手术治疗（D级）。

**异位双胎妊娠**

1. **超声检查** 诊断标准：超声发现宫内妊娠和另一共存的异位妊娠（D级）。

2. **生化检查** 血清β-HCG水平诊断异位双胎妊娠的价值有限（D级）。

3. **治疗管理** ①治疗方案必须考虑宫内妊娠情况（B级）。②只有当宫内妊娠不能存活或不考虑继续妊娠的患者，才可考虑使用甲氨蝶呤治疗（D级）。③临床症状稳定的患者可选择局部注射氯化钾或高渗性葡萄糖结合妊娠囊内容物吸出治疗（D级）。④血流动力学不稳定的患者采用异位妊娠手术切除治疗，血流动力学稳定的患者也可采用（D级）。⑤当超声发现妊娠囊无法存活时，也可选择期待治疗（D级）。

Rh阴性的异位妊娠患者需要注射抗D免疫球蛋白吗？

根据国家规定，所有异位妊娠手术治疗的Rh阴性患者，或反复出血、严重出血或与腹部疼痛相关出血的患者，都应注射抗D免疫球蛋白（D级）。

异位妊娠后的长期生育前景如何？

1. 如果无生育能力低下病史或输卵管病史，任何方法治疗后，患者的受孕率、输卵管异位妊娠率和输卵管通畅率没有差异（D级）。

2. 有生育能力低下病史的妇女，输卵管异位妊娠的期待治疗或药物治疗的妊娠结果比根治性手术好（C级）。

3. 甲氨蝶呤治疗输卵管异位妊娠对卵巢储备功能没有影响（D级）。

4. 即使是接受治疗子宫动脉栓塞和全身性甲氨蝶呤治疗的非输卵管异位妊娠患者，也有后续妊娠的可能（D级）。

5. 接受腹腔镜治疗卵巢妊娠的患者生育前景较好（D级）。

应该为正在接受异位妊娠治疗的妇女提供什么支持和咨询？

1. 应尽可能告知患者每一种治疗方法的优点和缺点，患者应积极参与讨论，选择最合适的治疗方法（D级）。

2. 帮助患者了解如何通过患者互助小组获得支持，如异位妊娠信托组或当地丧亲咨询服务（D级）。

3. 肌肉放松训练可能对接受甲氨蝶呤治疗的患者有用（C级）。

4. 甲氨蝶呤治疗的患者建议至少在治疗过后3个月再尝试怀孕（D级）。

（欧阳军）

# 参 考 文 献

[1] 黄子通,于学忠. 急诊医学 [M]. 2版. 北京:人民卫生出版社,2014.

[2] 于学忠. 协和急诊医学 [M]. 北京:科学出版社,2011.

# 第八十九章　妊娠高血压综合征

## 第一节　妊娠高血压综合征的概述

妊娠期高血压疾病是引起孕产妇及围生儿死亡的严重疾患，占孕产妇并发症的 7%～10%，而其中 70% 为妊娠高血压综合征（pregnancy-induced hypertension syndrome，PIH），简称妊高征；30% 为慢性高血压病。妊高征是妊娠期特有而又常见的疾病，是年轻初孕妇的主要疾患，双胎发生率增加，而以往妊娠有妊高征者，则再次妊娠时，其发生率也增高。本病常发生于妊娠 20 周后，临床上出现以高血压、水肿、蛋白尿为主并伴有全身某些重要脏器损害的综合征。严重时可出现头痛、眼花、抽搐、昏迷、脑出血、心力衰竭、胎盘早剥和弥散性血管内凝血（DIC），是孕产妇死亡的主要原因之一。由于病因与发病机制仍未明了，因此，治疗仍以对症治疗为主。妊高征的临床过程是进行性的，其特点是病情持续恶化，最后仅能通过分娩才能使病情停止，早期诊断和适当处理，可改善母胎的预后。

## 第二节　病因与病理生理机制

妊高征的病因尚未阐明，可能涉及母体、胎盘和胎儿等多种因素，根本原因在于滋养细胞分化异常所致。目前认为妊高征可由于某种遗传因素导致胎儿 - 母体免疫平衡失调，从而依次引起子宫 - 胎盘血管的发育受阻和免疫损伤，胎盘缺血，胎盘释放血浆细胞毒性因子增加，全身不同的血管内皮受损和多系统、多脏器的损伤，最终导致妊高征的发生。下列因素易发生妊高征：年轻初产妇及高龄初产妇；家族中有高血压或肾炎、糖尿病病史者；体形矮胖；多胎妊娠、羊水过多、葡萄胎患者；经济条件差，营养不良，重度贫血者；对妊娠恐惧，精神过分紧张或受刺激者；寒冷季节、气压升高时发病增多等。

## 第三节　病理生理机制与临床表现

妊高征基本的病理生理变化是全身小动脉痉挛，内皮细胞功能障碍，通透性增加，体液和蛋白质渗漏，表现为不同程度的血压升高、蛋白尿、水肿等，全身各系统靶器官血流灌注减少而造成多器官、多系统损害，如肝脏充血水肿、肝细胞坏死或肝包膜下出血，表现为持续右上腹部疼；胎盘绒毛退行性变、出血和梗死，胎盘早剥，凝血功能障碍，肾功能异常，严重阶段出现心力衰竭、肺水肿、DIC、肾功能衰竭、高颅压表现如头痛、眼花、恶心、呕吐、视物障碍等，继续发展出现抽搐、昏迷、脑水肿、脑出血。

## 第四节　分类和诊断

由于妊娠后发现高血压的原因复杂多样，该病的分类、诊断甚至治疗也不统一，我国教科书曾将妊高征作为妊娠独有疾病的分类方法，因简洁、明了仍在广泛使用，目前国内外多数趋向于接受按发病基础、脏器损害程度将妊娠期高血压疾病分类，《中国妊娠期高血压疾病诊治指南（2015）》也以此分为五类，即妊娠期高血压、子痫前期、子痫、慢性高血压伴子痫前期、慢性高血压。

### 一、妊娠期高血压

妊娠期首次出现高血压，收缩压≥140mmHg和 / 或舒张压≥90mmHg，于产后 12 周内恢复正常，尿蛋白阴性，产后方可确诊。少数患者可伴有上腹部不适或血小板减少。当收缩压≥160mmHg和 / 或舒张压≥110mmHg 的持续血压升高存在至少4小时,则认为是重度高血压。

## 二、子痫前期

### (一)轻度

妊娠20周后出现收缩压≥140mmHg和/或舒张压≥90mmHg伴蛋白尿≥0.3g/24h,或尿蛋白/肌酐比值≥0.3,或随机尿蛋白≥(+)。

### (二)重度

子痫前期患者出现下述任一不良情况可诊断为重度子痫前期:①血压持续升高,收缩压≥160mmHg和/或舒张压≥110mmHg;②持续性头痛、视觉障碍或其他中枢神经系统异常表现;③持续性上腹部疼痛及肝包膜下血肿或肝破裂表现;④肝酶异常,谷丙酸转氨酶(ALT)或谷草转氨酶(AST)水平升高;⑤肾功能受损,蛋白尿≥2g/24h或随机蛋白尿≥(++),24小时尿量<400mL或<17mL/h,或血清肌酐>106μmol/L;⑥低蛋白血症伴腹水、胸腔积液或心包积液;⑦血小板<100×10⁹/L伴微血管内溶血;⑧出现心功能衰竭或肺水肿之一;⑨胎儿生长受限或羊水过少、胎死宫内、胎盘早剥等。

## 三、子痫

子痫前期妇女发生不能用其他原因解释的抽搐,可发生于血压升高不显著、无蛋白尿病例。大部分发生在妊娠晚期或临产前,称为产前子痫;发生于分娩过程称为产时子痫;产后子痫多数发生在产后1周内。

## 四、妊娠合并慢性高血压

妊娠前BP≥140/90mmHg或妊娠20周之前不是因为妊娠期滋养细胞疾病而诊断为高血压,或高血压在妊娠20周之后诊断并一直持续到产后12周以后。不管是何种原因导致的慢性高血压,在妊娠期均有可能发展为子痫前期和子痫。

## 五、慢性高血压并发子痫前期

慢性高血压孕妇,妊娠20周以前无尿蛋白,妊娠20周后出现尿蛋白≥0.3g/24h或随机尿蛋白≥(+);或孕20周前有蛋白尿,孕20周后尿蛋白定量明显增加;或出现血压进一步升高或血小板<100×10⁹/L等上述重度子痫前期的任何一项表现。

## 六、诊断与鉴别诊断

基于以上分类,根据病史、临床表现、体征及辅助检查做出诊断较为容易,同时应注意有无并发症及凝血机制障碍。若以妊高征作为一独立疾病诊断,则需与妊娠合并原发性或继发性高血压疾病如慢性肾炎等相鉴别。

# 第五节 治 疗

妊娠期高血压疾病治疗的目的是预防重度子痫前期和子痫的发生,降低母胎围生期病死率和死亡率,预防妊高征严重并发症如脑出血、肺水肿、肾功能衰竭、胎盘早剥等,改善母婴预后。治疗的基本原则是休息、镇静、解痉,有指征地降压、利尿,密切监测母胎情况,适时终止妊娠。应根据病情轻重分类,进行个体化治疗。①妊娠期高血压:休息、镇静、监测母胎情况,酌情降压治疗;②子痫前期:镇静、解痉,有指征地降压、利尿,密切监测母胎情况,适时终止妊娠;③子痫:控制抽搐,病情稳定后终止妊娠;④妊娠合并慢性高血压:以降压治疗为主,注意子痫前期的发生;⑤慢性高血压并发子痫前期:同时兼顾慢性高血压和子痫前期的治疗。

## 一、评估和监测

妊娠高血压疾病病情复杂、变化快,要结合症状及体征、辅助检查的监测结果,充分评估母亲、胎儿的状况,及时合理治疗。

## 二、一般治疗

应注意休息,并取侧卧位。保证摄入充足的蛋白质和热量。不建议限制食盐摄入。为保证充足睡眠,必要时可睡前口服地西泮2.5~5mg。

## 三、降压治疗

血压≥160/110mmHg的重度高血压孕妇应降压治疗;血压≥140/90mmHg的非重度高血压患者也可使用降压药物治疗。

### (一)目标血压

孕妇未并发器官功能损伤,收缩压应控制在130~155mmHg,舒张压应控制在80~105mmHg;

孕妇并发器官功能损伤，则收缩压应控制在 130～139mmHg，舒张压应控制在 80～89mmHg。降压过程力求血压下降平稳，不可波动过大，且血压不可低于 130/80mmHg，以保证子宫 - 胎盘血流灌注。在出现严重高血压，或发生器官损害如急性左心室功能衰竭时，需要紧急降压到目标血压范围，注意降压幅度不能太大，以平均动脉压（MAP）的 10%～25% 为宜，24～48 小时达到稳定。

**（二）降压药物选择的原则**

对胎儿无毒副作用，不影响心搏出量、肾血流量及子宫胎盘灌注量，不致血压急剧下降或下降过低。孕期一般不使用利尿剂降压，以防血液浓缩、有效循环血量减少和高凝倾向。不推荐使用阿替洛尔和哌唑嗪，硫酸镁不能作为降压药使用。妊娠中晚期禁止使用血管紧张素转换酶抑制剂和血管紧张素受体拮抗剂。

1. **拉贝洛尔** α、β 肾上腺素能受体阻滞剂。用法：50～150mg 口服，3～4 次 /d。静脉注射：初始剂量 20mg，10 分钟后如未有效降压则剂量加倍，最大单次剂量 80mg，直至血压被控制，每天最大总剂量 220mg。静脉滴注：50～100mg 加入 5% 葡萄糖（GS）250～500mL，根据血压调整滴速，待血压稳定后改口服。

2. **硝苯地平** 二氢吡啶类钙离子通道阻滞剂。用法：5～10mg 口服，3～4 次 /d，24 小时总量不超过 60mg。紧急时舌下含服 10mg，起效快，但可能造成血压下降过快，不推荐常规使用。

3. **尼莫地平** 二氢吡啶类钙离子通道阻滞剂。可选择性扩张脑血管。用法：20～60mg 口服，2～3 次 /d。静脉滴注：20～40mg 加入 5% 葡萄糖溶液 250mL，每天总量不超过 360mg。

4. **尼卡地平** 二氢吡啶类钙离子通道阻滞剂。用法：口服初始剂量 20～40mg，3 次 /d。静脉滴注：1mg/h 起，根据血压变化每 10 分钟调整剂量。

5. **酚妥拉明** α 肾上腺素能受体阻滞剂。用法：10～20mg 溶入 5% GS 100～200mL，10μg/min 静脉滴注。必要时根据降压效果调整。

6. **硝酸甘油** 主要用于合并心力衰竭和急性冠脉综合征时高血压急症的降压治疗。起始剂量 5～10μg/min 静脉滴注，每 5～10 分钟增加滴速至维持剂量 20～50μg/min。

7. **硝普钠** 强效血管扩张剂。用法：50mg 加入 5% GS 500mL 按 0.5～0.8μg/(kg·min) 静脉缓滴，孕期仅适用于其他降压药物应用无效的高血压危象孕妇，一般产前应用不超过 4 小时。注意此药对光敏感，要避光输注。

**四、硫酸镁防治子痫**

硫酸镁是子痫治疗的一线药物，也是重度子痫前期预防子痫发作的预防用药。对于非重度子痫前期患者也可考虑应用硫酸镁。主要作用于周围血管神经肌肉接头处，抑制运动神经纤维的冲动，减少乙酰胆碱的释放而舒张血管。用法：

1. **控制子痫** 负荷剂量硫酸镁 2.5～5g，溶于 10% GS 20mL 静脉推注（15～20 分钟），或者 5% GS 100mL 快速静脉滴注，继而 1～2g/h 静脉滴注维持。24 小时硫酸镁总量 25～30g，疗程 24～48 小时。

2. **预防子痫发作（适用于子痫前期和子痫发作后）** 负荷和维持剂量同控制子痫。用药剂量及时间根据病情而定，一般每天静滴 6～12 小时，24 小时总量不超过 25g。血清镁离子有效治疗浓度是 1.8～3.0mmol/L，>3.5mmol/L 即可出现中毒症状。

3. **注意事项** 使用硫酸镁必备条件：①膝腱反射存在；②呼吸≥16 次 /min；③尿量≥25mL/h 或≥600mL/d；④备有 10% 葡萄糖酸钙。镁离子中毒时停用硫酸镁并静脉缓慢推注（5～10 分钟）10% 葡萄糖酸钙 10mL。如患者同时合并肾功能不全、心肌病、重症肌无力等，则硫酸镁应慎用或减量使用。

**五、镇静药物的应用**

可以缓解孕产妇精神紧张、焦虑症状，改善睡眠，预防并控制子痫。药物有：

1. **地西泮（安定）** 口服 2.5～5.0mg，2～3 次 /d，或者睡前服用。地西泮 10mg 肌内注射或者静脉注射可用于控制子痫发作和再次抽搐。

2. **苯巴比妥** 镇静时口服剂量为 30mg/ 次，3 次 /d。控制子痫时肌内注射 0.1g。

3. **冬眠合剂** 冬眠合剂由氯丙嗪（50mg）、哌替啶（度冷丁，100mg）和异丙嗪（50mg）组成，有助于解痉、降压、控制子痫抽搐。通常以 1/3～

1/2 量肌肉注射或静脉滴注,应用于硫酸镁治疗效果不佳的患者。

### 六、利尿

子痫前期的患者一般不主张常规应用利尿剂,出现全身水肿、肺水肿、脑水肿、肾功能不全、急性心力衰竭时可以酌情应用呋塞米等利尿剂,甘露醇主要用于脑水肿者,甘油果糖适用于有肾功能损伤的患者。

### 七、扩容

对于有严重的液体丢失(如呕吐、腹泻、分娩出血)或高凝状态者,给予扩容是合理的,但要严密监测,防止发生肺水肿、心功能不全。

### 八、促胎肺成熟

一般应用糖皮质激素地塞米松促进胎儿肺成熟。

### 九、分娩时机和方式

子痫前期患者经积极治疗母胎状况无改善或者病情持续进展的情况下,终止妊娠是唯一有效的治疗措施,时机及方式通常由产科医师决定。

### 十、子痫的处理

子痫是妊高征危重的表现,可发生脑血管意外,引起母亲和胎儿死亡,紧急处理包括控制抽搐及血压,维持呼吸循环稳定,预防子痫复发及适时终止妊娠等。

#### (一)一般急诊处理

避免声、光等刺激,保持气道通畅,密切观察生命体征、预防坠地外伤、唇舌咬伤。

#### (二)控制抽搐

硫酸镁是治疗子痫及预防复发的首选药物,用法见上。当患者存在硫酸镁应用禁忌或硫酸镁治疗无效时,可考虑应用地西泮、苯妥英钠或冬眠合剂控制抽搐。子痫患者产后需继续应用硫酸镁24~48小时,至少住院密切观察4天。

#### (三)维持呼吸、循环功能稳定

高流量吸氧保证氧合,必要时气管插管,呼吸机辅助通气。

## 第六节 妊娠高血压综合征与 HELLP 综合征

HELLP 综合征(hemolysis,elevated liver enzymes,and low platelet syndrome,HELLP syndrome)是以微血管病性溶血、肝酶升高和血小板降低为特征的一组综合征,曾归为妊高征的并发症,也有人认为是一种独立疾病。它可能是子痫前期的严重并发症,也可以发生在无血压升高或升高不明显或者没有蛋白尿的情况下。好发于年龄较大的经产妇,主要病理改变与妊高征相同,典型症状为全身不适、右上腹疼痛、体质量骤增、脉压增大。少数孕妇有恶心、呕吐等消化系统表现,确诊主要依靠实验室检查。应注意与血栓性血小板减少性紫癜(thrombotic thrombocytopenic purpura,TTP)、溶血性尿毒症综合征(hemolytic uremic syndrome,HUS)、妊娠期急性脂肪肝(acute fatty liver of pregnancy,AFLP)等鉴别。HELLP 综合征必须住院治疗,措施包括肾上腺糖皮质激素、血浆置换及对症支持治疗,只有终止妊娠才能有效地去除病因,从根本上控制该病的发展,产后48小时,基本上所有的 HELLP 综合征患者都能够症状消失或减轻,若 HELLP 综合征患者终止妊娠1周内症状无自限或明显好转,注意可能为其他微血管溶血性疾病如 HUS。

## 第七节 注 意 事 项

1. 子痫抽搐应当与癫痫、脑炎、脑肿瘤、脑血管畸形破裂出血、糖尿病高渗性昏迷、低血糖昏迷等相鉴别。

2. 重度子痫前期产后应继续使用硫酸镁24~48小时预防产后子痫。子痫前期患者产后3~6天,高血压、蛋白尿等症状仍可能反复出现甚至加重,在此期间仍应每天监测血压,如血压≥160/110mmHg应继续给予降压治疗,注意预防下肢静脉血栓形成,患者产后6周血压仍未恢复正常,应于产后12周再次复查血压排除慢性高血压。

3. 妊高征为产科主要病理疾病,多由产科首诊并处理,出现严重脏器功能受损或衰竭则多需急诊医学科协助处理,急诊科主要是维护重要器官功能并提供器官功能支持，为终止妊娠提供最佳条件，但要对母胎监测评估，避免"黄金时间窗"流失。

4. 由于预后及治疗方法明显不同，HELLP综合征需与其他微血管溶血性疾病（TTP、HUS、AFLP、系统性红斑狼疮/抗磷脂综合征、DIC 等）相鉴别，但有时初始难以判断，需随着病情发展到一定阶段才能明确区分，相关疾病的特点及鉴别、处理要点见表 15-89-1。

表 15-89-1　妊娠相关性血栓性微血管病的不同表现特征和处理

| 诊断 | TTP | 产后 HUS | HELLP | 先兆子痫/子痫 | DIC |
|---|---|---|---|---|---|
| 发病时间 | 通常 <24 周 | 产后 | 通常 >34 周 | 通常 >妊娠 34 周 | 通常 >妊娠 20 周 |
| 组织病理学损害 | 广泛的血小板血栓形成 | 血栓仅限于肾小球 | 肝外周窦状隙肝细胞坏死和纤原沉积 | 肾小球内皮肥大和肾小管阻塞 | 血管内高凝、低凝、纤溶亢进 |
| 溶血 | +++ | ++ | ++ | + | + |
| 血小板减少 | +++ | ++ | ++ | ++ | +++ |
| 凝血障碍 | − | − | +/− | +/+ | +++ |
| CNS 症状 | +++ | +/− | +/− | +/− | +/− |
| 肝损伤 | +/− | +/− | +++ | +/− | +/− |
| 肾损伤 | +/− | +++ | + | + | +/− |
| 高血压 | 罕见 | +/− | +/− | +++ | − |
| 发热 | +/− | −/+ | − | − | +/− |
| 对胎儿的影响 | 胎盘性婴儿可致 IUGR 和死胎 | 如控制胎盘疾病，则对胎儿无影响 | 与胎盘缺血有关，增加新生儿死亡率 | IUGR，时有引起死胎 | 出血、休克可增加胎儿死亡率 |
| 分娩对原发病的影响 | 无 | 无 | 恢复，可短时间加重 | 恢复，可短时间加重 | 羊水栓塞可诱发 |
| 治疗 | 早期血浆置换 | 支持治疗±血浆置换 | 支持治疗，如病情持续，可考虑血浆置换 | 支持治疗±血浆置换 | 支持治疗、改善凝血、原发病治疗 |

IUGR：宫内发育迟缓。

（田英平）

# 参 考 文 献

[1] 徐丛剑，华克勤. 实用妇产科学 [M]. 4 版. 北京：人民卫生出版社，2018.

[2] 庄依亮，李笑天. 病理产科学 [M]. 北京：人民卫生出版社，2006.

[3] 中华医学会妇产科学分会妊娠期高血压疾病学组. 妊娠期高血压疾病诊治指南（2015）[J]. 中华妇产科杂志，2015，50（10）：721-728.

[4] Allford SL，Hunt BJ，Rose P，et al. 血栓性微血管病性溶血性贫血的诊断和处理指南 [J]. 国外医学（输血及血液学分册），2003，26（6）：554-561.

# 第九十章 常见妇科急症

## 第一节 羊水栓塞

羊水栓塞（amniotic fluid embolism，AFE）是一种少见而又危险的产科并发症。普遍认为羊水栓塞是羊水及其内容物进入孕、产妇血液循环所致，也有人提出了羊水致敏的学说。羊水栓塞的起病及发展均十分迅速，病死率一般在70%～85%，近年有所下降，在发达国家，占孕产妇死亡总数的1/10，羊水栓塞的发生率差异很大，发生率在1∶80 000～1∶8 000，羊水栓塞的临床表现主要是迅速出现、发展极快的低血压、肺动脉高压、心、肺功能衰竭及肺水肿，继之因凝血功能障碍而发生大出血及急性肾功能衰竭，以上表现常是依次出现的，半数以上的患者在发病1小时内死亡，以致抢救常不能奏效，症状出现迅速者，甚至距离死亡的时间仅数分钟，仅40%的患者能活至大出血阶段。但也有少数患者（10%）在阴道分娩或剖宫产后1小时内，不经心、肺功能衰竭及肺水肿阶段直接进入凝血功能障碍所致的大量阴道出血或伤口渗血阶段，这种情况称为迟发性羊水栓塞。至于中期妊娠引产时亦可出现羊水栓塞，因妊娠期早，羊水内容物很少，因此症状轻，预后好。

### 一、病因

一般情况下，羊水很难进入母体循环，但若存在以下条件，羊水则有可能直接进入母体循环：①损伤。产程中，宫颈扩张过程过速或某些手术操作损伤宫颈内静脉或剥离胎膜时蜕膜血窦破裂。②过高的宫内压。不恰当或不正确地使用催产素以致宫缩过强；在第二产程中强力压迫子宫以迫使胎儿娩出；而双胎、巨大儿、羊水过多则系病理性因素的宫腔内压过高。③某些病理性妊娠因素如胎盘早期剥离、前置胎盘、胎盘边缘血窦破裂等。有人推论，羊膜腔压力增高、过强宫缩和血窦开放是发生羊水栓塞的主要原因。值得注意的是，羊水中物质进入母体的致敏问题也成为近年关注的焦点，早在20世纪60年代，一些学者就发现在子宫的静脉内出现鳞形细胞，但患者无羊水栓塞的临床症状；另外，又有一些患者有典型的羊水栓塞的急性心、肺功能衰竭及肺水肿症状，而尸检时并未找到羊水中所含的胎儿物质；有学者认为，AFE是羊水所致的过敏性休克，甚至建议用妊娠过敏样综合征取代羊水栓塞这个名称，认为进入母体循环的羊水成分，通过内源性介质，诸如组织胺、缓激肽、细胞活素、前列腺素、白细胞三烯、血栓烷等导致类似过敏性休克的改变。AFE可发生在妊娠20周后流产过程中，也有迟至产后48小时，病因十分复杂，进入母体循环的羊水量至今无法计算，目前尚难以一种学说来解释其所有变化。

### 二、病理生理变化

当羊水进入母体循环后流经肺动脉，其有形成分胎脂、鳞形细胞、毳毛等物质栓塞肺的小血管，同时又以其强促凝的特性而使局部血液凝固成纤维蛋白血栓，以致局部的肺血管阻塞。另外，因迷走神经兴奋性反射、羊水中的前列腺素及血管内皮素-1等物质引起肺血管痉挛，使肺血管发生普遍性狭窄，甚至阻塞，引起急剧肺动脉高压，左心房回心血量减少，引起周围循环衰竭。肺泡换气功能降低、肺毛细血管液体外渗，外水压增加，发生急性肺水肿，出现严重通气换气功能障碍，反射性冠状血管痉挛，血流锐减，左心排出量明显减少，造成明显的低血氧，血压下降，休克相继发生，严重影响各重要的生命脏器功能，以上过程虽然复杂，但进程十分迅速，往往在数分钟内出现明显的症状甚至心跳呼吸骤停。羊水栓塞的另一显著病理生理改变是凝血功能障碍（DIC）。羊水中的有形物质激活凝血系统，在微血管内广泛形成微血栓，使纤维蛋白原、血小板及各种凝血因子大量消耗而剧减；激活纤溶系统，纤溶酶作用于纤维蛋白及纤维蛋白原而产生的纤维降解产物（FDP）具有更大的抗凝作用，使孕妇血液从原来的高凝低溶状态转变成低凝高溶状态，迅速发展为全身性 DIC，多部位出血，循环衰竭进一步加重，导致多器官功能衰竭，以急性肾脏功能衰竭、急性肝功能衰竭和急性胃肠功能衰竭等多脏器衰竭常见，肾脏功能衰竭尤为突出。

### 三、临床表现

进入母体循环羊水的量、成分、速度与临床表现多样性有关，若进入量少而速度较慢，可仅表现凝血功能异常。90% 发生在分娩过程中，尤其是胎儿娩出前后的短时间内。少数发生于临产前或产后 24 小时以后。

**（一）典型的羊水栓塞症状**

1. **前驱症状**　部分病员可有前驱症状，患者突然有烦躁不安、寒战、气急、发绀甚至呕吐等症状，因以上症状在较强的宫缩时可被误认为是宫缩时心情紧张，疼痛发作所致，但羊水继续进入产妇血流时，将迅速出现其他症状。

2. **心、肺功能衰竭和休克**　患者突然呼吸困难，心率加快，发生发绀并进行性加重，面色苍白，四肢厥冷，血压下降，亦可出现昏迷和抽搐。少数表现为突然尖叫一声或打一次哈欠后呼吸、心搏骤停，迅速死亡。在产程中出现的羊水栓塞，多数发生于第一产程末，亦可发生于第二或第三产程中。

3. **凝血功能障碍**　若经抢救已度过心、肺功能衰竭阶段，可出现凝血障碍，初期为抽血时血液迅速凝固，此为高凝期，但此期瞬即消逝，继而发生子宫出血，虽然子宫收缩，但出血依旧，继之会阴切口、腹壁切口、注射孔均可发生渗血，并可伴有鼻衄、皮肤及黏膜出血。少数无心、肺功能衰竭症状，在产后或剖宫产后 1 小时内发生产后出血并有血不凝表现，亦应警惕羊水栓塞的可能。

4. **急性肾功能衰竭**　在患者出现心、肺功能衰竭时即出现少尿、无尿，若度过心、肺功能衰竭及 DIC 阶段后，少尿、无尿仍然继续，则以急性肾功能衰竭为突出表现；在此时间内，尚可发生脑、肝、胃肠等其他脏器功能衰竭。

**（二）中期妊娠人工引产的羊水栓塞临床表现**

妊娠达 4～6 个月时，羊水已有一定数量，在引产过程中，胎膜早破，偶亦可能发生羊水栓塞；但因羊水成分比较简单，故羊水栓塞发生后，虽可出现烦躁、发绀、低血压、心率加速等症状，经积极处理后，一般恢复迅速，很少发生心、肺功能衰竭及 DIC。

### 四、辅助检查

**（一）母体血液及母体组织中寻找羊水中有形物质**

目前还没有能证实母体血液中有羊水存在的快速而又十分敏感和特异的方法，所以过去的传统方法仍具有很大的价值。

1. **母体血液**　经中心静脉插管至下腔静脉部位抽血 10mL，离心沉淀或静置沉淀后取上层清液涂片用 Wright-Giemsa 染色，寻找毳毛、鳞状上皮细胞，若找到可以确诊，亦可用苏丹Ⅲ染色寻找脂肪颗粒，或用 Ayoub-Shklar 染色染角蛋白，如发现有脂肪颗粒及角蛋白，亦有助于诊断。但近年来的研究指出，母体血液发现羊水有形物质确诊羊水栓塞，这一方法既不敏感也非特异，因为在正常孕妇血液中也可发现羊水有形物质。

2. **切除的子宫**　子宫颈旁静脉丛及子宫下段周围特别在下段的切口下唇周围静脉丛内找到羊水的内容物，如鳞形细胞、胎脂等。

**（二）其他非特异性检查**

1. **胸部 X 线**　肺内有弥漫性点、片状阴影浸润，沿肺门周围分布，右心扩大，肺动脉段突出，轻度肺不张等表现。

2. **心脏超声**　提示有右心房、室扩大，肺动脉高压

3. **心电图**　显示非特异性 ST-T 改变、右心高电压。

### 五、羊水栓塞的诊断

有关 AFE 的发病机制和临床检测手段尚未完全明确和解决，目前仍主要是临床诊断，以临床表现及病史为主，结合其他辅助检查以诊断此

病。如果出现典型的 AFE 症状、体征，而在母血中或母体组织中发现羊水的内容物，将更肯定其诊断，如果出现一些难以解释的症状和体征，如难以解释的 DIC 而又在母体某些组织中发现较多量羊水内容物，也将有助于 AFE 的诊断。凝血功能障碍、DIC 检测阳性。

## 六、死亡后诊断

尽管有人认为仅凭临床症状，无须尸检的证实也可诊断羊水栓塞，但猝死患者提供的临床证据仍有重要诊断意义。

### （一）右心室抽血作检验

若患者迅速死亡，诊断不清，可以抽右心室血作检验，找到羊水内有形物质，特别是毳毛，则可确诊为羊水栓塞。

### （二）尸体解剖

典型表现为右心室显著扩大，肺水肿，肺泡出血，肺内直径小于 1mm 的微动脉和毛细血管中可发现含有胎儿皮肤的鳞状上皮细胞、毳毛、胎脂及来自胎儿肠道的黏蛋白、胎粪中的胆汁微栓。这种微栓偶可见于患者的肾、心、脑组织中，常见于子宫及其静脉中。

## 七、救治

### （一）氧疗

保持呼吸道通畅，立即高浓度高流量面罩给氧，明显缺氧者应及早气管插管，呼吸机辅助通气，保证氧合，初始可给 100% 氧，较高呼气末正压，一般 PEEP 在 8cmH$_2$O 以上，根据血气分析调整呼吸机参数。

### （二）抗休克

1. **扩充血容量** 患者初始一般均处于有效血容量不足的状态，故应及时补充血容量，可先用低分子右旋糖酐 500mL 静脉滴注，对失血者应尽快输新鲜全血和血浆及冷沉淀等，以保证有效血容量。

2. **血管活性药应用** 补充血容量的同时给予血管活性药物升高血压，常用去甲肾上腺素、多巴胺等。

3. **纠正酸中毒** 及早纠正酸中毒将有利于纠正休克和代谢紊乱。常用为 5% 碳酸氢钠 100~200mL 静脉滴注，根据动脉血气分析进行调整。

### （三）解除肺动脉高压

此为改善缺氧、防止心脏、呼吸及全身周围循环衰竭的重要步骤。

1. **罂粟碱** 它有解除平滑肌张力的作用，故其对冠状动脉及脑血管均有扩张作用，是比较理想的药物，剂量为 30~90mg，静脉缓注，日极量为 300mg，尚可与阿托品同用以阻断迷走神经反射。

2. **氨茶碱** 它可解除肺血管及支气管平滑肌痉挛，并有利于冠状动脉扩张，剂量为 250mg，加于 5% 葡萄糖溶液中缓缓静脉滴注。

3. **阿托品** 它可抑制平滑肌痉挛，解除肺血管痉挛，剂量为 1~2mg，静脉缓注或静脉滴注，必要时重复，注意升高心率等副作用。

4. **酚妥拉明** 可解除肺血管痉挛，降低肺动脉阻力并加强心肌收缩能力。

5. **米力农** 兼有正性肌力作用和血管扩张作用，降低肺动脉压。用法：0.25~0.75μg/(kg•min)。

6. **西地那非** 能够增加机体内的内皮源一氧化氮及环磷酸鸟苷（cGMP），舒张血管平滑肌及降低肺动脉压力。用法：20mg，通过鼻饲/胃管口服，一天三次。

7. **一氧化氮** 舒张平滑肌的信使分子，可阻断迷走神经反射引起的肺血管痉挛及支气管痉挛。用法：5~40ppm（1ppm = 1×10⁻⁶）吸入，每 6 小时需要检测高铁血红蛋白血水平。

### （四）抗过敏

应用糖皮质激素可解除痉挛，稳定溶酶体，具有保护细胞及抗过敏作用，应及早大量使用。一般静脉注射地塞米松 20~40mg，或用氢化可的松，剂量为 500~1 000mg，甲基强的松龙 320~500mg 冲击，必要时重复。

### （五）强心利尿与肾功能保护

及时用西地兰 0.4mg 溶于 10% 葡萄糖溶液 20mL 内缓慢静脉注射或入墨菲壶，1~2 小时内可追加 0.2mg。当血容量补足后仍少尿，应及时应用利尿剂：①呋塞米或托拉塞米 20~40mg 静脉注射。② 20% 甘露醇 125mL 静脉滴注，30 分钟滴完。

### （六）防治 DIC

防治 DIC 的问题比较复杂，至今对是否使用肝素及如何使用肝素仍有争议，一般原则是"尽早使用，小剂量使用"或者是"不用"。一般主张在高凝期使用，可用肝素钠 25～50mg（1mg＝125U）加于 0.9% 氯化钠溶液 100mL 中，静脉滴注 1 小时，以后再以 25～50mg 肝素钠加于 5% 葡萄糖液 200mL 中静脉缓滴，24 小时肝素钠总量应控制在 100mg（12 500U）以内为宜，使凝血时间维持在 20～25 分钟。但该时期往往被忽略，在发现时已为消耗性低凝血期或更晚，且羊水栓塞常发生在第一产程及第二产程中，或恰在产后，此时一般都不主张用肝素而用新鲜血、补充纤维蛋白原、血小板悬液及新鲜冻干血浆以补充凝血因子。如为纤溶亢进期的出血，可用 6- 氨基己酸 5g 于 5% 葡萄糖溶液汇总静脉滴注，或给予氨甲苯酸 200～300mg，每天分 2～3 次静脉推注。

**（七）预防感染**

应用大剂量广谱抗生素预防感染，应注意选择对肾脏毒性小的药物，如头孢菌素类或广谱青霉素类等。

**（八）血流动力学监测及器官功能支持**

及早建立中心静脉通路，考虑难以控制的 DIC 出血，尽可能避免锁骨下穿刺；应用 PiCCO、床旁超声等血流动力学监测方法进行容量管理，出现急性肾功能衰竭应及早应用 CRRT，有利于纠正酸中毒、维持内环境稳定及调控容量；血浆置换应能够清除母体循环的羊水成分，减轻炎症级联反应，ECMO 应用于心跳呼吸骤停患者理论可行，但缺乏临床证据。

**（九）产科处理**

如果患者出现心搏骤停或不可避免发生呼吸循环衰竭还未分娩，胎儿有存活的指征应迅速人工分娩，国内建议孕 26 周以上。迅速分娩不仅可以抢救胎儿的生命，也可解除增大的子宫对下腔静脉的压迫，有助于母体心肺复苏。如果不能即刻阴道分娩，应行濒死期剖宫产术，多主张同时切除子宫，避免羊水及其有形成分继续进入血液循环，也减少了主要出血器官的后续处理困难，没有证据证明不足孕 20 周紧急剖宫产术能改善母亲心搏骤停的结局，不主张应用。

**八、注意事项**

1. 羊水栓塞具有不可预测性，通常发生在妇产科或手术室，需要麻醉科、儿科、急诊医学科等多学科协助和共同处置，由于病发突然，进展迅

速，抢救难度大，参加抢救的医生应熟悉其发病机制及临床表现，密切协作，全面冷静考虑，以及迅速有效的措施是抢救成功的基础。

2. 羊水栓塞的诊断是一个十分复杂的问题，虽然"不推荐使用任何特殊实验室检查来证实或驳斥羊水栓塞的诊断"，但与其他引起急性循环衰竭的疾病认真鉴别并针对病因处理是必要的，避免 AFE 成为诊断的"垃圾桶"，把所有产程中发生的循环衰竭或死亡，都向里边"扔"。尽管有争议，诊断 AFE 后应尽可能寻找依据，如母体血液、器官存在羊水有形成分的证据。与 AFE 相似症状及体征和发病特点的疾病有失血性休克、胎盘早期剥离、肺梗死、主动脉夹层破裂、胃内容物误吸、子痫、麻醉剂的毒性反应、过敏性休克、空气栓塞、张力性气胸、严重脑卒中、严重突发心脏病如心肌梗死等，如仅凭临床表现，会将其误诊为 AFE。

3. **心跳呼吸骤停的处理**　早期高质量心肺复苏是循环重建的基础，注意子宫横位，减轻腔静脉受压效应，相关学科具有共同模拟演练的经验将提高抢救的成功率。

4. **产科手术的"黄金时间窗"**　胎儿有存活希望，出现严重缺氧及母体内环境紊乱之前娩出是合乎伦理的，胎儿的及时娩出也将使心肺复苏变得容易和简洁，只要紧急剖宫产术使母亲或胎儿任何一方受益而不是徒劳，均应尽早实行。而准确评估是否能够 4 分钟内恢复心跳通常是无法做到的，而评估会使黄金时间流失，一旦孕妇发生心搏骤停，在 CPR 的同时应毫不犹豫地实行"积极"的紧急剖宫产术。凡经阴道分娩而有出血疑为延迟性羊水栓塞者，虽经积极处理子宫出血不止而其一般情况尚能承受手术者，仍以切除子宫为妥。对于子宫切除的决定，宜早不宜晚，否则，情况极差，出血不止，则切除子宫将取得相反的效果。

## 第二节　产后出血

胎儿娩出后 24 小时内产妇出血量超过 500mL 称为产后出血（postpartum hemorrhage，PPH）。产后出血是产科常见而严重的并发症，是导致孕产妇死亡的主要原因之一，也是目前我国孕产妇死亡的首位原因。

## 一、病因

子宫收缩乏力约占产后出血的 50%；软产道撕裂约占 20%；胎盘残留或滞留占 5%～10%；少部分由于凝血功能障碍引起，主要发生于重型胎盘早剥，妊高征、宫内死胎潴留过久、羊水栓塞、急性妊娠脂肪肝等引起的 DIC 继发纤溶亢进，其中继发于有全身性出血性基础疾病如血液病、严重肝病等少见。

## 二、临床表现

临床表现与失血量的多少、出血速度及产妇的体质强弱和产程是否顺利有关。可表现为突然大量出血，产妇迅速陷于休克状态，产妇感寒战、头晕、恶心、呕吐、打哈欠、烦躁不安，呼吸短促，检查发现产妇面色苍白、出冷汗、四肢发冷、血压下降、脉搏细速，严重者间歇呼吸甚至呼吸、心跳停止；亦可表现为持续少量或中量流血；产后有时子宫松弛，子宫出血滞留于子宫腔及阴道内，子宫底软，触摸不清，如按摩子宫并向下推压，可见大量血液、血块流出。

## 三、诊断

明显的外出血，诊断并不困难，关键在于明确产后出血的原因。软产道血管损伤性出血与子宫收缩乏力性出血有时鉴别困难，操作技术不熟练是软产道损伤的重要原因，需仔细寻找。

## 四、处理

产后大出血，多需产科手术处理，保守治疗无效。

### （一）产科处理

子宫收缩乏力性出血给予按摩子宫，应用宫缩剂，宫腔填纱布止血，如上述方法未见显效，出血不止，可 B-Lynch 外科缝线术、经腹结扎髂内动脉、子宫动脉或子宫切除，不失时机地抢救产妇生命。胎盘残留或滞留性出血需将宫腔内的胎盘取出，若为完全植入胎盘，一般主张施行次全子宫切除，软产道裂伤性血管性出血，需寻找并缝合退缩的血管。

### （二）放射介入止血

在其他止血方法无效时，可经股动脉插管，盆腔血管造影，选择性地动脉栓塞控制产后大出血。

### （三）防治失血性休克

1. 准确估计出血量，计算休克指数，监测生命体征、乳酸及尿量的变化，吸氧，开放中心静脉通路。

2. 出血停止前采取限制性液体复苏策略，避免血压过高，根据中心静脉压及血压的变化补充血容量。

3. 未配好血以前，可先快速输注平衡液，血液及血液制品不仅能补充循环血容量，改善微循环，同时能提高输氧功能，原则上应等量补血再加上 500～600mL。

4. 纠正酸中毒。

5. **应用肾上腺糖皮质激素**　氢化可的松 300mg 或地塞米松 20～40mg 静脉滴注，以后每 4～6 小时减半量重复注射，可改善血液动力学，使休克迅速好转。

6. 抗生素应用防治感染等。

### （四）凝血机制障碍

凝血机制障碍者要明确原因，对因治疗，及时输入新鲜血及各种富含凝血因子制剂。

## 五、注意事项

1. 产后出血的对因治疗多需产科处理，相关学科协助稳定生命体征，及早发现休克前期表现，避免进入休克不可逆阶段，提供器官功能支持，其中，失血性休克可出现呼吸停止先于心脏衰竭，及早气管插管，呼吸机辅助通气，将为后续救治提供抓手。

2. 妊娠时软产道血管丰富而充血，分娩时若发生软产道撕裂伤，失血量可以很大，特别是当裂伤涉及阴道上部、宫颈及子宫时，止血往往较困难。

3. 若损伤累及血管，而产道的黏膜、皮肤保持完整，或在缝合伤口时未能完全缝扎止血，或宫颈、阴道穹隆部裂伤向上延伸使阔韧带内血管撕裂而形成血肿，此时外出血可能不多，但血肿内出血可以很多而导致休克。

4. 晚期产后出血是指分娩后 24 小时至产后 6 周之间发生的产后出血，经阴道分娩出血者多见于胎盘胎膜、蜕膜残留；子宫胎盘剥离部位感染或复旧不全，剖宫产出血者多见于子宫切口感染、愈合不当、憩室等；少数见于子宫肌瘤、产后绒癌及凝血机制异常疾病等。注意存在局部感染。

# 第三节　产 褥 感 染

产褥期是指胎儿、胎盘娩出后产妇除乳腺外全身器官恢复或接近正常未孕状态所需的时期，一般为产后 6 周。产褥期母体各系统变化很大，属于特殊的生理适应过程，容易发生感染和其他病理情况。产褥期感染是指产妇在产褥期发生的所有感染的统称，包括产褥感染。产褥感染是指分娩及产褥期内生殖道受病原体侵袭，引起局部或全身的感染，其发病率为 6% 左右，仍对产妇健康构成严重威胁。产褥期内发生的非生殖道感染如泌尿系统感染、呼吸系统感染、乳腺炎、血栓性静脉炎等也是产褥期感染的范畴。产褥病率是指分娩结束 24 小时以后的 10 天内，每天用口表测 4 次体温，间隔时间 4 小时，其中有 2 次体温达到或超过 38℃。产褥病率常由产褥感染所引起，一般将产褥病率的发生率作为产褥感染的一种指标，也见于非生殖道引起的感染。

## 一、病因与病理生理机制

妇女阴道有自净作用，对细菌的侵入有一定的防御功能，羊水中含有抗菌物质，妊娠和正常分娩通常不会给产妇增加感染机会。只有在机体免疫力、微生物毒力和数量三者之间的平衡失调，才会增加产褥感染的机会，导致感染发生。产褥期感染的病原体既可来自产妇本人的正常寄生菌，包括生殖道、呼吸道、消化道、泌尿道、皮肤或身体某个部位感染灶的病原菌，也可能由外界环境的病原菌侵入产妇机体的特定部位如生殖道引起。产褥感染多为需氧菌和厌氧菌的混合感染，且不同细菌之间有协同致病作用，感染严重者多由大肠杆菌引起，可出现感染性休克。常见的厌氧菌感染为脆弱类厌氧杆菌，它能产生 β- 内酰胺酶、破坏青霉素的作用，从而保护与其共生的对青霉素敏感的需氧菌。产褥感染的另一个特点是感染早期的病原菌多为需氧菌，如该感染未得到及时适当的治疗，则感染扩散，并可形成脓肿，易并发血栓性静脉炎。由产气荚膜梭状芽孢杆菌引起的感染少见，但发病凶险，在子宫肌层

可有气体形成，还能释放大量外毒素，造成红细胞破坏，引起溶血、黄疸，导致休克和急性肾功能衰竭。支原体及衣原体也可成为产褥感染病原微生物，但单一感染不多见。

其发病可能因素包括：①孕期贫血、营养不良、患有慢性病、生殖道感染或临产前不洁性交史。②胎膜早破。胎膜破裂是引起阴道内病原体上行性感染最常见的原因，胎膜早破 6 小时，若羊水细菌培养阳性者，以后有 90% 发生子宫感染。胎膜早破者产后子宫内膜炎的发生率可达 30%。③产程延长、肛诊或阴道检查次数过多均可引起羊膜腔感染，增加产褥感染的机会。④产科手术操作及产程中损伤破坏了黏膜的完整性屏障，增加了细菌侵入机体上行性感染的机会，剖宫产后并发子宫内膜炎的发病率是阴道分娩的 20 倍。

由于产褥期特殊的生理状态及器官孕后适应性改变，泌尿系统、乳腺和呼吸系统也是产褥期常见感染部位，如孕产妇是流感病毒 $H_1N_1$ 的高危易感人群。

## 二、临床表现

由于感染部位、病原微生物特性、个体免疫状态及反应程度不同，所引起的临床表现也不一样。

### （一）产褥感染

感染既可局限在有创面的部位，如外阴切口、阴道宫颈撕裂处及子宫内膜创面，也可通过淋巴系统或直接蔓延引起子宫肌炎、子宫旁结缔组织炎，或经输卵管而导致盆腔腹膜炎。严重感染时，病原菌及毒素进入血液循环引起感染性休克而危及生命。一般发热、腹痛、恶露变化是产褥感染的三大主要症状。

1. **急性外阴、阴道、宫颈、剖宫产伤口感染**　伤口局部红肿、触痛、波动感，或有炎症浸润硬结，伤口部分或全层裂开，产妇活动受限。宫颈裂伤引起炎症者病原体可直接上行或通过淋巴播散引起盆腔结缔组织炎。

2. **子宫感染**　细菌经胎盘剥离面侵入，先扩散到蜕膜层引起急性子宫内膜炎，之后可继续侵犯浅肌层、深肌层乃至浆膜层，导致子宫肌炎。临床表现为产后 3～4 天开始出现低热、下腹疼痛

及压痛、阴道分泌物增多且有异味。严重者可出现寒战、高热、头痛、心率加快甚至感染性休克。

**3. 急性盆腔结缔组织炎和急性附件炎**　感染沿淋巴管播散引起盆腔结缔组织炎和腹膜炎，可波及输卵管、卵巢，形成附件炎，继续沿阔韧带扩散，直达侧盆壁、髂窝、直肠阴道隔。患者可出现持续高热、寒战、腹痛、腹胀、肛门坠胀及里急后重感，下腹部有明显压痛、反跳痛及腹肌紧张等腹膜炎体征，宫旁组织增厚，有时可触及肿块，肠鸣音减弱或消失，严重者侵及整个盆腔形成"冰冻骨盆"。

**4. 急性盆腔腹膜炎及弥漫性腹膜炎**　炎症扩散至子宫浆膜层，形成急性盆腔腹膜炎，继而发展为弥漫性腹膜炎、感染性休克，是产褥感染中引起死亡的主要原因。炎症局限后可形成脓肿包括膈下脓肿、肠曲间脓肿及子宫直肠窝脓肿，以子宫直肠窝脓肿多见，当脓肿波及肠管和膀胱时可出现腹泻、里急后重与排尿困难等表现。若急性期治疗不彻底，可发展为慢性盆腔炎，导致不孕。

**5. 血栓静脉炎**　血栓性静脉炎起源于子宫壁胎盘附着面的血栓感染，由于厌氧性链球菌和类杆菌产生肝素酶，降解肝素促进凝血形成细菌栓子，容易并发盆腔内血栓性静脉炎和下肢血栓性静脉炎。早期表现为下腹痛，而后向腹股沟放射。盆腔静脉炎向下扩散可形成下肢深静脉炎，侵及股静脉、腘静脉、大隐静脉，单侧居多。表现为反复高热、寒战、下肢持续性疼痛，症状可持续数周或反复发作。若为小腿浅静脉炎症，可出现水肿和压痛。小腿深静脉有栓塞，可有腓肠肌和足底部压痛。患侧踝部、腓肠肌部和大腿中部的周径大于健侧 2cm。当下肢血栓静脉炎影响静脉回流时，出现下肢肿胀，局部皮温升高，皮肤发白，习称"股白肿"。

**6. 脓毒血症和感染性休克**　感染血栓脱落进入血液循环，引起脓毒血症。若细菌大量进入血液循环并繁殖导致感染性休克，可危及生命。

**（二）其他感染**

在遇到产后发热而无产科特殊症状及体征时，则要注意其他部位感染。呼吸系统感染见于剖宫产后体温升高，多见于产后 24 小时内；泌尿系统感染以膀胱刺激症状多见，严重者出现上尿

路感染表现如高热、寒战、腰疼、肋脊角叩痛；乳腺内乳汁淤积与急性乳腺炎多因乳腺管不通畅所致，乳汁淤积所致的发热一般不超过 39℃，乳腺炎引起的发热常常超过 39℃，且持续时间超过 24 小时。

## 三、诊断与鉴别诊断

产后发热多由产褥感染所致，要详细询问病史、作全身和局部的体格检查，产科检查时应特别注意会阴和腹部伤口的愈合情况、恶露的质和量、子宫复旧情况及子宫有无压痛、附件有无压痛或包块等，并结合血常规、尿常规、降钙素原和宫腔培养结果，诊断多无困难，应排除引起产褥感染的其他部位感染性疾病，尤其注意乳腺检查。

## 四、治疗

治疗原则是抗感染，辅以局部病灶处理、手术或中药等治疗。

**（一）一般治疗**

保持外阴清洁；注意休息，取半卧位，以利于恶露引流，并可使炎症局限在盆腔内；加强营养，如不能进食，应予静脉补液，注意纠正贫血、低蛋白血症、水、电解质紊乱。

**（二）局部病灶的处理**

外阴或腹部伤口局部热敷或红外线照射可使早期炎症消散。若伤口已化脓，应尽早拆除缝线扩创引流。

**（三）产褥感染手术指征**

1. 经积极抗感染治疗症状未改善或包块增大者。

2. 肿块持续存在，经药物治疗 2 周，肿块持续存在或增大，或有脓肿存在经 B 超确诊者，应切开或穿刺引流。

3. 脓肿破裂或疑诊脓肿破裂，需立即在强效抗菌药物治疗的同时行手术探查。患者突然腹痛加剧、寒战、高热、恶心、呕吐、腹胀，检查腹部拒按或有感染中毒性休克表现，应疑诊脓肿破裂。手术方式可经腹或经腹腔镜手术脓肿清除，如脓肿位置低，突向阴道后穹隆，可经阴道切开引流。严重子宫感染保守治疗无效，可行子宫切除术。

**（四）抗生素应用**

在未明确病原体时，可根据临床表现及经验

选用抗生素，待细菌培养和药敏试验结果再做调整。青霉素类如青霉素、哌拉西林、氨苄西林、美洛西林等，和甲硝唑或奥硝唑联合，可作为首选。β- 内酰胺类抗生素的抗菌谱包括许多厌氧菌属，抗菌谱广，可单药使用，也可作为首选。抗生素应用原则：

1. 对发病迅速、病情凶险，有可能发展为感染性休克者，应及早针对性应用强力抗生素，延迟应用会增加病死率，头孢菌素类则多需三代及以上，并能抑制 β- 内酰胺酶活性；呼吸道抗病毒为经验性用药，怀疑流感要求抗病毒药物尽早使用，不能迟于发病 48 小时，无须等待微生物学实验室证据。

2. 全身感染症状明显者，需全身应用抗生素，给药方式以静脉给药为主，由于产褥期药代动力学特点，用药剂量一般偏大。

3. 产褥感染多为混合感染，需联合用药，应选用广谱抗生素，兼顾需氧菌与厌氧菌，院内获得感染要注意覆盖耐药菌。

4. 药物选择要注意对新生儿的影响，有些抗生素在乳汁浓度较高，且对新生儿有不良影响，如喹诺酮类、氨基苷类、磺胺类药物、氯霉素、红霉素、四环素类、甲硝唑或奥硝唑、异烟肼等，产妇应用时要停止哺乳，恢复哺乳需药物成分在乳汁消失后。

5. 应用抗生素 48～72 小时，体温无持续下降，应及时做相应的检查，寻找病因，并酌情更换抗生素。

### （五）血栓性静脉炎的治疗

首选保守治疗，包括抗菌药物和肝素或低分子肝素抗凝，亦可加用活血化瘀中药。抗凝及溶栓注意可能导致血栓脱落引起肺栓塞。手术范围包括下腔静脉结扎和双侧卵巢静脉结扎，或切开病灶直接取出栓子，手术治疗仅用于少数患者。其适应证为：药物治疗无效；脓毒性血栓不断扩散；禁忌使用抗凝治疗者。

### （六）监测与容量管理

产褥期脓毒症及感染性休克的临床表现可不典型，注意监测血压、呼吸、脉搏、体温、尿量及微循环状态，了解血流动力学情况，早期需补足液量，乳酸＞2mmol/L 常提示微循环障碍，有休克表现时可行血流动力学监测（如 PiCCO、床旁超声等），有利于容量管理。

## 五、注意事项

1. 至今产褥感染、产科出血、妊娠合并心脏病及严重的妊娠期高血压疾病，仍是导致孕产妇死亡的四大原因，在多学科协作控制产褥感染时，应注意其自身规律特点，非产褥感染一般首诊急诊医学科，严重产褥感染多需急诊科介入共同管理，有指征时收入重症监护室（ICU），要避免"黄金手术窗"的流失。

2. 正常产妇在产后 24 小时内可有轻度体温升高，一般不超过 38℃，很快恢复正常，可能与产程长导致过度疲劳、失水或恶露积滞等有关。产后 3～4 天又可因乳房充血、淋巴管肿胀引起发热，体温升高，一般仅持续数小时，最多不超过 24 小时可恢复正常。如果产后 24 小时内体温达到或超过 38℃或持续不恢复正常，多系感染引起，产后 24 小时内高热（体温≥39℃）可能与严重的盆腔 A 族或 B 族链球菌感染有关。

3. 产妇因身体及心理原因，非生殖道感染常不典型，容易被忽视或漏诊，如由于分娩刺激，产后膀胱相对不敏感，泌尿道刺激症状不典型，低位泌尿道感染容易误诊。

4. 有 1/3～1/2 的产褥感染首先出现的症状并不是发热，产妇因产后腹壁松弛，感染累及腹膜出现急性腹膜炎时，腹膜刺激征多不典型，很少有明显的腹肌紧张，下腹疼痛误诊为正常反应，容易漏诊。子宫内膜炎早期有时因下腹部压痛不明显及恶露无异常而容易被误诊，进一步发展时则阴道内有大量脓性分泌物，可伴有恶臭。当炎症波及子宫肌壁时，恶露反而减少，异味亦明显减轻，容易误认为病情好转，感染逐渐发展可于肌壁间形成多发小脓肿，导致休克甚至死亡。如患者出现难以控制的持续性高热，应行宫腔镜检查，同时行血细菌培养。

5. 下列情况常提示厌氧菌感染：①恶露或脓液具有特殊的腐败臭味；②感染病灶有坏死组织和假膜形成；③深部脓肿；④病变组织及渗出物中有气体形成；⑤分泌物常规培养阴性，而涂片出现大量细菌；⑥血栓性静脉炎或多发性迁徙性脓肿。

（田英平）

# 参 考 文 献

[1] 徐丛剑，华克勤. 实用妇产科学 [M]. 4 版. 北京：人民卫生出版社，2018.

[2] 庄依亮，李笑天. 病理产科学 [M]. 北京：人民卫生出版社，2006.

[3] 中华医学会妇产科学分会感染性疾病协作组. 妇产科抗生素使用指南 [J]. 中华妇产科杂志，2011，46（3）：230-233.

[4] 中华医学会妇产科学分会感染性疾病协作组. 盆腔炎症性疾病诊治规范（修订版）[J]. 中华妇产科杂志，2014，49（6）：42-43.

[5] 田英平，曹琴英. 孕产妇心搏骤停与急救 [J]. 中华急诊医学杂志，2015，24（7）：708-711.

# 第十六篇 儿科急症

# 第九十一章 识别危重症患儿

危重症是指危及生命的器官功能障碍，若不及时给予干预措施，在短时间内可能造成难以挽回的后果，或遗有终身后遗症。因此，如何及时识别危重患儿的危象，是其是否能得到及时治疗，防止疾病进一步恶化的关键。

## 第一节 儿科急诊的现状和思考

儿科急诊在全球面临的挑战与成人急诊总体相似，但更为紧迫。全球儿科急诊服务水平依然很差，尤其是儿童，常常得不到急诊服务体系的救治。目前，我国儿科急诊医学整体发展相对滞后，各地区发展也不平衡，救治水平差异明显。

### 一、国内外儿科急诊的发展

随着医学科学的发展，儿科急诊医学已经成为一门独立的学科。1984年美国成立了儿科急诊医疗服务系统，并于1990年发布儿科急诊的建设指南，2009年第四次修订，对儿科急诊的设置、管理、人员、器械、设备及关键技术提出了明确的标准。国际急诊医学联合会也制定了儿科急诊的国际标准，并于2012年进行了更新。

我国儿科急诊医学发展初期是儿科学的重要组成部分。1989年、1993年相继成立了中华医学会急诊医学分会儿科学组及中华医学会儿科学分会急诊学组，形成了独立的临床学科，学会的成立加快了儿科急诊医学的发展。2009年，卫生部发布了针对综合医院的《急诊科建设与管理指南（试行）》，未涉及儿科急诊。尽管2018年在第21次全国急诊医学学术年会上发表了《儿科急诊室建设和管理专家建议》，但是，我国至今仍无儿科急诊建设的相关标准。

### 二、儿科急诊存在的问题

#### （一）不同性质医院发展不平衡

我国儿科急诊医学水平与发达国家的差距明显。不同性质医院的发展不平衡，儿童专科医院的建设相对较好，三级综合医院儿科急诊的设置则有较大差异，部分医院没有儿科急诊抢救室，甚至没有儿科专用的抢救床位，缺少儿童专用的抢救器械和设备。

#### （二）专业医师队伍缺乏

由于儿科急诊存在医疗高风险、工作强度大，而薪酬相对较低等原因，儿科急诊就诊需求日益增加与儿科急诊医师严重不足成为当前我国医疗行业中最突出、最迫切的问题。调查发现，由于儿科急诊医生严重不足，导致其救治缺乏专业性，儿科急诊成为危急重症患儿住院的"中转站"。

#### （三）护理体系不规范

急重症护理包括转运护理、急诊抢救配合、危重症的护理技术与家属或儿童的心理护理等。我国儿科急救护理尚未受到足够的重视，缺乏系统的急重症护理培训模式、准入制度及评价体系，尤其是儿科急诊护士，人力紧缺，结构配置不合理。

#### （四）培训体系不完善

近年来，我国儿科急诊与重症生命支持技术培训发展迅速，但仍滞后于发达国家。儿童急救体系中最基本的基础生命支持和高级生命支持并未得到全面培训，再培训困难、实践不规范。儿童创伤急救生命支持技术和儿童危重症基础培训尚未起步。

#### （五）院前转运系统滞后

国内儿科院前急救主要由120体系承担，或由上级医院接诊或基层医院转诊。目前，我国120系统对儿童转运系统不熟悉，设备配置无法达到儿童急救的要求，转运医务人员对儿童急救技能不熟练，完全实施或承担儿童急重症转运非常困难。

### （六）科学研究薄弱

我国儿科急诊医学科学研究非常薄弱。主要原因有：①专职的儿科急诊医生严重不足；②儿科急诊医生科研能力相对较差；③急诊儿科临床工作强度大，难以安排足够时间进行科学研究；④儿科急重症病例变化快，病理复杂，科学研究相对困难；⑤儿科急诊医学缺少专科性，医学研究往往挂靠于其他专业；⑥儿科急诊医疗信息系统不完善，缺乏专业性，数据收集困难。

## 三、几点思考

### （一）明确儿科急诊专业的科学地位

目前，儿科医师的缺口大，特别是冬季儿童疾病高发季节，儿童专科医院门诊"一号难求"，儿科就诊非常困难，同时，许多家长由于工作、耽误孩子学习等原因，常在晚上或周末到急诊就诊，这些普通疾病占用了90%以上儿科急诊的医疗资源，一方面增加了急诊工作量，另一方面降低了急诊的质量。国家卫生和计划生育委员会等六部委发布加强儿科建设的指导性意见，各级医院应根据相关要求，尽快明确儿科急诊医学的专业定位，除分流非儿科急诊患儿外，还应建立儿科急诊专业的临床基地、人员培训计划、教育系统、科学研究手段，建立儿科急诊专业的考评、晋升和薪酬体系。

### （二）建立完善儿科急诊医疗体系

儿科急诊医疗服务应覆盖全社会，各级医院分工协作，密切配合。不同级别的医院，人员和设备的配置应有不同侧重，合理规划，避免有限医疗资源的浪费。应充分发挥区域性儿科医疗中心的地位和作用，建立省、市、县及县、乡、村的急诊绿色通道。充分应用信息技术和互联网等重要媒介，实现资源共享，从而提高儿科急救的成功率。

### （三）加强医院儿科急诊建设

由于儿科急诊建设不足，绝大部分儿科急诊和危重症患儿首次不在儿科急诊，而是在社区及基层医院等非儿科急诊就诊，因此，建立各级医院的儿科急诊就诊标准和预检分诊十分重要，按照儿科急诊要求配备相应的人员和设备，以及儿科急诊室应当具有的规范布局和分区，三级医院应当建设独立的儿科急诊区域，进行独立管理，确保医疗质量和安全。

### （四）完善急诊急救技术流程

儿科急诊的目标是在正确的时间和地点对危重症和创伤患儿实施正确的医疗救治，因此，应不断提高急诊医护人员第一时间识别和救治急危重症、处置突发事件的能力。国家层面应制定儿科急诊流程与指南，如急诊救治儿童的管理和协调指南、医生与护士和其他急诊医疗服务提供者指南、危重疾病诊治流程、质量/绩效改进指南等。

### （五）建立儿科急诊专业医师的培养体系

急诊医学发展的关键在于专业技术队伍的发展壮大和提高。儿科急诊专业医生需要有多学科知识基础，必须经过系统规范的培训，不断进行专业继续教育，更新知识，跟进急诊医学的发展。因此，应建立儿科急诊专业医师的培养体系及标准。

### （六）积极开展急诊新技术和多学科合作

必须积极推广国内外先进技术（如体外膜肺、经颅多普勒超声、血液净化、新的机械通气方法、即时检测等）才能满足我国儿科急诊医学的发展。在公共卫生和突发事件处置日益受到重视的大环境下，应依据以翔实的、科学证明的临床研究，谨慎、明确和确切地做出医疗决策，提倡多专业、跨学科联合解决儿科急诊的临床实际问题。

# 第二节　小儿常见危重症状

儿科危重症状与成人有明显的差异。在儿科临床中，同一症状见多种疾病，尤其是识别一些急骤发生的危重症状，是关系到危重症患儿的早期识别和及时合理治疗的关键。

## 一、发热

发热是儿童最常见的临床症状之一，主要病因是病毒性感染，其次是细菌感染。虽然发热与小儿疾病的严重程度无明确的因果关系，但是，高热在临床上仍属于危重症范畴，特别应重视高热时的伴随表现，避免延误治疗。

## 二、剧烈哭啼

剧烈哭啼是婴幼儿对来自体内外不良刺激的

本能反应。2 岁以下小儿，因不能用语言表达机体的不适而哭啼。临床上因哭啼就诊的婴幼儿比较常见，应特别重视长时间或阵发性剧烈哭啼的婴幼儿，仔细检查，找出病因，及时处理。

### 三、呼吸困难

小儿呼吸困难是儿童危急重症的常见表现，主要为器质性呼吸困难，常见原因为肺部感染。心因性呼吸困难在学龄期儿童中偶见。婴儿，特别是新生儿，应注意先天性畸形，幼儿或年长儿，要重视有无气道内异物吸入。

### 四、惊厥

因惊厥而在急诊儿科就诊的患儿多表现为强直与阵挛性抽搐，常为全身性、对称性，伴有或不伴有意识丧失。儿童最常见的惊厥是热性惊厥，但应特别注意排除颅内感染等器质性疾病。

### 五、发绀

发绀也称为紫绀，主要发生在皮肤浅薄、色素较少和毛细血管较丰富的部位，如口唇、甲床、指（趾）等。根据血液中还原血红蛋白是否增多分为真性发绀和变性血红蛋白血症。儿童真性发绀常见病因是呼吸道梗阻、肺部或胸腔疾病、发绀型先天性心脏病等。变性血红蛋白血症见于苯胺、硝基苯、亚硝酸盐、磺胺等中毒。

### 六、腹胀

若小儿腹围大于胸围，即提示有腹胀。腹胀可由腹腔、肠腔内积气、积液，腹内囊肿，肿瘤或腹肌无力引起。儿童腹部疾病在儿科急诊中容易漏诊，同时，也是一些儿科危急重症的诱因和病因，儿科急诊医生应给予重视。

### 七、黄疸

黄疸是新生儿期一种非常常见的临床表现。除肝功能障碍外，红细胞破坏也可以引起溶血性黄疸，胆道阻碍引起阻塞性黄疸。此外，新生儿存在生理性黄疸。

### 八、水肿

儿童最常见的水肿是由肾脏疾病（如肾病综合征、急性肾小球肾炎）引起的肾源性水肿，主要表现为皮下组织疏松和皮肤松软的部位水肿；其次是充血性心力衰竭而引起的心源性水肿，其严重程度与心功能的变化有密切关系；其他，如肝源性水肿、营养性水肿、静脉阻塞性水肿、淋巴性水肿、甲状腺功能降低等在儿科急诊中相对少见。

### 九、皮疹

皮疹是儿科最常见的症状之一，常见于传染病、皮肤疾病和过敏性疾病。儿童感染性皮疹常见于幼儿急疹、水痘、手足口病、麻疹、风疹、EB病毒感染、流行性脑脊髓膜炎、猩红热、伤寒等。非感染性皮疹见于过敏性紫癜、湿疹、药疹、血小板减少性紫癜、川崎病、风湿热、朗格汉斯组织细胞增生症、血液病、肿瘤等。

## 第三节　小儿危重症的早期识别

患儿出现严重的意识障碍、器官功能衰竭、致命性心律失常、严重水电解质紊乱，临床表现明显，容易识别。而对小儿危重症的早期识别有一定难度，如呼吸功能不全期和休克的缺血缺氧期；这类患儿若早期未被及时识别，其病情可能短期内急转直下，导致严重后果，如能早期识别，及时采取有效的治疗措施，预后将明显改善。由于小儿危重症的早期识别比较困难，对于小儿危重症的治疗往往滞后，不利于疾病的康复。因此，准确及时评估急诊科就诊患儿的病情、预测其危险性就显得尤为重要。

### 一、监测生命体征的价值

#### （一）体温

应注意体温升降的方式、发热的程度、持续时间、类型及伴随症状。休克或极度衰竭的患儿体温常常下降。持续体温过高在40℃以上或过低在35℃以下，提示患儿病情可能严重或发展为重症。有研究证明：持续体温过高或过低与感染性休克的预后相关。

#### （二）呼吸

WHO关于儿童气促的定义：年龄2～12个月，呼吸频率（RR）≥50 次/min，1～5 岁≥40 次/min，也是WHO儿童重症肺炎的诊断标准之一。我国儿童社区获得性肺炎中关于儿童气促的定义：婴儿 RR > 70 次 /min，年长儿 RR > 50 次 /min。气促不伴有其他呼吸困难体征时，通常由肺外疾病引起，如早期休克、某些先天性心脏病、先天代谢病、严重腹泻和慢性肾功能不全等。危重患儿出现慢而不规则的呼吸是疾病终末期的表现，多因呼吸肌疲劳或中枢神经系统抑制所致。因此，临床上除注意呼吸频率、节律是否改变外，还应重视呼吸是否费力、有无呻吟、点头状呼吸等，这些表现均可能提示患儿病情危重。

### （三）脉搏

正常脉搏次数与心率一致，节律均匀，间隔相等。婴儿心率 > 180 次 /min，幼儿 > 160 次 /min 提示小儿可能存在心力衰竭。关于儿童休克的临床研究表明：在代偿期，与血压和心输出量比较，心率变化，即心率增快是比较明显的。持续心率增快常常提示患儿疾病可能发展为重症，也是儿童危重症早期识别非常有价值的指标之一。

### （四）血压

血压变化对早期识别小儿危急重症的价值有一个再认识的过程。目前的基础和临床研究表明：由于小儿动脉血管壁弹性较好，血压下降时可能提示处于危急重症的失代偿期，因此，一般情况下，血压不是小儿危重症的早期识别指标。

## 二、监测微循环功能的重要意义

微循环功能障碍是早期识别小儿重症最重要的指标。对于急诊患儿微循环功能障碍的评估常常可以早期提示患儿是否存在发展为危重症的风险。比较客观地评价微循环功能有无障碍的常用指标有：

1. **毛细血管再充盈时间** ≥2s，该检查容易受到环境温度的影响。

2. **皮肤温度、色泽** 面色苍白，末梢及黏膜发绀，皮肤花纹样改变，末梢冰凉。该项检查除受环境温度的影响外，也有一定的主观性。

3. **尿量** 尿量减少，轻度休克，婴儿 5～10mL/h，儿童 10～20mL/h；重度，婴儿 < 5mL/h，儿童 < 10mL/h。尿量指标在危急重症患儿初次就诊时指导意义不大，因为很少有家长能准确提供患儿尿量。

4. **经皮血氧饱和度** < 92%，持续监测该指标具有临床参考价值，但是婴儿可能不配合，另外，设备的灵敏度也常常影响结果。

## 三、准确评估意识状态

尽管脑功能的评估主要针对的是颅脑损伤的患者，但研究表明，几乎所有的危重症患儿早期（如脓毒症、休克、呼吸衰竭）均伴有不同程度的意识状态的改变，如持续哭闹、烦躁、精神萎靡、意识模糊等。因此，准确评估儿童意识水平、脑功能状态，有利于急诊患儿危重症的早期发现。

目前，评估儿童意识状态最常用方法有：

1. **格拉斯哥昏迷量表（Glasgow coma scale，GCS）** 是目前应用最广泛的意识评估法。持续评估意识状态，可以发现患者病情的微妙变化。针对不同年龄儿童的发育特点，制定了儿童改良 GCS 评分。但是，该评分系统也存在不可避免的缺陷：如由于儿童不同个体在神经、语言发育等方面差异较大，及语言障碍、听力障碍、运动障碍和气管插管患儿等，GCS 评分并不能准确反映患儿的意识状态。

2. **AVPU 反应评级（alert，responsive to verbal stimulation，responsive to painful stimulation，unresponsive）** 是临床应用广泛的一种简易意识状态评估方法，多用于急诊患者的初次评估。该评分系统难以得到详细准确的临床信息，对预后缺乏足够的指导意义，不能替代 GCS 对脑外伤患儿的意识评估。

## 四、重视腹部的体格检查

儿童腹部检查常常被忽略，导致危重症腹腔疾病患儿被漏诊，如重症感染儿童中最容易漏诊的是腹腔感染，而腹腔感染也是导致儿童，特别是小婴儿重症感染死亡的主要原因之一。因此，建议重视腹部的体格检查，对不明原因的危重症患儿，常规完善腹部影像学检查。

## 五、完善重症危重病例评分

目前主要用于儿童重症的危重病例评分法有：

1. **小儿重症病例评分法（pediatric critical illness score，PCIS）** 首次评分应在 24 小时内完成，根据病情变化可多次进行评分；分值≥80，非危重；71～79，危重；≤70，极危重，临床上常把

≤90 的患儿收入 ICU。该评分法不适用于新生儿及慢性疾病的危重状态。

2. 第 3 代小儿死亡危险(pediatric risk of mortality Ⅲ,PRISM Ⅲ) 属于生理学评分范畴,有 17 个测定指标,26 个测定范围,对预后判断最重要的指标是收缩压、神志改变、瞳孔反射,评分赋值较高。该项评分系统主要用于危重患儿入住 ICU 后 12 小时和 24 小时进行评估。

另外,详细全面、准确的体格检查及一些常规的实验室和影像学检查对于早期发现危重症患儿也非常重要。

(李熙鸿)

# 参 考 文 献

[1] Palladino L,Woll C,Aronson PL. Evaluation and Management of the Febrile Young Infant in the Emergency Department[J]. Pediatr Emerg Med Pract,2019,16(7):1-24.

[2] Treble-Barna A,Beers SR,Houtrow AJ,et al. PICU-Based Rehabilitation and Outcomes Assessment:A Survey of Pediatric Critical Care Physicians[J]. Pediatr Crit Care Med,2019,20(6):e274-e282.

[3] Doan Q,Wong H,Meckler G,et al. The impact of pediatric emergency department crowding on patient and health care system outcomes:a multicentre cohort study[J]. CMAJ,2019,191(23):e627-e635.

[4] Lalitha AV,Fassl B,Gist RE,et al. 2019 WACEM - Academic College of Emergency Experts Consensus Recommendations on Admission Criteria to Pediatric Intensive Care Unit from the Emergency Departments in India[J]. J Emerg Trauma Shock,2019,12(2):155-162.

[5] 祝益民. 儿科急诊现状及急救技术规范化建设思考 [J]. 中国小儿急救医学,2016,23(7):437-440.

[6] Matics TJ,Sanchez-Pinto LN. Adaptation and Validation of a Pediatric Sequential Organ Failure Assessment Score and Evaluation of the Sepsis-3 Definitions in Critically Ill Children[J]. JAMA Pediatr,2017,171(10):e172352.

# 第九十二章　常见儿科急症

## 第一节　新生儿缺氧缺血性脑病

近年来,尽管对围生期胎儿的监测有了明显进步,但围生期窒息的发生率仍高达 3‰～5‰,由此引起的新生儿缺氧缺血性脑病(hypoxic-ischemic encephalopathy,HIE)是小儿常见的危急重症之一。新生儿 HIE 是指围生期窒息导致脑缺氧缺血性损伤,是导致儿童神经伤残的重要原因之一。

### 一、新生儿 HIE 诊断的变迁

HIE 的诊断各国使用标准不完全一致。2004 年中华医学会儿科学分会新生儿学组对 1989 年和 1996 年曾 2 次制定的新生儿 HIE 诊断标准进行修订,近 10 余年未再进行更新。

**(一)临床表现是诊断 HIE 的主要依据**

诊断标准的修订统一了我国儿科医师对 HIE 的认识,同时在一定程度上克服了既往 HIE 的诊断标准过宽、诊断不结合临床表现、过分依赖辅助检查的问题。

**(二)对部分临床标准进行了界定**

主要修订有:①胎儿严重宫内窘迫表现为胎心率 <100 次 /min,持续 5 分钟以上;②出生时重度窒息,Apgar 评分 1 分钟≤3 分,5 分钟仍 <5 分,和 / 或出生时脐动脉血气分析 pH≤7.0;③增加神经系统异常表现持续 24 小时以上。上述修订有利于临床实际操作,特别是针对我国的基层单位医疗设备相对匮乏的实际情况,提出了切实可行的解决办法。

**(三)提出了排除标准**

该诊断标准强调了排除标准的重要性,提出不能确定排除标准者可作为拟诊病例,克服了 HIE 的诊断标准掌握过宽可能导致的误诊。

**(四)辅助检查的意义**

提出辅助检查只是协助临床了解 HIE 时脑功能和结构的变化及神经病理类型,对病情判断和预后评估具有参考价值。

**(五)完善临床 HIE 分度的客观性**

删除了前囟张力这一主观性强的指标,增加了 EEG 这一客观性指标,同时,对中重度 HIE 部分内容进行了重新界定。

**(六)诊断中应注意的问题**

1. 出生后如无神经系统异常症状不能诊断 HIE。

2. 出生后神经系统异常未持续 24 小时以上,不能轻易诊断 HIE。

3. 胎心监护未达到胎心率 <100 次 /min,持续 5 分钟以上,不能诊断 HIE。

4. 不能单凭 CT 的密度改变诊断 HIE 或评估预后。

### 二、新生儿 HIE 的治疗进展

**(一)治疗的时间窗**

新生儿 HIE 治疗的时间窗一直是临床医师及科研工作者共同关心的问题。目前的研究认为:最适宜 HIE 治疗的时间窗是减轻脑损伤的神经保护措施能被成功应用的最佳时期,动物模型为 6～15 小时,相当于人类新生儿的 6 小时。

**(二)亚低温治疗**

目前的研究认为:脑部温度降低 2～6℃的亚低温治疗是临床上可行的、改善新生儿 HIE 预后安全、有效性的重要措施,能够有效地降低 HIE 的病死率和远期伤残率。

**(三)高压氧治疗**

由于高压氧(hyperbaric oxygen,HBO)可诱导视网膜新生血管的生成,引起视网膜病变,因此,HBO 在新生儿 HIE 中的临床应用仍未形成

**（四）控制惊厥**

早期积极有效地控制惊厥是减轻脑损伤的重要治疗措施。治疗上首选苯巴比妥，如用苯巴比妥不能控制惊厥，可加用短效镇静药，如水合氯醛、地西泮。患儿兴奋易激惹时，虽未发生惊厥，也可早期预防使用。

**（五）促进神经再生**

动物实验证明：神经营养/生长因子可以降低氧化应激、调节离子通道、抑制细胞凋亡，促进神经元再生，对脑损伤具有明显的保护作用，但是，此类药物分子量大，通过血脑脊液屏障困难，及其不良反应等原因，其临床疗效仍有待探讨。

**（六）神经干细胞移植**

干细胞移植修复新生儿 HIE 后脑损伤是近年来研究的热点。动物实验表明：神经干细胞移植有利于新生鼠 HIE 的康复。国内也有医院对神经干细胞移植进行了尝试，移植后发现患儿脑细胞代谢明显增强，运动、智能发育显著改善。但是，神经干细胞移植在 HIE 中的应用仍未形成广泛共识。

# 第二节　小儿呼吸道异物

呼吸道异物（respiratory foreign body）是指喉、气道和支气管异物，通常指外源性异物，是儿童意外伤亡的主要原因之一。常见的异物有花生仁、瓜子、鸡和鱼的骨头、玩具、大头针、别针等。

## 一、临床特点

1. 呼吸道异物多发生于婴幼儿，主要原因是小儿磨牙未生长、咀嚼功能不完善，喉的保护功能不健全，体积小而轻的异物易误吸入呼吸道。其次，婴幼儿自制力差，口内含食物或小物品时，哭闹、打骂、惊吓、跌倒等可能使异物呛入下呼吸道。另外，右主支气管与气管轴相交角度小，气管隆嵴部位偏左，右侧肺呼吸量较大，吸入的力量也较大，故右侧支气管异物较左侧常见。

2. 喉异物可引起呛咳、气急、反射性喉痉挛，出现吸气性呼吸困难及喘鸣，若异物停留于喉上口，则有声音嘶哑或吞咽困难。稍大异物若阻塞于小儿声门易导致窒息死亡。

3. 气管异物刺激出现呛咳、气喘，活动性异物随气流移动，可引起阵发性咳嗽及呼吸困难。随着时间延长，呼吸道不完全堵塞可以发展至完全堵塞，如未能排出异物，患者将发生昏迷甚至死亡。

4. 支气管异物早期症状与气管异物相似。不同种类异物可以出现不同症状。植物性异物，如花生米、豆类，对黏膜刺激较大，常出现高热、咳嗽、咯脓痰等急性支气管炎症状。若为金属异物，对局部刺激较小，如不发生阻塞，可存留在支气管中数月而无症状。

5. 内镜检查是明确诊断气管、支气管异物可靠的方法。X 线对不透光异物如金属、骨质异物，可发现异物影像，对透光异物可见肺气肿征、肺不张、纵隔矛盾运动、纵隔摆动、三角形均匀致密影。CT 扫描可以较为直观地发现管腔内异物。

## 二、治疗

尽早手术，因异物在气管支气管内随时有发生窒息而威胁生命。如有脱水、衰竭、气胸等严重并发症，应先控制并发症，待病情缓解后再行手术。

# 第三节　小儿重症手足口病

手足口病（hand-foot-mouth disease，HFMD）由肠道病毒引起，包括柯萨奇病毒（Coxsackie virus，CV）A 组 4～7、9、10、16 型和 B 组 1～3、5 型，埃可病毒的部分血清型和肠道病毒 71 型（entero virus A71，EV71）等，其中以 CV-A16 和 EV71 最为常见，重症及死亡病例多由 EV71 所致。

## 一、发病机制

病毒主要通过血液和周围神经轴突入侵中枢神经系统。大量尸检研究发现：EV71 最易累及脑干；肺水肿患儿的脑干和脊髓上段有炎症反应甚至坏死，而肺部的炎症反应并不严重，表明 EV71 引起的肺水肿是神经源性的。研究认为，重症 HFMD 发病机制可能与脑干脑炎引起的儿茶酚胺风暴、肺水肿与心脏功能的相互影响、病毒或炎性因子对心脏的攻击及继发的心肌缺氧缺血性损害等有关。但是，其发病机制并不十分清楚。

## 二、重症病例的早期识别

下列指标提示患儿可能发展为重症病例危重型：

1. **持续高热** 体温大于39℃，常规退热效果不佳。

2. **神经系统表现** 出现精神萎靡、头痛、眼球震颤或上翻、呕吐、易惊、肢体抖动、吸吮无力、站立或坐立不稳等。

3. **呼吸异常** 呼吸增快、减慢或节律不整。安静状态下呼吸频率超过30～40次/min。

4. **循环功能障碍** 心率增快（>160次/min）、出冷汗、四肢末梢发凉、皮肤发花、血压升高、毛细血管再充盈时间延长（>2s）。

5. **外周血白细胞计数升高** 外周血白细胞计数≥15×10⁹/L，除外其他感染因素。

5. **外周血白细胞计数升高** 外周血白细胞计数$\geq 15 \times 10^9$/L，除外其他感染因素。

6. **血糖升高** 出现应激性高血糖，血糖>8.3mmol/L。

7. **血乳酸升高** 出现循环功能障碍时，通常血乳酸≥2.0mmol/L，其升高程度可作为判断预后的参考指标。

## 三、治疗进展

重症HFMD仍无特效治疗方案，及时给予呼吸和循环支持治疗及防治脑损伤等仍是降低病死率的关键。静脉丙种球蛋白治疗具有一定的疗效，得到了多数学者的认可。

尽管卫健委2018年版关于HFMD的诊疗指南中指出：有脑脊髓炎和持续高热等表现者及危重病例酌情使用激素，可选用甲基泼尼松龙，或氢化可的松，或地塞米松，但是，激素治疗重症HFMD的效果还有待研究。

近年来研究表明，米力农治疗重症HFMD疗效较单纯的强心剂显著。硝普钠能有效减轻心脏后负荷，纠正休克，改善预后，但是，应用时需重视血流动力学监测，实行个体化治疗。

重症病例存在脑细胞肿胀，部分病例可能存在颅内高压，所以，应降低颅压保证正常脑灌注，值得注意的是，甘露醇早期大量输注可能会加重肺水肿。

除上述药物治疗外，大量研究表明：重症HFMD伴肺水肿或心肺衰竭患者，均应及早行机械通气处理，高频震荡通气可显著提高抢救成功率。体外膜肺虽已成功救治很多心肺衰竭患儿，但治疗重症HFMD的经验很少。

针对柯萨奇病毒A16及EV71尚缺乏特异、高效的抗病毒药物，常用药物主要有阿昔洛韦、更昔洛韦、干扰素及利巴韦林等。近几年，不少学者利用中药（如注射用双黄连、热毒宁、喜炎平、痰热清、清开灵冲剂及银翘解毒汤等）治疗小儿HFMD。

# 第四节 新生儿坏死性小肠结肠炎

新生儿坏死性小肠结肠炎（neonatal necrotizing enterocolitis，NEC）是新生儿期多种原因所致的小肠、结肠局限性或广泛性坏死性炎症。

## 一、发病机制

在NEC的发病机制中，炎症介质参与了发病机制中的最后共同通路。细菌内毒素通过激活肿瘤坏死因子和白介素Ⅰ引起炎症过程。血小板活化因子诱导的肠损伤不仅与氧自由基相关，亦与中性粒细胞迁移、激活及毛细血管渗漏有关。

## 二、临床特点

1. 本病多见于早产儿、低体重儿，发病时间与病因和孕周有关，围生期窒息是主要病因。

2. 典型的症状是腹胀、血便和呕吐。改良的Bell分期标准是目前国际上公认的NEC临床分期标准。

3. 血常规提示为感染，而血小板对判断病情很有帮助。粪便中α₁-抗胰蛋白酶含量测定有助于诊断。腹部X线对诊断有重要意义，主要表现为麻痹性肠梗阻、肠壁间隔增宽、肠壁积气、门静脉充气征、部分肠袢固定、腹腔积液和气腹。肠壁积气和门静脉充气征为本病的特征性表现。

## 三、治疗相关问题

### （一）禁食

轻症或疑似病例往往需绝对禁食72小时，病情较重的患儿严格禁食7～14天，严重者可延长至第3周。但是，近来的研究认为：早期恢复喂养并不增加副作用，反而对NEC患儿有益，对此观点还有待于更多临床研究的验证。

**（二）输注血小板**

NEC 患者常伴血小板减少，当血小板减少到一定程度时，常常需要输注血小板，但是，最新的研究发现：大量多次输注血小板会增加短肠综合征和胆汁淤积的发生率，而死亡率并未降低。

**（三）腹膜引流与外科手术治疗**

NEC 合并穿孔、不能耐受手术者，可作腹膜引流，但部分病例仍需经腹手术治疗。最近的研究表明：由于气腹并不能代表肠道病变的范围，NEC 单纯合并气腹也可先采用腹膜引流，需要剖腹手术的病例应待生命体征稳定后进行。

# 第五节 中毒性菌痢

中毒性菌痢（toxic bacillary dysentery）多见于 2～7 岁体质好的儿童，是细菌性痢疾的一种严重类型，起病急、发展快、病情重，若不及时诊治，病死率高达 20%～30%。病原为痢疾杆菌，属肠杆菌科志贺菌属。

## 一、发病机制

痢疾杆菌进入人体后是否发病取决于细菌数量、内毒素、外毒素和人体抵抗力。细菌因菌毛的作用，黏附于肠黏膜的表面，并侵入上皮细胞内生长繁殖，形成感染病灶，引起炎症反应。细菌释放的内毒素可造成上皮细胞死亡及黏膜下发炎，并形成毛细血管血栓，导致坏死、脱落和溃疡，患者出现典型的脓血便；还可引起全身中毒症状（内毒素血症），导致发热、意识障碍，甚至中毒性休克。

## 二、临床特点

（1）休克型以感染性休克为主要表现。脑型早期嗜睡、呕吐、头痛、血压升高，心率相对缓慢。随病情进展，很快进入昏迷、频繁或持续惊厥，瞳孔大小不等、对光反射消失、呼吸深浅不均匀、节律不整齐，甚至呼吸暂停。此型死亡率较高。肺型以肺微循环障碍为主，常在中毒型痢疾脑型或休克型的基础上发展而来，病情危重，病死率高。混合型同时存在或先后发生上述两型的表现，病死率很高。

（2）严重病例常合并 DIC、肾衰竭，偶尔合并溶血性尿毒综合征。

（3）大便常规出现脓血黏液便，镜检有成堆脓细胞、吞噬细胞和红细胞。大便培养可分离出痢疾杆菌。血常规提示白细胞总数升高，以中性粒细胞为主，当有 DIC 时，血小板明显减少。

## 三、治疗

（1）控制高热与惊厥：可综合物理、药物降温或亚冬眠疗法。

（2）解除血管痉挛：常用山莨菪碱或阿托品治疗。

（3）扩充血容量、纠正酸中毒、维持水和电解质平衡：常用 2∶1 含钠溶液，20～60mL/kg，静脉滴注。有明显酸中毒及循环衰竭时，先用 5% 碳酸氢钠溶液，儿童每次 5mL/kg，以后根据患者具体病情补液，注意补钾。

（4）激素治疗：早期应用肾上腺皮质激素可较快地缓解高热和感染中毒症状，防止病情加重。常用氢化泼尼松或地塞米松。

（5）强心药物的应用：根据病情酌情使用。

（6）脱水药、防治脑水肿和呼吸衰竭：一般常用甘露醇或山梨醇，必要时使用速尿，直至脑水肿症状消失。必要时行机械通气。

（7）抗感染：近年来，由于耐药菌株逐渐增多，临床上应注意抗生素的合理使用。

（8）其他：当患者出现 DIC 时，应及时使用肝素治疗。休克早期不宜使用缩血管药。另外，应重视并发症的治疗。

# 第六节 青紫型先天性心脏病缺氧发作的紧急处理

青紫型先天性心脏病，尤其是伴右室流出道梗阻者，如法洛四联症、大血管错位伴肺动脉瓣狭窄或右室双流出道伴肺动脉瓣闭锁等，常有突然缺氧发作，轻者时间短暂且呈自限性，重者可危及生命，为先天性心脏病的常见急症之一。以下重点讨论法洛四联症缺氧发作的特点及其处理。

## 一、发病机制

法洛四联症缺氧发作常见于 2 岁以下的婴儿，而年长儿较少见。发作最常出现在体循环血管阻力处于最低时，如常在晨起或喂奶后不久，啼哭及大便也可诱发。贫血、直立性低血压（如蹲踞后突然站立）、脱水、发热等导致体循环血管阻力急速下降；情绪激动、酸中毒、心血管造影等可刺激右室流出道肌肉发生痉挛，一过性肺动脉阻塞，均可促使缺氧发作。

## 二、临床特点

开始表现为呼吸加快、加深、烦躁、青紫逐渐加重，继之呼吸减慢、心动过缓，若持续时间稍长，可致神志不清、抽搐、偏瘫，甚至死亡。听诊时可发现心脏原有的杂音变轻或消失，待发作终止后，杂音又可重现。严重的缺氧发作伴有明显的高碳酸血症和代谢性酸中毒。

## 三、治疗

### （一）膝胸位

发作时应置婴儿于膝胸位，一方面可增加小动脉的阻力，以维持体循环的压力，减少心腔内右向左分流，另一方面可减少腔静脉血回流。

### （二）吸氧

严重青紫时应经面罩给 100% 浓度的氧。

### （三）药物

1. **吗啡**　剂量为 0.1～0.2mg/kg 皮下注射，或用葡萄糖液稀释后缓慢静脉注射。

2. **β 受体阻滞剂**　普萘洛尔 0.05～0.1mg/kg，溶于葡萄糖液中缓慢静脉注射。预防发作，可口服普萘洛尔 1～3mg/（kg·d），分 2 次。

3. **升压药**　如上述药物治疗效果不显著，可应用升压药如去氧肾上腺素（每次 0.05mg/kg）、间经胺等。

4. **碱性药物**　常用 5% 碳酸氢钠每次 1.5～5mL/kg，有条件时应作血气分析。

5. 禁用地高辛等正性收缩能药物，以免加重右室流出道梗阻。

### （四）手术治疗

如经上述处理后，仍然未能控制症状发作，可在急诊行体 - 肺循环分流术或右室流出道疏通术。

# 第七节　急性肾小球肾炎

急性肾小球肾炎（acute glomerulonephritis）简称急性肾炎，以血尿为主，伴不同程度的蛋白尿，可有水肿、高血压，或肾功能不全等特点的肾小球疾病。可分为急性链球菌感染后肾小球肾炎和非链球菌感染后肾小球肾炎。多见于儿童和青少年，以 5～14 岁多见，小于 2 岁少见。本节急性肾炎主要是指急性链球菌感染后肾小球肾炎。

## 一、发病机制

目前具体机制仍不清晰。研究认为有以下几种发病机制：链球菌抗原循环免疫复合物形成，在肾小球沉积伴随补体活化；链球菌和肾组织成分之间产生自体免疫反应；正常肾抗原改变所引起的自身免疫反应。

## 二、重症病例的表现

### （一）严重循环充血

当患儿出现呼吸急促和肺部湿啰音时，应警惕循环充血，严重者可出现呼吸困难、端坐呼吸、颈静脉怒张、频咳、吐粉红色泡沫痰、心脏扩大，甚至出现奔马律、肝大、水肿加剧。

### （二）高血压脑病

常发生在疾病早期，血压突然可达 150～160mmHg/100～110mmHg，年长儿会诉剧烈头痛、呕吐、复视或一过性失明，严重者突然出现惊厥、昏迷。

### （三）急性肾功能衰竭

常发生于疾病初期，出现尿少、尿闭等症状，引起暂时性氮质血症、电解质紊乱和代谢性酸中毒。

## 三、辅助检查

对诊断具有价值的是血尿和抗链球菌溶血素 O（ASO）。尿镜检发现多少不等的红细胞，可有透明、颗粒或红细胞管型；尿蛋白 +～+++ 之间。ASO 往往增加，10～14 天开始升高，3～5 周达高峰，3～6 个月恢复正常。重症病例可出现肾功能障碍。另外，80%～90% 的患者血清 C3 下降，一般 8 周内恢复正常。

## 四、治疗

本病无特异治疗。治疗主要为支持疗法。利尿和限钠对于体液潴留有效。使用钙通道阻滞剂及利尿剂控制高血压对于减少死亡率非常重要。

尽管血管紧张素转换酶抑制剂如卡托普利，能有效降低血压和提高肾小球滤过率，但使用仍需谨慎，因为可能导致肾功能衰竭和高血钾。在此情况下，应严格限制钾的摄入量，避免使用保钾利尿药。必要时，对于急性肾功能衰竭和利尿剂无效的重度体液潴留及难治性高血钾的患者，需采用血液透析或连续静脉血液滤过。

## 第八节　溶血性尿毒综合征

溶血性尿毒综合征（hemolytic uremic syndrome，HUS）是多种病因引起血管内溶血的微血管病，是小儿急性肾衰竭常见的原因之一。本病死亡率高，但确切病因及发病机制尚不清楚。近年来采用血浆置换和透析等综合疗法，病死率已明显下降。

### 一、临床特点

1. 主要发生于婴幼儿和儿童，男性多见。
2. 近 90% 的患者有前驱症状，多数为胃肠炎表现，如腹痛、腹泻、呕吐及食欲不振，伴重度发热。
3. 典型临床表现为以溶血性贫血、血小板减少和急性肾衰竭为特点。
4. 外周血血红蛋白下降明显，可低至 30～50g/L，白细胞数大多升高，血小板减少，可低至 $10 \times 10^9$/L，持续 1～2 周后逐渐升高。尿常规可见不同程度的血尿、红细胞碎片，严重溶血者可有血红蛋白尿，还可有不同程度的蛋白尿、白细胞及管型。肾组织活检有助于明确诊断并估计预后，宜在急性期后病情缓解时进行。

### 二、治疗原则

本病无特殊治疗，主要是早期诊断，及时纠正水、电解质平衡紊乱，控制高血压，尽早行血浆置换和透析是治疗的关键。部分患者对上述治疗反应不佳，出现慢性肾功能衰竭，可考虑行肾脏移植手术。

（李熙鸿）

## 参 考 文 献

[1] Davies A，Wassink G，Bennet L，et al. Can we further optimize therapeutic hypothermia for hypoxic-ischemic encephalopathy?[J]. Neural Regen Res，2019，14（10）：1678-1683.

[2] S Saw CL，Rakshasbhuvankar A，Rao S，et al. Current Practice of Therapeutic Hypothermia for Mild Hypoxic Ischemic Encephalopathy[J]. J Child Neurol，2019，34（7）：402-409.

[3] 国家卫生健康委员会. 手足口病诊疗指南（2018 年版）[J]. 中国病毒病杂志，2018，8（5）：347-352.

[4] Frost BL，Modi BP，Jaksic T，et al. New Medical and Surgical Insights Into Neonatal Necrotizing Enterocolitis: A Review[J]. JAMA Pediatr，2017，171（1）：83-88.

[5] 中华医学会儿科学分会新生儿学组. 新生儿缺氧缺血性脑病诊断标准 [J]. 中华儿科杂志，2005，43（8）：584.

# 第十七篇 创 伤

# 第九十三章  急诊创伤总论

## 第一节  创伤学科发展史

创伤（trauma）是人类最古老的病痛，纵观历史，创伤学科的发展应和了整个人类发展史，经历了所有医学学科发展叠加在一起的全过程。创伤急救医疗体系的健全与否，急救效率和质量的高低，是国家、地区或医院的医疗管理、技术水平的重要标志。创伤学科目前已经被划归于急诊外科，当然还包括重症监护学科和急诊普通外科，它集三门学科为一体，因此，急诊创伤外科的一般原则都源于这三个专业。总体原则是早期和临时的内科或外科措施，但它超出了这三个学科范围。

Trauma（创伤）一词来源于古希腊"τραῦμα"，最早见于公元前 200 年的希腊陶器上，描述了希腊兄弟间的打斗记载。创伤救治早于文字记载，在底格里斯河 - 幼发拉底河流域及地中海等地，人类学家发现被钻孔过的颅骨。最早出现创伤救治特别是穿透伤救治的教科书是《艾德闻·史密斯纸草文稿》（*Edwin Smith Papyrus*）。历史上，希腊人首先建立创伤救治系统：将伤员送往指定军营或附近船内用植物性药物救治。远东地区的印度军队的创伤医疗救护服务体系，设备齐全且具有流动性：由外科医生"shalyarara"治疗伤口，Shalyarara 的字面意思是"去箭人"，因为弓和箭是印度人的传统武器，另外配有妇人来准备食物和饮料，并负责包扎伤口。《罗马百科全书》（*Roman Britannica*）里记载的罗马人在公元 1～2 世纪建立了创伤中心（"valetudinarian"）。公元第一个千年里，战伤治疗无大的进步，直到第二个千年中叶，法国的军事外科医生才将创伤救治带入启蒙时期。值得一提的是，拿破仑的外科医生 Dominique Larrey，在俄法战争之前，就组织了 6 支快速救护队，每队由经过最严格训练的 8 名外科医生组成。19～20 世纪，最瞩目的战创伤进展是改善手术后护理，特别是在一战和二战期间，二战时期还包括了机动车交通事故。20 世纪 70 年代早期，德国在创伤治疗系统方面的发展位居世界领先地位，将当时每年因交通事故死亡的人数从 18 000 人减至 1975 年的 7 000 人。到 1966 年，美国开设两家创伤救治中心，美国外科医师协会创伤委员会（ACSCOT）提出了创伤系统的标准，并于 1976 年发表了首份《最佳标准》文件，随后为急诊医师和外科医生设计了高级创伤生命支持课程，并规定了受伤后 1 小时进行复苏术的标准。美国外科医师学院创伤委员会（ACSCOT）设立多发伤结果研究所（Multiple Trauma Outcome Study）。20 世纪 90 年代，美国 5 个州已拥有世界性的创伤救治体系并达到前述创伤救治体系中的所有 8 项标准，2006 年根据死亡率评估创伤救治中心功效的研究显示，指定创伤救治中心的死亡率为 7.6%，而非指定医院为 9.5%，出院后一年对比同样很明显。这些数据都显示创伤急救中心的效果毋庸置疑。最近一项研究还表明，创伤急救中心比普通医院的性价比更高。

我国医院在 20 世纪 80 年代初开始设立急诊学科，但长期以来急诊外科的力量薄弱，涉及多学科严重创伤的患者时需依靠各个专科会诊，虽然专科救治水平较高，但存在救治时效性差、不能满足严重创伤救治快速通过、"黄金 1 小时"内给予确定性处置等救治原则。随着社会对创伤救治效率的要求日益提高，我国正走向建立专门急诊创伤专科中心救治一体化模式，创伤急救专科化、协调化将逐渐取代传统的急诊科接诊，专科会诊及转科的救治模式，从而改善费时的多科会诊和轻重缓急倒置的救治延迟。现今国内一些大医院的急诊科创伤患者从入急诊科到手术，术后重症监护到康复的整个过程，可在急诊科或急救中心完成，将确定性的急救技术前移到急救中心和院前急救，提高患者的生存率及减少致残率。

## 第二节　最新急诊创伤救治理念

### 一、创伤"致死三联征"机制

在创伤死因中，出血是可预防死亡的主因，占民用死亡的 40%，占军事和战斗环境中死亡的 80%。在严重创伤导致的失血性休克中，"酸中毒、体温过低和凝血病"一直与高死亡率相伴行，故被称为"致死三联征"。当严重创伤患者发生酸中毒，剩余碱（BE）超过 8mEq/L 时，死亡率可高达 25%。pH < 7.2 的酸中毒已被证明除了血管舒张外，还会导致心脏收缩力和心输出量下降，增加心律失常的风险，并降低肝脏和肾脏的灌注。在 pH 值为 7.0 时，Ⅶa 因子的活性降低了 90%。其他凝血因子受酸中毒的负面影响包括凝血因子 Ⅱ、Ⅴ、Ⅹ。体温过低增加死亡率是多种因素共同造成的，其中复苏期间暴露在寒冷环境的静脉输液会加剧体温过低。低体温除减少休克时的代谢活动外，最严重的后果之一是相关的凝血障碍，创伤性凝血障碍在院前的发生率为 25%～30%，是预后不良的标志之一。随着对晶体液复苏引起稀释凝血病的广泛关注，创伤性凝血病（traumatic induced coagulopathy，TIC）的实质已得到更多的认识，这可能是血小板功能下降和凝血因子活性降低的结果。在猪低温模型中，sheer 诱导的血小板聚集功能降低。此外，低温降低了酶的动力学，如在 35℃ 时，凝血因 Ⅺ 和 Ⅻ 因子的效率仅为 65%，纤维蛋白溶解后血栓素 $B_2$ 产生减少。低温对凝血的总体影响多是高凝状态，但有时也可以是低凝状态，且难以预测。低温相关凝血病的治疗对血液成分的给药具有耐药性，除非升高体温。以晶体为基础的复苏，无论何种类型，已被证明可以加重致死三联征。

### 二、改善创伤死亡率的关键技术——创伤复苏策略

为改善因出血导致的死亡，创伤复苏策略在整个 20 世纪都得到了应用。过去人们普遍认为，大出血患者升高血压可帮助止血，但 Sondeen 等人在主动脉损伤的猪模型中，发现平均动脉压为 64mmHg，收缩压为 94mmHg，无论主动脉缺损的大小，都会出现再出血，这反向证实了其他研究，低于正常血压的复苏可以减少总出血量，并在短时间内可被机体耐受，以上结果也为 20 世纪 90 年代早期的一项随机试验提供临床支持。接受院前晶体液体治疗的患者，与那些在到达医院前采取"立即转运"的无液体治疗的患者相比，有更差的预后，人们开始推测，大量晶体输注在逆转致命三联症的酸中毒部分有可能起反作用，原因是导致增加细胞内肿胀，降低了细胞功能效率，使机体糖调节紊乱。事实上，多项人类和动物研究均表明，与更严格的液体限制策略相比，对出血患者进行晶体复苏会导致凝血障碍增加、失血增加和死亡率增加。限制晶体体积和积极逆转低温对 TIC 的预防或改善至关重要。其次得益于世界局部战争战创伤救治研究成果的"损害控制"技术。该词借用了美国海军的说法，指的是在不将严重受损的船舶恢复到受损前状态的情况下打捞出的一套技术，在过去的 30 年中，据此理念设计出旨在预防或减少严重创伤患者"死亡三角"代谢紊乱的复苏方法被统称为损伤控制性复苏（damage control resuscitation，DCR），内容包括时间限制性的可允许性低血压、大量输血协议和使用氨甲环酸、损伤控制性手术（damage control surgery，DCS）、在重症监护室（ICU）稳定生命体征和最终精细修复受伤器官。DCR 的目标是积极地阻断"致死三联征"导致的紊乱发生恶化，减轻出血患者在用明确手术控制出血之前和之后的生理压力。

并不是所有的患者都能从 DCR 中获益，因此，早期识别出血休克是 DCR 有效应用的第一步。低血容量性休克的临床指标普遍可靠，易于识别。这些症状包括精神状态的改变，皮肤变冷/潮湿，脉搏微弱。为了更早、更客观地识别低血容量性休克和 DCR 的需要，休克指数是较好的判定依据。值得注意的是，低血压复苏本身并不是 DCR 的终点，而是最终手术控制出血之前的桥梁。富含血浆复苏的概念源自 20 世纪 80 年代，当休森等人在观察晶体复苏患者的凝血障碍后，建议血浆红细胞比为 1∶1。20 年后，Hirshberg 等建议以 2∶3 的比例预防凝血病，伊

拉克和阿富汗冲突中的军事数据，以及随后的平民数据显示，当血浆与红细胞比"高"时，出血性患者的存活率有所提高，随后在多项研究中，建议大规模输血方案（massive transfusion protocol, MTP），即固定血浆与红细胞比例与提高生存率有关。DCR 更进一步，要求先发制人地纠正患者的凝血病，氨甲环酸（tranexamic acid, TXA）是一种抗纤溶剂，其作用是抑制纤溶酶原向纤溶酶的转化。对出血性患者使用 TXA 已被证明可以降低平民和军人患者的死亡率。TXA 的好处取决于早期给药，应该只在受伤后 3 小时内考虑。美国研究人员推荐 TXA 作为 MTP 的一部分用于以下情况的创伤患者：①血栓弹力图（thromboelastography, TEG）或血栓弹性测量（thromboelastometry, TEM）显示的高纤溶；②严重失血性休克（SBP<75mmHg 和 BE>5）患者。与休克的早期诊断一样，凝血障碍的早期诊断有助于更有针对性地复苏患者，而不仅仅是大多数 MTP 中已确定的高血浆-红细胞比。传统的凝血指标 PT、APTT 和纤维蛋白原的检测方法不足以达到这一目的。虽然 DCR 起源于 DCS 的使用，但 DCS 是前者的组成部分。损伤控制性手术使医生认识到，只有在纠正了出血的代谢紊乱后，才能安全地进行损伤的最终外科修复。因此，DCS 侧重于急诊手术控制出血和对消化道或泌尿生殖道清创及防污染，然后将患者送往 ICU 行 DCR，而不是吻合、明确的血管重建或造口。一旦手术控制出血和积极的 DCR 联合治疗纠正了出血的代谢紊乱，患者将被送回手术室进行损伤的最终修复。

DCR 应该应用于从院前护理到急诊评估、DCS 手术室、ICU，最后回到手术室进行最终修复的整个连续护理过程中。容许性低血压的目标 SBP 为 90mmHg（颅脑伤除外），既可对重要脏器有充分的组织灌注，又可降低再出血风险。限制晶体灌注可预防稀释性凝血病，避免本已强烈的炎症反应增强，并降低后来急性肺损伤风险。使用预先设定的血浆与红细胞比例高的 MTP 可纠正凝血障碍，恢复循环血容量，并可能具有抗炎作用。主动升温可防止体温过低引起的凝血病，而仅靠凝血因子无法充分纠正该病。最后，认识到"源头快速控制外科出血"在"死亡三联征"中的重要性。尽管 DCR 在降低出血死亡率方面显

示出巨大的潜力，但出血仍然是创伤性人群早期死亡的主要原因，需要继续进行研究。

## 第三节 急诊创伤救治原则——创伤高级生命支持

创伤高级生命支持（advanced trauma life support, ATLS）是美国外科医师学会创伤委员会制定的创伤院前急救技术，目前在全世界范围内推广并根据相关研究成果不断更新，强调了创伤团队复苏方法的概念，更多地关注特殊人群（如老年人、肥胖者）。现为第十版（2019 版本）。

### 一、现场处理的程序

**1. 现场救治准则仍为确定优先性** 了解情况，确保现场安全；控制自身安全，然后掌控现场。现场资深医务人员应控制复苏措施。所有指令都应由一人发出。

**2. 伤员分类** 无论如何处理，都将存活的第一类伤员；无论如何救治都将死亡的第二类伤员；如果及时、正确处理，可能挽救其生命的第三类伤员。因此，应将注意力集中于第三类伤员。分类类别：存活可能性大，需立即救命手术或治疗者。需手术或治疗，但一般情况尚可，允许适当延迟，且不会危及伤员生命。伤病轻微，可自理或由非医人员协助处理。损伤危重，即使只有这一名伤员而且救治资源最佳，也不可能存活。

**3. 后送原则** ①紧急：2 小时内后送以救命、保肢或挽救视力；②优先：4 小时内后送，因当地无法进行及时和紧急处置，伤员情况可能恶化和/或伤员不能等待常规后送；③常规：24 小时内后送，伤员情况在等待时不会恶化。

### 二、初步评估、再次评估及相应处置

穿戴个人防护用具、分配团队任务完成初步评估的 ABCD 原则，能及时发现危及生命的情况并处置。复苏后，应重新评估伤员的状态（病史及全身检查）。治疗计划：首先紧急复苏处理初步评估和再次评估中发现的危及生命的情况。然后确定伤员的状态，区分优先性，动员现有资源。

**（一）初步检查 ABCDE 程序**

A（Airway）气道：检查患者的气道是否通畅，

包括检查颈部及有无血、气胸。GCS 小于 8 分表明可以气管插管保护气道。

B（Breathing）呼吸：检查皮肤颜色、胸部起伏、呼吸频率和幅度，评估软组织及胸壁骨的完整。听诊两肺及肺底以明确是否阶梯性呼吸管理，潜在干预方式：针刺减压及胸腔穿刺置管术。胸片及 EFAST 肺超声可以协助诊断。

C（Circulation）循环：应检查脉搏、心音、血压（要考虑到原先有无高血压）等。根据出血根源，如为体内及外周出血，注意止血带、牵引夹板等止血器械药品的使用，如强烈怀疑腹腔出血，快速的凝血功能及血栓弹力图检查、EFAST 超声以协诊并处置如超声引导心包穿刺。

D（Disability）失能（意识状态）：简洁神经功能检查，如 GCS、AVPU、瞳孔检查。

低体温预防与其他复苏措施同样重要，如保温毯、加温复苏液及去除湿冷衣物。

**（二）紧急处理程序**

1. 早期、正确的紧急处理是抢救创伤患者的首要原则，可明显降低创伤患者的死亡率和并发症的发生率。按照以下顺序进行紧急处置：① V（Ventilation），保证患者有通畅的气道及保持正常的通气和给氧。ATLS-10 指南中的气道管理快速顺序插管已被药物辅助插管取代，与目前先进的心脏生命支持指南不同，创伤患者的气道管理仍然是创伤患者管理的关键第一步。进行相应的阶梯式呼吸道管理，可能时，应对所有伤员进行无面罩吸氧。同时应随时准备好呼吸面罩，以备需要时使用。在急诊室，建立人工气道最可靠的方法是经鼻或口气管插管，疑颈椎骨折颈部不能过伸，或口腔、颅底严重创伤不适宜插管者，紧急情况下确定性气道可采用环甲膜切开或气管插管方法。② I（Infusion），用输血、输液扩充血容量及功能性细胞外液，以防止休克的发生或恶化。③ P（Pulsation），监护心脏搏动，维护心泵功能。④ C（Control bleeding），紧急控制明显或隐匿性大出血。⑤ O（Operation），实施救命手术。

2. **心肺复苏** 创伤性心搏骤停患者的复苏除在现场及运送途中施行外，在急诊室的处置中，如有室颤应立即除颤，如有张力性气胸应立即减压（穿刺或闭式引流），如为胸部穿透性损伤，宜紧急行剖胸探查手术。创伤患者如伴有胸椎骨折、多发肋骨骨折、血气胸、心脏压塞、心肌破裂等，均可行开胸心肺复苏术。这样便于直接按压心脏，解除心脏压塞，控制胸壁或胸内出血。应果断地考虑紧急手术和 CPR 之间的相互关系。一般而言，创伤并发心搏骤停，不早期手术，预后极差。

3. **抗休克治疗** 严重创伤患者多为失血性低血容量性休克。应根据血压、脉搏、皮温、面色及休克指数判断休克程度，并控制显性出血。迅速建立两条以上静脉通路，可行深静脉穿刺置管术，便于输血输液和血流动力学监测，复苏以前文提及的 DCR 原则进行。预防性抗生素的使用已在多项研究中得到证实，并纳入当前的指南。此外，ATLS-10 支持使用抗生素预防开放性骨折，建议基于体重的剂量，以确保达到适当的抗生素水平。

ATLS-10 指南中提出了一种新的失血性休克分类方案，这是自 ATLS 程序启动以来最重要的更新之一（表 17-93-1）。该表包含了脉压和碱剩余分类，因为两者都被证明与出血导致的低血容量相关。重要的是，此方案强调趋势而不是绝对值，以帮助临床医生估计失血和输血需求。对于 I 类或 II 类出血患者，建议使用 1L 加温盐水液体复苏。早期复苏与血液和血液制品，不附加有 II 类或更严重出血证据的患者，建议使用晶体或胶体。早期使用低比例的血液制品（即 1U 包装红细胞与 1U 新鲜冷冻血浆与 1U 血小板）可以预防凝血病和血小板减少症的发生。其他更新包括关于大口径（18 个规格或更大）静脉通路的要求的讨论，骨内通路设备的使用，早期应用止血带，接受新型抗凝血剂的患者的管理，止血辅助剂的使用（如氨甲环酸和凝血酶原浓缩物）。黏弹性分析，如 TEG 或 ROTEM，也被认为是潜在的、有用的诊断辅助手段。

**（三）再次评估**

伤员的致命征象窒息、休克、大出血等得到初步控制后，就必须行进一步全面检查，包括病史、体格检查、实验室检查及特殊检查，以获得尽可能准确的诊断，进行有效治疗。再次评估应包括详细的伤病史，从头到脚的物理检查和生命体征的再评价。应获取伤病员相关的过去史。"AMPLE"有助于记住过去史的内容。A：过敏

表 17-93-1 创伤失血性休克高级生命支持(升级版)

| 项目 | I级 | II级 | III级 | IV级 |
|---|---|---|---|---|
| 失血量 | <15% | 15%~30% | 31%~40% | >40% |
| 心率 | — | —/↑ | ↑ | ↑/↑↑ |
| 血压 | — | — | —/↓ | ↓ |
| 脉压 | — | ↓ | ↓ | ↓ |
| 呼吸频率 | — | — | —/↑ | ↑ |
| 尿量 | — | — | ↓ | ↓↓ |
| 格拉斯评分 | — | — | ↓ | ↓↓ |
| 碱缺失 | −2~0mEq/L | −6~−2mEq/L | −10~−6mEq/L | <−10mEq/L |
| 是否需要输血 | 监测 | 必要 | 需要 | 大量输血 |

引用第十版创伤高级生命支持。

史;M:药物治疗和营养添加物;P:过去的伤病情况;L:最后的饮食情况;E:受伤相关情况。可询问患者、护送人员或事故目击者,不要遗漏有意义的细节,一份详细的病史可帮助正确判断。再次评估时必须注重到从头到脚的体格检查方法,即头、面、颈椎和颈、胸、腹、会阴和直肠、骨骼肌和神经系统,或者运用 Freeland 等建议的"CRASH PLAN"方法[C = cardiac(心脏),R = respiratory(呼吸),A = abdomen(腹部),S = spine(脊髓),H = head(头部),P = pelvis(骨盆),L = limb(四肢),A = arteries(动脉),N = nerves(神经)]以确保不遗漏任何隐蔽损伤。

对症状体征改变或出现新的症状体征的创伤伤员,需要连续检查和再评价。持续观察、监护、生命体征评价、维持尿量(成人平均不少于 30mL/h)同样必不可少。最初危及生命的损伤处理后,可能会出现其他危及生命的问题,不严重的损伤或潜在问题可能会越来越明显,保持高度警惕性有助于早期诊治。

**(四)处置方法**

**1. 颅脑外伤** GCS 评分低于 8 分均属于重型颅脑外伤。重型颅脑外伤要同时排除呼吸、循环系统的合并伤。创伤初期全面检查的目的是决定患者是否需要紧急的神经外科手术,处理原则为先救命:气道通畅,呼吸、循环的控制和处理必须放在首位,后治伤。紧急处理包括维持脑代谢需要,保证供给充足的氧和葡萄糖;预防和处理颅内高压。

**2. 胸部外伤者** 评价患者体循环及肺循环状况,及时发现低血容量性休克,排除发现可能的心律失常。检查过程中发现有危及生命的胸部创伤应紧急处理,如张力性气、心脏压塞。在所有主要创伤患者中,张力性气胸是一种非常致命的疾病,5% 的患者有张力性气胸的病史。大量血胸,应进行剖胸探查。多根多处肋骨骨折所产生的连枷胸及胸壁反常呼吸运动,可引起严重呼吸循环障碍,必须及时处理。连枷胸患者常伴有肺挫伤,如有明显低氧血症应尽早行机械通气。胸部外伤者进一步检查还在于发现并评估具有潜在危险的胸部创伤,如心肌挫伤、胸腹联合伤、支气管断裂、食管破裂等,避免漏诊,尽早实施确定性手术。

**3. 腹部创伤** 根据病史、体检、诊断性腹腔穿刺术等检查确定腹部损伤是否存在。腹部贯穿伤的诊断首先应确定是否需要剖腹探查。腹部钝性伤诊断的主要问题是确定有否手术探查指征,确定哪个器官损伤处于次要地位。尽早抢救休克、维持器官功能、控制感染是提高疗效的主要环节。ATLS-10 现已取消直肠检查,因为该操作敏感性较差(2%)。最近一项单中心研究结果表明,治疗相关严重骨盆骨折出血可降低死亡率(21% vs 32%)。麻醉医师应加强练习此类患者的管理方法,以提高在手术室或介入放射科对其诊疗效率。

**4. 四肢肢体骨折** 虽然大多数肌肉骨骼损伤不会立即危及生命,但股骨骨折可能伴有足够的出血而引起失血性休克，ATLS-10 建议在双侧股骨骨折的情况下提高警惕，因为有高达 80% 的严重相关损伤的风险，可能危及生命。

5. **脊柱、脊髓伤**　是一种严重创伤，其发生率占身体各部位骨折的 5%～7%，脊柱骨折脱位常伴发脊髓和神经根损伤。主要由高处坠落，工业、交通事故和体育运动等造成。

### 三、实验室检查

创伤患者须立即查血型和交叉配血，作动脉血气分析，测定血红蛋白含量、血细胞比容、血白细胞计数，还须测定肝功能、血电解质、血糖、血尿素氮、血清肌酐及尿常规等。血常规可反复多次测定，以评估出血情况。反复多次黏弹性分析，如 TEG 或 ROTEM，也被认为是潜在的有用的诊断辅助手段。

### 四、特殊检查

如患者全身情况允许，可搬动，则行 X 线、超声、腹腔镜、CT 及磁共振等辅助检查。如血流动力学不稳定，有条件可进行床旁摄片、床旁 B 超 EFAST 检查。可反复实施以对比。另外，即时的床边胸腔穿刺、腹腔穿刺等协诊也可实施。

每名急救医生都应该掌握 ATLS，在创伤救治时全面、动态掌握患者的伤情，避免查体遗漏，及时发现伤情变化并给予即刻处理，才能确保患者各项救治措施的质量，使患者在创伤事件中得到最大程度的保护和救治。

（赵晓东）

## 参 考 文 献

[1] 黄子通, 于学忠. 急诊医学 [M]. 2 版. 北京: 人民卫生出版社, 2014.

[2] 于学忠. 协和急诊医学 [M]. 北京: 科学出版社, 2011.

# 第九十四章　多发伤与复合伤

## 第一节　多　发　伤

### 一、概述

多发伤（multiple injury）是指在同一机械致伤因素的作用下，机体同时或相继遭受两种或两种以上解剖部位较严重的损伤，其中至少一处损伤可危及生命或并发休克、严重低氧血症、多脏器功能紊乱的一类创伤。多发伤是常见的高能量创伤，占全部创伤的 1%～1.8%，占严重创伤的 30% 以上，在交通事故伤中达 65%。

多发伤主要由各种机械性的钝力和利器所致，如交通事故、爆炸事故、高处坠落、刀刺伤等，其中交通事故已成为平时多发伤的主要原因，为当今世界最大的公害之一。其严重程度视创伤严重程度（ISS）值而定，凡 ISS > 16 者为严重多发伤，因病情变化快、救治难度大、死亡率高的特点，严重多发伤一直是临床救治的难点。

在我国，一直缺乏统一、完善的创伤救治体系。多发伤患者初次就诊均在医院急诊科，由于损伤部位多，伤情复杂，救治风险高，国内医院多采用相关学科在急诊科会诊协商的救治模式。这一模式带来的问题是容易造成学科间反复会诊、相互推诿、患者收治困难，违背了严重创伤救治的时效性。西方发达国家普遍建立了较为完善的创伤中心救治体系，创伤发生后的检伤分类也得到了较好发展，不同伤情的患者能到达相应级别的创伤中心接受专业的救治。近年来，随着创伤早期确定性治疗、限制性液体复苏、损伤控制、微创手术治疗、器官功能支持等新理论、新技术在国内的普及推广，建立各级创伤救治中心，培养专业的创伤救治人才队伍，实行多发伤等严重创伤从院前救治 - 急诊抢救 - 急诊手术 - 术后治疗的一体化救治，已成为我国创伤治疗发展的大趋势。

### 二、临床特点

多发伤损伤机制复杂，常在极短时间内引起强烈的机体应激反应、严重的组织细胞缺氧、免疫及微循环功能紊乱，导致病情进展迅速，伤势加重，一旦处理不当，就会危及生命。

#### （一）损伤机制复杂、伤情重、死亡率高

在同一损伤因素下，患者可能同时合并有多种致伤机制，如爆炸伤患者，可由冲击波损伤、烧伤等多种机制同时作用于机体的多个部位，不同部位之间的损伤可一起加重伤情。也可因致伤过程损伤机制作用的先后顺序，引起病情相互掩盖，导致对病情判断失误，延误救治时机。如爆炸伤致颅脑损伤的患者，因意识障碍，不能配合查体，无法反映更多损伤部位的症状体征。多发伤患者常常在短时间内因强烈的应激反应、高代谢、免疫及微循环功能紊乱等生理紊乱和病理过程的发生发展，导致伤情迅速恶化，从而危及生命。因此对伤情及时准确的预判和处理极为重要。

#### （二）休克和低氧血症发生率高

多发伤常累及多个脏器，且累及部位越多，往往伤情越重，死亡率越高。患者常因急性血容量丢失，导致组织低灌注，发生低血容量性休克。因损伤范围广泛，常与心源性休克（血气胸、心脏压塞等）同时存在，休克发生率为 50%，胸腹部联合损伤可达 67%。多发伤早期低氧血症发生率高达 90%，特别是合并有颅脑损伤、胸部损伤伴有休克或昏迷者。

#### （三）伤情复杂、容易漏诊

多发伤的共同特点是受伤部位多、伤情复杂、明显外伤和隐蔽性外伤同时存在、开放伤和闭合伤同时存在，而且大多数伤员不能述说伤情，加上各专科医师比较注重本专科的损伤情

况、忽略他科诊断而造成漏诊。

### （四）救治处理矛盾

多发伤由于伤及多处，往往都需要手术治疗，但手术顺序上还存在矛盾。如果没有经验，就不知从何下手。此时医务人员要根据各个部位伤情、影响生命的程度、累及脏器不同和组织深浅来决定手术部位的先后顺序，以免错过抢救时机。

### （五）高代谢状态

创伤后高代谢是机体在遭受创伤、大出血、感染和大手术等情况时发生的一种应激反应，本质上是机体针对创伤损害因子的一种自卫防御功能，是企图恢复机体内环境稳定的病理生理过程。多发伤后机体能量代谢显著增加，糖类、脂类和外周氨基酸的利用增加，糖代谢紊乱，糖原分解、脂肪动员，血糖升高，蛋白质分解增加，负氮平衡显著，一般持续14～21天。包括心血管和代谢的变化，表现为心率快、心输出量增加，外周循环阻力下降，静息耗能增加，氧耗量增加。

### （六）感染发生率高

机体组织对损伤反应最突出的特点为炎症反应。生理情况下，炎症细胞活化后释放的炎症介质仅于炎症局部发挥防御作用，适当的炎症介质释放有利于炎症反应的控制，但当机体遭受严重创伤后，促炎和抗炎反应失衡，抗炎介质大量释放入血，造成免疫功能抑制，尤其是细胞免疫功能，从而增加感染风险。主要表现为创伤早期外周血中出现大量幼稚型单核细胞，巨噬细胞功能不全，淋巴细胞增殖能力下降，大量淋巴细胞凋亡。人体的皮肤、胃肠道等部位存在着很多微生物，正常状态下与人类共存，不致病，但发生创伤时，易使微生物发生移位，侵入淋巴、血液并扩散至全身，引起局部和全身感染。

## 三、多发伤的急诊评估与诊断

现场或初次接诊多发伤患者，应进行紧急伤情评估，对患者的神志、面色、呼吸、血压、脉搏、瞳孔等生命体征和出血情况进行快速评估，确认伤者是否存在气道梗阻、休克、大出血等致命性损伤，这是提高多发伤救治成功率的首要前提。

可采用ABCDE的方法进行紧急伤情评估。

A（Airway and C-spine protection）：快速开放气道，注意避免颈髓损伤。

B（Breathing and ventilation）：评估呼吸状况，必要时给予人工通气。

C（Circulation and hemorrhage control）：发现并处理致死性出血。

D（Disability）：神经系统包括意识状态的快速评估。

E（Exposure and Environmental control）：身体完全暴露检查伤情，避免隐匿部位的伤情遗漏，同时给予机体保温，防止低体温。

由于大出血是创伤早期死亡的重要原因，并且急性失血是创伤首要的可预防性死因，及时控制出血（尤其是外出血）就能挽救患者的生命。因此，也有学者提出C-ABCDE的评估方法，目的是突出及时发现并处理致死性出血在创伤救治中的重要性。

对患者成功完成初次评估与复苏后，当有足够多的专业医护人员时，应尽快对患者进行再次伤情评估，此时通常在医院急诊室进行。再次伤情评估的内容包括患者生命体征的再评估，完整的病史采集，从头到脚的全身查体，必要的实验室和影像学辅助检查，以获得尽可能准确的诊断。

1. CT　CT对多发伤的诊断快速、准确，只要伤者病情允许，应首选CT检查，胸腹部创伤应选用增强CT检查。对于交通伤、高空坠落伤、受力部位不清、严重钝性创伤或多发伤，建议全身CT扫描。

2. B超　简单、方便，床旁即可施行。对腹腔积血、实质性脏器损伤和心脏压塞的诊断准确性高，空腔脏器和腹膜后损伤准确性差，主要用于腹部创伤。

3. 血管造影　可同时进行诊断和治疗，帮助寻找出血来源，用于腹部和盆腔创伤。缺点是费用较高，耗时。

4. 诊断性胸腹腔穿刺　在情况紧急时，穿刺可作为胸腹部创伤患者判断有无脏器出血的首选方法，但假阳性率和假阴性率偏高。

5. X线　在多发伤的诊断使用中有一定局限性，分辨率低，准确性不高，婴儿、孕产妇应用有一定的潜在风险。为骨关节创伤首选方法。

6. MRI　可实现多角度、多层面成像，从多角度提供诊断信息，有利于病灶定性诊断。但操作复杂、耗时，主要用于血流动力学稳定的脑脊髓损伤。

多发伤是一种变化复杂的动态损伤，一些深在的创伤在损伤初期表现不明显，随着时间的推移会发生继发性损伤及并发症。因此，初期全身检查得出的结论是不全面的，必须进行动态观察和再评估。尤其要注意腹膜后脏器损伤，如十二指肠破裂、胰腺损伤，隐性大出血，继发颅内、胸内、腹内出血等。

## 四、治疗原则

严重多发伤患者往往面临气道、呼吸和循环功能衰竭，紧急救治对改善预后，降低死亡率具有重要意义。在首次接触患者后应立即进行病情评估，识别和处理危及生命的伤情。

### （一）紧急救治

应遵循先处理后诊断、边处理边诊断，优先处置迅速致死而又可逆转的严重情况的基本原则。

**1. 通气障碍** 其中以上呼吸道堵塞最常见，如果不能及时解除堵塞，患者会短时心搏骤停死亡。

**2. 循环障碍** ①低血容量：多发伤出血十分常见，无论内出血还是外出血都可导致低血容量性休克。如果救治措施不力，将进入一种不可逆状态，死亡在所难免。②心力衰竭和心搏停止：多发伤的突然打击可以导致心搏骤停，也可由其他许多综合因素而引起心力衰竭，如果此种情况能及时处理，绝大部分可迅速逆转。③张力性气胸：因胸腔气体对心、肺的明显压迫，可严重干扰呼吸和循环功能，迅速致死。④开放性气胸：开放性气胸使纵隔来回摆动，严重干扰心肺功能而致死。⑤连枷胸：由于多发性多段肋骨骨折，局部胸壁失去支架作用，与呼吸运动相对形成一种反常运动，严重影响心肺功能而致死。⑥心脏压塞：心脏压塞明显影响静脉回流，心输出量也因此而严重不足，最终导致死亡。

**3. 活动性出血** 无论是内出血还是外出血，如果出血不止且出血量大，也是致死原因。现场急救时，如果经大量补充血容量血压仍不能改善，要考虑出血未止的可能，应追究其原因：①检查伤口，外出血是否停止；②是否存在胸腔出血，如胸壁血管破裂；③是否存在腹部内出血，如肝、脾破裂；④是否存在腹膜后出血，如肾损伤、骨盆骨折等；⑤四肢多发骨折因出血量大，也会导致失血性休克。

### （二）手术治疗

早期确定性手术治疗是多发伤改善预后，降低死亡率的关键。大失血和颅脑损伤是严重多发伤威胁生命的主要伤情。肝、脾等实质性脏器破裂、血管损伤、骨盆或长骨多发骨折等都可大量失血危及患者生命。在进行液体复苏的同时，应尽早进行确定性的手术治疗，既可采用传统的开放手术止血，也可采用胸腹腔镜、介入、外支架等微创手术方式止血。颅脑损伤脑疝形成者应尽快开颅去骨瓣减压、清除血肿、坏死脑组织，降低颅压挽救患者生命。多发伤患者一般有两个以上部位需要手术治疗，机体条件不允许一次进行多部位手术时，应采取损伤控制性手术策略，首先处理危及生命的大出血、脑疝等伤情，二期再进行其他伤情的手术治疗往往是抢救能否成功的关键。

### （三）营养支持

多发伤患者在创伤打击后，机体处于高代谢状态，能量消耗增加，糖代谢紊乱，糖原分解、脂肪动员，血糖升高，蛋白质分解增加，负氮平衡显著，如不能早期纠正，会严重影响病情恢复，易发生感染和器官功能障碍。因此，创伤后的营养支持尤为重要。对消化道功能正常者，以口服为主；昏迷或进食差者，可予以鼻饲；不能从消化道进食者，可采用短期全胃肠外营养，一旦评估消化道功能恢复，尽快改为肠内营养。

### （四）预防感染

感染是多发伤患者常见的并发症，可来源于开放的伤口，亦可来自肠道细菌移位、各种侵入性检查及操作等造成的院内感染、长期使用广谱抗生素发生二重感染。这些感染包括局部感染和全身性感染。全身性感染是发生脓毒症、脓毒性休克及多器官功能障碍，甚至多器官功能衰竭的重要因素，是创伤后期死亡的主要原因。因此，防治感染是提高多发伤救治成功率，降低伤残率和死亡率的重要环节。多发伤患者入院后应做到：①尽早清创，力求彻底。时间越久，感染机会越多，力求6~8小时内进行。清创时应彻底切除坏死及失活组织，不留异物，彻底止血，逐层缝合，消除死腔，深部伤口注意留置引流条或引流管。②合理应用抗菌药物。避免盲目使用抗生素，要根据培养结果及药敏试验结果进行精细化选择。③预防院内感染。多发伤患者所有侵入性

检查及操作应注意无菌操作，置入的深静脉导管
应注意定期消毒、更换。

# 第二节　复　合　伤

## 一、概述

复合伤（combined injury）是机体同时或先后
受到两种或两种以上不同性质致伤因素作用而发
生的复合性损伤。是核辐射、恐怖活动及严重自
然灾害等发生时的重要而特殊伤类。具有杀伤强
度大，作用时间长，群体伤员多，伤亡种类复杂，
救治难度大等特点，已严重威胁到人类生存。复
合效应是机体遭受两种或两种以上不同性质致伤
因素的作用后发生不同因素之间和致伤因素与机
体之间的综合性反应，是复合伤不同于单一伤的
最重要的基本特点。多数情况下表现为"相互加
重"效应，使得整体伤情变得更为复杂，救治难度
增大，极少数表现为减轻效应。常见的损伤因素
有物理、化学和生物因子的作用，如电离辐射、冲
击波、烧伤、微波、超声波、粉尘、纤维、有机和无
机致癌物、激素、病毒等。复合伤的分类和命名：
①按复合的主要损伤和次要损伤，依次命名，如
烧冲复合伤、放创复合伤。②突出复合伤主要损
伤的命名，如创伤复合伤、烧伤复合伤、放射复合
伤等。③按致伤因素命名，如多种化学毒剂引起
的复合伤称"毒剂复合伤"，核武器爆炸所致的复
合伤称"核爆炸复合伤"。

## 二、致伤机制

复合伤的致伤机制尚不完全清楚，有待进一
步研究阐明，其损伤机制主要与热力、冲击波和
有毒气体等的直接作用及其继发性损害有关。

### （一）热力的致伤机制

爆炸起火可导致皮肤软组织不同程度烧伤，
吸入高温的蒸气或烟雾可致呼吸道烧伤。热力的
直接作用使烧伤区及其周围的毛细血管受损、通
透性增高，血浆样体液从血管中渗出，经创面丧
失或渗入组织间隙，从而导致低血容量性休克。
当吸入高温蒸气和烟雾时，可引起气管、支气管
和肺毛细血管损伤，导致肺水肿。烧伤创面感染
和肠源性感染是烧伤感染的主要原因，可导致脓

毒症和多器官功能障碍，甚至可因多器官功能衰
竭而死亡。

### （二）冲击波的致伤机制

爆炸时特种燃料急剧膨胀所产生的冲击波可
致人员冲击伤。冲击波所产生的超压和负压主要
引起含气脏器如肺、胃肠道和听器损伤。主要致
伤机制：

1. **内爆效应**　当冲击波通过含有气泡或气
腔的液体介质时，气体压缩很大、液体基本不被
压缩，受压缩的气体极度膨胀，犹如许多小的爆
炸源，呈放射状向四周传播能量，从而使含空气
的肺泡组织、胃肠道及听器等发生损伤。

2. **碎裂效应**　当冲击波从较致密的组织向
较疏松的组织传导时，在两者的界面上会引起反
射，使较致密的组织因局部压力突然增高而发生
损伤，如肺泡撕裂、出血和水肿，心内膜下出血、
膀胱出血及胃肠道损伤等。

3. **惯性效应**　冲击波在较疏松的组织中传
递较快，在较致密的组织中传递较慢，由于这种
惯性的差异，使得冲击波作用时，密度不同的连
接部分易出现分离现象，从而造成撕裂与出血，
如肋间组织与肋骨连接部的出血，肠管与肠系膜
连接部的出血。

4. **血流动力学效应**　超压作用于体表时，压
迫胸腹壁，使膈肌上抬，胸腔容积缩小，胸腹腔内
压急剧上升，上腔静脉血突然涌入心、肺，使心肺
血容量急剧增加。超压作用后，紧接着就是负压
的作用，这时因减压的牵拉作用又使胸廓扩大。
这样急剧的压缩与扩张，使胸腔内发生一系列血
流动力学变化，从而造成心肺损伤。

5. **负压效应**　在一定条件下，负压可使肺
组织撞击胸壁造成严重的肺损伤，如广泛的肺出
血、肺水肿等。

### （三）毒气中毒机制

1. 特种燃料爆炸或泄漏可产生多种氮氧化
物，经呼吸道吸入而中毒，主要导致肺水肿及化
学性肺炎。

（1）经呼吸道吸入的氮氧化物溶解慢，易深
入呼吸道，气体溶解在饱和水蒸气或肺泡表面的
液体中形成硝酸和亚硝酸，损伤肺泡上皮细胞和
毛细血管壁，导致通透性增加，大量液体自细胞
和血管外漏，产生肺水肿。

（2）损伤肺Ⅱ型上皮细胞，使肺表面活性物质减少，致肺泡萎陷，肺泡压明显降低，使与肺泡压抗衡的毛细血管静水压增高，液体由血管内大量外渗，产生肺水肿。

（3）使细胞内环磷酸腺苷含量下降，降低了生物膜的功能，由此诱发脂质过氧化造成组织损伤。如上述致伤的环节不能被有效阻断，则可进一步发展成为 ARDS，远期效应可有肺纤维化和阻塞性肺气肿。

**2. 高铁血红蛋白血症** 氮氧化物和硝酸通过各种途径进入体内，使机体的血红蛋白变成高铁血红蛋白，形成高铁血红蛋白血症。当体内高铁血红蛋白含量达到 15% 以上时，即可出现发绀，影响红细胞携氧功能，进一步加重机体的缺氧，导致多脏器损伤。

**3. 降低机体对病毒和细菌的防御** 长期吸入氮氧化物，可使支气管和细支气管上皮纤毛脱落，黏液分泌减少，肺泡吞噬细胞功能降低，由此使机体对病毒和细菌的抵抗力下降，呼吸道感染的发生率明显增加。

### 三、临床表现

复合伤致伤因素多，伤情复杂，临床表现亦多种多样，其主要临床表现如下：

**（一）症状和体征**

主要表现为一般情况差，频繁咳嗽，呼吸困难甚至呼吸窘迫，可达 35～40 次/min，心动过速，可达 125 次/min 以上，发绀、口鼻流血性泡沫样液体、胸闷、胸痛、恶心、呕吐、头痛、眩晕、软弱无力等，严重时可出现神经系统改变，如肌肉颤动、肢体抽搐、牙关紧密、屏息、突眼、共济失调、瞳孔散大、意识不清等，甚至昏迷。听诊双肺呼吸音低，可闻及广泛干性和湿性啰音。创伤和烧伤性休克时可见低血容量性休克的临床表现。冲击伤有胃肠道损伤时可见便血，有肾和膀胱损伤时可有血尿，有肝脾和胃肠道破裂时则有腹膜刺激症状。

**（二）辅助检查**

**1. 血常规** 多数情况下白细胞总数、中性粒细胞百分数升高。若复合伤时有红细胞、白细胞和血小板全血细胞减少，伴有体温下降，则预示伤情严重，预后不良。

**2. 呼吸功能** 血气分析可见 $PaO_2$ 明显下降，其他尚有肺顺应性降低和阻塞性通气功能障碍等改变。

**3. 血液高铁血红蛋白检查** 氮氧化物中毒时，血液中高铁血红蛋白浓度有不同程度升高，当含量达 15% 以上时，临床上便可出现发绀。

**4. 血液酶学检查** 氮氧化物中毒时，可见谷胱甘肽过氧化物酶、谷胱甘肽还原酶和葡萄糖-6-磷酸脱氢酶等活性升高，且与吸入的氮氧化物浓度呈依赖关系。冲击波引起心肌挫伤时，可见 AST、LDH、cPK-MB 升高，而肝破裂时可见 ALT 和 AST 升高。

**5. X 线胸片** 可见肺纹理增粗，片状或云雾状阴影；胃肠道破裂时可见膈下有游离气体。

**6. 心电图** 可见心动过速、低电压、ST-T 下降甚至 T 波倒置。

**7. 其他辅助检查** B 超、CT 可显示冲击波引起的肝、脾、肾破裂改变，并可对损伤程度进行分型。

### 四、伤情评定与治疗

复合伤的病情发展迅猛，救治极为困难，死亡率极高。救治应遵循及时性、确定性、综合性原则。现场应快速初步评定伤情，确定分类；重症患者入院后，应快速初步评定伤情，确定分类，组织专科抢救。救治顺序一般为心胸部外伤-腹部外伤-颅脑损伤-四肢、脊柱损伤等，妥善应用有效的诊断技术，避免漏诊，如行心包穿刺可明确诊断心脏压塞；行胸腔穿刺引流术可确诊血胸、气胸；腹腔穿刺或腹腔灌洗对腹内脏器损伤者诊断的准确率高达 95%。首先保证生命安全，其次考虑减少伤残，并注意防治并发症。

**（一）伤员的伤情等级评定及分类**

**1. Ⅰ类（红色）** 危重伤，包括大出血，各类休克，严重头部伤、昏迷，开放性骨折，严重挤压伤，内脏损伤，大面积烧伤（30% 以上），窒息性气胸、颈、上颌和面部伤，严重烟雾吸入（窒息）等。休克、窒息、大出血和重要脏器损伤是伤员早期死亡的主要原因，要尽一切努力确保Ⅰ类伤得到优先抢救，待伤情稳定后优先由救护车送至相应医院。

**2. Ⅱ类（黄色）** 中重伤，包括非窒息性胸腔创伤、长骨闭合性骨折、小面积烧伤（30% 以下）、无昏迷或休克的头颅和软组织伤等。

3. Ⅲ类（绿色） 轻伤。

4. Ⅳ类（黑色） 致命伤（死亡），按规定程序对死者进行处理。

### （二）现场快抢快救、及时有效的原则

现场抢救是救治的起点，要充分运用急救五大技术（通气、止血、包扎、固定、搬运）和其他急救技术。优先抢救有生命危险的伤员，积极解除窒息、防治休克，心搏和呼吸骤停时，立即行心肺复苏术。紧急确定性手术是抢救危重伤员生命、减少残疾的重要措施。对连伽胸患者，立即予以加压包扎；开放性气胸应用大块敷料密封胸壁创口，张力性气胸用针排气；遇有因肢体大血管撕裂要上止血带，并尽可能缩短使用时间；开放骨折用无菌敷料包扎，闭合骨折用夹板或就地取材进行制动；开放性创面应尽早清创、防治感染，并注射破伤风类毒素或抗毒血清，是促进伤口愈合、减少并发症的重要手段；抗过敏或碱性中和剂的应用、消除高铁血红蛋白血症、适当的体位、高流量吸氧、保证组织细胞供氧、维护重要腔器功能、纠正电解质紊乱、酸碱失衡等，积极促进机体的修复和愈合；适量给予止痛、镇静剂；有颅脑伤或呼吸功能不良者，禁用吗啡、度冷丁。

### （三）早期抗休克、抗毒治疗及纠正脑疝

休克、脑疝、重度烧伤、中毒、创伤后心脏停搏等是复合伤患者早期死亡的主要原因。抗休克的重要措施为迅速建立两条以上外周静脉通道或中心静脉通道，进行有效扩容补液、输血及氧疗，应在积极抗休克的同时果断手术，剖胸或剖腹探查以紧急控制活动性出血。早期降颅压纠正脑疝的主要措施仍为 20% 甘露醇快速静脉滴注，同时加用利尿剂。早期大剂量地塞米松及人血清白蛋白的应用可减轻脑水肿，但需积极术前准备，尽快手术清除颅内血肿、挫裂伤灶或施行各种减压手术才是抢救重型颅脑损伤和脑疝的根本措施。颅脑损伤同时合并失血性休克时应遵循：先抗休克，后脱水；使用全血、血浆、低分子右旋糖酐等胶体溶液，既可扩容纠正休克，又不至于加重脑水肿。

### （四）积极防治 ARDS 及 MOF

ARDS 及 MOF 是复合伤后期死亡的主要原因。早期防治需注意以下几方面：

1. 迅速有效地抗休克治疗，改善组织低灌注状态，注意扩容中的晶胶比例，快速输液时注意呼吸功能检测，复合伤患者伴肺挫伤者尤为重要，应尽快输入新鲜血。

2. 早期进行呼吸机机械通气，改善氧供给，防止肺部感染。采取呼气末正压通气（PEEP）是治疗 ARDS 的有效方法。

3. 注意尿量监测、保护肾脏功能，慎用对肾功能有损害的药物。

4. 注意胃肠功能监测，早期行胃肠内营养。

5. 在病情危重的特定情况下，联合采用短程大剂量地塞米松与山莨菪碱为主的冲击疗法，使复合伤患者安度手术关，去除致死性的病因，使病情得到逆转。

6. 及时手术治疗，手术力求简洁有效，既要减少遗漏，又要减少手术创伤。

7. 合理应用抗生素。

8. 积极促进机体的修复和愈合。

9. 做好后续治疗和康复治疗等。

## 第三节 急诊创伤救治的展望

长期以来，创伤患者是被分散在各个外科专科中救治的，没有固定的创伤治疗人员和团队。大型医院学科专业越分越细，遇到严重创伤，尤其是多发伤患者，专科救治技术、力量捉襟见肘，而松散的多学科诊疗（MDT）时效性差、效果难以令人满意。急诊医学科作为创伤救治的首诊学科，具有多发伤院前救治、急诊抢救、急诊手术、急重症救治的先天学科优势，也有开展创伤救治学科特色发展，建立专业急救创伤团队的良好基础，理应是推动我国创伤救治不断发展的中坚力量。令人欣慰的是，随着近年来全国急诊外科学会和创伤专业委员会的成立，开展了以"创伤急诊规范救治中国行活动"为代表的多层次的、系统性的创伤救治专业培训，发布了多个"创伤救治急诊专家共识"，建立了多家全国急诊外科示范基地，培养了一大批急诊创伤救治专业人才。以创伤救治为学科发展方向和特色的各级医院急诊医学科也如雨后春笋般在全国各地迅速建立，急诊创伤救治的新时代已经到来。

（刘明华）

# 参 考 文 献

[1] 陈孝平，汪建平，赵继宗. 外科学[M]. 9 版. 北京：人民卫生出版社，2018.

[2] Marsden NJ, Tuma F. Polytraumatized Patient[M]. Treasure Island(FL): StatPearls Publishing, 2021.

[3] Kashani P, Saberinia A. Management of multiple traumas in emergency medicine department: A review[J]. J Family Med Prim Care, 2019, 8(12): 3789-3797.

[4] Maegele M. The Diagnosis and Treatment of Acute Traumatic Bleeding and Coagulopathy[J]. Dtsch Arztebl Int, 2019, 116(47): 799-806.

[5] Abu. Zidan FM, Mohammad A, Jamal A, et al. Factors affecting success rate of advanced trauma life support (ATLS) courses[J]. World J Surg, 2014, 38(6): 1405-1410.

[6] 罗成基，粟永萍. 复合伤[M]. 北京：军事医学科学出版社，2006.

# 第九十五章　特殊人群创伤

## 第一节　儿童创伤

儿童创伤是指因车祸、坠落、跌倒、切割、烧伤等所致的外伤性损伤,属于意外伤害的范畴。现有资料显示:儿童创伤是导致儿童伤残的重要原因之一。在美国,每年约有2 200万儿童受到各种创伤性伤害,包括交通事故、溺水、火灾、刑事犯罪等。由于儿童机体的生理学特点,创伤容易导致多器官损伤,诊断时应避免漏诊。同时,由于儿童心理不成熟,创伤可能导致创伤后应激障碍综合征,临床救治过程中应给予重视。

### 一、儿童创伤评估

儿童创伤评估是为治疗奠定基础。创伤评分是用"多参数量化"描述伤势、评估伤情,特别是多发伤的严重程度,并预测预后。目前推荐儿童创伤评估的方法有儿童创伤评分法和创伤快速评估法,创伤快速评估即意识状态(level of consciousness,LOC)+控制出血(control bleeding,C),气道(airway,A),呼吸(breathing,B),循环(circulation,C)顺序进行快速创伤病情评估。之后,应监测生命体征和专科状况的评估。专科状况的评估包括:气道和呼吸、循环、神经及颅脑创伤、烧伤及疼痛评估等。另外,详细的体格检查必须在识别并处理危及生命的情况后才可进行。创伤儿童的体格检查可从上到下有序进行,并暴露全身全面查体。

### 二、儿童创伤的救治

任何危及生命的急救均遵循"黄金时间"原则。创伤救治应该包括院前、院内、康复和预防几大部分。

### (一)院前急救

首先,迅速判断创伤儿童是否存在威胁生命的损伤,其次,了解受伤原因、时间、部位、伤类,受伤后的主要症状,同时实施全面而有重点的检查,排除隐匿的损伤。

儿童创伤具有发病急、病情重、发展快、来势猛的特点。首先,要控制活动性外部出血,注意对颈椎和脊柱的保护和固定;如有休克可能应尽快开放静脉;长骨骨折应予适当的固定。其次,开放气道和供氧,可以使用人工气道辅助通气。在现场对创伤儿童进行快速评估后,对呼吸循环功能不稳定的儿童,现场实施高质量的心肺复苏术,同时快速就近转运至医院,并与接受医院联系,提供较为详细的病史和病情,让医院的急诊及相关科室做好充分准备。

我国儿童创伤院前急救水平落后,创伤急救队伍相对缺乏;儿童创伤院前急救培训基本未开展,相关工作基本上由儿内科和成人院前急救队伍完成。由于小儿的解剖、生理及病理生理与成人不同,不同年龄之间也有差异,其院前创伤急救与成人有明显的差异,应加强儿童创伤、高级生命支持、基本生命支持、气道与通气、液体疗法等急救专业性培训,提高儿童创伤院前急救水平。

### (二)院内急救

创伤儿童到院后,即可启动院内创伤急救网络,召集相关科室值班人员迅速到达急诊抢救室(或绿色通道),以判定、评估病情,制订诊疗方案。

1. **控制出血**　针对多发性创伤儿童,在给予开放气道和通气支持的同时,应尽快控制出血。外部出血可通过直接压迫创口止血,快速予以清创缝合。内部出血的创伤儿童有些需要急诊手术干预。开放性或闭合性长骨骨折也可引起严重出血,应该用适当的夹板将其固定在解剖位置,以防二次损伤。

**2. 液体复苏** 失血性休克是引起创伤死亡的主要原因，一旦急性失血量超过总血量的 15%，即可引起循环衰竭（心动过速、外周脉搏减弱、毛细血管再充盈延迟、四肢湿冷）；急性失血超过总血量的 25%～30%，会出现血压降低；及时规范的创伤救治能有效降低创伤失血性休克并发症的发生率和病死率，控制出血和液体复苏是其救治措施中最重要的一环，液体复苏策略的制订应根据创伤儿童的实际情况，尤其应注意是否需要紧急输血治疗。

由于儿童生理学的特点，儿童具有应对休克的大量生理储备，创伤性失血性休克早期，外周血压下降很少出现，血压测量的诊断效用降低；同时，心动过速因年龄组而异，且容易受到情绪压力的影响。因此，在儿童失血性创伤时，应重视有创血压、呼末二氧化碳、脑氧饱和度等监测。虽然，这些技术已经在成人中大量使用，但是，在儿童中的应用还有待循证医学进一步研究证实。另外，临床医生也在研究，早期诊断儿童创伤性失血性休克比较好的特异性指标，如碱缺失。

**3. 创伤性颅脑损伤的救治** 创伤性颅脑损伤以准确把握手术指征、保持呼吸道通畅及循环稳定、维持良好的脑灌注压、加强营养支持、防止并发症等为救治的基本原则。

**4. 疼痛治疗** 既往疼痛治疗是在儿童生命体征基本平稳以后开始，对于呼吸、循环和中枢神经系统尚处于不稳定状态的创伤儿童，一般不考虑镇痛。最新的研究建议：疼痛治疗应贯穿创伤儿童救治的整个过程。

# 第二节　孕产妇创伤

创伤人群中有一定数量的孕产妇。除出现一般创伤问题外，还可能导致胎膜早破、胎盘早剥、子宫破裂、胎儿窘迫等妊娠并发症。在过去的 25 年里，妊娠创伤急剧增加，已经成为美国非产科孕产妇死亡的主要原因。严重创伤时，40%～50% 的胎儿存在死亡风险，即使是轻微的创伤，如发生在孕 2～3 个月，分娩早产儿或低出生体重儿的概率也明显增加。因此，急诊医师应对正常的母体生理学和潜在的妊娠相关并发症有足够的理解，并做好相应的医疗救援准备，降低相关疾病的发病率和死亡率。

## 一、孕产妇创伤早期评估

对于孕产妇突发的多发性创伤，必须联合多学科医师快速评估病情，需要在最短时间请相关科室（如 ICU、骨科、胸外科、普外科等）会诊。目前孕产妇创伤评估评分系统未有统一认识。主要专科评估内容包括：孕产妇的生命体征、孕周，有无腹痛、阴道流血、宫缩情况，检查宫颈扩张、监测胎心、胎动；明确是否发生胎盘早剥、胎膜早破、子宫损伤、胎儿损伤、胎儿窘迫甚至胎儿死亡，以及有无血压降低、面色苍白、呼吸浅快、晕厥、意识模糊、表情淡漠或躁动、皮肤湿冷、脉搏细弱等。

## 二、孕产妇创伤的救治

### （一）院前急救

孕产妇创伤最常见的类型是皮肤软组织损伤、挫伤或砸伤，其他依次是骨折，脱臼，扭伤和挤压伤，这些情况一般不会有生命危险。但由于胎儿对缺氧相当敏感，所有的孕产妇遭受创伤后必须及时吸氧。一些严重创伤（如内脏破裂、颅脑外伤等）需要及时气管插管，以保障孕产妇和胎儿的氧供。还应注意每一次体格检查或搬运应尽量避免低血压状态。紧急转运时最好采用 15°卧位，避免平卧位时妊娠子宫压迫下腔静脉导致的低血压。另外，创伤类型多种多样，伤情复杂，院前急救应注意产后抑郁症的早期预防。

### （二）院内急救

**1. 多学科联合** 完成创伤孕产妇紧急救治或转运后，产科医生必须积极参与到创伤的后续治疗，注意孕妇的胎心、胎动、下腹疼痛、阴道出血、胎盘影像等情况的变化，协助外科医生选择正确的处置路径。

**2. 休克控制与限制性液体复苏** 孕产妇创伤后休克以失血性休克多见，失血性休克导致孕产妇或胎儿死亡的原因主要是监测与处理不当，包括：出血未得到及时有效的控制和血容量未及时补充。孕产妇创伤开始的救治重点是孕产妇的复苏，包括氧供和液体的管理，基本原则与一般人群相似。但妊娠期间有特殊的生理变化，妊娠早期及中期血压偏低，收缩压下降 2～4mmHg，舒张压下降 5~15mmHg，心率增加 10~15 次 /min。因此，低血压或心动过速是妊娠期正常的生理变化，建议在出现更低的血压状况下才开始复苏。同时，妊娠期生理性血容量增加，一般出血 15%~20%（1 000~1 200mL）后才会出现明显的临床表现。因此，根据血压、心率、临床表现等来确定孕产妇创伤休克的复苏时机可能存在偏差，导致孕产妇或胎儿受损。由于大量补液的并发症，如血液稀释、凝血块脱落、增加出血量、加重酸中毒等，孕产妇创伤中应实施严密监测（如中心静脉压、肺毛细血管楔压）下的限制性液体复苏。

3. **手术干预和终止妊娠** 手术干预是孕产妇创伤救治的重要环节，创伤控制性手术（damage control operation，DCO）有利于创伤患者的有效复苏和分级救治。手术的时机和方式必须依据创伤的类型和母胎的状况而决定，对已经危及母亲生命安全的创伤必须及时手术。进行开腹探查、胸心外科、颅脑外科等非产科手术时，应充分保障孕产妇氧供，避免过度低血压，保证子宫有效的血液灌注，防止胎儿宫内缺氧。手术前后和手术中可以采用电子胎心监护和多普勒超声动态观察胎儿的心率情况。孕产妇腹部创伤时，诊断性腹腔穿刺是判断脏器破裂或穿孔的重要手段。血气胸可先安置胸腔闭式引流进行动态观察，然后判断是否行开胸手术，由于妊娠子宫抬高膈肌，胸腔引流管的安置应高于平时 1~2 个肋间隙。骨盆骨折引起的难治性失血性休克，需要在积极容量复苏的同时行外固定支架和放射介入治疗（需权衡 X 线对胎儿影响）。剖宫产是孕产妇创伤救治的重要手段，但是需要依据孕周和胎儿宫内情况确定剖宫产的时机。诊断子宫破裂者应快速行剖腹探查或子宫切除术。考虑胎盘早剥者，应密切监测早剥的进展和凝血功能状况，如果胎儿存活，应决定是否行剖宫产。孕周超过 24 周，应在保障母亲安全的前提下审慎决定剖宫产时机，为胎儿存活创造机会。明确胎儿死亡时，如孕妇病情允许短期内的阴道分娩，可以行引产术，如果孕妇病情严重，胎儿不能立即娩出，应选择剖宫取胎术。

4. **影像学检查辐射对胎儿的影响** 孕产妇创伤时，对胎儿来说，漏诊或延误诊断的风险比辐射的风险要大得多，因此，美国妇产科学会已提出以下妊娠期诊断性影像学指南：

（1）应告知孕妇，单一诊断性 X 线照射不会对胎儿造成有害影响。具体来说，暴露 <5 拉德（rads），与胎儿畸形或流产没有关联。

（2）对高剂量辐射可能产生的影响的担忧不应妨碍对孕妇进行医学上的诊断性 X 线检查。在妊娠期间，电离辐射无关的成像检查（如超声、MRI）应适当予以考虑。

（3）超声心动图和 MRI 检查与胎儿不良反应无关。

（4）当对孕妇进行多次诊断性 X 线检查时，应咨询辐射剂量计算专家，估计其对胎儿的影响。

（5）怀孕期间禁止使用放射性碘同位素治疗。

（6）放射性造影剂和顺磁性造影剂不太可能造成损害，有利于诊断，但应对胎儿进行潜在的风险评估，才能在妊娠期间使用这些造影剂。

尽管美国妇产科学会做出了相应的推荐，但由于伦理和患者顾虑等原因，开展相关的临床研究仍较困难，相关推荐也缺乏充分的循证医学证据。

# 第三节 老年创伤

随着社会的发展，人们生活水平的提高，越来越多的老年人积极主动地参与到社会活动中，容易因发生跌倒、机动车事故、烧伤等，导致头部、胸部、腹部创伤和骨折。创伤已排在老年死亡原因的第 5 位，因此，必须注意预防老年创伤。另外，由于其自身各器官功能改变，致使受伤后危险性增大，故对其诊断和治疗应更加细致。同时，由于老年患者生理学特点和常伴有基础疾病，诊断和治疗老年创伤患者极具挑战性。

## 一、老年创伤的临床特点

### （一）合并症多

由于老年人的生理特点，容易患高血压、冠心病、肺心病、慢性支气管炎、糖尿病、脑血管病、贫血等，在决定老年创伤救治疗方案时，应对其整体情况做全面考虑。

### （二）并发症发生率高

除外科一般的并发症外，老年人各重要系统都可能发生并发症。肺部感染是老年创伤中发生率最高的并发症，其次是心血管疾病。尿潴留和泌尿系感染也很常见。其他如胃肠道淤滞、下肢深静脉炎及伤口裂开等并发症的发生率均远高于年轻人。

### （三）误诊或漏诊的可能性大

由于老年反应迟钝，或平时已有一些慢性病症状，病史的叙述可能不准确，体征常不如年轻人明显等，创伤救治过程中容易忽略或漏诊。对此要更加耐心、细致和全面，处理要更加慎重，要动态观察病情变化。

### （四）病情发展快

老年患者因代偿功能差，应激反应弱，部分患者还有基础疾病，创伤时机体耐受差，全身也不易迅速做出调整，致使病情恶化快。

## 二、老年创伤手术的特殊考虑

### （一）术前处理

**1. 监测** 密切监测体温，避免体温过低而发生出血倾向和心律失常。严重创伤的老年患者进行手术时，均宜用动脉内连续测定收缩压和舒张压。应定时监测中心静脉压（CVP），及时调节输液速度。有严重冠心病或进行大手术的患者，应放置 Swan-Ganz 肺动脉导管，测定肺动脉楔压（PAWP）。

**2. 初期液体治疗和输血** 初期复苏用等渗电解质液，常用林格乳酸液。丢失 25% 以下血容量，不需继续大量补液或立即输血，但需作血型测定和血液交叉配合。而大多数严重创伤的老人对初期液体复苏有反应，但如显示循环灌注恶化，应继续输液和 / 或输血。输血有效，应注意患者有无继续出血需立即手术。

**3. 手术时间** 手术时间的长短，直接和患者的病残率和死亡率成正比。老年患者可因长时间麻醉、失血而导致不可逆休克。手术力求简单，迅速控制出血，纠正危及生命的病理情况，尽可能在最短时间内解决创伤问题。

### （二）术后处理

**1. 肺部并发症** 术后老年患者最常见和严重的问题是呼吸系统并发症。除呼吸支持外，早期活动、用力咳嗽和深呼吸，努力排痰、体位引流等可以减少肺不张和肺炎。应作痰培养为以后应用抗生素提供参考。慎用镇静剂，胃管减压有助于减少肺部并发症。

**2. 活动和营养** 老年患者术后早期活动是预防肺部并发症最重要的措施，亦可预防褥疮，对老年患者心理上也有良好的影响。用平衡基质（包括碳水化合物、蛋白质、类脂物、维生素和微量元素）供给老年创伤患者的热量。

**3. 药物应用** 老年人药物的药代动力学与年轻人不同，因老年人肝、肾灌注和代谢作用的改变，对药物的分解和排泄有明显影响。创伤、应激反应、休克、缺血、缺氧将增强药物的作用，在围手术期应密切观察药物的毒性反应，同时，仔细了解过去的用药史。

# 第四节 特殊人群创伤救治面临的几个问题

伴随医学的发展和人们生活水平的提高，儿童、孕妇、老年等特殊人群的创伤越来越受到人们的关注。由于其特殊的生理学特点，其发病机制、临床表现、治疗和疾病的预后等问题与成人均有不同，其相关研究也极具有挑战性。

## 一、创伤评估

成人创伤评估包括初次评估和二次评估，大量的评估指标均已经经过循证医学验证。然而，儿童创伤评估主要借助于成人的指标，目前，无专门的、经过循证医学验证的、相对统一的应用于评价儿童创伤的系统性指标。由于儿童生理学的特点，成人指标用于儿童常常缺乏特异性，灵敏度也下降（如血压），不利于大规模创伤性患儿的早期分类管理，延误诊断和治疗，导致不良的预后。孕妇创伤时，涉及孕妇和胎儿的创伤评估指标更加不成熟和不完善。老年创伤往往涉及肺、心脑血管等基础疾病，成人创伤评估指标在老年创伤中的应用也存在局限性，可能导致漏诊或误诊。因此，儿童、老年、孕妇等特殊人群的创伤评估指标的研究仍需要临床专家重视，并进行大量的临床研究论证。

## 二、创伤的治疗

目前，成人创伤的救治已经比较规范，但是，儿童、孕妇、老年等特殊人群的创伤救治仍然面临一些问题：①关于儿童、老年和孕妇创伤液体复苏的种类和剂量，许多临床研究结果相互矛盾，一些临床指南和专家共识也并不一致；②大多数在创伤中使用的药物的临床试验主要针对的是成人，许多药物无儿童、老年人和孕妇的用法和用量，药物说明书中只是浅显地提示儿童、孕妇慎用或禁用，没有临床证据的支持。由于伦理和患者顾虑等原因，如何开展相关临床试验仍是儿童、孕妇、老年等特殊人群创伤中亟待解决的问题；③即使在儿童或孕妇中使用的部分药物，其对儿童或胎儿的负面影响仍然需要长期的临床观察及Ⅳ期临床试验证实。

### 三、创伤后应激障碍

创伤后应激障碍（posttraumatic stress disorder，PTSD），又名 PTSD 综合征，是指个体经历、目睹或遭遇到一个或多个涉及自身或他人创伤后，所导致的个体延迟出现或持续存在的精神障碍。美国 PTSD 的人群总体患病率为 1%～14%，平均为 8%。与成人比较，儿童、孕妇、老年等特殊人群更容易患 PTSD。研究表明，儿童和孕妇 PTSD 患病率大于 30%，老年人患病率高达 50% 以上，主要与儿童心理不成熟、孕妇心理承受力相对较低、现代社会独居老人较多、社会对这部分人群关注度较低、职业环境、虐待等多种因素有关。因此，在创伤发生后，除了关注身体损伤外，还应重视 PTSD，进一步完善职业环境的组织系统、社会支持系统、加强个体及群体心理素质的培养，提高对创伤应激事件的心理承受力，但是，关于儿童、孕妇和老年 PTSD 的临床研究仍然少见，需要给予高度重视。

（李熙鸿）

## 参 考 文 献

[1] Acker SN，Kulungowski AM. Error traps and culture of safety in pediatric trauma[J]. Semin Pediatr Surg，2019，28（3）：183-188.

[2] Sakamoto J，Michels C，Eisfelder B，et al. Trauma in Pregnancy[J]. Emerg Med Clin North Am，2019，37（2）：317-338

[3] Hruska K，Ruge T. The Tragically Hip：Trauma in Elderly Patients[J]. Emerg Med Clin North Am，2018，36（1）：219-235.

[4] Battaloglu E，Porter K. Management of pregnancy and obstetric complications in prehospital trauma care：faculty of prehospital care consensus guidelines[J]. Emerg Med，2017，34（5）：318-325.

[5] Holleran RS. Elderly trauma[J]. Crit Care Nurs Q，2015，38（3）：298-311.

[6] 徐昉，漆洪波. 孕产妇创伤处理与复苏 [J]. 中国实用妇科与产科杂志，2011，27（2）：115-118.

[7] Barraco RD，Chiu WC，Clancy TV，et al. Practice management guidelines for the diagnosis and management of injury in the pregnant patient：the EAST Practice Management Guidelines Work Group[J]. J Trauma，2010，69（1）：211-214.

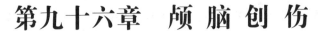

# 第九十六章　颅脑创伤

## 第一节　颅脑创伤的定义和概述

### 颅脑创伤的定义、流行病学

颅脑创伤（craniocerebral trauma）是指颅脑在外力作用下所致的创伤，是仅次于四肢伤的一类极为常见的创伤性疾病。多见于交通、工矿等事故，坠落、跌倒、火器、爆炸、自然灾害，以及各种钝器、锐器对头部的伤害。在美国，颅脑创伤是残疾的一个主要原因，估计病例有 1 350 万例。许多幸存者遗留明显残疾，造成了很大的社会经济负担。据估计，2010 年颅脑创伤对美国经济的影响高达 765 亿美元。2013 年，在美国，与颅脑创伤相关的急诊科就诊大约有 250 万例；所有损伤相关的死亡中，30% 是由于颅脑创伤。这些数字显著低估了颅脑创伤的负担，因为这些数字没有包括未就诊、接受门诊治疗、在退伍军人事务中心或在军队诊疗的患者。颅脑创伤是美国军队的一个重要问题，据美国国防部报告，2000—2017 年，有 375 230 名军人遭受颅脑创伤。不同国家和地区的颅脑创伤发病率有很大不同，例如，新西兰的年发病率为 811/10 万，而西欧的年发病率为 7.3/10 万。据统计，全世界每年有超过 5 000 万人患有颅脑创伤，世界上大约一半的人口有过一次或多次颅脑创伤病史。颅脑创伤发病率占全身创伤发病率的第二位，但其致死率及致残率则处于第一位。在过去数十年，中国颅脑创伤发病率没有具体而全面的数据。但在 20 世纪 80 年代，基于大规模人群的流行病学统计资料表明，每年颅脑创伤的发病率为 55~64/10 万，推广至全国，每年新增 77 万~90 万颅脑创伤患者，而且这一数据并不包括未正式诊断的患者，例如轻度颅脑创伤患者，或难以统计到的患者，例如农村偏远地区的患者。我国颅脑创伤的发病率与美国、新西兰等发达国家的发病率差距较大。在全世界范围内，各种类型的交通事故伤是导致颅脑创伤发生的第一因素。2001—2016 年，中国 18 项回顾性临床研究报告了 12 万例急性颅脑创伤病例，其中中国最常见的颅脑创伤病因是交通事故伤，占比约 53.0%。美国的颅脑火器伤发生率世界最高。由于我国政府枪支管理严格，颅脑火器伤则相对较少。在过去的 20 年里，颅脑创伤患者预后有大幅改善。一项全国疾病监测系统统计的数据在通过分层整体抽样选择及年龄调整后显示，我国颅脑创伤患者的死亡率从 2008 年的 17/10 万降到 2013 年的 13/10 万。2008—2012 年，中国 47 家医院的 11 937 例颅脑创伤患者中，重度颅脑创伤患者的死亡率为 27%，不良预后的概率为 53%。中国的颅脑创伤死亡率与美国、欧洲等发达国家基本相同。颅脑创伤患者预后大幅改善归功于我国医疗保健政策和临床管理方法的进步。近年来，大量中国神经外科医生在美国和欧洲等发达地区学习经验并培训技能，促使国内关于颅脑创伤临床规范化治疗的推广，并制定了一系列治疗指南和共识，如颅脑创伤的颅内压监测、颅脑创伤患者去骨瓣减压治疗、创伤后脑积水的治疗、创伤后癫痫的预防和治疗等。此外，我国的医疗设施也有了很大的改善，如神经重症监护室及便携 CT 扫描仪的普及、快速的伤后急救转运体系的建立等。虽然我国近几十年来颅脑创伤的诊治水平不断提高，颅脑创伤患者的预后结果不断改善，但与美国等发达国家相比仍存在一定差距。我国目前颅脑创伤的预防措施较少，大规模临床统计研究较少，还需要进一步改进当前的不足之处。

## 第二节　颅脑创伤的病因与病理

### 一、颅脑创伤的病因

颅脑创伤的发病机制十分复杂，根据暴力作用方式分为直接创伤和间接创伤两种。

1. **直接创伤**　是指暴力直接作用于颅脑造成的创伤，根据力的作用方向不同，分为加速性创伤、减速性创伤和挤压性创伤。

2. **间接创伤**　间接创伤是指暴力作用在远离头部的身体其他部位而后传递到颅脑造成的颅脑创伤，是特殊而严重的创伤类型。包括头颅与脊柱连接处创伤、挥鞭性创伤、创伤性窒息和爆震伤等。

### 二、颅脑创伤的病理生理

颅脑创伤分为原发性创伤和继发性损创伤，包括脑震荡、脑挫裂伤、弥漫性轴索损伤、颅内血肿等。前三者直接导致脑细胞及轴索损伤。颅内血肿有直接占位效应，造成颅内压升高、脑细胞水肿、脑组织压迫。这些原发伤干扰脑代谢，并产生一系列中间产物，破坏血 - 脑屏障，发生脑水肿，引起颅内高压。颅内高压还可导致脑疝形成，最终造成脑血管运动麻痹及脑死亡。

损伤的脑细胞及继发的代谢紊乱，释放出大量有害物质，对脑的结构功能均有损害。颅脑创伤后，脑与全身脏器间也存在相互影响的复杂关系。因此，认识颅脑创伤后从宏观机体到微观的亚细胞、分子水平系列的改变及相互影响，对理解颅脑创伤的病理生理、改进预防及治疗措施都有重要意义。

颅脑创伤的发生发展过程主要取决于两个基本条件，即致伤因素和损伤性质。致伤因素即指机械性致伤因素，如暴力作用方式、作用力的大小、速度、方向及频率等；损伤性质指的是颅脑各不同组织和结构在接受暴力之后，所造成的病理损伤及病理生理变化，故致伤因素不同，所致颅脑创伤的程度和性质也有差异。由于致伤物体的物理性质不一致，头部受力的强度和部位不固定，颅脑各组织的结构与密度不相同，因此所造成的头皮、颅骨和脑损伤的情况亦有差异。颅骨和脑部的损伤可以同时发生，也可以各自单独发生。具体表现为，暴力强度较小时，头皮和颅骨作为表面保护即可对抗外力，损伤仅在外部；若暴力超过了头皮和颅骨的外界保护，往往颅骨下的脑组织也受累，三者均受损伤；若暴力是由身体其他部位传导至头部时，则只引起脑组织受损，而头皮和颅骨完好无损。颅脑创伤不仅仅体现在暴力作用时所造成的原发性损伤，还有受伤后不同程度和不同部位的脑出血、水肿、梗死，以及变性均会发生，即为继发性损伤的表现。

颅脑创伤的病理生理变化是多样的、复杂的、涉及多个交叉学科的临床难治性疾病，其机制不能用某一理论作出全面的解释，颅脑创伤的救治是世界范围的难题。

## 第三节　颅脑创伤的评估

颅脑创伤是一种异质性疾病，可以依据临床严重程度、损伤机制和病理生理学等多种途径对患者进行分类，每一方面都可能影响预后和治疗。理想情况下，最佳的预后模型应包含下文将讨论的所有因素，还有年龄、共存疾病和实验室指标。

### 一、颅脑创伤的急诊评估

#### （一）临床严重程度评分

传统上使用损伤严重程度评分来对颅脑创伤进行分类，最常用的是格拉斯哥昏迷评分（Glasgow coma scale，GCS）（表 17-96-1）。格拉斯哥昏迷计分法，从睁眼（E）、语言（V）和运动（M）三个方面分别订出具体评分标准，以三者的积分表示意识障碍程度。最高分为 15 分，表示意识清楚；8 分以下为昏迷，最低分为 3 分。GCS 书写格式：E3V3M5 = GCS11；E3VTM5 = GCS8T。GCS 13～15 分为轻度损伤，9～12 分为中度损伤，8 分及以下为重度损伤。GCS 因其使用简便、可重复性及对总体预后的预测价值而被广泛接受，用作颅脑创伤分类的工具。然而，一些混杂因素（如药物镇静、瘫痪、气管插管和中毒）使其应用受限。这些混杂问题在 GCS 评分较低的患者中尤为显著。另一评分系统是全面无反应性量表（Full Outline of Unresponsiveness，FOUR），其设计是为了消除以上混杂问题的影响，主要依靠纳入一项脑干检查来进行评估。然而，此量表在判断预后方面缺乏像 GCS 那样的长期跟踪记录，而且操作起来复杂一些，对非神经科医生存在一定困难。

表 17-96-1 格拉斯哥昏迷评分

| 睁眼反应 | E | 语言反应 | V | 运动反应 | M |
|---|---|---|---|---|---|
| 自动睁眼 | 4 | 正确回答 | 5 | 遵嘱动作 | 6 |
| 呼唤睁眼 | 3 | 回答错误 | 4 | 疼痛定位 | 5 |
| 刺痛睁眼 | 2 | 语无伦次 | 3 | 疼痛躲避 | 4 |
| 无反应 | 1 | 含混发音 | 2 | 刺痛屈曲 | 3 |
| 无法测 | C | 无反应 | 1 | 刺痛过伸 | 2 |
| | | 插管/气切 | T | 无反应 | 1 |
| | | 言语障碍 | D | | |

### （二）神经影像学评分

颅脑创伤可导致数种病理损伤，其中大部分可通过神经影像学检查识别：颅骨骨折、硬膜外血肿（epidural hematoma，EDH）、硬膜下血肿（subdural hematoma，SDH）、蛛网膜下腔出血（subarachnoid hemorrhage，SAH）、脑实质内出血、脑挫伤、脑室内出血、局灶性和弥漫性轴突损伤合并脑水肿。

目前使用的基于 CT 的分级评分有 2 个，为马歇尔量表和鹿特丹评分。马歇尔量表根据 CT 表现将创伤分为 6 个不同类别。该表在神经创伤中心广泛应用，且显示可以精确预测成人颅内压（intracranial pressure，ICP）增高的风险和结局，但在有多种类型颅脑创伤的患者中缺乏可重复性。鹿特丹评分是一种更新的以 CT 为基础的分类，用以克服马歇尔量表的缺陷。现已初步展示其前景，但还需要更广泛的验证。

### 二、颅脑创伤的严重程度分型

根据病情轻重，目前国内公认的颅脑创伤临床分为四型，且与 GCS 十分相关。由于颅脑创伤的轻重程度常与昏迷的时间和程度相对应，呈正相关。轻型：13～15 分，伤后昏迷 20 分钟以内；中型：9～12 分，伤后昏迷 20 分钟～6 小时；重型：3～8 分，伤后昏迷 6 小时以上。

1. **轻型** GCS 13～15 分，主要指单纯性脑震荡，有或无颅骨骨折。表现为昏迷时间在 30 分钟内，有轻微头痛、头晕等自觉症状，神经系统和脑脊液检查无明显改变。

2. **中型** GSS 9～12 分，主要指轻度脑挫裂伤，有或无颅骨骨折及蛛网膜下腔出血，无脑受压者。表现为昏迷时间不超过 12 小时，有轻微的神经系统阳性体征，体温、呼吸、脉搏、血压有轻微变化。

3. **重型** GCS 6～8 分，主要指广泛颅骨骨折，广泛脑挫裂伤，脑干损伤或颅内血肿。表现为深昏迷，昏迷时间在 12 小时以上，意识障碍逐渐加重或再次出现昏迷，有明显神经系统阳性体征，体温呼吸脉搏血压有明显变化。

4. **特重型** GCS 3～7 分，颅脑原发创伤严重，或伴其他部位脏器损伤、休克等。表现为伤后即深昏迷，去大脑强直，双侧瞳孔散大，生命体征严重紊乱或呼吸已近停止及已有脑疝晚期。

## 第四节 颅脑创伤的病情监测

### 一、颅内压监测

颅内压（intracranial pressure，ICP）增高是颅脑创伤后的显著变化之一，发生率 40%～80%。难以控制的颅内压增高为颅脑创伤死亡最常见的原因。因此，颅内压监测对于颅脑创伤的诊断、治疗和预后判断有非常重要的作用。监测指征：①重型颅脑创伤 GCS 评分 8 分以下，且 CT 扫描异常；②年龄 40 岁以上，收缩压＜90mmHg，有一侧或双侧姿势反应为三项不利因素，凡是 CT 检查正常但有两项不利因素也应监测；③伤后昏迷并且瞳孔紊乱；④术中脑组织肿胀；⑤伤后曾出现低血压或低氧血症；⑥入院后未行颅内压监测，但出现迟发性异常者。

颅内压监测有导致严重并发症（包括中枢神经系统感染和颅内出血）的较小风险，因此尝试将颅内压监测限定于最有可能存在颅内压升高风险的患者是合理的做法。一般而言，下列患者需要有创颅内压监测：疑似有颅内压升高风险的患者；昏迷患者（GCS＜8）；所诊断的病程有必要进行积极内科治疗，虽然 CT 可能根据颅内占位性病变、中线移位或基底池消失而提示颅内压升高,但初始CT上没有这些发现的患者可能也会出现颅内压升高。该观点已在一项前瞻性研究中得以证实,该研究纳入了在美国4家严重颅脑创伤研究中心接受治疗的753例患者,研究发现,在初始CT未显示颅内占位性病变、中线移位或基底池异常的患者中,在住院期间发生颅内压升高的可能性为10%~15%。其他研究表明,在初始CT表现正常的患者中,高达1/3的患者在闭合性颅脑创伤后的最初几天内出现CT异常表现。这些发现共同表明,即使在初始CT表现正常的情况下也可出现颅内压升高,从而证实了对高危患者进行有创颅内压监测的重要性,以及对在住院期间出现颅内压升高临床证据的患者进行后续影像学检查的作用。

颅内压临床测量的4个主要解剖位点为:脑室内、脑实质内、蛛网膜下腔及硬膜外。脑室内压监护最为常用,因为方便、简单、准确,并有引流、减压的治疗作用;因易引起颅内感染,监护时间不宜过长,原则上不超过5天。研究者也对颅内压的无创监测和代谢性监测进行过研究,但这些方法的临床价值尚不明确。每一种监测手段都需要独特的监测系统,各具优缺点。

(1)脑室内监测:目前认为脑室内监测是置管式颅内压监测的"金标准"。应用外科方法将监测导管置入脑室系统,并通过一个三通阀连接引流袋和压力传感器。脑室内监测的优点是测量准确、简单,能够通过脑脊液引流来治疗某些原因的颅内压升高。其主要缺点是并发感染,感染可能见于高达20%的患者。设备置入时间越长,感染风险越高。预防性更换导管似乎不能降低感染风险。采用脑室内系统进行监测的另一个缺点包括置入过程中有发生出血的微弱风险(约为2%),该风险在有凝血功能障碍的患者中更大。此外,在技术上很难将脑室内引流管置入较小的脑室内,特别是在脑创伤及脑水肿并发脑室受压的情况下。

(2)脑实质内监测:脑实质内监测设备包含一根尖端有电子传感器或光纤传感器的细导丝。应用最广泛的设备为Camino光纤颅内压力系统。这些监测器可通过小的颅骨钻孔直接插入脑实质内。其优点包括易于置入,感染及出血的风险(<1%)比采用脑室内监测时更小。其缺点

包括不能为诊断目的或治疗目的而引流脑脊液,应用几天后准确性可能降低(或"漂移"),这是由于传感器在初始置入后无法重新校准。此外,由于这些监测器设计复杂,故出现机械故障的风险较高。脑实质内监测设备的可靠程度尚存在争议。一项研究发现,在163例的患者组中仅存在小幅漂移(1mmHg);然而,另一项报告发现,被研究的50例患者中超过一半的读数波动幅度大于3mmHg。

(3)蛛网膜下腔监测:蛛网膜下腔螺栓是位于空心螺钉内的液体耦合系统,可通过颅骨置于邻近硬膜处。随后刺破硬膜,使脑脊液与液体柱及传感器相通。最常用的蛛网膜下腔监测器是Richmond(或Becker)螺栓;其他类型包括Philly螺栓、Leeds螺栓及Landy螺栓。这些设备相关的感染及出血风险较低,但常可被碎片堵塞,不太可靠;因此,很少使用这些设备。此外,其准确性被认为低于脑室内颅内压监测设备。

(4)硬膜外监测:硬膜外监测的光学传感器需要穿过颅骨后置于靠着硬膜的位置。由于硬膜会阻碍压力传向硬膜外隙,所以硬膜外监测设备通常不准确,从而限制了其临床效用。这些设备监测方法常用于肝性脑病并发脑水肿的凝血功能障碍患者的处理。在此情况下,与使用脑实质内监测和脑室内监测相比,使用这些导管的相关颅内出血风险(4% vs 20%和22%)和致命性出血风险(1% vs 5%和4%)均显著更低。

(5)波形分析:颅内压并不是一个静态值,可基于心脏收缩、呼吸及颅内顺应性的叠加效应而显示出周期性变化。正常生理情况下,其波形幅度通常较小,可见与呼吸相关的B波及与心动周期相关的较小的C波(或Traube-Hering-Mayer波)。病理性A波(也称为高原波)表现为颅内压突然显著升高,达到50~100mmHg,通常持续数分钟至数小时。A波的存在提示颅内顺应性降低,预示着自动调节机制即将失代偿。因此,A波的出现提示应采取紧急干预措施,以帮助控制颅内压。

## 二、脑灌注压监测

在缺乏颅内压测量值的情况下不能可靠地监测脑灌注压的水平,因此对推测的颅内压升高进行经验性治疗的效果并不令人满意,而且大部分

降低颅内压的疗法起效时间段有限且多变。此外，这些治疗方法可能有严重的副作用。因此，虽然在迫不得已时控制颅内压的初始步骤可能会在没有利用颅内压监测的情况下进行，但对于推测颅内压升高的患者，其处理时的一个重要早期目标就是放置颅内压监测设备。脑灌注压（cerebral perfusion pressure，CPP）是一个反映脑灌注充分与否的临床替代指标。CPP被定义为平均动脉压（mean arterial pressure，MAP）与颅内压（ICP）之差，即 CPP=MAP-ICP。颅内压监测的目的在于提高临床医生维持充足 CPP 和氧合的能力。可靠地判断 CPP 的唯一方法就是连续监测颅内压和血压。一般而言，这些患者在重症监护室（intensive care unit，ICU）内通过颅内压监测仪及动脉管路进行管理。颅内压监测联合 CPP 管理可能改善患者的结局，尤其是对存在闭合性颅脑创伤的患者。

## 第五节 颅脑创伤的早期治疗

及时、正确地处理急性颅脑创伤能明显改善患者预后，所谓"及时""正确"应当包括：现场急救，即首先要处理伤后发生的误吸、舌后坠和呼吸暂停等，及由此导致的缺氧、二氧化碳蓄积。保持呼吸道通畅，解除呼吸道梗阻，清除口鼻腔异物，必要时建立人工气道，人工或机械辅助呼吸。头部及其他部位伤口止血。建立输液通道，防治休克。必要的全身检查，以便确定是否存在多发伤，确定优先处理的顺序。防止伤口再污染和感染的早期预防，预防破伤风的发生。

### 一、脱水剂的选择：甘露醇与高渗盐水

脑水肿是构成颅内压增高的主要因素之一，所以控制脑水肿的发生和发展是降低颅内压的关键方法之一。目前常用的脱水剂有 20% 的甘露醇及高渗盐水，两者各有优劣，在颅脑创伤患者中，可根据患者的具体情况来选择使用。渗透疗法（甘露醇或高渗盐水）通常用于有脑水肿临床症状或有明确的颅内压增高但采用脑脊液引流、镇痛和镇静等初始治疗措施后无效的颅脑创伤患者。血管内注射高渗药物（高渗盐水和甘露醇）可形成渗透梯度，将水通过血-脑屏障吸出，这样可减少脑容量并降低颅内压。

颅脑创伤治疗时最常用的脱水剂是甘露醇。甘露醇被配制为 20% 的溶液，以 1g/kg 的剂量单次快速静脉给药。根据需要以 0.25~0.5g/kg 的剂量重复给药，按需每 4~6 小时 1 次。对于肾功能不全的患者，任何渗透剂的使用都应经过谨慎的评估。脱水效果通常在数分钟内显现，约 1 小时达峰值水平，持续 4~24 小时。已有关于使用甘露醇出现颅内压"反跳性"增高的一些报道，这很可能出现在甘露醇（反复使用后）通过受损的血-脑屏障进入脑内并逆转渗透梯度时。监测甘露醇治疗的有用参数包括血清钠、血清渗透压和肾功能。与甘露醇使用相关的令人担心的发现包括血清钠大于 150mmol/L、血清渗透压大于 320mOsm/L 或进展性急性肾小管坏死（acute tubular necrosis，ATN）的证据。此外，甘露醇可降低体循环血压，当伴有 CPP 下降时，需要谨慎使用甘露醇。确诊肾脏病的患者不太适合进行渗透性利尿。

随着使用熟练度不断增加和数据的不断累积，高渗盐水已逐渐作为一线药物使用，在许多情况下替代了甘露醇。快速静脉注射高渗盐水可快速降低颅内压，但这一早期干预对长期临床结局的作用尚不明确。这些报告中所使用的盐水的量和张力（7.2%~23.4%）变化范围较大。例如，一项对照试验将 226 例颅脑创伤患者随机分配接受 250mL 高渗盐水（7.5%）或 250mL 乳酸钠林格液的入院前液体复苏。发现两组在出院时和 6 个月时的生存率及损伤 6 个月后的神经功能方面的结果相似。一项纳入在单家机构中接受治疗的患者的回顾性研究显示，14.6% 和 23.4% 的盐水多次快速输注的安全性和有效性似乎是相近的。至少 8 项随机试验比较了多种原因（颅脑创伤、脑卒中和肿瘤）引起颅内压升高的患者使用甘露醇与高渗盐水的情况。针对这些试验的荟萃分析发现，高渗盐水在处理颅内压升高方面似乎疗效更佳，但没有系统性检验临床结局，还需要开展进一步的临床试验，以阐明高渗盐水输注与甘露醇在处理颅内压升高中的合适作用。对于颅内压增高的患者，会输注 3% NaCl 使目标钠水平达到 145~155mmol/L。此外，会以 10 分钟追加 30mL 的 23.4% NaCl 处理急性颅内压增高，按需重复给

药。临床试验没有显示特定高渗治疗方案可以改善功能结局或死亡率。随着时间推移，高渗治疗效果会逐渐减弱，因为在 24 小时内脑渗透压分子会代偿性增加。因此，高渗药物在长时间使用后应缓慢停用，以防止渗透梯度逆转和脑水肿反弹。高渗盐水应通过中心静脉导管给药，因为经外周静脉通路给药时存在外渗性损伤的风险。不过，在急性颅内压增高时，建立中心通路的同时，也可以通过外周静脉通路短期给药。

理论上，高渗盐水与甘露醇相比有优势。特别是高渗盐水的使用不会出现容量不足和低血容量，所以该制剂对有持续失血、低血容量或低血压的创伤患者更安全。高渗盐水的反射系数为 1.0（而甘露醇为 0.9），因此不太可能渗漏入脑组织。潜在不良反应包括循环负荷过重、肺水肿，以及氯负担升高，后者可能导致阴离子间隙正常型代谢性酸中毒。甘露醇也可降低颅内压、改善脑血流量。使用甘露醇在理论上有一个严重的问题，即当血 - 脑屏障破坏时，甘露醇会渗漏到脑组织中，从而逆转渗透梯度，使脑水肿反弹。建议对颅脑创伤所致颅内压增高按需谨慎使用甘露醇，以尽量减少此潜在风险。呋塞米（0.5～1.0mg/kg，静脉给药）可与甘露醇合用以增强其疗效。然而，这一疗法也可加重脱水和低钾血症。

## 二、体温管理：亚低温的争议

将体温控制在 32～35℃，对严重脑挫裂伤、脑干或丘脑损伤伴高热和去大脑强直的患者有较好的治疗作用。冬眠亚低温疗法除可使脑血流量下降、脑体积缩小、颅内压降低外，还可以降低脑代谢率，增加脑缺氧的耐受性，改善细胞通透性，防止脑水肿发生发展。常用的冬眠合剂有冬眠Ⅰ号（氯丙嗪 50mg、异丙嗪 50mg、哌替啶100mg），冬眠Ⅱ号（异丙嗪 50mg、哌替啶 100mg、海得琴 0.6mg），冬眠Ⅲ号（异丙嗪 50mg、哌替啶100mg），冬眠Ⅳ号（异丙嗪 50mg、哌替啶 100mg、乙酰丙嗪 20mg）。

有人提出，诱导性或治疗性低温可治疗颅脑创伤，依据是其可降低颅内压、提供神经保护及防止继发性脑损伤。治疗性低温对颅内压的控制确实有效，但并没有令人信服的证据表明可以改善结局。因此，治疗性低温应仅限于临床试验，

或其他疗法难治的颅内压增高患者，开始治疗前需与患者家属及其他代理人讨论。一篇系统评价纳入 37 项颅脑创伤后采用轻至中度低温治疗（32～35℃）的随机对照试验（包括 3 110 例受试者），结果发现，没有高质量的证据表明颅脑创伤后低温治疗可以改善有意义的长期结局。其他系统评价和荟萃分析发现，低温治疗对死亡和神经系统结局略有益处，但也增加了肺炎的风险。各研究之间在低温治疗的深度、持续时间和复温速度方面存在很大差异，所以无法从这些研究中得出结论。随后发表的两项试验发现，在特定的颅脑创伤患者亚组中，诱导性低温治疗没有益处；在其中一项试验中，对一组选定的较年轻患者（16～45 岁）颅脑创伤后 2～5 小时内开始低温治疗没有益处。另一项试验显示，对颅脑创伤后 10天内初始治疗难治的颅内压增高患者，在其他标准治疗措施基础上加用诱导性低温治疗没有益处；死亡和不良结局在治疗性低温组中更常见。

## 三、手术时机的选择：去骨瓣减压术的争议和现状

颅内有占位病变，如硬膜外、下或脑内血肿的患者，伴有以下指征且单侧瞳孔扩大者，务必及时手术：①有局部脑受压症状；②中线移位 > 5mm；③ ICP > 25mmHg；④有脑疝征象者。开放性伤口，如头皮裂伤、颅骨凹陷、硬膜缺损和脑组织外露等。后颅凹血肿、广泛性脑挫裂伤，意识出现进行性恶化，颅高压危象者，可考虑行大骨瓣减压术。危重患者如有双瞳孔散大、去大脑强直及呼吸停止者，手术多无益。弥漫性轴索损伤、弥漫性脑肿胀，应在密切观察下采用非手术治疗，当出现症状恶化时，可采取与广泛脑挫裂伤相似的处理方式。

去骨瓣减压术可有效控制颅内压，可能挽救内科治疗无效者的生命。虽然许多需要去骨瓣减压术来挽救生命的患者会留下重度残疾，但一些幸存者将获得能在家中生活自理或更好的功能结局。对于内科难治性颅内压增高的颅脑创伤患者，在与患者家属或其代理人进行恰当商议并讨论后，包括存活但伴有重度残疾和最低意识状态或植物状态在内的所有可能出现的长期结局，应该考虑进行去骨瓣减压术。去骨瓣减压术是去除

很大一部分颅骨，使脑组织膨胀超出颅穹隆的限制，否则就会限制颅腔内总体积（门-克里二氏学说）。足够大范围的颅骨切除术可迅速缓解颅内压增高。"一期"或预防性颅骨切除术是在预期颅内压增高的情况下进行的，大多是在血肿清除或根据就诊时临床或影像学发现提示存在危及生命的颅内压增高。"二期"或治疗性去骨瓣减压术用于控制已证实的内科难治性颅内压增高（使用有创监测方法测量）。具体的技术注意事项特别重要，因为无效减压会使患者面临手术风险，而没有预期的好处：颅骨去除位置和范围应根据损伤和水肿的主要部位而定。偏侧颅骨切除术（切除一侧颅骨）主要用于单侧损伤，而双额部损伤或弥漫性损伤则需大范围的双额颅骨切除术，并不同程度地扩展至颞骨和顶骨。颅骨切除范围必须足够大。颅骨切除不充分可能无法有效解除颅内压增高，反而造成附加损伤，皮质静脉在颅骨缺损边缘受压时会导致静脉梗死。施行偏侧颅骨切除术时推荐颅骨切口的直径至少为11～12cm。颅中窝应充分减压，以尽量减少钩回疝风险，颅内压正常时仍可发生钩回疝。必须广泛切开硬脑膜，因为大部分的颅内压降低是通过打开硬脑膜实现的。然后松散地用止血材料或硬脑膜成形术来覆盖硬脑膜缺损。颅脑创伤去骨瓣减压术的临床试验表明，该手术能有效控制颅内压，对内科治疗无效的患者能起到挽救生命的作用。然而，需要去骨瓣减压术来治疗颅脑创伤后颅内压增高的患者，其脑损伤尤为严重，可能遗留重度残疾或更严重的后果。由于随访时间短，临床试验的结论有一定的局限性；重度颅脑创伤后的功能恢复需随访1年以上才出现。一项随机试验（DECRA）纳入155例重度弥漫性颅脑创伤成人患者，这些患者在一线治疗后的1小时内仍有15分钟的颅内压>20mmHg，该研究比较了双额颅骨切除术与持续内科治疗。结果显示，手术组的颅内压增高负担降低且ICU住院时间缩短，但6个月时的扩展格拉斯哥结局评分（extended Glasgow Outcopy Scale，E-GOS）结局更差。研究排除了经判定需要手术清除颅内血肿的患者，这限制了这些结果的适用性。该试验的其他局限性包括判断颅内压增高的阈值设定较低、广泛的双侧颅骨切除术（不能反映典型的临床实践），以及

基线时两组间入院时双侧瞳孔固定（提示存在毁灭性损伤）比例存在差异。

一项名为RESCUEicp的试验使用了更广泛适用的判断标准；将408例10～65岁经内科治疗后仍存在难治性颅内压增高（>25mmHg）持续1～12小时的患者随机分至继续内科治疗组或依据损伤类型的颅骨切除术组。需要血肿清除的患者也包括在内。手术治疗组的颅内压控制得到改善。在6个月时，手术组的死亡率更低（27% vs 49%），但植物状态发生率（8.5% vs 2.1%）、重度残疾率（极差：在家依赖他人照料，22% vs 14%；稍差：在家可自理但外出不能自理；15% vs 8%）更高，这些结局可能反映了那些本来无法存活的患者情况。两组中度残疾（23% vs 20%）和恢复良好（4% vs 7%）的比例相近。37%从内科治疗转为外科治疗的意向治疗分析可能淡化了明显的治疗效果。一项针对1年时结局的预设分析显示，手术治疗组的良好结局发生率更高（45% vs 32%），良好结局定义为结局优于极差的重度残疾，即至少在家中功能独立。

## 第六节 展 望

颅脑创伤迄今为止仍然是对人类威胁最大的伤病，其致死率、致残率极高，在外伤中，颅脑创伤死亡占所有外伤致死的70%左右，是临床救治的重点和难点。中国颅脑创伤患者数目远远大于世界上大多数国家，这一现状已经成为一个严重的社会健康问题。据估计，中国颅脑创伤患者死亡率约为13/10万，与世界上其他国家颅脑创伤患者死亡率处于同一水平。我国社会对此十分重视并采取了多种措施，如法律上道路交通安全的立法，基础建设上施工安全观念的普及，以及医疗上专业的急救措施和神经外科重症监护室的建立和发展等，这些措施都有助于降低中国颅脑创伤的发生率和死亡率，改善了颅脑创伤患者的预后。然而，目前仍存在许多挑战，如不同地区医疗水平的差异，临床颅脑创伤患者治疗及护理不够规范等。在过去30年，中国颅脑创伤的临床研究水平显著提升，越来越多的临床试验和研究成果证明了这一点。大量颅脑创伤患者和专门创伤中心为中国的颅脑创伤研究提供了特有的优势。

此外，中国与国际组织之间研究合作的促成和发展，对于提高中国颅脑创伤患者监护治疗和临床研究的质量，以及改善颅脑创伤患者的生活质量至关重要。因此，如何提高其救治水平，仍是目前面临的难题。除正确诊断和及早手术外，加强监护和有效的非手术治疗是改善重型颅脑创伤预后的重要环节之一。颅脑创伤后除积极处理原发病外，还要积极管理创伤后的并发症：如继发性癫痫、应激性溃疡、脑积水等。积极治疗原发创伤并管理创伤后的并发症，以期达到挽救生命、减少致死率及致残率的治疗效果。

（尹　文）

# 参 考 文 献

[1] 中华神经外科学会神经创伤专业组. 颅脑创伤去骨瓣减压术中国专家共识 [J]. 中华神经创伤外科电子杂志, 2015, 1（2）: 6-8.

[2] 徐珑, 刘伟明, 刘佰运. 2016 年美国《重型颅脑创伤治疗指南（第四版）》解读 [J]. 中华神经外科杂志, 2017, 33（1）: 8-11.

[3] 尹文, 黄杨. 急诊与战伤医学 [M]. 北京: 人民卫生出版社, 2017.

[4] 陈孝平, 汪建平, 赵继宗. 外科学 [M]. 9 版. 北京: 人民卫生出版社, 2018.

[5] Taylor CA, Bell JM, Breiding MJ, et al. Traumatic Brain Injury-Related Emergency Department Visits, Hospitalizations, and Deaths - United States, 2007 and 2013[J]. MMWR Surveill Summ, 2017, 66（9）: 1-16.

# 第九十七章 颌面与颈部创伤

## 第一节 颌面部创伤

### 一、颌面部创伤的概述

颌面部创伤(trauma of maxillofacial)占全身创伤的 10%~34%。颌面部创伤的发生与所在国家或地区经济社会发展特征息息相关,创伤类型及严重程度受到内外多种因素的影响,包括不同病因、外力作用部位与大小、气候与时节、患者性别和年龄等。不同国家的颌面部及颈部创伤流行病学调查显示,在发达国家主要以暴力斗殴损伤为主,而发展中国家主要以交通事故伤为主。20世纪 50 年代以后,我国颌面部创伤及修复外科学才逐步建立并发展,近些年随着工伤、交通事故及其他意外损伤和战伤救治不断增加,促使颌面部创伤及修复技术得到快速发展,但我国在这方面的多中心大样本量的调查研究仍然欠缺。

### 二、颌面部的解剖及特点

颌面部是人体的暴露部分,易受损伤。颌面部血液循环丰富,上接颅脑,下连颈部,是呼吸道和消化道的起端。颌面部骨骼及腔窦较多,有牙附着于颌骨上,口内则含有舌;面部有表情肌和面神经;还有颞下颌关节和唾液腺;它们行使着表情、语言、咀嚼、吞咽及呼吸等功能,了解这些解剖和生理知识,有助于掌握并理解颌面部创伤的特点。颌面与颈部创伤救治要把握功能与外形并重的基本原则。

1. **血液循环丰富** 由于血液循环丰富,伤后出血较多,容易形成血肿;组织水肿反应快而重,如口底、舌根或下颌等部位损伤,可因水肿、血肿压迫而影响呼吸道通畅,甚至引起窒息。另一方面,由于血运丰富,组织抗感染与再生修复能力较强,创口易于愈合。因此,清创术中应尽量保留组织,减少缺损,争取一期缝合。

2. **易并发颅脑创伤** 颌面部上接颅脑,遭受撞击力后容易传导到颅脑,因此,上颌骨或面中 1/3 部位损伤容易并发颅脑创伤,包括脑震荡、脑挫伤、颅内血肿和颅底骨折等。其主要临床特征是伤后有昏迷史。颅底骨折时可伴有脑脊液从鼻孔或外耳道流出。

3. **常伴颈部创伤** 颌面部下连颈部,为大血管和颈椎所在。下颌骨损伤容易并发颈部创伤,要注意有无颈部血肿、颈椎损伤或高位截瘫;钝器伤及颈部大血管时,有时可能在晚期形成颈动脉瘤、假性动脉瘤和动静脉瘘。

4. **影响进食和口腔卫生** 颌面部的口腔是消化道的入口,损伤后由于治疗需要作颌间牵引,会影响张口、咀嚼、语言或吞咽功能,妨碍正常进食。需要选用适当的食品和喂食方法以维持患者的营养,进食后应注意清洗口腔,注意口腔卫生,预防创口感染。

5. **易发生感染** 颌面部腔窦多,有口腔、鼻腔、鼻庭、上颌窦及眼睛等,这些腔窦内存在着大量细菌,如与创口相通,则易发生感染,在清创处理时应尽早关闭与这些腔窦相通的创口,以减少感染的机会。

6. **易发生窒息** 颌面部位于呼吸道上端,损伤时可因组织移位、肿胀及舌后坠、血凝块和分泌物的堵塞而影响呼吸或发生窒息。救治患者时应首先注意保持呼吸道通畅,防止窒息。

7. **可伴有其他解剖结构的损伤** 如腮腺受损,可并发涎瘘;损伤面神经,可发生面瘫;三叉神经损伤时则可在相应分布区域出现麻木感。

8. **面部畸形** 颌面部受损伤后,常有不同程度的面部畸形,治疗时应尽早恢复其外形和功能,减少畸形的发生。

### 三、颌面部创伤的检查及诊断原则

由于颌面部特殊的解剖及位置关系，无论在战时或平时，检查和诊治要遵循以下原则：

#### （一）物理检查为主，辅助检查为辅

尽管各种辅助检查器械在检查过程中占有重要地位，但仍不能代替物理检查，更不能片面地过分依赖辅助检查。详细询问并观察患者受伤的部位及致伤原因、时间、致伤物的性质、方向、距离和伤后症状，可估计外力的大小和伤道的行径，分析可能受到创伤的组织、器官和创伤的范围，有助于判断伤情。

#### （二）物理检查和辅助检查时应防止意外加重病情

在进行物理检查或辅助检查时，均应手法轻柔、准确，切忌盲目搬动患者，以免因骨断端刺破大血管、神经等，造成意外大出血及神经创伤意外，加重病情。观察伤情时，应先备好止血的器械物品，以防止大出血和加重感染。

#### （三）增强整体观念，注意生命体征

检查患者时，应首先查明患者的神志、体温、脉搏、呼吸、血压等生命体征，对颌面部创伤患者，应进行快速而全面的体格检查，以便判断是否合并有颅脑、胸、腹、脊柱和四肢等重要器官的创伤，是否有威胁患者生命的危急情况，尤其是呼吸道梗阻，以及未能控制的内外出血引起的失血性休克。总之，要遵循先抢救生命，再处理颌面部创伤。

#### （四）常见辅助检查手段

当无法确定骨质损伤情况时，可行 X 线片、CT 检查，同样可行 MRI 检查，明确深部组织、血管、神经等损伤情况。

### 四、鼻骨骨折

鼻骨位于梨状孔的上方，与周围各骨连接，受暴力易发生鼻骨骨折（fracture of nasal bone）。临床可见单纯鼻骨骨折，或合并其他颌面部和颅底骨的骨折。

1. **临床表现** 有局部疼痛、肿胀、皮下气肿、鼻出血、鼻及鼻骨周围畸形（鼻梁变宽、鞍鼻）等常见的症状和体征。依据所受暴力的方向、强度不同，可有不同的表现。

2. **诊断** 结合病史、临床检查所见，多可做出诊断，鼻骨正侧位 X 线片或者 CT 有助于判断鼻骨骨折的位置等。

3. **治疗** 鼻骨骨折应在外伤后 2～3 小时内处理，此时组织尚未肿胀，一般不宜超过 14 天，以免发生畸形愈合。无错位性骨折无须复位；错位性骨折，可在鼻腔表面麻醉行鼻内或鼻外手法复位，注意进入鼻腔用于鼻骨复位的器械不能超过两侧内眦的连线，以免损伤筛板。对开放性鼻骨骨折，应争取一期完成清创缝合与鼻骨骨折的复位。鼻中隔损伤出现偏曲、脱位等情况时，应做开放复位。

# 第二节 颈部创伤

## 一、颈部创伤的概述及分类

根据受伤机制及伤情不同，可分为颈部闭合性创伤和颈部开放性创伤。闭合性创伤多由钝力如拳击、车祸等撞击引起，闭合性创伤由于皮肤无伤口，伤后一段时间症状及体征不明显，往往容易被忽视。颈部开放性创伤较为多见，可由火器伤及非火器伤（切伤及刺割伤）引起，皮肤裂开诊断多明确，其中穿透伤则多损伤颈部软组织，包括血管、神经、咽及食管等。穿透性创伤往往因伤口不大，易误认为损害较轻。

## 二、颈部的解剖及特点

颈部位于头与胸之间，连接头、躯干和上肢。颈部的正前方有呼吸道及消化道的上段，正后方有颈椎及上段胸椎，两侧有大血管及神经，颈根部有胸膜顶和肺尖，并有斜行的大血管和神经。颈部和各结构之间有疏松的结缔组织，形成若干层次的筋膜与筋膜间隙。

## 三、气管闭合性创伤

气管闭合性创伤少见，一旦发生，后果严重。

1. **病因** 当钝力直接从正面撞击颈部时，气管被挤压在坚硬的脊柱上，可引起气管软骨环破碎及后部软组织撕裂，甚至气管与环状软骨分离，损伤较严重。当钝力从侧面直接撞击颈部时，气管可向对侧移位，损伤较轻，常仅引起气管

黏膜损伤。各种原因引起的气管内压力升高、气管插管麻醉、气囊压力过高，均可引起气管破裂。

**2. 临床表现**　气管闭合性创伤常伴有喉挫伤，其症状包括：①气管损伤处疼痛；②咳嗽及咯血；③呼吸困难；④气肿；⑤声嘶。

**3. 诊断**　颈部钝器伤后，颈前气管处皮肤肿胀、淤血、压痛明显，咳嗽及咯血，有皮下气肿，伴或不伴有呼吸困难，均应高度警惕有气管创伤。对呼吸困难明显者，最好先做预防性气管切开，保障气道通畅后再做进一步检查。

**4. 治疗**　原则是保持呼吸道通畅，尽量一期修复损伤的气管，防止气管狭窄。

（1）保守治疗：气管轻度损伤无呼吸困难者，密切观察呼吸情况，并予以抗生素及糖皮质激素治疗。

（2）气管切开术：气管损伤随着创面渗血和黏膜肿胀，数小时内可出现呼吸困难。一旦出现，应尽早行低位气管切开。

（3）修复损伤：确保气道通畅，尽量一期妥善修复气管组织的损伤和变形。一期修复失败者，可能遗留难治性的气管狭窄，对患者十分不利。

### 四、颈部开放性血管损伤

开放性血管损伤多由颈部直接创伤引起，根据损伤的程度，将颈部血管损伤分为三种类型：①损伤性动脉痉挛；②血管壁损伤，主要是内膜或中层的损伤，外膜尚完整；③血管部分或完全断裂。

**（一）临床表现**

**1. 出血**　受损处可有大出血或血肿形成，严重者可引起失血性休克。

**2. 神经受损**　常伴有迷走神经、舌下、舌咽、面神经损伤的症状。

**3. 脑缺血**　颈动脉损伤后可引起受伤侧脑缺血。

**4. 呼吸困难**　颈动脉损伤多伴有喉、气管的创伤，引起呼吸困难。

**5. 空气栓塞**　颈内静脉损伤后，吸气时由于胸腔负压作用，空气通过破损的静脉管壁进入静脉内，引起空气栓塞，造成脑、肝、肾等重要器官的损害。大量空气进入血管，引起的空气栓塞可迅速导致死亡。

**6.** 颈部其他器官的损伤。

**7. 血肿形成**　可出现假性动脉瘤的症状。

**（二）诊断**

颈部有开放性外伤史，局部有出血或血肿形成，血肿搏动明显，并可听到收缩期杂音，伴有脑缺血、神经受压及全身失血症状，应考虑有颈部血管神经损伤。DSA、颈部 B 超检查有助于诊断。必要时在充分备血的前提下行颈部伤口探查，以了解损伤的部位和程度。

**（三）治疗**

原则是保持呼吸道通畅、止血、纠正休克和预防感染。

（尹　文）

---

## 参 考 文 献

[1] 张志愿，俞光岩. 口腔颌面外科学 [M]. 7 版. 北京：人民卫生出版社，2013.

[2] 尹文，黄杨. 急诊与战伤医学 [M]. 北京：人民卫生出版社，2017.

[3] 孙虹，张罗. 耳鼻咽喉 - 头颈外科学 [M]. 9 版. 北京：人民卫生出版社，2018.

# 第九十八章　胸　部　创　伤

## 第一节　胸部创伤的概论

胸部创伤是指直接或间接的暴力性外力导致的胸部开放性或闭合性损伤，无论是战时或平常均很常见，是创伤死亡的重要原因。据报道，多发伤患者中高达62%伴有胸部损伤。胸部创伤临床常见的类型包括简单的肋骨骨折、气胸、血气胸，以及复杂的心脏大血管、食管、气管损伤，胸部创伤常常与其他部位创伤共同存在，具有病情重、病情复杂、致死率高等特点。既往的研究表明，创伤致死的患者中，25%由胸部创伤直接引起，25%与胸部创伤有关。随着社会经济的快速发展，以高速度和高能量引起的严重胸部创伤病情变得更严重也更复杂。

## 第二节　胸部创伤的应用解剖与病理生理

### 一、肋骨骨折

肋骨呈对称性排列，第1~3肋骨较短，有锁骨、肩胛骨和肌肉的保护，较少发生骨折。如果发生骨折，通常伴有锁骨或肩胛骨骨折，应密切注意有无胸腔内器官及大血管损伤、气管或支气管破裂、心脏挫伤等。第11、12肋骨前端游离，活动度大，骨折更为少见。如有骨折，应注意有无腹腔内器官损伤，特别是肝、脾及肾破裂。第8~10肋骨虽较长，其前端以肋软骨形成肋弓与胸骨连接，富有弹性，不易骨折。第4~7肋骨长且固定，是骨折的好发部位。

肋骨骨折的程度和类型与胸部所受暴力的性质、大小、方向等相关。单独1~2根肋骨的骨折，其上下缘有完整的肋骨和肋间肌的支撑，骨折端一般少有移位。若无并发症，除因疼痛对胸廓运动稍有限制外，一般对呼吸和循环无太大影响。多根多处肋骨骨折，又称为连枷胸或浮动胸壁，可导致伤处胸壁软化，吸气时软化的胸壁向内凹陷，呼气时则向外凸起，呈反常呼吸运动，反常呼吸运动可使两侧胸腔压力失衡，纵隔随呼吸来回摆动，影响回心血流，造成严重的循环功能障碍，是胸部创伤后休克的主要原因之一。

### 二、血气胸

胸部创伤累及胸膜、肺或气管，空气经创口进入胸膜腔，导致胸膜腔内积气，称为气胸。闭合性气胸多为肋骨骨折并发症，因创口迅速闭合，胸膜腔不再与外界沟通，气体不再增多，胸膜腔压力仍低于大气压。开放性气胸多为穿透性损伤致胸壁缺损使胸膜腔与外界相通，伤侧胸膜腔负压消失，双侧胸膜腔压力不等，导致纵隔随呼吸来回摆动，减少回心血量，导致循环功能紊乱。张力性气胸常由肺裂伤、支气管损伤或胸壁穿透伤引起。创口与胸膜腔相通，形成单向活瓣，吸气时空气经创口进入胸膜腔，呼气时活瓣关闭，致使伤侧胸膜腔压力不断增高，将纵隔推向健侧，挤压健侧肺，导致通气血流比例失调。同时纵隔移位及胸腔内高压导致回心血量减少，引起循环功能紊乱。

血胸是胸部创伤严重的并发症之一，常与气胸并存，称为血气胸，是创伤早期死亡的一个重要原因。目前认为血胸的出血来源主要有：①肺组织裂伤出血，最为常见，因肺循环压力低（肺动脉压力为主动脉压力的1/8~1/4），一般出血量少，出血速度慢，多可自行停止；②胸壁血管破裂出血（肋间血管或胸廓内血管），出血来自体循环，压力较高，出血量多且不易自止，常需手术止血；③心脏或大血管出血，多为急性大出血，常因失血性休克而当场或转运途中死亡；④开放性胸部创伤，此类血胸如处理不及时，易造成感染而成为脓胸；⑤胸椎骨折，尤其是4～6胸椎骨折，易被忽视。

### 三、胸腔大血管损伤

胸腔大血管损伤包括主动脉及其分支、腔静脉、肺门血管等损伤。主动脉峡部与主动脉根部比较固定，80%以上的闭合性损伤发生在这两处。若为全层破裂，多导致大出血而迅速死亡，有时仅为血管内膜和中层撕裂，剩下外膜及胸膜可暂时维持血流，形成假性动脉瘤。单独胸段腔静脉损伤报道很少，大多为穿透伤所引起，伤后失血量大，如损伤发生在心包内段，可迅速出现急性心脏压塞。

### 四、肺部损伤

肺部损伤较常见的是肺爆震伤与肺挫伤，肺爆震伤是指爆炸时产生的高压波（气浪或水浪）冲击胸腹壁的压力传导至肺，压缩肺内气体，使局部压力剧增。紧随高压波后为负压波，肺内受压缩气体急剧膨胀，产生内爆效应。胸及肺内压的剧变使肺泡壁、小支气管及肺毛细血管破裂，严重者合并肺裂伤，可引起血胸和气胸。肺挫伤主要为外界暴力引起肺和血管组织损伤，在伤后炎症反应中毛细血管通透性增加，炎症细胞沉积和炎症介质释放，使损伤区域发生水肿，大面积肺间质和肺泡水肿引起换气障碍，导致通气血流比例失调，进而出现低氧血症。

## 第三节　胸部创伤的临床表现与诊断

胸部创伤的患者尤其是闭合性胸部创伤，临床表现多样且缺乏特异性，轻症患者可能只有伤处的疼痛，而重症患者则可能存在休克、发绀、呼吸困难甚至意识丧失、心跳呼吸骤停等。

临床上随呼吸、咳嗽或体位变化而加重的疼痛，往往提示存在肋骨骨折，查体可见骨折处有明显压痛，用单手直接按压伤处（直接法）或双手前后挤压胸廓（间接法）可引发骨折部位剧烈疼痛，有时可感觉到骨擦音。合并胸闷气促，甚至呼吸困难、发绀、烦躁不安、血压下降等的患者，提示可能存在血气胸，往往可出现患侧呼吸音减

低，气管移位，而皮下气肿及捻发感的出现则高度提示张力性气胸的可能。对于较严重的心脏、大血管损伤等，由于早期常存在较严重的休克、意识不清等，较难通过临床症状进行鉴别，多需要依靠基本的辅助检查手段。

胸部X线片是胸部外伤最基本的辅助检查手段之一。对于肋骨骨折的患者，X线片检查可以明确肋骨骨折的准确部位及移位情况，也可以了解胸内器官有无损伤及并发症。对于血气胸，X线片也是最可靠的方法，根据X线片大致可计算肺受压的程度和血胸的量，当胸腔内积气带的宽度相当于患侧胸廓宽度的1/4、1/3、1/2时，分别提示肺被压缩的程度大约是35%、50%和65%；当X线片见肋膈角消失，胸腔积液在膈顶以下，提示血胸的量少于500mL，当积液达肩胛角平面或肺门平面，提示血胸的量为500～1 000mL，当积液超过肺门平面甚至全血胸，多提示大量血胸。X线片见纵隔影增宽，主动脉结模糊等，提示可能存在大血管损伤的可能。

胸部CT和增强CT的广泛运用，极大地提高了对胸部复杂创伤诊断的准确性与敏感性，但对于一些病情危重不具备外出检查条件的患者而言，医务人员仍需要重视典型症状与体征的判断，以及基本临床操作如诊断性胸腔穿刺、心包穿刺等的运用，尤其对于像张力性气胸、心脏压塞这样的急症，切不可步入完全依靠辅助检查来诊断的误区。

胸部创伤的患者建议常规行心电图、心肌损伤标志物及心脏多普勒超声的检查以排除合并心脏损伤，但大部分钝性心脏损伤的患者，心电图及心超检查并无特异性改变，此时动态复查和症状体征的持续监测至关重要，条件允许的患者，也可行心脏MRI检查进一步明确诊断。

## 第四节　胸部创伤的治疗

### 一、创伤患者的一般救治原则

由于胸部创伤常常合并腹部损伤、颅脑损伤等，所以对于胸部创伤的患者，早期均应遵循多发伤患者的救治原则，按照A（气道安全、颈椎保护）、B（呼吸、通气与氧合）、C（循环、控制出血）、

D（神经功能评估）、E（暴露与环境控制）的顺序进行初始评估与处置。

## 二、肋骨骨折

1. 合理镇痛是肋骨骨折治疗的关键，以恢复正常的呼吸、咳嗽、排痰，防止肺部感染及呼吸衰竭。根据患者伤情的严重程度，酌情选用口服非甾体抗炎药、静脉使用芬太尼类药物、肋间神经阻滞、硬膜外置管镇痛等方法。

2. 对于多根多处肋骨骨折浮动胸廓，可采用包扎固定法、钢丝牵引固定法或手术内固定等方法。

3. 对于严重的肋骨骨折合并肺挫伤的患者，出现明显的呼吸困难、嘴唇发绀等，呼吸频率>30次/min，血气提示呼吸衰竭，应行气管插管机械通气，早期充分镇痛镇静，可有效纠正低氧血症，改善二氧化碳滞留，帮助气道分泌物廓清，改善胸壁反常呼吸运动。

## 三、气胸

对于少量闭合性气胸，一般无须特殊处理，积气多可在1～2周内自行吸收；对于中大量气胸，需胸膜腔穿刺抽气，并根据病情判断是否留置胸腔闭式引流管。对于开放性气胸，一般先用无菌凡士林纱布外加棉垫封盖伤口，再用胶布或绷带包扎固定，变开放性气胸为闭合性气胸，然后再穿刺胸膜腔引流减压。待呼吸循环改善后，再行清创及胸壁伤口缝闭术。而张力性气胸由于病情进展快，早期及时的处理至关重要。建议用粗针头于伤侧锁骨中线第2肋间穿刺抽气减压，并放置胸膜腔闭式引流。若现场无水封瓶，可在穿刺针尾端附一剪有小口的柔软塑料袋、气球、橡皮指套或避孕套等，制成活瓣排气针，使胸腔内高压气体易排出而外界空气不能进入胸腔。闭式引流后若漏气停止24小时以上，X线片证实肺已复张，可拔除胸腔引流管。若引流管不断漏气，呼吸困难未见改善，通常提示肺、支气管有较大裂伤，建议手术探查修补。纵隔气肿和皮下气肿一般不需特殊处理，在胸腔排气解压后多可缓解并自行吸收，极少数严重的纵隔气肿，可于胸骨上窝做2～3cm长的横切口，逐层分离软组织，放置纱条或橡皮管引流。

## 四、其他

对于血胸，保证通畅引流是主要的治疗方式。如果存在如下临床征象，则往往提示存在活动性出血：①治疗后临床症状无改善，血红蛋白、红细胞计数、血细胞比容进行性下降；②输血后血压不回升或升高后又迅速下降；③胸腔引流血量>200mL/h持续3小时以上；④胸腔引流出的血液很快凝固。胸腔活动性出血需在抗休克治疗的同时及时剖胸探查手术止血或介入栓塞止血。

对于心脏损伤，除了少数的重症患者如心脏破裂、心包损伤、心脏穿透伤等，建议及早进行开胸探查，大多数的钝性心脏损伤治疗上仍以卧床休息、内科治疗为主，如高度怀疑冠脉损伤，早期的冠脉造影术也是推荐的。

对于肺部损伤，主要的治疗原则包括：①及时处理合并伤，如肋骨骨折、血胸、气胸等；②保持呼吸道通畅，廓清气道分泌物；③止痛；④氧疗；⑤预防肺部感染；⑥限制液体输入，特别是晶体液，防治肺水肿；⑦重症患者早期机械通气或ECMO治疗。对于部分严重的肺撕裂伤患者，建议早期手术治疗。急诊开胸探查或胸腔镜手术的适应证有：①诊断为进行性血胸者；②严重的胸腔引流管漏气，经闭式引流后症状无明显缓解，多次复查胸片仍提示肺复张不良，即使纤维支气管镜检查未发现支气管断裂者；③危及患者生命的大咯血。手术的具体方式由肺裂伤的严重程度决定，可以实施裂伤修补、肺叶切除或全肺切除。

# 第五节 展　望

由于胸部创伤部位涉及肺、心脏大血管等重要脏器，很容易合并呼吸、循环功能紊乱，具有病情重、进展快、病死率高等特点，随着社会经济的快速发展，以高速度和高能量引起的严重胸部创伤病情变得更严重也更复杂，而且胸部创伤也常作为多发伤的一部分与腹部创伤、颅脑创伤等联合存在，这都为胸部创伤的诊断及治疗带来了极大的挑战。近年来，我国严重创伤早期评估救治的流程逐渐规范，CT、增强CT、DSA等检查逐渐普及，多学科团队的协调和上下级医院之间的转诊逐渐流畅，现阶段呼吸机肺保护性通气、俯卧位通气、视频辅助胸腔镜（VATS）和体外膜氧合（ECMO）等治疗手段在创伤救治领域的应用也不断成熟与完善，我们有理由相信，对胸部创伤的救治能力一定会不断提升。

（张　茂）

# 参 考 文 献

[1]　黄子通，于学忠. 急诊医学 [M]. 2 版. 北京：人民卫生出版社，2014.

[2]　于学忠. 协和急诊医学 [M]. 北京：科学出版社，2011.

# 第九十九章　腹部创伤

## 第一节　腹部创伤的概述

腹部创伤在战时和平时均较常见。近年来，随着工业、建筑业、交通业等行业的迅速发展，腹部创伤为主的严重多发伤患者越来越多。此外，随着医疗机构手术和侵入性诊疗操作数量的增长，医源性创伤成为腹部创伤的另一重要原因。腹部创伤的危险主要来源于两个方面，即腹腔实质脏器或大血管损伤引起的大出血，以及空腔脏器破裂造成的腹腔感染。伴随近代医学的发展，由于在患者转运、复苏、监护、器官功能支持，以及处理某些特殊脏器损伤方面取得的进展，发达国家腹部创伤的病死率已经下降到3%～5%。但腹部创伤仍是对患者生命的严重威胁，早期正确的诊断和及时适当的处理，是降低腹部创伤病死率的关键。

## 第二节　腹部创伤的病理生理

腹部创伤的主要病理变化包括腹部脏器损伤、腹腔内出血和腹膜炎。腹部创伤可分为闭合伤和开放伤两大类。闭合伤可以仅累及腹壁，也可以累及腹腔内脏器。常见的闭合伤有撞击伤、打击伤、坠落伤、挤压伤，最易伤及的器官常为肝、脾、肾和小肠。开放伤按腹膜是否破损，可分为穿透伤和非穿透伤，前者多累及腹腔内脏器，后者偶尔因冲击效应引起腹内脏器损伤。常见穿透伤包括刺伤、枪弹伤、弹片伤等，其脏器损伤的程度和范围，与致伤物的速度密切相关。对于同一脏器的穿透伤，刺伤往往引起的创伤最轻，低速子弹次之，高速子弹或弹片伤最重。穿透伤最易伤及的器官常为小肠、结肠、肝和胃。

医源性创伤是腹部创伤的另一重要原因，例

如常见的手术误伤：胃切除时伤及脾脏或横结肠系膜，胆囊切除时伤及胆管，膀胱全切时伤及直肠，肿瘤切除时伤及大血管等。侵入性诊疗操作造成的损伤常见于：内镜检查或治疗（如息肉摘除、Oddi 括约肌切开等）引起肠穿孔，诊断或治疗性灌肠（如钡灌肠、气灌肠）引起肠破裂，活检穿刺引起脏器损伤，血管造影或球囊扩张引起血管破裂等。医源性创伤若能及时发现和处理，其预后大多较好，但若不幸延误诊断治疗，往往造成严重后果。

## 第三节　腹部创伤的临床表现与诊断

由于伤情不同，腹部创伤的临床表现往往有很大差异，从无明显症状体征到出现重度休克甚至处于濒死状态。腹痛、压痛、反跳痛和肌紧张、肠鸣音减弱或消失常常是腹部创伤最常见的症状和体征。

肝、脾、胰、肾等实质脏器或大血管损伤主要表现为腹腔内（或腹膜后）出血。患者常表现为面色苍白、脉搏细速、脉压变小，收缩压可下降。移动性浊音常提示腹腔内出血，却是晚期症状，对早期诊断帮助不大。实质脏器损伤造成的腹膜炎不显著，故患者腹痛常呈持续性，但不剧烈，腹肌紧张、压痛及反跳痛常不显著，体征最明显处一般为损伤所在。

胃肠道、胆道等空腔脏器损伤，主要表现为弥漫性腹膜炎。上消化道损伤时，漏出的胃液和胆汁对腹膜造成强烈的刺激，立即引起剧烈腹痛、压痛、反跳痛及肌紧张等典型腹膜炎表现。下消化道损伤时，漏出物对腹膜的化学性刺激较轻，但造成的细菌性污染较上消化道损伤时更为严重，腹膜炎表现往往呈渐进性，随着腹膜炎的发展，发热和腹胀随之出现。空腔脏器损伤常伴肠鸣音减弱或消失，但肠鸣音正常时亦不能完全排除空腔脏器破裂的可能。

腹部创伤伴多发伤患者的临床表现更为复杂。部分意识障碍的患者往往不能准确提供腹部症状，体征常常也模糊不清，其腹部以外的严重损伤如颅脑外伤、胸部外伤、肢体骨折，常比腹部创伤更引人注目而掩盖后者，易延误诊治。

腹部的开放伤，由于有引人注目的伤口，一般能得到及时的诊断和处理。诊断中应注意以下几点：①穿透伤的入口或出口不在腹部而在胸、肩、腰、臀、会阴等部位时，仍有穿透腹腔、伤及脏器的可能；②未穿透腹膜的切线伤，可能因冲击效应引起腹内脏器伤；③不能把伤道想象为连接入、出口的直线来估计有无及哪些脏器损伤；④创口的部位比其大小更有诊断意义。

闭合伤的诊断相对困难，其诊断的关键是确定有无内脏损伤，需要反复、细致地检查和思考。腹肌紧张和压痛是腹内脏器伤最重要的体征，应注意与腹壁挫伤相鉴别。出现下列情况时，应考虑有腹内脏器损伤：①早期出现休克；②有持续性腹痛，伴恶心呕吐等消化道症状，并有加重趋势；③有固定的腹部压痛和肌紧张；④呕血、便血或尿血；⑤腹部出现移动性浊音。多发性创伤的患者，如患者没有提供明确的腹痛症状，但全身情况不好不能用腹部以外部位创伤来解释者，都应想到腹部创伤的可能。

依靠受伤史及体格检查做出判断，仍为腹部创伤基本的诊断方法。如钝性打击更易造成实质性脏器的破裂；下胸部肋骨骨折时，容易伤及肝和脾；骨盆骨折时，常合并直肠、膀胱、尿道的损伤等。

对于神志障碍的患者，单纯依靠受伤史及体格检查做出诊断有很大的局限性，而粗放式的诊断和指征过宽的剖腹探查又会给患者增加不必要的创伤打击。因此，对于生命体征平稳的腹部创伤患者，进行某些辅助检查，能显著提高腹部创伤诊断的准确率。

1. **化验检查** 红细胞、血红蛋白、血细胞比容下降，表示有大量失血；血清淀粉酶或尿淀粉酶升高常提示胰腺损伤或胃肠道穿孔；血尿是泌尿系损伤的重要标志。

2. **X 线检查** 腹部创伤伤情允许时，有选择的 X 线检查对于明确诊断有一定的帮助。最常用的是胸片、平卧位及左侧卧位腹平片。腹腔游离气体通常是胃肠道（主要是胃、十二指肠和结肠，少见于小肠）穿孔破裂的证据；腹膜后血肿时，腰大肌影消失；右膈升高、肝正常外形消失及右下胸肋骨骨折，提示肝破裂可能。同时，基于 X 线检查基础上的消化道造影、选择性血管造影等检查，用于腹腔脏器损伤的检查，常常有较高的敏感性。生命体征不稳定甚至伴有休克的患者，不建议行 X 线检查，以免加重病情，延误治疗。

3. **腹腔穿刺（abdominocentesis）** 适用于怀疑有腹腔内出血或空腔脏器穿孔者，其方法简便、快速、安全，准确率达 90% 以上。腹腔穿刺过程中，应注意观察穿刺吸出物中有无气体、血液、胆汁或肠内容物，收集标本后应做细胞计数、细菌涂片及培养、淀粉酶测定等。应注意，腹腔穿刺得到的阳性结果有肯定的诊断价值，阴性结果亦不能完全排除内脏损伤。严重腹内胀气、大月份妊娠、腹腔内广泛粘连及躁动不能合作者，不宜行腹腔穿刺。

4. **诊断性腹腔灌洗（diagnostic peritoneal lavage）** 早期诊断阳性率高于腹腔穿刺，同时能进行连续观察避免反复穿刺。诊断性腹腔灌洗准确率较高，对于诊断空腔脏器破裂有很大价值。

5. **B 型超声检查（ultrasonography）** 主要用于诊断肝、脾、胰、肾等实质脏器的损伤，可提示损伤的有无、部位和大致程度，以及周围积血、积液情况。B 超检查简单、迅速，可在床边与复苏同时进行，其准确率也较高（>80%），已经逐渐取代有创的腹腔穿刺等措施，其缺点是依赖操作医生的技术水平、对诊断空腔脏器损伤不敏感。

6. **CT** 对实质脏器损伤及其范围和程度有重要的诊断价值，比 B 超更为准确，假阳性结果少，其缺点是对需要转运患者，适用于病情相对稳定又需要进一步明确诊断者。

7. **MRI** 对血管伤和某些特殊部位的损伤有较高的诊断价值，但不易普及，应用较少。

8. **诊断性腹腔镜检查（diagnostic laparoscopy）** 目前技术成熟，用于临床难以决定是否需要剖腹的患者，诊断价值接近剖腹探查术，创伤却小得多。

## 第四节 腹部创伤的治疗

腹部创伤通常是全身多发性损伤的一部分，不应把腹部创伤作为孤立的、局部的病变来处理。在正确评估患者伤情的基础上尽早治疗，是改善腹部创伤预后的关键。

严重创伤后的前10分钟被称为"白金10分钟"，第一个1小时则称为"黄金1小时"，充分体现了创伤救治的时效性。快速进行腹部创伤伤情评估及诊断，予以救命性治疗及系统性病因治疗是救治成功的关键，也是降低腹部创伤患者病死率及伤残率的关键。腹部创伤的急性期非手术治疗，包括卧床休息、控制饮食、镇痛、镇静、胃肠减压、预防感染等，同时对病情进行动态观察，包括观察患者的血压、脉搏、腹部体征、血红蛋白、血细胞比容等指标及影像学变化，如病情持续恶化，应立即中转手术。近年来，随着检查诊断手段的日益完善，能实现对腹部创伤进行更精确的定性定位诊断和创伤严重程度评估。难以用腹部以外原因解释的休克、腹膜炎体征、腹腔内游离气体、消化道出血或严重血尿、腹腔穿刺或灌洗发现胆汁污染或肠内容物，是紧急剖腹探查的绝对适应证。其他生命体征平稳的患者可考虑严密观察，观察过程中若病情持续恶化，应及早剖腹，以免错失时机，延误治疗。

一旦决定手术，需尽快完成术前准备，建立通畅的静脉通路、补液纠正休克、交叉配血、安放胃管或尿管等。由于腹部创伤患者常常伴有休克，一般不选择椎管内麻醉或硬膜外阻滞，通常选用气管插管、全身麻醉。手术切口的设计要保证探查腹腔所有部位的需要，常用正中切口，进腹及时，必要时可向上下延长。腹部开放伤时，切忌扩大伤口探查腹腔，以免伤口愈合不良、裂开和内脏突出。进腹之后，应迅速查明出血部位，及时止血。待出血控制后，对腹腔脏器进行系统性探查，做到既不遗漏伤情，也不多余、重复翻动。查明伤情后，应选择创伤小的方法和术式。避免草率剖腹、微创、损伤控制外科（damage control surgery, DCS）的观念被越来越多的外科医生接受。手术时间应尽量缩短，力争最大限度地保留器官和机体的生理功能，改善长期预后。手术方案的选择取决于损伤的部位和严重程度。肝、脾、胰、肾等实质脏器的损伤，手术的原则是查明伤情、确切止血、清除失活的组织、充分引流。胃肠道、胆道等空腔脏器损伤，手术方法包括局部缝补、切除坏死肠管等。手术后若出现并发症，常常与失活组织清除不彻底、创面缝扎不完善、术后引流不充分等原因密切相关。一旦出现术后并发症，需密切关注，加强抗感染治疗、支持治疗等，必要时通过介入或二次手术的方式进行干预。需强调的是，早期正确识别和处理腹部损伤，及时发现和合理地处理术后并发症，是预防腹部创伤后遗症的关键。

## 第五节 展 望

腹腔内各脏器血供丰富，器官之间关系密切，加之腹部创伤受伤机制复杂，伤后表现迥异，腹部创伤始终是医务工作者处理创伤的重点。腹部创伤常常危及患者生命，其危险程度主要取决于：何种脏器受伤、受伤脏器的数目及脏器损伤的严重程度。患者的预后和转归，很大程度上取决于诊断和治疗的及时性和有效性。早期诊断和处理腹部创伤，是改善患者预后的关键，需秉承由重到轻、由急到缓、兼顾全身的处理原则，实现院外急救时及时处理致命创伤，院内急救时尽快确定合理的救治步骤。腹部创伤患者常伴有多发伤，多学科协作理念是保障腹部创伤为主的严重多发伤患者诊治措施合理化及准确性的有效途径。

（张 茂）

## 参 考 文 献

[1] 黄子通，于学忠. 急诊医学 [M]. 2版. 北京：人民卫生出版社，2014.

[2] 于学忠. 协和急诊医学 [M]. 北京：科学出版社，2011.

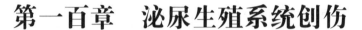

# 第一百章　泌尿生殖系统创伤

## 第一节　泌尿生殖系统创伤的定义及概述

### 一、定义及流行病学

泌尿生殖系损伤是指由于撞击、坠落、交通事故、穿刺伤等机械性因素，以及医源性因素导致泌尿生殖系统解剖结构和功能状况受到损伤。发病率约为每年 5/100 000，其中 72% 见于 16～44 岁的男性，男女比例约为 3∶1。男性常见的有肾挫伤、肾破裂、输尿管断裂、膀胱挫裂、尿道断裂、阴囊裂伤、睾丸挫伤等，女性患者还有子宫及附件、阴道的损伤。骨盆骨折往往累及尿道、膀胱及其血管组织等，也是一种严重的泌尿生殖系损伤。严重肾破裂或肾蒂损伤容易出现大出血，早期发生失血性休克，其他泌尿生殖系损伤因器官位置较为隐蔽，往往急性症状和体征不明显，严密的动态观察，特别是血尿症状和床旁动态超声监测特别重要。

尿道损伤在泌尿生殖系统损伤中最为常见，其次是肾脏损伤。尿道损伤绝大多数发生在男性，女性只占约 3%，主要由骑跨伤和严重骨盆骨折引起，特别是骨盆骨折容易引起后尿道损伤。肾脏损伤约占腹部脏器损伤的 10%，其中约 80% 是闭合性肾损伤，主要的致伤原因是车祸、坠落等钝性外力和锐器穿刺、医源性操作等；超过 80% 的输尿管损伤为医源性损伤；膀胱在过分充盈时更容易受到损伤；女性泌尿生殖系统损伤，发生部位多为阴道、子宫、外阴、会阴、膀胱、尿道，也包括盆底肌、筋膜的损伤，暴力意外伤害较为少见，更多的原因是病理产科并发症，如巨大儿、宫缩过强、骨盆畸形、瘢痕子宫、助产技术不当等。

### 二、泌尿系统主要器官解剖

泌尿系统是人体最主要的排泄系统，主要包括肾脏、输尿管、膀胱、尿道、肾上腺、前列腺等。主要功能是排出体内多余的水分及部分代谢废物以维持内环境正常，还有部分内分泌功能。

#### （一）肾脏

1. **形态**　肾脏左右各一，为扁豆状的实质性腹膜外位器官。一般呈红褐色，位于腹膜后脊柱两旁浅窝中；长 10～12cm、宽 5～6cm、厚 3～4cm、重 120～150g，左肾较右肾稍大。肾脏内侧有一凹陷，为肾门，是肾静脉、肾动脉，以及输尿管与肾脏连接的部位，这些出入肾门的结构称肾蒂；肾蒂内从前向后看，肾静脉在前，动脉居中，肾盂在后，从上下看则肾动脉在上，静脉在下。

2. **位置**　肾脏位于脊柱两侧，紧贴腹后壁，居腹膜后方，横膈之下，体表不易触及。肾脏呈纵轴与脊柱约为 30° 的上极相近、下极较远的斜形位置，左肾上端平第 11 胸椎下缘，下端平第 2 腰椎下缘，右肾比左肾低半个椎体。左侧第 12 肋斜过左肾后面的中部，右侧第 12 肋斜过右肾后面的上部，因此下位肋骨骨折时极易伤及肾脏。

3. **肾脏结构**　肾脏可分为肾实质和肾盂两部分。肾实质分内外两层：外层为皮质，内层为髓质。肾皮质位于肾实质表层，富含血管，新鲜时呈红褐色，由 100 多万个肾单位组成，肾单位是肾脏结构和功能的基本单位。每个肾单位由肾小体和肾小管构成，部分皮质伸展至髓质锥体间，成为肾柱。肾髓质位于肾皮质的深面，血管较少，色淡红，由 10～20 个锥体构成。肾锥体在切面上呈三角形。锥体底部向肾凸面，尖端向肾门，主要组织为集合管，其尖端称肾乳头，每一个乳头有 10～20 个乳头管，向肾小盏漏斗部开口。在肾窦内有肾小盏，为漏斗形的膜状小管，围绕肾乳头。肾锥体与肾小盏相连接。每个肾有7～8个肾小盏，相邻2～3个肾小盏合成一个肾大盏。每个肾有2～3个肾大盏，肾大盏汇合成扁漏斗状的肾盂。肾盂出肾门后逐渐缩窄变细，移行为输尿管。

**4. 肾脏血供及回流** 肾动脉多由肠系膜上动脉下方1～2cm处发出于腹主动脉，在肾静脉的后上方进入肾门，分前后两支进入肾窦；后支于肾盂后方供应肾后段，前支于肾静脉和肾盂之间供应肾上、中、下段，其间少有交通支。肾静脉由3～5支形成短促的干，出肾门汇入下腔静脉，各支间交通支丰富，利于回流。

**（二）输尿管**

1. 输尿管为细长的肌性管道，左右各一，长度男性平均为26.5cm，女性为25.9cm，管径0.5～0.7cm。起自肾盂下端，终于膀胱。输尿管有较厚的平滑肌层，可作节律性的蠕动，有助于尿液流入膀胱。如因结石阻塞而过度扩张，可产生痉挛性收缩而产生疼痛即肾绞痛。

**2. 行径与分段** 输尿管分为腹段、盆段和壁内段。自肾盂下端起始后，在腹后壁腹膜的深面，沿腰大肌前面下行；达小骨盆入口处时，左、右输尿管分别越过左髂总动脉末端和右髂动脉起始部的前面，此段称为腹段。从髂血管入盆腔，约在坐骨棘水平转向前内侧穿入膀胱底的外上角，这一段称为盆段。在女性，输尿管经过子宫颈的外侧，阴道穹侧部的上方，距子宫颈1.5～2.0cm，此处有子宫动脉横过其前上方；在男性有输精管越过输尿管下端的前方。输尿管自膀胱底的外上角，向内下斜穿膀胱壁开口于膀胱，此部称为壁内段，长1.5～2.0cm。

**3. 输尿管有三个狭窄** ①肾盂与输尿管移行处；②与髂血管交叉处；③壁内段。这些狭窄处常是输尿管结石滞留的部位。

**（三）膀胱**

**1. 位置** 膀胱为贮存尿液的器官，呈锥体形，囊状肌性，是腹膜间位器官，位于小骨盆腔的前部；空虚时膀胱呈锥体形，充满时形状变为卵圆形，顶部可高出耻骨上缘。成人膀胱容量为300～500mL尿液。膀胱底部固定在前列腺和尿道上，而前列腺和尿道则与尿道生殖膈相连；前面有耻骨前列腺韧带固定于前列腺和耻骨后面；

侧面由提肛肌反折组成的侧韧带固定于盆腔边缘。

**2. 结构** 膀胱壁由三层组织组成，由内向外为黏膜层、肌层和外膜。肌层由平滑肌纤维构成，称为逼尿肌，逼尿肌收缩，可使膀胱内压升高，压迫尿液由尿道排出。膀胱底的内面有三角形区，称为膀胱三角，位于两输尿管口和尿道内口三者连线之间。在膀胱与尿道交界处有较厚的环形肌，形成尿道内括约肌。括约肌收缩能关闭尿道内口，防止尿液自膀胱漏出。

**3. 血管、神经分布** 膀胱的主要血液供应来自髂内动脉前支分出的膀胱上下动脉。膀胱上动脉供应上侧壁，下动脉供应底部、前列腺及上1/3尿道。次要的为痔中、闭孔、阴部内动脉等。在女性，除膀胱动脉以外，尚有阴道及子宫动脉供应膀胱。膀胱静脉网状分布于膀胱壁层，其主干走向膀胱底部静脉丛。膀胱的神经为内脏神经所分布，其中交感神经来自第11、12胸节和第1、2腰节，经盆丛随血管分布至膀胱壁，使膀胱平滑肌松弛，尿道内括约肌收缩而储尿。副交感神经为来自脊髓第2～4骶节的盆内脏神经，支配膀胱逼尿肌，抑制尿道括约肌，是与排尿有关的主要神经。

**（四）尿道**

尿道是从膀胱通向体外的管道。男性尿道细长，长约18cm，起自膀胱的尿道内口，止于尿道外口，行程中通过前列腺部、膜部（合称后尿道）和阴茎海绵体部。在尿道膜部有一环形横纹肌构成的括约肌，称为尿道外括约肌。女性尿道粗而短，长约5cm，起于尿道内口，经阴道前方，开口于阴道前庭，在会阴穿过尿生殖膈时，有尿道阴道括约肌环绕。

**1. 男性尿道** 男性尿道兼有排尿和排精功能，有三个狭窄（尿道内口、膜部和尿道外口）和两个弯曲（耻骨下弯、耻骨前弯）。膜部长约1.2cm，最为薄弱，且位置固定，最易因外力受伤；前列腺部长约3cm，后壁正中有隆起的精阜，其隐窝内两侧有射精管开口；精阜两侧有前列腺小管开口。

**2. 女性尿道** 长约5cm，内径较粗约0.8cm，内括约肌有力；没有生理弯曲，尿道腺较男性丰富。

**（五）肾上腺**

肾上腺是成对的内分泌腺，质软，呈淡黄色，大小为5cm×3cm×1cm，重约10g，位于两侧肾脏的上方，与肾脏共同为肾筋膜和脂肪组织所包裹。左肾上腺呈半月形，右肾上腺为三角形。腺体分肾上腺皮质和肾上腺髓质两部分。肾上腺功能对于维持机体正常内环境和血压，以及神经系统兴奋性、机体应激反应非常重要。

1. **肾上腺皮质**　浅黄色，由中胚层演化而来，分泌醛固酮、皮质醇和少量的雌、雄激素。肾上腺皮质激素包括糖皮质激素、盐皮质激素和性激素，其中糖皮质激素具有调节人体糖、脂肪、蛋白质生物合成和代谢的作用，还有抗炎作用。

2. **肾上腺髓质**　嗜铬细胞分泌的肾上腺素和去甲肾上腺素都是儿茶酚胺类激素，以前者为主，比例约为4:1。肾上腺素可以加强心肌收缩力，改善冠脉血供，还可以缓解支气管痉挛，是快速有效的抢救药。

（六）前列腺

前列腺是男性特有的性腺器官，具有内、外双重分泌功能。其形如栗子，上端横径约4cm，垂直径约3cm，前后径约2cm；底朝上，与膀胱相贴，尖朝下，抵泌尿生殖膈，前面贴耻骨联合，后面依直肠，所以前列腺肿大或损伤时，可做直肠指诊，触至前列腺的背面。前列腺腺体的中间有尿道穿过，前列腺有损伤，排尿会受影响。前列腺每天分泌约2mL前列腺液，是精液的主要成分；作为内分泌腺，前列腺分泌的激素称为"前列腺素"。

### 三、男性生殖系统解剖

男性生殖系统（male genital system）包括内生殖器和外生殖器两部分。内生殖器由生殖腺（睾丸）、输精管道（附睾、输精管、射精管和尿道）和附属腺（精囊腺、前列腺、尿道球腺）组成；外生殖器包括阴囊和阴茎。

（一）内生殖器

1. **睾丸（testis）**　睾丸位于阴囊内，左右各一。扁椭圆体，表面包被致密结缔组织叫白膜。在睾丸后缘，白膜增厚并突入睾丸实质内形成放射状的小隔，把睾丸实质分隔成许多锥体形的睾丸小叶，每个小叶内含2～3条曲细精管。睾丸具有产生精子和分泌雄性激素的双重功能。

2. **附睾（epididymis）**　附睾紧贴睾丸的上端和后缘，可分为头、体、尾三部。头部由输出小管

组成，输出小管的末端连接一条附睾管。附睾管长4～5mm，构成体部和尾部。功能：①为精子生长成熟提供营养；②贮存精子。

3. **输精管（ductus deferens）**　输精管长约40cm，呈紧硬圆索状。输精管行程较长，从阴囊到外部皮下，再通过腹股沟管入腹腔和盆腔，在膀胱底的后面精囊腺的内侧，与精囊腺的排泄管合成射精管。

4. **射精管（ejaculatory duct）**　射精管长约2cm，穿通道列腺实质，开口于尿道前列腺部。

5. **精索（spermatic cord）**　精索是一对扁圆形索条，由睾丸上端延至腹股沟管内口。它由输精管、睾丸动脉、蔓状静脉丛、神经丛、淋巴管等外包三层筋膜构成。

（二）外生殖器

1. **阴囊（scrotum）**　是由皮肤和含有大量平滑肌纤维的皮下组织 - 筋膜构成的囊。阴囊下降出盆腔位于体外，其内温度低于体温，有利于精子发育和生存。

2. **阴茎（penis）**　可分为阴茎头、阴茎体和阴茎根三部分，头体部间有环形冠状沟。阴茎由两个阴茎海绵体和一个尿道海绵体组成，外面包以筋膜和皮肤。

### 四、女性泌尿生殖系统解剖

女性生殖系统包括内、外生殖器及其相关组织与邻近器官。内生殖器包括阴道、子宫、输卵管及卵巢；外生殖器包括阴阜、大阴唇、小阴唇、阴蒂、阴道前庭。骨盆（pelvis）是胎儿经阴道娩出的必经骨产道，其大小、形状对分娩有直接影响。

（一）骨盆

骨盆由骶骨（sacrum）、尾骨（coccyx）及左右两块髋骨（hip bone）组成，其关节有耻骨联合（pubic symphysis）、骶髂关节（sacroiliac joint）和骶尾关节（sacrococcygeal joint），通过纤维软骨连接。假骨盆又称大骨盆，与产道无直接关系，但测量假骨盆的径线可作为了解真骨盆的参考。真骨盆又称小骨盆，为骨产道（bony pelvis），是胎儿娩出的通道。女性骨盆（pelvis）较男性骨盆宽而浅，尾骨活动性也较大，有利于分娩。

1. **骨盆底**　盆底即指盆膈，是由肛提肌、尾骨肌及其筋膜构成的漏斗形肌板，可分为前、后

两部,即尿生殖部和直肠部。尿生殖部,在女性有尿道和阴道穿过,在男性有尿道穿过;直肠部有直肠通过。组成盆底的横纹肌有肛提肌、耻骨直肠肌、尾骨肌、前会阴肌和后会阴肌。

**2. 会阴**　会阴是盆膈以下所有软组织,可分为前部的尿生殖三角和后部的肛门三角。女性更重要,就是指阴道口与肛门口之间的软组织,分娩时要注意保护不要损伤。

**(二)外生殖器**

又称外阴,位于两股内侧,耻骨联合与会阴之间,包括阴阜、大阴唇、小阴唇、阴蒂和阴道前庭。

**1. 阴阜**　耻骨联合前方的皮肤软组织,发育后生长阴毛。

**2. 大阴唇**　一对起于前庭止于会阴的条状皮肤皱褶,未婚型自然合拢,产后分开。富含血管神经,受伤容易出血。

**3. 小阴唇**　位于大阴唇内侧的小皱襞,湿润、褐色、无毛、富含末梢神经,很敏感;前端融合并包绕阴蒂,形成阴蒂包皮和系带,后端形成阴唇系带。

**4. 阴蒂**　位于小阴唇前端下方,主要是海绵体组织,6～8mm 大小,分为头、体和两脚;富含神经末梢,极其敏感,具有勃起性。

**5. 阴道前庭**　为小阴唇、阴蒂、阴唇系带之间的区域,内有前庭球、前庭大腺、尿道外口、阴道外口。

**(三)内生殖器**

包括阴道、子宫、输卵管、卵巢。

**1. 卵巢**　卵巢位于子宫底的后外侧,与盆腔侧壁相接,为一对扁椭圆形的性腺,具有生殖和内分泌功能,产生和排出卵细胞,以及分泌性激素。成年妇女的卵巢约为本人拇指指头大小,重约 5g,呈灰白色;绝经后卵巢萎缩变小变硬。

**2. 输卵管**　为一对细长的管道,位于子宫阔韧带的上缘,连接子宫角与卵巢,全长 8～14cm,可分为间质部、峡部、壶腹部和伞部。输卵管为卵子与精子相遇的场所,也是向宫腔运送受精卵的管道。

**3. 子宫**　是产生月经和妊娠期孕育胎儿的器官。

(1)位置:子宫位于盆腔中央,膀胱与直肠之间,下端接阴道,两侧有输卵管和卵巢。其位置主要靠子宫韧带及骨盆底肌和筋膜的支托,共有 4 对韧带:圆韧带、阔韧带、主韧带及子宫骶韧带。这些结构受损伤,可导致子宫位置异常甚至盆腔脏器脱垂。

(2)形态:成人的子宫为前后略扁的倒置梨形,重 50g,长 7～8cm,宽 4～5cm,厚 2～3cm,宫腔容量 5mL。其上部隆突部分为宫底,两侧为宫角,下部呈圆柱形为宫颈,宫颈管长 2.5～3cm,下端为宫颈外口,连接阴道。

(3)结构:①宫体。宫体壁由外层的浆膜层(脏层腹膜)、中间的肌层和内层的子宫内膜构成,子宫内膜又由表面的功能层(占 2/3,能发生周期性变化)和靠近子宫肌层的基底层构成。子宫肌层厚,腔体小,平素不易受伤。②宫颈。主要由结缔组织构成,亦含有平滑肌纤维、血管及弹力纤维。

**4. 阴道**　为性交、经血排出和胎儿娩出的通道。

(1)位置和形态:阴道位于真骨盆下部中央,前壁长 7～9cm,与膀胱和尿道相邻,后壁长 10～12cm,与直肠贴近。上端包围宫颈,环绕宫颈周围的部分称阴道穹隆,其中后穹隆最深,与直肠子宫陷凹紧密相邻,容易受到损伤;后穹隆为盆腔最低部位,临床上可经此处穿刺或引流。阴道下端开口于前庭后部。

(2)组织结构:阴道壁由黏膜、肌层和纤维组织膜构成,有较大伸展性。阴道是容易受到创伤并出血的部位,因富有静脉丛,故局部受损伤后出血量多或形成血肿。

# 第二节　泌尿生殖系统创伤的急诊评估

泌尿系统损伤多为急诊入院,检查原则是迅速、简便、无创、准确。如遇严重骨盆骨折或者合并大血管损伤、多脏器损伤等,能否对伤情进行迅速准确地评估诊断决定了能否及时正确地进行急诊处理,会直接影响预后。

## 一、超声评估

20 世纪 70 年代末出现了灰阶实时超声(grey scale real time),可以获得解剖结构层次清晰的组织器官断层声像图，这是百年来超声技术的重大突破。彩色多普勒、超声造影、三维超声等技术的不断进步，图像清晰度、软组织分辨率均大幅度提高，使得超声技术在临床上，特别是在急诊医学中的应用优势更加凸显。其最大的优势就是便捷、快速、无创，可以重复性动态观察肾脏、输尿管等的损伤，及时诊断是否合并周围组织如肋骨、脊柱等损伤，以及腹腔脏器损伤，应用范围广泛。

腹腔游离液体被发现时，高达80%～90%的患者伴随实质器官损伤，需要进一步检查。超声在评估腹部闭合性创伤的作用可概括如下：①血流动力学不稳定且超声评估创伤结果阳性，支持外科手术探查，如果超声评估创伤结果阴性，应该反复超声或CT检查以排除腹部器官组织的损伤；②血流动力学稳定且超声评估创伤结果阳性或不肯定的患者，应进行CT检查；③血流动力学稳定且超声评估创伤结果阴性的患者，应该持续监测至少6小时，并且重复超声检查以确定诊断。

### （一）肾脏

**1. 超声表现** 对于肾脏损伤的诊断主要依赖于肾脏形态及回声异常、肿胀程度和周围组织变化。超声技术可以方便地变换体位，从多种切面、角度获得肾脏的信息，肾脏外形尺寸、肾皮质、肾髓质、肾窦、肾血管等可以清楚显示并测量。超声图像上的肾包膜是明晰的光带轮廓；肾皮质呈细腻而分布均匀的回声光点；肾髓质呈三角形，与皮质回声相同；肾柱在肾锥体之间均匀、规则排列；肾窦回声明显高于肾实质，边界不整，其内有直径不到1cm的管状液性暗区。肾实质损伤显示肾脏实质形态改变的不规则线带状无回声区，肾周血肿可见边缘清楚的无回声区；彩色多普勒还可以清晰显示肾脏动静脉分布情况和血流阻力分析，在肾实质、肾血流异常时，可见血流信号缺失、黯淡。

**2. 超声造影** 超声造影（ultrasonic contrast）又称声学造影（acoustic contrast），是利用造影剂使后散射回声增强，明显提高超声诊断的分辨力、敏感性和特异性的技术。不同于CT、MRI或同位素等造影剂，超声造影利用六氟化硫微泡作为造影剂，反映实质性脏器微循环血流灌注状况，也可以帮助判断肾脏血供改变。超声造影剂微泡仅在血池循环，不渗入血管间质，也不被肾

小球滤过和肾小管转运，无肾毒性，其血流动力学与红细胞相似，是理想的红细胞示踪剂，可以显示直径40μm的血管，从而达到血管结构可视化、检测毛细血管水平血液流动的目的。

**3. 不足** 虽然超声可以显示肾脏的形态及周围血肿状况，对肾损伤显示的敏感性较高，但都是基于形态学方面的信息；缺点是对肾盂、肾盏的损伤判断困难，不能观察肾脏功能情况，不易分类，对临床决定是否需要手术治疗难以提供客观依据。相比于CT，肾脏超声更方便用于术后复查、随访。

### （二）输尿管

输尿管损伤时，超声影像表现为同侧肾积水、损伤段以上输尿管扩张、尿外渗产生的液性暗区。可及时发现肾积水和尿外渗，是早期排除输尿管损伤的较好的无创检查手段，准确率可达93%以上。

### （三）膀胱

超声检查还可以便捷无创地了解膀胱形状，盆、腹腔积液状况，如配合注水试验，可探测膀胱能否充盈、液体流入何处，帮助诊断膀胱损伤的类型。

## 二、放射影像学检查

在传统的X线检查的基础上，结合多种影像学检查技术，可以较好地取得泌尿生殖系统组织解剖结构、病理、生理生化（如功能成像）信息来帮助临床诊疗决策。

### （一）螺旋CT

螺旋CT扫描无创检查，速度快，图像清晰度高，数秒内就能够完成相应区域的扫描，已成为主要的创伤中心评估闭合性腹部损伤成像的首选方法。CT通过多平面重建技术可以对组织结构进行探查，还可以避免体位、体型、胃肠道内气体等因素的影响，已经成为诊断肾脏损伤的首选方法。CT还能精确显示肾撕裂伤，帮助确定是否具有活动性动脉外渗肾血肿的存在及其确切位置，并能够显示尿外渗或肾实质段动脉撕裂情况。最重要的是，CT能从轻微损伤的患者中筛选出需要干预治疗的患者。

**1. 适应证** CT技术的进步使其临床应用越来越广泛，如针对闭合性肾损伤CT成像普遍接

受的指征包括：①肉眼血尿；②镜下血尿和低血压（收缩压 <90mmHg）；③可能引起肾损伤（如快速减速、从高处坠落、直接挫伤或侧腹部软组织血肿）的其他钝挫伤，低位肋骨或胸腰段脊柱骨折，不管是否有血尿都应该行 CT 检查。

**2. CT 表现** ①肾挫伤多呈现肾实质表面新月形或高密度影，或肾损伤局部实质内高密度影；②肾脏全层裂伤常合并大出血、休克，CT 可见肾影明显变大，内部可见条状类型的密度影，在肾盂、肾脏内部可见积血症，伤及集合系统可引起尿液外渗；③螺旋 CT 增强扫描显示对比剂外溢充填，其 CT 值高于肾内部及肾周围血肿区域；④膀胱 CT 也具有图像清晰、密度分辨力高的特点，可以区分组织结构密度，对尿外溢范围也可作出判断；⑤合并多发伤时，能准确和立体地判断组织器官的形态、大小、部位与邻属关系等。

**3. 分类** CT 大多将肾损伤分为 4 类：①轻度肾挫伤，小的肾皮质撕裂，肾内血肿；②肾实质撕裂或断裂累及髓质，但未累及收集系统；③肾实质完全撕裂或断裂，累及收集系统，有对比剂外溢；④包括肾粉碎、肾血管断裂或闭塞。

**4. 多期扫描** 肾脏的多期扫描（动脉期、实质期及排泄期）在肾损伤的评估中也至关重要。动脉期扫描允许最佳的血管增强，有助于发现严重受伤，如活动性出血；实质期扫描是肾脏实质强化的最佳时段，用来评价肾脏实质有无损伤；排泄期是 CT 增强扫描注入对比剂后 3 分钟或更长时间开始扫描，以评价肾脏集合系统是否受损。

**5. AAST 系统** 目前评价肾损伤使用最广泛的分类系统是美国创伤外科协会（American association for the surgery of trauma，AAST）系统。根据血管或集合系统的损伤、裂伤的深度，以及其他伴随状况分为五个严重程度呈递增的类别（表 17-100-1）。

肾挫伤一般表现为肾周边圆形或卵形增强降低灶，边缘欠清晰，当血肿填充在损伤区时，可看到高密度区。肾周血肿是局限在肾皮质与肾周筋膜之间的高密度（45～90HU）液体聚集区。肾撕裂伤主要表现为肾实质不规则楔形或裂隙状低密度灶，部分可夹杂血肿。撕裂伤累及集合系统的主要特征是尿外渗，进入肾周间隙，实质期肾周可见低密度液体区，排泄期可见高密度对比剂进

入。节段性梗死主要表现为边界清晰的线状或楔形不强化低密度区，以肾包膜为基线，顶点指向肾门。粉碎肾是最严重的肾损伤，肾脏断裂成多个片段，常出现一个或多个区域坏死、集合系统损伤、严重血肿及活动性动脉出血。

**表 17-100-1　美国创伤外科协会肾损伤分级**

| 等级 | 损伤类型 | 描述 |
|---|---|---|
| Ⅰ级 | 轻微挫伤<br>血肿 | 泌尿结果正常，无微观或肉眼血尿<br>没有裂伤的包膜下血肿 |
| Ⅱ级 | 血肿<br>撕裂伤 | 非张力性肾周血肿（限制在腹膜后腔）<br>表层皮质裂伤深度小于 1cm，不损伤集合系统 |
| Ⅲ级 | 撕裂伤 | 肾裂伤深度大于 1cm，不损伤集合系统 |
| Ⅳ级 | 撕裂伤<br>血管损伤 | 裂伤从肾皮质、髓质扩展到集合系统<br>损伤累及肾动脉、静脉主干并伴随出血，节段性梗死不伴随撕裂伤 |
| Ⅴ级 | 撕裂伤<br>血管损伤 | 粉碎肾，输尿管交界处撕裂<br>完全撕脱，肾动脉、静脉血栓形成 |

注：有些作者认为张力性肾包膜下血肿为Ⅳ级损伤。

**（二）X 线检查**

**1. 骨盆平片** 骨盆正侧位平片检查，根据骨盆损伤的部位、移位程度、形态改变可以帮助诊断尿道、膀胱损伤的严重程度，也可以配合 CT 或床旁超声辅助诊断。对于不适宜造影的患者，尿道镜是另外一项选择；随着膀胱软镜越来越多地应用于临床，它已经成为尿道造影的替代选择。

**2. 肾动脉造影** CT 的优势很明显，目前血管造影已经很少直接用于评估肾动脉损伤，而是越来越多地被用于治疗过程——介入治疗。随着介入技术的普及，血管造影栓塞术成为治疗肾损伤活动性出血和继发动脉出血（如创伤性假性动脉瘤、动静脉瘘）的首选方式。

**3. 静脉尿路造影** 静脉尿路造影的主要作用是初步评估肾功能，并对血流动力学不稳定的患者进行肾脏功能损伤的评价。如不能行 CT 检查的患者，静脉注射碘造影剂前、后 5～10 分钟摄片以获得图像。95% 以上的输尿管损伤都能通过静脉尿路造影确诊，50% 可定位输尿管损伤部位的水平。其表现为输尿管完全梗阻；输尿管扭曲或成角；如输尿管断裂、穿孔，则表现为造影剂

外渗,病变上方肾盂输尿管扩张。当静脉造影不能确诊时,应配合逆行输尿管插管和肾盂输尿管造影以明确诊断。

4. **逆行肾盂造影**　逆行肾盂造影对评价肾盂及输尿管是否完整有一定价值,有助于区分前、后尿道损伤,还可帮助诊断部分、完全尿道断裂,应注意鉴别括约肌痉挛。逆行肾盂造影还可观察收集系统形态,但不能观察肾实质和肾功能情况,并易引起感染,目前已较少用。

### (三)磁共振

磁共振(MRI)检查可以显示解剖成像,也是一种功能成像技术,它是利用电磁波产生身体二维或三维结构的图像。主要优点是:①可以直接做出横断面、矢状面、冠状面和各种斜面图像;②没有 CT 图像中存在的伪影;③没有电离辐射,对机体无不良影响;④无须注射造影剂,即可使心腔和血管腔、尿路、神经系统等显影。特别是对泌尿系统而言,MRI 水成像可清楚显示似静脉尿路造影样的影像,而静脉注射钆造影材料已被证明有助于尿外渗的评估。

1. **常规扫描**　对肾损伤的 MRI 检查,常规扫描范围应包括横轴位膈顶及下至双肾下极,$T_1WI$ 及 $T_2W1$,冠状位 $T_1WI$ 及 $T_2WI$,必要时加做矢状位。因 MRI 有良好的软组织分辨力,对于一般的肾损伤,平扫已能做出准确判断,加做增强扫描效果更好。

2. **肾损伤 MRI 表现**　根据损伤的程度分 3 类:①肾皮质小撕裂伤。较常见,肾皮质中断,MRI 表现为肾影增大,肾脏的皮髓质分界不清,有的伴有包膜下或肾周血肿;肾盂肾盏损伤尿液外渗到肾周间隙形成尿瘤,信号均匀呈 $T_1$ 长 $T_2$ 信号。肾包膜下血肿在肾外周与肾周脂肪之间,局部肾皮质呈梭形和弧形受压,$T_1WI$ 呈等信号,$T_2WI$ 呈高信号。②较大的撕裂伤,合并尿外渗。③肾完全断裂及碎裂。

在患者没有合并严重的复合性损伤,病情允许的情况下,MRI 优于 CT。MRI 检查耗时较长,而且狭小的检查舱会给其在急诊应用带来一些不便。

### 三、导尿

导尿术是将导尿管经尿道插入膀胱引出尿液。目的是解除尿潴留,采取不污染的尿液标本作培养或常规检查,也可以测定残余尿、容量、压力,注入造影剂或药物帮助诊断或治疗等。插管顺利与否和出血情况可以帮助我们判断尿道、膀胱甚至肾脏损伤的情况。

### (一)诊断性导尿

在严格无菌操作下轻柔地试插导尿管。首先需要选择粗细合适的导尿管,试插成功提示尿道损伤不重,保留导尿管作为治疗措施。对已有证据判断为尿道破裂或断裂的,如插尿管困难,不得反复尝试。有导丝的导尿管要特别小心,或者拔除导丝再轻柔尝试,以免加重局部损伤程度,增加感染机会。忌用金属导尿管。

### (二)膀胱穿刺检查

这是传统的有创检查,可在床旁立即进行。当导尿术不成功而尿潴留很明显时,可行耻骨上膀胱穿刺术,不仅是为了缓解症状和尿标本取样,还是膀胱造口引流的必要步骤。损伤严重时常有尿液流入腹腔,会有腹水样体征甚至大面积软组织水肿,可抽取液体,作常规和尿素氮含量检查,以判定是否有尿液流入腹腔。穿刺时如有超声引导更安全,注意勿伤及肠管。

## 第三节　泌尿生殖系统常见创伤的早期治疗

对任何创伤的救治都应该首先关注全身状况,特别是评估有无创伤失血性休克、合并其他致命性损害,及时了解基础疾病状况。

### 一、肾损伤

#### (一)损伤类型

肾脏属实质性器官,如遇车祸、坠落等钝性外力和锐器穿刺、医源性操作等,可以造成不同程度的闭合性或者开放性肾损伤,如肾挫伤、肾部分裂伤、肾全层裂伤、肾蒂损伤;也可因为肾脏、输尿管病变进展导致相应损伤的表现,如尿囊肿、血肿组织纤维化、肾积水等,应及时了解受伤机制并准确评估伤情。

开放性肾损伤往往伴有腰腹部其他脏器损伤和肋骨、脊柱损伤。并发症包括出血性休克、尿外渗、脓肿形成和高血压。所有因腹部、腰部或低胸部穿透伤的患者，必须考虑肾脏损伤的可能性。伴随肾损伤的其他器官受伤，如果血流动力学不稳定，需要立即手术。穿透伤后无血尿的情况下不能排除肾损伤的可能性，因为主肾动脉栓塞或断裂、肾盂输尿管交界处撕脱，均可能会导致无血尿。

**（二）临床表现**

**1. 休克**　多见失血性休克，部分可有创伤性休克，临床上应注意合并胸、腹、脊柱及其他组织器官损伤的可能。

**2. 血尿**　肾损伤绝大多数都伴有明显的血尿症状，大多为损伤后立刻出现，但血尿量的多少与肾脏损伤的程度和范围不一定成正比，不能依靠血尿的严重程度来判断伤势轻重。应考虑到肾、输尿管、膀胱尿道通路中任何一个部位出现横断性损伤，也可能因引流不畅、血块堵塞等而出现轻微血尿和无尿的可能；亦可能在损伤初期血尿停止后 2～3 周内再度出现继发性血尿。

**3. 疼痛和肌紧张**　软组织损伤、肾实质损伤、肾包膜激惹均可引起腰部和上腹部疼痛，输尿管损伤、梗阻也会出现绞痛；外渗的血液、尿液流入腹腔可引起腹膜刺激症状。症状常因其他更为明显的损伤表现而掩盖，必须注意鉴别。

**4. 尿液外渗**　常发生在严重的肾脏挫裂伤时，较尿路损伤出现的尿外渗少见，但因合并组织严重损伤而且尿液呈高渗状态，可使周围组织间隙也呈高渗状态。可见肾周、腰背部甚至腹部、会阴部、股部的大范围肿胀，伴有组织间隙张力升高。即便及时满意处理原发伤，消肿也较为缓慢。

**5. 发热**　发热与合并其他部位损伤、全身性炎症反应综合征（SIRS）有关，48 小时以后有合并局部感染的可能。

**（三）治疗原则**

绝大多数肾损伤患者都可以选择保守治疗的方法。保守治疗可有效降低肾切除率，保存肾功能和降低死亡率，症状严重者应行积极有效的止血处理和肾周围引流术、肾修补术、肾部分切除术甚至一侧肾脏切除术。

**1. 紧急处理**　有严重休克的患者应迅速进行复苏抢救。补充血容量以输血为主，同时警惕其他器官损伤和生命体征变化。抗休克治疗同时

应快速有效止血，这就需要在尽快明确损伤类型、严重程度的基础上决策手术、介入等止血措施。

**2. 保守治疗**　原则上应最大限度地保存有功能的肾组织：绝对卧床 2 周、密切观察病情变化、有效补充血容量、防止感染，避免用力和使腹压增高的动作，配合止痛，镇静治疗。

**3. 手术治疗**

（1）手术指征：保守治疗、严密观察病情变化时，如出现以下状况，应积极手术治疗：①开放性肾脏创伤；②伴有腹内脏器伤和 / 或弥漫性腹膜炎；③抗休克治疗无效，提示有持续大出血；④较大肾实质破裂或肾盂损伤；⑤保守治疗过程中发现肾区肿块不断增大，肉眼血尿持续不止，进行性失血表现；⑥明显肾周围感染。

（2）手术方式：肾损伤的手术治疗包括切开引流、止血修补、肾部分切除、肾切除、血管重建肾自体移植术等。肾脏组织质地较脆，血供丰富，加之损伤、水肿、炎症等因素会加大手术失败的风险。①开放性肾损伤：几乎所有的开放性肾损伤都需要手术探查，特别是锐器伤和枪伤，包括清创、缝合及引流术，注意探查腹部脏器有无损伤。难以修复的肾两极损伤可行部分切除；对侧肾功能良好时，肾碎裂、肾蒂严重损伤、污染严重的开放伤、全身情况差且不能耐受长时间手术等可行肾切除术。②闭合性肾损伤：确诊为肾实质部分裂伤、全层裂伤或肾蒂血管损伤的，需要尽早手术；保守治疗期间出现血流动力学不稳定、血肿明显增大、腹痛和血尿症状加剧的，要积极手术。

**4. 介入技术**　介入技术的进步使得保守治疗的适应证范围和效果明显扩大，保肾成功的机会明显增加，可以及时有效、微创地解决出血血管甚至是肾蒂的问题。

（1）有效止血：肾动脉在肾实质内按节段分布，一般分为上段、上前段、下前段、下段和后段五个肾段，肾段动脉分支之间没有吻合，术中造影可以看到明显的肾段血流供应、出血状况和栓塞后的止血效果。所以，在 DSA 下肾动脉造影检查能准确判断损伤出血部位、范围、血管解剖形态，同时经导管选择性地对出血动脉栓塞以控制出血，操作技术简单、疗效好，最大限度地减少手术创伤并保留肾脏组织。常用的栓塞材料有弹簧

圈和明胶海绵颗粒。

（2）随着血管内、镜下介入技术的发展，覆膜支架技术可实现对静脉系统和尿路系统的微创修复处理，更好地改善术后肾功能状态。

## 二、尿道损伤

以尿道膜部为界，尿道损伤可分为前尿道损伤和后尿道损伤，其致伤原因、临床表现和治疗方法也不尽相同。尿道损伤如处理不当，可导致感染、狭窄、梗阻及性功能障碍。

### （一）受伤机制

**1. 尿道开放性损伤** 多见于利器伤或火器伤，常并发阴茎及会阴部的损伤或缺失，伤情复杂。

**2. 尿道闭合性损伤** 主要由会阴骑跨伤和严重骨盆骨折所致。会阴骑跨伤多因高处坠落或其他意外时，会阴部骑跨于硬物上所致，受伤部位多位于球部尿道；各种原因致严重骨盆骨折时，尿道损伤几乎都发生在后尿道，主要是尿道撕裂（断）伤，少数为骨折断端刺伤。

**3. 医源性损伤** 在尿道的各段均会因尿道器械操作不当而发生损伤。

### （二）临床表现

**1. 前尿道损伤** 主要以骑跨伤所致的局部症状为主，易出现尿道出血、滴血或血尿、疼痛、排尿困难等，严重者可伴尿潴留、局部血肿、尿外渗、尿瘘等。

**2. 后尿道损伤** 主要以严重骨盆骨折为主要原因，休克的发生率较高，约占 40%。其他表现与前尿道损伤接近但更为严重，尿道破裂或断裂且有频繁排尿者，多发生尿外渗，如未及时处理或继发感染，可导致组织坏死、化脓，严重者可出现全身中毒症状。

### （三）治疗原则

**1. 预防和治疗** 休克，密切观察病情变化，了解多发伤情。

**2. 急诊处理** 耻骨上膀胱造瘘术和尿道会师术是最主要的治疗手段。前尿道损伤和导尿管插入成功的患者预后良好。后尿道损伤是处理的重点难点，满意的会师术可以大大降低尿道狭窄的概率，为后期良好恢复创造条件。

**3. 内镜下尿道会师术** 目前内镜直视下尿道会师术已经在大部分基层医院广泛推广，在拔除尿管前要通过体格检查或超声检查确定组织修复愈合已经稳定。尿道损伤严重时，后期易出现尿道狭窄和勃起功能障碍等并发症。

## 三、阴囊、阴茎损伤

### （一）阴囊损伤

阴囊及其内容物接近于体表，容易受钝性、锐性机械外力损伤；少见的有射线、化学性损伤及动物咬伤。阴囊内组织疏松，血液供给丰富，在皮肤、皮下纤维膜之间，有大量小血管，伤后轻者皮肤淤血，重者因血管破裂形成血肿或血囊肿，如压迫精索或睾丸血运，可能引起睾丸萎缩。

**1. 睾丸损伤** 睾丸位置活动度较大，除非难以躲避的外力，一般不会形成严重损伤，更多的是阴囊组织损伤导致的睾丸血液供应影响。症状以阴囊青紫肿胀、触痛为主，局部剧痛可伴有恶心、呕吐症状，痛感可放射至下腹部、腰部或上腹部，甚至可发生痛性休克。睾丸破裂和扭转较少见。治疗原则是尽量保留睾丸，警惕休克表现。彻底清创，清除血肿，必要时切开白膜缓解局部高压力，改善血供；睾丸扭转要及时复位，如睾丸已离断，可考虑应行睾丸原位移植或异位移植，毁损伤或严重感染才考虑睾丸切除。

**2. 附睾损伤** 附睾除贮存精子外还能分泌附睾液，其中含有某些激素、酶和特异的营养物质，有助于精子的成熟。因位置隐蔽，体积较小，损伤机会不大。

### （二）阴茎损伤

阴茎位置隐蔽，非勃起状态下不容易因机械性暴力或锐性暴力而受伤，除非是自残；在勃起时由于其内压很高、很硬，容易发生折断等伤害，如性交意外。

**1. 临床表现** 阴茎受伤后表现为肿胀、剧痛或持续勃起，可伴有外形异常。由于阴茎的主要结构是动脉、静脉和海绵状血管窦，如为开放性损伤，可有大出血甚至休克、死亡。

**2. 急诊处理** 阴茎受伤后首先要采取紧急止血措施，结扎阴茎根部止血，或局部压迫止血，配合抗休克治疗；如完全离断，应将离断的阴茎进行清洗、消毒，并立即冷藏，低温下保存可以为急诊手术争取时间，如处理得当，受伤后 18～24 小时内，仍有可能再植成功；如阴茎没有完全离断,应保持在原位,尽量保存血供,以利于离断阴茎的存活。阴茎折断时须加压包扎,避免血肿进一步加重,同时急诊行阴茎白膜修补术;持续勃起的原因是阴茎动脉破裂,须通过血管造影检查确定动脉破损的位置,并尽快栓堵。

# 第四节 展 望

泌尿生殖系统损伤是一个古老的话题,其满意救治依赖于及时的诊断评估、恰当的专科处理,而现代社会高能量创伤的特点增加了救治难度。医疗科技的进步也使得运用精准微创技术和全方位信息系统的及时救治成为可能。

1. **微创技术** 微创技术是 20 世纪后叶治疗学上革命性的进步,是影像、信息技术与传统外科相结合的产物。用微小的创伤、较小的痛苦、较短的时间和独特而全方位的显露视角,使原发伤病得到精准的外科处理。以腔镜技术为代表的微创技术在传统泌尿外科的应用已经很广泛,同样能方便快捷地使创伤患者获益。

2. **介入技术** 介入技术利用人体原有的解剖孔道,在影像设备(X 线透视、血管造影、CT、MRI、超声)的帮助下,对病灶或者创伤进行显示并治疗。血管和尿路系统恰好是介入技术最佳的显露、治疗通道,如血管栓塞术治疗肾脏损伤、骨盆严重创伤、膀胱大出血,泌尿道引流及支架技术治疗尿路损伤。如何更好地将介入技术应用于急性泌尿系统创伤救治,还需要多学科团队合作和理念更新,必将为患者带来福音。

3. **创伤团队** 任何创伤的满意救治都离不开一套成熟的创伤救治体系,从现场处理、急诊评估、合理决策到专业处理,每个环节都很关键,特别是高能量损伤在造成泌尿系统损伤的同时,还会造成严重的多发伤、复合伤。依靠高效的指挥系统,急诊科牵头、信息数据为核心、多学科协作、专科医生一锤定音的创伤救治系统才能真正达到泌尿系统创伤的高水平救治。

(冀 兵)

# 参 考 文 献

[1] 雷伟,余日胜. 肾损伤的影像学研究 [J]. 中华危重症医学杂志(电子版),2013,6(3):49-53.

[2] 龚敏,邱国华. 肾损伤严重程度的螺旋 CT 诊断分级方法及其临床指导意义 [J]. 中国当代医药,2016,23(28):145-148.

[3] 梁东炎,邹光成. 肾损伤的 MRI 诊断及其临床价值 [J]. 中国医学影像学杂志,2006,14(6):433-436.

[4] 杨朝武,何光武,王娟. 四维 DCE MRI 评估大鼠缺血性肾脏结构及功能损伤的实验研究 [J]. 中国临床医学影像杂志,2019,30(9):640-645.

[5] 康健,郑富. 创伤超声重点评估在胸腹部创伤急救中的应用价值分析 [J]. 中国急救复苏与灾害医学杂志,2019,14(10):1004-1007.

[6] 胡守芹,丁关保. 急诊医师应用创伤超声重点评估法对腹部严重多发伤患者的评估价值 [J]. 中国急救医学,2019,39(5):442-445.

# 第一百零一章　周围血管神经创伤

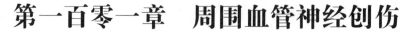

## 第一节　周围血管损伤

### 一、周围血管损伤的概述

血管损伤的诊治一直是临床上，特别是急诊医学关注的难点，难就难在能否及时诊断处理。自 1761 年 Lambert 最早报告血管损伤以来，人们就此做了长久的努力。一般依据损伤的程度和性质将血管损伤分为 7 类：①血管受压；②血管痉挛；③血管挫伤；④血管断裂（又分为血管不全断裂和完全断裂）；⑤血管穿通伤；⑥假性动脉瘤；⑦动静脉瘘。亦可按照外力的性质将血管损伤分为直接损伤和间接损伤；直接损伤又分为锐性损伤和钝性损伤，钝性损伤又按照血管损伤的后果分为血管痉挛和牵拉损伤。

周围血管主要是指除了心血管、脑血管以外的其他血管，包括躯干、内脏、四肢的血管，分为动脉、静脉和毛细血管。周围血管损伤是常见的外科急症，严重创伤的发生多以青壮年为主，大约 3% 的严重创伤患者均伴有血管损伤甚至是以血管损伤为主。Klinkner 等按照部位统计，四肢血管损伤占 67%，头、颈部血管损伤占 19.4%，躯干部血管损伤占 13.5%。往往由切割、穿刺、火器伤或者严重骨折、脱位等锐性、钝性创伤所致，造成血管不同类型的损伤，引起出血或组织器官血供停止，严重者常常伴有失血性休克和肢体、组织坏死，早期处理不当常可危及生命。青壮年常见各种锐、钝性严重暴力导致的开放性创伤，老年人则多由骨折、脱位等闭合性损伤引起。

#### （一）重要周围血管解剖

周围血管系统在全身分布无处不至，分为动脉、静脉、毛细血管，负责将心脏搏出的血液输送到全身的各个组织器官，以满足机体活动所需的各种营养物质，并将代谢终产物（或废物）运走，通过肺、肾等器官排出体外，使细胞、组织维持正常的代谢和功能。

1. **血管壁结构**　动脉（artery）壁由内膜、中膜和外膜构成。内膜的表面由单层扁平上皮（内皮）构成光滑的腔面，外膜为结缔组织，大动脉的中膜富含弹力纤维，当心脏收缩射血时，大动脉管壁扩张，当心室舒张时，管壁弹性回缩，继续推动血液；中、小动脉，特别是小动脉的中膜，平滑肌较发达，在神经支配下收缩和舒张，以维持和调节血压及其分布区域的血流量。静脉（vein）是引导血液回心的血管，小静脉起于毛细血管网，行程中逐渐汇成中静脉、大静脉，最后开口于心房。静脉因所承受压力小，故管壁薄、平滑肌和弹力纤维均较少，弹性和收缩性均较弱，管腔在断面上呈扁椭圆形。静脉的数目较动脉多，由于走行的部位不同，头颈、躯干、四肢的静脉有深、浅之分，深静脉与同名的动脉伴行，在肢体的中间段及远侧段，一条动脉有两条静脉与之伴行。浅静脉走行于皮下组织中。静脉间的吻合较丰富。静脉壁的结构也可分为内、中、外膜，在大多数的静脉，其内膜反折，形成半月形的静脉瓣，有利于保障血液的向心回流。毛细血管（capillaries）是连接于动、静脉之间的极细微的血管网，直径仅 7～9μm，管壁菲薄，主要由一层内皮细胞构成，具有一定的通透性，血液在毛细血管网中流速缓慢，有利于组织细胞和血液间的物质交换。

维持血管功能正常，有赖于正常的血管结构和各部分细胞的功能。内皮细胞是血管壁与血液之间的天然屏障，具备完善的分泌、转化、灭活及传导功能，参与调节血管舒缩及平滑肌增殖；平滑肌细胞是维持血管张力的控制器，是构成血管壁组织结构及维持血管张力的主要成分。两种细胞功能协调才能保证血管功能的正常，以及因各种原因导致不同程度损伤时能够应激、收缩、止血、再生修复。

**2. 动脉系统** 输送血液离开心脏的血管叫动脉，逐渐分支到达微循环，有大动脉（弹性动脉）、中动脉（肌性动脉）和小动脉之分。动脉内血液压力较高，流速较快，因而动脉管壁较厚，富有弹性和收缩性等特点。

（1）肺循环动脉：肺动脉（pulmonary artery）起于右心室，在主动脉之前向左上后方斜行，在主动脉弓下方分为左、右肺动脉，经肺门入肺。左肺动脉较短，在左主支气管前方横行，分上、下二支进入左肺上、下叶；右肺动脉较长而粗，经升主动脉和上腔静脉后方向右横行，至右肺门处分为上、中、下三支进入右肺上、中、下叶。肺脏还有一套营养性的血管叫支气管动脉（伴随同名静脉），发自胸主动脉，攀附于支气管壁，随支气管分支而分布，营养肺内支气管的壁、肺血管壁和脏层胸膜。

（2）体循环动脉：主动脉分三段，即升主动脉、主动脉弓和降主动脉，降主动脉又分为胸主动脉和腹主动脉。升主动脉，起自左心室，在起始部发出左、右冠状动脉。主动脉弓，是升主动脉的直接延续，在右侧第二胸肋关节后方，呈弓形向左后方弯曲，到第4胸椎椎体的左侧移行为胸主动脉。在主动脉弓的凸侧，自右向左发出头臂干、左侧颈总动脉和左侧锁骨下动脉。胸主动脉，是主动脉弓的直接延续，沿脊柱前方下降，穿过膈肌主动脉裂孔移行为腹主动脉。腹主动脉，是胸主动脉的延续，沿脊柱前方下降，至第4腰椎平面分为左、右髂总动脉。

（3）头颈部的动脉：左侧颈总动脉直接发自主动脉弓，右侧则起于头臂干。在甲状软骨上缘平面分为颈内动脉和颈外动脉。颈内动脉经颅底的颈动脉管入颅，分布于脑和眼部。颈外动脉，上行至下颌颈处分为颞浅动脉和上颌动脉两个终支，主要分布于颅腔以外的头颈各器官和软组织，主要分支有甲状腺上动脉、舌动脉和面动脉等。

（4）上肢的动脉：上肢动脉的主干是锁骨下动脉。左锁骨下动脉，直接起于主动脉弓，右锁骨下动脉起于头臂干，在第一肋外缘续于腋动脉。其主要分支有椎动脉、甲状颈干、胸廓内动脉。腋动脉为锁骨下动脉的延续，至背阔肌下缘，移行于肱动脉，腋动脉分三段，第一段有胸上动脉，第二段有胸肩峰动脉和胸外侧动脉，第三段有旋肱前后动脉和肩胛下动脉。肱动脉至肘关节前面，分为桡动脉和尺动脉。桡动脉和尺动脉分别沿前臂的桡侧和尺侧下降。至手掌，两动脉的末端和分支在手掌吻合，形成双层的动脉弓，即掌浅弓和掌深弓。

（5）胸部的动脉：胸部的动脉主要起源于主动脉。其分支有壁支和脏支两类。壁支主要是肋间动脉，共9对，行于第3～11肋间隙内；肋下动脉，沿第12肋下缘行走。脏支供给胸腔脏器，如支气管和肺、食管和心包等。

（6）腹部的动脉：腹部的动脉主要发自腹主动脉，也有壁支和脏支两类。壁支分布于腹后壁和膈肌。脏支中，成对的分支有肾上腺中动脉、肾动脉和生殖腺动脉（男性的睾丸动脉或女性的卵巢动脉）；不成对的有腹腔干、肠系膜上动脉、肠系膜下动脉。腹腔干较短，2～3cm，从约平 $T_{12}$ 处腹主动脉前壁发出，又发出胃左动脉、肝总动脉和其最大的分支脾动脉。肝总动脉又发出肝固有动脉和胃十二指肠动脉。

（7）盆部的动脉：腹主动脉在第4腰椎体的左前方，分为左、右髂总动脉。髂总动脉行至骶髂关节处又分为髂内动脉和髂外动脉。髂内动脉，是盆部动脉的主干，沿小骨盆后外侧壁走行。

（8）髂外动脉和下肢的动脉：髂外动脉，是指自起始部至腹股沟韧带深而以上的一段动脉。股动脉在腹股沟韧带中点深面续髂外动脉，在腘窝移行为腘动脉。动脉在腘窝深部下行，在膝关节下方分为胫后动脉和胫前动脉。胫后动脉沿小腿后部深层下行，经内踝后方至足底分为足底内侧动脉和足底外侧动脉。胫前动脉起始后经胫腓骨之间穿行向前，至小腿前部下行，越过踝关节前面至足背，移行为足背动脉。

**3. 静脉系统** 静脉是负责将血液从组织器官回流到心脏的器官，分为肺静脉系统和体静脉系统，体静脉又分为上腔静脉、下腔静脉（包括肝门静脉系统）、心静脉。静脉血管可分为浅静脉和深静脉，静脉之间有丰富吻合支，腔大壁薄，腔内有静脉瓣，还有特殊类型的静脉，如硬脑膜窦、骨髓腔和板障静脉。静脉血回流的动力主要不是依靠管壁本身的收缩,而是靠管道内的压力差。影响静脉压力差的因素很多,如心脏的收缩力、重力和体位、呼吸运动,以及静脉周围的肌组织收缩挤压作用等。

(1)肺静脉系统:心脏肺动脉把右心室的静脉血输入肺脏后,进行氧和二氧化碳的交换,使充满氧气呈鲜红色的动脉血通过肺静脉流回心脏的左心房,再进入左心室,通过大动脉输送到全身的毛细血管。由此完成一次体循环和肺循环。肺静脉就是把动脉血由肺送回心脏的静脉,是唯一一个静脉里流动脉血的血管。

(2)上腔静脉系统:上腔静脉系(superior vena cava)收集头颈、上肢、胸壁及部分胸腔脏器回流(膈以上上半身)的静脉血,经上腔静脉回流入右心房。主要的静脉联系有头臂静脉(分别由同侧的颈内静脉和锁骨下静脉汇合而成,其中颈部最大的浅静脉——颈外静脉也汇入锁骨下静脉,收集来自头颈部的血液)、上肢静脉(收集来自上肢的血液)、奇静脉(收集来自胸背部、食管等部位的血液)。

(3)下腔静脉系统:下腔静脉及其属支构成下腔静脉系,凡来自下肢、盆部和腹部的静脉,都属于下腔静脉系,最后都通过下腔静脉注入右心房。下腔静脉是人体最大的一条静脉干,平第4、5腰椎高度由左、右髂总静脉汇合而成。在腹主动脉的右侧上升,经肝的腔静脉窝再向上穿膈的腔静脉孔达胸腔,注入右心房的后下部。下腔静脉的前方自下而上与右髂总动脉、小肠系膜根部、右精索内动脉、十二指肠第三段、胰、门静脉和肝相邻;后方与脊柱腰段、右肾动脉、右腰动脉、右肾上腺动脉和右膈下动脉相邻;左侧下部与腹主动脉相邻而伴行,上部与肝尾叶和右膈脚相邻。下腔静脉通过左、右髂总静脉、直接或间接注入下腔静脉的属支,以及门静脉收集盆部、下肢、腹部的静脉血。髂内静脉主要收集盆部的静脉,包括脏支和壁支,与同名的动脉伴行,多起于盆内的静脉丛(直肠静脉丛、膀胱静脉丛、子宫阴道静脉丛)。髂外静脉是股静脉的直接延续。下肢静脉分深静脉(胫前、后静脉→腘静脉→股静脉)和浅静脉(大隐静脉和小隐静脉)。

(4)门静脉系统:主干为门静脉,有7条属支,分别是肠系膜上静脉、肠系膜下静脉、脾静脉、胃左静脉、胃右静脉、胆囊静脉、附脐静脉,其中主要是肠系膜上静脉和脾静脉。门静脉通过食管静脉丛、脐周静脉网、直肠静脉丛与腔静脉形成吻合。

4. **血管区位编码** 为了指导治疗及评价预后,张英泽等定位主要解剖学命名的动脉(表17-101-1),并将其分为近、中、远三段,具体节段划分标准为:①动脉主干上有主要分支的,以主要分支为分段标志;②动脉主干上无主要分支的,则等长划分。如 11.1 代表上臂肢动脉的锁骨下动脉近 1/3 段,32.1 代表大腿部股深动脉第 1穿动脉以近。这样的区位分段编码可以简明地描述血管损伤的部位,利于临床诊疗、数据统计和学术交流。

表 17-101-1 主要动脉区位码

| 区位码 | 代表部位 | 所包括的血管 |
| --- | --- | --- |
| 1 | 上臂动脉 | 锁骨下动脉、腋动脉、肱动脉 |
| 2 | 前臂动脉 | 桡动脉、尺动脉 |
| 3 | 大腿部主干动脉 | 股动脉、股深动脉、腘动脉 |
| 4 | 小腿部主干动脉 | 胫前动脉、胫后动脉、腓动脉 |
| 5 | 躯干主要动脉 | 躯干主要动脉及其分支 |
| 6 | 骨盆部主要动脉 | 髂总动脉、髂内动脉、髂外动脉 |
| 7 | 手部主要动脉 | 掌深弓、掌浅弓、指动脉 |
| 8 | 足部主要动脉 | 足背动脉、足底外、足底内侧动脉 |

## (二)周围血管损伤病理生理机制

1. **损伤程度分型** 周围血管损伤按致伤因素可以分成锐性、钝性和医源性血管损伤。锐性致伤力直接作用于血管壁,导致锐性血管损伤如破损、断裂等;钝性暴力作用于血管及其周围组织,造成钝性血管损伤如撕裂、挫伤等;血管腔内诊断、治疗导致医源性损伤。混合性血管损伤,如爆震伤,既可以有锐性割裂,也可以有钝性血管损伤。张英泽等在考虑致伤原因、损伤形式和严重程度,以及可能的诊治手段基础上,将血管损伤程度分为 A、B、C 三型,根据各型损伤的特点进一步细分为不同亚型(表 17-101-2)。

表 17-101-2 血管损伤程度分型

| 分型 | 亚型 | 程度 | 分型标准 |
|---|---|---|---|
| A 型（未断裂） | A1 | 轻度损伤 | 血管壁轻度挫伤，外部压迫或动脉痉挛，保守治疗，后缺血表现可缓解 |
| | A2 | 中度损伤 | 血管壁中度挫伤，有小血栓形成，管腔部分阻塞 |
| | A3 | 重度损伤 | 血管壁重度挫伤，有较大范围血栓形成，管腔大部分阻塞 |
| B 型（部分断裂） | B1 | 轻度损伤 | 损伤小于管壁周径的 10%（局部血肿），远期可形成假性动脉瘤 |
| | B2 | 中度损伤 | 损伤大于管壁周径的 10%，小于 50%，合并静脉损伤时，可形成动静脉瘘 |
| | B3 | 重度损伤 | 损伤超过管壁周径的 50% |
| C 型（完全断裂） | C1 | 轻度损伤 | 断端损伤较轻，清创后可直接端端吻合 |
| | C2 | 中度损伤 | 断端损伤较重，清创后不能直接吻合，通过改变关节位置或者局部游离后可无张力吻合 |
| | C3 | 重度损伤 | 断端广泛挫伤，清创后无法直接吻合，需行血管替代物移植治疗 |

2. **病理改变** 血管损伤时主要病理改变有：①血管连续性破坏，如血管壁穿孔，部分或完全断裂，甚至一段血管缺损；②血管壁损伤，但血管连续性未中断，可表现为外膜损伤、血管壁血肿、内膜撕裂或卷曲，最终因继发血栓形成导致管腔阻塞；③由热力造成的血管损伤，多见于枪弹伤，除了直接引起血管破裂外，同时引起血管壁广泛烧灼伤；④继发性病理改变，包括继发性血栓形成、血管损伤部位周围血肿、假性动脉瘤、损伤性动静脉瘘等。

（1）锐性损伤：如刀刺伤、弹片或玻璃瓶爆炸等致伤力割裂血管，分为外膜部分损伤、血管部分裂伤、血管完全断裂等。

（2）钝性损伤：如高处坠落、车祸挤压、止血带或石膏包扎过紧等间接暴力致血管过度伸展、扭曲、撕裂，导致血管痉挛、内膜斑片、全层血管壁挫伤等。不同致伤力导致血栓形成的范围不同。常有远端继发性血栓。

（3）医源性损伤：常见于血管腔内诊断和治疗，与选用器械不合适、操作粗暴等有关。损伤可以发生在穿刺部位，也可以在治疗的靶器官，以穿刺部位较常见。

3. **内皮细胞** 血管内皮细胞在病理生理过程中至关重要，它是沿着整个循环系统，衬于心脏、血管、淋巴管内表面的单层扁平上皮。他们吞噬异物、细菌、坏死组织，损伤或炎症时高表达黏附分子，与血流中白细胞表面黏附分子相互作用，介导白细胞穿越血管壁。其集体免疫作用还包括：控制血管舒缩、参与凝血过程、血管再生

等。血管内皮损伤可使血管舒张因子表达减少，收缩因子表达增加，前者是重要的抑制增生因子，后者是促增殖因子，两者失衡将导致血管平滑肌细胞增生、肥厚和基质合成增加。内皮细胞受损后还可以分泌大量血管生长因子、促凝因子、内皮细胞黏附因子等物质，如 NO、PGI-2、ET-1 等，放大血管损伤的瀑布效应，引起血管重塑。

NO 是内皮细胞产生的最重要的舒血管因子，通过扩散至血管平滑肌细胞激活鸟氨酸环化酶，介导 cAMP 的调控来实现；还可以抑制血小板聚集。前列环素（PGI-2）通过增加血小板中 cAMP 抑制血小板聚集，还可抑制 ADP、胶原、花生四烯酸等诱导的血小板聚集和释放，有解聚作用。内皮素（ET）是内皮细胞合成分泌的具有强烈缩血管效应的多肽，还可促进细胞增殖，参与心血管细胞的凋亡、分化、转型表达。

## 二、周围血管损伤的急诊评估

### （一）体格检查

血管受到机械性损伤后会出现血管痉挛、血栓形成、局部出血、肢体缺血等临床表现，需要及时、准确判断其严重性。

**体格检查** 根据受伤机制、局部受伤情况和全身症状体征诊断，对生命体征的全面评估是最直接也是最重要的手段，包括血压、脉搏、呼吸、体温。对尿量、皮肤及意识状态的评估亦应尽早进行，这些体征出现异常往往提示存在组织低灌注状态（表 17-101-3）。

（1）出血：锐性损伤可表现为自伤口处流出

表 17-101-3 失血程度的分级

| 分级 | 失血量 /mL | 失血占比 /% | 心率 /(次 /min) | 血压 | 呼吸频率 /(次 /min) | 尿量 /(mL/h) | 神经系统症状 |
|---|---|---|---|---|---|---|---|
| I | 小于 750 | 小于 15 | 小于 100 | 正常 | 14～20 | 大于 30 | 轻度焦虑 |
| II | 750～1 500 | 15～30 | 大于 100 | 下降 | 20～30 | 20～30 | 中度焦虑 |
| III | 1 500～2 000 | 30～40 | 大于 120 | 下降 | 30～40 | 5～15 | 焦虑、恍惚 |
| IV | 大于 2 000 | 大于 40 | 大于 140 | 下降 | 大于 40 | 无尿 | 恍惚、昏睡 |

新鲜血液,如为喷射性或搏动性出血提示动脉损伤;若流出暗红色血液则提示静脉损伤。钝性闭合性损伤的出血可流至胸腹腔等体腔和组织间隙内,表现出严重的失血性休克,比外出血更严重,病死率更高。隐匿性血管损伤往往更容易漏诊,耽误治疗。

(2)休克:最基本的原因是出血造成的低血容量性休克,有时很难估计其失血量。大血管的完全或部分断裂常死于现场,少数因凝血块的阻塞才有机会到医院救治。休克指数(shock index,SI)是脉搏(次 /min)与收缩压(mmHg)的比值,是反映血流动力学的临床指标之一,可用于失血量快速、粗略评估及休克程度分级。正常值为0.5～0.8,休克指数增大的程度与失血量呈正相关(表 17-101-4)。

表 17-101-4 休克指数与失血量、休克程度的关系

| 休克指数(SI) | 失血量 /% | 休克程度 |
|---|---|---|
| ≥1.0 | 20～30 | 血容量减少 |
| ≥1.5 | 30～50 | 中度休克 |
| ≥2.0 | 50～70 | 重度休克 |

(3)组织缺血表现:肢体动脉断裂或内膜损伤所致的血栓可使肢体远端发生明显的缺血现象,肢体运动神经失去功能出现肌肉麻痹:动脉搏动减弱或消失,皮肤苍白,皮温降低;肢体感觉麻木、无力。

(4)合并脏器或神经组织损伤的症状:当血管损伤合并其他脏器(如肺、肝、脑、肾等)损伤时,可出现相应的症状,如昏迷、肾功能衰竭、腹膜炎、呼吸困难等。

(二)超声持续动态评估

从 20 世纪四五十年代 A 型超声进入临床,到70 年代实时灰阶超声(real-time grey-scale ultrasound)的崛起,奠定了现代超声医学的基础;80 年代发展起来的彩色多普勒成像技术,为无创的血流相关检测和血流动力学检测开创了新的篇章;90 年代以来,日新月异的超声新技术更是为其拓宽了应用空间,提高了传统超声技术的诊断水平。除了无创、便捷、经济、高效、安全、无辐射等优点外,对许多病种诊断的较高特异性、敏感性,特别是可重复性,使得超声医学在急诊医学、危重症抢救领域已经超过普放、CT 等经典技术,发挥着极其重要的作用。

1. 创伤重点超声评估(focused assessment with sonography for trauma,FAST)与扩大创伤重点超声评估(extended focused assessment with sonography for trauma,EFAST)是适用于快速评估外伤患者体内出血病情的床旁超声检查方法。FAST 最早由 Rozychi 等提出,在 1996 年的一次国际会议中得到广泛认可,并逐步扩展应用到大血管损伤、腹主动脉瘤、胆囊结石、急性阑尾炎等急腹症中。FAST 检出腹部外伤患者内出血的特异性可达 94%～98%,敏感性可达 73%～99%,检查范围通常包含剑突下、右上腹、左上腹和盆腔。通过观察肝肾间隙、脾肾间隙、直肠膀胱陷凹、心包腔内是否有游离液体,判断腹腔、心包腔及盆腔内有无出血。EFAST 对于气胸的诊断优于传统的胸片,在胸膜渗出、肺实变及肺泡间质病变中,超声也显示出更高的准确性。

检查血管病变和血管损伤的方法一样,只是侧重点和节奏不同,后者更要求最短时间内明确损伤程度。应用彩色多普勒超声仪,常规采用5～10MHz 线阵探头(必要时可用 2～5MHz 凸阵探头或 5～8MHz 小凸阵探头或 2～3.5MHz 扇形探头),可以清楚显示周围血管。以颈动脉、锁骨下动脉为例,可先采用灰阶显像方式以横切面再以纵切面,连续观察颈总动脉(近、中、远段)、颈内外动脉分叉处、颈内动脉(近、中、远段)、颈外动脉主干及分支;再观察颈总动脉、颈动脉球部、

颈内动脉近段血管壁的三层结构，包括内膜、中膜、外膜，测量内 - 中膜厚度（IMT）；最后采用彩色多普勒血流显像（CDFI）观察上述动脉的血流充盈状态。

2. **高频彩色多普勒超声（HCDU）** 是 B 超成像联合彩色多普勒技术的一种无创检查方法，灵敏度高、重复性好、基本无禁忌证，可作为早期血管检测手段，能清晰显示血管管壁、管腔及血流动力学改变，被不少学者认为是可替代 DSA 成为下肢动脉检查的"金标准"。其通过探头发射超声波，并通过一段时间延迟后接收反射回的回声信号，并通过滤波、对数放大、数字转换等处理后形成二维超声图像。通过二维图像可观察动脉内膜厚度、管径大小、管壁连续性及有无血栓、斑块形成情况。

严重创伤的患者往往因为观察处理不及时而耽误病情，持续检测和动态评估就显得特别重要。超声检查便捷和可重复性的优点，对此提供了保障。对血管损伤的诊断更主要的是针对动脉血管，因为持续的出血危险更大，隐匿的出血更突然，需要指导急诊处理；对血容量状况的评估就需要同时兼顾动脉、静脉、心脏超声表现。多普勒心输出量监测和动静脉形态、充盈变异度就是针对严重创伤患者，特别是血管损伤患者的适宜技术。随着技术的进步和临床需求的变化，超声造影和超声介入技术也会在血管损伤诊断、治疗中发挥重要的作用。

**（三）放射影像评估**

1. **计算机断层扫描（computed tomography，CT）** 从 1895 年伦琴发现 X 射线，到 1972 年第一例临床诊断，CT 的出现是放射学诊断技术进步的一个里程碑，两位发明者因此获得诺贝尔奖。它的基本原理是用束状 X 线对机体进行断面扫描，将接收到的信号模拟输入、数字化处理成为图像。随着 CT 机更新换代和性能提升，螺旋 CT、超高速 CT、CT 造影等技术的实现，使血管损伤的诊断有了巨大进步。

CT 血管造影（CT angiography，CTA）又称 CT 血管成像，指静脉注射含碘造影剂后，在循环血和靶血管中造影剂浓度达到最高峰时间内进行扫描，经计算机对图像进行处理后，显示血管系统，是一种简单、无创的血管造影技术，但

对小血管显示不佳。随着技术进步，三维螺旋 CT 血管造影（three-dimensional CT angiography，3D-CTA）、CT 灌注成像（computed tomography perfusion imaging）等都会为血管功能和解剖状态评估提供更好的信息。

2. **血管造影** 血管造影是一种有创的 X 线检查方法，利用穿刺和导管将显影剂注入血管，通过显影剂在 X 线下所显示的影像来诊断血管的病损。多数情况下，动脉造影比静脉造影显得更为紧急和重要。

（1）动脉造影：通过直接在动脉内注射对比剂（手动注射或者高压注射器）令动脉内充盈对比剂，使动脉系统显影。临床上希望尽量将导管置入距兴趣动脉尽可能近的部位，注射对比剂后局部可达到尽可能高的浓度。根据导管顶端距兴趣血管的位置，可分为非选择性动脉造影、选择性动脉造影和超选择性动脉造影。

（2）造影剂：1923 年，Berberich J 与 Harsh S 用溴化锶作上肢血管造影，1924 年，Brooks 用碘化钠作下肢血管造影，近百年来，导管技术和造影剂材料不断进步保证了技术的发展应用。目前普遍使用的血管造影剂为碘试剂，使用碘试剂禁忌证的病例，可使用二氧化碳作为造影剂。①碘普罗胺 370 是一种水溶性低渗透压非离子型造影剂，主要经肾脏排泄。注射后 3～5 分钟肾实质充分显影，8～12 分钟已经排出体外，肾盂和输尿管显影良好。②二氧化碳本身具有无毒性、无致敏性、可溶解等优点，因此二氧化碳造影适合于所有患者，且经济实惠、创伤小，适用于周围血管损伤的诊断，但不用于心脑血管造影。二氧化碳在血管内可暂时将血液分开快速显像，完成造影后，二氧化碳气体会迅速与血红蛋白结合，通过肺部进行呼吸交换排出体外。

（3）数字减影血管造影：数字减影血管造影（digital substraction angiography，DSA）是医学影像学中继 X 线、CT 之后，电子计算机与常规 X 线血管造影相结合的又一项新技术，得益于 20 世纪 70 年代计算机技术的发展，数字式视频图像储存、处理的进步，到 80 年代，美国威斯康星大学的 Mistretta 小组和亚利桑那大学的 Nadelman 小组研制成功了真正的 DSA 并投入临床使用。此后，DSA 在机器性能、成像方式、方法和速度，图

像的存取、处理与显示,组织器官的形态和功能的定性分析,自动化和智能化程度等方面都取得了明显的进展。DSA 的基本原理是将注入造影剂前后拍摄的两帧 X 线图像经数字化输入计算机,通过减影、增强和再成像过程来获得清晰的纯血管影像,同时实时地显现血管影像随时间推移的动态变化状况。与常规血管造影相比,DSA 具有对比度分辨率高、检查时间短、造影剂用量少、浓度低等优点。特别是动态显示血管损伤和出血、栓塞的部位、程度、范围等,成为血管损伤诊断评估的"金标准"。

3. **磁共振血管造影** 磁共振血管造影(magnetic resonance angiography,MRA)是一种无辐射、无创伤的血管造影技术,与传统的 X 线血管造影不同,它不需要使用对比剂,也不是血管腔本身的成像,而是血流成像。

MRA 成像技术分为时间流逝法(TOF)和相位对比法(PC)两大类。TOF 通过观察分析静止组织和流动血液的信号差别来获得诊断,即依据血液流入效应的强度进行成像,主要优点是信号丢失少,空间分辨力高,采集时间短,善于查出有信号丢失的病变,如动脉瘤、血管狭窄等;相位对比法通过流动血液和梯度场之间的相互作用,进而改变流动血液的相位,即相位改变效应成像原理,可用于分析可疑病变区的细节,检查流量与方向。

近年来发展起来一种新的 MRA 方法,称对比增强 MRA,其适用范围广,实用性强。方法是静脉内注入 2～3 倍于常规剂量的 Gd-DTPA 对比剂(钆喷替酸葡甲胺,离子型非特异性细胞外液对比剂),采用超短 TR、TE 快速梯度回波技术,三维采集,该方法对胸腹部及四肢血管的显示极其优越。

目前,MRA 在多数临床情况下,多作为初步的筛选手段,仍不能完全代替常规 X 线血管造影,其对动态和血流动力学的观察,空间分辨能力,诊断的可靠性等方面有待进一步提高。

**(四)隐匿性血管损伤的评估**

1. **概念** 有的血管损伤由于部位深在、创伤后血压降低、血管壁破口较小或者血栓暂时栓塞等原因,早期没有明显的出血现象。随着病情的进展逐渐或者突然出血,表现出与血管损伤相关的症状体征,这种创伤后临床表现延迟出现的血管损伤称为隐匿性血管损伤。它与迟发性损伤和微小损伤不是一个概念,隐匿性血管损伤的临床表现具有早期隐匿、延迟出现、多种多样及不典型的特点,可能被误认为是感染或肿瘤而延误诊断,约占血管损伤病例的 7.7%。

2. **评估** 隐匿性血管损伤后期多出现肢体血供不足的表现,严重者形成骨 - 筋膜室综合征,甚至发生肢体缺血坏死。血肿或假性动脉瘤形成患者可有局部隆起、神经受压表现,可能突发活动性出血,有时引起局部反复肿胀、反复关节积血等不典型表现,或无力、间歇性跛行等。对于隐匿性血管损伤,单纯依靠物理检查诊断率并不高,因此,进行影像学检查是十分必要的,特别是在血压正常后的再次检查。对假性动脉瘤的检查首选彩色多普勒超声,而制订手术或介入治疗方案则需依据 CT 血管造影或增强 MR 血管成像的结果。

动脉造影是诊断隐匿性动脉血管损伤的"金标准",也是血管腔内治疗的基础,尤其适合位置较深、显露困难的动脉血管,如闭孔动脉、臀上动脉、股骨动脉及其分支血管,能够最大程度降低手术损伤,达到尽早控制出血,减少"二次打击"对患者的影响,这也是"损伤控制理论"的目的。

## 三、周围血管损伤的早期治疗

### (一)急诊止血

周围血管损伤早期处理的原则,第一是及时止血,通过纠正休克,挽救患者的生命;第二是尽快恢复组织血供,保全肢体,减少残疾,同时处理好其他合并伤。速度是创伤救治的灵魂,损害控制外科的核心在于以最快的速度、最简捷的手术方式达到控制出血的目的。

损害控制性复苏(damage control resuscitation,DCR)是损害控制手术原则的延伸,尽可能减少创伤和出血带来的并发症和死亡。DCR 的要义是恢复内环境稳态,防止或减轻组织缺氧、预防酸中毒和低体温,以及创伤性凝血病的进展。其重点是在有效止血的前提下,输注能提供全血功能的血制品,避免稀释性凝血病,允许性低血压复苏,减少再出血(成人目标收缩压 80～90mmHg)。具体措施包括压迫止血和止血敷料 / 止血设备的使用、经验性使用止血药物如氨甲环酸、尽快急诊手术控制出血。

1993 年,Rotondo 就提出了损伤控制外科的概念，但依然有习惯性的思维认为"待血流动力学稳定后"再行相应的处理，即便是高级技术，这也是建立在低级理论基础上的。损伤控制外科、损伤控制性手术、允许性低血压复苏是近20年来急救理念的巨大进步，在临床上已经得到印证，血管损伤的急诊抢救不可能像择期手术一样条件优越，需要在有限的状态和条件下寻找到最佳治疗、恢复的平衡点。

**1. 急诊处理** 及时准确的诊断和确实有效的止血手段是抢救成功的关键，哪怕是暂时的止血，也能为后续的治疗赢得机会，如能配合适当的液体复苏治疗更好。加压包扎适用于绝大多血管损伤的患者，如果能用止血药物敷料效果会更好，最好能在直视下将出血部位钳夹止血。目前常用的止血敷料有生物材料、合成材料和矿物质材料几种，理想的止血敷料应该方便使用、止血迅速、组织相容性好。止血带的正确使用是针对四肢大出血的必要手段，但要把握好止血带的部位、时间、压力大小和种类选择，同时为急诊手术和介入治疗争取时间。研究表明，上肢压力设置高于收缩压70mmHg，下肢压力高于收缩压100mmHg，既可达到压迫动脉而止血的目的，又不会损伤神经。

**2. 急诊确定性止血手术** 在满意清创、避免感染等并发症的情况下，最理想的治疗是恢复血管的连续性，特别是中、大动脉。多数血管损伤可以直接结扎处理，但涉及重要组织、脏器血供、功能的中、大型血管必须修复，包括动、静脉。根据其损伤程度，修复具体方法有：血管局部缝合术、端端吻合术、自体血管移植术、人工血管移植术。现在人工血管等替代材料的广泛应用为难以处理的大血管损伤，甚至是胸、腹主动脉损伤的救治争取到更大的康复机会。有时暂时的压迫填塞手术是必要的，如腹腔、骨盆的复杂出血；如血管暂时不能吻合、移植，可结扎标记待后续处理。

**3. 手术治疗** DCS要求对严重创伤的患者应优先施行简单快速的救命手术以控制出血和感染，待机体的状态有所恢复后再行二期确切的手术修复。手工间断缝合是目前显微外科学界公认的血管吻合"金标准"，彻底清创，去除污染坏死组织，观察损伤及缺损程度，决定行血管修补术、端端吻合术、自体移植或人工血管移植术。

（1）血管吻合术：动脉两端需先适当分离，并将邻近关节保持于半屈位，以减少张力。2～3cm以内的缺损可进行直接吻合。冲洗断端管腔：将两侧断端修剪整齐后，用0.1%肝素生理盐水（也可用0.5%普鲁卡因或3.8%枸橼酸钠液）冲洗两断端的管腔，冲出凝血块，以防止吻合口处血栓形成，通畅后才可吻合。剥除血管外膜，以免在缝合时将外膜带入管腔而引起血栓形成，一般每侧断端各剥离外膜0.5～1.0cm长。断端可以修剪成45°角或纵行切开以扩大吻合口，避免术后狭窄，一般狭窄超过50%就会影响血供。

端端吻合、端侧吻合、侧侧吻合基本技术相同，要注意：①从腔内向腔外缝合，避免外膜进入管腔内引起血栓形成；②全层缝合，不要漏掉内膜；③避免直接钳夹致内膜损伤；④保证强度的前提下选择较细的无损伤缝线，圆针；⑤腔外打结，避免过紧引起吻合口狭窄。除了缝合吻合术外，还有吻合器法、血管黏合法、激光吻合法和组织工程材料等，根据设备条件、技术特长等具体情况选择。

（2）血管移植：当血管缺损超过3cm时，不能依靠游离和体位变化保证无张力缝合，而需要行血管移植手术。移植的血管可选用自体动脉、静脉，或同种异体动、静脉，或人造血管。在显微血管手术中，仍以自体动、静脉移植最常用。供给血管必须是正常的，外径应与接受血管相仿，要能提供足够的长度。一般说来，动脉缺损用动脉移植重建，静脉缺损用静脉移植重建，但临床为了不引起供体区域的供血，常用自体静脉移植来修复静脉和动脉缺损。可供移植的自体静脉有大隐静脉、小隐静脉、颈外静脉、头静脉、贵要静脉、足背静脉及手背静脉等。如用自体静脉修复动脉缺损，应将移植静脉倒置，使其远心端与动脉的近心端缝合，静脉的近心端与动脉的远心端缝合；用静脉修复静脉缺损，或动脉修复动脉缺损或静脉缺损，则不必倒置。吻合完成后，先取下远心端的小血管夹，再取下近心端以恢复血流。

20世纪50年代研制成功无缝的人造血管，60年代出现以高分子聚四氟乙烯为原料经注塑而成的直型人造血管，已广泛应用于临床。制造人造血管的医用高分子材料有尼龙（nylon）、涤纶（dacron）、聚四氟乙烯（也叫塔氟纶，PTFE）、聚氨酯（PU）等，也可用天然桑蚕丝。织成管状织物后，经后处理加工成为螺旋状的人造血管，可随意弯曲而不致吸瘪。随着材料科技的进步，近些年又出现了可减少血栓形成和间质增生的碳涂层血管，有利于内膜形成的生物混合型人工血管——蛋白或明胶涂层血管，优化血流动力学的袖状血管，这些都可以改善生物相容度，提高血管开通率。

对人造血管的要求是：①生物相容性好，物理和化学性能稳定，不易老化，没有异物反应；②网孔度适宜，具有一定的强度和弹性，不易变形；③易加工、易缝合、易消毒处理；④植入人体后无毒副作用，组织能迅速形成新生的内外膜。

（3）术后处理：密切注意肢体循环情况，如脉搏、皮肤颜色和温度等，注意再出血和血栓形成征象。特别要注意防治感染和防止缝合处紧张，以免缝合处撕裂导致手术失败。应用低分子肝素钙或者罂粟碱抗凝，缓解血管痉挛。

### （二）介入治疗

**1. 概述** 介入治疗（interventional treatment）是"不开刀的手术"，是介于内、外科治疗之间的一种新兴治疗方法，运用特殊导管，通过血管、组织天然通道等，在影像设备引导下对病损局部进行治疗。其优点是创伤小、简便、安全、有效、并发症和禁忌证少。1929 年，一位德国医生将导管由自己的肘动脉插入，经上腔静脉插入右心房中，拍下了人类医学史上第一张心导管胸片；1953 年，经皮血管穿刺技术的创立，是介入技术的一大进步。Charles Dotter 于 1964 年采用同轴导管扩张法成功治愈了 1 例 82 岁女性下肢动脉狭窄，后来德国 Gruntzig 采用球囊导管扩张治疗冠状动脉成功后，1979 年，Wallace 将它正式改名为"interventional radiology"。

**2. 血管内介入** 血管内介入是通过穿刺人体表浅动、静脉，进入人体血管系统，将导管送到损伤位置，通过导管注射造影剂，显示病灶血管情况，在血管内对病灶进行治疗的方法。其可以进行局部药物治疗、血管栓塞、支架、成形术等，对控制特殊部位难以用传统手术解决的出血有奇效，如骨盆骨折、颅底骨折，甚至空腔、实质脏器破裂、主动脉夹层等。随着技术、条件的逐渐推广，目前血管损伤腔内治疗越来越凸显出优势。

介入技术同样适用于动脉、静脉损伤的处理，特别是大动脉局部损伤和创伤性动脉瘤，是血管损伤治疗越来越重要的支柱手段。

**3. 手术方法** 股动脉（或桡动脉、腘动脉）穿刺，在 X 线机监视下将导管送至造影剂外渗处，明确动脉损伤的部位、类型，以及重要脏器或组织的侧支循环等。然后以微导管超选择置管于出血动脉处，造影明确出血状况后，置入微弹簧圈栓塞出血动脉或植入覆膜支架封堵破口。损伤修复材料的选择包括弹簧圈、覆膜支架、聚乙烯醇（PVA）颗粒和明胶海绵等，根据靶动脉管径大小和类型选择型号不同的弹簧圈或联合明胶海绵、覆膜支架来封堵出血动脉破口，非主干动脉终末支适用弹簧圈或明胶海绵栓塞，主干动脉宜采用覆膜支架封堵动脉破口。

明胶海绵属于中短期栓塞剂，能够迅速止血，术后 2～3 周可被吸收；PVA 颗粒属永久性末梢栓塞剂，可能导致靶动脉支配区域组织缺血坏死，仅用于难以行弹簧圈栓塞或急症止血。只要选择合适的栓塞材料和方法，封堵血管彻底，均能取得较好的疗效，复发率低。

## 四、展望

血管损伤急诊处理必须突出时间概念，随着各级创伤中心建设的进展，从院前处理到急诊科抢救，从体格检查到床旁超声，再到急诊血管造影和介入治疗，血管损伤的救治水平在快速提高。高水平显微外科技术应用，材料科技的飞速进步，一定会为血管损伤患者带来福音。

虽然可以同时行介入治疗，但作为"金标准"的血管造影检查需要一定的设备、人员条件和准备时间，如果有更加便捷、无创、准确的诊断评估手段，必将挽救更多的血管和脏器。微创和介入技术是血管损伤救治的方向。

# 第二节 周围神经损伤

## 一、周围神经损伤概述

### （一）概述

周围神经系统包括与脑和脊髓相连的脑神经系统、脊神经系统和植物性神经系统，有感觉和运动纤维两种成分。由脑发出的称脑神经系统；由脊髓发出的称为脊神经系统；植物性神经系统是指分布于内脏、心肌、平滑肌、腺体的神经系统。周围神经损伤（peripheral nerve injury，PNI）的原因有：牵拉损伤、切割伤、压迫性损伤（骨折脱位等造成的神经受压）、火器伤、缺血性损伤、烧伤（电及放射性）烧伤、医源性损伤等，慢性损伤常见于骨关节退行性变、感染、中毒等。损伤引起其支配区域的感觉障碍、运动功能丧失和营养失调等相应表现，而肢体功能障碍是最为明显的终身残疾，须尽早诊断处理，以期取得较好恢复。

神经组织由神经细胞（神经元）和神经胶质组成，基本结构单位是神经系统元，它具有接受刺激和传导兴奋的功能。神经元由胞体和突触（树突和轴突）组成，胞体和轴突一般均被神经系统胶质细胞（glial cell）所围绕。神经系统胶质数量巨大，它们的功能非常重要，包括形成神经的支架、分隔不同功能的神经系统元、组成神经系统轴突的髓鞘、清除损伤和死亡的神经系统元、帮助神经系统元代谢化学递质、协助神经系统元生长发育、形成血-脑屏障以保护神经系统元，以及为神经系统元提供营养等。

根据神经系统元的功能不同，可将神经系统元分三种：①感觉神经系统元，又称传入神经系统元，多为假单极神经系统元，主要位于脑、脊神经系统节内，与感受器相连，能接受刺激，将神经系统冲动传向中枢；②运动神经系统元，又称传出神经系统元，多为多极神经系统元，主要位于脑、脊髓和植物神经系统节内，将神经系统冲动传给效应器（肌肉、腺体）；③中间神经系统元，介于前二者之间传递信息，多为多极神经系统元。

**（二）周围神经解剖特点**

周围神经一端与中枢神经的脑或脊髓相连，另一端通过各种末梢装置与身体其他各器官、系统相联系。包括两部分：脑神经系统（cranial nerves system），共12对，是周围神经中与脑相连的部分；脊神经系统（spinal nerves system），共31对，是与脊髓相连的周围神经。

**1. 分类** 周围神经系统又可分为躯体神经系统和内脏神经系统。躯体神经系统（somatic nerves system）分布于体表、骨、关节和骨骼肌；内脏神经系统（visceral nerves system）则支配内脏、心血管、平滑肌和腺体。由于躯体神经系统和内脏神经系统都需经脑、脊神经系统与中枢部相连，因此脑、脊神经系统内均含有躯体神经系统和内脏神经系统的成分。为简便起见，一般把周围神经分为三部分即脑神经系统、脊神经系统和内脏神经系统。

不管是运动神经还是感觉神经，周围神经的主要成分都是神经纤维。神经纤维即神经元的突起和其外膜结构的总称，许多神经纤维集结成束，包被由结缔组织形成的膜，构成神经。神经纤维的基本生理特性是具有高度的兴奋性和传导性，以生物电信号的形式传导兴奋，传导速度为2～120m/s。

**2. 有髓神经** 根据神经纤维有无髓鞘包裹，分为有髓和无髓神经纤维两种。有髓神经纤维由神经元的树突、长的轴突、包裹在轴突外的髓鞘和髓鞘外的神经膜构成。髓鞘（myelin sheath）及神经膜（neurolemma）呈鞘状包裹在轴突的周围。在轴突的起始部无髓鞘包裹，称此部为起始段（initial segment），其远侧的轴突部分，髓鞘呈节段包卷轴突，形似藕节，其间断部位，轴膜裸露，可发生膜电位变化，称此部位为神经纤维节（node of nerve fiber），又称郎飞结（Ranvier node）。两个相邻结之间的一段，称结间体（internode），长0.5～1.0mm，是由一个施万细胞所形成的髓鞘及其周围的神经膜构成。许多神经纤维组成一个小束，由神经内膜包裹；许多小束形成一大束，外被神经束膜；许多神经束形成一支神经，再由神经外膜包裹；这些结缔组织形成的膜对牵拉有保护作用。

**3. 髓鞘** 施万细胞核呈长椭圆形，位于髓鞘边缘的少量胞质内。髓鞘主要是由类脂质和蛋白质所组成，称为髓磷脂（myelin）。髓鞘有保护和绝缘作用，可防止神经冲动的扩散。有髓神经纤维的神经冲动传导，是从一个郎飞结跳到相邻郎飞结的跳跃式传导，长的神经纤维，轴突就粗，髓鞘亦厚，结间体也长，传导速度快。反之，传导速度慢。大部分脑、脊神经属于有髓神经维。

**4. 无髓神经** 无髓神经纤维（unmyelinated nerve fiber）仅由神经元的树突、轴突和轴突外的神经膜构成，无髓鞘、郎飞结。电镜下可见一个施万细胞包裹深浅不同的5～15条粗细不等的轴突。无髓神经纤维的神经冲动传导是沿着轴突进行连续性传导，其传导速度比有髓神经纤维慢得多。植物神经的节后纤维和部分感觉神经纤维属无髓神经纤维。

周围神经的终末部分是神经末梢，感觉神经末梢与周围组织一起构成感受器，由游离神经末梢、触觉小体、环层小体、肌梭组成；运动神经末梢支配肌纤维收缩，调节腺细胞分泌，由躯体和内脏运动神经末梢组成。

**5. 血供** 神经具有丰富的血液供应，对缺血的耐受性比肌肉强，它来源于邻近的动脉干或其肌肉、骨膜分支。周围神经有两套互相结合而功能上又相互独立的微血管系统，即外在与内在血管系统。外在系统，即局部营养血管和神经外膜血管；内在系统，即神经内膜内纵行走向的毛细血管网。过多游离神经会导致其缺血坏死。

**(三) 重要周围神经解剖**

**1. 臂丛（brachial plexus）神经及其损伤** 臂丛由第5～8颈神经前支和第1胸神经前的大部分纤维组成，经斜角肌间隙走出，行于锁骨下动脉后上方，经锁骨后方进入腋窝。其神经根先合成上、中、下三个干，每个干在锁骨上方或后方又分为前、后两股，由上、中干的前股合成外侧束，下干前股自成内侧束，三干后股汇合成后束。三束分别从内、外、后三面包围腋动脉。主要分支有腋神经、肌皮神经、正中神经、桡神经和尺神经，分布于上肢带肌及整个上肢。

臂丛损伤常为不完全性损伤，主要表现为相应神经根型分布的运动、感觉障碍，如肩部和上肢运动感觉障碍。

(1) 腋神经损伤：腋神经是臂丛后束的分支，由第5、6颈神经前支的纤维组成，与旋肱后动脉伴行向后外穿过四边孔，绕肱骨外科颈行于三角肌深面。伤后肩部外展运动障碍，三角肌区皮肤感觉障碍、萎缩，形成"方形肩"。

(2) 肌皮神经损伤：肌皮神经自臂丛外侧束发出后，斜穿喙肱肌，经肱二头肌和肱肌之间下行，并发出分支支配上述三肌，终支延续为前臂外侧皮神经，分布于前臂外侧皮肤。

(3) 正中神经损伤：正中神经由臂丛外侧束与内侧束共同形成，先在臂部沿肱二头肌的内部行走，到肘窝后方，后穿过旋前圆肌二头，行于前臂正中指浅、深屈肌之间达腕管，最后穿过掌腱膜深面到达手掌，分成了数支指掌侧神经。伤后第一、二、三指屈曲不能，拇对掌运动丧失，大鱼际肌萎缩，形似"猿手"，示指、中指末节感觉消失。

(4) 桡神经损伤：桡神经由臂丛后束发出，从肱骨干后外绕行并紧贴肱骨干，所以最易受损伤。在肱骨外上髁上方穿外侧肌间隔，至肱肌与肱桡肌之间，分为浅、深二支，浅支经肱桡肌深面，至前臂桡动脉的外侧下行；深支穿旋后肌至前臂后区，改称为骨间后神经。损伤后主要表现为前臂伸肌瘫痪和"垂腕征"：伸腕拇外展不能，第一、二掌骨间背侧感觉完全消失。

(5) 尺神经损伤：尺神经发于臂丛内侧束，含有第7、8颈神经和第1胸神经的纤维。与肱动脉伴行向后下方，至内上髁后方的尺神经沟，再向下穿经尺侧腕屈肌到前臂内侧，沿指浅屈肌和尺侧腕屈肌之间下行，在前臂中、下1/3交界处，分为较粗的掌支和较细手背支。尺神经在前臂上部发出肌支至尺侧腕屈肌和指深屈肌尺侧半，在中部发出细的皮支，向下穿过深筋膜，分布于小鱼际的皮肤。伤后表现为"爪形手"：第四和第五指的末节不能屈曲，骨间肌、小鱼际肌萎缩，小指感觉完全消失。

**2. 腰丛（lumbar plexus）神经及其损伤** 腰丛位于腰大肌深面，由第12胸神经前支的一部分、第1至第3腰神经前支和第4腰神经前支的一部分组成。支配髂腰肌和腰方肌，还发出分支分布于腹股沟区及大腿的前部和内侧部。主要分支有髂腹下神经、髂腹股沟神经、股外侧皮神经、股神经、闭孔神经和生殖股神经。

(1) 股神经损伤：股神经是最粗的腰丛分支，来自 $L_2 \sim L_4$ 神经根，位于肱动脉外侧。伤后股前肌群瘫痪，抬腿、伸小腿困难，股前面及小腿内侧面皮肤感觉障碍，股四头肌萎缩，膝反射消失。

(2) 坐骨神经损伤：坐骨神经是人体内最粗大的神经，由腰神经和骶神经组成，经骨盆穿过坐骨大孔进入臀部深面，支配股部后内侧相应区域肌群，在腘窝分为胫神经和腓总神经，支配小腿和足。坐骨神经损伤时，临床表现与胫、腓神经联合损伤时类同。

(3) 腓总神经损伤：腓总神经在腘窝上外缘经股二头肌内缘下行，至腓骨头后方并绕过腓骨颈，向前穿腓骨长肌起始部，分为腓浅神经及腓深神经两支。伤后出现垂足畸形，跨越步态，足、趾背伸外展不能，足背及小趾前外侧感觉丧失。

3. **脑神经及其损伤**　脑神经共有12对，依次为嗅神经、视神经、动眼神经、滑车神经、三叉神经、展神经、面神经、前庭蜗神经、舌咽神经、迷走神经、副神经和舌下神经。脑神经均由颅底的裂隙孔洞出颅，所以当颅底因损伤而骨折时，容易合并脑神经损伤，病变类型包括神经压迫、挫伤及神经断裂，会出现相应的功能障碍。最易受累的是第Ⅴ～Ⅷ对脑神经即三叉、外展、面听神经，第Ⅰ～Ⅳ对脑神经即嗅、视、动眼、滑车神经也常有损伤表现。后组脑神经损伤较少见，且症状不明显。

（1）视神经：视神经较为粗、韧，不全损伤较为常见。视神经在眶内行向后内，穿视神经管入颅窝，连于视交叉，再经视束连于间脑。分为球内段、眶内段、骨管段和颅内段四部分。不同部分的损伤会出现不同的症状和体征，视神经管内一段因骨折、血肿等导致视神经挫伤最常见。伤后以不同类型的视野缺失为主，重者可失明。原发性损伤如此段视神经撕裂及挫伤性坏死，患者在伤后立即失明；继发性损伤是因局部水肿或血液循环障碍引起神经坏死或软化，其视力减退发生较晚。

（2）动眼神经：第Ⅲ对脑神经。损伤时表现为眼睑下垂、外斜视、复视、瞳孔扩大、眼球不能向上、向内、向下转动，以及瞳孔对光反应减弱或消失；滑车神经（第Ⅳ）损伤时伤眼向下运动可减弱，或出现复视；外展神经（第Ⅵ）损伤时表现为内斜视，眼球不能向外转动，并有复视。

（3）三叉神经损伤：三叉神经是面部最粗大的神经，包括感觉和运动的混合神经，其中枢在脑桥。它的运动部分从脑桥与脑桥臂交界处出脑，再并入下颌神经，一同经卵圆孔穿出颅部；它感觉部分的胞体组成位于颞骨岩部尖端的三叉神经节。三叉神经管理头面部感觉及咀嚼肌的运动，当颅底骨折或脑干损伤时，出现其分支供应范围的剧烈疼痛、或感觉的减退或消失、角膜反射的减弱或消失、咀嚼运动障碍等。

（4）面、听神经损伤：面神经（第Ⅶ）亦为混合神经，其中枢在脑桥，在岩部面神经管行程较长，当岩部骨折时易伤及面神经干，表现为伤侧额纹消失，不能闭眼，口角向健侧歪斜（周围性面瘫）。若其皮质或脑干的中枢损伤，则为对侧下半部面肌瘫痪，鼻唇沟变浅，口角轻度下垂，但皱眉、蹙额、闭眼无障碍（中枢性面瘫）。前庭蜗神经，又称位听神经（第Ⅷ），传导听觉、位置觉，颅底岩部骨折时常与面神经同时受伤，出现听力丧失、平衡失调并周围性面瘫。

**（四）周围神经损伤的病理生理机制**

1. **基本伤害类型**　神经的牵拉伤是最常见的损伤。不同力量的牵拉，可能发生完全或不完全的连续性丧失，如臂丛神经撕脱伤、肱骨骨折后桡神经损伤。锐器伤是另一种常见的周围神经损伤（peripheral nerve injury，PNI）类型，可能是完全或部分的离断。压迫是第三种常见的PNI，虽然没有神经元件的断裂，但机械性压迫和缺血会导致运动和感觉功能的完全丧失。早在20世纪30年代，止血带试验就证明，至少在短期压迫下，引起生理传导阻滞的是局部缺血而不是压力本身，其影响是可逆的。

不同严重程度的周围神经损伤会出现相应的功能障碍，也决定了其预后：①神经失用。指周围神经比较轻的挫伤或压迫，神经传导功能暂时中断，一般数天或数周后恢复。②轴突断裂。周围神经受到明显的损伤，轴突断裂，远端发生沃勒变性，但是神经内膜保持完整，可望获得神经再生或功能恢复。③神经断裂。周围神经严重损伤，神经结构完全离断，不能期望获得神经再生或功能恢复。

有的学者将上述的三种损伤类型根据严重程度分为五类。一级损伤相当于Seddon的神经失用症。二级损伤相当于轴索神经病。当轴突（轴索）断裂和神经内膜部分损伤时，就会发生三级神经损伤，根据神经内膜损伤的程度，功能恢复是可能的。在四级损伤中，除了神经外膜外，神经的所有部分都被破坏。没有外科手术是不可能康复的。五级损伤指神经完全切断。

2. **损伤后神经的反应**　在神经纤维再生之前，发生了一系列的退化过程，基本的病理变化可以分为以下几种：①沃勒变性，轴浆运输破坏，轴突合成需要的成分断供，断端远侧轴突和髓鞘变性解体，由施万细胞和巨噬细胞吞噬，并向近端发展；②轴突变性，在病因解除后可以再生；③神经元变性，神经元胞体变性坏死可在短时间内继发轴突的变性坏死；④节段性脱髓鞘，不规则的长短不等的髓鞘病变，轴突完整。

损伤神经再生的成功与否在很大程度上取决于初始损伤的严重程度和随之而来的退行性改变。一级损伤病理改变轻微或不存在，其机制仅为传导阻滞，未发生真正的变性或再生。二级损伤（轴索损伤）在损伤部位及其近端几乎没有组织学改变；而在损伤部位的远端，发生钙化介导的沃勒（或顺行性）变性。在沃勒变性中，主要的组织学改变包括轴突和髓鞘的碎裂，这一过程在受伤后数小时内开始。在超微结构上，由于静脉曲张肿胀，神经小管和神经纤维排列紊乱，轴突轮廓变得不规则。损伤后 48～96 小时，轴突连续性消失，脉冲传导不再可能。

施万细胞在沃勒变性中起关键作用。它们在损伤后 24 小时内开始活跃，表现为核和细胞质增大，以及有丝分裂率增加。这些细胞迅速分裂，形成去分化的子细胞，上调基因表达的多种分子，以协助变性和修复过程。施万细胞和巨噬细胞共同作用，吞噬并清除损伤部位退化的轴突和髓鞘碎片，这一过程需要 1 周至数月时间。神经内膜肥大细胞在损伤后的前 2 周内显著增殖，它们释放组胺和 5- 羟色胺，增强毛细血管通透性，促进巨噬细胞迁移。

在三级损伤中，弹性神经内膜断裂和神经纤维末端收缩。局部血管创伤导致出血、水肿和强烈的炎症反应。成纤维细胞增殖，致密的纤维瘢痕导致受伤部位的梭形肿胀，束间瘢痕组织也会形成。在四级和五级损伤中，局部对严重创伤的反应更加明显，神经内膜管和神经束被破坏，施万细胞和轴突失去保护，在 24 小时内，会出现反应性的神经外膜成纤维细胞，伴有施万细胞和神经周围及神经内成纤维细胞的增殖。活跃的细胞增殖在第 1 周达到高峰，并持续较长时间。同时，毛细血管通透性增加，水肿和巨噬细胞浸润随之发生。神经末梢变成一团肿胀的紊乱施万细胞、毛细血管、成纤维细胞、巨噬细胞和胶原纤维。再生轴突到达近端肿胀的残端，在瘢痕组织内形成轮生，或沿着近端节段折回，或向外进入周围组织。有的再生轴突可能到达远端残端，这取决于多种因素，包括原始损伤的严重程度，瘢痕形成的程度，以及轴突到达损伤部位的延迟时间。和三级损伤一样，神经内管长期处于空置状态，会发生进行性收缩和纤维化，最终完全被胶原纤维所覆盖。

**3. 近端节段和细胞体** 神经细胞体和损伤部位近端神经纤维的变化取决于损伤的严重程度，以及损伤节段与细胞体的接近程度。施万细胞沿着损伤区域附近的近端节段降解，轴突和髓鞘的直径明显缩小。严重损伤后，神经传导速度相应降低。随着再生的进行，轴突直径增加，但可能永远达不到正常损伤前的水平。

**4. 神经再生** 严重损伤导致神经纤维与胞体离断，会发生破坏和死亡，称为神经纤维溃变，也就是沃勒变性。神经再生在沃勒变性结束后开始，而在轻度损伤中，再生和修复过程几乎立即开始。通过早期的传导阻滞逆转或晚期的轴突再生发生，功能可以完全恢复，其外观形态和生理变化都是可逆的。

神经损伤后的功能恢复涉及一系列复杂的步骤，再生顺序为以下的解剖分区：①神经元胞体；②细胞体与损伤部位之间的节段；③损伤部位本身；④损伤部位与终末器官之间的远端节段；⑤末端器官本身。再生修复阶段可以持续几个月到 1 年。代谢机制被重新编程，许多亚细胞代谢功能发生改变：RNA、蛋白质和脂质合成增加，神经递质合成减少，轴浆运输增加。细胞体内蛋白质和脂质合成的增加速度影响再生轴突的进展速度和最终口径，适当的手术修复可以消除间隙并减少瘢痕组织的数量。

在合理的生长条件下，能成功进入损伤部位远端的神经内膜管的轴突有很大的机会到达末端器官。有时，几个小的轴突芽可能进入同一神经内膜管，再生的神经纤维可能比原来的神经含有更多的轴突。

早在 20 世纪初，围绕周围神经微环境的再生能力的研究就开始了，Cajal 提出了导致再生失败的原因是外周神经环境而不是中枢神经系统和外周神经系统神经元的内在差异。有研究人员已经证明，中枢神经元具有在外周环境中再生的能力，而当外周神经元被放置在中心环境中时，就会失去这种能力。分子研究的结果证明施万细胞的支持作用，并证明外周神经微环境中存在营养分子，如神经生长因子（NGF）、脑源性神经营养因子和其他影响损伤后细胞存活的分子。

## 二、周围神经损伤的急诊评估

### （一）运动感觉功能评价

**1. 运动功能评价**　周围神经损伤后运动功能障碍主要表现为迟缓性瘫痪、肌张力下降、肌肉萎缩、腱反射减弱或消失等。其损伤后运动功能评价主要依据是皮肤情况、肌肉肿胀或萎缩、肢体畸形、步态正常与否、肌力改变和关节活动范围，其中肌力是主要指标。

（1）肌力：一般用肌力六级区分法。肌力0级——无肌肉收缩；1级——肌肉稍有收缩；2级——不对抗地心引力方向，能达到关节完全动度；3级——对抗地心引力方向，能达到关节完全动度，但不能加任何阻力；4级——对抗地心引力方向并加一定阻力，能达到关节完全动度；5级——正常。肌力评价过程需要患者配合，并双侧对比，结合神经反射检查才能提高准确性。

（2）标准：针对肌力的评价指标及量表很多，特别是上肢功能，如 DASH 评分、Rosen-Lundborg 评分、Highet 评分等。早在 1954 年，英国医学研究委员会（Nerve Injuries Committee of the British Medical Research Council，BMRC）就制定了肌力评价标准。目前国内主要依据 2000年制定的中华医学会手外科学分会上肢部分功能评定试用标准，是在 1989 年和 1994 年的版本上进一步完善形成的。它综合了肩肘关节活动度、具体肌肉肌力、支配区感觉和肌电图检查指标，依据功能状态判定损伤程度和疗效。下肢功能主要应用 BMRC 评定标准。

**2. 感觉功能**　感觉功能障碍需检查痛觉、深浅感觉、温觉、两点辨别觉及其改变范围来确定，一般检查痛觉及触觉即可。

（1）六级法：感觉功能障碍亦可用六级法区别其程度。感觉0级——完全无感觉；1级——深痛觉存在；2级——有痛觉及部分触觉；3级——痛觉和触觉完全；4级——痛、触觉完全，两点区别觉异常；5级——感觉完全正常。

（2）BMRC 评定标准：很多学者将疼痛作为臂丛神经功能恢复的指标。临床常用的感觉功能评价定量表有：英国医学研究委员会 BMRC 评定标准、Mackinnon-Dellon 标准、美国手外科指南感觉分级、中华医学会手外科学会上肢部分功能评定试用标准等，前者最为常用（表 17-101-5）。

**表 17-101-5　BMRC 感觉神经评价标准**

| 分级 | 内容 | S2PD/mm | M2PD/mm |
|---|---|---|---|
| S0 | 单一神经支配区感觉丧失 | | |
| S1 | 单一神经支配区深感觉痛觉恢复 | | |
| S2 | 单一神经支配区浅表痛觉和触觉部分恢复 | 6～15 | |
| S3 | 单一神经支配区浅表痛觉和触觉恢复，感觉过敏消失 | 4～8 | |
| S3+ | 自主区内两点分辨觉部分恢复 | >15 | 2～5 |
| S4 | 完全恢复 | >8 | 2～3 |

S2PD：静止两点辨别觉；M2PD：移动两点辨别觉。

### （二）自主神经功能评价

自主神经系统（autonomic nervous system），也称不随意神经系统或植物性神经系统，由躯体神经分化、发展，形成功能上独立的神经系统。主要由传出神经组成，受大脑的支配，但有较多的独立性，能调节内脏和血管平滑肌、心肌和腺体的活动。

**1. 特点**　自主神经系统主要的功能特点，一是不随意运动，如心跳、肠蠕动等。二是由交感、副交感神经双重支配，二者相互拮抗，相互协调从而保持功能状态恰到好处。自主神经系统即使在安静状态也会发出经常性的低频冲动来维持一定的刺激，称为紧张性效应。还会在机体遇到各种紧急情况，如剧烈运动、失血、酷寒时，发生一系列交感 - 肾上腺系统活动广泛加强的现象（应激反应）。美国生理学家 W.B. 坎农据此提出了应急学说，这些反应包括：心搏加速，皮肤及内脏血管的广泛收缩，支气管扩张、肝糖原分解加速等，其生理意义在于动员机体各种潜在力量以适应环境的剧变。自主神经系统还有情绪调控作用，在受到某些刺激时，可以广泛激活机体各器官和组织，产生明显的、超出常态生理节律的生理反应。

自主神经系统的活动并非情绪产生的中枢机制，但它的活动对情绪起着支持和延续的作用。

2. **评估** 自主神经功能障碍直观的表现为皮肤发红或发绀、皮温低，无汗或多汗，指（趾）甲粗糙发脆、指纹平坦且光滑发亮等。由于定量评价的要求，排除肤色、甲质等主观判断为主的表现，常用茚三酮、溴酚蓝通过发汗试验对其进行评价，感觉消失区与无汗区吻合。

### （三）电生理评估

1. **神经电生理检查（electrodiagnostic testing，EDT）** 方法主要有：躯体感觉诱发电位（somatosensory evoked potentials，SSEPs）——监测上行感觉神经传导系统的功能；运动诱发电位（motor evoked potentials，MEPs）——监测下行运动神经传导系统的功能；脑干听觉诱发电位（brainstem auditory evoked potentials，BAEPs）——通过听觉传导通路监测脑干功能及听神经功能；自由肌电图（free electromyogram，FEMG）及刺激肌电图（triggered EMG）——监测支配肌肉活动的颅神经、脊神经根丝和外周神经的功能；脑电图（electroencephalogram，EEG）——显示大脑半球皮质功能和癫痫灶定位。

2. **意义** 电生理评估针对周围神经损伤的意义主要有：①明确神经损伤的存在和部位，提高诊断率；②对于连续性存在的损伤神经判断是否有功能性神经纤维存在；③已通过损伤段神经的纤维是否可达到有用的功能恢复；④判断卡压性损害松解后手术效果及有无合并手术操作的副损伤。

3. **肌电图（electromyography，EMG）检查** 肌电图是通过描述神经肌肉单位活动的生物电流，来判断神经肌肉所处的功能状态，以结合临床对疾病作出诊断，如鉴别肌原性或神经原性病损，对于周围神经损伤的诊断和修复疗效的观察，肌电图更有独特的价值。

（1）历史：早在 1874 年，Bernstein、Hermann 等就提出肌电活动机制，命名了动作电位一词；100 年前人们用阴极示波器记录了动作电位；1922 年 Erlanger 用阴极射线示波器装置肌电图仪；91 年前，在运动单位生理概念基础上，Proebster 根据患者的肌肉动作电位研究周围神经损伤；70 年前，Hodes 测定了神经传导速度；20 世纪 60 年代

以来，神经肌电图学成为一门学科，肌电图检查开始在国内各大医院开展。1984 年中华医学会神经病学分会肌电图与临床神经生理学组成立。随着生物电和相关方法学的不断进步，肌电图对神经损伤定位、定性的作用越来越关键。

（2）项目：狭义的 EMG 通常指常规肌电图或同心针 EMG，记录肌肉静息和随意收缩时的电活动特征；广义的 EMG 指记录神经和肌肉病变的各种电生理检查，还包括神经传导速度（nerve conduction velocity，NCV）、重复神经电刺激（repetitive nerve stimulation，RNS）、F 波、H 反应、瞬目反射、单纤维肌电图（single-fiber electromyography，SFEMG）、运动单位计数、巨肌电图等。EMG 检查根据神经电生理特性和神经解剖原理，对其损伤进行定位诊断，如臂丛神经各分支或者下肢各神经及分支，但对神经损伤 3 周内的病损无法正确判断其损伤程度、部位，临床应用具有一定局限性。

### （四）影像学检查

1. **超声** 便捷无创的超声检查早已成为现代医学的利器。神经超声在临床上的使用已有 30 余年，早期主要用于单神经病变的诊断，如神经肿瘤、外伤、腕管综合征等。一般我们把频率高于 20 000Hz 的声波称为“超声波”，而临床应用的高频探头能达到 5～12MHz 或者 4～15MHz（$1MHz = 10^6Hz$），甚至更高。随着高频超声技术的进步，亚毫米级的成像已经不是难题，22MHz 的超声可以显示直径 0.5mm 或者更小神经的外膜、神经束膜和神经束等内部结构。20 余年来，有关神经超声在多发性周围神经病和多发单神经病中的研究和应用明显增加。随着分辨率的增加，周围神经超声检查可以反映外周神经病变的形态学特征，已经成为肌电图的有力补充，有研究证明其敏感性优于 MRI 与肌电图检查。

（1）超声表现：神经超声可以从横切面和纵切面两个角度对周围神经进行评估，在正常周围神经，横切面表现为蜂窝样结构，包括低信号的神经纤维束和高信号的神经束膜，以及高信号的神经外膜；纵切面则表现为轨道样平行神经束，以及高信号的神经外膜。

（2）参数：神经超声可以对神经干上某一点的形态学特点进行测定，包括神经横切面积（cross

sectional area，CSA）的变化、神经束的形态，以及回声的变化、神经外膜是否增厚、神经内部或神经外周血流信号的变化、神经自身或邻近有无占位病变；神经超声还可以对整根神经进行连续扫描，从而获得整根神经上不同位置形态学改变的分布规律。目前临床应用较为成熟、可以定量测定的参数为 CSA，其他参数仍以主观判断为主，如肿胀率（swelling ratio，SR）、扁平率（flattening ratio，FR）、血流分布、弹性成像、三维成像。

（3）优势与不足：应该注意，神经超声所提供的形态学信息，本身并无特异性，CSA 的增大、神经束信号的变化，并不能直接指向某一疾病，也不能区分轴索和髓鞘，病变性质的确定，需要结合临床背景和电生理特点综合判断。对于有神经损伤病史的患者意义较大。随着技术条件的发展，还会有更加先进的成像条件，更好地帮助神经损伤的临床诊断。如能量多普勒成像（power Doppler ultrasound，PDUS）技术是检测炎性病变血流的常用方法，与彩色多普勒血流显像相比，不受血流角度的影响，对低速血流的显示率更高。超声造影技术（contrast-enhanced ultrasound，CEUS）可获得低噪声的实时谐波图像，显示微血管血流。神经损伤的超声诊断具有无创、便捷、廉价、实时动态成像、无放射性损伤等优点，但对于仪器和操作人员的要求更高，还需要形成统一的诊断标准。

2. **磁共振（MRI）** MRI 应用于临床只有不到 40 年的时间，由于其独特的功能成像原理，除了可以获得质子密度体层图像外，还可以根据机体组织中的化学结构显示组织的功能状态，如坏死、炎症、肿瘤、退行性变等，对软组织的对比度也更为精确。MRI 对于中枢神经系统损伤诊断价值极高，随着 MRI 硬件、软件技术的发展及新序列的开发应用，MRI 神经成像技术逐渐成为诊断周围神经损伤如臂丛神经损伤的首选影像学检查方法。

（1）成像序列：目前，神经成像术、功能成像及分子成像序列已经应用于周围神经损伤的诊断。神经成像技术参数：臂丛神经节前段扫描，TE 1.3ms，TR 4.5ms，宽带 62.5kHz，翻转角为 45°，层厚 0.8mm，视野 18cm×18cm，像素矩阵 320×256；臂丛神经节后段扫描，TE 102ms，TR

500ms，宽带 62.5kHz，翻转角为 45°，层厚 2mm，视野 18cm×18cm，像素矩阵 320×256。损伤神经 MRI 序列可见神经纤维束增粗、离断、扭曲变形及外周高信号水肿带改变。

（2）弥散张量成像（DTI）：相比于普通成像序列，弥散加权成像（DWI）在显示神经组织缺血、炎症、外伤等病变时更敏感，而在此基础上，弥散张量成像（DTI）技术可以提供神经损伤导致局部水肿或者水分丢失的情况。因为常规 MRI 序列对水分子弥散运动具有较低的敏感性，DWI 是目前对水分子扩散最为理想的观察方法，但无法将组织弥散各向异性反映出来。DTI 作为新型 MRI 技术之一，是在 DWI 技术基础上发展而成的，主要通过扩散敏感梯度的方式自多个方向量化水分子的扩散各向异性，并在活体将细微的病理生理结构相关信息反映出来，在神经损伤早期诊断和鉴别中优势明显。

### 三、周围神经损伤的早期治疗

#### （一）治疗原则

神经损伤后，原则上越早修复越好。原发伤病的处理往往需要手术：吻合修复断裂的神经，解除神经的压迫，松解瘢痕粘连，配合随后的肢体功能锻炼。无张力吻合术是最理想的治疗，锐器伤应争取一期修复，如不能实施一期修复，二期修复时间以伤口愈合后 3～4 周为宜，不要轻易放弃对晚期就诊患者的治疗。

神经损伤的修复还依赖周围组织的修复，如骨折、血管损伤、肌腱损伤等，否则神经功能恢复难以得到机会。损伤程度是关键，医生恰当的早期处理是基础，患者配合后期康复治疗的依从性必不可少。

#### （二）手术治疗

1. **一般治疗** 包括局部与全身的治疗，如保持肢体循环、关节动度和肌肉张力，预防畸形和进一步损伤。配合理疗、按摩及适当电刺激保持肌肉张力，减轻肌萎缩及纤维化，锻炼尚存在和恢复中的肌肉，改进肢体功能。

2. **手术方法** 根据神经损伤的范围、程度、缺损状况，选择不同的手术方法。

（1）神经松懈术：包括神经外膜和神经内膜松解术，针对神经受压、瘢痕形成等，在游离显露神经后，将神经外膜或神经内膜上的瘢痕组织分离切除，以解除神经受压，为神经修复创造基本条件。要注意不要过分剥离，须保护神经组织血供。

（2）神经移位术：将神经位置改变，如由深层移到浅层，适用于神经长度相对不够而结构相对完整的患者。最常见于肘管综合征的手术。

（3）神经外膜缝合术：仅缝合神经外膜以保持神经结构的连续性，不缝合神经纤维，此手术方式设备要求和操作相对简单，缝合时间较短，对神经、血管的损伤小，适宜在技术和设备不够的基层医院开展。

（4）神经束膜缝合术：需在显微镜下操作，分离神经束，切除两断端约 1cm 外膜，清除瘢痕，无张力缝合两神经束支。此法，在分离神经时容易造成神经损伤，而且神经对位时也可能出现错误，神经束直径小，对术者的缝合技术要求较高，缝合时间相对延长，但束膜缝合后神经传导速度、波幅较好。

（5）神经移植术：当损伤致神经缺损 >2.5cm 时，传统神经缝合方法已经无法吻合，就需要行神经移植术。神经移植可分为自体神经移植和异体神经移植。①自体神经移植是连接回缩的神经末梢和末端器官之间的缺损。最理想的情况是，每一个再生轴突都与之前连接的相同类型的末端器官相匹配，从而恢复完整的功能，所以自体神经移植被认为是修复神经最有效的方法。神经端端缝合将受体神经断端和供体神经断端缝合，神经端侧缝合则为受体神经断端和供体神经侧方缝合。应该说，端端吻合术是周围神经修复的"金标准"，但即使是显微外科技术，由于供体神经功能的破坏，以及受体与供体的神经大小、束支错配等问题，移植物中再生的有髓神经纤维数、髓鞘厚度、轴突直径等都不可能达到理想状态。②异体神经移植主要问题是免疫排斥反应，可以用各种物理、化学方法，如低温冷冻、X 线放射、化学试剂去细胞等方法以去除免疫原性，利于神经修复再生。

（6）神经导管：神经纤维的再生才是神经移植的目标，为加强神经再生效果，采用神经导管在神经损伤的近端和远端桥接，构成一个密闭的有利于神经修复的微环境。构成神经导管的材料有自体材料神经导管和生物材料神经导管。①自体导管如动脉、静脉、软组织（肌肉、肌腱）等，其中静脉导管是目前最受欢迎的神经导管，其被证明在神经的传导速度、神经束的排列等方面具有优势。动脉导管虽然在厚度弹性方面较静脉导管好，对动物模型很有价值，但无法应用于临床。②生物材料导管如Ⅰ型胶原、壳聚糖、聚乙醇酸、聚己内酯、乳酸 - 羟基乙酸共聚物、纳米材料等，从最初的不可降解材料发展为可降解材料，大分子材料发展为小分子的纳米材料，神经导管的发展为神经修复提供了适宜的微环境，也为神经修复提供了思路。

对于神经纤维这种执行特殊的传导功能的高级组织来说，再生是困难而缓慢的。在神经伤不能修复时，施行肌肉转移术可以帮助重建功能。

### （三）非手术治疗

**1. 神经生长因子** 神经再生是一个持续而缓慢的过程，尽管进行一期神经精细修复，但当神经生长至效应器前，神经靶器官功能已经大部分丧失，如何提高周围神经的再生速度成为关键的问题。神经生长因子（nerve growth factor，NGF）是一种神经细胞生长调节因子，具有神经元营养和促突起生长的双重生物学功能，它于 20 世纪 50 年代被发现，Levi-Montgalcini 还因此获得诺奖。大量的研究证明，其对中枢及周围神经元的发育、分化、生长、再生和功能特性的表达均具有重要的调控作用，可以保护感觉神经元及促进运动纤维的再生。

（1）种类：神经生长因子家族包括神经生长因子（NGF）、脑源性神经营养因子（BDNF）、神经营养素 3（NT-3）、神经营养素 4/5、NT-6、NT-7 和单唾液酸四己糖神经节苷脂钠（GM-1）。NGF 为最主要的一类，它在组织中主要以前体的形式存在，是一个由 3 个蛋白 $\alpha$-NGF、$\beta$-NGF 和 $\gamma$-NGF（2:1:2 的比例）组成的 130kDa 的复合体，该复合物的 $\gamma$ 亚基起丝氨酸蛋白酶的作用，能裂解 $\beta$ 亚基的 N 端，从而激活该蛋白，生成具有功能活性的 NGF，这个过程主要在颌下腺中进行。

（2）NGF 的主要作用：①神经细胞增殖。NGF 可以通过与 TrkA 受体结合来驱动 Bcl-2 等基因的表达，从而刺激目标神经元的增殖和存活。②胰岛 B 细胞的增殖。有证据表明，胰腺细胞同时表达 NGF 的 TrkA 和 p75NTR 受体，而缺乏 NGF 可诱导胰腺 β 细胞凋亡，说明 NGF 可能在胰腺 β 细胞的维持和生存中发挥重要作用。③调节免疫系统。NGF 在先天免疫和后天免疫的调节中起着重要的作用。例如在获得性免疫中，NGF 由胸腺和 CD4$^+$T 细胞（辅助性 T 细胞）克隆产生，诱导感染 T 细胞的级联成熟。并且在炎症过程中，NGF 由肥大细胞高浓度释放，诱导附近的伤害性神经元轴突生长，因此炎症部位疼痛感会增强。④促排卵。NGF 在精浆中含量丰富。最近的研究发现，它可以诱导某些哺乳动物排卵，但是它对人类的重要性未知。

（3）用法：神经生长因子的给药途径有全身给药和局部给药，其中局部以小剂量持续给药为最佳方法，如电子微泵局部持续给药效果最好，局部一次性给药次之，全身给药疗效较差。研究表明，神经生长因子不仅能促进神经束面积、神经纤维密度增加，更重要的是促进神经髓鞘化，使再生纤维髓鞘生长完整、增厚。

神经生长因子对许多疾病的治疗有效。对于延缓神经退行性病变，或者刺激脊髓损伤患者运动神经的生长，其效果尤为显著；神经生长因子也被用来加速烧伤康复，消减化疗和放疗的副作用，治疗压疮和根除角膜溃疡。由于神经生长因子属于多肽蛋白质，难以透过血-脑屏障，且其生物半衰期短，需要长期反复给药才能维持有效浓度。其肌内注射后 25 分钟即可达到峰浓度，半衰期约为 3 小时（2.467h±0.477h），90% 经尿液排出，副作用轻微。

**2. 组织工程** 组织工程（tissue engineering）是一门以细胞生物学和材料科学相结合，进行体外或体内构建组织或器官的新兴学科，致力于发展生物替代材料以修复、替代、提高人体器官及其功能。20 世纪 80 年代，科学家首次提出"组织工程学"概念以后，为各种组织缺损、器官功能衰竭患者的恢复带来了曙光。

组织工程学包含的范围很广，如关于生物组织最基本的结构单位——细胞。干细胞是人体内一种有潜力能够分化为其他类型细胞的特别细胞，也是生物工程广泛研究和利用的一种手段。细胞疗法被认为是极具潜力的神经修复手段，成为将来代替自体神经移植治疗周围神经损伤的方法，而干细胞因其具有高度自我更新和多向分化潜能的特性，成为组织工程学中最为突出的种子细胞。干细胞的再生特性只是其优势之一，研究证明，这类细胞还具有强大的免疫特性。干细胞缺乏 HLA-DR（一种主要的组织相容性复合物 II 类抗原）的表达，使其免疫原性明显低于其他细胞类型。间充质干细胞还可以通过抑制促炎细胞因子的产生和刺激抗炎症细胞因子、抗原特异性 T 细胞的产生来减轻炎症反应。这些特点使其能够在宿主组织中长期存活和整合、自我更新。

（1）细胞：干细胞移植后向施万细胞分化是决定神经再生效果的关键因素。施万细胞不仅可以产生多种细胞因子和趋化因子，还可以分泌多种神经营养因子，促进轴突生长。轴突再生后，施万细胞包绕轴突形成髓鞘，支持后期神经功能的恢复。

干细胞种类多，来源广泛，易于获得，可以分泌神经营养因子，为神经再生提供有益的微环境，也可以诱导分化为施万样细胞，促进神经髓鞘的再生。移植方法也具有多样性，既可以直接移植，也可以通过转染提高细胞内营养因子的表达后进行移植，还可以诱导分化成施万细胞后再进行移植等。

干细胞疗法目前仍然存在着许多问题，如移植后的长期调控、干细胞分化方向、移植后是否具有不良反应和肿瘤发生风险等。就目前的研究情况而言，干细胞移植治疗神经损伤的效果仍然没有自体神经移植的效果好。

（2）支架：支架是用于支撑细胞成长为一个完整的组织的框架材料，如神经修复术的通道材料，也利用支架辅助干细胞移植，来替代自体神经移植作为轴突靶向生长的结构。支架的应用主要包括源自脉管系统的动静脉导管和一些生物可吸收性材料，因其可以被降解吸收的特点，从而降低移植排斥反应，同时为移植干细胞营造一个良好的微环境，为干细胞增殖、分化、代谢、营养交换等提供空间，还可以减少干细胞的流失和外部因素的干扰等。目前，应用到神经损伤修复试验中的支架材料主要有脱细胞动静脉导管、壳聚糖、聚乙醇酸、胶原蛋白、纤维蛋白等。

（3）生长信息：组织修复生长的信息用于引导和协调组织内细胞活动，目前已知的能够影响细胞活动的生长信息包括各种蛋白质因子和电信号。

**3. 基因工程** 基因工程技术诞生于 20 世纪 70 年代,它和细胞工程、酶工程、蛋白质工程和微生物工程共同组成了生物工程。

(1) 概念:所谓基因工程(genetic engineering)是在分子水平上对基因进行操作的复杂技术,将外源基因通过体外重组后导入受体细胞内,使这个基因能在受体细胞内复制、转录、翻译表达。这种人为干预技术可以将原来毫无亲缘关系的物种基因放置到另一种生物细胞中,也可以将特定片段的 DNA 大量扩增,即"拷贝"。

关于转基因植物和克隆技术人们都已熟知,甚至是重组基因药物和一些基因诊断、治疗技术,关于神经损伤的修复也有很多研究,但都处于实验阶段。基因工程以分子遗传学为理论基础,以基因治疗为目的,应用细胞生物学术,将外源性正常基因通过基因转移技术导入靶细胞,使其在体内表达,以纠正缺陷基因而治疗疾病。

(2) 方法:已有研究表明,可通过腺病毒将神经营养因子的基因转移至受损神经的施万细胞,通过目的基因的有效表达来促进周围神经损伤的修复。还有通过局部注射的方法将携带脑源性神经营养因子(BDNF)和睫状神经营养因子(CNTF)基因的重组腺病毒载体直接转入大鼠的损伤神经,使其在施万细胞中表达并分泌,从而保护了受损的运动神经元,促进了神经轴突的再生。

基因治疗的基本途径有两种:一是直接基因治疗或称一步法(in vivo),指将含外源基因的重组病毒、脂质体或裸露的 DNA 直接导入体内。此法不需要中介细胞的参与,操作简便,更接近于临床;第二种是间接基因治疗,也称回体转移或二步法(ex vivo),指将外源基因克隆至一个合适的载体,首先导入体外培养的自体或异体(有特定条件)的细胞,经筛选后再将能表达外源基因的受体细胞重新输回受试者体内。此法比较经典、安全,较易控制效果,但是步骤多、技术复杂难度大、不容易推广。

(3) 展望:应该说基因工程技术在周围神经损伤治疗的领域有广阔的应用前景,但许多研究尚处于基础研究和动物实验阶段,还没有广泛应用于临床治疗的条件。还有许多问题亟待解决,如目的基因的高效持续表达的问题、基因转染途径的实用性问题、载体工具的安全性问题、靶细胞选择的理想性问题和基因转移中的不良反应问题等。相信随着相关研究的不断深入,基因工程技术会最终成为治疗周围神经损伤的重要手段。

## 四、展望

周围神经损伤的治疗一直是创伤外科中的难题,文献报告预后不理想。神经吻合术也已经出现了 100 多年,近 30 年又有新的材料科技、药物治疗的进步,但几乎所有的治疗方法最终都会遗留不同程度的功能障碍,所以周围神经损伤的处理仍然是今后相当长的一段时间内困扰外科医生的难题。

神经再生通道的建立、神经营养因子、免疫反应、炎症反应、激素调节等微环境变化都是影响神经修复的重要因素。随着新的吻合技术的普及推广,高水平的医生越来越多,神经导管材料科技的进步,术后康复治疗手段持续完善等,都使神经修复水平大大提高,新的促神经生长类的药物可能会更有效地调节神经生长微环境和内分泌,也会对神经修复有帮助。但患者年龄、受伤神经部位、受伤机制和程度、修复时机、处理水平、术后康复治疗,甚至患者自身心理因素等都会影响修复效果。相信随着周围神经修复机制的深入研究,基因技术、分子生物学技术、神经靶器官失神经进程的进一步揭示,神经功能的评价和功能恢复的治疗都会有革命性的进展。随着组织工程学的快速发展,大量研究将间充质干细胞与神经导管和基因工程策略相融合,可望在促进损伤神经功能恢复方面发挥更大的作用。

(冀 兵)

## 参 考 文 献

[1] 张英泽,郭明珂. 肢体动脉编码和损伤分型系统 [J]. 中华创伤骨科杂志,2008,10(9):801-803.

[2] 中国医师协会急诊医师分会,中国人民解放军急救医学专业委员会,中国人民解放军重症医学专业委员会,

等. 创伤失血性休克诊治中国急诊专家共识 [J]. 中华急诊医学杂志, 2017, 26 (12): 1358-1363.

[3] 赵小纲. 创伤出血控制集束化新策略 [J]. 创伤外科杂志, 2020, 22 (11): 801-803.

[4] 陈苏伟, 钟永, 等. 创伤性主动脉损伤的外科治疗策略 [J]. 中华胸心血管外科杂志, 2020, 36 (2): 79-82.

[5] 陈思明, 朱亚琼, 王月香, 等. 超声造影在周围神经挤压伤检测中的应用价值 [J]. 中国医学科学院学报, 2020, 42 (5): 640-645.

[6] 中国医师协会介入医师分会急诊介入专业委员会, 中国研究型医院学会出血专业委员会. 创伤性脾出血介入治疗专家共识 [J]. 介入放射学杂志, 2020, 29 (7): 641-649.

[7] 于波. 中国血管内影像学研究的进展与展望 [J]. 中华心血管病杂志, 2019, 47 (9): 722-725.

[8] 李建荣, 许尚栋, 郑军, 等. 主动脉腔内修复术和术中支架人工血管植入术治疗外伤性主动脉弓降部病变的疗效 [J]. 实用医学杂志, 2020, 36 (19): 2645-2650.

[9] 顾广红, 缪锦林, 洪春扣. 磁共振颅脑 MRA 成像在脑血管疾病中的应用价值 [J]. 医学影像学杂志, 2017, 27 (11): 2218-2220.

[10] 高润霖. 我国冠心病介入治疗的进展与展望 [J]. 中华心血管病杂志, 2019, 47 (9): 675-679.

[11] 赵为陈. 细胞焦亡在血管内皮细胞功能障碍中的研究进展 [J]. 重庆医学, 2020, 49 (15): 2577-2582.

[12] 胡玉庆, 宋利华, 马天骁, 等. 四肢开放性骨折伴重要血管损伤的显微外科修复 [J]. 中华显微外科杂志, 2020, 43 (3): 296-300.

[13] 国家卫生健康委员会脑卒中防治专家委员会血管超声专业委员会, 中国超声医学工程学会浅表器官及外周血管超声专业委员会, 中国超声医学工程学会颅脑及颈部血管超声专业委员会. 头颈部血管超声若干问题的专家共识 (颈动脉部分)[J]. 中国脑血管病杂志, 2020, 17 (6): 346-353.

[14] 中国医师协会超声医师分会. 血管超声检查指南 [J]. 中华超声影像学杂志, 2009, 18 (10): 911-920.

[15] 贾秀月, 王明虹, 陈厚良, 等. 血管介入治疗与自然力再平衡: 从扶持到掣肘 [J]. 医学与哲学, 2020, 41 (11): 27-29.

[16] 徐辉雄, 张青萍. 微泡造影剂的声学特性及相关新技术 [J]. 放射学实践, 2000, 15 (6): 443-445.

[17] 许硕贵. 创伤失血性休克中的损伤控制 [J]. 中华急诊医学杂志, 2018, 27 (10): 1076-1080.

[18] 刘刚, 唐诗添, 王军, 等. 血管腔内治疗隐匿性动脉损伤的临床效果 [J]. 中华骨科杂志, 2016, 36 (6): 336-343.

[19] 彭云, 黄文贤, 江盼. 血管吻合技术研究进展和应用现状 [J]. 血管与腔内血管外科杂志, 2020, 6 (3): 270-274.

[20] 周鹏成, 朱东波. 腹部创伤的诊断与治疗 [J]. 创伤外科杂志, 2020, 2 (8): 623-626.

[21] 曹丽珍. 医学图像融合的临床应用价值 [J]. 临床放射学杂志, 2004, 23 (3): 254-256.

[22] 张海龙, 关兴. 臂丛神经损伤 MRI 表现特征及诊断价值 [J]. 临床医学, 2018, 12 (23): 55.

[23] 张慧芊, 陈立, 李青. 用以干细胞移植手术为基础的联合疗法治疗脊髓损伤的研究进展 [J]. 当代医药论丛, 2018, 16 (6): 60-61.

[24] 陈小燕, LI Qing-mei, JI Shi-meng, 等. 干细胞稳态和动员的自主神经调控研究进展 [J]. 复旦学报 (医学版), 2020, 47 (3): 448-455.

[25] 陈涛, 郭稳, 陈山林, 等. 高频超声对医源性周围神经损伤的诊断价值 [J]. 中国超声医学杂志, 2015, 31 (6): 527-529.

[26] 裘慈芳. 高频超声联合肌电图在周围神经损伤诊治中的应用价值 [J]. 全科医学临床与教育, 2019, 17 (2): 142-145.

[27] 王刚, 范顺, 李强, 等. 武神经生长因子梯度缓释系统促进周围神经再生的临床疗效观察 [J]. 中华显微外科杂志, 2013, 36 (6): 558-562.

[28] 戚剑, 劳镇国, 陈裕光, 等. 术中电生理检测在外周神经损伤中的应用 [J]. 中华显微外科杂志, 2004, 27 (4): 249-251.

[29] 潘达德, 顾玉东, 侍德. 中华医学会手外科学会上肢部分功能评定试用标准 [J]. 中华手外科杂志, 2000, 16 (3): 130-135.

[30] 刘明生, 崔丽英. 重视神经超声在周围神经病诊断中的应用 [J]. 中华神经科杂志, 2020, 53 (11): 861-864.

[31] 何波, 刘小林, 朱庆棠, 等. 周围神经修复临床疗效的科学评价 [J]. 中华显微外科杂志, 2011, 34 (1): 15-20.

[32] Takagi T, Nakamura M, Yamada M, et al. Visualization of peripheral nerve degeneration and regeneration: monitoring with diffusion tensor tractography[J]. Neuroimage, 2009, 44 (3): 884-892.

# 第一百零二章 四肢创伤

## 第一节 四肢创伤的概述

随着科技发展和社会现代化进步，许多疾病的诊治获得了突破性的进展，但创伤的发生率和严重、复杂程度却不降反升，全球每年死于创伤的人数超过 500 万，是 45 岁以下人群第一位的致死原因。随着经济社会的发展，创伤尤其是严重创伤救治，已成为当今各国普遍面临的重大卫生问题。我国作为全球人口大国，每年创伤事故的发生频次和死亡人数均居世界首位，其中交通事故发生率高，致死致残率高，且多为青壮年，给社会带来了巨大的负担，也是急诊急救医生面临的挑战。顾名思义，四肢创伤是外力作用于四肢、手足所导致的创伤，尽管相较于头胸腹部创伤而言致命性较低，但更容易发生漏诊误诊，且不恰当的治疗更易导致肢体残疾。

## 第二节 四肢创伤的病理生理

四肢创伤涉及全身多个部位、多个系统的损伤，病理生理变化根据具体损伤的部位和损伤的程度有所差异。但总体来说，了解以下典型变化有助于理解并及时给予恰当的处置。

### 一、动脉搏动

触摸动脉搏动能了解损伤肢体远端有无血液循环障碍，对于骨折的预后和预防合并症有着重要的意义，是四肢创伤检查与治疗中必不可少的步骤。通常触摸的部位有：肘前肱动脉、手腕桡动脉、腘窝处腘动脉、踝前方足背动脉搏和内踝后方胫后动脉。此外，还可以通过按压指（趾）甲观察肢体末梢血运情况。

### 二、皮肤温度

局部皮肤温度高者，多表示损伤淤肿严重或者有急性炎症；局部温度不高甚至发凉者，多为陈旧性损伤、慢性劳损，同时还需警惕血管损伤肢体缺血导致的皮温降低。

### 三、疼痛和压痛

四肢创伤患者均有疼痛，骨折尤甚，但强度不一。压痛可让患者指明疼痛的部位和范围。然后用手指按压，寻找痛点。检查时，一般应由周围健康组织，逐渐向痛点中心移动。动作由浅入深防止使用暴力，以免增加患者的痛苦。压痛部位深范围小，呈锐痛或刺痛，表示软组织撕裂或有骨质损伤。压痛部位浅范围大，呈钝痛或隐痛多表示有肌肉软组织挫伤。

### 四、特定姿势

如锁骨骨折患者常以健肢托扶伤肢，头偏向伤侧。桡骨远端骨折常用健侧手拖住伤侧的腕关节。

### 五、骨折特有体征

畸形，包括肢体的成角、旋转和短缩畸形；反常活动，肢体无关节部位出现了被动活动或者关节处出现了超出常规范围的异常活动表现；骨擦音和骨擦感，是骨折断端相对位移时发出的异常声音，更多为检查时手部的感觉。以上特有体征是四肢骨折的绝对征象，如果出现任意一条，即可高度怀疑存在骨折，但检查时应根据患者的耐受程度，以免增加不必要的痛苦和继发性损伤。

### 六、弹性固定

关节脱位时，关节周围软组织的张力使得脱

位的关节保持在一个特定的位置。如髋关节后脱位时患髋保持在屈曲、内收、内旋畸形位置，前脱位时呈外展、外旋、伸直位置固定。

### 七、感觉和运动功能障碍

根据四肢不同肌肉的活动受限情况和皮肤感觉变化，可以初步判断出是否合并周围神经损伤及损伤的位置。

## 第三节　四肢创伤的影像学诊断

选择合理的影像学诊断在四肢创伤诊治中是非常必要的，经过初步查体怀疑有骨折可能和所有高能量损伤者，均建议 X 线摄片，以最便捷高效的方式判断损伤的具体位置。X 线摄片应从至少两个方向如正、侧位进行投照，一些特殊部位应加拍轴位（如跟骨和髌骨）、斜位（如掌骨和距骨）。摄片的范围应足够大，骨干部的损伤应至少包含相邻的两个关节。对于一些特殊位置的骨折（如股骨颈嵌插型骨折、撕脱骨折和没有移位的隐匿性骨折）应强烈建议采用计算机断层扫描（CT）以明确诊断。基于 CT 的三维重建技术还可以从矢状位和冠状位截面观察骨折的具体细节，为进一步治疗提供帮助。超声检查主要是帮助判断血管和肌腱（肩袖、跟腱）损伤，多普勒血管超声可以快速判断四肢主要血管是否通畅。但超声诊断的准确性与操作者的经验存在一定的相关性，对于较小的肌腱损伤特异性较低。磁共振成像（MRI）是描述软组织损伤的重要工具，现已常规用于检查肩、膝、踝等大关节。对于膝关节半月板、交叉韧带、肩袖、关节软骨等软组织损伤的诊断准确率已接近 95%。同时，MRI 还可以用来发现一些 CT 难以察觉的隐匿性骨折。

## 第四节　四肢创伤的治疗

四肢创伤的治疗包括软组织皮肤、肌腱韧带、血管、神经等，以及骨骼损伤的治疗。其中骨折的治疗是本部分主要介绍的内容。四肢骨折的治疗原则包括复位、固定和功能锻炼。根据治疗的策略不同又分为保守治疗和手术治疗。保守治疗，即非手术治疗，最终目的是获得患肢功能的

最大限度恢复，包括手法复位、外固定和功能锻炼三个基本步骤。手法复位是骨折保守治疗的第一步，但并非所有的骨折均需要手法复位。如某些无移位或者轻度移位的骨折，预计愈合后不影响肢体功能则无须复位。反复多次手法复位有可能增加创伤，影响骨折稳定和愈合。

### 一、复位时机

骨折的闭合复位时间越早越好，因为损伤后6～12 小时开始肢体将发生肿胀使组织失去弹性。

### 二、复位标准

#### （一）解剖复位

骨折对位对线已经完全恢复正常的解剖关系，称为解剖复位。

#### （二）功能复位

骨折的对位对线虽然没有达到解剖复位的程度，但骨折愈合后对肢体功能没有明显影响，称为功能复位。骨折治疗时应尽可能获得解剖复位，尤其是关节内骨折（尺桡骨双骨折应视为关节内骨折），当临床上由于种种原因达不到解剖复位时，应至少获得功能复位。

#### （三）功能复位标准

1. 旋转和分离移位必须完全纠正，但上肢可以允许 $10°\sim15°$ 的旋转移位。

2. 具有生理学弧度的骨干，允许与其弧度相一致的 $10°$ 以内的成角畸形。

3. 长管状骨断端接触面积应大于 1/3，干骺端的对应面积应大于 3/4。

4. 成人短缩移位在下肢不应超过 1cm，儿童若无骨骺损伤，下肢短缩应小于 2cm。

### 三、复位方法

#### （一）手法复位

手法复位是骨折保守治疗的第一步，但并非所有的骨折均需要手法复位。如某些无移位或者轻度移位的骨折，预计愈合后不影响肢体功能则无须复位。反复多次手法复位有可能增加创伤，影响骨折稳定和愈合。

#### （二）手术复位

即手术切开复位，指征：

1. 骨折断端间隙内有筋膜或肌腱等软组织

嵌入，手法复位失败者。

2. 关节内骨折，手法复位不满意，可能影响关节功能。

3. 合并重要的血管神经损伤，在手术修复相应的血管神经时应同时行骨折切开复位。

4. 多处骨折，为便于护理和治疗，减少并发症的发生，多选择切开复位。

手术复位最大的优点是可以获得确切的解剖复位，但同时牺牲了骨折部位的血供，增加了局部软组织的损伤，并且存在细菌感染的风险，因此需要根据具体的骨折部位、类型、局部和全身条件综合分析，慎重选择。

## 四、固定

一旦骨折获得满意的复位后，必须立即采用确切的固定方法，并维持到骨折获得临床愈合的阶段为止。固定不仅可以保持复位后的解剖位置，亦可以消除疼痛，为邻近关节和肌肉活动创造条件。非手术治疗常用的固定方式包括石膏、夹板和持续牵引。石膏或夹板一般可以满足大多数四肢骨折的固定，固定的范围一般需要包括损伤骨的邻近两个关节，手足末节需要显露在外以便观察血运变化。警惕固定过紧或肢体肿胀导致的缺血坏死。当肿胀消退后石膏或夹板松动时，应及时更换以免固定失效。牵引是利用牵引力和反牵引力来获得骨折的复位和固定，常用于小儿股骨骨折和肱骨髁上骨折和成人股骨及髋关节骨折。根据牵引力的来源分为动力牵引和静力牵引。根据牵引力的作用点分为皮肤牵引和骨牵引。

经过手术切开复位后，一般需要采用内固定的方式维持骨折复位。20世纪60年代，生物力学日渐深入到骨科学领域，在此大环境下兴起的AO体系提出了骨折固定的四大原则：①解剖复位，特别是关节内骨折；②坚强内固定；③无创外科操作技术；④早期功能锻炼。AO的坚强固定是在解剖复位的基础上在骨折块之间加压获得的。其优点在于获得精确的复位和早期功能锻炼。20世纪80—90年代开始倡导以保护血运为主的内固定，即逐渐形成的生物接骨术（Biological osteosynthesis）。BO原则概括：①利用间接复位技术，对粉碎性骨折进行非解剖复位，主要恢

复骨骼的长度、轴线，矫正扭转；②内固定不强求一期的稳定，而是要保存有活力的骨块与主骨的连接，其血运不因内固定操作而再受破坏；③不应在骨折部位剥离骨膜进行植骨。BO理念在固定物、复位方法，以及固定方法等方面对OA理念进行了补充。具体的内固定材料日新月异、种类繁多，主要包括张力带系统、钢板螺钉系统、髓内针系统三大类。对于开放性骨折或者病情危重需要进行损伤控制性治疗时，可采用支架外固定。近年来随着计算机辅助和3D打印技术的发展，一些新的外固定支架技术也可以实现骨折的闭合复位和终极固定治疗。

## 五、四肢软组织创伤和开放性骨折

开放性骨折即骨折部位皮肤或黏膜破裂，骨折与外界相通。它可由直接暴力引起，使得骨折局部软组织破损，亦可由间接暴力使得骨折断端自内向外刺破肌肉和皮肤。开放性骨折根据软组织损伤的轻重可分为三度（表17-102-1）：

表 17-102-1 开放性骨折的 Gustilo & Anderson 分型

| 类型 | 描述 |
| --- | --- |
| I型 | 伤口长度小于1cm，一般为比较干净的穿刺伤，骨尖自皮肤内穿出，软组织损伤轻微，无碾挫伤，骨折较简单，为横断或短斜形，无粉碎 |
| II型 | 伤口超过1cm，软组织损伤较广泛，但无撕脱伤，亦无形成组织瓣，软组织有轻度或中度碾挫伤，伤口有中度污染，中等程度粉碎性骨折 |
| III型 | 软组织损伤广泛，包括肌肉、皮肤、血管、神经，有严重污染 |
| IIIA | 尽管有广泛的撕脱伤及组织瓣形成，或为高能量损伤，不管伤口大小，骨折处有适当的软组织覆盖 |
| IIIB | 广泛的软组织损伤和丢失，伴有骨膜剥脱和骨暴露，伴有严重的污染 |
| IIIC | 伴有需要修复的动脉损伤 |

开放性骨折的处理原则为及时正确地处理创口，尽可能防止感染，力争将开放性骨折转化为闭合性骨折。原则上，清创越早感染的机会越低。早期细菌停留在创口表面，仅为污染伤口。经过一段时间才繁殖并侵入组织内部发生感染，这段时间称为潜伏期。因此应争取在潜伏期内，感染发生之前进行清创。清创的顺序是皮肤、皮

下组织、深筋膜、肌肉、肌间、血管、神经、骨骼，先外后内、由浅入深。清除已经失去活力的皮肤和组织，不整齐的皮缘应切除 1～2mm，直至有新鲜渗血为止。肌肉的清创要较其他组织更加彻底，根据肌肉的颜色、血液循环状况、收缩能力和肌肉韧性判断肌肉活力。凡色泽暗黑、无张力、切面不渗血、钳夹不收缩，表示肌肉坏死，应予以清除。一般皮质骨污染深度不会超过 0.5～1mm，因此，污染明显的骨折端用刀片刮除清洗，即可达到清创要求，骨髓腔内如有污染，可用刮匙自断端深入髓腔 1～2cm 将其刮除。完全游离的小骨块可以清除，但有骨膜相连的骨片或较大的游离骨块应保留，以免因骨缺损过多影响骨折愈合。伤口处理结束后，Gustilo Ⅱ 型以上的开放性骨折原则上应采用支架外固定术，Gustilo Ⅰ 型骨折经过彻底清创后，确保有足够新鲜软组织覆盖的情况下可以按照闭合骨折进行内固定。一般认为伤后 6～8 小时内清创绝大多数可以一期愈合，若受伤环境温度较低、创口及周围组织损伤较轻其一期闭合的时间可适当延长。如果受伤时间过长，伤口可能和存在感染，则应果断选择二期闭合。

## 六、并发症

四肢创伤相关的并发症包括早期并发症和晚期并发症。

**（一）早期并发症**

1. 休克。

2. **脂肪栓塞综合征** 骨折端血肿张力大，使得骨髓腔内的脂肪微粒进入破裂的静脉内，引起肺、脑血管栓塞。

3. **重要的血管损伤** 肱骨髁上骨折时易合并肱动脉损伤，股骨下端骨折和胫骨上端骨折易合并腘动脉损伤等。

4. **重要神经损伤** 肱骨中下 1/3 骨折易合并桡神经损伤，胫骨平台骨折和腓骨颈骨折易合并腓总神经损伤等。

5. **骨筋膜间室综合征** 骨筋膜室是由骨、骨间膜、肌间隔和深筋膜所围成的密闭间隙，骨-筋膜室综合征即间隙内的肌肉和神经因急性缺血、缺氧而产生的一系列早期症候群。最多见于前臂掌侧和小腿，早期表现易与一般的肿胀疼痛相

混淆，一旦加重，进展迅速且组织损伤不可逆，严重者有截肢的风险，因此需要给予充分的重视。骨-筋膜室综合征的早期临床表现为局部进行性肿胀、剧痛。典型的体征包括"5P 征"：①疼痛，呈进行性加重的持续疼痛，但当缺血严重、神经功能丧失后感觉消失，此时疼痛减轻应视为疾病恶化的标志。②无脉，骨筋膜室内的压力逐渐增高，供给肌肉的小动脉随之关闭，导致肌肉坏死。当压力升高大于主要动脉压时，会出现肢体远端动脉搏动消失。③苍白，随着血管关闭肢体血运丧失，皮肤苍白发冷。④感觉障碍，骨筋膜室内的感觉神经受压、缺血导致其支配的区域感觉麻木。⑤肌肉麻痹，当前臂或小腿发生骨筋膜间室综合征时，指或趾呈屈曲状态，肌力减弱。被动牵伸时，相应的肌肉在筋膜间室内难以顺畅滑动而引起剧烈疼痛。一旦怀疑骨筋膜间室综合征，应密切观察，必要时可用 B 超监测血管畅通情况，有条件者可以直接测定骨筋膜室内的压力，一旦确诊应立即切开筋膜减压，当以上"5P 征"出现时已提示病情进入中后期，组织存在不可逆的损伤。只有缺血发生广泛肌肉坏死时，才出现休克、肾衰等全身症状。

**（二）晚期并发症**

1. **坠积性肺炎和褥疮** 老年、体弱的髋部骨折患者因长期卧床尤其容易发生。

2. **下肢深静脉血栓** 多见于髋部和下肢骨折，因下肢长时间制动，静脉回流缓慢，加之创伤所致血液处于高凝状态，易导致静脉血栓形成。一旦脱离，导致肺栓塞致死率极高。

3. **感染** 开放性骨折、清创不彻底，不恰当的内植物等因素都会增加感染的风险。

4. **骨化性肌炎** 由骨膜下血肿机化、骨化形成。严重者影响邻近关节活动。

5. **创伤性关节炎** 四肢关节内骨折，因关节面受到破坏，当没有能够获得解剖复位时，关节内出现台阶，长期运动磨损引起软骨损伤、增生和关节内无菌性炎症。

6. **关节僵硬** 骨与关节损伤最常见的并发症，为保持骨折复位和固定的稳定性，可能会增加制动的时间，因而牺牲了周围关节的活动度，导致关节僵硬。可靠的固定和尽可能早期积极功能锻炼是预防和治疗关节僵硬的有效方法。

**7. 缺血性骨坏死** 骨折和不恰当的手术处理可能导致骨的血液供应被破坏，从而发生缺血性坏死，尤其是一些血供来源单一缺乏代偿的部位，如腕舟状骨骨折后近侧骨折端缺血坏死，股骨颈骨折后股骨头缺血坏死。

**8. 缺血性肌挛缩** 如发生在前臂形成"爪行手"畸形。

**9. 骨愈合不良** 包括骨折延迟愈合和骨不连。

**10. 畸形愈合** 即骨折复位不良或愈合过程中复位丢失，使得愈合后骨干存在成角、旋转或者短缩畸形。

## 第五节 展 望

近年来，随着科技飞速发展，四肢创伤的救治策略也有了较大的进步。尤其是与3D打印、计算机辅助外科、人工智能机器人等新兴科学联系紧密，使得个体化固定材料、计算机模拟复位的外固定装置、导航微创置钉等前沿技术进入临床试验阶段，并取得了可靠的效果，也为将来发展提供了更多可能。

（许硕贵）

## 参 考 文 献

[1] Einhorn TA, Gerstenfeld LC. Fracture healing: mechanisms and interventions[J]. Nat Rev Rheumatol, 2015, 11（1）: 45-54.

[2] Hadjiargyrou M, O'Keefe RJ. The convergence of fracture repair and stem cells: interplay of genes, aging, environmental factors and disease[J]. J Bone Miner Res, 2014, 29（11）: 2307-2322.

[3] FM Azar JHB, Canale ST. Campbell's operative orthopaedics[M]. 13th ed. Philadelphia: Elsevier, 2018.

[4] Achten J, Vadher K, Bruce J, et al. Standard wound management versus negative-pressure wound therapy in the treatment of adult patients having surgical incisions for major trauma to the lower limb-a two-arm parallel group superiority randomised controlled trial: protocol for Wound Healing in Surgery for Trauma（WHIST）[J]. BMJ Open, 2018, 8（6）: e022115.

[5] Fasika OM, Stilwell JH. Lower limb trauma: a review of 40 cases treated at the regional burns and plastic surgery unit, Merseyside, England[J]. East Afr Med J, 1994, 71（7）: 467-469.

[6] Kucukdurmaz F, Alijanipour P. Current Concepts in Orthopedic Management of Multiple Trauma[J]. Open Orthop J, 2015, 9: 275-282.

[7] Inan M, Halici M, Ayan I, et al. Treatment of type IIIA open fractures of tibial shaft with Ilizarov external fixator versus unreamed tibial nailing[J]. Arch Orthop Trauma Surg, 2007, 127（8）: 617-623.

# 第一百零三章 骨 盆 创 伤

## 第一节 骨盆创伤的定义及概述

### 一、定义和流行病学

近年来，随着建筑业和交通运输业的迅速发展，骨盆型严重多发伤日渐增多，占高能量创伤的 20%～84.5%。由于其多由高能量外伤所致，伤情凶险复杂，多伴有合并症或多发伤，致残率高。严重的骨盆骨折常合并创伤性失血性休克及盆腔脏器合并伤，病死率高达 5%～20%。因此，骨盆型严重多发伤的早期救治仍是创伤领域亟待解决的重要课题。一般认为骨盆骨折存在两个发病高峰，一是高活动水平的青壮年，其致伤原因主要是高能量损伤如交通事故及高坠伤；二是老年患者，由于骨密度降低而易发生骨质疏松性骨折，女性患者多见，多由低能量损伤造成。交通伤是骨盆骨折最常见的损伤原因。一项研究发现，27.6% 的交通伤会导致骨盆骨折，病死率达 17%，在小型车辆和气囊不打开、车辆的横向形变较大时更容易造成骨盆骨折。

### 二、解剖、骨盆骨折分型

骨盆由左、右髋骨和骶骨、尾骨及其间的韧带连接构成。骨盆边缘的分界线把骨性骨盆分为所谓的真骨盆和假骨盆。真骨盆容纳子宫、卵巢、输卵管、阴道及邻近的输尿管、膀胱、尿道、直肠等器官；假骨盆参与低位腹腔的组成。

真骨盆有上、下两口，上口又称为入口，由界线围线；下口又称为出口，高低不平，呈菱形，其周界由后向前为尾骨尖、骶结节韧带、坐骨结节、坐骨下支、耻骨下支、耻骨联合下缘。两侧耻骨下支在耻骨联合下缘所形成的夹角叫耻骨角，男性为 70°～75°，女性角度较大，为 90°～100°。

髂骨是构成骨盆的最大骨，其下端增厚部位构成髋臼上部，较薄的髂骨翼止于髂嵴上方。髂嵴是髂骨翼的上缘，位于皮下，可触及，常作为腹壁肌肉的定位点。骶骨为脊柱中最坚强的骨块，由 5 个骶椎融合而成，两侧与左右髋骨相关节，称为骶髂关节。骶髂关节周围有韧带加强其稳定性，主要有骶髂骨间韧带、骶髂前韧带、骶髂后韧带、骶结节韧带及骶棘韧带。耻骨大部分由耻骨上下支组成。在接近髂骨的融合部位，耻骨有一个增厚的部分髂耻隆起。耻骨联合由两侧耻骨体内侧的耻骨联合面组成，关节面上覆以透明软骨，其间为一较厚的纤维软骨盘，关节的周围有前后上下 4 条韧带，各韧带皆甚薄弱，真正具有连接作用的是关节内耻骨间盘。耻骨是内收肌群的定位点，包括耻骨肌、长收肌和短收肌，以及大收肌的一部分。闭孔外肌一部分起自于覆盖在闭孔上的闭孔膜，另一部分起自于耻骨。腹直肌止于耻骨的上部，刚好经过耻骨结节后方，突起的中部附着于腹股沟韧带。

骨盆骨折的分类方法较多，在临床工作和科研工作中得到广泛认可的有 Young-Burgess 分型、Tile 分型和 AO 分型。Young-Burgess 分型根据损伤机制和严重程度进行分类，主要分为前后挤压型、侧方挤压型、垂直剪切型和混合型。前后挤压型骨折引起单或双侧半骨盆外旋转、髂骨翼向外移位，以耻骨分离为特征，在耻骨联合处或耻骨支处骨折，相关损伤可能包括骶髂关节分离和不常发生的骶骨骨折。前后挤压型损伤大多数情况下垂直稳定，但由于骶髂关节前部分离致旋转不稳，表现为"开书样"骨折。侧方挤压型是最为常见的类型，由侧方暴力引起半骨盆向内旋转，导致冠状位上耻骨支骨折，半侧骨盆内旋。与前后挤压骨折不同，侧方挤压损伤与骶骨骨折高度相关。

Tile 分型则将骨折主要分为 3 类,稳定型(A)、部分不稳定型(B)和完全不稳定型(C)。稳定型不涉及骨盆环稳定性,骨折轻度移位;部分不稳定型骨折,旋转不稳、垂直稳定的骨盆环损伤,损伤的骨盆后侧张力带和骨盆底仍保持完整无损伤,髋骨可发生旋转不稳定;而完全不稳定型骨折,旋转和垂直不稳定的骨盆环损伤。后侧骶髂部稳定结构完全损伤,骶棘和骶结节韧带完全撕裂,前侧产生耻骨联合分离,或一侧耻骨上下支骨折或双侧耻骨上下支骨折,骨盆产生旋转和垂直方向不稳定,一侧骨盆可向上移位。

AO 分型是基于骨盆环的旋转和移位程度的一种分类方法,其分类详细,对于骨折描述精确,但是在临床操作中较为烦琐,其在临床工作中的使用不如 Young-Burgess 分型和 Tile 分型广泛,常常用作研究总结病例时使用。

国内张春才和许硕贵教授基于髋臼发育进化,髋臼与骨盆的整体性及"头臼对应"的系统性特点,提出了三柱概念及髋臼骨折浮动分类法,这一分类能比较准确快速地反映出髋臼骨折的严重程度,有利于医生决策其整体化、系统化及个体化的治疗方案。

# 第二节 骨盆创伤的急诊评估

## 一、大出血及休克的循环评估

骨盆骨折的早期处理对于整个治疗过程至关重要。治疗中首先应处理危及生命的损伤,按照骨折分类制订合理的治疗方案,密切监护,边治疗边诊断,避免漏诊。结合损伤机制能够提示患者可能出现的相关并发症。移位的骨盆骨折块可能直接损伤尿道、直肠等邻近器官,需特别注意患者能否排尿及是否有血尿,必要时进行诊断性导尿;肛门指诊同样必不可少,检查时要注意指套是否染血。除对四肢、脊柱及骨盆重点检查外,一定不要忽视可能伴有的脏器损伤(包括腹部、胸部、颅脑创伤)。严重的骨盆骨折患者,往往存在血流动力学不稳定、休克、生理功能严重紊乱、机体代谢失调,此时应遵循损伤控制骨科学(damage control orthopedics)原则进行处理,这一点已被越来越多的医生所熟悉并遵循。早期救治遵守简洁、快速、易操作的原则,任何外科操作都必须是保命性质的,以减轻对患者的"二次打击"。

骨盆骨折合并的血流动力学不稳定主要是由于盆腔内血管损伤导致大量失血引起的,出血通常有三个来源:静脉、松质骨、动脉。骶前区膀胱旁静脉丛或骨折端出血通常是骨盆出血的主要来源,大约 80% 的不稳定骨盆骨折的出血都是这个原因。在骨盆骨折的早期救治中,准确的伤情判断和快速有效的治疗反应非常重要,救治速度往往与成功率成正比。对早期诊断为不稳定骨折合并血流动力学不稳定的患者,应该优化检查治疗流程,快速建立生命通道复苏,密切观察对于治疗的反应,尽早明确损伤性质,确定治疗计划。此外,骨盆骨折患者常合并其他部位多发损伤,需要多学科综合小组共同协作诊疗。良好的分级创伤救治体系也是改善骨盆骨折救治水平的重要因素,对于危重患者,应该就近完成初步救治后,快速转送到有能力处理的上级医院进一步救治。

## 二、放射影像学检查

X 线和 CT 是骨盆骨折常用的影像学检查手段。骨盆骨折患者应常规拍摄标准骨盆前后位、入口位、出口位 X 线片和 CT 三维重建。X 线片和 CT 图像能反映耻骨支骨折部位、移位方向及骨盆后环损伤类型等。对于前后方挤压型骨盆骨折,X 线片可快速显示骨盆环的严重畸形或不稳定,其敏感性为 78.9%;而 CT 能够把后环的损伤情况更好地显示出来。早期影像学检查有助于识别出血的潜在来源。创伤重点超声评估(FAST)可在进行复苏时快速识别出血部位,而不延迟 CT 检查的时间。临床上,神志欠清的患者腹部体检可能是阴性的,但使用腹部超声可以准确地识别腹腔内出血。

# 第三节 骨盆创伤的早期治疗

骨盆骨折大出血最为简单快速的止血方法是骨盆被单包扎,通过对骨盆环的挤压,缩小骨盆容积,使止血得到控制。在有条件的情况下,外固定支架也是最为常用的急救方法之一,通过闭合复位骨折固定,有效减少骨盆容积并能恒定保持,使静脉出血和骨折断面渗血减少。骨盆外固定支架和 C 形钳固定都是对骨盆骨折的直接固定,外固定支架适用于多数骨盆骨折;前路骨盆外固定术可有效减少不稳定的损伤,并可增加腹膜后压力,有助于填塞。但对于垂直不稳定型骨盆骨折,前环的内旋闭合可能会加重后环的移位和出血,此时要考虑选择骨盆 C 形钳固定。

如不具备外固定条件或是静脉出血难以控制,可以选择腹膜后骨盆填塞止血。欧洲的创伤中心比较推崇早期使用骨盆纱布条填塞止血技术,需要注意的是,骨盆填塞止血技术应该在完成骨盆外固定并恢复其力学稳定性之后才能使用。骨盆填塞对静脉源和较小的动脉出血有效,并为直接结扎提供了机会。填塞部位通常是骶前和膀胱旁区域,主要通过直接压迫止血。骨盆环的稳定有利于骨盆填塞止血。根据不同骨盆损伤模式,骨盆填塞联合支架或骨盆 C 形钳外固定可增加止血效果。骨盆填塞并非没有缺点,相对而言,盆腔填塞比血管造影更具侵袭性,可能发生感染并发症的风险更高。盆腔感染率高达 15%,盆腔间隙感染更常见于需要重复填塞的患者。因此,盆腔填塞的应用受限。

血管栓塞是最有效的处理骨盆骨折动脉出血的方法,具有快速、微创、止血准确等优点。骨盆骨折在早期机械稳定和适当的液体复苏治疗后,仍有或怀疑血流动力学不稳定的患者,应考虑血管造影。

在骨盆骨折伴严重血流动力学不稳定复苏无效等极端情况下,复苏性腹主动脉内球囊阻断可以起到类似主动脉钳夹的效果,建议用于血流动力学不稳定或输注血液制品无反应者,为实施止血措施赢得时间。基本策略是快速止血的同时尽量缩短球囊时间,技术成熟者可以在 6 分钟内完成,一般使用不超过 60 分钟。复苏性腹主动脉内球囊阻断应用的同时也增加了骨盆血管栓塞的难度,首先是球囊阻断后盆腔血供减少,影响诊断性血管造影,另外,减少对侧股动脉灌注,及主动脉分叉平面上方球囊使导丝引导难度增加。

骨盆骨折患者经早期处理稳定后,重建骨盆结构,恢复骨盆稳定性成为治疗的重点。稳定的骨盆骨折类型可选择保守治疗,而不稳定的骨折类型则需手术治疗。手术治疗的目的主要是恢复骨盆结构的完整,纠正骨折移位和旋转畸形,提供稳定的固定。

由于骨盆区域解剖结构的复杂性,对于骨盆骨折手术方式的选择,术者须在术前进行详细的规划,综合考虑骨折类型,复位固定顺序及显露充分与否,同时术者对于该类损伤的治疗经验对预后同样具有重要影响。虽然骨盆前环骨折的概率高于后环,但后环结构的稳定与否对于维系整个骨盆环的结构稳定性的作用更为重要。在选择手术入路时,术者须权衡手术的显露范围与降低手术相关风险之间的关系。

由于骨盆的解剖特点和对于治疗的要求,微创手术越来越多地应用于临床中。近年来,除了传统的外固定架与骶髂关节螺钉固定外,经皮螺钉固定、经皮钢板置入等技术也被广泛使用。这些技术缩小了手术切口,减少出血及切口相关并发症的发生。此外,骨盆骨折闭合复位技术也为骨盆骨折的微创手术治疗提供了良好的基础。导航技术的应用可降低这一操作的放射时间,增加安全性。一些更新的辅助技术,如 3D 打印、三维计算机导航等在复杂骨盆及髋臼损伤治疗中也已经得到逐步应用,一定程度上减少了手术难度,提高了治疗的效果。

骨盆骨折患者多合并髋臼骨折,在治疗上也更为复杂。骨盆骨折和髋臼骨折的处理原则和要求有所不同。骨盆骨折早期以抢救生命、处理危重并发症和控制损伤后大出血为重点,后期治疗则以恢复骨盆环的稳定、尽量纠正骨折移位为主。由于在骨折的处理中并不要求绝对解剖复位,因此可采取部分闭合复位和经皮内固定置入等技术进行治疗。而髋臼骨折为关节内骨折,要求对骨折进行解剖复位,在处理这类损伤时应该注重骨盆骨折与髋臼骨折的关系。按一定的顺序进行复位与固定,使得处理的结果满足骨盆稳定性与髋臼关节内解剖复位的要求。骨盆后环损伤中少部分涉及骶骨骨折。骶骨横行骨折合并骶骨两侧骨折引起脊柱-骨盆分离,神经并发症发生率高,骨折极度不稳。对于这类损伤,早期重建固定不稳定的腰椎骨盆关节、腰骶神经根减压是治疗的重点和关键。

## 第四节 展 望

严重骨盆骨折的救治是一个非常复杂的问题,需要多学科创伤小组的协力配合。需要强调的是，严重骨盆骨折的治疗没有标准的流程，急救治疗的核心在于早期损伤控制，即优先处理患者致命损伤，强调院前院内流程一体化、多学科及医疗机构紧密合作及低血压复苏等理念，可以降低病死率，减少严重并发症的发生，并改善预后。医生应该根据个人经验及所在医疗机构的实际情况灵活选择抢救方案。虽然未来学科的发展方向是精细化，但是对于骨盆骨折的救治来说，更强调学科与资源配置的集成化，未来的发展方向是做好院前救治和创伤急救中心资源集成化的配置。通过成立多学科创伤急救小组并将输血室、CT 室、DSA 室、手术室集成化配置到一起，必将大大降低不稳定骨盆骨折患者的病死率。

同时还应该认识到骨盆骨折的治疗目前仍存在诸多问题。虽然在纠正骨性结构异常和稳定性方面已引起更多医生的关注，但在一些神经损伤方面的治疗上似乎略为滞后。导致一些如慢性疼痛、跛行、性功能及排尿功能障碍等并发症。这些并发症常常是终身性的。因此，这些神经损伤作为骨盆骨折的早期或晚期并发症应该得到医生充分的重视，部分神经功能通过积极治疗是可以恢复的。当然，也期待更多新的、成熟的辅助技术出现，使得医生对于骨盆骨折的治疗更为得心应手。

（许硕贵）

# 参 考 文 献

[1] Chu CH, Tennakoon L, Maggio PM, et al. Trends in the management of pelvic fractures, 2008-2010[J]. Journal of Surgical Research, 2016, 202(2): 335-340.

[2] Halawi MJ. Pelvic ring injuries: Emergency assessment and management[J]. J Clin Orthop Trauma, 2015, 6(4): 252-258.

[3] Garala K, Patil S. Radiography, anatomy and imaging in pelvic fractures[J]. Orthopaedics & Trauma, 2018, 32(2): S1877132718300241.

[4] D Nast-Kolb, S Ruchholtz, C Waydhas, et al. Damage Control Orthopedics[J]. Unfallchirurg, 2005, 108(10): 804, 806-811.

[5] 董金磊, 李庆虎, 周东生, 等. 早期腹膜外骨盆填塞联合暂时性腹主动脉阻断治疗血流动力学不稳定骨盆骨折[J]. 中华创伤杂志, 2018, 34(1): 40.

[6] Zou Q, Zhou S, Zhang K, et al. The Immediate Management of Pelvic Fracture Urethral Injury-Endoscopic Realignment or Cystostomy?[J]. Journal of Urology, 2017, 198(4): 869.

[7] 赵资坚, 蔡史健, 张荣臻, 等. 腹部脏器损伤合并骨盆骨折和休克患者的损伤控制治疗[J]. 中华普通外科学文献（电子版）, 2015(2): 129-132.

[8] 周东生. 骨盆创伤学[M]. 2 版. 济南: 山东科学技术出版社, 2010.

[9] 张春才, 许硕贵. 髋臼骨折治疗学[M]. 上海: 上海科学技术出版社, 2015.

[10] Lee MA, Yu B, Lee J, et al. Effects of the establishment of a trauma center and a new protocol on patients with hemodynamically unstable pelvic fractures at a single institution in Korea[J]. Eur J Trauma Emerg Surg, 2019, 45(2): 273-279.

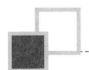

# 第一百零四章 脊柱创伤

## 第一节 脊柱创伤的概述

脊柱创伤指脊柱解剖结构的任何一部分或全部结构的损伤：骨结构、软组织、神经结构。脊柱的力学不稳定，以及神经结构的急性或潜在损伤，是急诊处置脊柱创伤需要重视的两个基本问题。脊柱创伤主要包含脊柱骨折与脊髓损伤。脊柱创伤是一类严重危害人类健康的创伤，对于患者的生理、心理、工作和生活都有极大的影响。

对于脊柱创伤的认识，有着久远的历史。最早有关文献可以追溯到公元前2500年，在所发现的古埃及人的外科手卷中就有关于脊柱创伤的病例记载，当时就描述了患者的瘫痪、排尿障碍、腹胀等现象，并得出了脊柱脊髓损伤是"不治之症"的结论。脊柱创伤的发生并未随着现代社会的进步而减少，战时和自然灾害时可成批发生。当今脊柱创伤在全球呈现高发生率、高致残率、高耗费、低死亡率、患者主要为青壮年等特点。脊柱创伤伤情严重复杂，多发伤、复合伤较多，并发症多，合并脊髓伤时预后差，甚至造成终身残疾或危及生命。它已成为全球性的医疗棘手问题，因此加强脊柱创伤急诊处置、进一步提高临床救治及功能康复的研究具有十分重要的意义。

## 第二节 脊柱创伤的解剖与分类

### 一、脊柱创伤的解剖基础

#### （一）脊柱三柱理论与致伤机制

1984年，Ferguson完善了Denis提出三柱分类概念，认为椎体和椎间盘的前2/3属前柱，后1/3属中柱，这是目前比较公认的三柱分类概念。前柱包含了椎体前2/3，纤维环的前半部分和前纵韧带；中柱则包含了椎体的后1/3，纤维环的后半部分和后纵韧带；而后柱则包含了后关节囊、黄韧带及脊椎的附件、关节突、棘上及棘间韧带。中柱和后柱包裹了脊髓和马尾神经，该区的损伤可以累及神经系统，特别是中柱的损伤，碎骨片和髓核组织可以突入椎管的前部，损伤脊髓，因此对每个脊柱骨折病例都必须了解有无中柱损伤。胸腰段脊柱（胸$_{10}$～腰$_2$）处于两个生理幅度的交汇处，活动度又大，是应力集中之处，因此该处骨折十分常见。暴力是引起胸腰椎骨折的主要原因。暴力的方向有$x$、$y$、$z$轴方向。脊柱有六种运动：在$x$轴上有屈、伸和侧方移动；在$y$轴上有压缩、牵拉和旋转；在$z$轴上则有侧屈和前后方向移动。有三种力量可以作用于中轴：轴向的压缩、轴向的牵拉和在横面上的移动。三种病因不会同时存在，例如轴向的压缩和轴向的牵拉就不可能同时存在。因此胸腰椎骨折和颈椎骨折可以分别有六种类型损伤。

#### （二）脊髓损伤病理生理

脊髓损伤（spinal cord injury，SCI）是指由于外界直接或间接因素导致SCI，在损害的相应节段出现各种运动、感觉和括约肌功能障碍，肌张力异常及病理反射等相应改变。SCI可分为原发性SCI与继发性SCI。前者是指外力直接或间接作用于脊髓造成的损伤。后者是指外力造成的脊髓水肿、椎管内小血管出血形成血肿、压缩性骨折及破碎的椎间盘组织等形成脊髓压迫所造成的脊髓进一步损害。继发性损伤所引起的SCI很多时候要比原发性损伤严重。

### 二、脊柱创伤的分类

#### （一）脊柱骨折分类

1. **按损伤部位** 颈椎、胸椎、腰椎、骶椎骨折或脱位。

2. **按损伤机制** 脊柱屈曲型损伤、伸展型损伤、旋转型损伤、纵向压力型损伤、直接暴力型损伤。

3. **按有无合并伤** 脊柱骨折或脱位合并脊髓损伤或马尾神经损伤，及脊柱骨折或脱位不合并脊髓损伤或马尾神经损伤。

4. **胸腰椎骨折分类** 压缩性骨折、爆裂型骨折、Chance 骨折、屈曲 - 牵拉型损伤、脊柱骨折 - 脱位。

5. **颈椎骨折分类** 屈曲型损伤、垂直压缩型损伤、过伸型损伤、齿状突骨折。

**（二）脊髓损伤分类**

1. **脊髓震荡** 最轻微的 SCI，临床表现为不完全截瘫。一般于伤后 24～48 小时内症状体征消失。

2. **脊髓休克** 表现为损伤平面以下感觉、运动、括约肌功能完全丧失，处于无反应状态，单纯脊髓休克可在数周内自行恢复。

3. **不完全性 SCI** 脊髓解剖连续性完好，传导功能部分丧失，临床表现为 SCI 平面以下有不同程度的感觉、运动、括约肌功能存在。依据损伤部位不同，分为 5 种综合征。

4. **完全性 SCI** 较多见，临床表现为 SCI 平面以下感觉、运动、括约肌功能全部丧失。截瘫：胸腰段 SCI 使下肢的感觉、运动产生障碍；四肢瘫：颈段 SCI 后，双上肢也有神经功能障碍，为四肢瘫痪。

5. **脊髓圆锥综合征** 下肢神经的感觉和运动存在，鞍区感觉障碍，括约肌功能丧失，排便、排尿和性功能障碍，肛门反射和球海绵体反射消失。

6. **马尾损伤** $L_2$ 椎体以下椎管内为马尾神经，损伤后表现为周围神经损伤。

## 第三节 脊柱创伤的诊断与评估

### 一、脊柱创伤的接诊处理

**（一）病史询问**

接诊时要详细询问病史，受伤方式，受伤时姿势，伤后有无感觉及运动障碍。

**（二）主诉**

主要症状为局部疼痛，站立及翻身困难，颈部活动障碍，腰背部肌肉痉挛，不能翻身起立。

**（三）体检**

检查脊柱时暴露面应足够，必须用手指从上至下逐个按压棘突，如发现位于中线部位的局部肿胀和明显的局部压痛，提示脊柱已有损伤。检查有无脊髓或马尾神经损伤的表现。

**（四）注意多发伤**

脊柱损伤病例往往合并有颅脑、胸、腹脏器的损伤。要先处理紧急情况，抢救生命。

**（五）辅助检查**

1. **X 线检查** 常规摄脊柱正侧位、必要时照斜位。X 线片基本可确定骨折部位及类型。

2. **CT 检查** 有利于判定移位骨折块侵犯椎管程度和发现突入椎管的骨块或椎间盘。

3. **MRI 检查** 对判定 SCI 状况极有价值。MRI 可显示 SCI 早期的水肿、出血，并可显示 SCI 的各种病理变化。

### 二、脊髓损伤截瘫指数及意义

SCI 后各种功能丧失的程度可以用截瘫指数来表现："0"代表功能完全正常或接近正常。"1"代表功能部分丧失。"2"代表功能完全丧失或接近完全丧失。一般记录肢体自主运动、感觉及两便的功能情况，三者得分相加即为该患者的截瘫指数。从截瘫指数可以大致反映 SCI 的程度，发展情况，便于记录，并可比较治疗效果。

## 第四节 脊柱创伤的治疗

### 一、胸腰椎骨折的治疗

**（一）非手术治疗**

目前认为非手术治疗适用于椎管无压迫或轻度压迫、无神经损伤的稳定性胸腰椎骨折，经治疗后患者疼痛症状缓解、多数能恢复工作状态，预后较好、并发症少。非手术疗法包括手法整复、功能锻炼、垫枕法复位、体外器械复位、石膏或支具固定等。

**（二）手术治疗**

1. **手术入路** 胸腰椎骨折是临床常见的骨折类型，经过多年的深入研究，其分型系统不断改进，利用合理的分型标准进行骨折定性分析，对指导手术方案的选择具有重要意义。从目前的临床研究来看，胸腰椎骨折的手术入路仍以后路手术为主，其他的入路方式有前路和前后路联合。

### 2. 手术方式

（1）椎弓根钉技术与植骨融合：后路短节段椎弓根钉内固定是目前治疗胸腰椎骨折最常用的手术方式，也是多数胸腰椎骨折患者理想的治疗方案。植骨融合术可以获得坚强的内固定效果，椎弓根钉棒系统能恢复伤椎前缘高度、保持早期脊柱稳定性，而及时进行伤椎内植骨有助于提高后期椎体稳定性。

（2）微创手术：随着影像学技术的发展及手术器械的改进，脊柱微创技术越来越受到人们的关注，其能避免或减少术中广泛剥离软组织、牵开器引起肌肉损伤、脊神经损伤等医源性损伤，加快患者术后恢复时间、降低传统手术并发症的发生率。

（3）椎体成形术：经皮椎体成形术（PKP）和经皮球囊扩张椎体后凸成形术被应用于骨质疏松性椎体压缩骨折的治疗，均能快速缓解患者疼痛及改善胸腰椎活动功能，但比较而言，PKP更能减少骨水泥渗漏、恢复伤椎高度及纠正后凸畸形。对年龄超过70岁骨质疏松性老年胸腰椎骨折，尤其是合并多种内科疾病的患者，可考虑微创精准治疗系统，如"影航"激光定位手术导航系统指引下行椎体成形术，术程更加精准迅速，有利于患者的快速康复。

## 二、颈椎骨折伴脊髓损伤的治疗

### （一）稳定型颈椎骨折

压缩或移位较轻者，颌枕吊带牵引复位后头颈胸石膏固定3个月。明显压缩或脱位者，行颅骨牵引复位后头颈胸石膏固定3个月。对合并四肢瘫痪及牵引失败者，行手术内固定。

### （二）颈椎骨折伴脊髓损伤的外科治疗

**1. 手术时机** 尽管目前大部分国内外文献均主张对颈椎骨折伴SCI应早期进行手术治疗，但具体手术时机尚无一致意见，主张3h、6h、8h、24h及3d内手术者均有。目前大部分学者主张在8小时内手术，最迟不应超过24小时，否则就延迟至1周后进行手术，3天内的早期手术价值不大。但也有相当部分学者认为早期手术对神经

功能的恢复没有效果，反而因为脊髓水肿大大增加了医源性损害的可能。

**2. 术前处理** 颈椎骨折及SCI患者的术前处理相当重要。颈椎稳定性损伤可采用枕颌带牵引；颈椎不稳定性损伤采用颅骨牵引；寰枕联合处高位颈椎损伤，头颅在脊柱上方保持中立位比任何牵引或手法复位更为重要。高位SCI往往导致呼吸困难，应及时采取气管切开，必要时辅助以呼吸机等措施缓解呼吸困难。

**3. 手术入路与方式选择** 手术总的原则是前方有压迫从前路进入，后方有压迫则从后路进入，前后都有压迫可采用前后联合入路。颈椎骨折的内固定技术及器械发展很快。后路包括从最初的钢丝捆扎、椎板钩固定、侧块螺钉固定至近年常用的椎弓根螺钉、椎板螺钉、关节突螺钉等；前路从最初的单纯植骨融合发展到现在的各种前路钢板及融合器。由于麻醉技术及手术技术的提高，目前的固定技术已经可以采用前后路联合技术进行复杂骨折的固定。

## 三、脊髓损伤的药物治疗

SCI单纯通过手术治疗很难治愈，需与药物联合治疗才可能取得较好的疗效。根据病情和受伤时间合理选择针对SCI不同环节的药物，可以对脊髓起到一定的保护、修复，促进再生等作用，防止脊髓发生进一步损害，保留脊髓功能的相对完整性。治疗SCI的药物种类很多，然而由于其副作用及其片面性，临床运用受到一定限制。到目前为止，药物治疗只有早期应用甲基强的松龙的价值及单唾液酸四己糖神经节苷脂在急性不完全性SCI中的神经康复作用得到肯定。其他研究较多的药物有阿片受体拮抗剂如纳洛酮，自由基清除剂如维生素E、维生素C、甘露醇、皮质类固醇，兴奋性氨基酸受体拮抗剂，离子通道阻断剂，一氧化氮合酶（NOS）抑制剂，丙戊酸等。能否研究出新一代，既有神经修复功能，又能在中枢神经系统中达到治疗剂量的药物，值得我们进一步研究。相信随着SCI机制的不断阐明和治疗方法的不断深入，SCI的药物治疗将会出现一个崭新的局面。

### 四、脊髓损伤的其他治疗方法

#### （一）高压氧治疗

高压氧治疗可以提升血氧分压，改善脊髓缺血状况。1965 年，Meada 首先应用高压氧治疗实验性 SCI，并收到了一定的成效，后来又经过国内外众多学者的实验和临床研究，高压氧已经成为治疗 SCI 的一种重要手段。

#### （二）局部亚低温治疗

局部亚低温治疗可以降低细胞代谢水平，降低组织耗氧量，增强脊髓耐缺氧能力，减轻水肿，降低脑脊液压力，减少酸性物质产生，有利于受损脊髓的恢复。

#### （三）中药治疗

近年来，中药三七、丹参、人参、黄芪、汉防己、马钱子等在治疗 SCI 中累积了丰富的经验。但其具体机制缺乏解释，一定程度上限制了临床应用。

# 第五节 展 望

## 一、发展现代化急救组织系统、做好现场急救

脊柱创伤尤其是 SCI 的预防与早期急救搬运较之治疗更为重要。在发达国家，随着急救组织和措施的健全与发展，完全性 SCI 的发生率已从 78.8% 降低至 22.1%。据不完全统计，我国 SCI 完全性与不完全性的比例一直维持在 70∶30 左右。国内完全性 SCI 的高比例，并非致伤原因较发达国家重，而是由于对 SCI 患者的急救组织系统不够健全、急救措施不完备所致。因急救处理不当，不完全性 SCI 损伤可转为完全性损伤，从而丧失脊髓功能的恢复。对于颈髓损伤者来说，每上升一个颈髓节段，就意味着患者康复目标会大大降低、残疾程度明显加重，其后果可能是外科手术或康复训练难以弥补的。因此，在我国开展全民安全教育及加强创伤院前急救搬运知识的培训，提高规范性的初期救治水平，加强急救组织的现代化显得尤为重要。

## 二、脊髓损伤的治疗展望

近年来，脊髓损伤的生物治疗获得较大进展。脊髓损伤的生物治疗主要包括细胞移植和基因治疗。

目前应用到 SCI 的细胞移植物包括胚胎干细胞、骨髓间充质干细胞（MSCs）、基因转染的成纤维细胞、施万细胞（SCs）、嗅鞘细胞（OECs）、脐带血干细胞及多种细胞联合移植等。研究表明：细胞移植对一些 SCI 患者的部分功能有改善作用，但对脊髓完全横断的 SCI 者移植无效。目前的研究认为，单一细胞移植效果非常有限，有向细胞联合移植发展的趋势。

对 SCI 来说，基因治疗目前仍停留在非常基础的试验阶段。基因治疗包括体内法和体外法。目的基因主要是神经营养因子基因族，包括神经生长因子（NGF）、脑源性神经营养因子（BDNF）、神经营养素（NT）、睫状神经营养因子等。载体主要分为两大类：病毒载体和非病毒载体。常用的病毒载体主要有腺病毒、逆转录病毒、腺相关病毒和单纯疱疹病毒等。基因治疗目前尚处在探索阶段，某些问题尚有待解决，例如：中枢神经系统存在排斥反应；移植细胞在宿主体内不能长期存活；遗传修饰细胞移植后转基因表达可能会随时间的延长而下降，失去治疗作用。此外，外源基因针对特定组织的特异性导向问题及外源基因的致癌性亦不容忽视。

## 三、脊柱创伤的早期康复训练

应高度重视 SCI 的康复治疗；康复治疗应与临床做到早期无缝对接。标准化的康复训练对于 SCI 功能恢复及预防各种并发症很重要，例如：可唤醒脊髓残存神经功能、预防肌萎缩、足下垂、深静脉血栓、褥疮、肺部及泌尿系感染等。

（许硕贵）

# 参 考 文 献

[1] 袁文. 脊柱脊髓损伤诊治的历史、现状与展望 [J]. 中华创伤杂志, 2007, 23 (9): 641-642.

[2] 封亚平, 章翔, 封雨, 等. 急性脊髓损伤的早期综合救治策略 [J]. 中华神经外科疾病研究杂志, 2014, 13 (5): 385-388.

[3] Caruso MC, Daugherty MC, Moody SM, et al. Lessons learned from administration of high-dose methylprednisolone sodium succinate foracutepediatricspinal cord injuries[J]. J Neurosurg Pediatr, 2017, 20 (6): 567-574.

[4] Badhiwala JH, Ahuja CS, Fehlings MG. Time is spine: a review of translational advances in spinal cord injury[J]. J Neurosurg Spine, 2018, 30 (1): 1-18.

[5] Lau D, Dalle Ore CL, Tarapore PE, et al. Value of aggressive surgicalandintensive care unit in elderly patients with traumaticspinal cord injury[J]. Neurosurg Focus, 2019, 46 (3): E3.

# 第一百零五章 关节创伤

## 第一节 概念及临床表现——不同年龄段病因、病情显著差异

关节创伤（joint trauma）是指由高能量或低能量创伤造成四肢关节骨折、关节软骨、关节韧带及其周围软组织损伤。年轻患者中高能量所致关节创伤比较多见，主要与道路交通伤、高处坠落伤等有关。老年患者中低能量所致关节创伤比较多见。老年患者因患有痴呆、偏瘫等出现走路不稳而摔倒；另外，老年患者伴有骨质疏松或骨肿瘤，摔倒后极易出现关节创伤。患者表现为局部肿胀、疼痛、畸形、按压疼痛及肢体活动障碍或活动异常，伴有骨折时可触及骨摩擦音及骨摩擦感，有时可扪及骨折面，伴有神经损伤时可伴有感觉异常。关节创伤患者出现创伤性关节炎时可出现慢性疼痛及关节活动障碍的临床表现。

## 第二节 关节创伤的影像学检查——影像技术进步促进临床诊断

近些年来，影像技术的发展突飞猛进，使关节创伤诊断更加明确，有助于选择治疗方式。X线是骨伤疾病的首选方法。摄片时要注意包括病变部位及邻近的一个关节，除了拍摄常规的正侧位片外，必要时要加斜位片、应力位平片等特殊体位检查。可明确骨折部位、类型及移位程度。关节造影是将空气或者不透光的X线对比剂注入关节内，所摄取的X线片可显示半月板、关节囊及软骨板等有无损伤。CT平扫及3D-CT扫描可发现X线片难以显示的关节内骨折，有助于骨折分型。关节造影CT增强扫描对半月板撕裂、关节内游离体及关节滑膜皱襞综合征等均有较高的诊断价值。PET-CT可以评估股骨颈骨折后股骨头的血流变化情况。研究表明，在内固定术后6周时，PET-CT检查所显示的股骨头的血管状态与2年的股骨头的无血管坏死相关。MRI可用于诊断关节周围软组织损伤、股骨头缺血坏死、软骨损伤及评估软骨修复状态。关节镜可于关节检查、活检、切除异常组织、修复关节周围组织及韧带。

## 第三节 关节创伤的治疗——新技术进展带来更好的功能预后

开放性关节损伤是指皮肤和关节囊破损，关节腔与外界相通。开放性关节损伤通常采用以下两种治疗方法之一：早期完全治疗或分阶段治疗。早期完全治疗包括固定和皮肤覆盖，使用初级闭合（缝合）或皮瓣覆盖，通常在情况不太复杂的情况采用该方法。分阶段治疗分为初始治疗和确定治疗。第一阶段的目标是：预防缺血、坏死和感染的进展。确定治疗的原则是：从近端到远端的骨重建，解剖结构的融合，严重软骨病变或严重不稳定性的融合，稳定的内固定和足够的皮肤覆盖。

关节脱位主要是采用手法复位后外固定治疗。但是，保守治疗复发率较高，对于年轻运动型外伤性脱位患者，关节镜下手术修复损伤韧带是一种可行的治疗方法。关节内骨折患者直视下行达到解剖复位的内固定手术是治疗关节内骨折的首选方法。关节置换术是老年股骨颈骨折患者及创伤性关节炎患者的主要治疗方法，可显著改善患肢功能。机器人辅助关节置换术在保留关节周围解剖及关节运动功能方面较常规手术更具有优势。

对于关节创伤患者而言，无论是保守治疗还是手术治疗，都会存在一些并发症，如股骨头骨折后因缺血可出现股骨头坏死。关节内骨折内固

定术后因关节不协调、关节不稳，以及关节表面异常负荷导致创伤性关节炎、骨折内固定术后感染及关节置换术后关节假体周围感染等，所以预防骨折及预防骨折后的并发症显得尤为重要。

## 第四节 骨质疏松的预防——预防高龄患者关节创伤的重中之重

骨质疏松症（osteoporosis）是由于骨量减少导致的一种全身骨骼疾病，骨微结构恶化，骨骼强度降低，增加了出现脆性骨折的风险。在 50 岁以后，大约 50% 的女性和 20% 的男性会因骨质疏松而出现脆性骨折。对于高龄人群来说，预防骨质疏松可以减少出现脆性骨折的风险。造骨及抗骨吸收药物是目前抗骨质疏松治疗研究的热点。

双磷酸盐是通过抑制破骨细胞活性从而降低骨吸收来降低骨重塑率。双磷酸盐是最常用的抗吸收剂，通常是开始治疗时的首选药物。地诺单抗（denosumab）是最有效的抗骨吸收剂。地诺单抗通过对破骨细胞发育、功能和生存的调节而影响骨吸收。一项为期 36 个月的研究结果显示，与安慰剂组相比，地诺单抗组降低了新发骨折风险，两组之间不良事件的发生率相似。诺地单抗治疗不会增加患癌、心血管疾病、延迟骨折愈合及低钙血症的风险。特立帕肽（teriparatide，TPTD）是一种重组人甲状旁腺激素，是第一个被批准的合成代谢剂，刺激成骨细胞形成以改善骨骼质量。特立帕肽用于治疗绝经后骨质疏松的女性、性腺功能低下或特发性骨质疏松的男性，以及糖皮质激素诱发的骨质疏松患者。特立帕肽与安慰剂组相比可明显减少骨质疏松引起的脆性骨折的发生率（13.0 % vs 22.3%）。硬化蛋白通过与低密度脂蛋白受体相关蛋白（LRP）5/6 结合而负调控经典 Wnt 信号通路，抑制成骨细胞分化和功能。罗莫单抗（romosozumab）是一种特异性的抗硬化蛋白抗体，可抑制硬化蛋白与 LRP5/6 相互作用并间接激活经典的 Wnt 信号通路和促进骨形成。罗莫单抗与安慰剂相比可降低骨折风险（1.6% vs 2.5%）。服用罗莫单抗、阿仑膦酸盐各 1 年的序贯治疗与单独使用阿仑膦酸盐 2 年相比，其骨折发生率更低。绝经后骨质疏松妇女从特立帕肽转为地诺单抗时，骨矿物质密度持续增加，

而从地诺单抗转为特立帕肽时，会导致进行性或短暂性骨丢失。来自 ACTIVExtend、FRAME 和 ARCH 的研究数据表明：先行造骨药物治疗，然后行抗吸收药物治疗的序贯治疗最有可能在降低骨折风险方面提供长期的益处。

## 第五节 股骨头坏死的诊疗进展——再生技术具有广阔前景

股骨颈骨折后由于血液供应障碍而出现股骨头坏死（femoral head necrosis）。股骨头坏死的特征为股骨头无血管、细胞坏死、微骨折和关节表面的塌陷。在我国，股骨头坏死病例总数已达到 700 万，每年新发病例为 10 万～20 万人。除股骨颈骨折外，长期服用糖皮质激素及酒精液也是其常见的致病因素。

全髋关节置换术（total hip arthroplasty，THA）是目前治疗晚期股骨头坏死应用最广泛的技术手段。然而，对于早期及年轻的股骨头坏死患者，行 THA 后会限制髋关节的运动而降低生活质量；另外，THA 存在假体周围感染、松动等并发症的风险。所以对早期及年轻的股骨头坏死患者应选择保守治疗以避免或至少延迟 THA。非手术治疗主要包括药物治疗和物理治疗。药物治疗包括：抗凝剂、纤溶剂、血管扩张剂和降脂药。物理疗法包括体外冲击波疗法、电磁场、高压氧等。手术治疗方面，目前应用最广泛的为髋关节的核心减压（core decompression，CD）。髋关节的 CD 是指在股骨头内逆向钻孔坏死区，以降低骨内压力并刺激血运重建、促进新骨再生、延迟骨坏死。髋关节的 CD 适应证：髋关节无创性骨坏死 ARCO Ⅰ 期（可逆）和 ARCO Ⅱ 期（潜在可逆）、内侧或中央坏死区 <30% 或 ARCO Ⅲ 期伴软骨下骨折。髋关节的 CD 禁忌证：ARCO Ⅲ C 期、ARCO Ⅳ 期（继发性骨关节炎）、非阶段性坏死区 >30% 及伴有感染。髋关节的 CD 治愈率仅为 63.5%。为提高核心减压术的功效，有学者提出了再生技术，例如富含血小板血浆（platelet-rich plasma，PRP）治疗及干细胞治疗。PRP 作为一种自体血浆，其血小板浓度高于基线浓度，PRP 在组织修复、再生和间充质干细胞（mesenchymal stem cell，MSC）分化中起着重要作用。PRP 主

要通过三种机制治疗股骨头坏死：诱导血管及骨形成，以促进骨愈合；抑制坏死性病变中的炎症反应；预防糖皮质激素诱导的细胞凋亡。自从Hernigou教授首次报道应用干细胞治疗早期股骨头坏死以来，大量研究证明了干细胞在成人股骨头坏死患者治疗中的潜力。MSC来源于中胚层间充质，广泛分布于骨髓、脐带血、胎盘、骨膜、肌肉、滑膜、肝脏等组织。MSC具有多向分化、自我更新及增殖能力。骨形态发生蛋白（BMP）、血管内皮生长因子（VEGF）、碱性成纤维细胞生长因子（BFGF）、肿瘤坏死因子（TNF）等不可逆地诱导MSC分化并促进成骨细胞形成、血运重建和促进关节软骨生长，参与股骨头坏死的修复。回顾性研究结果显示，CD和MSC注入坏死病灶可以缓解股骨头坏死引起的疼痛。将骨髓干细胞移植到坏死股骨头中可将股骨头坏死的发生率降低至0。目前，越来越多的研究表明，干细胞治疗股骨头坏死具有广阔的前景。但是，干细胞治疗存在一些局限性，例如，MSC主要来自自体骨髓，其来源相对有限。另外，MSC在股骨头坏死过程中的存活力显著降低。利用细胞外基质模拟人体的微环境是当前研究的主题。

## 第六节 创伤性关节炎诊疗进展——关节创伤治疗的难隐之痛

创伤性关节炎（traumatic arthritis）与高能量所致关节内骨折有关。创伤性关节炎患者约占所有髋、膝骨关节炎患者的12%。持续性关节骨折可能使发生创伤性关节炎的风险增加多达20倍。尽管外科手术技术和软骨损伤后的治疗较前有很大的提高，但创伤性关节炎的发病率在过去几十年中一直相对不变。关节内骨折后影响创伤性关节炎的主要因素有3个：关节不协调、韧带损伤引起关节不稳及关节面异常负荷。

关节损伤后其组织反应分为三个阶段，包括：细胞坏死或凋亡的早期阶段（0～2天），细胞因子介导的炎症的中期阶段（3～9天）和晚期慢性炎症阶段。在损伤早期阶段，促炎症细胞因子（如IL-1、IL-6等）及调控细胞凋亡的caspases出现升高，这些因子和酶诱导软骨细胞凋亡。中期阶段是由软骨分解代谢产物诱导的，其特征是血

红素和软骨分解产物。晚期阶段是关节软骨的有限重塑和进行性变性。软骨下骨损伤导致破骨细胞活性增加从而促进骨吸收导致关节表面塌陷。

创伤性关节炎可引起患者长期慢性疼痛、肢体活动受限，降低患者的生活质量。创伤性关节炎的治疗首选关节置换术，可以减轻疼痛并显著提高患肢的活动范围。年轻患者行关节置换术受到植入物寿命的限制；因此，预防及延缓创伤性关节炎的进展显得极为重要。透明质酸是目前应用比较广泛的治疗骨关节炎的药物。在骨软骨缺损的动物模型中可减少软骨细胞凋亡和关节损伤。双膦酸盐通过减少骨吸收而预防创伤性关节炎。在过去的10年中，间充质干细胞在治疗关节软骨缺损方面受到了广泛关注。MSC通过在微骨折或软骨下钻孔诱导软骨形成，从而预防创伤性关节炎。

## 第七节 关节假体周围感染诊断的研究进展——寻找新的敏感性、特异性更高的生物标志物

全关节置换术被认为可以缓解骨关节炎相关的疼痛和活动能力丧失。关节假体周围感染（periprosthetic joint infection，PJI）是骨科手术中严重的并发症。对于微生物学家和骨科医生而言，在诊断和管理方面都是全关节置换术的挑战性并发症。PJI在初次膝关节或髋关节置换术后的感染率在0.3%～1.9%，在翻修手术或有特定危险因素的患者中可能超过10%。PJI主要由革兰氏阳性球菌（65%）、好氧革兰氏阴性杆菌（6%）和厌氧菌（4%）引起。微生物附着在假体植入物的表面，在植入物与骨骼进行功能和结构整合之前，附着在植入物表面的微生物形成生物膜。大多数抗微生物剂无法穿透生物膜，成熟生物膜中也有微生物脱落，因此微生物可迁移并传播到其他部位。免疫细胞被募集到体内发生的炎症部位，遏制感染并分泌炎症性生物标志物，例如IL-1β、IL6、CRP、降钙素（PCT）、红细胞沉降率（ESR）、α-防御素、TNF-α等。

关节穿刺术收集关节液行微生物培养、血液及关节液生物标志物有助于PJI的诊断。关节液的微生物培养必须包括检测需氧和厌氧微生物的

方法。当患者存在寒战、发热等症状时，可能存在菌血症，需行血培养检测微生物。血培养液同样行需氧微生物和厌氧微生物培养。在手术阶段，微生物学检查应包括关节液或关节囊的培养。至少收集4份假体周围组织和关节液在有氧和无氧条件下进行培养。如果将培养物进行匀浆后在血清培养瓶中培养则需要3份假体周围组织样本。在有氧条件下培养，至少要培养5～7天；在厌氧条件下培养，至少要培养14天。IL-1β是由感染及炎症诱导巨噬细胞产生的。产生的IL-1β可刺激肝细胞产生急性炎症反应物，例如C反应蛋白（CRP）等。CRP通过诱导巨噬细胞的吞噬作用并激活补体，增强自身免疫防御机制。IL-6由炎症诱导单核细胞和巨噬细胞产生。另外，滑膜和软骨细胞也可少量产生IL-6。IL-6同IL-1β一样，可诱导肝细胞释放CRP。IL-6也有趋化因子的作用，是先天免疫和后天免疫的必需元素。血清IL-6诊断PJI的敏感性和特异性分别为12.5%～14%和93%～95%。滑膜液的IL-6诊断感染的敏感性和特异性更高，敏感性和特异性分别为87%和90%。正常人体中，PCT主要由甲状腺的C细胞合成，在炎症或感染的情况下，微生物毒素和其他炎症介质会诱导人体内其他细胞（如白细胞、脾脏细胞）产生PCT。PCT不能用作局部感染的诊断标志物，而应仅用于全身性感染细菌感染。CRP是急性炎症期的血清蛋白。PJI时血清CRP水平升高。CRP的敏感性范围为0～46%，特异性范围为84%～95%。由于血液循环中纤维蛋白原和其他正常血浆蛋白的增加，以及坏死组织中异常蛋白的释放导致红细胞聚集，从而增加了红细胞沉降率（erythrocyte sedimentation rate，ESR）。ESR是PJI的非特异性标记物。ESR的敏感性为16%～42%，特异性为65%～98%。所以ESR和CRP在诊断PJI中用途有限。α-防御素存在于中性粒细胞的嗜酸性颗粒中。当嗜酸性颗粒与吞噬体融合时，导致α-防御素释放。α-防御素具有强大的抗菌肽及抗炎的作用；另外，α-防御素作为滑膜液的生物标志物用于诊断PJI，并且不受是否应用抗生素的影响。α-防御素对诊断PJI的敏感性为78%，特异性为63%。其他血清生物标志物如TNF-α、ICAM-1、LBP的诊断效用尚不确定。寻找新的敏感性及特异性高的生物标志物将有助于PJI的早期诊断。

（吕传柱 代伟宏 王日兴）

# 参 考 文 献

[1] Kumar MN，Belehalli P，Ramachandra P. PET-CT study of temporal variations in blood flow to the femoral head following low-energy fracture of the femoral neck[J]. Orthopedics，2014，37（6）：563-570.

[2] Yong Wei Liu，Mark D Tran，Matthew R Skalski，et al. Vangsness CT，Matcuk GR Jr. MR imaging of cartilage repair surgery of the knee[J]. Clin Imaging，2019，58：129-139.

[3] Banger MS，Johnston WD，Razii N，et al. Blyth MJG. Robotic arm-assisted bi-unicompartmental knee arthroplasty maintains natural knee joint anatomy compared with total knee arthroplasty: a prospective randomized controlled trial[J]. Bone Joint J，2020，102-B（11）：1511-1518.

[4] Lorentzon M. Treating osteoporosis to prevent fractures: current concepts and future developments[J]. J Intern Med，2019，285（4）：381-394.

[5] Cummings SR，San Martin J，McClung MR，et al. Denosumab for prevention of fractures in postmenopausal women with osteoporosis[J]. N Engl J Med，2009，361（8）：756-765.

[6] Hodsman AB，Bauer DC，Dempster DW，et al. Parathyroid hormone and teriparatide for the treatment of osteoporosis: a review of the evidence and suggested guidelines for its use[J]. Endocr Rev，2005，26（5）：688-703.

[7] Xie Z，Chen Y，Gurbuz S，et al. Effects of teriparatide in Chinese and Caucasian women with osteoporosis: bridging study on efficacy[J]. Clin Interv Aging，2019，14：959-968.

[8] Tanaka S，Matsumoto T. Sclerostin: from bench to bedside[J]. J Bone Miner Metab，2021，39（3）：332-340.

[9] Cosman F，Crittenden DB，Adachi JD，et al. Romosozumab Treatment in Postmenopausal Women with

Osteoporosis[J]. N Engl J Med, 2016, 375 (16): 1532-1543.

[10] Nealy KL, Harris KB. Romosozumab: A Novel Injectable Sclerostin Inhibitor With Anabolic and Antiresorptive Effects for Osteoporosis[J]. Ann Pharmacother, 202, 55 (5): 677-686.

[11] Leder BZ, Tsai JN, Uihlein AV, et al. Denosumab and teriparatide transitions in postmenopausal osteoporosis (the DATA-Switch study): extension of a randomised controlled trial[J]. Lancet, 2015, 386 (9999): 1147-1155.

[12] Han J, Gao F, Li Y, et al. The Use of Platelet-Rich Plasma for the Treatment of Osteonecrosis of the Femoral Head: A Systematic Review[J]. Biomed Res Int, 2020, 2020: 2642439.

[13] C Benignus, C Lüring, J Beckmann. Core decompression ("conventional method") in atraumatic osteonecrosis of the hip[J]. Oper Orthop Traumatol, 2020, 32 (2): 89-95.

[14] Hua KC, Yang XG, Feng JT, et al. The efficacy and safety of core decompression for the treatment of femoral head necrosis: a systematic review and meta-analysis[J]. J Orthop Surg Res, 2019, 14 (1): 306.

[15] Zhao L, Kaye AD, Kaye AJ, et al. Stem Cell Therapy for Osteonecrosis of the Femoral Head: Current Trends and Comprehensive Review[J]. Curr Pain Headache Rep, 2018, 22 (6): 41.

[16] Zhao D, Liu Y, Ma C, et al. A Mini Review: Stem Cell Therapy for Osteonecrosis of the Femoral Head and Pharmacological Aspects[J]. Curr Pharm Des, 2019, 25 (10): 1099-1104.

[17] Phen HM, Schenker ML. Minimizing Posttraumatic Osteoarthritis After High-Energy Intra-Articular Fracture[J]. Orthop Clin North Am, 2019, 50 (4): 433-443.

[18] Davis JT, Rudloff MI. Posttraumatic Arthritis After Intra-Articular Distal Femur and Proximal Tibia Fractures[J]. Orthop Clin North Am, 2019, 50 (4): 445-459.

[19] Drago L, Clerici P, Morelli I, et al. The World Association against Infection in Orthopaedics and Trauma (WAIOT) procedures for Microbiological Sampling and Processing for Periprosthetic Joint Infections (PJIs) and other Implant-Related Infections[J]. J Clin Med, 2019, 8 (7): 933.

[20] Vaishya R, Sardana R, Butta H, et al. Laboratory diagnosis of Prosthetic Joint Infections: Current concepts and present status[J]. J Clin Orthop Trauma, 2019, 10 (3): 560-565.

[21] Egglestone A, Ingoe H, Rees J, et al. Scoping review: Diagnosis and management of periprosthetic joint infection in shoulder arthroplasty[J]. Shoulder Elbow, 2019, 11 (3): 167-181.

[22] Kazley, Jillian, Kaushik Bagchi. Femoral Neck Fractures[M]. Treasure Island (FL): StatPearls Publishing, 2020.

[23] Zhao L, Kaye AD, Kaye AJ, et al. Stem Cell Therapy for Osteonecrosis of the Femoral Head: Current Trends and Comprehensive Review[J]. Curr Pain Headache Rep, 2018, 22 (6): 41.

# 第一百零六章　烧　烫　伤

## 第一节　烧伤的概述

烧烫伤是生活、生产中常见的意外伤害。烧伤泛指由热力、电流、化学物质、激光、放射线等所致的组织损害。烫伤是由高温液体（沸水、热油）、高温固体（烧热的金属等）或高温蒸汽等所致的损伤。若处理不当，不但会危及生命，还容易留下瘢痕和残疾。

烧伤作为日常生活、工业生产中常见的意外伤，其范畴包括火焰、热液、高温高压气体、炽热的金属液体或固体，以及电、化学液体等引起的组织损伤。资料显示，全球每年估计有1 100万人遭受不同程度的烧伤损害，而与发达国家相比，我国烧伤的发生率更高。烧伤后病情的严重程度主要由烧伤面积及深度决定，同时还应考虑其他一些损伤，比如是否发生休克，是否伴有吸入性损伤，是否合并较严重的复合伤等。

## 第二节　烧伤的病理生理

根据烧伤病例的生理特点，一般将烧伤的临床发展过程分为四期，各期之间相互交错，烧伤越重，其关系越密切。

### 一、体液渗出期

伤后迅速发生的变化为体液渗出。体液渗出的速度，一般以伤后6～12小时内最快，持续24～36小时，严重烧伤可延至48小时以上。烧伤后体液的丧失除毛细血管通透性增加外，还因为皮肤烧伤后，失去其屏障功能，大量水分从皮肤蒸发，增加了体液丧失。烧伤后体液丧失在伤后立即开始，烧伤越严重，变化越剧烈，液体丢失的速度越快，量越多，从而导致低血容量性休克。

### 二、急性感染期

烧伤后短期内所发生的局部和/或全身的急性感染。感染的主要滋生地为创面。急性感染期一般为伤后1～2周，此时创面肉芽屏障未形成，全身系统器官功能尚未从严重休克打击后完全调整和恢复过来，因此烧伤越重，感染发生越早、越严重、病程越长，全身性感染发病率越高。防治感染应及早开始，包括及早妥善保护创面，防治好休克，积极扶持机体抵抗力，及早处理创面和消除病灶等。

### 三、创面修复期

烧伤创面的修复，于伤后不久便开始。烧伤越浅，创面感染越轻，修复越早、越快。不发生感染的浅Ⅱ度烧伤一般可在1～2周内痂下愈合。较快的深Ⅱ度烧伤凭借上皮岛的扩展也可在2～3周后痂下愈合；较深的深Ⅱ度烧伤的痂皮与Ⅲ度烧伤的焦痂，如无严重感染，则在伤后3～4周开始与健康组织分离，称为"自溶脱痂"。如有严重感染，自溶脱痂的时间可提前，脱痂后创面裸露。无严重感染的深Ⅱ度烧伤尚可依赖残存在上皮岛自行愈合；发生严重感染的深Ⅱ度创面和Ⅲ度烧伤创面，脱痂后即为肉芽组织，均需植皮创面才能愈合。因此，此期的关键是加强营养，扶持机体修复功能和抵抗力，积极消灭创面和防治感染。

### 四、康复期

深Ⅱ度和Ⅲ度烧伤创面愈合后，均可产生瘢痕，并可并发瘢痕增生、挛缩畸形、影响功能，故还需要一个锻炼、理疗、体疗或手术整形过程以恢复功能；有的创面愈合后，反复出现水疱，甚至破溃，并发感染，形成"残余创面"，这种现象的终止往往需要很长时间；大面积深度烧伤创面经植皮愈合后，由于丧失了汗腺，患者不能通过出汗来散热，以致机体调节体温的功能发生紊乱，在盛夏季节，这类患者多感不适，一般需经过2～3年的适应过程，症状才逐步减轻。

# 第三节 烧伤的诊断与评估

严重烧伤后若不及时治疗，患者可发生休克，必须进行抢救和适当的处理。烧伤休克绝大多数为继发性休克，继发性休克一般发生在伤后最初数小时或10多小时，这是一种低血容量性休克，是由于烧伤局部有大量血浆样液自毛细血管渗出至创面和组织间隙，导致细胞外液和细胞内液的变化，造成有效循环血量减少。渗出量的多少与人体体表烧伤面积成正比。

临床主要表现为：①心率增快、脉搏细弱，听诊心音低弱。②血压的变化：早期脉压变小，随后血压下降。③呼吸浅快。④尿量减少：是低血容量性休克的一个重要标志，成人每小时尿量低于20mL常示血容量不足。⑤口渴难忍，在小儿特别明显。⑥烦躁不安，是脑组织缺血、缺氧的一种表现。⑦周边静脉充盈不足、肢端凉，畏冷。⑧血液化验，常出现血液浓缩、低血钠、低蛋白、酸中毒。

## 一、伤情判断

判断伤情最基本的要素是烧伤面积和深度，同时还应考虑全身情况，如休克、重度吸入性损伤和较重的复合伤。

### （一）烧伤面积的估算

烧伤面积的估算是指皮肤烧伤区域占全身体表面积的百分数。

1. **新九分法** 我国于1961年对450名男女青壮年进行实测，得出的新九分法为：头、面、颈面积共9%，双上肢面积共18%（2×9%），躯干包括会阴面积为27%（3×9%），双下肢包括臀部为46%（5×9%+1%）（图17-106-1）。

2. **手掌法** 患者自己的手五指并拢，手掌加手指的面积是1%，可以快速地估计小面积烧伤。初期处理时，可将上述两种方法配合应用，快速估计烧伤总面积，以便制订出抗休克补液计划。

考虑到年龄因素对身体各部面积的影响，制订计算法以适应儿童及成人烧伤后面积的需要，因计算较准确而被广泛采用。小儿头部与下肢面积比例和成人不同，年龄越小，头部比例越大而下肢比例越小。下式适合于12岁以下儿童：

小儿头、面、颈部面积为[9+（12-年龄）]%

小儿双下肢面积为[46-（12-年龄）]%

| 部位 | | 占成人体表% | 占儿童体表% |
|---|---|---|---|
| 头部 | 发部 | 3 | |
| | 面部 | 3 | 9 | 9+（12-年龄） |
| | 颈部 | 3 | |
| 双上肢 | 双上臂 | 7 | |
| | 双前臂 | 6 | 9*2 | 9*2 |
| | 双手 | 5 | |
| 躯干 | 躯干前面 | 13 | |
| | 躯干后面 | 13 | 9*3 | 27 |
| | 会阴 | 1 | |
| 双下肢 | 双臀 | 5 | |
| | 双大腿 | 21 | |
| | 双小腿 | 13 | 9*5+1 | 9*5+1-（12-年龄） |
| | 双足 | 7 | |

计算烧伤面积的中国新九分法

新九分法成人

9%

前13% 后13%

9% 9%

1%

23% 23%

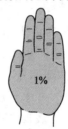

手掌法

1%

图 17-106-1 烧伤面积算法

**（二）烧伤深度的判定**

一般采用三度四分法，即将烧伤深度分为Ⅰ度、浅Ⅱ度、深Ⅱ度、Ⅲ度。一般将Ⅰ度和浅Ⅱ度烧伤称浅度烧伤，深Ⅱ度和Ⅲ度烧伤称深度烧伤。组织损害层次见（图 17-106-2）。其病理特点及临床特征如下：

1. **Ⅰ度烧伤**　又称为红斑性烧伤，仅伤及表皮浅层，生发层健在。局部干燥、疼痛、微肿而红，无水疱。3～7 天脱屑痊愈，短期内可有色素沉着。

2. **浅Ⅱ度烧伤**　伤及整个表皮和部分真皮乳头层，又称为水疱性烧伤。局部红肿明显，有大小不一的水疱形成，内含黄色（或淡红色）血浆样液体或蛋白凝固的胶冻物。水疱皮如剥脱，可见潮红的创面，质地较软，温度较高，疼痛明显。创面靠残存的表皮生发层和皮肤附件（汗腺、毛囊）的上皮再生修复，如无感染，创面可于 1～2 周内愈合，愈合后不留瘢痕，可有时间不等的色素沉着。

3. **深Ⅱ度烧伤**　烧伤深及真皮乳头层以下，但仍残留部分网状层。由于真皮的厚度不一，烧伤的深浅也不一，故深Ⅱ度烧伤临床变异较多。浅的接近浅Ⅱ度，深的则临界Ⅲ度。由于真皮内毛囊、汗腺等皮肤附件的残存，仍可再生上皮，称为修复创面的上皮小岛。如无感染，一般需 3～4 周创面可自行愈合，如发生感染，破坏了皮肤附件或上皮小岛，创面需手术植皮方能愈合。深Ⅱ度烧伤也可有水疱，但去除疱皮后，创面微湿，红白相间，痛觉较迟钝。

4. **Ⅲ度烧伤**　又称焦痂型烧伤。一般指全

层皮肤的烧伤，除表皮、真皮及皮肤附件全部毁损外，有时可深及脂肪、肌肉甚至骨骼、内脏器官等。故Ⅲ度烧伤的含义较广，代表的严重程度也不一致。由于皮肤及其附件全部被损毁，创面已无上皮再生的来源。创面修复有赖于手术植皮或上皮自周围健康皮肤长入。由于损伤程度不同，局部表现可见苍白、黄褐、焦黄。严重者呈焦灼状或炭化，皮肤失去弹性，触之硬如皮革，创面干燥，无渗液、发凉，针刺无疼痛，拔毛不痛。可见粗大的栓塞的血管网，多在伤后即刻出现。

**（三）烧伤严重程度分度**

为了对烧伤严重程度有一基本估计，作为设计治疗方案的参考，我国常用下列分度法：

1. **轻度烧伤**　Ⅱ度烧伤面积 10% 以下。

2. **中度烧伤**　Ⅱ度烧伤面积 11%～30%，或有Ⅲ度烧伤面积不足 10%。

3. **重度烧伤**　烧伤总面积 31%～50%；或Ⅲ度烧伤面积 11%～20%；或Ⅱ度、Ⅲ度烧伤面积虽不到上述百分比，但已发生休克、合并较重的吸入性损伤和复合伤等。

4. **特重烧伤**　烧伤总面积 50% 以上；或Ⅲ度烧伤 20% 以上。

**（四）吸入性损伤**

吸入性损伤又称"呼吸道烧伤"。之所以改称为"吸入性损伤"，是因其受伤因素除了热力引起外，燃烧时烟雾中还含有大量的化学物质如 CO、氰化物等，被吸入至下呼吸道，引起局部腐蚀或全身中毒。合并中毒的吸入性损伤可使烧伤死亡率增加 20%～40%。

吸入性损伤的诊断依据：①于密闭环境发生的烧伤；②面、颈和前胸部烧伤，特别口、鼻周围深度烧伤；③鼻毛烧伤，口唇肿胀，口腔、口咽部红肿有水疱或黏膜发白；④刺激性咳嗽，痰中有炭屑；⑤声嘶、吞咽困难或疼痛；⑥呼吸困难和/或哮鸣；⑦纤维支气管镜检查发现气道黏膜充血、水肿，黏膜苍白、坏死、剥脱等，是诊断吸入性损伤最直接和准确的方法。

## 二、烧伤全身性感染

**（一）烧伤感染的原因**

1. 创面大量坏死组织和渗出成为微生物良好的培养基。

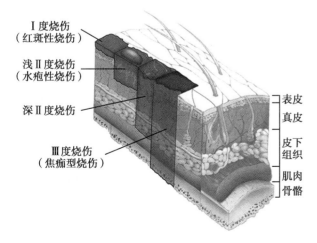

Ⅰ度烧伤
（红斑性烧伤）

浅Ⅱ度烧伤
（水疱性烧伤）

深Ⅱ度烧伤

Ⅲ度烧伤
（焦痂型烧伤）

表皮
真皮

皮下组织

肌肉
骨骼

图 17-106-2

2. 严重烧伤虽伤在体表,肠黏膜屏障有明显的应激性损害,肠道微生物内毒素等均可移位,肠道可成为内源性感染的重要来源。

3. 吸入性损伤后,继发肺部感染的概率高。

4. 长时间静脉输液静脉导管感染是最常见的医源性感染。

**(二) 烧伤全身性感染的主要依据**

1. **性格改变** 初始时仅有些兴奋多语定向障碍,继而可出现幻觉迫害妄想,甚至大喊大叫;也有表现为对周围淡漠。

2. 体温骤升或骤降,波动幅度较大(1~2℃)。体温骤升者,起病时常伴有寒战;体温不升者常提示严重革兰氏阴性杆菌感染。

3. 心率加快(成人常在 140 次/min 以上)。

4. 呼吸急促。

5. **创面骤变** 常可一夜之间出现创面生长停滞,创缘变钝、干枯、出血坏死斑等。

6. 白细胞计数骤升或骤降。其他如血糖、脏器功能都可能变化。

早期诊断和治疗是防治烧伤全身性感染的关键。

# 第四节 烧烫伤的治疗

## 一、现场急救、转送

1. **迅速去除致伤原因** 包括尽快扑灭火焰、脱去着火或沸液浸渍的衣服。劝止患者衣服着火时站立或奔跑呼叫,以防增加头面部烧伤或吸入性损伤;及时冷疗能防治热力继续作用于创面使其加深,并可减轻疼痛,减少渗出和水肿,越早效果越好。

2. 注意有无心跳及呼吸停止、复合伤,对大出血、窒息、开放性气胸、骨折、严重中毒等危及患者生命的情况应先施行相应的急救处理。

3. 严重口渴、烦躁不安者提示休克严重,应迅速建立静脉通道加快输液,现场不具备输液条件者,可口服补液盐饮料,以防单纯大量饮水发生水中毒。

4. **转送时机** 轻度和中度烧伤休克发生率低,在转送时间上并无严格要求。重度烧伤后 8 小时内送到,则休克发生较少。特重烧伤在伤后

4 小时送到,或就地抗休克使病情相对稳定后,48 小时再转送。

5. 转送途中时间超过 1 小时者,转送前和转送途中应静脉输注平衡液或生理盐水。

6. 头、面、颈部深度烧伤或吸入性损伤,在转送途中有可能发生气道梗阻者,应预先做好气管切开再转送。

7. 转送工具要求平稳,防止颠簸。

8. 注意保暖,转送途中及转送前禁用冬眠药物或其他血管扩张剂。创面要进行简单包扎。

## 二、入院后初步处理

根据创面大小、深度和分泌物等情况,早期清创后可采用包扎治疗、半暴露治疗和暴露疗法。

1. **轻度烧伤** Ⅰ度烧伤无须特殊处理,能自行消退。但应注意保护创面,主要为创面处理,包括清洁创周健康皮肤,创面可用 1∶1 000 苯扎溴铵或 1∶2 000 氯己定清洗、移除异物,浅Ⅱ度水疱皮予以保留,水疱大者,抽去水疱液。深度烧伤的水疱皮应予清除。如果用包扎疗法,内层用油质纱布,外层用吸水敷料均匀包扎,包扎范围超过创周 5cm。面、颈与会阴部烧伤不适合包扎处,则予以暴露疗法。

小面积浅Ⅱ度烧伤清创后,如水疱皮完整,应予保存,只需抽去水疱液,消毒包扎,水疱皮可充当生物敷料,保护创面、减痛,且有利于创面愈合。如水疱皮已撕脱,可以无菌油性敷料包扎。除非敷料浸湿、有异味或有其他感染迹象,不必经常换药,以免损伤新生上皮。如创面已感染,应勤换敷料,清除脓性分泌物,保持创面清洁,多能自行愈合。

2. **中、重度烧伤** 深度烧伤由于坏死组织多,组织液化、细菌定植难以避免,应正确选择外用抗菌药物。常用的有效外用药有 1% 磺胺嘧啶银霜剂等。多主张采用积极的手术治疗,包括早期切痂或削痂,并立即皮肤移植。早期外科手术能减少全身性感染发病率,降低脏器并发症,提高大面积烧伤的治愈率,并缩短住院天数。

大面积深度烧伤患者健康皮肤所剩无几,需要皮肤移植的创面大,手术治疗中最大的难题是自体皮"供"与"求"的矛盾。我国学者创用大张异体(种)皮开洞嵌植小块自体皮;异体(种)皮下

移植自体微粒皮，以及充分利用头皮为自体皮来源（头皮厚，血运好，取薄断层皮片5～7天可愈合，可反复切取，不形成瘢痕也不影响头发的生长）。如仍遇自体皮供应不足，则大面积Ⅲ烧伤的创面可分期分批进行手术。皮肤移植是临床应用最多的组织移植，主要用于修复皮肤与其下的组织缺损，以及矫正外部畸形。自体皮肤移植常用的两类方法：游离皮片移植和皮瓣移植。

### 三、休克防治

1. **补液治疗** 是防治休克最重要的措施，由于严重烧伤后即出现的心肌损害和心功能降低也参与了烧伤休克的发生和发展，因此在按补液公式进行"容量补充"的同时，还可给予心肌保护或心力扶持药物，以进行"动力扶持"。常根据患者的烧伤面积和体重按下述算法计算补液量。伤后第1个24小时补液量：成人每1%Ⅱ度、Ⅲ度烧伤面积每千克体重补充电解质液1mL和胶体液0.5mL，基础水分2 000mL。伤后前8小时内输入一半，后16小时补入另一半。伤后第2个24小时补液量：胶体及电解质均为第1个24小时实际输入量的一半，水分补充仍为2 000mL（小儿另按年龄、体重计算）。上述补液公式，只是估计量，应仔细观察患者的尿量[应达1mL/（kg·h）]、精神状态、皮肤黏膜色泽、血压和心率、血液浓缩等指标，有条件者可监测肺动脉压、肺动脉楔压、中心静脉压和心输出量，随时调整输液的量与质。

2. **休克监测** 由于患者伤情和个体的差异，抗休克治疗时应严密观察，根据患者对治疗的反应，随时调整输液的速度和成分。简便的几项观察指标是：①每小时尿量每千克体重每小时不低于1mL；②患者安静，无烦躁不安；③无明显口渴；④脉搏、心跳有力，脉率在120次/min以下；⑤收缩压维持在90mmHg以上、脉压维持在20mmHg以上；⑥呼吸平稳；⑦有条件者可检测中心静脉压、血气、血乳酸等。如出现血压低、尿量少、烦躁不安等现象，则应加快输液速度。同时，特别应注意保持呼吸道的通畅。

### 四、常见内脏并发症的防治

#### （一）肺部并发症

肺部并发症居烧伤后各类并发症之首，多发生于伤后2周内，与吸入性损伤、休克、全身性感染等有关。肺部感染与肺水肿占多数，肺不张次之。存在致病因素或临床有不明原因的呼吸、心跳增快时，应仔细进行胸部检查。必要时拍X线胸片和作血气分析。加强呼吸道管理及对症处理，选用有效抗生素等。

#### （二）心功能不全

烧伤后心功能不全，可在伤后很快发生，也可发生在烧伤后期。近来发现，严重烧伤早期，在因毛细血管通透性增加导致有效循环血容量显著减少之前，即可出现心肌损害及心功能减弱，是诱发或加重休克，导致缺血缺氧的重要因素之一。这一现象被称为"休克心"。因此，在烧伤抗休克的同时，常规给予心肌保护和心功能扶持，平稳度过休克和防治严重感染，是防治心功能不全的关键。

#### （三）肾功能不全

主要原因为休克和全身性感染，少数因化学烧伤中毒所致。因休克所致肾功能不全多为少尿型，早期应迅速补充血容量，适当增加输液量，及早应用利尿剂以增加尿量。如已发生急性肾衰竭，应及早按少尿型肾衰竭治疗。因感染所致肾功能不全多为非少尿型。

#### （四）烧伤应激性溃疡

早期除偶有腹部隐痛和黑便外，其他症状甚少，多在发生大出血或穿孔后被发现。出血和穿孔时间多在伤后1～3周。在防治方面，首先是避免发生严重休克和脓毒症。对严重烧伤，常规给予抗酸、抗胆碱药物以保护胃黏膜，并给予H₂受体拮抗剂等。出血量不大时，可先采用保守治疗。如果出血难以控制或并发穿孔，应采取手术治疗，但有时不易确定出血部位。

#### （五）脑水肿

发生原因除烧伤的全身影响致广泛充血水肿外，尚可因缺氧、酸中毒、补液过多、中毒、代谢紊乱、严重感染头面部严重烧伤肾功能不全、复合脑外伤等引起。尤多见于休克期小儿。早期症状为恶心、呕吐、嗜睡、舌后坠、鼾声或反应迟钝，有的表现为兴奋或烦躁不安，甚至出现精神症状。小儿则有高热、抽搐，严重者发生心律失常、呼吸不规则或骤停、昏迷，或因脑疝而突然死亡。

## 第五节 烧伤的展望

创面修复是烧伤治疗的永恒主题。烧伤创面在早期治疗过程中普遍存在进行性加深现象，可由最初的浅Ⅱ度进展为深Ⅱ度甚至Ⅲ度创面。资料表明：创面加深始于伤后 3 小时，伤后 6 小时肉眼可见创面进一步加深，伤后 24 小时加深更明显，并可持续到伤后 48～72 小时。1953 年 Jackson 首次提出了瘀滞区的概念，烧伤创面是三维的三层同心圆结构，其特征是核心的凝固区、中间的瘀滞区和最外层的充血区，并认为凝固区组织因受到热力的直接损伤，发生不可逆转的凝固性坏死；充血区组织水肿但仍有较强活力；而瘀滞区组织属于低灌注组织，并非完全无血运，及时给予适当的治疗则可保留这些区域的血供，从而挽救这层间生态组织；反之，创面可因瘀滞区组织的进行性坏死而加深。

创面加深不仅使创面修复时间延长、愈合后瘢痕形成概率增加，也是导致严重烧伤患者死亡的重要原因之一。如何早期预防创面加深是烧伤治疗过程中的临床难题，目前关于烧伤创面加深的机制尚未完全阐明，临床中防治措施也有待进一步探索。

（欧阳军）

## 参 考 文 献

[1] 黄子通，于学忠. 急诊医学 [M]. 2 版. 北京：人民卫生出版社，2014.

[2] 于学忠. 协和急诊医学 [M]. 北京：科学出版社，2011.

# 第一百零七章　挤压综合征

## 第一节　挤压综合征的定义

挤压综合征（crush syndrome，CS）是一类因四肢或躯干肌肉丰富部位长时间受到挤压，在解除压迫后出现的以横纹肌溶解（rhabdomyolysis，RM）和急性肾损伤（acute kidney injury，AKI）为主要特点的临床综合征。挤压伤（crush injury）则指的是挤压造成的直接损伤。发生 CS 的患者占所有创伤患者的 2%～15%，在地震受害者中病死率可高达 30%，仅次于灾害直接创伤。

## 第二节　挤压综合征病因的认知过程

人们对 CS 的认知起源于地震和战争等灾难。1909 年，医生 Colmers 在救助地震伤员时发现，从废墟中解救出来后的伤员出现受压迫肢体肿胀疼痛、酱油色尿、少尿、无尿的情况，并将其称为"急性压迫性坏死"。但 Colmers 的报道在当时并没有受到关注。在此后 10 余年内，Frankentbal、Hackradt、Lewin、Bredauer、Minami 等人分别报道多个长期肢体受压的伤员出现上述类似症状，但是对其发病机制没有深入研究。

在第二次世界大战期间，大量伤员的出现让 CS 受到关注，使临床医生对其有更深入的认识。1941 年不列颠空战期间，肾病科医生 Bywater 报道，被倒塌建筑物长期压迫的伤员，在被解救后数天内出现血尿、少尿等肾功能受损症状，最后均死于尿毒症，进一步肾活检显示，"在肾小管中发现退行性改变和含有棕色色素的铸型"。Bywater 首次使用"挤压伤"来描述这一状况，提出受压迫部位的横纹肌溶解是导致该综合征的主要机制。鉴于 Bywater 对该疾病的系统报道和对前人发现的总结，挤压综合征又被称为"Bywater 综合征"。

目前认为挤压综合征的病因包括但不限于自然灾害、交通事故、工农业事故、恐怖袭击和战争等。

## 第三节　挤压综合征的病理生理学机制

横纹肌溶解是 CS 病理生理机制中的核心环节。肌肉组织在受压后除直接机械性损伤外，还因受压局部循环受阻，持续低灌注造成肌细胞肿胀，使肌组织内压力增高，局部循环进一步恶化促使肌细胞出现不可逆转的坏死。局部压迫解除后，缺血区域恢复血供后发生缺血再灌注损伤（ischemia-reperfusion injury，IRI），进一步促进肌细胞坏死并导致横纹肌溶解。同时，溶解细胞释放的毒性产物（乳酸、$K^+$、肌红蛋白、氧自由基、炎症因子等）进入全身循环，对机体造成持续性伤害。其中，大量自由基和炎症因子可诱发全身炎症反应综合征（systemic inflammatory response syndrome，SIRS），导致多器官功能障碍综合征（multiple organ dysfunction syndrome，MODS），出现急性肾损伤、急性肝损伤、急性肺损伤（acute lung injury，ALI）、弥散性血管内凝血（disseminated intravascular coagulation，DIC）等多器官功能障碍。此外，CS 患者常合并失血、脱水等病理状态，加之发病后血液渗入坏死组织间隙，导致有效循环血量减少，组织低灌注恶化，加重全身炎症反应和多器官功能障碍。

急性肾损伤是 CS 中的重要表现。肾前性、肾性和肾后性的因素均可导致挤压相关的急性肾损伤。肾前性因素包括出血、脱水和液体异常分布导致的肾脏低灌注；肾性因素包括肌红蛋白形成肌红蛋白管型造成肾小管坏死、$Ca^{2+}$ 超载、细胞凋亡、细胞自噬，以及缺血再灌注损伤诱导炎症反应。近期也有研究显示，血小板活化促进巨噬细胞胞外陷阱形成是横纹肌溶解引起急性肾损伤的关键媒介；肾后性因素包括外伤导致尿道创伤和梗阻。

## 第四节 挤压综合征的诊断

现场救援时由于条件限制，多根据以下情况判断是否存在 CS：①长时间的压迫（通常 4～6h，但也可能出现 <1h）；②局部循环受阻；③大量肌肉组织受累。在有条件时，CS 的诊断应结合实验室检查，2013 年《挤压综合征急性肾损伤诊治的专家共识》提出 CS 的诊断标准为：①有长时间受重物挤压的受伤史；②持续少尿或无尿，或者出现红棕色、深褐色尿；③尿中出现蛋白、红细胞及管型；④血清肌红蛋白、肌酸激酶、乳酸脱氢酶水平升高；⑤急性肾损伤的证据。

### 一、常规实验室检查指标

怀疑或确诊 CS 患者应常规完善以下实验室检查：①血常规。红细胞计数、血红蛋白、红细胞压积可反映机体失血/休克程度，血小板可反映凝血功能，白细胞可反映机体炎症反应程度。②小便常规。检测尿液比重，是否存在蛋白、红细胞及管型。③ DIC 常规。反映机体凝血肝功能及评估是否存在 DIC。④肾功能。判断是否存在急性肾损伤及其严重程度。⑤肌细胞损伤标志物。包括肌酸激酶、肌红蛋白、乳酸脱氢酶等，可用于评估肌肉坏死程度并进一步评估病情严重性，如肌酸激酶超过 10 000U/L，应重点监测并予以积极治疗。⑥血气分析及电解质。重点了解是否存在代谢性酸中毒、高钾血症及其严重程度。⑦其他。肝功能、感染相关标志物等。

### 二、新型标记物

近年来，多项研究在探索 CS 特异性及灵敏度较高的新型标记物方面取得一定进展。研究者发现，CS 患者的 $\alpha_1$ 酸性糖蛋白（$\alpha_1$-glycoprotein，$\alpha_1$-AGP）、静脉血气碳酸氢根和中性粒细胞明胶酶相关脂质运载蛋白（neutrophil gelatinase-associated lipocalin，NGAL）含量明显升高，且与挤压严重程度和急性肾损伤正相关，但诊断价值仍需进一步验证。

## 第五节 挤压综合征的临床治疗

### 一、现场急救

挤压伤的现场急救是一个多学科、多系统合作的过程。事故现场指挥人员，完备的事故指挥系统和消防系统，民政系统，交管系统等政府职能系统的加入，是保证现场急救有序、安全进行的重要保障。多学科诊疗（MDT）、急诊医联体协作、跨学科合作可以大大提高现场救治能力。

参与挤压伤现场急救的救援者需要接受专业培训。因为挤压伤患者通常具备以下共同特点：伤者受困于特定空间，且不能自动解除压迫，挤压伤的现场急救常在患者脱困前就开始。密闭空间环境中存在着各种各样的危险，需要在这类情景中部署经过训练的专业医务人员，以避免出现救援人员受伤或死亡。

为满足这一特殊环境下的医疗救援，国际上逐渐出现一门新的医学衍生学科——狭窄空间医学（confined space medicine，CSM）。狭窄空间医学不仅涉及特殊情景中的临床救治，还提出独特的患者管理的思考。这种医疗能力的提升可提高在多重危险环境中受困患者的救治成功率。

#### （一）救援环境的安全评估

挤压伤现场急救的环境通常是复杂且多变的，救援环境的安全评估是挤压伤现场急救的首要、重要措施。根据不同的灾害类型，救援人员在开展救治的同时，应当谨慎评估现场环境的风险（如灰尘、极端温度、危险物品、毒气、火情、爆炸、二次坍塌等）。以地震为例，救援人员在倒塌建筑中进行搜救时需要挖掘隧道和支撑废墟，此时的救援行动将面临二次坍塌或余震的风险。

#### （二）防治创伤性休克、高钾血症和预防急性肾损伤

挤压伤是 CS 的前驱阶段，此时尚未发展为 CS 而出现全身性的临床症状。然而，挤压伤导致的高钾血症及合并的创伤性休克是导致此阶段患者死亡的重要原因。临床症状恶化（包括死亡）可在患者获救后的 20 分钟内出现，因来源于受伤部位的钾、磷和肌红蛋白在解除压迫后大量进入循环，以及大量循环容量的丢失，可导致患者心

搏骤停。此时患者常因获救而面带微笑，也有人将之形象地称为"微笑死亡"。因此，预防高钾血症和创伤性休克的现场急救措施是预防 CS 和减少患者死亡的关键措施。

**1. 尽早实施补液治疗** 应在患者脱困前就开始积极补液治疗，若不能建立静脉通路，可选择口服补液。优先选用等张生理盐水，成人的初始补液速度为 1L/h，儿童为 15～20mL/(kg·h)，持续 2 小时后减半。对合并高钠、高氯血症的伤员可补充 5% 葡萄糖溶液。由于挤压伤患者常继发高钾血症，应避免使用含钾的溶液（如乳酸林格液）。除非存在创伤性失血性休克需要紧急扩容的情况，否则一般不选用胶体液（如羟乙基淀粉）。

应根据机体容量状况和尿量采取个体化的补液方案。低血压、出血和体液渗出至第三间隙等情况提示血容量过低，需要增加液体复苏量。如果存在液体超载的迹象，尤其在出现无尿时，应减少液体量。因此，在补液过程中应密切监测尿量，必要时在排除禁忌（如尿道裂伤）后留置尿管。经过初步补液（约 3L 液体）后，若患者无尿，应考虑已经存在急性肾损伤，此时需限制补液，否则可能导致容量负荷过重，增加尽早使用血液净化的需求。若因条件限制不能监测尿量，液体量应限制在 3～6L/d。在环境温度较低的情况下，补液量也应减少。此外，应识别患者是否合并心、肾衰竭等需要限制入量的基础疾病，此类患者推荐较小容量补液，如 10mL/kg。

**2. 防治高钾血症** CS 患者出现高钾血症可能有两方面的原因：一方面是受损肌肉细胞释放大量钾离子入血；另一方面是由于长时间受困后出现急性肾损伤。现场救援时应尽快通过心电图或血钾检测（如便携式床旁生化检测仪器）明确诊断。此类伤员可予以葡萄糖酸钙静脉注射，碳酸氢钠和比例糖水静脉滴注，以及钾结合树脂（如聚苯乙烯磺酸钠）联合 33% 的山梨醇（两者混合比例为 1：3）口服。对于有尿的伤员，可予以呋塞米静脉注射。既往认为止血带能阻止受挤压肢体中释放的钾离子和肌红蛋白进入循环，但因止血带可能加重肢体缺血和组织坏死，因此不推荐其用于预防高钾血症，除非发生危及生命的肢体出血。

**3. 预防急性肾损伤** ①碱化尿液：第 1 天补充 300～500mL 的 5% 碳酸氢钠，同时需要注意其可能导致的低钙血症；②渗透性利尿：经液体复苏后尿量 >30mL/h 时，可予以 20% 甘露醇 1～2g/(kg·d) 缓慢输注，同时也要注意甘露醇的肾毒性作用。此外，避免及处理导致急性肾损伤的因素，如低血容量、尿路梗阻、感染等。

## 二、院内救治

### （一）全面的病情评估和综合治疗

对于转诊至后方医院的挤压伤伤员，应完善各项检查，以全面、准确评估病情。

**1. 识别并处理可能危及生命的危险因素** CS 伤员可能存在低血容量、高钾血症、代谢性酸中毒等情况，在接诊后应立即评估并及时处理，以避免心搏骤停。

**2. 全面的检查和评估** 重点在于明确有无急性肾损伤及急性骨筋膜室综合征（acute compartment syndrome，ACS）。同时，全面检查以明确是否合并颅脑损伤、胸腹部损伤等情况。

**3. 综合治疗** CS 涉及多学科问题，有条件的情况下推荐早期收治重症监护病房治疗，包括循环、肾脏、呼吸、胃肠等器官功能支持，评估急性筋膜室综合征及手术指征，防治感染及营养支持等。

### （二）血液净化治疗

理论上，血液净化治疗可改善 CS 患者的预后，但在临床实践中是否对 CS 患者常规行血液净化治疗仍存在争议，包括是否降低死亡率、治疗时机的选择及资源配置需求。《挤压综合征急性肾损伤诊治的专家共识》建议，若伤员出现无尿、少尿、氮质血症，以及高钾、酸中毒等电解质和酸碱平衡紊乱，经补液治疗后无明显好转；或者补液 3L 以上仍无尿、合并容量超负荷的伤员，均应尽早进行血液净化治疗。病情较为稳定者，可选择血液透析或腹膜透析治疗。若出现以下情况则建议尽早进行连续性肾脏替代治疗（continuous renal replacement therapy，CRRT）：①合并多脏器损伤或出现多脏器功能不全。②血流动力学不稳定。③血液透析或腹膜透析难以控制的容量超负荷。④严重感染、脓毒血症。⑤高分解代谢状态：每天肌酐递增 >44.2μmol/L，尿素氮递增 >3.57mmol/L，血钾递增 >1mmol/L；⑥难以纠正的电解质和酸解平衡紊乱。

## （三）治疗急性骨筋膜室综合征

正常肢体肌肉腔室的压力小于 10mmHg。肢体挤压伤可导致封闭骨筋膜室内压力升高（通常 >30mmHg），出现急性骨筋膜室综合征。未及时识别的急性筋膜室综合征可使患者肢体坏死，需要截肢，并促进横纹肌溶解，进一步加重 CS 患者症状，因此急性骨筋膜室综合征的早期诊断至关重要。急性骨筋膜室综合征的诊断一般依赖于患者的临床表现，其典型症状是包括疼痛、感觉异常、麻痹、无脉和皮肤苍白等"5Ps"，但目前认为这并不能及时准确反映病情进展，当出现麻痹、无脉和皮肤苍白等症状时，往往已经是骨筋膜室综合征晚期。不成比例的肢体疼痛、手指或脚趾被动牵拉痛可能是最先出现和最敏感的征象。对于不能明确急性骨筋膜室综合征的患者，可考虑进行持续骨筋膜室内压力（intracompartmental pressure，ICP）测定，并计算其与舒张压的差值来辅助诊断。

急性骨筋膜室综合征的紧急处理包括移除患肢上的敷料或石膏，避免抬高肢体减少肢体血流。对于存在急性骨筋膜室综合征早期症状和舒张压与筋膜室内压力差值 <30mmHg 的患者，应及时行筋膜切开术。筋膜切开术实施的时间越晚，患者受益越少，并发症（如出血、感染等）出现的风险越大。当患者出现危及生命的情况时，如确定无法挽救的肢体或迅速扩散的、治疗耐药的脓毒症时，应立即截肢。在有明确指征的患者中，创伤后早期截肢的患者预后更好。

## （四）抗感染治疗

尽管 CS 患者并发感染风险高，但除非存在开放性伤口，否则不建议经验性使用抗生素治疗。合并开放性伤口的患者，除需注射破伤风免疫球蛋白外，同时也推荐使用广谱头孢菌素（含甲硝唑或不含甲硝唑）经验性治疗。

# 第六节　挤压综合征治疗展望

近年来，地震灾害、交通事故等频发，CS 的诊治技术也在不断发展。从最初的补液、纠正酸中毒、血液净化扩展到针对其病理生理过程的干预。以下总结了近年来的一些相关研究进展，旨在为今后的科研及临床提供新的思路。

## 一、抗缺血再灌注损伤

挤压伤患者经历缺血再灌注过程，其肾脏及肌肉组织可能出现缺血再灌注损伤。目前有基础研究证实，缺血后适应可减轻 CS 动物模型的肌肉组织、肾脏组织及全身其他组织的缺血再灌注损伤，减轻实验动物 CS 的严重程度。同时，对挤压后动物实施缺血后适应，可使受损骨骼肌释放的有毒物质分批进入循环，避免大量有毒物质同时进入血液，造成不可逆的损伤。此外，阿托伐他汀被用于大鼠 CS 模型，改善肾缺血再灌注损伤，降低血清肌酸激酶、肌红蛋白、尿素、肌酐和乳酸脱氢酶水平。而锌螯合剂则可通过抑制中性粒细胞浸润减轻小鼠 CS 模型的肌肉缺血再灌注损伤，减轻横纹肌溶解。此外，亚硝酸盐制剂通过 NO 介导信号通路，有助于减轻缺血再灌注损伤，但目前上述药物的使用剂量及具体干预时机尚不明确，需要后续大规模的临床试验研究验证。

## 二、抗氧化应激及炎症损伤

氧化应激、炎症反应及其导致的细胞凋亡目前被认为是引起 CS 损伤的分子机制。硫化氢（$H_2S$）作为参与调节细胞凋亡、氧化应激和炎症反应的新兴气体信号分子，当给予外源性 $H_2S$（NaHS）时，可发挥抗炎、抗氧化应激和抗凋亡作用，有效缓解 CS 大鼠模型的急性肾功能衰竭。而中药提取物黄芪甲苷目前被证实可作为一氧化氮供体，发挥直接或间接的抗氧化作用，进而改善肌肉组织线粒体功能障碍及炎症反应，降低高钾血症、休克及代谢性酸中毒的发生率，改善 CS 大鼠的肾脏功能，提高存活率。但目前仍需进一步研究，以确定上述抗氧化剂及抗炎剂的安全性、安全剂量范围及对 CS 的确切功效。

## 三、挤压综合征相关急性肾损伤治疗

目前认为肾脏替代治疗是治疗 CS 导致的急性肾损伤最有效的治疗方式之一。现有新的治疗策略指出，可以在肾脏替代治疗前后进行辅助治疗，使患者临床受益达到最大化，包括应用精准靶向肌红蛋白的新型高特异、高亲和力的兔源 Anti-Mb 重组单克隆中和抗体、以线粒体为靶点的抗氧化剂、巨噬细胞表面分子 Mac-1 抑制剂、乌司他丁、结合冰敷的液体输注疗法等。

## 四、细胞疗法

细胞疗法是目前研究 CS 治疗的热点，由于其高效性、靶向性等特性，成为未来 CS 治疗的重点研究方向之一。

1. **骨髓间充质干细胞** 由于骨髓间充质干细胞具有分化广泛、易分离、倍增时间短等特性，已成为 CS 的一种新型治疗手段。骨髓间充质干细胞可通过旁分泌或自分泌的形式分泌生长因子，促进肌肉生长分化，并能使慢肌纤维向快肌纤维转变，从而促进肌肉功能恢复。主要可用于 CS 患者后期的康复治疗。

2. **细胞因子** 将成纤维细胞生长因子 2 局部应用于损伤部位，可通过成纤维细胞生长因子受体依赖途径减少细胞凋亡，促进肌细胞再生、血管生成及肌力的加速恢复。

## 五、高压氧

高压氧可有效缓解肢体缺血、缺氧、水肿、感染及缺血再灌注损伤，治疗急性外伤性周围缺血是海底和高压氧医学学会批准的 13 种高压氧适应证之一。有专家建议尽早将其作为 CS 的辅助治疗手段，但常规高压氧舱体积庞大、安装繁杂、环境要求高，目前已有新型便携式软体高压氧舱，实用性、安全性与有效性得到显著提高。

（曹　钰　何　斌）

# 参 考 文 献

[1] 挤压综合征急性肾损伤诊治协助组，陈香美，孙雪峰，等. 挤压综合征急性肾损伤诊治的专家共识 [J]. 中华医学杂志，2013（17）：1297-1300.

[2] Okubo K，Kurosawa M，Kamiya M，et al. Macrophage extracellular trap formation promoted by platelet activation is a key mediator of rhabdomyolysis-induced acute kidney injury[J]. Nat Med，2018，24（2）：232-238.

[3] Gonzalez D. Crush syndrome[J]. Crit Care Med，2005，33（1 Suppl）：S34-S41.

[4] Murata I，Abe Y，Yaginuma Y，et al. Astragaloside-Ⅳ prevents acute kidney injury and inflammation by normalizing muscular mitochondrial function associated with a nitric oxide protective mechanism in crush syndrome rats[J]. Ann Intensive Care，2017，7（1）：90.

[5] Li W，Qian J，Liu X，et al. Management of severe crush injury in a front-line tent ICU after 2008 Wenchuan earthquake in China：an experience with 32 cases[J].

Crit Care，2009，13（6）：R178.

[6] Lv Q，Long M，Wang X，et al. The Role of Alpha-1-Acid glycoprotein in the diagnosis and treatment of crush syndrome-induced acute kidney injury[J]. Shock：Injury，Inflammation，and Sepsis：Laboratory and Clinical Approaches，2021，56（6）：1028-1039.

[7] Sever MS，Vanholder R. Management of crush victims in mass disasters：highlights from recently published recommendations[J]. Clin J Am Soc Nephrol，2013，8（2）：328-335.

[8] Yu JG，Fan BS，Guo JM，et al. Anisodamine Ameliorates Hyperkalemia during Crush Syndrome through Estradiol-Induced Enhancement of Insulin Sensitivity[J]. Front Pharmacol，2019，10：1444.

[9] Gibney RT，Sever MS，Vanholder RC. Disaster nephrology：crush injury and beyond[J]. Kidney Int，2014，85（5）：1049-1057.

# 第十八篇　急性中毒

# 第一百零八章　急性中毒总论

有毒化学物质进入人体,达到一定量而造成机体功能损害的全身性疾病称中毒(poisoning),引起中毒的化学物质称为毒物。毒物的概念是相对的,必须具备一定剂量才能产生毒作用而称其为毒物;同一物质,在某些条件下可引起中毒,而在其他条件下,则可能成为治疗疾病、对人体有益的药物,有毒物质的分类方法有多种,任何单一的分类方法都不能囊括全部有毒物质,甚至同一分类方法也可能出现毒物交叉归属现象。参考毒物的来源和用途及临床诊治习惯,通常将毒物分类为:①工业性毒物;②农药;③药物;④有毒动植物;⑤微生物毒素;⑥军用毒剂。造成中毒的日用化学品归类为工业性毒物。

中毒根据发病缓急分为急性中毒、亚急性中毒、慢性中毒,长时间吸收小量毒物可引起慢性中毒,往往起病较缓,病程较长,临床表现不典型,缺乏特异性诊断指标,容易误诊和漏诊;短时间内吸收超限量毒物可引起急性中毒,表现严重、发病急骤、变化迅速,多于 24 小时内出现症状,如不积极治疗,可危及生命;亚急性中毒是指接触毒物后在 1～60 天出现症状,通常归入急性中毒范畴。

## 第一节　中毒的历史回顾与临床面临的挑战

在古代中国及古埃及、古希腊、古罗马和古印度等国,古代医药文献中都有对毒物和中毒的文献记载。公元前 2700 多年前,中国神农氏的"本草"中已记载有"神农尝百草,一日而遇七十毒",以及一些毒物的解毒剂。大规模布毒在古罗马一度非常盛行,作为对付政敌的常用手段,以至于当时的统治者不得不颁布禁止布毒的法律;在整个中世纪,布毒遍及欧洲,并且在当时的政治权力分配中扮演了主要角色,布毒技术作为谋杀手段从意大利输送到法国,进一步发挥到登峰造极的商业化地步,在 Catherine Deshayes 经营的公司毒死的众多受害者中,婴幼儿就达 2 000 多名。20 世纪 50 年代,由于社会生产的快速发展,新兴外源化学物对生物界,尤其是对人类的巨大负面效应引起了关注,如震惊世界的反应停事件、水俣病事件。1984 年 12 月 3 日,印度博帕尔地区 30 吨氰酸甲酯蒸气因事故泄漏,几小时内造成 3 000 人死亡,另有 20 万人受到伤害甚至留下终身残疾。此外,还有四氯二苯 -p- 二噁英(Tetrachlorod-ibenzo-p-dioxin TCDD)污染,以及多种化学物的致癌作用等。截至 2019 年 4 月初,世界申请专利的化学物已达 149×10⁶ 余种,每天的申请数量超过 1 000 种,中国已超过美国和日本成为化学物申请专利第一的国家。而在"繁星满天"的化学物中,我们仅对有限的农药和药物中毒熟悉或了解。近年来,我国急性中毒呈现发病率高、毒物种类多、区域差异大、季节变化明显及发病群体年轻等特点,新型毒物不断出现、群体性中毒事件高发成为急性中毒流行病学主要的变化。除草剂百草枯、敌草快中毒因无特效解毒治疗而死亡率一直居高不下,成为中毒领域关注的焦点;各类麻醉药物、毒品中毒日益多见;食品添加剂如"瘦肉精""三聚氰胺""塑化剂"等也走进人们的视野。新型毒物不断出现,众多毒物的毒代动力学、毒理机制、靶器官损伤及救治尚不明确,毒物检测分析远不能满足临床需要。由于毒物可以作为武器加害他人,伴随着中毒相关的司法案件至今层出不穷,校园发生的急性铊中毒开始多出现误诊、漏诊,世界名人如阿拉法特一度被怀疑是急性中毒死亡,甚至开棺验尸,但至今仍无结论。尽管毒理学及其分支近年来取得长足进展,但任何少见中毒或新外源性化学物中毒的诊治对临床医生来说无不是罕见疾病或新发疾病，导致临床医生常常手足无措，其诊治面临的困难远大于经系统研究的疾病。急性中毒几乎均首诊医院的急诊医学科，不常见急性中毒的诊治对急诊医师而言是高度挑战，尤其是接触史不明确时，容易误诊或漏诊。

## 第二节　中毒原因

**（一）职业性中毒**

在生产过程中，如果不注意劳动保护，违反操作规程，与有毒原料、中间产物和成品物质密切接触发生的中毒。皮肤黏膜及呼吸道途径吸收多见。

**（二）生活性中毒**

多见于误服、用药过量、自杀或投毒等意外接触毒物，主要为消化道途径吸收。

## 第三节　毒物动力学与急性中毒

毒理学近年发展迅速，分类非常复杂，与临床医学关系密切，尤其与将急性中毒作为亚专业的急诊医学交叉渗透，其更多关注毒理机制及毒物作用时相或过程。毒物动力学是以药物动力学的基本理论和方法为基础发展起来的，从速度论的观点出发，研究毒物在吸收、分布、生物转化和排泄过程中随时间发生的量变规律，阐明毒物在体内的位置、数量与时间关系及毒理作用，包括毒物代谢动力学（toxicokinetics）和毒物效应动力学（toxicodynamics）。毒物代谢动力学简称毒代学，基本参数包括峰值浓度、清除速率常数、达峰时间、半衰期、曲线下面积、清除率和表观分布容积等。毒物效应动力学又称毒效学，主要研究毒物对机体组织器官的损害机制及与剂量的关系。不同毒物有不同的毒理机制和不同的靶组织和靶器官，也可具有相似的毒理机制及相同的靶部位，许多毒物已能从分子水平阐明毒理机制。毒物对机体的损害效果常取决于摄入毒物的剂量，即剂量 - 效应关系，常用术语及参数包括毒性、绝对致死量或浓度、半数致死量或浓度、最小致死量或浓度等。有关毒物的毒代学的阐明，将为急性中毒的精准医疗提供依据。如目前广泛应用，被作为清除毒物的"广谱"排毒措施——血液净化疗法，只有在毒代学理解的基础上，才能把握合适的时机，合理应用，避免滥用和误用。毒效动力学可以根据毒物暴露剂量帮助临床判断中毒程度、指导治疗和评估预后。

## 第四节　毒物的体内过程与毒理机制

### 一、毒物的体内过程

毒物通过不同途径被吸收进入血液，继之分布于体内，通过生物转化和排泄，从体内消除。以上过程中的任何一个环节都可影响毒物在作用位点（靶器官或靶组织）的浓度，从而最终决定毒物的毒理损害作用及临床中毒表现。

毒物主要经呼吸道、消化道、皮肤黏膜吸收进入机体，少数情况下也可经肌肉、静脉途径等直接注入，毒物的不同吸收途径影响了其在体内的分布特点。皮肤疏松部位如颈部、腋窝、腹股沟、阴囊更容易吸收毒物，新生儿、婴儿和儿童皮肤的渗透性较成年人高，妇女又较男性为高。同时具有脂溶性和水溶性的毒物，最易被完整的皮肤吸收，如苯胺类、有机磷农药等；一些具有腐蚀性的毒物如黄磷、酚、重铬酸盐、加热的氯化钡等，可先灼伤皮肤，继之经皮肤吸收引起中毒；少数脂溶性毒物和某些重金属可通过毛囊、皮脂腺途径侵入机体；用含有砷、汞等化学物土方药剂治疗皮肤病（以银屑病最多见）及使用毒物超标的美容产品可致吸收中毒；高温、高湿可促进毒物吸收。气体、蒸气或气溶胶状态毒物，主要经呼吸道侵入，有些气体如硫化氢、二氧化硫、氯气、氨气等在浓度过高时可导致"电击样死亡"，其原因可能在于呼吸中枢麻痹或反射性心搏骤停及喉痉挛导致窒息。消化道毒物吸收经门静脉系统进入全身循环，肝脏具有很强的首过提取效应，吸收入血的毒物以自由状态或与血浆蛋白、血红蛋白、红细胞膜上的某些成分结合或被吸附等，经多种形式迅速运送到全身各部位。毒物分布到各个器官的速率与流经该器官的血流、毒物通过该器官毛细血管壁及细胞膜的难易，以及该器官成分对毒物的亲和力有关。毒物相对集中的地点可产生明显毒作用或无明显毒作用，产生明显毒作用的器官和组织称为靶器官和靶组织；

当毒物对蓄积地点相对无害时,则称为毒物贮存库。贮存库对急性中毒具有缓冲作用,体内重要贮存库有四种:①与血浆蛋白结合;②肝肾累积;③脂肪贮存库;④骨骼贮存库。毒物在体内转变为其他衍生物的过程称为生物转化,主要在肝脏内进行,通过氧化、还原、水解、结合等作用进行代谢。大多数毒物经代谢后毒性降低,但也有少数毒物在代谢后毒性增强。毒物及其代谢产物主要经肾脏、呼吸道和消化道排泄,其他排泄途径有皮肤黏膜、乳汁等,毒物可能对排泄部位造成损害。呼吸道是挥发性毒物的主要排泄途径;口服毒物未被吸收可随呕吐物或粪便排出,吸收的毒物也可能经粪便排泄,有的经肝脏排入胆汁,再随胆汁进入肠中,进入肠腔的毒物可部分吸收,形成"肠 - 肝循环",延长毒物作用时间;大多数毒物及代谢产物由肾排出,当肾功能不全、少尿或无尿时,肾脏的排泄能力将大大下降;少数毒物经皮肤排出,有时可引起皮炎;此外,铅、汞、砷等可由乳汁排出,阿片受体类毒物可在授乳时传递给婴儿。有些毒物排出缓慢,蓄积在体内某些器官或组织内,可造成慢性中毒。

## 二、毒理机制

毒物对机体的毒作用主要由毒物的理化性质所决定,一般遵循靶器官受损及中毒剂量 - 效应关系,一种毒物的靶器官可能是一个或一个以上,多个靶器官同时损害在急性中毒时多见。

**1. 直接损伤作用** 表现为局部刺激、腐蚀损害,如强酸和强碱可吸收组织中的水分,并与蛋白质或脂肪结合,使细胞变性和 / 或坏死。

**2. 组织缺氧** 刺激性气体引起肺水肿,导致氧吸收障碍;一氧化碳与血红蛋白结合形成不易解离的碳氧血红蛋白,导致氧运输障碍;硫化氢、氰化物导致细胞窒息,导致氧利用障碍。

**3. 麻醉作用** 有机溶剂和吸入性麻醉药有强亲脂性。脑组织和细胞膜脂类含量高,因而上述化学物质可通过血 - 脑屏障,进入脑内而抑制脑功能。

**4. 抑制酶的活力** 很多毒物是由其本身或其代谢产物抑制酶的活力而产生毒性作用。如有机磷农药抑制胆碱酯酶;氰化物抑制细胞色素氧化酶;重金属抑制含巯基的酶等。

**5. 干扰细胞或细胞器的生理功能** 四氯化碳在体内经酶催化而形成三氯甲烷自由基,自由基作用于肝细胞膜中的不饱和脂肪酸,产生脂质过氧化,使线粒体、内质网变性,肝细胞坏死。酚类如二硝基酚、五氯酚、棉酚等可使线粒体内氧化磷酸化作用解偶联,妨碍三磷酸腺苷的形成和贮存而释放热能。

**6. 干扰受体配体的相互作用** 包括受体的竞争,如阿托品阻断毒蕈碱受体。

**7. 细胞内钙稳态失调** 毒物可在不同水平上干扰细胞信号的传递,导致细胞内 $Ca^{2+}$ 超载,钙信号系统的异常活化,对激素及生长因子的正常反应丧失,甚至引起细胞死亡。

**8. 免疫功能紊乱** 毒物可能直接或间接影响机体免疫功能,如短链醇类能嵌入细胞膜,干扰 T 细胞免疫突触的形成与成熟,导致 T 细胞免疫应答过程的异常,还可干扰细胞钙、钠、钾离子通道功能,非特异性地影响免疫细胞功能,这种影响大多是短期的,而有些则可能长期存在,造成免疫失调性疾病,如异氰酸酯类可引起职业性哮喘、灰黄霉素可引起光变态反应。

**9. 其他** 包括非特异性机制等。

# 第五节 急性中毒的临床表现

急性中毒具有突发性、不确定性、快速性和复杂性,有时群体发病,具有鲜明的时代性和地域特性,中毒谱能反映某一时代和地域人群接触毒物的情况。中毒可以累及任何组织和器官,不同毒物中毒的临床表现迥异,急性中毒可有其特殊的临床过程,呈现三期特征。由于毒物多是"外源性化学物质",患者摄入机体后,常常出现不能适应的非特异性反应,如消化道摄入毒物的患者通常出现恶心、呕吐、头晕乏力不适等全身反应,也称为急性全身反应阶段;在经历了急性全身反应阶段后,随着毒物分布及血液浓度的下降或临床干预,常常有一个相对短暂表现"稳定好转"的过程,称为临床缓解阶段;毒物在靶器官和靶组织累积到一定的量即可造成靶部位形态学和功能的损害,即重要脏器(靶脏器)损害阶段,如有机磷农药中毒在胆碱能危象后出现中间综合征,百草枯中毒后一段时间因肺间质纤维化导致呼吸衰竭，阿米替林在中毒后 1～2 周可死于严重心律失常，毒蕈白毒伞中毒在胃肠道症状之后可有"假愈期"，而最终死于肝功能衰竭等。但并不是所有急性中毒均有如此鲜明的分期特征，当患者大量毒物摄入，或毒物有多靶器官和组织时，全身反应和靶部位损害表现可同时出现，即不再具有明显分期的特征；当摄入体内毒物被机体代谢排出，毒物不能在靶部位累积达到损害的量时，可不出现重要脏器损害阶段。急性中毒的三期特征有重要的临床意义，当不明毒物中毒时，应警惕其可能的迟发器官功能损害。由于毒物暴露剂量和途径及毒性等因素影响，急性中毒轻者中毒表现轻微，呈一过性症状，严重者可多器官衰竭甚至死亡，有些中毒可以出现有指向意义的症状和体征，但具有特异临床表现的所谓"独有毒物指纹"的急性中毒罕见。具有特征性的中毒临床表现主要有：

**1. 胆碱能兴奋综合征** 包括毒蕈碱样综合征和烟碱样综合征。毒蕈碱样综合征表现为心动过缓、流涎、流泪、多汗、瞳孔缩小、支气管分泌液过多、呕吐、腹泻、多尿，严重时可导致肺水肿。主要见于有机磷酸盐、毛果芸香碱和某些毒蘑菇等中毒。烟碱样综合征表现为心动过速、血压升高、肌束颤动、肌无力等。主要见于烟碱样杀虫剂中毒、烟碱中毒、黑寡妇蜘蛛中毒等。

**2. 抗胆碱能综合征** 主要表现为心动过速、体温升高、瞳孔散大、吞咽困难、皮肤干热、口渴、尿潴留、肠鸣音减弱甚至肠梗阻，严重时甚至出现谵妄、幻觉、呼吸衰竭等。主要见于颠茄、阿托品、曼陀罗、某些毒蘑菇、抗组胺类药物、三环类抗抑郁药等中毒。

**3. 交感神经样中毒综合征** 主要表现为中枢神经系统兴奋，抽搐、血压升高、心动过速、体温升高、多汗、瞳孔散大；考虑与体内儿茶酚胺升高有关，主要见于氨茶碱、咖啡因、苯环己哌啶、安非他命、可卡因、苯丙醇胺、麦角酰二乙胺等中毒。

**4. 麻醉样综合征** 主要表现为中枢神经系统抑制，呼吸抑制、血压下降、瞳孔缩小、心动过缓、肠蠕动减弱，体温降低，严重时昏迷。主要见于可待因、海洛因、复方地芬诺酯、丙氧酚中毒。

**5. 阿片样综合征** 昏迷、针尖样瞳孔、呼吸抑制为突出表现，也有麻醉样综合征的其他表现，主要见于阿片类药、毒品中毒，严重乙醇及镇静催眠药等中毒也可出现相似表现。

**6. 戒断综合征** 主要表现为心动过速、血压升高、瞳孔扩大、多汗、中枢神经系统兴奋、定向障碍、抽搐、反射亢进、竖毛、哈欠、幻觉。主要见于停用以下药物：乙醇、镇静催眠药、阿片类、肌松剂（氯苯胺丁酸）、5-羟色胺再摄取抑制剂（SSRIs）及三环类抗抑郁药物等。

**7. 恶性综合征** 是一种少见却可能致命的并发症，也称为神经阻滞剂恶性综合征，几乎均由抗精神病药诱发，也可见于胃复安、异丙嗪及其他一些药物相互作用导致。临床表现以高热、肌强直、意识障碍、锥体外系症状、自主神经功能紊乱为特征，实验室检查的特点是血肌酸激酶升高和白细胞增多。

**8. 中毒性休克** 也称为化学物中毒性休克，由于毒物的直接和间接毒性作用，使有效循环容量减少，心输出量不足或周围血流分布失常，引发器官血液灌注不足、组织缺氧、严重微循环障碍的中毒性临床综合征。由于毒物的多靶部位性质，发生原因常是综合因素，可能以一种因素为主，如严重锑、铊、甲醛、环氧乙烷及多种有机溶剂中毒诱发休克主要是心肌器质性损害，收缩功能明显减退或心律失常，导致心输出量显著降低所致；化学烧伤血浆渗出和剧烈的吐泻导致血容量减少也是诱发因素之一；血管舒缩中枢麻痹，引起周围血管扩张，导致血流分布异常，主要见于神经中枢抑制性中毒，心脏功能也常受到抑制。

# 第六节 急性中毒的诊断

## 一、急性中毒的诊断思路

急性中毒相对于常见病和多发病急症仍是少见疾病，一些毒物中毒机制不清，临床所知甚少，加之毒物种类繁多及中毒途径的不确定性和临床表现的复杂性，使急性中毒的诊断有时异常困难。目前，急性中毒的诊断主要根据毒物接触史和有关中毒临床表现，经过鉴别诊断，排除其他有相似症状的中毒和疾病，可做出临床诊断。毒物在体液中的存在及毒物对人体的特殊影响，可通过实验室检查加以证实,也可通过环境调查了解毒物的存在,作出病因诊断。体内毒物和特异代谢产物的分析检测是急性中毒确诊的"金标准",但尚不能广泛开展。急性中毒患者即使有肯定的毒物接触史,也要分析症状与体征的特点,出现时间和顺序是否符合某种毒物中毒的临床表现规律,以免误诊。毒物接触史不明时要综合分析临床表现特点,为急性中毒的诊断和排除寻找依据,以下情况要考虑急性中毒:

1. 不明原因突然出现恶心、呕吐、头昏,随后出现惊厥、抽搐、呼吸困难、发绀、昏迷、休克甚至呼吸心搏骤停等一项或多项表现者。

2. 不明原因的多部位出血。

3. 难以解释的精神、意识改变,尤其是精神、心理疾患者,突然出现意识障碍。

4. 在相同地域和时间内有相似临床表现的群体发病。

5. 不明原因的代谢性酸中毒。

6. 既往体健,发病突然,存在全身反应-临床缓解-靶脏器损害的三期特征,用常规疾病难以解释,或发病突然,出现急性器官功能不全,用常见疾病难以解释。

7. 原因不明的贫血、白细胞减少、血小板减少、周围神经麻痹、肝病、肾病。

8. 通常疾病难以解释的皮肤黏膜、呼出气体及其他排泄物出现特殊改变(颜色、气味),要考虑毒物摄入可能。

9. 不明原因死亡。

## 二、急性中毒诊断原则

急性中毒的诊断应包括中毒途径、毒物通用名和中毒程度及并发症,还应注意有无基础疾病及中毒对其影响,两种或以上同一类毒物中毒称为混合中毒,不同种类的毒物中毒称复合中毒。

1. **毒物暴露** 患者毒物接触史明确或有毒物进入机体的明确证据而无临床中毒的相关表现,患者可能处于急性中毒的潜伏期或接触剂量不足以引起中毒。

2. **临床诊断** 毒物接触史明确,伴有相应毒物中毒的临床表现,并排除有相似临床表现的其他疾病,即可做出急性中毒的临床诊断;有相关中毒的临床表现,且高度怀疑的毒物有特异性拮抗药物,使用后中毒症状明显缓解,并能解释其疾病演变规律者,也可做出临床诊断。

3. **临床确诊** 在临床诊断的基础上有确凿的毒检证据,即可靠的毒检方法在人体胃肠道、血液、尿液或其他体液或相关组织中检测到相关毒物或特异性的代谢成分,即便缺乏毒物接触史,仍然可以确诊。

4. **疑似诊断** 具有某种毒物急性中毒的相关特征性临床表现,缺乏毒物接触史与毒检证据,其他疾病难以解释的临床表现,可作为疑似诊断。

5. **急性毒物接触反应** 患者有明确毒物接触的环境或明确的毒物接触史,伴有相应的临床表现,常以心理精神症状为主,尤其是群体性接触有毒气体者,在脱离环境后症状很快消失,实验室检测无器官功能损害证据时,应考虑急性毒物接触反应。

6. **隐匿式中毒** 是指患者在完全不知情的情况下发生的中毒。

7. **不明毒物中毒** 毒物接触史明确,但不能确定毒物;临床表现与某种物质明显相关;已知的疾病不能解释相关临床表现;具备以上条件即可诊断不明毒物中毒或未知毒物中毒。

## 第七节 急性中毒的病情评估

在目前已知的所有急性中毒种类中,除非已有明确的针对该种中毒的严重程度分级标准,一般推荐中毒严重度评分(poisoning severity score,PSS)。PSS 评估是基于临床症状和体征的动态评分,病情分为五级。①无症状(0 分):没有中毒的症状体征;②轻度(1 分):一过性、自限性症状或体征;③中度(2 分):明显、持续性症状或体征,出现器官功能障碍;④重度(3 分):严重的威胁生命的症状或体征,出现器官功能严重障碍;⑤死亡(4 分):死亡。实行病情分级并动态评估。决定急性中毒临床表现及严重程度最主要的因素与摄入毒物的剂量及其化学结构决定的理化性质有关,评估时应注意:

1. **毒物摄入量评估** 这是影响预后的基本因素,了解摄入毒物的毒致死剂量,是否已达到致死量或对生命构成潜在威胁,如摄入市售原液百草枯一口,通常足以致死,成人一次摄入对乙酰氨基酚超过 20g 可以致死。当摄入量评估困难时，毒物检测浓度有助于服毒量及病情判断。

**2. 复合中毒时毒物之间相互影响**　如乙醇摄入可增强多数毒物毒性，但可减轻甲醇、乙二醇毒性。

**3. 病程特点**　毒物在靶脏器及组织累积阶段可有相对"稳定"的临床缓解期，然后会进入脏器损害阶段，如刺激性气体中毒可在数小时及数天之后出现肺水肿和呼吸衰竭，后期出现气道坏死黏膜脱落导致气道阻塞；窒息性气体中毒可在数天至数周之后出现迟发性中枢神经病变；没有医疗干预的生物毒素中毒通常呈现病情逐步进展趋势。评估病情时要结合毒理学特点，注意稳定期后可能恶化。没有相对稳定阶段、发病迅速、毒物接触后很快出现重要脏器功能衰竭多提示预后不良。

毒物暴露后临床表现严重程度也与如下因素有关：①侵入途径。静脉注射吸收最快，其他途径为呼吸道、胃肠道与皮肤。不同途径吸收，其症状出现的先后程序及严重程度也不尽相同。②侵入速度。在接触的毒物、剂量及侵入途径相同的情况下，机体反应随侵入速度而异。一般而言，侵入速度越快，生物效应越激烈，例如氯化钾静脉滴注可起到治疗作用，而静脉注射则可导致死亡。③联合作用。指两种或两种以上有害因素的共同作用，例如在两种以上苯的氨基硝基化合物的共同作用下，肝脏的损害明显增强；乙醇与四氯化碳、苯胺类等很多毒物都有明显的增毒作用；高温、高湿环境可因毒物挥发快、滞留时间长、机体出汗等而起到增毒作用。④杂质。在有些情况下，毒物的毒作用主要由其内所含的杂质所致，例如含大量硫化物的汽油吸入后，中毒性精神病的发病明显增多；含杂质三烷基磷酸酯的有机磷酸酯毒性增强，且可引起迟发性肺水肿、心脏损害；基本无毒的六氟化硫如含有少量十氟化硫，吸入后可引起严重肺水肿。⑤分解产物。许多矿物质及金属化合物遇水或环境改变可产生极毒物质，如含砷矿物质遇酸或在灼热情况下遇水生成砷化氢。⑥年龄。婴儿幼儿及老年人对毒物的敏感性普遍增加。⑦性别。女性妊娠期、哺乳期一般对毒物更为敏感。⑧机体耐受性。有个体差异，例如酒精耐受量各人之间差异很大；长期接触某一化学物也可产生耐受性；营养状态、慢性疾病、心理因素、工作性质及条件、嗜好等也影响机体对疾病的耐受性。⑨遗传因素。某些酶缺乏如葡萄糖 -6- 磷酸脱氢酶缺乏者对苯胺类中毒较为敏感；血清 $\alpha_1$- 抗胰蛋白酶缺乏者，中毒后易引起肺纤维化；极少数人血清胆碱酯酶（假性胆碱酯酶）偏低，对琥珀酰胆碱特别敏感，易引起呼吸肌麻痹。⑩防毒知识及措施的普及。是否具备自救互救知识，现场有无合适的预防、抢救的设施等都是影响急性中毒严重程度的因素。

## 第八节　急性中毒的救治

急性中毒患者要首先评估病情，稳定生命体征，迅速采取有效的紧急治疗措施。治疗原则为：①立即终止毒物接触；②清除进入人体内已被吸收或尚未吸收的毒物；③如有可能，选用特效解毒药；④对症治疗。

**1. 立即终止毒物接触**　毒物由呼吸道或皮肤侵入时，要立即将患者撤离中毒现场。立即脱去污染的衣服，清洗接触部位的皮肤。接触可经完好皮肤吸收的毒物时，用肥皂水和大量温水清洗皮肤和毛发，如毒物溅入眼内，应立即用清水彻底冲洗 15 分钟以上，局部一般不用化学拮抗药。

**2. 清除体内尚未被吸收的毒物**　清除胃肠道尚未被吸收的毒物，常用催吐、洗胃和导泻等方法。早期清除毒物可使病情明显改善，越早越彻底越好。

（1）催吐：适用于患者神志清楚且能合作不具备洗胃条件的中毒现场等情况，让患者饮温水 200～300mL，然后自己用手指、压舌板或筷子刺激咽后壁或舌根诱发呕吐。如此反复进行，直到胃内容物完全呕出为止。也可用药物如吐根糖浆催吐。患者处于昏迷、惊厥状态，吞服石油蒸馏物和腐蚀剂者不应催吐。吞服腐蚀性毒物者，催吐可能引起出血或食管、胃穿孔。

（2）洗胃：洗胃应尽早进行，一般在服毒后 6 小时内洗胃有效。但对某些抑制胃肠蠕动毒物也可延长至 6 小时以后；对于无特效解毒剂的重度急性中毒，即使超过 6 小时，仍可考虑进行洗胃。洗胃应权衡获益及风险，如有机磷、百草枯等要积极，而对于一般的药物过量要适当保守。吞服强腐蚀性毒物的患者，插胃管有可能引起穿孔，一般不宜进行洗胃。惊厥患者进行插管时，可能诱发惊厥；昏迷患者洗胃应注意呼吸道保护，防止吸入性肺炎；食管静脉曲张患者也不宜洗胃。洗胃一般用温水或温清水即可，也可根据毒物的种类不同，选用适当的解毒物质。

（3）导泻：洗胃后灌入泻药以清除进入肠道内的毒物。一般不用油类泻药，以免促进脂溶性毒物吸收。导泻常用盐类泻药，如硫酸钠或硫酸镁 20～30g 溶于水内，口服或由胃管注入。

（4）灌肠：除腐蚀性毒物中毒外，适用于口服中毒、超过 6 小时、导泻无效者及抑制肠蠕动的毒物（巴比妥类、颠茄类、阿片类）。灌肠方法：1% 温肥皂水 500mL，高位连续多次灌肠。

（5）全肠灌洗（whole bowel irrigation，WBI）：全肠灌洗是一种相对较新的胃肠道毒物清除方法，尤其用于口服重金属中毒、缓释药物、肠溶药物中毒和消化道毒品携带者。经口或胃管快速注入大量聚乙二醇溶液，从而产生液性粪便。可多次注入直至大便流出物变清为止。聚乙二醇不会被吸收也不会造成患者水和电解质紊乱。研究报道显示，全肠灌洗可通过促使大便快速排出而减少毒物在体内的吸收。

（6）中和剂与吸附剂的应用：对于腐蚀性毒物及部分重金属，可口服鸡蛋清或牛奶等保护胃黏膜，减少或延缓毒物吸收。活性炭是一种安全有效、能够减少毒物从胃肠道吸收入血的吸附剂，肠梗阻是应用的禁忌证，当患者在短时间吞服了有潜在毒性、过量的药物或毒物后，立即或服毒 <1h 活性炭口服效果良好，一般成人 50～100g，儿童 1g/kg，市售农药大量原液服毒，活性炭口服不能代替洗胃。

**3. 促进已被吸收毒物的排出**

（1）利尿：静脉滴注葡萄糖液可增加尿量而促进毒物的排出；有少数毒物如苯巴比妥、水杨酸类、苯丙胺中毒，可应用作用较强的利尿剂如呋塞米增加尿量，促进其毒物排出；改变尿 pH 值可促使毒物由尿排出，如用碳酸氢钠使尿液碱性化，可增加弱酸性化合物如苯巴比妥和水杨酸类离子化而促进排出。

（2）氧疗：一氧化碳中毒时，吸氧可促使碳氧血红蛋白解离，加速一氧化碳排出。高压氧治疗是一氧化碳中毒的特效疗法。

（3）血液净化疗法：是指把患者血液引出体外并通过一种净化装置，清除某些致病物或毒物，达到治疗目的的一种医疗技术，常用方法有血液透析、血液滤过、血液灌流、血浆置换；我国以血液灌流为最常用。血液透析适用于高水溶性、小分子（分子量 <500D）和部分中分子、低蛋白结合率和 / 或伴酸中毒的毒物清除，同时能纠正水、电解质、酸碱平衡紊乱，脂溶性毒物透析效果差，一般在中毒 12 小时内进行透析效果好。血液灌流主要用于高蛋白结合率、高脂溶性、大中分子量的毒物清除，应注意血液的正常成分如血小板、白细胞、凝血因子、葡萄糖、二价阳离子也能被吸附排出，因此需要监测和补充。

适应证：①毒（药）物或其代谢产物能被血液透析、血液滤过、血液灌流、血浆置换排出体外；②中毒剂量大，毒（药）物毒性强，经积极支持疗法而病情日趋恶化者；③摄入未知成分和数量的药物或毒物，病情迅速进展，危及生命；④中毒后合并内环境紊乱或急性肾功能障碍或多个器官功能不全或衰竭；⑤毒物进入体内有延迟效应，较长时间滞留体内引起损伤。由于缺乏有价值的循证医学研究证据，应结合毒（药）物分子量大小、溶解度、半衰期、分布容积、蛋白结合率、内源性清除率（包括肾、肝等）、药（毒）代动力学和临床经验，以及中毒的严重程度、并发症和效价比等因素，决定是否进行血液净化治疗及其模式选择。

**4. 特效解毒药的应用** 仅有为数不多的毒物中毒有特效解毒药物，应用剂量及应用时机合适通常能收到良好效果，但应掌握适应证，并注意其毒副作用。

（1）阿托品：节后抗胆碱药，能阻断节后胆碱能神经支配的乙酰胆碱受体，对抗各种拟胆碱药导致的毒蕈碱样作用。适用于拟胆碱药中毒，如毛果芸香碱、毒扁豆碱、新斯的明等，有机磷酸酯类农药和化学战剂、氨基甲酸酯类农药、含毒蕈碱的毒蕈中毒等。

（2）盐酸戊乙奎醚：对胆碱能受体亚型具有高度选择性，抗胆碱作用强而全面，持续作用时间长，是近年来国内用于治疗有机磷农药中毒的解毒药之一。

（3）胆碱酯酶复能剂：适用于有机磷酸酯类

农药和化学战剂中毒。常用药物为氯解磷定、碘解磷定及双复磷等。

（4）纳洛酮：可竞争性结合阿片受体，用于阿片类药物，也用于酒精中毒促醒。

（5）硫代硫酸钠（次亚硫酸钠）：主要用于氰化物中毒。

（6）亚硝酸异戊酯和亚硝酸钠（亚硝酸盐-硫代硫酸钠法）：氧化剂，可将血红蛋白中的二价铁氧化成三价铁，形成高铁血红蛋白而解救氰化物中毒。

（7）亚甲蓝：氧化还原剂，用于亚硝酸盐、苯胺、硝基苯等中毒引起的高铁血红蛋白血症。

（8）乙酰胺：为氟乙酰胺（有机氟农药）及氟乙酸钠中毒的解毒剂。

（9）氟马西尼：用于苯二氮䓬类药物中毒。

（10）乙醇：用于甲醇或乙二醇中毒，直接作用于毒物代谢过程，抑制甲醇分解生成毒性更强的甲醛和甲酸。

（11）二巯基丙醇：巯基与重金属结合形成复合物，后者经尿液排出。用于砷、汞、锑、金、铋、镍、铬、镉等中毒。严重肝病、中枢神经系统疾病者慎用。

（12）二巯基丁二酸钠：用于砷、汞、铅、铜、锑等中毒，作用与二巯基丙醇相似。

（13）二巯基丙磺酸钠：用于砷、汞、铅、铜、锑等中毒，作用与二巯基丙醇相似，但吸收快疗效好，毒性较小，副作用少。

（14）依地酸钙钠（乙二胺四乙酸二钠钙）：分子中的钙离子可被铅和其他二价、三价金属离子结合成为稳定且可溶的络合物，并逐渐随尿排出而呈解毒作用。用于铅中毒，亦可用于镉、锌、锰、铜、钴等中毒。

（15）奥曲肽：可用于磺脲类药物过量或中毒。

（16）青霉胺（二甲基半胱氨酸）：有促排铅、汞、铜的作用，非首选药物。优点是可以口服，副作用较轻，在其他药物有禁忌时可选用。

（17）去铁敏：主要用于急性硫酸亚铁中毒。本品 100mg 可络合 8.5mg 的铁。

（18）抗蛇毒血清及蛇药：包括抗眼镜蛇毒血清、精制抗蝮蛇毒血清、精制抗银环蛇毒血清、精制抗五步蛇毒血清及各种蛇药等，用于毒蛇咬伤，有解毒、止痛、消肿的功效。

（19）维生素 $K_1$：是肝脏合成凝血因子 II、VII、IX、X 所必需的物质。用于抗凝血杀鼠剂中毒和香豆素类抗凝血药物中毒。

（20）鱼精蛋白：与肝素结合形成稳定的无活性的复合物。用于肝素使用过量治疗。

（21）马源肉毒抗毒血清及人肉毒免疫球蛋白：用于肉毒中毒。

（22）去铁胺：与铁离子结合形成螯合物经尿液排出。用于中、重度急性铁中毒、慢性铁过量。主要用于铁中毒和铝过量。

（23）甲吡唑：是乙醇脱氢酶的强效抑制剂。用于乙二醇、乙醇、甲醇中毒，其中甲吡唑是甲醇中毒的首选解毒剂。

（24）乙酰半胱氨酸：可用于对乙酰氨基酚中毒。

（25）脂肪乳：有报道，脂肪乳剂可能用于重度亲脂性药物中毒的治疗，尤其是麻醉药，但需更进一步的循证医学证据加以证实及需要关注脂肪乳剂的副作用。

（26）吡哆辛（维生素 $B_6$）：可用于异烟肼、肼及其衍生物中毒。

（27）胰高血糖素：可用于 β 受体阻滞剂、钙通道受体阻滞剂中毒。

（28）羟钴胺素（维生素 $B_{12}$）：可用于氰化物中毒。

（29）地高辛特异性抗体：可用于强心苷中毒。

（30）葡萄糖酸钙：可用于氟化物、钙通道阻断剂中毒。

（31）氯化钙：可用于氟化物、钙通道阻断剂中毒。

（32）碳酸氢钠：可用于钠通道阻滞剂中毒。

**5. 对症及器官功能支持治疗**　急性中毒多无特效解毒疗法，主要依靠对症治疗帮助危重患者度过危险阶段，器官功能维护和支持为毒物代谢及排除奠定基础，呼吸衰竭是急性中毒常见直接致死因素，呼吸道管理及机械通气支持在急性中毒的救治中占有特殊地位。

**6. 急性中毒的容量管理策略**　呼吸循环功能稳定是毒物清除及救治成功的基础，急性中毒常常直接或间接对呼吸和循环系统造成损害，严重者发生中毒性休克，与感染性休克的发生机制有明显不同，微循环障碍多继发于大循环的严重障碍之后，血容量管理要遵从个性化与个体化原则，评估脏器功能及对液体负荷的耐受性，根据不同阶段的病理生理状态，随时进行调整，严密监测出入量，容量管理既要有利于促进毒物代谢与排除，又要兼顾循环状态、器官功能，采用目标导向的适量液体复苏策略，在中毒的不同阶段采取不同策略。神经性毒物中毒可麻痹呼吸循环中枢，血管处于麻痹状态，心肌收缩力下降；刺激性气体及呼吸系统毒物常常出现肺大疱及肺间质水肿，对循环容量耐受性差，应以可允许的较低循环容量来维持有效循环，维持液体出入量轻度负平衡，以免加重肺水肿。而蜂蜇伤等生物毒素造成的过敏性休克，要求在应用血管活性药的同时快速补足有效循环容量，并输入适量的胶体液。幼儿及老年人对毒物的耐受性差，尤其老年，多有心肺等基础疾病，急性中毒后应注意毒物对呼吸系统及心血管系统的影响及容量要求。中毒在全身急性反应时相常因呕吐、腹泻、多汗等出现血容量不足，需要适量补充，而在靶脏器损害阶段可能出现心、肾功能不全、肺水肿，入液量要严格控制，采用"量出为入"的策略。强化利尿应根据毒物的代谢动力学参数，选择合适的时机，适时补充合适的晶体液种类及剂量，避免有效血容量不足及电解质紊乱。血流动力学监测设备如脉搏指示连续心输出量（PiCCO）、床旁超声技术在急危重症已广泛应用，可指导急性中毒的容量管理。血管活性药物在急性中毒的"治标"作用中有重要地位，可及时稳定大循环功能，为毒物代谢赢得时间，但要充分了解毒物的毒理机制，合理应用。中枢神经麻痹导致的低血压或休克，通常需要缩血管药物如间羟胺、去甲肾上腺素，多巴胺是急性中毒救治中被广泛应用的血管活性药物，但要注意毒理机制与药物相互作用，如在氯丙嗪中毒出现低血压时不主张应用。

## 第九节　急性中毒诊断治疗的注意事项

1. 急性中毒的诊断要科学、客观、严谨，尤其在涉及法律、职业病诊断、有较大影响事件等时，通常需要其他学科专家协助及提供诊断依据，有时需要现场调查、流行病学调查，甚至尸体病理解剖检查及毒理学试验等。急性中毒宜及早作出诊断，尤其是有特效解毒的中毒延迟诊断将严重影响预后。急性中毒的诊断应与现场流行病学、临床表现及实验室检测相一致。

2. 毒物接触史是急性中毒临床诊断的基石，必须仔细询问，认真甄别，力争明确接触方式、吸收剂量，结合临床表现，综合分析判断。

3. 患者有无基础疾病及急性中毒对基础疾病的影响及可能的并发症。

4. 毒物检测分析是急性中毒的客观诊断方法，也可以帮助评估病情和判断预后，当诊断急性中毒或疑为急性中毒时，应常规留取剩余的毒物或可能含毒的标本，如剩余食物、呕吐物、胃内容物及洗胃液、血、尿、粪等。在合适的条件下保存，在需要时送往具备条件的实验室进行检测。尤其是不明原因死亡高度怀疑中毒的病例应按程序向相关部门上报。

5. 中毒程度的分级要注意动态化观察，随着毒物吸收，开始为轻度表现，随后可进展为重度。

6. 幼儿由于毒物代谢系统发育不成熟，中毒后多表现严重，容易出现并发症，预后不良。

7. 毒检结果必须和临床诊断结合，客观分析毒物检测的临床意义，不能等待检查结果报告后才开始治疗。

8. 符合疑似诊断的急性中毒应用特效解毒药物时要遵循：①所用特效解毒治疗不能使机体功能出现难以预期的进一步明显损害；②伦理学与知情同意原则。

9. 洗胃时要坚持"快出快入，先出后入，出入相当"的原则；胃管要选用粗大者，注意留取胃液做毒物分析；患者取左侧卧位，头低位并转向一侧，以免洗胃液误入气管。每次注入200～250mL，不宜过多，以免促使毒物进入肠内；为了使毒物彻底排尽，常需反复灌洗，直至回收液澄清为止。洗胃液总量至少2～5L，必要时还可增多；拔胃管时，要先将胃管前部夹住，以免在拔胃管过程中管内液反流进入气管内，导致吸入性肺炎，甚至窒息。

10. 危重中毒患者接诊时，在迅速进行重点而必要的体格检查的同时，要同步进行稳定生命的紧急处理，在病情允许的情况下，再进行详细询问病史、系统而认真的体格检查。

（田英平）

# 参 考 文 献

[1] 中国医师协会急诊医师分会, 中国毒理学会中毒与救治专业委员会. 急性中毒诊断与治疗中国专家共识 [J]. 中国急救医学, 2016, 36 (11): 961-974.

[2] 张文武. 急诊内科学 [M]. 4 版. 北京: 人民卫生出版社, 2017.

[3] 孙承业. 实用急性中毒全书 [M]. 2 版. 北京: 人民卫生出版社, 2020.

# 第一百零九章　急性有机磷农药中毒

## 第一节　有机磷农药中毒的历史和现状

1932 年，德国兰格首次合成有机磷化合物，其间受熏染的工人出现中毒表现，这是世界上首次发现的有机磷中毒。1937 年，德国的施拉德合成一系列剧毒有机磷化合物，并开始研究有机磷化合物对动物和人的系统毒理学。研究发现，有机磷对人体的毒性主要在于对胆碱酯酶（cholinesterase，ChE）的抑制，从而引起胆碱能综合征，出现毒蕈碱样症状（M 样症状）、烟碱样症状（N 样症状），以及中枢神经系统症状。二战后，美国及其他国家制成内吸磷，敌敌畏成为美军的主要战剂，有机磷成为战争中主要的化学武器。20 世纪 60 年代后，新品种有机磷化合物的报道明显减少。

有机磷农药（organophosphorus pesticides，OPs）是目前全球使用最广泛、用量最大的杀虫剂之一。急性有机磷农药中毒（acute organophosphorus pesticide poisoning，AOPP）为临床常见疾病。据 WHO 估计，每年全球有数百万人发生 AOPP，其中约 20 万人死亡，且大多数发生在发展中国家。我国每年发生农药中毒 10 万余人，其中 AOPP 占 20%～50%，病死率 3%～40%。AOPP 起病急、进展快，对重度中毒患者救治困难，病死率较高，已成为威胁人类健康的全球性问题。AOPP 综合救治措施主要包括积极早期胃肠道净化治疗、特效解毒药物与血液净化技术的应用、对症支持治疗及并发症防治等综合治疗。

## 第二节　急性有机磷农药中毒的诊断和评估

### 一、急性有机磷农药中毒的诊断

通过 OPs 接触史，典型临床表现，结合胆碱酯酶活力测定，一般无须毒物检测即可确诊此病，但有条件者仍应行毒物检测以明确。

**（一）病史**

明确的有机磷农药接触史，有自服、误服、皮肤涂抹外用、喷洒农药污染皮肤、呼吸道吸入等。

**（二）临床表现及体格检查**

具备或不完全具备胆碱能危象和非胆碱酯酶抑制的毒性表现。

1. 胆碱能危象（cholinergic crisis）

（1）毒蕈碱样症状（muscarinic signs）：又称 M 样症状，为中毒后最早出现的症状，主要是副交感神经末梢过度兴奋，产生类似毒蕈碱样作用，表现为平滑肌痉挛和腺体分泌增加。平滑肌痉挛表现：瞳孔缩小、胸闷、气短、呼吸困难，恶心、呕吐、腹痛、腹泻；括约肌松弛表现：大小便失禁；腺体分泌增加表现：大汗、流泪和流涎；气道分泌物明显增多：表现咳嗽、气促，双肺有干性或湿性啰音，严重者发生肺水肿。

（2）烟碱样症状（nicotinic signs）：又称 N 样症状，主要由乙酰胆碱在横纹肌神经肌肉接头处蓄积过多所致，主要表现为肌纤维颤动（面、眼睑、舌、四肢和全身骨骼肌肌束震颤），甚至全身肌肉强直性痉挛，也可出现肌力减退或瘫痪，呼吸肌麻痹而引起呼吸衰竭或停止。交感神经节受胆碱酯酶刺激，其节后交感神经纤维末梢释放儿茶酚胺，表现为血压增高和心律失常。

（3）中枢神经系统症状：为过多乙酰胆碱刺

激所致,早期可有头晕、头痛、疲乏、无力等症状,随后出现烦躁不安、谵妄、运动失调、言语不清、惊厥、抽搐,严重者可出现昏迷、中枢性呼吸循环功能衰竭。

**2. 中间型综合征(intermediate syndrome,IMS)**　在 AOPP 后 1~4 天,个别 7 天后出现的以曲颈肌、四肢近端肌肉、第 3~7 和第 9~12 对脑神经所支配的部分肌肉,以及以呼吸肌麻痹为特征性临床表现的综合征。患者可表现为转颈、耸肩、抬头、咀嚼无力、睁眼、张口、上肢及下肢抬举困难,不伴感觉障碍,反射减弱或消失。此外,还可出现胸闷、气短、呼吸困难,常迅速发展为呼吸功能衰竭,严重者可导致死亡。

**3. 迟发性多发性神经病(delayed polyneuropathy)**　少数患者在急性中毒症状消失后 2~3 周出现以感觉、运动型多发神经病,主要累及肢体末端,发生进行性肢体麻木、无力,呈迟缓性麻痹,表现为肢体末端烧灼、疼痛、麻木及下肢无力,严重者呈足下垂及腕下垂,四肢肌肉萎缩。

### (三)辅助检查

胆碱酯酶活力明显降低。血、尿、粪便或胃内容物中检测到有机磷农药或其特异性代谢产物成分。

## 二、急性有机磷农药中毒的病情评估

### (一)轻度中毒

以毒蕈碱症状为主,胆碱酯酶活力在正常值的 50%~70%。

### (二)中度中毒

上述症状加重,出现烟碱样症状,胆碱酯酶活力在正常值的 30%~50%。

### (三)重度中毒

除毒蕈碱样症状及烟碱样症状外,出现肺水肿、呼吸功能衰竭、昏迷、脑水肿等,胆碱酯酶活力在正常值的 30% 以下。

如果临床表现程度与胆碱酯酶活性结果不一致,应弱化胆碱酯酶活力的意义,更加重视临床情况的综合判断。

# 第三节　急性有机磷农药中毒的实验室检查

## 一、血胆碱酯酶诊断的局限性

AOPP 的诊断和中毒程度的分级一直以来都是以临床表现和 ChE 为诊断依据,动态观察 ChE 活力恢复情况,对于判断病情严重程度及指导治疗具有重要意义。但临床发现,ChE 的变化并不完全与 AOPP 病情相平行,有学者推测其原因可能是:①在 AOPP 早期,某些患者 ChE 活性总体受抑制较严重,但出现临床症状的某些组织 ChE 受抑制尚不严重,导致出现 ChE 活性下降较严重而临床中毒程度较轻的现象,而另一些患者则刚好相反;② AOPP 的临床表现是胆碱能神经和神经肌肉接头组织的 ChE 受抑制所致,而 ChE 活性的检测不一定能及时地反映该组织(或器官)ChE 被抑制的程度;③健康人 ChE 的正常范围相对较宽泛,存在个体的差异。张在其等对全血、血浆、红细胞 ChE 和在中毒后的不同时间进行测定,结果发现:全血和红细胞 ChE 变化与 AOPP 临床中毒程度及病情变化呈密切正相关;血浆 ChE 受抑制后恢复较快,且易受体液影响,变异系数大,与 AOPP 临床中毒程度及病情变化相关性小。如果临床表现程度与 ChE 活性结果不一致,应弱化 ChE 活力的意义,更加重视临床情况的综合判断。

## 二、急性有机磷农药中毒诊断新的标志物

研究者一直在寻找接触 OPs 新的生物标志物,以提高对 AOPP 的诊断及对病情的正确评估。通过对生产 OPs 对硫磷工人的调查发现,除红细胞和血清 ChE 活力下降外,血清羧酸酯酶(CarE)和对氧磷酶(PON)的活力也被抑制,而且血清 CarE 和 ChE 活力低于参考值下限的异常率分别为 37.5% 和 48.2%,明显高于红细胞 AChE 活力异常率(5.4%),差异有统计学意义。血清 PON 活力异常率为 5.4%,与红细胞 AChE 活力异常率之间差异无统计学意义。再次证明血清 ChE 可用作接触 OPs 的早期生物指标,而血清 CarE 可作为反映 OPs 接触的一个新生物标志物。

在研究 OPs 接触和效应生物标志物的同时，对易感性生物标志物也进行了探讨。研究发现，AOPP 病情演化与患者遗传背景有关。丁酰胆碱酯酶和对氧磷酶基因多态性与接触 OPs 者的易感性有关；谷胱甘肽硫转移酶 M1（GSTM1）基因多态性与 OPs 毒性之间存在基因环境交互作用；GSTM1 缺失基因型可能是急性 OPs 中毒引起中间期肌无力综合征（IMS）的易感性生物标志物之一。

## 第四节 急性有机磷农药中毒的治疗

### 一、彻底清除体内残留毒物是抢救成功的关键

尽管对 AOPP 洗胃的效果存在争议，但基于我国中毒现状及专家组经验，凡口服有机磷中毒者，在中毒后 4～6 小时均应洗胃；对服用量大的重度中毒患者，若就诊时已超过 6 小时，酌情仍可考虑洗胃。临床实践证明，AOPP 导致胃肠排空及吸收能力明显下降，加之毒物经肝肠循环又可重新分泌入胃，毒物或毒素可在胃内持续存在。有研究者曾同时检测血液与胃液中 Ops 的浓度，证实即使血毒物浓度为 0 时，仍可从胃液中多次检测到毒物，最长达 118 小时，这可能与毒物残留于胃黏膜有关。因此，凡 AOPP 中毒患者，洗胃应在中毒后尽早进行，对于意识障碍的患者，在洗胃前应做好气道保护，必要时可行气管插管后再行洗胃。目前尚无证据显示 AOPP 患者可从反复洗胃中获益，2016 年指南建议，除非有明确的证据显示胃内尚有大量 OPs 残留，不主张反复洗胃。

### 二、阿托品的合理应用关系到抢救成功率的高低

在 AOPP 救治中，用药原则应以复能剂为主（治本药），抗胆碱药为辅（治标药），要"标本兼治"。使用阿托品辅以短期（72 小时）应用复能剂，一度成为 AOPP 的标准治疗，出现了阿托品应用"宁多勿少"的现象。有数据统计，AOPP 死亡总数中，60% 是死于阿托品中毒，阿托品中毒与呼吸衰竭发生率、高死亡率密切相关，所以要

及时鉴别阿托品化和阿托品中毒。阿托品中毒表现为瞳孔明显扩大、颜面绯红、皮肤干燥；原意识清楚的患者出现神志模糊、谵妄、幻觉、狂躁不安、抽搐或昏迷、体温升高、心动过速、尿潴留等。严重者可直接呈现中枢抑制而出现中枢性呼吸、循环功能衰竭。造成此种现象的主要原因是未能早期足量使用复能剂、迅速彻底清除体内残留毒物及过分强调阿托品化。

阿托品的使用原则为早期、适量、迅速达到"阿托品化"，后期使用适量阿托品维持的原则。阿托品化指标包括：口干、皮肤黏膜干燥、颜面潮红、肺部啰音显著减少或消失、意识状态好转、瞳孔较前扩大、心率 90～100 次 /min 等。其中口干、皮肤黏膜干燥、心率增快相对不易变化，为目前临床推荐新的判断标准。有文献报道，阿托品化时间 2 小时病死率为 4.69%，≤6 小时为 10.38%，≤12 小时为 14.41%，> 12 小时为 23.08%。可见，阿托品化时间出现越早，病死率越低。需注意的是，目前临床阿托品化的指标仅作为临床参考指标，不能因盲目要求"达标"而无限度使用阿托品，否则易导致阿托品过量或中毒。阿托品化与 OPs 种类、服毒量、中毒时间、洗胃程度、毒物的吸收速度、机体对阿托品敏感性等多个因素有关，主张"在观察中用药和用药中观察"及个体化原则。

### 三、胆碱酯酶复能剂使用是"治本"的方法

目前常用的复能剂有氯磷定（PAM-Cl）、碘解磷定（PAM）、双复磷（DMO4）、双解磷（TMB4）和甲磺磷定（P4S）等。由于氯磷定具有使用简单、安全、高效（是解磷定的 1.5 倍）等优点，临床上大多推荐使用氯磷定，新的使用原则为早期、足量、足疗程，以重用复能剂为主。OPs 与乙酰胆碱酯酶（AChE）形成磷酰化胆碱酯酶，随着时间的推移，其磷酰基的部分基团脱落（脱烷基反应），失去重活化的能力，成为"老化酶"，酶一旦老化，肟类复能剂就无法使之再复活。各有机磷农药中毒酶"老化时间"为 24～36 小时，所以复能剂要在 48 小时之内使用。传统的治疗方法复能剂使用不超过 72 小时，事实上，由于有机磷农药不同品种和毒代动力学特点不同，以及毒物贮存库（胃

肠黏膜、脂肪组织)储存和毒物再释放的存在，加之大剂量中毒后血液中未代谢完全，大大延长了有机磷排出体外的时间，血液和组织中的游离有机磷可以存在数天甚至数十天，且有些有机磷是代谢活化，存在肝肠循环，也使有机磷农药不断地循环于体内，从而不断形成中毒酶。此外，加之肟类化合物的 ChE 的非重活化效应，所以复能剂不能停药过早，更不能只限定在 48～72 小时。"足量"使用，是因为复能剂与中毒酶的磷酰基结合，是 1 个分子复能剂对 1 个分子中毒酶的生化反应，然后释放出 ChE，如果用量不足，或者初始就静脉滴注(速度慢、半衰期短、排泄快)，不能达到有效血药浓度(4mg/L)，会影响对中毒酶的复能，所以要足量使用。由于复能剂作用的时间为 30 分钟，因此必须重复给药，以维持药效。

　　WHO 推荐氯磷定首剂量为 > 30mg/kg，然以 8mg/(kg·h)速度静脉滴注。分次连续用药总量不要超过 10～12g/d。国内推荐氯磷定一般采用肌内注射给药。首次剂量推荐轻度中毒 0.5～1.0g，中度中毒 1.0～2.0g，重度中毒 1.5～3.0g，随后以 0.5～1.0g q.2h. 肌内注射，连续 6 次后改为 0.5～1g q.4h. 肌内注射，连续 6 次后改为 0.5g～1.0g q.6h.，后酌情延长用药间隔时间，疗程一般为 3～5 天，严重病例可适当延长用药时间。不要因农药的种类而忽视复能剂的使用，如乐果、敌敌畏、敌百虫、马拉硫磷的急性中毒，现认为中毒酶可部分复活，但用量小，一般 2～3g/d 即可。发生 IMS 者，冲击量使用氯磷定有效。

## 第五节　药物治疗新进展

　　在合理应用传统的解毒剂抗胆碱药和胆碱酯酶活化剂的同时，研究人员积极探索新的解毒剂，有效提高 AOPP 的治愈率，降低死亡风险。

　　**1. 宾赛克嗪**　是一种兼具拮抗 M 和 N 受体作用的二苯羟乙酸衍生物，能特异性对抗神经性毒剂诱发的循环衰竭，使血压短时间内迅速回升，快速逆转循环衰竭，对有机磷农药中毒引起的循环衰竭效果较好。

　　**2. HI-6( asoxime )**　是一种新的抗神经性毒剂中毒的 ChE 重活化剂。作为军用神经性毒剂的特异拮抗剂已为世界各国所重视。它毒性低、一次或多次肌内注射无明显不良反应。除能使磷酰化 ChE 重活化外，还对神经肌肉接头处有直接生理拮抗作用，是一种较好的抗敌敌畏所致外周呼吸肌麻痹药物。

　　**3. 选择性腺苷受体激动剂**　N6- 环戊基腺苷(CPA)为特异的选择性腺苷 A1 受体激动剂。VAN HELDEN、BUETERS 等动物实验表明，CPA 能提高梭曼、塔崩和沙林染毒动物的存活率并使中毒症状减轻。同时，VAN HELDEN 等也发现非选择性腺苷受体激动剂 5′-N- 乙酰碳氧胺腺苷(NECA)能延缓或控制染毒动物中毒症状的出现，抑制脑组织 AChE 的释放和蓄积，减少或延缓有机磷毒剂到达中枢神经系统的量或时间，并直接阻止有机磷与 AChE 催化位点相互作用，干扰 AChE 的失活可能是其主要作用机制。

　　**4. 对氧磷酶**　对梭曼、沙林、塔崩和敌敌畏均有较好的水解作用。哈伯因对敌敌畏、氧乐果、水胺硫磷染毒动物有一定的拮抗急性毒性作用。GK-11(gacyclidine)、磷酸三酯酶(phosphotriesterase)等对治疗 AOPP 也有一定疗效。

　　**5. 脂肪乳治疗 AOPP 所致脏器损伤**　研究发现，脂肪乳静脉输注可明显改善 AOPP 所致脏器损伤。关于脂肪乳治疗 AOPP 的机制除增加心脏能量供应外，另有研究表明，"脂质库"理论可用于理解其解毒机制。"脂质库"理论即脂肪乳剂进入血液后，形成一种脂质池，能直接从血浆中"置换"出有机磷等脂溶性毒物；此外，当脂肪乳直接进入脂肪组织，同有机磷等脂溶性毒物竞争受体，从而起到解毒的作用。

（赵　敏　王　煜）

# 参 考 文 献

[1] 李鹏，鲁召欣，宋永欣. 急性重度有机磷农药中毒诊治进展 [J]. 中国工业医学杂志，2018，31(4)：101-104.

[2] 武小娟，孟舰，刘红新，等. 急性有机磷农药中毒的治疗现状 [J]. 职业与健康，2014，30(5)：699-701.

[3] Benson BE, Hoppu K, Troutman WG, et al. Position paper update: gastric lavage for gastrointestinal decontamination[J]. Clinical Toxicology, 2013, 51(3): 140-146.

[4] 中国医师协会急诊医师分会. 急性有机磷农药中毒诊治临床专家共识（2016）[J]. 中国急救医学杂志, 2016, 36(12): 1057-1065.

[5] Lundy PM, Hamilton MG, Sawyer TW, et al. Comparative protective effects of HI-6 and MMB-4 against organophosphorous nerve agent poisoning[J]. J Toxicol Clin Toxicol, 2011, 285(3): 90-96.

[6] Yu Shiyuan, Yu Shanshan, Zhang Lili, et al. Efficacy and outcomes of lipid resuscitation on organophosphate poisoning patients: A systematic review and meta-analysis[J]. Am J Emerg Med, 2019, 37(9): 1611-1617.

[7] 何佳起, 高珣, 朱保月, 等. Presepsin 对急性有机磷中毒患者的病情评估与预后的相关性研究 [J]. 临床急诊杂志, 2016, 17(2): 103-106.

[8] Masson P, Nachon F. Cholinesterase reactivators and bioscavengers for pre- and post-exposure treatments of organophosphorus poisoning[J]. J Neurochem, 2017, 142(Suppl 2): 26-40.

[9] Bajracharya SR, Prasad PN, Ghimire R. Management of Organophosphorus Poisoning[J]. J Nepal Health Res Counc, 2016, 14(34): 131-138.

[10] Dardiotis E, Aloizou AM, Siokas V. Paraoxonase-1 genetic polymorphisms inorganophosphate metabolism[J]. Toxicology, 2019, 411: 24-31.

[11] 林铮, 黄金祥, 朱秋鸿. 接触对硫磷农药工人监测指标研究 [J]. 中国工业医学杂志, 2007, 20(4): 214-217.

[12] 夏燕妮, 恩施. 急性有机磷农药中毒中间综合征临床分析 [J]. 内科急危重症杂志, 2001, 7(4): 203-205.

# 第一百一十章　除草剂中毒

## 第一节　除草剂的历史和现状

1885 年，植物学教授米拉德在发现并推广波尔多液对抗霉叶病的过程中，偶然发现其具有防治杂草而不损害农作物的特点，被认为是化学除草剂的开端。1932 年，选择性除草剂二硝酚与地乐酚的发现，预示着除草剂进入有机化学除草时代。1941 年，R. 波科尼发表了 2，4- 二氯苯氧乙酸（2，4-D）的合成方法，1944 年，美国农业部报道了 2，4-D 的除草作用，并得以广泛应用。至此，除草剂的研发和生产迅猛发展，各种新型除草剂不断涌现。1981 年，第一个生物除草剂 Devine 在美国注册登记。随后陆续出现的决明链格孢、Biomal、Biochon、Camperico 等均有一定的应用，但迄今生物除草剂在除草效果和应用范围上均不及化学除草剂。

根据作用方式的差异，除草剂可以分为选择性除草剂和灭生型除草剂两类，按照传导性能又可以分为触杀型和内吸传导性除草剂。按化学结构分类有助于了解除草剂的作用机制，常见的除草剂结构类别有苯氧类（2，4-D）、苯甲酸类（草芽畏）、酰胺类（甲草胺）、苯胺类（氟乐灵）、二苯醚类（草醚）、有机磷类（草甘膦）、磺酰脲类（氯磺隆）及杂环类（百草枯、敌草快）等。

全球范围内，除草剂的产量和应用量大，占农药总量的 40%～50%。据世界卫生组织和联合国环境署报告，全世界每年有 100 多万例除草剂中毒，其中 10 万人死亡，在发展中国家情况更为严重。从中毒病因来看，我国非生产性中毒比例明显高于生产性中毒，占中毒比例的 80% 以上。经消化道摄入是非生产性除草剂中毒的主要途径。既往在各类除草剂中，百草枯（paraquat，PQ）、敌草快（diquat，DQ）和草甘膦等灭生型除草剂在我国的应用最为广泛，其所致中毒的患者也最为常见，其中 PQ 急性中毒占 40%～60%。由于 PQ 中毒病死率高达 40%～80%，世界多个国家已禁止 PQ 的生产和销售。2014 年，我国开始撤销 PQ 水剂的登记和生产许可，并自 2016 年 7 月 1 日起停止 PQ 水剂的销售和使用。2020 年 9 月 26 日起，全面禁售 PQ 的所有剂型。在此背景下，因 PQ 中毒就诊的比例明显降低，DQ 中毒的发生率增加。但新近的临床资料和农药抽检结果证实，DQ 制剂中常混有 PQ 成分，许多因 DQ 中毒就诊患者体液中也检测到 PQ，值得医务人员和相关部门的警惕。

## 第二节　除草剂急性中毒机制的再认识

### 一、氧化应激作用的新认识

氧化应激被认为是包括 PQ 在内多种除草剂中毒的核心机制。PQ 具有强大的获得电子的能力，可不断地从线粒体呼吸链复合体 I 获取电子，损伤线粒体功能，不仅可导致 ATP 合成障碍和 $Ca^{2+}$ 超载，还可导致还原型辅酶 II（NADPH）耗竭和大量活性氧产生，最终引起细胞坏死和凋亡。DQ 与 PQ 同属联吡啶类化合物，其中毒机制也与活性氧和活性氮类的大量产生有关。虽然草甘膦仅影响植物中磷酸酯（EPSP）合成酶的活性，但人体大量摄入后同样可引起线粒体的崩解，氧化磷酸化受损和氧化损伤的发生。核因子 E2 相关因子 2 转录因子（nuclear factor E2-related factor-2，Nrf2）属于 Cap-n-Collar 家族，是调节细胞内众多抗氧化物表达的关键性因子。研究发现，PQ 中毒后，Nrf2 表现为一过性升高和长期受抑的特点，导致抗氧化酶（NQO1、HO-1、SOD 和 CAT）

及谷胱甘肽的氧化还原系统相关分子表达下调。由此可见，除草剂中毒后机体的氧化-抗氧化失衡，与氧自由基的产生有关，内源性抗氧化通路的失活和耗竭同样不容忽视。

新近研究证实，氧化应激除可以直接引起细胞和组织损伤外，还可激活免疫和炎症反应，炎症反应进一步放大氧化应激，形成恶性循环。除草剂中毒后机体的氧化应激介导炎症反应的机制包括三个主要方面：①氧自由基可直接激活炎症信号通路，如 Toll 样受体、炎症小体和核因子 κB（NF-κB）等，导致炎症因子的释放。②氧化应激所致的细胞坏死和线粒体崩解后，诸如线粒体 DNA 及线粒体甲酰化蛋白等释放，通过模式识别受体（pattern recognition receptors，PRRs）启动炎症反应。③内源性抗氧化通路对炎症反应的调节失常。病理生理情况下，Nrf2 活化能够抑制 NF-κB 激活，除草剂中毒后 Nrf2 表达和活性下降，引起 NF-κB 活化和炎症反应。对除草剂中毒后氧化应激机制和作用的认识，促进了临床上除草剂中毒的救治，特别是 PQ 中毒救治过程中"炎氧共治"理论的落实和应用。此外，也应认识到内源性抗氧化通路调控在 PQ 中毒救治中的可能价值。

## 二、除草剂中毒的表观遗传学机制

除草剂中毒后的 DNA 损伤已经得以广泛证实，其表观遗传学机制也越发受到重视。表观遗传学调控包括转录前调控和转录后调控。转录前调控为 DNA 甲基化、蛋白共价修饰和染色质重塑，转录后调控是指非编码核糖核酸（Ribonucleic acid，RNA）、微小 RNA 及反义 RNA 的调控作用等。沉默信息调节因子 1（Silent information regulator 1，Sirt1）是 NAD 依赖的去乙酰化酶，可以与转录因子及转录因子共调节因子相互作用，通过去乙酰化作用调节靶蛋白活性、基因转录。研究发现，PQ 持续作用可引起 Sirt1 表达下降，上调或激活 Sirt1 的表达能够通过乙酰化-去乙酰化调节 Nrf2 蛋白的稳定性，维持 Nrf2 的表达水平，进而减低 PQ 中毒的氧化应激水平和组织损伤程度，该研究首次证实了乙酰化修饰与 PQ 中毒的关系。除了乙酰化修饰外，微小 RNA（microRNA）在 PQ 中毒中的作用近年也得以重视。流行病学资料提示，PQ 的长期低剂量暴露与帕金森病的发生有关。有学者采用 PQ 诱导的神经干细胞及多巴胺能神经元细胞损伤模型，发现 miR-34a、miR-Let-7e、miR-378 及 miR-195-5p 等存在表达改变，且与细胞存活和凋亡有关。事实上，在急性 PQ 中毒模型中也发现 miR-210 和 miR-146a 等与中毒后急性肺损伤和炎症反应有关。最近，草甘膦暴露后机体的 DNA 甲基化和环状 RNA 改变也得以证实。因此，以表观遗传学为靶点的干预策略有望为除草剂的救治提供新思路。同时，鉴于表观遗传学信息可以传递给下一代，除草剂中毒后的遗传毒性效应同样值得我们关注。

# 第三节 急性除草剂中毒诊治的现状与挑战

## 一、除草剂中毒的早期诊断

既往除草剂中毒的早期诊断多依赖于病史及患者临床表现，由于临床表现往往不具备特异性，病史采集在早期诊断中尤为重要。毒物接触明确者，一般容易诊断。然而在临床工作中，许多患者及家属不能提供，或存在故意隐瞒病史的现象。更为重要的是，即使能够准确获得病史，也需警惕合并其他农药中毒的可能。DQ 和草甘膦农药中混有 PQ 的情况屡见不鲜。因此，在临床工作中，需要采用更为客观的方法明确中毒的类别，特别是是否合并高致死性毒物中毒。近年液相/气相色谱及质谱技术不断发展，该诊断技术敏感性高、特异性强，可用于单一毒物的检测及筛查未知毒物。例如除草剂中毒，液相色谱联用质谱能够较为准确地检测出血液及尿液等体液中的 PQ 和/或 DQ 浓度。除直接检测毒物原型外，毒物代谢产物的检测也可用于除草剂中毒的诊断。有学者通过液相/气相色谱及质谱技术筛查急性 PQ 中毒患者早期血浆代谢物变化，并建立了 PQ 中毒诊断模型，其敏感性为 91.33%，特异性也高达 91.78%。

## 二、常见除草剂急性中毒救治

### （一）急性草甘膦中毒——表面活性剂不容忽视

草甘膦属于有机磷类除草剂，化学名为 N-磷酸甲基甘氨酸，是全球用量最大的灭生型、内吸传导型除草剂，属于低毒类除草剂。草甘膦能够竞争性抑制 EPSP 合成酶的活性和芳香族氨基酸的合成，影响植物、微生物蛋白合成。10 余年来，草甘膦中毒的相关报道逐年增加，相关文献量在 2000 年尚不足 50 篇，至 2016 年已达到 300 余篇。尽管如此，目前急性草甘膦中毒的机制仍不清楚。部分研究发现，草甘膦所致的肝损伤与其对氧化磷酸化的抑制效应有关，氧化应激和线粒体崩解，可导致细胞坏死和组织损伤。此外，草甘膦还能够诱导 DNA 损伤，具有显著的致突变作用，并能够诱导生殖细胞死亡。

草甘膦单独使用效果并不理想，在生产过程中往往添加各种助剂和表面活性剂。虽然草甘膦自身也可引发中毒，但在动物实验中，表面活性剂（1 200mg/kg）的口服 $LD_{50}$ 远低于草甘膦（5 000mg/kg），其毒性效应不容忽视。因此，摄入草甘膦农药中毒一般被称为草甘膦 - 表面活性剂除草剂（glyphosate-surfactant herbicide，GlySH）中毒，简称 GlySH 中毒。由于缺乏特异性解毒药，目前临床上救治 GlySH 中毒依赖于洗胃、吸附、导泻等促进毒物排除技术和器官支持技术。草甘膦虽然属于有机磷类除草剂，但其对胆碱酯酶抑制效率低，一般不使用胆碱酯酶复能剂。有学者推荐应用小剂量阿托品，但由于缺乏高质量的临床研究证据，效用尚不确切。近年血液净化在草甘膦中毒救治中的作用受到重视。草甘膦的分子量为 169.07Da，GlySH 中的草甘膦通常以异丙胺盐的形式存在，其分子量为 228Da，可以通过连续血液透析清除。GlySH 中表面活性剂种类繁多，成分复杂，分子量分布在 200～8 000Da，常用的表面活性剂有二盐基亚磷酸酯及脂肪胺聚氧乙烯醚等。因此，GlySH 中毒可能需要血液灌流清除表面活性剂。事实上，临床工作中已经有应用血液灌流救治 GlySH 中毒的成功案例，但多为病例报道，仍需前瞻性临床研究验证。

**（二）急性百草枯中毒——共识与争议**

PQ 是目前世界范围内广泛使用的高效能非选择性接触型除草剂，对人体有较强毒性。PQ 毒性累及全身多个脏器，肺脏是 PQ 中毒损伤的主要靶器官，可导致"百草枯肺"，早期表现为急性肺损伤（ALI）或成人呼吸窘迫综合征（ARDS），后期则出现肺泡内和肺间质纤维化，是 PQ 中毒

患者的主要死亡原因。2013 年，中国医师协会急诊医师分会就 PQ 急性中毒诊治达成初步共识，出版了《急性百草枯中毒诊治专家共识（2013）》，为 PQ 中毒的治疗提供了统一的方案。此后，PQ 中毒救治取得了一定进展，专家们修订了共识，2022 年再版，但仍有许多问题尚在探索之中。

临床表现的滞后性是 PQ 中毒的重要特征。即使是口服致死量 PQ 的患者，首诊时也可以无明显中毒表现，导致早期评估患者病情非常困难。有研究发现，患者入院时的血液常规和生化检测结果，如白血病数量、酸中毒、低血钾、器官功能不全等可能与预后不良有关，但其可靠性仍有待进一步验证。体液 PQ 浓度无疑是评估病情较为理想的指标。有学者采用中毒患者来院首次血浆 PQ 浓度对中毒患者的预后分析发现，低 PQ 组（<1 000ng/mL）存活率为 90% 以上，而 PQ 浓度 >5 000ng/mL 的患者无一存活。虽然血浆 PQ 浓度的准确测量需要液相 / 气相色谱及质谱等技术，在大多数医院无法开展，但化学检测方法已经商品化，为临床中以浓度判断预后提供了可行性。此外，PQ 代谢产物，如血浆二十碳五烯酸（EPA）水平，也可用于早期判断急性 PQ 中毒患者的病情。需要注意的是，体液 PQ 浓度及其代谢产物不仅与中毒的量有关，也与毒物接触时间和患者的生理状态相关。因此，未来的研究需要关注 PQ 中毒的代谢动力学特点等，以进一步提高病情判断的准确性。

清除未吸入的毒物、血液净化治疗，以及激素和免疫抑制剂的应用等是目前 PQ 中毒救治方案的重要组成部分，同时也是争议的焦点。洗胃和导泻等措施能够清除未吸收的 PQ，其有效性在国内已经基本形成共识。就血液净化而言，血液灌流是否有效是既往的主要争议点。动物和临床研究表明，血液灌流能够促进毒物排出，从理论上讲势必能将 PQ 带来的毒物效应减到最低。然而有回顾性研究发现，尽管血液灌流能延长部分患者的存活时间，但不能改善患者的总体死亡率，特别是对于高血浆浓度的 PQ 中毒患者。究其原因，关键是人们对于 PQ 中毒的毒代动力学缺乏清晰的认识，血液灌流往往以"粗犷"的方式进行，间断实施和终止灌流时间不统一是造成临床疗效不确定的重要原因。因此，未来的重点在

于如何进行血液灌流,特别是对高血浆浓度的患者,而非血液灌流是否有效。事实上,已有学者对灌流过程中及灌流前后的 PQ 浓度进行监测,以期改进血液灌流的方案和疗程,实现血液灌流方案的个体化,但其效用仍待验证。此外,除了清除毒物本身,血液净化技术也拓展到清除中毒后组织代谢和炎症产物方面。在认识到炎症反应参与 PQ 中毒后器官损伤的基础上,有临床研究发现,对于血浆 PQ 中毒在 1 000～5 000ng/mL 的患者,联合应用血液灌流和血液透析,与单用血液灌流相比,能够有效提高患者的生存率。

关于激素及免疫抑制剂对 PQ 的疗效也同样存在争议。既往相关的临床研究的结论不尽相同。最近,两项荟萃分析显示,免疫抑制剂治疗可能使重度中毒患者获益,但是仍需临床验证。目前的观点是免疫抑制剂可能让重度 PQ 中毒患者获益,但方案、疗程目前尚无定论。

### (三)急性敌草快中毒——问题多于结论

DQ 是全球第三大灭生性除草剂,仅次于草甘膦和 PQ,随着 PQ 退出我国市场,DQ 迅速取代并广泛应用于农业生产。DQ 和 PQ 均属联吡啶类化合物,属触杀灭生型,DQ 毒性弱于 PQ,但亦无特异性解毒药,需慎重对待。

DQ 与 PQ 中毒在机制方面虽有类似,如都可以导致机体氧化-抗氧化失衡,但毒理学和毒代动力学存在一定差异性。DQ 口服 2 小时血浆浓度达高峰,其吸收率低,绝大部分在第一个 24 小时从肠道排泄,吸收部分经肾脏在 48 小时内排出体外。DQ 中毒早期的全身性表现以消化道表现最为突出,肾功能及肝功能损害也较常见。但与 PQ 不同,肺不是 DQ 的主要靶器官,DQ 进入肺脏速度慢,排出速度快,其在肺的半衰期是 PQ 的 1/6,因此 DQ 中毒对肺泡上皮细胞损伤不严重。此外,DQ 的中枢神经毒性较显著,相应症状亦较常见,可造成嗜睡、昏迷、抽搐等,是导致死亡的主要原因,同时存在发育和生殖毒性。

1968 年已有文献报道了 DQ 中毒案例,但至 2018 年全球公开发表的中毒患者数仅为 60 余例,临床治疗学证据较为缺乏。根据现有经验,DQ 吸收率低,早期特别是摄入毒物 1 小时内进行洗胃和活性炭吸附可能有助于清除毒物,减低毒性效应。此外,注入矿物吸附剂(如富勒土或膨润土)并结合使用泻药可能有利于减少 DQ 的吸收。对于已吸收的 DQ,可以考虑采取强化利尿、血液灌流和血液透析等措施。但有研究认为,由于吸收后的 DQ 快速分布至组织器官,血液净化的效用有限。鉴于氧化应激在 DQ 中毒中的作用,抗氧化剂可能有效,但同样缺乏可靠的临床证据。对于糖皮质激素及免疫抑制剂更无理论及临床研究支持。提示预后不良的指标包括摄入量＞12g DQ、24 小时内严重炎症反应、多器官功能不全等。DQ 混合 PQ 中毒已是急诊科医护人员面临的新问题,更要进行深入研究。

(卢中秋)

# 参 考 文 献

[1] Ding YW, Zhao GJ, Li XL, et al. SIRT1 exerts protective effects against paraquat-induced injury in mouse type Ⅱ alveolar epithelial cells by deacetylating NRF2 in vitro[J]. Int J Mol Med, 2016, 37(4): 1049-1058.

[2] Wang Y, Chen Y, Mao L, et al. Effects of hemoperfusion and continuous renal replacement therapy on patient survival following paraquat poisoning[J]. PLoS One, 2017, 12(7): e0181207.

[3] Hu L, Hong G, Tang Y, et al. Early Metabolome Profiling and Prognostic Value in Paraquat-Poisoned Patients: Based on Ultraperformance Liquid Chromatography Coupled To Quadrupole Time-of-Flight Mass Spectrometry[J]. Chem Res Toxicol, 2017, 30(12): 2151-2158.

[4] Zhao G, Cao K, Xu C, et al. Crosstalk between Mitochondrial Fission and Oxidative Stress in Paraquat-Induced Apoptosis in Mouse Alveolar Type Ⅱ Cells[J]. Int J Biol Sci, 2017, 13(7): 888-900.

[5] 中国医师协会急诊医师分会. 急性百草枯中毒诊治专家共识(2013)[J]. 中国急救医学, 2013, 33(6): 484-489.

[6] Garlich FM, Goldman M, Pepe J, et al. Hemodialysis clearance of glyphosate following a life-threatening ingestion of glyphosate-surfactant herbicide[J]. Clin Toxicol(Phila), 2014, 52(1): 66-71.

[7]　Gillezeau C，van Gerwen M，Shaffer RM，et al. The evidence of human exposure to glyphosate: a review[J]. Environ Health，2019，18（1）：2.

[8]　Vandenberg LN，Blumberg B，Antoniou MN，et al. Is it time to reassess current safety standards for glyphosate-based herbicides?[J]. J Epidemiol Community Health，2017，71（6）：613-618.

[9]　Magalhães N，Carvalho F，Dinis-Oliveira RJ. Human and experimental toxicology of diquat poisoning: Toxicokinetics，mechanisms of toxicity，clinical features，and treatment[J]. Hum Exp Toxicol，2018，37（11）：1131-1160.

[10]　急性敌草快中毒诊断与治疗专家共识组. 急性敌草快中毒诊断与治疗专家共识 [J]. 中华急诊医学杂志，2020，29（10）：1282-1289.

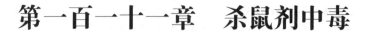

# 第一百一十一章 杀鼠剂中毒

## 第一节 抗凝血杀鼠剂

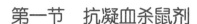

### 一、抗凝血杀鼠剂中毒的历史与现状

#### （一）抗凝血杀鼠剂的发展史和分类

华法林（warfarin）是 20 世纪 40 年代美国 Wisconsin 大学合成的香豆素类口服抗凝血药，1948 年华法林开始作为杀鼠剂进入市场，并以其无色无味及起效缓慢不易被发现的特性，占据市场的主导地位。20 世纪 50—60 年代，逐渐衍生出比华法林效力强、作用时间长的杀鼠剂，被称作长效抗凝血杀鼠剂，第一代抗凝血杀鼠剂包括杀鼠灵（warfarin，灭鼠灵、华法林，大鼠经口 $LD_{50}$ 为 $50\sim393mg/kg$，人口服致死量为 $50mg/kg$）、杀鼠醚（coumatetralyl，立克命、克鼠立，大鼠经口 $LD_{50}$ 为 $5\sim25mg/kg$）、敌鼠（diphacinone，双苯杀鼠酮，大鼠经口 $LD_{50}$ 为 $3mg/kg$，人口服致死量 $5mg/kg$）等。1960 年，科学家发现鼠类出现对华法林的遗传耐药性，1965 年，发现鼠类对所有的第一代杀鼠剂存在交叉耐药性。直至 20 世纪 70 年代中期，鼠得克（difenacoum）的出现标志着第二代抗凝血杀鼠剂问世。第二代抗凝血杀鼠剂脂溶性高，与肝组织和肝酶亲和力强，克服了鼠类之间的耐药性，使其毒性增加。尽管如此，20 世纪 80 年代鼠得克、溴敌隆（bromadiolone）也被报道发现耐药性，但目前溴鼠灵（brodifacoum）未被发现耐药性。目前第二代抗凝血杀鼠剂包括溴鼠灵（brodifacoum，大隆、溴鼠隆，大鼠经口 $LD_{50}$ 为 $0.26mg/kg$）、溴敌隆（bromadiolone，乐万通，大鼠经口 $LD_{50}$ 为 $1.75mg/kg$）、氟鼠灵（flocoumafen，杀它仗、氟鼠酮，大鼠经口 $LD_{50}$ 为 $0.25mg/kg$）等，第二代抗凝血杀鼠剂半衰期长，因品种不同，半衰期范围为 $16\sim220$ 天。但因第二代杀鼠剂的组织蓄积性，野生动物常常受到此非靶向中毒药物的威胁，为克服这些危险，第三代抗凝血杀鼠剂正在被研制。

#### （二）抗凝血杀鼠剂的流行病学

随着对毒鼠强、氟乙酰胺等剧毒类中枢神经杀鼠剂的禁用，抗凝血杀鼠剂的使用日益广泛，导致抗凝血杀鼠剂中毒事件日渐增多，中毒发生率呈增长趋势。据文献报道，美国 1987—2012 年的数据统计，约 95.6% 的中毒患者为误服，中毒人群中以未成年人居多，多发生于 6 岁以下儿童，约占中毒人群的 88.9%，成人中毒患者约 0.6% 出现致残或致死，只有 32% 的中毒患者到医疗机构就医。大多数儿童为误服。而成人中毒患者多为自服，这些人群中有抑郁症者、自杀倾向者及使用违禁药品者。中毒途径有经消化道摄入、吸入及皮肤接触，其中经消化道摄入是杀鼠剂中毒的主要途径。目前国内外文献无我国抗凝血杀鼠剂流行病学的相关报道。

### 二、抗凝血杀鼠剂的毒理机制

因抗凝血杀鼠剂化学结构与维生素 K 相似，毒物吸收进入体内后竞争性抑制维生素 K，干扰肝脏对维生素 K 的利用，以致凝血因子 Ⅱ、Ⅶ、Ⅸ、Ⅹ 在肝脏的合成受阻，导致凝血时间和凝血酶原时间延长；同时，抗凝血杀鼠剂本身及其代谢产物亚苄基丙酮，可直接损伤毛细血管壁，增加管壁通透性和脆性而加重出血。抗凝血杀鼠剂作用缓慢，误服后潜伏期长，大多数 $3\sim9$ 天后才出现中毒症状，由于其性质稳定，脂溶性高，在体内不易分解，易引起肝脏和脂肪蓄积而难以排出，导致代谢慢、半衰期长，故持续抗凝作用时间长，中毒者常需长时间补充维生素 $K_1$。

### 三、抗凝血杀鼠剂中毒的临床表现及诊断

#### （一）抗凝血杀鼠剂中毒的临床表现及新认识

抗凝血杀鼠剂中毒的大多数出血于接触毒物3～9天后出现，部分接触者表现为数月内间断出血，常见出血部位为皮肤黏膜出血，包括血尿、牙龈出血、鼻出血、阴道出血、呕血、黑便、便血，其次为皮肤黏膜瘀斑、软组织血肿、肌内出血、颅内出血，其中颅内出血是主要死亡原因，据报道，大多数死亡患者都与溴鼠灵中毒有关。但据报道，中毒者亦有血栓出现。2015年Nathan King发表的长效抗凝血杀鼠剂的综述中提到抗凝血杀鼠剂中毒者亦出现深静脉血栓、颅内静脉血栓，可能与抗凝血蛋白C和S的消耗致继发性血栓有关，这一临床表现值得临床医生多加重视。

#### （二）抗凝血杀鼠剂中毒的诊断难点

由于大多数患者常为隐匿性接触毒物，且抗凝血杀鼠剂中毒潜伏期长，临床表现常延迟出现，为诊断带来困难。可从以下这些方面诊断：①有明确的或可疑杀鼠剂接触史；②临床表现为多部位出血；③实验室检查提示PT、APTT明显延长，凝血因子Ⅱ、Ⅶ、Ⅸ、Ⅹ活性减低，血小板、肝功能、纤维蛋白原、D-二聚体正常；④维生素$K_1$治疗有效；⑤血液或其他体液等样品中检出抗凝血杀鼠剂。抗凝血杀鼠剂诊断目前存在的主要问题是大多数医疗机构不能实施毒物检测，未能为确诊提供直接证据，临床医生只能反复询问有无明确的毒物接触史，根据出血等临床表现、凝血相关指标检测、维生素$K_1$诊断性治疗等拟诊。

### 四、抗凝血杀鼠剂中毒的治疗现状

#### （一）基本治疗

清除毒物：口服中毒者催吐、洗胃、口服活性炭吸附、导泻等，皮肤污染者用清水彻底清洗。但目前存在的问题是，临床上仅有少数患者有明确的服毒史，可早期及时行上述治疗清除毒物，大部分中毒者否认或隐瞒毒物接触史，待出血症状出现后才就诊，早期治疗被延误，为早期清除毒物治疗带来困难。

#### （二）特效解毒剂维生素$K_1$

抗凝血杀鼠剂中毒的特效解毒剂是维生素$K_1$。

目前指南推荐接触毒物48小时后，中毒患者无症状或凝血指标无异常，可不用维生素$K_1$治疗，但应密切观察。严重出血伴有凝血异常者，需立即使用维生素$K_1$和新鲜冰冻血浆治疗。维生素$K_1$的半衰期约为6小时，因此予以维生素$K_1$治疗6～8小时后，中毒者体内维生素$K_1$数量增加，出血等中毒症状和凝血异常会改善。但由于半衰期和毒物性质，在初始治疗12～16小时后出血等中毒症状和凝血异常会再次出现，因此维生素$K_1$需长期使用，甚至长达数月。目前国内外指南均没有明确维生素$K_1$治疗中毒的剂量和持续时间。据报道，治疗剂量从$0.1～3mg/(kg \cdot d)$到$500～800mg/d$，每天3～4次，以减轻出血症状和恢复凝血功能。维持剂量$10～120mg/d$。平均治疗时间168天。维生素$K_1$的给药途径包括口服、皮下注射、静脉注射、肌内注射。暂无各种给药途径比较的相关数据。值得注意的是，我国目前已有维生素$K_1$的口服制剂，为患者的长期维持治疗带来方便。

#### （三）输新鲜血

对出血严重者，可输新鲜血液、新鲜冷冻血浆或凝血酶原复合物，以迅速止血。

#### （四）血液灌流

国内有文献报道，维生素$K_1$联合血液灌流可能会取得更好的效果。血液灌流（hemoperfusion，HP）是将患者的血液引出体外，通过特异性或非特异性的吸附装置，清除血液中外源性和内源性致病溶质的一种血液净化方法。血液吸附可以通过吸附的原理，清除血液中毒物或迅速有效地降低其血药浓度，对分子量大，脂溶性强，蛋白结合率高的药物及毒物中毒，治疗效果较好。

#### （五）治疗新进展

除标准治疗外，有报道苯巴比妥因其可通过增加微粒体活动提高肝脏清除率，可用于抗凝血杀鼠剂中毒的治疗，相关研究表明，苯巴比妥可有效降低氯敌鼠和华法林的半衰期。但是苯巴比妥用于中毒患者的安全性无保证，因此新的报道建议使用脂肪乳剂或胆汁螯合剂减少肠肝循环以增加杀鼠剂在体内的清除率，此方法正在研究探索中。

#### （六）治疗注意事项

血栓合并症为抗凝血杀鼠剂的治疗带来困难。有报道显示，严重出血的患者同时合并缺血

性卒中而未行抗凝治疗是致病率和致死率的高危因素，专家提示，同时合并血栓事件的患者抗凝治疗管理应达到规范化。

# 第二节 中枢神经系统兴奋类杀鼠剂

中枢神经系统兴奋类杀鼠剂，潜伏期短，毒性作用强，2004年我国明令禁止使用剧毒杀鼠剂，但市面上仍有存在，目前常见的药物有毒鼠强、氟乙酰胺等。

## 一、毒鼠强中毒

### （一）毒鼠强

毒鼠强（tetramine）化学名为四亚甲基二砜四胺（tetrame thylene disulfotetramince，TET），俗称没鼠命、一扫光、三步倒等，系有机氮类杀鼠剂，剧毒，大鼠经口 $LD_{50}$ 为 0.1～0.3mg/kg，成人口服致死量为 0.1～0.2mg/kg（5～12mg），TET 中毒可引起致死性的中枢神经兴奋，具有毒性强、作用快、死亡率高的特点，病死率高达 10% 左右。由于其剧烈的毒性和稳定性，易造成二次中毒。近年来，随着国家对该药禁用和监管力度的加强，TET 发病明显下降，但是在农村因自杀或投毒造成的 TET 中毒仍偶有发生。

### （二）毒鼠强中毒的毒理机制

毒鼠强是不需代谢即发生毒性作用的中枢神经系统兴奋性杀鼠剂，其作用机制可能是拮抗 γ-氨基丁酸（GABA）的结果。GABA 是脊柱动物中枢神经系统抑制物质，对中枢神经系统有强有力而广泛的抑制作用。GABA 的作用被毒鼠强非竞争性抑制后，中枢神经系统呈过度兴奋致惊厥。

### （三）毒鼠强中毒的临床表现

中毒潜伏期短，多在进食后 5 分钟～0.5 小时突然发病，常以头痛、头昏、乏力为首发症状，继而神志模糊，躁动不安，四肢抽搐，阵发性强制性惊厥，类似癫痫大发作。严重者可因强直性惊厥导致呼吸衰竭而死亡。

### （四）毒鼠强中毒的治疗

以洗胃、早期血液净化、控制抽搐、防治呼吸衰竭及脑水肿等治疗为主。血液净化治疗（包括灌流、透析、血浆置换）能有效清除毒物。控制抽搐是治疗的关键，二巯丙磺钠联合地西泮对 TET 中毒治疗有特效，明显减轻症状，缩短病程，改善愈合。

### （五）毒鼠强中毒的防治存在的问题

1. 临床上缺乏快速、准确、统一的方法检测，容易误诊、漏诊。

2. TET 中毒的毒理研究有待深入，尤其需要明确 TET 在人体内的毒代动力学参数和 TET 中毒后体内各种介质含量的变化。特效的解毒药（如二巯丙磺钠等）有待进一步组织推广。

3. 基层医院对 TET 中毒救治的能力有待规范提高。TET 中毒多发生在广大农村地区，加强基层医院的基础建设和医生业务能力的培训非常重要。

## 二、氟乙酰胺中毒

### （一）氟乙酰胺

氟乙酰胺（fluoroacetamide）化学名为氟醋酸酰胺，又名敌蚜胺、氟素儿，我国早在 1976 年就已明令停止生产，从 1982 年 6 月 5 日起禁止使用含氟乙酰胺的杀鼠剂。大鼠经口 $LD_{50}$ 为 15mg/kg，人口服致死量为 0.07～0.1g。其毒性大，起效快，无色无味，易误服，危害较大，因国家管控，现使用量明显减少，但临床仍偶有中毒事件发生。

### （二）氟乙酰胺中毒的毒理机制

氟乙酰胺进入人体后脱氨基转化为氟乙酸，与三磷酸腺苷及辅酶 A 起作用，形成氟乙酰辅酶 A，再与草酰乙酸作用，形成氟柠檬酸，抑制乌头酸酶使三羧酸循环中断，柠檬酸积聚，丙酮酸代谢受阻，妨碍正常的氧化磷酸化过程，从而引起中枢神经系统和心血管系统为主的毒性损害。

### （三）氟乙酰胺中毒的临床表现

急性中毒时可表现为头晕、头痛、乏力、易激动、烦躁不安、肌肉震颤、意识障碍、阵发性抽搐等中枢神经系统症状和心悸、心动过速、心律失常等心血管系统障碍症状。尚可有消化道症状和呼吸系统表现。

### （四）氟乙酰胺中毒的治疗

包括洗胃、尽早使用特效解毒剂乙酰胺、控制抽搐、血液灌流、对症支持（如心电监护、防止脑水肿、保护心肌、纠正心律失常、维持水、电解质酸碱平衡等）。

（邢吉红）

# 参 考 文 献

[1] King N，Tran MH. Long-Acting Anticoagulant Rodenticide（Superwarfarin）Poisoning：A Review of Its Historical Development，Epidemiology，and Clinical Management[J]. Transfus Med Rev，2015，29（4）：250-258.

[2] Damin-Pernik M，Espana B，Lefebvre S，et al. Management of Rodent Populations by Anticoagulant Rodenticides：Toward Third-Generation Anticoagulant Rodenticides[J]. Drug Metab Dispos，2017，45（2）：160-165.

[3] 于学忠. 协和急诊医学 [M]. 北京：科学出版社，2011.

[4] 张文武. 急诊内科学 [M]. 4 版. 北京：人民卫生出版社，2017.

[5] 邱泽武，彭晓波. 重视抗凝血杀鼠剂中毒全面提高临床诊治水平 [J]. 中华急诊医学杂志，2014，11（23）：1189-1191.

[6] Lepine MLI，Gonzalo FE，Ferrer FC，et al. Superwarfarin rodenticide intoxication in adults：an update on bromadiolone，brodifacoum，and difethialone[J]. Emergencias，2013，25：201-203.

[7] Caravati EM，Scharman EJ，Woolf AD，et al. Long-Acting Anticoagulant Rodenticide Poisoning：an evidence-based consensus guideline fou outi-of-hospital management[J]. Clinical Toxicology，2007，45（1）：1-22.

[8] 黄子通，于学忠. 急诊医学 [M]. 2 版. 北京：人民卫生出版社，2014.

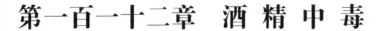

# 第一百一十二章 酒精中毒

## 第一节 酒精中毒的概述

急性酒精中毒（acute alcohol intoxication），也称为急性乙醇中毒（acute ethanol intoxication），为急诊科最常见的急性中毒，是指由于短时间摄入大量酒精或含酒精饮料后出现的中枢神经系统功能紊乱状态，多表现行为和意识异常，严重者损伤脏器功能，导致呼吸循环衰竭，进而危及生命。急性酒精中毒的直接病死率不高，考虑其日益增多的发病率及庞大群体，并成为多种急症的诱发因素，对其健康危害应予重视。

## 第二节 酒精中毒的毒理机制

酒精经口摄入后吸收迅速，80%被小肠上段吸收，其余由胃吸收。吸收后通过血液分布于全身，约90%在肝脏中由乙醇脱氢酶和过氧化氢酶氧化为乙醛，后者再被乙醛脱氢酶进一步氧化为乙酸，最后通过三羧酸循环氧化为二氧化碳和水。酒精成人致死剂量在250～500g，小儿的耐受性较低，致死量婴儿6～10g，儿童约25g。酒精的急性毒害作用为：①中枢神经系统的抑制作用。酒精具有脂溶性的特点，故可以迅速通过血-脑屏障影响神经细胞膜上的某些酶，导致细胞功能异常。酒精对中枢神经系统的抑制作用由大脑皮质向下经过边缘系统、小脑、网状结构直至延髓。小剂量酒精可以作用于大脑神经突触后膜苯二氮䓬-GABA受体，抑制GABA对大脑的抑制作用从而起到兴奋作用。随着酒精摄入量的增大，作用于小脑，出现共济失调，作用于网状系统，出现昏迷，作用于延髓，导致呼吸循环衰竭。②对代谢的干扰。酒精在肝脏中经过代谢生成大量的还原型烟酰胺腺嘌呤二核苷酸（NADH），使

之与氧化型的比例（NADH/NAD）增高，影响体内多种代谢，导致乳酸增高、酮体蓄积，出现代谢性酸中毒。由于能够影响糖异生的过程，可出现低血糖症。

## 第三节 酒精中毒的临床表现

急性酒精中毒主要表现为不同程度的中枢神经系统功能紊乱，随着摄入量的增加，可由兴奋转为抑制，不同种族、个体对酒精的耐受性存在差异。

**（一）轻度（单纯性醉酒）**

仅有情绪、语言兴奋状态的神经系统表现，如语无伦次但不具备攻击行为，能行走但有轻度运动不协调，嗜睡能被唤醒，简单对答基本正确，神经反射正常存在。

**（二）中度**

具备下列之一者为中度中毒：①处于昏睡或昏迷状态或Glasgow昏迷评分大于5小于等于8分；②具有经语言或心理疏导不能缓解的躁狂或攻击行为；③意识不清伴神经反射减弱的严重共济失调状态；④具有错幻觉或惊厥发作；⑤血液生化检测有代谢紊乱的表现之一，如酸中毒、低血钾、低血糖；⑥在轻度中毒的基础上并发脏器功能明显受损的表现，如与酒精中毒有关的心律失常（频发早搏、心房纤颤或房扑等），心肌损伤表现（ST-T异常、心肌酶学2倍以上升高）或上消化道出血、胰腺炎等。

**（三）重度**

具备下列之一者为重度中毒：①处于昏迷状态，Glasgow评分等于小于5；②出现微循环灌注不足的表现，如脸色苍白，皮肤湿冷，口唇微紫，心率加快，脉搏细弱或不能触及，血压代偿性升高或下降（低于90/60mmHg或收缩压较基

础血压下降 30mmHg 以上），昏迷伴有失代偿期临床表现的休克也称为极重度；③出现代谢紊乱的严重表现如酸中毒（pH≤7.2）、低血钾（血清钾≤2.5mmol/L）、低血糖（血糖≤2.5mmol/L）之一者；④出现重要脏器如心、肝、肾、肺等急性功能不全的表现。

### （四）酒精戒断综合征

长期酗酒者突然停止饮酒或减少酒量后多见 4 种类型戒断综合征反应，多在停止饮酒 12～48 小时后出现症状。①单纯性戒断反应：在减少饮酒后 6～24 小时发病，出现震颤、焦虑不安、兴奋、失眠、心动过速、血压升高、大量出汗、恶心、呕吐，多在 2～5 天内缓解自愈。②酒精性幻觉反应：患者意识清醒，定向力完整。幻觉以幻听为主，也可见幻视、错觉及视物变形，多为迫害妄想，一般持续 3～4 周后缓解。③戒断性惊厥反应：往往与单纯性戒断反应同时发生，也可在其后发生癫痫大发作，多数只发作 1～2 次，每次数分钟，也可数天内多次发作，可发展成震颤谵妄状态。④震颤谵妄反应：多在停止饮酒 24～72 小时后，也可在 7～10 小时后发生，是在慢性酒精中毒的基础上出现的一种急性脑病综合征，主要表现为严重的意识模糊、定向力丧失、幻觉，伴有震颤、焦虑不安、失眠和交感神经活动亢进，如瞳孔扩大、发热、呼吸和心跳加快、血压增高或降低，以及大汗淋漓等。急性中毒治疗过程中多由于酒精的摄入停止，也可由外伤、感染等因素所促发，经及时处理病死率较低，一旦发生并发症，则病死率会明显升高，常死于高热、肺炎或心力衰竭等，或突然死亡而不能确定其病因。

## 第四节 酒精中毒的诊治思路及措施

有明确的过量酒精或含酒精饮料摄入史，呼出气体或呕吐物有酒精气味并有中毒表现，通常可以临床诊断，血液或呼出气体酒精检测酒精浓度≥11mmol/L（50mg/dL）可进一步确诊，血液酒精检测是诊断中毒的"金标准"。

### （一）单纯轻度酒精中毒

一般不需治疗，居家观察，有肥胖、通气不良等基础疾病要嘱其保暖、侧卧位，防止呕吐、误吸等并发症。

### （二）药物治疗

**1. 促酒精代谢药物** 美他多辛是乙醛脱氢酶激活剂，并能拮抗急、慢性酒精中毒引起的乙醇脱氢酶活性下降；加速酒精及其代谢产物乙醛和酮体经尿液排泄，属于促酒精代谢药。可以适用于中、重度中毒特别是伴有攻击行为、情绪异常的患者。每次 0.9g，静脉滴注给药。适当补液及补充维生素 $B_1$、$B_6$、C 有利于酒精氧化代谢。

**2. 促醒药物** 纳洛酮能特异性拮抗内源性吗啡样物质介导的各种效应，能解除酒精中毒的中枢抑制，缩短昏迷时间。中度中毒首剂用 0.4～0.8mg 加生理盐水 10～20mL，静脉推注，必要时加量重复；重度中毒时则首剂用 0.8～1.2mg 加生理盐水 20mL，静脉推注，用药后 30 分钟神志未恢复可重复 1 次，或 2mg 加入 5% 葡萄糖或生理盐水 500mL 内，以 0.4mg/h 的速度静脉滴注或微量泵注入，直至神志清醒为止。

**3. 胃黏膜保护剂** 有急性胃黏膜损伤表现者，应用 $H_2$ 受体拮抗剂或质子泵抑制剂可保护胃黏膜。

### （三）血液净化疗法与指征

血液灌流对体内酒精的清除作用存在争议，血液透析可以直接将酒精和酒精代谢产物迅速从血中清除，需要时建议将血液透析作为首选，持续肾脏替代治疗（CRRT）也是可行的选择，但费用昂贵。病情危重或经常规治疗病情恶化并具备下列之一者可行血液净化治疗：①血酒精含量超过 87mmol/L（400mg/dL）；②呼吸循环严重抑制的深昏迷；③酸中毒（pH≤7.2）伴休克表现；④重度中毒出现急性肾功能衰竭；⑤复合中毒或高度怀疑合并其他中毒并危及生命，根据毒物特点酌情选择血液净化方式。

### （四）对症与支持治疗

对昏睡及昏迷患者应评估其气道和通气功能，必要时气管插管。要做好患者的安全防护，躁动或激越行为者必要时给予适当的保护性约束，注意保暖，意识不清者侧卧体位，防止受凉和中暑，使用床栏，防止意外发生。维持水、电解质、酸碱平衡，纠正低血糖，脑水肿者给予脱水剂，中药醒脑静等可以应用。

### （五）急性酒精戒断综合征

可发生于酗酒者急性中毒经治疗好转的过程

中，以对症处理为主，有幻觉震颤者应用地西泮，癫痫发作者可给苯妥英钠，有交感神经兴奋表现者试用 β 受体阻滞剂，加强营养，给予维生素 $B_1$、$B_2$。由于酒精戒断综合征急性发作存在潜在致命不良后果，在度过急性中毒阶段后是否继续酒精摄入并无定论。

## 第五节 酒精中毒的诊治注意事项

1. 目前急性酒精中毒的诊断多为临床诊断，医院如果不具备血液或呼出气体酒精检测能力，应注意鉴别诊断，尤其当酒精摄入量或血液（呼出气体）酒精浓度与临床表现不相符时，应注意酒精中毒仅为诱因或病损的一部分，需排除药物或毒物、有害气体及其他病损如脑血管病、外伤、颅内感染、代谢性脑病等所致的昏睡、昏迷。诊断应包括中毒程度、合并中毒、并发症、诱发疾病和基础疾病，排序应遵循从重到轻的原则。

2. 急性酒精中毒后外伤常见，由于患者及陪同人员不能明确叙述病史容易漏诊，急性酒精中毒能使已有的基础疾病恶化，如诱发急性冠脉综合征、出血或缺血性脑卒中等，并发贲门黏膜撕裂症、上消化道出血、心律失常、急性胰腺炎，严重者出现急性酒精中毒性肌病，表现为肌痛，肌无力、肌肉肿胀，横纹肌溶解而导致急性肾功能衰竭。也可并发消化道穿孔，要防止漏诊。

3. 由于酒精吸收迅速，催吐、洗胃和活性炭一般不适用于单纯酒精中毒患者。洗胃应评估病情，权衡利弊，建议仅限于以下情况之一者：①饮酒后 2 小时内无呕吐，评估病情可能恶化的昏迷患者；②同时存在或高度怀疑其他药物或毒物中毒；③已留置胃管特别是昏迷伴休克患者，胃管可用于人工洗胃。洗胃液一般用 1% 碳酸氢钠液或温开水，洗胃液不可过多，每次入量不超 200mL，总量多不超过 2 000～4 000mL，胃内容物吸出干净即可，洗胃时注意气道保护，防止呕吐误吸。

4. 急性酒精中毒应慎重使用镇静剂，烦躁不安或过度兴奋特别是有攻击行为时可用地西泮；躁狂者首选第一代抗精神病药物如氟哌啶醇，避免用氯丙嗪、吗啡、苯巴比妥类镇静剂。

5. 单纯急性酒精中毒无应用抗生素的指征，除非有明确合并感染的证据，如呕吐误吸导致肺部感染。应用抗生素时注意可诱发类双硫仑反应（主要表现为面部潮红、头痛、胸闷、气短、心率增快、四肢乏力、多汗、失眠、恶心、呕吐、视物模糊、严重者血压下降及呼吸困难，可出现意识丧失及惊厥，极个别引起死亡），其中以 β 内酰胺类中头孢菌素多见，又以头孢哌酮最常见，其他尚有甲硝唑、呋喃唑酮等，用药期间宜留院观察。

6. 急性酒精中毒如经治疗能生存超过 24 小时多能恢复，若有心、肺、肝、肾病变者，昏迷长达 10 小时以上，或血中酒精浓度大于 87mmol/L（400mg/dL）者，预后较差，并发重症胰腺炎、横纹肌溶解后病程迁延。造成死亡的主要原因为酒后外伤及基础疾病恶化，中毒后呕吐窒息并不罕见，如不能及时气管插管通畅呼吸道，可很快死亡。

（田英平）

## 参 考 文 献

[1] 中国医师协会急诊医师分会，中国毒理学会中毒与救治专业委员会. 急性中毒诊断与治疗中国专家共识 [J]. 中国急救医学，2016，36（11）：961-974.

[2] 急性酒精中毒诊治共识专家组. 急性酒精中毒诊治共识 [J]. 中华急诊医学杂志，2014，23（2）：135-138.

[3] 张文武. 急诊内科学 [M]. 4 版. 北京：人民卫生出版社，2017.

[4] 朱丹，李轶雯，祖凌云，等. 酒精戒断综合征相关急性冠脉缺血事件临床特征及相关文献复习 [J]. 中国急救医学，2015，35（2）：133-137.

# 第一百一十三章　药　物　中　毒

急性药物中毒是指机体在短时间内接触超过中毒剂量的药物后，产生的一系列病理生理变化及其临床表现，严重者可出现多器官功能障碍甚至危及生命。

## 第一节　药物中毒流行病学

服药自杀死亡和无意药物过量服用现已成为全球一项重大且日益突出的公共卫生问题。美国疾病预防与控制中心基于网络的伤害统计查询和报告系统（Web-based Injury Statistics Query and Reporting System，WISQARS）数据显示，损伤相关死亡的十大病因中，中毒占第一位。美国毒物控制中心协会国家毒物数据系统（National Poison Data System，NPDS）2017 年度报告中，成人涉及的前 5 种中毒物质中药物有 3 种，分别是镇痛药（11.08%），镇静剂/催眠药/抗精神病药（5.74%）和抗抑郁药（5.02%）。2008 年以来，药物中毒致死的发生率持续升高，2017 年美国因药物过量死亡达 70 237 例。

在我国，损伤和中毒是 2008 年卫生部公布的第三次全国死因调查结果中的第五大死因。一项荟萃分析提示，我国急性中毒前五位分别为药物（26.49%）、酒精（22.80%）、一氧化碳（14.94%）、食物（10.90%）、农药（10.71%）。

急性中毒救治是急诊医学的重要组成部分，美国国家门诊医疗调查（National Hospital Ambulatory Medical Care Survey，NCHS）2008—2011 年报告显示，美国每年与药物中毒有关的急诊就诊人次约 110 万，其中 24.5% 需住院治疗，其他就诊患者中仅 12.7% 需要住院治疗。因药物中毒就诊而住院的急诊患者比例在 50 岁以下年龄组中位列第一住院病因。

## 第二节　药物中毒概述

### 一、药物定义及分类

药物广义上指可对人或动物产生已知生物效应的物质。药理学上指用于预防、治疗、诊断疾病或增强体格、改善精神状态的化学物质。可分为中药、化学合成药和生物药。

### 二、药物代谢与药物中毒

基本所有治疗药物都可能有毒且在某些剂量下会产生有害作用。有些药物还可产生依赖性和成瘾性。同一种药物因临床需要可存在不同剂型，包括口服、注射、外用和其他。剂型的不同决定了药物有多种给药途径，包括静脉、吸入、口服、直肠、外用、舌下等。急性药物中毒主要以消化道和静脉注射为主。在药物中毒时需结合具体药物剂型、剂量进行中毒严重程度分级。药物进入机体后，最终发挥药效受到药物的吸收、分布、代谢、排泄等影响，并因个体敏感性、差异性而不同。当两种药物同时使用或食用某些食物时，可能因相互作用而影响最终药效。药物中毒的严重程度多呈剂量 - 效应关系。不同药物作用机制不同，涉及的中毒机制也不同，有些药物可存在多种毒性机制。

### 三、药物中毒诊断及治疗

药物中毒的诊断主要依据病史、体格检查、辅助检查及毒理学筛查。临床疑似药物中毒的病史采集，需询问患者可能误认为非药物的"药物"，如非处方药、中成药等。体检中注意典型药物中毒综合征表现，如三环类抗抑郁药可引起抗胆碱综合征，可卡因、苯丙醇胺可引起交感神经样中毒综合征等。目前合成类药物，如镇静催眠药、中枢兴奋剂、抗精神病药、抗肿瘤药等，以及一些天然药物的急性中毒，可进行毒物检测。此外，定量毒性检测可指导制订治疗方案、疗程及预后判断。

药物中毒治疗遵循中毒治疗原则，但需根据具体药物的药代动力学参数包括生物利用度、达峰时间、体内分布情况、半衰期、清除率等，并结合患者的基础情况、合并症及用药情况进行综合判断。此外，血液净化、脂肪乳解毒治疗等还需结合药物本身的理化特性，如分子量、脂溶性、血浆蛋白结合率、表观分布容积等。需考虑药物在体内发生的生物转化，有些经代谢可能失活，有些可提高活性或产生毒性，其中的代谢中间体毒副作用可能高于药物。合并基础肝肾疾病、老年患者，可能因脏器功能异常引起药物蓄积。

# 第三节 常见药物中毒

## 一、急性阿片类药物中毒

阿片（opiate）是指取自罂粟中有吗啡样药理作用的天然药剂，是世界上已知的最古老药物之一。阿片类（opioid）药物是指具有吗啡样特性的合成、半合成或天然药物，具有止咳、止泻、麻醉、镇静和催眠等作用。常见的半合成药物如海洛因、氢可酮等，合成类如芬太尼，美沙酮和哌替啶等。78% 的急诊就诊与疼痛相关，据美国疾病与预防控制中心（CDC）统计，作为镇痛处方药的阿片类药物，1999—2011 年的销量增加 3 倍，每年约 15 000 人因阿片类药物过量而死亡。2017 年美国药物过量导致的死亡中 67.8% 涉及阿片类药物。

### （一）药理学和毒理学

阿片类药物可通过胃肠道、静脉、肌肉、皮肤黏膜和皮下途径给药。所有阿片类药物均经肝脏代谢、肾脏排泄。体内阿片受体广泛存在于中枢和周围神经系统，有 μ（μ1、μ2）、κ、δ 三类。所有受体均由 7 个跨膜片段组成，结构相似，但位置和临床效应各不同。阿片受体均可与 G 蛋白耦联，涉及的信号转导机制包括：降低腺苷酸环化酶产生环磷酸腺苷、减少神经递质释放、开放

钾离子通道促进细胞超极化。阿片类物质种类繁多，药代学参数各异，但大多数分布容积为 1～10L/kg。蛋白结合率差异大，氢可酮约 7%，美沙酮约 89%。许多阿片类物质经肝脏代谢后可生成活性代谢产物，如吗啡转化为吗啡 -6- 葡糖苷酸。血清半衰期变异度也很大，吗啡为 1.9 小时，美沙酮则为 27 小时。CYP450 的多态性导致其临床效应变异，实际效应受剂量、个体耐受性及是否存在活性代谢产物等多重影响。

### （二）临床表现和诊断

典型表现是中枢神经系统抑制、呼吸抑制和瞳孔缩小。其中呼吸抑制是最基本特征。急性阿片类药物中毒可见急性肺损伤，机制尚不明确，可能与毛细血管渗漏相关。其他症状体征包括相对心动过缓、低血压、皮肤瘙痒、咳嗽、恶心、呕吐和肠功能障碍。阿片类物质中毒引起的精神状态变化可从欣快到昏迷，也可接近正常，哌替啶、曲马多等过量可引起癫痫发作。需注意某些阿片类物质因化学结构或暴露途径具有独特的临床效果，如丙氧芬与钠通道阻滞作用相关，可致 QRS 增宽，PR 和 QT 间期延长；美沙酮可阻断 hERG 钾通道，导致 QT 间期延长。美沙酮、曲马多和芬太尼可抑制 5- 羟色胺再摄取，与 5- 羟色胺综合征有关。

临床诊断多基于病史及典型的临床表现。疑似者可通过纳洛酮快速反应帮助诊断。不常规行毒理学筛查，吗啡、可待因和海洛因可被尿定性抗体的酶免检测筛出，但一些半合成和合成类药物可能被遗漏。

### （三）治疗

首要原则是稳定呼吸。纳洛酮滴定是急性阿片类药物中毒逆转的首选方法。纳洛酮是竞争性的阿片类拮抗剂，给药途径包括静脉、皮下、肌肉、吸入和气管内。急性治疗中经静脉经验性给药，剂量 0.04～15mg，建议低剂量开始，慢性阿片类药物使用者应使用最小有效剂量，以免引起急性戒断症状。纳洛酮静脉给药的起效时间不到 2 分钟，持续时间为 20 分钟至 2 小时，需反复给药。如果纳洛酮可以逆转症状但患者反复出现呼吸抑制，应考虑连续输注。纳洛酮鼻内给药是静脉给药的可行替代方案，尤适于院前急救。长效制剂纳美芬和纳曲酮可诱导和延长戒断状态。一

且发生医源性戒断症状，患者多表现为中枢神经系统兴奋、心动过速、呼吸急促、瞳孔扩大，一般无生命危险，多采取期待疗法。

## 二、苯二氮䓬类中毒

1954年，第一种苯二氮䓬类药物氯氮䓬由奥地利科学家 Leo Sternbach 意外发现，1963年地西泮出现，苯二氮䓬类药物因安全性高，迅速取代巴比妥类和其他非巴比妥类镇静催眠药成为治疗焦虑和失眠的主要药物。至今其仍被广泛使用，并是自杀中最常见的处方药。美国一项调查研究显示，1996—2013年，苯二氮䓬类药物处方每年增加2.5%。2000—2010年，因苯二氮䓬类药物合并阿片类处方药滥用而接受住院治疗的人数增加了5倍。2011年，29%的美国急诊中毒患者涉及非医学使用苯二氮䓬类药物，比2004年增加了149%。苯二氮䓬类药物按照半衰期又分为长效类如地西泮，中效类如阿普唑仑和短效类如三唑仑等。

### （一）药理学和毒理学

苯二氮䓬类药物与神经元突触后膜上存在的苯二氮䓬类受体、GABA受体和氯离子通道组成的大分子复合物中的受体结合后，增强GABA与其受体的亲和力，开放GABA耦联的氯离子通道，增强GABA对突触后的抑制功能，产生镇静、催眠、抗焦虑和抗惊厥作用。苯二氮䓬类药物口服吸收迅速，肌内注射吸收各异，蛋白结合率高，脂溶性高易于透过血-脑屏障。奥沙西泮、替马西泮和劳拉西泮直接与肾脏排泄的无活性水溶性葡糖苷酸代谢物结合，其他苯二氮䓬类必须首先通过肝细胞色素P450系统转化。老年或肝病患者可因细胞色素P450受损导致药物消除延长。如共同摄入也需通过细胞色素P450代谢的药物（如西咪替丁、乙醇），可延长苯二氮䓬类药物的代谢半衰期。

### （二）临床表现和诊断

苯二氮䓬类中毒的主要临床表现为中枢神经系统抑制，主要表现为轻度嗜睡、头晕、言语不清等，很少出现严重的意识障碍。大量口服药物过量或静脉注射，尤其是当苯二氮䓬与阿片类药物（如芬太尼）联合使用时易出现呼吸抑制。约90%的儿童患者表现为共济失调。地西泮和劳拉西泮

因其静脉制剂含丙二醇，长期或高剂量输注可致乳酸酸中毒。肾功能不全或肝功能不全的患者风险增加。其他临床表现包括低血压，吸入性肺炎，皮肤、肌肉的压力坏死。长期服用大剂量镇静催眠药的患者突然停药或过快减药时可出现戒断症状，主要表现为自主神经兴奋性增高和神经精神异常。

苯二氮䓬类中毒多通过临床表现结合服药史进行诊断。胃液、尿液、血液中定性检测出药物可协助确诊。但由于大多数筛查试验仅可检测到代谢为葡糖醛酸的苯二氮䓬类药物，易忽略其他药物所致过量。在进行毒物筛检时，需注意阳性仅代表最近暴露，但不能作为确认中毒的依据。

### （三）治疗

救治原则主要通过支持治疗和使用特效解毒剂氟马西尼。氟马西尼是苯二氮䓬类受体的非特异性竞争性拮抗剂。有研究报道，其可诱发癫痫和心律失常，主要是阵发性室上性心动过速，并可导致苯二氮䓬类药物依赖患者出现急性戒断症状。对于合用诱发癫痫和心律失常药物的患者不建议使用。成人初始治疗量为0.2mg，30秒内静脉注射，观察后可给予0.3mg，仍无反应，以1分钟间隔给予0.5mg至最大剂量3mg。氟马西尼的作用时间为0.7~1.3小时，65%的患者需重复给药或连续输注。

## 三、三环类抗抑郁药中毒

抑郁症目前在美国的终身患病率约18%，我国为9%。2013年，美国毒物控制中心报告，抗抑郁药中毒虽仅占中毒总量的4%，但死亡比例占9%。三环类和四环类抗抑郁药最早报道于1958年，直至20世纪80年代后期，三环类抗抑郁药（tricyclic antidepressant，TCA）如阿米替林等广泛用于治疗抑郁和其他精神障碍。现选择性5-羟色胺再摄取抑制剂和其他药物已取代TCA成为一线抗抑郁药，但TCA中毒较其他种类更为严重，可危及生命。

### （一）药理学和毒理学

三环类抗抑郁药以其化学结构命名，包括三环中心结构和一个侧链，侧链的性质对其功能和活性更为重要。其作用机制是抑制突触前神经递质再摄取。TCA经胃肠道吸收迅速，2~8小时

达峰,亲脂性强,表观分布容积大,在血浆中通常与 $\alpha_1$ 酸性糖蛋白高度结合,主要通过肝脏代谢,70% 以无活性代谢物经肾排泄。TCA 与通过细胞色素 P450 代谢的药物组合时,也会发生毒性作用。TCA 可抑制心脏希氏 - 浦肯野系统和心脏快钠通道,导致心脏传导减慢,增加复极时间,并延长绝对不应期。同时可阻滞钙内流降低心肌收缩力、阻滞快钠通道和 $\alpha_1$ 肾上腺素能受体,造成外周血管舒张。

### (二)临床表现和诊断

过量服用 TCA 后,1~2 小时即可出现症状。早期表现为抗胆碱能症状,可出现易激惹、幻觉,甚至昏迷。同时可因 TCA 的抗胆碱能作用和阻断去甲肾上腺素再摄取而出现高血压,但后期会出现低血压。摄入后 2~6 小时,因严重钠通道拮抗可引起心肌抑制,导致低血压和心动过缓,心电图可出现 QRS 增宽,严重时可见室性心律失常。一般将 QRS 超过 100ms 视为潜在心脏毒性并可预测癫痫发作,QRS 超过 160ms 可预测室性心律失常,但需注意个体差异。严重中毒后,TCA 对各种受体和离子通道的综合影响导致意识水平下降,癫痫发作,低血压和复杂的心律失常。

临床诊断 TCA 中毒基于摄药史、症状、体征及特征性心电图表现。TCA 的尿液定性检测和血清定量检测仅说明使用了 TCA,与病情严重程度无关,对于治疗和预后判断作用有限。

### (三)治疗

初始处理重点在于评估和保护气道,维持呼吸和循环。患者如仅表现为窦性心动过速时暂不需特殊治疗,但应进行监测,以便尽早发现 QRS 增宽。TCA 中毒引起的低血压或心律失常,碳酸氢钠是标准初始治疗。一般心电图恢复正常后,碳酸氢钠逐渐减量至停用。对于 TCA 诱发的癫痫首选苯二氮䓬类治疗。需注意,对于已知或疑似使用 TCA 的患者,禁用氟马西尼,因其可降低癫痫发作的阈值。毒扁豆碱在某些 TCA 中毒下可诱发心搏骤停。可抑制快钠通道的 Ia 类和 Ic 类抗心律失常药亦禁用。

近年来,静脉脂肪乳制剂因可逆转亲脂药物(包括 TCAs)引起的毒性作用,越来越受到关注。其具体解毒机制未明,可能与药物在组织中重新分布相关。亦有学说认为,在大量浓缩脂质溶液

的情况下,药物受体可重回血管隔室,即所谓的脂质沉降现象。还有研究认为,其可增强心脏代谢而解毒。但也有研究指出会产生医源性损害。目前无明确适应证,但可用于碳酸氢钠标准治疗无效且病情不稳定,危及生命的患者。

### 四、对乙酰氨基酚中毒

对乙酰氨基酚(N- 乙酰 - 对 - 氨基苯酚 N-acetyl-p-aminophenol)自 1955 年开始用于临床,目前是应用最广泛的解热镇痛药。自 1966 年开始有报道认为该药过量会导致致命性和非致命性肝坏死。美国追踪急性肝衰竭的病例国家网络发现近一半急性肝衰竭患者因对乙酰氨基酚中毒所致,死亡率高达 28%。对乙酰氨基酚意外过量中,63% 的患者有服用对乙酰氨基酚 / 阿片类物质复方制剂史。在美国,对乙酰氨基酚中毒是口服药物中毒入院和死亡的主要原因之一。对乙酰氨基酚摄入分为急性或慢性,急性是指在 8 小时内发生的单次或多次摄入。所有超过 8 小时的摄入,包括意外重复的超治疗性和故意摄入属于慢性摄入。

### (一)药理学和毒理学

对乙酰氨基酚吸收迅速,1 小时可达峰,4 小时内完全吸收。治疗剂量下,主要通过与葡糖醛酸苷和硫酸盐结合,无毒代谢物经尿排出,其中约 5% 被细胞色素 P450 氧化成高细胞毒性的代谢中间体 N- 乙酰基 - 对苯醌亚(NAPQI)。大量急性摄入或反复治疗后,产生的 NAPQI 超过谷胱甘肽储存和肝脏再摄取能力,导致未结合 NAPQI 明显增多。NAPQI 可与肝细胞蛋白质共价结合,导致肝细胞死亡。对乙酰氨基酚诱导的肝损伤最初发生在氧化代谢集中的肝小叶中心,严重时可致所有肝实质坏死。同时可通过肾细胞色素 P450(CYP)酶或前列腺素合成酶活化介导产生肾损伤。

### (二)临床表现与诊断

中毒早期,患者可能无症状或仅有轻微的非特异性症状如恶心、呕吐、厌食等。肝损伤 8~36 小时后,患者可出现右上腹痛或压痛、呕吐和黄疸。AST 快速上升并通常在 2~4 天达峰。严重中毒者 AST、ALT 和 PT 均可在 24 小时内升高,出现暴发性肝衰竭甚至死亡。肾损伤的风险随肝

损伤严重程度而增加，在没有肝毒性的患者中发生率低于 2%，在严重肝毒性患者中发生率高达 25%。如果患者康复，5～7 天内一般转氨酶会恢复到基线水平。有明确对乙酰氨基酚服药过量史的患者都应进行血清浓度检测，可明确诊断同时指导治疗。

### （三）治疗

首先应在就诊或急性摄入 4 小时后测定血药浓度，根据修订版 Rumack-Matthew 列线图，如果血清对乙酰氨基酚浓度在治疗线，即 4 小时开始为 150μg/mL，则表明需用 N- 乙酰半胱氨酸治疗。静脉给药相关的医源性对乙酰氨基酚中毒比较罕见，如患者在一剂中接受超过 60mg/kg 对乙酰氨基酚静脉注射，或者对乙酰氨基酚血浓度大于 50μg/mL，建议使用 N- 乙酰半胱氨酸（NAC）治疗。NAC 可口服或静脉注射给药，最佳给药时间为摄入后 8 小时内，主要通过解毒 NAPQI 和减少 NAPQI 产生来预防肝毒性。一旦出现肝功能衰竭，建议静脉给药。两种成熟的 NAC 给药方案包括 21 小时静脉方案和 72 小时口服方案。需注意过敏反应。研究表明，8 小时内接受 NAC 治疗的患者肝损伤风险（即 AST > 1 000IU/L）小于 4%，死亡率接近于 0。

**（张劲松）**

# 参 考 文 献

[1] 中国医师协会急诊医师分会，中国毒理学会中毒与救治专业委员会. 急性中毒诊断与治疗中国专家共识 [J]. 中华急诊医学杂志，2016，25（11）：1361-1375.

[2] Walls，Hockberger，Gausche-Hill，et al. Rosen's emergency medicine: Concepts and clinical practice[M]. 9th ed. Philadelphia: Elsevier，2018.

[3] Centers for Disease Control and Prevention. Web-based Injury Statistics Query and Reporting System （WISQARS），2018（www.cdc.gov/injury/wisqars/index.html）.

[4] Amy SB Bohnert，Mark A Ilgen. Understanding Links among Opioid Use，Overdose，and Suicide[J]. N Engl J Med，2019，380（1）：71-79.

[5] Albert M，McCaig LF，Uddin S. Emergency Department Visits for Drug Poisoning: United States，2008-2011[J]. NCHS Data Brief，2015，196：1-8.

# 第一百一十四章 毒品中毒

## 第一节 毒品中毒的概述

毒品（narcotics）是一个相对的概念，以治疗为目的即为药品，滥用即为毒品。我国的毒品不包括烟草和酒类等成瘾物质，关于毒品的定义，《中华人民共和国刑法》第 357 条有明确规定："毒品是指鸦片、海洛因、甲基苯丙胺（冰毒）、吗啡、大麻、可卡因以及国家规定管制的其他能够使人形成瘾癖的麻醉药品和精神药品。"所有的毒品具有依赖性、耐受性、非法性和危害性四个基本特征。相对于鸦片、海洛因、大麻、可卡因等传统毒品而言，将人工合成的兴奋剂、致幻剂称为新型毒品。短时间内滥用、误用或故意使用大量毒品超过耐受量产生相应临床表现时称为急性毒品中毒（acute narcotics poisoning）。急性毒品中毒者常死于呼吸或循环衰竭，有时发生意外死亡。毒品滥用严重损害吸毒者的身体健康，且对社会和公共卫生造成不良影响，尤其是增加了艾滋病、肝炎等传染性疾病的发生率。据联合国毒品和犯罪问题办公室（UNODC）公布的《2018 年世界毒品问题报告》指出，2016 年全世界大约有 2.75 亿人至少使用过 1 次毒品，约占全球 15～64 岁人口的 5.6%。大约有 3 100 万吸毒者患有吸毒病症，这意味着他们的吸毒危害很大，可能到了需要治疗的地步。初步估计，2017 年，全球有 1 380 万 15～16 岁的青年人曾使用过大麻，占比 5.6%。另据世界卫生组织报告，2015 年大约有 450 000 人因吸毒死亡。在这些死亡病例中，有 167 750 例与吸毒病症直接相关（主要是吸毒过量）。其余死亡与吸毒间接相关，包括因不安全注射而感染艾滋病毒和丙型肝炎所致死亡。阿片类造成的危害仍最大，占吸毒病症所涉死亡病例的 76%。2016 年全球注射吸毒者约有 1 060 万

人，其中一半以上患有丙肝，1/8 携带艾滋病毒。有关吸毒者的数字近年来变化不大，但这种稳定掩盖了毒品市场正在发生的变化。目前我国毒品滥用人数仍在增多，但同比增幅下降，现有吸毒人数占全国人口总数的 0.18%。2018 年《中国禁毒报》显示，截至 2017 年底，全国现有吸毒人员 255.3 万名（不含戒断三年未发现复吸人数、死亡人数和离境人数），同比增长 1.9%，增幅较上年下降 5 个百分点。其中不满 18 岁 1.5 万名，占 0.6%；18～35 岁 141.9 万名，占 55.6%；36～59 岁 109.9 万名，占 43%；60 岁以上 2 万名，占 0.8%。最近关于 2 776 例中毒患者流行病学调查的回顾性研究显示，新型毒品有显著升高的趋势，毒品中毒占调查对象的 3.3%，新型毒品中毒占毒品中毒的 89%，远超传统阿片类毒品。非法使用毒品已经成为造成全球疾病负担的重要因素，需要有效的战略来减少阿片类药物依赖和注射吸毒的疾病负担。

## 第二节 毒品分类及机制

毒品的种类很多，联合国麻醉药品委员会将毒品分为六大类：吗啡型药物，包括鸦片、吗啡、可待因、海洛因和罂粟植物等最危险的毒品；可卡因和可卡叶；大麻；安非他明等人工合成兴奋剂；安眠镇静剂，包括巴比妥药物和安眠酮；精神药物，即安定类药物。而我国主要将毒品分为麻醉镇痛药和精神药两类。本文主要以阿片类、可卡因、大麻类、苯丙胺类、致幻剂等为代表展开叙述。

### 一、麻醉镇痛药

1. **阿片类** 是急性毒品中毒最常见的类型之一。包括天然阿片制剂、半合成阿片制剂和人

工合成片剂。主要的代表制剂有：鸦片、吗啡、海洛因、哌替啶、美沙酮、芬太尼等。阿片的主要成分是吗啡，其作用时间取决于肝脏代谢的速度，1天后以无活性的代谢物由尿排出体外，2天后尿中几乎测不出。体内的阿片受体主要有 μ、κ 和 δ 三大类。阿片类药分为阿片受体激动药和部分激动药，激动药主要激活 μ 受体，包括吗啡、哌替啶、美沙酮、芬太尼、可待因等；部分激动药主要激动 κ 受体，对 μ 受体有拮抗作用，代表药物有布妥啡诺。吗啡首先抑制大脑皮质的高级中枢，以后逐渐延至延髓的呼吸中枢并兴奋催吐化感受区，同时兴奋动眼神经缩瞳核，因而具有缩瞳的作用；还能兴奋脊髓，提高胃肠道平滑肌及括约肌的张力，降低肠道蠕动引起痉挛和便秘；另外对支气管、胆道、输尿管也有类似的作用。大剂量的吗啡能抑制延髓血管运动中枢和促进组织胺的释放，引起周围血管扩张导致低血压、心动过缓及非心源性肺水肿。

**2. 可卡因类** 包括可卡因、古柯叶和古柯膏等。属于中枢性兴奋剂，具有中枢兴奋作用和拟交感神经作用，主要引起体内多巴胺（dopamine，DA）、去甲肾上腺素（norepinephrine，NE）、肾上腺素（epinephrine，E）、5-羟色胺（5-hydroxytryptamine，5-HT）的释放，从而产生血压升高、心率增快、心律失常等生物学效应。

**3. 大麻类（cannabis）** 大麻类以制品工艺不同可分为三种，包括大麻植物干品、大麻树脂、大麻油三种。主要的活性物质是四氢大麻酚，其作用机制尚不清楚，急性中毒时与酒精作用相似，产生神经、精神呼吸和循环系统损害。长期应用产生精神依赖性，而非生理依赖性。

### 二、精神药

**1. 苯丙胺类（amphetamines）** 以甲基苯丙胺（methamphetamine，MA，俗称冰毒）、3,4-亚甲二氧基甲基苯丙胺（3,4-methylene-dioxy meth-amphetamine，俗称摇头丸）等为代表，是一种非儿茶酚胺的拟交感神经胺，与单胺类神经递质结构相似，还能抑制单胺类氧化酶，使单胺类神经递质代谢受抑制，使体内的 DA、NE 大量蓄积。这一类单胺类神经递质浓度不太高时引起强烈的欣快感，但大量的 DA、NE 却带来致命的副作用，如

心率增快、血压升高、室性心律失常，严重者数分钟至数小时内发生急性心功能不全。

**2. 致幻药（hallucinogens）** 是一类影响神经精神的药品，包括天然致幻药和人工合成的致幻药，常说的毒品指人工合成的致幻药，包括麦角酸二乙酰胺（lysergic acid diethylamide，LSD）、苯环己哌啶（phencyclidine，PCP）等。氯胺酮（ketamine）是 PCP 的衍生物，为新的非巴比妥类静脉麻醉药，是中枢兴奋性氨基酸递质甲基天冬氨酸受体特异性阻断药，选择性阻断痛觉冲动向丘脑新皮质传导，产生镇痛作用，对脑干和边缘系统有兴奋作用，能使意识与感觉分离。对交感神经有兴奋作用，快速大剂量用药时可出现呼吸抑制；尚有抗 μ 受体和激动 κ 受体的作用。

## 第三节 诊断及临床表现、实验室检查

通常根据毒品接触史伴相应的毒物中毒的临床表现，并排除有相似临床表现的其他疾病即可作出急性中毒的临床诊断。另外，有中毒临床表现，使用毒物拮抗剂后症状明显缓解，并能解释疾病的演变规律也可作出临床诊断。在临床诊断的基础上有毒验证据，可作出临床确诊。麻醉类药治疗中毒者病史较清楚。滥用中毒不易询问病史，经查体可发现吸毒者的专有体征，如沿静脉走向的注射瘢痕或大量的穿刺点、经口鼻烫吸者可见鼻中隔溃疡或穿孔。昏迷时间长短不同直接影响苏醒时间。体检时发现有瞳孔改变，此时需要高度怀疑，尤其病史不详的患者，立即行血尿检查。

### 一、急性毒品中毒的临床表现

#### （一）麻醉镇痛药

**1. 阿片类中毒** 阿片类药物治疗的副作用分为外周（如便秘、尿潴留和支气管痉挛）或中枢（如过度镇静、呼吸抑制、低血压、恶心、躯干僵硬和咳嗽抑制）。可出现昏迷、呼吸抑制和针尖样瞳孔三大临床特征。海洛因中毒尚可出现非心源性肺水肿；哌替啶中毒时可出现抽搐、惊厥或谵妄、心动过速及瞳孔扩大；芬太尼中毒常引起胸壁肌强直；美沙酮中毒出现失明及下肢瘫痪。急性阿

片类中毒者，大多数 12 小时内死于呼吸衰竭，存活 48 小时以上者预后较好。阿片类镇痛药中毒患者出现谵妄时，可能是同时使用其他精神药物或合并脑疾病所致。瞳孔缩小者应鉴别有无镇静催眠药、吩噻嗪、有机磷中毒、可乐定中毒或脑桥出血。阿片类物质戒断综合征患者无认知改变，出现认知改变者，应寻找其他可能原因。

**2. 可卡因中毒** 属于中枢兴奋剂，中毒时表现为发热、奇痒难忍、肢体震颤、肌肉抽搐、共济失调和步态异常等，严重时可有多脏器功能障碍甚至死亡。体检可发现体温和血压升高、瞳孔扩大、心率增快、呼吸急促和反射亢进等。

**3. 大麻中毒** 大麻是全世界最常使用的毒品。一次大量吸食于 0.5~2 小时可发病，病情程度与吸食量有关，一般 2~3 天症状逐渐消失，有明显的消化道症状、神经精神症状、循环系统症状，如恶心、呕吐、腹泻、头晕、兴奋、幻觉、谵妄、惊恐、躁动，严重可出现嗜睡、昏迷、抽搐等。检查可发现球结膜充血、心率增快和血压升高等。有证据表明，大麻的使用会增加精神病的风险。但是，需要进一步研究以确定这种影响的程度，确定不同大麻品种对风险的影响，另外，有文献指出，经常吸食大麻与焦虑和抑郁风险增加相关。

**（二）精神药**

**1. 苯丙胺类中毒** 有研究提示，与传统毒品不同的是，苯丙胺类的中毒表现以中枢神经系统和心血管系统为主，表现为兴奋、焦虑、紧张、幻觉和谵妄等，可出现精神错乱、惊厥、自杀或伤人等严重反应；严重者有出汗、颜面潮红、血压升高、心动过速、早搏或其他类型的心律失常，部分可发生颅内出血或其他部位的出血，值得一提的是，不同于阿片类中毒的针尖样瞳孔，其中毒表现为瞳孔扩大。常见死亡原因为 DIC、循环或肝肾衰竭。

**2. 氯胺酮中毒** 最早的研究提示，对人体的损害仅局限于神经系统及心理屏障，目前部分动物实验提示多脏器的损害，如心脏、肝肾、膀胱等。临床表现为神经精神症状，兴奋、语言含糊不清、幻觉，高热及谵妄、肌颤和木僵等，其他表现如流涎、恶心，还可以引起流泪、一过性眼压升高、一过性视物模糊。

## 二、实验室检查

**（一）毒物检测**

毒物检测口服中毒时，留取胃内容物、呕吐物或尿液、血液进行毒物定性检查，有条件时测定血药浓度有助于确诊。

**1. 尿液检查** 怀疑海洛因中毒时，可在 4 小时后留尿检查毒物。应用高效液相色谱法可检测尿液中海洛因及代谢产物。尿液检出氯胺酮及其代谢产物也可协助诊断。

**2. 血药浓度的检测** 检查可疑毒品的血药浓度，可明确毒品的类型及中毒剂量。

**（二）其他实验室检查**

**1. 动脉血气分析** 呼吸衰竭时表现为低氧血症和呼吸性酸中毒。

**2. 血液生化检查** 血糖、电解质和肝肾功能检查，另外有研究提示，新型毒品危重症患者肌钙蛋白 I 升高组患者的 APACHE II 评分、MODS 发生率、机械通气使用率、病死率高于肌钙蛋白 I 正常组，而 CK-MB 却无统计学意义，故临床上可以监测肌钙蛋白水平的变化用于新型毒品患者病情的评估与治疗。

**（三）影像学检查**

意识障碍者完善 CT、MRI 等检查有助于排除是否合并外伤，腹部 X 线对于体检无阳性发现，而怀疑体内藏毒有显著意义。

**（四）胃肠镜的检查**

有助于消化道藏毒的诊断与治疗。

**（五）诊断性治疗**

如怀疑某种毒品中毒时，给予相应解毒药后观察疗效有助于诊断。如怀疑吗啡中毒，静脉给予纳洛酮后可迅速缓解。

# 第四节 治 疗

## 一、复苏支持治疗

毒品中毒合并呼吸循环衰竭时，首先应进行复苏治疗。

**（一）呼吸衰竭**

应保持呼吸道通畅，必要时建立人工气道，应用呼吸机辅助呼吸可减少非心源性肺水肿发生的风险；应用中枢兴奋药如尼可刹米。禁用士的宁或印防己毒素，因其能协同吗啡引起或加重症状。

**（二）循环衰竭**

血压降低者，在血流动力学监测下液体复苏，必要时应用血管活性药维持重要脏器的灌注，而对于新型毒品如苯丙胺类，使用血管活性药物，血压变化却不明显，可能是由于新型毒品中毒时 DA 受体和其他神经递质和伪神经递质结合，不可能再与 DA 结合。

**（三）维持内环境平衡**

纠正代谢紊乱伴有低血糖、酸中毒和电解质平衡。

## 二、清除毒物

美国临床中毒学会（American Academy of Clinical Toxicology，AACT）和欧洲中毒中心与临床中毒学家协会（European Association of Poisons Centre and Clinical Toxicologists，EAPCCT）自成立以来，对于急性中毒的救治发表了一系列的指南，不提倡洗胃、催吐，强调导泻、利尿、改变尿液酸碱度、全肠灌洗、血液净化等治疗。该治疗理念与国内有所不同，特别是在洗胃、利尿方面的认识差距较大。

**（一）催吐**

对于神志清醒者，催吐仍是可考虑的消除毒物的方法之一。神志清楚者禁用阿扑吗啡催吐，以防加重毒性。

**（二）洗胃**

先用 0.02%～0.05% 高锰酸钾溶液洗胃，后用 50% 硫酸镁导泻。目前国外无急性中毒以洗胃作为常规应用的证据，在我国却广泛使用，已成为我国清除胃内毒物的主要方式，结果显示能降低中毒患者的病死率，仍需要更多高质量的临床试验来佐证。

**（三）肠道净化**

包括导泻、全肠灌洗、灌肠等。

**1. 导泻** 是目前最常用消除毒物的方法之一，在洗胃或使用吸附剂之后用导泻药，常用的导泻药包括甘露醇、硫酸镁、聚乙二醇、山梨醇等。ACCT 和 EAPCCT 指南提出，不单独使用导泻药清理急性中毒患者的肠道，且无研究证据表

明泻药联用活性炭能提高毒物的清除率，故不建议常规联用。

**2. 全肠灌洗** 是一种胃肠道毒物清除较新的方法，主要是经口或胃快速注入大量的聚乙二醇溶液，产生液性大便，直到大便变清为止。聚乙二醇不吸收，不会引起水电解质紊乱。

**3. 灌肠** 经导泻或全肠灌洗无大便，可以灌肠。

**（四）活性炭吸附**

活性炭吸附未吸收的毒物，肠梗阻是其禁忌证，国外研究表明，服毒 1 小时内活性炭（成人 50g，儿童 1g/kg）有治疗意义。

**（五）利尿**

强化尿量主要是加速毒物从肾脏排泄。补液的同时给予呋塞米 20～80mg 静脉推注，使尿量达到 3～6mL/（kg·h）。

**（六）大剂量的维生素 C**

有研究提示，新型毒品呈弱碱性，可用大剂量的维生素 C 中和，使尿液 pH 值在 6.0 以下，如果有高热、出汗、代谢性酸中毒，则不宜酸化尿液。

**（七）血液透析**

毒物进入体内有延迟效应，较长时间滞留容易引起损伤，病情严重时考虑血液透析治疗。

## 三、对症治疗措施

对高热应用物理降温；对极度兴奋、烦躁、惊厥者，可应用硫喷妥钠或地西泮，剂量不要过大，用药过程中严密观察呼吸，明显烦躁、焦虑者可加用少量的氟哌啶醇，必要时做保护性约束；嗜睡、昏迷可给予适量中枢兴奋剂；对于血压高、心率快，可用 β 受体拮抗剂或钙离子拮抗剂拮抗拟交感效应；对胸壁肌肉强直，应用肌肉松弛药；严重营养不良者，应给予营养支持治疗；有尿潴留时给予导尿。

## 四、应用解毒药

**1. 纳洛酮（naloxone）** 是阿片受体特异性拮抗剂，能竞争并取代阿片样物质与受体结合，同时竞争性抑制 β- 内啡肽，从而逆转中枢抑制作用。阿片中毒者，静脉注射 2mg。考虑到其半衰期 1～2 小时，持续时间约 90 分钟，对阿片依赖中毒者 3～10 分钟重复，非依赖性中毒者 2～3 分钟

重复应用，直至神志清楚和呼吸功能改善，总剂量达 15～20mg 仍无效时，应注意合并非阿片类毒品（如巴比妥等）中毒、头部外伤、其他中枢神经系统疾病或严重脑缺氧。有文献报道，有肺水肿、心律失常的发生，使用纳洛酮应严格掌握使用量，一般以双侧瞳孔恢复正常及缺氧状态改善为标准。然而新型毒品中毒应避免使用纳洛酮，以免加重病情。

**2. 纳美芬（nalmefene）** 用于完全或部分逆转阿片类药物的作用。纳美芬静脉注射 2 分钟即可产生阿片受体拮抗作用，5 分钟之内可阻断 80% 的大脑阿片受体，治疗吗啡中毒明显优于纳洛酮。静脉注射 0.1～0.5mg，2～3 分钟渐增剂量，最大剂量每次 1.6mg。

**3. 纳曲酮（naltrexone）** 与纳洛酮结构相似，与阿片受体亲和力强，与 μ 受体的亲和力是纳洛酮的 3.6 倍，作用强度是纳洛酮的 2 倍、烯丙吗啡的 17 倍。口服吸收迅速，半衰期 4～10 小时，作用持续 24 小时，主要代谢物和原形由肾脏排除，纳曲酮服药时间较长可能是确保纳曲酮防复吸治疗效果的有利因素，临床上适用于阿片类药中毒的解毒和预防复吸。推荐用量 50mg/d。

**4. 烯丙吗啡（nalorphine，纳洛芬）** 化学结构与吗啡相似，对吗啡有直接拮抗作用，用于吗啡及其衍生物或其他镇痛药急性中毒的治疗。5～10mg，肌内注射或静脉注射，必要时每 20 分钟重复，总量不超过 40mg。

**5. 左洛啡烷（levallorphan，烯丙左吗喃）** 为阿片拮抗药，能逆转阿片中毒引起的呼吸抑制。对于非阿片类中枢抑制药（如乙醇等）中毒的呼吸抑制非但不能逆转，反而加重病情。首次 1～2mg 静脉注射，继而 5～15 分钟注射 0.5mg，连用 1～2 次。

# 第五节　毒品研究展望

毒品滥用严重损害吸毒者的身体健康，且对社会和公共卫生造成不良影响，尤其是增加了艾滋病、肝炎等传染性疾病的发生率。毒品是一个社会性问题，需要全社会参与，加强宣传教育。有文献指出，神经科医生具有独特的优势，可以帮助解决阿片类药物危机，不仅是因为他们参与慢性疼痛的治疗，还因为他们可以筛查和管理阿片类药物耐受者。减少阿片类药物滥用的重要措施是减少不当的处方。近年来，在药理学、免疫学、分子生物学等学科理论和科学技术的发展下，很多毒品疫苗和抗体研发成功，使免疫学治疗毒品依赖性成为可能。不久的将来，阿片类毒品疫苗和抗体将会有巨大的发展，我们仍然要坚持不懈地研究，尽可能将毒品疫苗应用于临床。

（钱传云　张　玮）

# 参 考 文 献

[1] Martyn JAJ, Mao J, Bittner EA. Opioid Tolerance in Critical Illness[J]. New England Journal of Medicine, 2019, 380(4): 365-378.

[2] Degenhardt L, Whiteford HA, Ferrari AJ, et al. Global burden of disease attributable to illicit drug use and dependence: findings from the Global Burden of Disease Study 2010[J]. The Lancet, 2013, 382(9904): 1564-1574.

[3] American Academy of Clinical Toxicology, European Association of Poisons Centres and Clinical Toxicologists. Position Paper: Single-Dose Activated Charcoal[J]. Clinical Toxicology, 2005, 43(2): 61-87.

[4] Suzanne H Gage, Matthew Hickman, Stanley Zammit. Association Between Cannabis and Psychosis: Epidemiologic Evidence[J]. Biological Psychiatry, 2016, 79(7): 549-556.

[5] Volkow ND, Koroshetz WJ. The role of neurologists in tackling the opioid epidemic[J]. Nat Rev Neurol, 2019, 15(5): 301-305.

[6] Ghannoum M, Gosselin S. Enhanced Poison Elimination in Critical Care[J]. Advances in Chronic Kidney Disease, 2013, 20(1): 94-101.

[7] Volkow ND, Baler RD, Compton WM, et al. Adverse Health Effects of Marijuana Use[J]. New England Journal of Medicine, 2014, 370(23): 2219-2227.

[8] Volkow ND, Jones EB, Einstein EB, et al. Preven-

tion and Treatment of Opioid Misuse and Addiction: A Review[J]. JAMA Psychiatry, 2019, 76(2): 208-216.

[9] Skinner CG, Chang AS, Matthews AS, et al. Randomized controlled study on the use of multiple-dose activated charcoal in patients with supratherapeutic phenytoin levels[J]. Clin Toxicol(Phila), 2012, 50(8): 764-769.

[10] 管健, 蓝光明, 吴彪, 等. 肌钙蛋白 I 在新型毒品中毒危重患者诊治中的意义 [J]. 热带医学杂志, 2013, 13(6): 780-782.

[11] 王飞, 陈哲. 抗吗啡、海洛因依赖疫苗和抗体的研究进展 [J]. 医学信息, 2017, 30(20): 23-25.

[12] 黎敏, 李超乾, 卢中秋, 等. 急性中毒的诊断与治疗专家共识 [J]. 中华卫生应急电子杂志, 2016, 2(6): 333-347.

[13] 赵倩, 洪广亮, 赵光举, 等. 我国综合性医院急性中毒流行病学现状分析 [J]. 临床急诊杂志, 2016, 17(2): 131-136.

[14] 董雪松, 王蕊, 孙大壮, 等. 2 746 例急性中毒患者流行病学调查 [J]. 临床急诊杂志, 2016, 17(3): 211-213+216.

[15] 徐丽, 刘本德, 朱传红. 苯丙胺类毒品与吗啡急性中毒机制及临床治疗的比较 [J]. 临床急诊杂志, 2013(10): 474-476.

[16] 姚明, 赵敏, 范军. 阿片类毒品中毒患者的急诊治疗分析 [J]. 中国医药导报, 2013, 10(28): 156-158.

[17] 傅萱, 张文武. 新型毒品中毒的诊断与治疗 [J]. 临床急诊杂志, 2017, (11): 801-804.

[18] 黎敏. 国外急性中毒治疗的研究进展 [J]. 中华灾害救援医学, 2015, 3(6): 348-353.

[19] 葛均波, 徐永健, 王辰. 内科学 [M]. 9 版. 北京: 人民卫生出版社, 2018.

[20] 王育珊. 急救医学 [M]. 北京: 高等教育出版社, 2013.

[21] 孙承业. 中毒事件的处理 [M]. 北京: 人民卫生出版社, 2013.

# 第一百一十五章　植物中毒

植物中毒（plant poisoning）是指通过食用、接触或其他途径，使有毒植物进入机体内，达到中毒量后导致全身损害。根据患者病情表现分为急性中毒和慢性中毒。急性植物中毒往往起病急骤，症状严重，病情变化迅速，如不能及时治疗，常危及生命。1953年出版的由罗伏根翻译的《家畜有毒植物学》是新中国成立后国内第一部有毒植物专著。该书虽然为译著，但译者对原著进行了删减并增补了自己的研究内容。该著作中写道："凡是植物不能被人们利用以饲养家畜，同时，又由于家畜在某些因素促成之下而自然采食后发生中毒作用的，始可成为有毒植物"。1982年出版的《草原管理学》给出了明确的定义："在草原管理中，所谓有毒植物是指该种植物在自然状态下，以青饲或干草的形式被家畜采食后，妨碍家畜的正常生长发育或引起家畜的生理异常现象，甚至发生死亡。这种植物称为有毒植物"。本章节重点讲述急性植物中毒。

世界各地分布的有毒植物有数千种，我国有毒植物有1 300多种，分布于140余科。目前有毒植物多集中分布于亚热带常绿阔叶林区和热带雨林区，在我国主要分布在云南、四川、广西、广东和福建等省区。在青藏高原、西沙群岛也有重要的有毒植物物种分布。有毒植物可能是全株有毒，也可能仅某个或数个部位有毒；可能在全部发育阶段有毒，也可能在某些发育阶段有毒；有些植物只在新鲜状态下有毒，经过某种加工处理后可失去毒性。

临床上常见的植物中毒包括有毒野生蘑菇（毒蕈）、白果、发芽马铃薯、木薯、草乌等。有毒植物往往富含生物碱、苷类、萜类等复杂有毒成分。临床表现多种多样、无特异性，轻者可无特殊表现，严重者可出现多脏器功能不全，甚至死亡。

## 第一节　毒蕈中毒

### 一、毒蕈中毒的历史与现状

中国古代对毒蕈中毒及解救方法早有认识。汉代张仲景在《金匮要略方论果实菜谷禁忌并治》中指出："食诸蕈中鹿花蕈毒，闷乱欲死"，治疗应"土浆饮一二升，大豆浓煮汁饮之，服诸吐利药，并解"。隋代巢元方在《诸病源候论》中亦有多处论述。明代李时珍的《本草纲目》则总结了前人解毒蕈中毒的药物，如甘草、防风、忍冬藤、生姜、胡椒、绿豆、梨叶、荷叶、阿魏、地浆、鹧鸪等。目前全世界有10 000多种蕈类，但其中仅50～100种可能有毒。美国每年约有6 000例蕈类暴露事件。此类患者大多不会发生毒性反应，或者仅有轻度或中度症状。超过半数的蕈类摄入发生于6岁以下儿童中，大多数情况下，儿科患者仅摄入了无毒或微毒蕈类的一部分，或进食量小，即使在少见的含鹅膏毒素蕈类暴露病例中，儿童预后往往较好，因为其通常摄入的少量蕈类中毒素有限。美国国家毒物数据系统在超过25年的监测中，未发现由摄入单个蕈类导致死亡的儿科病例。因摄入蕈类发生严重中毒或死亡时，通常是由于采食蕈类的成人和分享食物者错认蕈类而导致的摄入。常见情况包括非专业采蕈者或新移民将有毒蕈类误认作形态特征相似的可食用蕈类，例如将鹿花菌（gyromitra esculenta）（图18-115-1）误认为羊肚菌（morchella eaculenta）（图18-115-2）。我国目前已发现400余种蕈类，因蕈类鲜美的味道及丰富的营养价值，受到消费者追捧，但由于目前缺乏有效的方法鉴别食用蘑菇及毒蘑菇，毒蕈（toadstool）中毒的事件常有发生。据中国疾病预防控制中心报道，在2004—2014年经口中毒事件中，蘑菇中毒占第五位（3 936 人，占 2.95%），病死率占第一位（19.78%），其中蘑菇中毒死亡人数前五位的省份是云南（96 人）、广西（80 人）、上海（76 人）、四川（58 人）、贵州（53 人），占全国毒蕈死亡人数的 50.84%。

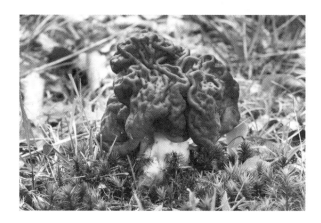

图 18-115-1　鹿花菌

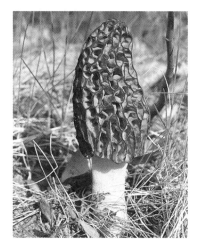

图 18-115-2　羊肚菌

## 二、毒蕈中毒的毒理机制

目前研究发现，毒蕈常见毒素包括环形多肽（annular polypeptide）（如鹅膏毒属、环丙菇属、盔孢伞属）、毒蝇碱（muscarine）（毒蝇伞、豹斑毒伞）、色胺类毒素（tryptamines）（花褶伞属、裸盖伞属）、异噁唑衍生物（isoxazole derivative）（毒蝇伞）、鹿花菌素（gyromytrin）（鹿花菌、马鞍菌）、毒伞素（phalloidin）（墨汁鬼伞）、奥来菌素（orellanine）（丝膜菌属），一种毒素可以存在于多种毒蕈中，多种毒素也可并存于一种毒蕈中。

毒蕈种类繁多，其毒性及作用机制尚未确凿阐明，目前可因种类不同而有较大差异：①黑伞蕈属和乳菇属的某些蕈种含有类树脂物质，可对胃肠道产生刺激作用。②毒绳伞蕈、丝盖伞属及杯伞属蕈等含有毒蝇碱，可兴奋副交感神经并产生明显的临床症状，即毒蕈碱样症状。③某些裸盖菇属及花褶伞属蕈类含有毒素，可致幻觉精神失常；毒蝇碱类、色胺类和异噁唑类衍生物也常引起患者出现精神神经症状，常见症状为幻视。④鹿花菌（又称马鞍蕈）含鹿花蕈素，具有强烈的溶血作用。⑤存在于毒伞属蕈、褐磷小伞蕈及秋生盔孢伞蕈中的剧毒毒素，如毒伞七肽（phallotoxins）及毒伞十肽（amatoxins），目前研究最为广泛的是环形多肽类毒素中的 α- 鹅膏毒肽（α-amanitin），也是毒蕈中毒致死最常见的一类毒素，其毒理机制主要是通过抑制肝细胞内 RNA 聚合酶Ⅱ，阻止 mRNA 转录，影响蛋白合成，导致患者出现肝细胞凋亡坏死；此外还可通过介导氧化应激反应，引发细胞凋亡，进而引起肝、肾功能障碍，器官功能衰竭，此外，毒伞素也会导致患者出现双硫仑样症状，人体致死量 0.1mg/kg 体重。⑥奥来菌素是除鹅膏毒碱外的另一种导致剧烈中毒反应的毒素，其特点是潜伏期长，可通过抑制 DNA、RNA、蛋白质等大分子物质的合成，引起肾功能损伤及线粒体损伤。

## 三、毒蕈中毒的诊断及临床表现

根据患者的疾病表现，将蘑菇中毒分为细胞毒性蘑菇中毒（cytotoxic mushroom poisoning）（鹅膏毒菌）、神经毒性蘑菇中毒（neurotoxic mushroom poisoning）（伞形毒菌）、肌肉毒性蘑菇中毒（myotoxic mushroom poisoning）（红菇属）、代谢/内分泌毒性蘑菇中毒（metabolic，endocrine and related toxicity mushroom poisoning）（鹿花菌属）、胃肠道刺激性蘑菇中毒（gastrointestinal irritant mushroom poisoning）及其他中毒反应类毒蕈中毒（miscellaneous adverse reactions to mushrooms）（如香菇皮炎、红斑性肢痛病型蘑菇中毒等），但存在一定争议。到目前已描述的临床综合征有 14 种。

**（一）急性症状发作（摄入蕈类后 <6 小时）**

1. **急性胃肠炎**　多种蕈类在摄入后不久引起急性胃肠炎。上报至美国区域性中毒中心的蕈类中毒大多都是此类中毒，大青褶伞（chlorophyllum molybdites）是较常见的"后院蕈类"中的一种，摄入这些蕈类后 1～3 小时内会出现症状，包括恶心、呕吐、腹部绞痛和腹泻。

2. **幻觉** 毒素类似乙酸胆碱的毒蕈碱。潜伏期 1～6 小时。临床表现为副交感神经兴奋症状，如多汗、流涎、流泪、瞳孔缩小、呕吐、腹痛、腹泻、脉搏缓慢等。少数病情严重者可出现谵妄、幻觉、惊厥、抽搐、昏迷、呼吸抑制等表现，个别病例因此而死亡。部分中毒者可有周围神经炎表现。

3. **中枢神经系统兴奋或抑制** 该综合征是由蝇蕈醇和鹅膏蕈氨酸引起，毒蝇鹅膏（amanita muscaria）、豹斑毒鹅膏（amanita pantherina）及其他相关蕈类的菌盖富含此两类毒素。通常在摄入蕈类后 30 分钟至 3 小时内出现临床症状，包括嗜睡、昏迷、幻觉、头晕、烦躁不安、怪异行为、抽搐（主要见于儿童）、恶心、呕吐、腹泻和腹部绞痛。毒性通常持续 4～24 小时。

4. **胆碱能中毒** 胆碱能过量由摄入毒蕈碱引起，世界上许多蕈类都存在毒蕈碱。患者表现为心动过缓、出汗、流涎、流泪、支气管痉挛、气道分泌物过多和失禁。

5. **双硫仑样反应** 摄入鬼伞菌素（coprine）后再摄入酒精，会引起双硫仑样反应。墨汁鬼伞（coprinus atramentarius）是"墨汁菌盖"蕈类，墨汁鬼伞及其相关菌种最常导致此综合征。鬼伞菌素是一种耐热毒素，因此煮沸或烹饪并不能防止中毒。

**（二）迟发性症状发作（摄入蕈类后＞6 小时）**

如果摄入蕈类后超过 6 小时才出现症状，则为严重，甚至可能致死的中毒。

1. **急性胃肠炎和迟发性肾衰竭** 含二烯正亮氨酸（2-氨基-4,5-己二烯酸）的蕈类，包括在太平洋西北地区发现的史密斯鹅膏菌和在法国、西班牙、葡萄牙、德国、意大利、日本及中国发现的其他鹅膏菌，可能会引起急性肾衰竭。史密斯鹅膏菌可能会被误认为可食用的美洲口蘑，后者也称为松茸蕈类，广泛用于日本料理中。与丝膜菌属不同，这些蕈类还可引起胃肠炎，通常发生在摄入后 2～6 小时内（但最晚可在 12 小时内）。肾毒性的证据通常出现在摄入蕈类后 12～24 小

时，提示肾损伤在摄入蕈类后急性发生。

2. **迟发性胃肠炎和肝中毒** 其毒性反应通常包含 3 个不同的临床阶段：第一阶段通常在摄入蕈类后超过 6 小时开始出现，包括胃肠道反应，如霍乱样腹泻、呕吐、腹痛及随后脱水。第二阶段在摄入蕈类后 24～36 小时开始出现，称为静止间歇期，此时患者的症状通常有所改善，但实验室证据可能出现进行性肝功能损伤。第三阶段即摄入蕈类后 2 天以上，患者出现进行性肝功能不全，重症病例的特征为凝血功能障碍、酸中毒、脑病进展至肝昏迷（可能发生抽搐）、出血、肾衰竭，以及在 4～7 天内死亡。

3. **迟发性胃肠炎、抽搐和肝中毒** 在鹿花菌属菌种中毒的大多数患者中，胃肠道症状是主要表现，出现在摄入蕈类后 6 小时左右，但有时症状会较早发作。严重中毒时，包括眩晕、共济失调、震颤、无力及抽搐在内的神经系统症状可能与肝毒性反应同时出现。鹿花菌属中的许多蕈类都存在鹿花蕈素，鹿花菌是最常摄入的蕈类之一。这些蕈类生长在北美洲、欧洲及亚洲。

4. **迟发性肾衰竭** 摄入奥来毒素、奥里林素（orellanine）、丝膜菌素（cortinarin）a 和丝膜菌素 b 等毒素后会出现迟发性肾衰竭。

5. **迟发性横纹肌溶解** 油口蘑中毒症状通常出现在摄入蕈类后 24～72 小时内，包括全身疲乏伴恶心、肌痛和进行性肌无力。实验室异常包括血清钾和肌酸激酶升高。虽然仍不清楚油口蘑所含的肌肉毒素，但动物模型显示，该蕈类的提取物产生了肌肉毒性。

**（三）罕见表现**

除了以上相对常见的综合征，还有一些少见的其他疾病。

1. **红斑性肢痛症** 受累个体的症状通常延迟出现，可在摄入蕈类后 24 小时以上出现症状，且可能持续存在数月。据报道，一些个体会出现持续麻木和感觉异常。

2. **迟发性脑病** 患者表现为视力下降、复视、眼球震颤、嗜睡和无力，还发现患者存在氨基转移酶水平和肌酐浓度升高，以及尿液呈紫色。在一组患者中，多孔菌酸被认为可能是致病毒素。

3. **免疫介导的溶血性贫血** 摄入卷边网褶菌（paxillus involutus）可引起自身免疫性溶血性

贫血、血红蛋白尿和急性肾损伤。据报道，在一例受累患者中发现了特异性免疫球蛋白 G 抗体。

**4. 过敏性支气管肺泡炎** 吸入来自马勃菌蕈类（马勃菌属）的孢子可引起弥漫性肺炎，称为马勃菌病，该病偶尔会进展为网状结节性浸润和呼吸衰竭。引起马勃菌病的暴露类型通常是强烈的，包括将该蕈类放在鼻内以控制鼻出血，有意吸入，以及通过踩踏该蕈类使大量孢子呈雾状弥散在空气中。

**5. 香菇皮炎** 香菇皮炎发生在摄入生的或者未熟透的香菇之后。皮炎与摄入的香菇多糖有关，这是香菇类的一种多糖组分，加热可破坏其稳定性。虽然这种皮炎通常见于日本、中国和韩国，但随着世界各地对香菇蕈类的栽培和食用增多，亚洲以外地区报告发生香菇皮炎的情况也越来越多。香菇皮炎可能是摄入或处理香菇所致，后者可导致变应性接触性皮炎。皮炎的特征为躯干或肢体上出现瘙痒的鞭笞样红斑。

**（四）毒蕈中毒的诊断**

毒蕈中毒的快速诊断依赖于患者或患者家属提供的病史、临床表现和摄入蘑菇物种鉴定。依据蘑菇进食史、临床表现、蘑菇形态学分类和分子鉴定结果，参考毒素检测数据，按以下标准进行诊断：

**1. 疑似诊断** 诊断依据：同时具备以下 3项。①进食野生蘑菇史。②进食蘑菇约 6 小时后出现症状。③基本排除其他食源性疾病。

**2. 临床诊断** 诊断依据：在疑似病例的基础上有以下证据。①有急性胃肠炎、假愈期和肝损伤等临床表现特征。②血清 AST、ALT、胆红素进行性升高。③患者或其家属指认患者进食了含鹅膏毒肽蘑菇，或进食蘑菇图片经专家辨认考虑含鹅膏毒肽蘑菇。④排除其他食源性疾病、病毒性肝炎、药物性肝损伤。

**3. 确诊** 诊断依据：在临床诊断病例的基础上有下列其中一条可以确诊。①经专业人员通过形态学和 / 或分子生物学鉴定，确认进食蘑菇为含鹅膏毒肽蘑菇。②生物样本（血液、尿液和胃液等）中检出鹅膏毒肽。

通常以下患者需要住院治疗：①摄入蕈类后 >6 小时才出现迟发性症状。②在摄入蕈类后 <3 小时早期出现症状，且接受了支持治疗，但在摄入 >6 小时仍然有症状，或者摄入的蕈类不止 1种。③有横纹肌溶解、肝毒性或肾功能不全的证据。④无症状，但强烈怀疑摄入了含鹅膏毒素蕈类。⑤无症状，但不能确保在 24 小时随访。

## 四、毒蕈中毒的治疗方案

摄入毒蕈后的初步处理的关键步骤为：确定主要是哪种临床综合征、尽早开始一般支持治疗，以及针对该综合征采取特定治疗。

**（一）一般处理**

应联系区域中毒控制中心，讨论以下问题：根据患者的临床表现判断最有可能摄入的蕈类种类、识别任何可供分析的毒蕈，以及治疗具体毒性作用。大多数中毒控制中心都维护有真菌学家的有效呼叫名单，他们熟悉当地常见的蕈类种属，能帮助识别蕈类。

**（二）治疗方案及进展**

若患者摄入的蕈类可能致死，例如鳞柄白鹅膏菌（amanita virosa）、毒鹅膏菌（amanita phalloides，也称为鬼笔鹅膏）、毒丝膜菌（cortinarius orellanus）和鹿花菌，通常在摄入后 6 小时以上才出现中毒体征。但即使在摄入蕈类后 6 小时内就出现中毒的临床表现，也不能排除危及生命中毒的可能，尤其是摄入的蕈类不止 1 种。

**1. 毒物清除**

（1）胃肠道去污染：胃肠道去污染足以治疗大多数蕈类中毒患者。若患者清醒，且在摄入可能有毒蕈类后 1 小时内就诊，我们推荐使用活性炭。摄入毒蕈后使用活性炭的推荐意见，来源于志愿者和动物实验中获益的间接证据，以及摄入其他药物后使用活性炭有益的证据。我们推荐，摄入可能有毒蕈类的患者在急诊科不要通过洗胃或吐根糖浆进行胃排空。此外，有随机对照试验显示，中毒后行胃排空仅有极少益处，并且可能有风险。

（2）增强清除：若患者摄入含鹅膏毒素蕈类，多剂活性炭（multiple dose activated charcoa，MDAC）治疗可降低循环中的鹅膏毒素水平，建议将其用于治疗有迟发肝毒性风险的患者。血液透析或血液灌流并不能大量清除蕈类毒素。

**2. 支持治疗** 治疗的推荐意见主要源于病例系列研究和病例报告，且根据体格检查结果决定。进行初步评估并按需给予气道、呼吸和循环支持后，医生应预期到患者会因呕吐和腹泻（摄入有毒蕈类后的常见表现）而出现液体丢失，并在出现时积极处理，还应准备好治疗有毒蕈类导致的任何症状。

（1）呕吐和腹泻：任何有毒蕈类都可引起呕吐和腹泻。呕吐可使用止吐药（如昂丹司琼，0.15mg/kg，静脉给药）安全治疗，且不会增加毒素的吸收量。腹泻患者应避免使用解痉剂（如洛哌丁胺）。应根据体液丢失的临床评估情况和脱水的证据给予静脉补液。

（2）激越、谵妄和/或幻觉：如果摄入的蕈类含裸盖菇素（psilocybin）、光盖伞素（psilocin）、蝇蕈醇（muscimol）或鹅膏蕈氨酸（ibotenic acid），可出现中枢神经系统（central nervous system，CNS）兴奋伴幻觉。若患者有这些表现，初始应使用苯二氮䓬类药物，例如咪达唑仑 0.05mg/kg，常规最大单次剂量 2mg，或者劳拉西泮 0.05～0.1mg/kg，常规最大单次剂量 2～4mg，并应将患者安置在安静的房间。

（3）抽搐：摄入含鹿花蕈素（gyromitrin）的蕈类可引起抽搐；含毒蝇蕈醇或鹅膏蕈氨酸的蕈类也会导致儿童抽搐。初始治疗包括给氧、气道和呼吸支持，以及使用苯二氮䓬类药物，例如劳拉西泮 0.05～0.1mg/kg，常规最大单次剂量 2～4mg。若患者可能摄入含鹿花蕈素的蕈类，或者患者摄入蕈类未知且标准抗癫痫治疗不能控制其抽搐，应给予吡哆醇（维生素 $B_6$），例如 70mg/kg、静脉给药，最大剂量 5g。

（4）胆碱能过度：胆碱能症状包括呕吐、腹泻、流涎、气道分泌物过多、支气管痉挛和心动过缓。治疗可采用抗胆碱能药物，直至呼吸道分泌物干燥，例如阿托品 0.02mg/kg，静脉给药，最小单次剂量 0.1mg，常规最大单次剂量 1mg；或者格隆溴铵 10µg/kg，静脉给药，常规最大单次剂量 0.2mg。

（5）横纹肌溶解：发生横纹肌溶解的患者，通常是在食用油口蘑后的 1～3 天出现三联征，即尿液染色颗粒管型、红至棕色的尿液上清液及血浆肌酸激酶（creatine kinase，CK）水平明显升高。主要治疗目标与其他原因所致横纹肌溶解相似。

（6）肝衰竭：若患者有肝毒性证据或在摄入蕈类后 >6 小时出现蕈类中毒体征，发生含鹅膏毒素或鹿花蕈素蕈类所致急性肝衰竭的风险较高。治疗急性肝衰竭患者时，需要全面了解可能出现的众多并发症，包括：脑病、脑水肿、脓毒症、肾衰竭、凝血病、消化道出血等。由于病情复杂，急性肝衰竭患者应该在有肝移植项目且具备肝移植资格医生的医疗中心 ICU 中接受治疗。若患者就诊的医院无移植项目，应尽快将其转院，最好是在发生重度凝血病和颅内压升高之前，否则转院很危险。

（7）肾衰竭：摄入含奥来毒素或 2- 氨基 -4、5- 己二烯酸（allenic norleucine）的蕈类会引起迟发性肾功能不全。

肾衰竭患者行透析的合理指征通常包括：①利尿剂治疗无效的液体过剩；②高钾血症（血清钾浓度 >6.5mmol/L）或血清钾迅速升高，如横纹肌溶解时；③容量超负荷患者出现代谢性酸中毒（动脉血 pH <7.10）时；④出现尿毒症的体征，如心包炎、神经病变或无其他解释的精神状态下降。

（8）红斑性肢痛症：红斑性肢痛症特征为四肢烧灼痛、肿胀及发红或潮红。已发现摄入杯伞属菌种可致该表现，包括 acromelalga 和 amoenolens。治疗包括支持治疗（如抬高四肢以减轻水肿）和疼痛控制。研究报道，静脉和口服烟酸治疗后，疼痛和红斑迅速改善。

（9）香菇皮炎：皮炎特征为在食用生的或未熟透的香菇（lentinula edodes）后 2 小时至 5 天，躯干或四肢出现瘙痒、红斑性"鞭痕"状皮疹。治疗为支持性，对重度病例可用糖皮质激素和抗组胺药。

随着科学技术的发展，近些年血液净化治疗在中毒的综合治疗中的开展，已逐渐成为治疗毒蕈中毒的重要手段，特别是当患者出现多脏器功能损伤，如急性肝损伤（acute liver injury，ALI）、急性肾损伤（acute kidney injury，AKI）时，血液净化（blood purification，BP）治疗作用尤为突出。血液净化技术包括血浆置换（plasma exchange，PE）、血液灌流（hemoperfusion，HP）、血液透析（hemodialysis，HD）。目前研究显示，早期行血液净化治疗可以明显改善毒蕈中毒患者预后，人工肝治疗技术已经广泛应用于毒蕈中毒患者出现急、慢性肝功能衰竭、肝肾综合征、MODS、肝移植前期支持治疗过程中，能有效救治这类患者，为后续进一步外科治疗或内科保守治疗提供条件。

### （三）解毒药

目前，蘑菇中毒暂无特效解毒剂，临床工作多根据患者病情进行对症支持治疗，包括气管插管、呼吸支持，予患者水飞蓟素、大剂量青霉素、乙酰半胱氨酸及中药灵芝及其他对症支持治疗，可有效维持患者重要脏器功能，延长患者生命。但一些蕈类中毒时有特定解毒药。

1. 患者摄入含鹿花蕈素蕈类且发生抽搐时，除给予标准抗癫痫治疗（如劳拉西泮）外，还应给予吡哆醇（70mg/kg，最大剂量 5g）。该疗法可逆转毒性代谢物甲基联氨介导的 CNS 吡哆醛 -5- 磷酸缺乏。

2. 患者摄入含鹿花蕈素蕈类后发生高铁血红蛋白症时，若其高铁血红蛋白水平 >20% 或引起症状，则应用亚甲蓝可能有益（1～2mg/kg，缓慢输注，持续输注 5 分钟）。

3. 患者出现胆碱能过度和呼吸窘迫的临床表现时，应使用抗胆碱能药物，例如阿托品 0.02mg/kg，静脉给药，最小单次剂量 0.1mg，常规最大单次剂量 1mg；或格隆溴铵 10μg/kg，静脉给药，常规最大单次剂量 0.2mg。

4. 在最新研究中提出多黏菌素 B（polymyxin B）可防止毒素与细胞中 RNA 聚合酶Ⅱ结合，降低毒素对肝肾细胞的损伤，从而减轻了肝肾功能的损伤，似乎是治疗 α- 鹅膏毒碱中毒引发的肝功能损伤的一种有效的解毒剂，但目前局限于动物实验，缺乏大量临床研究。

### 五、毒蕈中毒的进展

毒蕈中毒目前诊治缺乏明确的指南或共识，特别是关于毒蕈中毒的鉴别与治疗的研究相对较少，目前关于蕈类的研究多集中在植物学领域。对于蘑菇中毒的治疗，预防是一种有效的手段，在蘑菇高产时节，通过宣教来指导人们避免食用未知的蘑菇、加强野生蘑菇原产地对有毒蘑菇的筛检、避免使有毒蘑菇进入市场，可以有效降低毒蕈中毒事件的发生。

毒蕈中毒缺乏特异性解毒剂，而且关于毒蕈中毒的研究也较分散，在今后可能需要更大的投入来对毒蕈中毒的临床救治进行深层次的研究，

以期对毒蕈中毒的临床诊治形成统一指南或共识。期待随着科技发展，对于毒蕈中毒的系统诊治取得明显发展。

## 第二节 其他植物中毒

### 一、木薯中毒

#### （一）木薯中毒的历史及现状

木薯（cassava），又名树葛（图 18-115-3），原产于南美洲及中美洲，17 世纪，由探险家传入非洲及印度。因其根部含有大量淀粉物质，是目前非洲及拉丁美洲将近 5 亿人的高碳水化合物、低蛋白含量的重要食物来源。中国于 19 世纪 20 年代引种栽培，在我国主要分布于广西壮族自治区、广东省及海南省等地，其中以广东省和广西壮族自治区的栽培面积最大，是两广地区主要杂粮之一。

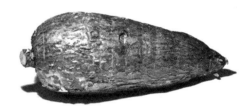

图 18-115-3 木薯

#### （二）木薯中毒的毒理机制

木薯包含的主要毒素包括亚麻苦苷（linamarin）及甲基化的百脉根苦苷，是两种氰基糖苷化合物（cyanogenic glycoside compounds），其内的氰化氢（hydrogen cyanide，HCN）及氰醇（cyanohydrins）含量通常较低。这两种氰基糖苷化合物水解生成氰醇，在亚麻苦苷酶（linamarinase）的水解作用下，通过非酶促反应（nonenzymatic conversion）生成氰化氢，经过有效加工（晒干、浸泡、煮沸）可去除 80%～95% 的含氰化合物。当木薯根茎被破坏后，释放内源性酶（endogenous enzyme）、亚麻苦苷酶，在高水分及低温条件下将亚麻苦苷水解生成丙酮氰醇（acetone cyanohydrins），通过加热、干燥可导致氰醇自发转化为挥发性的氰化氢。尽管加工食品中的氰化物含量很低，但经常摄入木薯根茎食品会增加氰化物的主要代谢产物硫氰酸盐的血浆浓度，研究显示，在

摄入含亚麻苦苷的食物后，大约一半的亚麻苦苷转化为氰化物，随后转化为硫氰酸盐。摄入精心加工的木薯根后，血浆氰化物浓度升高很小。

### （三）木薯中毒的诊断及临床表现

木薯摄入过量引起的中毒临床表现分为急性和慢性临床症状。急性临床反应与氰化物中毒相似，而且中毒的严重程度与活性氰化物的剂量相关，通常表现为呕吐、腹痛、虚弱、呼吸困难、头晕、昏迷、定向力障碍、低血压、呼吸衰竭、循环衰竭。症状通常在摄入后半小时开始，并迅速进展。慢性毒性反应多表现为热带共济失调性多发性神经病（tropical ataxic polyneuropathy），是一种散发的地方性疾病，表现为步态共济失调，感觉性多发性神经病，视神经萎缩，神经感觉性耳聋。在 40 岁以上的女性中发病概率更高。此外，还可能出现永久性痉挛性上运动神经元紊乱，表现为痉挛性下肢瘫痪或者四肢瘫痪，部分患者可出现视力下降、视野改变或视盘苍白。部分患者也可出现西太平洋肌萎缩侧索硬化症 / 帕金森病 - 痴呆综合征（western pacific amyotrophic lateral sclerosis/parkinsonism-dementia complex），是一种原发性神经退行性疾病，其症状类似于肌萎缩侧索硬化症、帕金森病和阿尔茨海默病。其他一些慢性合并症还可见蛋白质缺乏；甲状腺肿及佝偻病，这是由于饮食中碘摄入量低，血液中硫氰酸盐（SCN⁻）抑制甲状腺激素的合成；胰腺钙化相关糖尿病；胃癌（代谢物亚硝胺引起）。

### （四）木薯中毒的治疗

急性木薯中毒可引起致命性的后果，治疗方面，木薯中毒与氰化物中毒治疗相似，由于吸收有限，通常不需要去除毒物处理。当患者轻度或中度摄入时，仅需要对症支持治疗即可；当患者出现精神状态改变、严重酸中毒、持续性癫痫发作和难治性低血压时，可使用解毒剂（亚硝酸盐 / 硫代硫酸盐或羟钴胺素）（nitrites/thiosulfate or hydroxocobalamin）。儿童使用解毒剂时，需要计算体重及血红蛋白含量，避免出现高铁血红蛋白血症（methemoglobinemia）。当患者出现以下特征时：生命体征稳定、癫痫发作停止、呼吸性 / 代谢性酸中毒消退，表明硫代硫酸盐 / 羟钴胺素有效，若患者存在持续的酸中毒，可能需要连续输注硫代硫酸钠（2g/h）24 小时。

## 二、发芽马铃薯中毒

### （一）发芽马铃薯中毒的历史及现状

随着社会进步及食物中毒预防的宣传，目前发芽马铃薯（budded potato）中毒事件在临床工作中相对少见，近些年因食用发芽马铃薯而引发的中毒事件鲜有报道。马铃薯俗称土豆、荷兰薯，属茄科，未成熟或发芽的马铃薯块根中的主要毒素为龙葵碱（solanine）、茄碱（chaconine）。α- 茄碱及 α- 龙葵碱是未成熟马铃薯体内含量最高的毒素，特别是在马铃薯皮、茎叶中含量更为丰富。

### （二）发芽马铃薯中毒的机制

正常马铃薯中茄碱含量约为 7mg/100g，当马铃薯经过长时间放置或者发芽后，其体内茄碱含量急剧上升，可达 33.3mg/100g，经烹饪处理后会有所下降。体外研究表明，α- 茄碱及 α- 龙葵碱是人血浆胆碱酯酶（丁酰胆碱酯酶）的可逆抑制剂，在动物实验中，也表现出细胞毒性，其毒性与毒物摄取量、给药途径有关。研究发现，当毒碱含量超过 14mg/100g 和 22mg/100g 鲜重时，口中会产生苦味和烧灼感，当超过 60mg/100g 鲜重时，会出现明显的苦味及烧灼感。人体摄入后在患者脾脏中分布最广，肾脏、肝脏、肺脏、脂肪组织、心脏、脑、血液中浓度逐渐下降。

### （三）发芽马铃薯中毒的诊断及临床表现

发芽马铃薯含有龙葵碱，其中毒的临床症状缺乏特异性，患者常在进食食物 15 分钟到 3 小时发病，且以消化道症状、神经系统症状为首发表现。临床缺乏特异性检查方法，诊断依赖患者主诉与病史描述。

摄入未成熟马铃薯引起中毒的主要临床表现包括胃肠道和神经系统症状，主要表现为呕吐、头痛和皮肤潮红。此外，部分患者还可出现发热、精神症状异常（嗜睡、精神错乱、谵妄）、烦躁不安、幻觉，严重者可能出现心动过速、休克、昏迷，经积极治疗后部分患者会存在较长时间的非特异性症状（如视力模糊）。

### （四）发芽马铃薯中毒的治疗

目前对于未成熟马铃薯中毒的患者以对症支持治疗为主要治疗原则，暂无特异性治疗方案，大多数患者中毒后会出现呕吐、腹泻，通常不需要洗胃、催吐等治疗。水、电解质紊乱是茄碱中毒最常见的严重并发症，应评估患者是否合并这些并发症，治疗以维持水电解质平衡为主要的治疗手段，若患者出现严重的并发症，通常需要进行心电监测及血管活性药物的使用。

### 三、白果中毒

#### （一）白果中毒的历史及现状

银杏（ginkgo）是东南亚国家特有的物种，在我国及日本、韩国等地均有分布。白果是银杏的种子，又称银杏果、佛指甲，核内肉质营养丰富，味香甜，具有较好的保健价值，是目前市面上常见的干果之一。白果在我国被中医当作一味中药使用，《日用本草》中记载："多食壅气动风。小儿多食昏霍，发惊引疳。同鳗鲡鱼食患软风"。《纲目》记载："多食令人胪胀"。根据中医"药食同源"的理论，白果常常出现在我们日常的餐桌上，过量食用白果诱发中毒的案例在古代即有记载，现代医学研究证实，白果胚中含有有机毒素，特别是绿色胚中毒性最甚，大量进食后可引中毒。

#### （二）白果中毒的毒理机制

研究认为，4-O-甲基吡哆醇（4'-O-methylpyridoxine，MPN）是引起白果中毒的主要成分，也称银杏黄素（Ginkgo biloba）。目前认为 MPN 是通过降低谷氨酸脱羧酶（GAD）活性直接抑制 GAD 活性或抑制维生素 $B_6$ 活化酶吡哆醛酶（pyridoxalase）而引起，进而抑制神经递质 γ-氨基丁酸（GABA）的产生，但 MPN 降低 GABA 浓度的机制目前仍存在争议。当银杏果经高温处理后，其毒性将大幅度下降。此外，在外种皮中还含有白果酸及其各种衍生物。研究显示，给予小鼠皮下注射 460mg/kg 种仁成分时，小鼠即可出现惊厥、延髓麻痹、呼吸、心搏骤停而死亡。

#### （三）白果中毒的诊断及临床表现

白果中毒的临床症状缺乏特异性，患者常在进食后 1～12 小时发病，且以消化道症状、神经系统症状、皮肤黏膜症状为首发表现。临床缺乏特异性检查方法，诊断依赖患者主诉与病史描述。

急性中毒患者以中枢神经系统症状及胃肠道症状为主，患者多于食用白果后 1～12 小时发病，年龄越小，中毒风险越高、症状越明显、预后越差。发病患者多以女性、小孩为主，患者临床表现以恶心、呕吐、腹痛、腹泻、抽搐、惊厥、精神异常为主要表现，严重时可出现呼吸衰竭。少数患者可能出现末梢神经功能异常，如感觉异常。

#### （四）白果中毒的治疗方案

大量进食白果后，若出现明显中毒症状，短时间（4～6 小时）内可予患者催吐、洗胃、导泻以去除毒物；如上所述，给予患者维生素 $B_6$ 是改善患者神经症状的一种有效治疗方法，此外，对症支持治疗也是白果中毒的重要治疗手段。

上述植物是目前临床上常见的植物中毒的一部分，有毒植物种类繁多，据统计世界上有毒植物 2 000 多种，中国有毒植物超过 1 000 种，如夹竹桃、铃兰、藏红花、水仙等，中国植物中毒事件频发，除临床积极治疗外，我们应将宣传、教育工作放在首位，避免发生更多的植物中毒事件发生。

（钱传云 吴海鹰）

## 参 考 文 献

[1] White J，Weinstein SA，De Haro L，et al. Mushroom poisoning: A proposed new clinical classification[J]. Toxicon，2019，157: 53-65.

[2] Dinis-Oliveira RJ，Soares M，Rocha-Pereira C，et al. Human and experimental toxicology of orellanine[J]. Hum Exp Toxicol，2016，35（9）: 1016-1029.

[3] Lim CS，Chhabra N，Leikin S，et al. Atlas of select poisonous plants and mushrooms[J]. Dis Mon，2016，62（3）: 41-66.

[4] Bonacini M，Shetler K，Yu I，et al. Features of Patients With Severe Hepatitis Due to Mushroom Poisoning and Factors Associated With Outcome[J]. Clin Gastroenterol Hepatol，2017，15（5）: 776-779.

[5] Kieslichova E，Frankova S，Protus M，et al. Acute Liver Failure due to Amanita phalloides Poisoning: Therapeutic Approach and Outcome[J]. Transplant Proc，2018，50（1）: 192-197.

[6] Colak S，Kandis H，Afacan MA，et al. Assessment of

patients who presented to the emergency department with mushroom poisoning[J]. Hum Exp Toxicol, 2015, 34(7): 725-731.

[7] Juliana Garcia, Vera Marisa Costa, Alexandra TP Carvalho, et al. A breakthrough on Amanita phalloides poisoning: an effective antidotal effect by polymyxin B[J]. Arch Toxicol, 2015, 89(12): 2305-2323.

[8] Barceloux DG. Cyanogenic foods (cassava, fruit kernels, and cycad seeds) [J]. Dis Mon, 2009, 55(6): 336-352.

[9] Barceloux DG. Potatoes, tomatoes, and solanine toxicity (Solanum tuberosum L., Solanum lycopersicum L.) [J]. Dis Mon, 2009, 55(6): 391-402.

[10] Kobayashi D. Food Poisoning by Ginkgo Seeds through Vitamin $B_6$ Depletion[J]. Yakugaku Zasshi, 2019, 139(1): 1-6.

[11] Bradbury JH, Cliff J, Banea JP. Making cassava flour safe using the wetting method[J]. South Sudan Med J, 2015, 8(1): 4-7.

[12] Alitubeera PH, Eyu P, Kwesiga B, et al. Outbreak of Cyanide Poisoning Caused by Consumption of Cassava Flour-Kasese District, Uganda, September 2017[J]. MMWR Morb Mortal Wkly Rep, 2019, 68(13): 308-311.

# 第一百一十六章 气体中毒

## 第一节 气体中毒的历史与现状

自古以来，人类最早在洞穴中生火时就曾发生一氧化碳（carbonic oxide，CO）气体中毒，有记载的煤气中毒发生在公元前 3 世纪。1663 年 Boyle 发现了硫化氢，1774 年科学家舍勒发现了氯气，19 世纪 70—80 年代氯气大范围进入工业领域，1775 年法国 Harmant 首次描述煤气中毒的临床病例，1794 年普鲁士联邦法律中制定预防 CO 中毒的有关规定，1914 年第一次世界大战时，氯气、光气、芥子气就作为化学武器应用于战争。数十年来，世界各国危险化学品事故更是频频发生。1984 年美国联合碳化物公司在印度的博帕尔农药厂发生 45 吨异氰酸甲酯泄漏事件，造成 5 万人失明，3 150 人死亡。2008 年湖南怀化发生工业混合气体中毒，大量二氧化硫、氟化氢泄漏造成 86 人中毒。1984—1994 年美国职业安全卫生研究所（OSHA）数据库的职业性死亡为 18 559 例，其中 80 例为硫化氢中毒死亡，占 0.34%。死者主要是违反安全操作规程而造成，其中 19 例因有限空间试图去营救同伴而中毒死亡。2004—2009 年，全国共报告急性职业中毒 288 起，中毒原因以窒息性气体、刺激性气体中毒为主，占全部职业中毒的 60.41%。2006—2015 年，江苏省共上报窒息性气体 126 例（8.25%），以 CO 中毒为主；刺激性气体 67 例（4.38%），以氯气最多。在美国、欧洲、澳大利亚等发达国家，CO 中毒前三位病因分别是自杀、汽车内睡眠、工业中毒，而在土耳其、中国等发展中国家，以取暖、工业中毒常见。

## 第二节 常见气体急性中毒及机制

气体中毒包括刺激性和窒息性气体中毒。刺激性气体对机体作用的共同特点是对皮肤、眼和呼吸道黏膜有刺激作用，以呼吸系统症状为主要表现，并可致全身中毒。常见的有氯气、光气、二氧化硫及三氧化硫等。窒息性气体是指造成组织缺氧的有害气体，又分为单纯窒息性气体（甲烷、氮气、二氧化碳及惰性气体等）和化学性窒息气体（一氧化碳、硫化氢、氰化物等）两大类。化学性窒息气体吸收后与血红蛋白或细胞色素氧化酶结合，影响氧在组织细胞内的传递、代谢，导致细胞缺氧，称为内窒息。需要特别指出的是，当发生爆炸、气体泄漏、化学物品相互作用时，往往有多种气体存在，称为混合性气体，混合性气体中毒是指短时间吸入 2 种或 2 种以上高浓度混合化合物，导致以呼吸系统损伤为主的全身中毒性疾病。

### 一、一氧化碳中毒机制再认识

1857 年，Claude Bernard 首先指出 CO 与血红蛋白的可逆性结合形成碳氧血红蛋白，从而导致缺氧，被看作是 CO 中毒的经典学说。1971 年，Haldane 提出高浓度或高分压氧是减轻 CO 中毒效应的最佳拮抗剂，自此以碳氧血红蛋白（Carboxyhemoglobin，COHb）理论为中心的缺氧机制被广泛接受，也成为氧疗的合理原因，然而 1974—1976 年 Ramirez、Tristan 等认为，如果 COHb 可以解释 CO 中毒引发的所有毒性作用，同等 COHb 浓度动物的毒性应该是一致的，而实验结果恰恰相反，且发现同等 COHb 浓度的动物其腹腔注射 CO 组临床症状明显低于吸入 CO 组，自此研究者普遍认为不能完全以 COHb 导致的缺氧及缺氧继发损害来解释 CO 的全部毒性作用，由此 CO 中毒机制相关研究进一步开展起来。目前认为缺血缺氧机制、CO 直接损伤、自由基介导损伤、炎症反应损伤，以及脂质过氧化损伤、细胞内钙超载、兴奋性氨基酸毒性机制、细胞凋亡及免疫学说等共同丰富了 CO 中毒的机制。

最新研究发现，核因子 E2 相关因子 2（nuclear factor E2-related factor-2，Nrf-2）在 CO 中毒及 CO 中毒迟发性脑病（delayed neurologic sequela followed carbon monoxide poisoning，DNS）中起着共同的关键作用。Nrf-2 激活可提高下游抗氧化物的表达，增强机体抗氧化应激能力；同时，针对 CO 中毒后引起缺氧和氧疗过程中缺血再灌注是激活内皮细胞及炎症细胞的主要因素，而 Nrf-2 激活可抑制炎性表达，进而促进 CO 中毒患者康复；更多研究表明，Nrf-2 在调控凋亡基因方面，可以促进 Bcl-2 的表达，进而减少细胞凋亡，发挥细胞保护作用。亦有研究表明，Nrf-2 与细胞凋亡成线性相关，在 DNS 的发病机制中起双重作用，在 CO 中毒前期发挥抗细胞凋亡作用，第 7～28 天持续过量表达，很可能又促进了海马锥体细胞的凋亡，是 CO 中毒发展为 DNS 的助推因素。因此对于 Nrf-2 在 DNS 中的作用仍有待更多的研究。

## 二、氯气吸入性损伤机制再认识

氯气具有明显刺激性，会引起眼、上呼吸道明显刺激反应，高浓度氯气吸入可引起呼吸道平滑肌反射性痉挛而加剧通气障碍，甚至喉头痉挛窒息。既往认为氯气吸入性损伤主要是氯气分子被吸入后可直接引起气道细胞、肺泡上皮细胞结构溶解、坏死，导致严重低氧血症和肺水肿，其病理特征是肺泡毛细血管屏障破坏和炎症细胞浸润，形成富含细胞及蛋白的肺泡水肿液。而近年来又发现了以下多种损伤机制：

**1. 炎症反应启动**　机体吸入高浓度氯气后，由于抗氧化剂（谷胱甘肽、尿酸盐等）不足，部分氯气经过水解生成次氯酸和盐酸，继而与损伤靶点反应后产生氯胺、芳香氨基酸等。氯胺可通过细胞膜激活上皮细胞或巨噬细胞的核转录因子 -κB，进而激活促分裂原活化蛋白通路导致细胞激活，释放趋化因子和细胞因子，吸引炎症细胞到肺泡内，炎症细胞在附近气道和肺泡上皮细胞释放髓过氧化物酶和大量次氯酸，同时次氯酸可继续激活炎症级联反应，诱导炎症介质产生。因此机体因暴露于氯气而启动的一系列生化反应，在暴露结束后仍可危害机体。

**2. 感染风险增加**　机体吸入氯气后，支气管黏膜纤毛、表面活性蛋白（SP）-A 和 D、离子通道等支气管、肺泡上皮细胞关键组成部分均受到损伤，导致 SP-A 结合和杀灭病原体的能力下降，及 SP-D 聚集病原体能力降低，提示氯气暴露后机体细菌感染风险增大。

**3. 血管系统损伤**　吸入氯气会造成肺及全身血管损伤，由氯气诱导的肺血管阻力增加会导致右心衰竭。研究发现，氯气可通过抑制一氧化氮合酶（eNOS）信号通路导致系统性内皮功能障碍，通过上调具有促炎作用诱导型一氧化氮合酶（iNOS）信号通路导致全身炎症反应。

**4. 修复机制**　暴露于氯气后，宿主自身保护和再生机制也起到重要作用。研究显示，气道基底细胞在氯气损伤修复中起着关键作用，残留的基底细胞可能发挥类似祖细胞的作用并重新构建气管上皮，但高剂量氯气暴露，大量基底细胞消失会导致修复受损与延迟。

**5. 易感基因**　可能的急性肺损伤易感候选基因包括 Aacs、klf4、Tns1 和编码氨基酸载体基因 Slc38a 等。

# 第三节　气体中毒诊治的现状与挑战

## 一、气体中毒的诊断与分级

气体中毒主要依赖于明确的毒物吸入史，事发现场及周边的工作人员、居民、行人等，在暴露后出现以神经、呼吸系统损伤为主或伴有其他脏器损伤临床表现，结合胸部影像学、动脉血气分析、COHb 等辅助检查，以及现场卫生学调查结果，并排除其他病因引起的类似疾病。

毒物检测：气体的现场毒物检测方法有检测管法与便携式电化学检测仪法，另外还有便携式火焰离子化（FID）气体检测仪、便携式红外光谱法、便携式液相色谱（GC）法等，GC 法相较于检测管法及便携式电化学检测仪法有更好的科学性及可操作性，但此类仪器往往价格昂贵，普及性差。

气体中毒的诊断分级标准包括接触反应和轻度、中度、重度中毒。

**1. 接触反应**　指未达到轻度中毒诊断界别，但具有临床不适表现者。具有下列任何一项表现者可明确诊断：①具有一过性眼刺激症状和咽干、咽痛、咳嗽等上呼吸道刺激症状，但肺部无阳性体征，胸部影像学等辅助检查无异常。②出现一过性头晕、乏力、恶心、呕吐及胸闷等不适，无相应临床辅助检查异常发现者，症状一般在24小时左右恢复。

**2. 轻、中、重度中毒**

（1）轻度中毒：眼睛和上呼吸道黏膜出现明显刺激症状；轻度头痛、头昏乏力，四肢麻木，手足抽搐；腹痛、恶心呕吐；咳嗽、胸闷、气促，肺部有少量干、湿性啰音；影像学表现示肺纹理增多、增粗、紊乱。具体有下列疾病表现之一者：急性气管-支气管炎；急性支气管周围炎；轻度脏器损害（心肌、肝脏、肾脏、脑）。

（2）中度中毒：眼睛和上呼吸道黏膜出现显著刺激症状，或有视物模糊、眼结膜水肿；明显头痛、头昏并出现轻度意识障碍；明显胸闷、胸痛、心悸、气促伴咳嗽，出现化学性支气管炎、肺炎，肺部有较多干、湿啰音；影像学示双肺中下肺野有散在点、片状阴影或伴有少量胸腔积液。具体有下列表现之一者：急性支气管肺炎；局限性肺泡性肺水肿；间质性肺水肿；哮喘样发作；中度脏器损害（心肌、肝脏、肾脏、脑）。

（3）重度中毒：凡出现急性喉头水肿、肺水肿及呼吸循环衰竭、急性呼吸窘迫综合征（acute respiratory distress syndrome，ARDS）、气胸或纵隔气肿、昏迷甚至脑水肿表现和休克等症状之一者，可诊断重度中毒。影像学示双肺野有大片状阴影或大量胸腔积液，甚至肺野有毛玻璃样改变。具体有下列疾病表现之一者：弥漫性肺泡性肺水肿或中央性肺水肿；ARDS；严重窒息；出现气胸、纵隔气肿等严重并发症；重度脏器损害（心肌、肝脏、肾脏、脑）。

## 二、常见气体中毒的救治

气体中毒救治的基本原则与措施包括：①做好自身防护，立即终止接触毒物；②清除尚未吸收毒物，迅速有效地消除威胁生命的毒效应；③尽早足量使用解毒剂；④现场急救注重正确洗消方法；⑤对症支持治疗；⑥重要脏器功能的监测等支持治疗；⑦防治并发症。

**（一）高压氧在CO中毒治疗中的地位与挑战**

高压氧可以增加血液和组织中的物理溶解氧，是治疗急性CO中毒最重要的生理学基础，也可明显提高机体对氧的摄取和利用，使组织氧含量增加，快速改善组织细胞的缺氧状况，还可以促进COHb解离，明显缩短COHb清除时间，加速CO排放。基于以上原理，高压氧被奉为治疗急性CO中毒的黄金手段，得到国内外的一致推崇。早期使用有助于降低DNS的发生率。但有学者观察到，相比常压吸氧治疗，高压氧治疗效果缺乏显著性。1989年Rahael等认为高压氧对无意识障碍急性CO中毒患者无显著疗效。Scheinkestel等认为高压氧不仅未能降低病死率，反而加重患者的认知障碍。也有学者认为持续高压氧治疗与缺血再灌注损伤相似，使体内氧自由基的生成急剧升高，引发自由基连锁反应。同时研究显示，高压氧治疗过程中对脑神经具有保护作用的脑腺苷水平下降，干扰了其内源性脑细胞保护作用。长期高压氧治疗不仅可导致氧惊厥、气压伤、肺损伤及癫痫发作等，且高压氧疗在减少、清除CO中毒所带来的氧自由基、过氧化物的同时，亦会产生新的有害自由基，并扰乱机体生理条件下内源性CO的保护作用，加重机体损伤。

对于高压氧治疗CO中毒，国内外专家都认可高压氧可使体内CO快速排出，减轻CO引发缺氧及CO自身造成的原发、继发损害，认为高压氧治疗的关键在于早。而在治疗人群、次数与治疗压力的选择上，我国CO中毒指南明确推荐所有CO急性中毒患者（排除禁忌）均使用高压氧，而美国只对中毒患者伴随意识丧失、心肌缺血样改变、神经损害、明显代谢性酸中毒、COHb > 25%者推荐高压氧治疗，轻度中毒患者依据高压氧医师治疗经验选择治疗。在高压氧治疗次数选择上，我国指南推荐应根据患者病情决定，但连续治疗次数不超过30次。而美国专家共识则认为对症状持续患者治疗最高次数为3次。在治疗压力上国内普遍适用于2.0~2.5ATA，而美国是2.5~3.0ATA。国内对高压氧治疗急性CO中毒认可度高，与高压氧治疗费用低廉，高压氧舱普及较高等因素有关。

高压氧在急性CO中毒中的应用地位明确，但对于CO中毒及高压氧治疗机制的研究仍有待深入，对CO中毒迟发性脑病预防作用及最佳方案，需进一步研究。

## （二）刺激性气体中毒的机械通气策略

重度刺激性气体中毒往往并发 ARDS，机械通气是改善 ARDS 患者氧合的主要方式，但是在机械通气治疗策略的选择上，目前仍有很多争议，推荐小潮气量、高 PEEP 的肺保护策略可以使 ARDS 患者获益，但如何选择最佳 PEEP 依然不能明确，个体间差异性较大，小潮气量通气副作用主要是高碳酸血症所引起的肺血管收缩、肺动脉高压，以及脑血管扩张和颅内压升高，因此，对于合并心脏疾病、颅内高压患者更应该慎重。

个体化机械通气策略，即在制订 ARDS 通气时，患者疾病诱因、胸壁顺应性、肺不均一性均需考虑在内，要求依据呼吸力学原理、动态监测跨肺压和驱动压，结合患者影像学表现、血流动力学等综合因素，联合肺复张、俯卧位通气（PPV）等而决定。

需要强调的是，针对刺激性气体中毒患者，因刺激性化合物多具有腐蚀性，因此在建立人工气道时宜早期气管切开，以避免气管插管对呼吸道黏膜进一步刺激损伤。另外，随着经鼻高流量氧疗的不断发展，鉴于不同刺激性气体对肺部损伤机制不同，临床亦应该重视经鼻高流量氧疗（HFNC）在 ARDS 机械通气中的重要作用。

推荐尽早给予支气管镜检查并行肺泡灌洗，以及时清除呼吸道内的坏死组织及痰液。

## （三）药物应用

**1. 维生素 B₆** 目前国内外对于维生素 B₆ 的应用主要集中在救治异烟肼中毒、精神分裂症患者记忆损害、阿尔茨海默病、小儿惊厥等领域。我国学者认为，大剂量维生素 B₆ 的使用可以有效减轻刺激性气体所导致的急性肺水肿，为人体补充充足的辅酶，促进有害物质的快速清除，笔者将大剂量维生素 B₆ 联合多奈哌齐应用于 DNS 患者，对 DNS 患者神经功能的恢复具有较好效果，但目前国内外对维生素 B₆ 的研究仍然偏少，其重点侧重于全身性代谢领域，缺乏更多的理论支撑。

**2. 糖皮质激素** ARDS 患者早期应用糖皮质激素有助于改善气道高反应，改善肺顺应性，增加氧合，促进肺泡水肿液和蛋白的消散，促进肺泡 Ⅱ 型上皮细胞的增生和分化。尽管相关研究认为全身应用糖皮质激素治疗 ARDS 无明显效果，主要表现在继发感染增加，诱发消化道出血、电解质紊乱等，从而导致患者病死率增加，但更

多的研究表明，应用激素对刺激性气体中毒患者所致的肺损伤有益。建议糖皮质激素治疗刺激性气体中毒应遵循早期、足量、短程的原则。对中重症患者静脉应用甲泼尼龙 160～240mg/d（2～3mg/kg），疗程 3～5 天减停。对伴有呼吸衰竭、ARDS 患者初始可予甲泼尼龙 500mg/d，视病情 1～3 天减半，5～10 天减停。

**3. 药物雾化** 药物雾化吸入具有起效快，用药量少，局部药物浓度高的特点，目前针对刺激性气体中毒常用的药物有乙酰半胱氨酸吸入剂、肝素、糖皮质激素及支气管扩张剂等。

**4. 液体复苏** 目前主张补液量应控制在最低有效循环血量水平，早期避免白蛋白输入，在发病后期需注意监测血浆白蛋白，及时补充并保持血白蛋白在正常水平。

## （四）其他治疗

**1. 血液净化** 从清除未知毒物、炎症介质和细胞因子，以及既往临床实践，提倡中、重度吸入性损伤患者早期积极给予血液净化，治疗疗程可根据患者病情调整，需强调的是，过早停用血液净化可能伴随患者病情反弹。

**2. 控制感染** 呼吸道吸入性损伤较易发生肺部感染，加强人工气道管理，及时吸痰、湿化，注意无菌操作；积极进行病原学检查，尽早给予针对性抗生素治疗；抗菌药应用原则为早期、足量和短疗程，减少细菌耐药，注意血液净化对抗菌药物浓度和疗效的影响，以及人工管道感染预防；对于重症感染者，还应参考药效学和药代动力学制订给药方案；对于有创面的患者，注意创面的处理；必要时给予丙种球蛋白，不仅可防止机体免疫力下降，有助于预防感染，对肺纤维化也具有一定的预防作用。

**3. 营养支持** 肠道功能恢复是加速肺损伤恢复的重要因素，避免使用影响肠道功能的药物，早期胃肠内营养，使用空肠管等喂养技术，改善患者的营养状态，避免胃肠黏膜萎缩所致的肠源性感染。

**4. 预防肺纤维化** 早期应用预防肺纤维化药物，如 N- 乙酰半胱氨酸、吡非尼酮、尼达尼布等。

**5. 抗凝药物干预** 如低分子肝素、肝素、阿加曲班等。

（史继学　赵云来）

# 参 考 文 献

[1] 岳茂兴,李奇林.突发群体性氯气泄漏事故现场卫生应急救援处置与临床救治专家共识（2017）[J].中华卫生应急电子杂志,2017,3（3）:129-135.

[2] 岳茂兴,李奇林.混合气体中毒卫生应急处置与临床救治专家共识（2016）[J].中华卫生应急电子杂志,2016,2（6）:325-332.

[3] 高春锦,葛环,赵立明,等.一氧化碳中毒临床治疗指南 [J].中华航海医学与高气压医学杂志,2012,19（12）:127-128.

[4] Weaver LK, Hopkins RO, Chan KJ, et al. Hyperbaric oxygen for acute carbon monoxide poisoning[J]. N Engl J Med, 2002, 347（14）: 1057-1067.

[5] Annane D, Chadda K, Gajdos P, et al. Hyperbaric oxygen therapy for acute domestic carbon monoxide poisoning: two randomized controlled trials[J]. Intensive Care Med, 2011, 37（3）: 486-492.

[6] 中国毒理学会中毒与救治专业委员会.2017中国含毒烟雾弹爆炸吸入性损伤医学救治专家共识 [J].中华危重病急救医学,2017,29（3）:193-205.

[7] Lin CH, Su WH, Chen YC, et al. Treatment with normobaric or hyperbaric oxygen and its effect on neuropsychometric dysfunction after carbon monoxide poisoning: A systematic review and meta-analysis of randomized controlled trials[J]. Medicine, 2018, 97（39）: e12456.

[8] Rose JJ, Wang L, Xu Q, et al. Carbon Monoxide Poisoning: Pathogenesis, Management, and Future Directions of Therapy[J]. American Journal of Respiratory and Critical Care Medicine, 2017, 195（5）: 596-606.

[9] Massa CB, Scott P, Abramova E, et al. Acute chlorine gas exposure produces transient inflammation and a progressive alteration in surfactant composition with accompanying mechanical dysfunction[J]. Toxicology and Applied Pharmacology, 2014, 278（1）: 53-64.

[10] 黄子通,于学忠.急诊医学 [M].2版.北京:人民卫生出版社,2014.

[11] 中国医师协会急诊医师分会,中国急诊专科医联体,中国医师协会急救复苏和灾难医学专业委员会,等.刺激性气体中毒诊治专家共识 [J].中华急诊医学杂志,2020,29（12）:1527-1536.

[12] 史继学,程文伟,周明顺.急性中毒救治技术 [M].北京:中国科学技术出版社,2004.

[13] 谢晓玮,赵静安,解立新.酸性气体/烟雾吸入性损伤发病机制的研究进展 [J].感染、炎症、修复,2017,18（3）:190-193.

# 第一百一十七章　工业毒物中毒

## 第一节　工业毒物的发展史和分类

18 世纪 60 年代，英国发起第一次工业革命，用机器制造代替了手工工具，劳动生产力迅速提高，19 世纪末 20 世纪初，科学技术的反哺推动了第二次工业革命，工业的进程抵达了电气时代，与化学、石油等新生工业部门同时出现的，是工业毒物的井喷式爆发，对环境及人类健康，均造成了巨大压力，是发展中国家面临的重大公共卫生问题，极具挑战。

工业毒物又称为生产性毒物，是工业生产过程中使用、产生的毒物，包括原料、辅助材料、溶剂、半成品、中间产品、副产品及废料等。随着新工艺、新材料、新技术在生产过程中的大量使用，工业毒物愈发多样化和复杂化，主要体现在以下几个方面：

**（一）种类繁多，作用机制各不相同**

1. 根据化学性质及其用途相结合，可分为：

（1）金属、类金属及其化合物。

（2）腐蚀性毒物。

（3）碳、氧、氮等无机化合物。

（4）窒息性气体。

（5）有机毒物等。

2. 根据作用性质，可分为刺激性、窒息性、麻醉性、致敏性、致畸致突变致癌性等。

3. 根据损害的靶器官，可分为神经毒性、血液毒性、肝脏毒性、肾脏毒性、全身毒性等，有些毒物可以对两种或两种以上的器官、系统造成损害。

**（二）形态多样**

不同的形态决定了毒物进入人体的途径不同，主要包括呼吸道、消化道和皮肤。不同的进入途径在某种程度上决定了毒物的损伤机制。

1. **气态**　在生产场所的温度、气压下以气体形式存在于空气中，或在生产、贮存、运输过程中因固体升华、液体蒸发形成蒸气。

2. **液态**。

3. **固态**。

4. **气溶胶尘**　悬浮于空气中的液体、固体微粒。

## 第二节　常见的工业毒物中毒

### 一、亚硝酸盐中毒

亚硝酸盐主要包括亚硝酸钠和亚硝酸钾，作为浓硝酸生产过程中的副产物，在工业上得到广泛应用，此外，还可作为防腐剂、食品添加剂应用于食品加工业中。亚硝酸盐呈白色晶体状或粉末状，微咸、易溶于水，最常见于经消化道摄入中毒，其中发生在家庭场所的误食现象最多。根据我国突发公共卫生事件报告管理系统中上报的亚硝酸盐急性食物中毒事件统计，病死率为 3.4%。亚硝酸盐慢性中毒时，其在人体内可转变为亚硝胺，这是一种强致癌物质，可能通过使 DNA 碱基氧化脱氢，导致肿瘤的发生。

亚硝酸盐的人体中毒剂量为 0.3～0.5g，致死剂量为 1.0～3.0g。中毒剂量的亚硝酸盐将血液中的二价铁血红蛋白氧化成三价铁血红蛋白，导致血红蛋白的携氧及释放氧的能力丧失，机体发生组织性缺氧，高铁血红蛋白的含量决定了发病速度和临床症状的严重程度。亚硝酸盐中毒潜伏期短，发病急，通常在过量摄入后 30 分钟内发生症状，其中肠源性发绀为最明显的临床表现，此外还表现为对胃肠道的局部刺激，出现恶心、呕吐、腹痛、腹泻等非特异性症状。由于亚硝酸盐对中枢神经系统特别是血管舒缩中枢有抑制作用，还能直接导致血管平滑肌麻痹引起血管扩张、周围循环衰竭。严重中毒的患者可因呼吸循环衰竭而死亡。除病史及临床表现以外，亚硝酸盐中毒的诊断还可通过小剂量亚甲蓝诊断性治疗及高铁血红蛋白血症的定性定量检测来辅证，以毒物检测来确诊。

亚甲蓝作为亚硝酸盐中毒的特效解毒剂，在低浓度（$1\sim2\text{mg/kg}$）下可以将高铁血红蛋白还原为正常的血红蛋白，但由于高浓度的亚甲蓝将起到氧化作用，因此在解毒过程中应严格控制给药的剂量和速度，否则可能加重病情。此外，维生素 C 也有一定的还原作用，可以与亚甲蓝联合应用。

## 二、氰化物中毒

氰化物在工农业生产中广泛应用，主要的中毒原因包括工业事故、火灾中产生大量的氰化氢气体吸入、经消化道摄入等。急性氰化物中毒具有急骤起病、迅速进展甚至发生"电击样"死亡的特点，通常 $1\sim2\text{mg/mL}$ 的血液浓度即为致死剂量。氰化物进入人体后释放氰离子，对细胞色素 C 氧化酶等三价铁离子具有极强的络合能力，二者的迅速结合抑制了细胞色素 C 氧化酶等的活性，阻断呼吸链导致细胞缺氧。无氧呼吸代替有氧呼吸，乳酸等酸性物质堆积，引起代谢性酸中毒。临床上一般将急性氰化物中毒分为前驱期、呼吸困难期、痉挛期和麻痹期，主要为头痛、恶心、呕吐、意识障碍、低血压、心动过速、缺氧等非特异性表现，重度患者出现昏迷、抽搐、呼吸循环衰竭而死亡。慢性氰化物中毒患者可出现帕金森样综合征、意识障碍、智力减退等神经系统受损表现。

氧疗是急性氰化物中毒的首要治疗，包括鼻导管、面罩、机械通气等方式，迅速改善患者的缺氧状态，同时应尽快应用特效解毒剂。高铁血红蛋白形成剂（如亚硝酸异戊酯、亚硝酸钠等）联合硫代硫酸钠是最传统的解毒剂。高铁血红蛋白形成剂的主要机制是将血红蛋白氧化为高铁血红蛋白，与细胞色素 C 氧化酶竞争性地结合氰离子，形成稳定性更高的氰化高铁血红蛋白，恢复细胞色素氧化酶活性，而随后注射硫代硫酸钠置换出氰化高铁血红蛋白中毒氰离子，形成硫氰化合物

从尿液中排出。

由于传统的解毒剂有导致低血压、大量高铁血红蛋白形成可能加重缺氧损害等风险，近年来人们在探索新的解毒剂用于氰化物中毒的治疗。含钴化合物特别是羟钴胺素在静脉注射后可与氰离子结合生成无毒等氰钴胺经尿排出，已被美国食品和药品监督管理局和欧洲药品管理局批准作为治疗氰化物中毒的药物，也有研究者建议应当将其作为一线解毒剂。但鉴于氰化物中毒重症可在短时间内迅速死亡，羟钴胺素需静脉注射的使用方式制约了它在中毒后的立即使用，研究者致力于探索更加便捷的、适用于大规模中毒时的解毒方式。2006 年，研究者报道了大蒜素对氰化物急性中毒的治疗，它能够自然分解成有机硫分子与氰离子结合生成硫氰化合物排出体外，发挥硫供体的作用。而大蒜素（如二甲基三硫醚）的优势在于其高度的脂溶性，更易穿过细胞膜到达线粒体内与硫氰酸酶结合发挥有效的解毒作用，且肌内注射即可快速发挥作用，有利于大规模中毒时的应用。

## 三、苯中毒

苯是一种具有特殊芳香气味、易挥发的无色透明的油状液体，属于芳香烃类化合物，主要作为有机溶剂应用于工业上。生产环境中的苯多为蒸气状态，可通过呼吸道、皮肤、消化道进入人体，临床上多为职业性的慢性苯中毒。自 1982 年首次报道了苯中毒与白血病的相关性以来，研究者反复验证了苯的血液毒性，苯中毒患者发生骨髓增生异常综合征、急性髓性白血病、淋巴瘤等血液系统恶性肿瘤的比例均显著增高。急性苯中毒患者在短时间内吸入大量苯蒸气，以意识障碍为主要临床表现。

尽管苯对染色体的损害已在研究中得到证实，但为什么染色体的损害会导致血液系统恶性肿瘤发生的分子机制尚不明确。目前的研究认为，苯进入人体后产生的代谢产物（主要为氢醌和 p- 苯醌）被输送到骨髓，通过与 DNA 共价结合或对 DNA 造成氧化性损伤导致染色体受损。研究人员尝试应用基因芯片生物技术从基因的层面探索苯中毒的机制，已有文献报道苯与癌基因的激活有关，但仍需进一步的研究来阐述其机制。

## 四、甲醇中毒

甲醇是一种无色透明、易挥发的液体，工业上主要作为溶剂和化工原材料使用，可通过呼吸道、皮肤、消化道进入人体，主要的中毒原因包括职业性接触及误服含有甲醇的假酒，又被称为"工业酒精"。

甲醇主要通过肝脏代谢，在醇类脱氢酶作用下转化为甲醛，甲醛在甲醛脱氢酶的作用下进一步氧化为甲酸，甲酸抑制细胞色素氧化酶的活性，使有氧呼吸转变为无氧呼吸，导致乳酸性酸中毒，此外，甲醇在代谢过程中产生自由基对细胞造成氧化损伤，并通过抑制蛋白水解酶的活性加重其毒性。当甲醇的代谢产物在视网膜上蓄积时，会抑制视网膜细胞的氧化磷酰化，细胞发生退行性变，视神经萎缩甚至失明。

急性甲醇中毒首先出现的临床表现为中枢神经系统症状如头昏、头痛、认知障碍、精神症状，重者会出现癫痫或昏迷，一般是可逆的。随着甲醇代谢（一般为中毒后 6～18 小时），患者会出现视神经炎的表现，包括眼痛、畏光、视物模糊等，严重者可出现视力急剧下降甚至失明。实验室检查可发现高阴离子间隙代谢性酸中毒。通过毒物检测及血液中甲醇浓度的测定可以确诊。

甲醇的特效解毒药包括乙醇、叶酸及甲吡唑，目前的研究显示，血液透析是最有效的清除甲醇的方法，一般建议当患者出现严重中枢神经系统症状、代谢性酸中毒或视神经病变时尽快进行。

## 五、强酸或强碱中毒

强酸强碱主要引起化学性损伤，主要的损伤机制为导致蛋白凝固变性（强酸）、组织坏死液化（强碱），以及当强酸强碱在体内发生中和反应时产热所导致的热损伤。这些腐蚀性的化学物质可通过皮肤、呼吸道、消化道引起中毒，导致皮肤、口腔、咽喉、气道、消化道的损伤、水肿甚至梗阻、穿孔，后期可导致瘢痕挛缩。强酸强碱所致损伤的严重程度与溶液的浓度、pH 值、接触持续时间有关。由于强酸可导致黏膜形成焦痂，可阻止其对深部组织的进一步损伤。而强碱所致组织的严重破坏，导致其更容易向深部穿透。

对于口服强酸强碱中毒的患者，禁忌催吐、洗胃，可考虑给予牛奶、蛋清保护黏膜。如果患者出现声音嘶哑、喉头水肿等表现，应尽早行气管插管或气管切开维持气道通畅。目前糖皮质激素的应用尚存在争议，有研究者认为其可加重病情，特别是对可能存在消化道穿孔或感染的患者。

## 六、金属中毒

金属中毒多为职业性接触或经口误服的慢性中毒，常见的金属包括铅、汞、砷等。

1. **铅中毒（lead poisoning）** 铅经气道、消化道或皮肤进入人体后大部分储存在骨皮质和牙齿，肾脏是其首要排泄途径，主要表现为血液毒性、肾毒性和神经毒性，临床上可出现贫血、铅性肾病、周围神经病及精神异常。急性铅中毒还可出现腹痛、腹泻、恶心、呕吐等消化系统症状，重度中毒的患者可因急性铅中毒性脑病而死亡。铅中毒的患者根据血铅水平选择二巯基丙醇、依地酸钙钠进行螯合治疗。

2. **砷中毒（arsenic poisoning）** 无机砷可以通过皮肤、消化道、呼吸道摄入人体并造成毒性反应。急性砷化氢气体中毒可导致溶血及肝肾损伤，死亡率高达 25%～30%。急性砷盐中毒表现为消化系统毒性、肾毒性、中枢神经系统毒性、心脏毒性等。慢性砷中毒的特征性表现包括指甲白色横纹、皮肤角化过度、周围性神经病变。此外，研究者已经确认无机砷可以致癌。砷中毒的主要治疗方法为血浆置换，可应用二巯丙醇或 D-青霉胺进行螯合治疗。

3. **汞中毒（mercury poisoning）** 汞为液体金属，常温下可蒸发，金属汞通常不会被胃肠道吸收，可通过吸入汞蒸气、经口摄入汞盐或有机汞的途径中毒。吸入汞蒸气可引起急性肺损伤，经口摄入汞盐会导致消化道的化学性损伤，有机汞中毒为慢性中毒，具有神经毒性和致畸性。驱汞可选用二巯丙磺钠、二巯丙醇、二巯丁二钠等螯合剂。

（张劲松）

# 参 考 文 献

[1] Walls，Hockberger，Gausche-Hill，et al. Rosen's emer-gency medicine: Concepts and clinical practice[M]. 9th ed. Philadelphia: Elsevier，2018.

[2] 陈旭，佘仁东，陆荣柱，等. 新型氰化物中毒解毒剂二甲基三硫研究进展 [J]. 毒理学杂志，2019，33（1）：66-69.

[3] Roberts DM，Yates C，Megarbane B，et al. Recommen-dations for the role of extracorporeal treatments in the management of acute methanol poisoning: a systematic review and consensus statement[J]. Crit Care Med，2015，43（2）：461-472.

# 第一百一十八章　动物毒中毒

## 第一节　毒蛇咬伤

### 一、重回"WHO忽略热带病名单"的毒蛇伤

毒蛇伤是发生在热带及亚热带的疾病，因临床重视程度差，2018年又回到WHO忽略热带病名单中（2013年被移出）。毒蛇伤的历史悠久，尽管人类并不是毒蛇的捕食对象，但由于当前全球气候改变，使毒蛇的活动时间更长，人类开垦土地较以前更加广泛，南亚地区农业、畜牧及渔业人口居多、经济落后等原因，均导致毒蛇伤在一些区域多发及诸多临床问题和并发症。目前全世界已知的毒蛇有660余种，300余种在南亚，据估计有70多种可导致该疾病，以上导致了每年约有千分之十的患者死亡，千分之百的患者遭受了永久功能伤害，而以上数字仅来源于有记录可查的数据，事实上还有大量的该类患者因经济、地域原因根本就没有被登记。我国已知毒蛇有60多种，随着经济发展，毒蛇伤患病人群不仅是田地里劳作的农民，还涉及众多户外活动的城市居民，现实是毒蛇伤已遍布全国各级别医院急诊科。常见且危害较大的毒蛇主要有金环蛇、银环蛇、眼镜蛇和眼镜王蛇，主要分布在长江以南；青环海蛇和长吻海蛇分布在我国东南沿海；蝮蛇则分布范围广泛；蝰蛇、五步蛇、烙铁头和竹叶青，主要分布在长江流域和华北、东南、西南各省。目前我国急诊学界已推出一些专家共识来指导各地区的诊疗流程，但统一的规范性诊疗标准仍然亟待完成。

### 二、掌握发病机制及临床表现，谨慎除外毒蛇伤

毒蛇伤发病机制明确，即毒蛇噬咬人体时毒腺中分泌出成分复杂、高效且浓缩生物毒素的毒液，经由蛇中空大牙注入人咬伤部位，经人淋巴管和静脉系统吸收入体内，对人体神经、血液循环、内分泌等各大系统产生损害。在临床上按其症状将蛇毒分为血液循环毒素、神经毒素、细胞毒素和混合毒素。其各自特点及临床表现见表18-118-1。

判定蛇伤是否有毒及个体是否中毒至关重要。无毒蛇伤多为局部细小牙痕，与毒蛇伤局部可见两颗较大呈".."也有呈"::"形咬痕不同，不

表 18-118-1　毒蛇毒液的特点及临床表现

| 毒液类型 | 毒素成分 | 局部表现 | 神经系统表现 | 重症表现 |
| --- | --- | --- | --- | --- |
| 血液循环毒素 | 蛇毒蛋白酶、溶血因子、磷脂酶A、促凝因子、类凝血酶 | 局部红肿、痛，瘀斑，牙痕或伤口出血难以凝固，甚至不止 | 较少 | 可引起严重凝血功能障碍，导致消化道、尿道、内脏及脑出血，DIC样综合征、休克、横纹肌溶解、急性肾功能衰竭等 |
| 神经毒素 | α-神经毒素（突触后）、β-神经毒素（突触前） | 瞳孔对光反射改变 | 四肢无力、眼睑下垂、复视、吞咽困难 | 呼吸肌麻痹，呼吸衰竭甚至停止，心搏骤停 |
| 细胞毒素 | 蛇毒透明质酸酶、蛋白水解酶、心脏毒素 | 局部红肿、疼痛、水疱、皮肤软组织坏死 |  | 肌肉筋膜和骨膜坏死、患肢残疾，心肌坏死、SIRS、MODS |
| 混合毒素 | 以上毒素混合 | 见血液循环毒素、细胞毒素 | 见神经毒素 | 同时出现以上毒素的临床表现，不同蛇毒有不同侧重 |

伴肿胀及皮下出血，无全身症状或因紧张、恐惧产生较轻微全身症状改变。毒蛇伤诊治不仅要慎重诊断目前临床定义的"干咬"（咬而不释放毒素），更要慎重因症状不典型而轻易否定毒蛇伤，以防延误及错误施救。

## 三、强调快速、准确诊断毒蛇伤

已确认为某种毒蛇咬伤，诊断及判定毒素类型并不困难。但当大部分被蛇咬伤者无法看清蛇的外形时，在临床上不能准确判断是否为毒蛇和何种毒蛇伤，目前急诊通用方法主要是根据受伤地域流行病学资料、咬伤牙痕、伤口局部情况、全身症状等来鉴诊，以上均可因医生临床经验及实际情况影响判定、急救和预后。2018年我国台湾的文献报道，利用快速酶联免疫吸附法（ELISA）在10分钟内可测定出标本（伤口渗液、血清、脑脊液等体液中的特异蛇毒抗原）中0.39ng/mL、0.78ng/mL的神经毒素和血循毒素，用侧流免疫法则分别是5ng/mL、50ng/mL，该方法可以且特异性为100%判定蛇毒素类型，虽然该法在实际临床急救中尚未普及应用，但为此类患者快速诊治提供了新的可行性方案。

临床辅助检查，如实验室的血、尿、便常规，生化、凝血功能、血气及降钙素原、超敏C反应蛋白均有助于评估蛇伤的严重程度，其次心电图、超声、胸部、颅脑影像学检查对以上临床病情均有意义，甚至会用到肌电图等。

## 四、评估毒蛇伤程度并整体施救

### （一）严重程度评估

毒蛇伤救治首先应判断毒蛇伤的严重程度，从而提高救治效率，如重症患者需要置于急诊重症监护室。同时蛇毒伤可从轻度很快发展为重度，因此在治疗过程中必须对患者病情及时进行连续和多次评估。目前世界上较为常用的为蛇伤严重度评分量表（snakebite severity scale，SSS），应注意根据量表的轻重分级（表18-118-2）。

### （二）现场急救

保持安静和镇定很重要。要初步判断是否毒蛇咬伤，如一时鉴别不清是否是毒蛇咬伤，应先按毒蛇咬伤进行初步处理和密切观察。绷扎法主要在院前急救时使用，不主张用止血带。近年来绷扎法在毒蛇咬伤后的普遍适用性受到质疑，目前主要推荐用于神经毒素毒蛇咬伤（因容易造成局部组织坏死而不适用于眼镜蛇），不推荐血循毒素蛇伤。选用高锰酸钾溶液、3%双氧水、生理

表 18-118-2　蛇咬伤严重评分量表

| 部位 | 症状 / 体征 | 分值 |
|---|---|---|
| 呼吸系统 | 无症状 / 体征 | 0 |
| | 呼吸困难、轻度呼吸不适，呼吸 20～25 次 /min | 1 |
| | 中度呼吸窘迫，呼吸 26～40 次 /min，动用辅助呼吸肌 | 2 |
| | 重度呼吸窘迫，发绀，呼吸衰竭 | 3 |
| 心血管系统 | 无症状 / 体征 | 0 |
| | 心动过速（100～125 次 /min）、心悸、全身乏力、良性心律失常或高血压 | 1 |
| | 心动过速（126～175 次 /min）或低血压（收缩压 <100mmHg） | 2 |
| | 心动过速（>175 次 /min）或低血压（收缩压 <100mmHg），恶心性心律失常或心搏骤停 | 3 |
| 局部创伤 | 无症状 / 体征 | 0 |
| | 疼痛，咬伤部位肿胀或瘀斑范围 <5～7.5cm | 1 |
| | 疼痛，咬伤部位肿胀或瘀斑范围不超过半个肢体（距咬伤部位 7.5～50cm） | 2 |
| | 疼痛，咬伤部位肿胀或瘀斑范围超出肢体（距咬伤部位 >100cm） | 4 |
| 胃肠道 | 无症状 / 体征 | 0 |
| | 腹痛里急后重或恶心 | 1 |
| | 呕吐或腹泻 | 2 |
| | 反复呕吐或腹泻、呕血或便血 | 3 |

续表

| 部位 | 症状/体征 | 分值 |
|---|---|---|
| 血液系统 | 无症状/体征 | 0 |
| | 凝血参数轻度异常（PT<20s、APTT<50s、血小板 100×10⁹~150×10⁹/L，Fib 100~150mg/L） | 1 |
| | 凝血参数明显异常（PT<20~50s、APTT<50~75s、血小板 50×10⁹~100×10⁹/L，Fib 50~100mg/L） | 2 |
| | 凝血参数明显异常（PT<50~100s、APTT<75~100s、血小板 20×10⁹~50×10⁹/L，Fib<50mg/L） | 3 |
| | 凝血参数明显异常伴有严重出血或危及生命的自发出血，PT、APTT 测不出、血小板<20×10⁹/L，Fib 测不出，其他严重实验室异常也属于此类 | 4 |
| 中枢神经系统 | 无症状/体征 | 0 |
| | 轻微不安或恐惧、头痛、乏力、头晕或感觉异常 | 1 |
| | 中度不安或恐惧、头痛、乏力、头晕、意识错乱或模糊，咬伤部位肌肉震动或肌束颤动 | 2 |
| | 严重意识障碍或精神障碍，或全身肌肉颤动 | 3 |

整体严重程度判断：0~3分轻度、4~7分中度、重度8~20分。

盐水、肥皂水或呋喃西林溶液，及时冲洗伤口可以起到破坏、中和、减少蛇毒的目的，冲洗时可用负压吸引。恰当使用局部解毒药，从而清除蛋白水解酶的毒性。尽早静脉早期足量应用抗蛇毒血清是最重要的治疗措施，对已确认何种毒蛇咬伤，应选用单价的抗蛇毒血清；不能确定毒蛇的种类，可选用多价的抗蛇毒血清（我国尚无）；对无特异性抗蛇毒血清的毒蛇咬伤，可选用同科属抗蛇毒血清。我国正式生产的抗蛇毒血清有抗眼镜蛇毒血、抗银环蛇毒血清、抗五步蛇毒血清和抗蝮蛇毒血清4种。我国各地有针对当地的毒蛇研制的中药制剂，可酌情使用。

### （三）全身支持治疗

应常规注射破伤风抗毒素预防破伤风的发生，必要时应用抗生素防治感染。对呼吸肌麻痹或呼吸困难，应及时行气管插管或气管切开，应用呼吸机辅助呼吸；心搏骤停时，应及时行心肺复苏术。注意防治高钾血症、心律失常、急性心力衰竭、肝功能衰竭、肾功能衰竭及DIC样综合征等并发症。应在毒蛇危害大的地区，设立健全的蛇伤防治网，规范现有治疗，尽量减少蛇咬伤的发病率和死亡率。

## 第二节 毒虫咬伤

### 一、如何定义毒虫咬伤

昆虫种类繁多且形态各异，属无脊椎动物中的节肢动物门，是地球上数量最多的动物群体，由昆虫纲、甲壳纲、蛛形纲等外骨骼动物组成节肢动物门。日常生活中易造成人体中毒的毒虫有：蜘蛛、蝎子、蜱虫、蜈蚣、蜂、蚊等。毒虫通过叮咬人体皮肤，并将其分泌的毒性化学物质注入人体，与人体组织发生反应，引起人体发生暂时或持久性损害的过程称为毒虫咬伤。

### 二、类似的发病机制及临床表现

一般毒虫咬伤发病机制类似，毒虫毒素分为多肽类、酶类、胺类物质，进入体内可导致局部及全身损害，全身损害包括毒素作用和过敏反应。轻者局部出现红肿热痛，也可有水疱、瘀斑，甚至局部组织坏死，局部淋巴结肿大。严重者可出现全身症状，如高热、全身麻木、眩晕、恶心、呕吐、烦躁不安，也有出现紫癜、荨麻疹、哮喘等全身症状，有极少数人出现喉头水肿、过敏性休克、脑水肿、肺水肿、急性肾功能衰竭、昏迷导致不治。临床特别需要强调的诊治原则是，一些毒虫自身携带各种病毒可致传染病发生，如蜱叮咬可能导致森林脑炎、登革热等，蚊叮咬可能导致登革热、疟疾等。遇到毒虫咬伤后患者出现全身皮疹、发热及出血，要警惕此类疾病的发生。

### 三、诊治的同时关注相关传染病

确定毒虫叮咬史，局部见皮肤损害，实验室化验指标异常。治疗主要为局部处理，且当局部仍余留毒虫残体则使用恰当方法取出，局部可用肥皂水、3% 氨水或 5% 碳酸氢钠溶液冲洗伤口，皮损处可用 0.25%～0.5% 利多卡因 + 地塞米松 + 糜蛋白酶将伤口周围封闭；全身症状严重者，喉头水肿和 / 或过敏性休克可立即肌内注射 1:1 000 肾上腺素 0.5mg，效果欠佳可追加剂量，另可给予抗组胺药、糖皮质激素（对糖皮质激素过敏者禁用），并给予全身支持疗法，包括吸氧、补液、维持循环和血压、防治急性重要脏器功能损伤等。若毒虫自身携带各种病毒导致传染病，则按照传染病相关诊疗原则处置。

## 第三节　河鲀毒素中毒

### 一、定义与致病性

河鲀毒素（tetrodotoxin，TTX）是鲀鱼类（俗称河鲀鱼）及其他生物体内含有的一种生物碱，是自然界中所发现的毒性最大的神经毒素之一，其毒性比剧毒的氰化钠高 1 250 多倍，0.5mg 即可致人死亡。河鲀毒素对热稳定，盐腌或日晒均不能使其破坏，高温加热 30 分钟以上或在碱性条件下才能被分解，220℃加热 20～60 分钟可使毒素全部破坏。TTX 中毒潜伏期很短，短至 10～30 分钟，长至 3～6 小时发病，发病急，如果抢救不及时，中毒后最快 10 分钟内死亡，最迟 4～6 小时死亡。

### 二、发病机制及临床表现

河鲀毒素除对肠道有局部刺激作用外，吸收后会迅速作用于神经末梢和神经中枢，阻碍神经传导，从而引起神经麻痹而致死亡。具体作用机制是，在对河鲀毒素没有免疫力的生物体内，钠通道的 α- 亚基上存在河鲀毒素的受体，河鲀毒素与 α- 亚基门孔附近的氨基酸残基结合，高选择性和高亲和性地阻断神经兴奋膜上的钠离子通道，阻止钠离子进入细胞内，阻滞动作电位，可导致与之相关的生理活动阻碍，主要是神经肌肉麻痹。

进入体内的毒素会导致局部及全身损害，全身损害包括毒素作用和过敏反应。轻者局部出现红肿热痛，也可有水疱、瘀斑，甚至局部组织坏死，局部淋巴结肿大。严重者可出现全身症状，如高热、全身麻木、眩晕、恶心、呕吐、烦躁不安，

也有出现紫癜、荨麻疹、哮喘等全身症状，有极少数人出现喉头水肿、过敏性休克、脑水肿、肺水肿、急性肾功能衰竭、昏迷导致不治。

### 三、诊断与治疗

进食河鲀后，多在 0.5～3 小时内发病，同食者也有类似症状出现，有以上典型的临床表现。心电图可有不同程度的房室传导阻滞。动物实验：取患者尿液 5mL，注射于雄蟾蜍的腹腔内，于注射后 0.5、1、3、7 小时分别观察其中毒现象，可作确诊及预后诊断。

治疗上以排除毒素、减少吸收、促进排泄为主。可使用拮抗毒素的药物及肾上腺皮质激素提高组织对毒素的耐受性。对出现呼吸麻痹者，可行气管插管或气管切开，给予人工辅助呼吸。对药物治疗效果不佳，出现高度房室传导阻滞者，可行心脏起搏术。对呼吸、回流衰竭者，应注意加强对症支持治疗，必要时可应用新特药物。加强河鲀鱼知识宣传，了解毒性，避免误食或贪其美味但处理不当而中毒。

## 第四节　鱼胆中毒

### 一、发病机制及临床表现

鱼胆中毒系食鱼胆而引起的一种急性中毒。导致鱼胆中毒者大多是淡水养殖的鱼类，如青鱼、鲢鱼、鲤鱼、鲩鱼、鲮鱼、鳙鱼等。鱼胆汁中含有一种具有极强毒性的蛋白质分解产物，即胆汁毒素，不易被乙醇和热破坏；鲜胆汁中含有胆酸、水溶性鲤醇硫酸酯钠，后者可抑制细胞色素氧化酶，影响细胞呼吸链导致细胞呼吸停止；使钙内流，溶酶体膜稳定性降低，造成细胞损伤。鱼胆汁尚有多种过敏物质，如氰氢酸、组胺等。实验研究提示，自身氧化性细胞损害可能是鱼胆中毒导致多脏器损伤发生的机制之一。肾为主要排泄器官，中毒以肾损害为主。临床以消化道症状、肾、肝功能损害为主要表现，部分患者出现血液系统及神经系统症状。严重者可危及生命。

### 二、诊治

根据病史，呕吐、腹泻、黄疸等临床表现，结

合呕吐物检查、血常规、尿常规、肾功能、肝功能、心肌酶、电解质、心电图等检查诊断。治疗上以减少毒素吸收、促进排泄为主，应注意加强对症支持治疗，给予高营养、高维生素、清淡的流质易消化饮食。仍以不进食鱼胆为主要的预防策略。

# 第五节 蜂 蜇 伤

## 一、群蜂及胡蜂蜇伤是临床防治重点

蜂类毒力不一，普通蜜蜂毒力较弱，毒液含蚁酸、透明质酸、磷脂酶 A 及组胺等，常见的单一及少量蜜蜂蜇伤危害较小，群蜂蜇伤或严重过敏体质患者有致死危险。在我国，蜂类毒性最强的蜂类为胡蜂，有 200 余种，又称为"马蜂"或"黄蜂"，由于螯针无倒钩，可反复蜇人，比蜜蜂更具有攻击性，易导致严重临床后果，需要重点防控。

## 二、胡蜂毒蜇伤的个体差异性

多项研究表明，不同区域、季节，甚至不同巢穴的胡蜂毒成分均有所差异，因此胡蜂蜇伤患者的临床表现有差异。不同于普通蜜蜂毒，胡蜂毒成分通常分为以下 4 类：①蛋白质类。磷脂酶 A、透明质酸酶、精氨酸激酶等。②肽类。蜂毒肽、蜂毒明肽等。③生物胺类。组胺、乙酰胆碱、酪胺等。④其他类。前列腺素、溶血素等。

胡蜂蜇伤的严重程度与蜇伤部位、蜂毒及各成分含量、就诊时间、既往被叮咬史、患者个体因素（如特异性体质、基础疾病史、用药史等）密切相关。胡蜂蜇伤一方面引起机体产生过敏反应，另一方面是蜂毒直接毒性作用致病。多数过敏反应为 IgE 介导的 I 型超敏反应，少数患者也可发生 III 型超敏反应，导致免疫复合物和补体的沉积，可引起临床迟发性器官损伤，但特异性体质患者可出现少量毒素即可迅速发生荨麻疹、喉头水肿，甚至很快因过敏性休克而死亡。胡蜂毒的直接毒性作用包括：蛋白质类透明质酸酶分解透明质酸，破坏结缔组织的完整性从而加快扩散毒素。具有膜活性的蜂毒肽等可破坏细胞膜的完整性导致溶血。生物胺类等则可直接引起肥大细胞内的炎症介质释放，损伤心脏、肝脏、肾脏等多个器官，导致多脏衰竭。有研究认为，患者中发生

的横纹肌溶解是蜂毒对肌肉的直接毒性及蜂毒肽和磷脂酶通过对细胞膜的损伤来介导横纹肌的溶解，但确切机制并不清楚。

胡蜂毒蜇伤的临床表现因上述机制会出现各种不同表现：局部有灼痛或刺痛，红斑、风团，水疱，12～36 小时后局部反应扩大，水肿和红斑常于 48 小时达到高峰，可持续 1 周，可扩展到整个受伤肢体，此局部化学性的蜂窝组织炎常与继发性细菌性的混淆，区别在于多无严重疼痛反应。全身性反应为头晕、视物模糊、胸闷、烦躁不安及恶心、呕吐等消化道症状，如大量毒素进入血液，可侵犯神经系统，致昏迷、低血压休克、肺水肿、呼吸肌麻痹、横纹肌溶解、肾功能损伤等多脏器功能衰竭，严重者数小时内死亡。

## 三、重视重症胡蜂毒蜇伤整体化处置

### （一）局部处理

1. 蜇后应立即检查有无遗留螯刺，如有应小心拔出，吸出毒液，再用清水、肥皂水或高锰酸钾溶液冲洗。

2. 肿胀者，可外用 5% 碳酸氢钠等冷湿敷或放置冰袋，以消肿止痛，外涂皮质激素软膏。

3. 局部疼痛明显者，可用利多卡因在蜇伤处皮下注射。

### （二）全身治疗

1. 过敏性休克患者按照过敏性休克的治疗原则立即进行抢救。

2. **糖皮质激素** 重症患者应早期足量使用糖皮质激素，可静脉给予氢化可的松或地塞米松，亦可给予强的松口服。

3. **应用抗组胺药** 如苯海拉明或扑尔敏。

4. **血液净化** 蜂蜇伤需要早期评估及处理，初期治疗主要包括抗休克、抗过敏，积极补液促进排尿、碱化尿液。如经充分补液后仍持续少尿，肌酐进行性升高，或出现液体超负荷，严重电解质紊乱或酸中毒，需尽快行血液净化治疗。临床荟萃表明，基础治疗 + 血液灌流联合血液透析治疗对急性重症蜂蜇伤患者具有疗效，连续性静脉 - 静脉血液滤过（continuous veno-venous hemofiltration，CVVH）和连续性静脉 - 静脉血液透析滤过（continuous veno-venous hemodiafiltration，CVVHDF）不仅能清除毒素（蜂毒的毒素为相对

分子量较大的蛋白质)、炎症介质,维持内环境稳定,还有助于清除肌红蛋白,减轻肾脏负担,适合重症蜂蜇伤(出现溶血、横纹肌溶解、急性肾损伤等)患者。也有研究显示,其他血液净化方式如血浆置换(plasma exchange,PE)、持续性低效率血液透析(sustained low-efficiency hemodialysis,SLED)、持续性低效率透析滤过(sustained low-efficiency diafiltration,SLEDF)具有较好的治疗效果。不同血液净化方式如何联合及序贯仍缺乏大规模的临床研究。目前可根据患者病情、医院条件和不同血液净化方式的特点进行选择。

（赵晓东　刘红升）

## 参 考 文 献

[1] 中国蛇伤救治专家共识专家组. 2018 年中国蛇伤救治专家共识 [J]. 中国急救医学,2018,38(12):1026-1034.

[2] 中国毒理学会中毒与救治专业委员会,中华医学会湖北省急诊医学分会,湖北省中毒与职业病联盟. 胡蜂蜇伤规范化诊治中国专家共识 [J]. 中华危重病急救医学,2018,30(9):819-823.

# 第十九篇　物理因素所致急症

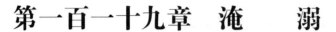

# 第一百一十九章 淹 溺

## 第一节 淹溺的概述

### 一、定义

淹溺（drowning），俗称溺水，国际复苏联盟（International liaison committee on resuscitation, ILCOR）将其定义为一种淹没（submersion）或浸泡（immersion）在液态介质中而导致呼吸障碍的过程。发生淹溺的液态介质以海水和淡水最常见。当患者发生淹溺时，在气道入口可形成一道液气界面，其可阻止患者的进一步呼吸，引起机体缺氧和二氧化碳潴留，甚至发生心脏呼吸骤停。在这一过程之后，无论患者存活或死亡，都属于淹溺概念的范畴。其中淹没指面部位于水平面以下或受到水的覆盖，此时数分钟后即可出现窒息与心搏骤停；而浸泡则是指头部露出于水平面之上，大多数情况下患者气道是开放的。

### 二、流行病学

根据世界卫生组织（WHO）的流行病学调查统计，全球每年约有 372 000 人死于淹溺，即每天每小时就有 40 人因为淹溺而失去宝贵的生命。淹溺发生率和死亡率最高的人群为儿童和青少年。据我国不完全统计，每年约有 57 000 人因淹溺而死亡，是我国人群意外伤害致死的第 3 位死因，更是 0～14 岁年龄组意外伤害事故致死的头号杀手。

## 第二节 淹溺的病理生理机制

当患者发生溺水后机体会发生一系列病理生理改变，主要如下：

### 一、缺氧

缺氧是淹溺后最主要的病理生理改变，可对机体多个系统组织器官产生广泛的、非特异性影响。淹溺者起初会本能地屏住呼吸及发生喉痉挛反射，避免水进入呼吸道，但淹溺者会反复吞水，随着屏气的延长及喉痉挛反射的减弱，溺水者会出现缺氧及二氧化碳潴留，同时水会被吸入进肺内，稀释和破坏肺泡表面活性物质，导致肺泡塌陷、肺不张、肺通气血流比例失调。低氧血症和酸中毒可继发性引起心脏、肺、脑、肾脏等多脏器功能障碍，甚至多脏器衰竭。

### 二、酸碱及水、电解质平衡紊乱

二氧化碳潴留可引起代谢性、呼吸性或混合性酸中毒。吸入肺部的淡水可重吸收到血液循环，引起高血容量，从而稀释血液，引起低钠、低氯和低蛋白血症。血液循环的红细胞，在低渗血浆中破碎引起血管内溶血，溶血后引起高钾血症。海水（约含 3.5% 氯化钠及大量钙盐和镁盐）淹溺时大量蛋白质及水分向肺间质和肺泡腔内渗出引起肺水肿，同时引起低血容量；高钙血症可使心搏缓慢、心律失常、传导阻滞，甚至心搏停止。高镁血症可抑制中枢和周围神经，舒张横纹肌，扩张血管和降低血压。

### 三、低温综合征

低于 35℃为低温。淹溺者常可出现低温，儿童因皮下脂肪组织较薄更易发生。当机体出现低温时，会引起血压升高、心率增快，严重者可出现心室颤动和心搏停止。同时患者亦会出现肺弥散和氧合效应下降、肾上腺皮质和髓质功能先亢进后抑制、中枢神经系统脑电活动减少；低温性利尿、低血容量等。

## 第三节 淹溺的评估与诊断

### 一、临床表现

淹溺患者临床表现的严重程度与淹溺持续时间长短有关。

#### （一）轻度淹溺

落水片刻即被救起者，患者可吸入或吞入少量的液体，有反射性呼吸暂停，患者神志清楚，肤色正常或苍白，可出现血压升高、心率增快。

#### （二）中度淹溺

人体因不能耐受缺氧及反射性喉痉挛减弱而吸入中量水分，患者有剧烈呛咳呕吐，甚至发生窒息和缺氧，继而出现神志模糊或烦躁不安，呼吸不规则或表浅，血压下降，心搏减慢，反射减弱，以及发生肺水肿。

#### （三）重度淹溺

被救后已处于昏迷状态，由于窒息患者面色青紫或苍白、肿胀、眼球突出、口腔、鼻腔和气管充满血性泡沫，四肢厥冷，血压测不出，心搏微弱或停止。胃内积水致胃扩张者，可见上腹部膨隆。此外，特殊场景淹溺患者常合并有脑外伤、脊髓损伤（如跳水）和空气栓塞（如深水潜水时），从而出现相应的症状体征。

### 二、实验室及辅助检查

血常规检查可有白细胞和中性粒细胞增高。急诊生化检查可因淡水淹溺或海水淹溺的不同而出现低钠低氯血症、高钾血症，或者高钠高氯血症、高镁血症、高钙血症。动脉血气分析显示低氧血症、高碳酸血症和呼吸性酸中毒，可合并代谢性酸中毒。肺部 X 线检查可有肺门阴影扩大和加深，肺间质纹理增粗，肺野中有大小不等的絮状渗出或炎症改变，或有两肺弥漫性肺水肿、肺不张的表现。心电图检查可表现为心动过缓、房室传导阻滞、心房颤动、窦性心动过速，可见 ST-T 波改变，甚至室性心律失常等。

### 三、病情评估

1. 要评估淹溺持续时间并记录开始施救时间。
2. 溺水者被施救上来后需观察患者意识、呼吸、脉搏、心律和节律、肤色，以评估缺氧的严重程度。

3. 及时判断心搏骤停并施以心肺复苏，并观察和评估复苏效果。

4. 评估患者是否存在低体温。

### 四、诊断与鉴别诊断

根据有淹水病史、临床表现和见证人即可诊断淹溺，但确定淹溺诊断时要注意鉴别有无合并其他器官损伤（如头、颈、胸、腹部损伤）。

## 第四节 淹溺的治疗

### 一、第一目击者救援

欧洲复苏协会提出了淹溺生存链的概念，它包括五个关键的环节：预防、识别、提供漂浮物、脱离水面、现场急救。当发生淹溺事件时，第一目击者在早期营救和复苏中发挥着关键作用。第一目击者应立刻启动现场急救程序。首先应呼叫周围群众的援助，有条件应尽快通知附近的专业水上救生人员或 110 消防人员。同时应尽快拨打 120 急救电话。第一目击者在专业救援到来之前，可向遇溺者投递竹竿、衣物、绳索、漂浮物等。不推荐非专业救生人员下水救援，不推荐多人手拉手下水救援，不推荐跳水时将头扎进水中。在拨打急救电话时应注意言简意赅，特别要讲清楚具体地点。先说区县、再说街道及门牌号码，最好约定明显城市或野外标志物等候，一旦急救车到来可迅速派人引领医疗人员到达现场。一旦患者从水中被救出，应立即评估患者意识、呼吸及脉搏，对于无反应、无呼吸、无脉搏的淹溺者应立即进行现场心肺复苏（具体见"心肺脑复苏"），若淹溺者出现尸斑、腐烂、尸僵等明确不可逆证据则应放弃抢救。对于有生命体征的淹溺者应立即清除口鼻内水、泥沙污物、杂草及分泌物，保持呼吸道通畅，尽快对淹溺者进行通气和供氧，并注意保暖，建立静脉通道后送医院，对于疑有颈椎损伤者应予以颈托固定。

### 二、急诊处理

经现场急救的淹溺者应被及时送至医院急诊室后进一步观察、评估与处理，病情严重者采取综合措施行循环、呼吸等器官功能支持治疗。

### （一）机械通气与心肺复苏

对于淹溺现场已心搏骤停的患者，如现场急救条件有限而被送至急诊室后，应立即继续给予心肺复苏。对于意识不清、呼吸急促、全身发绀、咳粉红色泡沫痰、血流动力学不稳定、肺通气功能及换气功能严重障碍时，应进行气管插管后辅以机械通气，待患者意识清楚、血流动力学稳定、肺部原发病得到控制并改善、胸部影像学好转后考虑逐步脱机、拔管。

### （二）防治急性肺损伤

高压氧和机械通气均可改善淹溺性肺水肿的缺氧和减轻肺水肿，但机械通气的效果优于高压氧。早期、短程、足量应用糖皮质激素可防治淹溺后发生的炎症反应、急性肺损伤及急性呼吸窘迫综合征。其他有效药物有东莨菪碱和山莨菪碱，东莨菪碱作用于 M 胆碱受体，可稳定细胞膜及溶酶体膜，抑制白细胞聚集及多种体液因子的释放，降低血管通透性，改善微循环，抑制腺体分泌，解除平滑肌痉挛，并有抗休克的作用。山莨菪碱能明显改善 ALI 动物的肺水肿程度及病理学变化，减轻肺水肿和缺氧程度，从而减轻 SWD-ALI 的肺损伤程度。

### （三）防治缺氧性脑损伤

淹溺后常存在不同程度的缺氧性脑损伤，尤其是发生心跳呼吸骤停者。对于心脏呼吸骤停者，心肺复苏恢复自主循环后应早期给予亚低温治疗。脑细胞缺血缺氧后继发脑水肿，颅内压增高，进而导致脑灌注减少，进一步加重脑损伤，可酌情应用甘露醇、白蛋白及呋塞米降低颅内压。糖皮质激素的应用可能有助于脑水肿的减轻。

### （四）维持水电解质酸碱平衡

淡水淹溺时，因血液稀释，应适当限制入水量并适当补充氯化钠溶液、血浆或白蛋白；海水淹溺时，由于大量血管内液体渗入肺组织，血液浓缩及血容量减少，需及时补充液体，可静脉输注葡萄糖溶液、血浆等，严格控制氯化钠溶液，注意纠正高钾血症及酸中毒。

### （五）防治低体温

有意识的体温下降者，去除湿衣服后给予厚毛毯裹盖，到达医院后可酌情使用空调或取暖器升高周围环境温度。深部体温下降的无意识者，应送到有体外、体内复温设施的医院救治。

### （六）预防感染

淹溺时气管内可吸入污物，加之低体温、酸中毒等，导致机体抵抗力下降，发生感染的可能性大，建议及早使用广谱抗生素预防肺部感染。

### （七）其他对症支持治疗

对血红蛋白尿、少尿或无尿患者，应积极防治急性肾功能衰竭的发生；溶血明显时可输血，以提高血红蛋白含量，增加血液携氧能力；支气管痉挛者可吸入或静脉滴注 β 受体激动剂；纳洛酮可竞争性阻断腺垂体释放的 β- 内啡肽引起的呼吸抑制、高碳酸血症和窒息。

## 第五节　淹溺的预后与展望

决定淹溺者预后的因素主要是缺氧的严重程度和持续时间，以及淹溺者的基础情况。有以下因素可提示预后较好：①水下淹溺时间 <10min；②肺部无吸入；③血气 pH>7.1；④心肺复苏能够迅速恢复心跳和呼吸；⑤血糖 <11.2mmol/L；⑥意识清醒或格拉斯哥昏迷评分 >6；⑦瞳孔光反应存在等。这些因素应综合考虑，其中水下淹溺时间为主要因素。

总之，淹溺是意外伤害死亡的主要原因之一。淹溺后最主要的病理生理改变是缺氧，可继发系列的脏器和系统功能障碍。现场救护是淹溺抢救成功与否的关键，为减少淹溺并提高抢救成功率，未来应重视淹溺的预防及加强现场救护方法的教育。在日常生活中应注意如下对策：

1. 有关部门应根据水源地情况制定有针对性的淹溺预防措施，包括安置醒目的安全标识或警告牌，救生员要经过专业培训。

2. 应对所有人群进行淹溺预防的宣传教育。过饱、空腹、酒后、药后、身体不适者避免下水或进行水上活动。

3. 儿童、老年人、伤残人士避免单独接近水源。游泳前应做好热身、适应水温，减少抽筋和心脏病发作的机会。远离激流，避免在自然环境下使用充气式游泳圈。不建议公众使用过度换气的方法进行水下闭气前的准备。

4. 如有可能，应从儿童期尽早开始进行游泳训练。在人群中普及心肺复苏术，可显著提高淹溺抢救的成功率。

（蒋龙元）

# 参 考 文 献

[1] Idris AH，Berg RA，Bierens J，et al. Recommended guidelines for uniform repor-ting of data from drowning: the "Utstein style"[J]. Resuscitation，2003，59(1)：45-57.

[2] Layon AJ，Modell JI-I. Drowning Update 2009[J]. Anesthesiology，2009，110(6)：1390-1401.

[3] Quan L，Bierens J，Lis R，et al. Predicting outcome drowning at the scene: A systematic review and meta-

analyses[J]. Resuscitation，2016，104：63-75.

[4] Szpilman D，Webber J，Quan L，et al. Creating a drowning chainof survival[J]. Resuscitation，2014，85(9)：1149-1152.

[5] 中国心胸血管麻醉学会急救与复苏分会，中国心胸血管麻醉学会心肺复苏全国委员会，中国医院协会急救中心（站）管理分会，等. 淹溺急救专家共识 [J]. 中华急诊医学杂志，2016，25(12)：1230-1236.

# 第一百二十章　中　暑

中暑（heat stroke and sunstroke）是指人体在高温环境下，由于水和电解质丢失过多、散热功能障碍，引起的以中枢神经系统和心血管功能障碍为主要表现的热损伤性疾病，是一种威胁生命的急症，可因中枢神经系统和循环功能障碍导致死亡、永久性脑损害或肾衰竭。

高温环境作业，或在室温＞32℃、湿度较大（＞60%）、通风不良的环境中长时间或强体力劳动，是中暑的致病因素。机体对高温环境的适应能力不足，如年老、体弱、产妇、肥胖、甲状腺功能亢进和应用某些药物（如苯丙胺、阿托品）、汗腺功能障碍（如硬皮病、先天性汗腺缺乏症、广泛皮肤烧伤后瘢痕形成）等容易发生中暑。

## 第一节　中暑的基本病因

### 一、机体自身热量产生增加

在高温、高湿、不透风或强热辐射的环境中，长时间从事剧烈活动，机体热量产生增加。常见于强体力劳动、运动或者进行军事训练的人群。一些疾病状态，比如发热、寒战或者惊厥等情况，也会导致产热增加，体温上升。

### 二、周围环境温度上升

环境温度升高时，一些易感人群，比如年老体弱多病（精神分裂症、帕金森病、慢性酒精中毒）的人群，体温调节功能障碍，不能对自身体温进行良好的调节，身体从环境中获得的热量增多。

### 三、散热障碍

1. **出汗减少**　汗腺损伤或者缺乏，比如皮肤烧伤瘢痕部位、汗腺缺乏症等。

2. **中枢神经系统或者心血管功能下降**　如

饮酒者、老年人、心功能障碍等。

3. **服用影响出汗的药物**　如抗胆碱能药和抗组胺药等。

4. **其他因素**　肥胖和衣服不透气等。

## 第二节　中暑的临床表现

根据临床表现，中暑可分为先兆中暑、轻症中暑、重症中暑。其中重症中暑又分为热痉挛、热衰竭和热射病（劳力型热射病和经典型热射病）。

### 一、先兆中暑

暴露于高温环境时，出现大汗、四肢无力、头晕、口渴、头痛、注意力不集中、眼花、耳鸣、动作不协调等伴或不伴体温升高。若脱离高温环境，转移到阴凉的地方，及时通风降温补充冷盐水，短时间可以恢复。

### 二、轻症中暑

先兆中暑症状继续加重，体温上升到38℃以上，并且出现皮肤灼热、面色潮红或脱水（如四肢湿冷、面色苍白、血压下降、脉搏增快等）症状。采用和先兆中暑相同的处理方式，数小时内可恢复。

### 三、重症中暑

#### （一）热痉挛

是指在高温环境下进行剧烈运动大量出汗，活动停止后常发生肌肉痉挛，主要累及骨骼肌，持续约数分钟后缓解，无明显体温升高。肌肉痉挛可能与严重钠缺失（大量出汗和饮用低张液体）和过度通气有关。热痉挛也可为热射病的早期表现。

#### （二）热衰竭

常发生于老年人、儿童和慢性疾病患者。严

重热应激时，体液和钠丢失过多引起循环容量不足。表现为多汗、疲乏、无力、头晕、头痛、恶心、呕吐和肌痉挛，可有明显脱水征：心动过速、直立性低血压或晕厥。体温轻度升高，无明显中枢神经系统损伤表现。根据病情轻重不同，检查可见血细胞比容增高、高钠血症、轻度氮质血症和肝功能异常。热衰竭可以是热痉挛和热射病的中介过程，治疗不及时，可发展为热射病。

### （三）热射病

是由于暴露在高温高湿环境中导致机体核心温度迅速升高，超过 40℃，伴有皮肤灼热、意识障碍（如谵妄、惊厥、昏迷）等多器官系统损伤的严重临床综合征。

**1. 热射病的流行病学特点**　热射病发病与 3 个环境因素密切相关：高温、高湿、无风环境。中暑的气象阈值：日平均气温 >30℃ 或相对湿度 73%。当气温和湿度条件同时存在时，中暑的发生率明显增加；日最高气温 ≥37℃ 时中暑人数急剧增加。

**2. 易感因素**

（1）个体因素：①发热、感冒、胃肠炎、腹泻、呕吐；②脱水；③睡眠不足；④缺乏热习服训练；⑤肥胖；⑥低血钾。

（2）环境因素：训练场地热负荷过重，强烈的太阳直射。

（3）组织因素：与体能不相适应的训练计划，不适当的训练和休息周期，补水不足。

易感因素的叠加，增加了热射病的严重程度，并与预后相关。

训练强度未进行过热习服的官兵在炎热夏季实施 5km 越野训练，是发生劳力型热射病最主要的原因。

## 第三节　中暑的热射病的诊断与鉴别诊断

### 一、诊断

2019 年《中国热射病诊断与治疗专家共识》建议热射病的诊断标准为：

**1. 病史**　①暴露于高温、高湿环境；②高强度运动。

**2. 临床表现**　①中枢神经系统功能障碍表现（如昏迷、抽搐、谵妄、行为异常等）；②核心温度超过 40℃；③多器官（≥2 个）功能损伤表现（肝脏、肾脏、横纹肌、胃肠等）；④严重凝血功能障碍或 DIC。

由病史信息中的任意一条加上临床表现中的任意一条，且不能用其他原因解释时，应考虑热射病的诊断。

### 二、鉴别诊断

在高温环境中，重体力作业或剧烈运动之后甚至过程中出现相应的临床表现即可以诊断。对肌痉挛伴虚脱、昏迷伴有高热的患者应考虑中暑。须注意排除流行性乙型脑炎、细菌性脑膜炎、中毒性细菌性痢疾、脑型疟疾、脑血管意外、脓毒症、甲状腺危象、伤寒、抗胆碱能药物中毒等原因引起的高温综合征。

**（一）流行性乙型脑炎**

有蚊虫叮咬史，夏秋季常见，多发生于儿童。体格检查时患者病理反射及脑膜刺激征均为阳性。此外还可根据病史、脑脊液检查进行鉴别。

**（二）中毒性细菌性痢疾**

由志贺菌属引起的肠道传染病。多见于 2～7 岁的儿童，感染症状重，可通过病史、血液生化指标、大便常规、大便培养等鉴别。

**（三）脑血管意外（脑出血或梗死）**

脑出血患者一般有情绪激动、过量饮酒、过度劳累等诱因，且有高血压病史。脑梗死患者发病前，可有短暂脑缺血的表现，如头晕、头痛、突然不会讲话，觉得半身不听使唤，神志多数清醒。可根据病史、症状体征、头颅 CT 等检查鉴别。

**（四）甲状腺危象**

患者有甲亢病史，多在甲亢未治疗、控制不良、感染手术创伤或突然停药后出现。除此之外，可根据甲状腺功能、血液生化等鉴别。

## 第四节　中暑的急救处理

### 一、先兆中暑

立即将患者转移到阴凉、通风环境，口服淡盐水或含盐清凉饮料，休息后即可恢复。

## 二、轻症中暑

将患者转移到阴凉、通风环境，口服淡盐水或含盐清凉饮料并休息。对有循环功能紊乱或循环衰竭倾向者，静脉补充 5% 葡萄糖盐水，滴速不能太快，注意加强观察，直至恢复。

## 三、重症中暑

### （一）热痉挛

治疗主要为补充氯化钠，静脉滴注 5% 葡萄糖盐水或生理盐水。

### （二）热衰竭

及时补足血容量，防止血压下降。可用 5% 葡萄糖盐水或生理盐水静脉滴注，可适当补充血浆。必要时监测中心静脉压指导补液。

### （三）热射病

1. 将患者转移到通风良好的低温环境，可使用电风扇、空调。按摩患者四肢及躯干，促进散热。监测体温、心电、血压、凝血功能等。

2. 吸氧。

3. **降温** 降温速度与预后密切相关。体温越高，持续时间越长，组织损害越严重，预后也越差。一般应在 1 小时内使直肠温度降至 37.8～38.9℃。体外降温：头部降温可采用冰帽、电子冰帽，或用装满冰块的塑料袋紧贴两侧颈动脉处及双侧腹股沟区。全身降温可使用冰毯，或用冰水擦拭皮肤。体内降温：用冰盐水 200mL 进行胃或直肠灌洗；也可用冰 5% 葡萄糖盐水 1 000～2 000mL 静脉滴注，滴速控制在 30～40 滴 /min；也可以用低温透析液（10℃）进行血液透析。

4. **补钠和补液**，维持水、电解质平衡，纠正酸中毒。低血压时应首先及时输液补足血容量，必要时应用升压药。

5. **防治脑水肿和抽搐** 应用甘露醇、糖皮质激素有一定的降温、改善机体的反应性、降低颅内压的作用，可酌情应用白蛋白。有抽搐发作者，可静脉输注地西泮。

6. **综合与对症治疗** 保持呼吸道通畅，昏迷或呼吸衰竭者行气管插管，用人工呼吸机辅助通气，肺水肿时可给予毛花苷 C、呋塞米、糖皮质激素和镇静剂。应及时发现和治疗肾功能不全，防治肝功能不全和心功能不全，控制心律失常，给

予质子泵抑制剂预防上消化道出血，适当应用抗生素预防感染等。

# 第五节 中暑的预后

影响预后的因素包括：①高热持续时间。②降温速度。③机体损伤程度，包括严重凝血功能紊乱、急性肾衰竭、代谢性酸中毒、CK 升高 > 10 000U/L，肝酶升高 > 3 000U/L。兼具上述 2 个或 2 个以上因素者病死率明显增加。④中枢神经系统：出现昏迷及昏迷持续的时间。尽管给予快速降温治疗，仍有个别热射病痊愈的患者留有永久性的神经精神后遗症。

# 第六节 预　防

## 一、热习服的实施

热习服训练是一项行之有效的防暑措施，这个过程需要 10～14 天。寒区、温区部队进驻热区，或热区部队每年夏初进行高强度训练之前，应组织部队进行热习服训练。

### （一）适应温度训练时的环境温度

环境温度应由低到高，训练初期应避开极端高温天气，初始温度以气温 30℃ 为宜，逐渐过渡到每天较热时间内进行训练，以气温在 31～37℃ 为宜。

### （二）适应强度

强度应在生理耐受限度以内，只有足够的训练强度，才能获得高水平的热习服，达到完成高强度训练的能力。但在实施过程中，运动量应由小到大，训练强度逐步增加。可采用行军、负重行军、球类或其他能提高心血管系统耐力的训练或运动交替进行；热气候条件下越野和长跑训练效果较好，越野与行军联合训练效果更好。

### （三）适宜的训练周期

热习服训练初期，每次训练时间最好为 1.5～2.0 小时（不少于 50 分钟）。监测训练强度生理极限的方法：当训练停止时每个参训者自测脉搏，军医发口令计时半分钟，了解生理耐受程度。每次训练 1～2 次，训练周期 1～2 周，总训练次数不少于 6～12 次，否则不能达到良好的热习服。

**（四）反复巩固提高**

在获得热习服后，应继续训练，每周仍需有不少于2～3次的巩固性训练，才能不断巩固和提高热习服水平。如中断训练或离开热环境，会产生脱习服。

**（五）终止训练**

当参训人员在训练过程中出现面色苍白、步态呈醉酒状；监测训练强度超过人体耐受上限（心率＞170次/min，体温超过39℃）时应停止训练，待恢复正常后再参加训练。

**（六）脱习服**

脱习服的速度因习服程度和个体健康状况而异。其中心血管比体温的习服能力消退更明显更迅速。停止热习服训练后1～2周即可出现脱习服。脱习服后，重新训练获得热习服的时间可缩短。

## 二、完善相关保障措施

脱水缺盐、过度训练、睡眠不足、营养缺陷和热量不足等可延缓热习服的形成，在训练中应防止这些情况发生。

**（一）合理的饮食、水盐补充**

夏日不宜高脂、荤腥、辛辣饮食，高温气候宜清淡饮食。后勤要保障好冷盐水、凉白开水、绿豆汤等防暑饮品的供应。水是预防中暑的一种重要的"战术武器"。行军、训练、作业前要喝足水，灌满水壶，每4小时补充2L（约军用水壶2壶），但午间需每1.0～1.5小时补充1L（约军用水壶1壶），或按照气温、活动强度和出汗量酌情增减。

饮水温度最好以8～12℃为宜，天然水温也可。

鉴于单凭口渴感的饮水量不足以保持体液平衡，以过量饮水为好，即每次饮水时除满足口渴感外，再尽量多饮一些。饮水量达到出汗量的70%能更好地改善高温下劳动生理功能并预防热射病的发生。但出汗量过大（每天6L）时，过量饮水对胃肠道负担过重（胀肚），容易引起疲劳。总之，提倡少量多次饮水，不宜一次大量暴饮，以免增加心脏和胃肠道负担及反射性引起更多出汗和经肾排出更多水盐。补水的同时也要重视盐类的补充，一般每天所需可在饮食中补给，每餐有汤，汤菜可稍咸。长时间野外行军时可携带口服补液盐，兑水饮用。

**（二）保证必要的睡眠与休息**

夏天日长夜短，气温高，人体新陈代谢旺盛，加上高强度的训练或劳动，容易感到疲劳。充足的睡眠可使大脑和身体各系统得到放松，是预防热射病的重要措施。故应科学制订训练时间，避开日光强烈、气温较高的时段，缩短或减少烈日下或高温环境中连续训练时间，合理安排休息，适当增加午休；如果任务要求无法避开时，要做好相应的防护措施。

**（三）根据个人身体状况制订个性化训练计划**

对于近期患过中暑、感冒、发热、腹痛腹泻、负荷过重、夜间执勤睡眠过少、新战士等，应列为重点观察对象，适当予以照顾。卫生人员要深入班排，深入现场，针对容易发生热射病的环境和对象，加强医学监督，发现问题及时处理。

（黎檀实）

# 参 考 文 献

[1] 刘树元, 宋景春, 毛汉丁, 等. 中国热射病诊断与治疗专家共识[J]. 解放军医学杂志, 2019, 44（3）: 181-196.

[2] 宋仁杰, 李彦波, 周飞虎. 热射病发病机制的研究进展[J]. 解放军医学院学报, 2020, 41（12）: 1231-1235.

# 第一百二十一章 电 击 伤

## 第一节 电击伤的历史与现状

电击伤是一种常见的物理性损伤，是指一定量的电流或电能量通过人体导致机体损伤和器官功能障碍的一组临床综合征，可因雷电、低压或高压电损伤而发生，具有较高的发病率和死亡率。我国目前尚缺乏详细的临床流行病学资料，据估算，所有在医疗环境中治疗的烧伤中，4%～5% 是电烧伤。在美国，每年约有 10 000 人因电击伤至急诊科就诊，根据美国烧伤协会公布的数据，在 21 世纪初期，每年大约有 1 000 人死于电击伤，至 2015 年，这一人数降至 569，死亡率的下降可能得益于职业保护工作的改善。成年人中的电击伤最常见于职业性损伤；儿童中，家庭电击伤最常见。电击伤可影响每个器官系统，可导致热损伤、电生理损伤、创伤和代谢紊乱。患者可能与普通心脏病、创伤或烧伤患者相似，且因其病史有时难以采集，导致延误诊断。

## 第二节 电击伤的致病机制

影响电击伤强度的因素包括电流类型、电压和电流强度、身体电阻、电流在体内的路径，以及电场强度。此外，接触电流时间越长，损伤越重。电击导致的损伤主要有 3 种机制：电流的直接作用，电烧伤，电击后跌倒或坠落导致的创伤。电损伤的决定性因素是流经身体的电流量。

### 一、电流类型

低频交流电（AC）比高频交流电或直流电（DC）对组织造成的损伤更为广泛，一般来说，在相同电压和电流的情况下，交流电的破坏力是直流电的 3～5 倍。这是因为低频交流电能引起肌肉强力收缩而致屈曲性抓握，使触电部位不能脱离电源，延长触电时间。此外，交流电是家庭和其他建筑物供电的主要方式，故更为常见。直流电可引起一次强烈的肌肉收缩，常常使受害者远离能量源，最常见的直流电损伤包括雷击和与汽车电池的接触。

### 二、电压和电流强度

电压越高，引起的损伤越重，高电压超过 500～1 000V 会导致严重烧伤，国内家庭供电电压在 220V，会导致肌肉抽搐，并可能因患者无法放手导致长时间接触电源（表 19-121-1）。外部来源的电流，只需要 50～100mA 的低频交流电或 300～500mA 的直流电就可以诱发心室颤动。对于一个内震源（起搏器），不到 1mA 的电流即可诱导室颤。机体对不同电流强度的反应见表 19-121-2。

表 19-121-1 不同电压触电的临床表现

| | 低电压<br>（<600V） | 高电压<br>（≥600V） |
|---|---|---|
| 烧伤部位 | 浅表烧伤 | 深部隐匿性烧伤 |
| 触电时间 | 长（无法脱离电源） | 短 |
| 电流类型 | 交流电 | 交流/直流 |
| 继发外伤 | 不常见 | 常见坠落伤及肌强直导致的继发损伤 |
| 横纹肌溶解 | 不常见 | 常见 |
| 迟发性心律失常 | 不常见 | 常见 |
| 心脏停搏原因 | 继发于室颤 | 可继发于室颤、心肌直接受损或冠脉血栓 |

表 19-121-2　机体对不同强度电流的反应

| 电流强度 /mA | 机体反应 |
| --- | --- |
| 0.2～1 | 电流感 |
| 1～2 | 疼痛的触电感 |
| 3～5 | 儿童能耐受的电流阈值 |
| 6～10 | 成年人可耐受的最小电流阈值 |
| 10～20 | 抽搐（接触部位） |
| 20～50 | 抽搐（呼吸肌） |
| 50～100 | 室颤 |

### 三、电阻

电阻在物理学中表示导体对电流阻碍作用的大小。在身体中，组织电阻的大小取决于水和电解质的水平。血管、神经元和肌肉的电解质和水的浓度最高，故电阻最低，导电能力最强。相比之下，骨骼、脂肪和皮肤导电能力较差，而皮肤电阻也随着厚度的增加，干燥和角质化而增加。电阻最高的组织往往会因电损伤而遭受最大程度的损伤。高电阻的皮肤会在皮肤的水平造成更大的能量消耗，导致皮肤灼伤，从而减少由此产生的内部损伤程度。较低电阻的皮肤可能导致皮肤损伤不明显或根本没有皮肤损伤，而更多的电能被转移到内部组织。因此，皮肤上的外部烧伤程度并不能预测内部的损伤程度，完全没有外部烧伤也不能预测内部完全没有电损伤。

### 四、电流在体内的路径

电流在体内的路径对电击伤的严重程度也有影响，电流最常见的入口是手，其次是头部，最常见的出口是脚。任何通过头部的电流都可能导致中枢神经系统（CNS）损伤。如果电流从一只手到另一只手或腿穿过身体，则可能导致致命的心律失常。

### 五、电场强度

在确定组织损伤程度时必须考虑电场强度。场强取决于电压量，以及它所接触区域的大小。在相同的面积下，场强越大，损伤越大。高场强会导致受影响的组织发生电化学或热损伤，从而导致蛋白质凝固、凝血坏死、溶血、血栓形成、肌肉或肌腱撕脱或脱水。除了电损伤本身，高电场

强度损伤还会导致巨大的组织水肿，如血栓形成、血管充血和继发于损伤的肌肉肿胀，可能导致室间隔综合征、有效循环血量不足。严重的肌肉损伤还可能导致横纹肌溶解，肌球蛋白尿和额外的电解质紊乱，甚至急性肾功能衰竭。

## 第三节　临床表现及诊断

### 一、临床表现

全身表现：轻度电击伤是由于接触低压电源引起的皮肤轻度灼伤，这些患者心电图正常，无晕厥，胸痛及骨骼肌肉损伤，无气道受累，可致头晕、心悸、脸色苍白、口唇发绀、精神紧张、四肢乏力等，并可有肌肉疼痛；中度电击伤可有呼吸浅快、心动过速，短暂的抽搐和昏迷；重度电击伤可由低频交流电或高压电、雷电、高场强电源导致，可有持续抽搐、昏迷，甚至呼吸心搏停止。低电压电流引起室颤时，数分钟后呼吸即停止。高电压电流引起呼吸中枢麻痹时，患者呼吸停止，但心搏仍存在，如不施行人工呼吸，可于 10 分钟内死亡。若电压高、电流强，心脏与呼吸中枢同时受累，多立即死亡。此外，由于肢体急剧抽搐可引起骨折。

局部表现：主要是进、出口的电灼伤，常有≥2 个创面。低压电流灼伤多局限于电源接触部位，即电流的进出口处，创面一般较小，大小为 0.5～2cm，边缘整齐，与健康组织分界清楚；高压电流灼伤面积较大，损伤深度大，甚至深达肌肉和骨骼。随着病程进展，由于肌肉、神经或血管的凝固或断裂，可在 1 周或数周后出现坏死、感染、出血、继发肾功能衰竭等。血管内膜受损，可形成血栓，继发组织坏死和出血，甚至肢体广泛坏死。

潜在的长期电损伤后遗症可能包括：①神经疾病。神经病、癫痫、晕厥、耳鸣、无力、失去平衡、协调不良或步态共济失调。②心理疾病。记忆或注意力困难、易怒、抑郁或创伤后应激。③眼睛损伤。如白内障通常在损伤数天后发生，也可能延迟至 2 年。④其他躯体障碍。疼痛、疲劳、挛缩、肌肉痉挛、瘙痒、头痛、发烧或夜间出汗，以及关节活动范围缩小或僵硬等。

## 二、诊断与评估

电击伤患者应按照创伤患者进行诊治，并根据分诊的不同优先级进行处理。病史采集的内容包括：患者电击伤的来源、电源的电压和电流类型（AC 或 DC）、电暴露的持续时间、损伤是如何发生的，以及电击时有无摔伤等损伤机制。患者可有精神紧张、头晕、乏力、心悸、抽搐、发绀、心律失常、意识障碍甚至心跳呼吸骤停，采集患者既往史，特别是与心脏相关的既往史。应对患者进行详细的体格检查，包括气道、呼吸、循环和心血管功能，应特别注意患者的皮肤，包括头皮，体表可有一处或多处电灼所致组织坏死、焦化或炭化伤痕，评估神经系统功能，眼科、耳鼻喉检查，评估有无骨折、骨 - 筋膜室综合征等，务必要检查脊柱。注意浅表损伤程度不能用于评估内部损伤程度。

实验室检查包括血常规、尿常规、心肌酶谱、肝肾功能、肌钙蛋白等。如患者出现横纹肌溶解或需要呼吸支持，则进行动脉血气分析，如怀疑电流路径穿过胸部，或者患者有胸痛，则需心电监测，动态观察心电图、心肌酶谱变化。如患者有头部创伤或出现精神改变、癫痫、局灶性神经功能障碍，需考虑检查头颅 CT 或 MRI，如有颈部损伤，需固定颈椎，必要时行颈椎放射学检查。任何出现心脏或呼吸骤停、胸痛、呼吸急促、缺氧、跌落或钝伤的患者，疑似损伤的区域应做放射学检查。此外，根据体内电流路径的不同，予以相应部位的 CT 或超声成像，以评估内部组织的损伤。

# 第四节 治 疗

## 一、院前处置

院前急救中，救援人员应首先确定环境安全，不可在可能受到伤害的环境中救治患者。急救人员不得采用金属和其他潮湿的物品作为救护工具。未采取绝缘措施前，救护人员不得直接接触触电者的皮肤和潮湿的衣服。在拉拽触电者脱离电源的过程中，救护人员宜用单手操作。

现场急救包括：切断电源，脱掉患者的衣服，尤其是与身体接触的金属设备或珠宝；对没有自主呼吸心跳的患者，立即予心肺复苏，具体参见第三十章，应进行长时间心肺复苏，因为大部分伤者较为年轻，即使是心搏停止的患者也可获得良好结局，未发生心搏骤停的患者通常不接受干预也能存活。鉴于上述原因，存在多名伤者时的分诊优先顺序应酌情颠倒，即优先治疗无生命征象的患者；如患者有面颈部烧伤，则应尽早进行气管插管，一项前瞻性研究发现，延迟插管患者气道困难的风险更高，尤其是当插管延迟到患者到达烧伤中心时；外伤在高压电击伤中很常见，对任何有严重损伤或意识丧失的患者均需给予颈托固定，应评估患者有无合并其他外伤，如骨折、气胸、大出血，并给予相应处理；对有意识的患者，需进行疼痛控制和液体管理；建立静脉通路，在低血压患者或有烧伤迹象的患者中，以 10～20mL/kg 的剂量给予等渗静脉液体。晕厥或意识下降的患者应接受心电图和连续心脏监护。

## 二、院内处置

轻度电击伤患者仅需止痛，皮肤相应处理，在初步评估中没有明显损伤或心脏异常的患者，在 24～48 小时后不太可能再次出现心脏异常。存在持续性轻微症状或轻度皮肤烧伤且心电图和尿液分析结果正常（无血红蛋白尿）的患者，可观察数个小时后出院，并根据其伤口和其他共存疾病的严重程度适当随访。妊娠患者应请产科会诊，电击伤可能会引起胎盘早剥。

伤情严重的患者需收入重症监护病房，严重电烧伤患者一般应在病情稳定后转入烧伤科。

重度电击伤处理措施包括：

1. **气道管理** 尽早气管插管，对于困难气道，尽早气管切开，保证通气。

2. **心电监测** 对所有经历心脏或呼吸停止，意识丧失，胸痛，缺氧，心律不齐，严重创伤或烧伤，显示心电图异常，或存在心脏病史的患者，均应予以心电监测并住院治疗。怀疑患者被高压电（>1 000V）击伤时，即使看似无损伤，也应进行心电监护。

3. **液体管理** 电击伤患者应考虑液体治疗，维持水电解质稳定，如果有明显的创伤，心脏或呼吸停止，或失去意识，应考虑中心静脉通道。

液体复苏的目标尿量为成人 100mL/h 以上，横纹肌溶解患者需水化、碱化，如需利尿，可选用渗透性利尿剂甘露醇、袢利尿剂速尿。如出现肾功能不全，无尿，需尽早行血液净化治疗。需注意常规热烧伤的补液公式不适用于电击伤患者，因为以表面积评估可能会严重低估损伤程度。

**4. 外科处理**　根据所经历的创伤或损伤的类型，患者可能需要颈椎或脊柱固定，如患者合并出血、气胸、骨折等并发症，应做进一步处理，需对烧伤患者做烧伤护理，必要时接种破伤风疫苗，以及在进行彻底的神经血管评估后进行适当的夹板和 / 或包扎。如患者出现骨 - 筋膜室综合征，应尽早切开处理，以减少不必要的截肢。

**5. 神经系统并发症和止痛**　如患者出现癫痫，可予以丙戊酸钠、苯二氮䓬类控制癫痫发作。如患者出现较强程度的疼痛，可予以短效阿片类止痛药物镇痛。

**6. 防治感染**　应及时清洗、消毒新鲜伤口，经常协助患者翻身、拍背，预防伤口感染和肺部感染的发生。抗生素的预防应用仍有争议，一些研究表明，对围手术期和机械通气患者进行抗生素预防使用可能会改善患者预后，但新近的荟萃分析并不支持常规预防性使用抗生素。

**7. 预防及心理干预**　应对患者进行安全教育，患者可能出现创伤后应激，应予以必要的心理干预。

**8.** 应仔细进行耳科和听力检查，以及眼科评估。

## 第五节　儿童电击伤

儿童更容易受到低电压损伤，由于儿童皮肤更薄，体表面积更小，电阻较低，相对发病率更高。小于 5 岁的幼儿因咬吮电线，更容易出现口腔面部烧伤，唇动脉出血和原发性牙齿损伤的风险高达 24%，应尽早进行口腔及耳鼻喉科干预，采取有力措施。此外，唇动脉出血常延迟出现，可在电击伤 2 周后发病。年龄较大的儿童电击伤常见于从事冒险行为的青春期男孩，高压损伤和上肢损伤的发生率较高，通常需要筋膜切开或皮肤移植。

（聂时南　张　炜）

# 参 考 文 献

[1] Clark AT, Wolf S. Electrical Injury[J]. JAMA, 2017, 318(12): 1198.

[2] Gentges J, Schieche C. Electrical injuries in the emergency department: an evidence-based review[J]. Emerg Med Pract, 2018, 20(11): 1-20.

[3] Friedstat J, Brown DA, Levi B. Chemical, Electrical, and Radiation Injuries[J]. Clin Plast Surg, 2017, 44(3): 657-669.

[4] 武秀艳, 贾浩. 电击伤 [J]. 中国实用乡村医生杂志, 2016, 23(3): 3-5.

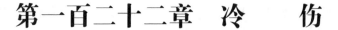

# 第一百二十二章 冷 伤

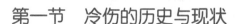

## 第一节 冷伤的历史与现状

冷伤是一种由寒冷所致的末梢部局限性炎症性皮肤病，是一种冬季常见病，以暴露部位出现充血性水肿红斑，遇温高时皮肤瘙痒为特征，严重者可能会出现患处皮肤糜烂、溃疡等现象。该病病程较长，冬季还会反复发作，不易根治。对于一些年轻女士而言，不仅影响了双手的美观度，还给生活带来了极大的不便。在治疗方面，虽方法较多，但很少能根治，所以常令人感到棘手。

### 一、冷伤的定义

冷伤，又称冻伤（cold injury），指在寒冷、潮湿或有风的地带工作劳动时，由于低温或机体长时间暴露在寒冷环境下引起的全身或局部温度下降而发生的损伤。是严寒地区或在低温下作业人员的常见急症，其损伤程度与寒冷的强度、风速、湿度、受冻时间，以及人体局部和全身的状态有直接关系。以无家可归者、心理疾病患者、酗酒者、药物滥用者及年老体弱者为危险人群，意外、军事行动、饥饿、醉酒、休克、创伤等是其易患因素。全身冷伤易发生在冷水或冰水淹溺、全身短时间暴露于极低气温、全身较长时间暴露于0℃以下的特殊条件。

### 二、冷伤类型

冷伤分为非冻结性冻伤和冻结性冻伤两类。

1. 非冻结性冻伤，由10°以下至冰点以上的低温加以潮湿条件造成，如冻疮、战壕足、水浸足（手）等。

2. 冻结性冻伤，由冰点以下的低温（一般在−5℃以下）造成，分局部冻伤（冻伤）和全身冻伤（冻僵）。

（1）冻伤是局部接触冰点以下的低温时形成冻结伤，即由于低温或机体长时间暴露在寒冷环境下引起的组织冻结损伤。在细胞水平上有冰晶形成，且有细胞脱水及微血管闭塞等改变。

（2）冻僵（frozen stiff）指全身性冷伤，又称意外低体温，因体温过低而发生的以神经系统和心血管系统损害为主的全身性疾病。常发生在严寒季节、高海拔地区，或是在雪崩、暴风雪等灾害状况下发生。

## 第二节 冷伤的病理生理及临床表现

### 一、冻僵

#### （一）病理生理

全身受低温侵袭时，首先发生外周血管收缩和寒战反应，继而体温由表及里逐渐降低，若核心体温下降至32℃以下，则心、脑、肾、血管等脏器功能均受损；降至28℃以下，则危险加大，如不及时抢救，可直接致死。

#### （二）临床表现

受冻早期可表现为神经兴奋，皮肤血管和毛孔收缩、排汗停止、减少散热、代谢率增高、肌张力增加、出现寒战或肌肉震颤、皮肤苍白或发绀、乏力、打呵欠等表现，继而出现肢体僵硬、幻觉或意识模糊甚至昏迷、心律失常、呼吸抑制、心跳呼吸骤停，机体进入代谢和功能抑制状态，寒战停止，心肌收缩力下降，心动过缓，血压下降，意识模糊，知觉与反应迟钝，瞳孔开始散大。严重者出现昏迷，皮肤苍白或青紫，四肢肌肉和关节僵硬，测不到脉搏和血压，肺水肿，室颤，心跳停止，瞳孔散大固定，无脑电活动。患者如能得到抢救，其心跳呼吸虽可恢复，但常有心室纤颤、低血压、休克等，呼吸道分泌物多或发生肺水肿，尿量少或发生急性肾衰竭，其他器官也可发生功能障碍。

### （三）临床分度

核心温度分为轻度冻僵（32～35℃），中度冻僵（28～32℃），严重冻僵（<28℃）。对于严重冻僵患者，若不及时救治，可导致呼吸、心搏停止而死亡。

## 二、冻伤

### （一）病理生理

人体局部接触冰点以下低温时，发生强烈的血管收缩反应。如接触时间稍久或温度很低，则细胞外液甚至细胞内液形成冰晶。随着冰晶加大，间质液渗透压增高，导致细胞内脱水，蛋白变性、酶活性下降、细胞功能障碍。冰晶可直接破坏细胞膜、改变离子跨膜浓度梯度，进而导致细胞脱水死亡。如果快速冷冻，则细胞内出现冰晶、导致细胞死亡。冻伤损害主要发生在冻融后，局部血管扩张、充血、渗出及血栓形成，释放氧自由基、血栓素等介质，可以进一步加剧毛细血管与组织损伤。冻伤组织在复温后血流恢复较烧伤快，中性粒细胞黏附作用较烧伤小，而血小板功能紊乱及凝血系统异常较烧伤严重。

### （二）临床分度

冻伤在冻融以前，伤处皮肤苍白、温度低、麻木刺痛，不易区分其深度。复温后不同深度的创面表现有所不同。依损害程度分为四度：

1. Ⅰ度冻伤（红斑性冻伤）　伤及表皮层。局部红肿、充血；有热、痒、刺痛的感觉。症状数天后消退，表皮脱落、水肿消退，不留瘢痕。

2. Ⅱ度冻伤（水疱性冻伤）　损伤达真皮层。除上述症状外，红肿更显著，伴有水疱，疱内为血清样液，有时可为血性。局部疼痛较剧，但感觉迟钝，对针刺、冷、热感觉消失。1～2天后疱内液体吸收，形成痂皮。如无感染，2～3周后脱痂痊愈，一般少有瘢痕。

3. Ⅲ度冻伤（腐蚀性冻伤）　伤及全层皮肤或皮下组织。创面苍白变为黑褐色，感觉消失，创面周围红、肿、痛并有水疱形成。若无感染，坏死组织干燥成痂，4～6周后坏死组织脱落，形成肉芽创面，愈合期慢且留有瘢痕。

4. Ⅳ度冻伤（血栓形成与血管闭塞）　损伤深达肌肉、骨骼，甚至肢体坏死，表面呈死灰色、

无水疱；坏死组织与健康组织的分界在20天左右明显，通常呈干性坏死，也可并发感染形成湿性坏疽。局部表现类似Ⅲ度冻伤，治愈后多留有功能障碍或致残。

## 第三节　冻结性冻伤的治疗

### 一、冻结性冻伤的急救

尽快使患者脱离寒冷环境，快速复温。衣服、鞋袜等连同肢体冻结者，不可勉强卸脱，应用温水（10℃左右）使冰冻融化后脱去或剪开。立即施行局部或全身的快速复温，但勿用火炉烘烤。以冰雪拭冻伤部位不仅延误复温，并会加重组织损伤。快速复温方法是：用40～42℃恒温温水浸泡肢体或浸浴全身，水量要足够，要求在15～30分钟内使体温迅速提高至接近正常。温水浸泡至肢端转红润皮温达36℃左右为度。浸泡过久会增加组织代谢，反而不利于恢复。浸泡时可轻轻按摩未损伤的部分，帮助改善血液循环。若无温水，可将患者伤肢置于救护者怀中复温。如患者感觉疼痛，可用镇静剂或止痛剂。全身冻僵浸泡复温时，一般待肛温恢复到32℃左右，即停止继续复温。因为停止复温后，体温还要继续上升3～5℃。及时复温，能减轻局部冻伤和有利于全身冻伤复苏。对呼吸、心搏骤停者要施行胸外心脏按压和人工呼吸、吸氧等急救措施。复温过程中肢体可出现肌筋膜综合征，严重时可能需行肌膜切开术。多数冻伤者有脱水，复苏过程中输注的液体可适当加温。

复温对冻僵患者是首要的治疗措施，包括一般复温技术（如棉被、毛毯、电热毯、热水袋、提高环境温度、4～42℃温水浴）、吸入加温湿化的氧气（45℃）、输注加热的液体（3～44℃）、40～42℃灌洗液灌注体腔和空腔脏器（如胸腔、腹腔、膀胱、胃），以及体外复温技术，如体外膜氧合（ECMO）、体外循环等。患者入院后采用棉被裹盖、调高层流病房温度、温水洗胃、温水膀胱灌洗、暖水袋热敷等综合复温法，使得核心温度逐渐上升。复温护理过程中，注意局部皮肤情况，防治压疮和烫伤。冻僵发病的高危人群，给予患者温水洗胃既是提高核心温度的方法，也起到了清理毒物的作

用;对于此类患者,利用血液灌流机体外复温也是选择之一。国外冻僵患者复温过程中,除了应用体外复温技术,还应用了亚低温治疗的理念,即患者复温至33℃后,保持这一温度12小时,然后再缓慢恢复到正常体温,也取得了令人满意的疗效。

研究发现,超过60%的冻僵死亡患者死在疾病发生48小时后,此时患者的体温已恢复正常,即更多的冻僵患者死在复温后而非复温过程中,死亡的原因为复温并发症。

## 二、冻结性冻伤的局部治疗

复温后冻伤的皮肤应小心清洁、维持干燥,抬高病变部位、减轻水肿。

1. Ⅰ度冻伤 保持创面干燥清洁,数天后可自愈。

2. Ⅱ度冻伤 复温后,创面干燥清洁者,可用软干纱布包扎,避免擦破皮肤、防止压迫。有较大水疱时,应在无菌条件下吸尽水疱内液体;用无菌纱布包扎;创面感染时,先用浸有抗菌药湿纱布敷。再用冻伤膏,采用包扎或半暴露疗法。

3. Ⅲ、Ⅳ度冻伤 多用暴露法治疗,保持创面清洁,且受冻部位每天在药液中清洗1~2次。对分界明确的坏死组织予以切除,视创面情况可植皮。对清创、抗生素治疗无效且并发湿性坏疽,或有脓毒症,则需截肢。由于发病早期很难区分冷伤组织的破坏程度,手术宜在较晚时间进行。

## 三、冻结性冻伤的全身治疗

1. 复苏过程中首先要维持呼吸道通畅,吸氧,必要时给予辅助呼吸。

2. 降温低时极易出现室颤或心搏骤停,应施行心电图监护,注意纠正异常心律,必要时采取除颤复苏措施。

3. 胃管内热灌洗或温液灌肠有助复温。

4. 扩充血容量防治休克,选用适当血管活性药物。静脉输注的葡萄糖盐液应加温至38℃;有酸中毒时给予5% $NaHCO_3$ 纠正。

5. 有肾功能不全、脑水肿时,可使用利尿剂并采取相应的治疗措施。

6. 应用低分子右旋糖酐静脉滴注进行抗凝;口服妥拉苏林、罂粟碱等扩张血管药物;局部外用血栓素酶抑制剂和全身使用布洛芬可以改善微循环,减轻血栓形成与组织损伤,但要注意避免出血倾向。

7. 根据冻伤部位可选用封闭疗法,或行交感神经阻滞术,以解除血管痉挛和止痛。

8. Ⅲ度以上冻伤给予破伤风抗毒素 1 500～3 000U 肌内注射,根据病情全身应用抗生素预防感染。

9. 加强营养支持,给予高热量、高蛋白、富含多种维生素饮食。

10. 对分界明确的坏死组织予以切除,视创面情况可植皮封闭创面。对清创、抗生素治疗无效且并发湿性坏疽,或有脓毒症,则需截肢。由于发病早期很难区分冷伤组织的破坏程度,手术宜在较晚时间进行。

## 四、冻结伤的预防

在寒冷条件下工作的人员应注意防寒、防湿。衣着宜保暖不透风,保持干燥,减少体表外露,外露部位适当涂抹油脂;寒冷环境下应避免久站或静止不动。进入高寒地区工作的人员,平时应进行适应性训练,提供高热量饮食,且酒后不宜野外工作,积极预防冻伤发生。

(欧阳军)

# 参 考 文 献

[1] 陆再英,钟南山. 内科学 [M]. 7 版. 北京:人民卫生出版社,2008.

[2] Teresa CR, Geoff M, Anne D, et al. Therapeutic hypothermia after profound accidental hypothermia and cardiac arrest[J]. American Journal of Emergency Medicine, 2012, 30: 387e5-387e7.

[3] van der Ploeg GJ, Goslings JC, Walpoth BH, et al. Accidental hypothermia: rewarming treatments, complications and outcomes from one university medical centre[J]. Resuscitation, 2010, 81(11): 1550-1555.

[4] 薛宝升,王杨,孙海峰. 冻伤诊疗研究进展 [J]. 创伤与急危重病医学,2014(2): 65-68, 104.

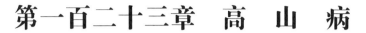

# 第一百二十三章 高 山 病

## 第一节 高山病的历史与现状

### 一、高山病的命名和分型

氧分压随海拔高度增加而下降,任何一个上升到高海拔地区(>2 500m)的个体都面临缺氧的挑战。当低氧压力超过个体的适应能力时,就会发生高山病(mountain sickness)。迄今国内外对于高山病的命名及分型未有统一标准。

我国将高山病称为高原病(high altitude disease,HAD)。1995 年中华医学会高原医学分会颁布了《我国高原病命名、分型及诊断标准》。该标准将高原病根据发病急缓分为急性高原病(acute high altitude sickness,AHAD)和慢性高原病(chronic high altitude disease,CHAD)两大类。急性高原病分为急性轻症高原病(acute mild altitude disease)和恶性高原病,恶性高原病又分为高原肺水肿(high altitude pulmonary edema,HAPE)和高原脑水肿(high altitude cerebral edema,HACE)。慢性高原病分为高原衰退症(high altitude deterioration,HADT)、高原红细胞增多症(high altitude polycythemia,HAPC)、高原心脏病(high altitude heart disease,HAHD)和慢性高山病(chronic mountain sickness,CMS)或 Monge 病(Monge's disease)。为纪念秘鲁著名的高原生物医学家 Monge 对高原医学的巨大贡献,国际上已将 CMS 习称为 Monge 病。

国外对高山病的研究及命名和分型较早。1918 年,Schneider 首次提出高山病的概念。对高山病认识和研究较早的国家,如英国、意大利、美国等缺乏高原地区,研究者所看到的是登上高山人群中所发生的特有疾病。因此,国外将高原病称为高山病有历史、地理原因。1991 年加拿大第七届班夫低氧论坛将急性高原病分为急性高山病(acute mountain sickness,AMS)、高原肺水肿(HAPE)和高原脑水肿(HACE),并建立了路易斯湖 AMS 评分标准。1992 年由国际高山医学协会(ISMM)确定并在国际上实施。国外所指的慢性高原病通常即一个概念:慢性高山病(CMS)或 Monge 病。2004 年第六届高原医学与生理学会议达成了国际 CMS 量化诊断标准,即"青海慢性高山病记分系统"(Qinghai CMS Score)。根据"青海标准",红细胞过度增生,伴有或不伴有肺动脉高压及心力衰竭均应诊断为 CMS 或 Monge 病。无红细胞过度增生,但存在肺动脉压超过正常范围,则诊断为高原肺动脉高压(high altitude pulmonary hypertension,HAPH)。

"青海标准"认为,HAPC 与 CMS 或 Monge 病概念相同。但《我国高原病命名、分型及诊断标准》将 HAPC 作为一种单独的临床亚型。CMS 或 Monge 病,即混合型慢性高原病,是指同时具有 HAPC 和 HAHD 的临床表现。2007 年中华医学会高原医学分会做出了停止使用 HAPC 的诊断标准,统一使用慢性高山病"青海标准"的决定。至于高原肺动脉高压(HAPH),由于一些专家对"青海标准"中肺动脉压的参数标准有不同意见,这一标准仅作试行,也可继续应用高原心脏病(HAHD)的标准。

### 二、高山病流行病学

AMS 的流行在很大程度上取决于研究环境,患病率在 40%~90% 之间变化。在上升到 2 500 米的未适应环境的人群中,有 10%~25% 发生 AMS。在 4 500~5 500 米未适应环境的人群中,有 50%~85% 发生 AMS。HACE 很少发生在海拔低于 4 000 米的地区,在 4 200~5 500 米之间,患病估计为 0.5%~1%。HAPE 在海拔 2 500~3 000 米以下的人群中很少见。风险随着海拔

的升高和上升速度的加快而增加。4 天上升到
4 500 米的发生率为 0.2%，7 天上升到 5 500 米的
发生率为 2%。当这些高度在 1~2 天内达到时，
发生率将分别增加到 6% 和 15%。

CMS 的流行在全球不同的高海拔人群中表
现出相当大的变异。藏族人和埃塞俄比亚人被
认为是适应性最强的民族。在中国青海省藏族人
群中 CMS 患病率最低，为 1.21%，而汉族移民在
同一城市的比例为 5.6%。随着海拔的升高，患病
率也会增加。在青藏高原，2 261 万~2 980 万人
口中，有 1.05% 的人患有 CMS。在 3 128~3 980
米，为 3.75%。而在 4 000~5 226 米，为 11.83%。

## 第二节　高山病的发病机制

高海拔地区低压性缺氧是致病的主要因素。

大多数测量 AMS 氧合的研究发现，与非
AMS 组相比，AMS 中血氧分压更低。低氧血症
通过氧化应激、炎症反应或诱导血管内皮生长因
子（VEGF）转录表达上调而增加血管通透性。缺
氧还可诱发一氧化二氮合成酶，增加一氧化氮和
腺苷的释放引起血管舒张，增加脑血流量，反过
来会增加血管的通透性，导致水肿。低氧导致血
管源性脑水肿和脑血流量增加，可引起血管压力
增高和伤害性化学物质释放，激活脑膜和血管的
痛觉受体引起头痛，这是 AMS 痛觉受体活化的
潜在机制。此外，静脉高压学说被认为在 AMS
的发病机制中起着重要作用。该学说认为，低氧
血症增加脑血管灌流，而静脉的外排量有限，大
量静脉回流将导致静脉充血，造成静脉压增高，
继而引起头痛。HAPE 产生的机制尚不清楚，但
有两个过程是重要的：一是低氧性肺血管收缩导
致肺动脉和毛细血管压力增加。二是特发性非炎
症性血管内皮通透性增加。早期肺动脉高压和
HAPE 是密不可分的，但肺动脉高压的存在不足
以解释水肿的发生。一些低氧性肺血管强烈收缩
（HPV）的个体并不会发展成 HAPE。

长期组织缺氧可引起红细胞过度增生，增加
携氧能力的同时，也使血液黏滞度增高，血流减
慢，从而引起全身各器官组织灌流减少，加重组
织缺氧，形成恶性循环。在慢性缺氧情况下，肺
血管构型发生重建，表现为肺动脉内膜增厚，血

管变硬，肺动脉阻力增加。此外，红细胞增多可引
起肺微小动脉原位血栓形成，加重肺动脉高压。

## 第三节　急性高山病的诊断

### 一、诊断

#### （一）临床表现

AMS 的主要症状为头痛，头痛是诊断 AMS
所必需的。其他症状包括疲劳、食欲不振、恶心
或呕吐、头晕和睡眠障碍。这些症状都是非特异
性的。体检通常是正常的。

HACE 主要表现为躯干共济失调和精神状态
改变，通常发生在患有 AMS 的人身上。如果没
有适当的治疗，可在数小时内从轻度共济失调发
展为昏迷和死亡。

HAPE 早期症状包括劳力性呼吸困难、轻微
咳嗽、胸闷和运动能力下降。随着水肿的进展，
咳嗽和呼吸困难加重，出现端坐呼吸，咳粉红色
泡沫痰。随着血氧饱和度的骤降，可能出现缺氧
性脑病。体征包括发绀、呼吸急促、心动过速、轻
度体温升高、听诊肺部湿性啰音。

急性高山病风险分级见表 19-123-1。2018 路
易斯湖急性高山病评分见表 19-123-2，轻度 AMS
为 3~5 分，中度 AMS 为 6~9 分，严重 AMS 为
10~12 分。总体功能还可以用 AMS 临床功能评
分评价。急性高山病分类见表 19-123-3，HACE
不能用路易斯湖 AMS 评分进行评价。

#### （二）辅助检查

AMS 是一种以典型症状为基础的临床诊断，
除外其他诊断，不需要血液检查或影像学检查。

腰椎穿刺和 MRI 可以协助 HACE 诊断。腰
椎穿刺可发现脑脊液压力升高。MRI 显示 HACE
是一种有潜在致命性的神经系统疾病，其特征在
于严重非致命病例的 MR 成像表现为广泛的细黑
胡椒样微出血，留下永久印记。HACE 病理生理
学似乎涉及可逆性血管源性和细胞毒性水肿，其
进展为微血管破坏，从而导致微出血。MR 成像，
尤其是 3T 和 SWI，可检测出水肿和微出血，并有
助于诊断、分期和管理这种严重疾病。在严重的
HACE 病例中，血铁质沉积在胼胝体和整个大脑
可持续数年。

表 19-123-1 急性高山病风险分级

| 风险等级 | 上升速度和病史 |
|---|---|
| 低 | 没有 AMS，HACE，HAPE 的病史，目标海拔 <2 800m |
| | ≥2 天到达海拔 2 500～3 000m 的地区 |
| | 一旦海拔超过 2 500m，上升速度不超过 500m/d，且每上升 1 000m，用 1 天时间进行习服训练 |
| 中 | 有 AMS 病史，1 天内上升到海拔 2 500～2 800m 的地区 |
| | 没有 AMS 的病史，1 天内上升到海拔 >2 800m 的地区 |
| | 海拔 >3 000m，上升速度 >500m/d，且每上升 1 000m，用 1 天进行习服训练 |
| 高 | 有 AMS 病史，1 天之内上升到海拔 >2 800m 的地区 |
| | 有 HACE 或 HAPE 病史 |
| | 1 天之内上升到海拔 >3 500m 的地区 |
| | 海拔 >3 000m，上升速度 >500m/d，没有额外的时间进行习服训练 |
| | 急速上升（例如，乞力马扎罗山 <7 天） |

所有海拔均考虑为患者睡眠时所处海拔。

表 19-123-2 2018 路易斯湖急性高山病（AMS）评分

**头痛**
0—根本没有 1—轻度头痛 2—中度头痛 3—严重头痛，使人失能

**胃肠道症状**
0—食欲正常 1—食欲差或恶心 2—中度恶心或呕吐 3—严重恶心和呕吐，使人失能

**疲乏和/或无力**
0—没有疲乏或无力 1—轻度疲乏/无力 2—中度疲乏/无力 3—严重疲乏/无力，使人失能

**头昏/头重脚轻**
0—没有头昏/头重脚轻 1—轻度头昏/头重脚轻 2—中度头昏/头重脚轻 3—严重头昏/头重脚轻，使人失能

**AMS 临床功能评分**
总之，如果你有 AMS 症状，它们多大程度影响你的活动？
0—一点也不 1—有症状，未迫使行程或行动改变 2—我的症状迫使我停止攀升或靠自己的力量下撤 3—不得不下撤到较低海拔地区

表 19-123-3 急性高山病分类

| 分类 | 轻度 AMS | 中重度 AMS | HACE |
|---|---|---|---|
| 症状 | 头痛加 1 种或以上其他症状（恶心/呕吐、疲劳、困倦、头昏），所有症状程度轻微 | 头痛加 1 种以上其他症状（恶心/呕吐、疲劳、困倦、头昏），所有症状处于中等到严重 | 中度到严重 AMS 症状恶化 |
| 体征 | 没有 | 没有 | 共济失调、严重困倦、精神状态改变、脑病 |
| 路易斯湖 AMS 评分 | 3～5 | 6～12 | 不适用 |

X 线、CT、超声心动图可协助诊断 HAPE。X 线和 CT 显示肺部不对称斑片状浸润。超声心动图可发现明显的肺动脉高压。

## 二、鉴别诊断

AMS 和 HACE 的鉴别诊断包括乏力、体温过低、低钠血症、偏头痛、脱水、感染、一氧化碳中毒、药物和酒精中毒、低血糖或严重高血糖、短暂性缺血发作或中风和急性精神病。HAPE 的诊断需排除其他引起高原呼吸道症状的疾病，如肺炎、上呼吸道感染、支气管痉挛和心肌梗死。

# 第四节 急性高山病的防治

## 一、预防

### （一）非药物措施

1. 控制上升速度 在海拔 3 000 米以上，个人每天睡眠高度增加不应超过 500 米，即使没有提升到更高的睡眠高度，也应每 3～4 天休息 1 天。在规划上升速度时，睡眠高度比觉醒高度更为重要。

**2. 习服训练和分阶段上升** 在进入高海拔地区前反复接触低压或常压低氧（习服训练）或者在中等海拔（2 200～3 000 米）适应6～7天再进入更高海拔（分阶段上升）可降低急性高原病风险，改善通气和氧合，并在随后上升到更高海拔后减弱肺动脉压力反应。但这种策略的实施在后勤上很困难，目前尚未完全确定习服训练和分阶段上升的最佳方法。

**（二）药物措施**

急性高山病风险分级见表19-123-1。对于具有中高度风险的个体应强烈考虑药物预防，但在低风险的情况下没有必要。多种药物可用于防治急性高山病（表19-123-4）。

## 二、治疗

### （一）非药物措施

**1. 下降** 在可行的情况下，下降是治疗AMS、HACE和HPCE的最佳方案。个体应该下降直到症状完全消退，通常需要下降300～1 000米，具体因个体而异。

**2. 吸氧** 无法启动下降时的替代方案，通过吸氧将血氧饱和度提升至90%以上。

**3. 便携式高压舱** 便携式高压舱可有效治疗严重的AMS，但难以用于幽闭恐惧症和呕吐的患者。当患者出舱后，症状可能再次发生。当下降可行时，使用高压舱不应延迟下降。

**4. 持续气道正压通气** 有利于HAPE患者的气体交换，改善预后。对于神志清楚并能耐受面罩的患者，可作为医院环境中的氧疗辅助。

**（二）药物措施**

药物治疗方案见表19-123-4。

## 第五节 慢性高山病

慢性高山病（CMS）是一种由于长期暴露于低氧环境，而发生在高海拔地区（＞2 500m）的原住民或终身居民身上的临床综合征。其特点是红细胞增多症和严重的低氧血症。常与肺动脉高压相关，可发展为肺心病和充血性心力衰竭。

CMS最常见的症状是头痛、头晕、耳鸣、呼吸困难、心悸、睡眠障碍、疲劳、食欲不振、发绀和静脉扩张等。实验室及影像学检查可发现红细胞增多（男性：血红蛋白≥21g/dL；女性≥19g/dL）、重度低氧血症（青藏高原，中国高原医学会定义$SpO_2 < 85\%$）、肺动脉高压和充血性心力衰竭。CMS主要与慢性肺病鉴别，例如：肺气肿、慢性支气管炎、支气管扩张、囊性纤维化等。正常的呼吸功能可通过肺功能测试来确认。

慢性高山病在不脱离高原环境下很难被治愈。将患者转移至平原不再返回高原地区仍为最为可靠的防治方法，但受社会、家庭和经济因素所限。对红细胞增多的患者，采用血液稀释疗法

表19-123-4 防治急性高山病药物的用法和剂量

| 药物 | 适应证 | 用法 | 剂量 |
|---|---|---|---|
| 乙酰唑胺 | AMS，HACE 预防 | 口服 | 125mg, 2 次/d<br>儿童：2.5mg/kg, q.12h. |
| | AMS 治疗 | 口服 | 250mg, 2 次/d<br>儿童：2.5mg/kg, q.12h. |
| 地塞米松 | AMS，HACE 预防 | 口服 | 2mg, q.6h. 或 4mg, q.12h.<br>不推荐儿童预防 |
| | AMS，HACE 治疗 | 口服，<br>静脉注射，<br>肌内注射 | AMS：4mg, q.6h.<br>HACE：首剂 8mg, 随后 4mg, q.6h.<br>儿童：0.15mg/kg, q.6h. |
| 布洛芬 | AMS 预防 | 口服 | 600mg, q.8h. |
| 硝苯地平 | HAPE 预防 | 口服 | 控释片 30mg, q.12h. 或 20mg q.8h. |
| | HAPE 治疗 | 口服 | 控释片 30mg, q.12h. 或 20mg q.8h. |
| 他达拉非 | HAPE 预防 | 口服 | 10mg, q.2h. |
| 西地那非 | HAPE 预防 | 口服 | 50mg, q.8h. |

可暂时降低患者红细胞和血红蛋白的浓度,但术后往往出现反弹。乙酰唑胺(250mg/d)可降低红细胞压积和血清促红细胞生成素水平,改善肺通气,提升氧饱和度,长期使用可降低肺动脉压力。

## 第六节　急性高山病进展

### 一、进展

在高海拔旅者的自我评价系统方面,2018路易斯湖AMS评分能通过特定症状和总体评价两套系统合一,为特殊人群尽早发现AMS和察觉恶化提供有益的帮助。在预防措施方面,缺氧帐篷有可能为后续的高原工作计划提供预先习服适应,从而更快地适应高原环境,减少AMS的发生。药物诊疗和预防方面,乙酰唑胺在成人中重风险高山病和儿童高山病的预防方面疗效得到肯定。在AMS预防方面,对乙酰氨基酚和布洛芬之间没有差异。在头痛治疗方面,布洛芬有不逊于对乙酰氨基酚的疗效。不建议将吸入布地奈德、银杏叶提取物用于高山病预防。

### 二、不确定领域

由于HACE和HAPE在偏远地区很少发生,缺乏严谨的数据指导管理。尽管许多试验支持使用乙酰唑胺预防急性高山病,但仍不能确定需上升到更高海拔(4 500～5 000m以上)或快速上升人群的适当剂量。在这些情况下,缺乏地塞米松与高剂量乙酰唑胺的随机对照试验数据。尚不清楚登山前各种形式的高海拔地区习服对急性高山病风险降低的程度和持续时间。

(钱传云　黄　睿　王　锦)

## 参 考 文 献

[1] Wilderness Medical Society. Wilderness Medical Society practice guidelines for the prevention and treatment of acute altitude illness: 2014 update[J]. Wilderness Environ Med, 2014, 25(4): 4-14.

[2] Peter Bärtsch, Erik R Swenson. Acute High-Altitude Illnesses[J]. N Engl J Med, 2013, 368: 2294-2302.

[3] Roach RC, Hackett PH, Oelz O, et al. The 2018 Lake Louise Acute Mountain Sickness Score[J]. High Alt Med Biol, 2018, 19(1): 4-6.

[4] Villafuerte FC, Corante N. Chronic Mountain Sickness: Clinical Aspects, Etiology, Management, and Treatment[J]. High Alt Med Biol, 2016, 17(2): 61-69.

[5] 祁贵生,吴天一. 慢性高原病诊断标准及相关研究[J]. 高原医学杂志, 2015, 25(4): 1-11.

[6] Wilderness Medical Society. Wilderness Medical Society practice guidelines for the prevention and treatment of acute altitude illness: 2019 update[J]. Wilderness Environ Med, 2019, 30(4S): S3-S18.

[7] Hackett PH, Yarnell PR, Weiland DA, et al. Acute and evolving MRI of high-altitude cerebral edema: microbleeds, edema, and pathophysiology[J]. AJNR Am J Neuroradiol, 2019, 40(3): 464e9.

# 第二十篇　急诊诊疗技术

# 第一百二十四章　紧急气道管理

## 第一节　紧急气道管理的概念、发展历史和意义

### 一、紧急气道管理的概念

紧急气道(emergency airway)是指各种原因导致面罩通气困难的情况,部分患者可同时合并气管插管困难。此时患者容易陷入极度缺氧状态,其中少数患者存在"既不能通气也不能插管(can't intubation,can't oxygenation,CICO)"的状态,容易导致脑缺氧损伤和死亡等严重后果。紧急气道管理(emergency airway management,EAM)包括通过外科或非外科方式紧急开放气道,保护气道,避免误吸,提供有效的通气,改善氧供,涵盖了各种用于气管插管、环甲膜切开或气管切开的技术。

### 二、气道管理的发展史

随着各类气道管理工具不断更新和现代麻醉学的发展,在一定程度上也促进了紧急气道管理的发展和精细化管理。

1543 年,人体解剖学创始人 Vesalius 首次对猪进行气管切开并置入气管内插管成功,开创了人工气道建立的先河,同时也证实可通过气管插管行正压通气使动物的肺膨胀。1667 年,Hooke在狗身上重复这一技术成功,并首次应用风箱技术成功进行了正压通气。1858 年,Snow 在动物实验中对兔子应用气管内麻醉获得成功,他将气管内导管与充以氯仿的气囊以一根管子相连接,通过压缩气囊的方式进行麻醉,这也是现代正压通气气囊的最初形式。

1869 年,德国的外科学教授 Trendelenburg首次将气管插管麻醉应用于人体,并对气管切开

时使用的气管内导管加以改进,将一可扩张的小气囊套于导管周围使导管与气管壁间密封,防止手术时血液吸入肺内。1878 年,苏格兰外科医师 William Macewa 使用可弯曲的金属管对一个口腔肿物的患者进行清醒气管插管,这是气管插管在临床麻醉中使用的最早记载。1880 年,英国的 MacEwen 发明了一个可通过口腔导入气管的金属导管,首次行经口气管插管术。1893 年,Eisenmenger 对经口气管导管的材料加以改进,以较柔软的材料代替金属。1917 年,英国的麻醉医师 Ivan Magill 爵士发明了橡胶气管导管并应用于临床。1964 年,第一个带有气囊的聚氯乙烯材质的气管导管投入市场。随后高容积、低压力的气囊在 1970 年被推荐使用。

1807 年,法兰克福的 Von Philipp Bozzini 发明了含有照明和视野的双金属通道喉镜,当初的照明利用的是日光和烛光。1895 年,Kirstein 在柏林首次介绍了直接喉镜的应用。1907 年,美国费城的医师 Jackson 将直接喉镜加以改进后,使喉镜直视下气管插管成为气管插管的标准技术方法。1913 年,费城的耳鼻喉科医师 Chevalier Jackson 改进了外置光源,并整合了喉镜柄,可以预留空间以便气管导管的置入,这是现代直接喉镜的雏形。同年,纽约的麻醉科医师 Henry Janeway 发明了以电池为电源的喉镜,并改进了弧形镜片,至此,适用于麻醉插管的喉镜蓬勃发展起来。1914 年,美国的 Robert Miller 改良了直柄喉镜片,麻醉喉镜的结构最终确定。1946 年,Robert Macintosh 改良了弯柄喉镜片。Miller 直柄喉镜片和 Macintosh 弯柄喉镜片均成为之后几十年的主流气道工具。

直接喉镜主要由前端照明光源、喉镜片和手柄光源组成,能提供良好的声门显露程度,是气道管理的必备工具,是其他气管插管辅助器械用

具发展进步的基础和源泉，也是进行喉镜显露评级的依据。近年来，可视化技术的发展为气管管理带来了革命性的变化，如可视喉镜是在喉镜镜片前端安装有高清且可防雾的微型摄像头和照明光源，摄取的图像被实时清晰地放大到液晶显示屏上，操作者通过显示屏能清晰地观察到镜片在患者体内的位置和周围的组织结构，使临床上困难气管插管的失败率明显下降。纤维支气管镜是麻醉领域最早使用的可视化技术，该项技术是以往解决困难气道插管的主要方法之一。

喉罩是一种介于气管导管和面罩之间的特殊人工气道装置，被认为是过去 20 多年来通气装置中最重要的进展。1981 年，英国麻醉医生 Archie Brain 设计发明了世界上第一个喉罩，他尝试使用 Goldman 牙科面罩制造了第一个喉罩原型并在患者身上试用。1982 年 5 月，Brain 首次用自制的原型插管喉罩救治了一位择期手术患者，经喉罩插管成功，并于同年 8 月发表首篇关于喉罩的论文。经过使用不同材料进行尝试与改良，1987 年，最初的喉罩 Bivona 原型，即普通型喉罩确定，1987 年 12 月 5 日，第一代普通喉罩由工厂生产并投入临床使用。此后经典喉罩经历了几代更新及改进，因其不需要使用喉镜，插入技术简单易学，在临床上得到广泛应用。目前临床上广泛使用的单腔及双腔第四代喉罩产品已经一定程度上替代了部分传统气管插管的使用。

### 三、气道管理的目的和意义

气道管理的主要目的是保证通气和氧合，此目的可通过简易球囊面罩通气、气管插管或两者结合的方法实现。回顾气道管理及麻醉发展的历史进程，气管插管仍占据着无法替代的地位。气管插管经充气气囊密闭气道，既可以提供气道保护，又可以保证气体交换的有效进行。尽管喉上设备，如喉罩通气道或食管 - 气管双腔插管也可以提供非常有效的气体交换，但气管插管仍然是紧急情况下气道管理的"金标准"。

临床最危险的情况之一是对危重症患者未能建立有效的气道而导致通气困难。在与麻醉相关的死亡病例中，因严重困难气道处理失败者大约占 30%。困难气道管理无论是在过去、现在，还是将来，仍然是临床医生最具挑战性的工作之一。

自美国麻醉医师协会在 1993 年发布了第一部气道管理指南以来，截至 2019 年，全世界已经推出了 38 部气道管理相关指南，这对于推进气道管理的发展起到了关键作用。中华医学会麻醉学分会自 2001 年开始到 2017 年已推出了 3 版气道管理指南，2016 年中国急诊气道管理协作组也首次发布了《急诊气道管理共识》。气道管理指南的发布，对改善不同临床情况下患者的气道管理安全和指导紧急气道管理实践起到了至关重要的作用。

## 第二节　紧急气道的初步评估与临床决策流程

### 一、困难面罩通气的概念与分级

困难面罩通气（difficult mask ventilation，DMV）是指有经验的麻醉医师在无他人帮助的情况下，经过多次或超过 1 分钟的努力，仍不能获得有效的面罩通气。困难面罩通气的发生率为 1.4%～5.0%。

#### （一）面罩通气分级

根据通气的难易程度，将面罩通气分为四级，1～2 级可获得良好通气，3～4 级为困难面罩通气，具体分级方法如下：

1. **面罩通气 1 级**　表明通气顺畅。仰卧嗅物位，单手扣面罩即可获得良好通气。良好通气是指排除面罩密封不严、过度漏气等因素，三次面罩正压通气的阻力适当（气道阻力≤20cmH$_2$O）、胸腹起伏良好、呼气末 CO$_2$ 分压（ETCO$_2$）波形规则。

2. **面罩通气 2 级**　表明通气轻微受阻。置入口咽和 / 或鼻咽通气道，单手扣面罩或单人双手托下颌扣紧面罩，即可获得良好通气。

3. **面罩通气 3 级**　表明通气显著受阻。当 1 级与 2 级中使用的方法无法获得良好通气，需要双人加压辅助通气，才能够维持 SPO$_2$≥90%。其中双人加压辅助通气是指在仰卧嗅物位下置入口咽和 / 或鼻咽通气道，由双人四手，用力托下颌扣面罩并加压通气。

4. **面罩通气 4 级**　表明通气失败。是指双人加压辅助通气下不能维持 SpO$_2$≥90%。

#### （二）面罩通气困难的预测

患者的自身特点有助于预测 DMV，应在评估患者时同时评估这些危险因素。以下是导致 DMV 的患者特点，综合起来可用"BOOTS"表示。

1. B( beard )——**胡须** 浓密的胡须可能会影响面罩的密闭性，从而导致面罩通气困难。其他解剖变异或患者病理情况，如下颌骨严重创伤，也会影响面罩密闭性。

2. O( obesity )——**肥胖** 肥胖患者的胸壁和膈肌顺应性下降、头部后仰受限和咽部有多余软组织，这些都容易造成 DMV。

3. O( older )——**老年** 目前认为患者年龄大于 55 岁与 DMV 有关，其原因可能与颈部和颞下颌关节活动受限有关，也可能与老年人牙齿缺失、软组织弹性和韧性减低有关。放置口咽或鼻咽通气道，使用密闭性良好的面罩有助于解决这些困难。

4. T( toothless )——**牙齿缺失** 牙齿有维持面部结构的作用。没有牙齿的患者，面部组织塌陷，会导致嘴角处漏气，难以保证面罩通气的密闭性。一种方法是用按压面罩手的小鱼际聚拢面部组织，同时向面罩稍倾斜，增加密闭性；另一种方法是由助手轻轻推挤患者面部组织以贴紧面罩（最好选取小号面罩）。

5. S( sounds )——**声音** 很多异常的情况均会使上下呼吸道发出异常的声音，如打鼾史与 DMV 有关，打鼾者多见于肥胖患者，可能与口咽部多余的组织有关，应尽早放置口咽通气道，并保持头部后仰位。喘鸣音往往提示存在气道阻塞，患者出现吸气相或呼气相的喘鸣音，则预示球囊面罩通气可能难以获得良好通气或无法进行。

预测面罩通气困难是气道评估的重要组成部分，同时具备上述两个或两个以上的危险因素，会大大增加 DMV 的发生率。如预测到存在 DMV，则提示需要一位助手和辅助设备，以便随时准备进行双人球囊面罩加压通气和应对紧急气道。

## 二、紧急气道初步评估

在确保通气与氧合的前提下，同时初步评估气道情况。目前常按"CHANNEL"原则初步评估患者气道情况。

1. C( crash airway )——**崩溃气道** 是指患者处于深度昏迷、濒临死亡、循环崩溃时，不能保证基本的通气氧合，此时需要按紧急气道处理。

2. H( hypoxia )——**低氧血症** 急诊气道管理首先需要纠正低氧血症。对于自主呼吸节律尚稳定的患者，可以经鼻导管或面罩进行氧疗；若自主呼吸不稳定或通气氧合情况仍不正常，需给予球囊面罩通气。所有通气均应注意开放气道，避免 $CO_2$ 潴留。以上方法不能纠正低氧血症时，可判断为紧急气道。紧急气道的重点在于尽快建立有效人工气道，按困难气道流程处理，必要时直接选用有创气道技术。

3. A( artificial airway )——**人工气道** 对于尚能维持通气氧合的患者，仍需根据病情判断是否需要建立人工气道。人工气道包括无创气道和有创气道。无创气道包括经口 / 经鼻气管插管、声门上技术（如喉罩等）等。有创气道包括气管切开、环甲膜穿刺 / 切开等。其中气管插管是建立人工气道的主要方法。

4. N( neck mobility )——**颈部活动度** 常规气管插管需要调整体位至嗅物位，以便增加插管成功率。但需要关注患者有无合并颈部疾患，包括颈部活动受限、颈部损伤、颈部制动、体位配合困难等，此时直接喉镜插管难以充分暴露视野，增加气管插管难度，建议改用可视喉镜、支气管镜等其他可视化的插管技术。

5. N( narrow )——**狭窄** 各种原因导致气管内径减小甚至完全阻塞，包括气管外组织压迫（如肿瘤、局部脓肿、血肿）、气管内异物、气管自身病变（如局部放疗、瘢痕挛缩），这类情况会增加气管插管的难度。

6. E( evaluation )——**评估**

（1）"3-3-2"法则是指正常张口程度约为本人 3 指宽，颏至下颌舌骨的距离至少为本人 3 指宽，甲状软骨上窝至下颌处距离至少为本人 2 指宽（图 20-124-1）。经口气管插管要求口轴、咽轴、喉轴这三轴尽可能地调整在同一直线上，"3-3-2"法则就是用于评估这三条轴线的相关性。对于不能达到"3-3-2"原则的患者，提示应用直接喉镜暴露声门困难，此时应进一步评估咽部暴露情况，以确定能否暴露声门。

（2）评估咽部暴露的方法可用改良 Mallampati 分级（图 20-124-2）：Ⅰ级可见软腭、咽腔、悬雍垂、咽腭弓；Ⅱ级可软腭、咽腔、悬雍垂；Ⅲ级仅见软腭、悬雍垂基底部；Ⅳ级看不到软腭。咽部结构

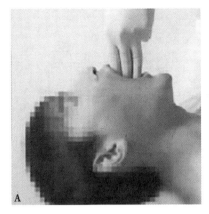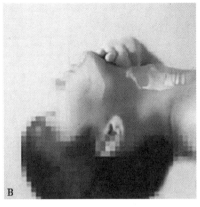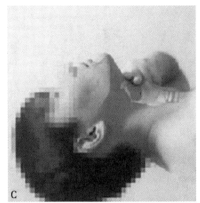

图 20-124-1 3-3-2 法则

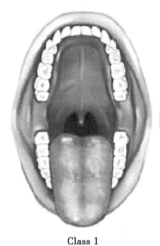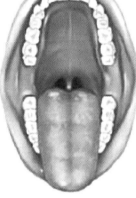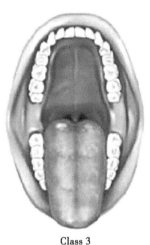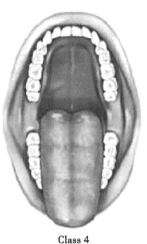

Class 1      Class 2      Class 3      Class 4

图 20-124-2 改良的 Mallampati 分级

分级愈高，预示着喉镜显露愈困难，Ⅲ～Ⅳ级提示困难气道。

7. L（look externally）——外观 快速地观察患者有无特别的外观特征，以确定是否有气管插管或通气的困难，如颈部粗短、过度肥胖、下颌短小、尖牙过长、外伤畸形等会导致特殊面部结构改变。

### 三、紧急气道的临床决策流程

在明确气道情况后，按"降阶梯"的思路进行准备，遵循"简便、有效、最小创伤"的原则迅速建立人工气道。对于急诊患者，可根据"CHANNEL"原则的顺序先逐步评估气道情况，如为"C"或"H"则使用球囊面罩通气，同时进行面罩通气分级，如为面罩 3～4 级则进入紧急气道管理流程：

1. 考虑紧急气道，立即进行双人加压面罩通气，寻求帮助和准备气道车。

2. 由丰富经验的医生尝试直接喉镜下气管插管（有条件可选择可视化设备）。

3. 如尝试直接喉镜下插管失败，则立即进行双人加压通气，可选择声门上气道（如喉罩等）或使用可视化设备。

4. 如声门上气道或可视化设备尝试建立人工气道失败，则需要紧急建立有创气道，如环甲膜穿刺 / 切开术或快速经皮气管切开术。

此外，当急诊患者按"CHANNEL"原则评估顺序至"A"时，根据病情评估是否需要建立人工气道，如符合"CHANNEL"中的"NNEL"其中一项阳性时，则直接进入困难气道流程（同紧急气道流程），否则可先按喉镜显露分级尝试 2 次直接喉镜下气管插管，如果失败则按困难气道流程进行处理。当出现"既不能通气也不能插管"这种需要立即处理的致命性临床情况时，应果断实施紧急外科气道处理，如环甲膜穿刺 / 切开术等。中国急诊气道管理协作组推荐紧急气道管理临床决策的流程见图 20-124-3。

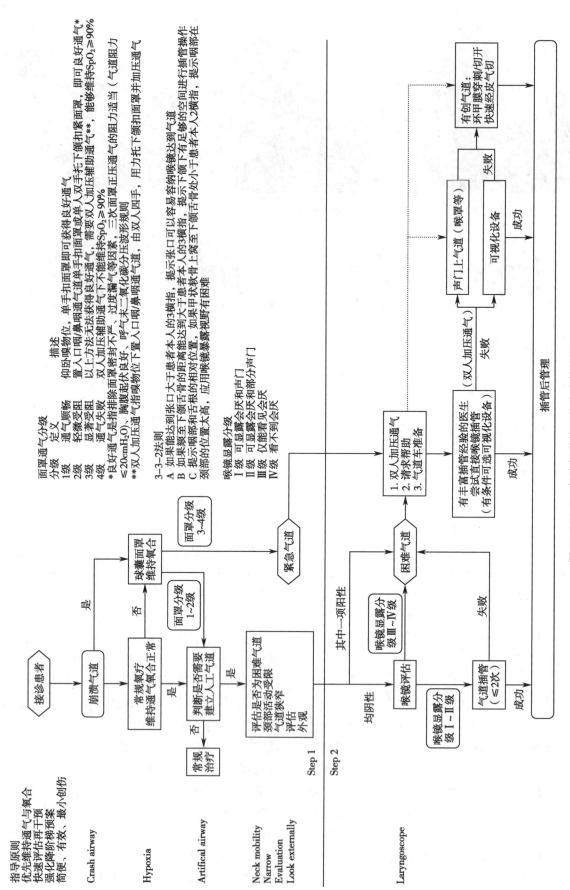

**图 20-124-3 急诊气道管理临床决策流程**

## 第三节 紧急气道管理的新进展

紧急气道管理因存在多种影响因素而具有复杂性和挑战性，即使是气道管理中的微小变化，也常常与结局高度相关，因此气道管理是一个需要充分准备的过程，包括仔细的气道评估、计划和适当的决策。气道管理包括使用适当的技术和技巧，适当应对困难或失败，以及仔细计划气管拔管。技能和人员因素是气道管理成功的关键。以往大多数紧急气道的管理策略来自小规模、回顾性分析或其他方面的推断，近期一些大型或随机临床试验提供了新的证据和信息。

### 一、气管导管导引器在紧急气道管理中的应用

气管导管导引器（也称为"探条"或弹性树脂探条）是一种长度适中的柔性并具有可成角尖端的可塑性辅助插管装置，在气管插管期间可以通过声门放置，引导气管导管的前进。Driver 等人在一项纳入 757 例患者的临床研究中，进行了探条在紧急气道管理（BEAM）试验中的应用，分析比较探条引导插管与常规气管插管术的首次气管插管成功率。研究发现，与传统方法相比，使用探条辅助插管的首次尝试成功率更高（98% vs 87%，95%CI：7～14）。但需要注意的是，BEAM 研究中的操作者具备在紧急气管管理中经常使用探条的经验，如果是探条使用经验缺乏者进行操作，结果可能会有所不同。目前探条在急诊插管中的使用率小于 5%，通常用于插管困难的病例。Driver 的研究强调了在紧急插管中首次使用探条的潜在好处，如探条价格低廉，可用于广泛的临床场景，但成功的使用需要熟练的培训和技能维护。

操作方法：可在直接喉镜充分暴露声门时使用探条，必要时可尝试喉部压迫，将探条放入杓状软骨间切迹上或会厌下去探测声门间隙，轻柔地插入探条，体会尖端碰到气管环的感觉，若尖端未碰到气管环，则继续插入，在距离中切牙 28～30cm 深时，因进入一侧支气管，探条尖端进入更小的气道，探条会遇到阻力。如果探条深度达到 35cm 还没遇到阻力，则代表已进入食管。碰到阻力时稍后退探条，让助手从探条的近端放入气管导管，当气管导管顺着探条移向声门时，助手扶住探条近端防止它向前移动，插入气管导管到需要的深度，再把探条从气管导管退出，最后给气管套囊充气，固定位置。

### 二、床旁即时超声在紧急气道中的应用

在紧急情况下，由于患者的呼吸困难和精神状态的改变，一些临床传统的困难气道筛查方法如上唇咬合试验、颈部活动范围和张口度等的可行性进一步降低，床旁即时超声有望成为一种新型的气道管理工具，在困难喉镜检查的快速筛查、环甲膜切开定位、评估误吸风险和气管插管的定位中发挥着重要作用。目前许多研究都验证了床旁即时超声在识别和测量口咽和声门下结构的作用。多项研究对颈前甲状腺舌骨膜水平的皮肤与会厌之间的距离进行测量，结果显示，它对于 Cormack-Lehane 分级较高且插管难度较大的患者有足够的预测能力，可以快速且较容易地识别出高危患者。

操作方法：在甲状舌骨膜水平的颈部横向放置一个线阵探头（在正中或稍旁开的位置），会厌表现为较薄的低回声结构，其后有空气 - 黏膜界面的回声，测量从皮肤表面到会厌的深度，当测量的距离≥27.5mm，对应 Cormack-Lehane 分级为 3 级和 4 级，提示存在困难气道。

尽管触诊仍然是传统的环甲膜识别方法，但许多研究表明，即使在最理想的情况下，这种方法也不一定可靠，在较紧急的情况或解剖条件较差的患者中，可靠性将明显下降。一项关于因颈部手术、放疗或存在颈部肿块而导致颈部解剖改变的患者的研究显示，超声对环甲膜的识别准确率为 81%（95%CI：0.64～0.81），比单纯传统触诊的准确性提高了 10 倍。因此，当存在不能插管和通气的情况时，紧急环甲膜切开术是紧急气道的最终选择，超声对这一类患者的环甲膜定位会更加快速和准确。

一旦进行气管插管，确认正确的插管位置至关重要。利用超声来确认气管导管位置是一项较新的重要技术。美国心脏协会 2015 年成人高级心血管生命支持（ACLS）指南就提到了使用超声作为验证气管插管位置的方法。2018 年一项涵盖了 17 项研究共 1 600 名患者的荟萃分析显示，

超声确认插管位置的敏感性为 98.7%（95%*CI*：0.98～0.99），特异性为 97.1%（95%*CI*：0.92～0.99），平均确认时间为 13 秒（95%*CI*：12.0～14.0 秒）。

与接受择期手术的患者相比，紧急气道管理通常在误吸风险较高的患者中实施。使用超声测量胃容量和内容物有助于量化和更好地预测误吸风险，以便采取预防措施，防止潜在并发症。大量的研究证明，超声测量胃容量和胃内容物的方法具有不同程度的准确度。倾向于采用半直立姿势测量胃窦横截面积，临界值为 $3.6cm^2$ 或存在固体颗粒时，有诱导后出现误吸的风险，可以采取预防误吸的策略。

（詹　红　黄应雄）

# 参 考 文 献

[1] Heidegger T. Management of the Difficult Airway[J]. N Engl J Med, 2021, 384（19）: 1836-1847.

[2] Austin DR, Chang MG, Bittner EA. Use of Hand-held Point-of-Care Ultrasound in Emergency Airway Management[J]. Chest, 2021, 159（3）: 1155-1165.

[3] Steven L. Orebaugh, Paul E. Bigeleisen. 气道管理图谱：技术与设备 [M]. 2 版. 李天佐，马武华，译. 北京：科学出版社，2015.

[4] 中国急诊气道管理协作组. 急诊气道管理共识 [J]. 中华急诊医学杂志，2015，25（6）: 705-708.

[5] George Kovacs, J.Adam Law. 急诊气道管理 [M]. 刘双，朱光发，译. 北京：人民军医出版社，2012.

# 第一百二十五章　机　械　通　气

## 第一节　机械通气的发展历史

早在公元15世纪，随着欧洲文艺复兴时代的科技快速发展，代表人物Leonardo da Vinci（1452—1519年），一位从事人体解剖和动物生理实验的科学家，推论胸膜腔内压力低于大气压而使肺膨胀，即空气通过胸廓风箱式的作用而进入肺内，这对后来呼吸生理学和机械通气（mechanical ventilation）理论的发展有重要的启蒙作用。德国籍瑞士医生Paracelsus（1493—1541）使用"火灾风箱"连接插入患者口中的导管进行机械通气，这是第一个有记录的机械通气。1543年，人体解剖学创造人Vesalius首次对猪行气管切开并气管内插管成功，证实了通过气管内插管施以正压能够使动物的肺膨胀。1743年，英国牧师兼生理学家Stephen Hales发明第一台呼吸机，但直到1790年Thomas Beddoes发现给患者吸入气体可以治疗某些疾病，呼吸机才真正引起人们的关注，机械通气研究由此进入一个新阶段。

1846年，Morton在美国马萨诸塞中心医院当众成功演示乙醚麻醉，标志着现代麻醉学的开始。随着人工气道技术的不断完善和发展，借助人工气道进行正压通气的方法也逐渐引起人们的兴趣。1907年，Heinrich Drager发明了人工呼吸器"Pulmotor"，是各种正压呼吸机的雏形，被广泛应用于医院危重患者的机械通气和矿难、溺水等各种灾难救援中。1909年，Janeway发明了一个小型硬质容器，被称为"小型铁肺"，将患者的头置于铁箱内，颈周封以颈圈，通过对箱内间歇施以正压而提供通气，1913年，他又首次提出呼吸机可由患者自主呼吸触发吸气的假设，但由于当时技术条件所限，这一最早辅助通气模式未能真正实现，但该模式后来成为新一代正压呼吸机应用的经典通气模式之一。

在正压通气研究不断发展的同时，体外负压通气的研究也逐渐成为关注的热点。负压通气属于非侵入性通气技术，通过将负压周期性地作用于体表的胸部和上腹部，使肺内压降低而产生通气。早在1832年，苏格兰人Dalziel首次提出密封箱概念的设想，即体外负压，将"淹溺的海员"从颈部或者肩部进行密封后会产生呼吸运动。1864年，美国人Jones申请了第一个负压呼吸机的专利，其设计与Dalziel类似。1876年，Woillez在巴黎建造了第一部依靠人工操纵风箱驱动的箱式呼吸机。1889年，Doe在维也纳发明风箱并对新生儿进行复苏抢救，这些都是负压呼吸机的雏形。而具有临床应用价值的箱式负压呼吸机（即"铁肺"）在1928年由美国哈佛大学医学院的Drinker和Shaw发明，当时用于治疗一个因脊髓灰质炎呼吸衰竭而昏迷的8岁女孩并获得成功。在随后脊髓灰质炎流行期间，"铁肺"大量应用于临床并取得一些效果，成为机械通气史上的一个里程碑。但是由于铁肺需要将患者躯体置于箱内，而且气道管理困难，无法保障麻醉的安全性，所以外科手术患者无法接受该类型的机械通气治疗。因此，在20世纪20—40年代，逐渐形成麻醉学与外科学领域研究和应用正压通气，而内科学与流行病学领域研究和应用负压通气技术的格局。

1934年，Frenkner研制出气动限压呼吸机"Spiropulsator"，它的气源来自钢筒，气体经两个减压阀而产生50cm水柱的压力。吸气时通过平衡器取得足够的气流，吸气时间由开关来控制，气流经吸入管入肺，当气道内压力升至预计要求时，阀门关闭，吸气停止。1940年，Frenkner和Crafoord合作，在"Spiropulsator"的基础上进行改进，发明了第一台间歇正压通气（IPPV）麻醉机

（apiropulsator），并在胸外科手术和战伤 ARDS 的抢救中获得成功。1946 年，Bennett 研制出第一台具有现代呼吸机基本结构的间歇正压呼吸机并应用于临床。自此，气控 - 气动压力限制型呼吸机一度成为正压通气机的主流形式。这一时期的主要代表机型为 Bennet PR-1A 和 Bird mark Ⅶ 等，属于现代第一代呼吸机。然而，这类呼吸机在临床上不能很好地保证有效的潮气量，这让呼吸机的设计者们除了给定压呼吸机增加潮气量监测功能外，还进一步促进了容量控制型呼吸机的研制。20 世纪 40 年代末和 50 年代初出现脊髓灰质炎大流行，由于采用气管切开术及间歇正压通气，使脊髓灰质炎合并呼吸衰竭的死亡率由 87% 降至 25%。1951 年，瑞典 Engstrom Medical 公司生产出第一台容量转换型呼吸机 Engstrom100，标志着第二代现代呼吸机的诞生，正压通气技术达到了一个新的水平。

随着物理学的发展，电子技术被引进机械通气设备的设计中，呼吸机的功能不断完善，机械通气模式和技术也得到快速发展。1967 年，为了将正压通气对血流动力学的影响降至最小，瑞典的 SjÖstranel 提出了低潮气量和高频率通气的高频通气（HFV）模式。1967 年，Ashbaugh 将呼气末正压（PEEP）技术应用于 ARDS 患者获得了满意疗效。1971 年，Simens 公司设计生产了第一台应用微电脑控制的压力控制模式（PCV）呼吸机 Servo900C，为第二代呼吸机的"金标准"机型，对呼吸机生产具有革命性的意义。同年，Gregory 应用持续正压通气（CPAP）治疗新生儿呼吸窘迫综合征获得成功。1972 年，Hill 首次应用体外膜氧合（extracorporeal membrane oxygenation，ECMO）技术救治创伤后急性呼吸衰竭患者。1973 年，Bowns 首次采用间歇指令通气（IMV）模式，使患者顺利脱机。1992 年，Zapol 提出了容积损伤的概念，并相应地提出了"允许性高碳酸血症通气"的通气策略。

自 20 世纪 80 年代以来，随着呼吸生理和危重症病理生理的研究不断深入，以及电子计算机技术、传感技术、呼吸监测技术不断发展和融合，设计者们研制出多种第三代新型呼吸机。它们的功能齐全，性能先进，可靠耐用，集定压定容于一体，兼容多种新的通气模式，部分机型还具备智能化功能。新的通气模式不断被开发应用，如压力支持通气（PSV）、压力控制反比通气（PCIRV）、压力调节容积控制通气（PRVCV）、容积支持通气（VSV）、气道压力释放通气（APRV）、成比例通气（PAV）等，这些通气模式有两个共同特点，就是将微机技术应用到通气机中使其智能化，以及通过气道压力的变化来管理和支配通气。通气模式的总体发展趋势是越来越符合生理状态，越来越重视保留患者的自主呼吸功能，进一步改善人机协调性，最大限度地降低患者的呼吸功耗和防止呼吸机相关的并发症。

# 第二节 机械通气的基本工作原理和连接方式

## 一、机械通气的基本工作原理

机械通气是利用呼吸机来替代、控制或改变患者的自主呼吸运动，以达到改善和纠正患者因各种原因所致的急 / 慢性重症呼吸功能衰竭的一种治疗措施。

呼吸机负压通气因其通气效果差、对人体血流动力学影响较大，目前已较少使用。正压通气是目前呼吸机最常用的一种通气方式，其原理是由呼吸机提供高于肺泡内压的正压气流，使气道口与肺泡之间产生压力差，从而使气体进入肺而产生"吸气"，释去压力，肺泡压高于大气压，肺泡气排出体外而转换为"呼气"。

正压通气需要呼吸机具有三个必备的机械功能：启动、限定和切换功能。启动是指呼吸机开始送气的驱动方式，也叫吸气触发方式（trigger），包括时间启动、压力启动和流量启动。限定（limited）是限定输送气体的量，包括容量限定、压力限定和流速限定。切换是指由吸气相转换为呼气相的方式，包括时间切换、容量切换、流速切换和压力切换，都是达到预设的阈值后产生吸气终止，呼气开始。呼吸机通过这三个基本机械功能实现了周而复始的呼吸循环，保证患者的通气需求。

## 二、呼吸机与患者的连接方式

呼吸机与患者的连接关系到机械通气的效果，如果连接欠佳、管道漏气，则气道压力下降，会发生通气不足，导致各种并发症的发生。常用的连接方式有：

### （一）接口或面罩

可用于神志清楚，能配合和短期使用机械通气的患者，通过连接面罩或鼻罩都可进行机械通气，但存在容易漏气、口腔护理困难、吸痰不便、易造成胃肠胀气等缺点。

### （二）喉罩

操作时将喉罩置入咽后部，喉罩球囊充气，主要用于安静、能合作和短期应用的成人，此方式可避免胃肠胀气，且吸痰方便，但因对咽喉部刺激较大且易脱出，需在镇静下进行。

### （三）气管插管

适用于需要有创机械通气支持治疗的患者，特别是神志不清或昏迷的患者，包括经口气管插管和经鼻气管插管两种方式。通常首选经口气管插管的方式，其优点是适合急救、插管容易、相对无效腔较少、气道阻力小、管腔大和利于吸痰、不容易漏气等；缺点是对咽喉部刺激大，清醒患者不能长时间耐受，不利于口腔护理，一般留置不超过 7 天。经鼻气管插管的优点是较易耐受，一般可留置 7～14 天，易固定、不易脱出，利于口腔护理，对口腔和咽喉部损伤小；缺点就是气道阻力大，不易吸痰，不适合急救，易发生鼻出血、鼻骨折等，长时间放置容易发生鼻窦炎、中耳炎等。

### （四）气管切开

适用于需要长期机械通气的患者，或因上呼吸道狭窄或损伤等无法经口鼻气管插管者。其优点主要是容易清除分泌物，呼吸道阻力及死腔明显减少，患者可进食，口腔护理方便。其缺点主要是创伤较大，可发生切口出血、感染等，须经常更换敷料，不适合急救，拔除气管套管后会留有瘢痕，后期可能会发生气管狭窄。

## 第三节 机械通气的生理学效应

机械通气的主要作用是改善通气和氧合，缓解呼吸肌疲劳，它是通过正压打开气道向肺内送气，在送气过程中胸腔内压从 $-0.49kPa$ 增至 $+0.294kPa$，这种胸腔内压和肺内压力的增加，是机械通气对正常生理过程产生影响的基本原因。机械通气是把双刃剑，在使用之前应权衡利弊。

了解机械通气对生理学效应的影响及其机制，对临床提高机械通气的应用水平和最大限度地减少机械通气对人体的不利影响有重要意义。

## 一、机械通气对呼吸系统的影响

### （一）增加肺泡通气量

机械通气压力可克服通气阻力而扩张气道和肺泡，增加肺容量和改善病变区域的气体分布，从而增加肺泡通气量。肺泡通气量不仅与呼吸机提供的潮气量（$V_T$）和呼吸频率（RR）有关，还与无效腔 / 潮气量（$V_D/V_T$）比值相关，$V_T$ 增加则减少 $V_D/V_T$ 比值（最好维持在 $0.3\sim0.4$），可改善肺泡通气。但是如果 $V_T$ 太大，$V_D/V_T$ 小于 0.3，则产生过度通气并增加循环系统的负担。

### （二）对肺内气体分布的影响

机械通气时，吸入气体的分布与气道内压力、气道阻力和局部组织的弹性相关。在相同压力下，气道阻力低和弹性好的肺泡先充气，充气量也较多；相反，气道阻力高，弹性差的肺泡则充气慢，充气量也少。正压气流通过分支曲折的呼吸道，吸气流速越高，越容易形成涡流，从而增加气道阻力，加重气体分布不均。此外，适当延长吸气时间或吸气末正压，可以使吸气流速下降和阻力降低，吸入气体分布趋于均匀。

### （三）对通气 / 血流（V/Q）比值的影响

V/Q 是呼吸功能的重要环节，是肺换气功能的主要指标。健康人自然呼吸时，因重力的作用，上肺区通气量多、血流量少（V/Q > 0.8）；下肺区则相反，通气量少、血流多（V/Q < 0.8）；中肺的 V/Q 相对均匀（约 0.8），机体通过神经 - 内分泌的调节作用和膈肌收缩的代偿作用，使下肺区通气量增加，上肺区血流增加，从而使 V/Q 维持在较理想的水平。机械通气时，整个呼吸过程中胸腔内压始终为正压，气流会选择阻力较小的气道进入肺上部，气体易分布于非重力依赖区，表现为生理死腔增加和 V/Q 比例失调。

### （四）对呼吸动力的影响

机械通气对呼吸动力的影响较为复杂，其有利影响表现为增加肺顺应性、降低气道阻力和减少呼吸功三个方面。

### （五）对肺的不利影响

肺泡过度扩张而破裂即为气压伤，气压伤可

引起肺间质气肿、纵隔积气、心包积气、皮下气肿或气胸。应密切关注有无气胸的发生和发展，如未及时发现和处理，将进展为张力性气胸，危及患者的生命。

机械通气时可引起过度通气，会使肺表面活性物质减少，具体机制不明，可能与过度通气导致的肺血流量减少、影响表面活性物质的合成和降低表面活性物质的活性有关。

## 二、机械通气对循环系统的影响

正常自主呼吸时，吸气时胸腔内负压增大，中心静脉压下降，使周围静脉与中心静脉之间的压力差增大，促使静脉回流及心脏充盈。机械通气时，胸腔及肺内成正压，导致静脉回心血量减少，容易出现心输出量下降；充足的通气和氧合可能会导致患者迷走神经张力下降，加上机械通气初期镇静药物的使用，均容易引起血压下降。

对循环系统的影响程度主要取决于通气压力和压力 - 容积（P-V）曲线的关系，以及自主呼吸是否存在。PEEP 略高于低位拐点（LIP）时，可改善肺循环功能，对体循环血流动力学无明显影响，$P_{plat}$ 超过高位拐点（UIP）会明显增加对肺循环和体循环的抑制作用。$P_{plat}$ 应控制在一定的时间和水平内，其大小一般在 $35cmH_2O$（控制通气时）或 $30cmH_2O$（有适当自主吸气触发时）以下，时间一般为呼吸周期的 $5\%\sim10\%$，不超过 $15\%$。使用 PEEP 时，静脉回心血量减少和心输出量降低的效应更为明显，因为 PEEP 可使右心室前负荷降低，肺容量增加，膨胀的肺组织压迫毛细血管前动脉，使肺血管阻力增加，导致右心室后负荷增加，室间隔左移、左心室横断面活动减弱及右室负荷的改变，这些均使左室舒张末容量降低，顺应性下降，最终导致左心室前负荷降低，心输出量减少。

## 三、机械通气对肾脏功能的影响

机械通气可使肾血流量、肾小球滤过率和尿量减少，加用 PEEP 时更为明显。其原因与机械通气时心输出量减少和血压降低、肾血流灌注下降有关。另外，机械通气也可能影响肾交感神经活动，使血中抗利尿激素、肾素和醛固酮水平升高，这些因素均能减少尿液生成和排出。避免机械通气对肾功能不利影响的主要方法是降低机械通气对循环功能的影响，如合理应用 PEEP 和 PSV 的压力水平，适当调整吸气压力、吸气平台压、I:E 等。此外，机械通气纠正严重低氧血症和呼吸性酸中毒可改善肾血流量、肾小球滤过率及肾小管功能，改善水钠潴留。

## 四、机械通气对中枢神经系统的影响

正压通气可使肺泡膨胀，刺激肺泡的牵拉感受器，通过传入神经，抑制大脑中枢的吸气神经元，再经传出神经，抑制患者的吸气动作。临床上应用呼吸机治疗时可保持轻度的呼吸性碱中毒，减少头部创伤后的脑水肿及降低颅内压，这与呼吸性碱中毒使脑血管收缩、脑循环阻力增加有关，过度通气减少脑血流量的同时，脑脊液产生量也下降，故颅内压降低。当 $PaCO_2$ 由 40mmHg 降至 20mmHg 时，脑血流量可减少至正常的 40%。若在机械通气时应用 PEEP，尤其是高水平 PEEP（$>20cmH_2O$）时，胸腔内压和中心静脉压的增加，可影响大脑静脉回流，血液淤积在头部，使颅内压升高，为减少这种影响，可将患者床头抬高约 30°。

## 五、机械通气对胃肠功能的影响

机械通气对胃肠道功能的影响总体是利大于弊。危重症患者的缺氧是造成胃肠道黏膜破坏、出血、应激性溃疡的主要原因，机械通气可纠正缺氧，保护胃肠道功能。然而机械通气容易引起腹胀甚至胃肠道充气使横膈上抬，限制了肺的扩张，一般 1～2 天可自行缓解。若为胃肠道弥漫性严重胀气，则可能合并低血钾或严重胃肠道淤血。正压通气因容易引起下腔静脉回流障碍，导致门静脉压升高、胃肠道静脉淤血，易诱发消化道出血、应激性溃疡等。

# 第四节　机械通气的适应证和禁忌证

## 一、机械通气的适应证

### （一）预防性通气治疗指征

危重患者有时虽未发生呼吸衰竭，但有病情恶化发生呼吸衰竭的高危趋势，可抢先建立人工气道并行预防性通气治疗，以减轻患者的心肺功能负担。其指征如下：

1. **有发生呼吸衰竭高度危险者** 顽固性休克、严重的颅脑外伤、严重的慢性阻塞性肺疾病的患者腹部手术后、严重败血症、重大创伤后、胸部手术后。

2. **减轻心血管系统负荷** 心脏术后、心脏储备功能降低或冠状动脉供血不足的患者进行大手术后。

### (二)治疗性通气治疗指征

1. **机械通气的呼吸生理学标准** 一般用于指导呼吸衰竭患者的机械通气治疗，而心肺复苏可预防性通气，无须考虑这些指征的变化，这些指标具体如下：

(1)呼吸频率(RR)>35次/min或<6~8次/min。

(2)肺活量(VC)<10~15mL/kg。

(3)肺泡动脉血氧分压差[$P(A-a)O_2$]>50mmHg($FiO_2 = 0.21$)或>300mmHg($FiO_2 = 1$)。

(4)最大吸气压力(PNP)绝对值<25cmH$_2$O(正常75~100cmH$_2$O)。

(5)氧合指数($OI = PaO_2/FiO_2$)<300。

(6)动脉血二氧化碳分压$PaCO_2$>50mmHg呈进行性上升趋势，伴pH值急速下降或pH<7.25，但COPD患者除外。

(7)生理无效腔/潮气量($V_D/V_T$)>60%。

(8)心输出量<2L/min，或心脏指数<1.2L/(min·m$^2$)。

2. 基于不同基础疾病的情况下，有创机械通气的临床应用适应证。

(1)慢性阻塞性肺疾病(COPD)：慢性呼吸衰竭急性加重合理氧疗后，仍有pH<7.25，$PaO_2$<50mmHg，$PaCO_2$>75mmHg；潮气量小于200mL，呼吸频率>35次/min；有早期肺性脑病改变。

(2)重度持续性支气管哮喘：常规治疗后，会出现下述情况之一：呼吸抑制，神志模糊；呼吸肌疲劳现象；$PaO_2$逐渐下降且<60mmHg，$SaO_2$≤90%，$PaCO_2$逐渐升高且>45mmHg，血气pH<7.2；伴心脏呼吸骤停。

(3)急性呼吸窘迫综合征(ARDS)：经高浓度($FiO_2$>60%)氧疗后$PaO_2$仍低于60mmHg；或$PaO_2$在60mmHg以上，但合并呼吸性酸中毒，$PaCO_2$>45mmHg，血气pH<7.25。

(4)呼吸肌功能障碍：包括呼吸肌疲劳、胸壁完整性或顺应性异常(连枷胸、肺外伤)、神经肌肉病变(重症肌无力、吉兰 - 巴雷综合征)等引起的呼吸衰竭。

(5)中枢性呼吸衰竭：主要由呼吸中枢受抑引起，见于脑外伤、脑水肿、颅内感染或镇静药使用过量等，经吸氧后改善不理想，或呼吸频率30~40次/min，咳嗽反射减弱、咳痰无力时，为防止呼吸停止，应及早使用呼吸机。

(6)心肌梗死或充血性心力衰竭合并呼吸衰竭：$FiO_2$>60%以上，$PaO_2$仍<60mmHg，可谨慎进行机械通气。

(7)心肺复苏术后，对于自主呼吸弱或没有自主呼吸的患者，必须应用呼吸机维持适当的通气和气体交换。

## 二、机械通气的禁忌证

机械通气无绝对禁忌证，其相对禁忌证及注意事项主要包括：

1. 气胸、纵隔气肿及大量胸腔积液，应同时行胸腔闭式引流。

2. 伴肺大疱的呼吸衰竭，通气压力及潮气量尽可能降低。

3. 大咯血或严重误吸引起的窒息性呼吸衰竭，机械通气前应先清除血块或异物，畅通呼吸道。

4. 严重休克者继发呼吸衰竭，需补充血容量后使用适当模式和参数调整。

5. 支气管胸膜瘘，正压的机械通气可能会造成医源性气胸。

6. 严重的左心功能不全伴难以纠正的低循环状态，应慎用机械通气，但一旦出现严重低氧血症，无论引起低氧血症的原因如何，均应毫不迟疑地应用机械通气。治疗时宜采取低气道压力、较高的吸氧浓度和稳定血压，尽量减少呼吸机对血流动力学方面的影响。

# 第五节 机械通气应用的基本步骤与撤离

## 一、机械通气应用的基本步骤

1. 评估患者是否有机械通气的适应证。

2. 确定是否有机械通气的相对禁忌证，如有则先进行必要的处理。

**3. 选择机械通气模式** 首先判断患者有无自主呼吸，如无自主呼吸则选择控制通气模式，应用 PC 或 VC 模式；如患者存在自主呼吸，但分钟通气量较低，应选择辅助通气模式，如 SIMV 模式。对于初始呼吸机设置的最佳模式，存在着很多争议且缺乏有力的支持证据。在机械通气的最初阶段，往往需要完全通气支持，这就需要持续的指令通气（辅助 / 控制通气）。然而，此时设置足够高的呼吸频率以抑制患者的自主呼吸做功可能更为关键。

**4. 设置吸氧浓度** $FiO_2$ 应从 100% 开始，逐渐下调至维持动脉氧合。

**5. 设置潮气量（8 ~ 10mL/kg）** ARDS 应采用小潮气量（6～7mL/kg），使 $P_{plat} \leqslant 30cmH_2O$。根据不同的疾病类型设定呼吸频率、分钟通气量、吸气时间、目标动脉 pH 值和 $PaCO_2$。

**6. 设置合适的触发灵敏度** 一般情况下，压力触发灵敏度设置在 $-1.5～-0.5cmH_2O$，流量触发灵敏度设置在 $1～3L/min$，根据患者的吸气力量调整。

**7. 设定合适的 PEEP** 从低水平开始，根据 P-V 曲线的特点或气道峰压的变化，逐步过渡到"适当"或"最佳水平"。初始 PEEP 设置为 $3～5cmH_2O$，可维持功能残气量，防止肺不张，当 $FiO_2 \geqslant 60\%$ 而 $PaO_2 < 60mmHg$ 时，可适当增加 PEEP，尽量将 $FiO_2$ 降至 50% 以下，同时注意 PEEP 对循环系统的影响。对于急性肺损伤的患者，应当设置更高水平的初始 PEEP。

**8. 设置报警限** 一般将报警限设置为正常范围上下的 30%。

**9. 设置气道安全阀或压力限制** 一般维持正压通气峰压之上 $5～10cmH_2O$。

**10. 调节湿化器温度** 一般为 34～36℃。

## 二、机械通气的撤离

机械通气撤离（简称撤机）指的是逐渐减少呼吸支持时间，逐渐恢复患者自主呼吸，直至患者完全撤离机械通气的过程。对于无基础肺疾病的患者，短时间机械通气病情就能明显缓解的患者，撤机较为简单，较容易成功；但对于许多存在慢性基础疾病，如 COPD、神经肌肉疾病、慢性心脏疾病、OSAHS，或高龄、严重营养不良的患者，撤机是一个相对复杂、较为困难和易于反复的逐渐撤离过程。

### （一）撤机的筛查试验

导致机械通气的病因好转或祛除后，应开始进行撤机的筛查试验，筛查试验包括 4 项内容：

1. 导致机械通气的病因好转或祛除。

2. 神志清醒，有自主呼吸能力。

3. 血流动力学稳定，无心肌缺血动态变化，临床无明显低血压。

4. 呼吸平顺，$RR \leqslant 25$ 次 $/min$，$FiO_2 \leqslant 0.4$，$PEEP \leqslant 5～8cmH_2O$，$pH \geqslant 7.25$，$PaO_2 \geqslant 60mmHg$，$PaCO_2 \leqslant 45mmHg$，氧合指数 $> 150～200mmHg$。对于 COPD 患者，$pH > 7.30$，$FiO_2 < 0.35$，$PaO_2 > 50mmHg$。

### （二）自主呼吸试验

符合撤机筛查标准的患者并不一定能够成功撤机，因此需要对患者的自主呼吸能力做进一步判断，自主呼吸试验（spontaneous breathing trial, SBT）是一项简单、实用、预测准确度较高的综合性试验，正确操作试验过程、合理评价试验结果对指导撤机有重要作用。多项研究显示，应用 SBT 成功撤机的患者，平均失败率约为 13%，说明 SBT 指导撤机具有较高的可靠性。

目前较准确地预测撤机的方法是 3min SBT，包括 3min T 管试验和 CPAP $5cmH_2O$/PSV 试验。当患者出现以上情况之一，则应中止 SBT，立即转为机械通气：浅快呼吸指数［自主呼吸频率 / 潮气量（L），$f/V_T$］$\geqslant 105$；呼吸频率 $\leqslant 8$ 次 $/min$ 或 $\geqslant 35$ 次 $/min$；心率 $\geqslant 140$ 次 $/min$ 或变化 $\geqslant 20\%$，没有新发的心律失常；自主呼吸时潮气量 $\leqslant 4mL/kg$；$SaO_2 \leqslant 0.9$；收缩压 $\geqslant 180mmHg$ 或 $\leqslant 90mmHg$。

3min SBT 通过后，继续 SBT 30～120 分钟，如果患者能够耐受，则可以预测撤机成功，SBT 失败通常发生在试验开始后 20 分钟内，SBT 30min 和 120min 的成功率相似。COPD 患者肺过度充气，SBT 过程中应用低水平 CPAP（$5～7.5cmH_2O$），可能对改善肺功能有一定效果，使患者更易于完成 30min SBT。

如果初次 SBT 失败，应尽可能寻找可逆因素，一般认为呼吸肌疲劳是引起反复撤机失败的主要原因。

## 第六节 无创正压通气

无创正压通气（non-invasive positive pressure ventilation，NPPV）是指不需气管插管或气管切开，只是通过鼻罩、口鼻罩或全面罩等无创性方式，将患者与呼吸机相连接进行正压辅助通气的技术。NPPV 主要适用于轻中度呼吸衰竭、无紧急插管指征、生命体征相对稳定的病重患者，还常用于呼吸衰竭早期干预和辅助撤机，以及慢性呼吸衰竭的患者。

### 一、无创正压通气临床应用的证据回顾

NPPV 自 20 世纪 90 年代起就被用于慢性阻塞性肺疾病急性加重（AECOPD）和急性心源性肺水肿的治疗。多项随机对照试验（RCT）及荟萃分析表明，NPPV 可作为初始治疗方式用于 AECOPD 导致的急性呼吸衰竭，其有效率达 80%～85%。应用 NPPV 可改善氧合，纠正急性呼吸性酸中毒，降低呼吸频率及呼吸做功，减少并发症如呼吸机相关性肺炎的发生，以及缩短住院时间。应用 NPPV 可使 AECOPD 和急性心源性水肿患者的死亡率及气管插管率明显下降。

Gristina 等对 1 302 名血液疾病导致的急性呼吸衰竭患者给予 NPPV 治疗，并进行多中心随机对照分析，结果表明，及早实施 NPPV 能够降低死亡率，应作为通气支持的首选。而 Frat 等的研究同样显示，NPPV 能够降低免疫功能受损患者的插管率及死亡率。也有研究认为，CPAP 在条件允许的情况下，可用于免疫功能受损患者急性呼吸衰竭时的通气支持。因此，免疫功能受损合并呼吸衰竭的患者，早期使用 NPPV 可减少插管率，防止相关并发症，同时降低死亡率。

目前 NPPV 应用于 ARDS 的研究结果存在较大争议，多数结果是失败的。Agarwal 等评估了 NPPV 在低氧性呼吸衰竭中的作用，ARDS 组与其他组相比插管率更高，分析可能与 NPPV 使用时患者氧合指数较低有关。Antonelli 等对于 NPPV 的失败原因进行多中心回顾分析后发现，随着患者低氧血症加重，NPPV 的失败率会升高。Nava 等对于 NPPV 治疗 ARDS 的效果做了荟萃分析，发现 NPPV 的应用时机非常关键，应在低

氧血症较轻时使用。因此，对于轻度 ARDS 可早期尝试 NPPV，使用时密切监测病情变化，但仍不建议常规应用 NPPV 治疗 ARDS。

NPPV 可用于辅助早期撤机拔管，尤其是急性呼吸衰竭合并高碳酸血症的患者。有研究表明，对于接受有创通气的急性呼吸衰竭合并高碳酸血症的患者，NPPV 在脱机阶段能够改善呼吸方式，减少呼吸做功，维持稳定的气体交换。NPPV 可用于加快该类患者的脱机流程，并减少插管并发症。Burns 等对 16 项 RCT 共 994 名患者进行回顾性分析，其中 9 项研究仅针对 COPD 患者，6 项研究包括各种疾病，还有 1 项研究仅针对低氧血症患者，与压力支持及自主呼吸试验（SBT）等常规脱机手段相比，NPPV 能够显著减少死亡率和脱机失败率，呼吸机相关性肺炎（VAP）发生率、ICU 及住院时间、总的上机时间均有明显下降。

应用 NPPV 时，患者必须具备的基本条件是：意识清楚、有自主咳痰和自主呼吸能力、血流动力学稳定并且能够耐受无创通气。对于意识障碍的 AECOPD 患者，不宜常规应用 NPPV，但如果临床确认意识障碍是由 $CO_2$ 潴留引起，而 NPPV 能够有效清除 $CO_2$，则可谨慎地使用 NPPV。30 余年来，随着 NPPV 的临床研究不断深入，NPPV 除了作为 AECOPD、急性心源性肺水肿、免疫功能受损合并呼吸衰竭等疾病的一线治疗手段，还常应用于有创 - 无创通气的"序贯治疗"、辅助纤维支气管镜检查等诸多情况；而且 NPPV 易于操作，可作为早期及紧急情况下的通气手段，能够减少人工气道的建立，减轻患者痛苦及降低相关并发症等优点，临床应用愈加广泛。

### 二、无创正压通气的临床应用

目前对于 NPPV 的临床应用仍缺乏统一标准，与患者病情轻重和病程进展、意识状况、医护人员经验及设备条件等多种因素有关。NPPV 的临床应用需考量的主要因素包括：①适应证与禁忌证；②患者选择；③设备及相关附件的选择；④通气模式选择及参数设置。在急性呼吸衰竭的发生与发展过程中，实际上存在一个 NPPV 的治疗窗，在这个治疗窗内应用 NPPV 是较易成功的。

**（一）适应证**

NPPV 主要适用于轻 - 中度呼吸衰竭患者的早期干预；也可用于有创 - 无创通气的序贯治疗，辅助撤机。其参考指征为：

**1. 患者状况** ①神志清醒。②能够清除气道分泌物。③ AECOPD 患者的呼吸频率 >24 次 /min，急性心源性肺水肿患者的呼吸频率 > 30 次 /min。④以下临床情况也可以考虑使用：怀疑肺炎的免疫抑制患者发生呼吸衰竭、术后（腹部、肺切除）呼吸衰竭、辅助拔管（拔管失败的高风险人群，如 COPD）。

**2. 血气指标** ①呼吸室内空气时，$PaO_2 <$ 60mmHg 或氧合指数 <200；② $PaCO_2 > 45$mmHg；③ pH <7.35。

**（二）禁忌证**

NPPV 的临床应用存在一定的禁忌证，可能增加 NPPV 失败或导致患者损伤甚至死亡的风险。NPPV 的禁忌证包括绝对禁忌证及相对禁忌证：

**1. 绝对禁忌证** ①需要立即气管插管的情况包括心跳或呼吸骤停，患者昏迷；②无法佩戴面罩包括面部创伤或畸形；③未经胸腔闭式引流的气胸。

**2. 相对禁忌证** ①其他器官功能障碍包括严重的脑病（格拉斯哥昏迷评分，GCS <10 分）、严重的上消化道出血、血流动力学不稳定；②气道保护能力差，有误吸的风险，如无法清除气道分泌物；③上气道梗阻；④不能配合；⑤近期面部及上气道手术。

相对禁忌证者应用 NPPV，需综合考虑患者的情况并权衡利弊后再做决策。

**（三）动态决策**

目前临床上对于 NPPV 的治疗起点及效果预测还没有统一的标准，而且易受众多因素的影响，所以对于 NPPV 的应用时机及效果评价需采用动态决策法（试验治疗 - 评估反应），即对于没有 NPPV 禁忌证的患者，可先试验性地进行 NPPV 治疗并观察 1～2 小时，根据治疗效果决定是否继续使用 NPPV 或改用其他通气支持手段。动态决策最重要的就是如何评估 NPPV 有效或失败。

**1. 提示 NPPV 有效的最佳指标** 在 NPPV 通气 1～2 小时后：①患者呼吸频率下降；② pH 值改善；③氧合指数改善；④ $PaCO_2$ 下降。

**2. 提示 NPPV 失败的指标** ①意识恶化或烦躁不安；②不能清除分泌物；③无法耐受连接方法；④血流动力学不稳定；⑤氧合功能恶化；⑥ $CO_2$ 潴留加重。

**（四）NPPV 的模式选择及参数设置**

**1. NPPV 的常用模式** NPPV 的通气模式以辅助通气模式为主，因为患者大多保留自主呼吸，其中最常用的为连续气道正压通气（continuous positive airway pressure，CPAP）和双水平气道正压通气（bilevel positive airway pressure，BiPAP）。对于 II 型呼吸衰竭，目前最常用的是双水平模式；而对于 I 型呼吸衰竭，单水平和双水平模式均有较多的应用。目前，临床上还出现了一些更为先进的通气模式，如压力调节平均容积保证通气（AVAPS）、比例辅助通气（proportional assisted ventilation，PAV）等，其临床有效性等均有待进一步验证。

（1）CPAP 模式：患者需有较强的自主呼吸，全部的呼吸功由患者完成，呼吸机在整个呼吸周期中无触发、无切换环节，而是在吸气相和呼气相持续提供一个相同的正压通气。在功能上，CPAP 类似于气管插管患者应用的 PEEP，可帮助患者降低气道阻力，维持上气道开放状态等。CPAP 最初应用于急性低氧血症性呼吸衰竭或需要额外正压支持来复张肺泡的患者，如急性心源性肺水肿、I 型呼吸衰竭和阻塞性睡眠呼吸暂停综合征等。对哮喘和 COPD 患者不适宜选用 CPAP，而应选用 BiPAP 模式治疗。

（2）BiPAP 模式：BiPAP 在呼吸周期中可提供两种不同水平的压力，在患者吸气阶段，呼吸机给予一个较高的压力，即吸气相气道正压（inspiratory peak airway pressure，IPAP）；在患者呼气阶段，呼吸机给予一个较低的压力，即呼气相气道正压（expiratory peak airway pressure，EPAP）。BiPAP 有 S 模式、T 模式和 S/T 模式三种模式。S 模式（spontaneous triggered）意为同步触发，即呼吸机和患者呼吸同步，其实质为 PSV + PEEP。T 模式（time safety frequency）意为时间或节律安全频率，即呼吸机按预设的压力、呼吸频率及吸 / 呼比完全控制患者的呼吸，其实质为 PCV + PEEP。S/T 模式为 S 和 T 模式的组合，即患者自主呼吸稳定时，以 S 模式和患者呼吸同步，如果患者呼吸停止或不稳定,低于预设的安全频率时,自动切换到 T 模式;若患者呼吸恢复稳定,自主频率超过预设频率时,则又从 T 模式切换回 S 模式。S/T 模式的实质为 PCV＋PSV＋PEEP。S/T 模式是临床上应用最广泛的模式,适用于自主呼吸相对稳定,但同时有潜在可能出现呼吸停止或呼吸无力的患者。与 CPAP 对低氧血症的获益相比,BiPAP 对低氧和高碳酸血症性呼吸衰竭患者均有益。

（3）PCV 模式（压力控制通气模式）：此模式的特点是呼吸机按照所设定的参数进行强制通气,患者或机器触发均可。类似于有创呼吸机的 A/C 模式。此模式与 S/T 模式设置的参数一样,但一般只用于紧急情况。

（4）PSV 模式（压力支持通气模式）：一般认为 PSV 较为舒适,与 CPAP 联合应用可用于急性呼吸衰竭的治疗。但患者的自主呼吸功能必须良好,使用时避免漏气过大。面罩漏气严重时呼吸机不能感受气流流速的下降,吸气相不能向呼气相转换,会造成患者不适和人机对抗。

（5）AVAPS 模式：AVAPS 模式的特点是可自动调节压力支持水平,以实现目标容积潮气量。即自动监测患者的潮气量水平,若低于或高于预设的值,便会自动调节支持压力水平,来保证预设的目标潮气量。与固定压力 BiPAP 相比,通过容量保证可以更好地控制夜间二氧化碳的水平,但通常是以较低的睡眠质量为代价实现的。

2. NPPV 的参数设置　无创呼吸机常用的参数包括 IPAP、EPAP、压力上升时间（rise time）、吸气时间（Ti）、后备呼吸频率（f,亦称 BPM、RR）、$FiO_2$ 等。

（1）IPAP：IPAP 值越高,表示呼吸机输出的支持越大,呼吸机帮助完成的呼吸功越高,而患者需要自主完成的呼吸功越少。其调节原则为：初始设置通常为 IPAP 8～12$cmH_2O$（如为 CPAP 模式,可从 4$cmH_2O$ 开始）,2～6 分钟增加 1 次,每次增加至 2～4$cmH_2O$,经过 5～20 分钟逐步增加至合适水平（患者最高耐受值后下降 2$cmH_2O$）;IPAP 常用的范围是 10～25$cmH_2O$,最大值不宜超过 25$cmH_2O$,以免超过食管下端贲门括约肌张力而引起胃肠胀气或其他副作用;若增加 EPAP,则需同步增加 IPAP,避免 IPAP－EPAP≤4$cmH_2O$,以保持通气压力的稳定。

（2）EPAP：当切换到呼气状态后,呼吸机在呼气相维持输送的低水平压力,相当于有创呼吸机 PEEP。其调节原则是,一般从 4$cmH_2O$ 开始调起,常用的范围是 4～8$cmH_2O$,Ⅰ型呼吸衰竭时可适当上调,可达 4～12$cmH_2O$。一般 EPAP 达 4$cmH_2O$ 即可有效清除面罩和管路中的二氧化碳。EPAP 越高,呼气相时对面罩和管路中的二氧化碳清除越干净,重复呼吸越少。

（3）双水平无创呼吸机的正压支持（PS）：PS 在无创呼吸机上不能直接设置,而是 PS＝IPAP－EPAP。PS 值越大,潮气量越大,反之亦然,这是影响潮气量的最主要因素。如果是不同压力的双水平模式,一般要求 PS 值要≥5$cmH_2O$,如果是为了更好地改善二氧化碳潴留,一般建议 PS≥10$cmH_2O$。

（4）呼吸频率（RR、BPM、f）：在 T 模式下,呼吸机设定的 RR 就是患者的实际呼吸频率,一般设置为 12～20 次/min。在 S/T 模式下,设定的 RR 为后备频率,一般设置为 10～20 次/min。

（5）吸气时间（Ti）：呼吸机设置的 Ti 是在 T 模式时控制患者的吸气时间,在 S 模式时不起作用,而是由患者的自主吸气时间决定。呼吸机的吸气时间一般设置为 0.8～1.2 秒,特殊情况下,根据病情需要而作相应调整。

（6）压力上升时间（rise time）：是指触发吸气后压力达到目标压力（即 IPAP）的速度,其目的是提高舒适度、减少呼吸做功。压力上升时间一般设置 2～3 档（或 0.05～0.3s）,上升太快,患者会感觉气流大;上升太慢,会增加患者的吸气做功。

## 第七节　机械通气的研究进展

### 一、急性呼吸窘迫综合征的机械通气治疗进展

2016 年,我国中华医学会呼吸病学分会呼吸危重症医学学组在参考大量研究进展后发布了《急性呼吸窘迫综合征患者机械通气指南（试行）》（2016）。新的指南仍推荐成人急性呼吸窘迫综合征（ARDS）患者应采用肺保护性通气策略,与 2006 年指南不同的是,2016 年指南对肺保护时的潮气量也作出了限制,即潮气量≤7mL/kg,气道平台压

确定为≤30cmH_2O,而不是既往的≤30~35cmH_2O。实际上,即便采用小潮气量,仍存在部分患者会加重肺损伤,因为不同个体在同一个潮气量通气时肺组织所受的应力水平也会有差别,因此强调潮气量的选择应当个体化。在中重度ARDS患者的PEEP选择上,推荐这类患者早期可采用较高PEEP(大于12cmH_2O);而轻度ARDS患者应避免使用高水平PEEP治疗。未来的研究应该集中于寻找可行的方法来评估PEEP对肺可复张的反应性,以丰富未来PEEP策略的试验。近年来超声在肺复张的应用逐渐得到认可,超声定量滴定PEEP也逐渐成为重症超声研究的热点。

重度ARDS患者($PaO_2/FiO_2 < 100$)推荐机械通气时,应实施俯卧位通气,且2017年ATS/ESICM/SCCM成人ARDS患者的机械通气指南强烈推荐重度ARDS患者采用俯卧位通气每天应超过12小时,该指南不推荐高频振荡通气(HFOV)常规用于中重度ARDS患者,理由是两项RCT研究认为,HFOV患者缺乏获益且有潜在危害性。重度ARDS患者是否建议或反对使用体外膜氧合(ECMO),还需更多的证据,尽管国内2016年指南建议给予重度ARDS患者机械通气联合ECMO治疗,且建议对新型甲型$H_1N_1$流感所致重度ARDS的患者采用机械通气联合ECMO治疗,但证据等级较低。

## 二、急性脑外伤患者的机械通气治疗

脑外伤的患者是一类特殊临床情况,目前的指南建议,当GCS≤8分时,应计划进行气管插管。对脑外伤引起的呼吸病理改变过程的理解近年已取得一些进展。机械通气常被用来保护气道,以避免受吸入的风险,同时也可以防止低氧血症和高碳酸血症。继发性脓毒症和呼吸衰竭在脑损伤的重症患者中比其他非脑损伤的重症患者更常见。一方面,脑源性肺损伤涉及的相关机制有:颅内压增高、儿茶酚胺高释放、神经炎症(体液性、神经性、细胞性)、胆碱能抗炎通路失活、多巴胺高水平状态和高渗透性药物治疗;另一方面,肺损伤后又反过来加重脑损伤,其机制同样有相关介质的释放和通气紊乱,如高/低碳酸血症和低氧血症。

对于急性脑外伤的患者,目前研究推荐,应尽可能地减少有创机械通气的持续时间,早期拔除气管插管。有创与无创通气的序贯治疗也值得推荐,而无创通气失败与死亡率相关,因此预测无创通气失败与否至关重要。HACOR评分系统应运而生,当评分>5分时,有很高的无创通气失败风险。

## 三、超声测定膈肌参数在撤机预测中的应用

目前认为膈肌功能障碍仍然是导致撤机困难或失败的主要原因之一。一项前瞻性研究纳入了68名需要机械通气的成人患者,通过在自主呼吸试验结束时进行的床旁超声检查测定膈肌吸气位移、膈肌峰值吸气振幅时间(TPIAdia)、膈肌厚度(DT)、DT差异(DTD)和膈肌增厚分数(TFdi),发现TPIAdia>0.8s对预测撤机成功率的敏感性、特异性、阳性预测值和阴性预测值分别为92%、46%、89%和56%。

(詹 红 叶 子)

# 参 考 文 献

[1] 曾勉,谢灿茂. 呼吸治疗与临床应用 [M]. 北京:科学出版社,2011.

[2] Sean P Keenan, Tasnim Sinuff, Karen EA Burns, et al. Clinical practice guidelines for the use of noninvasive positive-pressure ventilation and noninvasive continuous positive airway pressure in the acute care setting[J]. CMAJ, 2011, 183(3): E195-E214.

[3] Divay Chandra, Jason A Stamm, Brian Taylor, et al. Outcomes of noninvasive ventilation for acute exacerbations of chronic obstructive pulmonary disease in the United States, 1998-2008[J]. Am J Respir Crit Care Med, 2012, 185(2): 152-159.

[4] Susana R Ornico, Suzana M Lobo, Helder S Sanches, et al. Noninvasive ventilation immediately after extuba-

tion improves weaning outcome after acute respiratory failure: a randomized controlled trial[J]. Critical Care, 2013, 17 (2): R39.

[5] Elliot MW, Confalonieri M, Nava S. Where to perform noninvasive ventilation[J]. Eur Respir J, 2002, 19 (6): 1159-1166.

[6] Cui-Lian Weng, Yun-Tao Zhao, Qing-Hua Liu. Meta-analysis: Noninvasive Ventilation in Acute Cardiogenic Pulmonary Edema[J]. Annals of Internal Medicine, 2010, 152 (9): 590-206.

[7] Gristina GR, Antonelli M, Conti G, et al. Noninvasive versus invasive ventilation for acute respiratory failure in patients with hematologic malignancies: a 5-year multicenter observational survey[J]. Crit Care Med, 2011, 39 (10): 2232-2239.

[8] Agarwal R, Handa A, Aggarwal AN, et al. Outcomes of noninvasive ventilation in acute hypoxemic respiratory failure in a respiratory intensive care unit in north India[J]. Respir Care, 2009, 54 (12): 1679-1687.

[9] Antonelli M, Conti G, Moro ML, et al. Predictors of failure of noninvasive positive pressure ventilation in patients with acute hypoxemic respiratory failure: a multicenter study[J]. Intensive Care Med, 2001, 27 (11): 1718-1728.

[10] Ritesh Agarwal, Ashutosh N Aggarwal, Dheeraj Gupta. Role of Noninvasive Ventilation in Acute Lung Injury/Acute Respiratory Distress Syndrome: A Proportion Meta-analysis[J]. RESPIRATORY CARE, 2010, 55 (12): 1653-1660.

[11] Stefano Nava, Ania Schreiber, Guido Domenighetti. Noninvasive Ventilation for Patients With Acute Lung Injury or Acute Respiratory Distress Syndrome[J]. RESPIRATORY CARE, 2011, 56 (10): 1583-1588.

[12] Burns KE, Meade MO, Premji A, et al. Noninvasive ventilation as a weaning strategy for mechanical ventilation in adults with respiratory failure: a Cochrane systematic review[J]. CMAJ, 2014, 186 (3): E112-E122.

[13] 中华医学会呼吸病学分会呼吸危重症医学学组. 急性呼吸窘迫综合征患者机械通气指南（试行）[J]. 中华医学杂志, 2016, 96 (6): 404-424.

[14] Audrey De Jong, Samir Jaber. Focus on ventilation management[J]. Intensive Care Med, 2018, 44 (12): 2254-2256.

[15] Pongdhep Theerawit, Dararat Eksombatchai, Yuda Sutherasan, et al. Diaphragmatic parameters by ultrasonography for predicting weaning outcomes[J]. BMC Pulm Med, 2018, 18 (1): 175.

# 第一百二十六章　呼气末二氧化碳监测技术

呼气末二氧化碳（end-tidal carbon dioxide，$ETCO_2$）监测技术可以对呼气末二氧化碳水平进行实时、连续测量。$ETCO_2$ 监测仪器结果通常显示呼气终末期呼出的混合肺泡气中二氧化碳分压（$P_{ET}CO_2$），有时也称为呼气末二氧化碳分压（$P_{ET}CO_2$）监测。$ETCO_2$ 监测不但可以反映患者的通气功能状况，还可以反映患者的循环功能和肺血流状况，是临床监测中非常重要的一项手段。由于 $ETCO_2$ 监测具有无创、简便等优点，在急诊科的临床工作中得到了广泛应用。

## 第一节　测量原理和监测方法

### 一、基本原理

$P_{ET}CO_2$ 间接反映了血中二氧化碳张力即动脉血二氧化碳分压（$PaCO_2$）。机制为组织细胞代谢产生二氧化碳（$CO_2$），经毛细血管和静脉运输到肺，在呼气时排出体外。体内二氧化碳产量（$VCO_2$）和肺通气量（$VA$）决定了肺泡内二氧化碳分压（$P_ACO_2$），即 $P_ACO_2 = VCO_2 \times 0.863/VA$，其中 0.863 是气体容量转换成压力的常数。$CO_2$ 弥散能力很强，极易从肺毛细血管进入肺泡内，肺泡和动脉血 $CO_2$ 基本平衡，所以正常人 $P_{ET}CO_2 \approx P_ACO_2 \approx PaCO_2$。$P_{ET}CO_2$ 正常值为 4～6kPa 或 30～45mmHg。

$ETCO_2$ 监测的方法有吸光光度法、显色法、质谱分析法、拉曼散射分析法等。临床上以吸光光度法最为常用。利用 $CO_2$ 吸收 4.26μm 波长的红外线这一特点，通过监测红外线衰减强度来计算 $CO_2$ 的浓度。

### 二、采样方式分类

根据仪器的采样方式不同，可分为主流型和旁流型。主流型仪器特点为气流直接经过测量室，检测管路为人工气道的一部分。优点在于检测结果受气道内水汽和分泌物影响较小。缺点在于持续监测仅可用于密闭气道，增加气道管路负重和呼吸死腔。旁流型仪器气流被动进入测量室，呼出的气体经由抽气泵抽取部分至测量室进行测量。优点在于可用于非密闭气道，采样部位多样。缺点在于采样口易受气道内水汽和分泌物影响，对于低流速通气或小儿，抽吸采样产生的气流丢失可能影响潮气量测定和呼吸机触发。两种测量方式各有优缺点，临床工作中要根据不同需求选择相应的监测方式。

### 三、显示参数分类

根据仪器波形显示参数的不同，可分时间 - 二氧化碳分压波形和容积 - 二氧化碳分压波形，尤以前者临床更为常用。时间 - 二氧化碳分压波形的纵坐标为二氧化碳分压，横坐标为时间。波形可分为四个时相：时相 I（AB 段）波形在基线，为吸气和死腔通气时间；时相 II（BC 段）为上升支，是死腔通气和肺泡内气体混合呼出时间；时相 III（CD 段）波形呈高位水平线，为呼出肺泡气时间；时相 IV（DE 段）为时相 III 末至基线，代表下一次吸气开始（图 20-126-1）。容积 - 二氧化碳分

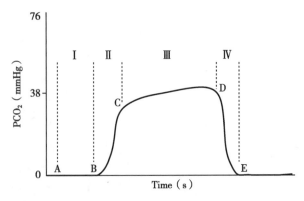

图 20-126-1　时间 - 二氧化碳分压波形图

压波形纵坐标为二氧化碳分压,横坐标为呼出气容积。由于容积-二氧化碳分压波形仪监测二氧化碳分压的同时需要监测气道内的气流流速,所以均使用主流型采样方式。

### 四、波形观察

$ETCO_2$ 波形应观察以下 5 个方面:①基线,表示吸入气的 $CO_2$ 浓度,一般应等于零;②高度,代表 $ETCO_2$ 浓度;③形态,正常 $CO_2$ 的波形或异常波形;④频率,呼吸频率即 $CO_2$ 波形出现的频率;⑤节律,反映呼吸中枢或呼吸机的功能。

## 第二节 临床应用

### 一、确定管路位置

#### (一)人工气道定位

完成气管插管以后,连续的 $ETCO_2$ 监测是确定气管导管进入气管的可靠标准。通常观察到连续 4~6 个以上的稳定波形即可判断气管插管在气道内。但该方法不能判断气管插管的深度。由于口对口人工呼吸或者患者短时间内服用了含碳酸盐的药物或食物,可导致采样前几次通气出现二氧化碳波形或者显色法检测装置出现假阳性。但上述情况经几次通气后 $ETCO_2$ 水平即降至大气水平,因此使用连续监测装置可鉴别。对于心肺复苏患者,出现连续稳定的 $ETCO_2$ 波形可确定气管插管在气道内;没有出现波形则不能确定气管插管是在气道内还是在食管内,需要采用其他方法确定。

#### (二)鼻胃管定位

鼻胃管插管后使用 $ETCO_2$ 监测仪,可协助鼻胃管的定位,判断是否误入气道。鼻胃管口径小,仅可连接旁流型仪器或显色法检测装置。采样口应远离气道以避免呼气干扰。

#### (三)气管插管患者的转运监测

转运气管插管患者时连续监测 $ETCO_2$,可及时发现气管插管脱出异位,减少转运的风险。

### 二、通气功能评价

#### (一)低通气状态监测

对于治疗性低通气患者,例如急性呼吸窘迫综合征患者进行保护性肺通气策略治疗时,小潮气量(6mL/kg 甚至更低)通气增加了 $CO_2$ 潴留的风险。实时监测 $ETCO_2$,可以及时发现 $CO_2$ 潴留,并减少动脉血气检查频次。

#### (二)低通气高危患者监测

对于存在低通气风险的患者,例如镇痛镇静、门急诊手术的患者,使用 $ETCO_2$ 监测仪发现的通气异常早于氧饱和度下降和可观察到的低通气状态。$ETCO_2$ 监测被认为是最优术后呼吸抑制监测项目。

#### (三)气道梗阻判断

对于小气道梗阻导致通气困难的患者,由于肺泡内气体排出速度缓慢,时相Ⅱ波形上升趋于平缓。这一部分气体在呼气后期缓慢排出,使得 $CO_2$ 波形在时相Ⅲ呈斜向上的鲨鱼鳍样特征性改变。严重气道梗阻患者,因死腔通气比例增大,可导致呼出气二氧化碳分压显著下降。

#### (四)优化通气条件

对需要简易呼吸器和呼吸机辅助通气的患者,持续监测 $ETCO_2$ 可以及时发现通气过度或通气不足,指导优化通气条件。对于治疗性高浓度 $CO_2$ 通气患者,可以精确调整吸入 $CO_2$ 浓度。

### 三、循环功能评价

#### (一)判断自主循环恢复

在心肺复苏的高级生命支持阶段,$P_{ET}CO_2$ 数值突然上升 10mmHg 以上预示自主循环恢复。但复苏过程中 $P_{ET}CO_2$ 数值的变化受肾上腺素、碳酸氢钠等药物,以及胸外按压质量的影响,需联合动脉血压等指标判断自主循环是否恢复。

#### (二)判断复苏预后

对于已经行气管插管的心肺复苏患者,经高质量心肺复苏,插管即刻与插管后 20 分钟监测 $P_{ET}CO_2$ 数值均小于 10mmHg,预示患者预后不良。

#### (三)判断容量反应性

$ETCO_2$ 监测联合直腿抬高试验判断容量反应性,$ETCO_2$ 浓度上升大于 5% 可认为有容量反应性。$ETCO_2$ 监测联合快速补液试验,需输注 500mL 液体,$ETCO_2$ 浓度上升 >5.8% 提示有容量反应性。

### 四、其他应用

尚可以用于肺栓塞筛查、监测代谢性酸中毒

患者酸中毒程度,以及协助评估病情等。

需要注意的是,ETCO$_2$ 监测受诸多因素如患者基础代谢、循环、呼吸等的影响,判定结果时尚需结合其他相关指标综合分析,以便更好地指导临床治疗。

## 第三节 进展和展望

随着 ETCO$_2$ 监测技术的使用价值越来越被认可,其临床应用范围也越来越广泛。在急诊临床实践中,除了以上的经典应用之外,在 COPD、创伤、休克等患者中也扩展出很多新应用。便携式 ETCO$_2$ 监测设备也被尝试用于院前急救领域。ETCO$_2$ 监测技术在急诊领域的更多潜在应用价值,需要在急诊临床工作中进一步研究和探索。

(刘 志 董雪松)

## 参 考 文 献

[1] 急诊呼气末二氧化碳监测专家共识组. 急诊呼气末二氧化碳监测专家共识 [J]. 中华急诊医学杂志,2017,26(5):507-511.

[2] Hamed Aminiahidashti,SajadShafiee,Alieh Zamani Kiasari,et al. Applications of End-Tidal Carbon Dioxide (ETCO$_2$) Monitoring in Emergency Department:a Narrative Review[J]. Emerg(Tehran),2018,6(1):e5.

[3] Selby ST,Abramo T,Hobart-Porter N. An Update on End-Tidal CO$_2$ Monitoring[J]. Pediatr Emerg Care,2018,34(12):888-892.

# 第一百二十七章　急诊床旁纤维喉镜、支气管镜技术

20世纪60年代，日本学者池田茂人教授发明了世界上第一台可弯曲支气管镜并将其投入临床应用。此后，经过反复的技术改进，支气管镜在视野、亮度、弯曲角度等方面的性能日益完善，到20世纪80年代末诞生了电子支气管镜，进一步扩大了其临床应用范围。作为急诊科医师，掌握一定的支气管镜技术知识与操作是非常必要的。本文将简单介绍支气管镜技术的相关知识及其在急诊科的应用。

## 第一节　支气管镜的适应证与禁忌证

经过多年的发展，支气管镜的应用范围日益广泛，根据诊断或治疗的应用目的分类，其适应证见表20-127-1。

支气管镜是一项相对安全的操作，在美国胸科协会的指南中仅注明了4项禁忌证：未签署知情同意书，操作者缺乏经验，设备不全，操作过程中氧合无法维持。虽然整体而言支气管镜操作是安全的，但部分情况下支气管镜相关并发症的风险相对较高，可以理解为相对禁忌证（表20-127-2）。

## 第二节　支气管镜检查的准备

1. 知情同意　支气管镜属于有创性/侵入性操作，有一定的并发症发生风险，因此在操作前

表20-127-1　支气管镜的适应证

| 诊断适应证 | | 治疗适应证 |
| --- | --- | --- |
| 异物吸入 | 感染 | 去除异物 |
| 胸部外伤 | 间质性肺病 | 去除气道内组织阻塞：血块、痰栓、黏液栓、肿块等 |
| 咯血 | 不明原因的慢性咳嗽 | 支架植入 |
| 气管插管 | 喘鸣 | 肺部清洗：咳嗽机制受损、气道灼伤、肺泡蛋白沉积症等 |
| 不明原因的肺不张 | 不明原因的胸腔积液 | 支气管肺泡灌洗 |
| 恶性病变 | 局限性哮鸣音 | 引流：脓肿、囊肿等 |
| 气管/支气管狭窄 | 上腔静脉综合征 | 肺不张 |
| 声音嘶哑或声带麻痹 | 瘘管 | 胸部创伤 |
| 难治性气胸 | 支气管造影 | 支气管胸膜瘘封堵 |
| 术后评估：肺移植术、气管/支气管吻合术 | | 支气管肺减容术<br>支气管热成形术 |

表20-127-2　支气管镜的禁忌证

| 绝对禁忌证 | 相对禁忌证 | |
| --- | --- | --- |
| 氧合无法维持 | 心律失常 | 患者无法配合 |
| | 血流动力学不稳定 | 近期或不稳定型心绞痛 |
| | 低氧血症 | 高碳酸血症 |
| | 出血倾向 | 肺动脉高压 |

务必取得患者本人或家属的知情同意,如在急救场合或因无具有完全民事行为能力的家属在场而无法完成知情同意时,需按相关流程报告。

**2. 支气管镜的消毒** 通过支气管镜传播感染并不常见,但支气管镜的工作孔道细长、有一定的角度、表面粗糙等几方面的特征增加了病原体污染和定植的风险,因此必须严格按照规定对支气管镜进行清洗和消毒,预防院内感染。

**3. 患者的术前评估和准备** 操作前应深入了解病史记录,包括近期服药史和过敏史,并注意有无表 20-127-2 中所列禁忌证;体格检查应重点关注气道的评估;另外需确认患者是否已禁食,如果患者禁食不充分,则应推迟操作,对于急诊支气管镜检查患者,应该行气管插管以保护气道,避免吸入性损伤。大部分患者可以在清醒状态下完成操作,但是对于部分焦虑、疼痛难忍无法配合的患者,可考虑给予镇静,但必须警惕其不良反应与副作用。支气管镜检查可刺激咳嗽反射,使患者不能很好地耐受,因此检查时必须进行充分而有效的气道表面麻醉,最常用的药物为利多卡因。

# 第三节 支气管镜在急诊科的应用

## 一、气道异物

支气管镜检查是诊断气道异物的"金标准",也是去除异物的常用手段之一;事实上,首次支气管镜的使用即是为了去除异物。异物误吸常见于小儿或老年人:小儿误吸多发生于大笑、说话、哭泣或玩耍时吸入口腔内含有的食物,而老人误吸多因为吞咽功能障碍、神志障碍、使用镇静剂或安眠药等因素。

气道异物吸入的临床表现取决于异物的类型、梗阻部位、年龄与基础状态,严重时可因气道完全阻塞、窒息而导致患者死亡,因此快速地判断和处理气道异物至关重要。慢性吸入多表现为慢性咳嗽或反复发生肺部感染,而急性发作的患者通常表现为咳嗽、气促、喘息、声音嘶哑、呕吐或突然出现的窒息状态。需要注意的是,有部分气道异物患者可以没有任何表现,并且 X 线胸片可以表现正常。

对于出现窒息的气道异物患者,首选的治疗策略是海姆利希手法(Heimlich maneuver),但这一手法可能导致严重并发症,如内脏破裂、穿孔、疝等,因此对于非窒息患者应慎用此手法。异物的治疗主要包括硬质支气管镜技术和可弯曲支气管镜技术,其中硬质支气管镜技术成功率更高,但此技术对医师的技能及团队支持要求更高,通常由呼吸科专业医师在全麻下完成;而可弯曲支气管镜操作可在局麻下进行,并能更好地观察远端气道,因此其应用也日趋广泛,已成为诊断和取出气道内异物的重要手段。需要注意的是,对于初诊医师,需要综合评估患者病情的急迫程度、行支气管镜的可行性及操作失败可能带来的风险,如患者病情尚稳定而自己把握不大,优先考虑稳定患者病情并转诊至有硬质支气管镜的医疗机构处置。此外,应用可弯曲支气管镜取出气道异物时需要配置多种器械,而选用何种器械主要取决于异物阻塞的部位、异物的类型与局部组织的炎症反应程度。常用的器械包括抓取式异物钳、球囊导管、取石网、圈套器、磁铁取出器、冷冻导管等。

## 二、咯血

咯血是急诊科患者就诊的常见症状之一,尤其是大咯血。引起咯血的病因较多,有时明确诊断较困难,需要系统检查方能明确,检查手段包括 X 线 /CT 影像、超声心动图、CT 血管造影或 DSA 血管造影、自身免疫相关抗体等检查,而支气管镜检查是明确出血部位最准确的方法,因此了解支气管镜检查在咯血的诊断与治疗中的作用非常重要。

通常认为活动性咯血时不适合行支气管镜检查,但并非绝对禁忌证,并且有研究显示,早期行支气管镜检查可以增加明确出血部位的概率。对于非大咯血的患者,优先考虑可弯曲支气管镜。而对于大咯血的患者,使用硬质支气管镜或可弯曲支气管镜尚存在争议;但是不论选用哪种器械,对大咯血患者进行支气管镜检查时,必须要保证气道的通畅性,选用可弯曲支气管镜时,最好是在气管插管的保护下进行。

随着支气管镜下局部治疗技术的发展,支气管镜在咯血中的应用有了很大的改变,甚至可以治疗大咯血或者危及生命的咯血，为后续的治疗争取宝贵的时间。咯血患者需保持气道通畅，隔离患侧肺，保护健侧肺，对出血部位进行局部处理来达到止血的目的，目前支气管镜在治疗咯血中能应用的技术包括：支气管镜引导下双腔气管插管、选择性支气管插管等，支气管镜下球囊压迫止血，支气管镜下直接填塞压迫止血，局部使用血管收缩药或促凝药，支气管镜下冰盐水灌洗，支气管镜下激光治疗、电凝止血等。以上手段可以争取在大咯血时保证部分肺通气，维持基本的氧气供应，为后续支气管动脉栓塞术或者外科手术创造条件。

### 三、气管插管与气管切开

临床上常规使用喉镜在直视会厌下进行气管插管，但是在插管困难，如难以直视声门、颈椎不稳定、颞下颌关节僵直，以及口咽部损伤或巨大肿瘤的患者，可考虑使用可弯曲支气管镜引导插管，并确认气管内插管的正确位置。同时，支气管镜可用于评估气管插管相关损伤，例如气囊过度充气导致缺血性溃疡甚至坏死，进而导致气管食管瘘、声带麻痹、气道狭窄等，支气管镜能对此类损伤情况进行全面的评估检查，以帮助确定正确的治疗方案。

气管切开是上呼吸道梗阻或需长期机械通气患者的必要操作，而床旁经皮扩张气管切开是最常用的方法。研究显示，在支气管镜辅助下行经皮扩张气管切开可显著提高手术的成功率，并减少并发症的发生。

### 四、胸部创伤

在部分胸部创伤的患者，有时可能会因为忽略气道损伤而导致患者死亡，因此，对胸部重大创伤的患者行支气管镜检查能进一步评估气道损伤情况。可弯曲支气管镜检查能直接观察气道和声带情况，评估外伤患者时，如出现颈部或胸骨骨折、纵隔气肿、皮下气肿、气胸和持续性胸腔闭式引流管漏气等情况，均提示存在潜在的气道损伤可能，必须考虑行支气管镜检查。同时，在胸部创伤患者中进行支气管镜检查也能发挥治疗作用，如处理误吸、出血和气道阻塞等。

### 五、支气管镜在急诊重症监护室中的应用

目前急诊 ICU 已经成为我国急诊科的标准配置之一，对急诊科医师提出了更高的要求。由于在诊断与治疗两方面的应用，支气管镜已经在 ICU 中成为不可或缺的工具。支气管镜在 ICU 中作为诊断性操作的适应证主要包括检查气道，检查气管插管位置，收集气道分泌物，肺组织活检等。而其治疗性操作的适应证主要包括吸痰、促进气道引流，解除气道梗阻，经皮扩张气管切开术，以及气道支架植入等。

## 第四节　总　结

支气管镜作为可在床旁实施的一种诊断和治疗方法，在急诊中的应用越来越重要。急诊科医生掌握一定的支气管镜技能，可使急危重症患者受益匪浅。

（向旭东）

## 参 考 文 献

[1] 黄子通,于学忠. 急诊医学 [M]. 2 版. 北京:人民卫生出版社,2014.

[2] 于学忠. 协和急诊医学 [M]. 北京:科学出版社,2011.

# 第一百二十八章　心脏除颤与心脏复律

## 第一节　心脏除颤与心脏复律的概述

尽管医学在治疗室性和室上性心律失常的方法上取得了进步，但心脏电治疗仍然是一种简便、安全、有效的恢复窦性心律的方法。心脏电治疗分为心脏除颤和心脏复律，两者都是通过电流在极短时间内使心肌去极化，然后依靠起搏点的自律性恢复窦性心律。心脏除颤（defibrillation）是指在心动周期中任一时刻对心脏实施电击，此种电治疗主要针对心室颤动和无脉性室性心动过速。心脏复律（cardioversion）是指在 QRS 波同步时刻实施电击，主要用于各种有脉的心律失常，如室上性心动过速、房性心动过速等。心肌细胞在复极过程中，经历绝对不应期、有效不应期和相对不应期。相对不应期前的一段时间，心肌细胞受刺激容易产生室颤，称为易损期。易损期主要位于 T 波上，该期诱发室颤所需能量很低，尤其是在心肌缺血的情况下。因此，以 R 波同步触发放电，可使电击落在绝对不应期（R 波降支或 R 波开始后 30ms 内），避免落入易损期而诱发室颤。而在室颤等情况下，已无法区分 QRS 波群，由于时间紧迫也无须避开易损期，因此在任意时间均可电击。

## 第二节　心脏除颤和心脏复律的历史

心脏除颤和心脏复律的历史可以追溯到 18 世纪，当时的研究者痴迷于研究电和生物体的关系。当时人们对这种研究痴迷的表现也反映在一些文学作品中，比如英国作家玛丽·雪莱的《弗兰肯斯坦》。1781 年，Galvani 第一个描述了生物体存在电，他发现电流接触去除皮肤的青蛙可以使蛙腿抽动。活的有机体存在电，激发了研究者用电来复活生命的兴趣。1788 年，Kite 报道用电击成功复苏了一位坠落的 3 岁女童。之后陆续又有成功案例报道，但是当时的研究者并不知道电击成功的原因很可能是终止了室颤。

1889 年，McWilliam 第一个提出了室颤是人类猝死的原因。他在之前的研究中发现，电流直接刺激哺乳动物的心脏会诱发室颤。1899 年，两位日内瓦的医生 Prevost 和 Battelli 证实了 McWilliam 的发现，有趣的是，他们发现，在用电流诱发室颤后，再次电击可以终止室颤。在 19 世纪末 20 世纪初，随着商用电力的普及，触电事件越来越多，很快人们意识到室颤是多数死亡的原因，并且开始研究对策。美国约翰斯·霍普金斯大学的两位医生 Langworthy 和 Hooker 研究使用电流终止室颤，他们发现交流电比直流电能更有效地终止室颤。具有里程碑意义的事件发生在 1947 年，克里夫兰凯斯西储大学医院的心胸外科医生 Beck 在快完成一名 14 岁男孩的心脏手术时，患者发生室颤，Beck 在没有其他选择的情况下通过两次交流电电击终止了室颤。之后，使用交流心脏除颤在西方形成了共识，直到 60 年代才又改变。

苏联科学家 Gurvich 为现代心脏除颤理论做出了重要贡献，把心脏除颤带入了直流电双相波除颤时代。Gurvich 提出母环折返机制是持续性室颤的原因，心脏除颤可以通过兴奋心肌细胞阻止室颤波的蔓延，并且不会影响窦性节律的恢复。他发现交流电电击很难被耐受，在 50～500Hz 容易引起室颤，而直流电电击可以在短时间内提供更多能量，并且终止室颤时只需单次放电。1952 年，Gurvich 设计并制造了世界上第一台商用的经胸直流电除颤仪。

在心脏除颤的发展过程中，人们逐渐把电击应用到室颤以外的心律失常上。1959 年，苏联医生 Vishnevskii 和 Tsukerman 使用经胸直流电电击进行了第一次房颤电击复律。同样在 1959 年,法国医生 Lown 面对室速患者,在普鲁卡因酰胺治疗无效且病情恶化的情况下,使用经胸交流电电击进行第一次室速电击复律。之后,Lown 和电气工程师 Berkowitz 致力于研发新型除颤仪。他们在实验中意识到需要避开心肌"易损期",第一次提出了同步心脏复律概念。通过吸收 Gurvich 等的经验,他们证实了直流电击的安全性和有效性。1962 年,Lown 使用单相波(Lown 波)直流电成功复律了 9 名室速患者。Lown 的成功最终使人们接受了直流心脏复律可以作为房颤和室性心律失常的治疗方法。

## 第三节 心脏除颤和同步心脏复律的应用

### 一、电极位置和电击板大小

2010 年,AHA 心肺复苏指南指出有 4 种电极放置位置:前侧位、前后位、前 - 左肩胛下、前 - 右肩胛下。4 种电极放置方法效果相同,由于前侧位易于放置和培训,默认为合理放置方式。在前侧位,一个电极放在右锁骨正下方,另一电极放在左乳头外侧,电极片的上缘位于腋下几厘米。在前后位,一个电极放在左侧胸部,介于患者的胸骨和乳头之间,另一电极放在患者背部的左侧,挨着脊柱。对于房颤复律,Lown 曾经建议使用前后位,因为前后位所需能量更低,但是更多的研究对此并没有达成共识。而且,由于抵达心脏的能量只有电击能量的 4%~5%,在双相波时代,电极位置对电击结果的影响已经非常小。但是,当患者体内有植入设备时,为了避免电流损坏设备,建议使用前后位复律。

对于成人而言,直径 8~12cm 的电极板或电极片是合理的。有研究提示,较大面积的电极片或电极板可降低阻抗、增加电流,并导致较少的心肌坏死。对于多毛的患者,应在使用电极前迅速剃毛。不能将电极直接贴在经皮药物贴片上,应先移除药物贴片再放置电极。使用手持电极板的除颤效果优于黏附电极片,因为手持电击和皮肤接触更好,降低了经胸电阻抗。

### 二、单相波和双相波

单相波放电指仅向一个方向释放能量。双相波放电指在电击的前一半时间向一个方向释放能量,在后一半时间内向反方向释放能量。1967 年,Gurvich 在动物身上第一次展示了双相波优于单相波。到 70 年代早期,大部分的苏联除颤仪都使用了双相波(Gurvich-Venin 波)。到 80 年代,美国的 Schuder 医生也验证了体外除颤时双相波优于单相波。但直到 1993 年,美国 FDA 才第一次批准使用双相波除颤设备。而进入 21 世纪,大多数除颤仪都已经使用双相波。目前研究指出,尽管双相波设备可以用更低能量终止心律失常,尚无研究证明双相波除颤的优势能转化为更高的心搏骤停患者的出院生存率。

2015 年 AHA 指南推荐选择双相波除颤器。各种心律失常的起始电击能量选择如下。房颤:单相波 200J,双相波 120~200J;房扑:单相波 100J,双相波 50~100J;有脉室速:单相波 200J,双相波 100J;室颤或无脉室速:单相波 360J,双相波 120~200J。对于再次电击的能量选择,指南推荐应高于或不低于前次电击能量。

### 三、麻醉和镇静

心脏除颤是紧急操作,应直接实施。心脏复律通常可在麻醉诱导或镇静后进行,以利于减少心脏复律给患者带来的不适及可能的不愉快记忆,但不得因镇静而延误不稳定患者的即时心脏复律。同时,使用镇静药物后应密切监测药物可能对患者循环和呼吸的影响,并立即采取相应的措施。理想的镇静药物应该具有以下特点:起效快、部分镇痛作用、停药后快速苏醒、反复用药不会蓄积、没有心血管副作用、不引起呕吐误吸、半衰期短、在肝肾功能损害时不延长作用。尽管没有一种药物能够同时具备以上特点,但不少药物还是能取得良好的镇静效果。常用的药物有依托咪酯、丙泊酚和咪达唑仑。

### 四、并发症

大多数患者一般都能很好地耐受心脏复律和除颤。最常见的并发症是房性、室性和交界性期前收缩。严重并发症包括室颤,通常发生于使用高电击能量、洋地黄中毒、严重心脏疾病，或者电击时同步不良。1%～3%的患者心脏复律时会发生血栓栓塞，特别是没有规范抗凝的房颤患者。肺水肿是少见的并发症，可能是一过性的左房停搏和左室收缩功能障碍造成的，常见于心脏瓣膜病或左室收缩功能障碍引发的房颤患者。电击后可能有皮肤灼痛，20%～25%的患者会出现中到重度的疼痛，最可能的原因是操作不当和电极位置不正确，使用双相波除颤器和凝胶电极片则鲜有发生。镇静药物的过敏反应也是潜在的并发症。

### 五、特殊人群

#### （一）洋地黄中毒患者的心脏复律

地高辛中毒或过量可以表现为心动过速或心动过缓，心脏复律是相对禁忌证。此时，心肌细胞呈均一的去极化状态，心脏复律不仅无效，而且会增加电击后室速或室颤的风险。

#### （二）植入永久起搏器或ICD患者的心脏复律

这些患者心脏复律若操作不当，会损坏起搏设备和电极系统，导致设备功能异常。电极板或电极片优选前后位放置，离脉冲发生器12cm以上。心脏复律时应基于患者临床情况使用最低能量，心脏复律后应确认起搏器或ICD的功能正常。

#### （三）孕妇的心脏复律

对于孕妇，实施心脏复律是安全的。在操作期间，需要监测胎儿心率。

## 第四节 体外自动除颤仪的应用

体外自动除颤仪（automated external defibrillator，AED）是一种程序控制设备，它通过声音或视频指导施救人员对可除颤心律（室颤或无脉性室速）进行除颤。

1960年，巴黎Lariboisiere医院的Zacouto医生完成了世界上第一个AED的设计。到1968年，制造商生产了68个AED，这些AED都被布置在医院内。尽管新技术降低了院内心搏骤停的死亡率，但是更多的心搏骤停发生在院外。为了解决这个问题，英国的Pantridge医生提出了"移动CCU行动"，但是这项工作的核心需要便携式的除颤仪，而当时的除颤仪都是70kg的大家伙。到1971年，Pantridge在电气工程师Anderson的

协助下，成功制作了3.2kg的便携式除颤仪。有了便携式除颤仪，Pantridge早期除颤的倡议得到越来越多的响应。70年代末，美国贝尔法斯特的Anderson和Adgey医生投入到研制半自动和自动便携式除颤仪的队伍中。随着设备的持续改进，使用的群体也逐渐从医生、救护员拓宽到普通目击者。AHA从1995年开始推荐公众除颤计划（public access defibrillation，PAD），即在可能目击心搏骤停的公共场所布置AED，推动市民接受心肺复苏和AED培训。在一项大规模的PAD研究中，旁观施救者实施CPR联合应用AED将心搏骤停患者的生存率提高了一倍。

AED施救的效果受到一些因素影响。第一，AED只是心搏骤停施救的一个组成部分，目击心搏骤停后应该及时开始CPR。而且，电击后常出现无灌注心律，需要持续实施CPR直到恢复有灌注心律。第二，潜在施救者需要接受培训和反复练习，以便掌握AED和CPR的施救技能。第三，如果从目击心搏骤停到电击的时间没有缩短，则使用AED也不能提高生存率。第四，AED应该布置在有可能发生心搏骤停事件的公共场所，而这种可能性可以通过历史心搏骤停事件发生率和人群年龄构成进行推测。第五，AED除颤只适用于室颤和无脉性室速，不适用于其他心律失常引起的心搏骤停（如无脉性电活动和心脏停搏）。

儿童的心搏骤停比成人少见，而且室颤在儿童心搏骤停中出现的比例只有5%～15%。对于这部分患者，快速除颤仍然能改善预后。但是，对于婴儿和儿童，我们尚不清楚有效的最低除颤能量。基于成人和动物幼崽实验的研究数据，双相波电击和单相波电击一样有效，且危害更小，起始除颤能量2～4J/kg，再次除颤能量最高不超过10J/kg。大多数AED能在儿童身上准确识别室颤，鉴别可电击和非可电击心律。有些AED还配备了能量调节装置。对于婴儿，除颤设备首选手动除颤仪，次选带有能量调节装置的AED，只有在两者都没有的情况下才会选择常规AED。

## 第五节 展　望

近30年，心脏除颤技术已经证明了它的安全性和有效性，但是技术本身鲜有发展。AED的推

广使用显著提高了心搏骤停患者的生存率,但是院外心搏骤停还是我们面对的最大问题。大多数院外心搏骤停患者没有明确的心脏疾病基础,所以如何更有效识别心搏骤停的易患因素和风险是我们面临的挑战。各种小型化的穿戴式设备或智能设备与我们的生活已经息息相关,开启了便捷记录基本生理参数的时代。这些海量数据记录着我们在不同状态下的生理变化,以此为指引的风险模型很可能会帮助我们预警和识别心搏骤停的发生。对于已知心脏疾病基础的高危患者,植入体内自动除颤仪(ICD)是应对心搏骤停的方法,但是对于非高危患者,他们并没有随身携带的保护伞。尽管还不清楚如何准确把握适应人群,但是随着便捷可穿戴除颤设备的发展,也许将来会有更多人从中受益。

（童朝阳　邵　勉）

# 参 考 文 献

[1] Ivan Cakulev, Igor R Efimov, Albert L Waldo. Cardioversion: Past, Present, and Future[J]. Circulation, 2009, 120(16): 1623-1632.

[2] Mark S. Link, Lauren C. Berkow, Peter J. Kudenchuk, et al. Part 7: Adult Advanced Cardiovascular Life Support: 2015 American Heart Association Guidelines Update for Cardiopulmonary Resuscitation and Emergency Cardiovascular Care[J]. Circulation, 2015, 132[suppl 2]: S444-S464.

[3] Monica E. Kleinman, Erin E. Brennan, Zachary D. Goldberger, et al. Part 5: Adult Basic Life Support and Cardiopulmonary Resuscitation Quality: 2015 American Heart Association Guidelines Update for Cardiopulmonary Resuscitation and Emergency Cardiovascular Care[J]. Circulation, 2015, 132[suppl 2]: S414-S435.

[4] Kirkland S, Stiell I, AlShawabkeh T, et al. The efficacy of pad placement for electrical cardioversion of atrial fibrillation/flutter: a systematic review[J]. Acad Emerg Med, 2014, 21(7): 717-726.

# 第一百二十九章 临时心脏起搏术

临时心脏起搏术（temporary cardiac pacemaker implantation）是一种非永久性植入起搏电极导线的临时心脏起搏术。在抢救危重患者，尤其是缓慢性心律失常患者时的作用是药物无法替代的。自从 1973 年 Schnitzler 首先报道应用漂浮导管电极进行床旁临时心脏起搏以来，此项技术迅速得到推广应用，现已成为急诊医疗必不可少的急救技术之一。具有省时、迅速、简单易行的特点，能为患者赢得时间，也易于在临床推广应用。

## 第一节 人工起搏器的发展历史

人工心脏起搏器溯源于 19 世纪初，Aldin 用直流电刺激断头尸体心脏复跳。1932 年，Hyman 用电刺激器刺激心脏停搏的家兔成功，命名为 pacemaker。1952 年，Zoll 首次使用体外经胸壁起搏的方法。1958 年 10 月，Ake Senning 和 Rune Elmquist 在瑞典为 43 岁的病毒性心肌炎合并三度房室传导阻滞患者 Arne Larsson 植入世界第一台植入术心脏起搏器。同年 Furman 和 Robinson 开创了在 X 线下经静脉入路植入心内膜电极的先例。1963 年，Lemberg 和 Castellenos 应用了心室按需起搏 VVI，被认为是标准的起搏方式。1973 年，Schnitzler 首先报道了应用漂浮电极导管进行床旁临时心脏起搏。1962 年 10 月，由上海市第一人民医院心内科及心外科医师安置了全国第一台人工心脏起搏器经心外膜起搏。1973 年，我国成功植入第一台经静脉心脏起搏器。胡根娣是国内首批安装起搏器的患者之一，从 1971 年完成第一次心脏起搏器治疗，到 2017 年已经接受了 34 次手术，安装过 22 部起搏器。从最初"拖在"体外"照相机"大小到后来"埋入"体内的"火柴盒"大小，是一部中国心脏起搏器的发展史。

## 第二节 起搏器原理

心脏起搏器（cardiac pacemaker）是通过脉冲发生器发放特定频率的脉冲电流，通过导线电极传导到心肌，刺激电极所接触的心肌产生兴奋，并通过细胞间的缝隙连接或闰盘连接向周围心肌传导，导致整个心房或心室兴奋进而产生收缩活动，从而治疗心脏起搏传导功能障碍，特别是治疗严重缓慢的心律失常。

人工心脏起搏系统主要包括两部分：脉冲发生器和电极导线。起搏系统除了起搏功能，还具有将心脏自身心电活动回传至脉冲发生器的感知功能。通常将脉冲发生器单独称为起搏器。电极导线是外有绝缘层包裹的导电金属线，其功能是将起搏器的电脉冲传递到心脏，并将心脏的腔内心电图传输到起搏器的感知线路。人工心脏起搏分为临时和永久两种。临时起搏电极分普通电极导管和气囊漂浮电极导管，气囊漂浮电极使床旁植入临时起搏器成为可能。临时起搏电极通常植入右心室 VVI 模式，极少数电极无法到位且无房室传导障碍也可到右心房 AAI 模式。

## 第三节 临时起搏器适应证和禁忌证

### （一）适应证

任何症状性或引起血流动力学变化的心动过缓患者都是临时心脏起搏器的适应证，分为治疗性、诊断性和预防性起搏。

1. **治疗性起搏** ①心搏骤停或阿-斯综合征发作：各种原因如急性心肌梗死、急性心肌炎、洋地黄或抗心律失常药物、中毒、电解质紊乱等导致的心脏停搏；②病窦综合征、高度房室传导阻滞、颈动脉窦高敏综合征、血管迷走性晕厥、长

QT 综合征等引发的严重心动过缓；③药物治疗导致心动过缓诱发的尖端扭转型和 / 或持续性室性心动过速；④心脏直视手术引起的三度房室传导阻滞；⑤使用食管调搏终止室上性心动过速的发作。

**2. 诊断性起搏**　食管调搏作为临床诊断及电生理检查的辅助手段。如判断：①窦房结功能；②房室结功能；③预激综合征类型；④折返性心律失常；⑤抗心律失常药物的效果。

**3. 预防性起搏**　①手术保驾：预期将出现严重心动过缓的高危患者围手术期保驾。常见的有急性心肌梗死、心脏传导系统功能障碍的患者拟施行心脏及非心脏手术、疑有窦房结功能障碍的快速性心律失常患者进行心律转复治疗、左束支阻滞的患者进行右心导管检查时。②起搏器更换的保驾：起搏器依赖的患者在更换新起搏器时的过渡。

**（二）禁忌证**

**1. 绝对禁忌证**　穿刺静脉局部感染、血栓形成。

**2. 相对禁忌证**　血小板减少和凝血功能障碍。必须操作时建议选择颈外静脉和股静脉入路。

## 第四节　临时心脏起搏器的植入方法

临时心脏起搏器有经胸壁起搏、经食管起搏、经胸壁穿刺起搏、开胸心外膜起搏和经静脉起搏等 5 种植入方法。目前多选择经静脉起搏。通常选用左锁骨下静脉或右颈内静脉穿刺（床旁紧急临时起搏常用）和股静脉（X 线下）送入临时起搏电极导线。

**（一）经胸壁起搏**

电极为板状，阴极放置在 $V_3$ 处，极板为圆形，直径 10.5cm；阳极置于左肩胛角与脊柱之间，极板为长方形，面积 13cm×9.5cm。起搏脉冲宽度为 40ms，起搏阈值视患者胸壁厚薄而定，为40～80mA。操作简便且无创，适用于心脏停搏紧急复苏。缺点：患者因较强的电流刺激而感不适，并可有胸部肌肉抽动、呃逆、局部皮肤灼热性痛感。起搏阈值不太高时，患者才可耐受。

**（二）经食管起搏**

应用特制的双极专用电极（电极宽 5mm，间

距 3～5cm）或普通双极起搏电极经鼻或口腔进食管，置于左心房部位，连接起搏分析仪，主要用于诊断窦房结功能及进行超速抑制终止快速心动过速。

**（三）心外膜起搏**

电极需要经胸腔植入缝在心外膜上，心肌电极呈线形或稍有螺旋形插入或旋入心外膜下心肌，现用于心脏外科手术出现心脏传导阻滞的患者，多为暂时性阻滞，恢复后即可拔除。

**（四）经静脉起搏**

最常用，在第五节讨论的内容。

## 第五节　经静脉入路临时心脏起搏器植入的操作方法

**（一）术前准备**

了解病因和病情，如用药情况、凝血功能和心脏结构功能，签署知情同意；备皮、建立静脉通路；抢救设备（除颤仪、心电监护仪、气管插管等）及药品（肾上腺素、阿托品、多巴胺等）。

**（二）物品准备**

手术包或介入包，手术尖刀片，6F 穿刺针及穿刺鞘管，5F 双极球囊漂浮临时起搏电极（床旁使用）或普通双极临时起搏电极（X 线下使用），连接桥线，临时心脏起搏器或起搏参数分析仪，1% 利多卡因 5mL，注射器 2 支（5mL 和 20mL），肝素 100mg 1 支，0.9% 生理盐水 250mL，缝线，无菌敷料数块，固定贴膜。

**（三）床旁紧急临时起搏手术操作**

入路：常用右颈内静脉或左锁骨下静脉，因最直接进入上腔静脉到达右心房右心室的路径；体位：去枕头低脚高仰卧位，防止气栓。常规消毒，铺无菌洞巾；局麻、右颈内静脉或左锁骨下静脉穿刺成功后、送入 J 型导丝，退针，尖刀片或皮肤扩张管扩皮，置入鞘管，退导丝和鞘管内芯；电极头端置入前先塑形做弯并使其指向右室心尖部（即指向左前 30°～45°），沿鞘管送入起搏电极 15cm，打起气囊（1.5mL），继续送入电极至 20～30cm 时，电极经右心房漂浮过三尖瓣到右心室，连接起搏器，应边送边观察心电监测图形，出现心室起搏图形，暂停推送，观察 ORS 波形及稳定性，测试起搏阈值及感知灵敏度，达到要求，放气

囊,继续推送电极 2~3cm,使其有一定张力,或嘱患者用力咳嗽增加胸内压使电极与心室内膜紧密接触,使电极不易脱位,如失败,电极导管在气囊不充气的状态退出,重复上述过程,成功后退鞘管,固定电极。调整起搏参数:电压 3~5V 或电流 10~15mA,感知灵敏度 0.5~1.0mV,频率超过自身频率 10 次/min,一般情况为 60 次/min。

**(四)X 线下经股静脉临时起搏手术操作**

股静脉入路,平卧位,无菌操作下,穿刺成功置入鞘管,经静脉鞘管送临时起搏电极在 X 线指导下经下腔静脉入右心房跨过三尖瓣到右室心尖部,连接起搏器,观察心电监测图形为右心室起搏图形,固定电极,调整起搏参数。

## 第六节 临时心脏起搏器的植入并发症和注意事项

**(一)经静脉入路常见并发症**

1. 室性心律失常(如室早、室性心动过速、室颤),常为电极插入过深,对右房或右室心肌造成机械性刺激而诱发。

2. **导管电极移位** 最常见。

3. **导管断裂**,电极导管在心腔内打结。

4. **心脏穿孔** 右心室心尖游离壁薄,普通电极较硬,张力过大容易引起。漂浮电极少见。

5. **气胸、血胸、乳糜胸** 左锁骨下静脉穿刺有时可引起。

6. 血管损伤、误伤动脉、出血或血肿、股动静脉瘘等。

7. **膈肌刺激** 临时起搏器少见。

8. **穿刺部位感染** 少见。

9. **空气栓塞和血栓形成** 少见。

10. **与起搏器相关并发症** 如起搏器综合征(PMS)等。

**(二)临时心脏起搏器植入的注意事项**

1. **电极易脱位** 发生电极导线移位的情况较永久心脏起搏常见。应加强术后心电监测。

2. **感染** 起搏电极导线放置时间一般不超过 2 周。由于电极导线通过穿刺点与外界相通,因此要注意局部清洁,避免感染。

3. **下肢制动位的功能锻炼预防血栓发生** 经股静脉入路临时起搏,穿刺下肢制动防止电极脱位,为预防血栓形成,除肝素抗凝,下肢肢体功能锻炼也很重要。

## 第七节 临时心脏起搏术临床应用的进展

1. 在急诊抢救危重患者时,应用漂浮导管电极进行床旁临时心脏起搏,已成为急诊抢救必不可少的医疗技术之一。目前临床也使用腔内心电图引导下或床旁超声心动图引导下行临时心脏起搏器植入也可以明显缩短手术操作时间。

永久起搏器囊袋感染的起搏器依赖患者可以使用永久起搏器电极在体外接废弃的永久起搏器起到临时心脏起搏的作用,为起搏器更换的患者提供较长时间的过渡。也可以使用心外膜起搏作为起搏器依赖患者受感染心脏植入电子设备移植的桥接。

2. 随着介入技术的发展,一些新的心脏介入技术需要临时心脏起搏器的保驾。冠脉旋磨术也普遍开展,尤其右冠脉旋磨时会出现远端血管慢血流现象,导致严重心动过缓,需要常规临时心脏起搏器植入保驾。此外,近年来开展的经导管主动脉瓣植入术也需要临时心脏起搏保驾。以往的报道证实了采用导丝在左心室作为单极起搏电极进行心脏起搏的安全性和有效性。在经导管主动脉瓣植入术中,也可以将左心室导丝起搏作为传统经静脉右心室临时起搏的一种替代。

3. 随着起搏介入技术的迅速发展,目前已有无导线电极的起搏器上市,满足临床上有需求的患者。Rotenberg MY 等还提出了一种新的策略,利用心脏机电反馈来唤起心脏起搏,同时依赖磁微粒作为无铅机械刺激器,在右心室腔静脉注射磁微粒后,使用外部电磁铁,磁脉冲的应用产生机械刺激,引发心室超速起搏心脏。这种临时起搏在大鼠模型和猪的模型中进行了实验,虽然持续时间短及产热等问题有待进一步解决,但他们的实验结果首次证明了外部无铅临时起搏的可行性,使用由外部电磁铁操纵的可注射磁性微粒。这种新方法在需要立即无痛控制心律的临床环境中具有重要的应用价值。

(陈凤英)

# 参 考 文 献

[1] Tom Kenny. 心脏起搏器基本教程 [M]. 郭继鸿，张玲珍，李学斌，译. 天津：天津科技翻译出版公司，2009.

[2] 张海澄，李学斌，郭继鸿. 球囊漂浮电极导管床旁临时心脏起搏术 [J]. 中华心律失常学杂志，2003，7（4）：247-250.

[3] Harrigan RA，Chan TC，Moonblatt S，et al. Temporary transvenous pacemaker placement in the Emergency Department[J]. J Emerg Med，2007，32（1）：105-111.

[4] Cote CL，Baghaffar A，Tremblay P，et al. Prediction of temporary epicardial pacing wire use in cardiac surgery[J]. J Card Surg，2020，35（8）：1933-1940.

[5] 亓俊杰，邢永生. 超声心动图辅助指导床旁临时起搏器植入术的临床应用 [J]. 实用心电学杂志，2016，25（1）：32-34，38.

[6] Liu M，Han X. Bedside temporary transvenous cardiac pacemaker placement[J]. Am J Emerg Med，2020，38（4）：819-822.

[7] Guérios EE，Wenaweser P，Meier B. Left ventricular guidewire pacing for transcatheter aortic valve implantation[J]. Catheterization and Cardiovascular Interventions，2013，82（7）：E919-E921.

[8] Rotenberg MY，Gabay H，Etzion Y，et al. Feasibility of Leadless Cardiac Pacing Using Injectable Magnetic Microparticles[J]. Sci Rep，2016，6：24635.

# 第一百三十章　心包穿刺与引流

## 第一节　刺入心脏的救命针

心脏是人体最重要的器官之一，它位于胸腔内，膈肌的上方，双肺之间，约2/3在正中线左侧，其主要功能是为血液流动提供动力。许多疾病会影响心脏的泵血功能，使得血流动力学发生改变，进一步导致器官、组织的损害。心包为双层囊状结构，腔内有15～50mL浆膜液起到润滑作用。由于某些因素引起心包积液（pericardial effusion）或积血，当积液迅速或积液量达到一定程度时，可造成心脏输出量和回心血量明显下降从而产生临床症状。心包穿刺术是将穿刺针或留置导管置入心包腔，抽吸心包积液用于诊断和治疗的一种方法。

在19世纪初期，经验丰富的医生都知道心包炎是很难识别的。Laennec的创新成果——听诊器，是第一个能够帮助医生识别和定位胸腔内积液的发明。Thomas Jowett在1827年又详细地描述了对心包积液的观察，并以信件的形式发表，他的标题是《心包水肿，进行了穿刺手术》。作者在汇报中陈述自己给一个心包积液的患者冒险做了穿刺手术。他认为，在大量心包积液时，心脏被向上和向后推至气管根部，因此，在心脏前方刺破心包是安全的。在此项操作中，Jowett总结了最关键的两点：不刺伤心脏和不允许其他任何物质进入心包。他说，只有在绝望的情况下才有理由进行这项操作，没有这项操作，死亡必将降临，他向朋友提到，这是一个拯救生命的机会，我们别无选择。随后，心包穿刺术被应用于临床。现阶段心包穿刺术仍作为最直接的急救措施，广泛应用于各种急救环境中。

## 第二节　心包穿刺术的合理应用

### 一、心包穿刺术的临床应用

#### （一）确定心包积液的性质

心包积液根据病因常分为感染性和非感染性。感染性心包炎包括化脓性（金葡菌、肺炎球菌、革兰氏阴性杆菌、真菌等）、结核性、阿米巴性、病毒性等；非感染性心包积液如肿瘤（乳腺癌、肺癌、淋巴瘤等心包转移）、自身免疫性疾病（类风湿、系统性红斑狼疮、硬皮病）、心包积血等。此时心包穿刺术的意义更多在于明确心包积液性质，判断病因，进而确定诊疗方向。

#### （二）解除心脏压塞

心脏压塞指因外伤性心脏破裂或心包内血管损伤造成心包腔内血液积存，或其他原因引起的大量心包积液限制心脏的泵血，是心脏创伤急速致死的原因。此时需要尽快将心包内的液体抽出，改善血流动力学，争取抢救时间。

#### （三）直接注药

心包穿刺术除了可以减轻心脏前负荷之外，还可以用于向心包腔内注射药物，如治疗化脓性、肿瘤性、结核性心包积液，在引流的同时可注入相应的治疗药物，起效更直接、迅速。

#### （四）特殊应用

经皮心包穿刺的应用越来越广泛，现在包括电生理检查、消融、心房附件结扎和心包活检等。如致心律失常性右室心肌病（ARVC）是一种遗传性心肌病，以右室流出道室性心动过速（VT）和猝死为主要特征，研究发现，5%～30% VT患者的病灶起源于心外膜，采用传统心内膜标测与射频消融术不容易成功，需要经皮心包穿刺行心外膜射频消融。

## 二、心包穿刺术的禁忌证

心包穿刺术是相对风险较高的技术，因此一定要判断好病情，选择好适应证，同时也要规避禁忌证。禁忌证包括：

1. 慢性缩窄性心包炎。

2. 单纯特发性心包积液、心衰和肾衰伴心包积液，心包切开综合征等，在无心脏压塞征象时，不需要穿刺。

3. 抗凝治疗的患者，有出血倾向或血小板低于 $<50×10^9/L$。

4. 操作者技术不熟练，无胜任的有经验的医师指导，积液量少，特别是积液位于后壁心包腔时，不应盲目穿刺。

# 第三节　心包穿刺的流程

## 一、穿刺前的准备

术前应仔细测量呼吸、心率和血压，有条件者应全程监测心电、血氧饱和度及血流动力学。同时应确认适应证，向患者及家属说明原因，取得患者及家属的理解和信任，签署心包穿刺知情同意书。若出现家属不在现场又因抢救患者不得不实施时，做好相关记录。反复叮嘱患者在穿刺过程中切勿咳嗽或深呼吸，必要时可口服 0.03g 可待因，防止心包穿刺时胸腔压力改变而损伤心肌，引起心脏穿孔、破裂。做好无菌措施，避免感染。仔细核对心包穿刺术的用具，准备抢救药物。

## 二、穿刺的体位

患者坐位或半卧位，床头抬高与水平面约成 30°角，减少回心血量，减轻心脏负荷，避免心脏扩张增加心包穿刺术的难度，同时使游离的液体向心脏下方和前方聚集。

## 三、穿刺的部位

穿刺部位多采用剑突下、左心尖或右胸。剑突下穿刺部位通常选取剑突与左肋弓缘的夹角处，距剑突左方 0.5cm，左肋弓缘下方 0.5~1cm。穿刺经过的结构由外至内分别为皮肤、浅筋膜、深筋膜和胸大肌、肋间外韧带、肋间内肌、胸内筋膜、纤维性心包及壁层心包，进入心包腔。进针深度 2~3cm。心尖部穿刺位置通常根据横膈位置的高低选择左侧第 5 肋间隙或第 6 肋间隙，心脏的绝对浊音界内侧 2.0cm 处，经皮肤、浅筋膜、深筋膜和腹直肌、膈肌胸肋部、膈肌筋膜、纤维性心包及壁层心包，进入心包腔。进针深度成人 3~7cm。右胸穿刺点常为第 4 肋间心脏绝对浊音界内侧 1.0cm 处。

## 四、穿刺的麻醉及消毒

常规消毒局部皮肤，术者及助手均戴无菌手套、铺洞巾。通常用 2% 的利多卡因（不含肾上腺素）自皮肤至心包壁层作局部浸润麻醉。

## 五、穿刺步骤

选择好穿刺点后，取 18~20 号穿刺针，12~18cm，后接三通和 50mL 注射器，或有导丝的中心静脉管。与皮肤约成 45°角，针尖斜面朝向心包，向心脏方向进针。在患者吸气和注射利多卡因的间隙将穿刺针向前推进，将针推进至肋骨后方。针尖通过肋骨后缘后，将针尖与皮肤之间的角度降低至 15°角。此时保持注射器内负压，向心脏方向缓慢推进。当出现落空感，并通过穿刺针可感到心脏搏动，此时，应将针头稍后退，回吸出液体，则表明穿刺成功，放置引流管或缓慢抽取心包积液即可。也可在超声引导下确定穿刺点位置及穿刺方向。

## 六、术毕的处理

盖消毒纱布，压迫数分钟，胶布固定。

# 第四节　心包穿刺的注意事项

1. 麻醉要完善，以免因疼痛引起神经源性休克。

2. 术中术后均需严密观察患者的呼吸、血压、脉搏、血氧饱和度等变化。

3. 由于现场急救的心包穿刺常存在极大的风险，穿刺前应建立静脉通道。

4. 穿刺针尖若碰到肋骨，可于吸气后注射利多卡因麻醉骨膜，后继续进针。

5. 刺破心包时可能会出现血管迷走神经反

射，导致血压和心率下降，在穿刺针通过肋骨后缘降低至 15° 角时，可从静脉给阿托品 0.5～1mg 来提高心率及血压。

6. 抽液速度应缓慢，初次抽液 50～100mL，不能超过 200mL，重复抽液可达到 300～500mL，为减轻急性心脏压塞症状，可抽 500～1 000mL。如抽液过快、过多，大量血液回心可导致肺水肿。

7. 如抽出鲜血，则应立即停止抽吸，观察患者有无心脏压塞或原有心脏压塞加重的情况，并判断血性液体是否为血液。可将血性液体放入试管中，观察有无凝固，若有则为血液，若不凝固则为血性心包积液。

8. 当进针过程中如监护出现室性期前收缩或 ST 段抬高，表明已触及心外膜，应回抽穿刺针同时小心地在吸气时将穿刺针向外退出一点，绝对不可侧方移动，避免损伤心外膜血管。

# 第五节　心包穿刺的常见并发症及处理

心包穿刺术常见的并发症有：心脏停搏、心脏穿孔伴心包内积血、冠状动脉破裂（心包积血或心肌梗死）、血胸、气胸、心律失常、肝脾损伤、出血性腹膜炎、心功能不全、感染、瘘管形成、肺水肿等。一旦发生，按相关急救措施进行对症处理即可，必要时可转入心外科行开胸手术。有研究报道，心包穿刺的死亡率似乎有所提高，分析原因可能为该技术应用范围扩大，患者群相对复杂，比如肿瘤的患者诊断性穿刺；患者群平均年龄增长，多用于介入手术并发症的处理等都是死亡率增加的影响因素。

# 第六节　评价和展望

## 一、如何应用现代技术降低心包穿刺的风险

1. 应用超声定位，提高穿刺的准确性及成功率，减少并发症。

2. 目前应用经纵隔 CT 引导下心包穿刺并放置引流管治疗心脏压塞成功的报道。

3. **利用导管室技术**　国外学者推荐心包穿刺在导管室内进行，有 X 线影像设备帮助定位。通过三通连接压力换能器，测定心包内压力，有助于保证操作安全，并及时发现心包缩窄征象（心包内压明显下降，但中心静脉压仍高）。

## 二、引流管的优缺点

目前留置导管中以中心静脉导管及猪尾造影导管或右心导管为多。猪尾造影导管或右心导管管壁硬，外径粗，在引流后积液量少时，容易触及心脏诱发心律失常或胸痛。中心静脉导管端是侧孔，引流过程易发生堵塞，引流局限，随呼吸心跳活动而脱管。国外有报道采用 Seldinger 导管法进行心包穿刺引流，此法对心包损伤较大，价格相对贵。我们需要不断探索，研究出材质、软硬度、形状、功能更适合引流的导管。

## 三、评分系统

专家共识提出了一个新的评分系统，用于需要心包穿刺术患者的分类。根据心包积液患者进展为心脏压塞的概率，对心包积液进行评分。心脏压塞可能是危及生命的紧急情况，特别是在主动脉夹层、急性心肌梗死后心室游离壁破裂、严重胸外伤和介入手术后医源性心包积血时，无论得分如何，都代表需要紧急手术管理。评分系统有三个步骤。第 1 步：对病因进行评分。来自重点病史和临床表现的数据应该有助于临床医生发现与大量积液相关的心包疾病（特别是结核病，癌症）。第 2 步：评估临床表现。症状加重及有心脏压塞的额外体征（例如，低血压、心动过速、脉压差 >10mmHg）是具有较高风险进展为心脏压塞的患者。第 3 步：对影像进行评分。例如胸部 X 线心脏扩大，超声心动图显示心包积液 >20mL，下腔静脉过粗，右心室和左心房塌陷，需要立即穿刺。

（邓　颖）

# 参 考 文 献

[1] Harmon TS，Wynn G，Meyer TE，et al. Complicated Complication: How Interventional Radiologists Should Manage Acute Iatrogenic Cardiac Tamponade[J]. Cureus，2018，10（12）：3708.

[2] Killu AM，Asirvatham SJ. Percutaneous pericardial access for electrophysiologicalstudies in patients with prior cardiac surgery：approach and understanding the risks[J]. Expert Rev Cardiovasc Ther，2019，17（2）：143-150.

[3] Sethi A，Singbal Y，Kodumuri V，et al. Inpatient mortality and its predictors after pericardiocentesis：An analysis from the Nationwide inpatient Sample 2009-2013[J]. J Interv Cardiol，2018，31（6）：815-825.

# 第一百三十一章　主动脉内球囊反搏

主动脉内球囊反搏（intra-aortic balloon pump，IABP）作为一种机械循环支持的方法，能降低左心室后负荷，增加冠状动脉灌注，改善心肌血供，从而改善心功能，提高危重症患者的抢救成功率，被广泛应用于心脏手术、泵衰竭或心源性休克的患者。IABP早期主要用于心脏围手术期血流动力学不稳定患者的循环支持，通常需要外科手术切开血管置入主动脉内球囊。20世纪80年代，经皮穿刺技术的出现使IABP具有创伤小、并发症少及操作简便等优点，使其广泛应用于高危PCI患者和重症心肌炎患者的循环支持。

## 第一节　主动脉内球囊反搏的发展史

1952年，Kantrowitz等首次发现在心脏收缩期把血液从动脉抽出，然后在舒张期将血液再注入动脉内，能增加冠脉血流。1958年，Harken描述了IABP作为一个体外泵的概念，在心脏收缩期将血液泵出到体外，在心脏舒张期又将血液泵回体内。1962年，Moulopoulos等研制了主动脉内气囊泵。1968年，Kantrowitz首次将IABP用于临床治疗心源性休克。1980年，Bregman等首次采用经皮穿刺股动脉方法插入气囊导管成功，不再需要手术切开置入体内，创伤减小，从此开始了IABP突飞猛进的时代。经过30多年的临床应用，IABP已成为临床医生抢救急危重症患者非常重要的手段。

## 第二节　主动脉内球囊反搏的工作原理

通过动脉系统置入一根带气囊的导管到降主动脉内左锁骨下动脉开口远端，通过球囊充气和排气发挥作用。

1. **提高舒张压，增加肾血流**　在心脏舒张期，主动脉瓣关闭，球囊充气膨胀，推动血液上、下运动：血液逆向流动，舒张压升高，冠状动脉血流量增多，其灌注加强，心肌供血供氧增加；血液向下流动，增加肾动脉的血流量及压力，原尿生成增加，对肾功能有帮助。

2. **降低心脏后负荷**　心脏收缩前，气囊在主动脉瓣开放前迅速排气，使主动脉腔内瞬时减压，降低主动脉瓣开放时所需要的压力和左心室射血阻力，降低左心室的后负荷，从而减少心脏做功。

IABP一般由球囊导管和反搏泵两部分组成。球囊反搏泵包括：电源系统、驱动系统（如氦气）、监测系统、调节系统、触发系统等。球囊导管分内腔和外腔，经内腔通过导丝和连接压力传感器，外腔用于氦气穿梭。球囊导管有不同的规格4.5～12.0F，容积分25mL（身高＜152cm）、34mL（身高152～163cm）、40mL（身高163～183cm）、50mL（身高＞183cm）。根据体重大小选择合适的气囊导管，标准是气囊充气后阻塞主动脉管腔的90%～95%，气囊容积大于心脏每搏量的50%。成年男性多选40mL、成年女性多选34mL的8.5～9.0F的导管。触发模式有心电触发、压力触发（脉压差＞20mmHg）、起搏信号触发、固有频率的内触发（室颤时）。

IABP应用指征：① CI＜2.0L/（m²·min）；②平均动脉压（MAP）＜50mmHg；③联合应用两种升压药，多巴胺用量＞10μg/（kg·min），血压仍呈下降趋势；④左房压或肺小动脉嵌入压＞20mmHg，中心静脉压＞15cmH₂O，尿量＜0.5mL/（kg·h）；⑤严重心律失常；⑥周围循环不良，组织供氧不足；⑦不能停止体外循环或停循环后心脏无力。

## 第三节　主动脉内球囊反搏的适应证和禁忌证

**1. IABP 的适应证**　①急性心肌梗死（AMI）合并心源性休克或严重的心律失常或机械并发症；②心脏挫伤、中毒性休克、重症病毒性心肌炎合并休克或心功能不全；③难治性不稳定型心绞痛；④血流动力学不稳定的高危 PCI 患者（左主干病变、严重多支病变、重度左心功能不全）；⑤PCI 失败需过渡到外科手术；⑥高危患者冠状动脉旁路移植术（CABG）和非心脏手术的围手术期应用；⑦心脏移植前后的过渡治疗。

**2. IABP 的禁忌证**　①主动脉及股动脉夹层；②重度主动脉瓣关闭不全；③主动脉窦瘤破裂；④严重周围血管病变，主动脉、髂动脉严重梗阻性病变；⑤凝血功能障碍；⑥其他：如严重贫血、脑出血急性期等。

## 第四节　主动脉内球囊反搏气囊导管置入的操作过程

**1. 物品准备**　手术包或介入包，IABP 球囊组套：18 号动脉穿刺针，8F 鞘管，尖头的扩张管，J 型导丝，气囊导管，三连三通阀，肝素帽。手术尖刀片，麻药 1% 利多卡因，注射器 2 支（20mL、5mL），肝素 100mg 1 支，0.9% 生理盐水 500mL，缝线，无菌敷料数块，固定贴膜。

**2.** 在无菌操作下，局麻，采用 Seldinger 技术经股动脉穿刺，送入导丝，刀片扩皮或尖头血管扩张器扩张后置入鞘管，单向阀连接的气囊导管回抽 30mL 气体使气囊贴紧，气囊导管中心腔穿过导丝，经鞘管在透视下缓慢将 IABP 气囊导管逆行置入于左锁骨下动脉开口下方 1～2cm 处（气管隆突水平）和肾动脉开口上方 1～2cm 的降主动脉内，撤出导丝，回抽血，肝素盐水 3～5mL 冲洗，经三连三通接头将导管体外端连接压力传感器和反搏仪。固定鞘管和气囊导管，调整参数后开始反搏，通常气囊反搏与心搏之比选择 1:1，观察正常充放气。也可行无鞘管穿刺，弯止血钳扩张皮下组织，尖头血管扩张器扩张，送入 IABP 球囊。

**3. 床旁操作**　无 X 线时预先测量置入球囊的长度，方法：从胸骨角至脐，再从脐斜行至穿刺部位，两者距离之和。其他操作同上，操作完成后摄片确定球囊位置。

注意：位置正确对于 IABP 发挥作用及防止堵塞左锁骨下动脉、肾动脉等重要动脉都至关重要。

## 第五节　主动脉内球囊反搏的撤机指征和撤机操作

**1. IABP 撤机时机**　达到以下指标，可停用 IAPB：①心脏指数（CI）>2.5L/（m²•min）；②平均动脉压（MAP）>80mmHg；③尿量 >1mL/（kg•h）；④升压药的用量逐渐减少，多巴胺用量 <5μg/（kg•min）；⑤意识清醒，末梢循环改善；⑥停呼吸机而血气良好；⑦反搏频率调低 1:3 使用 2 小时，若上述指标稳定，可以撤去 IABP。

**2. IABP 撤机操作**　减少抗凝药物，反搏频率 1:2 或 1:3 到停止反搏，断开充气延长管使气囊与大气相通，拆除缝线、固定器，回撤球囊至鞘管处连同鞘管拔出，先按压穿刺破口远端 2～3 秒，冲出近端血块，再按压破口近端开放远端检查反相出血，直接按压穿刺部位 30 分钟或完全止血，加压包扎 8～10 小时，下肢制动 24 小时。观察肢体远端血运。注意停止反搏后 30 分钟撤出球囊，防止血栓形成。

## 第六节　主动脉内球囊反搏的并发症和注意事项

**1. IABP 并发症**　①血管损伤如主动脉或腹主动脉撕裂，动脉穿孔；②穿刺点出血；③气囊破裂；④斑块脱落栓塞；⑤血栓形成；⑥溶血；⑦球囊损伤或应用肝素导致血小板降低；⑧感染；⑨卒中、肾缺血、小肠缺血、下肢缺血；⑩长期下肢制动导致的并发症，更为罕见的有血管粥样动脉硬化导致反搏球囊破裂，造成气体栓塞和血栓形成，IABP 导管不能拔除，需要外科手术取出。

**2. IABP 术后注意事项**　①心电、压力监测，保证反搏触发信号清晰，观察反搏波形及振幅来判断球囊充气放气时间正确。心电图触发选择 R 波高尖、T 波地平的导联，球囊应在 T 波后充气,Q波前放气。心律失常时采用压力触发,应在心脏舒张期即动脉重波切迹处充气,在心脏收缩期前放气。②IABP术后患者需要全身肝素化ACT>180s,凝血酶原时间达到正常的1.5~2倍,但注意出血倾向。③由于IABP在舒张期充盈,舒张压对于IABP影响较大,而影响舒张压的主要因素有患者的血流动力学参数,如心率、每搏输出量、平均动脉压、全身血管阻力等,还有主动脉内气囊导管在鞘中没有展开、导管扭曲、球囊泄漏、氦气浓度不够等因素。④保证管路通畅(肝素水冲管)和密闭性,保证充足氦气供应。⑤注意观察有无IABP并发症的临床表现,如尿量、肢体远端动脉搏动。⑥采取正确体位,防止导管打折。⑦下肢制动,需做被动功能锻炼,防止血栓形成。

## 第七节 主动脉内球囊反搏的局限性和争议

IABP的局限性:①IABP最大的局限性是不能主动辅助心脏,心输出量增加依赖自身心脏收缩及稳定的心脏节律,且支持程度有限,对严重左心功能不全或持续性快速型心律失常者效果欠佳。②IABP不适用于股动脉较细或动脉粥样硬化严重的女性或老年患者。③IABP不能解决冠状动脉狭窄远端的血流,放置时间过长会引起肢体缺血等并发症。

IABP的争议:IABP改善血流动力学的效果虽然已被大多数临床医生认可,但目前应用IABP的循证医学证据尚不充分,相关指南在争议中仍支持选择性IABP的应用。2012年中国PCI指南曾以ⅠB类推荐IABP用于STEMI伴心源性休克的患者,2012年欧洲心脏病协会(ESC)和中华医学会心血管病学分会的推荐级别均降为Ⅱb类(证据级别B)。2013年美国心脏病学会/美国心脏学会(ACC/AHA)的推荐级别为Ⅱa类(证据级别B),2015年ESC和中华医学会心血管病学分会的指南均明确提出,对于STEMI未合并心源性休克的患者,不推荐常规使用IABP治疗(Ⅲ类,证据级别B),除非有机械并发症(Ⅱa,C)。指南的变更,源于2012年发表的IABP-SHOCK2研究得到了不同的结果,该研究共入选600例AMI伴心源性休克患者,其中95.8%的患者接受了直接PCI治疗。随机分为IABP组($n$=301)和对照组($n$=299)。结果发现,两组间30天死亡率无显著差异(39.7% vs 41.3%)。此外,两组间脑卒中、出血并发症、外周动脉缺血、败血症等安全性终点方面均无显著差异。但是,IABP-SHOCK2研究在研究规模、患者入选、组间交叉置入、置入时机和维持时间等诸多方面都存在一定缺陷,因此我们应该理性看待IABP-SHOCK 2的结果。同时,期待更多的循证医学的证据。一般认为,IABP在STEMI合并心源性休克患者的救治中,尤其在PCI辅助循环中更为重要。目前,IABP在临床上的应用已比较成熟,合理选择PCI患者、熟练掌握IABP操作技术,以及提高IABP使用期间的管理等,才能更好地发挥IABP的治疗作用。

(陈凤英)

# 参 考 文 献

[1] 乔树宾. 心血管介入治疗高级培训教程 [M]. 北京: 人民卫生出版社, 2011.

[2] 陈国柱, 傅彪, 黄岚. IABP 与 ECMO 在严重冠状动脉病变中的应用进展 [J]. 重庆医学, 2017, 46(30): 4285-4288.

[3] Parissis H, Graham V, Lampridis S, et al. IABP: history evolution pathophysiology indications: what we need to know[J]. J Cardiothorac Surg, 2016, 11(1): 122.

[4] Zhang Y. Influences of prophylactic implantation IABP and passive emergency placement IABP in clinical prognosis of high risk of coronary bypass patients[J]. Pak J Pharm Sci, 2017, 30(Suppl 3): 979-982.

[5] de Waha S, Desch S, Eitel I, et al. What is the evidence for IABP in STEMI with and without cardiogenic shock[J]. Ther Adv Cardiovasc Dis, 2012, 6(3): 123-132.

[6]　Hu，Fang-Bin，Cui，Lian-Qun. Percutaneous left ventricular assist device vs intra-aortic balloon pump in patients with severe left ventricular dysfunction undergoing cardiovascular intervention: A meta-analysis[J]. Chronic Disease and Traslational Medicine，2018，4（4）：260-267.

[7]　Holger Thiele，Gerhard Schuler，Franz-Josef Neumann，et al. Intraaortic balloon counterpulsation in acute myocardial infarction complicated by cardiogenic shock: Design and rationale of the Intraaortic Balloon Pump in Cardiogenic Shock Ⅱ（IABP-SHOCK Ⅱ）trial[J]. Am Heart J，2012，163（6）：938-945.

# 第一百三十二章　中心静脉穿刺术及进展

## 第一节　中心静脉穿刺术的发展史及应用特点

自20世纪40年代，中心静脉穿刺术开始出现，最初用于心脏手术患者术后。至今，中心静脉置管术已广泛应用于麻醉科危重症患者及大手术术后患者，在急诊科、ICU也得到广泛应用。急危重症患者由于病情复杂危重，生命体征不稳定，且部分患者不能进食，需进行血管活性药物泵入、静脉营养等高浓度液体输注、实时评估患者容量状态及心功能等情况，此时常需要留置中心静脉导管。中心静脉导管作为重症患者血流动力学监测及静脉用药的重要途径，不仅可以减少患者多次穿刺的痛苦，更重要的是为急重症患者的治疗决策提供必要的监测数据，并提供可靠、方便、快速的静脉给药途径，为患者的及时抢救赢得时间。目前中心静脉置管（central venous catheterization，CVC）已成为危重患者血流动力学监测、安全输液及静脉营养支持的主要途径，是已成为急、危重症医生必备的一项临床技能。

## 第二节　急诊中心静脉穿刺术的具体应用

急诊是急危重症患者的"聚集地"。危重症患者"来势汹涌"，如脓毒症休克、失血性休克、多发伤、严重烧伤、中毒等，此类患者病情变化快，病死率高，在诊治过程中，中心静脉穿刺置管担任了重要角色。

### 一、适应证

1. 需要开放静脉通路，为快速容量复苏提供充分保障。

2. 严重创伤、休克、急性循环衰竭、急性肾功能衰竭等，需要血流动力学监测的危重患者，监测中心静脉压（central venous pressure，CVP）。

3. 需长期静脉滴注高渗性或有刺激性、腐蚀性、可导致周围静脉硬化的液体及实施胃肠外营养。

4. 特殊用途，如体外膜氧合（extracorporeal membrane oxygenation，ECMO）治疗、插入肺动脉导管、心导管检查、安装心脏起搏器、体外循环下各种心脏手术等。

5. 进行血液净化如血液透析、滤过或血浆置换。

6. 需长期多次静脉取血化验及临床研究。

7. 无法穿刺外周静脉以建立静脉通路。

### 二、禁忌证

1. 凝血功能障碍，有出血倾向者（禁忌行锁骨下静脉穿刺）。

2. 穿刺静脉局部感染、血栓形成。

### 三、术前准备

1. **病情评估准备**　置管前应明确适应证，检查患者的凝血功能。对清醒患者，应取得患者配合，并予适当镇静。准备好除颤器及有关的急救药品，床旁超声定位及引导可提高穿刺成功率，减少试穿损伤。

2. **穿刺器具准备**　包括消毒物品、深静脉穿刺手术包[穿刺针、引导丝、扩张管、深静脉导管（单腔、双腔或三腔）、缝合针线等]，以及肝素生理盐水（生理盐水100mL＋肝素6 250IU）和局部麻醉药品（1%利多卡因或1%普鲁卡因）。

### 四、常用置管途径及技术原理

根据置管形式不同，可将中心静脉置管分为四类，包括无隧道式（non-tunneled）、隧道式（tunneled)、输液港（port-cath）、经外周静脉置入中心静脉导管（peripherally inserted central catheter, PICC）。目前在临床上大多采用经皮穿刺，放置导管并原位固定，即无隧道式。常用置管途径可选择锁骨上静脉、锁骨下静脉、颈内静脉及股静脉。深静脉置管技术原理主要是 Seldinger 技术，即经导丝引导导管置入技术，以及超声引导中心静脉置管。

### （一）颈内静脉穿刺置管

1. **血管解剖** 乙状窦穿颅底颈内静脉孔后成为颈内静脉上端，向下走行并在锁骨的胸骨端后方与锁骨下静脉汇合成无名静脉，颈内动脉、颈内静脉和迷走神经共同位于颈动脉鞘内，颈内静脉最初位于颈内动脉后方，之后经颈内动脉外侧，最后位于动脉的前外侧。颈内静脉的下段位于胸锁乳突肌胸骨头和锁骨头连接处，经筋膜与肌肉的后表面相连。

2. **体位** 患者去枕仰卧位，最好头低 15°～30°（Trendelenburg 体位），以保持静脉充盈和减少空气栓塞的危险性，头转向对侧，肩背垫高。

3. **消毒铺巾** 颈部皮肤消毒，术者穿无菌手术衣及手套，铺无菌单，显露胸骨上切迹、锁骨、胸锁乳突肌侧缘和下颌骨下缘。

4. **确定穿刺点及穿刺路径** 根据穿刺点与胸锁乳突肌的关系可有 10 余种穿刺路径，但最常用中间径路或后侧径路。中间径路定位于胸锁乳突肌胸骨头、锁骨头及锁骨形成的三角顶点，环状软骨水平定位，距锁骨上 3～4 横指以上。中间径路穿刺时针尖指向同侧乳头方向，针体与胸锁乳突肌锁骨头内侧缘平行，针轴与额平面呈45°～60°角，如能摸清颈动脉搏动，则按颈动脉平行方向穿刺。穿刺针进入皮肤后保持负压，通常在针尖进入皮肤表面 1～2cm 后进入静脉，且进入静脉时常有突破感，通畅回抽出暗红色静脉血代表穿刺成功。后侧径路定位于胸锁乳突肌锁骨头后缘、锁骨上 5cm 或颈外浅静脉与胸锁乳突肌交点的上方。后侧径路穿刺时针尖对准胸骨上切迹，紧贴胸锁乳突肌腹面，针轴与矢状面及水平面成 45° 角，深度不超过 5～7cm。

5. **局部麻醉及试穿** 穿刺前先检查导管完好性和各腔通透性，确定穿刺点后局部浸润麻醉颈动脉外侧皮肤及深部组织，用麻醉针沿确定的穿刺路径试穿刺，确定穿刺方向及深度。

6. **穿刺及置管** ①静脉穿刺：在选定的穿刺点，沿试穿方向进针，进针过程中注射器略带负压，通畅地抽静脉血后将穿刺针固定，防止针尖移动；②置入导丝：将导丝从注射器尾部送入血管内，之后退出穿刺针及注射器；③旋入扩张管：置入扩张管时应撑紧穿刺部位皮肤，沿导丝将扩张管单方向旋转进入皮肤及皮下组织。避免扩张管入静脉，用尖刀切皮时应背向导丝，避免将其切断，退出穿刺针及扩张管时应保持导丝固定不动，检查导丝深度，确定其在血管内，当导丝前端已通过针尖时，勿单独将导丝抽回，以免将其割断或损坏；④置入导管：将导管沿导丝置入深静脉，置入导管时导丝尾端必须伸出导管末端，导管进入血管初步调整深度（成人置管深度一般以13～15cm 为宜），将导丝拉出；⑤冲洗导管：从导管内回抽血，证实导管在静脉内后，立即用含肝素的生理盐水冲洗各管腔以防止血栓形成，拧上肝素帽，并调节导管深度。

7. 将导管固定处与局部皮肤缝合固定，应用敷料覆盖。

8. 胸部 X 线片以明确不透 X 线的导管位置，并排除气胸。导管尖端正确位置应处于上腔静脉与右心房交界处。确定导管尖端没有扭曲和未贴在上腔静脉管壁上。

### （二）锁骨下静脉穿刺置管

1. **血管解剖** 锁骨下静脉是腋静脉的延续，呈轻度向上的弓形，长 3～4cm，直径 1～2cm，由第 1 肋外缘行至胸锁关节的后方，在此与颈内静脉相汇合形成头臂静脉，其汇合处向外上方的角称为静脉角。近胸骨角的右侧，两条头臂静脉汇合成上腔静脉。锁骨下静脉的前上方有锁骨与锁骨下肌，后方则为锁骨下动脉，动静脉之间由厚约 0.5cm 的前斜角肌隔开，下方第 1 肋内后方为胸膜顶。锁骨下静脉下后壁与胸膜仅相距 5mm，该静脉的管壁与颈固有筋膜、第 1 肋骨、前斜角肌及锁骨下筋膜鞘等结构相粘连，因而位置固定，不易发生移位，有利于穿刺，但管壁不易回缩，若术中不慎，易进入空气导致气体栓塞。

2. **体位** 患者去枕仰卧位，肩后垫高，最好头低 15°～30°（Trendelenburg 体位），以保持静脉充盈和减少空气栓塞的危险性，头转向对侧。

3. **消毒铺巾** 锁骨中下部皮肤消毒，术者穿无菌手术衣及手套，铺无菌单。

4. **确定穿刺点及麻醉** 文献报道有5种以上穿刺径路，常用锁骨下径路。锁骨下径路穿刺点定位于锁骨中、内1/3端交界处下方1～1.5cm处，针头朝向胸骨上切迹，确定穿刺点后局部浸润麻醉锁骨中下方皮肤及深部组织，因深度较深，麻醉针一般试穿不到。

5. **穿刺** 检查导管完好性，用肝素生理盐水冲洗各腔，检查通透性并封闭。穿刺右手持针，针体与胸壁皮肤的夹角 <15°，左手示指放在胸骨上凹处定向，穿刺针进入皮肤后保持负压，针尖指向内侧稍上方，确定穿刺针触及锁骨骨膜后，保持穿刺针紧贴在锁骨后，对准胸骨柄上切迹进针，直至回抽出静脉血，一般进针深度为3～5cm。如果以此方向进针已达4～5cm仍无回血，不可再向前推进，以免损伤锁骨下动脉。此时应徐徐向后退针并边退边抽，往往在撤针过程中抽到回血，说明已穿透锁骨下静脉。在撤针过程中仍无回血，可将针尖撤到皮下而后改变方向（针尖在深部时不可改变方向，以免扩大血管的损伤），使针尖指向甲状软骨以同样方法徐徐前进，往往可以成功。

6. 置管步骤同"颈内静脉穿刺置管"操作步骤6～8。

**（三）股静脉穿刺置管**

1. **血管解剖** 股静脉是下肢的主要静脉干，其上段位于股三角内；股三角的上界为缝匠肌的内侧缘，内侧界为长收肌的内侧缘，前壁为阔筋膜，后壁凹陷，由髂腰肌与耻骨肌及其筋膜组成；股三角内的血管、神经排列关系是：股动脉居中，外侧为神经，内侧为股静脉。

2. **体位** 患者下肢轻度外旋、外展，膝盖稍弯曲。

3. **消毒铺巾** 腹股沟韧带上、下部皮肤消毒，术者穿无菌手术衣，戴无菌手套，铺无菌单。

4. **确定穿刺点及麻醉** 穿刺点定位在腹股沟韧带中点下方2～3cm，股动脉搏动的内侧0.5～1cm。确定穿刺点后局部浸润麻醉腹股沟下股动脉搏动内侧皮肤及深部组织，可用麻醉针试穿刺，确定穿刺方向及深度。

5. **穿刺** 检查导管完好性，注入肝素生理盐水检查各腔通透性并封闭。穿刺针体与皮肤呈30°～45°角，针尖对准对侧耳进针，穿刺方向与股动脉平行，进入皮肤后穿刺针保持负压，直至回抽出静脉血。

6. 置管步骤同"颈内静脉穿刺置管"操作步骤6～8。

## 五、注意事项

1. 在抗凝治疗或有凝血障碍的患者中，因锁骨下出血后压迫止血困难，此时行锁骨下静脉穿刺置管应视为禁忌。

2. 颅内高压或充血性心力衰竭患者不应采取 Trendelenburg 体位。

3. 颈内静脉穿刺进针深度一般为3.5～4.5cm，以不超过锁骨为度。

4. 锁骨下静脉穿刺进针过程中应保持针尖紧贴于锁骨后缘以避免气胸。

5. 股静脉穿刺时，切不可盲目用穿刺针向腹部方向无限制进针，以免将穿刺针穿入腹腔，引起并发症。

6. 注意判断动静脉，插管过程中需注意回血的颜色及观察穿刺针头后针柄的乳头处是否有血管搏动。如不能判定是否误入动脉，可将穿刺抽取的血液与同时抽取的动脉血标本比较血氧饱和度或颜色，当患者吸入高浓度氧时，饱和度之间的差别通常很明显。此外，导管与压力换能器或自由流动的静脉输液袋相连后可通过压力来判定。误穿动脉则退针压迫5～15分钟，若系导管损伤动脉应予加压包扎。

7. "J"形引导丝的弯曲方向必须和预计的导管走向一致，并保证引导丝置入过程顺畅，否则会出现引导丝打折或导管异位的情况。有时可能出现血管瘪陷使引导丝不能置入，则可选用套管针穿刺，见到回血后，先将套管顺入血管，再经套管下引导丝。

8. 置入导管时必须首先将引导丝自导管的尾端拉出，以防引导丝随导管一起被送入血管引起严重后果。

9. 颈内或锁骨下静脉导管插入困难时，可行 Valsalva 动作（将口鼻闭住，关闭声门，强行呼气，以增加胸膜腔内压，从而减少静脉回流）以增大静脉口径。

10. 置管后各导管尾部均要回抽见血以证实开口在血管内。

## 六、可能出现的并发症和处理

1. **感染** 常见原因为：导管消毒不彻底；穿刺过程中无菌操作不严格；术后护理不当；导管留置过久。可以根据原因进行处理。

2. **心律失常** 多因导丝插入过深所致，最好在放置导丝时行心电监测，如有心律失常及时回撤。如心律失常持续则停止操作相应处理。

3. **出血和血肿** 针对有出血倾向的患者操作时，对于该类患者尽量先纠正出凝血障碍，如必须紧急放置导管，则尽量减少反复穿刺。如有血管损伤，应及时压迫，压迫时间要充分。

4. **气胸** 无论是颈内静脉或锁骨下静脉穿刺，都有穿破胸膜和肺尖的可能，其原因主要是穿刺时针干的角度和针尖的方向不当所致。如用锁骨下进路时，针干与皮肤角度太大使针尖离开锁骨下缘，很易穿破胸膜和肺。又如做颈内静脉穿刺时，为避开颈总动脉而针尖指向过于偏外，往往会穿破胸膜顶和肺尖。如果仅为一针眼产生少量气胸，不需特殊处理，可自行吸收。如果针尖在深部改变方向使破口扩大，再加上正压机械通气，气胸会急剧加重甚至形成张力性气胸，这时应立即安置胸腔闭式引流管。

5. **血胸** 在行锁骨下进路穿刺时，如果进针过深易误伤锁骨下动脉，这时应立即撤针并从锁骨上压迫止血，若同时穿破胸膜势必会引起血胸。此时有可能需要外科医师及时打开胸膜探查，必要时从胸腔内缝合止血。

6. **乳糜胸** 左侧行锁骨下静脉穿刺可以导致乳糜胸，应尽量减少反复穿刺，尽量不要穿刺过深。

7. **胸腔积液** 无论是颈内静脉还是锁骨下静脉穿刺，在送管时若穿透静脉而送入胸腔内，此时液体都可能输入胸腔内。其表现有以下几点：①从此路给药（麻醉药、肌肉松弛药等）均无效；②测量中心静脉压时出现负压；③此路输液通畅但抽不出回血。若出现上述现象，应确诊导管在胸腔内，不应再使用此通路，应另行穿刺置管。

8. **心脏压塞** 由于导管太硬且送管太深直至右心房，由于心脏的收缩而穿破心房壁（也有穿破右心室壁的报道），在心脏直视手术切开心包即能发现，给予适当处理即可。但在非心脏手术或是抢救危重患者时，常常引起心脏压塞，如不能及时发现作出正确诊断，后果十分严重，死亡率很高。预防方法：不用劣质导管，送管不宜过深。

9. **神经和淋巴管损伤** 严格按照规定操作，减少反复穿刺，大多可以避免。

10. **气体栓塞** 穿刺前未使患者头低位，如患者处于低血容量状态，穿中静脉后一旦撤掉注射器，静脉与大气相通，由于心脏的舒张而将空气吸入心脏。对无心内分流的患者，进入少量空气不致引起严重后果，但对有心内分流的先天性心脏病患者，尤其是右向左分流的发绀患者，可能引起严重后果，穿刺时应注意避免。

11. **血栓形成和栓塞** 可由于凝血功能障碍导致血栓形成，大多是导管留置时间过长或导管扭曲所致，应减少导管留置时间，及时应用肝素盐水冲洗，封管液肝素浓度要合适。

# 第三节　急诊中心静脉穿刺术应用进展

中心静脉置管已成为一门急诊临床操作技术，不仅在ICU、麻醉科广泛应用，在急诊科的应用也日益增长。为了规范中心静脉置管这一项操作技术，2020年，美国麻醉医师协会制定了中心静脉通路指南，在该指南进一步规范了中心静脉置管的方法，强调了感染、机械性损伤等相关并发症的处置。此外，床旁超声的广泛运用，为中心静脉置管的可视化提供了有利的条件，大幅提高置管的成功率和安全性，床旁超声已经开始成为急诊医生中心静脉置管不可缺少的辅助工具，正开始广泛推广。

（余海放）

# 参 考 文 献

[1] Taylor RW，Palagiri AV. Centralvenouscatheterization[J]. Crit Care Med，2007，35（5）：1390-1396.

[2] Jamshidi R. Centralvenouscatheters：Indications，techniques，and complications[J]. Semin Pediatr Surg，2019，28（1）：26-32.

[3] Franco-Sadud R，Schnobrich D，et al. Recommendations on the Use of Ultrasound Guidance for Central and Peripheral Vascular Access in Adults：A Position Statement of the Society of Hospital Medicine[J]. J Hosp Med，2019，14：E1-E22.

# 第一百三十三章 动脉穿刺术

动脉穿刺术是急诊医学所必备的关键医疗技术之一。适用于急危重症患者多次血气分析、急诊灌流和透析、CRRT 治疗、PICCO 监测，或麻醉及大手术后有创血压监测，也可用于严重休克经动脉注射高渗葡萄糖或输血，以及急诊介入性诊疗等。目前动脉穿刺置管术常采用改良 Seldinger 穿刺法及超声引导下的动脉穿刺法，常见动脉穿刺及注意事项分述如下：

## 一、改良 Seldinger 穿刺法

用不带针芯的穿刺针直接经皮穿刺血管，当穿刺针穿破血管前壁，进入血管腔内时，即可见血液从针尾喷出，再沿针腔送入导丝，退出穿刺针并保留导丝于血管腔内，通过导丝将鞘管插入动脉腔内（图 20-133-1）。该方法不用穿透血管后壁，成功率高，并发症少，目前使用较多。

## 二、桡动脉穿刺

### （一）适应证

采集动脉血标本进行化验检查，如血气分析；通过穿刺桡动脉置入鞘管进行动脉造影及介入治疗；对危重及麻醉患者进行有创动脉监测技术，如动脉血压监测等。桡动脉穿刺操作方法简单，出血风险较小，是目前冠状动脉介入诊疗的主要途径。

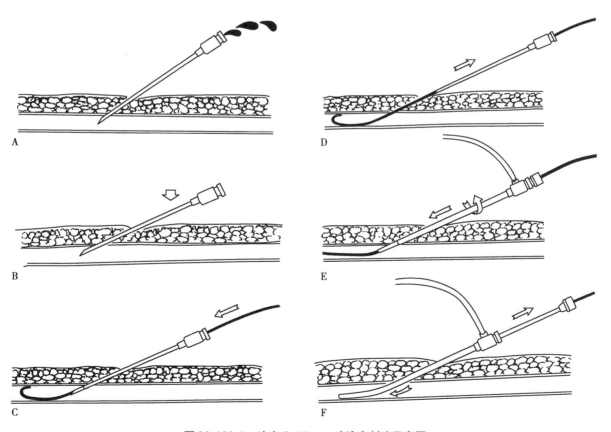

图 20-133-1　改良 Seldinger 动脉穿刺法示意图

## （二）禁忌证

无桡动脉搏动，肾脏透析的动静脉短路，Allen 试验阳性，桡动脉搏动差或细小，既往有大血管异常（如主动脉根部异常或锁骨下动脉异常等）病史等。

## （三）穿刺方法

取腕横纹近心端 3cm 左右或桡骨茎突近心端 1cm 处为穿刺点，1% 利多卡因浸润麻醉，充分伸展患者腕关节，以 30°～45° 角进针至有血液喷出，注意避免穿透血管后壁。左手固定针柄，右手将导丝送入针腔并小心向前推进入血管腔。沿导丝取出穿刺针，将导丝留置于动脉内。将鞘管和扩张器组套件顺着导丝插入，移除扩张器和导丝。鞘管插入到位后，从侧孔回抽血液，排空气泡，可从侧孔注入少量血管扩张剂（如硝酸甘油 100～200μg、地尔硫䓬 0.5～1mg），防止血管痉挛（图 20-133-2、图 20-133-3）。

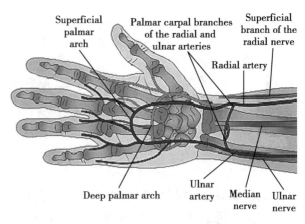

图 20-133-2　桡动脉解剖

## 三、股动脉穿刺

### （一）适应证

抢救患者时经股动脉快速输液；实施特殊检查及治疗，如动脉血气分析、动脉介入诊疗等。由于股动脉内径大、技术容易掌握、血液循环不

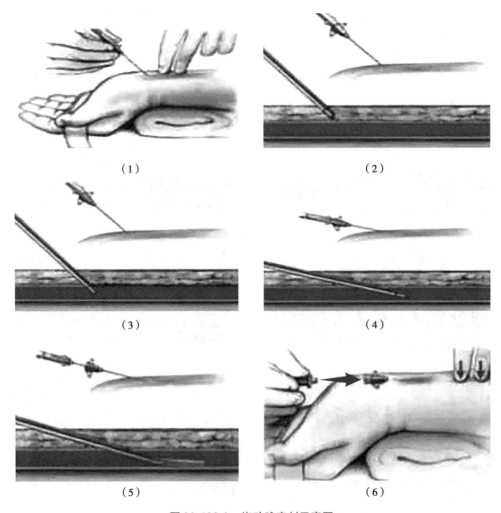

（1）　　　　　　　　（2）

（3）　　　　　　　　（4）

（5）　　　　　　　　（6）

图 20-133-3　桡动脉穿刺示意图

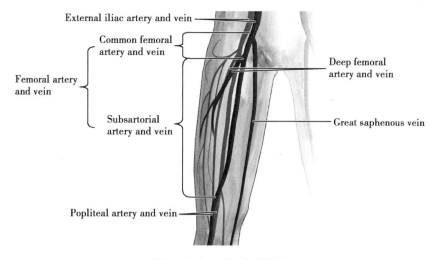

External iliac artery and vein

Common femoral artery and vein

Femoral artery and vein

Deep femoral artery and vein

Subsartorial artery and vein

Great saphenous vein

Popliteal artery and vein

图 20-133-4 股动脉解剖

容易受损、可根据需要置入较大鞘管等优点而成为急诊动脉血气分析，抢救时动脉输液，以及急诊介入诊疗最常选择的方法。

（二）禁忌证

穿刺部位感染，凝血功能障碍，股动脉狭窄或有血栓。

（三）穿刺方法

选择搏动最强侧的股动脉作为血管入路。如果两侧股动脉搏动相当，则一般选择右股动脉。如果股动脉在 1 周内曾被穿刺过，最好使用对侧股动脉。穿刺点应选择在股横纹下方约 2cm 处，股动脉搏动正下方。穿刺点过高可能使穿刺针越过腹股沟韧带，使术后止血困难甚至导致腹膜后血肿。穿刺点过低，则因股动脉进入收肌管位置较深，穿刺不易成功，且易造成动静脉瘘或术后假性动脉瘤。采用 2% 利多卡因浸润麻醉。左手三手指保持一条直线轻压在穿刺点上方股动脉搏动最明显处，穿刺针斜面向上，与皮肤成 30°～45° 角进针，刺破血管后可见搏动性血液从穿刺针喷出，缓慢送入导丝，退出穿刺针，沿导丝置入动脉鞘。从侧孔注入肝素盐水冲洗鞘管和排空气泡。（图 20-133-4、图 20-133-5）

### 四、肱动脉穿刺

在桡动脉及股动脉穿刺禁忌，或本身及途径血管存在严重狭窄、闭塞，以及桡动脉及股动脉处存在支架或吻合口等原因无法穿刺，或者桡动脉及股动脉途径血管严重扭曲，影响靶血管治疗

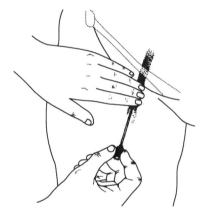

图 20-133-5 股动脉穿刺示意图

中力量的传导和无法提供受力点的患者，可以选择经皮肱动脉穿刺。但对于穿刺部位存在感染，肱动脉狭窄或有血栓，或特别肥胖者，不宜肱动脉穿刺。肱动脉穿刺时，将上肢平放伸直稍外展，掌心向上，肘关节过伸外旋位，肘下垫一辅料卷，找到穿刺点。避开浅静脉、正中神经，左手固定好动脉，选择肘横纹上 0.5～1cm 肱动脉搏动明显处穿刺，常规局麻下使用桡动脉穿刺针以 30°～45° 角朝肱动脉近心端方向，参照 RAP 穿刺肱动脉后置管。遇有阻力不要强行置管。术肢手指发麻时应停止穿刺并退针。必要时可行超声定位肱动脉肘部分叉前。

### 五、尺动脉穿刺

在桡动脉及股动脉有穿刺禁忌时，偶尔也可以考虑尺动脉穿刺，其禁忌证与穿刺方法和 RAP 相同。Allen 试验阳性时不推荐行尺动脉穿刺。

对于大多数患者来说，尺动脉往往较桡动脉细，穿刺成功后也易发生痉挛。且尺动脉紧邻尺神经，容易导致神经损伤，一般情况下不使用尺动脉穿刺径路。

## 六、足背动脉穿刺

足背动脉穿刺不适用于介入诊疗。穿刺置管前同样需要了解侧支循环，即胫后动脉的供血情况。压迫阻断足背动脉后，再压大蹑趾趾甲使之变苍白，解除对趾甲的压迫（仍继续按压足背动脉），观察其颜色转红的情况，若迅速恢复正常，说明侧支血流供血良好。动脉穿刺时患者取仰卧位，穿刺侧肢体伸直，脚掌用力下压，保持足背伸直，以第一与第二足趾中间为起点，连线足背最高峰或内外 1cm 左右动脉搏动最强处为穿刺点，穿刺方法同桡动脉。因足背动脉穿刺难度及并发症高于桡动脉，推荐在超声引导下穿刺。

## 七、动脉穿刺操作要点

1. 穿刺前应先摸清动脉的走行，选择动脉搏动最强的部位穿刺。穿刺时，进针方向与动脉走行保持一致。

2. 尽量第一针成功，反复穿刺易引起痉挛。因血管痉挛引起穿刺困难，可稍事等候并将穿刺点移向近心端。仍不成功应选择其他血管径路。

3. 穿刺成功回血一定要通畅，压力要足够。

4. 送导丝阻力较大，可能是导丝顶在动脉壁上，稍微调整穿刺针及导丝方向即可。如果考虑血管扭曲、痉挛、狭窄、阻塞，建议重新选择其他血管径路穿刺。

5. 如果穿刺部位出现血肿，需按压 5 分钟或更长时间，再行穿刺，或选择其他血管径路。

6. 如果鞘管送入困难，可能是动脉细小、痉挛，或导丝穿入组织间隙及分支，或鞘管端部损伤，或皮肤切开不充分。可经穿鞘管行动脉造影，若证实痉挛可给予抗痉挛药，或重新调整导丝，检查通路，另外检查皮肤切开是否充分。如果痉挛持续不缓解，则须通过鞘内注入生理盐水同时拔出鞘管。

## 八、常见并发症与处理

### （一）局部出血与血肿

反复穿刺，穿刺点过高，穿透血管后壁，压迫止血不当，过早下床活动，肝素用量过大等可致局部出血、血肿。应给予压迫止血，必要时外科手术或介入处理。

### （二）感染

穿刺点局部红、肿、热、痛，严重感染会导致菌血症甚至感染性心内膜炎。可以局部消毒、换药、引流、口服抗生素，或根据血培养结果选择敏感抗生素静脉使用，必要时外科手术治疗。

### （三）血管损伤

包括动脉夹层、血管破裂、假性动脉瘤、动静脉瘘、血管闭塞、血栓和栓塞等。可以采取覆膜支架植入处理动脉夹层；栓塞和封堵处理血管破裂；通过压迫股动脉瘤颈部或腔内注射凝血酶处理假性动脉瘤；局部压迫处理小动静脉瘘；由于血栓栓塞导致大血管闭塞，或其他严重的血管损伤，须考虑外科手术治疗。术前对穿刺血管的认真、仔细检查与评价，穿刺准确、动作轻柔等规范操作可有效避免血管损伤。

### （四）神经损伤

桡神经损伤致腕管综合征和正中神经损伤致肱骨内侧筋膜内血肿形成分别是桡动脉和肱动脉穿刺较严重的并发症。原因主要有直接的神经损伤，血肿对神经的压迫和动脉闭塞所致的缺血。早期识别和及时的外科手术是成功处理这些并发症的关键。

## 九、动脉穿刺术进展

### （一）超声引导下动脉穿刺术

床旁超声技术的诊断及操作准确度较高，与盲穿法比较，超声引导下穿刺成功率高，减少操作相关并发症，减轻患者焦虑及不适。桡动脉通常是动脉置管的首选部位。盲穿有时可能需多次尝试，易使患者不适，导致出血及动脉痉挛等。对于肥胖、低血压及血管变异的患者而言，盲法置管存在很大挑战，而超声引导下可视穿刺置管可能效果更好。此外，对于大血管穿刺，如经股动脉入路需要置入更大鞘管的情况下，超声引导下穿刺可减少相关并发症。在急诊经导管主动脉瓣置换手术（transcatheter aortic valve replacement，TAVR）时，很难在术前对股动脉进行 CTA 检测评估，此时可通过超声对股动脉入路进行评估及引导穿刺完成手术。为便于评估血管，超声探头的频率范围保持在 5～13MHz。

## （二）远端 RAP 技术

近几年国内外研究证实，在手掌拇长、拇短伸肌腱与伸肌支持带形成的"鼻烟壶区"进行血管穿刺的介入路径安全有效。其优势主要在于远端桡动脉为双侧供血，故搏动不易消失，穿刺成功率更高。远端桡动脉穿刺部位为"鼻烟壶区"，此部位寻找很简单，充分伸展拇指，在拇长伸肌腱及拇短伸肌腱与伸肌支持带形成一凹，即"鼻烟壶区"。此区远端桡动脉相对粗大固定，且位于拇指动脉近心端，即使出现桡动脉闭塞并发症，亦不会影响拇指的供血。常规的经桡动脉介入诊疗有一定比例的桡动脉闭塞率，为 10%～20%，而远端桡动脉穿刺能保证桡动脉的开放，避免这一并发症。所以，桡动脉远端穿刺可作为其他路径失败时的补充。但该区桡动脉更细、搏动更弱，穿刺难度更高，尚需更多的经验积累。

（马　渝　肖　骏）

## 参 考 文 献

[1] Lee MS，Applegate B，Rao SV，et al. Minimizing femoral artery access complications during percutaneous coronary intervention: a comprehensive review[J]. Catheter Cardiovasc Interv，2014，84（1）：62-69.

[2] Patel T，Shah S，Pancholy S，et al. Utility of transradial approach for peripheral vascular interventions[J]. J Invasive Cardiol，2015，27（6）：277-282.

[3] Rao SV. Arterial access and arteriotomy site closure devices[J]. Nat Rev Cardiol，2016，13（11）：641-650.

[4] Snelling BM，Sur S，Shah SS，et al. Transradial access: lessons learned from cardiology[J]. J Neurointerv Surg，2018，10（5）：487-492.

[5] Brener MI，Bush A，Miller JM. Influence of radial versus femoral access site on coronary angiography and intervention outcomes: A systematic review and meta-analysis[J]. Catheter Cardiovasc Interv，2017，90（7）：1093-1104.

[6] Sgueglia GA，Di Giorgio A，Gaspardone A. Anatomic Basis and Physiological Rationale of Distal Radial Artery Access for Percutaneous Coronary and Endovascular Procedures[J]. JACC Cardiovasc Interv，2018，11：2113-2119.

# 第一百三十四章　骨通道输液技术

## 第一节　骨通道输液技术概述

骨通道输液技术，又称骨髓腔内输液（intraosseous infusion，IO）技术，是一种通过骨髓腔输液的输液方式。骨通道输液技术作为一种紧急状态下安全而有效的外周静脉替代输液方法，曾被国际急救组织采用长达70多年，最早主要是应用于急危重症患儿的急救，具有便捷、迅速、有效的优点，后由于头皮针的广泛应用而淡出临床。该技术也可在急危重症成人患者中应用，曾被称为急危重症患者的"生命通道"。在紧急情况下，骨通道输液可以快速、准确地实现液体复苏，与中心静脉相比，骨通道输液穿刺时间更短，并发症发生率更低，更易于基层使用，是不易塌陷的血管通路，在心肺复苏及危重症患者的液体复苏中可以发挥一定的作用。《2010美国心脏协会心肺复苏及心血管急救指南》中指出：在对重症患儿进行抢救时，如果无法在短时间内为其建立有效的静脉通路（连续3次静脉穿刺失败或在90秒内静脉穿刺未成功），应为其建立骨通道。

## 第二节　骨通道输液技术的适用范围与禁忌证

### 一、骨通道输液技术的适用范围

骨通道输液技术主要用于心肺复苏时注射复苏药物；抢救严重的低血容量性休克，紧急状态下通过骨内的静脉通道输注晶体及胶体溶液扩容，如高张生理盐水、右旋糖酐等；此外，在全身大面积烧伤，静脉输液通路不易建立的情况下，也可应用骨通道输液技术进行短期的补液治疗；而对于饥饿、脱水、疲劳、吸毒等导致外周静脉塌陷的患者，骨通道输液技术也作为可选的液体复苏方式。

### 二、骨通道输液技术的禁忌证

骨通道输液技术的绝对禁忌证包括骨折、血管损伤、筋膜室综合征、感染、胸骨切开史等；相对禁忌证包括蜂窝织炎、烧伤、严重骨质疏松、成骨不全、脓毒症、细菌血症等。

## 第三节　骨通道输液技术的优势

与外周静脉通路不同，在休克状态下，骨髓腔内骨质的存在，致使其内静脉丛不会塌陷，依然保持一定程度的开放状态，因而降低了穿刺难度。骨髓腔内部分布有1～2条比较大的静脉窦，与全身静脉回流系及中央静脉窦相连，故通过骨髓腔通道输注的液体可快速进入机体血液循环，并与静脉通路具有相同的输液速度。与外周血输入药物相比，通过骨通道为患者输入药物在药效学、药动力学方面均具有一定的优势，骨髓腔输液可明显缩短给药通道建立的时间，减少给药时间。同时骨通道输液技术具有器械简单、体积小、易操作、便于诊包携带的优点，因此骨通道输液技术比深静脉穿刺技术更适合基层医院适时应用，也适用于院前创伤失血性休克的急救。

## 第四节　骨通道输液技术的并发症

骨通道输液技术最常见的并发症是液体和药物外渗导致的注射部位周围肌肉和皮下组织坏死，甚至有引发间隔综合征的危险；感染也是骨通道输液技术的并发症之一，穿刺针内置入后可能引发蜂窝组织炎和局部脓肿的形成；由于骨髓腔穿刺输液时针尖已深入骨髓，易导致骨髓炎，在操作时严格遵守无菌操作以防止感染；骨髓腔内不适合长时间输液，以 1～2 小时为宜，抢救时最多不超过 24 小时，应该及时建立静脉通道继续补液，防止骨髓腔感染。其他少见的并发症包括误入关节内、局部皮肤感染、骨针松动、骨针断裂、骨折、脂肪栓塞，但并未发现骨髓腔内输液对骨内结构及成分产生明显影响。

## 第五节　骨通道输液技术的操作方法

### 一、骨通道输液穿刺部位

通常情况下，小儿骨髓腔内输注选择的部位主要在胫骨近端或远端、股骨远端。在成年患者骨髓腔内输注部位多选择胫骨、肱骨或胸骨柄。此外，桡骨、尺骨、骨盆、锁骨、跟骨等部位也可以应用。穿刺位点的选择应充分考虑患者的年龄、身体状况、穿刺装置和操作者的经验等因素，还应以简单可行和不影响心肺复苏等抢救措施为原则。

### 二、骨通道输液穿刺流程

如图 20-134-1 所示，以胫骨穿刺部位为例，以胫骨上端内侧平面，在胫骨粗隆下 1～3cm 处作为穿刺部位，局部消毒后，操作者右手持骨穿针，与皮肤呈 90° 进针，待穿过皮肤、皮下组织到达骨表面时，用掌心顶住骨穿针用力捻转，有落空感后拔出针芯，用 20mL 注射器抽吸生理盐水 10mL 推注，检查有无阻力增加或周围软组织肿胀变硬。如推液顺畅，确定在骨髓腔内，再连接输液器，并调节输液速度，无菌纱布覆盖穿刺部位，胶布固定。输液不畅时可用含有肝素的生理盐水进行冲洗。应避免在同一骨上反复进行骨髓腔内输液尝试，以免发生潜在的漏液风险。

骨通道输液技术可作为急救人员的一种选择方案，尤其是遇到危重症患者和外周静脉输液困难的情况时，骨通道输液技术能够在短时间内完成输液通路的建立，挽救生命。在临床上应坚持无菌操作，严格掌握适应证，以提高严重休克尤其是创伤失血性休克的院前抢救成功率，降低死亡率。

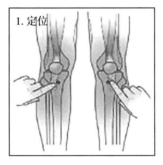
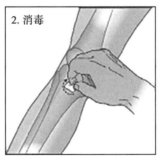
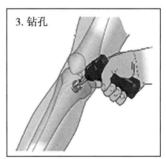
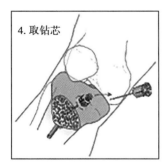
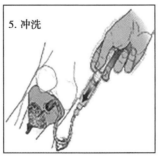
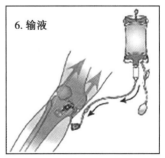

图 20-134-1　骨通道输液技术操作步骤

（黄　亮）

# 参 考 文 献

[1] Demir OF，Aydin K，Akay H，et al. Comparision of two intraosseous devices in adult patients in the emergency setting：a pilot study[J]. Eur J Emerg Med，2016，23（2）：137-142.

[2] 吴晶晶，孙明，王雪山，等. 骨髓腔输液结合深静脉置管在急诊低血容量休克患者中的应用 [J/CD]. 中华卫生应急电子杂志，2018，4（4）：217-220.

[3] Auten JD，Mclean JB，Kemp JD，et al. A pilot study of four intraosseous blood transfusion strategies[J]. J Spec Oper Med，2018，18（3）：50-56.

[4] Itoh T，Lee-Jayaram J，Fang R，et al. Just-in-time training for intraosseous needle placement and defibrillator use in a pediatric emergency department[J]. Pediatr Emerg Care，2019，35（10）：712-715.

[5] 段丽珍. 骨髓腔输液与中心静脉置管在危重症患者抢救中的应用比较 [J]. 中国药物与临床，2017，17（7）：1006-1007.

# 第一百三十五章 血流动力学监测

## 第一节 血流动力学监测概论

### 一、血流动力学监测技术发展史

血流动力学监测是依据物理学的定律，结合生理和病理生理学概念，对循环系统中血液运动的规律性进行定量、动态、连续的测量和分析，以反映心脏、血管、容量、组织的氧供、氧耗等方面的状况，为临床治疗提供数字化的依据。

1628年，英国伟大的生理学家和医生威廉·哈维用拉丁文出版了动物实验的研究成果《心血运动论》，论述了心脏的结构、心脏的运动、心脏及静脉瓣膜的功能，指出血液不断流动的动力来源于心肌的收缩压，并且对心输出量做出了试验性推测。后来意大利生物学家和组织学家马尔比基进一步验证了哈维的血液循环理论。血液循环理论的建立为血流动力监测奠定了基础。

1733年，英国生理学家的斯蒂芬·黑尔斯在计算心输出量方面迈出了真正的一步。他首次用长玻璃管测量了马的血压，发表了《血液动力学》。因此，黑尔斯被誉为"血流动力学之父"。

然而，早期测量心输出量的方法并不准确。19世纪70年代，德国生理学家和发明家阿道夫·菲克提出了著名的Fick心输出量计算公式，Fick法因此成为当时测量心输出量的"金标准"。他发明了第一个测量心输出量的装置，又称"呼末二氧化碳法"。在随后的19世纪90年代，Stewart和Hamilton又先后提出了用染料/指示剂稀释法测量心输出量。

心导管的出现将血流动力学监测技术向前推进了一大步。1929年，联邦德国医生沃纳·福斯曼切开自己左肘前静脉，将一根橡胶管沿静脉置入65cm，并用X线确定导管位于右心房。沃纳·福斯曼的研究为心脏导管的开展奠定了基础，他也因此于1956年获得诺贝尔生理学或医学奖。

早期的静脉置管需要行静脉切开术，出血和感染等并发症发生率较高，限制了有创血流动力学监测技术的开展。1953年，瑞典放射学家西丁格尔发明了一种微创静脉置管方法——经皮静脉穿刺技术，也就是现在大名鼎鼎的Seldinger术。该技术采用一种特殊的薄壁穿刺针穿透血管，在导丝的引导下置入导管，从而实现了微创静脉置管。

肺动脉漂浮导管的出现使得血流动力学监测变得系统化，能为临床治疗决策提供有效的指导，在血流动力学发展史上具有极其重要的意义。在Swan和Ganz发明肺动脉漂浮导管之前，肺动脉置管的成功率非常低。1967年，Swan在太平洋的Santa Monica海滩度假，看到挂着大三角帆的船顺着洋流漂回港湾。这个情景触发了他的灵感。随后他与Willian Ganz先后在动物和人身上用尖端带气囊的心脏导管从右心房顺着血流漂过三尖瓣、右心室，成功置入肺动脉，因此肺动脉漂浮导管又称为Swan-Ganz导管。Ganz又将热敏电极安装在导管顶端，使导管可以通过热稀释法测量心输出量。这种方法测量的心输出量准确、可靠、重复性好。之后，热稀释法测量心输出量成了临床实践的"金标准"。在过去的30多年中，Swan-Ganz导管在血流动力学监测技术上的贡献提升了临床医生评估心肺系统功能、理解治疗反应的能力，并且推动了重症患者管理艺术的进步。1993年，连续热稀释监测技术应用于临床，在连续测量心输出量的同时，还能提供氧供需平衡指标$SvO_2$。

1999年，脉搏指示连续心输出量（PiCCO）技术应用于临床。该技术可提供连续心输出量、全心舒张末期容量、血管外肺水及每搏量变异度等参数。2000年，Vigilance作了重要的革新，可以同时实现右心射血分数和右心室舒张末期容量的连续监测。2005 年，Vigileo 经外周动脉测量心输出量的 APCO 微创技术应用于临床。该技术不用人工校正，只需连接外周桡动脉即可快速提供连续心输出量、每搏量和每搏量变异度等参数。

## 二、血流动力学监测技术的发展现状

### （一）有创血流动力学监测

1. **肺动脉导管（pulmonary artery catheter，PAC）** 即 Swan-Ganz 导管，1970 年，Swan 和 Ganz 研发出顶端带有气囊的导管，可经外周或中心静脉插入右心房，气囊充气后顺着血流飘过右心室、肺动脉主干、左或右脉动脉分支，直到肺小动脉。PAC 可以测定中心静脉压（CVP）、右房压（RAP）、右室压（RVP）、肺动脉收缩压（PASP）、肺动脉舒张压（PADP）、肺动脉平均压（PAP）及肺小动脉楔压（PAWP，又称肺毛细血管楔压，PCWP）等参数。此外，PAC 与热稀释法结合后，还可测量心输出量（CO），计算心脏指数（CI）、每搏量（SV）、每搏指数（SI）、肺循环血管阻力（PVR）和体循环血管阻力（SVR）等诸多参数，给临床医生提供精确、可靠的动态血流动力学数据及心功能状态，为临床治疗和决策提供指导。然而，近年来的研究发现，肺动脉楔压（PAWP）和中心静脉压（CVP）并不能灵敏、准确地反映心脏的容量负荷状态。PAC 监测的 PAWP 和 CVP 结果容易受到心内膜功能、血管壁、心室顺应性、胸膜腔内压的变化，以及 PAC 气囊嵌顿位置等因素的影响。另外，PAC 价格昂贵、操作复杂、创伤大，易出现心律失常、感染、气胸、栓塞等并发症。用 PAWP 和 CVP 等压力指标来间接反映心脏前负荷状况，其准确度也受到了质疑。近年的研究显示，临床应用 PAC 并不能改善成年 ICU 患者的预后，故不推荐 PAC 在 ICU 患者中常规应用。随着其他精度相似的微创及无创监测技术的发展，PAC 的应用逐渐被取代。目前仅在心脏手术及需要监测右心功能和肺动脉压的危重患者中还有应用。

2. **脉搏指示连续心输出量（PiCCO）** PiCCO 是一种新型微创血流动力学监测技术。该技术需留置股动脉热稀释导管及颈内静脉或锁骨下静脉导管，经热稀释法测得单次心输出量，并采用动脉脉搏波型曲线分析技术经热稀释测得的心输出

量校正后实现连续监测心输出量。PiCCO 不仅可以系统地反映血流动力学参数及心脏舒缩功能的变化，还能精确地监测肺部的生理变化。例如，通过监测心肌收缩力的改变来反映心功能不全的类型，指导临床医生来改善心功能、维持血流动力学稳定及减轻肺水肿。能通过监测胸腔内血容量（ITBV）和全心舒张末期容积（GEDV）来准确地反映心脏容量负荷。该测量结果不受胸腔内压力、机械通气、儿茶酚胺、心血管顺应性等因素的影响，能更好地指导临床上危重症患者的液体管理。通过测量肺血管外肺水（EVLW）来反映肺水含量，可直观、灵敏地预测肺水肿的发生，鉴别肺血管通透性增加和左心衰竭等不同病因引起的肺水肿。第 2 代 PiCCO 系统还引入了 CeVOX 光纤技术监测中心静脉氧饱和度（$ScvO_2$），能够实时反映组织的氧供和氧耗情况。

PiCCO 的应用也存在一些局限性：①动脉脉搏轮廓分析的数据与热稀释法测量的结果存在一定的误差，需要通过热稀释法来校正。因此，在使用动脉脉搏轮廓分析法来连续监测 CO 时，需要每隔一段时间推注低温盐水做热稀释校正，这使得它在低体温、大出血患者中的使用受到了限制。②股动脉和深静脉穿刺置管会引起血肿、栓塞等并发症。③主动脉狭窄、主动脉瘤等疾病会影响测量结果的准确性，使其在心胸外科患者中的应用受到限制。然而，与 PAC 相比较而言，PiCCO 具有置管简便、创伤小、受干扰小、并发症少、可持续监测等独特优势，因此近年来在急危重症患者身上得到了广泛应用。

### （二）无创血流动力学监测

1. **胸阻抗法（thoracic electrical bioimpedance，TEB）** TEB 是一种简便、无创的血流动力学监测方法，其原理是，随着心脏舒张和收缩，血管内血流量发生变化，胸部电流阻抗也发生相应的变化。主动脉的血流变化是胸腔阻抗变化的主要来源（约占 80%），仅少量来自胸腔内腔静脉血流的变化。TEB 监测需将电极分别置于颈部和剑突下，监测到的胸腔电阻抗随时间变化的参数，经计算后获得 CO、CI、SV、SVR 等血流动力学参数。胸阻抗法是一种安全、可靠、简易、价廉、不影响心脏泵工作的无创血流动力学监测方法。利用生物阻抗测量 CO 的仪器有美国的 NCCOM、

BioZ、ICG，德国的 NICCOMO、ICON，印度的 NICOMON，中国的 CSM3000，法国的 PHYSIOFLOW。目前研究生物阻抗监测临床应用的文章有数百篇，包括许多临床试验。受试者有住在家里的患者、生理实验室的患者，以及接受手术和住在 ICU 的患者。这些临床研究得出的结果并不一致。至少有 1/3 的研究未能证明生物阻抗能有效测量 CO。而那些证明其有效的研究中，研究人群大都不是急诊和 ICU 患者，研究中更关注 CO 的相对变化而非绝对值。由于 ICU 内监护设备太多，造成的电子干扰较大，生物阻抗仪器的噪声高，因此测量结果的准确性较低。此外，在临床实际应用中，生物阻抗技术易受很多因素的影响，如特殊体型（肥胖、消瘦等）、严重心律失常、患者体位的变动、皮肤导电性等。因此，生物阻抗技术目前仍不足以用于评估急诊和 ICU 患者的心输出量。

**2. 部分 $CO_2$ 重呼吸技术**　部分 $CO_2$ 重呼吸技术是以弥散能力强的 $CO_2$ 为指示剂，通过气动控制阀让气流进入环形管死腔来完成部分 $CO_2$ 重复吸入，最后用 Fick 法则来计算 CO。采用部分 $CO_2$ 重呼吸技术来监测 CO 的仪器有 NICO 和 INNOCOR。监测系统通常由脉搏血氧仪、红外线 $CO_2$ 传感器及气流传感器组成。仪器将患者的身高、体质量等一般情况与呼吸血气分析结果结合起来即可计算出 CO。该技术的应用存在如下缺陷：$CO_2$ 的微小差异都可能导致 CO 测量结果的显著差别。通气状态的改变会影响呼气末的 $CO_2$，故要求患者的呼吸状态保持稳定，因此通常不适用于急诊和 ICU 患者。肺不张和肺内分流也会影响测量结果，这对于合并多种肺部病理改变的 ICU 患者往往不适用。另外，部分 $CO_2$ 重呼吸技术监测只能用于气管插管、机械通气的患者。最近的两项研究显示，该技术测量 CO 的准确度不如 PAC 法。因此，部分 $CO_2$ 重呼吸技术测量 CO 更适合于那些机械通气但血流动力学稳定的患者，对于那些呼吸和血流动力学不稳定的急诊和 ICU 患者，由于测量的误差较大而不适用。

**3. 经胸连续多普勒超声**　超声测量主动脉的面积（CSA）和主动脉血液流速（VTI），计算其乘积得到 CO：$CO = VTI \times CSA \times HR$。在实际应用中，通常需要基于患者年龄和体重预计算主动脉瓣膜的面积。USCOM 是一种能连续监测 CO 的多普勒超声测定仪。该技术操作简单、无创，可得到 CO、SV、SVV 等血流动力学参数，在指导临床治疗和评价治疗效果方面具有重要意义。其局限性在于，探头的位置要求比较精确，而急诊和 ICU 患者由于经常需要变换体位和搬动，要将超声探头固定在稳定的状态较为困难；测量结果易受诸多因素如心律失常、肺部疾患等影响，且适用人群的年龄受限。在急诊和 ICU 患者中采用 USCOM 连续监测 CO 目前也存在较大争议。研究发现，测量的 CO 系统误差是 $-0.36L/min$，然而一致性区间则较差，在 $-2.34 \sim 1.62L/min$ 之间。

**4. 脉搏波传导时间（Pulse wave transit time，PWTT）**　指脉压波在两点之间传递的时间，可以通过心电图上的 R 波和外周检测到的脉搏波之间的时间间隔来估测。如果将系统循环简化为包含三个要素（主动脉阻抗、主动脉顺应性及系统阻力）的 Windkessel 模型，那么血压将与血流和 CO 呈复杂的非线性关系，其中 PWTT 与 SV 负相关。血压升高时，动脉膨胀压升高，血管顺应性下降，脉搏波的速度增加，PWTT 缩短。在心脏到肢端的距离已知的情况下，PWTT 可以通过 Bramwill 和 Hill 公式来计算：$PWV = dP \cdot V / \rho \cdot dV$，其中 PWV 是脉搏波速率，$\rho$ 是血液密度，V 是初始的血管容量，dP 是血压变化值，dV 是容量改变值。日本的 EsCCO 正是采用该技术。影响测量结果的因素主要有：缩血管药物、肢端冰冷、心律失常。EsCCO 在 ICU 应用的可靠性仍需要进一步验证。

**5. Vigileo**　该技术利用脉搏轮廓分析法分析动脉压力波形来持续追踪搏出量的走势。将仪器连接到动脉导管上，通过数据分析计算脉搏的特性、脉壁差补偿，从人口数据中估算患者间的差异，使数据和波形的分析估算动态变化。该技术的优点是，传感器只连接到已有的动脉导管上，使用方便，可做功能性呼吸下搏出量变量的可能性分析（与 $\Delta PP$ 等同）。其局限性是，只适用于普通患者。休克患者的校准因素不太准确，因此不建议血液动力学不稳定的患者使用。另外只能提供心输出量，不适用于心律不齐的患者。

本章将详细介绍临床上较常用的微创 PiCCO 法和无创的二氧化碳重呼吸法。

## 第二节 脉搏指示连续心输出量监测

脉搏指示连续心输出量（pulse index continuous cardiac output，PiCCO）监测是结合经肺热稀释法和动脉脉搏轮廓分析法对血液动力学进行监测的一种微创技术。

### 一、PiCCO 测量心输出量的原理

#### （一）经肺热稀释法

从中心静脉导管注入低温液体（与体液温差 >10℃），冷指示剂从腔静脉进入右心房、右心室，通过肺、左心房、左心室到达外周大动脉，动脉导管尖端的热敏电阻探测到盐水温度并描绘出温度变化曲线，即热稀释曲线，通过热稀释曲线可以获得包括 CO 在内的血流动力学参数（图 20-135-1）。

热稀释曲线描绘的温度降低变化是由冷指示剂流经的容积和流量决定的。通过 Stewart-Hamilton 公式计算得出心输出量（CO）：$CO = [(Tb - Ti) \times Vi \times K] / [\int \triangle Tb \times dt]$。其中 CO＝心输出量（L/min），Tb＝冰盐水注射之前的血液温度（℃），Ti＝注射液的温度（℃），Vi＝注射容量（mL），$\int \triangle Tb \times dt$＝热稀释曲线以下的面积，K＝校正常量，由特定的体重、特定的血液和注射液温度得出。

热稀释法可计算得到的参数有：心输出量（CO）、全心舒张末期容积（GEDV）、胸腔内血容积（ITBV）、血管外肺水（EVLW）、肺毛细血管通透性指数（PVPI）。

#### （二）动脉脉搏轮廓分析法

流出主动脉的血流与近主动脉所测得的血压（股动脉或者其他大动脉）之间的关系是由动脉顺应性决定的。因此，动脉顺应性可通过血压和血流（心输出量）来反映。经肺热稀释测量的心输出量与同步测量持续动脉压力被用来校正脉搏轮廓，从而分析出每个患者的主动脉顺应性（图 20-135-2）。

将计算动脉波形收缩部分的曲线下面积得到的每搏参数通过经肺热稀释法测量的 CO 校正后，得到连续的、准确的每搏量（SV）。

SV 可通过下列公式计算：$SV = Asys/Zao$。其中 Asys 代表动脉收缩期的曲线下面积。不同患者的大动脉阻抗（Zao）可通过下列公式来计算：

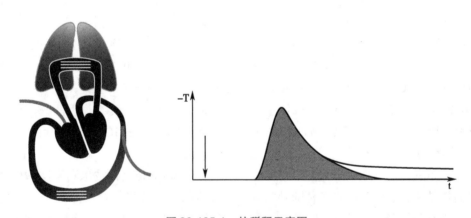

图 20-135-1 热稀释示意图

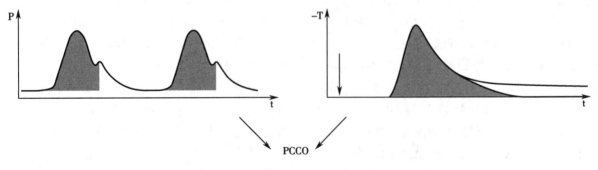

图 20-135-2 热稀释法校正的脉搏连续心输出量

Zao＝SVpc/SVtd，其中 SVpc 是脉搏轮廓法实测的 SV，SVtd 是热稀释法测量的 SV。脉搏波形通过热稀释法定标获得 Zao 校正后得出 SV，从而实现连续监测 SV。

通过动脉脉搏轮廓分析法计算得到的参数有：每搏量（SV）、脉搏连续心输出量（PCCO）、平均动脉压（MAP）、全身血管阻力（SVR）、每搏量变异（SVV）。

### （三）中心静脉氧饱和度

PiCCO₂ 通过分光光度法来测量中心静脉氧饱和度（ScvO₂）。分光光度仪运用光线发射二极管产生红光和红外线等不同波长的光线来进行测量。光线通过光纤探头传递到血液，又通过红细胞的反射传导回另一个光纤端至光学模块。根据血红蛋白和氧合血红蛋白的吸收特点不同，波长被分选出来。给出了血红蛋白的总数与氧合血红蛋白的总数，血氧饱和度就被计算出来。

## 二、测量参数的意义

### （一）容量参数（前负荷参数）

1. **全心舒张末期容积（GEDV）** 指心脏舒张末期总的容量，包括 4 个腔室的血液量。全心舒张末期容积指数（GEDI）是 GEDV 除以理想体表面积。

2. **胸腔内血液量（ITBV）** 包括全心舒张末期容量和肺血容量，相当于胸腔内所有血液容量。ITBV 作为前负荷的参数，在敏感性和特异性方面优于中心静脉压和肺动脉楔压。胸腔内血液量指数（ITBI）是 ITBV 除以理想体表面积。

3. **每搏量变异（SVV）** 指某一特定时间内每搏输出量的变化。

4. **脉压变异（PPV）** 指某一特定时间内脉搏的压力变化。

SVV 和 PPV 均用 % 表示，仅适用于机械通气且窦性心律的患者，反映因机械通气引起心脏前负荷周期性变化的参数，可以用来预测容量负荷是否足够，如增加前负荷是否能够促进 CO 提升。

5. **中心静脉压（CVP）** 直接测得的右心平均血压。

### （二）流量参数（后负荷参数）

1. **心输出量（CO）** 是 1 分钟内心脏泵出的血容量。

2. **脉搏轮廓心输出量（PCCO）** 是通过脉搏轮廓分析判断持续的心输出量，由下列公式计算得出：PCCO＝cal×HR×∫〔P（t）/SVR＋C（P）×dP/dt〕dt。

3. **脉搏轮廓心输出量指数（PCCI）** 由 PCCO 除以体表面积得到。

4. **每搏量（SV）** SV＝（PCCO/HR）×1 000。

5. **系统血管阻力（SVR）** SVR＝〔（MAP－CVP）/CO〕×80，指血液流经血管系统遇到的阻力，通常用来评估后负荷。系统血管阻力指数（SVRI）＝（MAP－CVP）/CI×80。

6. **平均动脉压（MAP）** 通过动脉导管测得动脉血压平均值。

### （三）心肌收缩力参数

1. **全心射血分数（GEF）** GEF＝4×SV/GEDV，是 4 倍的每搏输出量除以全心舒张末期容积。主要由左、右心室的收缩力来决定，并用于判断左、右心室的功能。

2. **dPmax** 是（△P/△t）max 的缩写，指收缩期左心室压力上升的速度，是左心室收缩力的近似值，反映了左心室最大压力增加的速度。在前负荷、后负荷及心率稳定的前提下，直接反映左心室功能情况。

3. **心输出力（CPO）** CPO＝MAP×CO。CPO 是评价全心功能的指标，与血管内血液流速及血管阻力相关。心输出力指数（CPI）＝MAP×CI。CPO/CPI 被作为全心状况表现的指标，是预测心源性休克患者死亡率的最佳指数。

4. **心功能指数（CFI）** 代表心输出量与全心舒张末期容积的比值。

### （四）肺相关参数

1. **血管外肺水（EVLW）** 指肺间质液、细胞内液和肺泡内液，可用于量化肺水肿，对于帮助临床医师预防和治疗肺水肿有着重要的指导作用。

2. **肺血管通透性指数（PVPI）** 给出了 EVLW 与肺内血容量的关系，能够帮助分辨静水压升高和血管通透性增高引起的肺水肿。

### （五）组织氧利用参数

1. **中心静脉氧饱和度（ScvO₂）** 直接反映了右心房之前血液中氧饱和的血红蛋白的总数，是早期氧供与氧耗不平衡的指标，能早期指示全身组织的氧利用状况。

2. **氧输送(DO₂)** 指提供给组织的氧的总量,取决于血流量(心输出量)、血液中血红蛋白的总数及动脉氧饱和度。

3. **氧消耗(VO₂)** 指被组织消耗的氧的总量,受疾病状况的影响,如发热、抽搐可使 VO₂ 增加,外周分流和高血流动力学状态如感染性休克时 VO₂ 减少。

PiCCO 参数的正常值范围见表 20-135-1。

表 20-135-1 PiCCO 参数的正常值范围

| 参数 | 正常范围 | 单位 |
| --- | --- | --- |
| CI/PPCI | 3.0~5.0 | L/(min·m²) |
| SVI | 40~60 | mL/m² |
| SVRI | 1 700~2 400 | dyn·s·cm⁻⁵·m² |
| dPmx | — | mmHg/s |
| GEDI | 680~800 | mL/m² |
| ITBI | 850~1 000 | mL/m² |
| SVV | <10 | % |
| PPV | <10 | % |
| ELWI | 3.0~7.0 | mL/kg |
| PVPI | 1.0~3.0 | — |
| GEF | 25~35 | % |
| CFI | 4.5~6.5 | L/min |
| CPI | 0.5~0.7 | W/m² |
| ScvO₂ | 70~80 | % |

## 三、临床操作要点

1. **物品准备** 压力传感器,注射温度三通套装,中心静脉导管(双腔或三腔),专用的动脉导管,穿刺包,注射器,盐水,消毒液,输液加压袋,纱布,贴膜,无菌手套。

2. **中心静脉置管** 置管位置可选颈内静脉、锁骨下静脉或股静脉。如需进行 ScvO₂ 监测,导管需选择双腔或三腔中心静脉导管。

3. **动脉热稀释导管置管** 置管位置可选股动脉、腋动脉或肱动脉。股动脉可选 16cm、20cm、22cm 动脉鞘管;腋动脉可选择 4F 7cm 和 8cm 动脉鞘管;肱动脉可选择 16cm 和 22cm 动脉鞘管,桡动脉需选择特殊的动脉导管;儿童只能选择股动脉插管,可采用 3F 7cm 和 8cm 动脉鞘管。动脉置管不能让导管尖端进入主动脉内。

4. 参照图 20-135-3 及步骤连接电缆和导管及进行相关功能的设定。

## 四、适应证和禁忌证及测量结果的影响因素

### (一)适应证

1. 血流动力学不稳定、需要监测心功能和循环容量的患者。

2. 各种原因休克的鉴别和管理。

3. 高风险外科手术患者的围手术期监护。

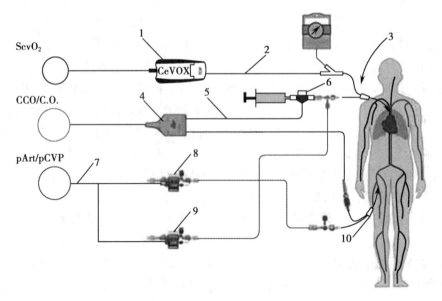

图 20-135-3 PiCCO 连接示意图

## （二）禁忌证

1. 对于动脉插管和中心静脉插管有禁忌证的患者（如穿刺部位感染、严重全身出血性疾病）。

2. 接受主动脉内球囊反搏治疗（IABP）的患者，脉搏轮廓分析法监测的参数不能使用，但经肺热稀释技术监测的参数仍然适用。

## （三）影响测量结果的因素

1. 心脏左向右反流、严重瓣膜反流、主动脉瘤、主动脉狭窄、肺叶切除、巨大肺栓塞等均会影响测量结果。

2. 脉搏轮廓分析法连续监测 CO 会与经典的热稀释测量的 CO 结果存在部分偏离，因此需根据情况间隔合适的时间对脉搏轮廓公式进行重新校正，对于循环相对稳定的患者可每 8 小时校正 1 次。

# 第三节　无创心输出量测定

## 一、无创心输出量测定的基本工作原理

无创心输出量测定（non-invasive cardiac output，NICO）系统在器官导管及呼吸机 Y 形管之间连接一个 $CO_2$ 分析仪、重呼吸阀及无效腔环路。通过对呼吸流速和对应的 $CO_2$ 浓度测定即可计算出 $CO_2$ 排出量（$VCO_2$），而动脉血 $CO_2$ 含量（$CaCO_2$）可通过呼气末 $CO_2$ 分压来估算，测量周期为 3 分钟，其中 60 秒用来分析基础值，重呼吸期持续 30 秒，剩余 85 秒用于恢复到基础状态。基础状态和重呼吸期测定的数据利用 Fick 法则计算后得到心输出量。

## （一）Fick 法则

NICO 测量心输出量利用的是 Fick 法则。1870 年，Fick 首先提出肺循环与体循环的血流量相等，测定单位时间内流经肺循环的血量即可确定心排出量。Fick 法则利用氧耗量和动、静脉氧含量差来计算 CO：$CO = VO_2/(CaO_2 - CvO_2)$，其中 $VO_2$ 为氧耗量，$CvO_2$ 为混合静脉血氧含量，$CaO_2$ 为动脉血氧含量。Fick 法则测出的心输出量非常准确，是早期心输出量测定的"金标准"，但是该方法操作起来相当复杂，通常需连续呼吸密闭空间里的氧气，氧耗量的监测需要代谢车等专用设备。因此，直接利用 Fick 法则来测定心输出量一般用于科研，临床很少应用。

通过测量重复呼吸前后二氧化碳浓度变化的方法来测定心输出量，即间接 Fick 法则，简单易行，临床应用较为广泛。间接 Fick 法则利用 $CO_2$ 来代替氧分子，动脉血 $CO_2$ 浓度通过呼气末 $CO_2$ 浓度来估测，混合静脉 $CO_2$ 浓度通过呼吸后呼出气 $CO_2$ 分压及 $CO_2$ 解离曲线计算得到。利用 $CO_2$ 的间接 Fick 法则方程可表述为：$CO = VCO_2/(CvCO_2 - CaCO_2)$，其中 $VCO_2$ 为 $CO_2$ 排出量，CO 为心输出量，$CvCO_2$ 及 $CaCO_2$ 分别为混合静脉血和动脉血 $CO_2$ 含量。

## （二）二氧化碳重呼吸

重复呼吸技术通过测定正常呼吸及重呼吸期间呼气末二氧化碳分压来估测动脉和混合静脉的二氧化碳含量。在正常呼吸期间的呼气末二氧化碳，科研用来估计动脉 $CO_2$ 含量。在重复呼吸期间，患者口鼻腔与密闭的特制气体收集袋相连。由于在上述密闭系统内气体成分被反复呼吸，收集袋中的二氧化碳浓度将逐步接近混合二氧化碳浓度，最终两者间达到基本平衡。此时肺毛细血管末端二氧化碳分压可以被认为等于肺泡气二氧化碳分压，测定呼出气二氧化碳浓度即可估计混合静脉二氧化碳浓度，从而达到无创监测的目的。虽然完全重呼吸法可用于测定心输出量，但难于用于机械通气患者的临床监测。其原因主要在于重呼吸气体收集袋的顺应性大，无法形成重复呼吸的驱动力。操作者的经验及患者的配合对测定结果存在显著影响。

部分二氧化碳重呼吸法通过在呼吸环路上增加无效腔减少 $CO_2$ 清除，导致呼气末 $CO_2$ 进行性增加至接近混合静脉 $CO_2$ 分压水平。受检者每次吸入上次呼出的部分气体（成人 100～200mL），由于吸入的二氧化碳量较少，重吸入时间短，而二氧化碳在体内贮存体积较大，故假设混合静脉血二氧化碳浓度在整个重呼吸和正常呼吸测定期间保持恒定不变，通过呼气末二氧化碳分压（$PETCO_2$）与二氧化碳解离曲线间接推算 $CaCO_2$，心输出量值 = 心输出量通过肺泡有通气的部分（即肺泡毛细血管血流量）+ 心输出量中未进行气体交换的部分（即分流部分）。前者是测量值，后者是测算值。

## 二、无创心输出量测定的组成和功能

NICO 由 NICO 传感器、$CO_2$ 传感器、脉搏氧

饱和度传感器及主机部分组成。

### （一）NICO 传感器

包括气动控制的重呼吸阀、可调节呼吸容积的可伸缩式重呼吸环、压差式流速传感器和二氧化碳检测窗。在正常呼吸时，气流直接通过 NICO 传感器，而在重呼吸时，气流被转向一个可调整容积的重呼吸环路。重呼吸阀允许加入或清除重呼吸气体。NICO 传感器分小、标准和大三种型号，对应潮气量分别为 200～500mL、400～1 000mL、750～1 500mL。应用中应选择合适的型号以减少测量误差。NICO 的流速和压力是通过固定在管壁的压差式呼吸流速计来测定，其流速测定范围为 1～180L/min。

### （二）$CO_2$ 传感器

是一种固态的近红外光谱吸收 $CO_2$ 传感器，可以监测 $CO_2$ 浓度。传感器的一侧安置了一个红外线脉冲源，可发射一定能量全波长频谱红外线。它的对侧有两个红外线探测器。其中一个探测器只允许 $CO_2$ 吸收光谱波段的光线通过，其信号强度与 $CO_2$ 浓度调节的能量强度成正比；另一个探测器只允许 $CO_2$ 吸收光谱以外的红外线通过，可作为发射光能量强度的参考值。$CO_2$ 浓度越高，吸收的红外能量越多，探测器检测到的能量就越少，信号强度也越低。

### （三）脉搏氧饱和度测定传感器

采用红光和红外线发光二极管来测定经皮血氧饱和度。测量的氧饱和度用于校正 $CO_2$ 重呼吸法心输出量测定过程中肺分流的计算。NICO 系统的脉搏氧饱和度传感器与多数血氧饱和度仪不同，它监测"功能性"的血氧饱和度，反映血液中能被氧合的血红蛋白中含氧血红蛋白的百分比，不受血液中功能失调血红蛋白（高铁血红蛋白和碳氧血红蛋白）的影响。

### （四）心输出量测定流程

心输出量的测定可分为以下三个时期：

**1. 基线期** 该期持续 60 秒。在基线期，传感器内的重呼吸阀门处于关闭状态，重呼吸环内的附加无效腔关闭。此时，$VCO_2$、$PaCO_2$ 和 $ETCO_2$ 处于基线水平。

**2. 重呼吸期** 该期持续 35 秒。在此期间，传感器内的重呼吸阀门打开，接入重呼吸环内的附加无效腔，使重呼吸无效腔增加。此时，$VCO_2$

下降，$PaCO_2$ 和 $ETCO_2$ 轻度升高，混合静脉 $CO_2$ 保持不变。

**3. 稳定期** 该期持续 85 秒。在此期间，$VCO_2$、$PaCO_2$ 和 $ETCO_2$ 逐步回到原来的基线水平。

在 3 分钟的重呼吸周期完成后，机器上显示测量的 CO 值。

## 三、无创心输出量测定的临床应用

NICO 是一种无创 CO 测定技术。一项研究表明，NICO 测量的心输出量与生物阻抗法、脉搏轮廓法测量的心输出量之间有着较好的相关性，其中 NICO 和脉搏轮廓法测量的心输出量结果更为接近。在接受开胸手术和单肺通气的患者中，NICO 测量的心输出量比热稀释法测量的值要低，偏倚约 -0.29L/min。但在另一项不进行体外循环的心脏手术的研究中，NICO 能可靠地测定心输出量，且比心导管连续热稀释法反应更迅速。另外，有研究表明，在中至重度三尖瓣反流的患者中，NICO 测量的心输出量比热稀释法测量的结果更准确。

为了让 NICO 的测量结果最佳，患者应保持稳定的通气状态。自主呼吸患者由于呼出潮气量变异度较大，可能导致 $PetCO_2$ 的变化值偏低，使测得的心输出量偏高。当 VT 和分钟通气量下降时，NICO 将低估 CO，因此接受肺保护性通气的 ARDS 患者用 NICO 测量的心输出量会偏低。

急危重症患者常伴有肺内分流增加和血流动力学不稳定，这可能会影响 NICO 对 $CO_2$ 的估计精度，从而影响 CO 测量的准确性。与 PAC 测量的结果相比，NICO 对肺内分流明显的危重患者存在明显的系统性低估 CO，特别是分流超过 35% 的患者。另外，无效腔也是 NICO 测量 CO 误差的重要原因。

对于气管插管、机械通气、肺部病变较轻微、通气状态稳定的患者，NICO 是一种安全、有效的血流动力学监测工具。在某些限制 PAC 等有创血流动力学监测手段使用的情况下，如烧伤、凝血功能障碍、先天性心脏病，或者对 ARDS 患者进行 PEEP 滴定和肺复张、优化非分流肺毛细血管血流，增加氧输送时，NICO 有很好的临床应用价值。

（曾红科　徐秋林）

# 参 考 文 献

[1]　黄子通，于学忠. 急诊医学 [M]. 2 版. 北京：人民卫生出版社，2014.

[2]　于学忠. 协和急诊医学 [M]. 北京：科学出版社，2011.

# 第一百三十六章 全胃肠道灌洗

## 第一节 全胃肠道灌洗的概念

全胃肠道灌洗（whole bowel irrigation）是中毒患者进行胃肠道去污染的有效方法。此方法通过口服或经胃管快速注入大量的等渗聚乙二醇电解质溶液（polyethylene glycol-electrolyte solution，PEG-ES）来诱导中毒患者排出液态粪便，目的在于清除胃肠道内未被吸收的毒物。

目前，临床上聚乙二醇电解质溶液广泛应用于肠镜检查和肠道手术前的肠道准备，效果肯定，可增加肠容量，刺激肠蠕动，达到排出粪便、清洁肠道的目的，是肠道准备公认的最佳方法。在急性中毒的救治中，聚乙二醇电解质溶液作为一种不能被消化和吸收的等渗物质，使用前调制成液体状态，进入肠道后与毒物混成液态粪便而排出，因为有电解质在制剂中，所以一般不会形成水电解质失衡，可多次注入直至大便流出物变清为止。

## 第二节 全胃肠道灌洗的适应证

由于洗胃对毒物的清除作用有限，大部分毒物经由肠道吸收中毒，同时，毒物因缓释/控释、肠道溶解、蛋白转运、肠蠕动减弱、肠道低灌注/缺氧等因素存在一定程度的延迟吸收，因此急性经口摄入毒物中毒患者的胃肠道去污染是重要的救治措施之一。全胃肠道灌洗就是一种有效的胃肠道毒物清除的方法，其适应证主要包括：

1. 摄入大量不能被活性炭吸附的毒物。
2. 重金属如铁、铅、汞、锌等过量，包括含砷中药的中毒。
3. 缓释药物、控释药物或肠溶药物如氨茶碱、维拉帕米、硝苯地平等过量。

4. 药物结石或消化道藏毒的体外排出。

## 第三节 全胃肠道灌洗的禁忌证

全胃肠道灌洗为非侵入性操作技术，老人、小儿及心、肝、肾病患者使用无禁忌。聚乙二醇电解质溶液不能被胃肠道吸收，不影响水和电解质平衡，副作用少且轻微，临床广泛使用。全胃肠道灌洗的禁忌证主要包括：

1. 严重腹泻（包括可能有严重腹泻的倾向）。
2. 无法控制的顽固性呕吐。
3. 严重的消化道功能不全，如肠梗阻、中毒性肠炎、中毒性巨结肠、肠扭转、消化道穿孔、消化道出血等。
4. 气道保护功能受损且未实施气道保护者。
5. 血流动力学不稳定。
6. 短期内使用过活性炭，会降低活性炭的效果。

## 第四节 全胃肠道灌洗的操作步骤

### 一、物品准备

胃管及其固定装置，局部麻醉剂（减少胃管置管的不适感），经胃管注入液体的储液器或进液袋（容器）及输注装置，聚乙二醇电解质溶液（PEG-ES），床头粪便接受容器，甲氧氯普胺（止吐/增加胃动力）。

### 二、患者准备

操作前评估患者的生命体征，并取得知情同意。患者应坐在直立位或床头抬高至少45°以促进沉淀物在胃的远端，并降低呕吐的可能性。

### 三、具体操作

正确置入胃管后，将胃管连接到聚乙二醇电解质溶液容器，患者端坐，按灌洗速度（儿童 9 个月至 6 岁：500mL/h；儿童 6~12 岁：1 000mL/h；青少年/成人：1 500~2 000mL/h）给药，过程中收集并观察直肠排出的废液，直到直肠流出物的颜色与灌入的颜色相同（即清亮液体），通常在4~6 小时。

如果有临床证据指示持续灌洗的有效性，可继续灌洗（灌洗废液中持续有片剂碎片或药物包存在；影像学证据表明药丸或包仍然存在）。若全胃肠道灌洗前腹平片提示有不透光的物质，那么这些物质在复查腹平片时消失是灌洗有效的证据。

## 第五节　全胃肠道灌洗的并发症

由于大多数患者口服聚乙二醇电解质溶液时无法达到必要的速度，胃管在通常情况下是必需置入的，因此全胃肠道灌洗可能出现的并发症主要包括：

1. 大量药物快速进入胃肠道引起急性扩张，导致恶心、呕吐、腹痛和腹胀等症状。必要时可将输注速度减半，30~60 分钟后再恢复初始速度。

2. 胃管不在胃内（胃管尖端位于胃中央部分，可摄片确认胃管位置）或胃管置入时导致消化道机械性损伤（食管破裂、穿孔、出血等）。

3. 气道保护功能受损且未实施气道保护，可致吸入性肺炎。

## 第六节　全胃肠道灌洗的注意事项

全胃肠道灌洗可降低毒物的血药浓度，并减轻脏器损伤程度、降低死亡率、延长患者的生存时间，但尚未普及推广应用，到目前尚缺乏充足的广泛性临床证据表明其能够改善急性经口摄入毒物中毒患者的预后，其疗效有待更多临床试验证实。根据中毒临床管理指南：

1. 全胃肠道灌洗不应常规用于中毒患者的管理（推荐等级 C，证据级别 2+）。

2. 使用活性炭和全胃肠道灌洗可能会降低活性炭的有效性（推荐等级 C，证据级别 2）。

3. 全胃肠道灌洗应考虑用于持续释放或含肠溶衣毒物的摄入，特别是对于摄入后超过 2 小时的患者，以及缺乏其他胃肠道去污染的选择，例如肠道藏毒（推荐等级 C，证据级别 2+）。

4. 全胃肠道灌洗禁用于肠梗阻、穿孔和血流动力学不稳定或无保护气道受损的患者。对于虚弱或有可能因其使用而进一步受损的患者，应谨慎使用（推荐等级 C，证据级别 2+）。

（张劲松）

# 参 考 文 献

[1] Thanacoody R，Caravati EM，Troutman B，et al. Position paper update：Whole bowel irrigation for gastrointestinal decontamination of overdose patients[J]. Clinical Toxicology，2015，53（1）：5-12.

[2] Lucas JK. Atlas of Emergency Medicine Procedures[M]. New York：Springer，2016.

[3] Hanson GC，Collee G. Whole bowel irrigation in acute poisoning[J]. British Journal of Anaesthesia，1993，71（3）：464.

# 第一百三十七章　三腔两囊管压迫止血术

## 第一节　三腔二囊管压迫止血术的发展历史

食管-胃底静脉破裂出血是门静脉高压常见的并发症,由于止血困难,迄今仍是急诊患者死亡的重要原因。早在1930年,Westphal就提出了采用球囊"填塞"术治疗食管静脉曲张出血的方法。1947年,Rowntree等也报道了采用双腔胃肠减压管连接单个乳胶袋的设备治疗食管静脉曲张出血。上述技术的基本原理是采用连接一个或多个气囊的鼻胃管,向上进行牵引加压止血。但这种技术常引发胃和食管剧烈收缩,门脉血压急剧升高,并发症较多,未能普及应用。1950年,Sengstaken和Blakemore报道了一种双球囊填塞系统,被称为Sengstaken-Blakemore管或三腔二囊管。该填塞系统含有独立食管加压气囊,克服了前人技术的缺陷,临床应用止血效果显著,且患者耐受性较好,一直沿用至今。

早在2000年,英国肝硬化静脉曲张出血患者治疗指南中,对于出血难以控制的患者,应用三腔二囊管的推荐级别为ⅡB。三腔二囊管在使用过程中存在并发症风险,且随着药物止血、内镜技术及介入技术的发展,三腔二囊管压迫止血不作为食管胃底静脉出血的首选止血措施。然而,三腔二囊管技术简单实用经济,易被基层医师掌握,可使80%～90%的出血得到控制,其作为暂时性的紧急止血及序贯内镜或外科介入前的重要抢救措施,仍在临床救治中有着不可替代的地位。因此,在2015年肝硬化门静脉高压症食管、胃底静脉曲张破裂出血诊治专家共识、2016年肝硬化门静脉高压食管胃静脉曲张出血的防治指南、2020年急性上消化道出血急诊诊治流程专家共识及2016年美国肝病学会肝硬化门静脉高压出血指南中均有推荐应用。

## 第二节　三腔二囊管压迫止血术的临床应用方法

### 一、适应证及禁忌证

#### (一)适应证

对药物或经内镜治疗无效,危及生命的急性食管-胃底静脉曲张破裂出血;或者作为内镜或手术治疗前的临时止血措施。

#### (二)禁忌证

三腔二囊管压迫止血术无绝对禁忌证,但对于食管-胃底静脉曲张出血停止或减少;近期有食管胃底处手术史;胃穿孔;食管狭窄、梗阻;急性冠脉综合征、严重高血压、心功能不全者慎用。

### 二、三腔二囊管压迫止血术的置管步骤

#### (一)患者准备

与患者充分沟通并取得配合,如患者烦躁或其他原因导致难以配合,可适当应用镇静剂。为防止误吸,可先插鼻胃管行胃肠减压。当反流和误吸可能仍较大时,给予气管插管。插管前应摆放适合体位,头部适当抬高,以便操作。

#### (二)物品准备

需要准备的物品如下:治疗盘,三腔二囊管,纱布,镊子,生理盐水,50mL注射器,液体石蜡,胶布,血管钳,血压计,牵引架,滑轮,绷带,牵引物,负压引流袋。气囊充气后观察气囊是否膨胀均匀,弹性是否良好,在水中检验有无漏气。一般胃囊注气量约为300mL,压力保持在50mmHg左右,食管气囊注气量为100～200mL,压力保持在30～40mmHg,囊内压测量可用去掉袖囊及打气球的血压计直接测量,将气放掉备用,并对三个腔的通道进行标记。注意:做好三腔二囊管的

检查工作，各管标记清晰，精确测量各气囊最大的注气量。

### （三）操作步骤

具体步骤包括：①用石蜡油润滑三腔二囊管及患者鼻腔，一般经鼻腔将三腔二囊管缓缓插入，插入 10～15cm 到达咽喉部时嘱患者同时做吞咽动作，直至管插入 65cm 标记处，胃管内抽到胃内容物，表示管端已达胃幽门部。如胃气囊充气 100mL 后测得内囊压力明显超过测试时压力，提示胃气囊可能在食管内。②向胃气囊内注气 200～300mL，测定囊内压约为 50mmHg，用血管钳夹闭胃囊充气管。将三腔二囊管向外轻轻牵拉，直至有中等阻力感。胃管内充气充足，提拉有阻力，以免造成患者呼吸困难甚至窒息，如出现上述情况，应立即放气或剪断整个管道。③在三腔二囊管末端前 10cm 处用绷带系住，绷带另一端通过滑轮或输液架，下坠 0.5kg 重物，一般用 500mL 液体即可，并在靠近鼻孔处的三腔管上缠绕胶布作为标记以观察三腔管有无被拉出。抬高床脚使患者头低脚高，以维持持续牵引固定装置。注意每 4～6 小时从胃管试抽，如抽出的液体无血或出血量逐渐减少，则说明压迫止血有效，可每 4～6 小时放气 1 次，用注射器抽空，并记录抽出气量。④胃管接负压吸引装置，如有持续出血，则向食管囊管内注入空气 100～200mL，接上血压计，测其囊内压力为 30～40mmHg，夹闭食管气囊通气道。如果仍有出血，加大牵引重量，最大不超过 1.1kg，再次确认三腔二囊管位置，每 2～3 小时检查气囊压力 1 次。需注意的是，必须先向胃气囊注气后再根据需要向食管气囊注气，以免向外牵拉时整个滑出阻塞呼吸道而致意外，放气顺序正好相反。食管气囊压力不可过高，以免产生胸骨后疼痛或压迫性溃疡。为避免食管与胃底发生压迫性溃疡，食管气囊每隔 12 小时放气 1 次，同时将三腔管向内送入少许。⑤出血控制后每 3 小时减少压力 5mmHg，直到压力达到 25mmHg 时仍没有出血，再保持 12～24 小时。⑥三腔二囊管通常持续放置 24 小时，如果再次出血，需要将胃底气囊和食管气囊重新充气。

### （四）拔管

三腔二囊管通常持续放置 24 小时，若无出血，先放食管囊内的气体，放松牵引，再将胃气囊放气。同时将管向胃内插入少许，使食管、胃底黏膜解除压迫。嘱患者口服液状石蜡油 20～30mL，抽空胃气囊和食管气囊，再缓慢拔出管子。切忌用力过猛，以免撕脱黏膜。拔管后需禁食 24～48 小时，如无出血，可逐步由流质过渡到半流质和软食。

## 三、三腔二囊管压迫止血术并发症的防治

三腔二囊管压迫止血术常见的并发症包括：鼻黏膜损失、出血；反流、误吸、窒息；吸入性肺炎；再出血；心律失常甚至可能心搏骤停；食管黏膜损伤和坏死，食管破裂、狭窄。操作过程严格遵循规范进行，如出现危急并发症，可立即放气或剪断整个管道。

## 第三节　三腔二囊管压迫止血术的研究进展和展望

快速、准确置管并减少并发症是三腔二囊管压迫止血术研究的主要方向。在置管方面，采用导丝引导置管，能够克服导管过软所致的置管困难，在部分单位得以应用。但导丝过硬，容易导致消化道医源性损伤，加重出血，需要警惕。此外，有研究采用床旁 X 线及超声间接观察，或采用内镜直接引导置管能够提高置管的准确性。在导管固定方面，传统的固定方法由于管道和鼻道常形成夹角，容易导致鼻黏膜损伤，有学者采用鼻翼部位直接固定，联合动态测压，取得较好的效果。新近，除了食管静脉曲张破裂出血的止血外，三腔二囊管压迫止血术也被应用于主动脉食管瘘、难治性食管溃疡、产后出血、杜氏溃疡止血的治疗，应用范围得以扩展。

（卢中秋）

# 参 考 文 献

[1] 周光文，杨连粤. 肝硬化门静脉高压症食管、胃底静脉曲张破裂出血诊治专家共识（2015）[J]. 中国实用外科杂志，2015，35（10）：1086-1090.

[2] 中华医学会肝病学分会，中华医学会消化病学分会，中华医学会消化内镜学分会. 肝硬化门静脉高压食管胃静脉曲张出血的防治指南 [J]. 中华内科杂志，2016，55（1）：57-72.

[3] Garcia-Tsao G，Abraldes JG，Berzigotti A，et al. Portal hypertensive bleeding in cirrhosis：Risk stratification，diagnosis，and management：2016 practice guidance by the American Association for the study of liver diseases[J]. Hepatology，2017，65（1）：310-335.

# 第一百三十八章 急诊介入技术

## 第一节 概　述

急诊介入技术是目前介入治疗学领域的主要内容之一，是应用于急诊急救的、介于药物保守治疗和传统手术治疗之间、涉及各个系统、集诊断和治疗为一体的微创的介入技术，是在影像、内镜辅助导向下，通过血管和非血管路径，对病变部位，行确定性的诊断和治疗。其最早起源于急症介入放射学。1964 年，放射科医生 Dotter 第一次成功采用导丝和同轴导管完成经皮扩张股动脉的局部狭窄，治愈下肢缺血性坏疽，后来更名为经皮腔内血管成形术（PTA），受此影响，介入技术近些年已应用于各个器官系统，目前以治疗大出血和闭塞性血管病为主要发展领域，如急症大出血的介入止血治疗术、腔内血管成形术、血管局部溶栓术、支架植入成形术、急性胃肠道出血局部注射治疗术、肝内门体分流术等。1983 年，Hartzler 采用经皮冠状动脉介入治疗（percutaneous coronary intervention，PCI）用于急性心肌梗死（acute myocardial infarction，AMI）取得成功，而后此介入技术得到了飞速发展。近年来，介入技术已经成为血管栓塞性疾病和出血性疾病急诊治疗的重要手段，是急诊医学中不可或缺的重要组成部分。

介入技术具有简单快捷、创伤较小、疗效"立竿见影"的特点，因此在急诊抢救中显得非常重要。其优越性表现在：绝对禁忌证少；手术条件要求不高，即使在生命体征极不稳定的情况下也可实施；麻醉要求简单，很多情况下局麻下也可进行；手术要求人员不多；诊疗过程简单迅速；诊断和治疗可同时进行；微创等。因为介入技术的先天特性，与"时间就是生命"的急诊完全吻合，所以急诊介入技术将是未来急诊医学发展的重要方向。

急诊介入技术可分为血管性介入和非血管性介入技术两大类，但是血管性介入应用更为广泛。介入止血和溶栓是最具发展前景的急诊介入技术，有传统治疗无法取代的优势。在近 30 年来取得了日新月异的发展。在越来越高发的严重创伤的急诊救治中，急诊介入止血技术常用于治疗胸腹腔内深部血管损伤大出血，使一些严重创伤的困难救治变得简单而容易。所以，急诊介入技术具有强大的生命力，随着急诊医学的发展，将会在急诊诊断和救治中发挥更重要的作用。急诊救治中最常用介入止血和溶栓技术，基本技术操作流程是相同的，就是找到靶血管，根据手术目的，选择用溶栓剂或者阻塞剂、支架、球囊等予以处理，从而达到治疗的效果。下面首先详细介绍基本操作技术，然后重点介绍创伤大出血、急性冠脉综合征、急性脑血管病变、急性肺动脉栓塞方面的应用前景。

## 第二节 急诊介入术的基本操作流程

### 一、术前准备

有条件的医院可成立急诊介入小组，包含急诊医师和介入医师。具有丰富介入经验和娴熟介入技术的人员是手术成功的保证。配置专门的介入室和介入设备。除了常规准备手术所需的器械，如超滑导丝、不同型号导管、栓塞材料（目前常用的是弹簧钢圈及明胶海绵）、造影剂等，还要配备呼吸机、心电监测仪、除颤仪等呼吸循环功能支持与复苏的设备和药物，以便在紧急情况下，能保障手术顺利完成。

### 二、穿刺部位的选择

通常选用股动脉，或肱动脉、桡动脉作为穿

刺部位。创伤患者由于损伤部位不确定，根据需要首选损伤较轻的一侧股动脉或可疑出血部位的对侧股动脉作为穿刺点，因这些穿刺点局部损伤重无法穿刺者选左侧腋动脉穿刺。

### 三、手术操作步骤

选择理想的血管穿刺点，消毒铺手术巾，局部麻醉后，行血管穿刺，将鞘管插入所选的动脉，由导丝指引导管通过此鞘管到达需要处理的靶血管部位。在此过程中需要通过导管注入造影剂确定靶血管。根据不同需要，或使用血管阻塞剂止血，或球囊扩张、支架、药物溶栓等操作。通过造影剂可以显现手术结果，结果满意后退出导管，穿刺部位压迫止血或血管缝合止血，需要持续观察伤口 24 小时以上。

### 四、术后并发症

穿刺部位出血、血肿、动静脉瘘、假性动脉瘤等，造影剂反应如过敏性休克、急性肺水肿、心搏骤停等，都应在术前备有周全的处理预案。

## 第三节　急诊介入技术在急诊大出血救治中的应用

如何快速、简单、有效止血一直是急诊大出血紧急救治所追求的目标。急诊介入止血常常以放射影像为引导，在一些特殊情况下可用到超声、内镜等设备。目前常用的穿刺部位是股动脉，其他可应用部位有肱动脉、颈动脉、锁骨下动脉，腋动脉由于不易压迫止血且操作中患者易感不适而较少采用。静脉穿刺较为常用的部位是股静脉、颈静脉和锁骨下静脉。在急诊应用中，主要适应证是动脉大出血，如外伤性盆腔和内脏出血、泌尿系统出血、产科大出血、消化道大出血、严重鼻出血和颌面部出血、大咯血等。下面以骨盆创伤大出血为例来介绍介入栓塞止血术的诊治优势。

众所周知，严重骨盆骨折会导致严重失血，如伤及盆腔内大血管，病情更加凶险，可迅速发展为失血性休克而危及生命，如何快速有效止血，恢复血流动力学稳定是抢救患者生命的关键。传统的保守疗法是通过大量输血、补液以纠正低血容量性休克，但易引起酸碱平衡紊乱、DIC等，且无明确的止血效果。进行开腹行髂内动脉结扎术存在创伤大、风险高、并发症多的缺点，在术中难以稳定血压和判断出血位置。同时因为丰富的侧支循环，单纯的髂内动脉主干结扎达不到确切的止血效果。该手术不但要求较高的手术技巧，并且耗时较长。1972 年，Margolies 首次用髂内动脉栓塞止血术成功治疗盆腔大出血，因其迅速确切止血、创伤小、适应证广、并发症少的优点，介入栓塞止血术目前被广泛接受和采用。

目前对于介入栓塞止血术适应证的界定可以归纳如下：严重的骨盆损伤，影像检查提示盆腔内不断增大的血肿，下腹不断膨隆，休克不易纠正，酸中毒不易纠正，生命征失稳，开放性骨盆骨折创面出血不易控制，下肢动脉搏动消失。在急诊临床工作中，遇到上述情况时，最佳选择是快速进行盆腔血管造影并及时行栓塞止血术，没有绝对禁忌证。需要指出的是，在严重休克的状态下，动脉搏动极其微弱，快速成功的动脉穿刺置管将是急诊介入治疗的基本前提。

栓塞前造影的顺序应遵循损伤严重优先原则，即以挽救患者生命为前提，尽快处理出血凶险的靶血管。若病情紧急，休克严重，尽快行髂内动脉主干的栓塞也可以成为选项。若情况允许，尽量高选择性靶血管栓塞是我们追求的目标，目的是尽量减少术后并发症。

栓塞止血术的并发症主要还是盆腔血管阻塞后的血管神经功能的变化。比如臀部疼痛和皮肤缺血性改变，膀胱功能紊乱、阳痿、排便失禁等，严重的并发症如膀胱壁坏死，主要是因为双侧髂内动脉栓塞后出现器官组织缺血所致，但是比较少见，所以要求手术时要尽量高选择栓塞出血靶血管，减少并发症的发生。

## 第四节　急诊介入技术在急性冠脉综合征中的应用

急诊 PCI 是目前实现心肌再灌注的确定性治疗方式。血管再通时间是决定急性 ST 段抬高心肌梗死（ST-segment elevation myocardial infarction，STEMI）患者预后的关键因素。血流恢复越早，心肌细胞直接及再灌注损伤越小。2010 年，欧洲心脏病学会（ESC）和心胸外科协会（EACTS）共同发布了《欧洲心肌血运重建联合指南》，提出对于 STEMI 患者，应该在首次医疗接触（first medical contact，FMC）后 2 小时内完成急诊 PCI，将原来的进医院门到球囊扩张时间（door to balloon opening time，D-to-B）90 分钟的标准改为 FMC-to-B 120 分钟。在随后的各版 ESC 和 ACCF/AHA STEMI 指南中均强调了及时再灌注治疗的重要性，以及 FMC 的概念，评价治疗时间延迟的起始点由以往的"D-to-B"前移为"FMC-to-B"。高危 STEMI 患者就诊于无 PCI 条件的医院，尤其是有溶栓禁忌证或虽无溶栓禁忌证但已发病 >3 小时的患者，可在抗栓治疗的同时，尽快转运患者至可行 PCI 的医院。

GACC/AHA 提出了施行 PCI 的最佳时机：① STEMI（包括正后壁心肌梗死）或伴有新发左束支传导阻滞的心肌梗死患者，症状发作 12 小时内能够行 PCI 并且如果能够在就诊 90 分钟内完成球囊充盈；② ST 段抬高或新发左束支传导阻滞的心肌梗死、发生心肌梗死心源性休克 <36 小时和休克发生 <18 小时以内可以完成并适合血管重建治疗、年龄 <75 岁的患者，除非由于患者本人的意愿或禁忌证或不适合做进一步的有创治疗，进一步支持没有价值；③严重充血性心力衰竭和 / 或肺水肿（Killip 3 级），并且症状发作 12 小时之内的患者。

术中将导丝送过冠脉梗阻部位，再通过此导丝，将带有球囊扩张器的导管送到梗阻部位，然后气囊充气，通过挤压斑块和扩张动脉使梗阻解除，就像用手撑开弹性袜一样。逐渐用大球囊减轻梗阻程度。成功的球囊成形术使狭窄减少到 20%～30% 以下。支架植入术是先用球囊进行扩张，然后一个支架紧贴在球囊扩张器上，当球囊充气时，使支架沿冠脉壁打开，然后支架固定在撑开部位，使动脉扩张。梗阻的冠脉单独用球囊扩张治疗时，再梗阻的机会和再次出现症状的机会是 1/3，如果植入支架，再梗死的机会降到 1/5，现在运用的药物涂层支架使再狭窄率降得更低，但是并不是每个血管成形术的血管都适合植入支架，血管成形术中还包括其他的方法，如旋切、直接冠脉粥样斑块切除术等。手术中医生在特殊的屏幕上用 X 线观察冠脉。此手术可以短至 30 分钟，也可达数小时。

冠脉介入术可以解除冠状动脉梗阻，使患者活动时无胸痛，同时也可以预防心肌梗死。冠脉介入术可能出现的并发症包括出血、感染、对造影剂过敏、血管损伤、脑卒中和肾功能损害，也许会损伤被治疗的冠脉。还可能会导致心肌梗死，有时需紧急做搭桥手术。发生严重并发症的危险依赖于很多因素。对多数患者来说，需要进行紧急外科手术或出现死亡的风险是很低的。

补救 PCI 是指静脉溶栓治疗失败后患者仍有持续性心肌缺血而于 12 小时内进行 PCI。补救 PCI 策略的主要问题是不能准确识别溶栓治疗没有恢复冠状动脉前向血流的患者。除非发现静脉溶栓治疗不成功并且迅速纠正（症状发作 3～6 小时），否则就不能挽救缺血心肌。然而，再灌注的临床指标，如胸痛缓解、ST 段回落、再灌注心律失常等，对于预测静脉溶栓治疗成败的价值有限。

血栓脱落引起微血管床栓塞是急诊 PCI 无复流发生的主要原因之一，目前关于血栓抽吸装置在急诊 PCI 中应用的争议较大。TAPAS 研究是第一个证实血栓抽吸能够显著改善 STEMI 患者心肌灌注和预后的随机对照研究。对于 STEMI 患者，尤其是冠状动脉造影提示"罪犯病变"富含血栓者（如血管闭塞段呈截断状，闭塞部位血栓长度 >5mm，存在漂浮血栓伴病变远端持续造影剂滞留或不完全闭塞伴蓄积血栓长度超过参考血管直径 3 倍等），需先用血栓抽吸导管抽栓，再行球囊扩张和 / 或支架植入。但并非所有急诊 PCI 病例都适合血栓抽吸术并从中获益。如"罪犯病变"是在慢性高度狭窄的基础上发生闭塞，血栓负荷很少，可不必先行血栓抽吸，且血栓抽吸导管也很难通过此类病变。TAPAS 研究显示，血栓抽吸组 STEMI 患者中，有 54 例改行单纯 PCI。因此造影术后对急性心肌梗死（AMI）患者的"罪犯血管"血栓负荷和狭窄程度等病变特征进行充分评估，再决定是否行血栓抽吸策略，将使 AMI 患者更大程度地获益并提高手术成功率。

抗栓治疗是 PCI 围手术期的重要问题，能大幅度改善临床预后和预防介入治疗部位发生的并发症。然而，在抗栓带来的益处背后，随之而来的就是出血并发症。OASIS、OASIS-2 及 CURE 研究都表明，出血可使 PCI 患者的死亡率增加 5

倍以上。出血会增加死亡、心肌梗死和卒中的风险，出血的风险分层应当成为冠心病综合治疗决策过程中的一部分。临床常用的出血分级标准有 TIMI 和 GUSTO 出血分级系统，并推出了不同的 ACS 患者出血预测模型：GRACE 出血风险模型及 CRUSADE 出血评分系统。PCI 抗栓治疗的出血并发症是十分棘手的问题，需要术前进行充分的风险评估，对术后的出血应早期发现早期处理，力争减少这一并发症带来的危害。

## 第五节 急诊介入技术在急性脑血管病中的应用

经过近 50 年的发展，目前脑血管的介入技术主要包括动脉溶栓术、机械溶栓术、动脉血管成形术和血管栓塞术等，主要用于治疗缺血性脑卒中、短暂性脑缺血发作（TIA）和脑出血（脑动静脉畸形或颅内动脉瘤破裂等）。不同的介入治疗方法都有其相应的适应证和禁忌证。2005 年，由中华医学会神经外科学分会、中国医师协会神经外科医师分会和神经内科医师分会联合制定的介入神经放射诊断治疗规范，为各科医师开展脑血管病介入治疗提供了依据。

动脉溶栓和机械溶栓术可应用于治疗缺血性脑卒中。近年来，一些新型的支架取栓装置已经获得美国食品和药品监督管理局批准，除了 Merci 和 Penumbra 装置之外，还包括 Solitaire FR 和 Trevo 装置。现有数据表明，支架取栓装置可以更快地获得血管再通，应该优先选择。

动脉血管成形术可用于治疗颈内动脉颅外段和颅内动脉狭窄或斑块破裂导致的 TIA 和缺血性脑卒中。尽管目前血管治疗已变得十分广泛，然而目前尚无确切的研究结果支持血管内介入治疗的预后优于药物治疗。神经细胞缺氧耐受性差，在时间窗内（尤其是 <3 小时）静脉溶栓证据充分，超出时间窗者可能需血管内治疗，如何减少治疗延误值得探讨；对静脉溶栓效果不佳者，血管内治疗是一种可以考虑的补充策略。

目前，多数学者主张对发生蛛网膜下腔出血（SAH）的动脉瘤进行治疗。介入治疗尤其适用于解剖部位深，且外科手术暴露困难的后循环动脉瘤、直径 <25mm 的动脉瘤和窄颈动脉瘤，最常用

的方法是弹簧圈栓塞。随着球囊和支架技术的不断进步，介入治疗在宽颈动脉瘤（瘤颈直径大于 4mm 或瘤颈／瘤体比≥0.7）中的应用也越来越广泛。

血管栓塞术是治疗动静脉畸形的重要方法之一。目前普遍采用的是液体栓塞剂，以 NBCA 和 Onyx 的应用较广泛。NBCA 高浓度时易粘管，不能很长时间注射，故操作要求较高，对于较大动静脉畸形栓塞效率低；而新近推出的 Onyx 不易与导管粘连，弥散性和可控性更好。但 Onyx 价格昂贵，且其中所含二甲基亚砜是一种有毒溶剂，易引起血管痉挛，可能导致微导管拔管困难，故其临床安全性、长期疗效仍有待进一步观察。

## 第六节 急诊介入技术在急性肺动脉栓塞中的应用

肺栓塞是以各种栓子阻塞肺动脉或其分支为病理改变的一组疾病，肺血栓栓塞症（PTE）是最常见的类型。高危 PTE 患者常常合并肺动脉压力增高，右心功能障碍。急性大面积肺栓塞伴进展性低血压、严重呼吸困难、休克、晕厥、心搏骤停，溶栓禁忌证者，开胸禁忌证者和／或伴有极易脱落的下腔静脉及下肢静脉血栓者，是进行急诊介入治疗的主要适应证，能显著改善患者的预后。

2018 年发表的中国《肺血栓栓塞症诊治与预防指南》推荐，对于血流动力学不稳定的高危 PTE 患者，如果存在溶栓禁忌证，建议行介入治疗或手术治疗。急性 PTE 介入治疗的目的是清除肺动脉血栓，以恢复右心功能并改善症状和预后。常用的急诊介入技术方法包括：经导管碎解和抽吸血栓，或同时进行局部小剂量溶栓。随着介入技术的发展，相信会有更多的介入技术应用于肺动脉栓塞的治疗。介入治疗应该在具备一定技术保障的单位进行，以减少并发症的发生。常见的介入治疗并发症包括：远端栓塞、肺动脉穿孔、肺出血、心脏压塞、心脏传导阻滞或心动过缓、溶血、肾功能不全，以及穿刺相关并发症。对于有抗凝禁忌的急性 PTE 患者，为防止下肢深静脉血栓再次脱落引起新发 PTE，可考虑放置 2 周内取出的下腔静脉可回收滤器。对于系统性溶栓出血风险高的患者，导管直接溶栓效果优于系统

性溶栓,局部溶栓可减少溶栓药物用量,从而降低出血风险。

急性肺栓塞的介入治疗安全性较高、技术难度不大,是一种有效的方法,有着广阔的研究前景,但仍有待于进一步的补充与完善。

（刘明华）

# 参 考 文 献

[1] Camargo E, Jadhav AP. Treat or Retreat: Reasons for Deferral of Endovascular Therapy for Large Vessel Occlusion Stroke[J]. Stroke, 2021, 52(9): 2754-2756.

[2] Steven D, Lüker J, Sultan A. Novel Devices in Cardiac Interventional Therapy: Safety First![J]. JACC Clin Electrophysiol, 2021, 7(8): 1022-1024.

[3] 韩雅玲. 复杂高危冠状动脉病变介入治疗的现状与挑战 [J]. 中华心血管杂志, 2021, 49(8): 750-753.

[4] 施海彬, 张劲松, 赵卫. 急诊介入治疗学 [M]. 北京: 人民卫生出版社, 2018.

[5] Nicholas Kipshidze, Jawed Fareed, Robert J. Roson, et al. 急诊介入治疗学 [M]. 杨天伦, 余再新, 夏珂, 等译. 北京: 科学出版社, 2020.

[6] 郑传胜, 吕维富, 李智岗. 介入治疗学 [M]. 北京: 科学出版社, 2021.

# 第一百三十九章 急诊床旁消化道内镜技术

## 第一节 概  论

急诊消化内镜指急诊患者因病情需要立即（通常24小时内）施行胃镜、十二指肠镜或结肠镜等内镜检查和治疗。通常情况下，需行急诊内镜的患者起病急，进展快，病情重，且常生命体征不平稳，因而对内镜的诊疗耐受性差，同时由于术前准备仓促，术中处置困难，通常只有操作经验丰富的术者才能完成。本章主要介绍电子胃镜和电子结肠镜的急诊应用。

### 一、内镜发展史和未来展望

#### （一）硬质内镜

1806 年，德国人 Bozzini 用一根细铁管、花瓶状光源、蜡烛和一系列镜片组成的装置窥视泌尿道和直肠，这是最早的内镜原型。1853 年，法国外科医生 Desormeaux 以烧煤油和松节油的灯为光源，并用透镜将光线聚集以增加亮度，观察尿道、膀胱、直肠和子宫等器官。

1868 年，德国 Kussmaul 受吞剑师表演的启发，发明了首个硬质胃镜。该胃镜由长 47cm、直径 13mm 的金属管制成。由于镜身太长及光线不足，无法清楚地看到胃腔。1881 年，Mikulicz 用一根长 65cm、直径 14cm 的硬管做成具有一定实用价值的可视胃镜。胃镜的中下 1/3 处成 30°弯曲，尖端装有小灯泡，并有空气通道供注气用。1923 年，Wolf-Schindler 制成半曲式胃镜。胃镜由近端的硬管和远端的软管组成，含有 26 个棱镜。Henning 和 Eder-Hufford 进一步对胃镜硬性部加以改造，增加了目镜放大倍率，以利于观察，Henning 还将照相技术与胃镜相结合，成功地拍摄了胃内彩色照片。1941 年，Taylor 在胃镜操作部装上了弯角装置，使末端可作"上""下"两个方向

的弯曲，大大减少了观察盲区。1948 年，Benedict 将活检管道安装于内镜，使胃镜的性能进一步完善。1950 年，日本制作了第一代胃内照相机，部分弥补了 Schindler 半可曲式胃镜的不足。

#### （二）纤维内镜

半可曲式内镜在弯曲多变的消化道中操作困难，患者的耐受性差。1957 年，美国学者 Hirshowitz 发明了纤维胃镜和十二指肠镜。1963 年，Overhoet 研制出可用于临床的纤维结肠镜。同一年，日本开始生产纤维胃镜，并在胃镜上加装了胃内照相机，增加了活检管道，延长了纤维胃镜的弯曲结构，使用外接强冷光源。后来纤维内镜又进行了多方面的改进：增加了视野光亮度，扩大了视野角度，增加了内镜远端多方向弯曲的控制能力，增加了活检和治疗管道，增强了纤维内镜的临床实用性。

#### （三）电子内镜

1983 年，美国 Welch Allyn 公司发明了第一个电子内镜并用于临床。电子内镜不是通过棱镜或光导纤维传导图像，而是通过安装在内镜顶端被称为"微型摄像机"的电荷耦合器件（charge couple device，CCD）将光能转变为电能，经视频处理后再将图像显示在监视器上。通过视频处理，还可对图像进行一系列加工处理并贮存起来。电子内镜被认为是消化内镜发展史上的第三个里程碑。

#### （四）超声内镜

1980 年，Dimagno 与 Green 在纤维胃镜前端组合上线型超声探头，在动物实验中获得成功。超声内镜将超声和内镜结合起来，内镜的顶端安装有微型超声探头，具备内镜和超声双重功能，既可通过内镜直接观察黏膜表面的病变形态，又可进行超声扫描，获得消化道管壁的组织学特征及邻近脏器的超声影像。此外，在消化道腔内进

行超声扫描，缩短了超声探头与靶器官间的距离，避免了腹壁脂肪、肠腔气体和骨骼系统对超声波的影响和干扰。能够使用比一般体外超声频率高的超声探头，显著提高了分辨率，使位于腹腔深部的脏器，如胆总管末端和胰头部的病变也能清晰显示。因此，超声内镜扩大了内镜和超声的诊断功能和范畴，提高了内镜的诊断能力。目前临床应用的高档超声内镜均带有彩色多普勒功能，能有效分辨血管。近年来研制的高频三维超声探头能获得立体的声像图，可以直观、准确地测量病变的体积。

### （五）胶囊内镜

1999 年 1 月，以色列科学家研制出第一台实用型无线胶囊内镜，这种胶囊型内镜大小为 27mm×11mm，照明时间长达 8 小时，由微型摄像镜头、发光管、电池和电子微芯片组成，可从口腔吞入，利用胃肠蠕动到达不同部位，将内镜图像发送到体外的无线感应接收器，通过电脑贮存和分析，能清晰地看到胃、小肠乃至结肠的内镜图像。2001 年 8 月，美国食品和药品监督管理局批准胶囊内镜应用于临床。与传统内镜相比，胶囊内镜具有操作简便、无创伤、患者耐受性好、图像清晰、可提供全胃肠道图像等优点。但胶囊内镜不能自行进退观察，容易受肠内容物及分泌物影响，易遗漏病变，且无法活检取材。

### （六）内镜技术的发展和展望

近年来，随着 CCD 技术的进步，电子内镜也不断改进，出现了高分辨率电子内镜、放大电子内镜、红外线电子内镜等，使肉眼所见的黏膜组织得以放大。另外，将放大内镜和染色技术结合起来研制出的染色内镜能更好地观察组织的细微结构。目前的染色技术已经由色素染色逐步向电子染色方向发展，如电子窄带技术、电子分光技术、自体荧光成像技术等。

将内镜与激光共聚焦探头结合发明的共聚焦内镜能将蓝色激光聚焦在要观察的组织上生成图像，利用激光对荧光材料的激发，生成高分辨率的显微图像。共聚焦内镜的放大倍数可达 1 000 倍，分辨率为 0.7μm，可观察黏膜下深度为 250μm 的组织图像，能进行虚拟光学切片，可识别固有层血管和细胞、完整基底膜、结缔组织和炎症细胞等，能进行细胞水平的组织成像。对于较小病灶，如炎症反应、不典型增生、早期癌等，诊断快速、准确，有可能取代传统的内镜下活检和病理检查。

## 二、内镜的构成和工作原理

### （一）纤维内镜

纤维胃镜由数万根极细的玻璃纤维组成的纤维束来传导图像。每根玻璃纤维的外面有一层折射指数较低、极薄的玻璃纤维，使光线在纤维内传导的时候能发生全内发射，避免光漏入相邻纤维中。光线在一根 1m 长的纤维内传递，需反射数万次。虽然每一次反射中只有极少量折射，但整体折射依然可观。纤维束由传导图像的成像束和只传导光线的导光束构成。成像束由大量首尾两端位置相同的纤维组成。成像纤维越细，被覆层越薄，成像束的纤维数目越多，成像的分辨率越高，图像也越清晰。然而，纤维越细导光性越差，被覆层由于受手工艺和光学原理的限制不能薄于 1.5μm，纤维数目由于受镜身粗细的限制也不能过多。一般成像束的直径在 0.5～3mm 之间，里面纤维的数目在 4 000～5 000 根之间，单根纤维的直径在 8～12μm 之间。导光束无须传递图像，纤维随机排列，不用首尾一致。单根导光纤维的直径约 30μm，直径越粗，纤维导光性能越好。

纤维胃镜的镜身是易弯曲的管道，由钢丝网管及蛇形钢管制成，内有成像束、导光束、活检及吸引通道、注气/水管道及控制角度的钢丝。外包有聚氨酯塑料管，起到密封和防腐蚀的作用，可以防止水和胃液的进入和酸的腐蚀。

纤维内镜的冷光源类型很多，从简单的、低能量的卤素灯光源，到复杂的、高强度氙灯光源。一般较先进的大型光源具有自动闪光和自动调光的功能。

照相系统接在纤维内镜的目镜上，通过纤维内镜的光源可自动曝光照相。即时显像照相机可在 90 秒内印出内镜照片。电影摄像机可为教学提供高质量资料，电视系统允许多人同时观看，同时也可把图像录在磁带上。

### （二）电子内镜

电子内镜采用对光敏感的硅片构成的电荷耦合器件（charge couple device，CCD）。此硅片被绝缘物分隔成珊状的势井。不同强度的光信号照射 CCD，光子刺激硅片产生相应能量的电荷蓄积于势井内，以电荷耦合的方式将光信号转变为电信号，并传送到视频处理器，从而完成图像的传送和再生。因此，从传导图像的角度也可将势井看作像素单位。势井越小，像素越多，图像传导也越精确。

电子内镜没有观察用的目镜，它由高性能的监视器来显示清晰逼真的彩色图像，可供多人同时观看，便于教学和会诊。在进行内镜治疗时，便于助手与术者紧密配合。此外，由于术者使用双眼观看监视器上的图像，避免了单眼观察目镜造成的视力疲劳和长时间强光刺激对眼睛的不良影响。

## 第二节 急诊内镜检查的适应证和禁忌证

### 一、急诊胃镜检查的适应证和禁忌证

#### （一）适应证

原因不明的上消化道出血及内镜下止血治疗、上消化道异物等。

#### （二）相对禁忌证

1. 心肺功能不全。
2. 休克未纠正的消化道出血患者。
3. 凝血功能障碍，有出血倾向，且 Hb<50g/L。
4. 重度脊柱畸形、巨大食管或十二指肠憩室。

#### （三）绝对禁忌证

1. 严重心肺疾患，无法耐受检查。
2. 怀疑消化道穿孔的危重患者。
3. 严重精神失常、脑卒中不能配合检查和治疗。
4. 口腔咽喉急性炎症致内镜无法插入。
5. 食管及胃腐蚀性炎症。
6. 巨大胸主动脉瘤。
7. 烈性传染病患者。

### 二、急诊电子结肠镜检查的适应证和禁忌证

#### （一）适应证

1. 原因不明或需要内镜治疗的下消化道出血。

2. 肠套叠扭转内镜复位术。
3. 下消化道异物。

#### （二）禁忌证

1. 严重心肺疾病，无法耐受检查。
2. 精神失常、脑卒中不能配合治疗。
3. 肛管直肠狭窄致内镜无法插入。
4. 怀疑肠穿孔、肠瘘或腹腔广泛粘连的危重患者。

## 第三节 急诊内镜的临床应用

### 一、静脉曲张性上消化道出血

#### （一）病因和危险因素

食管-胃底静脉曲张（EGV）出血病死率高，是肝硬化门脉高压的常见并发症，也是最常见的消化系统急症之一。EGV 与肝病的严重程度密切相关，约 50% 的肝硬化患者、40% 的 Child-Pugh A 级患者和 85% 的 C 级患者发生 EGV。原发性胆汁性肝硬化（PBC）患者可在病程早期，甚至在没有明显肝硬化形成前即可发生静脉曲张及出血。

EGV 出血的年发生率为 5%~15%，出血的危险因素包括胃静脉曲张程度、Child-Pugh 分级及红色征。引起 EGV 出血的主要原因是门静脉高压。国外研究显示，肝脏功能储备及肝静脉压力梯度（HVPG）是决定 EGV 出血的重要因素。HVPG 的正常值为 3~5mmHg。若 HVPG<10mmHg，肝硬化患者通常不发生静脉曲张。若出血 24 小时内 HVPG>20mmHg，入院 1 周内早期再出血的高风险率或止血失败率为 83%；1 年病死率为 64%。压力低于此数值者，相应事件的发生率仅为 29% 和 20%。未治疗患者后期再出血率约为 60%，大部分发生在首次出血后的 1~2 年内。HVPG 下降会导致曲张静脉壁张力降低，从而减少破裂出血的风险。HVPG 较基线值下降>20% 者，再出血风险亦会显著下降。

曲张静脉壁张力是决定其是否破裂的主要因素。血管直径是决定血管壁张力的因素之一。相同血管内压力下，血管直径越大，管壁张力越大，越容易破裂。决定血管壁张力的另一因素为曲张静脉内压力，后者与 HVPG 直接相关。与食管

静脉曲张相比，胃静脉曲张可见于 33.0%～72.4% 的门静脉高压患者，其 2 年内出血发生率约 25%。

### （二）内镜治疗要点

内镜治疗的目的是控制急性食管静脉曲张出血，并尽可能使静脉曲张消失或减轻，以防止再出血。内镜治疗包括内镜下曲张静脉套扎术、硬化剂或组织黏合剂（氰基丙烯酸盐）注射治疗。套扎治疗、硬化治疗（EIS）和组织黏合剂注射治疗均是治疗 EGV 出血的一线疗法。临床研究证明，其控制效果与生长抑素及其类似物相似，因此在活动性 EGV 出血时，首选药物治疗或药物联合内镜下治疗。研究显示，联用套扎和硬化治疗并发症较少，治愈率高、再出血率低。选用何种内镜治疗方法应结合医院的具体条件、医师经验和患者病情综合考虑。对不能控制的胃底静脉曲张出血，介入治疗或外科手术是有效的抢救措施。

**1. 套扎治疗**

（1）适应证：急性食管静脉曲张出血；外科手术后食管静脉曲张再发；中重度食管静脉曲张，虽无出血史，但存在出血危险倾向；既往有食管静脉曲张破裂出血史。

（2）禁忌证：有上消化道内镜检查禁忌证；出血性休克未纠正；肝性脑病≥Ⅱ期；过粗大或细小的静脉曲张。

（3）疗程：可行多次套扎治疗，每次间隔 10～14 天，直至静脉曲张消失。疗程结束后 1 个月复查胃镜，以后隔 3 个月复查第 2、3 次胃镜；然后改成 6～12 个月复查胃镜，如有复发，则在必要时追加治疗。

（4）术后处理：术后一般禁食 24 小时，观察有无并发症，如术中出血（曲张静脉套勒割裂出血）、皮圈脱落（早期再发出血）及发热等。

**2. 硬化治疗**

（1）适应证：同套扎治疗。对于不适合套扎治疗的食管静脉曲张者，也可考虑应用 EIS。

（2）禁忌证：有上消化道内镜检查禁忌证；出血性休克未纠正；肝性脑病≥Ⅱ期；伴有严重肝肾功能障碍、大量腹水或出血抢救时，应根据医师经验及医院情况而定。

（3）疗程：可多次行硬化治疗，每次硬化治疗间隔约 1 周，直至静脉曲张消失。第 1 疗程一般需

做 3～5 次硬化治疗。疗程结束后 1 个月复查胃镜，随后间隔 3 个月复查第 2、3 次胃镜，6～12个月后再次复查胃镜。发现静脉曲张再生时行追加治疗。

（4）术后处理：禁食 6～8 小时后可进流质饮食。注意休息，应用抗生素预防感染，应用降门静脉压力药物。严密观察出血、穿孔、发热、败血症及异位栓塞等并发症征象。由于胃曲张静脉直径较大，出血速度较快，硬化剂不能很好地闭塞血管，因此胃静脉曲张较少应用硬化治疗。但在下列情况下可对胃静脉曲张给予硬化治疗作为临时止血措施：胃镜检查见胃静脉喷射状出血，胃曲张静脉有血囊、纤维素样渗出或其附近有糜烂或溃疡。

**3. 组织黏合剂注射治疗**

（1）适应证：急性胃静脉曲张出血；胃静脉曲张有红色征或表面糜烂且有出血史。

（2）疗程：可采用三明治夹心法。根据胃曲张静脉的大小估计黏合剂的用量。1 周、1 个月、3个月及 6 个月时复查胃镜，可重复治疗直至胃静脉闭塞。

（3）术后处理：同硬化治疗。该疗法经济、有效，但术后可发生排胶出血、败血症和异位栓塞等并发症，且有一定的操作难度及风险。

## 二、急性非静脉曲张性上消化道出血

急性非静脉曲张性上消化道出血（acute non-variceal upper gastrointestinal bleeding，ANVUGIB）指十二指肠悬韧带以上消化道非静脉曲张性疾患引起的出血，包括胰管或胆管的出血和胃空肠吻合术后吻合口附近疾患引起的出血。ANVUGIB 的年发病率为（50～150）/10 万，病死率为 6%～10%。

### （一）病因

1. 多为上消化道病变所致，少数由胆胰疾患引起，其中以消化性溃疡、上消化道肿瘤、应激性溃疡、急慢性上消化道黏膜炎症最为常见。

2. 服用非甾体消炎药（NSAID）、阿司匹林或其他抗血小板聚集药物也是引起上消化道出血的重要病因。

3. 少见病因有 Mallory-Weiss 综合征、上消化道血管畸形、胃黏膜脱垂或套叠、急性胃扩张

或扭转、理化和放射损伤、壶腹周围肿瘤、胰腺肿瘤、胆管结石、胆管肿瘤等。

4. 某些全身性疾病，如感染、肝肾功能障碍、凝血机制障碍、结缔组织病等也可引起本病。

### （二）临床诊断

患者出现呕血和 / 或黑便症状，可伴有头晕、面色苍白、心率增快、血压降低等周围循环衰竭征象，急性上消化道出血诊断基本可成立。部分患者出血量较大、肠蠕动过快也可出现血便。少数患者仅有周围循环衰竭征象，而无显性出血，此类患者不应漏诊。无食管 - 胃底静脉曲张并在上消化道发现有出血病灶，ANVUGIB 诊断可确立。

### （三）内镜治疗要点

1. 内镜检查能发现上消化道黏膜的病变，应尽早在出血后 24～48 小时内进行，并备好止血药物和器械。

2. 有休克征象者，应先迅速纠正休克，再行内镜检查。危重患者内镜检查时应进行血氧饱和度、心电和血压等基础生命体征监护。

3. 操作中应经常和患者对话，注意患者意识状态。注意气道管理，防止误吸。

4. 贲门、胃底部、胃体小弯、十二指肠球部后壁及球后等部位是比较容易遗漏的区域，应仔细检查。如十二指肠球部以上均未发现出血部位，应检查乳头部；如发现 2 个以上的病变，要判断哪个是出血性病灶。

5. 对于溃疡引起的出血，可根据溃疡基底特征来判断患者发生再出血的风险，凡基底有血凝块、血管显露者，易于再出血。内镜检查时对出血性病变作改良的 Forrest 分级。对 Forrest 分级 Ⅰa～Ⅱb 的出血病变，需行内镜下止血治疗。

6. 常用的内镜止血方法包括药物局部注射、热凝止血和机械止血 3 种。药物注射可选用 1∶10 000 肾上腺素盐水、高渗钠 - 肾上腺素溶液（HSE）等，该方法简便易行。热凝止血包括高频电凝、氩离子凝固术（APC）、热探头、微波等方法，止血效果可靠，但需要一定的设备与技术经验。机械止血主要采用各种止血夹，尤其适用于活动性出血，但对某些部位的病灶难以操作。不同原因的出血，不同的止血方法的效果亦不相同，血管性出血金属夹钳夹效果较好，毛细血管性出血，APC、高频电、去甲肾上腺素喷洒、肾上腺素注射效果

较好。研究表明，在药物注射治疗的基础上，联合热凝或机械止血，可以进一步提高局部病灶的止血效果。

## 三、上消化道异物

### （一）病因

上消化道异物主要包括短、钝异物，长异物，尖锐异物，金属性异物，腐蚀性异物，磁性异物，食管内食物团块，毒品袋等。70%～75% 的上消化道异物滞留于食管，以食管入口处最多见，其次为胃、十二指肠。80%～85% 的上消化道异物发生于儿童，以鱼刺、硬币、电池、磁铁和玩具居多，6 个月龄至 6 岁为高发年龄段。成人上消化道异物因误吞所致者占 95%，西方国家最常见于食物团块，我国以鱼刺、禽类骨头、义齿等为主，其他异物由精神异常者、罪犯、毒贩等特殊人群蓄意吞服所致。

### （二）急诊内镜的适应证

1. 易损伤黏膜、血管而导致穿孔等并发症的尖锐异物。

2. 腐蚀性异物。

3. 多个磁性异物或磁性异物合并金属。

4. 食管内异物滞留≥24 小时。

5. 食管内异物出现气促、呼吸窘迫等气管严重受压合并梗阻表现。

6. 食管内异物出现吞咽唾液困难、流涎等食管完全梗阻表现。

7. 胃内或十二指肠内异物出现胃肠道梗阻、损伤表现。

### （三）内镜处理要点

不同的异物内镜处理方式有所不同。

1. **短、钝异物** 绝大多数短、钝异物可通过异物钳、圈套器、取石网篮、取石网兜等取出。若食管内异物不易直接取出，可推入胃内调整方位后再取出。胃内直径≥2.5cm 的短、钝异物较难通过幽门，应尽早内镜干预；直径较小的胃内或十二指肠内异物若无胃肠道损伤表现，可等待其自然排出，若停留 3～4 周以上仍无法排出者，须内镜下取出。

2. **长异物** 长度≥6cm 的异物（如笔、牙刷、餐具等）不易自然排出，常用圈套器或取石网篮钳取。对于胃内较长异物，可将外套管置于食管 - 胃

交界处,钳取异物后平稳退入外套管内,以免损伤黏膜。

**3. 尖锐异物** 鱼刺、禽类骨头、义齿、枣核、牙签、回形针、刀片等尖锐异物易损伤黏膜和血管,导致穿孔和出血等并发症,应急诊内镜处理。内镜下取出尖锐异物时易划伤消化道黏膜,推荐使用保护器材以降低黏膜损伤风险。

**4. 义齿** 进食、咳嗽、说话时,患者不慎脱落义齿,随吞咽动作进入上消化道,两端附有金属卡环的尖锐义齿易嵌顿于消化道管壁,取出难度较大。常规内镜处理失败者,可在双通道内镜下联合使用多个钳取器械尝试取出。

**5. 金属性异物** 除常规钳取器械外,金属性异物可尝试在磁性异物钳吸引下取出。危险性较大或取出难度较高的金属性异物,可在 X 射线透视下行内镜处理。硬币是儿童中最常见的金属性异物,虽然食管内硬币大多数能自然排出,但建议择期内镜处理,不易取出者可推入胃内。胃内硬币若无症状,可等待其自然排出,停留 3~4 周以上未排出者,须内镜下处理。

**6. 腐蚀性异物** 腐蚀性异物易造成消化道损伤甚至坏死,确诊后应急诊内镜处理。纽扣电池是最常见的腐蚀性异物,常发生于 5 岁以下的儿童,其损伤食管后可能造成食管狭窄,须在数周内复查内镜,若狭窄形成,应尽早扩张食管。

**7. 磁性异物** 当多个磁性异物或磁性异物合并金属存在于上消化道内,各物体之间相互吸引,压迫消化道管壁,容易造成缺血坏死、瘘管形成、穿孔、梗阻、腹膜炎等严重的胃肠道损伤,须急诊内镜处理。单个磁性异物也应尽早取出。除常规钳取器械外,磁性异物可尝试在磁性异物钳吸引下取出。

**8. 食管内食物团块** 食管内食物团块可在内镜下取出或推入胃内待其消化后自然排出。不易完整取出的食物团块,可用异物钳、圈套器等捣碎后再行处理。除使用钳取器械外,部分异物可尝试外套管或透明帽负压吸引下取出。

**9. 胃结石** 常见有植物性胃结石、毛发性胃结石和胃乳石。体积小、质地松软的胃结石可用药物溶解后等待其自然排出。保守治疗失败者,首选内镜下取石。因体积较大而难以在内镜下直接取出的胃结石,使用异物钳、圈套器、取石网篮

等捣碎后再试行取出;质地较硬而无法捣碎者,可考虑经内镜切割碎石、激光碎石或高频电碎石治疗。

**10. 毒品袋** 毒品袋破裂后会造成致命危险,为内镜处理禁忌证。无法自然排出或怀疑毒品袋破裂的患者,应积极行外科手术。

## 四、下消化道出血

下消化道出血指 Treitz 韧带以下的消化道出血,包括小肠、结肠和直肠肛管出血。随着内镜技术的发展,消化道也因内镜可探及的范围而分为上、中、下消化道:十二指肠乳头以上,胃镜可探及的范围是上消化道,十二指肠乳头至回肠末端,胶囊内镜及双气囊小肠镜可探及的范围为中消化道;结肠至直肠,结肠镜可探及的范围为下消化道。本章节的下消化道出血指结肠和直肠的出血。

下消化道出血的发生率较高,成年人中的发生率为 21/10 万~43/10 万,约占消化道显性出血的 20%,死亡率为 2%~4%。大多数急性下消化道出血患者预后良好,但在老年患者和有合并症的患者中,发病率和死亡率会有所增加。

**(一)病因**

1. 以结肠癌最常见,少见的有间质瘤、淋巴瘤等。

2. 息肉占下消化道出血的 33%。

3. 肠伤寒、肠结核、细菌性痢疾等肠道感染性疾病。

4. 炎症性肠病,包括溃疡性结肠炎、克罗恩病,约有 20% 并发出血。

5. 血管性病变,如缺血性肠病在老年患者发病率较高,其他如先天性血管畸形、遗传性毛细血管扩张症等。

6. 血液病、血管性疾病等全身性疾病。

**(二)临床诊断**

一般来说,出血部位越高,则便血的颜色越暗;出血部位越低,则便血的颜色越鲜红,或表现为鲜血。如果出血速度快和出血数量大,血液在消化道内停留的时间短,即使出血部位较高,便血也可能呈鲜红色。如鲜血在排便后滴下,且与粪便不相混杂者多见于内痔、肛裂或直肠息肉;中等量以上便血多见于肠系膜及门静脉血栓形成、急

性出血性坏死性肠炎、回肠结肠憩室和缺血性结肠炎,甚至上消化道病变出血也可表现为大量便血。血与粪便相混杂,伴有黏液者,应考虑结肠癌、结肠息肉病、慢性溃疡性结肠炎;粪便呈脓血样或血便伴有黏液和脓液,应考虑菌痢、结肠血吸虫病、慢性结肠炎、结肠结核等;便血伴有剧烈腹痛,甚至出现休克现象,应考虑肠系膜血管栓塞、出血性坏死性肠炎、缺血性结肠炎、肠套叠等;便血伴有腹部肿块者,应考虑结肠癌、肠套叠等。便血伴有皮肤或其他器官出血征象者,要注意血液系统疾病、急性感染性疾病、重症肝病、尿毒症、维生素C缺乏症等情况。临床诊断困难时,可做下列检查辅助诊断:①胃管吸引,如抽出的胃液内无血液而有胆汁,则可肯定出血来自下消化道。②硬管乙状结肠镜检查,可直接窥视直肠和乙状结肠病变。研究表明,55%的结肠癌和4.7%～9.7%的腺瘤性息肉可由硬管乙状结肠镜检查发现。③内镜检查,目前已广泛应用于肠道出血的诊断,可发现轻微的炎性病变和浅表溃疡。

### (三)急诊结肠镜处理要点

急诊结肠镜检查的主要目的是明确出血原因、部位和进行止血治疗。由于肠道清洁不良和患者对肠镜检查的耐受性降低,急诊结肠镜需要有经验的操作者来完成。

1. 对于大出血者,首先要输血、补液、纠正凝血功能障碍,稳定生命体征。检查时密切观察患者的生命体征,如病情变化,随时终止检查。

2. 肠镜检查前需常规行肛门指检,通过肛门指检可以发现直肠癌、痔、肛裂及肛瘘引发的出血。

3. 结肠镜检查时少注气,尽量避开血块及血便,边进镜边观察。

4. 出血多可引起病变远端肠段积血,如回肠末段仍有较多血液,提示小肠出血可能,如回肠末段无任何血迹,则出血灶可能在结肠。但肠蠕动可引起血液倒流,有时直肠和乙状结肠的出血可反流到回盲部。

5. 急诊结肠镜止血的具体方法参照上消化道非静脉曲张出血。对于血管畸形、息肉、憩室等引起的出血,可采用电凝、激光、热探头、止血夹止血;对弥漫性出血病灶,可喷洒立止血、凝血酶、肾上腺素;放射性肠炎引起的出血,可用氩气喷洒止血。

6. 退镜中应反复用清水冲洗,仔细观察,寻找可疑的出血点,特别是有鲜血潴留的地方,更应该注意观察。适时变换体位,最好进镜和退镜处于不同的体位,使每个部位均能观察到。

7. 部分急性大出血病例,肠镜止血困难,可行介入治疗或外科手术治疗。

## 五、肠套叠

### (一)病因

肠套叠是一段肠管套入其邻近的肠腔内引起梗阻的现象。多见于幼儿,成年人发病率较低,仅占5%。肠套叠是引起成人肠梗阻的病因之一,占1%～5%。肠套叠可分为原发性和继发性两种,原发性肠套叠是由于肠运动功能紊乱所致,小儿肠套叠多为原发性,成人肠套叠多为继发性,肠腔内或肠壁发生病变,使肠蠕动的节律失调,近段肠管蠕动将病变连同肠管同时套入远段肠管,形成肠套叠。肿瘤是成年人肠套叠最常见的病因之一,约占65%。非肿瘤病变占15%～25%,特发或原发的套叠约占10%。在各种继发原因中,包括脂肪瘤、平滑肌瘤、胃肠间质瘤、血管瘤、神经纤维瘤、Mechel憩室和术后肠粘连等良性因素,包括转移癌、腺癌、恶性淋巴瘤、神经内分泌肿瘤和平滑肌肉瘤等恶性因素。肠道的各种炎性疾病,如溃疡性结肠炎、肠型过敏性紫癜、克罗恩病、阑尾炎等均可引起肠管套叠。先天因素主要有盲肠过长、活动度大,少数为肠重复畸形所致。

### (二)临床表现

急性肠套叠表现为突然发作的急剧的阵发性腹痛、恶心、呕吐、便血和黏液便,多数可触及套叠肿块。肠套叠初期套入部位水肿、出血,如套叠不能解除,套入部位可有糜烂、溃疡、坏死、穿孔,之后出现腹胀、发热、腹膜炎。慢性肠套叠多为成年人继发性肠套叠,套叠后形成不全梗阻,可自行恢复,症状不典型,也可表现为急性肠套叠发作。肠套叠行X线检查时可见肠梗阻征象,造影见肠道新月形或杯口状阴影。B超或CT检查见梗阻以上肠管扩张,肠腔内有形态不定的强回声光团和无回声的液性暗区,横切面见"靶环"状同心圆回声,纵切面可显示套入肠管的长度。肠镜检查可明确肠套叠部位、程度及套叠性质。

### （三）急诊内镜复位的适应证和禁忌证

**1. 适应证**　急慢性回肠结肠型、结肠型肠套叠，套入部位未发生坏死、穿孔和非手术治疗复位不成功者。肠套叠时间未超过 12～24 小时，患者无发热，无大量黏液、血液排出，腹肌不紧张，腹部肿块无压痛。内镜下梗阻端肠黏膜血液循环良好，肠壁蠕动存在，黏膜水肿不明显。

**2. 禁忌证**　肠套叠时间超过 24 小时，患者发热，大量黏液脓血便，出现腹膜炎体征等。或肠镜下发现肠壁水肿明显，糜烂、溃疡严重，出血较多，肠壁有坏死征象。

### （四）急诊内镜复位治疗

急诊内镜复位是肠套叠治疗的重要手段。

1. 在行内镜治疗前，需通过 X 线检查明确肠套叠部位，术前用生理盐水清洁灌肠行肠道准备，并肌内注射 654-2 或东莨菪碱，抑制肠蠕动，使肠管松弛。

2. 结肠镜检查时要仔细观察套叠部位肠黏膜的色泽、血运、蠕动情况和套叠类型，确认是否有肿瘤、息肉、憩室、溃疡等病变。肠套叠多为顺行套叠，套入肠管顶端黏膜充血、水肿、增厚，呈紫红色，中心有小孔，可有气泡冒出。

3. 回肠结肠型套叠，肠镜通过肝曲到升结肠，见套入的回肠黏膜红润，绒毛状，可见环形黏膜皱襞。如肠镜下观察套叠部位肠黏膜无明显肿胀、渗血、糜烂、溃疡，可行复位术。复位时，向肠腔内缓慢注气，逐渐使鞘部肠壁扩张，同时用镜头推顶头部或用活检钳轻轻夹住套入部黏膜，向中央部推送，推动套入肠管逐渐逆行退回。常可复位。

4. 少数逆行性套叠，镜下病变部位肠腔突然狭窄，镜头从套叠部狭窄处伸到套叠的折回部，用镜头勾住顶部，边注气边缓慢后拉，也可用活检钳咬住黏膜后拉复位。复位后肠道通畅，会有大量肠内容物和渗液涌出，需继续进镜一段，反复冲洗，观察复位后肠壁有无肿瘤、炎症、溃疡等病变。

5. 复位成功后 24 小时内应卧床休息，严密观察患者生命体征、腹部体征和症状的变化情况，3 天内忌剧烈运动，以防再发生套叠。

（曾红科　徐秋林）

## 参 考 文 献

[1] 黄子通，于学忠. 急诊医学 [M]. 2 版. 北京：人民卫生出版社，2014.

[2] 于学忠. 协和急诊医学 [M]. 北京：科学出版社，2011.

# 第一百四十章　止血包扎固定及搬运术

战创伤急救是急救医学和军事医学的重要组成部分。美军于20世纪90年代提出新的战创伤急救系统与急救理念——战术战伤救治（tactical combat casualty care，TCCC），并开设针对全体官兵、战斗救生员、卫生士官等不同岗位人员的战创伤急救培训。有文献报道，美军的战创伤急救培训使战时伤死率大幅下降，由二战时的19.1%与越战时的15.8%，降至阿富汗/伊拉克战争时的历史最低点9.4%。由军事医学为牵引的止血、包扎、骨折固定、搬运等技术在我国军事医学和急救医学中也得到了突飞猛进的发展。

## 第一节　止　血

目前，现场止血在强调"紧急"的同时，开始注重"精准"和"高能"，致力于提高伤者的生存能力，甚至快速恢复正常的工作能力。新的急救止血观念主要包括损伤控制、治疗凝血障碍、康复归队。①损伤控制：得益于紧急救治，但后续损伤控制不佳导致的伤死却不断增多。失血过多是战创伤后并发症多发的首要起因，包括近年来颇受重视的致死三联征（低体温、酸中毒和创伤性凝血障碍）。②治疗凝血障碍：战创伤导致大量失血的同时容易引起凝血功能障碍，增加出血控制难度。约38%的战创伤都有不同程度的急性凝血障碍且需要输血，平时创伤中也约有25%在后送前发生凝血障碍，而传统止血技术对此无法奏效，能否治疗凝血障碍成为新型止血剂的重要评价因素。③康复归队：现代战争突出小作战单元的特点使得每名军人都有不可或缺性，降低战时减员和缩短战创伤愈合时间对失血控制提出了更高要求。康复归队观念致力于使轻伤士兵在自救后保持战位，止血效果不受运动影响，确保生存能力和战斗力。

## 一、出血的种类

1. 出血可分为外出血和内出血两种。

（1）外出血：体表可见到。血管破裂后，血液经皮肤损伤处流出体外。

（2）内出血：体表见不到。血液由破裂的血管流入组织、脏器或体腔内。

2. 根据出血的血管种类，还可分为动脉出血、静脉出血及毛细血管出血三种。

（1）动脉出血：血色鲜红，出血呈喷射状，与脉搏节律相同。危险性大。

（2）静脉出血：血色暗红，血流较缓慢，呈持续状，不断流出。危险性较动脉出血小。

（3）毛细血管出血：血色鲜红，血液从整个伤口创面渗出，一般不易找到出血点，常可自动凝固而止血。危险性小。

## 二、失血的表现

一般情况下，成年人失血量在500mL时，可以没有明显的症状。当失血量在800mL以上时，伤者会出现面色、口唇苍白，皮肤出冷汗，手脚冰冷、无力，呼吸急促，脉搏快而微弱等。当出血量达1500mL以上时，会引起大脑供血不足，伤者出现视物模糊、口渴、头晕、神志不清或焦躁不安，甚至出现昏迷症状。

## 三、外出血的止血方法

### （一）指压止血法

指压止血法是一种简单有效的临时性止血方法。它根据动脉的走向，在出血伤口的近心端，通过用手指压迫血管，使血管闭合而达到临时止血的目的。然后再选择其他的止血方法。指压止血法适用于头部、颈部和四肢的动脉出血。该方法是一种应急止血方法，由于四肢动脉有侧支循环，深动脉按压较费力，因此，效果有限且难以持久。

### （二）加压包扎止血法

是急救中最常用的止血方法之一。适用于小动脉、静脉及毛细血管出血。方法：用消毒纱布或干净的手帕、毛巾、衣物等敷于伤口上，然后用三角巾或绷带加压包扎。压力以能止住血而又不影响伤肢的血液循环为宜。若伤处有骨折，须另加夹板固定。关节脱位及伤口内有碎骨存在时不用此法。

### （三）加垫屈肢止血法

适用于上肢和小腿出血。在没有骨折和关节伤时可采用。

### （四）填塞法

该方法用于肌肉、骨端及较深伤口出血。先用敷料填塞其中，再加压包扎。

### （五）止血带止血法

当遇到四肢大动脉、静脉出血，使用上述方法止血无效时采用。常用的止血带有橡皮带、布条止血带、卡式止血带和旋压式止血带等。

**1. 卡式止血带**　卡式止血带由塑料扣和伸缩带两部分组成，是一种新型的止血带，有别于传统的止血带，它由塑料扣直接固定，固定后不易松开，体积小，携带方便，止血效果较传统止血带好，但存在较大的弹性形变，且可提供的压力有限。

**2. 旋压式止血带**　为一种新型的止血带，由自粘胶带和胶棒组成，自粘胶带固定后，可以通过转动胶棒进行进一步加压，止血效果好，为军事医学中通用的止血固定装置。

**3. 注意事项**

（1）上止血带时，皮肤与止血带之间不能直接接触，应加垫敷料、布垫或将止血带上在衣裤外面，以免损伤皮肤。

（2）上止血带要松紧适宜，以能止住血为度。扎松了不能止血，扎得过紧容易损伤皮肤、神经、组织，引起肢体坏死。

（3）上止血带时间过长，容易引起肢体坏死。因此，止血带上好后，要记录上止血带的时间，并每隔40～50分钟放松一次，每次放松1～3分钟。为防止止血带放松后大量出血，放松期间应在伤口处加压止血。

（4）运送伤者时，上止血带处要有明显标志，

不要用衣物等遮盖伤口，以妨碍观察，并用标签注明上止血带的时间和放松止血带的时间。

# 第二节　包　　扎

正确的包扎可起到压迫止血、保护伤口、防止感染、固定骨折、减少疼痛和伤残等效果。在现场没有消毒药品和无菌纱布、绷带等物品的紧急情况下，可以用比较干净的衣服、毛巾、包袱布、白布暂时代用。有条件时，处理伤口必须用无菌镊子夹上无菌棉球，蘸上消毒液消毒伤口，然后用无菌纱布覆盖，再用无菌绷带包扎。包扎时不能过紧，防止引起疼痛和肿胀；绷带包扎亦不宜过松，以防脱落。

常用的包扎材料有绷带、三角巾、四头带及其他临时代用品（如干净的手帕、毛巾、衣物、腰带、领带等）。绷带包扎一般用于支持受伤的肢体和关节，固定敷料或夹板和加压止血等。三角巾包扎主要用于包扎、悬吊受伤肢体，固定敷料，固定骨折等。常用的包扎法如下：

## 一、绷带包扎法

绷带包扎包括环形、螺旋、螺旋反折、八字、回返等包扎方法，多用于手腕、肢体、胸、腹等部位的包扎。

方法：将绷带按不同包扎方法进行缠绕，最后用扣针将带尾固定，或将带尾剪成两个头打结固定。

注意事项：

1. 缠绕绷带的方向应是从内向外，由下至上，从远端至近端。开始和结束时均要重复缠绕一圈以固定。打结、扣针固定应在伤口的上部，肢体的外侧。

2. 包扎时应注意松紧度。不可过紧或过松，以不妨碍血液循环为宜。

3. 包扎肢体时不得遮盖手指或脚趾尖，以便观察血液循环情况。

4. 检查远端脉搏跳动，触摸手脚有无发凉等。

## 二、三角巾包扎法

三角巾全巾：三角巾全幅打开，可用于包扎或悬吊上肢。三角巾宽带：将三角巾顶角折向底

边，然后再对折一次，可用于下肢骨折固定或加固上肢悬吊等。三角巾窄带：将三角巾宽带再对折一次，可用于足、踝部的"8"字固定等。

### 三、急救创伤止血绷带包扎

为新型的包扎装置，多在军事医学中应用，操作简便、快捷，可以自救也可以互救，可以实现快速止血包扎。

## 第三节　骨折固定

### 一、骨折的种类

#### （一）闭合性骨折

骨折处皮肤完整，骨折断端与外界不相通。

#### （二）开放性骨折

外伤伤口深及骨折处或骨折断端刺破皮肤露出体表外。

#### （三）复合性骨折

骨折断端损伤血管、神经或其他脏器，或伴有关节脱节等。

#### （四）不完全性骨折

骨的完整性和连续性未完全中断。

#### （五）完全性骨折

骨的完整性和连续性完全中断。

### 二、骨折的症状

疼痛、肿胀、畸形、骨擦音、功能障碍、大出血。

### 三、骨折的固定材料

骨折固定的常用材料为夹板，其中可塑性卷式夹板多在军事医学中应用，具有简便快捷，操作简单，携带方便等优势。

### 四、急救原则和注意事项

1. 要注意伤口和全身状况，如伤口出血，应先止血，包扎固定。如有休克或呼吸、心搏骤停，应立即进行抢救。

2. 在处理开放性骨折时，局部要作清洁消毒处理，用纱布将伤口包好，严禁把暴露在伤口外的骨折断端送回伤口内，以免造成伤口污染和再度刺伤血管和神经。

3. 对于大腿、小腿、脊椎骨折的伤者，一般应就地固定，不要随便移动伤者，不要盲目复位，以免加重损伤程度。

4. 固定骨折所用的夹板的长度与宽度要与骨折肢体相称，其长度一般应超过骨折上下两个关节为宜。

5. 固定用的夹板不应直接接触皮肤。在固定时可用纱布、三角巾垫、毛巾、衣物等软材料垫在夹板和肢体之间，特别是夹板两端、关节骨头突起部位和间隙部位，可适当加厚垫，以免引起皮肤磨损或局部组织压迫坏死。

6. 固定、捆绑的松紧度要适宜，过松达不到固定的目的，过紧会影响血液循环，导致肢体坏死。固定四肢时，要将指（趾）端露出，以便随时观察肢体的血液循环情况。如发现指（趾）苍白、发冷、麻木、疼痛、肿胀、甲床青紫，说明固定、捆绑过紧，血液循环不畅，应立即松开，重新包扎固定。

7. 对四肢骨折进行固定时，应先捆绑骨折断处的上端，后捆绑骨折端处的下端。如捆绑次序颠倒，则会导致再度错位。上肢固定时，肢体要屈着绑（屈肘状）；下肢固定时，肢体要伸直绑。

## 第四节　搬　　运

搬运的目的是使伤病员迅速脱离危险地带，纠正影响伤病员的病态体位，减少痛苦，减少再受伤害，安全迅速地送往理想的医院治疗，以免造成伤病员残疾。搬运伤病员的方法，应根据当地、当时的器材和人力而选定，常用的搬运有徒手搬运和担架搬运两种。可根据伤者伤势的轻重和运送距离的远近而选择合适的搬运方法。徒手搬运法适用于伤势较轻且运送距离较近的伤者，担架搬运适用于伤势较重，不宜徒手搬运，且需转运距离较远的伤者。

### 一、单人搬运法

伤势较轻的伤病员，采取背、抱或扶持等方法。

### 二、双人搬运法

一人搬托双下肢，一人搬托腰部，在不影响伤病的情况下，还可以用椅式、轿式和拉车式。

### 三、三人搬运法

对疑有胸、腰椎骨折的伤者，应有三人配合搬运。三人至患者同侧跪下插手，同时抬高、换单腿、起立、搬运、换单腿、下跪、换双腿同时施以平托法将患者放于脊柱板或硬质担架上，禁用搂抱或一人抬头、一人抬足的搬运方法，然后用4条带子把伤员固定在脊柱板或硬质担架上（一般用带子固定胸与肱骨水平、前臂与腰水平、大腿水平、小腿水平），使伤员不能左右转动。

### 四、多人搬运法

如果伴有颈椎损伤，病员的搬运应注意先用颈托固定颈部，如无颈托用"头锁或肩锁"手法固定头颈部，其余人协调一致用力将伤病员平直地抬到硬质担架上，然后头部的左右两侧用软枕或衣服等物固定。

### 五、车辆搬运

车辆搬运受气候影响小，速度快，能及时送到医院抢救，尤其适合较长距离的运送。轻者可坐在车上，重者可躺在车里的担架上，重伤患者最好用救护车转送，没有救护车的地方，可用汽车运送，上车后，胸部伤员取半卧位，一般伤者取仰卧位，颅脑伤者应使头偏向一侧。

### 六、注意事项

1. 移动伤者时，首先应检查伤者的头、颈、胸、腹和四肢是否有损伤，如果有损伤，应先作急救处理，再根据不同的伤势选择不同的搬运方法。

2. 病（伤）情严重、路途遥远的伤病者，要做好途中护理，密切注意伤者的神志、呼吸、脉搏及病（伤）势的变化。

3. 上止血带的伤者，要记录上止血带和放松止血带的时间。

4. 搬运脊椎骨折的伤者，要保持伤者身体的固定。颈椎骨折的伤者除了身体固定外，还要有专人牵引固定头部，避免移动。

5. 用担架搬运伤者时，一般头略高于脚，休克的伤者则脚略高于头。行进时伤者的脚在前，头在后，以便观察伤者情况。

6. 用汽车、大车运送时，床位要固定，防止启动、刹车时晃动使伤者再度受伤。

（黎檀实）

# 参 考 文 献

[1] 郭栋，张戎，黎檀实，等. 现代战伤现场急救止血理论、技术与器材 [J]. 中华灾害救援医学，2021，9（6）：1066-1070.

[2] 王冠杰，王锐，陆洲，等. 国内外军队战（现）场急救技术培训发展现状 [J]. 人民军医，2018，61（6）：497-499.

# 第一百四十一章　清创缝合术

## 第一节　清创缝合术的发展史

清创术（debridement）出现已有近650年的历史。1363年，法国的乔利阿克提出伤口清创并扩大伤口以促进引流的观点。1579年，法国著名军医巴累发表文章，告诫外科医师必须清除伤口内所有异物，还应扩大伤口以利于脓液的引流。法国慈善医院外科医生戴佐提出对污染伤口进行清创的完整概念，他主张修复伤口周围挫伤创缘，切除所有失活组织和异物。1898年，德国莱比锡的Friederic通过动物实验证实伤口清创的最有效时限为伤后6小时，伤口内存留坏死组织将加重伤口感染。1916年，杜菲埃提出延期缝合的观点。后来有学者主张开放性骨折和截肢伤口一般不宜初期缝合。近年来，也有研究显示，在6小时内清创的开放性骨折与超过6小时清创的开放性骨折之间的总体感染率和不愈合率没有明显差异。我们需要进一步研究超过6小时进行清创是否增加伤口感染的概率。目前的清创方式除了手术清创外，还有其他清创方式，如机械清创、自溶清创、酶清创、生物清创等。

## 第二节　清创缝合术的概念

清创缝合术包括清创术和缝合术两方面。清创术是指从患者伤口去除无活力的组织和异物，控制伤口出血，解除伤口炎症组织造成的压力，尽可能地将已被污染伤口变为清洁伤口，争取为伤口愈合创造良好的环境。缝合术是指将已经切开或者外伤断离的组织、器官进行对合，可进行止血、促进伤口愈合，是保证良好愈合的基本条件。无论何种开放性损伤，都应该争取尽早进行清创缝合。清创手术最好由接受过专业培训的外科医生来完成，但特殊情况下也可由其他医疗保健专业人员完成。

## 第三节　病理生理学

伤口愈合是一个复杂的过程。伤口愈合过程受到多种生长因子和伤口部位释放的细胞因子的严格调控。巨噬细胞在成人伤口愈合的所有阶段，即炎症、增殖和重塑中起着关键作用。在炎症反应期，巨噬细胞主要通过吞噬作用和释放蛋白水解酶清除坏死的组织和器官。巨噬细胞可以分泌细胞因子，激活细胞因子介导的免疫细胞，抑制并清除细菌，同时清除坏死组织的残骸细胞。但是，巨噬细胞的吞噬作用是有限的，如果伤口伴有过多的坏死组织，超过了巨噬细胞的吞噬能力，机体的抗菌能力将会明显降低。另外，巨噬细胞的噬菌活动需要消耗大量的氧，所以在低氧或无血供区的组织感染机会增加。对伤口周围坏死组织进行彻底清创的病理生理基础就是有利于巨噬细胞的吞噬作用。

## 第四节　伤口修复和再生

伤口愈合可分为3个连续和重叠的过程：炎症反应期、组织恢复的增殖期及修复期。急性伤口愈合的第一阶段是止血和形成临时伤口基质，在受伤后立即发生，几个小时后完成。此外，这个时期启动炎症过程。在增殖期，愈合过程主要在于伤口表面肉芽组织的形成和血管网的恢复。哺乳动物伤口修复的生理终点是瘢痕的形成。

## 第五节　清　创　方　法

清创方法包括手术清创、机械清创、自溶清

创、酶清创、生物清创等。手术切除外伤引起的组织坏死是最直接的清创方式。但对于那些不适合手术清创的患者,我们可以使用其他形式的清创(包括机械清创、自溶清创、酶清创和生物清创)。

1. **手术清创** 是指用手术器械来切除伤口的坏死组织并取出异物,是最主要的清创手段,可以在局麻或者全麻下进行。手术清创应该由经验丰富的外科医师操作。其难点在于判断创口的坏死组织是否被完全清除。

2. **机械清创** 是通过水流冲洗、灌洗及各种敷料的使用去除伤口创面的坏死组织。因其在清创坏死组织的同时也可损伤周围正常组织及新生肉芽组织,所以在伤口创面有干净的肉芽生长时应停止使用。

3. **自溶清创** 在急性伤口中,自溶性清创会自动发生,并且通常不需要干预,如在伤口的炎症阶段,中性粒细胞和巨噬细胞会消化并清除失活组织、细胞碎片和污染物,清除伤口中任何对愈合有障碍的细胞。我们利用水凝胶、藻酸盐敷料等敷在创面上以创造湿润的环境,增强自身的自溶清创的作用,加快伤口的愈合。

4. **酶清创** 是指通过酶制剂(如胶原酶、透明质酸酶等)选择性溶解、清除伤口中的坏死组织。当患者存在出凝血异常等手术清创禁忌证时,酶制剂可作为清创的主要技术。临床经验表明,联合治疗,如初次手术清创,随后使用酶制剂进行连续清创,对许多慢性、懒惰或无愈合伤口患者有效。

5. **生物清创** 生物清创主要是蛆虫清创治疗,主要用于治疗慢性感染的伤口和溃疡。一项系统综述研究认为,蛆虫清创治疗可以缩短愈合时间,提高慢性溃疡的愈合率。

## 第六节 伤口的清创处理

1. **浅表伤口的处理** 对于浅表的较少的皮肤、皮下浅层组织伤口,先用等渗盐水棉球蘸干净组织裂隙,再用碘伏消毒外周皮肤。可用小的蝶形胶布、改良无菌贴膜牵拉固定浅表伤口固定创缘使皮肤完全对合,再在皮肤上涂碘伏,外加包扎。10天左右除去胶布。

2. **较深伤口的处理** 对于开放性伤口,都

应尽早行清创术,目的是获得清洁伤口,减少组织感染的机会,为伤口的顺利愈合创造良好的条件。伤口清创时间越早越好,在伤后6~8小时内清创,大多数患者都可达到一期愈合。清创时要做到清除血肿及异物,逐层切除全部的坏死组织。必要时可以延长伤口,以便准备评估更深层次的组织是否坏死,如果坏死则切除坏死组织。具体的清创步骤如下:

(1)先用无菌敷料(如无菌纱布、无菌棉垫)覆盖伤口,然后用无菌刷和肥皂水彻底清洗伤口周围皮肤。

(2)移走覆盖伤口的敷料后取出伤口内可见的异物、血块等,用双氧水和生理盐水反复冲洗伤口。

(3)常规消毒,铺巾。

(4)沿伤口边缘进行局部麻醉。

(5)沿原伤口切除创缘皮肤1~2mm,必要时可扩大伤口,肢体部位应沿肢体纵轴切开,经关节的切口应作"S"形切开。

(6)由浅至深逐层切除坏死失活的组织,清除血肿、凝血块和异物。如果存在肌腱和神经损伤,可酌情进行修复。

(7)彻底止血,确认无活动性出血。

(8)再次用生理盐水及过氧化氢溶液清洗伤口。

(9)彻底清创后,伤口时间短和污染轻,可予以缝合,但不宜过密、过紧,以伤口边缘对合为度。伤口时间长、污染较重,行二期缝合。

(10)消毒皮肤,外加包扎。

(11)注射破伤风抗毒素,根据伤口情况决定是否抗感染治疗。

3. **伤口是否缝合** 无论对于何种开放性损伤,目前认为都应该争取尽早进行清创缝合。伤后6~8小时是进行清创缝合的"黄金时间",可以有效减少感染风险。目前对于已经超过8~12小时,但还未发生明显的感染的伤口,清创后伤口内留置盐水纱布引流,暂不缝合。待24~48小时后伤口仍无明显感染者,给予缝合。如果伤口已感染,则按感染伤口处理。当患者患肢存在血管损伤而缺血时,应该尽快重建血运。密切观察缺血肢体是否发生骨-筋膜室综合征,必要时提前切开肢体远大的筋膜层。

## 第七节 伤口愈合的辅助治疗

1. **辅助高压氧疗法** 辅助高压氧疗法可以增加组织氧合，促进慢性伤口的愈合，大多数文献支持它在慢性伤口中的应用，但是在急性伤口、皮瓣和移植中的应用却很少得到的支持。一项包含 8 项研究的系统综合研究认为，辅助高压氧治疗可以促进复杂急性伤口的愈合，但不能促进正常的伤口愈合。是否将其作为辅助伤口治疗的主要手段有待进一步研究。

2. **负压辅助闭合装置** 在复杂性、难愈合的伤口可以使用负压辅助闭合装置进行持续的负压吸引，可有效控制伤口创面渗液、改善组织局部血运、减少细菌繁殖、减少组织感染概率、加快肉芽组织生长，从而提高伤口创面愈合率。

3. **中医治疗** 在一项关于辅助治疗膝关节骨折的临床研究中，使用桃红四物汤可以加速伤口愈合。改善血液流变学指标、加速血液循环可能是桃红四物汤促进伤口愈合的机制。

（吕传柱　代伟宏　王日兴）

# 参 考 文 献

[1] 崔继涛. 清创术的发展简史 [J]. 中华医史杂志, 2006, 36（3）: 161.

[2] Schenker ML, Yannascoli S, Baldwin KD, et al. Does timing to operative debridement affect infectious complications in open long-bone fractures? A systematic review[J]. J Bone Joint Surg Am, 2012, 94（12）: 1057-1064.

[3] Rozell JC, Connolly KP, Mehta S. Timing of Operative Debridement in Open Fractures[J]. Orthop Clin North Am, 2017, 48（1）: 25-34.

[4] Steed DL. Debridement[J]. Am J Surg, 2004, 187（5A）: 71S-74S.

[5] Anghel EL, DeFazio MV, Barker JC, et al. Current Concepts in Debridement: Science and Strategies[J]. Plast Reconstr Surg, 2016, 138（3 Suppl）: 82S-93S.

[6] Marinović M, Fumić N, Laginja S, et al. Basic principles of surgical treatment of chronic wounds–sharp debridement[J]. Acta Med Croatica, 2016, 70（Suppl 1）: 65-68.

[7] Li J, Chen J, Kirsner R. Pathophysiology of acute wound healing[J]. Clin Dermatol, 2007, 25（1）: 9-18.

[8] Reinke JM, Sorg H. Wound repair and regeneration[J]. Eur Surg Res, 2012, 49（1）: 35-43.

[9] Atkin L. Understanding methods of wound debridement[J]. Br J Nurs, 2014, 23（12）: S10-S12, S14-S15.

[10] Ramundo J, Gray M. Enzymatic wound debridement[J]. J Wound Ostomy Continence Nurs, 2008, 35（3）: 273-280.

[11] Sun X, Jiang K, Chen J, et al. A systematic review of maggot debridement therapy for chronically infected wounds and ulcers[J]. Int J Infect Dis, 2014, 25: 32-37.

[12] Dauwe PB, Pulikkottil BJ, Lavery L, et al. Does hyperbaric oxygen therapy work in facilitating acute wound healing: a systematic review[J]. Plast Reconstr Surg, 2014, 133（2）: 208e-215e.

# 第一百四十二章　胸腔穿刺与引流技术

胸腔积液(pleural effusion)、气胸(pneumothorax)、脓胸(empyema)与血胸(hemothorax)是急诊科常见的临床病症,部分可能进展迅速,在短时间内即可导致患者死亡。因此,如何识别、诊断与处理上述病症是急诊科医生必须掌握的基本技能之一。结合患者的病史、仔细的查体与恰当的辅助检查,诊断并不难确立;而除了少部分情况需胸外科急诊手术处置外,大部分情形下可以由急诊科医生处理,其核心即胸腔穿刺与引流。胸腔穿刺与引流是临床最基本的操作之一,是每一个临床医师都必须掌握的技能。而随着医学的发展,这一经典的技术亦有其新的进展。

## 第一节　胸腔穿刺与引流技术概述

胸腔穿刺与引流技术是指通过某种器具穿透胸壁,建立到达胸腔的通道,抽吸胸腔内液体或气体的技术。根据操作的目的,可分类为诊断性胸腔穿刺引流与治疗性胸腔穿刺引流。不论是诊断性或治疗性的胸腔穿刺引流,均属于有创性临床操作,操作本身可能的风险与并发症包括:气胸、血胸、复张性肺水肿、组织损伤与胸膜反应。气胸是最常见的并发症,有研究显示,胸腔穿刺引流发生气胸的概率为6%,而其中的34%需要引流处理。血胸通常是因为损伤肋间血管所致,少数见于凝血机制异常的患者,严重时需要介入手术或外科手术治疗;常用的预防策略是沿下一肋的上缘穿刺,但有研究显示,肋间血管的走行有较大的变异。复张性肺水肿是可能致死的严重并发症,其发生率为0.2%~14%;虽然临床上常用限制引流量的办法来预防复张性肺水肿的发生,但有时其发生与否跟引流量并无关系,而取决于胸腔内压力的变化速度。如何提高引流效率并减少并发症的发生,是探索胸腔穿刺引流技术进展的核心。

## 第二节　置管引流

大部分胸腔积液患者通过单次胸腔穿刺抽液无法完全清除,需要多次抽液;而反复抽液可能使患者出现并发症的风险显著升高,而且胸腔积液的残留可以导致纤维蛋白沉着、胸膜增厚,最终导致限制性通气功能障碍。现今解决的策略主要是置管引流。相较于反复穿刺抽液,置管引流在单次穿刺后可以持续而缓慢地引流积液,避免反复穿刺损伤,且相较于抽液能避免快速抽吸导致的肺内外压力失衡,从而减轻抽吸所导致的肺损伤,包括气胸与复张性肺水肿。

目前有多种方式与器械可供选择,国外多采用隧道式胸腔导管(tunneled pleural catheters,TPC),而在国内的临床实际操作中,应用最多的是中心静脉导管。研究显示,应用中心静脉导管置管引流的有效率更高,并发症的发生率显著降低,明显优于常规穿刺抽液。

## 第三节　影像引导穿刺

不论是常规穿刺抽液还是置管引流,在操作过程中操作者均处于"盲操作"状态,均有造成穿刺损伤与并发症的风险,对婴幼儿、老年人、重症等配合程度差的患者尤其如此。因此,影像引导穿刺是可供选择的解决方案。常用的引导手段包括X线透视、超声、CT、内科胸腔镜等,其中以超声引导为首选。超声引导的优势在于实时引导进针,可携带至患者床旁,并且无电离辐射危害。在超声引导下,操作者可以评估积液形状,选择最佳穿刺区域,确定进针深度,避开重要的器官,并能定位肋间血管的位置。前面已经提到,肋间血管的走行可能有较大变异性,部分研究者甚至发现在脊柱旁3cm的范围内,仅有17%的肋间动脉被肋骨完全覆盖,而在靠下的肋间与老年人,肋间动脉暴露的风险更大,需要在靠近脊柱的位置、靠下的肋间穿刺时,应用超声引导有助于避免肋间动脉的损伤。

因此超声引导的应用能显著提高穿刺成功率,并明显降低并发症的发生率。随着超声的普及,超声引导下的胸腔置管有取代常规穿刺抽液的趋势。尽管目前在临床的实际操作过程中,超声更多地用于穿刺前的定位而不是实时引导穿刺,但已经被证实能显著提高穿刺成功率并降低并发症的发生率。随着现代医学的发展,对急诊科医师掌握床旁超声技能的需求日益提高,可能在不远的将来,超声引导下的胸腔置管将成为新的基本操作。

## 第四节 胸腔测压

以往的观点认为,短时间内大量抽放胸水可导致复张性肺水肿,因此通常建议初次抽放胸水不超过 500~600mL,以后每次不超过 1 000~1 500mL,以预防复张性肺水肿的发生。而最近的研究发现,复张性肺水肿的发生与抽放胸水的量无直接关联,而取决于引流过程中胸腔内压力的变化,因此有专家建议在胸腔穿刺引流的过程中监测胸腔内压力,并避免使胸腔内负压降低至 $-20cmH_2O$ 以下。

有多种手段能用于评估胸腔内压力,而最简单的是胸腔测压仪(pleural manometer)。胸腔测压早在 1878 年即已实现,并且在有效抗结核药发明之前,胸腔测压是当时治疗结核的萎陷疗法(collapse therapy)的重要环节。1980 年,Light 等人应用胸腔测压仪监测胸水引流过程中胸腔内压力的变化时发现三种模式:①正常,即胸腔内压力变化不大;②肺萎陷(pulmonary collapse),即胸腔内压力早期变化不大,而后期因肺复张不全而迅速降低;③不张肺(trapped lung),即胸腔内压力陡直降低。他们的研究启发了后续的大量研究,而随着研究的进展,目前已经有便携式一次性使用测压仪供临床使用。此后的应用主要集中在两个方向:预防胸腔内压力相关并发症(主要是复张性肺水肿),以及检测胸膜弹性(pleural elastance)用以预测与诊断肺萎陷和不张肺。

## 第五节 总 结

胸腔穿刺引流技术作为临床的基本操作,是每一位急诊医师均应该掌握的技能。近年来的主要进展集中在置管引流、超声引导与胸腔测压等领域,我们期待未来更多的技术革新,以进一步辅助确立病因诊断、提高引流效率、降低并发症风险并减少患者痛苦。

(向旭东)

## 参 考 文 献

[1] Light RW, Jenkinson SG, Minh VD, et al. Observations on pleural fluid pressures as fluid is withdrawn during thoracentesis[J]. Am Rev Respir Dis, 1980, 121(5): 799-804.

[2] Feller-Kopman D. Therapeutic thoracentesis: the role of ultrasound and pleural manometry[J]. Current Opinion in Pulmonary Medicine, 2007, 13(4): 312-318.

[3] Margaret EM Van Meter, Kanako Y McKee, R Jeffrey Kohlwes. Efficacy and safety of tunneled pleural catheters in adults with malignant pleural effusions: a systematic review[J]. Journal of General Internal Medicine, 2011, 26(1): 70-76.

[4] Shaunagh McDermott, Diane A Levis, Ronald S Arellano. Chest drainage[J]. Seminars in Interventional Radiology, 2012, 29(4): 247-255.

[5] M Elizabeth Wilcox, Christopher AKY Chong, Matthew B Stanbrook, et al. Does this patient have an exudative pleural effusion? The Rational Clinical Examination systematic review[J]. Jama, 2014, 311(23): 2422-2431.

# 第一百四十三章　腹腔穿刺与引流技术

## 第一节　腹腔穿刺与引流技术的发展史及应用特点

腹腔穿刺术（abdominocentesis）是通过穿刺针或导管直接从腹前壁刺入腹膜腔抽取腹腔积液，用于协助诊断和治疗疾病的一项技术。在急诊科，腹腔积液、腹腔脓肿、腹腔内出血是常见的临床病症，部分患者可能进展迅速，在短时间内即可导致患者死亡。因此，急诊科医生需要掌握这一基本技能，以快速识别、诊断与处理上述病症。此外，除腹腔活动性出血等少部分情况需外科急诊手术处置外，大部分情形需由急诊科医生进行内科处理，常用的内科对症处理方式就是腹腔穿刺与引流。腹腔穿刺与引流是临床最基本的操作之一，是每一个临床医师都必须掌握的技能。而随着医学的发展，尤其是以床旁超声为代表的可视化技术的广泛应用，这一经典的技术亦有了新的进展。

## 第二节　腹腔穿刺与引流技术的具体应用

腹腔穿刺术常用于检查腹水的性质、协助明确病因；大量腹水致呼吸困难或腹部胀痛明显时，可穿刺放液以减轻症状，也可行腹腔内给药。

### 一、适应证

#### （一）诊断性穿刺

当患者存在以下情况，需要采集腹腔液体送检辅助诊断：①腹部创伤疑有腹内脏器损伤；②受伤机制不明，不能明确有无腹内脏器损伤的创伤患者；③有休克表现，难以用腹部以外合并伤解释；④弥漫性腹膜炎诊断病因不明；⑤怀疑腹腔内脓

肿；⑥急腹症疑似消化道穿孔；⑦腹水病因不明。

#### （二）治疗性穿刺

治疗性腹腔穿刺主要适用于：①大量腹水有压迫症状致呼吸困难、腹部胀痛明显或少尿者；②腹腔内注射药物治疗；③腹水浓缩回输。

### 二、禁忌证

粘连性腹膜炎、肝性脑病前期、肠麻痹、中晚期妊娠、巨大卵巢囊肿、棘球蚴病囊性包块。

### 三、方法

1. **术前准备**　①操作前告知患者或其亲友穿刺的目的，取得患者及家属的理解与配合；②器械及物品：腹腔穿刺包（内有穿刺针、注射器及针头、洞巾、血管钳、乳胶管、试管和无菌纱布），无菌手套，1%～2%普鲁卡因或2%利多卡因，碘伏消毒剂，多头腹带，皮尺等；③备好急救药品；④嘱患者排空尿液。

2. **体位**　根据患者病情、体质状况及积液多少，可采用坐位、半坐位、侧卧位或仰卧位，放液时使患者保持体位舒适，并于背部铺好腹带。

3. **穿刺部位**　一般常选左髂前上棘与脐连线中、外1/3的交界点（平卧位时），或一侧腋前线与脐水平线交界处（侧卧位时）。少量积液，特别是疑似包裹性分隔时，须在超声定位、引导下穿刺。

4. 常规消毒，戴无菌手套，铺巾。1%～2%普鲁卡因或2%利多卡因局部浸润麻醉。

5. 左手固定穿刺部位皮肤，右手持针经麻醉处刺入腹壁，皮下潜行少许后，再垂直进针，待针尖抵抗阻力突然消失，示针尖已穿过壁腹膜，即可抽出腹水。诊断性穿刺，可直接抽液10～50mL送检，抽毕拔针，盖无菌纱布，胶布固定。

6. 做腹腔放液时，皮肤消毒前需垫好多头腹

带，可用 8 号或 9 号针头，并于针座接一橡皮管，助手用消毒血管钳固定针头，并夹持胶管，以输液夹子调整速度，穿刺时针头刺入皮下后潜行少许再垂直刺入腹腔开始放液。放液过程中宜注意速度及量，观察患者反应，以防腹压骤降、内脏血管扩张引起血压下降或休克。放液完毕，盖无菌纱布，胶布固定，紧束多头腹带。

### 四、注意事项

1. 术中密切观察患者呼吸、脉搏和面色等情况，出现上述症状立即停止穿刺，并作适当处理。

2. 穿刺不顺利或腹水流出不畅，可将穿刺针稍做移动或稍变换体位。

3. 穿刺要温和，避免伤及腹壁血管和肠管。

4. 肝硬化患者初次放腹水量不宜超过 3 000mL，放液频率每周不多于 2 次，放液不宜过快、过多，避免诱发肝性脑病及电解质紊乱。如为血性腹水，仅留取标本送检，不宜放液。术后卧床休息 6～12 小时。

5. 放液前后均应测量腹围、脉搏和血压，检查腹部体征。

6. 注意无菌操作，防止腹腔感染。术后应严密观察有无出血和继发感染的并发症。

## 第三节　腹腔穿刺与引流技术的国内外应用进展

在世界各地，腹腔穿刺与引流术是一种常见的技术。作为基本操作之一，在临床中一直被广泛应用。操作者通常为急诊医师、急诊医师助理、急诊住院医师。随着急诊床旁超声的广泛应用，超声引导下进行常规穿刺操作，其准确性、安全性已被广泛认可。为了规范腹腔穿刺这一基本技能操作，2019 年，由美国医院医学学会床旁超声工作组综合现有循证医学的证据，提出了床旁超声引导下成人腹腔穿刺术的立场声明。主要提出了包括临床结果、操作技巧、操作培训等方面的建议。在该建议中明确指出超声引导与穿刺术一起使用，可以提高整个操作的成功率，并减少发生严重并发症（最常见的是出血）的风险。液体量较少时，可依据超声定位明确穿刺部位进行准确穿刺。尽管近年来床旁超声引导下的腹腔穿刺应用十分广泛，我们仍期待未来更多的技术革新，以进一步辅助确定诊断、提高引流效率、降低并发症风险并减少患者的病痛及经济负担。

（余海放）

# 参 考 文 献

[1] Cho J，Jensen TP，Reierson K，et al. Recommendations on the Use of Ultrasound Guidance for Adult Abdominal Paracentesis：A Position Statement of the Society of Hospital Medicine. Society of Hospital Medicine Point-of-care Ultrasound Task Force，Soni NJ[J]. J Hosp Med，2019，14：E7-E15.

[2] Glauser F，Barras AC，Pache I，et al. Abdominalpara-centesis[J]. Rev Med Suisse，200，4（177）：2324-2328.

[3] Fyson J，Chapman L，Tatton M，et al. Abdominalpara-centesis：use of a standardised procedure checklist and equipment kit improves procedural quality and reduces complications[J]. Intern Med J，2018，48（5）：572-579.

# 第一百四十四章 腰椎穿刺术

## 第一节 概　述

腰椎穿刺术（lumbar puncture）又称腰池穿刺，简称腰穿，是指用腰穿针从腰椎棘突间隙刺入腰池，对脑脊液进行有关检测的一种技术操作。临床上常用于测定脑脊液压力；采集脑脊液进行常规、生化、免疫、细胞学等检测；了解椎管是否通畅；进行椎管造影、椎管内注入药物及脑脊液置换疗法等。腰椎穿刺术是神经科临床常用的检查方法之一，对神经系统疾病的诊断和治疗有重要价值，简便易行，操作也较为安全；但如适应证掌握不当，轻者可加重原有病情，重者甚至危及患者安全。

## 第二节 腰椎穿刺术的适应证和禁忌证

### （一）适应证

1. **中枢神经系统炎症性疾病的诊断与鉴别诊断** 包括化脓性脑膜炎、结核性脑膜炎、病毒性脑膜炎、霉菌性脑膜炎、乙型脑炎等。

2. **脑血管意外的诊断与鉴别诊断** 包括脑出血、脑梗死、蛛网膜下腔出血等。

3. **肿瘤性疾病的诊断与治疗** 用于诊断脑膜白血病，并通过腰椎穿刺鞘内注射化疗药物治疗脑膜白血病。

4. 测定颅内压力和了解蛛网膜下腔是否阻塞等。

5. 椎管内给药。

### （二）禁忌证

1. 可疑颅内高压、脑疝。

2. 可疑颅内占位病变。

3. 休克等危重患者。

4. 穿刺部位有炎症。

5. 有严重的凝血功能障碍，如血友病患者等。

## 第三节 腰椎穿刺术的方法

通常取弯腰侧卧位，自腰$_2$至骶$_1$（以腰$_3$～腰$_4$为主）椎间隙穿刺。局部常规消毒及麻醉后，戴橡皮手套，用 20 号穿刺针（小儿用 21-22 号）沿棘突方向缓慢刺入，进针过程中针尖遇到骨质时，应将针退至皮下，待纠正角度后再进行穿刺。成人进针 4～6cm（小儿为 3～4cm）即可穿破硬脊膜而到达蛛网膜下腔，抽出针芯流出脑脊液，测压和缓慢放液后（不超过 2～3mL），再放入针芯拔出穿刺针。穿刺点稍加压止血，敷以消毒纱布并用胶布固定。术后平卧 4～6 小时。若初压超过 2.94kPa（300mmH$_2$O），则不宜放液，仅取测压管内的脑脊液送细胞计数及蛋白定量即可。

1. 嘱患者侧卧于硬板床上，背部与床面垂直，头向前胸部屈曲，两手抱膝紧贴腹部，使躯干呈弓形；或由助手在术者对面用一手抱住患者头部，另一手挽住双下肢腘窝处并用力抱紧，使脊柱尽量后凸以增宽椎间隙，便于进针（图 20-144-1）。

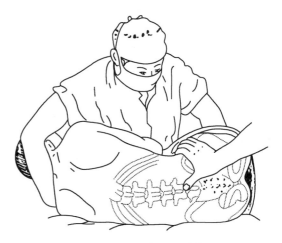

图 20-144-1　腰椎穿刺的体位

2. 确定穿刺点，以髂嵴连线与后正中线的交会处为穿刺点，一般取第 3~4 腰椎棘突间隙，有时也可在上一或下一腰椎间隙进行。

3. 常规消毒皮肤后戴无菌手套与盖洞贴，用 2% 利多卡因自皮肤到椎间韧带逐层作局部浸润麻醉。

4. 术者用左手固定穿刺点皮肤，右手持穿刺针以垂直背部的方向缓慢刺入，成人进针深度为 4~6cm，儿童则为 2~4cm。当针头穿过韧带与硬脑膜时，可感到阻力突然消失有落空感。此时可将针芯慢慢抽出（以防脑脊液迅速流出，造成脑疝），可见脑脊液流出。

5. 在放液前先接上测压管测量压力。正常侧卧位脑脊液压力为 0.69~1.764kPa 或 40~50 滴 /min。若想了解蛛网膜下腔有无阻塞，可做 Queckenstedt 试验，即在测定初压后，由助手先压迫一侧颈静脉约 10 秒，然后再压另一侧，最后同时按压双侧颈静脉。正常时压迫颈静脉后，脑脊液压力立即迅速升高 1 倍左右，解除压迫后 10~20 秒，迅速降至原来水平，称为梗阻试验阴性，示蛛网膜下腔通畅。若压迫颈静脉后，不能使脑脊液压力升高，则为梗阻试验阳性，提示蛛网膜下腔完全阻塞。若施压后压力缓慢上升，放松后又缓慢下降，示有不完全阻塞。凡颅内压增高者，禁作此试验。

6. 撤去测压管，收集脑脊液 2~5mL 送检；如需作培养，应用无菌操作法留标本。

7. 术毕，将针芯插入后一起拔出穿刺针，覆盖消毒纱布，用胶布固定。

8. 术后患者去枕俯卧（如有困难则平卧）4~6 小时，以免引起术后低颅压头痛。

## 第四节 腰椎穿刺术的并发症及防治

### （一）低颅压综合征

指侧卧位脑脊液压力在 0.58~0.78kPa（60~80mmH$_2$O）以下，较为常见。多因穿刺针过粗，穿刺技术不熟练或术后起床过早，使脑脊液自脊膜穿刺孔不断外流所致，患者于坐起后头痛明显加剧，严重者伴有恶心呕吐或眩晕、昏厥，平卧或头低位时头痛等即可减轻或缓解。少数尚可出现意识障碍、精神症状、脑膜刺激征等，约持续 1 至

数天。故应使用细针穿刺，术后去枕平卧（最好俯卧）4~6 小时，并多饮开水（忌饮浓茶、糖水）常可预防，如已发生，除嘱病员继续平卧和多饮开水外，还可酌情静脉注射蒸馏水 10~15mL 或静脉滴注 5% 葡萄盐水 500~1 000mL，1~2 次 /d，数天，常可治愈。也可再次腰穿，在椎管内或硬脊膜外注入生理盐水 20~30mL，消除硬脊膜外间隙的负压，以阻止脑脊液继续漏出。

### （二）脑疝形成

在颅内压增高（特别是后颅凹和颞叶占位性病变），腰穿放液过多过快时，可在穿刺当时或术后数小时内发生脑疝，故应严加注意和预防。必要时，可在腰穿前先快速静脉滴注 20% 甘露醇 250mL 后，以细针穿刺，缓慢滴出数滴脑脊液进行化验检查。如出现脑疝，应立即采取相应的抢救措施，如静脉注射 20% 甘露醇 200~400mL 和高渗利尿脱水剂等，必要时还可自脑室穿刺放液和自椎管内快速推注生理盐水 40~80mL，但一般较难奏效。

### （三）原有脊髓、脊神经根症状的突然加重

多见于脊髓压迫症，因腰穿放液后由于压力的改变，导致椎管内脊髓、神经根、脑脊液和病变之间的压力平衡改变，可使根性疼痛、截瘫及大小便障碍等症状加重，高颈段脊髓压迫症则可发生呼吸困难与骤停，上述症状不严重者，可先向椎管注入生理盐水 30~50mL；疗效不佳时，应请外科考虑手术处理。

此外，并发症中，还可因穿刺不当发生颅内感染和马尾部神经根损伤等，较少见。

## 第五节 腰椎穿刺术的注意事项

1. 严格掌握禁忌证，凡疑有颅内压升高者，必须先做眼底检查，如有明显视乳头水肿或有脑疝先兆者，禁忌穿刺。凡患者处于休克、衰竭或濒危状态，以及局部皮肤有炎症、颅后窝有占位性病变者，均禁忌穿刺。

2. 穿刺时患者如出现呼吸、脉搏、面色异常等症状，应立即停止操作，并作相应处理。

3. 鞘内给药时，应先放出等量脑脊液，然后再等量转换性注入药液。

（黎檀实）

# 参 考 文 献

[1] 万学红,卢雪峰. 诊断学 [M]. 9 版. 北京:人民卫生 出版社,2018.

[2] 黄子通,于学忠. 急诊医学 [M]. 2 版. 北京:人民卫生 出版社,2014.

# 第一百四十五章　主动脉球囊阻断术

主动脉球囊阻断术，又称复苏性血管内球囊阻断术（resuscitative endovascular balloon occlusion，REBOA），主要用于临时止血和维持重要器官的血流灌注。与开胸主动脉钳夹止血手术相比，REBOA 的优势在于微创性，可以降低早期病死率，提高总体生存率。REBOA 也有助于进一步的影像学检查，为实施血管造影检查和栓塞提供快捷的血管通路。

## 第一节　主动脉球囊阻断术的概述

### 一、主动脉球囊阻断术的定义及阻断位置的分区

REBOA 是将球囊导管置入主动脉后使用生理盐水充盈球囊，阻止血液流入主动脉远端，减少阻断位置以远部位的活动性出血，同时增加心脏后负荷和近端主动脉压，提高心脏和脑的灌注量，为进一步救治争取时间。导管包括两个腔和一个球囊（图 20-145-1）。根据 REBOA 的阻断位置，主动脉可分为三个解剖学区域（图 20-145-2）。

Ⅰ区是从左锁骨下动脉到腹腔干，是潜在的阻断区域，可用于腹腔出血如脾破裂出血的控制；Ⅱ区是从腹腔干延伸至最低的肾动脉，涉及腹腔脏器的血供为非阻断区域；Ⅲ区是从最低的肾动脉到髂动脉分叉处，可用于骨盆骨折、下肢损伤出血的控制。

### 二、主动脉球囊阻断术的发展历程

1954 年，Hughes 首次利用主动脉球囊阻断术技术治疗两名濒危患者，但最终均未存活，此后相当长的时间内未见应用的报道。直到 1986 年 Low 等在 23 例出血患者中应用该技术，发现尽管普遍改善了血压，但总生存率仅为 26%。1989 年，Gupta 等报道其并发症率高达 35%，在 23 例患者中出现 1 例截瘫、4 例动脉损伤、3 例动脉血栓形成。因而，REBOA 始终未能取代复苏性开胸术（resuscitative thoracotomy，RT）成为濒危患者的首选抢救措施。近年来，随着血管内治疗技术的进步，有大量临床研究支持 REBOA 在创伤急救中应用的优势。2013 年，Abe 等回顾了10 年间 159 157 名患者的资料，其中 607 例应用

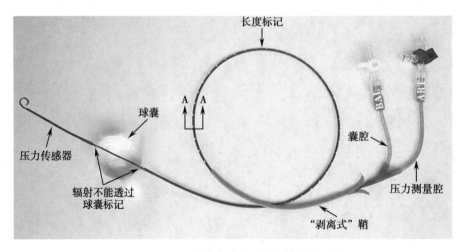

图 20-145-1　复苏性主动脉球囊导管结构示意图

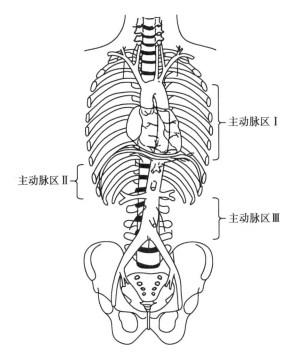

图 20-145-2　复苏性主动脉球囊阻断区域的划分

REBOA，233 例采用主动脉钳夹阻断，结果发现前者的住院病死率为 67%，后者则高达 90%。2018年，Otsuka 等对 107 例严重躯干伤的患者进行回顾性分析，结果显示，病死率的降低与使用 REBOA 明显相关（生存比值比为 7.43）。目前 REBOA 进一步延伸到院前环境下创伤患者的救治，用于紧急止血和复苏，争取进一步手术治疗的机会。

## 第二节　主动脉球囊阻断术的应用现状

### 一、主动脉球囊阻断术的应用范围

#### （一）腹部创伤伴休克

对于表现为创伤性腹腔出血伴休克的患者，需要迅速进行出血控制，一般包括损伤控制性复苏与损伤控制性剖腹手术。然而，对于部分患者而言，心脏后负荷的任何降低（例如给予麻醉诱导药物引起血管舒张），都可导致循环骤停。在这种情况下，在 I 区进行 REBOA 可提供"生理性桥梁"。

#### （二）盆腔创伤伴休克

对于盆腔创伤患者，如果没有腹腔内出血证据，可在 III 区行 REBOA 治疗。较低水平阻断主动脉的优势是可维持内脏包括肾脏的灌注，减轻撤除球囊时缺血再灌注损伤的程度。对于这类患者，如果复苏无效或效果较短暂，可将 REBOA 作为一种补充性措施来维持躯体近端的灌注。

#### （三）有心搏骤停风险的躯干创伤

一旦患者发生心搏骤停，再要快速获取动脉通路就会变得非常困难。改变消极等待创伤性心搏骤停或严重休克发生，需要积极主动地进行主动脉阻断。对于创伤性心搏骤停风险高的躯干出血患者，可先建立股动脉通路进行血压监测，有需要时可随时置入球囊导管阻断远端血流，控制出血。

### 二、主动脉球囊阻断术的临床优势

传统止血方法（如剖胸主动脉钳夹、纱布填塞止血等）虽然有一定效果，但创伤大、风险多、对技术要求高。血管介入栓塞具有微创、快速、有效等优点，但需要专用的仪器设备和场所。而 REBOA 具备微创、快速、有效、无场所限制的优点，可作为动脉栓塞、确切性止血手术的良好桥接手段。

第一，REBOA 可以有效地稳定血流动力学，减少失血。作为一种快速止血方式，REBOA 能减少球囊远端的活动性出血，并有效提高中心动脉压。与传统的出血控制方法如开胸手术及纱布填塞相比，它拥有更好的血流动力学稳定性，减少了不良反应和病死率，同时具有更小的侵入性，适合在紧急情况下快速实施。White 等在失血性休克的猪模型中发现，接受 REBOA 的动物血流动力学稳定性比复苏性开胸止血更佳，也可以增加平均动脉压、减少输液量及避免大剂量使用去甲肾上腺素。Manley 等发现，在院前对战伤患者使用 REBOA，可以在较短时间内恢复血压。

第二，REBOA 可以延长机体存活时间，降低病死率和不良反应。在猪失血性休克模型中，不采取止血措施的动物在 15 分钟内死亡，使用纱布填塞止血者 71.4% 死亡，而接受 REBOA 的没有死亡。Smith 等回顾了 24 名血流动力学不稳定患者的资料，发现应用 REBOA 的 16 例患者中有 10 例的血流动力学得到改善，收缩压升高至（131.83±8.24）mmHg，心率升高至（87.5±5.47）次 /min；14 例在最初手术后存活，其中 6 例存活至住院第 30 天,而进行复苏性开胸手术者全部死亡。REBOA 联合高质量的心肺复苏有助于自主循环的恢复,有效地改善了患者的预后。

### 三、主动脉球囊阻断术的适应证

1. 创伤性出血,如腹腔出血及骨盆骨折引起的失血性休克。

2. 动脉瘤引起的出血,如脾动脉瘤破裂出血、腹主动脉瘤破裂出血。

3. 其他原因引起的出血,如产后出血、胃肠道出血、盆腔 / 骶骨肿瘤手术期间的盆腔出血等。

### 四、主动脉球囊阻断术的禁忌证

1. 存在穿透性胸部创伤或有胸腔内出血(如胸主动脉破裂)。

2. 不可压迫的面部、纵隔、颈部或腋窝部位的出血。

3. 血管造影显示腹主动脉、髂动脉和股动脉存在动脉粥样硬化狭窄的患者。

4. REBOA 的相对禁忌证之一是无法建立股动脉血管通路。对于既往接受过股部血管手术或有严重周围血管疾病特征的患者来说,这可能是一大问题。

### 五、主动脉球囊阻断术的操作步骤

#### (一)建立动脉通路

这是第一步操作,通过其输送主动脉球囊导管。最常使用的是股总动脉(common femoral artery,CFA)。首先必须准备无菌手术区,足够实现 CFA 及其分支的手术显露(图 20-145-3)。可选用以下 3 种动脉入路方法之一:①使用 Seldinger 技术,经皮肤用穿刺针和导丝来建立通路;②手术切开;③通过现有的动脉通路进行导丝交换。如有条件,超声引导有助于股血管通路的建立。一旦导丝从 CFA 逆行进入到髂外动脉,再经导丝置入 30~45cm 长的导管鞘,小心推进导丝或导管鞘。一旦成功插入导管鞘并固定到位,就可以移除导丝和锥形导引器。

#### (二)置入球囊导管

经导管鞘插入一根长的工作导丝,并将其推送进入主动脉。理想状态下,应该在透视或者 X 线摄片引导下插入导丝,以确保其在胸主动脉内

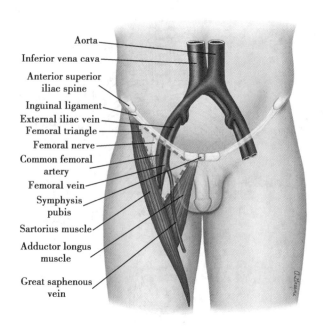

图 20-145-3 股总动脉及其分支的解剖示意图

而没有偏入内脏动脉分支或主动脉弓。另一种选择是使用经腹超声来发现并定位导丝。也可利用体外标志和导管标记进行操作。一项系统评价报道,"无透视"盲置操作的严重并发症发病率较低。然后将球囊导管装载于导丝上,并推进到位(图 20-145-4)。操作者必须确保始终接触到患者体外的导丝部分,确认导管位置后使用按 1∶1 配比的 0.9% 生理盐水和碘造影剂溶液扩张球囊,然后关闭三通活塞以维持球囊扩张。

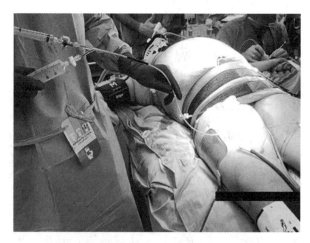

图 20-145-4 REBOA 球囊导管置入示意图

#### (三)回抽球囊

当患者平均动脉压升高及血流动力学稳定时,接上注射器打开三通活塞,缓慢地抽吸直至球囊完全收缩,临床上偶尔可能需要部分回缩球

囊,用于识别出血灶或允许两次阻断间的临时再灌注。如果需要这样操作,应准备好按需对患者进行容量补充并添加血管活性药物,避免患者在球囊回抽后突发心血管功能衰竭。此外,一旦球囊完全抽吸后,谨慎的做法是将导管留于原位直到手术或血管腔内操作完成,以备需要紧急再次扩张球囊。

### (四)移除球囊导管和导管鞘

一旦不再需要球囊导管和导管鞘,就应该及时移除。球囊导管可从导管鞘中移除而无特殊注意事项,但导管鞘的移除则需要对动脉穿刺部位进行处理,可选择的方法包括:①手术暴露并直接修复动脉穿刺点;②使用闭合装置封闭血管;③对于小于7Fr的导管鞘,可直接拔除后压迫动脉。

## 六、注意事项

第一,在快速建立动脉通路时,面对创伤救治现场的混乱环境,快速准确地判断穿刺部位对成功建立动脉通路至关重要。当面对失血性休克时,无动脉搏动或动脉塌陷、动脉结构的解剖学变异、动脉迂曲或动脉粥样硬化病变,都会增加置管的难度。此时可通过超声引导股动脉穿刺和置管,或者直接切开暴露股动脉,可以缩短置管时间和提高成功率。还要警惕导管置入的深度,大多数患者股动脉穿刺的进针深度大约为4cm,但对肥胖或怀孕的患者可能要更深。如果球囊在髂外动脉处就进行扩张,则会导致动脉破裂和不可压迫性的腹膜后出血。

第二,REBOA的阻断时间对患者存活率的影响很大。REBOA用于危急情况下出血的临时控制,但长时间的阻断可能加重缺血再灌注损伤和导致脏器衰竭。建议球囊阻断的持续时间必须控制在最短。有研究表明,长时间的球囊阻断会对肝脏、大脑和心脏产生潜在的不利影响,如引起致命的肺水肿、脑水肿和心力衰竭。对主动脉 I 区进行阻断,在成功控制出血和造成致命的缺血再灌注损伤之间存在相对狭窄的时间窗。REBOA使用时间超过45分钟会发生严重的血管麻痹、全身性炎症反应和乳酸性酸中毒,导致致命性躯干和内脏缺血、脊髓缺血等。因而,精确把握REBOA的阻断时间对于创伤患者的预后至关重要。

# 第三节　主动脉球囊阻断术的进展与演变

## 一、间断主动脉球囊阻断术

间歇REBOA是指球囊间断充盈和释放,减少远端组织缺血以延长阻断的持续时间。Kuckelman等在猪腹部血管损伤模型中发现,间歇REBOA可控制腹腔出血量,减轻远端缺血状态,减少酸中毒,延长动物存活和导管的阻断时间。然而,间歇性REBOA仅在动物模型中得到验证,在临床实践中能否让创伤大出血患者受益、在已成功控制出血之前再灌注是否会破坏血凝块和增加出血的风险尚不可知。

## 二、部分主动脉球囊阻断术

部分REBOA是指球囊部分充盈、调节远端缺血状态以延长主动脉阻断的安全持续时间,并且能增强后负荷和拥有完全阻断的控制出血作用。持续低流量的主动脉血流可以减轻缺血程度,允许机体通过自身调节机制进行代偿。这种区域化的内脏和远端器官的低灌注也可以减少血凝块脱落和出血的风险。因此,部分REBOA被认为是克服间歇性REBOA不足的新技术。但通过调节球囊大小以精确控制复苏时体内血容量的分布非常困难,且难以实现血流动力学的稳定性。因为当前的球囊控制技术未能实现对主动脉血流的精准调节,球囊充盈体积的微小变化可以导致血流的巨大变化,而血流的突然增加可能破坏凝血块而加重出血。

## 三、血管内可变的主动脉控制装置

目前国外已提出一种主动脉控制装置与REBOA相结合的新型方案,称为血管内可变的主动脉控制(endovascular variable aortic control,EVAC),通过滴定式地调节球囊体积,允许少量血液流向阻断部位远端,在维持近端动脉血压的基础上有效控制出血程度,并最大限度地减少远端缺血。也有学者在血流动力学不稳定创伤患者中发现,与阻断主动脉 III 区相比,阻断主动脉 I 区可产生更高的收缩压,但阻断主动脉 I 区却也增加额外的缺血负担。因而有人提出在阻断主动脉Ⅰ区后，随着患者病情逐渐稳定，可将球囊移位到主动脉Ⅲ区，在减少盆腔出血的同时也恢复腹腔脏器的血流灌注，减少缺血再灌注损伤。

（张　茂　翁丹雷）

# 参 考 文 献

[1] Elias K，Engelhardt M. Resuscitative endovascular balloon occlusion of the aorta: Bridge to surgery[J]. Unfallchirurg，2018，121（7）：537-543.

[2] King DR. Initial Care of the Severely Injured Patient[J]. N Engl J Med，2019，380（8）：763-770.

[3] Hughes CW. Use of an intra-aortic balloon catheter tamponade for controlling intra-abdominal hemorrhage in man[J]. Surgery，1954，36（1）：65-68.

[4] Low RB，Longmore W，Rubinstein R，et al. Preliminary report on the use of the percluder® occluding aortic balloon in human beings[J]. Ann Emerg Med，1986，15（12）：1466-1469.

[5] Gupta BK，Khaneja SC，Flores L，et al. The role of intra-aortic balloon occlusion in penetrating abdominal trauma[J]. J Trauma，1989，29（6）：861-865.

[6] Abe T，Uchida M，Nagata I，et al. Resuscitative endovascular balloon occlusion of the aorta versus aortic cross clamping among patients with critical trauma: a nation-wide cohort study in Japan[J]. Crit Care，2016，20（1）：400.

[7] Otsuka H，Sato T，Sakurai K，et al. Effect of resuscitative endovascular balloon occlusion of the aorta in hemodynamically unstable patients with multiple severe torso trauma: a retrospective study[J]. World J Emerg Surg，2018，13：49.

# 第一百四十六章　急诊腔镜技术

## 第一节　急诊腔镜技术的概述

腔镜技术是通过自然腔道或人工建立的工作通道，采用内镜系统，在患者自然腔道、自然体腔或人工建立的腔隙空间内进行诊断与治疗的手术操作的总称。随着内镜技术的发展，目前腔镜手术已经被广泛应用于临床诊断与治疗中。本章着重讨论胸腹部腔镜在急诊环境下的应用。

腔镜技术是现代微创外科（minimally invasive surgery，MIS）的源起。早在20世纪初，诊断性腔镜手术就被应用于胸腹腔内疾病的诊断。相对于传统实验室检查与影像学检查，腔镜具有更为直观的特点，对于胸腹腔内病灶可以作出更为准确的判断，有助于降低因诊断不明导致的治疗时机延误的风险（图20-146-1）。腔镜诊断术同样存在下列不足：①腔镜诊断术是需要在麻醉下进行的创伤性检查；②由于腔镜技术的局限，腔镜诊断术对胸腹腔内深部的病变诊断率偏低，而这正是CT、MRI、体外超声、内镜超声等影像学检查的优势所在，将两者有机结合可大大提高临床诊断的准确性与特异性。

从20世纪80年代第一台腹腔镜下胆囊切除术开始，随着内镜设备、腔镜下手术器械及手术操作技术的发展，腔镜技术逐渐成为绝大多数胸腹部疾病外科手术的首选术式。腔镜手术相对于传统开放手术，具有手术创口小，术后疼痛轻、术后恢复快的优势；同时，腔镜放大的视野可以协助外科医生辨别更为细微的解剖结构，完成更为精细的操作。此外，通过动物实验证实，腔镜手术造成的机体应激反应也较开放手术有所降低。

在急诊环境下，对难以快速明确诊断、具有开放探查手术指征的胸腹部急症患者实施诊断性腔镜手术，既可以在微创的前提下提高诊断效率，也可以在明确诊断后，为此类患者提供微创手术治愈的可能，同时还最大限度避免了阴性开放探查对患者造成的不必要的手术创伤；而对于已经明确诊断的胸腹部外科急症的患者，腔镜手术也不失为一种有效的治疗手段。目前普遍认为，大部分非创伤性胸腹部外科急症，可首先采用诊断性或治疗性腔镜手术；而在胸腹部创伤领域，腔镜技术的应用价值仍然存在一定的争议。以 Ivatury 为代表的学者在20世纪90年代开始将腹腔镜技术引入腹部创伤的诊治。此后的几

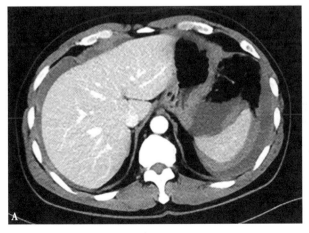

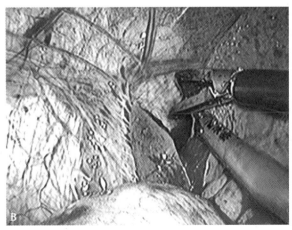

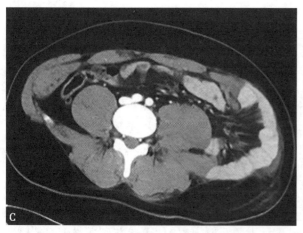
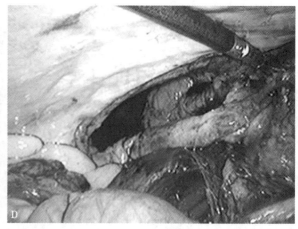

图 20-146-1 腔镜的优势

相对于影像学检查，腔镜手术可更为直观与准确地明确诊断。A. 患者 a 闭合型腹部外伤，CT 提示腹腔积血，但无法确定出血来源。B. 患者 a 腹腔镜探查提示脾脏上极撕裂伤。C. 患者 b 闭合性腹部外伤，CT 提示创伤性腹壁疝形成。D. 患者 b 腹腔镜探查后补充诊断降结肠大段挫伤坏死。

十年中，胸腹部创伤中腔镜的应用并没有像其他外科领域一样得到长足发展。创伤后局部显露困难、创伤医生缺乏腹腔镜操作经验、特殊部位探查困难，以及对漏诊的担心，可能是导致这一现状的原因。值得注意的是，近年来国内外对胸腹部创伤腔镜治疗的报道正在逐年逐渐增加。

## 第二节 腔镜手术系统的基本组成

腔镜手术系统（图 20-146-2）由 5 个基本系统组成：摄录像监视系统、$CO_2$ 气体供给系统、能量平台、冲洗 - 吸引系统与手术器械。

1. **摄录像监视系统** 包括腔镜镜体、摄像主机、摄像头、冷光源、监视器等，是腔镜系统的核心，负责照明、图像采集、处理、传输与显示，为术者提供了视野的延续。基本的腔镜系统通过单摄像头采集图像，术者操作时对于精细的立体定位存在一定困难；而固化的镜体视角也在一定程度上限制了显露成像范围，有时术者需要调整脏器位置或更换工作通道以实现更为全面的显露。近年来，立体摄像与还原技术及可变视角镜体的产品化，在一定程度上解决了上述问题，但价格昂贵，在国内尚未普及。

2. **$CO_2$ 气体供给系统** 最初应用于腹腔镜

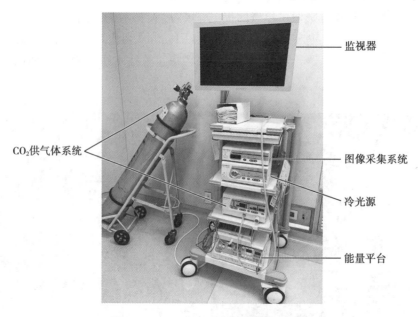

监视器

$CO_2$供气体系统

图像采集系统

冷光源

能量平台

图 20-146-2 腔镜手术系统的基本组成

人工气腹等的建立，为术者提供了良好的术野与操作空间。同时，$CO_2$ 在血液中溶解度高、弥散性好，且容易通过肺呼出，相对于其他气体造成气栓等并发症的风险较低。在胸腔镜手术中，如单肺通气效果不佳，或希望实现更小的手术通路，也可在胸腔内施加一定压力的 $CO_2$ 气体，以达到良好的单肺萎陷的效果。

3. **能量平台**　用以剥离和切割组织，并对损伤界面进行凝血和血管闭合处理，常用的能量平台包括高频电刀、双极电凝、超声手术刀、血管闭合系统等。

4. **手术器械**　门类多，由于工作通道和体内操作空间狭窄的限制，腔镜手术器械不同于传统手术器械，需要更为复杂的机械结构，同时还需要为简化体内复杂、繁琐的操作（如血管闭合、空腔脏器吻合等）而设计专用的特殊器械。得益于腔镜手术器械的发展，腔镜下治疗性手术的难度、精细度已经得到显著提高。与此同时，复杂操作的耗时也明显缩短，某些手术或操作甚至比传统开放手术更为便捷与高效。值得注意的是，由于腔镜手术器械往往需要以工作通道为轴点进行移动，有些器械甚至可以灵活调整体内工作元件的方向或角度，这些都要求术者具备反向操作甚至更为复杂的空间想象和操作能力，初学者需要循序渐进，切不可盲目施行，以免医源性损伤的发生。

## 第三节　腹腔镜在外科急症中的应用

### 一、非创伤急诊诊断性腹腔镜术的适应证

1. 原因不明的急腹症。

2. 急性非特异性腹痛（non-specific acute abdominal pain，NSAP）。

3. 对是否行剖腹探查犹豫不决的急腹症。

4. 已获诊断与患者症状、体征不符，需进一步确诊者。

### 二、创伤急诊诊断性腹腔镜术的适应证

1. **闭合性腹部损伤**

（1）辅助检查明确损伤脏器及部位，符合确定性腹腔镜手术治疗适应证，须在确定性手术操作的同时排查其他腹腔内合并伤。

（2）临床体征及影像学证据支持有腹腔内脏器损伤可能，但部位不明确。

（3）有临床体征，但影像学证据无明显阳性发现，或有发现但无法解释临床体征。

（4）有临床体征，但短时间内无法进行 CT、超声等辅助检查。

（5）多发伤患者，须首先排除腹腔内脏器损伤，再依次处理其他损伤。

2. **开放性腹部损伤**

（1）腹壁穿通伤，已经被证实或高度怀疑有腹内脏器损伤。

（2）虽然无证据证明腹腔内脏器损伤，但是腹部前壁穿通伤大于 3 处。

（3）穿通伤部位特殊或伤道复杂，无法行伤道探查明确伤道全程，如臀部或腰部刺入。

（4）胸腹联合穿通伤，怀疑有横膈膜损伤。

3. **非手术治疗失败**

（1）选择非手术治疗的腹部创伤患者，在观察过程中出现病情加重，如腹腔内中量出血 >200mL/h，<500mL/h（通过连续超声检查），或腹膜炎体征加重范围扩大，怀疑膈肌损伤，腹腔脓肿形成、急性创伤后胆囊炎、肠系膜血运障碍。

（2）初筛阴性的腹部创伤患者，在观察过程中仍怀疑有腹内脏器损伤。

### 三、非创伤急诊治疗性腹腔镜术的适应证

1. 急性阑尾炎。

2. 急性胆囊炎。

3. 消化道穿孔。

4. 局段性肠道坏死。

5. 血流动力学稳定的宫外孕或黄体破裂出血。

6. 卵巢蒂扭转。

7. 肠套叠。

### 四、创伤急诊治疗性腹腔镜术的适应证

1. Ⅰ～Ⅱ（AAST）级的肝脏或脾脏损伤的止血治疗。

2. Ⅱ（AAST）级以上脾破裂，行保留脾脏或脾脏切除术。

3. 肠系膜或大网膜撕裂,行止血、修补术。

4. 膈肌修补术。

5. 胃修补术。

6. 小肠修补术。

7. 小肠肠段切除术。

8. 结肠修补或结肠肠段切除 + 远端关闭近端造口术。

9. 膀胱修补(Ⅲ级,AAST)。

10. 胰尾切除术。

11. 胰周引流术。

12. 肾修补或肾切除术。

13. 十二指肠前壁破裂修补或引流术。

### 五、急诊腹腔镜手术的禁忌证

1. 严重心、肺功能障碍。

2. 血流动力学不稳定。

3. 难以纠正的凝血功能障碍。

4. 重度肝功能障碍、肝性脑病前期或大量腹水。

5. 腹壁内、腹腔内严重感染者。

6. 严重颅脑外伤或伴有颅内高压的患者,无颅内压监测的情况下。

7. 严重胸部损伤。

8. 建立腹腔镜入路或气腹困难者,如广泛腹腔内粘连、严重腹内高压力、大面积腹壁缺损、肠梗阻伴严重肠胀气。

9. 医生经验缺乏或设备不足。

腹腔镜在外科急症中的应用见图 20-146-3。

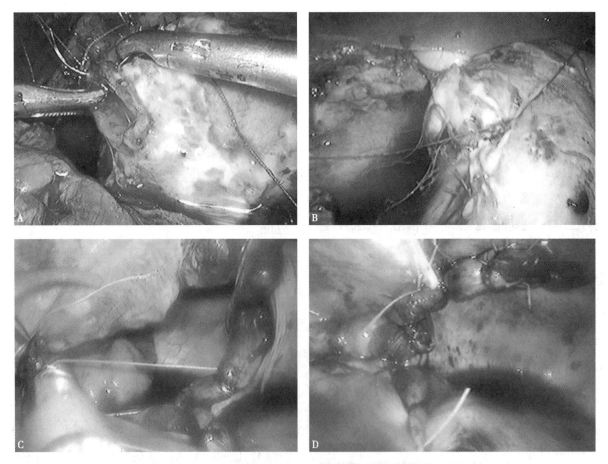

**图 20-146-3 腹腔镜在外科急症中的应用**

A. 患者 a 系十二指肠损伤,腔镜下探查见十二指肠Ⅱ段外侧壁直径约 1cm 破裂,伴腹膜后污染。B. 患者 a 腔镜下十二指肠修补术后。C. 患者 b 系左侧膈肌破裂,膈疝形成,为腔镜下内脏复位后表现。D. 患者 b 膈肌破裂行腔镜下修补术后。

## 第四节　胸腔镜在外科急症中的应用

### 一、非创伤急诊胸腔镜术的适应证

1. 原因不明的胸水。
2. 肺大疱自发性气胸,经胸腔闭式引流失败。
3. 自发性血气胸原因不明。

### 二、创伤急诊胸腔镜术的适应证

#### (一)闭合性胸部损伤

**1. 创伤性血胸**

(1)出血已停止的中等量以上的血胸(出血量>500mL)。

(2)持续性出血,但血流动力学尚能稳定者。

(3)凝固性血胸。

**2. 创伤性气胸**

(1)中等量以上的气胸。

(2)张力性气胸。

(3)创伤性气胸经正规闭式引流1周未能治愈或反复不愈。

**3. 肺裂伤**

(1)明确有肺实质裂伤。

(2)肺实质裂伤伴中量以上血气胸。

**4. 创伤性膈肌破裂**

#### (二)开放性胸部损伤

1. 伤道贯穿胸壁,疑似胸内脏器损伤。

2. 伤道贯穿胸壁,明确肺损伤或肋间血管损伤。

3. 伤道位于腹部、腰背部、颈部、锁骨上或肩胛区,疑似或明确有胸内脏器损伤。

4. 胸腹联合穿通伤,怀疑有横膈膜损伤。

5. 疑似心脏不完全贯通伤伴心包积血,须行心包开窗术。

### 三、创伤急诊治疗性胸腔镜术的禁忌证

1. 严重心、肺功能障碍。
2. 血流动力学不稳定。
3. 难以纠正的凝血功能障碍。
4. 重度胸部创伤,无法耐受单肺通气。
5. 心肺功能储备差,不能耐受单肺通气。
6. 胸腔内广泛粘连。
7. 明确胸内大血管或心脏贯通伤或破裂出血。
8. 医生经验缺乏或设备不足。

胸腔镜在外科急症中的应用见图20-146-4。

## 第五节　小结与展望

微创是当今外科发展的趋势,腔镜技术的发展,开创并推动着现代微创外科的发展,目前腔镜已进入了3D、机器人辅助的时代。大量的腔镜下手术器械的出现,让外科医生得以开展更多具有一定难度的手术操作,使得腔镜手术的术式日渐丰富,适应证也日益广泛。腔镜手术已经成为大多数胸腹部外科性疾病的首选术式。然而在急诊领域,腔镜技术的应用仍相对滞后,且发展极不均衡,尤其是在胸腹部创伤领域,腔镜的应用仍备受争议。腔镜手术对术者的技术水平要求较高,有经验的医

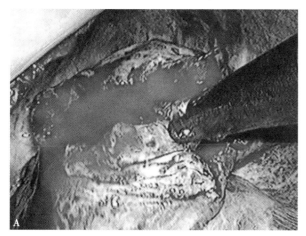
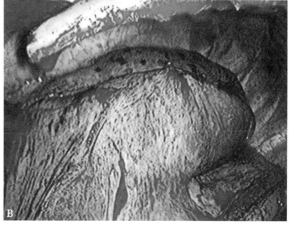

图 20-146-4　胸腔镜在外科急症中的应用

生很难出现在急诊手术的一线,术者对腔镜手术在急诊的应用认识不足等因素是造成这种局面的主要原因。近年来,急诊胸腹部腔镜手术逐渐被更多医生接受,并逐步开展许多探索性工作,相关文献报道逐年增加,急诊腔镜手术的适应证也在不断增加。腔镜用于胸腹部外科急症的治疗具有创伤小、恢复快、操作安全、能有效缩短住院时间等特点。相信随着腔镜手术技术的完善、腔镜器械的改进,腔镜技术在胸腹部外科急症治疗领域必将发挥更大的作用。但是急诊医生在大力发展该技术的同时,也应根据自身实际情况严格掌握适应证,严格遵守探查规范,警惕漏诊可能;在遇到困难病例时,不应盲目追求"全腔镜下"手术,必要的中转开腹可以避免病情延误,减少严重并发症的发生。此外,目前针对急诊胸部腔镜手术的适应证、禁忌证体系绝大多是仍建立在个别中心或医生的临床经验的基础之上,缺乏高等级循证医学证据的支持。今后在不断发展急诊腔镜手术技术的同时,还须针对具体的适应证或禁忌证开展更具检验效能的临床随机对照前瞻性研究及多中心研究。

（刘明华）

# 参 考 文 献

[1] 张启瑜,钱礼. 腹部外科学 [M]. 2 版. 北京:人民卫生出版社,2017.

[2] 王俊. 胸腔镜外科学 [M]. 2 版. 北京:人民卫生出版社,2017.

[3] 蔡秀军. 腹腔镜肝脏外科学 [M]. 杭州:浙江大学出版社,2017.

[4] Hajibandeh S, Hajibandeh S, Gumber AO, et al. Laparoscopy versus laparotomy for the management of penetrating abdominal trauma: A systematic review and meta-analysis[J]. Int J Surg, 2016, 34: 127-136.

[5] Matsevych O, Koto M, Balabyeki M, et al. Trauma laparoscopy: when to start and when to convert?[J]. Surg Endosc, 2018, 32(3): 1344-1352.

[6] Cirocchi R, Birindelli A, Inaba K, et al. Laparoscopy for Trauma and the Changes in its Use From 1990 to 2016: A Current Systematic Review and Meta-Analysis[J]. Surg Laparosc Endosc Percutan Tech, 2018, 28(1): 1-12.

# 第一百四十七章　急诊床旁血液净化技术

## 第一节　回顾和展望

19世纪,苏格兰化学家 Graham 首先提出了"透析"(dialysis)的概念,1912年,Abel 及其同事第一次对活体动物进行弥散(diffusion)实验。20世纪40年代,血液透析技术开始在临床上用于尿毒症患者的治疗。近年来,危重病医学越来越受到重视,危重患者常需呼吸机支持治疗而难以搬动,且内环境不稳定,希望能在床旁进行血液净化治疗,传统透析技术已不能满足这一要求,这就需要有高效、稳定且操作简便的床旁连续性肾脏替代治疗(continuous renal replacement therapy,CRRT)技术。

自1977年 Kramer 等首先提出连续性动脉-静脉血液滤过(continuous arterio-venous hemofiltration,CAVH)并应用于临床以来,由于其克服了传统血液透析所存在的"非生理性"治疗的缺陷,在临床上被迅速推广使用。经过多年实践,CAVH 技术已衍生出一系列治疗方式:连续性静脉-静脉血液滤过(continuous veno-venous hemofiltration,CVVH);连续性动脉-静脉血液透析(continuous arterio-venous hemodialysis,CAVHD);连续性静脉-静脉血液透析(continuous veno-venous hemodialysis,CVVHD);连续性动脉-静脉血液透析滤过(continuous arterio-venous hemodiafiltration,CAVHDF);连续性静脉-静脉血液透析滤过(continuous veno-venous hemodiafiltration,CVVHDF)及缓慢连续性超滤(slow continuous ultrafiltration,SCUF)。

经过实践探索,CRRT 的临床应用范围已超过肾脏替代治疗范畴,已经从最初治疗重症急性肾功能衰竭扩展至各种常见危重患者的救治和非肾脏病治疗领域,CRRT 的称谓已不能完全概括此项技术的实际临床价值,连续性血液净化(continuous blood purification,CBP)这一名词更符合临床实际。

CBP 在重症监护病房中广泛应用,是近年来急危重病急救技术领域的重要发展,是一个医疗单位对急危重病急救水平的重要标志。CBP 在急危重病尤其是非肾脏病领域中的应用迅速发展,在急危重疾病的救治中发挥了较大的作用,在多脏器功能障碍综合征(MODS)、重度感染、急性呼吸窘迫综合征(ARDS)、严重肝病、重症急性胰腺炎、外科术后并发的危重疾病的治疗中展现了广泛的应用前景。技术人员仍在不断探索能够更有效地清除炎症因子、净化毒素的新型滤器和净化模式,这将使 CBP 在危重病临床上发挥更大的作用。

## 第二节　床旁血液净化模式

连续性血液净化(CBP)的优点为血流动力学稳定、生物相容性好、可持续高效进行、易于个体化、可以在监护病床旁边监护边进行,特别适用于危重患者。

1. **连续性血液滤过**　无须透析液系统,只需利用血泵产生的压力差,使血液通过血滤器,在透析过程中清除血浆中的水分、电解质和一部分小分子溶质。其优点是方法简便,不需任何复杂的机器,体循环稳定,而且对水分的清除十分有效,同时还有清除炎症介质的作用。除可用于肾功能衰竭外,尚可用于 SIRS、MODS、ARDS、重症胰腺炎、慢性心衰、重症肝炎、水中毒等。

2. **连续性血液透析**　需有透析液系统,应用血液透析机,主要清除血中小分子溶质及电解质、可透性药物和毒物,且可利用超滤系统清除血浆中的水分。主要用于急慢性肾功能衰竭、可析性药物及毒物中毒及严重电解质紊乱的治疗。

**3. 连续性血液透析滤过** 把血透、血滤序惯进行，可清除血中小部分有害溶质，是治疗急慢性肾功能衰竭的有效办法，其集中了血透和血滤的作用。

**4. 血液灌流** 与血滤相同，均不需透析液系统，而是使用特别的灌流装置（如碳罐、树脂罐），主要用于药物、毒物中毒。

**5. 免疫吸附** 利用吸附材料，从血液中特异或选择性地吸附并除去与免疫有关的病因物质的方法。狭义上讲，免疫吸附是利用抗原 - 抗体反应进行吸附的方法，主要用于免疫性疾病及肝脏疾病。

**6. 血浆置换** 使用血细胞分离机或血浆膜分离器，将患者的血浆分离出并弃掉，而有形成分输回患者体内，然后补充相应的正常血浆和 / 或置换液。主要用于清除血中的各种毒素、炎症介质、非可析性药物及血内异常物质（抗体、抗原抗体复合物、巨球蛋白、冷球蛋白等）。临床用于 SIRS、MODS、MOF、ARDS、神经系统疾病（吉兰 - 巴雷综合征、重症肌无力）、风湿性疾病、血液病、重症肝炎等。

**7. 人工肝** 是一整套包含血浆置换、血液透析、血液滤过、血液 / 血浆灌流、分子吸附循环系统、连续性血液净化治疗等方法，用于治疗重型肝炎的技术和治疗方法。需要根据患者病情选择单用或联合应用以上技术。

# 第三节 主要血液净化模式的原理

## 一、血液透析的原理

依靠透析器中的半透膜材料，把血液中特定的物质分离清除的方法。

**（一）弥散（分子扩散或扩散）**

溶质从高浓度处向低浓度处的运动。

**1. 影响因素**

（1）溶质的分子量和分子体积。

（2）半透膜两侧溶液的浓度差（溶质浓度、分子体积）。

（3）半透膜阻力、半透膜厚度、孔径膜孔数。

**2. 溶液分类**

（1）高分子溶液：溶质分子直径在 1～100nm，为胶体溶液，如蛋白质，不能透过半透膜。

（2）低分子溶液：溶质分子直径 <1nm，为晶体溶液，如葡萄糖、氯化钠，容易透过半透膜。

**（二）对流（超滤、对流转运）**

液体在压力梯度下，透过半透膜的运动能透过透析器的物质。

**1. 常见可以透过半透膜的物质** BUN、Cr、UA、电解质、葡萄糖、细菌内毒素等。

**2. 不能透过透析器的物质** 红细胞、白细胞、血小板、蛋白质、细菌、病毒等。

**（三）溶质弥散的速率影响因素**

1. 透析器的通透性。

2. 透析器的表面积。

3. 膜两侧的溶质浓度差。

## 二、血液滤过的原理

血液滤过模仿肾单位的滤过重吸收原理，将患者的血液引入具有良好通透性并与肾小球滤过膜面积相当的半透膜滤过器中，当血液通过滤器时，血浆内的水分就被滤出（类似肾小球滤过），以达到清除潴留于血中过多的水分和溶质的治疗目的。

血液滤过率的大小取决于滤过膜的面积、跨膜压、筛过系数（某物质筛过系数 = 滤过中某物质的浓度 / 血液中某物质的浓度）和血流量。

在人体中，肾单位滤出的原尿，经过肾小管时，其中大部分的成分都会被选择性地重吸收，而未被重吸收的废物部分，则以尿液的形式被排出体外。人工的血液滤过装置，不具备选择性重吸收的功能。为了补偿被滤出的液体和电解质，保持机体内环境的平衡，血滤装置在滤出废液的同时，需要"选择性"地回输生理浓度的电解质液，此即置换液。

血滤与血透的主要区别在于：血透是依赖半透膜两侧的溶质浓度差所产生的弥散作用进行溶质清除，对中分子溶质的清除效能很差。血液滤过模仿正常肾小球清除溶质的原理，以对流的方式滤过血液中的水分和溶质，其清除率与分子量大小无关，分子量不同的肌酐和菊粉的清除率均为 100～120mL/min。故血滤在清除中分子物质方面优于血透。

## 三、血浆置换的原理

血浆置换可以视作特殊形式的血液滤过。差别在于，血浆置换时，滤器滤出的不只是电解质液，而是废血浆；最后回输的不是生理浓度的"置换液"，而是正常的血浆。受血浆供应量的限制，血浆置换并不能连续不断地进行。血浆置换频度取决于病情的严重程度及疗效，多数学者主张每隔 24~48 小时置换一次为宜。一些研究发现，血浆置换量超过患者血浆容量的 1.5 倍时，其置换效能迅速下降，再增加置换量不能取得更佳的效果。所以每次的血浆置换量，以置换患者的血浆容量的 1~1.5 倍为宜。

## 四、血液灌流的原理

利用灌流器中吸附剂的吸附作用来净化血液，可以清除体内的外源性或内源性物质、药物。目前，以治疗药物中毒为其主要临床应用。

常用吸附材料有活性炭、树脂、离子型吸附剂、免疫吸附剂。

活性炭和树脂都具有多孔性、高比表面积的特点，为广谱吸附剂。非脂溶性、伴酸中毒的毒物中毒如醇类（甲醇、乙二醇）、水杨酸、含锂化合物、溴化合物，灌流不如常规血透效果好，如有必要时可联合血透进行治疗。

离子型吸附剂、免疫吸附剂则是在树脂、琼脂糖、聚乙烯醇、纤维素等人工载体上耦联了阳离子功能基团、抗原、补体等成分，可以进行选择性吸附。

## 五、分子吸附再循环系统的原理

近来用于临床的分子吸附再循环系统（MARS），由白蛋白再循环系统、活性炭、树脂和透析等方法组成，包括三个循环：血液循环、白蛋白循环和透析循环。它模拟肝脏的解毒过程，通过 MARS 膜（模拟肝细胞膜）和白蛋白透析（模拟肝脏解毒过程）选择性地清除体内代谢毒素。

MARS 清除毒素的过程：MARS 膜（MARS FLUX 透析器）一侧与含有毒素的血液接触，另一侧为 20% 的白蛋白透析液。血液中的蛋白结合毒素及水溶性毒素通过 MARS 膜的转运，转移至白蛋白透析液循环回路中；透析中的蛋白以配体结合转运蛋白的形式来结合毒素；毒素通过活性炭吸附柱和阴离子交换吸附柱被清除，白蛋白透析液得以再生和循环使用；同时水溶性小分子物质，如尿素、尿酸、肌酐等通过透析回路被清除。

MARS 的优点在于中间蛋白，血浆不与活性炭及阴离子树脂接触，不会发生凝血因子和蛋白质的吸附和破坏，不会丢失肝细胞生长因子及其他营养成分，具有血液动力学的稳定，持续去除中小分子毒素及纠正电解质紊乱的优点。MARS 人工肝主要用于改善重型肝炎肝性脑病的脑功能，改善血液动力学及肝脏的合成功能，对于肝肾综合征有较好的治疗效果。

# 第四节　临床应用

**1. 急性肾功能衰竭（ARF）** 对于急性肾功能衰竭患者，传统的血液透析可加重脏器的损害，特别是重症患者，当需要清除体内的大量水分时，对于 ARF 合并心血管系统不稳定、严重容量负荷过多、脑水肿、高分解代谢和需要大量补充液体时，应选用 CBP 治疗。

**2. 慢性肾功能衰竭** 由于 CBP 的问世，IHD 也逐渐被 CBP 替代，特别是 CAVHDF 或 CVVHDF 大大提高了慢性肾功能衰竭患者的生活质量。

**3. SIRS 和 MODS** SIRS 主要是由于炎症介质和细胞因子的失控性释放。在其发病机制中，并没有一种炎症介质起唯一决定性的作用，这可能是以往设计的针对某一种炎症介质治疗方法效果不理想的原因，如抗 TNF 单抗、抗 IL 单抗等均未能降低其病死率。MODS 是 SIRS 的发展结果，也是大量炎症介质和细胞因子对机体损伤的结果，国内外已有许多文献报道应用血液净化可清除大量炎症介质，而 CBP 效果更佳。应用 CBP 也可使 SIRS 与 CARS 达到新的平衡，使内环境趋于稳定，这也是 SIRS、MODS 和 MOF 治疗的关键之一。对于 CBP 清除细胞因子的报道不多，其对前炎症细胞因子（IL-1、IL-6、TNF）、特异性拮抗物与抗炎症细胞因子的清除有无针对性，对细胞因子的合成有无影响，是今后应研究的主要问题。血浆置换在清除炎症介质和细胞因子上优于 CBP，但血浆置换成本较高。

**4. ARDS** ARDS 也是常见的一种危重病，

Bone 等认为，SIRS 患者中 25% 发生 ARDS。而肺又是 MODS 中常见的受累器官。血浆置换及 CBP 均可改善 ARDS 的预后。其不但可以清除炎症介质，同时对肺水的清除也有益，从而使肺内分流下降，改善其氧合功能。

**5. 重症胰腺炎** 是一种非感染性 SIRS，其发病机制是胰蛋白酶活化，消化自身胰腺组织，同时胰蛋白酶进入血液，作用于不同的细胞，释放出大量血管活性物质和炎症介质。近年来已应用单克隆和多克隆抗体中和各种炎症介质和毒素，但仍有局限性。

**6. 严重电解质、水、酸碱失衡**

（1）高钠血症：血钠 > 150mmol/L。首先应确定是脱水还是真性高钠；高钠血症致血晶体渗透压增高，从而导致细胞内脱水，对此类患者采用血液净化配合治疗效果更佳且安全。可根据患者的原发病情况和血液生化检查决定其净化方式和透析液或置换液的内容。

（2）低钠血症：血钠 < 120mmol/L。首先观察患者有无低钠的临床表现，低钠血症的晶体渗透压低，会导致细胞内水肿，临床上主要有脑细胞水肿的症状。其次确定病因和低钠的类别（真性低钠、溶质性低钠、稀释性低钠）。由于透析液中的电解质浓度是可调的，所以无论是哪一类型的低钠，应用血液净化均有效。故应根据患者的病因及合并症情况选择净化方式，如合并水中毒则以血滤为主，合并酸碱失衡可做血液透析或血液透析滤过。

（3）高钾血症：血液净化特别是血液透析是纠正高钾血的有效方法。一般内科的常规方法是促使钾离子从细胞外向细胞内转移，是临时性应急办法，不如血液净化方便迅速，但关键还是病因治疗。

（4）低钾血症：严重低钾血症除病因治疗外，重要的是尽快使血清钾恢复至 3.0~3.5mmol/L。常规处理是静脉输入或口服补钾制剂，但会导致一些副作用（静脉炎、胃肠道刺激症状）。有一些严重低钾（< 2.0mmol/L），补钾速度难以达到要求，应用血液透析或 HDF 将透析液中的钾离子浓度调至 5.0mmol/L，净化 2~4 小时血钾即可达到 3.5mmol/L 左右，然后根据血钾水平再决定透析液中钾的含量或者决定从静脉补钾的速度及量。

总之，血液净化纠正低钾血症既迅速又安全。

（5）水中毒：对任何原因导致的全身严重水潴留，常规方法治疗疗效不佳者，可采用血液滤过。

（6）酸碱平衡紊乱：对于重度酸中毒，包括乳酸酸中毒，使用药物治疗效果不佳者，可选用 CBP。

**7. 肝功能衰竭** 无论是重症肝炎还是其他原因所致肝衰竭，目前国内外均较广泛地应用血液净化方式去治疗并取得了较好的疗效。

（1）肝功能衰竭中血液净化的方式：CBP、血浆置换、血液灌流、血液吸附；体外肝脏辅助治疗（原代肝细胞培养、单克隆细胞株滤器）、体外肝脏灌流等。

（2）血液净化指征：暴发性而可逆性肝衰竭、肝昏迷、颅内高压、肝移植术前准备、肝移植术中容量控制、可逆性肝肾综合征。

（3）血液净化在肝功能衰竭时可清除的毒素：血液透析清除小分子毒素（氨、假性神经递质、γ 氨基丁酸）。血液滤过清除中分子物质（细胞因子、酚类、脂肪酸、硫醇等）。血液灌流可清除胆酸、胆红素、细胞因子、硫醇、酚类。血浆置换或清除与白蛋白结合的物质或大分子物质（芳香族氨基酸、胆酸、胆红素、内毒素、NO、细胞因子、吲哚类、硫醇、酚类等）。

**8. 药物或毒物中毒** 临床观察到 CBP 超滤液中有血浆中所有的药物，其含量取决于血浆药物浓度和蛋白结合浓度，一般来说，只有游离的药物才能被滤出。药物或毒物中毒时，如内科治疗不能排出或缓解毒物作用，应及时应用血液灌流、CBP、血浆置换。另外，高通量滤器对药物、毒物有不同程度的吸附能力，可大大提高药物、毒物的清除率。

**9. 神经系统疾病** 感染性多发性神经根炎（吉兰 - 巴雷综合征）、重症肌无力等，国内外采用血浆置换可缓解病情、改善预后。

**10. 风湿性疾病、血液系统疾病** 国内外文献报道，应用血浆置换、免疫吸附可治疗系统性红斑狼疮、类风湿关节炎、原发性巨球蛋白血症、血小板减少性紫癜、自身免疫性溶血。

**11. 顽固性心衰** 对利尿剂和血管扩张药物反应差的心力衰竭患者应用血滤清除体内水分，减轻前负荷的疗效十分显著，血液净化还可纠正心力衰竭患者的生化异常和电解质紊乱。

**12. 其他**

（1）高脂血症。

（2）皮肤病、天疱疮。

## 第五节 连续性血液净化治疗的抗凝问题

### 一、抗凝的目标

CBP 治疗需要应用抗凝剂，以保证滤器的有效性。但危重患者常合并有较严重的出凝血功能障碍，尤其是大手术后患者及有活动性出血的患者，抗凝剂的应用有很大风险。目前虽有多种抗凝剂及抗凝方案可供选择，但抗凝方案应个体化。抗凝方案应尽量减轻血滤器的膜和血路对凝血系统的激活作用，同时可长时间维持血滤器和血路的有效性；尽量减少全身出血的发生率，将抗凝作用局限在体外循环的血滤器和血路内。因此，理想的抗凝剂应具有下列特点：用量小，维持体外循环有效时间长；不影响或改善血滤器膜的生物相容性；抗血栓作用强而抗凝作用弱；药物作用时间短，且抗凝作用主要局限在滤器内；监测方法简单、方便，最适合床旁进行；过量时有拮抗剂；长期使用无严重副作用。

### 二、抗凝方法

**1. 全身肝素抗凝法** 肝素抗凝是抗凝方案中最常用的抗凝方法，首次剂量予 15～30U/kg；维持量为 5～15U/(kg·h) 或 500U/h，大部分患者获得满意的抗凝效果。上述用量不随血流量变化而更改，否则会增加滤器凝血的危险。优点是方便，易于监测，过量时可用鱼精蛋白迅速中和。缺点是出血发生率高，药代动力学多变，血小板减少等。主要用于高凝状态、无明显出血倾向的患者。

**2. 局部肝素化法** 滤器动脉端输入肝素的速度为 600～800U/h，静脉端输入鱼精蛋白的速度为 5～8mg/h，保持滤器中活化部分凝血活酶时间（APTT）在 130 秒左右，其对全身的抗凝作用较轻微。治疗中需要监测凝血酶原时间（PT）及 APTT，分别从肝素后动脉端，鱼精蛋白后静脉端及肝素前动脉端抽血检验。鱼精蛋白需要量随个体和治疗时间的变化而变化，每 100U 肝素需要鱼精蛋白 0.6～2mg 中和，需用中和试验调整剂量。

**3. 低分子肝素法** 低分子肝素是一类新型抗凝药物，抗 Xa 因子的作用强于抗 IIa。它具有较强的抗血栓作用，而抗凝血作用较弱，出血危险性小，生物利用度高及使用方便等优点，是一种理想的抗凝剂。特别适合于危重患者及有出血危险的患者。一般情况下，将其抗 Xa 活性控制在 0.4～0.5/mL 内较为安全。法安明（fragmin）首剂静脉注射（抗 Xa 活性）15～20U/kg，追加 7.5～10U/(kg·h)。其调整剂量由抗 Xa 因子水平来决定，而 APTT 无效。低分子肝素的缺点是用鱼精蛋白不能充分中和，监测手段较复杂。低分子肝素主要用于出血倾向较明显的患者。

**4. 无肝素抗凝法** 对高危患者及合并有凝血机制障碍的患者可采用无肝素抗凝法行 CBP。无肝素 CBP 最好采用生物相容性好的滤器。首先用含肝素 5 000U/L 的等渗盐水预充滤器和体外循环通路，浸泡 10～15 分钟，CBP 前用等渗盐水冲洗滤器及血路。血流量保持在 200～300mL/min，每 15～30 分钟用 100～200mL 等渗盐水冲洗滤器，同时关闭血液通路，适当增加超滤去除额外冲洗液。前稀释补充置换液，CBP 中应避免在血液管路中输血，以免增加凝血的危险。

**5. 局部枸橼酸盐抗凝法** 本法在常规透析中已显示出很多优越性，但该技术的顺利进行需以强大的弥散作用清除枸橼酸钙作为基础。从滤器的动脉端输入枸橼酸钠，结合血中的离子钙，以达到抗凝的效果，然后在滤器的静脉端或从外周静脉输入氯化钙以补充血液中的钙离子。同时应选用不含碱基和钙离子、低钠浓度的透析液和置换液。其优点是作为局部抗凝技术，对全身凝血系统影响很小，可用于大手术后或有活动性出血及血小板减少的患者。缺点是代谢性碱中毒的发生率较高，有肝功能障碍的患者可能使肝损害加重，须监测血游离钙、血气等。由于须通过弥散清除枸橼酸钙，该技术仅适用于 CAVHD、CVVHD、CAVHDF 及 CVVHDF。

## 第六节 血液净化的并发症

**1. 血管通路有关并发症** 感染、出血、血栓、动脉瘤形成、窃血综合征。

**2. 净化相关并发症**　失衡综合征、透析相关心包炎、心衰、电解质紊乱、出血。

**3. 抗凝有关并发症**

（1）出血：时间长、抗凝剂量大，有出血倾向者应该用其他方法。

（2）凝血：血流速小、抗凝不当。需要监测凝血功能。

**4. 感染及热源反应**　细菌、细菌碎屑、内毒素，体外循环及透析液污染。

**5. 过敏**　膜、导管、残存消毒药。

**6. 低体温**　时间长、交换液体量大。

总之，床旁血液净化在急危重病治疗中已展示了良好的前景。应用床旁血液净化治疗急危重病与机械通气和营养支持同样重要，临床医师应更关注患者疾病整个过程的动态变化，力求早期诊治才能降低病死率。但床旁血液净化必须强调"连续性"和"个体化"，这是它的优势。其清除作用及调节机体内环境的功能均不能离开"连续性"，只有连续性才能保证内环境的稳定；而只有针对不同患者制定个体化的，甚至是随时调整的血液净化治疗方案，才能适应危重患者的治疗需求。床旁血液净化在急危重病领域的应用仍存在大量问题，需要多学科、多专业的共同探索，有针对性地进行临床研究予以解决。

（朱华栋　杜铁宽）

# 参 考 文 献

[1]　于学忠. 协和急诊医学 [M]. 北京: 科技出版社, 2011.

[2]　黄子通, 于学忠. 急诊医学 [M]. 2版. 北京: 人民卫生出版社, 2014.

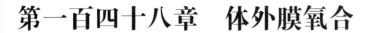

# 第一百四十八章　体外膜氧合

## 第一节　体外膜氧合的基本概念

体外生命支持技术（extracorporeal life support，ECLS）是应用机械装置，长时间但仍属临时性（1~30天）的心或肺功能支持的总称。当在手术室内应用人工心肺机，采用静脉-动脉模式为心脏手术提供完全的心肺支持时，通常将这项技术称为心肺转流（CPB），当使用胸腔外插管进行呼吸和/或心脏支持时，该技术被称为体外膜氧合（extracorporeal membrane oxygenation，ECMO）。ECLS和ECMO一般作为同义缩写名词用于描述心脏或肺功能衰竭患者通过机械装置进行长时间的体外循环支持治疗。ECMO有两种模式，即静脉-动脉（veno-arterial，VA）和静脉-静脉（veno-venous，VV）模式。这两种模式均可提供呼吸支持，但只有VA-ECMO能够提供血流动力学支持。这些装置一般包括插管、连接管路、反馈调节血泵、气体交换装置、热交换器和各种监测装置。

ECLS可以为新生儿、婴儿、儿童、成人心和/或肺功能衰竭的患者提供机械辅助支持。体外生命支持组织（Extracorporeal Life Support Organization，ELSO）成立于1989年，是由多个临床应用ECLS的医学中心组成的一个民间研究组织。有关ECLS适应证、并发症和结局的更多信息可从体外生命支持组织网站获得。

能将体外循环从手术室转到重症监护室（ICU）床旁主要是依靠长效气体交换装置的发明。首例应用于床旁的体外循环的报道见于1972年。之后一项早期的ECMO随机化临床研究由于种种原因被提前终止，导致在成人呼吸衰竭中ECMO的应用停滞数十年。1976年，ECMO第一次应用于新生儿，此后在新生儿心脏支持中表现出明显的优越性，随后ECMO对成人呼吸衰竭的作用才

得到重新评估，之后进行的所有9项对照试验显示，对于新生儿（5项试验）、儿童（1项试验）和成人（3项试验），与传统治疗相比，ECMO可显著改善生存率。对于急性致死性疾病，ECMO是唯一经过对照试验验证的生命支持系统。针对严重急性呼吸功能衰竭患者的初步观察性研究和非对照临床试验报告，接受ECMO治疗的患者的生存率为50%~71%。VA-ECMO可以为心源性休克或心搏骤停的成年患者提供急性期支持治疗。如果患者脑功能正常或仅有轻度障碍，那么ECMO治疗可维持到患者病情恢复，或维持到患者接受长期心室辅助装置（作为心脏移植的过渡）以前。据观察性研究和病例系列研究报道，在因心搏骤停、严重心源性休克或心脏手术后难以脱离体外循环而接受ECMO治疗的患者中，生存率为20%~50%。

应用ECMO辅助心肺复苏也称为体外心肺复苏（extracorporeal cardiopulmonary resuscitation，ECPR），指的是在心肺复苏（CPR）过程中，或者CPR 10分钟以上仍未恢复自主心律的心搏骤停患者应用的体外生命支持，其作为心搏骤停后的治疗措施越来越受到人们的关注。2015年的美国心肺复苏指南提出，对于发生心搏骤停且怀疑心搏骤停的病因可逆的患者，可以考虑ECPR替代传统CPR，但是ECPR是一个复杂的过程，需要训练有素的团队、专业的设备，以及当地医疗系统的跨学科支持，成功率受这些因素的影响较大。

ECMO在中国的应用自2013年有了迅猛增长，此前仅在少数几家进行心肺移植的医院进行。2017年233家医院上报总例数为2 826例，较2016年（1 234例）增加129%，开展体外生命支持技术的中心总数较2016年（142家）增加64%。在中国，应用ECMO的人群仍以成人为

主,例数占总数的 86.6%,儿童和新生儿分别占 10.5% 和 2.9%。

## 第二节 体外膜氧合治疗的患者选择

### 一、体外膜氧合治疗的适应证

ELSO 发布了介绍 ECMO 适应证和实践的指南。开始 ECMO 治疗的标准包括病情可能逆转且常规治疗无效的急性严重心功能衰竭或肺功能衰竭。可能需要开始 ECMO 治疗的临床情况举例如下:

**(一)呼吸功能衰竭**

1. 尽管优化了包括潮气量、PEEP 和吸呼比(inspiratory to expiratory ratio,I∶E)在内的呼吸机参数设置,但仍存在低氧性呼吸功能衰竭伴 $PaO_2/FiO_2$ 小于 100mmHg。ARDS 的柏林共识文件建议,对严重呼吸功能衰竭($PaO_2/FiO_2 < 70$)的患者行 ECMO 治疗。

2. 高碳酸血症性呼吸功能衰竭且动脉血 pH 值小于 7.20。

3. 作为过渡到肺移植的通气功能支持。

**(二)心功能衰竭**

1. 心力 / 循环衰竭。

2. 顽固性心源性休克。

3. 大面积肺栓塞。

4. 心搏骤停。

5. 心脏手术后体外循环脱机失败。

6. 作为心脏移植或放置心室辅助装置的过渡治疗。

### 二、体外膜氧合治疗的禁忌证

从理论上来说,ECMO 治疗没有绝对禁忌证。

患者存在不利于恢复的基础疾病不建议使用 ECMO 治疗,如严重的神经系统损伤和终末期恶性肿瘤。

相对禁忌证包括无法控制的出血和原发性疾病预后极差,存在慢性的脏器严重功能不全。

对于呼吸功能衰竭的患者,气管插管 7 天内开始 ECMO 治疗,患者的结局较好。

## 第三节 体外膜氧合治疗的模式

在 ECMO 治疗期间,血液由患者自身的血管系统引至体外,在机械泵的驱动下在体外循环,然后回输至患者体内。血液在体外流经氧合器和加热装置。在氧合器中,血红蛋白充分氧合,而二氧化碳(carbon dioxide,$CO_2$)则被清除。氧合由血液流速决定,而通过调节流经氧合器的反向气流可以控制二氧化碳的清除。

ECMO 可分为 VV 模式和 VA 模式:

进行 VV-ECMO 时,血液被从腔静脉或右心房引出,经过氧合器后回输至右心房附近的静脉系统。VV-ECMO 能够提供呼吸功能支持,但患者需依赖自身的循环功能。

血管入路可有三种选择:股静脉 / 股静脉;双腔管;股静脉 / 颈静脉。

不论采用何种血管入路,VV-ECMO 的血流需尽量减少自循环。

在 VV 模式中,氧合后的体外灌注血液重新回到静脉系统中,并与全身各脏器的静脉回流血液混合,从而提高了右心房的血氧含量,降低了 $CO_2$ 含量,其中部分混合血液又回到体外循环系统中,称为"再循环",而其余部分进入右心室、肺,继而进入体循环。由于在体外循环管路中进出体内的血液量相等,因此对全身血流动力学没有影响。患者的肺功能状态会影响动脉血中的氧和 $CO_2$ 含量。

进行 VA-ECMO 时,血液被从右心房引出,经过氧合器后从主动脉回输到动脉系统,从而绕过心脏和肺。VA-ECMO 可提供呼吸功能支持和血流动力学支持。血流动力学支持在使患者获益的同时也伴随额外的风险。

血管入路可有以下选择:股静脉 / 股静脉;经胸动静脉置管。

在 VA 模式中,心脏和肺的功能被人工氧合器部分或完全替代,在部分 VA 转流过程中,体外灌注的血流在主动脉内与经过肺循环氧合的左心室射血混合,因此患者动脉血内的氧和 $CO_2$ 含量实际反映了从上述两个来源的血液混合的结果。体循环血流是体外循环血流与通过自身心肺的血流之和。

VA 循环对于全身灌注的效果反映在搏动曲线和搏动压力上，体外循环泵产生的是非搏动血流，因此随着体外循环管路中的血流越多，全身动脉搏动曲线越平，是否出现搏动曲线并不重要。

# 第四节　体外膜氧合治疗的基本流程

## 一、开始

在 ECMO 治疗中，血液与人工材料表面接触，血栓形成机制就会被启动，在流量足够大时，没有血液瘀滞，理论上 ECMO 可以持续相当长时间不需要全身抗凝，然而一旦开始出现血栓后，血栓形成反应会级联放大，所以一旦决定开始 ECMO 治疗，则需要对患者进行足量抗凝（通常采用静脉肝素），然后置入套管。将套管与 ECMO 回路中相应的管路连接后，即可开始 ECMO 治疗。

## 二、置管

通常采用 Seldinger 技术经皮留置套管。推荐使用超声测量后选择与血管管径匹配的管径最粗的套管，在 ECPR 时间紧迫或使用大量升压药物导致血管严重收缩时，可以选择静脉切开后置入导管。

进行 VV-ECMO 治疗时，静脉套管通常置于右侧或左侧股总静脉（用于引出血液），以及右侧颈内静脉（用于回输血液）。股静脉套管的尖端应位于下腔静脉与右心房交界处附近，而颈内静脉套管的尖端则应位于上腔静脉与右心房交界处附近。也可使用足以保证 4～5L/min 血流量的双腔套管。对于 VA-ECMO，静脉套管被放置在下腔静脉或右心房内用于引流血液，而动脉套管被置于右侧股动脉用于回输。静脉套管管径（输出管）大于动脉套管（回输管）以保证血流量。

由于股动脉置管相对容易，因此是 VA-ECMO 的首选。股动脉置管的主要缺点是同侧下肢缺血。一般需要在股动脉套管远端另外置入一根动脉套管，并使部分回输血液经这根套管对下肢进行"再灌注"。也可在胫后动脉中置入一根套管，以便对下肢进行逆行灌注。

心脏术后进行 ECMO 时，可以将体外循环所使用的套管从心肺机转接至 ECMO 回路，此时从右心房引出血液并回输入升主动脉。

## 三、调整参数

完成置管后，将患者与 ECMO 回路连接，逐渐增加血流量，直至呼吸和血流动力学指标满意。合理的治疗目标包括：

动脉血氧饱和度在使用 VA-ECMO 时大于 90%，在使用 VV-ECMO 时大于 75%（氧分压 45～55mmHg）。

静脉管路中测量的静脉血氧饱和度比动脉血氧饱和度低 20%～25%。

根据动脉血压、静脉血氧饱和度和血乳酸水平判断组织灌注是否充分。

## 四、维持

一旦达到初始的呼吸和血流动力学目标，则可将血流量维持在当前水平。持续静脉血氧测定可直接测量 ECMO 静脉管路的血氧饱和度，有助于反复评估和调整治疗。当静脉血氧饱和度低于目标值时，可以采取以下一种或多种干预措施：提高血流量、增加血管内容量、提高血红蛋白浓度。通过降温来减少全身氧摄取量也可能有帮助。

在 ECMO 治疗期间，可持续输注普通肝素或直接使用凝血酶抑制剂维持活化凝血时间（activated clotting time，ACT）在 180～210 秒，以达到持续抗凝的效果。若发生出血，则降低 ACT 目标值。ACT 很容易在床旁测定，但也可使用血浆部分凝血活酶时间（partial thromboplastin time，PTT），后者需达到正常值的 1.5 倍。

在 ECMO 治疗期间，由于血小板与异物表面发生接触而被活化，因此出现血小板的持续消耗。血小板计数应维持在 50 000/μL 以上，根据情况可能需要输注血小板。

对于完全心功能衰竭或肺功能衰竭患者而言，ECMO 回路通常是唯一的氧气来源。氧输送取决于血红蛋白的水平和血流量。维持高血流量的风险大于输血的风险，因此采用 ECMO 治疗的患者的血红蛋白水平应当维持在 12g/dL 以上。

在 ECMO 治疗期间，需要降低呼吸机的参数设置，以避免呼吸机引起的肺损伤和氧中毒。应维持平台压低于 20cmH$_2$O，FiO$_2$ 低于 0.5。降低呼吸机支持通常伴随着静脉回流和心输出量的增加，从而改善心输出量。

在置管期间及之后第一个 12～24 小时，患者应充分镇静。患者一般情况稳定后，应逐渐减停所有镇静剂，以便进行彻底的神经系统检查。然后根据患者的焦虑和不适程度恢复镇静和镇痛。可以使患者保持清醒、拔除气管插管，保留自主呼吸。

# 第五节 体外膜氧合治疗的常见并发症

## 一、出血和栓塞

接受 ECMO 治疗的患者出血的发生率为 30%～50%，并可能危及生命。其原因包括持续抗凝和血小板功能障碍。细致的手术操作、保证血小板计数大于 50 000/mm$^3$，以及维持 ACT 在目标范围，均能够降低出血风险。常见的出血部位主要有手术切口、ECMO 置管处和气管切开处。一旦发生出血，通常应降低 ACT 目标范围，减少或停止输注抗凝药物。例如，可将 ACT 值目标范围调整为 170～190 秒。如果出血问题严重，目前的现代化 ECMO 设备可允许完全停止抗凝数天。发生大出血时需要进行干预。手术创面出血通常需要立即探查，并积极使用电凝止血。体腔（如腹腔、胸腔）出血可能需要手术探查进行止血，术后推荐使用创面封闭负压引流，以便清除血液并监测出血量。可以输注纤溶酶原抑制剂（如氨基己酸）或停用肝素数小时或使用凝血因子Ⅶ，但这些方法可能增加管路内血栓形成的风险。

体外管路内血栓形成引起的全身性血栓栓塞是一种罕见并发症，但可能造成灾难性后果。由于 VA-ECMO 治疗时血栓可进入体循环，所以对患者造成的影响比 VV-ECMO 时更为严重。

观察管路中凝血征象的措施包括常规检查所有接口，并监测氧合器前后的压力梯度。压力梯度的突然改变提示血栓形成。若凝血块较大或容易活动时，需要立即更换全部或部分管路。如果因出血降低了 ACT 目标范围，由于血栓形成的风险非常高，因此通常要在床旁准备预充好的备用管路。准备预充好的备用管路有助于必要时紧急更换。

## 二、感染

感染也是 ECMO 支持治疗期间常见的并发症之一。相关文献显示，ECMO 支持治疗期间的感染发生率为 20.5%～35.0%，主要为下呼吸道感染，其次为血液系统感染和泌尿系统感染。管路操作时注意无菌原则至关重要。ECMO 期间的菌血症可能与回路组件上的细菌生长有关，但通常感染灶来自患者本身。

## 三、急性肾损伤

发生率为 28.3%～62.5%，约 50% 需要进行 CRRT，VA-ECMO 急性肾损伤的发生率高于 VV-ECMO，可早期进行 CRRT 干预，有助于容量管理，纠正内环境紊乱，可单独建立管路进行 CRRT，也可以将 CRRT 机器与 ECMO 管路连接。

## 四、置管相关问题

在 ECMO 置管期间可出现多种并发症，包括血管穿孔伴出血、动脉夹层、远端缺血和置管位置不当（如静脉套管进入动脉）。这些并发症较为罕见（<5%）。由操作熟练且经验丰富的外科医生进行置管，可以避免这些并发症或进行正确处理。

## 五、肝素诱导的血小板减少症

接受 ECMO 治疗的患者可出现肝素诱导的血小板减少症（heparin-induced thrombocytopenia，HIT）。一旦证实为 HIT，应使用非肝素类抗凝药物代替肝素输注，建议使用阿加曲班，监测 ACT 与 APTT 目标范围与肝素相同。

## 六、神经系统

根据 ELSO 登记数据，接受 ECMO 治疗的呼吸功能衰竭成人患者神经系统损伤的发生率为 10%。在心肺复苏过程中接受了 ECMO 治疗的心功能衰竭患者中，神经系统损伤的发生率为 50%。一项针对一家医疗中心内接受 VA-ECMO 治疗的心脏病患者的报告显示，87 例患者中有 42 例（约 50%）出现了神经系统损伤。神经系统损伤的类型包括：不明原因昏迷（11例）、脑病（11例）、缺氧性脑损伤（9例）、脑卒中（7例）、脑死亡（3例）和肌阵挛（1例）。需要注意的是，上述表现可能是促使医生采用ECMO治疗的疾病所导致的后果，而并非ECMO的并发症。

## 七、VA-ECMO特异性并发症

在VA-ECMO治疗期间左心室输出量可能恶化，故必须进行严格监测。导致左心室输出量降低的原因通常是多因素的，包括基础疾病导致左心室功能不全，扩张的左心室排空不充分（原因是来自支气管循环和右心室的血液持续流入左心室）。左心室输出量可通过动脉导管脉搏波形进行密切监测，或通过超声心动图检查来密切监测。可改善左心室输出量的措施包括：给予正性肌力药（如多巴酚丁胺、米力农）来增加心肌收缩力，以及采用主动脉内球囊反搏来降低后负荷和改善左心室射血。如果通过主动脉内球囊反搏和给予正性肌力药物仍无法维持左心室射血，则有必要立即进行左心室减压以避免发生肺出血。左心室减压可通过手术方法或经皮方法完成。实施经皮左心室减压的方法包括球囊房间隔造口术，或者放置左心房或左心室引流导管。

1. **肺出血** VA-ECMO治疗期间左心室排空不佳的患者可发生肺水肿和肺出血。当左心房压力超过25mmHg时，即会发生肺水肿。

2. **心脏内血栓形成** 使用股动脉和股静脉进行VA-ECMO治疗时，升主动脉存在逆向血流。如果不能维持左心室输出量，则可出现血流停滞，从而导致血栓形成。

3. **冠状动脉或脑缺氧** 在VA-ECMO治疗期间，从ECMO管路回输至股动脉的充分氧合的血液将优先灌注下肢和腹腔脏器。从心脏射出的血液将选择性地灌注心脏、脑和上肢。因此，灌注下肢和腹腔脏器的血液氧饱和度可能明显高于灌注心脏、脑和上肢的血液。如果仅监测下肢血液的氧合，就可能会出现心脏和脑缺氧却无法发现的情况。为了避免这一并发症，应在右上肢监测动脉血氧饱和度。若上肢动脉血氧饱和度不佳，可以通过向右心房输注部分经过氧合的血液进行纠正，称为静动脉-静脉（venoarterial-venous，VA-V）途径。

## 第六节 展 望

ECMO的应用是临床对重症患者救治技术的突破，极大改善了严重心肺功能衰竭患者的预后，但ECMO需要专业的医疗和护理团队，要有严格的标准和操作流程及管理办法，逐渐提高ECMO的救治成功率。随着COVID-19的全球大流行，ECMO被广泛地应用在重症COVID-19患者的救治中，同时ECMO使用带来的对医疗系统的救治能力的压力，存活者长期并发症的预防和处理问题还需要更多的循证医学研究和证据。

（朱华栋 杨惊）

## 参 考 文 献

[1] Hemmila MR, Rowe SA, Boules TN, et al. Extracorporeal life support for severe acute respiratory distress syndrome in adults[J]. Ann Surg, 2004, 240(4): 595-605.

[2] Peek GJ, Moore HM, Moore N, et al. Extracorporeal membrane oxygenation for adult respiratory failure[J]. Chest, 1997, 112(3): 759-764.

[3] Lewandowski K, Rossaint R, Pappert D, et al. High survival rate in 122 ARDS patients managed according to a clinical algorithm including extracorporeal membrane oxygenation[J]. Intensive Care Med, 1997, 23(8): 819-835.

[4] Ullrich R, Lorber C, Röder G, et al. Controlled airway pressure therapy, nitric oxide inhalation, prone position, and extracorporeal membrane oxygenation(ECMO) as components of an integrated approach to ARDS[J]. Anesthesiology, 1999, 91(6): 1577-1586.

[5] Rich PB, Awad SS, Kolla S, et al. An approach to the treatment of severe adult respiratory failure[J]. J Crit Care, 1998, 13(1): 26-36.

[6] Kolla S, Awad SS, Rich PB, et al. Extracorporeal life support for 100 adult patients with severe respiratory failure[J]. Ann Surg, 1997, 226(4): 544-564.

[7] Australia and New Zealand Extracorporeal Membrane Oxygenation(ANZ ECMO)Influenza Investigators，Davies A，Jones D，et al. Extracorporeal Membrane Oxygenation for 2009 Influenza A(H1N1)Acute Respiratory Distress Syndrome[J]. JAMA，2009，302(17)：1888-1895.

[8] Brogan TV，Thiagarajan RR，Rycus PT，et al. Extracorporeal membrane oxygenation in adults with severe respiratory failure：a multi-center database[J]. Intensive Care Med，2009，35(12)：2105-2114.

[9] Bartlett RH. Clinical Research in Acute Fatal Illness：Lessons From Extracorporeal Membrane Oxygenation[J]. J Intensive Care Med，2016，31(7)：456-465.

[10] Combes A，Hajage D，Capellier G，et al. Extracorporeal Membrane Oxygenation for Severe Acute Respiratory Distress Syndrome[J]. N Engl J Med，2018，378(21)：1965-1975.

[11] Harrington D，Drazen JM. Learning from a Trial Stopped by a Data and Safety Monitoring Board[J]. N Engl J Med，2018，378(21)：2031-2032.

[12] Trudzinski FC，Kaestner F，Schäfers HJ，et al. Outcome of Patients with Interstitial Lung Disease Treated with Extracorporeal Membrane Oxygenation for Acute Respiratory Failure[J]. Am J Respir Crit Care Med，2016，193(9)：527-533.

[13] Younger JG，Schreiner RJ，Swaniker F，et al. Extracorporeal resuscitation of cardiac arrest[J]. AcadEmerg Med，1999，6(6)：700-707.

[14] Massetti M，Tasle M，Le Page O，et al. Back from irreversibility：extracorporeal life support for prolonged cardiac arrest[J]. Ann Thorac Surg, 2005，79(1)：178-183.

[15] Smedira NG，Blackstone EH. Postcardiotomy mechanical support：risk factors and outcomes[J]. Ann Thorac Surg，2001，71(3 Suppl)：S60-S66.

[16] Kelly RB，Porter PA，Meier AH，et al. Duration of cardiopulmonary resuscitation before extracorporeal rescue：how long is not long enough? [J]. ASAIO J，2005，51(5)：665-667.

[17] Combes A，Leprince P，Luyt CE，et al. Outcomes and long-term quality-of-life of patients supported by extracorporeal membrane oxygenation for refractory cardiogenic shock[J]. Crit Care Med，2008，36(5)：1404-1411.

[18] Pagani FD，Aaronson KD，Swaniker F，et al. The use of extracorporeal life support in adult patients with primary cardiac failure as a bridge to implantable left ventricular assist device[J]. Ann Thorac Surg，2001，71(3 Suppl)：S77-S81.

[19] 丘俊涛，罗新锦，王巍，等. 体外心肺复苏救治成人心脏骤停的效果分析 [J]. 中国循环杂志，2015，30(z1)：79-80.

[20] 侯晓彤，李呈龙，江瑜. 2017 中国体外生命支持情况调查分析 [J]. 中华医学杂志，2018，98(44)：3603-3606.

[21] Anselmi A，Guinet P，Ruggieri VG，et al. Safety of recombinant factor VIIa in patients under extracorporeal membrane oxygenation[J]. Eur J Cardiothorac Surg，2016，49(1)：78-84.

[22] Mateen FJ，Muralidharan R，Shinohara RT，et al. Neurological injury in adults treated with extracorporeal membrane oxygenation[J]. Arch Neurol，2011，68(12)：1543-1549.

# 第一百四十九章　急诊床旁超声技术

## 第一节　急诊床旁超声技术的发展史及应用特点

第一台超声仪诞生于 20 世纪 50 年代，是基于第二次世界大战期间出现的声呐技术。1958 年，我国 A 型超声仪用于临床诊断。1960 年代中后期至 1980 年代，B 型超声检查普及并迅速发展。我国于 1978 年开始应用 B 型超声诊断。1980 年代后期，彩色多普勒超声诊断仪出现。超声检查仪诞生初期，因设备体积巨大、价格昂贵且图像质量低劣，使该技术主要限于放射科的超声检查室、超声科或心脏外科手术室。几十年来，超声仪器在探头材料开发与制作工艺、信号检测与处理技术方面有了长足进步，电子计算机技术的应用使超声检查进入数字时代。超声工程学的发展使得超声检查技术得到空前发展。超声仪的多功能化和高品质，使诊断的准确性大大提高。小型化、便携和相对廉价则极大地拓展了超声检查的临床应用领域，也是超声能在放射科、超声科和心脏科以外的科室应用的重要原因。

在我国，超声检查一直是超声科或心脏科医师的专利。临床医师进行超声检查常不易被超声专家认同。随着急诊医学、危重病医学的发展和危重患者床旁快速诊断的需要，人们的观念已逐渐发生改变。超声在急诊医学科、ICU 等急危重症领域的应用越来越受到重视。超声检查也从单独由专业超声人员施行逐步过渡到急诊医师床旁实时超声检查阶段，并将作为急诊临床对相关疾病进行常规评估和干预的手段。

不同于普通超声检查，急诊床旁超声（emergency bedside ultrasound）是以临床医师为主体，以临床需求为导向，有目的地对急重症患者进行的超声重点检查，具有以下特点：

（1）技术简化，易于掌握，可在床旁快速完成。

（2）对危重症患者强调基于临床思维的整体性，多系统性评估。

（3）根据病情变化可重复多次检查，实时评估病情。

（4）既可辅助诊断，评估疗效，亦可用于引导临床介入性诊疗。

## 第二节　急诊床旁超声检查的应用

急诊是急危重症患者的"集散地"。急危重患者病情变化快，病死率高，其诊治过程强调时效性和准确性。急诊床旁超声检查，作为重要的影像检查技术之一，以其直观、无创、便携、可重复等优势，在院前急救、院内急诊科及 ICU 中的应用越来越突出。主要表现在以下几方面：

### 一、对创伤的评估

创伤重点超声评估（focused assessment with sonography for trauma，FAST）是 1997 年对前一年提出的腹部创伤超声重点评估的修订版，指在创伤患者的初始检查和复苏阶段进行的超声评估。FAST 超声检查流程，是通过对四个切面（剑突下四腔心切面、右侧腹切面、左侧腹切面、盆腔切面）进行扫查，快速判断是否存在游离心包积液和游离腹腔积液，并估测腹腔游离液量，同时初步判断腹部损伤器官及损伤程度，指导进一步检查及治疗。扩展的 FAST（extended-FAST，EFAST）流程是在 FAST 的基础上增加双侧胸腔两个观察切面（图 20-149-1）。

对于腹部创伤，FAST 检查诊断腹腔游离液体（包括积血、尿液、胆汁或肠内容物）的敏感性为 60%～90%，特异性为 80%～99%。据报道，超声可准确探测到最少 100mL 的腹腔积液量。

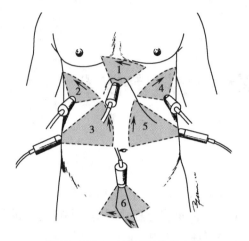

图 20-149-1 EFAST 检查方法

Morison 陷窝线样无回声区提示腹腔积液量为250mL，5mm 宽的无回声区积液量约为 500mL。但由于超声不能区分尿液和血液，致使其诊断严重盆腔创伤的敏感性和特异性较低。对于肾脏、腹膜后结构损伤、膈肌撕裂伤、胰腺损伤、肠穿孔、系膜创伤，超声评估的敏感性较低。故 FAST 检查阴性结果，不能完全排除腹部器官损伤。因此，FAST 检查主要用于创伤性腹腔出血及心包出血的判断和出血量的评估。FAST 扫查可显著提高创伤危重患者的检出率，缩短到达手术室的时间；对于选择保守治疗的患者，可准确监测出血量的变化，指导治疗方案的调整。

超声检查能检出的最少胸腔积液量为 20mL，优于胸部 X 线检查。气胸的超声诊断基于正常脏层胸膜超声滑动征消失，与胸部 X 线检查相比，具有较好的敏感性和特异性，而与胸部 CT 扫描相比，其准确性报道不一。

## 二、对急腹症的鉴别诊断

超声以其无创、无辐射、便捷、直观、准确的特点，成为急腹症患者首选的检查方法。超声能鉴别的急腹症包括：胃肠穿孔、急性胆囊炎、胆总管梗阻、肠梗阻、阑尾炎、肠套叠、肾积水、输尿管梗阻、尿潴留及妇科急症（如宫外孕破裂、黄体破裂、卵巢囊肿蒂扭转等）。

影像学上常基于腹腔游离气体来诊断胃肠穿孔。腹腔内游离气体的超声表现为腹膜线截断征，由临床医师和急诊科医师进行超声检查来诊断气腹的敏感性、特异性分别为 85%～93% 和53%～100%。

超声能清晰地显示胆囊、肝内胆管、胆总管、胰管，能快速准确地判断胆囊炎及胆道梗阻。超声显示结石的敏感性为 94%，特异性为 96%。

超声显示肠管广泛扩张，小肠内径 >30mm，结肠内径 >50mm，并伴有肠蠕动异常，结合临床表现即可诊断肠梗阻。部分患者可在梗阻远端发现粪石、肠套叠包块、肿瘤等征象。研究证实，外科医师进行超声检查诊断小肠梗阻的敏感性和特异性分别为 97.7% 和 92.7%。由外科医师和专业超声医师进行的超声检查，诊断肠梗阻的准确性并没有差异，而且由外科医师进行的超声检查诊断肠梗阻的诊断性能可以与 X 线检查相媲美。

床旁超声检查阑尾炎、肠梗阻、憩室炎及疝气，越来越受到关注。正常阑尾很少能通过超声显示，阑尾炎性肿大时，可在右下腹发现管状低回声区，可伴强回声粪石及周边少量积液。逐级压缩法检查阑尾炎的准确性报道不一，敏感性为67%，特异性为 92%。文献报道，由临床医师进行的床旁超声诊断急性阑尾炎，敏感性为 39%～96%，特异性 68%～98%。肠套叠的特征性表现为同心圆征、靶环征和套筒征，有关研究显示，急诊医师通过床旁超声诊断肠套叠的特异性高达97%～98%。而敏感性相对较低，为 85%～89%。超声诊断憩室和疝气已逐步应用于临床。

肾脏超声检查肾盂积水的敏感性为 83%，特异性为 92%。对肾盂输尿管连接处结石的显示率较高，而对跨髂血管附近的输尿管结石显示率较低。膀胱超声有助于观察膀胱的充盈程度和输尿管壁间段结石。

对于育龄妇女，异位妊娠和黄体破裂是常见的危及生命的急症。及时准确的诊断至关重要。急诊内科医师使用盆腔超声检查来确认宫内孕，从而间接排除异位妊娠。尿妊娠试验阳性，子宫内空虚的患者，若合并附件包块及腹腔积液，是急症手术指征。黄体破裂的超声表现类似异位妊娠破裂。

腹主动脉瘤表现为腹主动脉局部扩张，前后径 >30mm，或内径为正常处内径的 1.5 倍，并常常伴有附壁血栓形成。研究显示，由急诊科医师进行的床旁超声检查诊断腹主动脉瘤的敏感性为99%，特异性 98%。目前，急诊超声已成为诊断腹主动脉瘤首选的检查方法。

## 三、对呼吸困难的鉴别诊断

临床上，97%的急性呼吸衰竭是由以下疾病导致：急性血流动力性肺水肿、COPD加重期、哮喘、肺栓塞、气胸和肺炎。

由于肺部含有气体，长期以来一直被视为超声检查的盲区。20世纪90年代，Lichtenstein将肺部超声检查引入重症医学领域，是急重症超声发展的一个里程碑。研究表明，许多肺部疾病的超声表现具有鲜明的声像图特征，基于这些声像图特征，可以获得这些肺部疾病的病理生理和功能信息，并据此作出较为准确的诊断。

正常肺部超声表现为A线和胸膜滑动征阳性。肺水量增多，超声表现为B线。床旁肺部急诊超声检查（bedside lung ultrasound examination，BLUE），通过对BLUE点扫查、PLAPS点扫查、膈点扫查（图20-149-2），观察是否存在胸膜滑动征、A线、B线等征象，可快速鉴别呼吸困难的病因，总体准确率高达90.5%。2012年，国际肺部超声联合会颁发的专家共识明确推荐BLUE的应用范围如下：①气胸；②肺间质综合征；③肺实变；④动态监测肺部疾病。

研究显示，与CT检查进行对比，肺超声除了诊断隐性气胸的敏感性在79%以外，其他常见肺部疾病的诊断敏感性及特异性均大于或等于90%。因此肺部超声被广泛应用于危重症患者的肺部检查。由于超声无电离辐射的优点，使其成为儿科患者和妊娠期患者肺部检查的首选。

## 四、对胸痛的鉴别诊断

急性胸痛是急诊常见的就诊原因，常见病因包括：急性冠脉综合征、主动脉夹层、肺栓塞、心包炎、胸膜炎等。快速筛查高危胸痛，及时给予特异性治疗，是提高救治成功率，改善患者预后的关键因素，也是急诊胸痛中心面临的挑战。超声通过心脏及主动脉的扫查，在床旁快速判断胸痛病因，提高诊断效率，同时对心功能进行初步评估，辅助治疗方案的制订。

心脏缺血性胸痛的典型超声表现为节段性室壁运动障碍。根据美国超声心动协会建议，左室壁分为17节段，当每一节段心肌缺血或损伤面积>40%时，该节段即可出现肉眼可见的室壁运动障碍。节段性室壁运动障碍为心肌缺血最早的表现，早于EKG改变和心绞痛症状的发生，并具有较高特异性。文献报道，ST段抬高型急性冠脉综合征，89%～100%的患者会出现节段性室壁运动障碍，ST段压低型急性冠脉综合征，约70%出现节段性室壁运动障碍。超声心动图检查通过观察

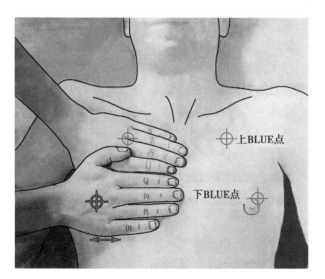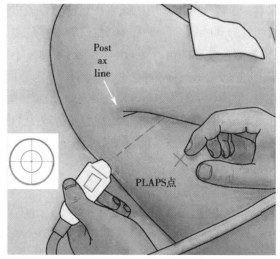

**图 20-149-2　床旁肺部超声检查（BLUE 程序）**

BLUE程序（Lichtenstein等提出）将左、右侧胸部各分成三个区域，分别为：上BLUE点、下BLUE点和PLAPS点。各区域的范围由"BLUE手"界定。"BLUE手"即两手并列放置（拇指叠加）于患者前胸部，左手小指位于锁骨下缘，手指尖达正中线，此时右手小指的位置为肺前下界。上BLUE点位于上BLUE手第3与第4指之间，两者的指根处，对应肺上叶或肺尖部，下BLUE点位于下BLUE手掌心中心，对应肺中叶或舌叶，PLAPS点为腋后线与下BLUE点横向延长线的交点，对应肺下叶。

室壁节段性运动障碍，判断胸痛是否为缺血性，同时评估心肌缺血范围，并根据受累节段判断肇事血管。

主动脉为细长管状结构，超声需要同时对胸骨旁切面、主动脉弓切面及腹部切面进行扫查，典型的主动脉夹层超声征象包括：不能解释的心包积液，主动脉扩张和管腔内假膜样回声，彩色多普勒可检出假膜两侧不同的血流。由于升主动脉远端为超声检查的盲区，以及经胸扫查的局限性，经胸超声诊断夹层的敏感性为59%～85%，特异性为63%～96%。而经食管超声则可清晰地显示主动脉全程，对夹层累及范围的评估更加精准，敏感性和特异性大大提高。其诊断夹层的敏感性为97%，特异性为100%，因此具有更加广阔的应用前景。由于患者耐受性等原因，经食管超声目前尚未在急诊临床普及。

超声对微量积液的探查敏感性和特异性均高于CT，因此超声成为诊断心包炎和胸膜炎的首选检查方法。

## 五、对休克的鉴别诊断及血流动力学评估

休克是急诊常见的危重症，病死率高。临床通常依据病因和血流动力学特征将休克分为四种类型：低血容量性、心源性、心外梗阻性及分布性休克。目前临床上常用的脉搏指数持续心输出量监测与肺动脉漂浮导管为有创血流动力学监测方法，在紧急复苏的情况下，因存在诸多限制，不宜普遍开展。急诊床旁超声由于无创、快速便捷、直观、准确、可实时动态监测的优势，已融入休克诊治的流程，成为休克救治流程中不可缺少的组成部分，主要体现在快速鉴别诊断和监测血流动力学指导液体复苏两个方面。

2010年提出休克的RUSH方案（rapid ultrasound in shock）使急诊医师能够通过床旁超声快速评估心脏泵功能、循环容量和血管情况，判断休克的血流动力学类型及可能的病因，在临床上取得了良好的应用效果。2015年提出休克的BLUE方案及FALLS方案，增加了对休克患者进行肺部超声扫查。之后，国际上陆续提出了数个休克的急诊超声诊断流程。2017年，《不明原因休克急诊超声临床实践专家共识》结合我国急诊

床旁超声临床实践，提出诊治休克的THIRD流程（图20-149-3、表20-149-1），并在THIRD流程中提出了SMART原则（表20-149-2）和3P原则（表20-149-3）。

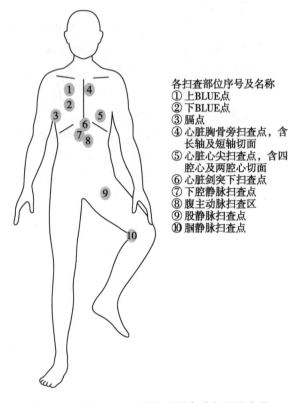

各扫查部位序号及名称
① 上BLUE点
② 下BLUE点
③ 膈点
④ 心脏胸骨旁扫查点，含长轴及短轴切面
⑤ 心脏心尖扫查点，含四腔心及两腔心切面
⑥ 心脏剑突下扫查点
⑦ 下腔静脉扫查点
⑧ 腹主动脉扫查区
⑨ 股静脉扫查点
⑩ 腘静脉扫查点

图20-149-3　THIRD流程实施超声切面分布图

休克患者的血流动力学监测和液体治疗是重症医学的难点和热点。如何在补液增加心输出量，维持组织灌注的同时，不引发或加重肺水肿，是休克治疗的一大挑战，需要准确有效地监测心脏功能及肺水肿的方法。有创血流动力学监测获得的中心静脉压、肺动脉压力改变并不能明确预测补液过程中肺水肿的发生。而且，由于并发症等原因的限制，2014年欧洲危重病医学会《休克及血流动力学监测共识》并不推荐休克患者常规留置肺动脉漂浮导管。而急诊床旁超声则可在补液过程中动态监测下腔静脉、心脏功能及肺水肿情况，指导补液治疗及血管活性药物应用。

研究显示，经过培训的临床医师可以准确地通过超声观察心脏收缩、舒张功能，并能直观评价有效容量、心率（HR）、左室舒张末容积（LVEDV）、左室收缩末容积（LVESV）、心输出量（CO）及肺动脉压（PAP）等血流动力学参数，其准确性与肺动脉导管的相似率达86%。

表 20-149-1　急诊休克病因快速鉴别 THIRD 流程

| T | tamponade | 有无心包积液，判断是否有心脏压塞 |
|---|---|---|
| | Tension pneumothorax | 筛查气胸肺部超声表现，判断是否有张力性气胸 |
| H | heart | 评估心脏、主动脉结构及功能（见 SMART 原则） |
| I | Inferior vena cava | 评估下腔静脉 |
| R | Respiratory system | 评估呼吸系统（见 3P 原则） |
| D | Deep venous thrombosis<br>dissection | 扫查下肢深静脉有无血栓<br>扫查腹主动脉有无内膜片及局限扩张 |

表 20-149-2　THIRD 流程中心脏评估的 SMART 原则

| S | 形态（size） | 观察心脏大小、形态，尤其是左心室和右心室的大小及比例，测量室壁厚度 |
|---|---|---|
| M | 运动（motivation） | 观察心脏运动，有无节段性或弥漫性室壁运动异常，评估心脏收缩功能 |
| A | 主动脉（aorta） | 测量主动脉根部内径、壁厚度及回声强度，观察有无内膜剥离 |
| R | 节律/频率（rhythm/rate） | 有无心脏停搏、心律节律及频率异常 |
| T | 三尖瓣反流（tricuspid regurgitation） | 测量三尖瓣反流速度，评估肺动脉压力 |

在急性循环衰竭的患者中，FALLS 方案（图 20-149-4）的 A 优势条款预测肺动脉楔压 ≤18mmHg 的特异性达 93%，阳性预测值达 97%。心脏收缩功能正常并出现 A 优势条款的患者称为 FALLS 响应者，应接受补液治疗。如果补液时，患者休克无明显好转，肺超声显示由 A 优势条款转为 B 优势条款，表明肺动脉楔压 >18mmHg，称为 FALLS 终点，考虑暂停补液并应用血管活性药物治疗。B 优势条款的出现预示着患者肺部液体负荷过重，其诊断急性肺水肿的敏感性和特异性

表 20-149-3　THIRD 流程中呼吸系统评估的 3P 原则

| Pneumothorax | 判断是否为气胸 |
|---|---|
| Pulmonary water | 判断有无肺水肿 |
| Pleura effusion | 判断有无胸腔积液 |

分别为 97% 和 95%，若患者的心功能正常，此时应检测下腔静脉，并根据下腔静脉情况决定是否继续补液治疗。

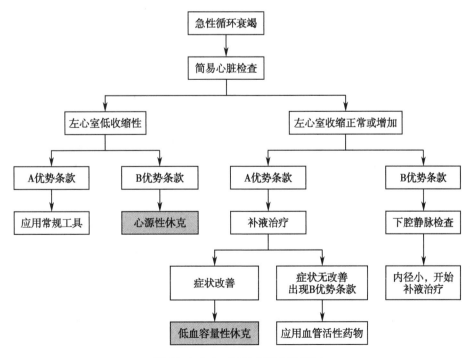

图 20-149-4　FALLS 程序决策树
A 优势条款：双侧胸部肺超声均显示以 A 线为主；B 优势条款：双侧胸部肺超声均显示火箭征阳性。

## 六、在心肺复苏中的应用

心搏骤停对人类个体是灾难性事件。我国每年约有 54.4 万人死于心搏骤停。由于发病突然，和抢救治疗的紧迫性，急诊床旁超声成为心搏骤停患者唯一能获得的影像学检查。通过剑突下扫查心脏，可以在不干扰心肺复苏操作的同时，观察患者心包有无积液、心腔大小及左右心比例，识别患者是否存在心脏压塞、低血容量性休克及大面积肺栓塞等可逆性病因，使患者得到更加及时和精准的治疗，从而大大提高心肺复苏的成功率。同时，急诊床旁超声还能鉴别假性与真性无脉电活动，并确定假性无脉电活动的病因，及时准确判断自主循环恢复。脑复苏的效果是决定心搏骤停患者预后的重要因素，因此超声对复苏中和复苏后脑血流的监测具有重要意义，也是目前重症超声研究的热点。

## 七、有创操作引导定位

在急诊科和 ICU，超声引导下深静脉置管，可提高整体成功率及首次插管的成功率，并缩短操作时间及减少穿刺并发症。其中，有关超声引导下中央导管置入术的研究最多，被证实是安全和有效的，并在超声操作指南中大力提倡。

另外，超声引导还被广泛应用于胸腔穿刺置管、腹腔穿刺置管、心包腔穿刺置管、困难腰椎穿刺、心脏起搏器植入、关节腔穿刺、腱鞘内注射、骨折复位、软组织脓肿引流、疝气还纳、神经阻滞麻醉、确定气管内插管位置，以及四肢外伤后血管超声探查确定包扎止血带的位置等。超声造影引导技术和容积导航技术在危重症救治中提供了更加精准的定位引导。

近年来，急诊和重症医学快速发展，以及与床旁超声的逐渐融合，急诊床旁超声的应用范畴也在不断扩展。而随着院前急诊的发展，急诊床旁超声的应用领域也将逐渐前移，越来越多的急危重症患者将会因为急诊床旁超声的应用而获益。

## 第三节 国内外急诊超声的应用现状

在欧洲及美国，急诊超声已成为一门急诊临床操作技术，不仅在医院的急诊科应用，而且广泛应用于救护车、直升机、灾难现场、军事战场、国际救援工作，以及太空、海上等。操作者通常为急诊医师、急诊医师助理、执业护师、急诊住院医师，经过培训的急诊护士或助理也可以进行操作，但必须在训练有素的经过专业培训的急诊医师的监督下进行。经过高级超声技术培训的急诊内科医师也被称为急诊超声专家。

为了规范急诊超声检查，2001 年，美国急诊医师学院制定了专业指南，规定了急诊超声的应用范围、基本适应证、培训途径，以及专业培训资格审查所需的程序、质量保证、文献指导、培训课程大纲。目前，超过 95% 的急诊住院医师使用超声，约 30% 的社区医院配有急诊医师进行床旁超声检查。

以往，临床医师进行超声检查常不易被超声专家认同，但由于急诊超声的发展，以及临床需求，对于急诊医师熟练掌握超声检查（包括普通超声和超声心动检查）的要求越来越迫切，超声专业金字塔的概念（图 20-149-5）应运而生，并被协会和认证机构广泛应用。

超声金字塔根据超声培训的级别将超声执业人员分为三个等级，最底层为超声辅助检查，即"初级"，这一级别的人员可完成绝大多数急危重症检查。中间部分为掌握了相对先进的专业知识（如 TTE），具有较好的超声知识和技能的临床医师。金字塔的顶端为经过高水平训练的超声专家，包括影像学家和心脏病学家。高水平专家也可能仅局限于特定领域，如超声心动（TTE 或 TEE）、腹部超声或胸部超声。金字塔的中间部分属于过渡区域，执业者从超声辅助检查水平开始，逐渐提高专业技能，最终成为"专家"。

受传统分科习惯和学科之间利益关系的影响，我国仅极少数医院的急诊科有专属超声设备和能独立进行超声检查的专/兼职急诊医师。急诊患者进行超声检查的主要流程是：急诊医师开具超声检查申请单，患者持单到超声科检查。部分医院，超声科在急诊区域内设置超声检查室，派专职超声医生在急诊超声室值班或采用"听班制"。超声医生多为影像专业毕业，少数由临床医生转岗来。多数医院超声科不能提供 24 小时全天候急诊超声检查服务，检查项目也不能满足急诊患者的需求。近年来，已有越来越多的急诊和

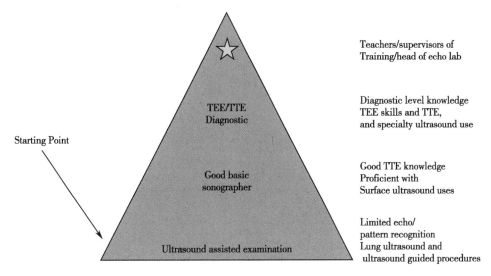

图 20-149-5　超声专业金字塔

重症医师参加培训班学习和使用超声技术。尽管急诊危重患者的诊断和处置强调时效性、连贯性和现场能力，但急诊医师主导的急危重患者的床旁超声检查评估远未成为急诊诊疗常规。急诊医师和重症医师的超声检查水平也参差不齐。急诊超声的普及和规范化仍然任重而道远。

（柴艳芬　刘晨燕）

# 参 考 文 献

[1]　吕国荣，柴艳芬. 急重症超声诊断学 [M]. 北京：人民卫生出版社，2019.

[2]　床旁超声在急危重症临床应用专家共识组. 床旁超声在急危重症临床应用的专家共识 [J]. 中华急诊医学杂志，2016，25（1）：10-21.

[3]　不明原因休克急诊超声临床实践专家共识组. 不明原因休克急诊超声临床实践专家共识 [J]. 中华急诊医学杂志，2017，26（5）：498-506.

[4]　Clifton W Callaway, Jasmeet Soar, Mayuki Aibiki, et al. Part 4: Advanced life support: 2015 International consensus on cardiopulmonary resuscitation and emergency cardiovascular care science with treatment recommendations[J]. Circulation，2015，132（16 Suppl 1）：S84-S145.

# 第一百五十章 急诊床旁即时检测

## 第一节 即时检测的概念及发展

随着生物科学技术的不断进步和对医疗器械研发的不断投入，检验医学出现"两极分化"的趋势：一方面向着"大型化、自动化、集成化"的方向发展，中心实验室极大提高了临床检验的工作效率；另一方面向着"仪器小型化、操作简便化、报告即时化"的方向发展，床旁即时检测（point of care testing，POCT）使临床检验工作从中心实验室延伸到了家庭、诊所及野外急救等更大范围。美国国家临床生化科学院在其制定的POCT循证指南中，将POCT定义为"在患者治疗处，由未接受临床实验室科学训练的临床医务人员或者患者（自我检测）进行的临床检验，包括传统、核心或中心实验室以外进行的一切检验"，可在短时间内获得检验结果。将来的检验将更接近患者，并分布在整个医院和社区门诊部，80%的实验室工作将在床旁仪器上完成，中心实验室则负责处理和分析床旁仪器不能检测的标本。POCT作为在患者床旁开展的一种新的快速检验模式和即时检验技术，与传统检验相比，其优势在于：①无须标本运送和预处理，操作流程简化，结果报告即检即出，可最大程度缩短从采集标本到获得检测结果的时间，短时间内快速及时反馈信息；②检测结果与传统或中心实验室一致或近似；③检测仪器小巧便携，操作方法简单，试剂和试纸使用方便，可即时操作；④POCT不需要专业检验人员完成，对操作人员技术要求相对较低；⑤不限制检测时间和地点，能够满足急诊24小时检测要求。

公元前1500年，医生们根据某些消瘦患者尿液能够吸引蚂蚁的现象推断到患者尿液含糖，即是POCT的最早雏形。1959年，Edmonds以干化学纸片检测血糖用于糖尿病临床。1995年3月，美国临床实验室标准化委员会（NCCLS）发布AST2-P文件《床边体外诊断检验指南》，详细介绍评价和实施床边体外诊断检验的信息，明确POCT概念。2000年7月，美国临床化学协会（AACC）发起关于POCT的研究。2003年11月，在德国杜塞尔多夫国际医院及医疗设备博览会增加POCT技术报告和现场演示报告。2007年AACC出版《POCT循证医学指南》。至此，POCT在国际上获得认可，并开始在欧美医院临床广泛应用。2004年，POCT的概念及技术引入我国。2006年，赵卫国主编出版的《即时检验》是我国第一部POCT专著。自2006年开始，中华医学会检验分会举办了三届POCT高峰论坛，促进了我国POCT的普及和发展。2012年，《中华检验医学杂志》发布《POCT临床应用建议》。2014年，国家质量监督检验检疫总局和国家标准化管理委员会发布并实施《GB/T 29790—2013即时检测质量和能力的要求》，将POCT命名为"即时检测"。

目前POCT主要应用领域包括院内及院外。院内包括医院各科室，特别是急诊医学科与重症监护室（ICU）；院外应用于社区门诊、医师诊所、家庭、院前急救现场或救护车、野外医疗或灾难现场等。合理及时使用POCT可大大缩短紧急突发事件和自然灾害中患者的诊断时间，提高急救复苏效率，对改善患者预后起到不可估量的作用。

20世纪90年代初，为便于急危重疑难病患者快速诊断和病情监测，天津医科大学总医院崔书章教授就提出，急诊绿色通道不只是具有方便患者就诊的路线标志，更重要的是要缩短能明确诊断的实验室检查所需要的时间，急诊应购置方便患者床旁检测的设备和仪器（即现在所谓的床旁即时检测）。POCT才是急诊绿色通道的真正内涵。

## 第二节　即时检测与急诊医学建设

急诊医学主要是针对不可预测的急危重病、创伤和意外伤害进行及时、快速评估、有效预防和抢救治疗。急诊患者病情危重且复杂多变，各种急危重病的救治都有"黄金时间"，如心肺复苏、急性心肌梗死（acute myocardial infarction，AMI）溶栓或经皮冠状动脉介入（percutaneous coronary intervention，PCI）、严重脓毒症及脓毒性休克液体复苏早期目标导向治疗等。因此急诊抢救强调时效性，要尽可能在发病的"黄金时间"内早期识别，及早干预，缩短救治时间窗，控制病情恶化，保护器官功能，改善临床预后，降低病死率。在急诊临床工作中，时间就是生命。急诊医生要通过有限的临床资料，在最短的时间内，用最简单有效的方法获取更多的生理信息，精准高效地救治患者。快速获取临床资料和生理信息除常规查体外，其瓶颈主要是临床检验。传统急诊医学模式中，临床检验通常是由中心实验室完成。而传统检验方法操作流程繁琐，需要经过标本采集、标本转运、标本预处理、结果分析、危急值上报等过程，耗时较长。随着物理、化学、免疫、分子生物学、生物传感器技术、计算机科学等的发展，POCT 的应用为急诊医学科建设提供了一种新的工作模式。从空间（现场检验）和时间上（即时检验）缩短了检验科与急诊室之间的距离，节省了标本转运和复杂的预处理程序的时间。现场即时检验，还可将检验结果快速准确地反馈给医生，优化了急诊诊疗程序，缩短了"时间窗"。且POCT 无须专业人员操作，仪器轻小便携，对检测环境要求不高，成为急诊医学临床必备的检测设备，是急诊绿色通道所必需，对提高急诊诊疗效率和质量有重要的作用。2009 年《急诊科建设与管理指南（试行）》中明确提出急诊科应当与检验科、放射科毗邻，急诊科应当开展 POCT，急诊医师应当掌握 POCT 技术。

## 第三节　即时检测常用的检测方法与技术

随着基础医学研究的深入和生物科学技术的开发应用，新的检验方法和技术被引入到 POCT 行业，特别是免疫层析、免疫标记、电极、色谱、光谱、生物传感器及光电分析等技术的发展。POCT 的方法学经历了从胶体金到荧光再到磁信号检测的更新换代。POCT 产品的稳定性和可靠性进一步提高，应用领域也进一步扩展，精确定量能力可媲美大型检测设备。POCT 产品也因此经历了第一代定性检测和第二代半定量检测，到第三代全定量检测，极大地提高了 POCT 的灵敏度和精确度。

1. **干化学法测定**　将一种或多种相应化学试剂包被在试纸条上，当血液或尿液中出现相对应的化学成分时，会与试纸条上的化学试剂出现呈色反应，仪器根据颜色变化做出判读，进行定性或定量分析。包括单层试纸技术和多层涂膜技术。目前该技术广泛应用于胆固醇、甘油三酯、葡萄糖、转氨酶、胆红素、心肌酶、尿素、肌酐、尿酸和淀粉酶等大多数血液生化指标。

2. **免疫层析法测定**　是干化学法的升级版，将包被的化学试剂改成相应的抗原抗体，若被检者体内出现相对应的抗原或抗体，则会和已包被在试纸条上的抗原或抗体结合，再由仪器进行判读。利用抗原 - 抗体反应的特异性，使检测结果的灵敏度和准确度更高。根据免疫标记及信号检测方法的不同，可分为免疫荧光法（化学偶联）和胶体金标记法（物理吸附）。目前临床可检测感染性疾病、心脏疾病、肿瘤和癌症等疾病的标志物。

3. **生物传感器技术**　利用蛋白质、酶、核酸等活性物质之间的分子识别功能，把被检测物质的构象变化、浓度变化等生物微观过程转变成可量化的可视的电信号、荧光信号等物理化学信号，从而达到检测蛋白质、核酸等分子的目的。该技术是酶化学、免疫化学、电化学与计算机技术相结合的产物。例如用电化学技术（微型离子选择电极）和光学生物传感器测定葡萄糖、电解质和血气分析等。

4. **生物芯片技术**　通过微加工和微电子技术在固相载体芯片表面构建微型生物化学分析系统，可实现其对核酸、蛋白质、细胞、组织，以及其他生物组分的准确、快速、大信息量的检测，具有灵敏度高、分析时间短、同时分析项目多等优点。生物芯片技术分为基因芯片、蛋白质芯片和细胞芯片三种。目前临床常用于对不同个体药物代谢能力的分析,细菌检测和细菌耐药性分析,以及对肿瘤、糖尿病、高血压、传染性疾病的筛查和监测等方面。

5. **微流控芯片技术** 通过微细加工技术,在芯片上构建由储液池、微反应室、微管道等微功能元件构成的微流路系统,加载生物样品和反应液后,在压力泵或电场作用下形成微流路,可进行一种或连续多种反应,达到高通量快速分析样品的目的。

6. **红外和远红外分光光度计技术** 常用于经皮检测的 POCT 仪器,无须抽血即可连续检测患者血液中血红蛋白、胆红素和葡萄糖等多种成分,避免抽血可能引起的交叉感染和血液标本的污染,降低每次检验的成本,缩短报告时间。

## 第四节 即时检测在急诊临床中的应用

POCT 在急诊临床中应用范围广泛,从最初的血糖和尿糖检测,发展到临床、生化、免疫、血液和微生物学等检验领域,如妊娠、凝血功能、心肌损伤标志物、内环境检测、急性感染及传染性疾病、药物毒物检测等。

### (一)心肌损伤标志物快速检测

AMI 是急诊常见致死性胸痛疾病之一。AMI 的及时诊断和有效治疗有赖于临床快速诊断方法的建立。2007 年美国心脏病协会和欧洲心脏病协会指南强调了心肌损伤标志物作为胸痛疑似 AMI 患者诊断指标的重要性。肌钙蛋白 I(cTnI)被推荐为 AMI 诊断首选生物标志物,而心脏型脂肪酸结合蛋白(H-FABP)是诊断 AMI 最重要的早期指标之一,二者联合能更准确地预测 AMI 的发生及监测病情变化。根据中华医学会检验分会、美国临床生化科学院的指南建议,心脏标志物急诊检测时间应小于 60 分钟,最好在 30 分钟甚至更短的时间内完成。但这一标准对常规收集标本至中心实验室检测的情况来说,几乎是不可能完成的任务。而有资料显示,采用先进的床边快速诊断仪器,可以在 15 分钟内获得结果,检测时间平均可节省 45 分钟,帮助医师迅速对胸痛患者做出诊断,更快、更好地评估心肌梗死患者的危险

程度,使心肌梗死患者赢得最佳的抢救时机,使更多的健康心肌得以保全,保证患者恢复后的生活质量。而对于非心肌梗死患者也能避免无端的医疗资源浪费。因此指南建议应用 POCT 检测标志物。

1. **心脏型脂肪酸结合蛋白** H-FABP 是心肌组织富含的一种小分子可溶性胞质蛋白质,心肌组织特异性高。H-FABP 能清除氧自由基,稳定生物膜,增强心肌细胞对缺血再灌注损伤的耐受性,在心血管疾病中有重要的病理生理意义。正常情况下,血浆中 H-FABP 含量极少,通常 <5μg/L。当心肌缺血性损伤发生后可快速释放进入血液循环,1 小时内即可检测出 H-FABP,较传统指标心肌酶和肌钙蛋白检出时间提前,敏感性高,3～6 小时达到峰值,24～30 小时内血浆水平恢复正常。

H-FABP 用于 AMI 的超早期诊断较其他心肌标志物敏感性和特异性有无可比拟的优势。H-FABP 代谢动力学特性与肌红蛋白相似,但分子量更小,心肌损伤时更早释放入血,敏感性优于肌红蛋白。且 H-FABP 在心肌中浓度显著高于骨骼肌,心肌特异性明显高于肌红蛋白。AMI 后,其释放量与心肌损伤范围成正比,能反映心肌梗死量,有助于推测心肌梗死范围。H-FABP 水平在 AMI 发生后 1～3 小时升高,12～24 小时内完全排出,当有再梗死或心肌再灌注时又迅速上升,形成多峰现象,可有效监测 AMI 复发及再灌注损伤,是判断溶栓后 60 分钟梗死相关动脉开通与否的良好指标。

2. **肌钙蛋白** 心肌肌钙蛋白(cTn)是心肌细胞收缩的调节蛋白,由三种不同基因的亚基组成:心肌肌钙蛋白 T(cTnT)、心肌肌钙蛋白 I(cTnI)和心肌肌钙蛋白 C(cTnC)。cTnI 和 cTnT 只存在于心肌内。正常情况下,血中 cTnI 和 cTnT 含量非常少。当心肌细胞损伤时,心肌细胞膜的完整性受损,cTnI 和 cTnT 即从细胞内释放到血液循环中,其血清水平一般在 4～8 小时升高,12～24 小时达峰值,且升高持续时间较长,可达 6～10 天。而其他部位的肌肉损伤基本不表达 cTnI 和 cTnT,诊断特异性优于肌红蛋白和 CK-MB。cTnT 和 cTnI 作为心肌损伤重要标志物被指南推荐为 AMI 诊断的首选检测项目。目前已经有高敏心肌肌钙蛋白(hs-cTn)检测,可以检出非常微小的心肌损伤,

具有更高敏感性和特异性。

**3. 肌酸激酶同工酶** 肌酸激酶(creatine kinase, CK)广泛存在于线粒体和细胞胞质中,以骨骼肌、心肌含量最多,脑组织、平滑肌、肝脏、胰腺和红细胞中也有少量分布。CK 由两个亚单位组成,分为 3 个亚型:CK-MM、CK-MB 和 CK-BB。骨骼肌中 CK-MM 占绝大部分;CK-MB 主要存在于心肌,脑组织中主要为 CK-BB。因此,不同组织受损、坏死,血清中就有不同的 CK 同工酶增高。CK-MB 在急性心肌损伤时从受损心肌细胞中溢出,具有心肌特异性。CK-MB 在 AMI 发病后 3~6 小时升高,12~24 小时达高峰,48~72 小时逐渐恢复至正常水平。1979 年 WHO 急性心肌梗死指南推荐其作为心肌标志物之一,目前仍然作为心肌损伤特异性标志物在临床使用。

**4. 肌红蛋白** 肌红蛋白(myoglobin,Mb)广泛存在于骨骼肌、心肌和平滑肌。Mb 分子量小,且位于细胞质内,在心肌损伤时出现较早,是 AMI 发生后最早可测标志物之一。心肌损伤后,细胞质中的 Mb 释放入血,2 小时即升高,6~9 小时达峰值,24~36 小时恢复至正常水平。Mb 敏感性高,但特异性差,骨骼肌损伤、创伤、肾功能衰竭等疾病都可导致其升高。Mb 阳性虽不能确诊 AMI,但 Mb 阴性预测价值为 100%,在胸痛发作 2~12 小时内,如 Mb 阴性可排除 AMI。此外,Mb 清除很快,结合临床,若 Mb 再次升高,应考虑为再梗死,是判断再梗死的良好指标。

**(二)心力衰竭标志物快速检测**

心力衰竭是各种心脏结构和 / 或功能异常导致心室充盈或射血能力受损的一组临床综合征。在全面临床评估和分析的基础上,合理应用生物标志物可起到事半功倍的效果,脑钠肽(brain natriuretic peptide,BNP)应用最为广泛,可用于心衰的诊断、临床评估和预后评价等方面。

BNP 是由心肌细胞合成的具有生物学活性的天然激素,主要在心室表达,同时也存在于脑组织中。最早由日本学者 Sudoh 等在 1988 年从猪脑中分离出来。心肌细胞所分泌的 BNP 先以108 个氨基酸组成的前体形式(proBNP)存在,心室功能不全时,在活化酶作用下裂解为由 76 个氨基酸组成的无活性的线状多肽(NT-proBNP)和 32 个氨基酸组成的活性环状多肽(BNP),释放入

血液循环。BNP 具有促进排钠、排尿和较强舒张血管作用,可对抗 RAAS 系统缩血管作用。NT-proBNP 无生理活性。

呼吸困难患者,除常规查体和检查外,BNP/NT-proBNP 有助于心衰的诊断和鉴别诊断、病情严重度判断和预后评估。BNP/NT-proBNP 已经被公认为是评估心衰程度的定量性心脏标志物。BNP 浓度随着充血性心衰的严重程度而升高。BNP/NT-proBNP 水平持续升高,提示预后不良。BNP < 100ng/L 或 NT-proBNP < 400ng/L,可排除心衰;100ng/L < BNP < 400ng/L 或 400ng/L < NT-proBNP < 1 500ng/L,有可能心衰,需结合临床判断。BNP > 400ng/L 或 NT-proBNP > 1 500ng/L,心衰可能性很大。

**(三)D- 二聚体快速检测**

D- 二聚体是血栓形成后纤溶酶降解交联纤维蛋白过程中的产物,是反映体内高凝状态(血栓或微血栓形成)和继发性纤溶亢进的标志物,对急诊科常见血栓性疾病(如急性肺栓塞、深静脉血栓形成)的筛查、诊断和治疗效果评估具有重要作用,其敏感性达到 90%~95%,但特异性差,仅为 30%~40%。

急性肺栓塞是急诊医学科常见高危胸痛疾病之一,也是患者猝死的常见原因之一,具有较高发病率和病死率。因缺乏特异性症状和体征,短时间内很难做出正确诊断。联合运用 Wells score 两阶段分层的临床预测准则和高敏感性 D- 二聚体检测,能够及时筛查急性肺栓塞和提高诊断准确率。2014 年欧洲急性肺栓塞指南建议对低度可疑急性肺栓塞患者 D- 二聚体含量低于 500μg/L,可基本排除急性肺栓塞。酶联免疫吸附法(ELISA)检测 D- 二聚体敏感性和准确性都较高,但耗时过长。POCT 技术可在 15 分钟内完成 D- 二聚体快速检测,较中心实验室检测方法缩短 62%~83% 的样本周转时间,且结果相关性好,有助于快速筛查肺栓塞。

**(四)急性感染标志物快速检测**

急性感染是急诊患者就诊的重要原因之一。急诊抗生素的早期经验性合理应用不但能改善脓毒症患者的预后,减少医疗负担,而且能避免抗生素耐药的产生。应用抗生素最理想依据是细菌培养及药敏试验,但耗时较长,可能延误患者病

情。POCT 急诊快速检测感染相关生物标志物为急性感染性疾病的快速诊断及鉴别诊断、病原菌判断、感染严重程度及预后评估提供了依据，并在指导抗生素使用方面发挥了重要作用。

1. C 反应蛋白（C-reactive protein, CRP）CRP 是肝细胞合成的一种急性相蛋白，在健康人血清中仅有微量，主要由肝细胞在 IL-6、IL-1β 和 TNF-α 刺激下合成，炎症局部巨噬细胞也可少量产生。CRP 在体内分布甚广，血液、胸腹水、心包积液及关节腔积液中均可测出。CRP 在感染或创伤发生后 6~8 小时开始升高，24~48 小时达到高峰，升高幅度与感染程度呈正相关，半衰期约 19 小时。感染得到控制后含量急速下降，1 周内恢复正常。

CRP 可作为鉴别病毒或细菌感染、监测疾病进程、疗效观察及预后评估的重要依据。病毒感染时，血 CRP 浓度多正常或轻度升高。细菌感染时，血 CRP 浓度明显升高，阳性率达 90% 以上，对细菌感染具有极高敏感性，G⁻ 感染与 G⁺ 菌感染，血 CRP 浓度增高无差异。真菌感染时，血 CRP 浓度也升高，很难用于鉴别细菌或真菌感染。除上述感染外，急性排异反应、心血管系统疾病及手术均可引起 CRP 升高。CRP 在应激状态或炎症状态下升高程度与细菌感染无差异，因此 CRP 对感染性疾病诊断的特异性较差。

CRP 按灵敏程度不同，分为常规 CRP、高敏 CRP 和超敏 CRP 三类，其检测范围不同，但本质相同。

2. 降钙素原（procalcitonin, PCT） PCT 是降钙素前体，最早是研究甲状腺肿瘤细胞时发现的。它是由 116 个氨基酸组成的无活性糖蛋白，在体内经酶切作用转变为降钙素而发挥生物学功能。健康人生理情况下甲状腺 C 细胞可产生极少量 PCT，血浆 PCT 浓度 <0.1μg/L。当严重细菌感染并有全身性炎症发生时，甲状腺外组织产生 PCT，其水平明显升高。感染 2 小时后，外周血即可检出 PCT，6~12 小时后达峰（可高达 1 000μg/L），血 PCT 浓度升高程度与感染严重程度正相关，感染控制后 PCT 水平随之下降。PCT 是严重细菌感染早期诊断的特异性指标，细菌感染患者血 PCT 浓度明显升高，而病毒、寄生虫等其他感染患者 PCT 浓度显著低于细菌感染。动态监测

PCT 水平对评估脓毒症严重程度、指导抗生素使用和监测治疗效果、判断脓毒症患者预后等方面有重要意义。PCT<0.05μg/L，细菌感染的可能性非常小，不推荐使用抗生素。PCT≥0.5μg/L，可能为细菌感染，需应用抗生素。PCT 浓度升至 2~10μg/L 时，很可能为脓毒症、严重脓毒症或脓毒性休克，具有高度器官功能障碍的风险；当 PCT 浓度超过 10μg/L 时，高度提示严重细菌性脓毒症或脓毒性休克，常伴有器官功能衰竭，具有高度死亡风险。PCT 持续升高提示感染加重，治疗后 PCT 明显下降至正常，提示治疗有效，预后良好。最新开发的一种 POCT 技术（B-R-A-H-M-S PCT direct）极大缩短了 PCT 检测时间，较传统检测方法缩短约 2 小时。

3. Presepsin 是一种新的脓毒症生物标志物，又称可溶性 CD14 亚型。CD14 是表达于单核细胞/巨噬细胞细胞膜表面的糖蛋白，是一种受体，分为膜结合性（mCD14）和可溶性（sCD14）两种形式。sCD14 可被血液中的组织蛋白酶降解，其 N 端由 64 个氨基酸构成的片段被称为 sCD14-ST 或 Presepsin。Presepsin 是机体对细菌感染反应产生的，而非单一的炎症反应。细菌感染的脓毒症患者的血浆浓度明显高于非细菌感染患者，是脓毒症诊断敏感性和特异性均较强的生物标志物。近期研究显示，Presepsin 在评价脓毒血症的严重程度和预后、监控疾病发展过程、指导抗菌药物应用方面起着很好的作用。PATHFAST® Presepsin 是一种化学发光酶联免疫的检测方法，用于定量检测全血或血浆中 Presepsin（sCD14-ST）的浓度，检测只需 17 分钟。

4. 白细胞介素 -6 白细胞介素 6（interleukin-6, IL-6）包括 184 个氨基酸，由 2 条糖蛋白链组成。IL-6 可由单核巨噬细胞、血管内皮细胞、血管平滑肌细胞、辅助性 T 细胞甚至肿瘤细胞产生，在机体各组织内普遍表达，能够穿过血 - 脑屏障，是炎症介质网络的关键因子，也是目前发现的功能最广泛的细胞因子之一，具有多种生物学活性。IL-6 是感染性疾病出现最早的炎症因子，其分泌早于 PCT 和 CRP，且敏感性高，对感染性疾病具有早期预警作用。健康人 IL-6 浓度 <10ng/L，半衰期约 1 小时。细菌感染后 2 小时，血 IL-6 浓度迅速升高；炎症性疾病时，血 IL-6 浓度均升高，

但细菌感染升高程度高于非细菌感染的炎症疾病者。IL-6浓度随感染和炎症的程度增加而升高，因此，血IL-6浓度可作为评估病情及判断预后的指标。临床上，10ng/L≤IL-6＜150ng/L提示存在轻微炎症或感染；150ng/L≤IL-6＜250ng/L提示细菌感染或全身性炎症反应；IL-6≥250ng/L提示脓毒症。

### （五）急性肾损伤标志物快速检测

急性肾损伤（acute kidney injury，AKI）是各种病因导致肾脏损伤的临床综合征。传统肾功能指标（血清肌酐、尿素氮和尿量）因肾外因素（年龄、肌肉、代谢和水化等）干扰较多，不能反映早期肾损害。目前急性肾损伤网络（acute kidney injury network，AKIN）推荐将中性粒细胞明胶酶相关脂质运载蛋白（neutrophil gelatinaseassociated lipocalin，NGAL）、半胱氨酸蛋白酶抑制蛋白C（cystatin C，CysC）等新型标志物作为AKI的早期预测指标。

1. **中性粒细胞明胶酶相关脂质运载蛋白** NGAL又称人脂质运载蛋白2或噬铁蛋白，是一种铁离子运转蛋白，为脂质运载蛋白超家族成员，常螯合到中性粒细胞明胶酶上。生理状态下，中性粒细胞、肾小管上皮细胞、肺泡巨噬细胞、支气管上皮黏液细胞等分泌少量NGAL。NGAL的生理功能尚不完全清楚，可能参与不同的病理生理过程等。急性肾缺血再灌注或肾毒性损伤后2小时NGAL显著增加，高表达于受损肾小管，促进上皮细胞再生。其较血清肌酐等传统指标升高早24～48小时，且近曲小管对其重吸收减少，在血及尿液中大量蓄积。肾损伤后3小时尿液中可检测到NGAL，6小时后达到峰值，其浓度升高可持续5天，是AKI早期诊断敏感且特异的新型生物标志物。

2. **半胱氨酸蛋白酶抑制蛋白C** CysC是一种非糖基化的碱性蛋白质，广泛存在于各种体液，并在多种组织中表达，无组织学特异性。CysC经肾脏排泄，可自由滤过肾小球，并在肾小管重吸收和代谢，但不能被肾小管分泌，是评价肾小球滤过率较为理想的生物标志物。肾小管损害时，CysC升高时间窗较传统标志物肌酐改变提前1～2天，对早期和轻微肾功能改变更敏感。CysC不受肾外因素影响，尿液中检测CysC/肌酐是早

期发现近端肾小管损害的敏感指标，并与肾小管损害程度密切相关。

### （六）糖尿病急症的快速检测

POCT血糖仪已在急诊临床广泛应用，仅需极少量全血标本数秒内就可获得血糖结果。POCT血酮体检测可用于糖尿病酮症酸中毒（diabetic ketoacidosis，DKA）的鉴别诊断与治疗效果评估，血浆β-羟丁酸＞3mmol/L可诊断DKA，小于1mmol/L可排除，二者联合指导液体管理及胰岛素应用，为DKA患者的抢救赢得了时间。POCT快速检测糖化血红蛋白高于6%可以明确诊断急诊危重病患者血糖升高是否为应激高血糖或合并糖尿病。

### （七）内环境快速检测

急诊危重病患者通常伴随有内环境紊乱，维持内环境平衡是危重病患者救治成功的基础和前提。在急诊和ICU，通过POCT技术进行动脉血气快速检测有助于急诊医生在第一时间掌握酸碱平衡及电解质紊乱，及时纠正，改善预后。乳酸水平升高提示危重病患者组织灌注不足。

### （八）传染性疾病快速检测

创伤大出血、消化道大出血是急诊常见的危重症，严重者可出现失血性休克，紧急输血是急诊抢救治疗的一种重要手段。根据卫生部《临床输血技术规范》的要求，为保证输血安全，患者在输血前需完成传染病四项（包括乙型肝炎、丙型肝炎、梅毒、HIV）检测，并签署家属知情同意书后方可申请用血。然而对于急诊输血患者来说，时间就是生命，输血前传染病四项通过传统方法（ELISA法）检测耗时较长，检测结果完成后再申请输血可能延误病情。研究表明，急诊采用POCT技术检测传染病四项较传统方法更快速，提高了输血前检测的时效性，优化了急诊输血流程，保证了患者的输血安全，同时指导医务人员在急诊手术或侵入性操作中做好防护，预防职业暴露。但是POCT检测高效性的同时，存在漏检和假阳性可能，需要与ELISA法相联合，提高检测的准确性。

### （九）急诊药物及毒物快速检测

药物过量和/或毒物中毒是患者急诊就诊的重要原因之一。对于急性中毒患者的救治，关键在于确定中毒的药物或毒物，针对性应用解毒剂。已有的中毒药物快速分类和POCT系统能够快速

定性检测尿液中安非他明类、苯丙胺类、巴比妥类、苯二氮䓬类、可卡因、阿片类、三环类抗抑郁药等药物，筛查中毒药物或毒物种类。

### （十）妊娠快速检测

人绒毛膜促性腺激素（human chorionic gonadotropin, HCG）是由胎盘滋养层细胞分泌的一类糖蛋白激素。HCG 在受孕后 9～13 天即有明显升高，妊娠 8～10 周时达高峰，然后下降，维持较高水平，直至足月分娩，临床用于确定和监测怀孕。如果怀孕最初 3～6 周，HCG 升高较慢，不能持续以每两天 66% 的速度递增，应考虑异位妊娠或先兆流产的可能性，有助于妇科急症及急腹症的鉴别诊断。

## 第五节　即时检测在急诊医学其他领域的应用

POCT 无须专业检验人员操作，仪器轻小便携，对检测环境要求不高，其特点不同于大型检测仪器，满足了各种不同情况及场合对实验室检查的需求，为急诊医学检测所必备。救护车/救护直升机配置心肌损伤标志物试纸、血糖仪、电解质及血气分析仪等多种 POCT 设备，使院前急救在转运患者的同时能够快速完成基本医疗信息采集，到达急诊之前得到各种 POCT 检验结果，有助于提高急诊急救的诊断率及复苏成功率。军队野外医疗及灾难应急部门等是 POCT 需求的另一大主体，临时、可移动、便携式实验室成为紧急医疗的首选，特别是体积小便于携带的 POCT 仪器、无液体试剂分析仪器及 POCT 检验试纸条等成为最有价值的检验工具，大多数 POCT 产品已在军队及灾难应急部门得到广泛应用。

## 第六节　即时检测的展望

随着 POCT 技术及检测项目不断完善，其应用范围将更为广泛，几乎涉及各个医学领域，医院内各科室都可以开展各具特色的 POCT。随着各级管理机构加强 POCT 质量控制和培训考核，以及高科技在 POCT 中的研发应用，临床最为关注的 POCT 检测质量已得到明显提升。未来第四代"智能化、自动化、信息化"POCT 产品更加有利于与移动信息技术相结合，实现移动装备式检测，在便捷快速进行检测分析的同时，整合远程终端数据和医疗资源进行最佳治疗，将是 POCT 发展的一个新的风向标和里程碑。POCT 作为检验医学中具有革命性的飞速发展领域，必将在临床检验中占有极为重要的地位。

（柴艳芬　余慕明）

## 参 考 文 献

[1] 中华医学会检验分会，卫生部临床检验中心，中华检验医学杂志编辑委员会，等. POCT 临床应用建议 [J]. 中华检验医学杂志，2012，35（1）：10-16.

[2] Rooney KD, Schilling UM. Point-of-care testing in the overcrowded emergency department – can it make a difference?[J]. Critical Care, 2014, 18（6）：1-7.

[3] 中国医药教育协会感染疾病专业委员会，李文慧. 感染相关生物标志物临床意义解读专家共识 [J]. 中华结核和呼吸杂志，2017，40（4）：243.

# 中英文名词对照索引

# F

# G

## R

## S

## T

## W

## X

# 登录中华临床影像库步骤

## ▍公众号登录 >>

扫描二维码
关注"临床影像库"公众号

点击"影像库"菜单
进入中华临床影像库首页

**临床影像库**
中华临床影像库内容涵盖国内近百家大
型三甲医院临床影像诊断中所能见…… ∨

7位朋友关注

**关注公众号**

影像库

## ▍网站登录 >>

输入网址 medbooks.ipmph.com/yx
进入中华临床影像库首页

---

## 进入中华临床影像库首页

## 注册或登录

PC 端点击首页"兑换"按钮
移动端在首页菜单中选择"兑换"按钮

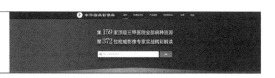

输入兑换码,点击"激活"按钮
开通中华临床影像库的使用权限

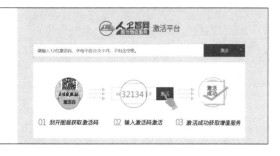

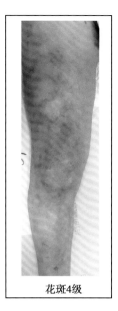

图 4-31-2　花斑评分（mottling score）

| De Bakey | Ⅰ型 | Ⅱ型 | Ⅲ型 |
| --- | --- | --- | --- |
| Stanford | A型 | A型 | B型 |

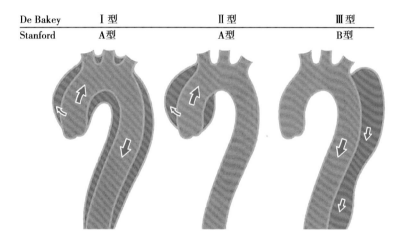

图 5-38-1　主动脉夹层分型

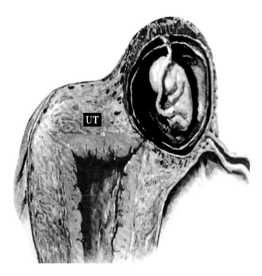

图 15-88-3　输卵管间质部妊娠

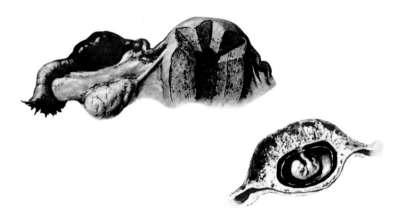

图 15-88-4　输卵管壶腹部妊娠

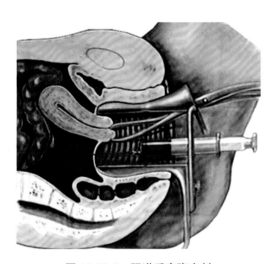

图 15-88-5　阴道后穹隆穿刺

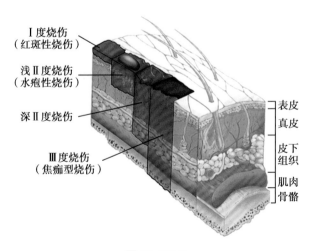

图 17-106-2

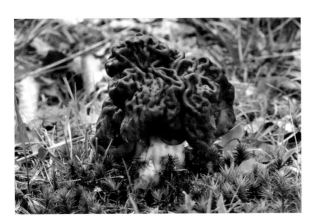

图 18-115-1　鹿花菌

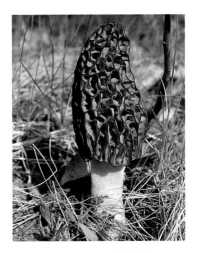

图 18-115-2　羊肚菌

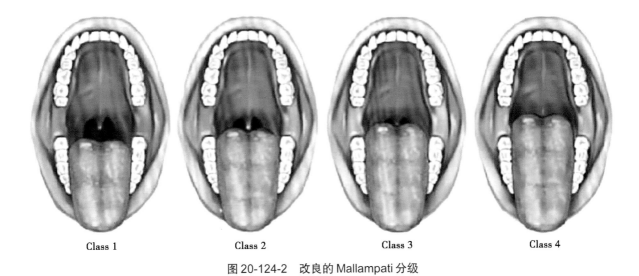

Class 1　　　　　　Class 2　　　　　　Class 3　　　　　　Class 4

图 20-124-2　改良的 Mallampati 分级

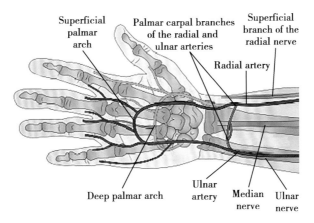

图 20-133-2　桡动脉解剖

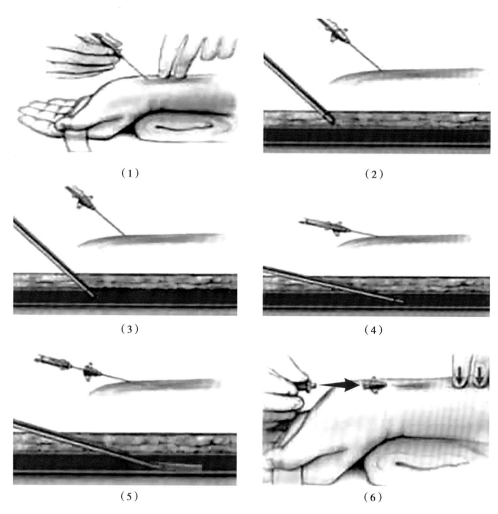

（1）

（2）

（3）

（4）

（5）

（6）

图 20-133-3　桡动脉穿刺示意图

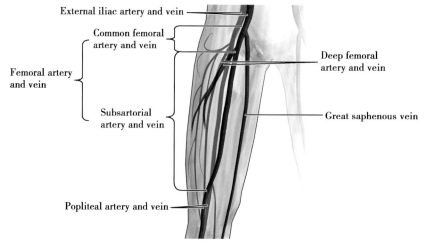

External iliac artery and vein

Common femoral artery and vein

Femoral artery and vein

Subsartorial artery and vein

Deep femoral artery and vein

Great saphenous vein

Popliteal artery and vein

图 20-133-4　股动脉解剖

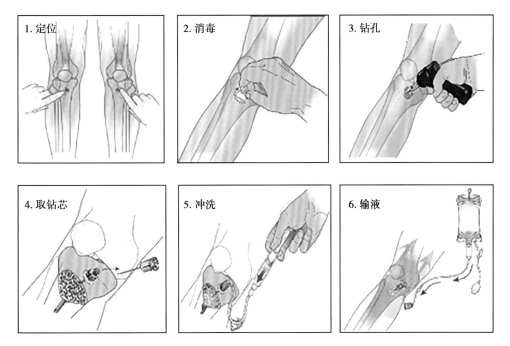

图 20-134-1　骨通道输液技术操作步骤

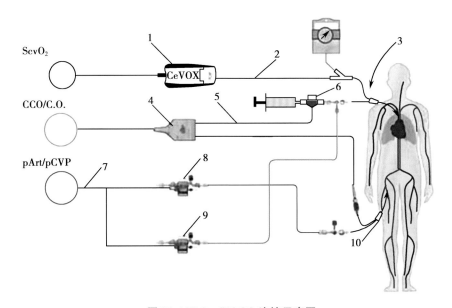

图 20-135-3　PiCCO 连接示意图

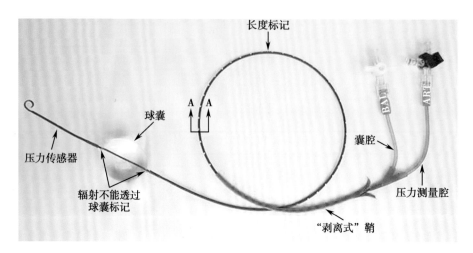

图 20-145-1　复苏性主动脉球囊导管结构示意图

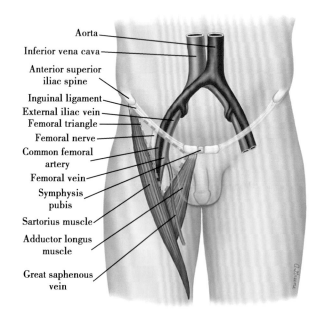

图 20-145-3　股总动脉及其分支的解剖示意图

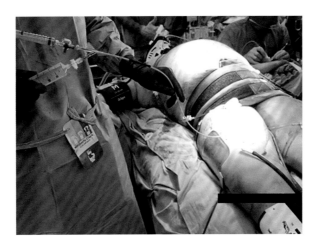

图 20-145-4　REBOA 球囊导管置入示意图

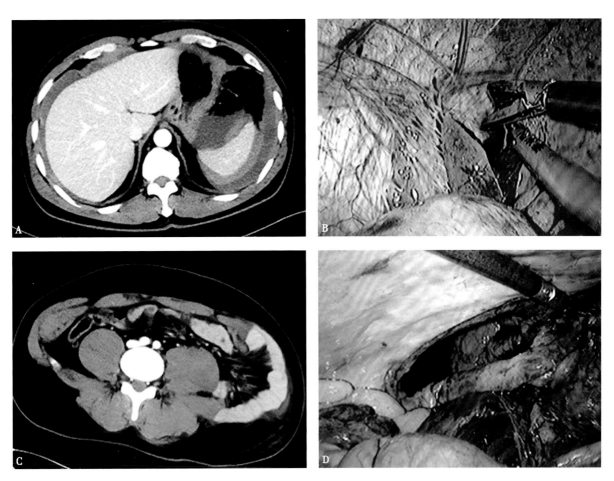

图 20-146-1　腔镜的优势

相对于影像学检查,腔镜手术可更为直观与准确地明确诊断。A. 患者 a 闭合型腹部外伤,CT 提示腹腔积血,但无法确定出血来源。B. 患者 a 腹腔镜探查提示脾脏上极撕裂伤。C. 患者 b 闭合性腹部外伤,CT 提示创伤性腹壁疝形成。D. 患者 b 腹腔镜探查后补充诊断降结肠大段挫伤坏死。

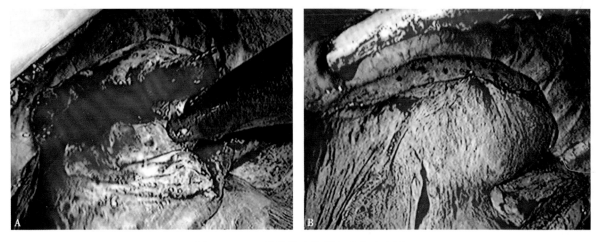

**图 20-146-3 腹腔镜在外科急症中的应用**

A. 患者 a 系十二指肠损伤，腔镜下探查见十二指肠Ⅱ段外侧壁直径约 1cm 破裂，伴腹膜后污染。B. 患者 a 腔镜下十二指肠修补术后。C. 患者 b 系左侧膈肌破裂，膈疝形成，为腔镜下内脏复位后表现。D. 患者 b 膈肌破裂行腔镜下修补术后。

**图 20-146-4 胸腔镜在外科急症中的应用**